Tratado de Acupuntura em Ginecologia, Infertilidade e Obstetrícia

Tratado de Acupuntura em Ginecologia, Infertilidade e Obstetrícia

EDITORES

Adriano Höhl
André Wan Wen Tsai
Luciano Ricardo Curuci de Souza
Mara Valéria Pereira Mendes

Atheneu

Rio de Janeiro • São Paulo
2024

EDITORA ATHENEU

São Paulo — Rua Maria Paula, 123 – 13° andar
Conjuntos 133 e 134
Tel.: (11) 2858-8750
E-mail: atheneu@atheneu.com.br

Rio de Janeiro — Rua Bambina, 74
Tel.: (21) 3094-1295
E-mail: atheneu@atheneu.com.br

CAPA: *Vinícius Soares*
PRODUÇÃO EDITORIAL: *MWS Design*

CIP-BRASIL. CATALOGAÇÃO NA PUBLICAÇÃO
SINDICATO NACIONAL DOS EDITORES DE LIVROS, RJ

T698

Tratado de acupuntura em ginecologia, infertilidade e obstetrícia / editores Adriano Höhl ... [et al.]. - 1. ed. - Rio de Janeiro : Atheneu, 2023.
28 cm.

Inclui bibliografia e índice
ISBN 978-65-5586-783-1

1. Aparelho geniturinário - Acupuntura. 2. Ginecologia. 3. Obstetrícia. 4. Infecundidade feminina - Terapia. I. Höhl, Adriano.

CDD: 618.17806
23-86130 CDU: 615.814.1:618.177

Meri Gleice Rodrigues de Souza - Bibliotecária - CRB-7/6439

08/09/2023 12/09/2023

Höhl A, Tsai AWW, Souza LRC, Mendes MVP.
Tratado de Acupuntura em Ginecologia, Infertilidade e Obstetrícia

Editores

Adriano Höhl

Especialista em Ginecologia e Obstetrícia pela Federação Brasileira das Associações de Ginecologia e Obstetrícia – FEBRASGO (RQE n.º 1326). Especialista em Nutrologia pela Associação Brasileira de Nutrologia – ABRAN (RQE n.º 9048). Especialista em Acupuntura pelo Colégio Médico Brasileiro de Acupuntura – CMBA (RQE n.º 13575). Especialista com Área de Atuação em Dor pela Associação Médica Brasileira (RQE n.º 17435). Especialista com Área de Atuação em Densitometria Óssea pela FEBRASGO (RQE n.º 9170). Especialista com Área de Atuação em Ultrassonografia em Ginecologia e Obstetrícia pela FEBRASGO (RQE n.º 9064). Diretor do CMBA (2021-2023). Médico do Serviço de Acupuntura e Dor do Hospital Clínica do Esporte-Goiânia. Diretor da Clínica Acuspor – Medicina da Dor & Acupuntura.

André Wan Wen Tsai

Especialista em Ortopedia (RQE n.º 81379), Acupuntura (RQE n.º 80332) e Dor (RQE n.º 803321). Graduado em Medicina pela Faculdade de Medicina da Universidade de São Paulo – FMUSP. Presidente do Colégio Médico de Acupuntura de São Paulo – CMAeSP (2015-2018). Presidente da Comissão da Área de Atuação em Dor da Sociedade Brasileira de Ortopedia e Traumatologia – SBOT (2015-2018). Diretor Tesoureiro da Federação Ibero-Latino Americana das Sociedades Médicas de Acupuntura – FILASMA (2017-2019). Supervisor do Programa de Residência Médica em Acupuntura do Hospital das Clínicas – HCFMUSP. Colaborador do Programa de Residência Médica em Dor do HCFMUSP. Presidente do Comitê de Dor da SBOT/ABDOR (2023-2024). Presidente do Colégio Médico Brasileiro de Acupuntura – CMBA (2021-2023).

Luciano Ricardo Curuci de Souza

Graduado em Medicina pela Faculdade de Ciências Médicas de Santos – FCMS/UNILUS. Residência Médica em Ginecologia e Obstetrícia pelo Hospital Maternidade Leonor Mendes de Barros. Pós-Graduação em Ginecologia Endócrina, Climatério e Planejamento Familiar pela Irmandade da Santa Casa de Misericórdia de São Paulo – ISCMSP. Pós-Graduação em Acupuntura pelo Instituto Van Nghi do Brasil. Pós-Graduação em Cuidados ao Paciente com Dor pelo Instituto de Ensino e Pesquisa do Hospital Sírio Libanês – IEP-HSL. Título de Especialista em Ginecologia e Obstetrícia (RQE n.º 32557). Título de Especialista em Acupuntura (RQE n.º 32556). Título de Especialista em Dor (RQE n.º 325561). Diretor Tesoureiro do Colégio Médico Brasileiro de Acupuntura – CMBA (2021-2023). Presidente do Colégio Médico de Acupuntura de São Paulo – CMAeSP (2021-2024). Presidente do Departamento de Acupuntura da Associação Paulista de Medicina – APM. Membro da Câmara Técnica de Acupuntura do Conselho Regional de Medicina do Estado de São Paulo – CREMESP. Membro da Sociedade Brasileira de Estudos da Dor – SBED. Preceptor da Ginecologia e Obstetrícia da Universidade Nove de Julho – UNINOVE.

■ Mara Valéria Pereira Mendes

Especialista em Ginecologia e Obstetrícia (RQE n.º 3978). Especialista em Acupuntura (RQE n.º 5450). Especialista em Dor (RQE n.º 19744). Curso de Extensão em Medicina Chinesa pela Zhejiang Chinese Medical University, ZCMU, Hanghzou (China). Diretora do Colégio Médico Brasileiro de Acupuntura – CMBA (2021/2023).

Colaboradores

Adriana Sabbatini da Silva Alves

Graduada em Medicina pela Universidade Federal de Goiás – UFG. Ortopedista e Traumatologista. Membro Titular da Sociedade Brasileira de Ortopedia e Traumatologia – SBOT. Médica Acupunturista pelo Colégio Médico Brasileiro de Acupuntura – CMBA. Título de Especialista em Acupuntura em 2008. Curso de Atuação em Dor pela Associação de Pós-Graduação em Medicina – APM, sob a Coordenação do Dr. Wu Tu Hsing (Professor do Instituto de Ortopedia e Traumatologia do Hospital das Clínicas da Faculdade de Medicina da Universidade de São Paulo – IOT-HCFMUSP). Membro do Corpo Clínico do Instituto Ortopédico de Goiânia – IOG. Vice-Presidente do Colégio Médico de Acupuntura de Goiás – CMA-GO (2020-2023). Vice-Presidente do CMBA (2021-2023).

Adriano Höhl

Especialista em Ginecologia e Obstetrícia pela Federação Brasileira das Associações de Ginecologia e Obstetrícia – FEBRASGO (RQE n.º 1326). Especialista em Nutrologia pela Associação Brasileira de Nutrologia – ABRAN (RQE n.º 9048). Especialista em Acupuntura pelo Colégio Médico Brasileiro de Acupuntura – CMBA (RQE n.º 13575). Especialista com Área de Atuação em Dor pela Associação Médica Brasileira (RQE n.º 17435). Especialista com Área de Atuação em Densitometria Óssea pela FEBRASGO (RQE n.º 9170). Especialista com Área de Atuação em Ultrassonografia em Ginecologia e Obstetrícia pela FEBRASGO (RQE n.º 9064). Diretor do CMBA (2021-2023). Médico do Serviço de Acupuntura e Dor do Hospital Clínica do Esporte-Goiânia. Diretor da Clínica Acuspor – Medicina da Dor & Acupuntura.

Agamenon Honório Silva

Médico Psiquiatra, Homeopata e Acupunturista. Especialista no Tratamento da Dor. Mestrado em Acupuntura pelo Departamento de Ciências Médicas da Universidade Federal do Ceará – UFC. Coordenador do Curso de Especialização em Acupuntura Médica do Centro Integrado de Acupuntura Médica – CIAME/CE. Acupuntura (RQE n.º 7153). Residência Médica no Hospital de Saúde Mental de Messejana-CE. Psiquiatria (RQE n.º 12317).

Agnaldo Lopes da Silva Filho

Presidente da Federação Brasileira das Associações de Ginecologia e Obstetrícia – FEBRASGO (2020-2023). Professor Titular do Departamento de Ginecologia da Universidade Federal de Minas Gerais – UFMG (RQE n.º 12308).

Alessandra Viviane Evangelista Demôro

Professora do Departamento de Ginecologia da Universidade Estadual do Rio de Janeiro – UERJ. Coordenadora da Residência Médica de Ginecologia do Hospital Universitário Pedro Ernesto. Professora da Pós-Graduação de Reprodução Humana Assistida Vida/IDOr. Coordenadora da Pós-Graduação de Endoscopia Ginecológica Instituto Crispi/Suprema. Ginecologia e Obstetrícia (RQE n.º 17236). Área de Atuação: Reprodução Humana (RQE n.º 17237).

Alvaro Petracco

Médico Ginecologista. Doutor em Ciências da Saúde pela Faculdade de Medicina de São José do Rio Preto – FAMERP. Ex-professor Titular da Pontifícia Universidade Católica do Rio Grande do Sul – PUCRS. Diretor do Fertilitat – Centro de Medicina Reprodutiva. Gincologia e Obstetrícia (RQE n.º 379). Área de Atuação: Reprodução Assistida (RQE n.º 31474).

Ana Gabriela Alvares Travassos

Graduada em Medicina pela Universidade Federal da Bahia – UFBA (1996). Residência Médica em Ginecologia e Obstetrícia pela UFBA (1999). Mestre em Patologia Humana pela UFBA/Fundação Oswaldo Cruz – Fiocruz (2012). Doutora em Medicina e Saúde na UFBA (2016). Professora Adjunta do Curso de Medicina na Universidade Estadual da Bahia – UNEB. Secretária Geral da Diretoria da Sociedade de Obstetrícia e Ginecologia da Bahia –SOGIBA (RQE n.º 4037).

Ananília Finizola de Vasconcelos

Graduação em Medicina pela Faculdade de Ciências Médicas da Universidade de Pernambuco – FCM/UPE. Médica Pediatra pela Sociedade Brasileira de Pediatria – SBP (RQE n.º 10414). Médica Acupunturista pelo Colégio Médico Brasileiro de Acupuntura – CMBA (RQE n.º 10415). Residência Médica em Pediatria pelo Instituto Médico Infantil de Pernambuco – IMIP. Pós-Graduação em Acupuntura pelo Centro de Estudo Integrado de Medicina Chinesa – CEIMEC. Pós-Graduação em Acupuntura pelo China Beijing International Training Center (Beijing). Membro da Comissão de Ensino do CMBA.

André Vilella Guerreiro da Silva

Médico-Veterinário. Mestre em Ciências pela Universidade Federal de São Paulo – UNIFESP.

André Wan Wen Tsai

Especialista em Ortopedia (RQE n.º 81379), Acupuntura (RQE n.º 80332) e Dor (RQE n.º 803321). Graduado em Medicina pela Faculdade de Medicina da Universidade de São Paulo – FMUSP. Presidente do Colégio Médico de Acupuntura de São Paulo – CMAeSP (2015-2018). Presidente da Comissão da Área de Atuação em Dor da Sociedade Brasileira de Ortopedia e Traumatologia – SBOT (2015-2018). Diretor Tesoureiro da Federação Ibero-Latino Americana das Sociedades Médicas de Acupuntura – FILASMA (2017-2019). Supervisor do Programa de Residência Médica em Acupuntura do Hospital das Clínicas – HCFMUSP. Colaborador do Programa de Residência Médica em Dor do HCFMUSP. Presidente do Comitê de Dor da SBOT/ABDOR (2023-2024). Presidente do Colégio Médico Brasileiro de Acupuntura – CMBA (2021-2023).

Anita Perpétua Carvalho Rocha de Castro

Médica Anestesiologista com certificado de Atuação na Área de Dor pela Sociedade Brasileira de Anestesiologia – SBA, Sociedade Brasileira para o Estudo da Dor – SBED e Associação Médica Brasileira – AMB. Mestre e Doutora em Anestesiologia pela Universidade Estadual Paulista "Júlio de Mesquita Filho" – UNESP/Botucatu. Residência Médica em Anestesiologia pelo CET Obras Sociais Irmã Dulce. Residência Médica em Clínica da Dor pela UNESP-Botucatu. Anestesiologia (RQE n.º 5077). Área de Atuação: Dor (RQE n.º 146682).

Anna Luiza Lobão Gonçalves

Mestre em Pesquisa em Cirurgia pela Faculdade de Ciências Médicas da Santa Casa de São Paulo – FCMSCSP. Médica do Setor de Endoscopia Ginecológica e Endometriose da Santa Casa de São Paulo. Professora Instrutora da FCMSCSP. Doutoranda de Ciências da Saúde na FCMSCSP. Membro da Diretoria de Comunicação da Sociedade Brasileira de Endometriose – SBE. Membro da Diretoria do Núcleo Avançado de Videoendoscopia Ginecológica – NAVEG. Ginecologia e Obstetrícia (RQE n.º 74561). Área de Atuação: Endoscopia Ginecológica (RQE n.º 745611).

Antonio Carlos Martins Cirilo

Médico Graduado pela Faculdade de Medicina da Universidade Federal de Juiz de Fora – UFJF. Especialista em Medicina Física e Reabilitação (RQE n.º 1422) e em Acupuntura (RQE n.º 530). Diretor de Defesa Profissional do Colégio Médico Brasileiro de Acupuntura – CMBA (2021-2023).

Arlindo Antonio Cerqueira e Silva

Médico Graduado pela Universidade Federal do Paraná – UFPR. Especialista em Anestesiologia,

Acupuntura e Medicina do Trabalho. Mestre em Clínica Cirúrgica pela UFPR. Coordenador e Professor da Pós-Graduação "Especialização em Acupuntura" da Associação Médica Brasileira de Acupuntura – AMBA-PR (RQE n.º 9856).

Armando Oscar de Freitas

Médico Graduado pela Faculdade de Medicina de Campos – FMC/RJ. Residência em Ortopedia e Traumatologia no Hospital Umberto Primo/SP. Título de Especialista pela Sociedade Brasileira de Ortopedia e Traumatologia – SBOT e pela Associação Médica Brasileira – AMB. Especialização em Acupuntura pela Sociedade Médica Brasileira de Acupuntura – SMBA. Título de Especialista pela AMB. Ortopedia (RQE n.º 13046). Acupuntura (RQE n.º 13047).

Candice de Moura Gomes

Médica pela Universidade de Pernambuco – UPE (CRM-PE 21372). Título de Especialista em Acupuntura pelo Colégio Médico Brasileiro de Acupuntura – CMBA/AMB (RQE n.º 11962). Atuação em Dor pela Associação Médica Brasileira – AMB (RQE n.º 13362). Médica Assistente na Emergência Clínica do Hospital Agamenon Magalhães (HAM) pela Secretaria do Estado de Pernambuco (SES/PE).

Carlos Augusto Lino

Especialista em Ginecologia e Obstetrícia pela Federação Brasileira das Associações de Ginecologia e Obstetrícia – FEBRASGO (CRMA-BA 7485) (RQE n.º 3574). Área de Atuação em Endoscopia Ginecológica (RQE n.º 23963). Vice-Presidente Nordeste da FEBRASGO (2021-2023). Membro da Comissão Nacional Especializada – CNE Endometriose da FEBRASGO. Membro da Diretoria da Sociedade Brasileira de Endometriose – SBE. Ex-Presidente da Associação de Obstetrícia e Ginecologia da Bahia – SOGIBA. Especialista em Videocirurgia pela FEBRASGO e pela Sociedade Brasileira de Cirurgia Minimamente Invasiva e Robótica – SOBRACIL.

Carolina Fernandes

Graduação em Medicina pela Universidade Nove de Julho – Uninove. Residência em Ginecologia e Obstetrícia pelo Hospital Israelita Albert Einstein – HIAE. Residência em Cirurgia Minimamente Invasiva pelo HIAE. Pós-Graduação em Ginecologia Endócrina pela Lume Aprimoramento.

Caroline Almeida Resplande

Acadêmica de Medicina – Faculdade de Medicina da Universidade Evangélica – UniEvangélica, Anápolis/ GO.

César Eduardo Fernandes

Professor Titular de Ginecologia do Centro Universitário da Faculdade de Medicina ABC – FMABC (RQE n.º 8368).

Chang Xin Ling

Residência no Departamento de Medicina Tradicional Chinesa, Keelung Chang Gung Memorial Hospital, Taiwan (2006-2010). Residência no Departamento de Ginecologia e Obstetrícia, Linkou Chang Gung Memorial Hospital, Taiwan (2007-2008). Médica Assistente do Departamento de Medicina Tradicional Chinesa, Keelung Chang Gung Memorial Hospital, Taiwan (2010-2019). Membro e Supervisora da Associação Médica Chinesa de Taiwan para Crianças e Adolescentes (TCMACA).

Charles Schneider Borges

Professor do Curso de Medicina e Coordenador dos Ambulatórios de Sexologia e Ginecologia e Transgeneridade da Universidade Feevale. Membro do Comitê Famílias Plurais da Sociedade Brasileira de Reprodução Humana – SBRH. *Fellow* em Sexologia pelo Hospital das Clínicas pela Faculdade de Medicina de Ribeirão Preto da Universidade de São Paulo – FMRP-USP. Certificado de Área de Atuação em Sexologia pela Federação Brasileira das Associações de Ginecologia e Obstetrícia – FEBRASGO/AMB. Ginecologia (RQE n.º 38452). Área de Atuação: Sexologia (RQE n.º 42696).

Claudio Emilio Bonduki

Professor Adjunto do Departamento de Ginecologia da Escola Paulista de Medicina – UNIFESP. Doutor em Medicina pelo Departamento de Ginecologia da Escola Paulista de Medicina da Universidade Federal de São Paulo – EPM-UNIFESP. Chefe da Disciplina de Ginecologia Endócrina e Climatério do Departamento de Ginecologia da EPM-UNIFESP. Vice-Coordenador do Setor de Doenças Uterinas e Sangramento Uterino Anormal do Departamento de Ginecologia da EPM-UNIFESP (RQE n.º 48986).

Cristiane de Freitas Paganoti

Médica Assistente da Clínica Obstétrica do Hospital das Clínicas da Faculdade de Medicina da Universidade de São Paulo – FMUSP. Médica do Setor de Endocrinopatias e Gestação, com Ênfase no Cuidado de Gestantes com Diabetes Pré-Gestacional e Diabetes Gestacional. Atuação em Atenção à Gestantes e Puérperas com COVID, Incluindo Cuidados em UTI, desde março de 2020. Mestre (2020) e Doutora (2022) em Ciências pela FMUSP.

Cristiano Eduardo Busso

Doutor pelo Departamento de Ginecologia da Universidade de Valencia, Espanha. Especialização em Reprodução Humana pela Federação Brasileira das Associações de Ginecologia e Obstetrícia – FEBRASGO. Aperfeiçoamento em *Fellow* em Reprodução Humana pelo Instituto Valenciano de Infertilidad, Espanha. Residência Médica em Ginecologia e Obstetrícia pela Universidade Federal de São Paulo – UNIFESP (RQE n.º 41985).

Cristina Laguna Benetti Pinto

Professora Titular do Departamento de Tocoginecologia da Faculdade de Ciências Médicas da Universidade Estadual de Campinas – FCM-UNICAMP. Presidente da Comissão Nacional Especializada de Ginecologia Endócrina da Federação Brasileira das Associações de Ginecologia e Obstetrícia – FEBRASGO (RQE n.º 10794).

Cristos Pritsivelis

Mestrado e Doutorado pela Faculdade de Medicina da Universidade Federal do Rio de Janeiro – UFRJ. Chefe do Setor de Ultrassonografia da Maternidade Escola da UFRJ Responsável pelo Serviço de Medicina Fetal da Maternidade Escola da UFRJ (RQE n.º 47457).

Daniel Bier Caraça

Graduação pela Faculdade de Medicina da Universidade de São Paulo – FMUSP. Residência em Ginecologia e Obstetrícia pelo Ho Hospital das Clínicas – HCFMUSP. Título de Especialista em Ginecologia e Obstetrícia pela Federação Brasileira das Associações de Ginecologia e Obstetrícia – FEBRASGO. Área de Atuação em Endoscopia Ginecológica. Médico colaborador do Setor de Endometriose do Departamento de Ginecologia do HCFMUSP (2011 - 2018). Responsável pela Equipe Endometriose do Projeto CUIDAR do Hospital Israelita Albert Einstein – HIAE. Membro da American Association of Laparoscopic Gynecologists (AAGL). Ginecologia e Obstetrícia (RQE n.º 83280). Área de Atuação: Endoscopia Ginecológica (RQE n.º 832801).

Daniela Angerame Yela Gomes

Professora Associada Livre-Docente do Departamento de Tocoginecologia da Faculdade de Ciências Médicas da Universidade Estadual de Campinas – FCM-UNICAMP. Membro da Comissão Nacional Especializada de Ginecologia Endócrina da Federação Brasileira das Associações de Ginecologia e Obstetrícia – FEBRASGO. Ginecologia e Obstetrícia (RQE n.º 100644). Área de Atuação: Endoscopia Ginecológica (RQE n.º 1006441).

Daniela Ceron Litvoc

Professora da Pós-Graduação em Psicopatologia Fenomenológica da Faculdade de Ciências Médicas da Santa Casa de São Paulo – FCMSCSP. Pesquisadora no Grupo de Pesquisa Qualitativa do Instituto de Psiquiatria do Hospital das Clínicas da Faculdade de Medicina da Universidade de São Paulo – IPq-HCFMUSP. Presidente da Sociedade Brasileira de Psicopatologia Fenômeno-Estrutural – SBPFE. Editora-Chefe da Revista de Psicopatologia Fenomenológica Contemporânea. Doutora pela FCMSCSP. Mestre pelo Departamento de Psiquiatria da Faculdade de Medicina da Universidade Federal de São Paulo – UNIFESP. Residência Médica em Psiquiatria pelo HCFMUSP.

Denise Alves Baptista

Especialista em Acupuntura (RQE n.º 29466). Mestre em Saúde Coletiva pelo Instituto de Ciências Sociais da Universidade Federal do Rio de Janeiro – UFRJ. Graduada em Medicina pela Universidade Federal do Estado do Rio de Janeiro – UNIRIO. Residência em Pediatria pelo Hospital Universitário Pedro Ernesto/UERJ (RQE n.º 81379). 1ª Secretária do Colégio Médico de Acupuntura do Rio de Janeiro – CMA-RJ (2023-2025).

Dinamara Kran Rocha

Residência Médica em Acupunturiatria no Hospital de Base do Distrito Federal – HBDF. Médica

Acupunturiatra do Serviço de Acupunturiatria e Fisiatria do HBDF (RQE n.º 9119). Preceptora do Programa de Residência Médica em Acupunturiatria do HBDF.

Durval Campos Kraychete

Professor Associado do Departamento de Anestesiologia e Cirurgia da Universidade Federal da Bahia – UFBA. Coordenador do Serviço de Dor e Acupuntura do Hospital Universitário Professor Edgard Santos – UFBA (RQE n.º 5670).

Edmund Chada Baracat

Professor Titular da Disciplina de Ginecologia da Faculdade de Medicina da Universidade de São Paulo – FMUSP. Diretor da Divisão de Ginecologia do Hospital das Clínicas – HCFMUSP. Presidente da Federação Brasileira das Associações de Ginecologia e Obstetrícia – FEBRASGO (1997-2005) (RQE n.º 4976).

Eduardo Batista Cândido

Membro da CNE de Ginecologia Oncológica da Federação Brasileira das Associações de Ginecologia e Obstetrícia – FEBRASGO. Diretor das Regionais da Associação dos Ginecologistas e Obstetras de Minas Gerais – SOGIMIG. Professor Associado do Departamento de Ginecologia da Universidade Federal de Minas Gerais – UFMG. Ginecologa e Obstetrícia (RQE n.º 10970). Área de Atuação: Endoscopia Ginecológica (RQE n.º 27062).

Eduardo Guilherme D'Alessandro

Médico Graduado pela Faculdade de Medicina da Universidade de São Paulo – FMUSP (CRM-SP 116.019). Residência Médica em Clínica Médica no Hospital das Clínicas – HCFMUSP. Doutora em Medicina pela FMUSP. Especialização em Acupuntura e Medicina Tradicional Chinesa no Centro de Estudo Integrado de Medicina Chinesa – CEIMEC. Especialização em Acupuntura na Tianjin University of Traditional Chinese Medicine. Prática Clínica em Acupuntura na Shanghai University of Traditional Chinese Medicine. Título de Especialista em Clínica Médica e Acupuntura, com Área de Atuação em Dor pela Associação Médica Brasileira – AMB. Médico Colaborador do Ambulatório de Acupuntura do Instituto de Ortopedia e Traumatologia do Hospital das Clínicas da Faculdade de Medicina da Universidade de São Paulo – IOT-HCFMUSP. Acupuntura (RQE n.º 50147). Área de Atuação: Dor (RQE n.º 501471).

Eduardo Pereira Cruz

Graduado em Medicina pela Universidade Federal de Goiás – UFG (1992). Residência em Ginecologia e Obstetrícia pelo Hospital das Clínicas – HC-UFG. Membro Titular da Federação Brasileira das Associações de Ginecologia e Obstetrícia – FEBRASGO (RQE n.º 2394). Membro Titular em Acupuntura pelo Colégio Médico Brasileiro de Acupuntura – CMBA (RQE n.º 13650). Professor Convidado do Curso Preparatório para o Título de Especialista em Acupuntura – TEAC da Universidade de São Paulo – USP. Membro Suplente do Conselho Fiscal do CMBA.

Eduardo Vieira da Motta

Professor Doutor da Disciplina de Ginecologia da Faculdade de Medicina da Universidade de São Paulo – FMUSP. Chefe do Pronto Socorro da Divisão de Ginecologia do Hospital das Clínicas – HC-FMUSP.

Eline Rozária Ferreira Barbosa

Graduada em Medicina pela Escola Superior de Ciências da Saúde – ESCS (2007). Residência em Neurologia pelo Hospital Geral de Goiânia – HGG (RQE n.º 8065). Membro Titular da Academia Brasileira de Neurologia – ABN. Membro Titular em Acupuntura pelo Colégio Médico Brasileiro de Acupuntura – CMBA (RQE n.º 13833). *Fellowship* em Medicina do Sono pelo Instituto do Coração do Hospital das Clínicas da Faculdade de Medicina da Universidade de São Paulo – InCor-HCFMUSP. Título de Medicina do Sono pela Associação Médica Brasileira – AMB (RQE n.º 14488). Membro Certificado da Associação Brasileira do Sono – ABS. Preceptora dos Programas de Pós-Graduação em Acupuntura Médica pelo CMBA/GO e pelo CMBA.

Ellen Eduarda Fernandes

Mestre e Doutoranda no Programa de Ciências Aplicadas à Saúde Bucal da Faculdade de Odontologia do Instituto de Ciência e Tecnologia de São José dos Campos da Universidade Estadual Paulista Júlio de Mesquita Filho – ICT-UNESP.

Emilie de Magalhães Pedreira

Psicóloga e Especialista em Terapia Cognitivo-Comportamental (Instituto WP/RS). Formação em Terapia de Casal pelo Instituto Girassol (BA). Mestre em Psicologia e Intervenções em Saúde pela Escola Bahiana de Medicina e Saúde Pública – EBMSP.

Erika Krogh

Médica Graduada pela Universidade Federal do Maranhão – UFMA. Título de Especialista em Ginecologia e Obstetrícia pela Federação Brasileira das Associações de Ginecologia e Obstetrícia – FEBRASGO. Mestre em Saúde Materno Infantil pela UFMA. Professora de Ginecologia da UFMA. Presidente da Sociedade de Ginecologia do Maranhão – SOGIMA. Vice-Presidente da Região Norte da Sociedade Brasileira de Obstetrícia e Ginecologia da Infância e Adolescência – SOGIA. Preceptora da Residência Médica de Ginecologia e Obstetrícia do Hospital Universitário Materno Infantil de São Luís.

Fábio Azevedo de Almeida

Graduado em Medicina pela Universidade Federal do Pará – UFPA (1997). Residência em Ginecologia e Obstetrícia pela Santa Casa de Misericórdia de Goiânia (2000). Membro Titular da Federação Brasileira das Associações de Ginecologia e Obstetrícia – FEBRASGO (RQE n.º 3860). Membro Titular em Acupuntura pelo Colégio Médico Brasileiro de Acupuntura – CMBA (RQE n.º 5821). Coordenador de Pós-Graduação em Especialização em Acupuntura do CMA/GO. Preceptor de Pós-Graduação em Acupuntura do CMA/GO. Presidente do CMA/GO (2014-2023).

Fernando Cláudio Genschow

Graduado em Medicina pela Universidade de Brasília – UNB. Mestre em Ciências da Saúde – Epidemiologia pela UNB. Residência em Medicina Interna (RQE n.º 1377). Especialista em Acupunturiatria (RQE n.º 3567). Coordenador Geral da Acupunturiatria na Secretaria de Saúde do Distrito Federal. Supervisor do Programa de Residência Médica em Acupunturiatria do Hospital de Base – HBDF. Chefe da Unidade de Acupunturiatria e Fisiatria do HBDF. Membro da Câmara Técnica de Acupuntura do Conselho Federal de Medicina – CFM. Presidente do Colégio Médico de Acupuntura – CMA/DF.

Fernando Mendes Sant'Anna

Professor Adjunto de Cardiologia da Universidade Federal do Rio de Janeiro – UFRJ. Presidente Honorário da Auriculo. Sans Frontières – ASF. Especialista em Acupuntura pela Universidade Federal Fluminense e Colégio Médico Brasileiro de Acupuntura – UFF/CMBA.

Flavia Falaschi

Médica Graduada pela Pontifícia Universidade Católica de São Paulo – PUC-SP. Título de Especialista em Ginecologia e Obstetrícia pela Federação Brasileira das Associações de Ginecologia e Obstetrícia – FEBRASGO. Especialização em Patologia do Trato Genital Inferior pela Faculdade de Medicina da Universidade de São Paulo – FMUSP. Especialização em Sexualidade pelo Hospital Pérola Byington. Pós-Graduação em Homeopatia pela Escola Paulista de Homeopatia – EPH.

Frederico Barra de Moraes

Professor Adjunto de Ortopedia e Traumatologia da Faculdade de Medicina da Universidade Federal de Goiás – FM-UFG. Professor Adjunto de Farmacologia Clínica da Faculdade de Medicina da UNIFAN e FAPM. Vice-Presidente do Comitê de Osteoporose da Sociedade Brasileira de Ortopedia e Traumatologia – SBOT (2023). Presidente da ASOTRAHC (2023). Presidente da Associação Brasileira da Dor Ortopédica/Sociedade Brasileira de Ortopedia e Traumatologia – ABDOR/SBOT (2022). Presidente da SBOT/GO (2018). Chefe do Departamento de Ortopedia, Traumatologia e Cirurgia Plástica da UFG (2014). Especialista em Ortopedia e Traumatologia pela SBOT (RQE n.º 5214). Especialista com Área de Atuação em Dor (RQE n.º 11638).

Gabriela Pravatta Rezende Antoniassi

Professora da Faculdade de Medicina de Jundiaí – FMJ. Médica do Departamento de Tocoginecologia da Faculdade de Ciências Médicas da Universidade Estadual de Campinas – FCM-UNICAMP. Membro da Comissão Nacional Especializada de Ginecologia Endócrina da Federação Brasileira das Associações de Ginecologia e Obstetrícia – FEBRASGO.

Gabriela Rodrigues dos Santos

Médica Residente do Centro de Acupuntura do Instituto de Ortopedia e Traumatologia do Hospital das Clínicas da Faculdade de Medicina da Universidade de São Paulo – IOT-HCFMUSP.

Gabrielle Barbosa Anelli

Médica Assistente da Divisão de Ginecologia e Obstetrícia do Hospital das Clínicas da Faculdade de Medicina de Ribeirão Preto da Universidade de São Paulo – FMRP-USP. Mestranda pela FMRP-USP. Médica Especialista em Ginecologia e Obstetrícia (RQE n.º 87594).

George Queiroz Vaz

Professor Adjunto de Ginecologia da Universidade Estadual do Rio de Janeiro – UERJ. Professor da Pós-Graduação de Reprodução Humana Assistida Vida/IDOR. Doutor em Medicina pela UERJ. Mestre em Reprodução Humana pela Universidad de Valencia – Espanha. Título de Especialista em Reprodução Assistida pela Associação Médica Brasileira e pela Federação Brasileira das Associações de Ginecologia e Obstetrícia – AMB/FEBRASGO.

Gérsia Araújo Viana

Médica Especialista em Ginecologia. Doutora em Fisiopatologia da Reprodução Humana pela Universidade de Pisa – Itália. Formação em Reprodução Assistida pelo Istituto Clinico Humanitas de Milão – Itália. Docente de Ginecologia da UniFTC. Diretora Médica do Cenafert.

Giselle Crosara Lettieri Gracindo

Doutora em Bioética pela Universidade de Medicina do Porto – FMUP (Portugal). Membro da Comissão de Bioética e Advogada da Consultoria Jurídica do Conselho Federal de Medicina – CFM. Membro da Comissão Permanente de Apoio à Coordenação do Programa Doutoral em Bioética da FMUP/CFM. Membro e Revisora do Conselho Editorial da Revista *Bioética*/CFM. Revisora da Revista do Conselho Nacional de Justiça – CNJ e da Revista de *Direito Sanitário* da Universidade de São Paulo – USP. Colaboradora da Revista *Frontiers Publishing*. Membro da Cátedra Internacional de Bioética e Biodireito.

Glaucy Lane Neme

Médica pela Universidade do Oeste Paulista – UNOESTE (2003). Especialista em Radiologia e Diagnóstico por Imagem pelo Colégio Brasileiro de Radiologia – CBR (2007). Especialização em Radiologia Abdominal no Departamento de Diagnóstico por Imagem (DDI) da Escola Paulista de Medicina/Universidade Federal de São Paulo – UNIFESP/EPM (2009).

Gustavo Cerqueira e Silva

Graduado em Medicina pela Pontifícia Universidade Católica do Paraná – PUC-PR. Especialista em Acupuntura (RQE n.º 8127). Pós-Graduação e Título de Capacitação em Reprodução Assistida pela Sociedade Brasileira de Reprodução Assistida – SBRA. Membro do Colégio Médico Brasileiro de Acupuntura – CMBA. Membro da SBRA. Membro da Sociedade Americana de Medicina Reprodutiva – ASRM. Membro da Sociedade Europeia de Reprodução Humana e Embriologia – ESHRE. CRM 23900 PR. CRM 15339 SC.

Helio Widson Alves Pinheiro

Especialista em Acupuntura pelo Colégio Médico Brasileiro de Acupuntura – CMBA/AMB. Área de Atuação em Dor pelo CMBA/AMB. Médico pela Universidade Federal de Pernambuco – UFPE.

Helizabet Salomão Abdalla Ayroza Ribeiro

Chefe do Setor de Endoscopia Ginecológica e Endometriose do Departamento de Obstetrícia e Ginecologia da Santa Casa de São Paulo. Professora Adjunta da Faculdade de Ciências Médicas da Santa Casa de São Paulo – FCMSCSP. Mestre e Doutora pela FCMSCSP. Presidente da Sociedade Brasileira de Endometriose – SBE. Vice-Presidente da Comissão Nacional de Endometriose da Federação Brasileira das Associações de Ginecologia e Obstetrícia – FEBRASGO. Presidente do Núcleo Avançado de Videoendoscopia Ginecológica – NAVEG.

Henrique Mendonça Abrão

Graduação pela Faculdade de Medicina da Universidade Santo Amaro – UNISA. Residência de Ginecologia e Obstetrícia pelo Hospital Beneficência Portuguesa de São Paulo. *Fellowship* em Cirurgia Ginecológica Minimamente Invasiva em Clermont-

Ferrand – França. Mestre em Ginecologia pela Universidade Clermont Auvergne – França. Médico Associado do Programa de *Fellowship* em Cirurgia Ginecológica Minimamente Invasiva do Hospital Beneficência Portuguesa de São Paulo.

Hiaeno Hirata Ayabe

Médica Anestesiologista (RQE n.º 4969). Médica Acupunturiatra (RQE n.º 38677). Coordenadora e Docente do Curso de Especialização em Acupuntura para Médicos pela Associação Médica Brasileira de Acupuntura – AMBA. Formação em Auriculoacupuntura pela Auricular Medicine International Research and Training Center com Dra. Li-Chun Huang (2012/2013). Pós-Graduação em Fitoterapia Clínica pela Medical Lex (2016). Palestrante em Congressos Nacionais e Internacionais do Colégio Médico Brasileiro de Acupuntura – CMBA.

Hong Jin Pai

PhD. MD. Médico do Centro de Dor da Clínica Neurológica do Hospital das Clínicas da Faculdade de Medicina da Universidade de São Paulo – HCFMUSP. Professor Colaborador do Centro de Acupuntura do Instituto de Ortopedia e Traumatologiado do HC-FMUSP. Coordenador do Centro de Estudo de Medicina Chinesa. Pós-Graduado em Medicina Chinesa/Acupuntura na Faculdade de Medicina Tradicional de Beijing (China). Professor pelo World Federation of Chinese Medicine Societies – WFCMS. (CRM-SP 36.399) (RQE n.º 28862).

Hsin-Ning Chang

Graduada pelo Instituto de Ciencias Médicas da Universidade de Chang Gung, Taiwan. Residência pelo Departamento de Ginecologia e Obstetrícia, Linkou Chang Gung Memorial Hospital, Taiwan. Médica Assistente do Departamento de Medicina Tradicional Chinesa, Keelung Chang Gung Memorial Hospital, Taiwan (2010-2019). Membro e Supervisora da Associação Médica Chinesa de Taiwan para Crianças e Adolescentes (TCMACA).

Ilana Figueiredo Brandão

Psicóloga e Especialista em Terapia Cognitivo-Comportamental (Instituto WP/RS). Formação em Terapia de Casal pelo Instituto Girassol (BA). Mestre em Psicologia pela Universidade Federal da Bahia – UFBA.

Isla Alcântara Gomes

Graduada em Ciências Farmacêuticas pela Universidade Federal de Sergipe – UFS. Especialização em Farmacoterapia e Farmácia Clínica, com Ênfase em Prescrição Farmacêutica. Aperfeiçoamento em Fiterapia pela UFS. Mestrado em Ciências Farmacêuticas pelo Programa de Pós-Graduação em Ciências Farmacêuticas – PPGCF-UFS). Doutorado em Ciências Farmacêuticas pelo PPGCF-UFS. Coordenadora do Curso de Farmácia do Centro Universitário Estácio de Sergipe.

Janaina Jardelha Mendes Maciel

Graduada em Biomedicina na Universidade de Santo Amaro – UNISA. Embriologista Coordenadora do Laboratório de FIV da Clínica de Reprodução Assistida Cenafert. Certificada pela Rede Latinoamericana de Reprodução Assistida em Genética Reprodutiva, Laboratório de Andrologia Clínica e Embrióloga Clínica. Graduanda em Medicina na UniFTC (Salvador).

Janete Shatkoski Bandeira

Especialista em Acupuntura com Área de Atuação em Dor (RQE n.º 35633). Mestre em Medicina: Ciências Médicas pela Universidade Federal do Rio Grande do Sul – UFRGS. Médica do Ambulatório de Dor e Acupuntura do Município de Porto Alegre.

João Bosco Guerreiro da Silva

Médico pela Escola Paulista de Medicina da Universidade Federal de São Paulo – EPM-UNIFESP. Mestre em Saúde Pública pela Universidade de São Paulo – USP. Doutor em Ciências pela UNIFESP. Título de Acupunturista pela Associação Médica Brasileira – AMB. Professor Adjunto da Faculdade de Medicina de São José do Rio Preto – FAMERP.

João Paulo Bittar

Médico Especialista em Acupuntura pelo Colégio Médico Brasileiro de Acupuntura – CMBA/AMB (RQE n.º 8208).

Joaquim Roberto Costa Lopes

Ex-Diretor Clínico do Cenafert. Ex-Presidente da Sociedade Brasileira de Reprodução Humana. Ex-Presidente da Comissão Nacional de Reprodução

Humana da Federação Brasileira das Associações de Ginecologia e Obstetrícia – FEBRASGO. Formação em Reprodução Assistida pelo Instituto Dexeus de Barcelona (Espanha).

Joice Martins de Lima Pereira

Ginecologista e Sexologista (CRMGO 7580) (RQE n.º 3535 - 13679). Titulada em Sexologia pela Federação Brasileira de Ginecologia e Obstetrícia pela Federação Brasileira das Associações de Ginecologia e Obstetrícia – FEBRASGO. Aperfeiçoamento em Sexualidade Humana e Terapia Sexual pela Universidade de São Paulo – USP. Terapeuta Cognitiva Sexual. Pós-Graduanda em Terapia Cognitiva Comportamental. Diretora de Comunicação e Informática da Sociedade Goiana de Ginecologia e Obstetrícia – SGGO. Membro da Comissão Nacional Especializada em Sexologia e do Núcleo Feminino da FEBRASGO. Membro dos Comitês de WEB e DSF da Associação Brasileira de Estudos em Medicina e Saúde Sexual – ABEMSS.

Jorge Rezende Filho

Professor Titular da Faculdade de Medicina da Universidade Federal do Rio de Janeiro – UFRJ. Membro Titular da Academia Nacional de Medicina – ANM.

José Carlos Truzzi

Mestre e Doutor em Urologia pela Universidade Federal de São Paulo – UNIFESP. Diretor do Departamento de Urologia Feminina, Assoalho Pélvico e Urodinâmica da Confederação Americana de Urologia – CAU.

José Hiran da Silva Gallo

Doutor em Bioética e Ética Médica pela Faculdade de Medicina da Universidade do Porto – FMUP (2012). Pós-Doctor em Bioética pela FMUP (2018). Presidente do Conselho Federal de Medicina – CFM. Coordenador do Programa Doutoral em Bioética no Âmbito do CFM (convênio firmado entre a FMUP/CFM). Coordenador da Câmara Técnica de Bioética do CFM. Membro da Câmara Técnica de Reprodução Assistida do CFM. Membro Efetivo da Federação Brasileira das Associações de Ginecologia e Obstetrícia – FEBRASGO.

José Luiz de Miranda Coelho Inojosa

Neurologista pelo Hospital das Clínicas da Universidade Federal de Pernambuco – HC-UFPE (RQE n.º 9769). Especialista em Acupuntura pelo Colégio Médico Brasileiro de Acupuntura – CMBA (RQE n.º 9770). Mestre em Biologia Aplicada a Saúde pelo Laboratório de Imunopatologia Keizo Asami – LIKA-UFPE. Supervisor do Programa de Residência Médica de Neurologia Clínica do HC-UFPE. Chefe do Ambulatório de Doenças Desmielinizantes do HC-UFPE.

José Maria Soares Junior

Professor Associado da Disciplina de Ginecologia da Faculdade de Medicina da Universidade de São Paulo – FMUSP. Chefe do Departamento de Obstetrícia e Ginecologia da FMUSP.

Juliana Alencar da Silva Rezende

Médica Acupunturiatra do Serviço de Acupunturiatria e Fisiatria do Hospital de Base do Distrito Federal – HBDF. Preceptora do Programa de Residência Médica em Acupunturiatria do HBDF.

Julio Cesar Rosa e Silva

Graduação em Medicina pela Faculdade de Medicina de Ribeirão Preto da Universidade de São Paulo – FMRP-USP. Residência Médica em Ginecologia e Obstetrícia no Hospital das Clínicas da FMRP-USP. Mestre, Doutor e Livre-Docente em Ginecologia e Obstetrícia pela FMRP-USP. Professor Associado (A3) e Chefe do Departamento de Ginecologia e Obstetrícia da FMRP-USP com Atuação no Setor de Cirurgia Ginecológica. Presidente da Comissão Nacional Especializada em Endometriose da Federação Brasileira das Associações de Ginecologia e Obstetrícia – FEBRASGO (2020-2023). Diretor de Ensino da Sociedade Brasileira de Endometriose e Ginecologia Minimamente Invasiva – SBE.

Julio Elito Junior

Professor Associado Livre-Docente do Departamento de Obstetrícia da Universidade Federal de São Paulo – UNIFESP. Chefe da Disciplina de Obstetrícia Patológica e Tocurgia da UNIFESP. Chefe dos Setores de Gravidez Ectópica e Gravidez Múltipla da UNIFESP.

Júlio Resplande de Araújo Filho

Mestre e Doutor em Urologia da Universidade Federal de São Paulo – UNIFESP. *Fellow* - Urology Department – UCSF – San Francisco, USA. Membro da Sociedade Brasileira de Urologia – SBU.

Leticia Regina Ayabe Ishikawa

Médica de Família e Comunidade (RQE n.º 31679). Médica Acupunturiatra (RQE n.º 38547). Formação em Auriculoacupuntura pela Auricular Medicine International Research and Training Center com Dra Li-Chun Huang (2012/2013). Pós-Graduação em Fitoterapia Clínica pela Medical Lex (2016). Médica Acupunturiatra do Centro de Reabilitação do Espaço Einstein do Hospital Israelita Albert Einstein – HIAE. Atuou como Preceptora de Residência Médica de Medicina de Família e Comunidade pela Universidade Federal de São Paulo – UNIFESP e pela Faculdade de Medicina do ABC.

Letícia Royer Voigt

Médica pela Universidade Federal de Santa Maria – UFSM. Ginecologista e Obstetra pela Santa Casa de Misericórdia de Porto Alegre. Ano Adicional de Residência Médica no Hospital de Clínicas de Porto Alegre – HCPA, com foco em Ginecologia Endócrina. Titulada pela Federação Brasileira das Associações de Ginecologia e Obstetrícia – FEBRASGO. Especialista em Patologia do Trato Genital Inferior e Colposcopia pela Associação Brasileira de Patologia do Trato Genital Inferior e Colposcopia – ABPTGIC. Docente do Curso de Medicina da Universidade Feevale.

Liaw Wen Chao

Especialista em Acupuntura pelo Colégio Médico Brasileiro de Acupuntura – CMBA (RQE n.º 68919). Médico Cirurgião Graduado pela Faculdade de Medicina da Universidade de São Paulo – FMUSP. Residência em Cirurgia Geral e Cirurgia do Trauma no Hospital das Clínicas – HCFMUSP. Especialização em Acupuntura e Eletroacupuntura. Especialização em Fisiologia do Exercício. Especialização em Neuromodulação Não Invasiva. Docente da Liga de Acupuntura e do Centro de Acupuntura do Instituto de Ortopedia e Traumatologia – IOT-HCFMUSP. Diretor da Clínica INNER FIT de Medicina Complementar e Alternativa. Médico Pesquisador do IEP do Hospital Sírio Libanês – HSL. Coordenador do Curso de Especialização em Eletroterapia na Prática Médica pelo IOT-HCFMUSP.

Lilian Crispim Gomes

Médica Especialista em Ginecologia e Obstetrícia com Área de Atuação em Medicina Fetal. Preceptora dos Residentes de Ginecologia e Obstetrícia no Complexo Hospitalar do Mandaqui e no Hospital e Maternidade Leonor Mendes de Barros. Médica do Setor de Medicina Fetal do Hospital e Maternidade São Luiz Anália Franco, do Hospital e Maternidade Vitória e do Grupo DASA.

Lin Chen Hau

Graduação na Faculdade de Medicina da Universidade de São Paulo – FMUSP. Residência Médica em Ginecologia e Obstetrícia no Hospital das Clínicas – HCFMUSP. Pós-Graduação em Acupuntura em Taiwan e Shangai (China). Mestre pela Universidade Estadual Paulista Júlio de Mesquita Filho – UNESP. Título de Especialista em Ginecologia e Obstetrícia pela Associação Médica Brasileira – AMB. Título de Especialista em Acupuntura pela AMB. Professor do Curso de Acupuntura do Centro de Estudo Integrado de Medicina Chinesa – CEIMEC.

Lourdes Teixeira Henriques

Presidente da Regional Santos do Colégio Médico de Acupuntura do Estado de São Paulo – CMAeSP. Especialista em Acupuntura pela Universidade Federal de São Paulo – UNIFESP/AMB. Residência Médica em Medicina Interna e Nefrologia. Graduação pela Faculdade de Ciências Médicas de Santos – FCMS. Diretora de Relações Institucionais do CMAeSP (2021-2024).

Luciana Leite Pineli Simões

Médica. Mestre em Medicina Tropical. Especialista em Infectologia (RQE n.º 3516). Especialista em Acupuntura (RQE n.º 13628). Graduação, Mestrado e Especialização em Infectologia pela Universidade Federal de Goiás – UFG. Médica do Hospital Estadual de Doenças Tropicais Dr. Anuar Auad. Professora do Curso de Medicina da Pontifícia Universidade Católica de Goiás – PUC-GO. Membro da Comissão Científica do Colégio Médico Brasileiro de Acupuntura – CMBA (2021/2023). Diretora Científica do Colégio Médico de Acupuntura de

Goiás – CMA-GO (202120/23). Especialização em Acupuntura pelo CMA-GO/CMBA/AMB.

Luciano de Melo Pompei

Professor Assistente Doutor do Departamento de Ginecologia do Centro Universitário da Faculdade de Medicina ABC – FMABC.

Luciano Ricardo Curuci de Souza

Graduado em Medicina pela Faculdade de Ciências Médicas de Santos – FCMS/UNILUS. Residência Médica em Ginecologia e Obstetrícia pelo Hospital Maternidade Leonor Mendes de Barros. Pós-Graduação em Ginecologia Endócrina, Climatério e Planejamento Familiar pela Irmandade da Santa Casa de Misericórdia de São Paulo – ISCMSP. Pós-Graduação em Acupuntura pelo Instituto Van Nghi do Brasil. Pós-Graduação em Cuidados ao Paciente com Dor pelo Instituto de Ensino e Pesquisa do Hospital Sírio Libanês – IEP-HSL. Título de Especialista em Ginecologia e Obstetrícia (RQE n.º 32557). Título de Especialista em Acupuntura (RQE n.º 32556). Título de Especialista em Dor (RQE n.º 325561). Diretor Tesoureiro do Colégio Médico Brasileiro de Acupuntura – CMBA (2021-2023). Presidente do Colégio Médico de Acupuntura de São Paulo – CMAeSP (2021-2024). Presidente do Departamento de Acupuntura da Associação Paulista de Medicina – APM. Membro da Câmara Técnica de Acupuntura do Conselho Regional de Medicina do Estado de São Paulo – CREMESP. Membro da Sociedade Brasileira de Estudos da Dor – SBED. Preceptor da Ginecologia e Obstetrícia da Universidade Nove de Julho – UNINOVE.

Lucília de Brito Tavares

Médica Acupunturista. Especialização em Acupuntura e Medicina Tradicional Chinesa pela Faculdade de Medicina da Universidade de São Paulo – FMUSP. Especialização: Atuação em Dor para Médicos pelo Instituto de Ortopedia e Traumatologia do Hospital das Clínicas – IOT-HCFMUSP. Título de Especialista em Acupuntura e Atuação em Dor para Médicos pela Associação Médica Brasileira – AMB. Pós-Graduação em Intervenções Ambulatoriais em Medicina Intervencionista da Dor – SINPAIN. Diretora do Departamento de Acupuntura da Associação Paulista de Medicina – Regional Santos – APM Santos.

Luisa Mesquita de Morais

Médica Especialista em Ortopedia e Traumatologia (RQE n.º 22151). *Fellow* em Treinamento Avançado de Atuação em Dor pela Faculdade de Medicina da Universidade Federal de Goiás – FM-UFG (2024-2025).

Luiz Carlos Souza Sampaio

Graduado em Medicina pela Faculdade de Medicina da Universidade de São Paulo – FMUSP (1974). Especialista em Psiquiatria (RQE n.º 119628). Especialista em Acupuntura (RQE n.º 31109). Área de Atuação em Dor (RQE n.º 311091). Primeiro-Secretário do Colégio Médico Brasileiro de Acupuntura – CMBA (2021/2023). Membro da Comissão de Dor da Associação Médica Brasileira – AMB (2023). Professor do Curso de Especialização em Acupuntura da Associação Médica Brasileira de Acupuntura – AMBA (desde 2000 até a presente data). Membro da Comissão para Outorga do Título de Especialista em Acupuntura – TEAc do CMBA (1999 a 2006 e de 2019 até a presente data). Praticante de WuShu, Discípulo do Mestre Chan Kwok Wai e Atualmente Discípulo do Mestre Thomas Chan Hon Kit.

Luiz Eduardo Faria Coura

Especialista em Acupuntura (RQE n.º 8804). Especialista em Clínica Médica (RQE n.º 6422). Especialista em Terapia Intensiva (RQE n.º 6423).

Luiz Guilherme Louzada Maldonado

Graduado em Medicina pela Universidade de Santo Amaro – UNISA (1995). Especialista em Ginecologia e Obstetrícia de Reprodução Humana pela Associação Médica Brasileira – AMB (2016). Doutorado em Medicina pela Faculdade de Medicina de Botucatu da Universidade Estadual Paulista "Júlio de Mesquita Filho" – FMB-UNESP (2014). Especialista em Ginecologia e Obstetrícia de Reprodução Humana pela AMB (2016). Especialista em Ginecologia e Obstetrícia de Reprodução Humana pela AMB (2016).

Manoel Jacobsen Teixeira

Médico Neurocirurgião. Doutor em Neurologia pelo Departamento de Neurologia da Faculdade de Medicina da Universidade de São Paulo – FMUSP. Professor Titular de Neurocirurgia do

Departamento de Neurologia da FMUSP. Diretor da Divisão de Neurocirurgia Funcional do Instituto da Psiquiatria do Hospital das Clínicas – IPq-HCFMUSP. Responsável pelo Centro de Dor. Coordenador da Especialização em Termologia Clínica e Termografia do HCFMUSP.

Mara Valéria Pereira Mendes

Especialista em Ginecologia e Obstetrícia (RQE n.º 3978). Especialista em Acupuntura (RQE n.º 5450). Especialista em Dor (RQE n.º 19744). Curso de Extensão em Medicina Chinesa pela Zhejiang Chinese Medical University, ZCMU, Hanghzou (China). Diretora do Colégio Médico Brasileiro de Acupuntura – CMBA (2021/2023).

Marcella Sousa Barra

Médica Especialista em Acupuntura pelo Colégio Médico Brasileiro de Acupuntura – CMBA/AMB (RQE n.º 15462).

Marcelo Neubauer de Paula

Graduado pela Faculdade de Medicina da Universidade de São Paulo – FMUSP. Residência em Infectologia pela FMUSP (RQE n.º 97123). Especialização em Acupuntura pela FMUSP (RQE n.º 96416). MBA em Economia e Gestão da Saúde pela Universidade Federal de São Paulo – UNIFESP. MBA em Marketing pela Fundação Instituto de Administração – FIA. Professor Convidado do Curso de Especialização em Acupuntura da FMUSP. Professor de Semiologia e Medicina Interna na Faculdade de Medicina da Pontifícia Universidade Católica de Campinas – PUC-Campinas. Preceptor de Saúde da Família e de Infectologia na Faculdade de Medicina da Universidade Nove de Julho – UNINOVE.

Marcelo Zugaib

Professor Titular Aposentado da Disciplina de Obstetrícia do Departamento de Obstetrícia e Ginecologia da Faculdade de Medicina da Universidade de São Paulo – FMUSP.

Márcio Vinícius Carvalho Alves

Graduado em Medicina pela Universidade Federal de Sergipe – UFS. Residência em Ginecologia e Obstetrícia pelo Hospital Maternidade Leonor Mendes de Barros. Professor Assistente de Ginecologia e Obstetrícia do Curso de Medicina da Universidade Tiradentes – UNIT. Preceptor das Residências Médicas no Módulo de Patologia Obstétrica da UNIT, UFS e Maternidade Santa Isabel. Coordenador do Internato de Obstetrícia e Ginecologia do Curso de Medicina da UNIT.

Marcos Augusto Filisbino

Graduado em Medicina pela Faculdade de Medicina da Universidade Federal de Goiás – FM-UFG (1982). Residência Médica no Hospital Geral de Goiânia – HGG (1983/1985). Especialista em Gineco-Obstetrícia pela Federação Brasileira das Associações de Ginecologia e Obstetrícia – FEBRASGO (1985) (RQE n.º 1048). Especialista em Diagnóstico por Imagem/USG Geral (RQE n.º 5655) CBR/CFM (2003). Mestrado em Ensino na Saúde na FM-UFG. Professor Assistente do Departamento de Ginecologia da FM-UFG.

Marcus Yu Bin Pai

Médico Especialista em Acupuntura e Fisiatria pela Universidade de São Paulo – USP. Área de Atuação em Dor pela Associação Médica Brasileira – AMB. Doutor em Ciências pela USP. Professor e Colaborador do Grupo de Dor do Hospital das Clínicas da Faculdade de Medicina da Universidade de São Paulo – HCFMUSP.

Maria Celeste Osório Wender

Ginecologista e Obstetra pelo Hospital de Clínicas de Porto Alegre – HCPA. Mestre e Doutora em Ciências Médicas pela Universidade Federal do Rio Grande do Sul – UFRGS. Professora Titular do Departamento de Ginecologia e Obstetrícia da Faculdade de Medicina da UFRGS. Professora e Membro da Comissão Coordenadora do Programa de Pós-Graduação em Ciências da Saúde: Ginecologia e Obstetrícia da UFRGS. Chefe do Serviço de Ginecologia e Obstetrícia do HCPA. Diretora de Defesa e Valorização Profissional da Federação Brasileira das Associações de Ginecologia e Obstetrícia – FEBRASGO (2020-2023). Membro da Comissão Nacional de Especialidades da FEBRASGO de Climatério (2020-2023) e da CNTEGO (2020-2023). Vice-Presidente da SOBRAC. Membro da North American Menopause Society (NAMS) e da International Menopause Society – IMS.

Maria Cristina Szezech Cerqueira e Silva

Graduada em Medicina pela Pontifícia Universidade Católica do Paraná – PUC-PR. Especialista em Acupuntura (RQE n.º 9866). Especialista em Ginecologia e Obstetricia (RQE n.º 3729). Mestre e Doutora em Clínica Cirúrgica pela Universidade Federal do Paraná – UFPR. Pós-Graduação em Sexualidade Humana pela Faculdade de Filosofia, Ciências e Letras – Tuiuti-PR. Coordenadora de Ensino de Pós-Graduação em Acupuntura da Associação Médica Brasileira de Acupuntura – AMBA-PR. Coordenadora de Ensino de Pós-Graduação em Acupuntura do Colégio Médico Brasileiro de Acupuntura – CMBA. Membro do CMBA. CRM 4742 PR.

Mariana Garcia Martins

Médica Graduada pela Faculdade de Medicina do ABC – FMABC (2008). Residência Médica em Ginecologia e Obstetrícia na FMABC (2009/2011). Especialista em Ginecologia e Obstetrícia (TEGO) pela Federação Brasileira das Associações de Ginecologia e Obstetrícia – FEBRASGO (2012). Pós-Graduação em Medicina Reprodutiva pela FMABC (2012/2013). Especialização em Ultrassonografia Transvaginal Ginecológica pelo Centro de Treinamento em Ultrassonografia de São Paulo (2014). Especialização em Ultrassonografia Obstétrica pelo Centro de Treinamento em Ultrassonografia de São Paulo (2016).

Mariângela Badalotti

Médica Ginecologista. Mestre em Medicina e Ciências da Saúde. Doutora em Patologia e Especialista em Reprodução Humana. Professora da da Faculdade de Medicina da Pontifícia Universidade Católica do Rio Grande do Sul – PUCRS. Preceptora do Serviço de Ginecologia do Hospital São Lucas – HSL-PUCRS. Membro da Comissão Nacional de Reprodução Assistida do Conselho Federal de Medicina – CFM. Membro da Comissão Nacional de Reprodução Humana da Federação Brasileira das Associações de Ginecologia e Obstetrícia – FEBRASGO. Fundadora e Diretora do Fertilitat – Centro de Medicina Reprodutiva.

Mariano Tamura Vieira Gomes

Chefe do Setor de Doenças Uterinas e Sangramento Uterino Anormal do Departamento de Ginecologia da Escola Paulista de Medicina da Universidade Federal de São Paulo – EPM-UNIFESP. Coordenador do Programa de Residência Médica em Ginecologia e Obstetrícia do Hospital Israelita Albert Einstein – HIAE.

Marina de Paula Andres

Graduada em Medicina pela Faculdade de Medicina da Universidade de São Paulo – FMUSP. Residência Médica e Mestrado em Ginecologia e Obstetrícia pelo Hospital das Clínicas – HCFMUSP. Médica Colaboradora do Setor de Endometriose da Divisão de Clínica Ginecológica do HCFMUSP. Médica Associada do *Fellowship* de Cirurgia Ginecológica Minimamente Invasiva do Hospital Beneficência Portuguesa de São Paulo e Coordenadora do Grupo de Pesquisas.

Marlene Yoko Hirano Ueda

Médica Assistente do Grupo de Acupuntura do Instituto de Ortopedia e Traumatologia do Hospital das Clínicas da Faculdade de Medicina da Universidade de São Paulo – IOT-HCFMUSP. Graduada em Medicina pela Faculdade de Medicina de Ribeirão Preto – FMRP-USP. Especialização em Acupuntura no IOT-HCFMUSP. Especialista em Acupuntura (RQE n.º 27862).

Marta Ribeiro Hentschke

Médica Ginecologista. Doutora em Medicina pela Faculdade de Medicina da Pontifícia Universidade Católica do Rio Grande do Sul – PUCRS. Pós-Doutora em Medicina Reprodutiva pela PUCRS/ Fertilitat – Centro de Medicina Reprodutiva. Professora da Escola de Medicina e da Escola de Ciências da Saúde e da Vida da PUCRS. Preceptora de Residência Médica de Ginecologia e Obstetrícia do Hospital São Lucas –HSL/PUCRS. Coordenadora da Unidade de Pesquisa do Fertilitat – Centro de Medicina Reprodutiva.

Mary Uchiyama Nakamura

Médica. Mestre e Doutora pela Universidade Federal de São Paulo – UNIFESP. Professora Aposentada da UNIFESP.

Mauricio Simões Abrão

Graduado em Medicina pela Universidade de Santo Amaro – UNISA. Residência Médica, Doutorado e Livre-Docência em Ginecologia e Obstetrícia pela Faculdade de Medicina da Universidade de São Paulo – FMUSP. Professor Associado e Médico responsável pelo Setor de Endometriose da Clínica Ginecológica do Hospital das Clínicas – HCFMUSP. Diretor do Centro Avançado de Ginecologia e Diretor do Programa de *Fellowship* em Cirurgia Minimamente Invasiva do Hospital Beneficência Portuguesa. Presidente da Associação Americana de Laparoscopia – AAGL (2022).

Maximilian Jokiti Kobayashi

Graduado em Medicina pela Faculdade de Medicina de Ribeirão Preto da Universidade de São Paulo – FMRP-USP. Especialização em Acupuntura pelo Instituto de Ortopedia e Traumatologia do Hospital das Clínicas – IOT-HCFMUSP (RQE n.º 89655). Especialização em Medicina Esportiva pela Universidade Federal de São Paulo – UNIFESP (RQE n.º 89656). Médico e Coordenador de Antidopagem da Confederação Brasileira de Kungfu Wushu – CBKW. Professor Convidado do Curso de Especialização: Medicina Tradicional Chinesa Avançada – Fitoterapia da FMUSP.

Mila Harada Ribeiro Cerqueira

Residência Médica em Ginecologia e Obstetrícia pela Santa Casa de Misericórdia de Curitiba-PR. Título de Especialista em Ginecologia e Obstetricia (RQE n.º 7600). Título de Especialista em Reprodução Assistida pela Federação Brasileira das Associações de Ginecologia e Obstetrícia – FEBRASGO (RQE n.º 23584). Médica Ginecologista do Centro de Reprodução Humana Clinifert e Fertcenter. Pós-Graduação em Reprodução Humana no Instituto Sapientiae. Membro da Sociedade Americana de Medicina Reprodutiva – ASRM. Membro da Sociedade Européia de Reprodução Humana – ESHRE. Membro da Sociedade Brasileira de Reprodução Assistida – SBRA. Membro da FEBRASGO. CRM 15255 SC.

Mona Lúcia Dall'Agno

Médica pela Universidade de Caxias do Sul – UCS. Residência Médica em Ginecologia e Obstetrícia pelo Hospital São Lucas da Faculdade de Medicina da Pontifícia Universidade Católica do Rio Grande do Sul – HSL/PUCRS. Ano Adicional de Residência Médica no Hospital de Clínicas de Porto Alegre – HCPA, com foco em Ginecologia Endócrina. Mestre e Doutoranda em Ginecologia e Obstetrícia pelo Programa de Pós-Graduação em Ciências da Saúde: Ginecologia e Obstetrícia da Universidade Federal do Rio Grande do Sul – PPGGO-UFRGS. Titulada pela Federação Brasileira das Associações de Ginecologia e Obstetrícia – FEBRASGO. Professora do Curso de Medicina da UCS.

Natássia Cristina Carboni Truzzi

Acadêmica de Medicina da Faculdade de Medicina Universidade Nove de Julho – UNINOVE.

Omero Benedicto Poli Neto

Professor Livre-Docente do Departamento de Ginecologia e Obstetrícia (DGO) da Faculdade de Medicina de Ribeirão Preto da Universidade de São Paulo – FMRP-USP. Líder do Laboratory for Translational Data Science. Coordenador do Biobanco do DGO e da FMRP. Coordenador do Centro de Dor Pélvica do Hospital das Clínicas da FMRP-USP. Membro da International Association for the Study of Pain – IASP.

Patrícia Evelyne Alves

Especialidade em Reumatologista, Acupuntura e Clínica Médica. Pós-Graduação em Clínica da Dor.

Paula Marcia Coelho da Silva Gomes

Especialização em Acupuntura (RQE n.º 6182). Especialização em Anestesiologia (RQE n.º 3443). Corresponsável pelo CET de Anestesiologia do Hospital São Rafael, Salvador-BA. Coordenadora do Serviço de Dor Aguda Pós-Operatória do Hospital São Rafael, Salvador-BA. CRM 11954.

Paulo Augusto Ayroza Galvão Ribeiro

Chefe da Clínica Cirúrgica Ginecológica do Departamento de Obstetrícia e Ginecologia da Faculdade de Ciências Médicas da Santa Casa de São Paulo – FCMSCSP. Professor Adjunto da FCMSCSP. Mestre e Doutor pela FCMSCSP. Presidente da Comissão Nacional de Laparoscopia da Federação Brasileira das Associações de Ginecologia e Obstetrícia – FEBRASGO. Diretor Científico da Sociedade Brasileira de Endometriose – SBE. Vice-Presidente do Núcleo Avançado de Videoendoscopia Ginecológica – NAVEG.

Paulo Gallo de Sá

Professor Assistente do Departamento de Ginecologia da Universidade Estadual do Rio de Janeiro – UERJ. Presidente da Sociedade Brasileira de Reprodução Humana – SBRH (2021/2023). Professor da Pós-Graduação de Reprodução Humana Assistida Vida/IDOr. Título de Especialista em Reprodução Assistida pela Federação Brasileira das Associações de Ginecologia e Obstetrícia – FEBRASGO/AMB. Mestre em Medicina. Área de Concentração em Ginecologia na Universidade Federal do Rio de Janeiro – UFRJ. Diretor Médico da Clínica Vida-Centro de Fertilidade.

Pedro Henrique Tannure Saraiva

Especialista em Ginecologia e Obstetrícia. Mestre em Tocoginecologia pela Faculdade de Medicina de Botucatu da Universidade Estadual Paulista "Júlio de Mesquita Filho" – FMB-UNESP. Professor Substituto do Departamento de Ginecologia da Universidade Federal de Minas Gerais – UFMG. Professor da Faculdade de Medicina da Universidade José do Rosário Vellano – UNIFENAS - Belo Horizonte-MG.

Pedro Jabur Bonduki

Médico Graduado pela Faculdade de Ciências Médicas de Santos – FCMS – Fundação Luziadas. Residente de Ginecologia e Obstetrícia no Hospital São Luiz Gonzaga – Santa Casa de Misericórdia – 8ª Comissão de Residência Médica – Coreme.

Rafael Astini

Graduado pela Faculdade de Medicina de Ribeirão Preto da Universidade de São Paulo – FMRP-USP. Residência em Cirurgia Geral no Hospital das Clínicas da FMRP-USP. Especialização em Acupuntura Médica pela Associação Médica Brasileira de Acupuntura – AMBA. Mestre em Ciências pela USP. Membro do Colégio Médico Brasileiro de Acupuntura – CMBA. Representante Regional do Colégio Médico de Acupuntura de São Paulo (CMAeSP). Médico Colaborador do Setor de Medicina Física e Reabilitação do Hospital das Clínicas da FMRP-USP.

Rafaela Alkmin da Costa

Médica Assistente da Divisão de Obstetrícia do Hospital das Clínicas da Faculdade de Medicina da Universidade de São Paulo – HCFMUSP. Doutora em Ciências pela FMUSP.

Raquel Jandozza Batista

Psicóloga. Especialista em Psicopatologia Fenomenológica pela Faculdade de Ciências Médicas da Santa Casa de São Paulo – FCMSCSP.

Raul Coelho Lamberti

Especialista em Acupuntura (RQE n.º 89858). Graduado em Medicina pela Faculdade de Medicina de Ribeirão Preto da Universidade de São Paulo – FMRP-USP. Pós-Graduação em Acupuntura pelo Centro de Estudo Integrado de Medicina Chinesa – CEIMEC. Pós-Graduação em Dor pelo Hospital das Clínicas da FMUSP.

Renan Ferreira Jorge

Especialista em Acupuntura (RQE n.º 89695). Especialista em Dor (RQE n.º 896951). Graduado em Medicina pela Universidade Nove de Julho – UNINOVE. Acupuntura pelo Hospital das Clínicas da Faculdade de Medicina da Universidade de São Paulo – HCFMUSP. Atuação em Dor pelo HCFMUSP. Medicina do Esporte e Exercício pela Faculdade Paulista de Ciências da Saúde – FPCS/UNIFESP-EPM. *Observership* em Acupuntura e Medicina Chinesa pelo Hospital Taipei City em Taipei (Taiwan).

Ricardo Morad Bassetto

Título de Especialista em Clínica Médica pela Sociedade Brasileira de Clínica Médica – SBCM/AMB. Título de Especialista em Acupuntura pelo Colégio Médico Brasileiro de Acupuntura – CMBA/AMB. Área de Atuação em Dor pelo CMBA/AMB. Mestre em Ciências da Saúde pelo Laboratório de Biologia do Estresse da Universidade Federal de São Paulo – BEST-UNIFESP. Professor do Centro de Estudo Integrado de Medicina Chinesa – CEIMEC. Diretor Científico do Colégio Médico de Acupuntura do Estado de São Paulo – CMAeSP (2021-2024). Integrante das Comissões Científica e de Ensino do CMBA.

Rodrigo de Paula Alvarez Suarez

Especialista em Acupuntura com Área de Atuação em Dor (RQE n.º 12181). Pós-Graduado em Medicina Esportiva pela Universidade Veiga de Almeida.

Rossana Pulcineli Vieira Francisco

Professora Associada da Disciplina de Obstetrícia do Departamento de Obstetrícia e Ginecologia da Faculdade de Medicina da Universidade de São Paulo – FMUSP. Vice-Chefe do Departamento de Obstetrícia e Ginecologia da FMUSP. Chefe da Divisão de Obstetrícia e Ginecologia do HU-USP.

Sabrina Girotto Ferreira

Médica Especialista em Ginecologia e Obstetrícia com Área de Atuação em Ultrassonografia em GO e Medicina Fetal. Mestre em Ciências da Saúde (Saúde da Mulher) pela Universidade Estadual de Campinas – UNICAMP. Professora Colaboradora de Obstetrícia da Faculdade de Medicina de Jundiaí – FMJ. Preceptora dos Residentes de Radiologia da FMJ no Hospital Universitário – HU/FMJ.

Sandra Serapião Schindler

Graduada em Medicina pela Escola Bahiana de Medicina e Saúde Pública – EBMSP (1990). Residência Médica em Ginecologia e Obstetrícia pela Faculdade de Ciências Médicas da Santa Casa de São Paulo – FCMSCSP (1994). Mestrado pela Universidade Federal de São Paulo – UNIFESP (1998). Professora Adjunta do Curso de Medicina da Universidade Federal da Bahia – UFBA. Diretora Científica da Sociedade de Obstetrícia e Ginecologia da Bahia – SOGIBA.

Sérgio Podgaec

Professor Livre-Docente da Disciplina de Obstetricia e Ginecologia da Faculdade de Medicina da Universidade de São Paulo – FMUSP. Vice-Presidente do Hospital Israelita Albert Einstein – HIAE. Diretor Administrativo da Federação Brasileira das Associações de Ginecologia e Obstetrícia – FEBRASGO.

Silvia Novaes Pinto

Médica Especialista em Ginecologia e Obstetrícia. Área de Atuação em Medicina Fetal e em Ultrassonografia Geral. Mestranda do Departamento de Obstetrícia da Universidade Federal de São Paulo – UNIFESP. Médica do Setor de Medicina Fetal e de Diagnóstico por Imagem do Hospital e Maternidade São Luiz Anália Franco.

Sofia Andrade de Oliveira

Máster em Reprodução Assistida pela Universidade Rey Juan Carlos, Madrid (Espanha). Doutoranda em Medicina e Saúde pela Universidade Federal da Bahia – UFBA. Delegada Regional Nordeste da Sociedade Brasileira de Reprodução Humana – SBRH. Professora Assistente de Ginecologia e Reprodução Humana da Universidade do Estado da Bahia – UNEB. Mestrado e Residência Médica em Ginecologia pela Universidade Federal de São Paulo – UNIFESP.

Solomar Martins Marques

Doutor em Ciências da Saúde pela Universidade Federal de Goiás – UFG. Mestre em Epidemiologia pelo Instituto de Patologia Tropical e Saúde Pública da UFG. Pediatra e Acupunturiatra. Professor/Chefe do Departamento de Pediatria e Puericultura da UFG. Diretor de Ensino do Colégio Médico de Acupuntura – Regional Goiás (CMA-GO).

Tárcio Silva Borborema

Médico Graduado pela Universidade Federal de Uberlândia – UFU (2000). Residência de Anestesiologia na Universidade Federal de Juiz de Fora – UFJF (2004). Anestesiologista (RQE n.º 8773). Área de Atuação em Dor (RQE n.º 13.909). Acupunturiatra (RQE n.º 13.010).

Tazue Hara Branquinho

Médica Acupunturiatra pelo Colégio Médico Brasileiro de Acupuntura – CMBA/AMB (RQE n.º 87486). Pós-Graduação em Medicina Herbal Chinesa no Center for Kampo Medicine, Keio University School of Medicine, Tokyo (Japão). Médica Assistente do Centro de Acupuntura do Instituto de Ortopedia e Traumatologia do Hospital das Clínicas da Faculdade de Medicina da Universidade de São Paulo – IOT-HCFMUSP. Professora Convidada do Curso de Especialização: Medicina Tradicional Chinesa Avançada – Fitoterapia da FMUSP e do Curso Introdução à Fitoterapia Chinesa, Disciplina Optativa da Graduação em Medicina da FMUSP.

Thomas Moscovitz

Doutor pela Faculdade de Medicina da Universidade de São Paulo – FMUSP. Coordenador do Setor de Histeroscopia da Faculdade de Medicina do ABC –

FMABC. Secretário da Comissão Nacional Especializada em Endoscopia Ginecológica da Federação Brasileira das Associações de Ginecologia e Obstetrícia – FEBRASGO e da Comissão de Histeroscopia da Sociedade Brasileira de Endometriose – SBE.

Valentina Nascimento Cotrim Muragaki

Médica Especialista em Ginecologia. Formação em Medicina Reprodutiva pela Santa Casa de São Paulo. Título de Especialista em Reprodução Humana pela Federação Brasileira das Associações de Ginecologia e Obstetrícia – FEBRASGO. Médica Especialista em Reprodução do Cenafert.

Wagner de Oliveira

Responsável pelo Centro de Oclusão e Articulação Temporomandibular da Faculdade de Odontologia do Instituto de Ciência e Tecnologia de São José dos Campos da Universidade Estadual Paulista Júlio de Mesquita Filho – ICT-UNESP. Professor do Curso de Especialização em Acupuntura do Hospital das Clínicas da Faculdade de Medicina da Universidade de São Paulo – HCFMUSP.

Waldemar Naves do Amaral

Graduado em Medicina pela Universidade Federal de Goiás – UFG. Especialização em Ginecologia e Obstetrícia. Especialização em Diagnóstico por Imagem (Ultrassonografia). Mestrado e Doutorado em Doenças Infecciosas e Parasitárias pelo Instituto de Patologia Tropical e Saúde Pública – IPTSP-UFG. Diretor e Professor da Faculdade de Medicina da FM-UFG. Livre Docência pela Universidade de São Paulo – USP.

Wu Tu Hsing

Diretor do Centro de Acupuntura do Instituto de Ortopedia e Traumatologia do Hospital das Clínicas da Faculdade de Medicina da Universidade de São Paulo – IOT-HCFMUSP. Docente da Disciplina de Telemedicina do Departamento de Patologia da FMUSP.

Yves Rouxeville

Médico Generalista Aposentado. Presidente Fundador da Auriculo. Sans Frontières – ASF. Editor-Chefe da Revista ICAMAR.

Zuleica Antunes Guimarães Cardoso

Título de Especialista em Reprodução Assistida pela Federação Brasileira das Associações de Ginecologia e Obstetrícia – FEBRASGO. Pós-Graduada em Reprodução Humana pela Santa Casa de São Paulo. Experiência Internacional no Women & Infants Hospital (USA) – Inreproductive Medicine and Infertility. Título de Especialista em Ginecologia e Obstetrícia pela FEBRASGO. Residência Médica em Ginecologia e Obstetrícia.

Se as coisas são inatingíveis... ora!
Não é motivo para não querê-las...
Que tristes os caminhos, se não fora
A presença distante das estrelas!

Mario Quintana

Agradecimentos

Após longo tempo de trabalho coletivo, entregamos ao leitor o primeiro *Tratado de Acupuntura na Ginecologia, Infertilidade e Obstetrícia* da história, escrito por renomados colegas especialistas de diversas áreas.

Agradecemos a Deus pela oportunidade da conclusão desta obra.

Aos nossos familiares, pela compreensão e incentivo nos momentos difíceis em que estivemos cansados e ausentes.

Aos colegas autores e colaboradores, por trazerem ao leitor um pouco de sua experiência e vivência no tema específico, entregando um material didático e muito bem fundamentado de acordo com as evidências científicas disponíveis.

A você, leitor, por ter acreditado e estar iniciando a leitura que, com toda certeza, ampliará seus conhecimentos

Os Editores

Prefácio

Acupuntura e saúde da mulher

A acupuntura é um elemento da antiga prática da Medicina Tradicional Chinesa, cujas crenças sustentam que o corpo humano possui milhares de pontos e caminhos que criam um fluxo de Qi. Esse fluxo pode impactar na saúde e a sua interrupção pode gerar doenças. A Medicina Ocidental, no entanto, tem sido lenta em adotar e adaptar a maioria das formas de medicina tradicional de todo o mundo. Seu foco se manteve em ensaios clínicos randomizados e em uma prática da medicina baseada na familiaridade e compartilhada em um currículo de estudo que não aceita mudanças. A Medicina Ocidental incorpora um derivado da acupuntura com base nos princípios ocidentais. Este livro aborda a acupuntura e a saúde da mulher quanto às estratégias que permitem tratar a dor, seja ela relacionada à cirurgia ou a condições crônicas como a endometriose.

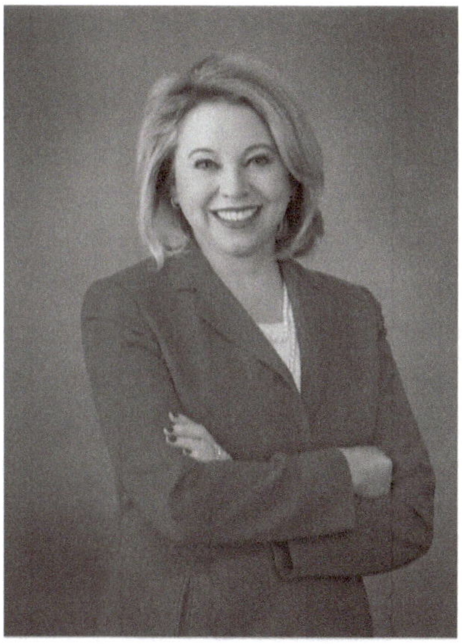

Jeanne Ann Conry, MD, PhD
Presidente da Federação Internacional de Ginecologia e Obstetrícia (2021-2023)

É claro que os médicos precisam ser versados nas evidências científicas, nas diretrizes que revisam as evidências e nas crenças fundamentais que cercam os regimes alternativos de tratamento. A acupuntura evoluiu e foi incorporada por outras culturas, sendo usada com sucesso em ambientes perioperatórios e em clínicas de dor, assim como para lidar com a ansiedade perioperatória. Nesta obra você encontrará uma visão geral e histórica da acupuntura no contexto da saúde da mulher. Os autores fornecem uma compreensão dos mecanismos de ação e, em seguida, uma perspectiva da acupuntura em enxaquecas, dor pélvica e cuidados pós-operatórios. Eles, apresentam, ainda, a obstetras e ginecologistas o mundo em expansão do tratamento de infertilidade e dor obstétrica. Devido a compreensão crescente da acupuntura como uma ferramenta terapêutica na medicina, este livro oferece uma perspectiva de expansão no arsenal de cuidados. A maioria das avaliações foi baseada na melhoria da qualidade de vida e na ausência de danos. Infelizmente, a acupuntura tem sido frequentemente vista como alternativa, em vez de uma abordagem integrativa que, para o tratamento da dor, se combinada com exercícios e consciência mente-corpo, pode melhorar os resultados. Importante destacar que existem muitas áreas em que a pesquisa está apenas se desenvolvendo e o uso generalizado nos sistemas de saúde precisa de avaliação e documentação. Estou encantada com o fato de ter encontrado um livro que amplia nossa perspectiva e nossa compreensão de um campo que a maioria dos ginecologistas obstetras considera confuso ou difícil.

Preface

Acupuncture and women's health

Acupuncture is an element of the ancient practice of Traditional Chinese medicine, where beliefs hold that the human body has thousands of points and pathways that create a flow of Qi. This flow can impact health and disruption can impact disease. Western medicine has been slow to adopt and adapt most forms of traditional medicine from around the globe. Our focus has held to randomized controlled trials, and to a practice of medicine that is based on familiarity and shared in a curriculum of study that does not embrace change. Western medicine incorporates a derivative of acupuncture based on western principles. This book looks at Acupuncture and Women's health, particularly as we view strategies that allow us to treat pain, whether that is related to surgery or chronic conditions like endometriosis.

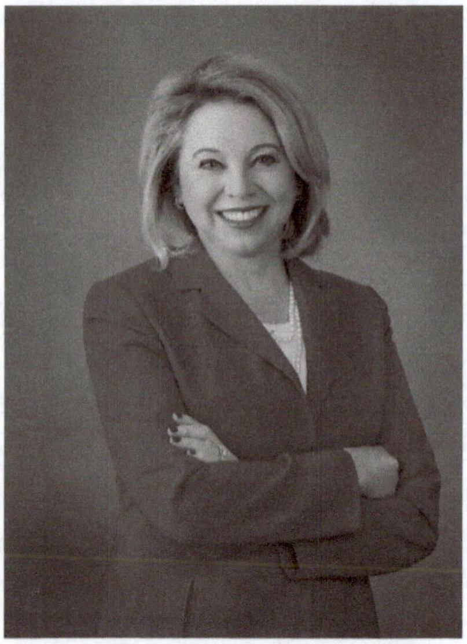

Jeanne Ann Conry, MD, PhD
President of the International Federation of Gynecology and Obstetrics (2021-2023)

It is clear that clinicians need to be well-versed in the scientific evidence, the guidelines that review the evidence, and the fundamental beliefs surrounding alternative treatment regimens. Acupuncture shifted and was incorporated from one culture to another, and is now used successfully in perioperative settings, in pain clinics, and to address perioperative anxiety. Here you will find an overview and history of acupuncture within the context of women's health. The authors provide an understanding of mechanisms of action, and then provide a perspective of acupuncture in migraines, pelvic pain, and postoperative care. They then introduce obstetricians and gynecologists to the expanding world of infertility treatment and obstetric pain. There is an expanding understanding of acupuncture as a therapeutic tool in medicine, and this book will provide an expanding perspective in the armamentarium of care. Most evaluations have used quality of life improvement in combination with a lack of harm. Unfortunately, acupuncture has often been seen as an alternative, rather than an integrative, approach, but with pain treatment a combination of exercise and mind-body awareness can improve outcomes. Needless to say, there are many areas where the research is just developing and the widespread use in health systems needs evaluation and documentation. I am delighted to find a book that broadens our perspective and our understanding of a field that most obstetrician gynecologists find confusing or difficult.

Apresentação

A importância dos cuidados na saúde da mulher ao longo da história da humanidade sempre esteve relacionada à necessidade da procriação, evoluindo lentamente, com o passar dos tempos. Registros arqueológicos remontam há 4.000 anos, na Segunda Dinastia Egípcia, ao Papiro Ginecológico de Kahun, considerado o primeiro Tratado Ginecológico do mundo, composto de três páginas, cujo foco era fertilidade, gestação, contracepção e doenças ginecológicas.

A ideia de produzir um Tratado de Acupuntura nas especialidades de Ginecologia e Obstetrícia, com ênfase na infertilidade, vem de encontro à possibilidade de um tratamento multimodal, que concilie os conhecimentos da ciência biomédica moderna, aparelhada dos mais sofisticados instrumentos e tecnologias, com a visão de mais de 4.000 anos da Medicina Tradicional Chinesa (MTC), materializada na técnica minimamente intervencionista da Acupuntura.

O Tratado foi dividido em duas partes, sendo a primeira com a visão biomédica da fisiopatologia ginecológica, obstétrica e da reprodução humana, e a segunda baseada nas possiblidades de otimização dos tratamentos pela MTC e Acupuntura. Ambas as partes contam com autores de renome nacional e internacional, que se uniram com o intuito de escreverem uma nova história, capaz de proporcionar aos pacientes melhores resultados por meio de novos protocolos efetivos sem perda da qualidade de vida.

Os Editores

Sumário

PARTE 1

Introdução

1

André Wan Wen Tsai • Fernando Cláudio Genschow • Luiz Carlos Souza Sampaio

A História da Acupuntura no Brasil

Introdução

A acupuntura é um ramo especializado da Medicina Tradicional Chinesa (MTC), caracterizado por procedimentos, sobretudo invasivos com inserção de agulhas filiformes (e estímulos de várias naturezas executados sobre essas), em regiões específicas, com profundidades variáveis nos tecidos corporais, a partir do diagnóstico nosológico e respectivo prognóstico, seguidos de um diagnóstico funcional característico (com base na MTC ou em conhecimentos científicos contemporâneos), com a finalidade de manejar clinicamente o paciente, gerando hipoalgesia e normalização de diversas funções orgânicas (autonômicas, motoras, sensoriais, metabólicas, endócrinas, imunitárias) com o intuito de tratar várias condições clínicas, reestabelecendo e mantendo a saúde do indivíduo. Surgida na China, onde somente médicos (醫生 *Yi Sheng*) exercem essa atividade, seus conhecimentos tiveram seus primeiros registros no *Tratado Interno do Imperador Amarelo* (黃帝內經 *Huang Di Nei* Jing) escrito entre 480 e 221 a.C.

No Brasil, a acupuntura foi trazida por imigrantes asiáticos há mais de 200 anos, especialmente chineses e japoneses, que vieram trabalhar em plantações de chá e café, mas que teve maior divulgação nos últimos 50 anos.

Sua popularidade alcançou seu pico no mundo ocidental após 1972, quando foi publicada uma reportagem sobre analgesia do pós-operatório, pelo jornalista James Reston, do *The New York Times*.[1] Esse fato impulsionou um aumento expressivo de estudos científicos tanto laboratoriais quanto clínicos, possibilitando um entendimento melhor de seus mecanismos de ação nas mais diversas situações orgânicas.

Hoje, a acupuntura é uma especialidade médica reconhecida pelo Conselho Federal de Medicina (CFM), pela Associação Médica Brasileira (AMB) e pela Comissão Nacional de Residência Médica do Ministério da Educação (CNRM-MEC), constituindo-se oficialmente em área de atuação em dor, realizando uma integração importante entre os conhecimentos da medicina ocidental contemporânea e da chinesa, proporcionando assim o melhor tratamento para nossos pacientes, especialmente em situações onde temos restrições ao tratamento medicamentoso, como nos atletas de alto rendimento, nefropatas, hepatopatas e idosos.

Geraldo Horácio de Paula Souza e sua posterior retomada pela acupuntura na Universidade de São Paulo

O primeiro documento oficial e histórico que temos sobre a acupuntura no Brasil, data de 1943, escrito pelo eminente médico sanitarista Geraldo Horácio de Paula Souza.[2] Em seus textos: "Digressões sobre a medicina chinesa clássica" (1942), "A sabedoria chinesa diante da ciência ocidental e a Escola Médica de Pequim" (1943) e palestras sobre medicina chinesa clássica e moderna (1942-1943) na Escola Paulista de Medicina (EPM), na Associação Paulista de Medicina (APM), no Instituto Biológico e na Associação Brasileira de Educação (ABE) essa no Distrito Federal, comentava que "a medicina chinesa não parecia constituir objeto de investigação ou prática dos médicos brasileiros nem chineses, quanto mais a acupuntura" (Figura 1.1).

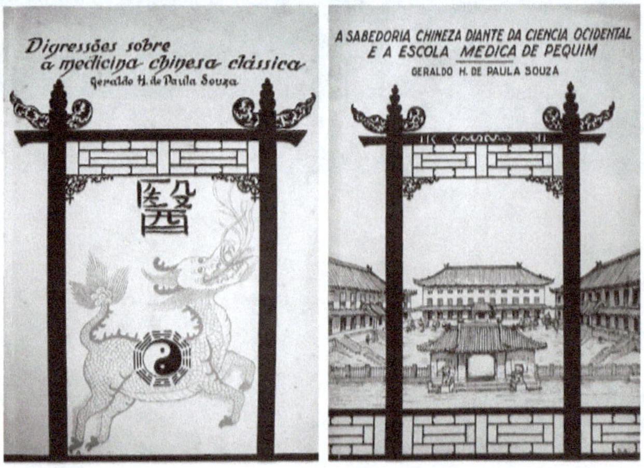

Figura 1.1. Capas dos livros publicados por Geraldo Paula Souza. Fonte: Roland MIF, Gianini RJ.[2]

Geraldo de Paula Souza discorreu sobre a relação íntima entre a medicina chinesa clássica e a cosmogonia chinesa, apresentando, criteriosamente, seus aspectos culturais e filosóficos. Sobre a medicina chinesa clássica, discorreu sobre os princípios que a caracterizam: o do Yin-Yang (阴阳), o dos 5 movimentos (五行 Wu Xing), o dos "órgãos e vísceras" (脏腑 Zang Fu); o dos San Jiao (三焦) – (porções torácica, abdominal superior e abdominal inferior, chamados pelo autor de "3 espaços ardentes"), o da "alma" (鬼 Gui), o do "espírito" (神 Shen), e o dos "meridianos" (经络 Jing Luo), chamados pelo autor de "12 canais".

Paula Souza, nos textos e palestras, salienta a relevância da semiologia do pulso para o diagnóstico típico da medicina chinesa.

Em termos de etiologia afirmou que: "as causas das doenças são de 3 ordens: as internas, as externas e as que escapam a essas 2 categorias. As internas derivam das "7 emoções", a saber: alegria, tristeza, aflição, ódio, amor, medo e desejo; as externas, das '6 influências': vento, calor, umidade, fogo, secura e frio. Na terceira categoria, figuram as doenças derivadas da fome, do excesso de alimentação, da perda de voz pelo excesso de gritar, das picadas de insetos e mordidas de animais, das feridas, do afogamento etc."

Esquecido por 30 anos, o legado de Paula Souza foi retomado em 1973, no Hospital das Clínicas da Faculdade de Medicina da Universidade São Paulo (HC-FMUSP), pela médica Profa. Dra. Satiko Tomikawa Imamura, com a adoção clínica da acupuntura por meio da tecnologia japonesa *Ryodoraku*.

Em 1987, o Prof. Dr. Paulo Farber iniciou trabalho de pesquisa com acupuntura na Clínica Obstétrica da FMUSP, e em 1989, organizou e presidiu o I° Simpósio Brasileiro de Acupuntura Científica, nessa faculdade, tendo sido proferido o discurso de abertura pelo então superintendente do Hospital das Clínicas, Prof. Dr. Vicente Amato Neto. Nesse mesmo ano de 1989, Prof. Dr. Wu Tu Hsing, médico fisiatra, iniciou o ambulatório de Acupuntura Clássica Chinesa, no Instituto de Ortopedia e Traumatologia (IOT) do HCFMUSP.

Também em 1989, o Prof. Dr. Manuel Jacobsen Teixeira introduziu as intervenções de acupuntura no Centro de Dor do Hospital das Clínicas da FMUSP, coordenado pelo Prof. Dr. Hong Jin Pai, médico formado pela FMUSP e com especialização em acupuntura pela Universidade de Beijing.

Com o objetivo de difundir o ensinamento na graduação de medicina, em 1993, o Prof. Dr. Paulo Farber fundou a primeira liga de acupuntura na FMUSP. Em 2000, uma segunda liga foi criada pelo Prof. Dr. Wu Tu Hsing, funcionando nas dependências do IOT. Wu, também formado pela FMUSP, obteve sua especialização em acupuntura em Taiwan; instituiu, em 1995, o curso de especialização em acupuntura pela USP, e fundou o Centro de Acupuntura do Instituto de Ortopedia do Hospital das Clínicas, em 2006.

A acupuntura e os imigrantes asiáticos

O primeiro registro histórico de imigrantes asiáticos no Brasil data do século XIX, com a vinda da família real portuguesa para o Brasil. Trazidos por ordem de D. João VI, os chineses teriam como tarefa aclimatar a valiosa planta do chá (*Camellia sinensis*) em terras brasileiras. O chá era um dos principais produtos de comércio no Ocidente, e plantá-lo no Brasil aumentaria os lucros da Coroa Portuguesa. Entre 200 e 400 chineses vieram para o Rio de Janeiro trabalhar no Jardim Botânico. Porém, a experiência fracassou. Novo relato de imigração foi em 1900, com a chegada de 119 chineses que tinham entre 20 e 40 anos. Nos anos 1950, com os acontecimentos políticos na China, a vinda de chineses intensificou-se, e hoje estima-se que existam no Brasil, cerca de 300 mil chineses.[3,4]

Dados históricos datam em 18 de junho de 1908, com a chegada do navio Kasato Maru, em Santos, o ponto de partida da imigração japonesa no Brasil. Do porto de Kobe, embarcaram 781 pessoas vinculadas ao acordo imigratório estabelecido entre Brasil e Japão, além de 12 passageiros independentes.

Durante os anos seguintes, a imigração cresceu e, em 1932, segundo informações do Consulado Geral do Japão, em São Paulo, a comunidade japonesa era composta por 132.689 pessoas, no estado de São Paulo, com maior concentração na região noroeste.[5]

A imigração coreana é bem mais recente, datando de 1963, com a chegada de 103 coreanos. Estima-se que, atualmente, existem 50 mil pessoas pertencentes à comunidade coreana.[6]

São descritas em várias fontes, que a acupuntura tenha sido praticada no seio dessas colônias orientais, porém, sem expressividade fora do seu meio cultural, até os anos 1970.

Com a repercussão mundial da viagem de Nixon à China em 1972, e com o movimento de orientalização em decorrência dos movimentos de contracultura, a acupuntura foi ganhando expressividade fora das colônias asiáticas, motivando a fundação de associações e escolas de acupuntura, principalmente fora dos meios médicos, encabeçadas por esses imigrantes e seus descendentes.

Da contracultura à abertura da China e à implantação no SUS

Desde 1943, com as exposições e publicações de Paula Souza, até os anos 1970, a acupuntura, com base apenas nos preceitos clássicos chineses, foi duramente criticada pela medicina convencional.

Sua prática, mal-entendida, como se tivesse um "fundamento místico" e não científico, foi rejeitada no meio médico convencional e se desenvolveu como uma atividade marginalizada, restrita a poucos brasileiros, dentro e fora do meio médico e, principalmente, a imigrantes das colônias orientais radicados primordialmente em São Paulo, como japoneses, coreanos e chineses.

Consoante com o "movimento de contracultura", iniciado nos Estados Unidos,[7] no início dos anos 1960, no qual a crítica aos valores sociais e culturais ganhou força principalmente entre os jovens, trazendo a valorização da natureza, da vida comunitária, da busca de uma alimentação natural, e, também, gerando interesse pelas religiões orientais e pelo estilo de vida oriental, ocorreu que prática da acupuntura começou a ganhar expressão no Ocidente.

Associado a isso, a abertura da China ao mercado mundial, nos anos 1970 e a aproximação China/Estados Unidos, em 1972, abriram-se as portas do Ocidente para as singulares especialidades médicas chinesas.

No Brasil, a divulgação dessas singulares especialidades médicas, em especial a acupuntura, despertou o interesse de jovens médicos ou estudantes de medicina para esse campo, fazendo com que muitos médicos fossem então estudar acupuntura na própria China, em cursos ministrados por universidades e centros de pesquisa governamentais chineses.

A promulgação da Constituição Federal de 1988, abriu as portas para uma liberdade de expressão em todos os meios culturais e sociais, trazendo também, os meios científicos para essa convergência. Toda uma série de movimentos políticos antecederam e prepararam o campo social para a complexa tarefa da construção jurídica da nova Carta Magna. A realização da histórica 8ª Conferência Nacional de Saúde, em 1986, foi um desses marcos, bem como a criação do "Sistema Único Descentralizado de Saúde" (SUDS), uma espécie de piloto que antecedeu o SUS (que foi efetivamente criado no texto da nova Constituição). Seguindo a esteira desses movimentos preparatórios, como consequência do gradual desenvolvimento e interesse pela acupuntura no meio médico de nosso país, e da demanda crescente por seu estabelecimento como modalidade de tratamento médico a ser oferecida à população em geral, o Governo Federal, por meio da Comissão Interministerial de Planejamento e Coordenação – CIPLAN (composta pelos Ministérios da Saúde, Previdência e Assistência Social, Trabalho e Educação), editou a Resolução 05/1988 que implantou o atendimento por acupuntura no SUDS, estabelecendo suas normas, diretrizes e parâmetros, seguindo recomendação da 8ª Conferência Nacional de Saúde, definindo que essa atividade seria exercida exclusivamente por médicos, e citando a SMBA como entidade responsável pela formulação do conteúdo programático da habilitação do médico na área de acupuntura. Isso se deu após 2 anos de estudos realizados por técnicos governamentais, gestores públicos, professores universitários e especialistas em saúde pública, oriundos desses 4 Ministérios e da sociedade civil, reunidos em uma comissão de trabalho coordenada pelo presidente do SMBA à época, Fernando Genschow, que, como servidor público integrava a Secretaria de Serviços Médicos do Ministério da Previdência.[8,9]

Do autodidatismo ao Center AO

Nascido em 1942, na cidade de Apucarana, centro-norte do Paraná, o Prof. Dr. Ysao Yamamura graduou-se na Escola Paulista de Medicina, onde fez sua Residência em Ortopedia, e interessou-se pela acupuntura por perceber a magnitude das respostas clínicas nos pacientes submetidos às tais intervenções. Seu primeiro contato com acupuntura foi por meio de um coreano, nos anos 1980, que tratava de sua esposa.[10]

Tornou-se autodidata na área, solicitando a amigos que trouxessem livros do exterior, devido à escassez de obras disponíveis sobre o tema no Brasil. De seus estudos resultaram a publicação de diversos livros sobre acupuntura e dietoterapia chinesa.

Em 1985, junto com sua esposa, a médica Maria José Nozaki Yamamura, fundou o Center AO, para ministrar especialização em acupuntura para médicos. No Center AO especializaram-se vários expoentes da acupuntura médica brasileira.

Em 1991, trouxe ao Brasil, Nguyen Van Nghi e Tran Viet Dzung, como palestrantes para o III Congresso Brasileiro de Acupuntura da Associação Médica Paulista de Acupuntura – AMPA, também fundada por Ysao, em 1986.

Van Nghi e Tran tiveram forte influência na escola de Ysao Yamamura, que chegou a traduzir para o português uma versão do *Ling Shu*, traduzida por Van Nghi a partir de um texto da dinastia *Tang*, conservado na Indochina Francesa, atual Vietnã.

Yamamura foi o primeiro livre-docente em acupuntura, pela Escola Paulista de Medicina, atual Universidade Federal de São Paulo – Unifesp, onde trabalhou capitaneando a pós-graduação, a pesquisa (com a publicação de diversos importantes trabalhos científicos) e o pioneiro serviço de Pronto Atendimento em Acupuntura, até seu falecimento em 3 de julho de 2021.

Grande parte das atuais escolas médicas de especialização em acupuntura no Brasil, tiveram sua origem com professores formados pelo Prof. Dr. Ysao, no Center AO.

A escola de Friedrich Johann Spaeth

Friedrich Johann Spaeth (1912-1990), um luxemburguês com formação em acupuntura e radicado no Brasil, desde o começo dos anos 1950, é tido como um precursor do ensino da acupuntura. Conforme relatos pessoais a alguns de seus alunos, havia estudado medicina em sua terra natal, mas teve que interromper o curso antes da graduação devido à guerra; vindo para o Brasil, e aqui se interessou pela acupuntura,[11] indo posteriormente à França em busca de tais conhecimentos. Leite,[12] entretanto, refere que sua formação era de fisioterapeuta, fato que não encontrou comprovação por nenhum de seus vários documentos pessoais, guardados por uma de suas alunas e amiga. Conforme esses documentos, Spaeth obteve formação em acupuntura na Société Française D'Acupuncture, no Institut du Centre D'Acupuncture de France, em 1955, com o título de "Médicin-Acupuncteur" (Médico Acupuntor). Em 1971, a Société Internationale D'Acupuncture conferiu a Frederico Spaeth o "Diplome International de Médicin-Acupuncteur" (Diploma Internacional de Médico Acupuntor) (Figura 1.2).

Spaeth começou, no final dos anos 1950, a ministrar cursos de formação em acupuntura no Rio de Janeiro, no consultório do Dr. Saladino Vasquez Cima,[13] e, além disso, em São Paulo.

Em 1958, com alunos de sua primeira turma, fundou a Sociedade Brasileira de Acupuntura e Medicina Oriental; posteriormente esse nome foi mudado para Associação Brasileira de Acupuntura (ABA).

No final dos anos 1970, coordenado pelo médico Orlando Gonçalves e dirigido por Spaeth, criou-se o Curso de Acupuntura do Instituto Hahnemanniano do Brasil, no Rio de Janeiro, que se tornou um polo de interesse intenso de jovens médicos.[14]

A institucionalização da acupuntura médica

Em 1958, Spaeth fundou a Sociedade Brasileira de Acupuntura e Medicina Oriental, e, em 1961, com os médicos, Ermelino João Pugliese e Ary Telles Cordeiro,

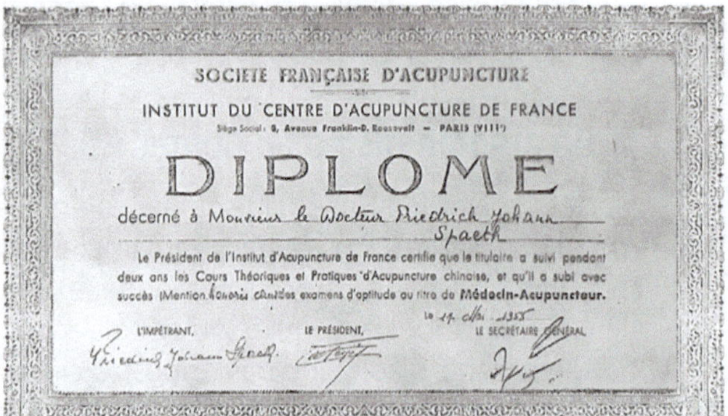
SOCIETE FRANÇAISE D'ACUPUNCTURE

INSTITUT DU CENTRE D'ACUPUNCTURE DE FRANCE

Siège Social : 8, Avenue Franklin-D. Roosevelt – PARIS (VIII°)

DIPLOME

décerné à Monsieur le Docteur Friedrich Johann Spaeth

Le Président de l'Institut d'Acupuncture de France certifie que le titulaire a suivi pendant deux ans les Cours Théoriques et Pratiques d'Acupuncture chinoise, et qu'il a subi avec succès (Mention honorable) les examens d'aptitude au titre de Médecin-Acupuncteur.

le 27 Mai 1955

L'IMPÉTRANT, LE PRÉSIDENT, LE SECRÉTAIRE GÉNÉRAL

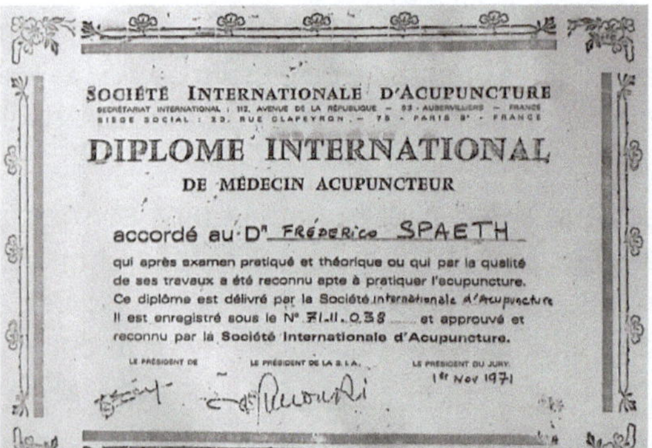
SOCIÉTÉ INTERNATIONALE D'ACUPUNCTURE

SECRÉTARIAT INTERNATIONAL : 112, AVENUE DE LA RÉPUBLIQUE – 93 - AUBERVILLIERS – FRANCE

SIEGE SOCIAL : 23, RUE CLAPEYRON – 75 - PARIS 8° - FRANCE

DIPLOME INTERNATIONAL

DE MÉDECIN ACUPUNCTEUR

accordé au Dr FRÉDERICO SPAETH

qui après examen pratiqué et théorique ou qui par la qualité de ses travaux a été reconnu apte à pratiquer l'acupuncture. Ce diplôme est délivré par la Société internationale d'Acupuncture. Il est enregistré sous le N° 71.11.038 et approuvé et reconnu par la Société Internationale d'Acupuncture.

LE PRÉSIDENT DE LE PRÉSIDENT DE LA S.I.A. LE PRÉSIDENT DU JURY

1er Nov 1971

Figura 1.2. Fotos dos documentos cedidas pelo Prof. Orlando Gonçalves.

o Instituto Brasileiro de Acupuntura (IBRA), uma clínica de acupuntura.[15]

Em 1972, com a agregação ao IBRA, dos também médicos, Evaldo Martins Leite, Aguinaldo Sampaio de Almeida Prado e Ruy César Cordeiro, a Sociedade Brasileira de Acupuntura e Medicina Oriental, teve seus estatutos modernizados e sua razão social alterada para Associação Brasileira de Acupuntura (ABA).[15]

Nos anos 1980, médicos associados da ABA, por entenderem a profundidade e a complexidade clínica da acupuntura e da MTC, exigiram que a entidade passasse a ter um cunho exclusivamente médico, solicitando que Spaeth abrisse mão de exercer sua Presidência, uma vez que esse não detinha reconhecimento legal como médico no Brasil; não havendo aquiescência a essas reivindicações, em 1984, durante o IIº Congresso Brasileiro de Acupuntura, em Brasília, essa cisão se completou e foi fundada a Sociedade Médica Brasileira de Acupuntura (SMBA), composta somente por médicos, em contraposição à ABA, que continuou congregando médicos, profissionais de outras áreas da saúde sem formação médica prévia, bem como para pessoas sem formação superior em áreas da saúde. A SMBA constituiu-se, então, com a missão de difundir a acupuntura como especialidade médica em todo território nacional e buscar seu reconhecimento como ato médico e especialidade médica pelo Conselho Federal de Medicina (CFM) e pela Associação Médica Brasileira (AMB).

Em 1986, foi fundada a Associação Médica Paulista de Acupuntura (AMPA), pelo Prof. Dr. Ysao Yamamura, e essa passou a ser a regional do estado de São Paulo da SMBA, em 1988. Em 1993, por divergências administrativas internas, a AMPA teve seu estatuto reformulado, passando a ter, também, um caráter nacional, com a razão social de Associação Médica Brasileira de Acupuntura (AMBA), com os mesmos objetivos do SMBA.

Em 1998, por força de exigência estatutária da AMB, de que exista apenas uma única entidade representativa de cada especialidade médica, as duas representantes da acupuntura se reuniram e fundaram o Colégio Médico de Acupuntura (CMA).

Acupuntura no Sistema Único de Saúde – SUS

Em 1986, a 8ª Conferência Nacional de Saúde "deliberou a introdução de práticas alternativas de assistência à saúde no âmbito dos serviços de saúde, possibilitando ao usuário o acesso democrático de escolher a terapêutica preferida."

Em 1988, conforme já relatado, a Comissão Interministerial de Planejamento – CIPLAN, por meio de sua Resolução 05/1988, fixou normas e diretrizes para a implantação do atendimento em acupuntura no Sistema Único de Saúde – SUS. A Resolução estabeleceu que esse atendimento seria exclusivamente médico, nomeando a SMBA como responsável pela formulação do conteúdo programático da habilitação do médico na área de acupuntura.

Em maio de 1988, em São José do Rio Preto, estado de São Paulo, Rassen Saidah foi contratado para atendimento no Hospital de Base da Faculdade de Medicina de São José do Rio Preto (Famerp); em 1989, foram contratados João Bosco e Mauro Pedrin para compor o grupo de acupuntura voltado para assistência pública à saúde nesse hospital.

Em 1989, a Secretaria de Estado de Saúde do Distrito Federal (SES/DF) criou o Programa de Desenvolvimento de Terapias não Convencionais, que tinha como um de seus objetivos oferecer atendimento médico por acupuntura, e para tanto foram realocados médicos concursados pela SES/DF que preenchiam os requisitos propostos pela SMBA na Resolução CIPLAN n.º 05.[8] Posteriormente, a partir de 2002, começaram a ser realizados concursos públicos periódicos para contratação de médicos para o quadro estatutário de especialistas em acupuntura da SES/DF, tendo sido realizados 7 concursos.

A acupuntura no serviço público de saúde do Rio Grande do Sul, foi implantado em 1988, no Ambulatório de Acupuntura do Centro de Saúde Modelo, em Porto Alegre, por Sílvio Harres. O ambulatório está em funcionamento até hoje, sob a denominação de Ambulatório de Dor e Acupuntura.

Em 2006, foi oficializada no Brasil, a Política Nacional de Práticas Integrativas e Complementares (PNPIC), política que teve, em sua primeira versão, o nome de Política Nacional de Medicina Natural e Práticas Complementares, e, conforme Lorenzo,[16] "as atas do Conselho Nacional de Saúde demonstraram que o termo 'medicina' restringiria as práticas aos profissionais médicos, e deveria ser retirada".

Em entrevista concedida a Toniol,[17] a médica Carmem de Simoni, segunda coordenadora do grupo responsável pela elaboração da política, afirmou: "quando chegou ao Conselho Nacional de Saúde (CNS) o nome "medicina", não passou. Isso pelas mesmas questões que caem sobre a medicina chinesa, enfim não passou". Em outro momento da entrevista, continua: "mas está muito demorado esse negócio, por que vocês não colocam Práticas Integrativas? E foi assim que aconteceu. Foi Divaldo Dias Mançano (médico pediatra e homeopata) quem deu o nome para a política".

Ainda conforme Lorenzo, a política começou a ser costurada em 2003, quando representantes da Associação Brasileira de Fitoterapia (ABFIT), da Associação Médica Homeopática Brasileira (AMHB), da Associação Brasileira de Acupuntura (ABA) e da Associação Brasileira de Medicina Antroposófica (ABMA) se reuniram com o então Ministro da Saúde, Humberto Costa, para debaterem a construção da possível futura política. A reunião resultou na formação de um grupo principal de trabalho e de quatro subgrupos, correspondentes às áreas representadas pelas citadas associações.

Os subgrupos da homeopatia, fitoterapia e medicina antroposófica optaram pela realização de fóruns de abrangência nacional, com ampla participação da sociedade civil, além de reuniões técnicas para sistematização do plano. O da acupuntura não promoveu fóruns, lançando mão exclusivamente de reuniões técnicas, subsidiadas por documentos produzidos pela OMS para a área.[18]

Como representantes do subgrupo de acupuntura estiveram presentes Fernando Genschow, representando a SMBA e Ruy Tanigawa, representando a AMBA, além de outros médicos acupunturistas representando universidades e secretarias estaduais de saúde. Assim, nas primeiras reuniões do subgrupo não estiveram presentes representantes de entidades não médicas de acupuntura.

Conforme Genschow, com a mudança da coordenação do grupo para a elaboração da política, as entidades não médicas foram se aproximando, costurando e pressionando por um caráter multiprofissional para a prática da Medicina Tradicional Chinesa – Acupuntura, tema esse negado pela coordenação anterior, que havia estabelecido que não seria atribuição da futura política definir a autorização profissional para a prática da acupuntura, mas que essa competência era atribuição legal do Poder Legislativo.

Com o nome de "Política Nacional de Práticas Integrativas e Complementares" e com alterações de natureza política interpoladas e incorporadas ao texto originalmente proposto pelo subgrupo de acupuntura, o CNS aprovou, em fevereiro de 2006, e o Ministério de Saúde publicou em 3 de maio de 2006, a Portaria 971/2006.

No que tange à acupuntura, no seu item 4.1, temos que a Medicina Tradicional Chinesa – Acupuntura tem como premissa: "desenvolvimento da Medicina Tradicional Chinesa – Acupuntura em caráter multiprofissional, para as categorias presentes no SUS, e em consonância com o nível de atenção."

Na estratégia da Saúde da Família, a diretriz determina que "deverão ser priorizados mecanismos que garantam a inserção de profissionais de saúde com regulamentação em acupuntura dentro da lógica de apoio, participação e corresponsabilização com a Estratégia de Saúde da Família (ESF)".

Nos centros especializados, a diretriz preconiza que "para inserção de profissionais que exerçam acupuntura no SUS será necessário o título de especialista".

Descumprindo as próprias diretrizes, observamos que, efetivamente, temos a atuação irregular em acupuntura, tanto na atenção primária como na atenção especializada, de categorias profissionais que não regulamentaram a acupuntura como especialidade, ou não tiveram êxito legal nesse intento, bem como de profissionais sem o expressamente exigido título de especialista, fato que pode ser comprovado em pesquisa pelo site SIA/SUS e sistema e-SUS APS.

E, dentro da própria profissão médica, inclusive, temos duas classes de profissionais com procedimentos registrados nos sistemas: médicos especialistas em acupuntura e médicos, grupo último que se supõe representar médicos sem o devido título de especialista registrado no CRM do local de atuação, ou mesmo erro de informação no sistema.

Acupuntura médica – disputas judiciais e legislativas

À medida que a prática da acupuntura foi se disseminando, a polêmica da competência para o exercício da acupuntura foi se acirrando entre médicos e não médicos praticantes da acupuntura. Aqui usamos a expressão "não médicos" designando tanto profissionais da área da saúde que praticam a acupuntura, como aqueles que, sem nenhuma formação prévia em qualquer das áreas da saúde, tiveram sua formação em cursos técnicos, atualmente extintos pelo MEC, como em cursos livres de acupuntura, abertos a qualquer pessoa que queira se tornar um "acupunturista".

Do lado dos não médicos, as entidades representativas defendem seu caráter multiprofissional, independentemente de conhecimentos médicos prévios, argumentando que, pelo fato da racionalidade da acupuntura estar vinculada à MTC, seria independentemente da racionalidade biomédica que embasa a medicina ocidental contemporânea.

Do lado dos médicos, o CFM, a AMB e o CMBA, enquanto entidades representativas, defendem que a acupuntura, tanto na China atual, quanto na China histórica antiga, não tem caráter multiprofissional; é, e sempre foi, um recurso terapêutico não medicamentoso, médico. Os graduados em medicina chinesa têm, pela legislação própria do país, o grau de médico, o mesmo que os formados pelas escolas chinesas de medicina ocidental contemporânea.

Nesse cenário, disputas legislativas e judiciais têm sido travadas. Ações judiciais foram, e continuam sendo interpostas pelas entidades defensoras dos direitos médicos contra resoluções dos diversos conselhos reguladores de profissões da área da saúde que pretenderam integrar a acupuntura em seu rol de ações e de especialidades. A esmagadora maioria dessas ações, já transitada em julgado, foi favorável à acupuntura como especialidade médica exclusiva.

O Conselho Federal de Fisioterapia e Terapia Ocupacional (COFFITO), o Conselho Federal de Psicologia (CFP), o Conselho Federal de Enfermagem (COFEN), o Conselho Federal de Fonoaudiologia (CFF), o Conselho Federal de Biomedicina (CFBM), o Conselho Federal de Biologia (CFBio), o Conselho Federal de Farmácia (CFF) e o Conselho Federal de Nutrição (CFN) estão proibidos de ter a acupuntura dentro de seu rol de especialidades.

No terreno legislativo, os acupunturistas, sem formação médica prévia, têm buscado regulamentar a acupuntura como uma profissão independente da medicina.

Vários projetos de regulamentação foram apresentados e muitos, por falta de uma estruturação adequada, foram arquivados.

Na atualidade, tramita no Senado Federal, o Projeto de Lei n.º 5983/2019, oriundo da Câmara dos Deputados e de autoria do Deputado Celso Russomanno. O projeto, em síntese, objetiva criar a profissão de acupunturista, pois permite a prática a egressos de cursos de graduação de nível tecnológico, bem como daqueles que tiveram formação nos extintos cursos técnicos, além de profissionais com nível superior.

Acupuntura – uma especialidade médica

A Medicina Tradicional Chinesa (MTC), como a medicina ocidental contemporânea, lança mão de recursos terapêuticos farmacológicos e não farmacológicos. Dentre os farmacológicos (denominado Zhong Yao) existe uma vasta coleção de matéria médica, incluindo ingredientes dos reinos vegetal, animal e mineral. Nos recursos não farmacológicos, estão o tratamento nutrológico (denominado Shi Liao), a terapêutica psicofísica dirigida (denominada Qi Gong), a terapêutica manual (denominada Tui Na) e a acupuntura (denominada Zhen Jiu).

A acupuntura foi introduzida no Brasil, como um tratamento assentado nos preceitos teóricos da medicina chinesa, mas de modo isolado dos outros recursos terapêuticos da medicina chinesa.

Os cursos de formação são voltados exclusivamente para o aprendizado da acupuntura, tanto os específicos para médicos como os que não exigem graduação médica prévia. Daí o uso corrente da designação de "acupunturista" tanto para o médico quanto para os que praticam a acupuntura sem formação médica prévia.

A acupuntura, com base nos preceitos teóricos que embasam a medicina chinesa, embora tenha uma racionalidade diversa da medicina ocidental contemporânea, sempre se constituiu, desde sua origem, como uma forma de tratamento médico.

A relutância inicial das entidades médicas em aceitar a acupuntura como método e intervenção terapêutica se deu exclusivamente pela carência, até meados do século passado, de comprovações científicas de sua eficiência e eficácia no tratamento de doenças.

À medida que investigações científicas, nos rigores da ciência contemporânea, foram sendo produzidos, comprovando a eficiência e eficácia da acupuntura, as entidades médicas foram mudando seu conceito de prática marginal para o de alternativa, e posteriormente para adjuvante ou complementar ao tratamento farmacológico para algumas doenças. As relações risco-benefício e custo-benefício também logo se mostraram extremamente vantajosas.

Em 1992, o Conselho Federal de Medicina, por meio de seu Parecer 22/1992,[19] motivado pelo Processo Consulta n.º 078892, em relação ao Projeto de Lei do Senado 337/1991, de autoria do Senador Fernando Henrique Cardoso, que pretendia regulamentar a profissão de Técnico em Acupuntura, o relator Nei Moreira Silva, concluiu o citado Parecer com a seguinte citação: "... julgamos que esse Conselho deve posicionar-se contrário ao presente Projeto de Lei, entendendo que a acupuntura é um ato médico, devendo ser exercida por médicos, que pode ser realizada por Técnicos em Acupuntura sob restrita supervisão de médicos a quem compete o diagnóstico e encaminhamento dos pacientes". O Parecer 22/1992 foi o ponto de partida para que a acupuntura se tornasse uma especialidade médica.

Seguindo nessa direção, no primeiro semestre de 1994, o CFM nomeou uma comissão bipartite, integrada por três conselheiros federais e por três representantes da SMBA (dois ex-presidentes, Fernando Genschow e Sílvio Harres, e o presidente à época, Norton Moritz Carneiro), que, por um ano e meio se reuniram mensalmente, dedicando-se conjuntamente a estudar, debater e construir minuciosamente o arcabouço legal, técnico e científico para trazer elementos para que o CFM julgasse a procedência ou não da acupuntura ser considerada especialidade médica.

Ysao Yamamura, com toda sua experiência de produção científica, juntamente com Takashi Jojima, Sumie Iwasa e Norvan Martino Leite, representando a AMBA, levaram para o CFM uma enorme quantidade de trabalhos científicos, como prova irrefutável de que a acupuntura se embasava em robustos alicerces científicos.

Pronta toda argumentação, volumosamente documentada, a comissão bipartite apresentou-a ao plenário do CFM, em 11 de agosto de 1995, que votou e decidiu reconhecer a acupuntura como especialidade médica, através da Resolução 1455/1995.

Essa Resolução, modificada posteriormente pela Resolução 1634/2002, trazia os seguintes considerandos:

- "Considerando a necessidade do avanço acadêmico da acupuntura, inclusive com sua inserção nos cursos de graduação e pós-graduação das escolas médicas;
- Considerando a necessidade do diagnóstico clínico e específico do prognóstico, de instituição terapêutica peculiar;
- Considerando o fato de não encontrar paralelo entre esse ato médico e outras especialidades médicas..."

Chama especialmente a atenção a ênfase na necessidade do avanço acadêmico da acupuntura e na sua inserção nos cursos de graduação e pós-graduação, ou seja, sua inserção curricular na formação do médico, além de sua especialização.

A acupuntura foi incluída na lista das sociedades científicas da AMB em 1997. Pela Resolução CFM 1973, de 14 de julho de 2011, que atualizou o Anexo II da Resolução 1845 de 2008, a acupuntura foi incorporada à área de atuação em dor.

Como tornar-se um médico especialista em acupuntura

Conforme o Informe n.º 03 de 2012, da Comissão Nacional de Residência Médica do MEC,[20] no Brasil existem somente duas maneiras reconhecidas pelo CFM de se tornar especialista: a Residência Médica (Lei n.º 6.932, de 7 de julho de 1981) e a prova de Título de Especialista (Resolução CFM n.º 1634/2002); esse entendimento é corroborado pelo Parágrafo Único do Artigo 2º do Decreto n.º 8516 de 2015.[21]

Segundo esse Informe, a competência de regular as especialidades médicas no país compete tanto à Comissão Nacional de Residência Médica (CNRM), que disciplina os programas de Residência Médica, quanto ao CFM, que é órgão regulador e fiscalizador do exercício da medicina.

Em 1997, foi a introduzida disciplina acupuntura na grade curricular do 3º ano médico da Faculdade de Medicina de Ribeirão Preto (Famerp), e, em 1998, foi criada a Liga Acadêmica de Acupuntura, pelos Profs. Drs. Rassen Saidah, João Bosco Guerreiro da Silva e Mauro Pedrin.[11]

Em 1998, com o apoio da COREME e AMBA, a Famerp e o Hospital de Base – FUNFARME, criaram um estágio de 2 anos em acupuntura, nos moldes da residência médica, patrocinada pela AMBA e depois pela FUNFARME mediante intervenção e apoio do então governador de São Paulo, Geraldo Alckmin. Esse estágio se prolongou até 2003, tendo especializado 12 médicos acupunturistas.

Em 2002, a AMB, o CFM e a CNRM firmaram convênio estabelecendo a Comissão Mista de Especialidades Médicas – CME que, de acordo com a cláusula 3ª da Resolução CFM n.º 1634/2002, tem como objetivo definir os "critérios para criação e reconhecimento de especialidades e áreas de atuação médica, estabelecendo requisitos técnicos e atendendo a demanda sociais"; a CME foi confirmada e ratificada em sua existência e função pelo Artigo 4º do Decreto n.º 8516 de 2015.[21]

Em 2002, em uma reunião da CNRM do Ministério da Educação em Brasília, Ruy Tanigawa e Flávio Dantas, com colaboração via telefônica de Luiz Carlos Sampaio, redigiram e propuseram o Programa de Residência Médica em acupuntura para a aprovação da CNRM, o que se concretizou naquele mesmo ano, sendo atualizadas suas Matrizes de Competência em 2021.

Com essa aprovação, em 2003, a Famerp foi credenciada pela CNRM, bem como a Universidade Federal de Pernambuco (UFPE), em Recife; esses então foram os dois primeiros Programas de Residência Médica em acupuntura implantados no Brasil.

Atualmente, estão instalados Programas de Residência Médica em Recife/PE, na UFPE, em Florianópolis/SC, na Universidade Federal de Santa Catarina

(UFSC), em São Paulo/SP, na FMUSP e na Unifesp, em São José do Rio Preto/SP (Famerp), em Brasília/DF (no Hospital de Base do DF), e em Vitória/ES (HSPE).

Mediante convênio com o CFM e a AMB, em 1999, o então Colégio Médico de Acupuntura – CMA realizou a primeira Prova de Suficiência para Obtenção do Título de Especialista em Acupuntura, conforme critérios da AMB, e nesse primeiro exame foram já titulados próximo de 900 especialistas.

O CMA, que desde 2006, adotou o nome fantasia de Colégio Médico Brasileiro de Acupuntura – CMBA, em março de 2023 conta com representações em todos os estados do Brasil, com 3.351 médicos com registros de título de especialista (RQE) nos diversos conselhos regionais de medicina e 179 médicos acupunturistas com RQE na área de atuação em dor.

Conclusão

A acupuntura teve seu berço na China, onde seus praticantes possuem uma formação médica adequada, capacitando-os a realizarem um diagnóstico preciso, estabelecerem um prognóstico e, assim, indicarem o melhor tratamento para cada caso. No Brasil, ela se tornou especialidade médica desde 1995, e a integração dos dois sistemas médicos ocorre ao nível de pesquisa científica, formação acadêmica e atendimento clínico. Antes de indicar a acupuntura é indispensável termos um diagnóstico clínico nosológico e seu consequente prognóstico, para determinarmos suas indicações e limitações.

Referências bibliográficas

1. Lu DP, Lu GP. An Historical Review and Perspective on the Impact of Acupuncture on U.S. Medicine and Society. Med Acupunct. 2013 Oct; 25(5):311-316. doi: 10.1089/acu.2012.0921. PMID: 24761180; PMCID: PMC3796320.
2. Roland MIF, Gianini RJ. Geraldo Horácio de Paula Souza, a China e a Medicina Chinesa, 1928-1943; in História, Ciências, Saúde-Manguinhos, versão impressa ISSN 0104-5970, Hist. cienc. saude-Manguinhos vol.20 no.3 Rio de Janeiro jul./set. 2013; http://dx.doi.org/10.1590/S0104-59702013000300009.
3. Rede Memória Virtual Brasileira – A Imigração Chinesa em http://bndigital.bn.gov.br/dossies/rede-da-memoria--virtual-brasileira/alteridades/imigracao-chinesa.
4. Instituto Sócio Cultural Brasil China – IBRACHINA – A construção da Comunidade Chinesa no Brasil em https://www.ibrachina.com.br/a-construcao-da-comunidade-chinesa-no-brasil/
5. Assembleia Legislativa do Estado de São Paulo – ALESP – História da Imigração Japonesa no Brasil em https://www.al.sp.gov.br/noticia/?10/01/2008/historia-da-imigracao-japonesa-no-brasil.
6. Assembleia Legislativa do Estado de São Paulo – ALESP – Comunidade coreana celebra 60 anos da imigração no Brasil com cerimônia na Alesp em https://www.al.sp.gov.br/noticia/?13/02/2023/comunidade-coreana-celebra-60--anos-da-imigracao-no-brasil-com-cerimonia-na-alesp.
7. Ilari, MDS – Dez obras para se pensar a contracultura nos anos 60 em https://fflch.usp.br/sites/fflch.usp.br/files/2017-11/Contracultura.pdf.
8. Rocha DK, Tolentino BG, Genschow FC, Sampaio FC. Acupuntura Médica no Brasil – Um Breve Histórico em Brasília Médica, Associação Médica de Brasília, 2008; 45 (Supl 2):58.
9. Ética Revista, Conselho Regional de Medicina do Distrito Federal, Ano VI, n.° 2, mar/abr 2008, pág. 26-27.
10. Centro de História e Filosofia das Ciências de Saúde – Acervo de Histórias de Vida (História Oral) Entrevista com Ysao Yamamura em https://cehfi.unifesp.br/bmhv/historias-de-vida/file/106-entrevista-ysao-yamamura.
11. https://cmba.org.br/
12. Rocha SP, Gallian DMC. A Acupuntura no Brasil: uma concepção de desafios e lutas omitidos ou esquecidos pela história – Entrevista com Dr. Evaldo Martins Leite; in https://www.scielo.br/j/icse/a/gCVLvDC85XwZVKhfKwdtPLC/?lang=pt.
13. Castro LP. O inconsciente individual – A Natureza Terrestre e Cósmica do Inconsciente. http://www.luizpaivadecastro.com.br/inconsciente-individual.html.
14. IARJ histórico em https:=//www.IARJ.com.br/we/iarj.
15. Associação Brasileira de Acupuntura – ABA – Quem somos em https://abaacupuntura.com.br/quem-somos/.
16. Lorenzo TAG. Homeopatia no SUS: uma análise da controvérsia científica a partir da Política Nacional de Práticas Integrativas e Complementares, dissertação de mestrado, Universidade de Brasília, Instituto de Ciências Sociais, Departamento de Sociologia, 2017.
17. Toniol R. Do Espírito na Saúde, Oferta e Uso de Terapias Alternativas/Complementares nos Serviços de Saúde no Brasil, Tese de Doutoramento apresentada ao Programa de Pós-Graduação em Antropologia Social da Universidade Federal do Rio Grande do Sul, 2015.
18. Ministério da Saúde – Cadernos de Atenção Básica – Práticas Integrativas e Complementares – Plantas Medicinais e Fitoterapia na Atenção Básica, editora MS, 2012.
19. Processo consulta CFM n.° 0788/92 – PC/CFM/n.° 22/1992 em htpps://sistemas.cfm.org.br/normas/arquivos/pareceres/BR/1992/22_1992.pdf.
20. Ministério da Educação – Secretaria de Educação Superior, Coordenação Geral de Residências em Saúde, Comissão Nacional de Residência Médica – Informe n.° 03 de 2012 em http://portal.mec.gov.br/index.php?option=com_docman&view=download&alias=10697-informe03-2012-ofertaprms-residenciamedica&category_slug=maio-2012-pdf&Itemid=30192.
21. https://legislacao.presidencia.gov.br/atos/?tipo=DEC&numero=8516&ano=2015&ato=dd8QTSE50dZpWT73f.

2

André Wan Wen Tsai • Denise Alves Baptista • Eline Rozária Ferreira Barbosa

Mecanismos de Ação da Acupuntura na Ginecologia e Obstetrícia

Introdução

A ginecologia e a obstetrícia (G&O) têm utilizado tratamentos complementares não medicamentosos, como a acupuntura, para uma série de patologias relacionadas ao ciclo reprodutivo da mulher.

A acupuntura consiste na aplicação de estímulos físicos precisos, em pontos específicos do corpo, manualmente ou por meio de estimulação elétrica. Esses pontos possuem a capacidade de modular o sistema nervoso central e periférico, além do sistema imunológico e endócrino, pela ativação de vias neurais que promovem a liberação de neurotransmissores e neuropeptídeos, com efeitos benéficos nos níveis mencionados.

O desencadeamento de reflexo autonômico somaticovisceral, o aumento de níveis de neurotransmissores (serotonina, dopamina e noradrenalina, além de metencefalina e substância P) e a modulação sobre o eixo hipotalâmico-hipofisário[1] são exemplos de ações já mapeadas que justificam os resultados encontrados.

No campo da dor relacionada à G&O, podemos encontrar aplicação prática da acupuntura na solução de algias musculoesqueléticas (dores lombares nas gestantes, trabalho de parto) e viscerais (dismenorreias, endometriose). Segundo o conceito atualmente em vigor, a dor existe porque o encéfalo interpreta o impulso nervoso periférico que caminha através do SNC como uma "experiência sensorial e emocional desagradável associada ou semelhante àquela associada a dano tecidual real, ou potencial".[2] Em última instância, a acupuntura age nessas vias da dor, interferindo na condução do estímulo álgico ao produzir um novo estímulo, a partir do qual a ação se dá em diferentes níveis (local, segmentar e suprassegmentar), promovendo a liberação de substâncias químicas (como citocinas, neurotransmissores e opioides endógenos) que modulam a inflamação e diminuem a ativação da cascata de eventos dolorosos, além de regular as ações do sistema nervoso autônomo.[3]

A acupuntura também tem sido estudada para o tratamento de disfunções reprodutivas (como a síndrome dos ovários policísticos e a infertilidade), eventos relacionados ao parto (como hiperêmese e apresentação fetal anormal), além de transtornos do humor e do sono relacionados a eventos em G&O (ansiedade, depressão, insônia).

Os efeitos gerais da acupuntura sobre a analgesia, o sistema imune e a inflamação

Efeitos locais

O entendimento clássico do mecanismo de ação da acupuntura vem da teoria dos meridianos, baseada na Medicina Tradicional Chinesa (MTC). Pesquisadores independentes relatam que os planos de tecido conjuntivo formam redes interconectadas (meridianos miofasciais),[4] que se assemelham aos meridianos descritos pela MTC. Dorcher relatou uma sobreposição significativa entre os meridianos miofasciais (linhas anatômicas que transmitem tensão e movimento em toda a miofáscia do corpo) e os meridianos principais da acupuntura.[5] Langevin e Yandow encontraram correspondência de cerca de 80% de pontos, em membro superior dos planos de tecido conjuntivo intermuscular ou intramuscular em relação aos de acupuntura.[6]

Quando a agulha de acupuntura atinge o tecido conjuntivo fascial, há a ocorrência do fenômeno de preensão da agulha (conhecida pelos orientais como De Qi), transduzido em sinal mecânico localmente. Esse entendimento atual do mecanismo miofascial complementa o conhecimento sobre os mecanismos neurofisiológicos da acupuntura. Além da preensão, há a perturbação da força em músculos vizinhos, que gera mudanças adaptativas na fáscia, resposta anti-inflamatória e sinalização parácrina.[1,4,7] Langevin se refere à estimulação mecânica de fibroblastos (células do tecido conjuntivo) através do citoesqueleto actinomiosina, explicando como na acupuntura podemos aumentar os efeitos através da rotação das agulhas, ampliando o estímulo nas terminações nervosas.[8]

Cheng já descreve a ação local da acupuntura como um fenômeno neural: o reflexo axônico acontece em resposta à lesão tecidual provocada pela agulha, sendo caracterizado pela reação inflamatória, com liberação de neuropeptídeos, como a endorfina local. Uma evidência desse reflexo seria a hiperemia no local do agulhamento. Esse processo gera a sensibilização do terminal nociceptivo, com o efeito analgésico ampliado por encefalinas inibidoras da via nociceptiva.[1]

Shah JP *et al.* identificaram a base bioquímica dessa sensibilização periférica, ao estudar pontos-gatilho (PG) ativos e latentes na síndrome dolorosa miofascial (SDM) utilizando a microdiálise *in vivo* (Figuras 2.1 e 2.2).[9] Também foi observado que a inativação dos PG, por meio do agulhamento, diminuiu os níveis elevados de substâncias algogênicas, como substância P e peptídeo relacionado ao gene da calcitonina (CGRP), dentro do PG ativo, com melhora da dor.[10] Cheng, também abordou a inativação de PG quando mencionou a existência de um consenso considerável sobre o fato de que um agulhamento que gere uma resposta de contração rápida, a chamada LTR (*local twitch response*), seja capaz de produzir alívio mais imediato e duradouro da dor do que não obtê-la, ainda que alguns autores acreditem que essa não seja obrigatória, para a melhora.[1]

Efeitos segmentares

O ponto de acupuntura, ao ser puncionado, estimula vias aferentes nervosas, especialmente as fibras do tipo Aδ, levando as informações até o corno posterior da medula espinhal (CPME).[11-14] Na medula espinhal, ocorrem dois fenômenos de inibição da dor: o bloqueio da transmissão de informações dolorosas nocivas e a condução da informação terapêutica para

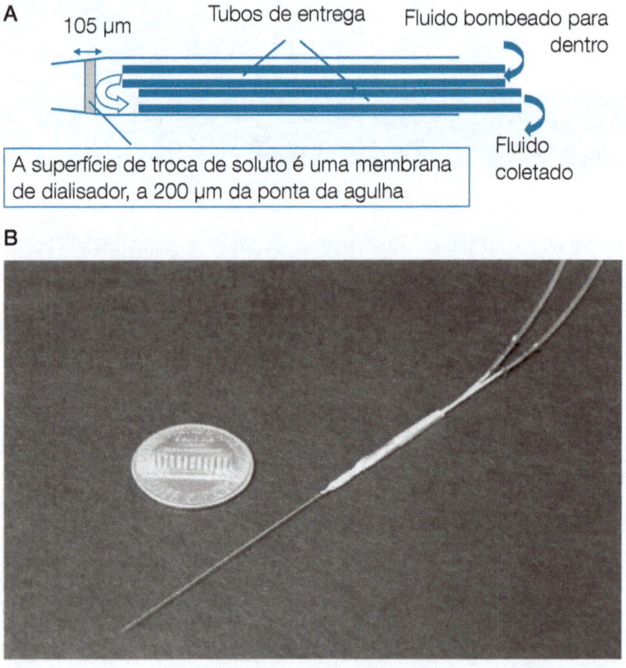

Figura 2.1. Foto da agulha de microdiálise (A e B). Fonte: Adaptada da referência 9.

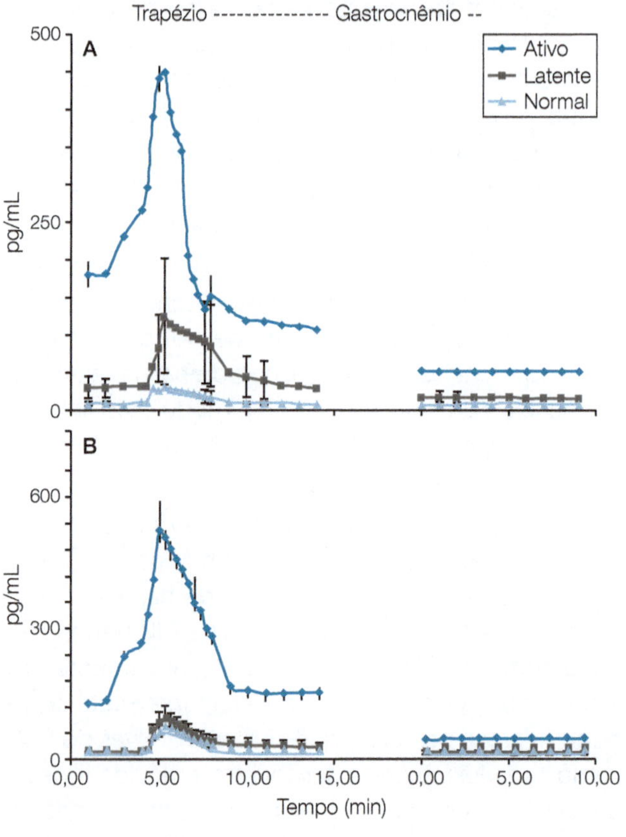

Figura 2.2. Concentração de TNF-α (A) e IL-6 (B) em pontos-gatilho de trapézio e gastrocnêmio: ativo (azul escuro), latente (cinza) e pontos normais (azul claro). Fonte: Adaptada da referência 9.

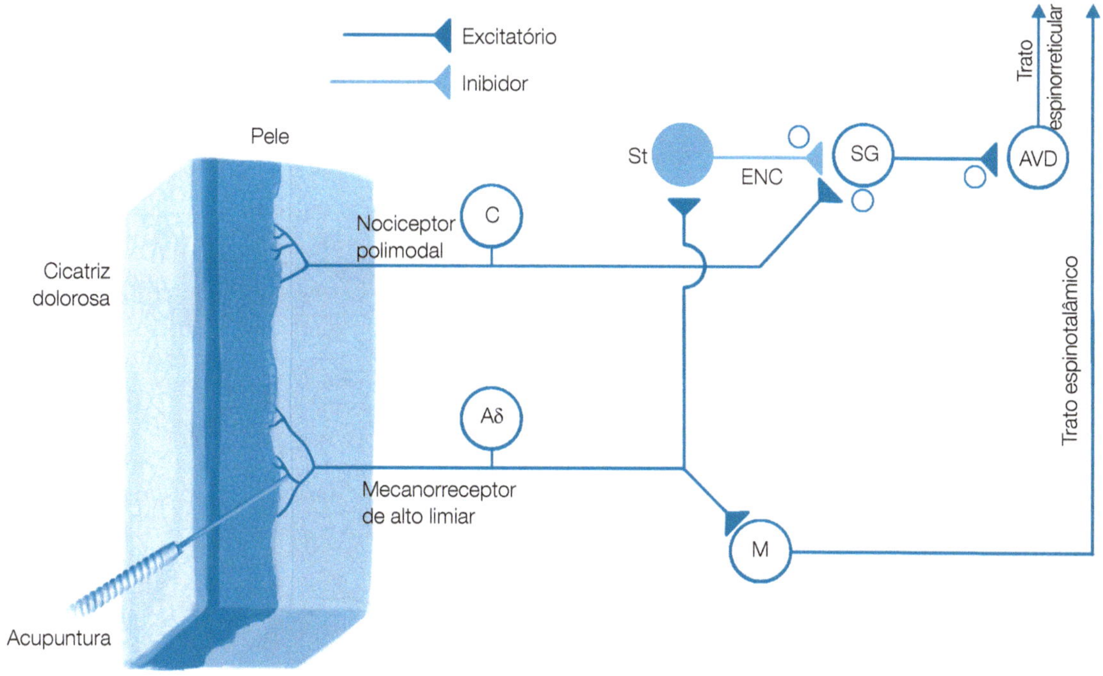

■ **Figura 2.3.** Mecanismo segmentar da acupuntura. Neuromodulação ao nível do corno posterior da medula. C: fibras do tipo C, amielínicas; Aδ: fibras mielinizadas que levam preferencialmente informações da acupuntura; M: células marginais; ENC: neurotransmissor encefalina; St: interneurônio inibitório; SG: substância gelatinosa; AVD: células da ampla variação dinâmica. Fonte: Adaptada da referência 13.

o encéfalo. Essas ações ocorrem simultaneamente: primeiramente, interneurônios inibitórios são acionados e com a liberação de metencefalina interceptam as informações de dor trazidas preferencialmente pelas fibras do tipo "C", estimulando as células pedunculadas a inibir a substância gelatinosa que, via células de ampla variação dinâmica iriam continuar a transmissão através do trato espinorreticular.[3,15] Ao mesmo tempo, as informações ascendem pelo funículo anterolateral da medula espinhal (trato espinotalâmico) até o tálamo posterior lateral e dali até o córtex cerebral, onde a sensação de agulhamento (De Qi) é interpretada como peso, choque ou parestesia pelo sistema nervoso central (SNC). Nesses casos, a dor é bem localizada, por chegar ao córtex sensorial através de uma projeção somatotópica e seu caráter é agudo (Figura 2.3).[15]

Ativação do sistema inibitório descendente

No SNC, o sistema supressor da dor é ativado e libera opioides endógenos (β-endorfina, dinorfina) e neurotransmissores (serotonina ou 5-HT, norepinefrina), tanto ao nível central como nas vias eferentes, produzindo analgesia.[3,12]

Na via serotoninérgica, o estímulo doloroso originário nas fibras C é bloqueado por ação da substância cinzenta periaquedutal (SCPA), no mesencéfalo, que estimula o núcleo magno da Rafe a liberar 5-HT. A SCPA age sobre as células pedunculadas – evitando a progressão via trato espinorreticular.[a] A SCPA também recebe a ação de opioides endógenos (β-endorfinas) originários do hipotálamo (núcleo arqueado), que recebe projeções do córtex pré-frontal. Essa complexidade leva alguns autores a considerarem a SCPA a principal área do SNC a abolir a informação da dor.[3]

Na via adrenérgica, a própria estimulação dolorosa da agulha já inicia a analgesia, quando as fibras das células marginais emitem projeções para estruturas do mesencéfalo, antes de atingirem o tálamo medial, liberando noradrenalina. Agem nessa etapa, especialmente, o lócus cerúleo (que inibe diretamente os neurônios espinhais) e o subnúcleo reticular dorsal (que atua inibindo a substância gelatinosa) (Figura 2.4).[3]

A acupuntura associada à sensação de "deQi", sem dor aguda, produz uma redução da atividade metabó-

[a] Originalmente, aquele estímulo doloroso emitiria projeções pela formação reticular, para difusão em um sistema multissináptico em direção ao tálamo medial, de onde geraria uma projeção cortical difusa envolvendo o córtex pré-frontal (em várias regiões) e o giro do cíngulo. Isso explica a percepção de dor surda e mal localizada, de caráter crônico, conduzida pela fibra tipo C.

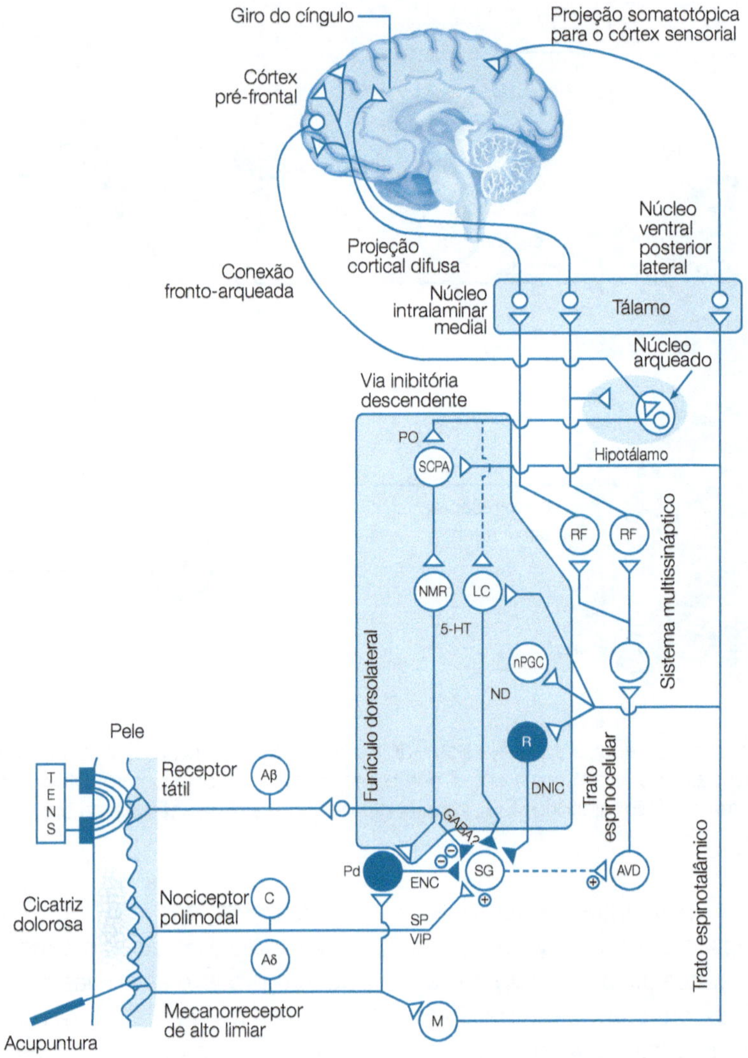

Figura 2.4. Esquema da ativação do sistema descendente inibitório da dor, mediante estímulo da acupuntura. O estímulo doloroso gerado pela agulha libera opioides endógenos e neurotransmissores e também ativa o sistema de controle inibitório nocivo difuso (DNIC). Essa é a base da neuromodulação da dor pela acupuntura, ao nível do corno posterior da medula espinhal. No DNIC, o estímulo da acupuntura age no subnúcleo reticular dorsal (R), de onde opioides inibitórios descendem através do funículo dorso lateral (FDL). M: células marginais; SG: substância gelatinosa; nPGC: núcleo paragigantocelular lateral; NMR: núcleo magno da rafe; LC: lócus cerúleo; ND: axônios noradrenérgicos; 5-HT: via serotoninérgica; PO: peptídeo opioide; SCPA: substância cinzenta periaquedutal; DNIC: controle inibitório nocivo difuso; Pd: células pedunculadas; ENC: encefalina; AVD: células de ampla variação dinâmica; SP: substância P; PVI: peptídeo vasoativo intestinal; GABA: ácido gama-aminobutírico. Fonte: Adaptada da referência 3.

lica neuronal nos sistemas límbico e paralímbico.[b] Estudos realizados entre 2000 e 2009, a partir de bancos de dados de imagem de ressonância magnética funcional, demonstraram esse efeito por meio de reduções de sinal coordenadas durante BOLD[c] fMRI durante estimulação dos pontos LI4 (2000), ST36 (2005) e LV3 (2009), ao mesmo tempo, em que detectou a ativação das áreas do sistema sensório-motor. Essa é uma interessante correlação, pois se refere à dimensão afetiva da dor. Em um modelo animal, esse grupo demonstrou que a eletroacupuntura na pata dianteira reverteu a ativação do sistema límbico induzida por anfetamina, acompanhada por um aumento acentuado de GABA e retorno dos níveis elevados de glutamato e dopamina aos níveis basais em microdialisados estriatais.[16]

Outros mecanismos

Como mencionado anteriormente, as fibras finas aferentes Aδ são as principais vias conhecidas, até o momento, envolvidas nos efeitos analgésicos e anti-

[b] núcleo accumbens, amígdala, hipocampo, para-hipocampo, hipotálamo, área tegmental ventral, giro cingulado anterior, caudado, putâmen, polo temporal e ínsula.

[c] BOLD = *blood-oxygen-level-dependent*, representando a diminuição do fluxo sanguíneo na região.

-inflamatórios da acupuntura, no entanto, o papel das fibras Aβ e até mesmo das fibras C (amielínicas), também tem sido descrito.[11,13]

Os receptores de membrana (TRPV1, TRPV4 e ASIC3) que permeiam cátions como sódio e cálcio estão sendo extensivamente estudados, por estarem associados com a liberação de ATP em vários tecidos. ASIC3 são receptores que respondem a estímulos mecânicos e químicos localizados nas fibras Aβ que inervam músculos e pele. TRPV1 encontra-se expressa em fibras Aδ e fibras C. Estudos mostram que receptores ASI5C3 e TRPV1 estão associados com os estímulos percebidos pela eletroestimulação, em tecido subcutâneo. O efeito de analgesia pela eletroacupuntura de baixa frequência (2 Hz) é mediado por fibras Aβ e ASIC3, enquanto o de alta frequência (100 Hz), pela Aδ e TRPV1. Alguns estudos mostram que TRPV1 é altamente prevalente no ponto Zusanli (ST36) e que isso pode inibir a transmissão da nocicepção.[17]

Recentes estudos mostram a importância dos mastócitos na potencialização dos efeitos da acupuntura. Há a liberação de CGRP e SP, que se ligam ao receptor neurocinina-1 dos mastócitos. Sua degranulação inibe a nocicepção pela liberação de TNF e IL-6[15] e aumenta os níveis de serotonina (5-HT), produzindo efeito analgésico e anti-inflamatório.[7,17]

A modulação do sistema imunológico é documentada por inúmeros trabalhos mostrando o envolvimento de citocinas, como interferon-gama (IFN-γ), interleucina-2 (IL-2) e interleucina-17 (IL-17), induzindo à diferenciação esplênica de células T do sistema imunológico e indiretamente podendo influenciar na produção de IgA, IgG e IgM.[3,7,17] É descrito, também, o efeito antioxidante da acupuntura por inibir a ação do TNF-α, IL-1 β, IL-6 e também o estímulo de substâncias anti-inflamatórias e indutoras de reparo tecidual, como a IL-10 e TGF-β.[5]

A mudança fenotípica de macrófagos M1 para M2 é o mecanismo responsável pelo aumento de IL-10. Um estudo demonstrou que a inflamação aumenta a expressão de M1 e diminui a expressão de M2 e que o ponto SP6 resulta em uma normalização dessa mudança no fenótipo para aquela observada em camundongos de controle injetados com solução salina.[18] Segundo a Medicina Chinesa, esse ponto é o principal ponto no tratamento de distúrbios ginecológicos e obstétricos, regulando a menstruação, estimulando o trabalho de parto e beneficiando a genitália, além de ser útil em distúrbios sexuais, do sono e psíquicos, com impacto nesse sistema.[18]

Efeitos hormonais e endócrinos

O estudo da relação entre as estruturas anatômicas e seus correspondentes níveis segmentares gerou a construção de mapas que facilitaram o entendimento sobre os efeitos gerados pela acupuntura. Dependendo da profundidade do agulhamento, o estímulo influencia um ou mais segmentos/órgãos-alvo, entre os dermátomos, esclerótomos, miótomos e viscerótomos.[3]

A ação segmentar da acupuntura sobre as funções viscerais do organismo pode ser explicada através do reflexo simpático. A manipulação do ponto de acupuntura na superfície leva à ativação da cadeia ganglionar paravertebral, com efeitos autonômicos (vascularização, secreção hormonal, motilidade, temperatura etc.) sobre os órgãos de mesmo nível de inervação na medula espinhal, com ação da acupuntura sobre a homeostase. Esse mecanismo explica a ação segmentar da acupuntura sobre os ovários, na síndrome dos ovários policísticos (SOP).[19]

Por outro lado, a ação da eletroacupuntura de baixa frequência estimulando a secreção de neurotransmissores no eixo hipófise-hipotálamo-adrenal (HPA) está envolvida no tratamento da SOP, regulando a secreção de hormônios pela hipófise, e dessa maneira caracteriza um mecanismo de ação suprassegmentar.[19] Mulheres com SOP tendem a ter uma resposta simpática ovariana aumentada, com altas concentrações de β-endorfinas e TNF (fator de necrose tumoral) e poderiam ser beneficiadas pela técnica.[19]

Acupuntura no manejo da dor em G&O

Dismenorreia primária

A acupuntura é eficaz no tratamento da dismenorreia primária, assim entendida como sendo a dor pélvica cíclica durante a menstruação sem nenhuma patologia ginecológica associada. Em uma revisão sistemática sobre 60 ensaios clínicos randomizados, seguida de metanálise de 47 deles, Woo *et al.* concluíram que a acupuntura pode reduzir a dor menstrual de maneira mais eficaz do que o tratamento com AINEs ou nenhum tratamento, e essa eficácia pode ser mantida durante um período de acompanhamento de curto prazo, sendo um tratamento seguro e eficaz.[20]

Dor relacionada ao trabalho de parto

Estudos demonstram que a acupuntura diminui a intensidade e frequência da dor, bem como da necessidade de utilização de fármacos (anestesia peridural/narcóticos), além do aumento do relaxamento e satisfação com o alívio da dor, em comparação com o placebo. Achados adicionais incluem uma taxa significativamente menor de partos vaginais instrumentalizados e de cesarianas.[21]

Lingling *et al.* compararam a analgesia peridural e a analgesia por acupuntura durante o trabalho de parto de 131 primíparas, usando a escala visual analógica (EVA). Um grupo controle utilizou apenas técnicas respiratórias para controle da dor. Os pontos utilizados na acupuntura manual foram LI4, SP6, ST36, ST35 e estimulação elétrica com eletrodos em BL25 e BL26 (onda denso-dispersa, frequência 50 Hz, intensidade máxima tolerada pela paciente). O outro grupo utilizou analgesia peridural em nível de L2-L3, contendo uma solução de sufentanil e ropivacaína correndo 2 mL/h, permitindo descargas de 5 mL controladas pela paciente. Como resultados, encontraram que a dor do parto foi menor no grupo da peridural após 10 e 60 minutos da intervenção, porém, as taxas de uso de ocitocina e a ocorrência de eventos adversos (retenção urinária e hemorragia pós-parto imediato) no grupo da acupuntura manual foram significativamente menores. Escores de EVA para esse grupo foram significativamente menores para dores nas costas, quando comparados ao grupo da analgesia peridural.[21]

Smith *et al.* realizaram revisão sistemática no banco de dados da Cochrane em 2011, atualizada em 2020, e encontraram que a acupuntura verdadeira, em comparação com a acupuntura simulada, pode aumentar a satisfação com o controle da dor e reduzir o uso de analgesia farmacológica. Essa conclusão foi alcançada a partir de evidência científica de qualidade moderada envolvendo 411 mulheres.[22]

Dor lombar/pélvica na gravidez

Em publicação atual sobre o estado da arte do uso da acupuntura em condições de saúde do adulto, examinando 434 revisões sistemáticas entre 2013 e 2021, Allen *et al.* encontraram, no âmbito da G&O, 4 trabalhos com evidência de nível moderado para o benefício no uso da acupuntura: controle (reduzido) da depressão pré-natal; diminuição de sintomas de dor lombar e pélvica na gestação e controle da dor relacionada à recuperação de oócitos no tratamento da infertilidade.[23]

Acupuntura no tratamento da insônia relacionada à quimioterapia

O tônus parassimpático é modulado pelo nervo vago, de origem encefálica, responsável pela aferência sensorial ascendente visceral e eferente descendente motora aos órgãos. A estimulação auricular do nervo vago por meio da acupuntura é uma técnica muito utilizada para diminuir a atividade simpática aumentada, patologias encontradas com frequência nos tratamentos para infertilidade.[19]

A ação da acupuntura no tratamento da insônia tem sido evidenciada por meio de estudos que utilizam variados instrumentos de avaliação, permitindo análises tanto quantitativas (como no caso dos gadgets) quanto qualitativas (escalas internacionais).

Um estudo cego, randomizado e controlado por acupuntura simulada (Sham) evidenciou que múltiplos pontos de acupuntura (HT7, SP6 e GV20) ativaram regiões cerebrais relacionadas à experiência do sono no exame de ressonância magnética funcional e foram significativamente melhores no tratamento da insônia que no grupo simulado.[24]

Outro ensaio, randomizado, simples-cego, paralelo e Sham-controlado, estudou 82 indivíduos com insônia crônica, que foram submetidos à acupuntura de 10 sessões em HT7 e KI7 bilaterais ou pontos de acupuntura Sham durante 3 semanas. Níveis mais baixos de latência do início do sono (SOL), menor porcentagem do estágio do sono N1 e maior do estágio do sono N3 no grupo de acupuntura foram significantes estatisticamente, além de decréscimo significativo na escala de sono de Pittsburg.[25]

Na ginecologia, um estudo cego randomizado e Sham-controlado (agulhas retráteis e pontos fora do protocolo) avaliou 138 pacientes com câncer de mama e insônia associada à quimioterapia. Segundo o estudo, realizado recentemente, até então, essa população nunca havia sido estudada com esse propósito. O protocolo de tratamento com 15 sessões (intensivo de 12 sessões seguidas, sendo 2 vezes por semana, durante 6 semanas, mais manutenção com 1 sessão semanal, a cada 4 semanas, por até 18 semanas) utilizou acupuntura sistêmica fixa (pontos EX-HN1, GV20, GV24, PC6, KI3 e SP6) mais auriculoterapia com sementes (pontos coração, Shen Men e simpático). Foram obtidos resultados expressivos sustentados por 24 semanas, com uma taxa de 56,5% de interrupção de medicamentos para dormir, contra 14,3% do grupo controle. Não houve diferença entre os dois grupos na apuração do escore ISI (*insomnia severity index*), porém, foram registradas melhorias sustentadas na latência do início do sono, tempo total de sono, eficiência do sono, ansiedade, depressão e qualidade de vida, conforme avaliações objetivas (*active watch*) e subjetivas (diário do sono e índice de qualidade de sono de Pittsburg).[26]

Conclusão

A compreensão dos mecanismos de ação da acupuntura é extremamente importante para que possamos aplicar essa valiosa ferramenta na prática clínica com total segurança.

À medida que a ciência avança, novas descobertas sobre esses mecanismos estão sendo reveladas, trazendo esclarecimento sob a perspectiva da medicina baseada em evidências. Esse conhecimento nos permite entender não apenas os efeitos benéficos da acupuntura, mas também, os potenciais riscos e reações adversas associadas a esse procedimento. Isso é particularmente necessário quando se trata da saúde da mulher, cuja fisiologia reprodutiva é complexa e necessariamente deve incluir a avaliação dos impactos das ações sobre o concepto em formação.

Apesar de encontrarmos bons estudos comprovando a importância da acupuntura em G&O, é preciso incentivar o cuidado metodológico durante sua realização, a fim de aumentar o nível de evidência obtido em revisões sistemáticas e metanálises. As limitações mais comumente encontradas incluem a dificuldade de construção de grupos homogêneos para efeitos comparativos diretos, relação íntima dos resultados com a habilidade do aplicador, influência de fatores de confusão (placebo, doenças simultâneas, curso natural da doença), ampla diversidade de técnicas de aplicação da Acupuntura e a dificuldade de cegamento dos atores. A utilização de padronizações específicas de relatos sobre os achados desse tipo de intervenção, como o STRICTA (*standards for reporting interventions in clinical trials of acupuncture*) pode ser um passo assertivo nessa direção.

Referências bibliográficas

1. Cheng KJ. Neurobiological mechanisms of acupuncture for some common illnesses: a clinician's perspective. J Acupunct Meridian Stud. 2014 Jun;7(3):105-14. doi: 10.1016/j.jams.2013.07.008. Epub 2013 Aug 17. PMID: 24929454.
2. Raja SN, Carr DB, Cohen M, Finnerup NB, Flor H, Gibson S, Keefe FJ, Mogil JS, Ringkamp M, Sluka KA, Song XJ, Stevens B, Sullivan MD, Tutelman PR, Ushida T, Vader K. The revised International Association for the Study of Pain definition of pain: concepts, challenges, and compromises. Pain. 2020 Sep 1;161(9):1976-1982. doi: 10.1097/j.pain.0000000000001939. PMID: 32694387; PMCID: PMC7680716.
3. Filshie J, White A. Acupuntura médica: um enfoque científico do ponto de vista ocidental. São Paulo: Roca; 2002.
4. Trilhos anatômicos: meridianos miofasciais para terapeutas manuais e do movimento / Thomas W. Myers; ilustrações de Graeme Chambers, Debbie Maizels, Philip Wilson. – 3. ed. – Barueri, SP: Manole, 2016.
5. Dorsher PT. Myofascial meridians as anatomical evidence of acupuncture channels. Med Acupunct. 2009;21:91e97.
6. Langevin HM, Yandow JA. Relationship of acupuncture points and meridians to connective tissue planes. Anat Rec. 2002; 269:257e265.
7. Li N, Guo Y, Gong Y, Zhang Y, Fan W, Yao K, Chen Z, Dou B, Lin X, Chen B, Chen Z, Xu Z, Lyu Z. The Anti-Inflammatory Actions and Mechanisms of Acupuncture from Acupoint to Target Organs via Neuro-Immune Regulation. J Inflamm Res. 2021 Dec 21;14:7191-7224. doi: 10.2147/JIR.S341581. PMID: 34992414; PMCID: PMC8710088.
8. Langevin HM, Churchill DL, Wu J, Badger GJ, Yandow JA, Fox JR, Krag MH. Evidence of connective tissue involvement in acupuncture. FASEB J. 2002 Jun;16(8):872-4. doi: 10.1096/fj.01-0925fje. Epub 2002 Apr 10. PMID: 11967233.
9. Shah JP, Gilliams EA. Uncovering the biochemical milieu of myofascial trigger points using in vivo microdialysis: an application of muscle pain concepts to myofascial pain syndrome. J Bodyw Mov Ther. 2008 Oct;12(4):371–384.
10. Shah JP, Thaker N, Heimur J, Aredo JV, Sikdar S, Gerber L. Myofascial Trigger Points Then and Now: A Historical and Scientific Perspective. PM R. 2015 Jul;7(7):746-761. doi: 10.1016/j.pmrj.2015.01.024. Epub 2015 Feb 24. PMID: 25724849; PMCID: PMC4508225.
11. Wang KM, Yao SM, Xian YL, Hou Z. A study on the receptive field of acupoints and the relationship between characteristics of needle sensation and groups of afferent fibres. Scientia Sinica 1985: 963-971.
12. E Shen, WY Wu, HJ Du, JY Wei, DX Zhu. Electromyographic activity produced locally by acupuncture manipulation. Chin Med J, 1973.
13. Research Group of Acupuncture Anesthesia. Peking Medical College, Peking, 1973. Effect of acupuncture on the pain threshold of human skin. Chin. Med. J. 3, 35.
14. Wang SM, Kain ZN, White P. Acupuncture Analgesia: I. The Scientific Basis. Anesthesia & Analgesia 2008: 602-610.
15. Zhao J, Tian H, Song H, et al. Effect of Electroacupuncture on Reuptake of Serotonin via miRNA-16 Expression in a Rat Model of Depression. Evid Based Complement Alternat Med. 2019.
16. Hui KK, Marina O, Liu J, Rosen BR, Kwong KK. Acupuncture, the limbic system, and the anticorrelated networks of the brain. Auton Neurosci. 2010 Oct 28;157(1-2):81-90. doi: 10.1016/j.autneu.2010.03.022. Epub 2010 May 21. PMID: 20494627; PMCID: PMC3754836.
17. Li Y, Yang M, Wu F, Cheng K, Chen H, Shen X, Lao L. Mechanism of electroacupuncture on inflammatory pain: neural-immune-endocrine interactions. J Tradit Chin Med. 2019 Oct;39(5):740-749. PMID: 32186125.
18. da Silva MD, Bobinski F, Sato KL, Kolker SJ, Sluka KA, Santos AR. IL-10 cytokine released from M2 macrophages is crucial for analgesic and anti-inflammatory effects of acupuncture in a model of inflammatory muscle pain. Mol Neurobiol. 2015 Feb;51(1):19-31. doi: 10.1007/s12035-014-8790-x. Epub 2014 Jun 25. PMID: 24961568; PMCID: PMC4276737.
19. Stener-Victorin E, Wu X. Effects and mechanisms of acupuncture in the reproductive system. Auton Neu-

rosci. 2010 Oct 28;157(1-2):46-51. doi: 10.1016/j.autneu.2010.03.006. Epub 2010 Mar 29. PMID: 20350839.

20. Woo HL, Ji HR, Pak YK, Lee H, Heo SJ, Lee JM, Park KS. The efficacy and safety of acupuncture in women with primary dysmenorrhea: A systematic review and meta-analysis. Medicine 97(23):p e11007, June 2018. | DOI: 10.1097/MD.0000000000011007.
21. Lingling, et al. Effectiveness of acupuncture versus spinal-epidural anesthesia on labor pain: a randomized controlled trial. Journal of Traditional Chinese Medicine October 2017; 37(5):629-635 DOI:10.1016/S0254-6272(17)30316-3.
22. Smith CA, Collins CT, Levett KM, Armour M, Dahlen HG, Tan AL, Mesgarpour B. Acupuncture or acupressure for pain management during labour. Cochrane Database Syst Rev. 2020 Feb 7;2(2):CD009232. doi: 10.1002/14651858.CD009232.pub2. PMID: 32032444; PMCID: PMC7007200.
23. Allen J, Mak SS, Begashaw M, Larkin J, Miake-Lye I, Beroes-Severin J, Olson J, Shekelle PG. Use of Acupuncture for Adult Health Conditions, 2013 to 2021: A Systematic Review. JAMA Netw Open. 2022 Nov 1;5(11):e2243665. doi: 10.1001/jamanetworkopen.2022.43665. Erratum in: JAMA Netw Open. 2023 Feb 1;6(2):e233459. PMID: 36416820; PMCID: PMC9685495.
24. Cook JD, Charest J. Sleep and Performance in Professional Athletes. Curr Sleep Med Rep. 2023;9(1):56-81. doi: 10.1007/s40675-022-00243-4. Epub 2023 Jan 17. PMID: 36683842; PMCID: PMC9843114.
25. Wang YK, Li T, Ha LJ, Lv ZW, Wang FC, Wang ZH, Mang J, Xu ZX. Effectiveness and cerebral responses of multi-points acupuncture for primary insomnia: a preliminary randomized clinical trial and fMRI study. BMC Complement Med Ther. 2020 Aug 17;20(1):254. doi: 10.1186/s12906-020-02969-6.
26. Zhang J, Qin Z, So TH, Chang TY, Yang S, Chen H, Yeung WF, Chung KF, Chan PY, Huang Y, Xu S, Chiang CY, Lao L, Zhang ZJ. Acupuncture for chemotherapy-associated insomnia in breast cancer patients: an assessor-participant blinded, randomized, sham-controlled trial. Breast Cancer Res. 2023 Apr 26;25(1):49. doi: 10.1186/s13058-023-01645-0. PMID: 37101228; PMCID: PMC10134666.

3

Giselle Crosara Lettieri Gracindo • José Hiran da Silva Gallo • Waldemar Naves do Amaral

Aspectos Éticos, Bioéticos e Legais no Tratamento Multidisciplinar

Introdução

O profissional que se habilita ao exercício da medicina deve partir da premissa que essa ciência, para além de mera profissão, se inter-relaciona com aspectos limiares de risco à vida e à saúde humana, devendo o profissional se pautar, em sua atuação, à essência e premissa básica dessa incumbência, que visa, em toda e qualquer circunstância, o bem-estar do ser humano.

Tratando-se de ato humano, a prática da medicina deságua na ética, enquanto normatização de conduta, cabendo à deontologia traçar o conjunto de comportamentos úteis e oportunos que devem ser praticados por todos os seus membros.[1] Acrescenta Neves que:

> *"No Brasil, existem instrumentos deontológicos reguladores da conduta médica, no exercício da profissão e que apontam para valores éticos essenciais, para normas gerais que devem guiar o comportamento e estabelecer regras de conduta que fixam as proscrições e prescrições morais que devam ser atendidas por todos".*[2]

A importância de se estabelecer os meandros da ética no campo da medicina no Brasil, que o legislador, desde 1957, já previu em lei, a competência de entidade pública para a sistematização e normatização daquilo que se entende por desempenho ético do profissional médico.

Esse entendimento se extrai da interpretação de variados artigos da Lei n.º 3268, de 30 de setembro de 1957,[3] a qual estabelece a competência ao Conselho Federal de Medicina (CFM), enquanto autarquia federal, para a regulamentação, sistematização e julgamento da ética médica.

Ganha destaque o fato de que o CFM é a autarquia federal que detém, por delegação legal, a missão primordial de regulamentar e fiscalizar o exercício técnico e ético da medicina no Brasil, cuja natureza jurídica decorre da descentralização administrativa das atividades do Estado.

É imprescindível se ter em mente, a importância dessa questão, visto que, enquanto entidade pública dotada de personalidade jurídica autárquica, alinhada ao fato de gozar de *status* de ente de cunho técnico, científico e especializado, a última palavra em medicina é do Conselho Federal de Medicina.

Para além disso, a essencialidade da preservação, precaução e restauração da vida humana é inerente ao reconhecimento de tal bem como de valor inestimável, sendo tal constatação fruto da evolução social, política, cultural e jurídica ocorrida após as grandes guerras mundiais e o surgimento da teoria dos direitos humanos insertas nos textos constitucionais.

Em verdade, o direito à vida é o direito primordial, primevo, do qual decorrem todos os demais direitos reconhecidos e instituídos na legislação,[4] sendo, portanto, a atuação do profissional médico dotado da maior carga de valores éticos por lidar, em sua profissão, com bem jurídico basilar da ordem jurídica.

Sendo a base da pirâmide normativa brasileira, a Constituição Federal da República Federativa de 1988,[5] veio fortalecer, ampliar e irradiar a noção da sobreposição do direito à vida por todo o campo jurídico, quando estabelece como princípio fundamental do Estado Democrático de Direito, a dignidade da pessoa humana (art. 1º, inciso III, CF/1988).

Vai mais adiante a Constituição ao estabelecer, na onda de reconhecimento dos direitos humanos em cartas constitucionais, o direito à vida (art. 5º, caput, CF/1988) e os dele decorrentes, como a integridade física (art. 5º, inciso III, CF/1988), psíquica (art. 5º, inciso X, CF/1988) e o direito à vida saudável (artigos 6º e 196, CF/1988).

Ademais, o regime estruturante dos Conselhos de Medicina, estabelecido na Lei n.º 3268/1957, passou pelo crivo da Constituição Federal de 1988, quando a carta-mãe previu a atuação do Estado como agente normativo e regulador da atividade econômica, exercendo tal mister por meio das funções de fiscalização, incentivo e planejamento (art. 174, CF/1988).

Alinhavada com o reconhecimento da dignidade da pessoa humana como norma matriz de todo o arcabouço da sociedade democrática, a Lei do Ato Médico, hoje mais conhecida como Lei do Exercício da Medicina – Lei n.º 12.842, de 10 de julho de 2013,[6] em seu artigo 2º, preconiza a "saúde do ser humano" como vetor axiológico no exercício dessa tão ímpar profissão, trazendo amparo humano e social à prestação desse serviço para além do viés meramente técnico e científico.

É, pois, o médico o detentor de conhecimento técnico e científico do corpo humano e, no empenho desse conhecimento, aloca-se como executor de atividade humana que, no exercício dessa função, deve empregar suas melhores técnicas, conhecimentos e saberes na busca da melhora da saúde do ser humano, atentando-se que sua conduta de estar equalizada com os ditames éticos estabelecidos.

Para tanto, para a atuação médica, todo esse conhecimento deve ser aplicado dentro da legislação pátria, respeitando o Código de Ética Médica, que foi elaborado dentro dos princípios da bioética.

Por sua vez, na mesma linha de raciocínio jurídico, todas as profissões envolvidas na assistência à saúde, com relação à prevenção e promoção da saúde e interação, estão sujeitas a respeitar os ditames da Constituição, primando pela saúde da população, dentro do contexto multidisciplinar, atendendo com rigor o que as suas legislações preceituam como área de atuação, acatando, especialmente, os seus preceitos éticos.

Traçada a premissa da primordialidade do direito à vida e da importância da ética médica e do papel da entidade, que zela e trabalha pelo perfeito desempenho ético da medicina e pelo prestígio e bom conceito da profissão (CFM), caminha-se para o entendimento de que o exercício de profissões que lidam essencialmente com tal direito encontra-se regido no ordenamento jurídico brasileiro, traçando campo próprio regulamentador e limitativo para a sua atuação, privilegiando a humanização da atenção.

Nesse contexto, relevante esclarecer que a acupuntura é um procedimento eficaz para o tratamento da infertilidade, quanto para o período gestacional e trabalho de parto, dentre outros atos na área da ginecologia e obstetrícia, como se demonstrou nos demais capítulos deste livro de autoria de seus especialistas.

Implicações legais e éticas no exercício médico profissional

Breve síntese sobre o exercício da medicina no Brasil no contexto da ética médica e bioética

A ética é a base norteadora da conduta profissional em todos os níveis de atuação. A Deontologia Médica traz normas éticas do exercício da profissão, tratando sobre a responsabilidade profissional do médico nas esferas penal, civil, ética e administrativa, ela também está pautada na Bioética e seus princípios.

Segundo Gomes:[7]

> *A ética constitui-se no princípio e fim da própria vida, na medida em que se torna o próprio sentido da existência, a razão essencial de ser e haver, o motivo pelo qual a existência se relaciona com o todo, pelo qual se transforma e por sua vez transforma o próprio meio como agente e sujeito dessa mudança.*

Nunes ensina que no exercício da medicina as regras éticas, em casos pontuais, são mais importantes que a própria legislação:[8]

> *"E é interessante notar a relação entre ética e legislação, em dois níveis distintos. Primeiro, ao constatar-se que, no exercício da medicina, é mais importante a observação de regras éticas, alicerçadas na doutrina dos direitos humanos, do que a legislação enquanto tal; segundo, porque, se a ética médica e a legislação, idealmente, deviam coincidir, na prática, existem diversos exemplos de leis injustas e violadoras dos princípios e direitos que a ética médica pretende salvaguardar. A título exemplificativo, a participação de médicos na execução da pena de morte, de penas corporais e controle psiquiátrico."*

Como ciência normativa, baseada nos direitos humanos, ela, a ética, tem influência em todos os atos do dia a dia do médico, sempre norteando sua conduta. Por isso, o Código de Ética Médica (CEM), por meio da Resolução CFM 2.217/2018,[9] traz os deveres dos médicos com especial atenção às questões humanitárias e primando pela autonomia profissional. Ele também preconiza regras sobre sigilo, respeito, cuidado e dignidade, perseguindo a melhora do sistema de saúde brasileiro. Em seu processo de revisão, o CFM "aliou o espírito inovador à preservação dos princípios deontológicos da profissão, possibilitando a discussão, avaliação e manutenção de avanços instituídos no Código de 2009, e dos princípios basilares da atividade médica previstos em versões anteriores e na história da ética médica".[10]

Explica Gracindo[11] sobre a humanização da conduta ética:

> *A medicina brasileira, em um espaço de quase século e meio, mais precisamente 142 anos (1867-2009), teve diversos códigos de ética: 1º) tradução do Código de Ética Médica da Associação Médica Americana (1867); 2º) Código de Moral Médica (1929); 3º) Código de Deontologia Médica (1931); 4º) Código de Deontologia Médica (1945); 5º) Código de Ética da Associação Médica Brasileira (1953); 6º) Código de Ética Médica (1965); 7º) Código Brasileiro de Deontologia Médica (1984); 8º) Código de Ética Médica (1988); e 9º), o mais recente, o Código de Ética Médica aprovado em 29 de agosto de 2009.[34] Por certo, a humanização da conduta ética dos profissionais de medicina no país, se concretizou ante a evolução dos direitos humanos em nossas constituições, na legislação infraconstitucional e no próprio Código de Ética Médica (CEM).*

Já relevava França,[12] na sua obra *"A Velha e A Nova Ética Médica"*, que o Juramento de Hipócrates, que consagrou a vida do médico a serviço da humanidade, embora não trazendo fundamentos jurídicos, permanece atual e consagrado pela medicina mundial:

> *Foi em Juramento que a doutrina hipocrática logrou maior relevo e maior transcendência. Mesmo não se assentando em fundamentos jurídicos, seu postulado ético-moral continua sendo lembrado pelo seu conteúdo dogmático que faz da medicina merecedora do aplauso e da consagração que o tempo não conseguiu apagar.*

Então, na visão ética, o médico tem que utilizar toda a sua capacidade técnica para o tratamento de seus pacientes, sem perder de vista o maior princípio da medicina, que é sua humanidade, posto que a respeito ao seu código torna-se imprescindível para se estabelecer relações saudáveis de conduta humanitária.

Cita Almeida,[13] que Hurwitz e Richardson "afirmam que um dos propósitos do juramento médico é declarar os valores nucleares da profissão e produzir e fortalecer a necessária determinação nos médicos".

Nesse contexto, e na atualidade, muitos desafios são postos ao exercício da medicina para a manutenção da sua obrigação ética, envolvendo o papel social do médico, seus deveres, obrigações, direitos a serem seguidos. E foi assim, que a ciência bioética desapontou ditando preceitos que reafirmam a importância dos padrões internacionais das conquistas humanas nas relações médico-paciente. Logo, não se pode falar de ética, sem ressaltar tal ciência, pois elas se entrelaçam para garantir uma assistência de qualidade e mais humanitária, inclusive na esfera das políticas de saúde. *"Para contribuir na reflexão e compreensão da sabedoria e ética, há poucos anos surgia à bioética, como forma original e sistemática de refletir sobre a gestão responsável dos novos poderes que medicina moderna adquiriu".*[14]

Por sua vez, Monteiro e Nunes[15] sustentam que a junção dos direitos da dignidade e humanos são essenciais para a resolução de conflitos bioéticos:

> *(...) a dignidade humana não é capaz de resolver desafios bioéticos sozinha. Ela necessita de outras noções mais concretas – como a terminologia dos "direitos" – que a tornem mais operante14. Assim, a relação entre dignidade e direitos humanos é fundamental, pois é preciso que se respeite igualmente todo ser humano (dignidade) de acordo com normas concretas (direitos humanos)."*

Bem por isso que a ciência que fortalece a medicina, a Bioética, tem destaque nas grades curriculares dos cursos da profissão:[16]

> *As atuais diretrizes curriculares dos cursos de medicina dão ênfase na formação profissional em que toda a atenção à saúde deve ser pautada por princípios éticos e científicos. Baseado nos princípios da bioética, temos que: os princípios da ética/bioética devem fundamentar a prática médica, tendo em conta que a responsabilidade da atenção à*

saúde não se encerra com o ato técnico, mas com o enfrentamento do problema de saúde tanto no âmbito individual, como coletivo. O compromisso social deve estar presente em todos os momentos do trabalho em saúde.

Vê-se, assim, que para uma qualificação humanizada da medicina no atendimento ao paciente, apoiada na ética e nos princípios bioéticos da beneficência, não maleficência, autonomia e justiça, contribui como um atenuante para a resolução de problemas recorrentes em instituições de saúde, sendo indispensável na saúde atual, sendo um instrumento para prevenir implicações danosas aos pacientes.[17]

> *A bioética diz respeito a questões éticas que eventualmente sucederão no campo profissional. Na medicina, o médico deve exercer a beneficência e a não maleficência, respeitar a autonomia do paciente e agir de acordo com a ética médica e prudência, para a justiça e humanidade, haja vista a necessidade de compreender as diversas consequências e desencadeamentos de intervenções médicas, necessárias ou não; positivas ou negativas. Sendo assim, a bioética tem como objetivo limitar a ação do ser humano sobre a vida, considerando os valores e princípios éticos e humanos, evitando implicações maléficas, danosas e/ou prejudiciais para todos os seres vivos.*

Possibilidade e restrição legal do exercício da medicina

Entendida a medicina como ato humano, resultado do empenho do profissional atento aos pressupostos basilares pautados na bioética, caminha-se para o reconhecimento da limitação trazida na segunda parte do inciso XIII, do art. 5.º da Constituição Federal, que estabelece a possibilidade de restrição legal da liberdade profissional:

É livre o exercício de qualquer trabalho, ofício ou profissão, atendidas as qualificações profissionais que a lei estabelecer.

A exegese interpretativa que deve ser dada a essa norma constitucional, na linha da escola constitucionalista tradicional (norma constitucional de eficácia contida), é no sentido de que a liberdade profissional é a regra no ordenamento jurídico, e a restrição legal, exceção. Em tais termos se posicionou o Supremo Tribunal Federal (STF):[18,19]

> ***Agravo Regimental no Mandado de Injunção. Regulamentação de Atividade Profissional: art. 5º, Inc. XIII, da Constituição da República.*** *1. Ausência de dispositivo constitucional que imponha aos Agravados o dever de regulamentar a atividade exercida pelos substituídos do Agravante. 2. O art. 5º, inc. XIII, da Constituição da República é norma de aplicação imediata e eficácia contida que pode ser restringida pela legislação infraconstitucional. Inexistindo lei regulamentando o exercício da atividade profissional dos substituídos, é livre o seu exercício. 3. Agravo regimental ao qual se nega provimento".*

> ***Direito Constitucional. Exercício Profissional e Liberdade de Expressão. Exigência de Inscrição em Conselho Profissional. Excepcionalidade. Arts. 5º, IX e XIII, da Constituição.*** *Nem todos os ofícios ou profissões podem ser condicionadas ao cumprimento de condições legais para o seu exercício. A regra é a liberdade. Apenas* ***quando houver potencial lesivo na atividade é que pode ser exigida inscrição em conselho de fiscalização profissional****. A atividade de músico prescinde de controle. Constitui, ademais, manifestação artística protegida pela garantia da liberdade de expressão. (Grifou-se).*

De se notar, ainda, que a posição tradicional do STF acerca da norma contida no art. 5º, inciso XIII é que se trata do tipo reserva legal qualificada, ou seja, eventuais restrições estabelecidas às profissões, de forma geral, devem ser feitas por lei em sentido estrito, a qual cabe a definição das 'condições de capacidade' como condicionantes para o exercício profissional.[20]

Não obstante, essa seja a regra geral no que se refere à liberdade profissional, a linha interpretativa da corte constitucional caminha no sentido de traçar regramento específico às profissões que lidam com conhecimentos notoriamente técnico e científico, sendo razoável, em tais casos, que a lei atribua *prima facie* requisitos mínimos necessários relativos às qualificações especiais, como a exigência de conhecimentos específicos (p. ex., formação superior) e registro.

Essa é a leitura constitucional dada pelo Supremo Tribunal Federal (STF)[21] em controle concentrado de constitucionalidade, quando considerou válida a lei que privatizou o exercício da profissão de nutricionista:

> *Ação direta de inconstitucionalidade. 2. Lei 8.234, de 17 de setembro de 1991. Expressão "privativas"*

contida no caput do art. 3º. Profissão de nutricionista. 3. Constitucionalidade. Atividades eminentemente técnicas que não se confundem com as desempenhadas por profissionais de nível médio. Ressalva quanto a outras categorias, como nutrólogos, bioquímicos e gastroenterologistas. 4. Inexistência de restrição ao exercício de trabalho, ofício ou profissão em desconformidade com a Constituição. 5. Ação direta de inconstitucionalidade julgada improcedente, respeitado o âmbito de atuação profissional específico.

Nas ilustres palavras do Relator Ministro Gilmar Mendes:[22]

> *Ou seja, a Constituição, ao admitir que lei restrinja o exercício das profissões, especificando requisitos mínimos ao exercício de atividades técnicas, como na hipótese em exame, apresenta-se como exceção à regra geral da liberdade de exercício profissional. Essas restrições legais precisam ser proporcionais e necessárias e estão restritas às "qualificações profissionais", ou seja, formação técnico-científica indispensável para o bom desempenho da atividade.*

Em conclusão, resta inequívoco o reconhecimento constitucional da necessidade de prévia autorização legal para o exercício das profissões que exigem conhecimentos técnico e científico, como no caso das profissões da área da saúde, que, para a viabilização de seu exercício, carecem de regulamentação por lei específica.

No caso específico da medicina, as condições especiais para o exercício da profissão constam no artigo 17 da Lei n.º 3268/1957 que delimita a qualificação especial exigível, isso é, o prévio registro do diploma.

Estabelecidas as premissas iniciais, quanto à primordialidade do direito à vida em nosso arcabouço jurídico e o reconhecimento constitucional que a prática humana profissional que tenha por objeto tal direito exige a assunção de conhecimento técnico e específico, a conclusão que se chega é quanto à necessidade de delimitação da atuação de tais profissionais aos imperativos de competência estabelecidos na legislação regente.

Nessa linha de pensamento, o campo de atuação da medicina está pautado nos liames contidos na Lei do Ato Médico – Lei Federal n.º 12842/2013, que pontua e delimita o rol atinente às atividades consideradas privativas do profissional médico, donde se extrai a competência privativa do médico para o exercício da acupuntura.

A conclusão a que se chega é que, legalmente, o médico é o profissional da saúde que detém a competência privativa para a realização de procedimentos invasivos, inserindo-se, em tais atribuições, a realização de acupuntura.

Isso porque impera no nosso ordenamento jurídico o princípio da legalidade e, nessa ótica, somente é permitido a cada um dos profissionais da saúde a realização de atos prévios e expressamente previstos em lei, não podendo atos normativos secundários ampliarem ou criarem atividades não previstas legalmente.

Em tais termos é que se fixou o entendimento do c. STF ao decretar a nulidade de ato normativo secundário do Conselho Federal de Fisioterapia e Terapia Ocupacional (COFFITO) que pretendia autorizar, via resolução administrativa, a realização de acupuntura por fisioterapeutas e terapeutas ocupacionais.[23]

Atrelado a isso, a evolução social tem caminhado para o reconhecimento da acupuntura como prática científica, resultado da observância de novos campos do saber dentro da medicina que se imbrica, fatalmente, com a bioética.

Isso é, para além da prática milenar, cuja prática se associava ao campo esotérico ou espiritual, a acupuntura passou a ser reconhecida pelo viés médico, ou seja, como prevenção, reparação e recuperação da saúde, alçando a categoria de prática médica reconhecida pela comunidade científica, conforme palavras de Lin, Hsing e Pai:[24]

> *Essa situação está, ainda que de forma paulatina, colocando a acupuntura como prática cada vez mais respaldada em evidência científica. É um cenário novo, em que a prática de acupuntura deixou de ser considerada algo esotérico, quem sabe exótico, exercida por médicos pouco preparados. A exigência no mercado de trabalho exercerá maior aperfeiçoamento dos novos médicos que exercerão a especialidade de acupuntura.*

Tal o reconhecimento da acupuntura como ato médico que o Conselho Federal de Medicina, com base no convênio realizado com a Comissão Mista de Especialidades – Decreto Federal n.º 8516/2015[25] reconhece a acupuntura como especialidade médica, a qual exige, para que o médico possa gozar da prerrogativa de registrar-se e anunciar-se como especialista em acupuntura, a formação em programa de residência médica com duração de 2 (dois) anos, ou por meio de prova realizada pela Associação Médica Brasileira/ Convênio com o Colégio Médico de Acupuntura.[26]

Ressalta-se que o recente Decreto 8.516/2015 colocou um balizador no dilema que estava se criando na área da medicina e outras áreas de saúde. O citado decreto, que veio regulamentar a formação do Cadastro Nacional de Especialistas, com o objetivo de subsidiar os ministérios da Saúde e da Educação, como fonte de informações para parametrização de ações de saúde pública e de formação em saúde, estabelece que a Comissão Mista de Especialidades, no âmbito do CFM, atribuindo-lhe competência para definir, por consenso, as especialidades médicas do país, cabendo à Comissão Nacional de Residência Médica (CNRM) a determinação da matriz de competência para a formação de especialistas na área de residência médica.

Assim, a Resolução CFM n.º 2330/2023[27] onde se homologou a Portaria CME n.º 01/2023, aprovou a relação de especialidades e áreas de atuação médicas aprovadas pela Comissão Mista de Especialidades, constando a acupuntura como especialidade médica.

Não poderia ser diverso, já que, para indicação da acupuntura enquanto tratamento, é necessária a prévia anamnese e emissão de diagnóstico que, na ordem jurídica brasileira, é de competência privativa do médico. Firme em tais razões é que se manifestou o e. STF[28] quando decidiu que os enfermeiros não são habilitados para a prática da acupuntura, pois não gozam de respaldo legal para emissão diagnóstico clínico:

> *[...]*
>
> ***"Administrativo. Exercício Profissional. Acupuntura. Atividade não Regulamentada. Leis n.º 2604/55 e 7498/86. Regulamentação da Profissão de Enfermeiro Profissional.*** *A Lei n.º 2.604/55, art. 3º e seus parágrafos, estabelece que é atribuição do enfermeiro, além do exercício de enfermagem: a direção dos serviços de enfermagem nos estabelecimentos hospitalares e de saúde pública, de acordo com o art. 21 da Lei n.º 775, de 06 de agosto de 1949, a participação do ensino em escolas de enfermagem e de auxiliar de enfermagem; a participação nas bancas examinadoras de práticos de enfermagem.*
>
> *A Lei n.º 7498/86 explicitou com mais detalhes suas funções, mas não alargou o espectro de atuação dos referidos profissionais.*
>
> *Como se pode verificar do texto acima transcrito, não é possível que tais profissionais de saúde alargar seu campo de trabalho por meio de resolução, pois suas competências já estão fixadas em lei que regulamenta o exercício da profissão.*
>
> *A prática milenar da acupuntura pressupõe a realização de prévio diagnóstico e a inserção de agulhas em determinados pontos do corpo humano, a depender do mal diagnosticado no exame.*
>
> *A Resolução COFEN 197/1997, do Conselho Federal de Enfermagem, alargou o campo de atuação dos referidos profissionais ao possibilitar a utilização da acupuntura como método complementar de tratamento, pois os referidos profissionais não estão habilitados a efetuarem diagnósticos clínicos. Somente podem realizar as atividades acima descritas.*
>
> *Apesar de não existir no ordenamento jurídico lei específica regulando a atividade de acupuntor, não pode o profissional de enfermagem praticar atos que sua legislação profissional não lhe permite, sob pena de ferir-se o inciso XIII do artigo 5º da Constituição.*
>
> *Apelação a que se dá provimento" (fl. 79)*
>
> *[...]*
>
> *Aqui se trata da primeira via, e sob o ângulo da saúde pública o pedido parte de uma petição de princípio: a de que os pacientes desassistidos pelos profissionais de enfermagem seriam prejudicados.*
>
> *Acontece que, na lógica do acórdão sub judice, o prejuízo à saúde pública resulta da prática da acupuntura por parte de quem não tem habilitação para esse efeito; "somente pode dar-se por profissional que, previamente, esteja habilitado a fazer diagnósticos clínicos" (acórdão, fl. 76).*
>
> *Salvo melhor juízo, só a presunção autorizaria o convencimento de que a interdição dos profissionais de enfermagem para a prática de acupuntura causa grave lesão à saúde pública, e essa presunção não existe. (Grifou-se).*

De igual forma se manifestou o STJ[29] quando também reconheceu a inviabilidade de prática da acupuntura pelos psicólogos:

> **Administrativo. Recurso Especial. Prática Acupunturista. Atividade não Regulamentada no Brasil. Exercício Profissional por Psicólogos. Resolução 005/2002 do Egrégio Conselho Federal de Psicologia. Extensão do Campo de**

Atuação dos Profissionais da Área de Psicologia. Nulidade. Recurso Especial a que se nega Provimento. *1. Realmente, no Brasil não existe legislação que proíba a certos profissionais da área de saúde a prática da acupuntura, ou mesmo que a preveja apenas em favor de alguns; no entanto, não se pode deduzir, a partir desse vácuo normativo, que se possa, por intermédio de ato administrativo, como a Resolução 005/2002, editada pelo Conselho Federal de Psicologia, atribuir ao psicólogo a prática da acupuntura, porquanto dependeria de autorização legal expressa o exercício de tal técnica médica, por ser o agulhamento idêntico a procedimento invasivo, ainda que minimamente.*

2. Convém recordar que, no domínio do Direito Público, como ensina o Professor Geraldo Ataliba, a ausência de previsão legal para o desempenho de certa atividade regulamentada significa a sua interdição àquele agente, por falta de atribuição de competência, que somente a lei pode definir; não se aplica, no âmbito do Direito Público, a famosa teoria da licitude implícita, segundo a qual, a conduta que não é proibida é permitida, tal como é conhecida tradicionalmente nos campos do privatismo jurídico.

3. Além do mais, não é admissível aos profissionais de psicologia estender o seu próprio campo de trabalho por meio de Resolução Administrativa, pois as suas competências estão fixadas em lei que regulamenta o exercício da notável profissão (Lei 4.119/62).

Vale indicar que esse é o entendimento firmado pelo Superior Tribunal de Justiça, no sentido de que atos normativos secundários, como resoluções emitidas pelos Conselhos Profissionais de outras áreas da saúde diverso da medicina, não podem inovar na ordem jurídica para criar campo de atuação não prevista em lei, vez que "o prejuízo à saúde pública resulta da prática da acupuntura por parte de quem não tem habilitação para esse efeito;", pois "somente pode dar-se por profissional que, previamente, esteja habilitado a fazer diagnósticos clínicos".[30]

Isso é, com base no princípio da legalidade, ou mais especificamente na estrita reserva legal de que necessita a atuação dos profissionais da saúde, é que se exige a prévia e necessária competência prevista em lei que dê sustentáculo à atuação, notadamente para a realização de atos que exijam conhecimento da anatomia humana e cuja realização se produz de forma invasiva ao corpo humano.

Em resumo, sendo as profissões relacionadas à área da saúde atividades que são regulamentadas pelo Estado, e calcados no princípio da dignidade humana e dos direitos à vida, saúde, integridade física e psíquica, é que se permite a limitação de tais atuações ao que esteja autorizado em lei.

O Quadro 3.1 ilustra o cenário das restrições do exercício da acupuntura pelos profissionais não médicos pelo judiciário brasileiro por meio de decisões e acórdãos.

Multidisciplinaridade na atenção e no cuidado à saúde

São questões centrais das políticas de saúde (universalização, hierarquização e acessibilidade em relação aos serviços), essas têm que buscar a valorização da integralidade, do cuidado humanizado e da promoção da saúde. A concretização desses objetivos essenciais depende do perfil de formação e da prática dos profissionais de saúde com relação às necessidades dos usuários do sistema. Com certeza é um desafio para os gestores da área manterem um sistema de qualidade e com eficiência na utilização dos recursos.

Sustenta Nunes,[31] que o acesso universal à saúde deve seguir o preceito da igualdade justa e da oportunidade:

Isso significa que o direito ao acesso à saúde deve ser interpretado à luz das teorias igualitárias – ou seja, o preceito da igualdade justa de oportunidades. Ou seja, todos os cidadãos devem iniciar suas vidas sociais com circunstâncias semelhantes, nos níveis biológico e social, para que possam desenvolver seus talentos e capacidades de acordo com o princípio da liberdade individual. No entanto, valores utilitários também devem ser considerados, como a necessária contenção de custos na análise de cuidados de saúde e custo-benefício, custo-utilidade e custo-efetividade.

E sobre o surgimento da atenção à saúde por equipe multidisciplinar, explica Horiguchi, Carvalho *et al.*,[32] citando Silva:

"A concepção da ideia de atenção à saúde por equipe multidisciplinar remonta às diretrizes do SUS, instituídas pela Constituição de 1988,[16] bem como à aplicação de um de seus princípios doutrinários: o da integralidade, que suscita a consideração do indivíduo como um todo, que deve ser atendido integralmente em suas necessidades. Para isso, as redes de atenção à saúde devem assegurar uma atuação intersetorial entre os diferentes níveis de cuidado que repercuta na

Quadro 3.1. Ações Judiciais – Defesa do Ato Médico – Acupuntura

N.º do processo	Autor	Ano de autuação	Conselho impugnado	Resolução	TRF-1
0027833-42.2002.4.01.3400	CMBA	2002	Psicologia	CFP n.º 05/2002	O Tribunal Federal da Primeira Região por meio da 7ª Turma Su plementar por meio de acórdão julgou procedente a ação mov da pelo CMBA contra o CFP, entendeu que é ilegal a Resoluçã CFP n.º 05/2002 que dispõe sobre acupuntura, firmando o en tendimento que a atividade de acupuntura para ser realizada po qualquer profissional depende de regulamentação em lei federa
0005138-94.2002.4.01.3400	CMBA	2002	Fonoaudiologia	CFFA n.º 2072/2021	O Tribunal Federal da Primeira Região por meio da 7ª Turm Suplementar por meio de acórdão julgou procedente a açã movida pelo CMBA contra o CFFA, entendeu que é ilegal a Re solução CFFA n.º 272/2001 que dispõe sobre acupuntura, fi mando o entendimento que a atividade de acupuntura para se realizada por qualquer profissional depende de regulamentaçã em lei federal, pois é competência exclusiva da União (art. 22 inciso XVI CF/88) a regulamentação da profissão no Brasil, nã podendo os Conselhos Profissionais, onde seus poderes sã constituídos por lei, editar Resolução ampliando sua capacidad de abrangência profissional, pois fere o artigo 5º inciso XIII d CF/88 que determina que a qualificação profissional é estabe lecida em lei.
0005140-64.2022.4.01.3400	CMBA	2002	Fisioterapia	COFFITO n.º 60/1985	Por meio de acórdão, a 7ª. Turma do Tribunal Regional Feder de Recurso da Primeira Região – TRF1 julgou procedente a açã movida pelo CMBA contra o COFFITO, anulando a Resoluçã COFFITO n.º 60/1985 e derivações, firmando entendimento, er suma, que "não pode o profissional de fisioterapia, que possu regulamentação própria praticar atos que sua legislação profis sional não lhe permite, sob pena de ferir-se o inciso XIII do artig 5º da Constituição".
0033057-92.2001.4.01.3400	CMBA	2001	Farmácia	CFF n.º 353/2020	O Tribunal Federal da Primeira Região por meio da 7ª Turm Suplementar por meio de acórdão julgou procedente a açã movida pelo CMBA contra o CFF, entendeu que é ilegal a Reso lução CFF n.º 353/2000 que dispõe sobre acupuntura, firmand o entendimento que a atividade de acupuntura para ser realizad por qualquer profissional depende de regulamentação em lei fe deral, pois e competência exclusiva da União (art. 22, inciso X CF/88) a regulamentação da profissão no Brasil, não podend os Conselhos Profissionais, onde seus poderes são constituído por lei, editar Resolução ampliando sua capacidade de abrar gência profissional, pois fere o artigo 5º inciso XIII da CF/88 qu determina que a qualificação profissional é estabelecida em lei.
0011454-89.2003.4.01.3400	CMBA	2003	Enfermagem	COFEN n.º 197/1997	O Tribunal Federal da Primeira Região por meio da 7ª Turma po meio de acórdão julgou procedente a ação movida pelo CMB contra o COFEN, entendeu que é ilegal a Resolução COFE n.º 197/1997 que dispõe sobre acupuntura, firmando o enter dimento que a atividade de acupuntura para ser realizada po qualquer profissional depende de regulamentação em lei fede ral, pois e competência exclusiva da União (art. 22, inciso X CF/88) a regulamentação da profissão no Brasil, não podend os Conselhos Profissionais, onde seus poderes são constituído por lei, editar Resolução ampliando sua capacidade de abrar gência profissional, pois fere o artigo 5º inciso XIII da CF/88 qu determina que a qualificação profissional é estabelecida em lei.

STJ	STF	Trânsito em julgado
Superior Tribunal de Justiça por meio da Primeira Turma de- egou o Recurso Especial interposto pelo CFP e manteve o córdão do TRF1 no entendimento que é ilegal a Resolução FP n.º 02/2002, tendo em vista que o CFP não pode atribuir Psicologia, por meio de um ato administrativo sendo que ua atividade e fixada em lei, a prática da acupuntura como endo sua atividade, porquanto depende de autorização legal xpressa o exercício de tal técnica médica, por ser acupuntura m procedimento invasivo (ato médico).	O Supremo Tribunal Federal negou seguimento ao Recurso Extraordinário do CFP, confirmando assim o acórdão do TRF1 que anulou a Resolução CFP 02/2002. O Ministro Gilmar Mendes destacou que o acórdão do TRF1 está em harmonia com a jurisprudência do STF, no sentido que compete à União legislar sobre as condições para o exercício de profissão.	O processo transitou em julgado em 10/02/2014. O CFP deverá respeitar a decisão sob pena de descumprimento de decisão judicial.
Superior Tribunal de Justiça por meio da Segunda Turma enegou o Recurso Especial interposto pelo CFFA e manteve acórdão do TRF1 no entendimento que é ilegal a Resolução FFA n.º 272/2001 por ferir a Constituição Federal, e ainda, o FFA imprescindivelmente não apresentou argumentação em bservância à Súmula STF 284 e Súmula STJ 83 para a inad- issibilidade do acórdão do TRF1.	O Supremo Tribunal Federal negou seguimento ao Recurso Extraordinário do CFFA, confirmando assim, os acórdãos do TRF1 e STJ que anularam a Resolução CFFA 272/2001. O Ministro Celso de Mello destacou que o acórdão do TRF1 não infringiu os preceitos inscritos da Constituição da República, não se configurando violação à legalidade da norma maior ou conflito direto e frontal com o texto constitucional.	O processo transitou em julgado em 19/09/2014. O CFFA deverá respeitar a decisão sob pena de descumprimento de decisão judicial.
Superior Tribunal de Justiça denegou o Recurso Especial terposto pelo COFFITO e manteve o Acórdão do TRF1, en- ndeu que é ilegal a Resolução COFFITO n.º 60/1985 e re- oluções derivadas, haja vista que a atividade de acupuntura ara ser realizada por qualquer profissional depende de regu- mentação em lei, pois é competência exclusiva da União (art. 2, inciso XVI CF/88) a regulamentação da profissão no Brasil, ão podendo os Conselhos Profissionais, onde seus poderes ão constituídos por lei, editar Resolução ampliando sua capa- dade de abrangência profissional, pois fere o artigo 5º, inciso II da CF/88 que determina que a qualificação profissional é stabelecida em lei.	O Superior Tribunal de Federal negou seguimento ao agravo no Recurso Extraordinário do COFFITO em desfavor do CMA. A decisão publicada, em 2 de agosto de 2019, do Presidente do STF, Ministro Dias Toffoli, aponta que o caso é de ausência de ofensa constitucional direta, mantendo assim a proibição de fisioterapeutas na realização de acupuntura.	O processo transitou em julgado em 14/09/2019. O COFFITO deverá respeitar a decisão sob pena de descumprimento de decisão judicial.
Superior Tribunal de Justiça por meio da Segunda Turma enegou o Recurso Especial interposto pelo CFF e manteve acórdão do TRF1 no entendimento que é ilegal a Resolução FF n.º 353/2000 por ferir a Constituição Federal, e ainda, o FF imprescindivelmente não apresentou argumentação em bservância à Súmula STF 284 para a inadmissibilidade do córdão do TRF1.	Não se aplica	O processo transitou em julgado em 19/12/2014. O CFF deverá respeitar a decisão sob pena de descumprimento de decisão judicial.
ão se aplica	Não se aplica	O processo transitou em julgado em 04/02/2014. O COFEN deverá respeitar a decisão sob pena de descumprimento de decisão judicial.

Continua...

Quadro 3.1. Ações Judiciais – Defesa do Ato Médico – Acupuntura – continuação

N.º do processo	Autor	Ano de autuação	Conselho impugnado	Resolução	TRF-1
0005139-79.2002.4.01.3400	CMBA	2002	Biomedicina	CFBM n.º 02/1995	O Tribunal Federal da Primeira Região por meio da 7ª Turma pc meio de acórdão denegou o Recurso de Apelação interpost pelo CFBM e manteve a sentença da 9ª VFDF, entendeu que ilegal a Resolução CFBM n.º 02/1995 que dispõe sobre acu puntura, haja vista que a atividade de acupuntura para ser rea lizada por qualquer profissional depende de regulamentaçã em lei federal, pois e competência exclusiva da União (art. 22 inciso XVI CF/88) a regulamentação da profissão no Brasil, nã podendo os Conselhos Profissionais, onde seus poderes sã constituídos por lei, editar Resolução ampliando sua capac dade de abrangência profissional, pois fere o artigo 5º incis XIII da CF/88 que determina que a qualificação profissional estabelecida em lei.
0026694-89.2001.4.01.3400	CFM	2001	Farmácia	CFF n.º 353/2020	TRF-1: "Sendo assim, entendo que não estão os profissiona de farmácia habilitados para a prática do diagnóstico clínico prescrição de tratamento, por isso, entendo que a Resoluçã aqui combatida, de número 353, de 23 de agosto de 200(por ter tratado de matéria não prevista na lei que regulamente profissão de farmacêuticos, é ilegal e deve ser anulada. Ante exposto, considerando presentes os pressupostos para a cor cessão da cautela, dou provimento à apelação, invertendo c ônus sucumbenciais."
0032814-51.2001.4.01.3400	CFM	2001	Fisioterapia	COFFITO n.º 219/2000	TRF-1: "O Conselho Federal de Fisioterapia e Terapia Ocupacic nal não pode regulamentar atos que não estão previstos em l como privativos dos profissionais que fiscaliza, elastecendo-os
0019890-03.2004.4.01.3400	CFM	2004	Educação física	COFEF n.º 69/2003	TRF-1: "Como a prática de acupuntura fora autorizada ac profissionais da educação física pela Resolução COFEF n 69/2003, essa autorização é ilegal."
0017749-79.2002.4.01.3400	CFM	2002	Psicologia	CFP n.º 05/2002	TRF-1: "Sendo assim, entendo que não estão os profissiona da Psicologia habilitados para a prática do diagnóstico clínic e prescrição de tratamento, por isso, entendo que a Resoluçã aqui combatida, de número 005, de 29 de maio de 2002, por te tratado de matéria não prevista na lei que regulamente a profis são de psicólogo, é ilegal e deve ser anulada. "

Fonte: Coordenação Jurídica/CFM.

STJ	STF	Trânsito em julgado
ão se aplica	Não se aplica	O processo transitou em julgado em 04/08/2017. O CFBM deverá respeitar a decisão sob pena de descumprimento de decisão judicial.
TJ: Ademais, diante da alegada infringência aos referidos spositivos legais, não identifico, na espécie, plausibilidade rídica nos argumentos do recorrente.	STF: "Verifica-se que a parte recorrente não cumpriu a determinação contida no art. 543-A, § 2º, do CPC, introduzido pela Lei 11.418/2006, segundo a qual deve ele demonstrar, formal e fundamentadamente, a existência de repercussão geral das questões discutidas no recurso extraordinário."	O processo transitou em julgado em 13/11/2015. O CFF deverá respeitar a decisão sob pena de descumprimento de decisão judicial.
TJ: Ademais, diante da alegada infringência aos referidos spositivos legais, não identifico, na espécie, plausibilidade rídica nos argumentos do Recorrente.	STF: "O Supremo Tribunal Federal firmou o entendimento de que a alegação de ofensa aos princípios da legalidade, do devido processo legal, do direito adquirido, do ato jurídico perfeito, da motivação dos atos decisórios, do contraditório, da ampla defesa, dos limites da coisa julgada e da prestação jurisdicional, entre outros, pode configurar, quando muito, situação de ofensa meramente reflexa ao texto da Constituição Federal, não viabilizando o recurso extraordinário".	O processo transitou em julgado em 07/04/2016. O COFFITO deverá respeitar a decisão sob pena de descumprimento de decisão judicial.
TJ: "Nesse contexto, embora seja óbvio que a prática da acuuntura deva ser realizada por aqueles que detém a formação cnica, isso não significa que os conselhos profissionais poem estender o campo de atuação profissional, por ato infraleal, à míngua de previsão legal."	STF: "Como se pode perceber, os referidos profissionais não podem praticar diagnóstico, nem prescrever tratamentos, sendo que a lei enumera, explica ou que lhe é permitido."	O processo transitou em julgado em 17/03/2023. O Conselho Federal de Educação Física deverá respeitar a decisão sob pena de descumprimento de decisão judicial.
TJ: "Realmente, no Brasil não existe legislação que proíba certos profissionais da área de saúde a prática da acupunra, ou mesmo que a preveja apenas em favor de alguns; o entanto, não se pode deduzir, a partir desse vácuo norativo, que se possa, por intermédio de ato administrativo, omo a Resolução 005/2002, editada pelo Conselho Federal e Psicologia, atribuir ao psicólogo a prática da acupuntura, orquanto dependeria de autorização legal expressa o exercio de tal técnica médica, por ser o agulhamento idêntico a ocedimento invasivo, ainda que minimamente	STF: "Em que pese ter a parte interposto o presente recurso extraordinário, visando à reforma dos fundamentos de índole constitucional, de se ver que, concomitantemente, foi interposto recurso especial ao Superior Tribunal de Justiça, a fim de que fosse reexaminada a matéria legal que servira de suporte ao acórdão recorrido. Todavia, o Superior Tribunal de Justiça negou seguimento ao recurso especial"	O processo transitou em julgado em 21/03/2017. O Conselho Federal de Psicologia deverá respeitar a decisão sob pena de descumprimento de decisão judicial.

saúde e na qualidade de vida dos indivíduos".[17] Esse processo de integração das redes de cuidado à saúde busca ampliar a cobertura das necessidades de serviços de saúde a partir da interação de diversas práticas de assistência à saúde mediante a atuação das equipes multiprofissionais que se tornam pontos estratégicos e estruturantes da gestão em saúde.

Importa, assim, frisar que a melhoria no sistema de saúde está apoiada em um atendimento qualificado de toda a equipe envolvida no processo. Para tanto, preconizou a Constituição Brasileira que cabe ao Estado garantir a saúde da população "mediante políticas sociais e econômicas que visem à redução do risco de doença e de outros agravos e ao acesso universal e igualitário às ações e serviços para sua promoção, proteção e recuperação". (artigo 196, CF/1988) e determinou, também, expressando que é de relevância pública, que ao Poder Público a esse compete "dispor, nos termos da lei, sobre sua regulamentação, fiscalização e controle, devendo sua execução ser feita diretamente ou por meio de terceiros e, também, por pessoa física ou jurídica de direito privado" (artigo 167, CF/1988).

Para tanto, não se pode relevar que toda a equipe de saúde tem sua obrigação e responsabilidade dentro do que a lei lhe permite, e respeitando a hierarquia das leis. Nesse sentido, as diversas disciplinas desempenham, em prol de um só objetivo, as suas respectivas funções. Então, a multidisciplinaridade, que é agrupar diversos profissionais para atingir o bem-estar do paciente e sua saúde, tem papel relevância no contexto do sistema de saúde, e, é a importância de diversos conhecimentos que enriquece o tratamento e a cura no tratamento de um paciente. Porém, quanto à multidisciplinaridade, é relevante esclarecer que, embora diversos profissionais estejam envolvidos no cuidado com o paciente, a avaliação ocorre de forma independente.

Ao refletir sobre o tema, aponta, ainda, Horiguchi, Carvalho *et al.*[33] que a integração é sempre dentro das especificidades de cada profissão:

> Com isso, a busca pela atenção integral à saúde do paciente faz emergir uma nova dinâmica do cuidado, que estimula o compartilhamento dos saberes de cada profissão, o respeito mútuo dos profissionais de saúde envolvidos e novas formas de integração das especificidades de cada profissão. (Grifou-se).

Nota-se, então, que existem diferenças respeitáveis entre a atuação de cada profissão na equipe multidisciplinar, a despeito de que suas legislações são os balizadores dos seus atos e, diagnosticar doença e prescrever tratamento é atividade fundamental e privativa da Medicina, conforme prevê a Lei da Medicina.[34] Fato que impede outros profissionais, excluindo o profissional da odontologia, que tem sua área de atuação específica na saúde bucal, de realizar os atos já apontados. Afinal, de forma despretensiosa, exemplifica-se que professores ensinam, pescadores pescam, motoristas dirigem e médicos diagnosticam e tratam doenças.

Conclusão

O relato das ideias anteriormente delineadas aponta para o reconhecimento e posicionamento na ordem jurídica e jurisprudencial para o fim de se estabelecer, sem sombras de dúvidas, que a acupuntura, em sua essência, é ato médico, inclusive com a incidência das normas éticas médicas e princípios da bioética quando de sua realização.

Tais conclusões são extraídas, primariamente, pela Constituição Federal de 1988, que estabelece, em um primeiro plano, a dignidade humana como princípio fundante da ordem jurídica, descortinada nas mais diversas previsões que cuidam do direito à vida, como direito primário do qual todos os outros dele decorrem, como o direito à integridade física, direito à saúde e vida saudável.

Em decorrência de tal premissa, os demais direitos constitucionais são lidos e interpretados sob esse filtro, resultando na possibilidade de limitação da liberdade profissional, por meio da imposição de restrição legal, visto que o exercício das profissões exige conhecimentos técnico e científico, como no caso das profissões da área da saúde.

Em assim sendo, as profissões da área da saúde se inserem no campo do domínio público, ou seja, são atividades profissionais que *prima facie* carecem de lei que lhes outorgue a competência para a prática de atos específicos, pois, como dito, são atividades que lidam diretamente com a vida e saúde humanas.

Em análise ao arcabouço jurídico atualmente existente, a única lei que possibilita a realização de atos de anamnese, diagnóstico e determinação de doenças, bem assim o prognóstico relativo ao tratamento mais adequado é a Lei do Ato Médico – Lei Federal n.º 12842, de 10 de julho de 2013, que traz rol atinente ao reconhecimento da exclusividade ao profissional médico para a realização de atos invasivos ao corpo humano, incluindo-se aí a realização da acupuntura.

Em conjunto a isso, menciona-se a inserção da acupuntura como prática médica e, inclusive, reconhecida na comunidade científica, especialmente ante a possibilidade de mensuração da eficácia clínica do procedimento para tratar e recuperar a saúde do corpo humano, e figura no rol das especialidades médicas, ditadas pela Comissão Mista de Especialidade, comissão essa instituída por um Decreto Federal.

Para tanto, tem a prática medicina seus ditames éticos e bioéticos traçados de maneira a garantir o melhor para o paciente e no compromisso social, preceituando responsabilidades e obrigações do médico, com a finalidade precípua de resolver os dilemas no atendimento na atenção à saúde no âmbito individual, como no coletivo.

Com relação à atuação do trabalho em saúde em equipes multidisciplinares, verificou-se que a contribuição de cada profissional nos diversos campos de conhecimento favorece o processo que envolve a busca da resolutividade do atendimento à saúde pela qual são responsáveis, desde que não ultrapasse os limites legais de sua atuação, vez que a liberdade profissional prevista na Constituição Brasileira traça regramento específico às profissões que lidam com conhecimentos notoriamente técnico e científico, impondo a cada profissão, especialmente aquelas que trabalham com a saúde da população, limitações ao livre exercício das profissões quando determinada atividade possa vir a causar danos a terceiros. Isso significa dizer que o profissional da saúde somente pode atuar dentro do que a sua lei expressamente lhe permitir.

Assim, conforme diversas decisões e acórdãos de ações já transitadas em julgado dos tribunais brasileiros (Quadro 3.1), outro profissional da saúde ou não e/ou qualquer técnico, mesmo que se diga capacitado e com certificado/diploma de curso, não tem habilitação legal para a prática da acupuntura, seja biomédica, biólogo, enfermagem, farmacêutica, fisioterapeuta ou terapêutica ocupacional, fonoaudióloga, nutricionista, psicóloga, ou profissional de educação física.

Desse modo, tendo em conta que a prática da acupuntura exige o conhecimento dos pontos específicos do corpo humano, bem assim que a indicação e a realização carecem de diagnóstico prévio e emissão de prognóstico, reconhecido está a acupuntura como ato exclusivo do médico, sobre o qual recai todo regramento atinente a medicina, como a necessidade de observâncias das normas éticas e jurídicas para sua prática, especialmente, na atuação das áreas de ginecologia e obstetrícia, por se tratar da saúde da mulher brasileira.

Referências bibliográficas

1. Neves NC. Ética para os futuros médicos: é possível ensinar? / Nedy Cerqueira Neves. – Brasília: Conselho Federal de Medicina, 2006. Disponível em: https://portal.cfm.org.br/images/stories/biblioteca/tica%20para%20os%20futuros%20mdicos.pdf. Acesso 30 abr. 2023. p. 22.
2. Neves NC. Ética para os futuros médicos: é possível ensinar? / Nedy Cerqueira Neves. – Brasília: Conselho Federal de Medicina, 2006. Disponível em: https://portal.cfm.org.br/images/stories/biblioteca/tica%20para%20os%20futuros%20mdicos.pdf. Acesso 30 abr. 2023. p. 23.
3. Brasil. Lei n.º 3268, de 30 de setembro de 1957. Dispõe sôbre os Conselhos Medicina, e dá outras providências. Publicada no Diário Oficial da União. Brasília, 1 de out. de 1957. Disponível em: https://www.planalto.gov.br/ccivil_03/leis/l3268.htm. Acesso em 03 de abr. 2023.
4. Rothenburg WC. Direito à vida e direito à integridade. Revista de Informação Legislativa: RIL, Brasília, DF, v. 60, n. 237, p. 197-215, jan./mar. 2023. Disponível em: https://www12.senado.leg.br/ril/edicoes/60/237/ril_v60_n237_p197. Acesso em 14 mai. 2023.
5. Brasil. Constituição da República Federativa do Brasil de 1988. Brasília, 5 de out. de 1988. Disponível em http://www.planalto.gov.br/ccivil_03/constituicao/constituicao.htm. Acesso em 30 abr. 2023.
6. Brasil. Lei n.º 12842, de 10 de julho de 2013. Dispõe sobre o exercício da medicina. Publicada no Diário Oficial da União. Brasília, 11 de jul. de 2013. Disponível em: https://www.planalto.gov.br/ccivil_03/_ato2011-2014/2013/lei/l12842.htm#:~:text=LEI%20N%C2%BA%2012.842%2C%20DE%2010%20DE%20JULHO%20DE%202013.&text=Disp%C3%B5e%20sobre%20o%20exerc%C3%ADcio%20da,regido%20pelas%20disposi%C3%A7%C3%B5es%20desta%20Lei. Acesso 05 de mai. 2023.
7. Gomes JCM. O Atual Ensino da Ética para os Profissionais de Saúde e seus Reflexos no Cotidiano do Povo Brasileiro. Rev Bioética 4(1):53-64, 1996. Disponível em: https://revistabioetica.cfm.org.br/index.php/revista_bioetica/article/view/396. Acesso em 03 abr. 2023.
8. Nunes R. Ensaios em Bioética. Brasil: Conselho Federal de Medicina/Faculdade de Medicina da Universidade do Porto; 2017. Disponível em: https://goo.gl/AZ7RJM. Acesso em 14 mai. 2023.
9. Brasil. Conselho Federal de Medicina. Resolução CFM n.º 2217/2018 - Código de Ética Médica. Publicado no Diário Oficial da União. Brasília, 01 de novembro de 2018. Disponível em: https://sistemas.cfm.org.br/normas/visualizar/resolucoes/BR/2018/2217. Acesso em 10 mai. 2023.
10. Campanha CFM convida médicos e pacientes a conhecerem novo Código de Ética Médica. Site do Conselho Federal de Medicina. 2019. Disponível em: https://portal.cfm.org.br/noticias/campanha-cfm-convida-medicos-e-pacientes-a-conhecerem-novo-codigo-de-etica-medica/. Acesso em: 05 mai. 2023.
11. Gracindo, Giselle Crosara Lettieri. Princípios Bioéticos na Prática Médica no Brasil: construindo um perfil do profissional da medicina a partir dos processos ético-disciplinares julgados (período 2010-2016), com base no atual

Código de Ética Médica /Giselle Crosara Lettieri Gracindo; Orientador Rui Nunes. – Porto, 2018.
12. França GV. A Velha e a Nova Ética Médica. Gac. int. cienc. forense ISSN 2174-9019, N.° 9. Octubre-Diciembre, 2013. Disponível em: https://core.ac.uk/download/pdf/71029114.pdf. Acesso em 06 abr. 2017.
13. Almeida EHR. Aspectos bioéticos da perícia médica previdenciária. Rev Bioética 2011; 19 (1):277- 298. Disponível em: http://revistabioetica.cfm.org.br/index.php/revista_bioetica/article/viewFile/618/37>&gt. Acesso em 06 abr. 2017. p. 283.
14. Molin ED. Conceito de Bioética em Pessini: um olhar a partir do aquecimento global. Instituto Superior de Formação Humanística – UCPel. Revista Razão e Fé. Pelotas, 12(2): 15-25, Jul-dez/2010. Disponível em: https://revistas.ucpel.edu.br/plugins/generic/pdfJsViewer/pdf.js/web/viewer.html?file=https%3A%2F%2Frevistas.ucpel.edu.br%2Frrf%2Farticle%2Fdownload%2F2606%2F1539%2F8416 Acesso em 14 mai. 2023.
15. Monteiro JDD, Nunes R. Conceito de dignidade humana: controvérsias e possíveis soluções. Rev. bioét. (Impr.). 2020; 28 (2): 202-11. [Internet]. Disponível em: https://revistabioetica.cfm.org.br/index.php/revista_bioetica/article/view/2060. Acesso em 06 abr. 2017.
16. Brasil. Conselho Federal de Medicina. Coletânea: memórias da Câmara Técnica de Bioética / organizado por José Hiran da Silva Gallo, José Humberto Belmino Chaves, Flávia Maurício Tavares. - Brasília: CFM, 2020. p. 169.
17. Molin ED. Conceito de Bioética em Pessini: um olhar a partir do aquecimento global. Instituto Superior de Formação Humanística – UCPel. Revista Razão e Fé. Pelotas, 12(2): 15-25, Jul-dez/2010. Disponível em: https://revistas.ucpel.edu.br/plugins/generic/pdfJsViewer/pdf.js/web/viewer.html?file=https%3A%2F%2Frevistas.ucpel.edu.br%2Frrf%2Farticle%2Fdownload%2F2606%2F1539%2F8416. Acesso em 14 mai. 2023.
18. Brasil. Supremo Tribunal Federal. Agravo Regimental no Mandado de Injunção n.° 6113/DF, Relator: Ministra Carmen Lucia, Julgamento: 22/05/2014, Publicação 13/06/2014. órgão Julgador: Tribunal Pleno.
19. Brasil. Supremo Tribunal Federal. Recurso Extraordinário n.° 414426/SC, Relator: Ministra Ellen Gracie, Julgamento: 01/08/2011, Publicação 10/10/2011. órgão Julgador: Tribunal Pleno.
20. Brasil. Supremo Tribunal Federal. Recurso Extraordinário n.° 511961/SP, Relator Ministro Gilmar Mendes, Julgamento: 17/06/2009, Publicação 13/11/2009. órgão Julgador: Tribunal Pleno.
21. Brasil. Supremo Tribunal Federal. Ação Direta de Inconstitucionalidade n.° 803/DF, Relator Ministro Gilmar Mendes, Julgamento: 28/09/2017, Publicação: 23/11/2017. órgão julgador: Tribunal Pleno.
22. Brasil. Superior Tribunal de Justiça. Recurso Especial n.° 1357139/DF. Relator Ministro Napoleão Nunes Maia Filho. Julgamento: 18/04/2013. Publicação: 24/04/2013. órgão Julgador: Primeira Turma.
23. Lin CA, Hsing WT, Pai HJ. Acupuncture: evidence-based practice. Rev Med (São Paulo). 2008 jul.-set.; 87(3):162-5.
24. Brasil. Decreto Federal n.° 8516, de 10 de setembro de 2015. Publicado no Diário Oficial da União. Brasília, 11 de setembro de 2015. Disponível em: https://www.planalto.gov.br/ccivil_03/_ato2015-2018/2015/decreto/d8516.htm#:~:text=DECRETO%20N%C2%BA%208.516%2C%20DE%2010,que%20lhe%20confere%20o%20art. Acesso em 10 mai 2023.
25. Brasil. Conselho Federal de Medicina. Resolução CFM n.° 2330/2023. Homologa a Portaria CME n.° 1/2023, que atualiza a relação de especialidades e áreas de atuação médicas aprovadas pela Comissão Mista de Especialidades. Publicada no Diário Oficial da União. Brasília, 15 mar. 2023. Disponível em: https://sistemas.cfm.org.br/normas/visualizar/resolucoes/BR/2023/2330. Acesso em 14 mai. 2023.
26. Brasil. Superior Tribunal de Justiça. Suspensão de Liminar e de Sentença n.° 1566/DF. Relator Ministro Ari Pargendler. Julgamento: 03/05/2012. Publicação: 08/05/2012. órgão Julgador: Presidente.
27. Brasil. Superior Tribunal de Justiça. Recurso Especial n.° 1357139/DF. Relator Ministro Napoleão Nunes Maia Filho. Julgamento: 18/04/2013. Publicação: 24/04/2013. órgão Julgador: Primeira Turma.
28. Brasil. Superior Tribunal de Justiça. Suspensão de Liminar e de Sentença n.° 1566/DF. Relator Ministro Ari Pargendler. Julgamento: 03/05/2012. Publicação: 08/05/2012. órgão Julgador: Presidente.
29. Gracindo, Giselle Crosara Lettieri. Princípios Bioéticos na Prática Médica no Brasil: construindo um perfil do profissional da medicina a partir dos processos ético-disciplinares julgados (período 2010-2016), com base no atual Código de Ética Médica /Giselle Crosara Lettieri Gracindo; Orientador Rui Nunes. – Porto, 2018.
30. Horiguchi, Lissa ... [et al]. Atuação harmônica de equipe multidisciplinar de saúde: desinternação humanizada. Revista Biética, Brasil. Vol. 30, n. 3, 2022. Páginas 564-74. Disponível em: file:///D:/2%20Producao%20cientifica/Artigo%20Cientifico%20-%20Acupuntura%20-%20Obstetricia/Material%20academico/2701-23546-1-PB.pdf. Acesso em 14 mai. 2023.
31. Brasil. Lei n.° 12842, de 10 de julho de 2013. Dispõe sobre o exercício da medicina. Publicada no Diário Oficial da União. Brasília, 11 de jul. de 2013. Disponível em: https://www.planalto.gov.br/ccivil_03/_ato2011-2014/2013/lei/l12842.htm#:~:text=LEI%20N%C2%BA%2012.842%2C%20DE%2010%20DE%20JULHO%20DE%202013.&text=Disp%C3%B5e%20sobre%20o%20exerc%C3%ADcio%20da,regido%20pelas%20disposi%C3%A7%C3%B5es%20desta%20Lei. Acesso 05 de mai. 2023.

PARTE 2

Ginecologia

4

Erika Krogh • Flavia Falaschi • Luciano Ricardo Curuci de Souza

Fisiologia do Ciclo Menstrual

Introdução

A menstruação é um processo cíclico decorrente da secreção alternada de quatro principais hormônios: estrógeno e progesterona (secretados principalmente nos ovários), hormônio luteinizante (LH) e hormônio folículo-estimulante (FSH), os dois últimos, secretados pela glândula hipófise. O hipotálamo secreta o hormônio liberador de gonadotrofinas (GnRH), que sinaliza os gonadotrofos na hipófise para liberar gonadotrofinas, mais especificamente o hormônio luteinizante (LH) e o hormônio folículo-estimulante (FSH). O hormônio luteinizante (LH) atua nas células da teca no ovário para produzir andrógenos, já o hormônio folículo-estimulante (FSH) atua nos folículos ovarianos para produzir estradiol, inibina e gametas. Essa interação é chamada de eixo hipotálamo-hipofisário-ovariano (HHO).[1]

O ciclo menstrual pode ser dividido em duas fases. Primeiramente ocorre a fase folicular ou proliferativa e após a ovulação adentramos na fase lútea ou secretora. A duração de um ciclo menstrual é o número de dias entre o primeiro dia de sangramento menstrual de um ciclo até o início da menstruação do próximo ciclo. A duração média de um ciclo menstrual é de cerca de 28 dias, com a maioria da duração entre 25 e 30 dias.[1]

Fase folicular ou proliferativa

A fase folicular começa desde o primeiro dia da menstruação até a ocorrência da ovulação. A foliculogênese é iniciada durante os últimos dias do ciclo menstrual anterior, e perpetua até a liberação do folículo maduro na ovulação.

O declínio da produção de esteroides pelo corpo lúteo e a queda abrupta da inibina A permitem que o hormônio folículo-estimulante (FSH) aumente durante os últimos dias do ciclo menstrual. O modesto aumento na secreção de hormônio folículo-estimulante (FSH) na fase folicular inicial estimula gradualmente a foliculogênese e a produção de estradiol, levando ao crescimento progressivo da coorte de folículos selecionados nesse ciclo. A maturação contínua sobre ação de FSH com consequente produção de estrogênio, o folículo pré-antral transforma-se em folículo antral que se caracteriza pela presença do antro (acúmulo de líquido entre as células da granulosa), gerando o folículo pré-ovulatório.[2]

À medida que vários folículos inicialmente crescem até o estágio antral, suas células de granulosa se hipertrofiam e se dividem, produzindo concentrações séricas crescentes de estradiol via estimulação FSH da aromatase, que converte andrógenos em estrogênio.

Uma vez que a menstruação prossegue, os níveis séricos de FSH começam a diminuir. Isso ocorre graças ao *feedback* negativo do estrogênio e aos efeitos negativos da inibina B produzida pelo folículo em desenvolvimento.

As concentrações séricas de estradiol e inibina A aumentam diariamente durante a semana anterior à ovulação, devido à liberação do folículo em crescimento. As concentrações séricas de hormônio folículo-estimulante (FSH) e hormônio luteinizante (LH) estão caindo nesse momento devido aos efeitos negativos de *feedback* do estradiol e talvez outros hormônios liberados pelos ovários.[3]

À medida que o folículo dominante é selecionado, o FSH induz receptores LH no ovário e aumenta a secreção ovariana de fatores de crescimento intrauterino, como o fator de crescimento semelhante à insulina-1 (IGF-1). Nesse momento, a produção de estrogênio é máxima e esse pico faz *feedback* positivo na adenoipófise, gerando um aumento dos níveis de LH. O pico de estrogênio ocorre de 24 a 36 horas antes da ovulação e o pico de LH 10 a 12 horas.

O aumento das concentrações séricas de estradiol resulta em espessamento gradual do endométrio uterino, caracterizando assim a fase proliferativa.

O início da fase folicular é marcado pela descamação menstrual de um endométrio preparado no ciclo precedente no qual a implantação não ocorreu, portanto, o papel inicial do estradiol é o de cicatrizar o endométrio cruento após a descamação. Os receptores de estrogênios na superfície das células são autorregulados pelo próprio estradiol, portanto, ao longo do ciclo, a sensibilidade local à ação desse hormônio aumenta na mesma proporção de sua produção. Quando o endométrio atinge certa maturidade e já está proliferado, ele passa também a expressar receptores de progesterona que terão papel importante na próxima etapa do preparo endometrial, a diferenciação desse tecido durante a fase lútea. A progesterona, em contrapartida, inibe os receptores estrogênicos, reduzindo seu efeito proliferativo.[3]

As concentrações séricas de estradiol continuam a aumentar até atingirem um pico aproximadamente um dia antes da ovulação. Então, ocorre um fenômeno neuroendócrino único: o pico no meio do ciclo. O surto representa uma mudança do controle de *feedback* negativo da secreção de hormônio luteinizante (LH) por hormônios ovarianos (como estradiol e progesterona) para um efeito de *feedback* positivo repentino, resultando em um aumento de 10 vezes nas concentrações séricas de LH e um aumento menor nas concentrações séricas de hormônio folículo-estimulante (FSH).[2,3]

A ovulação ocorre aproximadamente 10-12 horas após o pico LH. O surto de LH é iniciado por um aumento dramático do estradiol produzido pelo folículo pré-ovulatório. O pico de LH estimula a luteinização das células da granulosa e estimula a síntese de progesterona responsável pelo surto de FSH no meio do ciclo (Figura 4.1).

Fase lútea ou secretora

Essa fase geralmente dura cerca de 14 dias, na maioria das mulheres. Após a ovulação, as células granulosas restantes que não são liberadas com o oócito continuam a aumentar, tornam-se vacuoladas na aparência e começam a acumular um pigmento amarelo chamado de luteína. As células de granulosa luteinizadas se combinam com as células de teca-luteína recém-formadas e o estroma circundante no ovário para se tornar o que é conhecido como corpo lúteo.[4]

O corpo lúteo é um órgão endócrino transitório que secreta predominantemente progesterona, e sua principal função é preparar o endométrio preparado com estrogênio para a implantação do óvulo fertilizado. A cavidade central do corpo lúteo também pode se acumular com o sangue e se tornar um corpo lúteo hemorrágico. A vida útil do corpo lúteo depende do suporte contínuo de LH. A função do corpo lúteo diminui no final da fase lútea, a menos que a gonadotrofina coriônica humana seja produzida por uma gravidez. Se a gravidez não ocorrer, o corpo lúteo passa por luteólise sob a influência de estradiol e prostaglandinas e forma um tecido cicatricial chamado corpus albicans.[3,5]

Após a ovulação, a progesterona passa a ser predominante, e o endométrio já sensibilizado pelo estrogênio desacelera a atividade proliferativa e inicia a diferenciação das glândulas do epitélio pseudoestratificado, tornando-as mais tortuosas e promovendo o acúmulo de glicogênio e glicoproteínas no citoplasma dessas células (Figura 4.2).

Essas substâncias terão papel importante na nutrição do embrião nos estágios iniciais da implantação, enquanto o trofoblasto ainda não recebe aporte sanguíneo adequado.[4]

Além disso, as arteríolas espiraladas tornam-se mais enrodilhadas e sua parede, menos resistente, a fim de facilitar a implantação e a invasão do vaso pelo trofoblasto. Essa fase secretora é assim chamada porque inúmeras glicoproteínas e peptídeos são secretados na cavidade endometrial a partir do endométrio, tais como imunoglobulinas e proteínas ligadoras.[3]

Na ausência de uma gravidez, os níveis de hormônio esteroide começam a cair devido ao declínio da função do corpo lúteo. A retirada da progesterona resulta em aumento do enrolamento e constrição das arteríolas espirais. Isso eventualmente resulta em isquemia tecidual devido à diminuição do fluxo sanguíneo para as camadas endometriais superficiais, a esponjosa e a compacta.[5]

O endométrio libera prostaglandinas que causam contrações do músculo liso uterino e descamação do tecido endometrial degradado. A liberação de prostaglandinas pode ser devido à diminuição da estabilidade das membranas lisossômicas nas células endometriais.[6]

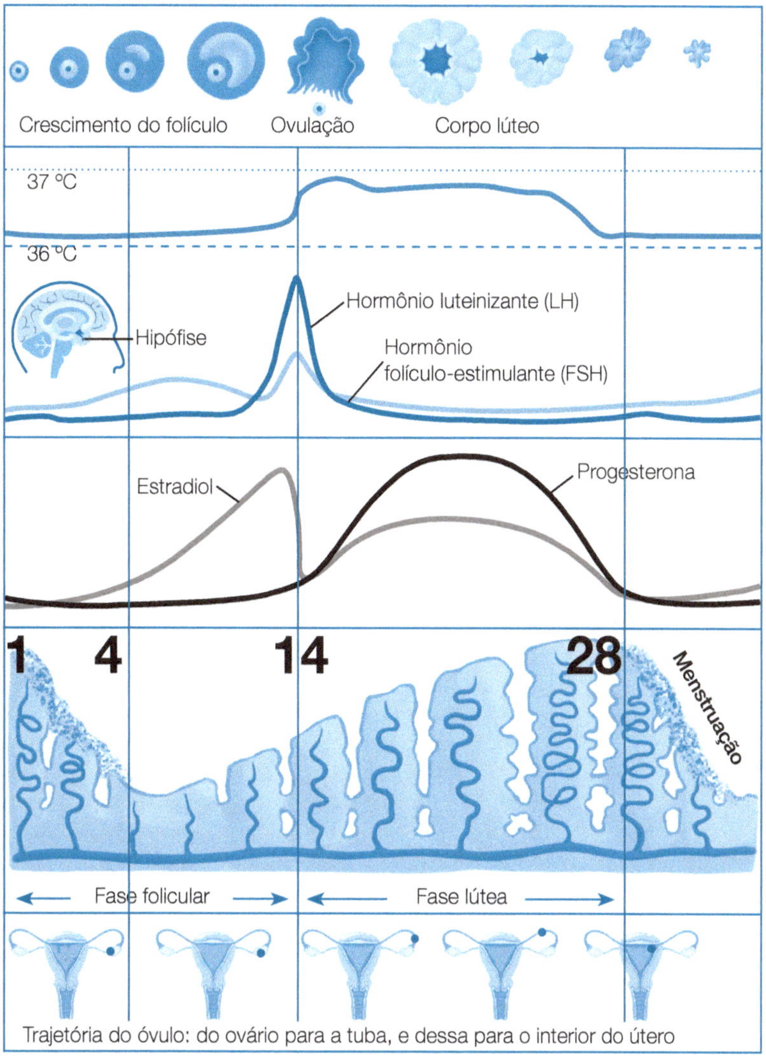

CAPÍTULO 4

■ **Figura 4.1.** Ciclo menstrual normal. Fonte: UpToDate.

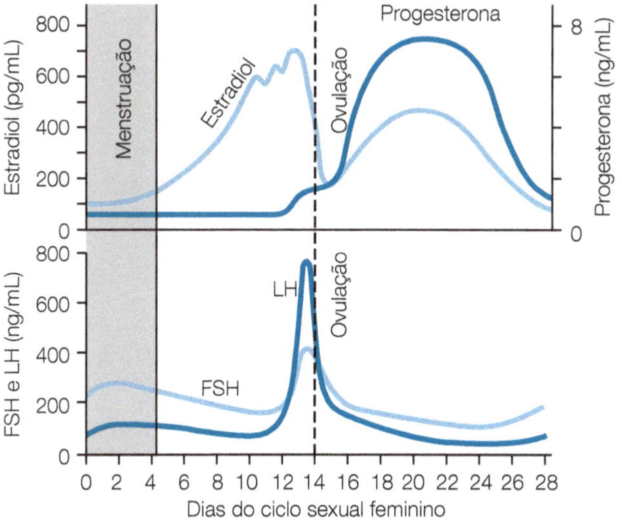

■ **Figura 4.2.** Alterações hormonais durante um ciclo menstrual normal. Fonte: UpToDate.

O líquido menstrual é composto por tecido endometrial descamado, glóbulos vermelhos, exsudados inflamatórios e enzimas proteolíticas. Dentro de 2 dias após o início da menstruação e enquanto o derramamento endometrial continua ocorrendo, o estrogênio produzido pelos folículos em crescimento começa a estimular a regeneração do epitélio endometrial superficial. O estrogênio secretado pelos folículos ovarianos em crescimento causa vasoconstrição prolongada, permitindo a formação de um coágulo sobre os vasos endometriais desnudados.[7]

■ Conclusão

O ciclo menstrual é caracterizado por um padrão cíclico de alterações hormonais reguladas pelos mecanismos de *feedback*. Os hormônios ovarianos, esteroides ou não esteroides, são os principais mediadores dos efeitos ovarianos no sistema hipotálamo-hipófise. Mudanças marcantes, particularmente durante o *feedback* negativo, ocorrem ao longo da vida: esse modo de controle ovariano da secreção de gonadotrofinas é muito potente nos primeiros anos de vida, mas é quase eliminado após a menopausa.

Conhecer a fisiologia do ciclo menstrual e suas fases, nos engrandece para poder interpretar as diferentes fases de vida das mulheres, desde a menarca, passando pela fase fértil e chegando às irregularidades menstruais e ao término do ciclo menstrual no climatério.

Sua correta interpretação associada à queixa clínica de cada paciente é de extrema importância para um correto diagnóstico da patologia feminina relacionada às menstruações e à fertilidade.

Referências bibliográficas

1. Henzl MR, et al. Lysosomal concept of menstrual bleeding in humans. J Clin Endocrinol Metab. 1972;34(5):860-875.
2. Edman CD. The effects of steroids on the endometrium. Semin Reprod Endocrinol. 1983;1(3):179.
3. Fritz MA, Speroff L. Hormone Byosinthesis, metabolism, and mechanism of action. in:clinical gynecologic endocrinology and infertility. 8a ed. Philadelphia: Lippincott Williams & Wilkins; 2011b. chap. 2, p. 29-104.
4. Tratado de ginecologia Febrasgo / editores Cesar Eduardo Fernandes, Marcos Felipe Silva de Sá; coordenação Agnaldo Lopes da Silva Filho [et al.]. - 1. ed. - Rio de Janeiro: Elsevier, 2019.
5. Reed BG, Carr BR. The Normal Menstrual Cycle and the Control of Ovulation. In: Feingold KR, Anawalt B, Blackman MR, et al., eds. Endotext. South Dartmouth (MA): MDText.com, Inc.; August 5, 2018.
6. Adams JM, Taylor AE, Schoenfeld DA, Crowley WF Jr, Hall JE. The midcycle gonadotropin surge in normal women occurs in the face of an unchanging gonadotropin--releasing hormone pulse frequency. J Clin Endocrinol Metab. 1994;79(3):858.
7. Taylor AE, Whitney H, Hall JE, Martin K, Crowley WF Jr. Midcycle levels of sex steroids are sufficient to recreate the follicle-stimulating hormone but not the luteinizing hormone midcycle surge: evidence for the contribution of other ovarian factors to the surge in normal women. J Clin Endocrinol Metab. 1995;80(5):1541.

5

Edmund Chada Baracat • Eduardo Vieira da Motta • José Maria Soares Junior

Semiologia Ginecológica

Introdução

O exame clínico ginecológico tem como principais objetivos a avaliação de dor, sangramentos, corrimentos e secreções, identificação de anomalias e defeitos congênitos, observar extensão de doenças perineais e genitais, como neoplasias; além de rastrear câncer de colo de útero e infecções sexualmente transmissíveis.

Deve ser realizado respeitando a perspectiva das pacientes quanto ao receio de serem expostas, de provocar desconforto ou dor. A realização do exame clínico ginecológico deve sempre considerar a possibilidade do impacto emocional e de possíveis desconfortos, assim sendo, deve ser objetivamente consentido após explicação da indicação, objetivos e etapas. Quando necessário, podem-se utilizar modelos e filmes para auxiliar na explicação do procedimento e para esclarecimento de dúvidas, especialmente em pacientes que expressem especial receio e ansiedade quanto à sua realização, como pacientes que estejam realizando pela primeira vez, ou que tenham tido má experiência prévia, ou ainda, com antecedente de formas de violência e abuso.

A presença de acompanhante é recomendada para prover conforto e segurança.

Posicionamento

Previamente ao exame, recomenda-se o esvaziamento da bexiga para reduzir o desconforto das manobras de palpação e facilitar a mobilização do útero.

O acesso visual e palpatório da região pélvica é feito com a paciente em maca em decúbito dorsal, com elevação dorsal discreta, com abdução das coxas e elevação das pernas. Esse posicionamento é facilitado quando a maca apresenta suporte para as pernas, tanto no modelo de apoio para fossa poplítea ou de apoio para o calcanhar.

A paciente deve ser orientada verbalmente sobre o local de apoio para a região glútea junto à borda da maca e o posicionamento das pernas. Utiliza-se lençol para cobrir o torso e as pernas, com exposição apenas de áreas que serão examinadas, com auxílio de fonte de iluminação. Os contatos manuais e a utilização de instrumental acessório devem ser avisados previamente e consentidos.

Nesse posicionamento, há boa visibilidade de toda região perineal, crural, vulva, períneo e ânus. Nessa posição, o exame é realizado com profissional sentado frente ao períneo sob iluminação. Luvas de procedimento devem ser utilizadas.

Exame pélvico

Inspeção estática dos órgãos genitais externos

A região perineal e os órgãos genitais externos devem ser inspecionados em todos os seus aspectos: monte pubiano, regiões crurais, sulco interglúteo, grandes lábios, pequenos lábios, clitóris, períneo e ânus. Observa-se superfície dérmica, distribuição de pilificação, simetria das estruturas, áreas com ulcerações ou tumorações, descolorações, presença de parasitas. O ânus também deve ser observado quanto à presença de fissuras, plicomas e orifícios fistulosos, ou ingurgitamentos venosos.

O afastamento lateral dos grandes lábios expõe os pequenos lábios, o sulco interlabial, a fúrcula, o introito vaginal e o meato uretral. Nesse tempo, observa-se a integridade ou não do hímen e se perfurado ou não. A palpação da região inclui a extensão da uretra e as porções laterais da fúrcula, local das glândulas de Bartholin, finalizando com a palpação do corpo perineal.

Inspeção dinâmica dos órgãos genitais externos

Após a inspeção estática dos genitais externos, a paciente poderá realizar manobras de esforço, como Valsalva, para identificar prolapsos e procidências de paredes vaginais, assim como perdas involuntárias de urina.

Na identificação de prolapsos, o plano himenal e o corpo perineal são utilizados como referência para quantificar a sua extensão.

Exame especular

O espéculo vaginal é instrumento inserido no interior da vagina que apresenta duas lâminas de superfície lisa e limites rombos, em material metálico ou plástico, que são articuladas para permitir o afastamento das paredes vaginais e a inspeção do interior do canal vaginal. Um dos modelos mais utilizados é o espéculo de Collins.

Existem modelos de diferentes larguras e comprimentos de lâminas para realizar o exame em condições diversas, incluindo meninas jovens e com hímen íntegro, desde que perfurado, até mulheres com roturas perineais e idosas com atrofia genital.

Introduz-se o espéculo segundo o eixo vaginal e com as lâminas fechadas em plano oblíquo ou transverso ao introito vaginal para evitar trauma sobre a uretra. Durante a inserção, os pequenos lábios são afastados com a outra mão do examinador, ao mesmo tempo em que realiza contrapressão local para facilitar o procedimento. Ao final da inserção, as lâminas são posicionadas transversalmente ao eixo vaginal e abertas de maneira suave e gradual para permitir a visualização do conteúdo vaginal, das paredes vaginais e do colo uterino. Tração e rotação suave das lâminas permitem observar toda a extensão das paredes vaginais.

O colo uterino deverá ser observado entre as lâminas do espéculo, identificando-se seu relevo, epitelização, orifício externo e eventuais secreções. A tração das lâminas permite visualizar os fórnices vaginais.

A inspeção do colo uterino pode ser aprimorada por meio da aplicação de substâncias que salientem condições patológicas, como neoplasias e infecções. Nesse sentido, pode-se aplicar solução de ácido acético a 2% ou 3% no colo uterino para destacar a zona de transformação (junção escamocolunar – JEC). Áreas destacadas pelo ácido acético direcionam a realização de biópsias pela elevada associação com neoplasias intraepiteliais (NICs).

Outra substância empregada é a solução de Lugol (solução aquosa de iodo a 5%) que impregna a mucosa onde existe elevada concentração de glicogênio, não corando áreas com baixa concentração de glicogênio, caracterizando regiões de mucosa atrófica, epitélio imaturo, epitélio displásico, epitélio glandular, áreas ulceradas. Esse teste é conhecido como teste de Schiller e é considerado positivo quando não há impregnação pelo iodo.

Coleta de colpocitologia e conteúdo vaginal

O exame com espéculo permite o acesso ao colo uterino e ao canal vaginal, dessa maneira sendo possível a coleta de material para realização de exames bacteriológicos e citológicos, como pesquisa de corrimentos, HPV, colpocitologia oncótica.

Biópsia

Áreas suspeitas em vulva, vagina ou colo uterino podem ser biopsiadas por meio de pinças específicas (p. ex., Gaylor Medina, *punch vulvar*) ou por excisão com lâmina de bisturi.

As biópsias de vulva, introito, fúrcula e de terço distal de vagina são realizadas sob anestesia local. As biópsias de colo uterino podem ser realizadas sem anestesia, porém costumam provocar sensação de cólica, com graus de intensidade variável entre as pacientes.

Apesar de não visualizável durante o exame ginecológico habitual, a cavidade endometrial pode ser acessada por sondas plásticas ou metálicas (cureta de Novak) para coleta de fragmentos de endométrio e estudo patológico.

Colposcopia – vulvoscopia

A vulvoscopia e a colposcopia são exames nos quais a inspeção dos órgãos genitais externos e do colo uterino/paredes vaginais é realizada por meio de sistemas ópticos com lentes de aumento, filtros de luz e captura de imagem. Essa avaliação aumenta o detalhamento de visualização das estruturas e melhora a sensibilidade de diagnósticos.

CAPÍTULO 5

Situações especiais

Algumas pacientes podem demandar cuidados e atenções específicas frente às suas condições próprias.

Em pacientes com atrofia genital ou estenose, a diminuição da elasticidade limita o tamanho e a abertura do espéculo e deve-se utilizar boa quantidade de lubrificante ou mesmo anestésico tópico. Também é possível o emprego prévio de estrogênio, quando possível, para facilitar o exame.

Em pacientes com vaginismo ou vulvodinia também se deve utilizar lubrificante em abundância, ou mesmo anestésico tópico. Uma alternativa é a solicitação para a própria paciente introduzir o espéculo. Em situações eventuais, pode-se realizar o exame sob sedação.

Em mulheres transgênero, o exame deve ser realizado de maneira semelhante ao oferecido para mulheres cisgênero, reforçando a identidade feminina da paciente. Nesses casos, a avaliação de próstata deve ser considerada.

Em homens transgênero, a depender da retirada ou não de útero e canal vaginal, o rastreamento para HPV e câncer de colo uterino segue a mesma orientação de mulheres cisgênero. No entanto, a realização do exame pélvico poderá ser limitada pela vontade do paciente. Nessa condição, havendo consentimento, o exame poderá ser realizado com o paciente em decúbito lateral, à semelhança do exame prostático em homens cisgênero.

Exame pélvico bimanual

A avaliação palpatória do canal vaginal e dos órgãos genitais internos é realizada pelo toque vaginal, permitindo o contato da mão do examinador com essas estruturas, caracterizando volumes, distensibilidade, mobilidade e dor. O exame deve ser realizado com a bexiga vazia.

Esse exame é realizado por meio da introdução do dedo indicador (toque unidigital) ou dos dedos indicador e médio (toque bidigital) no interior da vagina, seguindo seu eixo anatômico, até alcançar o colo uterino. O trajeto é percebido quanto à rugosidade e elasticidade da mucosa. Ao mesmo tempo que realiza a introdução digital, a outra mão do examinador se mantém sobre o hipogástrio exercendo leve pressão para manter o útero em posição.

O limite é o colo uterino, que deverá ser caracterizado quanto à sua posição (anteriorizado, medianizado, posteriorizado), consistência (elástico, amolecido), orifício externo (entreaberto, fechado), volume (aumentado, apagado), relevo (irregular, liso). Segue-se a inspeção dos fórnices.

Nessa posição, o espaço entre os dedos do examinador na vagina e a mão no hipogástrio será ocupado pelo corpo uterino, quando será possível caracterizar seu volume, contornos, consistência, posição (antevertido, mediovertido, retrovertido), eixo (antefletido, mediofletido, retrofletido); o mesmo é realizado com relação às regiões laterais ao corpo uterino, onde devem estar localizados ovários e tubas.

Após a avaliação do trato genital superior, realiza-se a palpação da musculatura do assoalho pélvico, tanto com a musculatura relaxada como solicitando que a paciente realize sua contração.

Exame retal

O toque retal pode ser parte do exame pélvico para avaliar o espaço entre a vagina e o reto (p. ex., em endometriose) ou para avaliar a extensão de neoplasias malignas para os paramétrios.

Excepcionalmente, em mulheres com hímen íntegro, o toque retal também permite avaliar o útero e seus anexos.

Exame das mamas

A inspeção das mamas é realizada com a paciente em pé ou sentada. Os braços podem ser mantidos laterais ao tronco com apoio das mãos sobre a crista ilíaca, ou elevados com as mãos apoiadas na região da nuca. Nessas posições há maior exposição da porção anterior do tórax com projeção anterior dos corpos mamários. Leve inclinação torácica auxilia na melhor visualização.

O objetivo da inspeção é caracterizar os seguintes parâmetros dos corpos mamários: simetria, volume; forma (contorno dos corpos mamários); presença de abaulamentos ou retrações, ou cicatrizes; padrão vascular; características da pele; presença de próteses, implantes; ulceração; vegetação; coloração; edema ("casca de laranja", por obstrução linfática).

O complexo areolopapilar também é observado quanto a posição; forma; protrusão/inversão; coloração; secreções.

Após a inspeção estática, a paciente é solicitada a contrair a musculatura peitoral, elevar os braços lateralmente e anteriormente para, eventualmente, destacar algum ponto de retração do corpo mamário à parede torácica.

A palpação dos corpos mamários é realizada com a paciente em decúbito dorsal e com os braços elevados e as mãos apoiadas sob a nuca. A palpação é realizada com a porção palmar dos dedos, em movimentos circunferenciais ou radiais de compressão leve do parênquima mamário contra a parede torácica, deslocando o tecido para destacar nódulos ou retrações. Os achados devem ser descritos quanto à localização, dimensões, consistência (p. ex., sólida, fibroelástica, cística), limites (p. ex., regulares, irregulares), mobilidade.

A palpação e expressão da região abaixo do complexo areolopapilar identifica eventuais saídas de secreção por orifício único ou multirracial. As características da secreção também devem ser anotadas como leitosa, sanguinolenta, aquosa, amarelada.

Implantes mamários devem ser caracterizados quanto a limites, integridade, mobilidade, relevo, pontos de aderência e fibrose.

A palpação das axilas e região supraclavicular tem por objetivo identificar linfonodos, que devem ser caracterizados quanto a número, localização, consistência (fibroelástico, endurecido), mobilidade, confluência e dor.

■ Referências bibliográficas

1. Harmanli O, Jones KA. Using lubricant for speculum insertion. Obstet Gynecol. 2010;116:415-417.
2. Huber JD, Pukall CF, Boyer SC, Reissing ED, Chamberlain SM. "Just relax": Physicians' experiences with women who are difficult or impossible to examine gynecologically. J Sex Med. 2009;6:791-799.
3. Larsen M, Oldeide DD, Malterud K. Not so bad after all... Women's experiences of pelvic examinations. Fam Pract. 1997;14:148-152.
4. Lobo RA, Gershenson DM, Lentz GM, Valea FA. Comprehensive Gynecology. 7th Ed. Elsevier, 2017.
5. Long WN. An overview of the female genitalia and breasts. In Clinical methods: the history, physical and laboratory examinations. 3rd Ed. Walker Hk, Hall WD, Hurst JW (eds). Boston Butterworths, 1990.
6. Millstein SG, Adler NE, Irwin CE. Sources of anxiety about pelvic examinations among adolescent females. J Adolesc Health Care. 1984;5:105-111.
7. Nisly NL et al. Unique primary care needs of transgender and gender non-binary people. Clin Obstet Gynecol. 2018 Dec;61(4):674-686.
8. Padilla LA, Radosevich DM, Milad MP. Limitations of the pelvic examination for evaluation of the female pelvic organs. Int J Gynecol Obstet. 2005;88:84–88.
9. Saslow D, Hannan J, Osuch J, Alciati M, Baines C, Barton M, et al. Clinical Breast Examination: Practical Recommendations for Optimizing Performance and Reporting. CA Cancer Journal for Clinicians. 2004. (54):327–44.
10. Seehusen DA, Johnson DR, Earwood JS, et al. Improving women's experience during speculum examinations at routine gynaecological visits: randomized clinical trial. BMJ.
11. Ueland FR, Priest PD, DeSimone CP, et al. The accuracy of examination under anesthesia and transvaginal sonography in evaluating ovarian size. Gynecol Onc. 2005;99:400-403.

6

Cristiano Eduardo Busso • Zuleica Antunes Guimarães Cardoso

Síndrome dos Ovários Policísticos (SOP)

A síndrome dos ovários policísticos (SOP) é caracterizada como uma desordem endócrina hormonal com repercussões importantes nos sistemas metabólico, dermatológico e psíquico. É reconhecida como uma síndrome genética e epigenética, sendo mais comum entre mulheres que possuem parentalidade de primeiro grau, como mãe e irmã, diagnosticada com SOP, especialmente entre irmãs gêmeas univitelinas. A epigenética, nesse cenário, torna-se fundamental na determinação de sinais, sintomas e complicações, sendo influenciada por metabolismo, dieta e conformação hormonal que, modificam a expressão gênica de mulheres com SOP.[1,2]

Alguns estudos sugerem a associação genômica ampla, em que alguns locais localizados em genes específicos são associados ao risco de SOP. Genes como TOX3 e DNND1A estão relacionados com a resistência à insulina, gene INSR ao metabolismo da insulina e a síndrome metabólica e o THADA e FSHR ao desequilíbrio nas vias de andrógenos e gonadotrofinas.[3]

A SOP é capaz de desencadear repercussões à vida reprodutiva, ocasionando disfunções ovulatórias e, distúrbios associados ao ciclo menstrual, como amenorreia, hirsutismo, obesidade e infertilidade. A infertilidade é uma das principais consequências da SOP e é definida como ausência de gestação após um período de 12 meses de tentativas sem a utilização de métodos contraceptivos.[1]

Identificado também como um distúrbio plurimetabólico, a SOP interfere diretamente no processo fisiológico de ovulação, origina a formação de múltiplos cistos e ainda, pode elevar de forma considerável os níveis de hormônios androgênicos na mulher, provocando danos estéticos ocasionados pelo hiperandrogenismo e ainda, danos psíquicos e sociais devido à infertilidade. Esse aumento de hormônios andrógenos manifesta-se por meio de acne, irregularidades associadas ao ciclo menstrual, eflúvio telógeno (queda acentuada de cabelo), aumento acentuado na distribuição de pelos no corpo e infertilidade.[4]

Além disso, Filippou e Homburg (2017) discutiram que as alterações hiperandrogênicas em ambiente intrauterino é um importante fator na base etiológica da SOP. Os autores afirmam que, há evidências consideradas robustas de que o intraútero é responsável por programar os genes envolvidos na esteroidogênese ovariana, na secreção de gonadotrofinas, metabolismo da insulina e ainda, no desenvolvimento de folículos ovarianos, impactando no desenvolvimento da SOP durante a fase adulta.[5]

■ Epidemiologia

Estima-se que a SOP seja a endocrinopatia mais prevalente entre a população feminina com idade reprodutiva, com uma taxa de acometimento que varia em torno de 8% a 13%. Cerca de 105 milhões de mulheres com idade entre os 15 e 49 anos são diagnosticadas com ovário policísticos e, dessas, 4 milhões são americanas. A SOP é responsável por cerca de 72% a 82% de todas as causas diagnosticáveis de hiperandrogenismo entre as mulheres. A maior prevalência da SOP está entre mulheres que apresentam adrenarca prematura, resistência insulínica, obesidade, mulheres com oligovulação, DM1 (diabetes *mellitus* 1), DM2 (diabetes *mellitus* 2), DM gestacional (diabetes *mellitus* gestacional) e histórico familiar de SOP.[1,6,7]

Essa alta prevalência da SOP já imprime a relevância da patologia, o que é exacerbado pelo fato de que mulheres que possuem SOP estão mais propensas ao desenvolvimento de doenças, como obesidade, DM2, esteatose hepática, apneia obstrutiva do sono e neoplasias endometriais. Além disso, está associado a doenças do aparelho cardiovascular, devido a piora do perfil lipídico, elevação da pressão arterial e piora de funcionalidade de vasos sanguíneos (Figura 6.1). Distúrbios psíquicos, como a depressão e alterações no sistema respiratório também são relatados. Recentemente, tem-se estudado a associação da SOP com o agravamento das chances de desenvolvimento de osteoporose.[2]

Fisiopatologia

A etiologia da SOP ainda é pouco esclarecida, entretanto, acredita-se que, o seu surgimento seja originado por uma variedade de fatores e esteja associado a condições endócrinas, metabólicas, influências genéticas e ambientais (Figura 6.1). Fatores ambientais, como o sedentarismo e dieta desbalanceada contribuem para a exacerbação de fatores epigenéticos que pode desencadear a SOP. Assim, a genética, a epigenética e o estilo de vida ocasionam modificações hormonais importantes que são exacerbadas por sobrepeso e obesidade, originando um processo de inflamação crônica subclínica. Esse *status* inflamatório origina o hiperandrogenismo e o aumento da resistência insulínica periférica.[8,9]

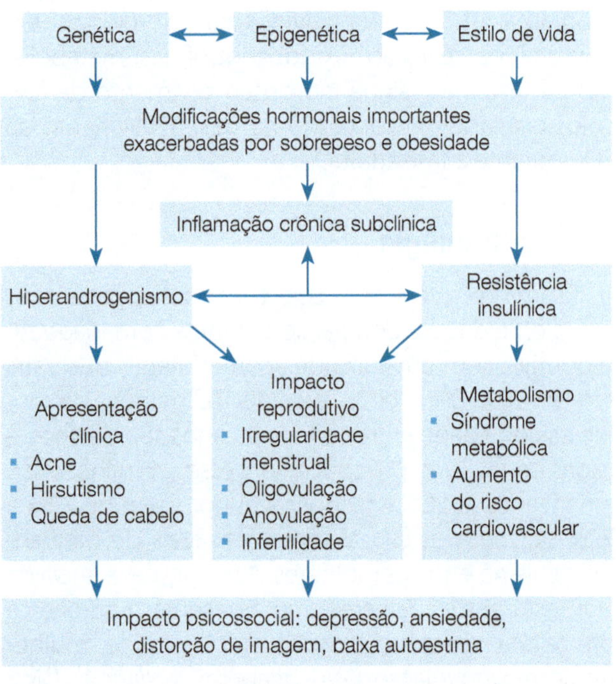

Figura 6.1. Fatores e principais impactos envolvidos na SOP. Fonte: Adaptada da referência 2.

O hiperandrogenismo é responsável por repercussões clínicas importantes, como o hirsutismo, acne e queda de cabelo. Esse aumento hormonal androgênico pode ocasionar ou ser ocasionado pelo aumento da resistência insulínica que está associada diretamente ao surgimento da síndrome metabólica, aumento do risco cardiovascular e complicações endócrinas. Associados, o hiperandrogenismo e a resistência insulínica são responsáveis pelo impacto reprodutivo, como as irregularidades menstruais (oligovulação ou anovulação), gerando infertilidade feminina. A depressão, ansiedade, distorção de imagem e a baixa autoestima são impactos psicossociais ocasionados por sinais e sintomas oriundos da apresentação clínica, metabólica e do impacto reprodutivo.[9]

Estão implicadas em sua patogênese anormalidades na produção de hormônios esteroides (esteroidogênese) e na ação de hormônios controladores reprodutivos. A resistência insulínica e a hiperinsulinemia compensatória são fatores etiológicos conhecidos e considerados como desencadeadores da SOP. Esses fatores estimulam a produção de andrógenos ovarianos por meio da insulina e regulam a diminuição da produção de globulina ligadora de hormônios sexuais (SHBG) no sistema hepático, ocasionando hiperandrogenismo e as diversas características subjacentes da doença, como hirsutismo (Figuras 6.2 e 6.3).[3,4,9]

O evento patognomônico da SOP é a hipersecreção do hormônio luteinizante (LH) que secreta com padrões aumentados em amplitudes pulsatórias associado a baixa ou a diminuição inferior ao limite de normalidade do hormônio folículo-estimulante (FSH). Essa característica de elevada secreção do hormônio LH ocasiona a hiperatividade das células da Teca e, essas produzirão androgênios, especialmente a testosterona. O acúmulo da testosterona e o desbalanço nas secreções de FSH e LH origina as características clínicas da doença.[10]

O citocromo P450c17 é a enzima que limita as taxas de produção de esteroides sexuais nas células da teca e no córtex da adrenal. A atividade dessa enzima é modulada por meio das taxas de concentração do hormônio LH nos ovários e do ACTH (hormônio adrenocorticotrófico) por meio de dupla atividade (17-hidroxilase e 17,20-liase).[9]

Os principais fatores extraovarianos responsáveis pela síntese de esteroides sexuais são a insulina e o IGF-1 (fator de crescimento semelhante à insulina tipo 1).

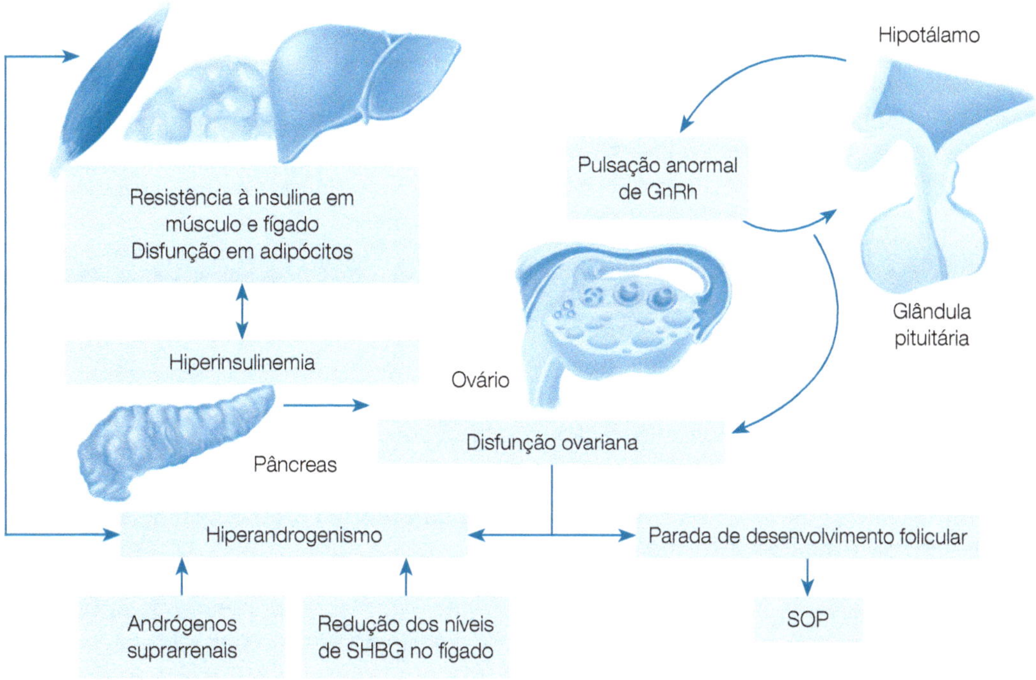

Figura 6.2. Fisiopatologia da SOP. Fonte: Adaptada da referência 9.

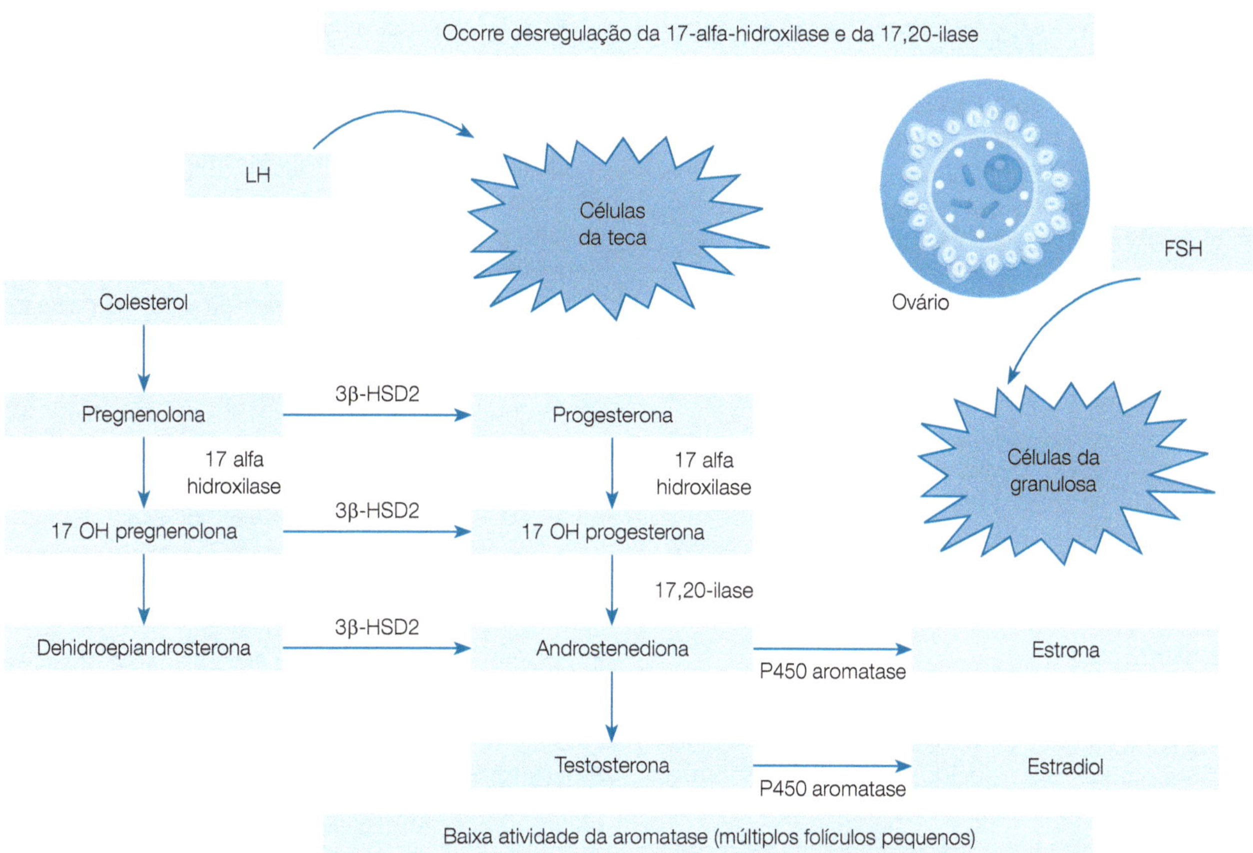

Figura 6.3. Regulação hormonal nas células da teca e granulosa. Fonte: Adaptada da referência 9.

Esses atuam como fatores estimulantes da produção de andrógenos, elevando a atividade das enzimas de 17-hidroxilase e 17,20-liase de P450c17. Essa expressão aumentada do citocromo P450c17 em mulheres com SOP induz as células da teca a liberarem andrógenos em uma quantidade significativamente maior quando comparado a mulheres saudáveis.[9]

Fatores como, a presença do hormônio antimülleriano (AMH), podem contribuir para a exacerbação da desregulação endócrina e estão consideravelmente elevados em mulheres diagnosticadas com SOP, devido ao acúmulo de folículos antrais nos ovários. O aumento dos níveis do AMH promove ainda a liberação do GnRH no hipotálamo e contribuem para as expressões clínicas e laboratoriais do hiperandrogenismo.[9]

Recentemente, tem se discutido a ocorrência da SOP associada a dinâmica estrutural da flora intestinal, sendo a disbiose da microbiota um influenciador das manifestações reprodutivas e metabólicas dessa patologia. A disbiose é caracterizada como um estado de desequilíbrio gastrintestinal devido ao desbalanço entre o número de bactérias comensais e protetoras no intestino, tornando-o vulnerável. A hipótese identificada como DOGMA (disbiose da microflora intestinal) (Figura 6.4) busca identificar a sequência de eventos existentes na patogênese da SOP e, acredita-se que, a presença da obesidade ou de uma dieta com altos teores de açúcares e gordura, associado a pouca ingestão de fibra possa fragilizar a conexão entre as células epiteliais intestinais, aumentando significativamente a permeabilidade da mucosa intestinal e consequentemente o desequilíbrio da flora intestinal.[11,12]

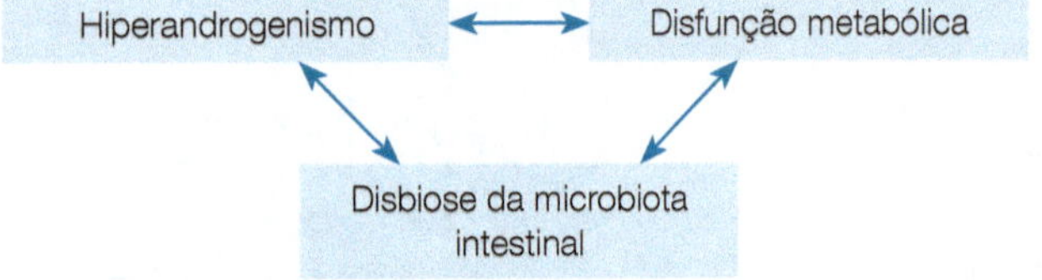

■ **Figura 6.4.** Associação da SOP e a disbiose intestinal. Fonte: Adaptada da referência 11.

■ Diagnóstico

Atualmente, o diagnóstico da SOP é realizado utilizando-se os critérios de Roterdã em adultos (Figura 6.5). Os critérios estabelecidos são oligomenorreia e/ou anovulação, sinais clínicos e/ou bioquímicos de hiperandrogenismo e a presença de ovários policísticos visualizados em exame de imagem.[13] Para o diagnóstico, basta a presença de 2 dos 3 critérios.

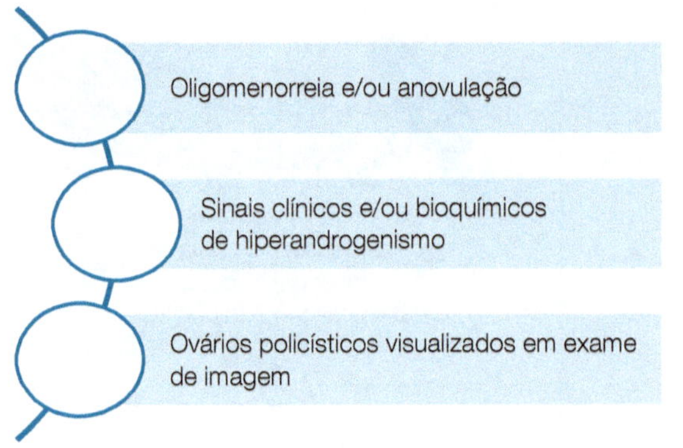

■ **Figura 6.5.** Critérios de Roterdã para diagnóstico da SOP em adultos. Fonte: Adaptada da referência 13.

Oligomenorreia e/ou anovulação

Ciclos menstruais irregulares são definidos como:

- Normal no primeiro ano após a menarca devido à transição puberal.
- No segundo e terceiro ano pós-menarca: considera alteração do ciclo se inferior a 21 ou superior a 45 dias.
- Após o terceiro ano da menarca até a perimenopausa: se considera inferior a 21 dias ou superior a 35 dias, ou menos que 8 ciclos por ano.
- Um ano após a menarca, superior a 90 dias para qualquer ciclo.
- Amenorreia primária aos 15 anos ou superior a 3 anos pós-telarca (desenvolvimento da mama).

Quando os ciclos menstruais irregulares estão presentes, o diagnóstico de SOP deve ser considerado, avaliado de acordo com as diretrizes e discutido com a paciente, levando-se em consideração os impactos sociais, culturais e psíquicos nessa fase da vida. As pacientes adolescentes que têm as características de SOP, como ganho de peso significativo ou outras características persistentes, mas não atendem aos critérios diagnósticos, considera-se um risco aumentado e aconselha-se uma nova avaliação no período de maturidade reprodutiva completa ou 8 anos após a menarca.[13]

Apesar de ser comum na SOP a disfunção ovulatória com ciclos irregulares, essa patologia pode ocorrer com ciclos regulares e, a anovulação deve ser confirmada com ultrassom seriada e/ou a análise dos níveis séricos de progesterona na fase lútea.[13]

Hiperandrogenismo

Hiperandrogenismo clínico

O hiperandrogenismo pode se apresentar clinica e laboratorialmente. Em sua apresentação clínica, o hiperandrogenismo pode se traduzir por meio da presença de hirsutismo, acne e alopecia. No exame físico das pacientes devem ser avaliadas ainda a presença de ganho ponderal, como valores de IMC (índice de massa corpórea) e circunferência abdominal, pressão arterial e hiperinsulinemia (Figura 6.6).[13,14]

Hiperandrogenismo bioquímico

A avaliação do hiperandrogenismo bioquímico é interessante para estabelecer o diagnóstico de SOP em pacientes que não apresentam sinais clínicos tão claros, como hirsutismo. Para a análise bioquímica da hiperandrogenemia (aumento de um ou mais androgênios circulantes), o exame mais sensível para identificar utilizado é a dosagem da testosterona livre que, está elevada em cerca de 70% dos pacientes com SOP.[14,15]

Testosterona livre calculada (TLC)

$$\frac{100 \times \text{testosterona nmol/L (ng/dL} \div 28{,}84)}{\text{SHBG (nmol/L)}}$$

$$\frac{\text{Testosterona (ng/dL)} \times 3{,}47}{\text{SHBG (nmol/L)}}$$

A dosagem de testosterona total acrescenta pouco ao diagnóstico, contudo, níveis séricos acima > 150-200 ng/dL é indicativo de tumor produtor de androgênios. A androstenediona está elevada em cerca de 10% das mulheres diagnosticadas com SOP, já o sulfato de dehidroepiandrosterona (S-DHEA) está elevado em torno de 20% a 30% nessas mulheres, mas isoladamente em apenas 10% (Tabela 6.1).[14]

Tabela 6.1. Valores de TLC de acordo com a fase do ciclo hormonal

Fase do ciclo	Valor (TLC)
Fase folicular	0,18 a 1,68 ng/dL
Meio do ciclo	0,3 a 2,34 ng/dL
Fase lútea	0,17 a 1,87 ng/dL
Pós-menopausa	0,19 a 2,06 ng/dL

Fonte: Adaptada da referência 14.

A dosagem dos níveis de DHEA apresenta baixo valor diagnóstico, assim como a dosagem de 17-hidroxiprogesterona que também não costuma apresentar aumentos importantes na SOP. Entretanto, esses hormônios devem ser dosados, valores de 17-hidroxiprogesterona acima de 2,5 ng/dL em fase folicular, por exemplo, apontam para suspeição de hiperplasia adrenal congênita e, deve ser investigada com a utilização do teste de ACTH para exclusão diagnóstica.[14]

É essencial atentar-se ainda que, a avaliação de forma legítima do hiperandrogenismo bioquímico não é possível de ser realizada em mulheres que fazem uso de contracepção hormonal oral por causa dos efeitos no SHBG e ainda, à produção descontrolada de androgênios dependentes de gonadotrofina. Nesse caso, recomenda-se a suspensão do anticoncepcional por um período de 3 meses ou mais antes da medição e, a utilização de métodos contraceptivos não hormonais durante esse período.[14] Ao suspeitar de hiperandrogenismo, é essencial descartar outras causas que podem ocasionar a apresentação dos sinais clínicos e bioquímicos, como a síndrome de Cushing, hiperplasia congênita de suprarrenal e tumores virilizantes.[14]

Hirsutismo

- Presença de pelagem em região de face e/ou corpo em mulheres, assemelhando-se a padrões masculinos.
- Avaliação pelo método de Ferriman-Gallwey: avalie a presença de pelos em costas, peito, queixo, lábio superior, abdômen superior e inferior, parte inferior das coxas, porção proximal do braço e coxa. Atribui-se pontuação de 0 a 4, escores ≥ 6 é considerado hirsutismo. Presente em 65% a 75% das pacientes com SOP.

Acne

- Pode surgir de forma isolada ou associada ao hirsutismo. Presente em cerca de 15% a 30% das pacientes diagnosticadas com SOP.

Alopecia

- Rarefação de pelos em região de couro cabeludo devido à queda excessiva, ocasionando impacto psíquico e estético para as pacientes com SOP.
- Presente em torno de 10% das mulheres diagnosticadas com SOP.

Figura 6.6. Apresentação clínica do hiperandrogenismo. Fonte: Adaptada das referências 13 e 14.

Ovários policísticos em exame de imagem

O exame de imagem realizado pode ser a ultrassonografia (US) pélvica transvaginal ou transabdominal (Figura 6.7) e, para que seja considerado compatível com ovário policístico, é necessário que atenda a pelo menos um dos seguintes critérios (Figura 6.8):[13]

Apenas a aparência de ovários policísticos no exame de imagem, sem que sejam constatados clinicamente a irregularidade menstrual e/ou o hiperandrogenismo, não é considerado diagnóstico de SOP. Importante salientar ainda que, a distribuição dos folículos em região periférica e o aumento da ecogenicidade ovariana podem ser omitidos.[13]

Em mulheres em uso de pílulas contraceptivas orais, há uma tendência de redução do tamanho ovariano, apesar de que, a aparência policística dos ovários poder persistir.[13]

Mulheres sem alterações de ciclo menstrual devem ser submetidas ao exame ultrassonográfico na fase folicular precoce, entre o terceiro e o quinto dia do ciclo menstrual.

Pacientes diagnosticadas com oligomenorreia ou amenorreia podem ser submetidas ao exame ultrassonográfico entre o terceiro e o quinto dia após o sangramento induzido por fármacos progestagênios. **Entretanto, a USG não deve ser utilizada para o diagnóstico de SOP em pacientes com idade ginecológica < 8 anos após menarca devido à alta probabilidade de ovários multifoliculares nessa fase.**[13]

Para mulheres sexualmente ativas, é preferível utilizar a via ultrassonográfica transvaginal para o diagnóstico, deixando a ultrassonografia pélvica para mulheres virgens.[13]

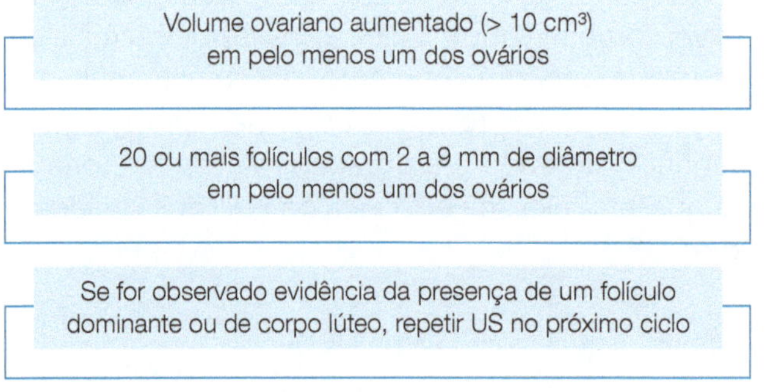

Figura 6.8. Critérios diagnósticos compatíveis com ovários policísticos em exame de imagem. Fonte: Adaptada da referência 13.

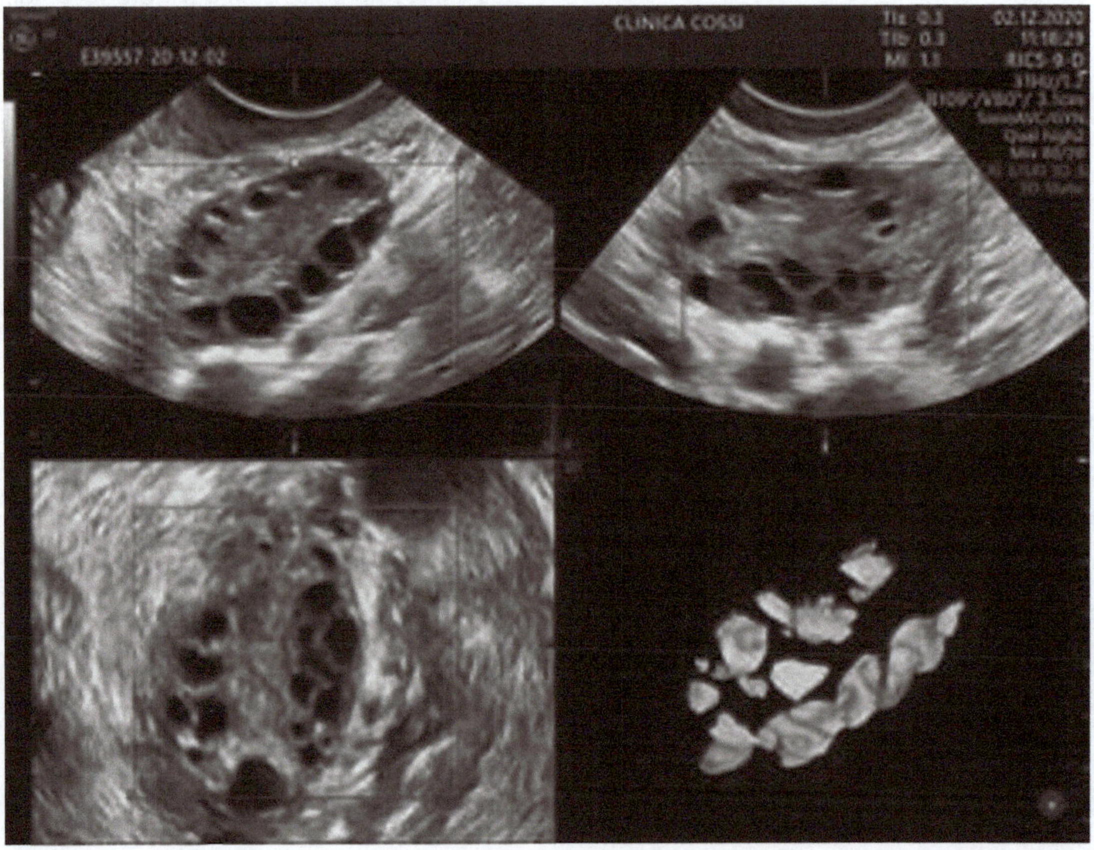

Figura 6.7. Ovários policísticos em três planos ortogonais e reconstrução 3D dos folículos na coorte. Fonte: Paulo Cossi, 2023.

Outros achados clínicos relevantes, mas que não podem ser considerados critérios diagnósticos na SOP

Obesidade

Cerca de metade das mulheres com SOP possui um IMC (IMC = peso/altura^2) acima de 25 kg/m^2, o que é em decorrência de obesidade central ou visceral e, consequentemente, aumento da circunferência abdominal. A obesidade, apesar de não ser considerada um critério diagnóstico, é um fator de risco reconhecido para complicações, especialmente quando há circunferência abdominal acima de 88 cm em pacientes femininas (alguns autores consideram que a circunferência abdominal acima de 80 cm já pode ser considerada um fator de risco importante).[14]

Aumento da relação LH e FSH

O aumento da relação entre o LH e o FSH também pode ser observado e, pacientes com SOP, em sua maioria, apresentam alterações de secreção gonadotróficas, elevando as produções de LH ocasionados pela frequência de pulso de GnRH/LH. Já os níveis de FSH podem ser encontrados nas faixas de normalidade ou diminuídos. Algumas pacientes diagnosticadas com SOP podem apresentar uma relação LH:FSH>3:1.[14]

Resistência insulínica

A resistência insulínica é reconhecida como uma característica chave da SOP e está presente em 50%-70% das pacientes diagnosticadas, especialmente nas obesas. A solicitação de exames laboratoriais para avaliar e investigar processos de resistência insulínica é fundamental para pacientes com SOP. Essa avaliação pode ser realizada por meio da dosagem da glicemia e insulina em jejum. É interessante ainda realizar o cálculo de HOMA-IR (*homeostasis model assessment for insulin resistance*) pois, índices maiores desse indicador estão associados ao DM e, seus valores variam de acordo com o IMC. O cálculo HOMA-IR é realizado da seguinte maneira (Tabela 6.2):[14,16]

HOMA-IR

$$\frac{\text{Glicemia em jejum (mmol/L)} \times \text{insulina em jejum (mU/mL)}}{22{,}5 \quad \text{glicemia em mg/dL} \times 0{,}555 = \text{mmol/L}}$$

Acantosis nigricans

É o aumento da pigmentação da derme expresso por manchas escurecidas em áreas de virilhas, pescoço, axilas e dobras e está presente em 1%-3% das pacientes com SOP. Esse evento ocorre em consequência da hiperinsulinemia e é comum também em pacientes obesas.[14]

Tabela 6.2. Nível de referência do *Homeostasis Model Assessment for Insulin Resistance* (HOMA-IR) conforme o IMC

IMC	Nível de referência
Até 25 kg/m^2	0,4 a 2,9
Entre 25 e 30 kg/m^2	0,4 a 4,3
Acima de 30 kg/m^2	0,7 a 8,2

Fonte: Adaptada das referências 14 e 16.

Diagnósticos associados à SOP e complicações crônicas

Síndrome plurimetabólica

As pacientes com diagnóstico de SOP tem maior prevalência de pré-diabetes, diabetes gestacional, intolerância à glicose e DM2 e, por isso, risco aumentado para desenvolver síndrome metabólica. Estima-se que, 35% das mulheres diagnosticadas com SOP possuam como comorbidade associada a pré-diabetes e 10% a DM2. Valentim *et al.* (2019) discutiram que o risco para o desenvolvimento de resistência insulínica em uma paciente com SOP é cerca de 4 a 7 vezes mais alto quando comparado a população global.[9]

Em estudo transversal descritivo, Valentim *et al.* (2019) discutiram que os distúrbios metabólicos mais prevalentes foram circunferência abdominal acima de 88 cm, presente em 89,3% das mulheres, obesidade presente em 67,9%, resistência insulínica presente em 57,7%, dislipidemia (16,7%) e intolerância à glicose presente em 26,7%. O DM2 foi observado em 7,3% das mulheres e, foi superior em prevalência, quando comparado a pacientes hígidas com idade semelhante (Tabela 6.3).[17]

Tabela 6.3. Critérios diagnósticos para a síndrome metabólica

Componentes	Níveis
Pressão arterial	≥ 130 / ≥ 85 mmHg
Triglicerídeos	≥ 150 mg/dL
Obesidade central	> 88 cm (mulher)
HDL-colesterol	< 50 mg/dL
Teste oral de tolerância a glicose (TOTG)	Após 2 horas entre 140 mg/dL e 199 mg/dL
Glicemia em jejum	≥ 110 mg/dL

Fonte: Adaptada da referência 17.

Assim, o diagnóstico da síndrome metabólica torna-se de fundamental importância, visto que, as pacientes que cursam com SOP apresentam um risco considerado para o desenvolvimento de patologias e eventos cardiovasculares, como infarto agudo do miocárdio (IAM) e acidente vascular encefálico (AVE) precocemente, com observação do espessamento na camada intima média de artérias carótidas em mulheres com SOP já com idade entre 18 e 22 anos (Figura 6.9).[17]

Para o diagnóstico da síndrome metabólica, são necessários três dos seguintes critérios apresentados.

Doença cardiovascular

As mulheres com SOP possuem maior risco para o desenvolvimento de doença cardiovascular quando comparadas a mulheres de mesmo peso e que não possuem SOP. Isso ocorre devido ao perfil de lipoproteínas em mulheres com ovários policísticos, caracterizado por concentrações plasmáticas elevadas de triglicerídeos e concentrações significativamente diminuídas de lipoproteínas de alta densidade. Acredita-se que, cerca de 70% das mulheres com SOP cursa com dislipidemia, sendo esse, um fator de risco importante para complicações associadas ao aparelho cardiovascular, como infarto agudo do miocárdio e acidente vascular encefálico, ainda em idade precoce.[18]

Diabetes *mellitus*

A intolerância à glicose resulta no desenvolvimento da DM2 em pacientes com SOP. A prevalência da resistência insulínica nessas mulheres é exacerbada, possivelmente pelo processo de obesidade, apesar de que, cerca de 50% das mulheres com SOP não apresentam obesidade. Em torno de 10% das mulheres com SOP desenvolvem diabetes por volta dos 40 anos.[14,19]

Câncer de endométrio

Além disso, as alterações hormonais anovulatórias associadas ao estímulo androgênico crônico sem atuação da progesterona, pode elevar as chances para o desenvolvimento de câncer endometrial, sendo esse o quarto câncer mais comum na população feminina.[20]

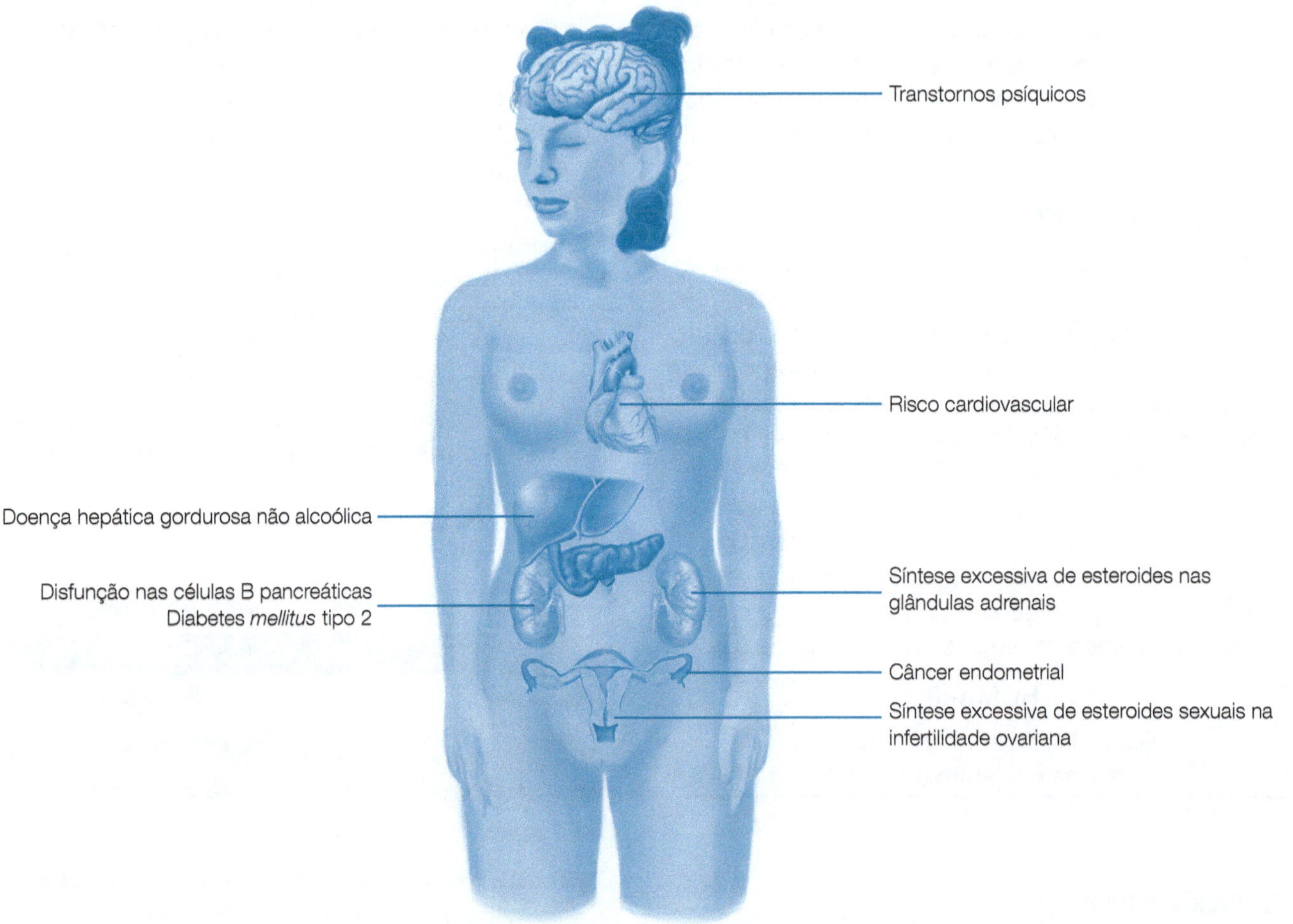

■ **Figura 6.9.** Complicações sistêmicas da SOP. Fonte: Adaptada da referência 17.

Alterações do sono

Cerca de 5% a 9% das mulheres apresentam ainda alterações associadas ao ciclo do sono ou apneia noturna, o que pode ser explicado devido ao processo fisiopatológico de obesidade, hiperinsulinemia e aumento dos valores pressóricos.[14]

Alterações psíquicas

É relatada uma alta prevalência de depressão entre pacientes com SOP, com um risco de 3 a 8 vezes maior quando comparado aos grupos controles. A depressão pode impactar negativamente no curso da doente, de modo a agravar o impacto metabólico e fragilizar os esforços de autocuidado. Greenwood *et al.* (2018) relataram que a resistência insulínica possui uma associação forte e independente a depressão na SOP e é considerado um mediador fisiológico na doença.[21]

Disbiose

A disbiose é o desequilíbrio significante de ecossistema intestinal, incluindo a depleção de espécies comensais, o crescimento acentuado ou ainda o deslocamento geográfico de uma, ou de várias espécies. É reconhecido que, a SOP é um distúrbio multifatorial com forte influência da microbiota intestinal e do estilo de vida. O consumo inadequado de fibras, por exemplo, está associado a níveis mais elevados de insulina no organismo, maiores risco para o desenvolvimento de doenças e ainda, resposta inflamatória elevada.[22,23]

Exames complementares a serem solicitados

Para o diagnóstico de SOP e exclusão de outras causas de anovulação, são essenciais os seguintes exames.

Bases do tratamento da SOP

O manejo de pacientes com SOP inclui a abordagem em características metabólicas, reprodutivas e

Tabela 6.4. Lista de exames complementares a serem solicitados

Exames laboratoriais	Exame de imagem
• FSH e LH • Prolactina • Cortisol	Ultrassonografia transvaginal com CFA*
• T4 livre e TSH • Testosterona livre, testosterona total, SHBG, SDHEA, androstenediona, 17-hidroxiprogesterona	Ultrassonografia transabdominal, se paciente virgem

*CFA: Contagem de folículos antrais.

Tabela 6.5. Bases do tratamento da SOP
Atividade física e terapia alimentar
Combate ao hiperandrogenismo
Regularização do ciclo menstrual
Resistência insulínica
Manejo dos transtornos psíquicos
Tratamento da disbiose
Tratamento da infertilidade

Fonte: Adaptada da referência 14.

psíquicas. É essencial que seja realizado um trabalho multiprofissional em equipe pautado em educação, autonomia, modificações no estilo de vida e rastreamento de sintomas depressivos e ansiosos. O impacto psicossocial negativo do hiperandrogenismo, como a alopecia e a distribuição de pelos desordenadamente, deve ser valorizada de forma independente do grau da gravidade clínica apresentada pela paciente (Tabela 6.5).[14]

Exercício físico e manejo dietético

O tratamento de mulheres que apresentam obesidade ou sobrepeso pode pautar-se no manejo dietético e atividade física regular para promover a perda de peso, reduzir as manifestações cardiovasculares e associadas a DM2 e ainda, otimizar os resultados hormonais e a saúde em geral.[16]

Considerando-se o impacto positivo do exercício físico na melhora da qualidade de vida, essa estratégia pode ser utilizada de forma independente a perda de peso e, promover resultados satisfatórios no tratamento da SOP. Em adultos com idade entre 18 e 64 anos, recomenda-se um mínimo de 150 minutos por semana de atividade física de intensidade moderada ou 75 minutos por semana de atividade física intensa, com adição de atividades de fortalecimento muscular em 2 dias não consecutivos da semana.[14]

Em estudo de revisão sistemática com metanálise, Kite *et al.* (2019) analisaram as evidências disponíveis acerca do impacto do exercício físico no manejo da SOP. Os autores concluíram que a atividade física realizada de forma regular é capaz de promover, estatisticamente, benefícios metabólicos e antropométricos associados ao potencial cardiorrespiratório. Foi observado um efeito positivo na alteração da insulina basal em jejum, no colesterol total e triglicérides.[16]

A perda de peso em torno de 5% a 10% em pacientes com excesso de peso produz melhorias clínicas importantes em um período de 6 meses e para isso, com possibilidades de restaurar a ovulação, a fertilidade e ainda, melhorar os níveis pressóricos, a resistência insulínica e o colesterol. Recomenda-se um déficit energético em torno de 30% ou 500 a 750 kcal/dia, considerando-se as necessidades e limitações individuais de cada paciente.[14]

Já os estudos de Shang *et al.* (2021) avaliaram se a dieta poderia promover a saúde reprodutiva em mulheres com SOP. Os autores realizaram uma revisão sistemática com metanálise e incluíram 1.113 participantes. Foi evidenciado que, a dieta (quanto maior a duração, maior a melhora) está diretamente associada ao aumento da taxa de gestação, regularidade dos ciclos menstruais e aumento das taxas de ovulação. Além disso, foi relacionada ainda a diminuição das taxas de aborto espontâneo, o que a torna uma intervenção eficaz na saúde de mulheres com SOP.[24]

Para estimular a melhora da alimentação de mulheres com SOP, recomenda-se adicionar ou aumentar a ingestão de fibras na dieta, ingerir frutas vermelhas não muito doces, e consumir quantidades moderadas de proteína, atentando-se sempre para carnes que possam conter teores hormonais. É importante optar por leites e derivados *ligths* e desnatados, arroz integral e aveia integral. Recomenda-se evitar a ingesta de carboidratos que são rapidamente transformados em açúcar no organismo, como pães, arroz, massas, bolos e cereais.[14]

É essencial evitar ainda a ingestão de todas as formas de açúcar, evitar sucos de frutas, especialmente uva, laranja e melancia e ainda refrigerantes. Além disso, eliminar álcool e cigarro.[14]

Manejo do hiperandrogenismo

O hiperandrogenismo da SOP pode ser tratado com a utilização de fármacos que promovem a diminuição da produção de hormônios andrógenos como anticoncepcionais orais isolados (COCPs). Quando a acne é muito intensa, pode ser necessário acompanhamento paralelo associado com dermatologista para medicações específicas. Em pacientes adolescentes com SOP, o COCP deve ser considerado para o tratamento do hiperandrogenismo clínico e/ou ciclos menstruais irregulares.[13]

Além de promover a regularização do ciclo menstrual, os COCPs podem reduzir o hiperandrogenismo e proteger o endométrio do estímulo androgênico, pois, atuam na diminuição do LH e, consequentemente, reduzem a produção de andrógenos ovarianos.[13]

Regularização do ciclo menstrual

O manejo deve se basear ainda na regularização do ciclo menstrual e na indução da ovulação para aquelas mulheres que desejam a concepção, assim, a escolha do medicamento ideal dependerá das escolhas individuais de cada paciente. As pílulas anticoncepcionais orais combinadas (COCP) isolada e em baixa dosagem (20-30 µg de etinilestradiol ou equivalente, ou preparações naturais de estrogênio) são o manejo farmacológico de primeira linha para o controle do ciclo menstrual e para o hiperandrogenismo. **As preparações a base de etinilestradiol associado a acetato de ciproterona não devem ser consideradas tratamentos de primeira linha na SOP devido aos efeitos adversos como o alto risco para o desenvolvimento de tromboembolismo venoso.**[13]

Manejo da resistência insulínica

Pacientes com SOP, que apresentam resistência insulínica, além das modificações nos hábitos de vida associados com prática de exercício físico e melhora dietética, se beneficiam ainda da utilização de fármacos que auxiliam na passagem da glicose para a região intracelular. A metformina é o medicamento mais utilizado com esse objetivo e pode ser utilizada isolada ou em associação para o controle das características metabólicas, sendo caracterizada como uma biguanida que inibe a produção hepática da glicose, melhorando a hiperinsulinemia. Pode ser utilizada na dose de 1.500 a 2.000 mg por dia e, em monoterapia, não há riscos de hipoglicemia ou aumento de secreção insulínica. Em combinação com os anticoncepcionais orais combinados, a metformina pode ser considerada em pacientes adolescentes diagnosticadas com SOP e IMC ≥ 25 kg/m^2 e que não apresentaram resultados efetivos com o uso da pílula associado a mudanças no estilo de vida. Essa combinação é ainda mais benéfica em pacientes com resistência insulínica e em grupos de alto risco metabólico.[13]

Importante atentar, pois, a metformina pode ocasionar eventos adversos associados ao trato gastrintestinal, como diarreia, flatulências e náuseas, o que pode ser atenuado por sua versão em liberação lenta, a GLIFAGE-XR® que pode ser ingerida em dose única com efeitos colaterais mínimos.[13]

O mio-inositol, um suplemento estereoisômero de um carbono 6 de álcool que pertence à família do inositol, é utilizado para o tratamento da resistência insulínica e intolerância à glicose em mulheres com SOP. É ainda um precursor do inositol trifosfato, um segundo mensageiro que atua regulando hormônios como o TSH e a insulina. Esse suplemento participa também do desenvolvimento de gametas e da maturação de ovócitos.[25]

Está associado na morfogênese celular e citogênese, auxiliando no desenvolvimento da membrana celular, síntese e desenvolvimento embrionário nas fases iniciais. Há evidências de que, nos ovários, o mio-inositol auxilia na modulação de hormônio antimülleriano induzida por FSH nas células da granulosa.[25]

O mio-inositol pode ser utilizado em pacientes que não toleram os efeitos colaterais da metformina, devido aos reduzidos efeitos adversos, sendo então considerado um coringa no tratamento da SOP e permitindo a particularização do tratamento. Esse suplemento é capaz ainda de reduzir a incidência do diabetes gestacional em mulheres e diminuir defeitos no tubo neural. Provavelmente, isso ocorre porque o mio-inositol ascende das vitaminas do complexo B, sendo uma família importante de prevenção de defeitos neuronais.[25,28]

Funções e benefícios da suplementação com mio-inositol

- Atua como inibidor da recaptação de serotonina, promovendo a melhora do humor.[26]
- Aumenta a sensibilidade a insulina (comprovado pelo índice HOMA-IR e diminuição das taxas de glicemia), melhora as taxas de LDL, aumento do HDL, diminui as taxas de triglicerídeos.[26]
- Melhora expressiva na reprodução, devido ao aumento das taxas de ovulação, melhorando a qualidade do oócito e do óvulo fecundado, melhorando as taxas de fertilização.[26]

Nessa perspectiva, a administração do mio-inositol em mulheres com SOP é recomendada e considerada segura. Normalmente, são utilizados 4 g ao dia no tratamento da SOP, que pode ser administrado em associação com anticoncepcionais e metformina.[27]

Manejo de transtornos psíquicos

Mulheres adultas e adolescentes com SOP devem ainda ser avaliadas em relação a presença de sintomas ansiosos e depressivos para que seja instituído o tratamento adequado. Em caso de diagnóstico de transtornos psíquicos, deve-se evitar fármacos que possam induzir o ganho de peso, exacerbando os sintomas de SOP. Deve-se evitar o tratamento inadequado com antidepressivos e ansiolíticos e investigar a presença de transtornos alimentares. A abordagem multiprofissional e o encaminhamento, incluindo acompanhamento psicológico, beneficia os pacientes nessas condições.[13]

Tratamento da disbiose

É essencial atentar-se aos principais fatores modificáveis associados a disbiose, como o estresse e a obesidade, que diminuem a capacidade de reprodução devido ao desvio da distribuição energética, suspendendo atividades menos imediatas, como a secreção hormonal.

Alimentação

Melhorar a digestão, evitando alimentos com alto teor de gordura saturada e açúcar.

Recomenda-se, ainda, aumento da ingesta de fibras alimentares.[23,29]

Probióticos

Probióticos também podem ser utilizados, sendo que os mais estudados são os lactobacilos e o *bifidum*, devido à facilidade de manipulação. Atentar para o cuidado com a ingesta de fermentados e leveduras, devido ao risco de contaminação. É imprescindível tratar condições associadas com constipação intestinal, como hipotireoidismo subclínico, desidratação, deficiência de magnésio, deficiência de fibras alimentares e sedentarismo.[23,29]

Tratamento da infertilidade

A anovulação é um dos critérios diagnósticos da SOP, manifestando-se por oligorreia ou amenorreia, levando à infertilidade.

Visando aumentar o potencial fértil e melhorar o prognóstico obstétrico, mudanças no estilo de vida, controle de peso e dos parâmetros metabólicos devem constar na estratégia primária dentro do arsenal terapêutico para a SOP. Em alguns casos, apenas essas medidas podem ser suficientes e levar à restauração dos ciclos ovulatórios.

Quando intervenções no estilo de vida não são suficientes, agentes indutores da ovulação podem ser utilizados no tratamento da SOP e infertilidade.

Investigação adicional da infertilidade

Em pacientes com SOP e infertilidade, a investigação do parceiro é mandatória antes de qualquer indicação terapêutica. Diante de um fator masculino, a técnica de reprodução assistida deverá ser indicada conforme sua severidade.

Na investigação feminina, deve-se avaliar anatomia uterina e excluir patologias como miomas que afetam a cavidade e pólipos endometriais.

A avaliação de patência tubária deve ser discutida com o casal em casos em que a anovulação é o único fator de infertilidade. Recomenda-se realizar a histerossalpingografia em mulheres com antecedentes de sepse de origem pélvica ou abdominal, cirurgia pélvica ou abdominal, dor pélvica crônica ou episódio recorrentes de dor pélvica aguda, doenças sexualmente transmissíveis ou doença inflamatória pélvica e endometriose.

A idade da mulher, *per se*, pode ser considerada fator de infertilidade. Em mulheres com 38 anos ou mais, deve-se discutir com o casal, as vantagens e desvantagens da aplicação de técnicas de baixa complexidade como coito programado e inseminação intrauterina.

Tratamento da infertilidade em pacientes com SOP

Metformina

A resistência à insulina, comum em pacientes com SOP, leva a hiperandrogenismo. O aumento de androgênios no ambiente folicular leva a atresia prematura dos folículos e é um dos mecanismos que têm como consequência a anovulação.

A diminuição da resistência à insulina com o uso de agentes sensibilizadores pode restaurar a ovulação e a droga mais comumente utilizada é a metformina. O uso de metformina resultou em maior taxa de ovulação, de gestação e de nascidos vivos quando comparado ao uso de placebo.[30] Os efeitos gastrintestinais, já mencionados anteriormente, são responsáveis por falha na adesão ao tratamento.

Indução da ovulação e coito programado

A indução da ovulação com coito programado (IO/CP) é o tratamento de escolha quando mudanças no estilo de vida não são suficientes para restaurar a ovulação e outros fatores de infertilidade foram descartados.

Citrato de clomifeno

O citrato de clomifeno (CC) é um SERM (modulador seletivo dos receptores de estrogênio) e age nos receptores hipotalâmicos e hipofisários bloqueando-os. Isso leva a um aumento da frequência nos pulsos de GnRH resultando na secreção de gonadotrofinas pela hipófise, o que, por consequência, leva ao desenvolvimento folicular. Como efeito negativo, o CC pode ter ação antiestrogênica no endométrio e no muco cervical.

A indução da ovulação (IO) com CC resultou em maiores taxas de gestação quando comparada ao placebo e quando comparada ao uso de metformina.[31,32]

A dosagem de CC é de 50 a 150 mg ao dia, buscando-se sempre a menor dose eficaz para evitar efeitos antiestrogênicos no endométrio e muco cervical.

O tratamento tem início entre o 1º e o 5º dia do ciclo (em pacientes em amenorreia a menstruação pode ser induzida com o uso de progestágenos). No dia de início deve ser realizada ultrassonografia transvaginal (USTV) documentando-se ovários com folículos menores que 10 mm e endométrio fino (< 5 mm). Administra-se o CC durante 5 dias e realiza-se monitoramento ultrassonográfico até que se visualize um folículo dominante. Quando o folículo dominante atinge diâmetro médio de 18-20 mm, o casal é orientado a manter relações sexuais diárias ou em dias alternados.

Ainda que não haja efeito nas taxas de gestação, pode-se realizar administração de gonadotrofina coriônica humana (hCG) na dose de 5.000 UI, por via subcutânea.[33] Essa estratégia permite que o casal saiba o momento da ovulação e os dias em que terão relações.

Quando não se identifica folículo dominante depois de 14 dias de tratamento, deve-se considerar cancelamento do ciclo e discutir com o casal novas alternativas terapêuticas.

Nos casos de crescimento multifolicular o casal deve ser orientado em relação à possibilidade de gestação gemelar e na presença de mais de 3 folículos dominantes, o ciclo deve ser cancelado e o casal orientado a manter abstinência sexual ou utilizar método de barreira.

O monitoramento do ciclo por meio de USTV é importante e recomendado. Além de permitir a confirmação da ovulação e orientar o casal do melhor período para manterem relações, aumenta a segurança do tratamento, diminuindo o risco de gestações múltiplas.

Entre 30% e 40% das pacientes não respondem à terapia com CC e pode ser necessário aumento de dose ou considerar terapia alternativa com inibidores da aromatase, ou gonadotrofinas.[34]

Os casais devem ser orientados em relação ao sucesso do tratamento de IO/CP com CC e de que muitas vezes é necessário repetir o processo mais de uma vez. Ainda assim, as chances de gestação variam entre 26% e 36% em até 3 ciclos.[34,35]

A associação de CC e metformina pode melhorar as taxas de gravidez e diminuir o tempo até a gestação.[36]

Inibidores da aromatase

Os inibidores da aromatase (IA) diminuem a síntese de estrogênio no ambiente folicular. Essa diminuição, por meio de mecanismo de *feedback* positivo, age no eixo hipotálamo/hipófise aumentando a secreção de gonadotrofinas, induzindo a foliculogênese e restaurando a ovulação.

Nos últimos anos, os IA vêm ganhando destaque e substituindo o CC como primeira linha de tratamento na IO. O uso de letrozol, IA mais utilizado em técnicas de reprodução assistida, resulta em melhores taxas de gravidez e menor tempo até a gestação quando comparado ao CC.[36] No passado, o letrozol foi associado a maior taxa de malformações fetais e por essa razão seu uso é considerado *off-label* em muitos países, ainda que sua segurança já esteja bem estabelecida. É importante orientar e discutir opções com o casal antes de indicar o uso desse medicamento.

A dose de letrozol utilizada é a de 5 mg ao dia (2 comprimidos de 2,5 mg) e o protocolo é semelhante ao do CC, iniciando entre 2º e 5º dias do ciclo e seguindo os mesmos parâmetros de monitoramento.

No estudo de Roy *et al.* (2012), a taxa de gestação acumulada em 3 ciclos com letrozol foi de 43,8% *versus* 26,4% com CC.[34]

Gonadotrofinas

Os indutores orais (CC e letrozol) são as drogas de primeira escolha no tratamento de pacientes com SOP e anovulação. No entanto, um grupo de pacientes pode ser resistente aos indutores e não apresentarem foliculogênese após o uso desses fármacos. Além disso, outro grupo de pacientes, ainda que apresentem ovulação, não logram gestar. Nesses casos pode-se indicar o estímulo ovariano diretamente com gonadotrofinas exógenas.

O manejo das gonadotrofinas deve ser realizado por profissional com experiência, uma vez que os riscos de gestação múltipla e síndrome do hiperestímulo ovariano são maiores.[38] Protocolos de baixa dosagem devem ser utilizados (50 UI ao dia) e deve-se realizar monitoramento frequente com incremento de dose após 14 dias, caso não haja resposta. Administra-se o hCG quando o folículo dominante atinge 18-20 mm e os critérios de cancelamento são os mesmos que para IO com CC – cancelamento do ciclo de mais de 3 folículos com mais de 14 mm.

Inseminação intrauterina

Como dito anteriormente, em pacientes com SOP e anovulação a IO/CP é o tratamento de escolha. No entanto, diante da falha desse tratamento ou quando há fator masculino leve associado a inseminação intrauterina (IIU) pode ser indicada.

Os protocolos de estímulo ovariano para IIU são os mesmo que os utilizados em CP/IO descritos acima.

Fertilização *in vitro*

A fertilização *in vitro* (FIV) é hoje a técnica de reprodução assistida mais empregada. Ainda que não seja a primeira escolha, muitos casais optam pela FIV uma vez que os resultados são muito melhores. No entanto, é uma técnica bastante mais complexa e mais custosa e com taxas de complicação maiores que os tratamentos de baixa complexidade.

A FIV deve ser considerada em casais com falha de tratamentos de baixa complexidade ou em pacientes com SOP e mais de 38 anos e indicada como primeira opção em casais com fatores de infertilidade associados, como fator masculino moderado ou grave e fator tuboperitoneal (obstrução ou alterações tubárias).

Diferentemente dos tratamentos de baixa complexidade, no estímulo para FIV busca-se uma resposta multifolicular e doses mais altas de gonadotrofinas são utilizadas. Pacientes com SOP tem um potencial de resposta alto quando se utiliza gonadotrofinas e têm maior risco de desenvolver síndrome do hiperestímulo ovariano, uma das principais e mais temidas complicações das técnicas de reprodução assistida, portanto, atenção especial deve ser dada a essas pacientes quando submetidas à estimulação ovariana controlada (Practice Committees of the American Society for Reproductive Medicine and Society for Reproductive Endocrinology and Infertility, 2020).

Conclusão

A síndrome dos ovários policísticos é uma doença multifacetada. São "várias doenças dentro da doença" – alterações endócrinas, metabólicas, estéticas, infertilidade e riscos cardiovasculares. Portanto, é necessária uma abordagem multidisciplinar e global, que envolve diferentes profissionais e especialistas. Deve-se entender as necessidades e peculiaridades de cada paciente e individualizar o tratamento.

Referências bibliográficas

1. Santos RM, Álvares ACM. Revisão de literatura sobre a síndrome do ovário policístico. Rev Inic Cient e Ext. 2018;1(2):1-5.
2. Hiam D, et al. The Genetics of Polycystic Ovary Syndrome: An Overview of Candidate Gene Systematic Reviews and Genome-Wide Association Studies. J. Clin. Med. 2019;8(10):1-17.
3. Tian Ye, et al. PCOS-GWAS Susceptibility Variants in THADA, INSR, TOX3, and DENND1A Are Associated With Metabolic Syndrome or Insulin Resistance in Women With PCOS. Endocrinol.,. 2020; 11:1-8.
4. Santos TS, et al. Aspectos nutricionais e manejo alimentar em mulheres com síndrome dos ovários policístico. Revista Saúde em Foco. 2019; 11:1-22.
5. Filippou P, Homburg R. Is foetal hyperexposure to androgens a cause of PCOS?. Hum Reprod Update. 2017;23(4):421-432.
6. Lim SS, et al. Lifestyle changes in women with polycystic ovary syndrome. Cochrane Database Syst Rev. 2019;2019(9):1-92.
7. Pereira AESB, et al. Tratamento para mulheres inférteis com Síndrome dos Ovários Policísticos (SOP). Revista Eletrônica Acervo Saúde. 2021;13(5):1-8.
8. Engmann L, et al. Racial and Ethnic Differences in the Polycystic Ovary Syndrome (PCOS) Metabolic Phenotype. Am J Obstet Gynecol. 2017;216(5):493–493.
9. Sanchez-Garrido MA, Tena-Sempere M. Metabolic dysfunction in polycystic ovary syndrome: Pathogenic role of androgen excess and potential therapeutic strategies. Mol Metab. 2020;35(2020):1-16.
10. FEBRASGO. Síndrome dos ovários policísticos: Federação Brasileira das Associações de Ginecologia e Obstetrícia (FEBRASGO). 4th ed. [place unknown: publisher unknown]; 2018. ISBN: 978-85-94091-05-5.
11. He Fang-fang, Li Yu-mei. Role of gut microbiota in the development of insulin resistance and the mechanism underlying polycystic ovary syndrome: a review. J Ovarian Res. 2020;13(73):1-13.
12. Pantoja CL, et al. Diagnóstico e tratamento da disbiose: Revisão Sistemática. Revista Eletrônica Acervo Saúde. 2019; 32:1-7.
13. Teede HJ, et al. Recommendations from the international evidence-based guideline for the assessment and management of polycystic ovary syndrome. Human Reproduction. 2018;33(9):1-17.
14. Cambiaghi AS, Leão RBF. Manual Prático de Reprodução assistida para ginecologista: Pesquisa, tratamento e preservação da fertilidade. [place unknown]: La Vida Press; 2013. 560 p. ISBN: 9788598127194.
15. Pena VS, et al. Uma análise sobre as características da síndrome dos ovários policísticos: uma revisão de literatura. Revista Eletrônica Acervo Médico. 2022;4:1-7.
16. Kite C, et al. Exercise, or exercise and diet for the management of polycystic ovary syndrome: a systematic review and meta-analysis. Syst Rev. 2019;8(51):1-28.
17. Valentim GFS, et al. Prevalência de distúrbios metabólicos em pacientes portadoras de síndrome dos ovários policísticos atendidas no ambulatório da cmmg. Revista Interdisciplinar Ciências Médicas. 2019;3(2):30-35.
18. Woodward A, et al. Supervised exercise training and increased physical activity to reduce cardiovascular disease risk in women with polycystic ovary syndrome: study protocol for a randomized controlled feasibility trial. Trials. 2020;2020(21):1-8.
19. Morley LC, et al. Insulin-sensitising drugs (metformin, rosiglitazone, pioglitazone, D- chiro-inositol) for women with polycystic ovary syndrome, oligo amenorrhoea and subfertility. Cochrane Database Syst Rev. 2020;2017(11):1-158.
20. Amiri M, et al. Risk of endometrial, ovarian, and breast cancers in women with polycystic ovary syndrome: A systematic review and meta-analysis. Int J Reprod Biomed. 2022;20(11):893-914.
21. Greenwood EA, et al. Insulin Resistance is Associated with Depression Risk in Polycystic Ovary Syndrome. Fertil Steril. 2018;110(1):27–34.
22. Leung WT, et al. Lower Fiber Consumption in Women with Polycystic Ovary Syndrome: A Meta-Analysis of Observational Studies. Fertil Steril. 2022;14(24):1-15.
23. Tremellen K, Pearce K. Dysbiosis of Gut Microbiota (DOGMA)--a novel theory for the development of Polycystic Ovarian Syndrome. Med Hypotheses. 2012;79(1):104-12.
24. Shang Y, et al. Dietary Modification for Reproductive Health in Women With Polycystic Ovary Syndrome: A Systematic Review and Meta-Analysis. Front Endocrinol (Lausanne). 2021; 12:1-15.
25. Pacchiarotti A, et al. Effect of myo-inositol and melatonin versus myo-inositol, in a randomized controlled trial, for improving in vitro fertilization of patients with polycystic ovarian syndrome. Gynecol Endocrinol. 2016;32(1):69-73.
26. Croze ML, Soulage CO. Potential role and therapeutic interests of myoinositol in metabolic diseases. Biochimie. 2013;95(10):1811-27.
27. Carlomagno G, Unfer V. Inositol safety: clinical evidences. Eur Rev Med Pharmacol Sci. 2011;15(8):931-6.
28. Crawford TJ, et al. Antenatal dietary supplementation with myo-inositol in women during pregnancy for preventing gestational diabetes. Cochrane Database Syst Rev. 2015;2015(12):1-42.
29. Li Y, et al. Effects of probiotics, prebiotics, and synbiotics on polycystic ovary syndrome: a systematic review and meta-analysis. Crit Rev Food Sci Nutr. 2023;63(4):522- 538.
30. Morley LC, et al. Insulin-sensitising drugs (metformin, rosiglitazone, pioglitazone, D- chiro-inositol) for women with polycystic ovary syndrome, oligo amenorrhoea and subfertility. Cochrane Database Syst Rev. 2017;11(11):1-158.
31. Brown J, et al. Clomiphene and anti-oestrogens for ovulation induction in PCOS. Cochrane Database Syst Rev. 2009;7(4):1-53.
32. Legro RS, et al. Clomiphene, metformin, or both for infertility in the polycystic ovary syndrome. N Engl J Med. 2007;356(6):551-66.
33. George K, et al. Ovulation triggers in anovulatory women undergoing ovulation induction. Cochrane Database Syst Rev. 2014;31(1):1-29.
34. Roy KK, et al. A prospective randomized trial comparing the efficacy of Letrozole and Clomiphene citrate in induc-

tion of ovulation in polycystic ovarian syndrome. J Hum Reprod Sci. 2012;5(1):20-25.
35. Homburg R, et al. Clomifene citrate or low-dose FSH for the first-line treatment of infertile women with anovulation associated with polycystic ovary syndrome: a prospective randomized multinational study. Hum Reprod. 2012;27(2):468-73.
36. Wang R, et al. First-line ovulation induction for polycystic ovary syndrome: an individual participant data meta-analysis. Hum Reprod Update. 2019;25(6): 717-732.
37. Practice Committees of the American Society for Reproductive Medicine and Society for Reproductive Endocrinology and Infertility. Electronic address: asrm@asrm.org. Use of exogenous gonadotropins for ovulation induction in anovulatory women: a committee opinion. Fertil Steril. 2020 Jan;113(1):66-70. doi: 10.1016/j.fertnstert.2019.09.020. PMID: 32033726.

7

Carlos Augusto Lino • Carolina Fernandes • Daniel Bier Caraça • Sérgio Podgaec

Endometriose

A endometriose é uma doença ginecológica, descrita pela primeira vez nos estudos realizados por Karl Freiherr Rokitansky, em 1860. Desde então, vem sendo foco de intensas discussões e publicações, visando principalmente seu diagnóstico e tratamento precoce.

É uma doença ginecológica inflamatória, crônica, estrogênio dependente, caracterizada pela presença de tecido endometrial, glândulas ou estroma, fora do útero. Ocorre, principalmente, na idade reprodutiva, mas suas consequências possam ser observadas, em alguns casos, até na pós-menopausa.

Em virtude da variação morfológica e histológica da endometriose, idealizou-se o conceito que a divide em três aspectos distintos: a doença peritoneal, caracterizada pela presença de implantes superficiais no peritônio; a ovariana, por implantes superficiais ou cistos (endometriomas) no ovário; e a endometriose profunda, definida como a lesão que penetra no espaço retroperitoneal ou na parede dos órgãos pélvicos com profundidade de 5 mm ou mais.[1] Importante frisar que essa variação morfológica pode coexistir na mesma paciente.

A real prevalência da doença é desconhecida, principalmente por não se saber, de fato, a quantidade de mulheres assintomáticas ou oligossintomáticas portadoras de endometriose; porém, estima-se que acometa entre 5% e 10% da população feminina em idade reprodutiva. Em grupos específicos, essa proporção é maior, como, quando avaliamos pacientes com infertilidade, onde a prevalência aumenta para 30% a 40% da população estudada, assim como mulheres jovens com dor pélvica, situação em que a endometriose está presente em até 50% dos casos. Assim, atualmente, mais de 200 milhões de mulheres ao redor do mundo podem ser afetadas pela endometriose.[2]

Nesse contexto, é relevante citar que pacientes com sintomas álgicos e/ou infertilidade, podem apresentar um impacto psicossocial e físico significativo, com alterações em atividades cotidianas, piora da saúde mental, dificuldade em relações interpessoais, com consequente diminuição na qualidade de vida.[3]

Quadro clínico

O clínico deve conhecer e entender a pluralidade dos sintomas para chegar a possíveis diagnósticos sobre a queixa da paciente. Assim sendo, os principais sintomas relatados são:

1. **Dismenorreia:** cólicas menstruais, por vezes incapacitantes.
2. **Dor pélvica crônica ou acíclica:** não relacionada ao período menstrual, que acomete o abdômen inferior e pelve, com duração superior a 6 meses, sem melhora com as medidas analgésicas habituais.
3. **Dispareunia de profundidade:** dor durante as relações sexuais. Frequentemente relacionada à presença de lesão em fundo de saco vaginal. A cronicidade do sintoma pode levar ao aparecimento de dispareunia de penetração em virtude de comprometimento miofascial.
4. **Sintomas intestinais:** tenesmo, dor anal, disquezia, enterorragia podem ocorrer de forma acíclica, porém apresentam uma maior intensidade durante o período menstrual.

5. **Sintomas urinários:** disúria, urgência miccional, hematúria e polaciúria. Assim como nos sintomas intestinais, podem ocorrer de forma acíclica, porém apresentam uma maior intensidade em período menstrual. Os sintomas urinários podem ocorrer por presença de lesão na parede vesical ou por comprometimento de feixes neurais.

É importante ressaltar que, nem sempre se observa uma relação direta entre a intensidade dos sintomas e quantidade de doença, ou seja, mulheres com muita doença podem ser assintomáticas e outras com pequenas lesões podem ter um clínico exuberante. Prática de exercícios físicos, dietas saudáveis e boa qualidade de vida devem influenciar positivamente no alívio dos sintomas álgicos. O fato de a mulher ter endometriose, profunda ou superficial, não necessariamente implica em piora ou melhora da dor e, claramente, a percepção dos sintomas álgicos pode ser diferente de uma paciente para outra.[4]

Muitas condições clínicas podem estar presentes em pacientes com endometriose e, assim, aumentar e confundir a gama de sintomas associadas à doença. É absolutamente fundamental investir tempo na história clínica a no exame físico para a construção da melhor hipótese diagnóstica, avaliando outras possibilidades para a causa da queixa apresentada pela paciente, incluindo, principalmente, síndrome do intestino irritável, síndrome da bexiga dolorosa, disfunções do assoalho pélvico e sequela de moléstia inflamatória pélvica.[5,6]

Diagnóstico

O diagnóstico da endometriose, por um longo período, foi descrito como sendo anatomopatológico, ou seja, a visualização direta das lesões durante uma cirurgia para realização de biópsia e posterior confirmação histológica. Porém, em centros de referência em endometriose, o diagnóstico é realizado por métodos de imagem especializados com elevada acurácia.

Passo fundamental antes do exame de imagem inclui o exame físico, em especial, o toque vaginal, onde pode se perceber espessamentos em região retrocervical, nódulos em fundo de saco vaginal, aumento de volume anexial, achados suspeitos para endometriose profunda e ovariana. Além da avaliação da musculatura de assoalho pélvico, que permite o diagnóstico clínico de dor miofascial, causa frequente de dor pélvica e dispareunia. Lembrar também da avaliação da parede abdominal, onde nodulações ou alterações em cicatrizes podem ser sugestivas de endometrioma de parede.

O ultrassom pélvico/transvaginal e a ressonância magnética de pelve são grandes aliados no diagnóstico da doença, promovendo estadiamento preciso das lesões profundas e da presença do endometrioma ovariano. Cabe aqui ressaltar que as pequenas lesões superficiais peritoneais não são visíveis nos exames de imagem. Infelizmente, o treinamento adequado e a qualificação de profissionais habilitados no manejo de pacientes com endometriose ainda são escassos, o que em pequenos centros dificulta o mapeamento da doença.[7]

Tratamento da endometriose

O manejo das pacientes com endometriose depende do desejo reprodutivo, da extensão da doença e dos sintomas relatados. Como dito anteriormente, trata-se de doença estrogênio dependente, ou seja, ocorre primariamente durante a menacme, sendo raro a abordagem após a menopausa.

A recomendação do tratamento segue o fluxograma sugerido pela Federação Brasileira das Associações de Ginecologia e Obstetrícia (FEBRASGO) (Figura 7.1).[8]

Para pacientes com dor pélvica e suspeita de endometriose, com exame físico e de imagens normais, pode-se iniciar o tratamento clínico (descrito a seguir). Caso ocorra melhora dos sintomas, mantém-se o tratamento. Se ocorrer manutenção ou piora dos sintomas, deve-se reavaliar o diagnóstico, verificar a possibilidade de outras doenças serem a causa da dor, assim como, avaliar a possibilidade de tratamento cirúrgico.

Em algumas situações especiais, independentemente do quadro clínico no qual a paciente se apresenta, após exames de imagem, indicamos procedi-

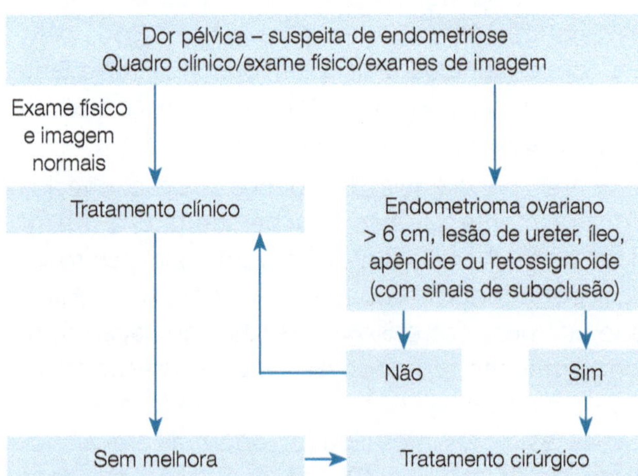

Figura 7.1. Fluxograma do tratamento da dor pélvica na paciente com endometriose. Fonte: Adaptada da referência 8.

mento cirúrgico. São quadros que denotam gravidade da doença:

- Endometriomas ovarianos maiores de 6 cm: pelo risco de torção anexial (embora raro em virtude das aderências típicas da doença) e ruptura do cisto, o que transformaria o quadro em uma urgência/emergência ginecológica.
- Endometriose de apêndice: a imagem ultrassonográfica de endometriose de apêndice se assemelha muito a tumor neuroendócrino de apêndice e existe uma relação positiva entre endometriose e essa doença. Assim sendo, lesões nesse órgão são indicativos de apendicectomia.[9]
- Lesões no ureter: pacientes com lesão intrínseca no ureter podem apresentar distorção e dilatação a montante com possível lesão renal.
- Lesões em retossigmoide e íleo com sinais de suboclusão: pacientes com queixa de distensão abdominal, fezes afiladas, colonoscopia alterada com impossibilidade de passagem da câmera, tem indicação cirúrgica pelo risco de oclusão do órgão com a progressão da doença.

Pacientes com dor pélvica e exame físico e de imagem sugestivos de endometriose e que não apresentem indicação imediata de tratamento cirúrgico, conforme descrito acima, deve-se iniciar o tratamento clínico e caso não apresente melhora, pode-se optar pelo tratamento cirúrgico.

É importante salientar que ter endometriose não é sinônimo de cirurgia e o tratamento clínico pode ser uma opção eficaz no controle da dor e deve ser o tratamento de escolha inicial, na maioria dos casos. A principal finalidade do tratamento clínico é a melhora dos sintomas álgicos e, assim, da qualidade de vida. Não se espera diminuição ou cura da doença, mas estudos demonstram a importância do tratamento inicial, com taxas de melhora dos sintomas em até 70% dos casos.[10]

O tratamento clínico da endometriose deve ser realizado conforme os sintomas da paciente e seu desejo reprodutivo.[11] Dentre as principais opções podemos citar:

1. **Anticoncepcionais orais combinados (COC):** são bem tolerados tendo pouco impacto metabólico. São amplamente utilizados em mulheres com dor pélvica crônica e endometriose. O uso de COC suprime a ovulação e reduz o fluxo menstrual. Podem ser utilizados de forma contínua ou com pausa. O problema do uso dos anticoncepcionais é que a endometriose acomete mulheres na menacme e com desejo reprodutivo, assim sendo, o uso dessa medicação fica restrito.
2. **Análogos do hormônio liberador de gonadotrofina (GnRH):** induzem um efeito farmacológico semelhante à menopausa, diminuindo a produção de gonadotrofinas e, ao suprimir a ovulação, reduz a esteroidogênese ovariana. No entanto, seu uso prolongado é limitado pela ocorrência de sintomas significativos de hipoestrogenismo e diminuição da densidade mineral óssea.
3. **Progestagênios isolados:** baseiam-se na inibição do eixo hipotálamo-hipófise-ovariano, levando a anovulação, redução dos níveis séricos de estrogênio, atrofia do endométrio eutópico e lesões endometrióticas e diminuição dos marcadores inflamatórios peritoneais, modulando também a resposta imune envolvida na patogênese da endometriose. Podem ser utilizados por via oral, preferencialmente de forma contínua, outras formas de apresentação: injetável trimestral de acetato de medroxiprogesterona, dispositivo intrauterino (DIU) liberador de levonorgestrel e implante subdérmico de etonogestrel.
4. **Anti-inflamatórios não hormonais (AINEs):** são frequentemente utilizados na dismenorreia primária, porém não existe evidência científica para o uso terapêutico específico, apenas para alívio temporário da dor nas pacientes com endometriose.

Além do tratamento clínico citado acima, várias intervenções complementares e multidisciplinares podem ser associadas ao tratamento da endometriose para melhorar a sintomatologia da doença. Uma revisão sistemática e metanálise avaliou tratamentos complementares para pacientes com endometriose sintomática, como acupuntura, exercícios físicos, eletroterapia e ioga. A metanálise evidenciou que a acupuntura mostrou um benefício significativo na redução da dor em comparação com o placebo ($p = 0{,}007$). Bem como, uma tendência positiva de melhora de sintomas com as demais terapias.[12] Assim como, as terapias já citadas, a terapia cognitivo-comportamental pode ser muito promissora para o tratamento psicológico e emocional das pacientes com endometriose.[13] Logo, o tratamento clínico deve ser realizado por equipe multidisciplinar, com terapia medicamentosa hormonal e analgésica, e quando necessário, as terapias complementares como atividade física, fisioterapia, acupuntura, psicoterapia também podem ser associadas conforme as indicações apropriadas para cada paciente.

Na refratariedade, pode-se considerar o tratamento cirúrgico, além do seguimento em conjunto com um especialista no manejo da dor, para otimizar a analgesia, com uso de relaxantes musculares, medicações neurolépticas, até bloqueios nervosos.[10]

O tratamento cirúrgico deve ser indicado caso a paciente apresente algum dos critérios cirúrgicos previamente citados ou em casos em que o tratamento clínico se mostrar ineficaz ou contraindicado. O objetivo do tratamento cirúrgico é a remoção completa de todos os focos da doença, restaurando a anatomia e preservando a função reprodutiva.[14] A via preferencial de acesso à cavidade abdominal é a minimamente invasiva, ou seja, laparoscopia ou cirurgia robótica.

Como já discutido, existe uma associação entre endometriose e infertilidade. A abordagem dessa paciente é controversa na literatura. Portanto, deve-se considerar o quadro clínico da paciente, sua idade, tempo de infertilidade, sintomas e outros fatores de infertilidade para definir o tratamento e sua complexidade, que podem ser a fertilização *in vitro*, associada ou não à cirurgia.[15]

Conclusão

A endometriose pode comprometer significativamente a qualidade de vida da paciente, com pacientes que podem apresentar quadros álgicos importantes e infertilidade. Após a realização do diagnóstico, a abordagem deve ser feita por equipe multidisciplinar, com foco na queixa da paciente e na localização e extensão das lesões. A endometriose deve ser encarada como uma doença crônica, que merece acompanhamento durante toda a vida reprodutiva da mulher.

Referências bibliográficas

1. Nisolle M, Donnez J. Peritoneal endometriosis, ovarian endometriosis, and adenomyotic nodules of the rectovaginal septum are three different entities. Fertil Steril. 1997;68(4):585-96.
2. Eskenazi B, Warner ML. Epidemiology of endometriosis. Obstet Gynecol Clin North Am. 1997;24(2):235-58.
3. Culley L, Law C, Hudson N, Denny E, Mitchell H, Baumgarten M, et al. The social and psychological impact of endometriosis on women's lives: a critical narrative review. Hum Reprod Update. 2013;19(6):625-39.
4. Podgaec S. Endometriose. 1 edição ed. Brasil: Elsevier Editora LTDA; 2014.
5. Tirlapur SA, Kuhrt K, Chaliha C, Ball E, Meads C, Khan KS. The 'evil twin syndrome' in chronic pelvic pain: a systematic review of prevalence studies of bladder pain syndrome and endometriosis. Int J Surg. 2013;11(3):233-7.
6. Chronic Pelvic Pain: ACOG Practice Bulletin, Number 218. Obstet Gynecol. 2020;135(3):e98-e109.
7. Abrao MS, Goncalves MO, Dias JA, Jr., Podgaec S, Chamie LP, Blasbalg R. Comparison between clinical examination, transvaginal sonography and magnetic resonance imaging for the diagnosis of deep endometriosis. Hum Reprod. 2007;22(12):3092-7.
8. Podgaec SCD, Lobel A, Bellelis P, Lasmar BP, Lino CA, et al. São Paulo: Federação Brasileira das Associações de Ginecologia e Obstetrícia (FEBRASGO), 2018. (Protocolo FEBRASGO - Ginecologia nCoNEeE.
9. Padovesi Mota IL, Klajner S, da Costa Gonçalves MO, Passman LJ, Podgaec S. Appendiceal Nodules in the Setting of Endometriosis Can Be Carcinoid Tumors. JSLS. 2015;19(3).
10. Practice Committee of the American Society for Reproductive M. Treatment of pelvic pain associated with endometriosis: a committee opinion. Fertil Steril. 2014;101(4):927-35.
11. Andres MP, Lopes LA, Baracat EC, Podgaec S. Dienogest in the treatment of endometriosis: systematic review. Arch Gynecol Obstet. 2015.
12. Mira TAA, Buen MM, Borges MG, Yela DA, Benetti-Pinto CL. Systematic review and meta-analysis of complementary treatments for women with symptomatic endometriosis. Int J Gynaecol Obstet. 2018;143(1):2-9.
13. Donatti L, Malvezzi H, Azevedo BC, Baracat EC, Podgaec S. Cognitive Behavioral Therapy in Endometriosis, Psychological Based Intervention: A Systematic Review. Rev Bras Ginecol Obstet. 2022;44(3):295-303.
14. Barnhart K, Dunsmoor-Su R, Coutifaris C. Effect of endometriosis on in vitro fertilization. Fertil Steril. 2002;77(6):1148-55.
15. Medicine PCotASfR. Endometriosis and infertility: a committee opinion. Fertil Steril. 2012;98(3):591-8.

Eduardo Pereira Cruz • Marcos Augusto Filisbino • Thomas Moscovitz

Adenomiose

Introdução

Foi Frankl, em 1925, quem primeiro designou a doença como adenomiose uterina.[1]

A definição de adenomiose foi introduzida por Bird *et al.* em 1972, "a invasão benigna do endométrio no miométrio, produzindo um útero difusamente aumentado que exibe microscopicamente glândulas endometriais ectópicas, não neoplásicas, e estroma circundado por miométrio hipertrófico e hiperplásico".[2]

Estudos recentes sugerem uma prevalência de 20%-35% entre mulheres na menacme.[3]

A etiologia da adenomiose ainda não é reconhecida totalmente, porém, existem 3 teorias etiológicas consideradas mais relevantes, sendo elas: invaginação, metaplasia e ruptura da interface endométrio/miométrio.[4]

Teoria da invaginação

Segundo a teoria da invaginação, também conhecida como teoria da lesão e reparo tecidual (TIAR), o processo das lesões adenomióticas inicia-se por meio de microtraumatismos entre o endométrio e miométrio, produzindo lesões teciduais. Assim, ocorre uma regulação positiva da produção da cicloxigenase-2 (COX-2) e elevação dos níveis da prostaglandina E2, que induz a expressão de genes críticos, como a proteína reguladora aguda esteroidogênica e aromatase, levando ao aumento da produção local de estrogênio. Os níveis elevados de estrogênio ativam os receptores de estrogênio A e B, induzindo a sinalização da ocitocina e do seu receptor. Desse modo, há aumento significativo do peristaltismo, angiogênese e proliferação uterina. O hiperperistaltismo uterino causa o alongamento excessivo, repetido e sustentado dos miócitos e fibroblastos que por fim sofre lesão e reparo tecidual, com o pronunciamento da invaginação endometrial e lesões adenomióticas.[5]

Teoria da metaplasia

A teoria da metaplasia sugere que as lesões adenomióticas surgem por meio de alterações metaplásicas dos remanescentes müllerianos pluripotentes embrionários.[5] Os ductos de Müller, durante o período fetal são estruturas embriológicas que, posteriormente, formam o trato uterino. A presença de epitélio superficial e mesênquima da crista urogenital subjacente capacita a diferenciação em estroma e glândulas endometriais. Dessa maneira, durante a vida adulta da mulher, ocorre metaplasia de remanescentes müllerianos pluripotentes embrionários na parede uterina, levando ao aparecimento de tecido endometrial ectópico na camada do miométrio, propagando-se por meio de lesões adenomióticas e disfunção uterina.[6]

Teoria da ruptura da interface endométrio/miométrio

A teoria da ruptura da interface endométrio/miométrio (EMID) inicia-se por meio de traumas iatrogênicos que causam a ruptura entre as superfícies do endométrio e miométrio, processo que promove a agregação plaquetária e expressão de fator 1a induzível por hipóxia (HIF-1a), levando a hipóxia tecidual. O peristaltismo uterino também promove a interrupção das superfícies do endométrio e do miométrio. Assim, os genes envolvidos na produção de estrogênio são regulados positivamente, elevando a produção de estrogênio local, e, consequentemente, indução dos receptores de estrogênio A e B, que leva à indução da sinalização da ocitocina e seu receptor, que por fim causa o aumento do hiperperistaltismo uterino.[6] Ademais, a hipóxia tecidual ativa as vias de sinalização do fator transformador de crescimento B1 (TGF-β1), fator de crescimento endotelial vascular (VEGF), fator de crescimento derivado de plaquetas (PDGF), COX-2 e fator 1 derivado de células estromais (SDF-1), levando ao aumento da angiogênese, vascularização e recrutamento de células-tronco derivadas da medula óssea para o local da ferida e tromboxano A2 (TxA2), que também aumenta o peristaltismo uterino. Há também, a sinalização de TGF-β1 que induz a transição epitelial-mesenquimal, possibilitando a invasão de células epiteliais endometriais para a interface endométrio/miométrio e posteriormente para o miométrio. A lesão tecidual também ativa o eixo hipotálamo-hipófise-adrenal, levando à liberação de catecolaminas e PGE 2, que juntos resultam em enfraquecimento da imunidade mediada por células, levando ao aumento da sobrevivência de células endometriais dispersas pelo miométrio. Todos esses eventos supracitados levam à formação de lesões adenomióticas e disfunção do miométrio.[5]

Fisiopatologia

No que se refere a fisiopatologia da doença, sabe-se que o tecido endometrial, normalmente, tem a função de produzir prostaglandinas que causam as contrações menstruais. Os focos ectópicos da adenomiose podem aumentar os níveis dessas prostaglandinas, causando dismenorreia.

O aumento da vascularização, o aumento da área da superfície endometrial e a produção de moléculas de sinalização celular contribuem para o sangramento menstrual aumentado.

As queixas mais comuns são: menorragia, sangramento uterino anormal, dor pélvica crônica, dismenorreia, dispareunia e infertilidade.

Genética e adenomiose

A endometriose e adenomiose parecem originar-se da proliferação e expansão ectópica de múltiplos clones de células epiteliais mutadas que também contêm uma população de células estromais.[7,8]

Distribuições de frações alélicas variantes em 91% (234 de 257) das glândulas endometriais microdissecadas indicaram que cada glândula consiste predominantemente em uma população celular descendente de uma célula-tronco progenitora epitelial única.[8]

Na fração de glândulas endometriais eutópicas, histologicamente normais, portadores de uma mutação genética condutora, o número médio de mutações por glândula e o número de diferentes mutações condutoras em cada indivíduo correlacionaram-se positivamente com a idade do indivíduo.

Descobriu-se que os clones celulares com mutações condutoras geralmente se originam durante as primeiras décadas de vida e, posteriormente, colonizam progressivamente o revestimento epitelial do endométrio.[8]

Os achados de variação genética entre glândulas distintas reforçam a heterogeneidade do epitélio endometrial uterino e pode ajudar a explicar a natureza observada semelhante a um mosaico de seu genoma.[7]

Inoue *et al.* (2019) concluíram que a mutação do KRAS somático é uma alteração genômica crítica associada à adenomiose.[9]

Epidemiologia

Parazzini F. (1997) analisou os fatores de risco para adenomiose em 707 histerectomias onde a incidência foi de 150 casos (21,2%).[10]

Observações clínicas sugeriram que a adenomiose é encontrada mais frequentemente no útero de multíparas do que de mulheres nulíparas.[11] Nessa série, o risco de adenomiose foi cerca de 2 vezes em multíparas e aumentou com o número de nascimentos. Descobertas semelhantes surgiram nos poucos estudos epidemiológicos sobre o tema.[12] Focos de adenomiose podem ser incluídos no miométrio devido à ação agressiva do trofoblasto na extensão das fibras miometriais durante a gravidez. Ou então, o ambiente hormonal da gravidez pode favorecer o desenvolvimento de ilhas de adenomiose.

Nesse estudo, nenhuma associação surgiu entre anticoncepcionais, métodos preventivos (anticoncepcional oral e uso de DIU) e risco de adenomiose, porém não se analisou o papel da duração do uso de anticoncepcional oral e DIU, idade do primeiro uso e tipo de anticoncepcional oral utilizado.[10]

Mecanismos mediados por hormônios podem ser sugeridos para interpretar o risco reduzido de adenomiose em fumantes. Mais baixas concentrações de estrogênios foram relatadas em fumantes[13] e a adenomiose tem sido sugerida como dependente de estrogênio. Altas concentrações de estrogênios são também relacionadas à hiperplasia endometrial,[14] e essa condição foi relacionada ao risco de adenomiose nessa série.[10]

A adenomiose tem como fatores de risco condições que ocasionam o aumento da exposição ao estrogênio (menarca precoce, ciclos menstruais curtos, aumento da paridade, índice de massa corporal elevado, uso de pílulas anticoncepcionais orais, uso de tamoxifeno), além de cirurgias uterinas prévias (cesariana, dilatação, curetagem e miomectomia).[3]

Diagnóstico clínico

Segundo a grande maioria dos estudos atuais, um terço das pacientes que apresenta adenomiose é assintomática, o que acaba tornando o diagnóstico clínico difícil de ser estabelecido, sendo esse, muitas vezes determinado por métodos de imagem.[15] Todavia, entre as pacientes sintomáticas, existe uma grande variedade de sinais e sintomas relatados que se associam clinicamente com outras patologias ginecológicas como, endometriose e miomatose uterina, fazendo com que o diagnóstico clínico seja pouco sensível e específico.[3] Devido à infiltração do tecido endometrial nas fibras musculares do miométrio, uma reação inflamatória é desencadeada, levando as principais manifestações clínicas citadas pelas pacientes.[16] Entre elas, podemos citar, menorragia, SUA, dor pélvica crônica, dismenorreia, dispareunia e infertilidade.[17] Esses sinais e sintomas estão correlacionados, principalmente, com a extensão da doença.[18]

Durante o exame físico da paciente, é possível observar um aumento do volume uterino como o principal achado clínico suspeito dessa patologia, isso decorre principalmente da proliferação de seus elementos estruturais.[18] Dito isso, devido à grande variedade e inespecificidade das manifestações clínicas apresentadas pelas pacientes com essa patologia, se torna necessário a realização de exames complementares de imagem para chegar ao diagnóstico de adenomiose.[17]

Adenomiose e anemia

A profundidade da adenomiose e a associação com sangramento excessivo podem ser de grande importância na escolha do gerenciamento da estratégia. McCausland e McCausland mostraram que a profundidade da adenomiose dentro do miométrio encontrou uma biópsia endometrial correlacionada com a quantidade de sangramento excessivo relatado. Eles trataram a adenomiose com adenomiose ablação endometrial (ablação endometrial: procedimento cirúrgico que resulta em permanente destruição da linha endometrial do útero. Usado para tratar algumas formas de sangramentos uterinos não tratáveis) e descobriram que pacientes com adenomiose superficial (< 2 mm de penetração) apresentaram resultado de tratamento melhor com uma grande probabilidade de períodos menstruais suaves ou não ter menstruação. Mulheres com adenomiose de penetração mais profunda tendem a continuar tendo sangramento excessivo e deve ser oferecido a elas um tratamento cirúrgico convencional para adenomiose.

Adenomiose e dor pélvica

O próximo sintoma mais comum relatado é a dismenorreia, e isso foi analisado em termos de profundidade e grau de envolvimento do processo adenomiótico. Eles encontraram um aumento da dismenorreia com grande profundidade de penetração. A dismenorreia ocorreu em 4,3% com grau 1 de penetração; 42,4% com grau 2 de penetração, e 83,3% com grau 3. Resultados similares foram encontrados correlacionando o aumento da dismenorreia com o aumento da densidade do envolvimento adenomiótico do miométrio. Uma série de casos[19] mostrou que a dismenorreia foi positivamente associada com a profundidade e grau de envolvimento adenomiótico, mas, assim como o sangramento excessivo, não há clara associação com a densidade das glândulas adenomióticas, similar à descoberta de Bird *et al.* Nishida[20] também descobriu que a profundidade do foco adenomiótico foi maior em mulheres as quais apresentaram dismenorreia, do que aquelas que não apresentaram.

Impacto da adenomiose na sexualidade

Embora a pesquisa sobre o impacto direto da adenomiose na sexualidade em mulheres seja limitada, a condição pode ter efeitos indiretos no bem-estar sexual. É importante notar que o esse impacto pode variar entre os indivíduos. Algumas mulheres podem sofrer interferência mínima, enquanto outras podem enfrentar desafios significativos.

Algumas considerações, sobre esse tema, serão explanadas a seguir:

1. **Dor e desconforto:** a adenomiose pode causar dor pélvica, especialmente durante a menstruação. Essa dor pode se estender para a região pélvica, região lombar e até mesmo durante a atividade sexual. A presença de dor e desconforto pode afetar o desejo sexual, excitação e prazer. Algumas

mulheres podem sentir dispareunia, levando a uma diminuição do interesse sexual ou evitar certas posições sexuais.[21]

2. **Desequilíbrios hormonais:** a adenomiose pode interromper o equilíbrio hormonal do estrogênio e da progesterona. Essas flutuações hormonais podem contribuir para alterações na libido e no funcionamento sexual. Algumas mulheres podem sentir uma diminuição do desejo sexual ou alterações na lubrificação vaginal, o que pode afetar a satisfação sexual.[22]
3. **Bem-estar emocional:** lidar com uma condição crônica como a adenomiose pode levar a sofrimento emocional, como estresse, ansiedade ou depressão. Esses fatores emocionais podem afetar o bem-estar sexual geral e o desejo de intimidade.[23]
4. **Imagem corporal e autoestima:** a adenomiose pode causar alterações na forma ou tamanho do útero e pode levar a inchaço ou ganho de peso devido a desequilíbrios hormonais. Essas mudanças físicas podem afetar a imagem corporal e a autoestima, o que pode afetar indiretamente a confiança e a satisfação sexual.[23]
5. **Dinâmica do relacionamento:** a adenomiose pode sobrecarregar os relacionamentos íntimos devido ao impacto na atividade sexual e no bem-estar emocional. A comunicação aberta e honesta com os parceiros sobre os desafios enfrentados pode ajudar a encontrar soluções de apoio e manter a proximidade emocional.[24]

Importante falar sobre o estudo conduzido por Alcade *et al.* (2021)[24] onde avaliou a qualidade de vida sexual em mulheres com adenomiose. A qualidade de vida sexual foi avaliada por meio do perfil breve da função sexual feminina (B-PFSF), a escala de angústia sexual (FSDS) e questionários de qualidade de vida sexual feminina (SQOL-F). O B-PFSF foi desenvolvido e validado para discriminar mulheres com transtorno de desejo sexual hipoativo.[25] A FSDS é um instrumento validado que mede o sofrimento pessoal sexualmente relacionado em mulheres.[26] O SQOL-F foi desenvolvido para avaliar a relação entre disfunção sexual feminina e qualidade de vida.[27] Os resultados foram de que os escores do SQOL-F foram mais baixos em pacientes com adenomiose (AD) e endometriose profunda infiltrativa (EPI) em comparação ao grupo controle. Não houve diferenças significativas entre mulheres com AD e aquelas com EIP. Com relação ao questionário B-PFSF, 36 (52,9%) mulheres com AD e 43 (66,1%) com EIP apresentaram pontuação ≤ 20 ($p = 0,275$), enquanto uma pontuação ≥ 15 no questionário FSDS foi encontrada em 38 (55,9%) mulheres com AD e em 37 (56,9%) com EIP ($p = 0,843$). Após a análise bivariada, as variáveis significativamente associadas com o SQOL-F, foram dispareunia e disquezia.

Portanto, os médicos devem estar cientes de que a qualidade da vida sexual pode ser afetada em pacientes com AD. O diagnóstico precoce e o manejo multidisciplinar podem contribuir para prevenir o comprometimento da qualidade de vida sexual dessas pacientes.

Adenomiose e saúde reprodutiva

Segundo estudos, parecem ser vários os mecanismos responsáveis pelas alterações fisiopatológicas com impacto negativo na capacidade reprodutiva da mulher, que vão desde alterações ao nível molecular a alterações do próprio útero. Segundo Kunz *et al.* (2007), a destruição da normal arquitetura da ZJ do miométrio pode condicionar uma alteração no transporte de espermatozoides através do útero, por uma desestruturação da musculatura uterina.[28] A adenomiose foi associada a uma disperistalse em consequência de uma hiperperistalse.[28] Kissler *et al.* (2006) simulou o transporte espermático através do útero e, ao contrário do que acontece em uma mulher fértil, em que há transporte unilateral para a trompa do lado do folículo dominante, observaram que nas mulheres com adenomiose difusa e infertilidade, 70% dos macroagregados permaneciam na cavidade uterina, 22% dirigiam-se no sentido contrário ao do folículo dominante e apenas 8% no sentido desse.[29]

A alteração na atividade peristáltica uterina na adenomiose, ao invés da normal contratilidade subendometrial retrógrada, durante a fase secretora do ciclo menstrual, pode condicionar contratilidade anterógrada e consequente expulsão do embrião, ou áreas de hipóxia relativa levando a uma falha na implantação.[30] Qualquer alteração nos processos fisiológicos uterinos e ováricos podem prejudicar a decidualização e/ou a implantação, e consequentemente prejudicar a fertilidade feminina.[29] Ota e Tanaka (2003) observaram alterações na vascularização do endométrio de doentes com adenomiose, talvez por uma desregulação dos fatores reguladores do processo, que podem levar a alterações, e consequente falha, na implantação.[29]

Foram relatadas em vários estudos anomalias moleculares nas concentrações ou na atividade dos fatores envolvidos, não só no ciclo menstrual, mas, também, na implantação, quer ao nível do tecido endometrial ectópico, quer no endométrio heterotópico de pacientes com adenomiose. Foram ainda detectadas anomalias na resposta inflamatória no tecido endometrial ectópico e heterotópico na adenomiose, que podem comprometer a implantação e consequentemente a fertilidade.[29]

A falha na expressão endometrial de proteínas de adesão, etapa essencial ao processo de nidação, pode também estar na base da infertilidade associada à adenomiose. Apesar dos estudos dessas alterações na adenomiose ainda serem escassos, muitos autores propõem alterações semelhantes às estudadas na endometriose.[29]

Recentemente, foi associada à adenomiose uma alteração na expressão do gene HOXA10, um marcador de receptividade endometrial, que pode contribuir para a infertilidade em consequência de uma alteração na implantação. Semelhante ao que acontece na endometriose, Fisher *et al.* (2011) encontraram, no seu estudo, uma possível explicação para a falha na implantação nas doentes com adenomiose, uma diminuição da expressão do gene HOXA10 durante a janela de implantação.[31] Wicherek (2009) observou em pacientes com adenomiose alterações na concentração de RCAS1, uma proteína envolvida na supressão da imunidade celular do endométrio, que normalmente ocorre no endométrio decidual.[29] Foram descritas alterações na expressão e atividade do receptor de estrogênio alfa, cuja queda dos níveis é essencial para a receptividade endometrial, e por isso, foi sugerido que valores elevados na fase secretora seriam um dos melhores indicadores de disfunção endometrial.[29]

Os defeitos na expressão do receptor de progesterona, como descreveu Mehasseb *et al.* (2011), com perda da sua ação negativa sobre a atividade proliferativa, ao regular negativamente a expressão do REalfa pode levar a um desequilíbrio do balanço estrógeno/progesterona por persistência dos REalfa. Esse desequilíbrio pode atuar sobre a expressão dos genes da implantação, alterando assim a receptividade uterina.[29,32] Nas doentes com adenomiose, foi ainda descrito uma suprarregulação da aromatase P450, consequentemente aumentando a produção local de estrogênios, o que pode condicionar uma alteração da receptividade uterina.[29] Por fim, concentrações excessivas de radicais livres na cavidade uterina, quer por produção aumentada, quer por uma redução da eliminação desses, são prejudiciais ao ovo fertilizado, inibindo a implantação do embrião e a progressão da gravidez.[29]

Foram detectadas alterações na expressão da superóxido dismutase, no endométrio de doentes com adenomiose e endometriose e os seus resultados mostraram que além da expressão não variar com o ciclo, essas eram suprarreguladas.[33] Em consonância, outros estudos sugerem uma produção de óxido nítrico (NO), superóxido e outros radicais livres aumentada nas mulheres com adenomiose.[34] Foi sugerido ainda, que mesmo após a implantação, o ambiente imunológico anormal pode lesar o embrião e provocar um abortamento precoce.[33] Como referido, na adenomiose há excesso de estrogênios ao nível do endométrio. Esse excesso pode aumentar a densidade capilar e a produção de citocinas pró-inflamatórias, levando ao recrutamento e ativação dos macrófagos, que quando ativados têm a capacidade de secretar as citocinas e radicais livres de oxigênio, substâncias essas, potencialmente tóxicas para o embrião, comprometendo assim a gestação.[35] Essas ocorrências verificaram-se em mulheres com adenomiose e história de falhas sucessivas de implantação em ciclos de fertilização *in vitro* (FIV).

Os elevados níveis de NO podem também prejudicar a fertilidade ao alterar a função dos espermatozoides.[36] As técnicas de reprodução medicamente assistida constituem uma excelente maneira de avaliar o impacto da adenomiose na fertilidade. Mijatovic *et al.* (2010), com base na prevalência frequente nas quais a adenomiose e endometriose pélvica surgem associadas, investigaram os resultados da fertilização *in vitro* (FIV) e da injeção intracitoplasmática de espermatozoides (ICSI) em mulheres inférteis com endometriose tratadas com agonistas da GnRH, às quais foi diagnosticado adenomiose, com o objetivo de comparar com as doentes inférteis e endometriose, mas sem diagnóstico de adenomiose. Os resultados que obtiveram relativamente à taxa de fertilização, implantação, abortamento, gravidez ectópica e gestação evolutiva foram muito semelhantes nos dois grupos, com e sem adenomiose.

Os autores do estudo referem, porém, que os resultados podem ter sido influenciados pelo uso dos agonistas da GnRh.[34] Em outros estudos semelhantes, inclusive os resultados, a utilização de grupos de mulheres submetidas à doação de oócitos, e por isso mesmo, sobre a influência de estrogênios exógenos para infrarregulação da hipófise, foi apontada como uma limitação dos mesmos. Essa influência poderia alterar o ambiente endometrial, obtendo-se assim um perfil diferente daquele que poderá ser observado em mulheres com adenomiose e ciclos normais.[37] Outro estudo sobre a prevalência da adenomiose e os efeitos na fertilização *in vitro* e na injeção intracitoplasmática de espermatozoides em mulheres inférteis por Salim *et al.* (2012) obteve resultados diferentes, no que diz respeito à taxa de implantação.

Os resultados obtidos mostraram que as mulheres com adenomiose não necessitaram de doses maiores de gonadotrofinas e o número de oócitos recolhidos foi semelhante, porém, as taxas de implantação, gravidez clínica e progressão dessa foram significativamente menores nas mulheres com adenomiose. Foi ainda verificada uma taxa de abortamento no primeiro trimestre superior nas mulheres com adenomiose. Os autores, diante desses resultados, concluem que a adenomiose tem um impacto negativo nessas técnicas de reprodução medicamente assistida, embora, admitam que o seu estudo tenha limitações.[30]

■ Classificação e exames de imagem

Ao longo dos anos, várias propostas foram apresentadas para classificar a adenomiose (Tabela 8.1). Os primeiros esforços usaram critérios histológicos com

Tabela 8.1. As principais características utilizadas nos sistemas de classificação propostos para adenomiose

Referência	Categorias/base de classificação
	Histopatologia
Bird *et al.* (1972) Sammour *et al.* (2002)	Profundidade da invasão dentro do miométrio Grau de envolvimento: Número de glândulas por campo de baixo aumento
Siegler e Camilien (1994) Hulka *et al.* (2002) Vercellini *et al.* (2006)	Profundidade da penetração Grau de envolvimento Configuração: difusa, discreta
Levgur *et al.* (2000)	Profundidade da invasão
	Baseada no ultrassom
Lazzeri *et al.* (2018)	Configuração Profundidade da lesão (afetando a ZJ, interna, miométrio externo)
	Baseada na ressonância magnética
Grodts *et al.* (2008)	Hiperplasia da ZJ Adenomiose Adenomioma
Kishi *et al.* (2012)	Subtipo I: intrínseco: camada interna do útero Subtipo II: extrínseco: camada externa do útero (ZJ normal) Subtipo III: adenomiose solitária sem conexão com o ZJ ou coma serosa. Subtipo IV: indeterminada
Kobayashi e Matsubara (2020)	Profundidade da lesão Configuração Tamanho da lesão Localização da lesão Patologia concomitante
Bazot e Daraï (2018)	A Adenomiose interna: configuração B Adenomiomas: consistência C Adenomiose externa: localização D Endometriose coexistente
Grimbizis *et al.* (2014)	Configuração Forma polipoide Especial (formas raras)
	Baseada nas características cirúrgicas
Pistofidis *et al.* (2014)	Consistência
	Baseada na imagem
Gordt *et al.* (2018)	Extensão Localização Configuração Consistência Tamanho

ZJ: Zona Juncional.
Fonte: Adaptada da referência 17.

foco no mapeamento da profundidade de invasão endometrial dentro do miométrio, tanto para definir a extensão da doença quanto para distinguir um ponto de corte para o diagnóstico. Um fator importante foi evitar o diagnóstico excessivo. A distinção entre adenomiose e a irregularidade normal na interface entre o endométrio e o miométrio permanece um desafio. Essa é a causa da dificuldade que os pesquisadores encontram ao tentar estabelecer uma correlação entre características histológicas e sintomas. Talvez não seja surpreendente que os pesquisadores propuseram diferentes pontos de corte. Por outro lado, como a histerectomia é geralmente realizada em mulheres sintomáticas, um ponto de corte rigoroso corre o risco de subdiagnóstico.[17]

O diagnóstico por imagem permitiu uma visão global do útero e forneceu uma oportunidade menos trabalhosa para o mapeamento da doença em comparação com o diagnóstico histológico. Uma distinção, no entanto, precisa ser feita entre o mapeamento de doenças baseado em localização anatômica das lesões e categorização da doença com base na gravidade dos sintomas ou índices prognósticos. Cada um deles tem seus próprios desafios. A maioria da literatura publicada baseia-se na acurácia diagnóstica na presença ou ausência de adenomiose, ao invés da precisão de cada característica individual, localização ou ponto de corte para diagnóstico. A gravidade dos sintomas atribuídos à adenomiose não se mostrou previsível com base em sua topografia dentro do miométrio.[38]

Outra característica que tem gerado debate com relação à classificação da adenomiose é a relação entre a adenomiose "clássica" do útero e lesões na reflexão de Douglas e uterovesical. Esses exibem semelhanças histológicas com adenomiose. O debate sobre sua patogênese e se eles se originam da disseminação da doença uterina para os tecidos circundantes ou da disseminação da endometriose para o miométrio tem implicações importantes quando se trata de classificação. Da mesma maneira, afecções do miométrio externo podem representar invasão de lesões de endometriose implantadas na serosa. Compreender a fisiopatologia também pode ter outras implicações para a classificação. A adenomiose pode representar um espectro de doenças com a característica unificadora de endométrio e estroma ectópicos dentro do miométrio.[39]

Uma consideração para a classificação da adenomiose é o local da hiperplasia da zona juncional (ZJ) e se ela é patognomônico de adenomiose. Rasmussen *et al.*[40] tentou classificar a doença quando confinada às regiões do miométrio interno e da ZJ, em 3 categorias separadas com base no ultrassom: (i) adenomiose do miométrio interno; (ii) doença da zona juncional, caracterizada por uma aparência serrilhada da ZJ; e (iii) zona juncional linear.[40] Embora a existência e a importância da hiperplasia da ZJ não sejam uniformemente aceitas, foi definido como espessamento parcial ou difuso da ZJ de 8 mm ou mais até 12 mm na ausência de sinais de imagem adicionais de adenomiose[41] (Figura 8.1). Alguns investigadores sugeriram que a adenomiose poderia ser dividida em diferentes categorias, com base na morfologia e localização da lesão. O termo "adenomiose difusa" é aplicado a lesões que afetam pelo menos uma parede do miométrio e podem ser simétricas ou assimétricas. Além disso, mais uma subdivisão foi sugerida conforme a profundidade do envolvimento do endométrio. Ela foi dividida em três categorias: atingindo menos de um terço, menos de dois terços, mais de dois terços do miométrio.[41] Isso é diferente de "adenomiose focal".

Finalmente, um "adenomioma" é representado por uma massa miometrial com margens indistintas de intensidade de sinal principalmente de baixas sequências de RM em T_2[41-43] que podem ser sólidas ou císticas; é comumente localizado no meio do miométrio

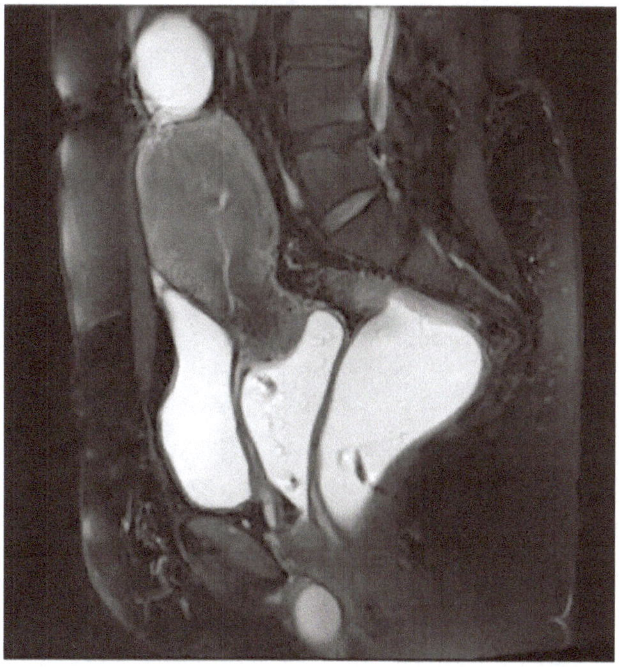

Figura 8.1. Ressonância magnética – adenomiose (corte sagital em T_2): útero com dimensões aumentadas, espessamento difuso e irregular da zona juncional, que tem limites imprecisos e focos de hipersinal em T_2 de permeio, deformando a cavidade endometrial. Fonte: Suzan Menasce Goldman (arquivos).

e raramente se projeta para dentro da cavidade endometrial ou subseroso[42] (Figura 8.2). Uma nova variante, "adenomiose externa" (anterior ou posterior), foi recentemente introduzida para lesões encontradas adjacentes à serosa uterina, sendo significativamente associada com endometriose pélvica. Na Figura 8.3, podemos observar a ultrassonografia da adenomiose correspondente à ressonância magnética da Figura 8.2.

Em 2012, Kishi *et al.*[44] diferenciaram a adenomiose uterina em 4 subtipos com base na análise de RM: o subtipo I consiste na adenomiose que ocorre na camada interna do útero sem afetar as estruturas externas; subtipo II de adenomiose ocorre na camada externa do útero sem afetar as estruturas internas; subtipo III de adenomiose ocorre isoladamente sem relação com componentes estruturais; e o subtipo IV composto por adenomiose que não preenche esses critérios.[44] Recentemente, Bazot[42] propôs uma classificação da adenomiose segundo as características da ressonância magnética que nos permite distinguir entre adenomiose interna, adenomiose externa e subtipos de adenomioma relacionados com a estrutura com uma relação potencial para estratégia terapêutica (Tabela 8.2 e Figura 8.4).[45] Adenomiose interna, externa e adenomiomas podem estar presentes isoladamente ou em associação nesse modelo.

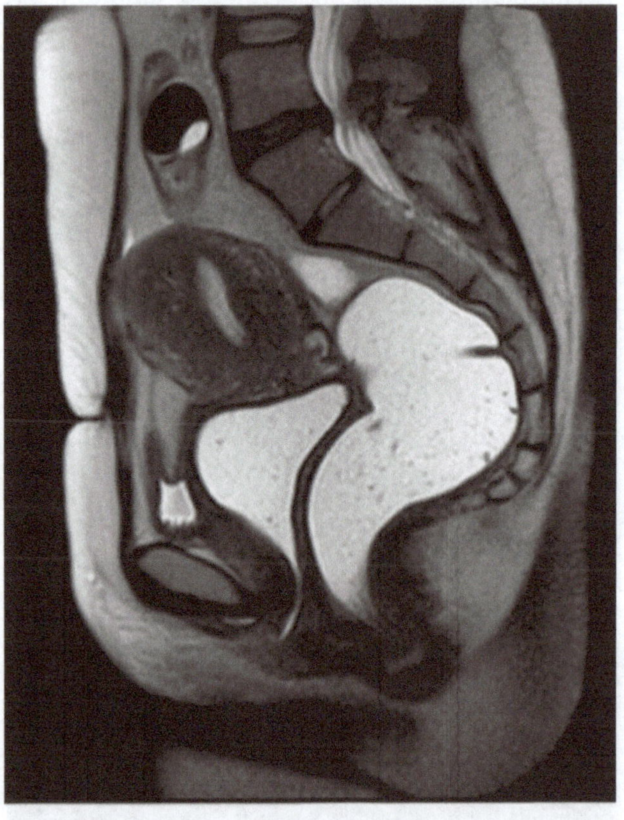

■ **Figura 8.2.** Ressonância magnética – adenomioma (corte sagital em T_2): útero com dimensões aumentadas, contornos, morfologia preservadas para a faixa etária. Nota-se espessamento difuso e irregular da zona juncional que tem limites imprecisos, com focos hiperintensos em T_2 de permeio e destacamos adenomioma corporal anterior intramural/submucoso, medindo 3,3 cm. Fonte: Suzan Menasce Goldman (arquivos).

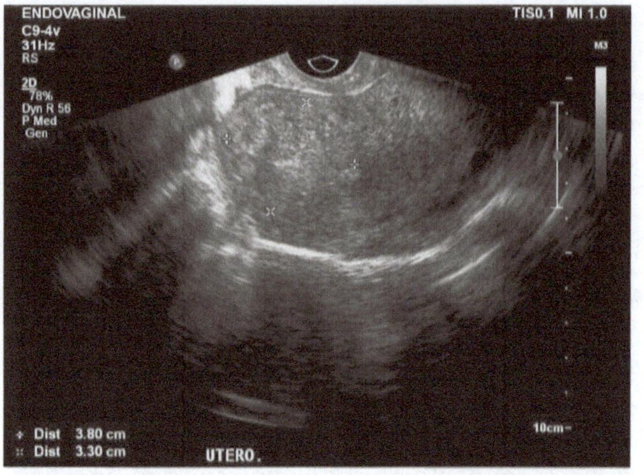

■ **Figura 8.3.** Ultrassom endovaginal – adenomiose: útero em anteversoflexão, com dimensões aumentadas, medindo 10,2 × 8,1 × 5,2 cm, com volume de 225,0 cm³. Apresenta contornos regulares e ecotextura miometrial heterogênea, notando-se nódulo hipoecoico na parede fúndica, intramural, tangenciando o endométrio, medindo 3,8 × 3,3 cm. Fonte: Suzan Menasce Goldman (arquivos).

O Grupo Internacional de Análise de Tumores Endometriais (do inglês, International Endometrial Tumor Analysis – IETA) foi criado para classificar as características ultrassonográficas de lesões endometriais e intrauterinas Figura 8.5.[43] Os critérios de consenso receberam a sigla MUSA (*morphological uterus sonographic assessment*).[43] As características propostas para a adenomiose são: a localização da doença (anterior, posterior, lateral esquerdo, lateral direito, fundo); a classificação das lesões (focais ou difusas); a presença ou ausência de lesões intracísticas; o envolvimento do miométrio (limitado a porção interior, invadindo o corpo do útero, atingindo a serosa); a extensão da doença (afetando < 25%, 25%-50%, > 50% do volume uterino); e o tamanho das lesões.[46] Na Figura 8.6 podemos ver a imagem de uma adenomiose a ultrassonografia endovaginal.

Portanto, apesar dos avanços em compreender a adenomiose, uma classificação permanece desafiadora devido à limitação de nossa compreensão dos correlatos clínicos.

Tabela 8.2. Classificação da adenomiose

Subtipo de adenomiose	Definição	Figura
	Adenomiose interna (A)	
Adenomiose focal (AiO)	Pequeno componente cístico intramiometrial localizado com ou sem abaulamento da ZJ (único ou múltiplo)	1A
Adenomiose superficial (Ai1)	Pequeno componente cístico subendometrial disseminado sem hipertrofia da ZJ (simétrica ou assimétrica)	1B, 1C
Adenomiose difusa (Ai2)	Pequeno componente cístico intramiometrial disseminado com hipertrofia da ZJ (simétrico ou assimétrico)	1D, 1E
	Adenomiomas	
Adenoma sólido intramural (Ad1)	Lesão miometrial mal definida com pequeno componente cístico (hemorrágico ou não)	1F
Adenoma cístico intramural (Ad2)	Lesão miometrial mal definida com cavidade cística hemorrágica	1G
Adenomioma submucoso (Ad3)	Lesão miometrial mal definida com pequeno componente cístico e protrusão intracavitária	1H
Adenomioma subseroso (Ad4)	Lesão miometrial subserosa mal definida com pequeno componente cístico	1I
	Adenomiose externa (Ae)	
Adenomiose externa posterior (Ae1)	Massa miometrial posterior subserosa mal definida associada à endometriose profunda	1J
Adenomiose externa anterior (Ae2)	Massa miometrial anterior subserosa mal definida associada à endometriose	1K

Nota: envolvimento disseminado predominante assimétrico por adenomiose em uma parede uterina; Zona juncional: ZJ; 1/4: movimento disseminado simétrico por adenomiose na parede uterina anterior e posterior. Fonte: Adaptada da referência 42.

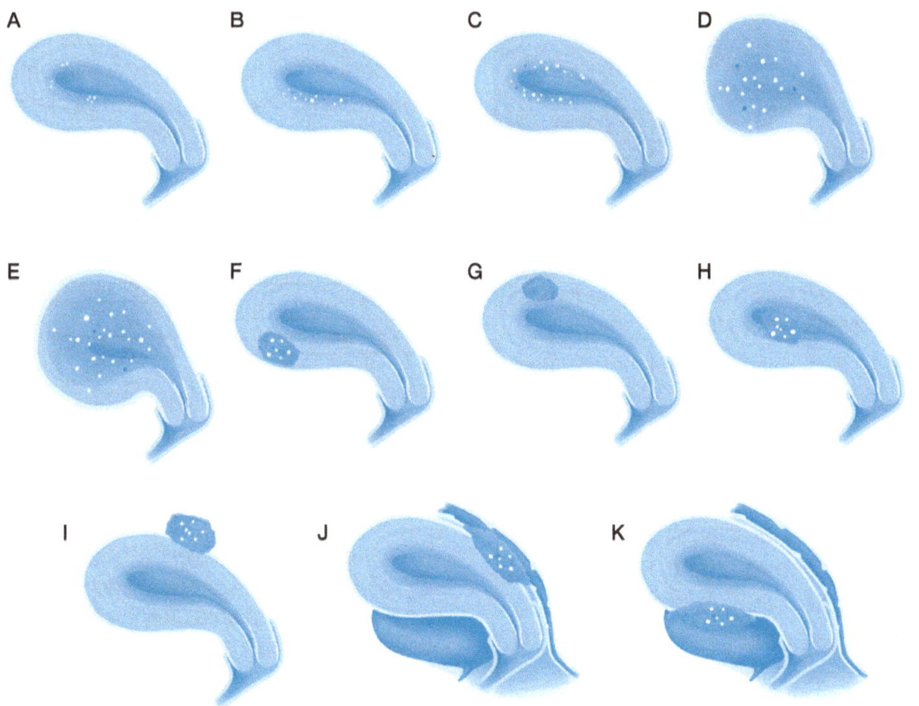

■ Figura 8.4. Classificação da adenomiose por ressonância magnética: diferentes morfologias e localizações da adenomiose subtipos incluindo adenomiose interna, adenomiomas e adenomiose externa. (**A**) Adenomiose interna composta por ou adenomiose multifocal, (**B**) adenomiose superficial assimétrica ou (**C**) simétrica e (**D**) assimétrica difusa ou (**E**) simétrica adenomiose. Os adenomiomas estão relacionados ao adenomioma intramural, (**F**) sólido ou (**G**) cístico e (**H**) submucoso ou (**I**) subseroso adenomiomas. As adenomioses externas são representadas por (**J**) adenomiose posterior e (**K**) anterior associadas respectivamente a endometriose profunda posterior e anterior. Fonte: Adaptada da referência 42.

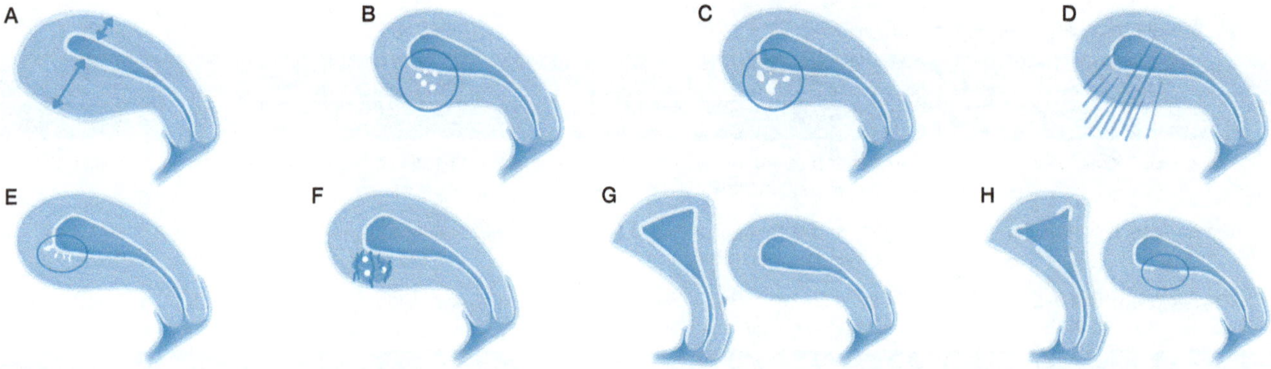

■ **Figura 8.5.** Desenhos esquemáticos ilustrando as características ultrassonográficas consideradas atualmente típicas da adenomiose: espessamento assimétrico (**A**), cistos (**B**), ilhas hiperecoicas (**C**), sombreamento em forma de leque (**D**), linhas e brotos subendometriais ecogênicos (**E**), vascularização translesional (**F**), zona juncional irregular (**G**) e zona juncional interrompida (**H**). Fonte: Adaptada da referência 43.

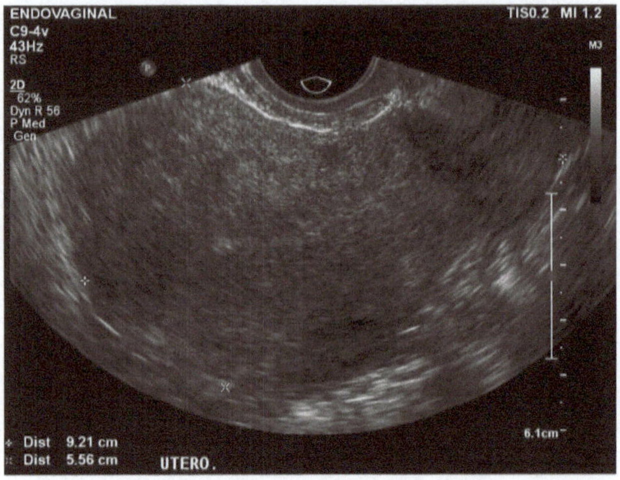

■ **Figura 8.6.** Ultrassom endovaginal – adenomiose: útero com dimensões aumentadas, ecotextura difusamente heterogênea, não se caracterizando precisamente a delimitação endométrio/miométrio. Fonte: Suzan Menasce Goldman (arquivos).

■ Diagnóstico diferencial

Diversas patologias cursam com sintomatologia semelhante a adenomiose, dificultando seu diagnóstico.[4] Ademais, é frequente a coexistência com outros distúrbios pélvicos, algo que acaba resultando no diagnóstico de apenas uma das doenças.[17] Os leiomiomas são o diagnóstico diferencial mais comum do adenomioma.[47] Além disso, é estimado que de 15% a 57% dos casos leiomiomas uterinos e adenomiose estão presentes no mesmo útero.[15] A diferenciação das patologias pode ser feita por meio de ressonância magnética, na qual o adenomioma se apresenta como uma lesão mal definida e com efeito de massa mínima. Em contrapartida, o leiomioma é manifestado como uma massa bem definida e frequentemente associada a grandes vasos periféricos, o que geralmente não é presente na adenomiose.[47] A endometriose também é uma patologia com grande semelhança com a adenomiose, fato que essa era anteriormente era chamada de endometriose interna.[15] A clínica de menorragia, dismenorreia e infertilidade é comum e dificulta na diferenciação das patologias, especialmente quando há presença de nódulos endometrióticos profundos.[16] Outros diagnósticos diferenciais, embora mais raros, incluem massa uterina acessória ocasionadas por anomalia de Müller, carcinoma endometrial de células MELF e o sarcoma do estroma endometrial de baixo grau, que podem ser diferenciados também por meio da RM.[47]

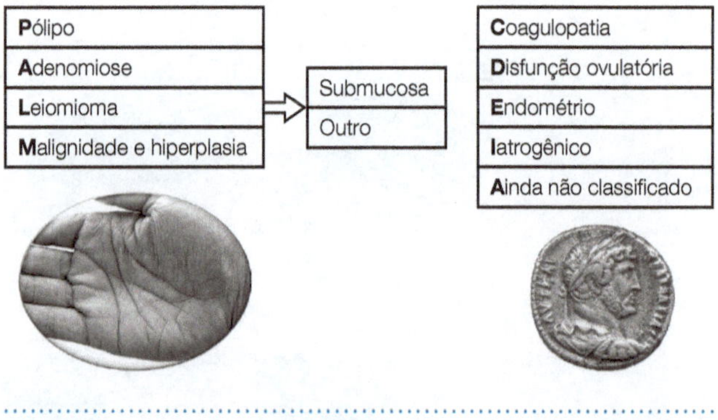

■ **Figura 8.7.** Sistema de classificação FIGO (PALM-COEIN) para causas de sangramento uterino anormal em mulheres não grávidas deidade reprodutiva. Fonte: Adaptada da referência 42.

■ Tratamento

Dason ES *et al.* (2023)[48] publicaram 16 pontos a serem considerados no tratamento da adenomiose em pacientes na menacme nas diretrizes canadenses de n.º 437:

1. A ultrassonografia transvaginal (USTV) deve ser a modalidade de imagem de 1ª linha na sus-

peita de adenomiose em pacientes com sangramento menstrual intenso, dor pélvica, infertilidade, abortamento espontâneo e outros desfechos adversos da gravidez.

2. A USTV em pacientes com sintomas sugestivos de adenomiose deve ser avaliada quanto a: presença de características típicas de adenomiose, localização, doença focal ou difusa, doença cística ou não cística, camada uterina acometida, extensão da doença e o tamanho da maior lesão ou área afetada.
3. A ressonância magnética deve ser considerada se a avaliação US for inconclusiva de adenomiose ou for suspeita de patologia pélvica concomitante significativa.
4. Contraceptivos hormonais, SIU-levonorgestrel e dienogeste devem ser usados como opções de 1ª linha para dor e sangramento menstrual intenso por adenomiose.
5. Os análogos de GnRH podem ser considerados de 2ª linha para o tratamento da dor e do sangramento menstrual intenso por adenomiose; a terapia hormonal *add-back* deve ser iniciada se os análogos forem usados > 6 meses.
6. A embolização da artéria uterina é uma opção de tratamento eficaz para sangramento intenso e dor associada à adenomiose; pode ser oferecida a pacientes que não desejam engravidar e gostariam de preservar o útero.
7. Procedimentos minimamente invasivos de ablação térmica, como ultrassom focalizado de alta intensidade (HIFU), radiofrequência e ablação percutânea por micro-ondas, poderão ser usados para o tratamento de adenomiose sintomática no futuro, mas dados adicionais são necessários antes de serem usados fora do contexto de pesquisa.
8. A adenomiomectomia é uma opção de tratamento eficaz para adenomiose sintomática.
9. A adenomiomectomia pode ser um procedimento cirúrgico desafiador, com potencial para morbidade perioperatória significativa, e deve ser realizada por cirurgião experiente.
10. A adenomiose focal pode ser passível de excisão cirúrgica usando vias minimamente invasivas (laparoscopia, robótica); no entanto, a adenomiose difusa é melhor abordada usando uma técnica aberta.
11. Dado o risco substancial de hemorragia intraoperatória, a anemia deve ser corrigida antes da adenomiomectomia.
12. Pacientes submetidas a adenomiomectomia devem ser aconselhadas sobre o impacto incerto desses procedimentos na fertilidade e na gravidez. Elas devem ser especificamente informadas sobre o risco aumentado de ruptura uterina durante a gravidez e a necessidade de cesariana antes do trabalho de parto.
13. A histerectomia total é uma opção de tratamento eficaz para adenomiose sintomática e pode ser oferecida a mulheres com prole definida após aconselhamento adequado sobre riscos, benefícios e tratamentos alternativos.
14. As pacientes com dismenorreia submetidas ao tratamento cirúrgico da adenomiose devem ser aconselhadas a fazer a excisão concomitante de qualquer endometriose coexistente durante a cirurgia, para um alívio mais completo dos sintomas.
15. O impacto da adenomiose nos desfechos gestacionais em pacientes submetidas a tratamentos de fertilidade é incerto.
16. Para pacientes com adenomiose submetidas a fertilização *in vitro*, a supressão (*downregulation*) com aGnRH por um período de 2 a 4 meses pode ser considerada antes da transferência de embriões frescos ou congelados.

Conclusão

A adenomiose é uma doença frequentemente assintomática, diagnosticada de modo acidental, porém, pode manifestar-se como hemorragia uterina anormal e dismenorreia, com um grande impacto na qualidade de vida das mulheres afetadas. Apesar de frequente, determinar a sua incidência na população geral tem sido uma tarefa complicada e muitas vezes os dados epidemiológicos disponíveis parecem não corresponder à realidade, principalmente quando se tenta avaliar a incidência da infertilidade nessas mulheres. Até recentemente, todo o conhecimento sobre a patofisiologia da adenomiose provinha de mulheres mais velhas que eram submetidas a histerectomia por hemorragia uterina anormal ou dismenorreia que justificassem esse procedimento. Atualmente, e com o auxílio das novas técnicas de diagnóstico, a adenomiose é diagnosticada cada vez mais precocemente e o conhecimento sobre essa patologia tem crescido exponencialmente, e cada vez mais tem sido associada com a infertilidade, uma problemática crescente e com grande impacto. A adenomiose parece alterar uma série de fatores que podem conduzir à infertilidade, contudo não se sabe ainda qual o processo inicial que conduz a essa cascata de alterações. Não está explicado o porquê de algumas mulheres terem a sua fertilidade afetada enquanto em outras essa está preservada. Muitos dos dados disponibilizados, ou são relatos de casos, ou então amostras pequenas, pelo que há necessidade de estudos maiores para que as conclusões se possam tornar definitivas.[49]

Referências bibliográficas

1. Frankl O. Adenomyosis uteri. Am J Obstet Gynecol. 1 de novembro de 1925;10(5):680-4.
2. Bird C, McElin T, and PM-E-A journal of obstetrics, 1972 undefined. The elusive adenomyosis of the uterus-revisited. Elsevier [Internet]. [citado 16 de maio de 2023]; Available at: https://www.sciencedirect.com/science/article/pii/0002937872907818
3. Gunther R, Walker C. Adenomyosis. StatPearls [Internet]. 21 de junho de 2022 [citado 24 de maio de 2023]; Available at: https://www.ncbi.nlm.nih.gov/books/NBK539868/
4. Donnez J, Donnez O, sterility MD-F and, 2018 undefined. Introduction: Uterine adenomyosis, another enigmatic disease of our time. Elsevier [Internet]. [citado 22 de maio de 2023]; Available at: https://www.sciencedirect.com/science/article/pii/S0015028218300608
5. Guo SW. The pathogenesis of adenomyosis vis-à-vis endometriosis. Vol. 9, Journal of Clinical Medicine. 2020.
6. Khan KN, Fujishita A, Mori T. Pathogenesis of Human Adenomyosis: Current Understanding and Its Association with Infertility. Vol. 11, Journal of Clinical Medicine. 2022.
7. Suda K, Nakaoka H, Yoshihara K, Ishiguro T, reports RT-C, 2018 undefined. Clonal expansion and diversification of cancer-associated mutations in endometriosis and normal endometrium. Elsevier [Internet]. [citado 18 de maio de 2023]; Available at: https://www.sciencedirect.com/science/article/pii/S2211124718311276
8. Moore L, Leongamornlert D, Nature TC-, 2020 undefined. The mutational landscape of normal human endometrial epithelium. nature.com [Internet]. [citado 18 de maio de 2023]; Available at: https://www.nature.com/articles/s41586-020-2214-z
9. Inoue S, Hirota Y, Ueno T, Fukui Y, Yoshida E, Hayashi T, et al. Uterine adenomyosis is an oligoclonal disorder associated with KRAS mutations. Nat Commun. 2019;10(1).
10. Parazzini F, Vercellini P, Panazza S, Chatenoud L, Oldani S, Crosignani PG. Risk factors for adenomyosis. Hum Reprod. 1997;12(6).
11. Azziz R. Adenomyosis in pregnancy. A review. J Reprod Med [Internet]. 1 de abril de 1986 [citado 21 de maio de 2023];31(4):224–7. Available at: https://europepmc.org/article/med/3712359
12. Vercellini P, Ragni G, Trespidi L, ... SO-O&, 1993 undefined. Adenomyosis: a deja vu? journals.lww.com [Internet]. [citado 21 de maio de 2023]; Available at: https://journals.lww.com/obgynsurvey/Abstract/1993/12000/Adenomyosis__A_D_j__Vu_.4.aspx
13. Baron J, Vecchia C La, and FL-A journal of obstetrics, 1990 undefined. The antiestrogenic effect of cigarette smoking in women. Elsevier [Internet]. [citado 21 de maio de 2023]; Available at: https://www.sciencedirect.com/science/article/pii/000293789090420C
14. Kreiger N, Marrett L. EC-A journal of, 1986 undefined. Risk factors for adenomatous endometrial hyperplasia: a case-control study. academic.oup.com [Internet]. [citado 21 de maio de 2023]; Available at: https://academic.oup.com/aje/article-abstract/123/2/291/57886
15. Vannuccini S, Petraglia F. Recent advances in understanding and managing adenomyosis. F1000Research. 2019;8.
16. Stratopoulou CA, Donnez J, Dolmans MM. Conservative management of uterine adenomyosis: Medical vs. surgical approach. Vol. 10, Journal of Clinical Medicine. 2021.
17. Habiba M, Benagiano G. Classifying adenomyosis: Progress and challenges. Vol. 18, International Journal of Environmental Research and Public Health. 2021.
18. Protopapas A, Grimbizis G, Athanasiou S, Loutradis D. Adenomyosis: Disease, uterine aging process leading to symptoms, or both? Facts, views Vis ObGyn. 2020;12(2).
19. Levgur M, Abadi MA, Tucker A. Adenomyosis: Symptoms, histology, and pregnancy terminations. Obstet Gynecol. 2000;95(5).
20. Nishida M. Relationship between the onset of dysmenorrhea and histologic findings in adenomyosis. Am J Obstet Gynecol. 1991;165(1).
21. Steege JF, Zolnoun DA. Evaluation and treatment of dyspareunia. Vol. 113, Obstetrics and Gynecology. 2009.
22. Garavaglia E, Audrey S, Annalisa I, Stefano F, Iacopo T, Laura C, et al. Adenomyosis and its impact on women fertility. Vol. 13, Iranian Journal of Reproductive Medicine. 2015.
23. Li N, Yuan M, Li Q, Ji M, Jiao X, Wang G. Higher Risk of Anxiety and Depression in Women with Adenomyosis as Compared with Those with Uterine Leiomyoma. J Clin Med. 2022;11(9).
24. Alcalde AM, Martínez-Zamora MÁ, Gracia M, Ros C, Rius M, Carmona F. Assessment of quality of sexual life in women with adenomyosis. Women Heal. 2021;61(6):520–6.
25. Rust J, Derogatis L, Rodenberg C, Koochaki P, Schmitt S, Golombok S. Development and validation of a new screening tool for hypoactive sexual desire disorder: The Brief Profile of Female Sexual Function© (B-PFSF©). Gynecol Endocrinol. 2007;23(11).
26. Derogatis L, Clayton A, Lewis-D'agostino D, Wunderlich G, Fu Y. Validation of the female sexual distress scale--revised for assessing distress in women with hypoactive sexual desire disorder. J Sex Med. 2008;5(2).
27. Symonds T, Boolell M, Quirk F. Development of a questionnaire on sexual quality of life in women. J Sex Marital Ther. 2005;31(5).
28. Leyendecker G, Kunz G, Kissler S, Wildt L. Adenomyosis and reproduction. Vol. 20, Best Practice and Research: Clinical Obstetrics and Gynaecology. 2006.
29. Campo S, Campo V, online GB-R biomedicine, 2012 undefined. Adenomyosis and infertility. Elsevier [Inter-

net]. 2018 [citado 27 de maio de 2023]; Available at: https://www.sciencedirect.com/science/article/pii/S1472648311005335
30. Salim R, Riris S, Saab W, Abramov B, Khadum I, Serhal P. Adenomyosis reduces pregnancy rates in infertile women undergoing IVF. Reprod Biomed Online. 2012;25(3).
31. Fischer CP, Kayisili U, Taylor HS. HOXA10 expression is decreased in endometrium of women with adenomyosis. Fertil Steril. 2011;95(3).
32. Mehasseb MK, Panchal R, Taylor AH, Brown L, Bell SC, Habiba M. Estrogen and progesterone receptor isoform distribution through the menstrual cycle in uteri with and without adenomyosis. Fertil Steril. 2011;95(7).
33. Ota H, Igarashi S. JH-H reproduction, 1998 undefined. Is adenomyosis an immune disease? academic.oup.com [Internet]. 1998 [citado 27 de maio de 2023];4(4):360–7. Available at: https://academic.oup.com/humupd/article--abstract/4/4/360/610446
34. Ota H, Igarashi S, Hatazawa J, Tanaka T. Immunohistochemical assessment of superoxide dismutase expression in the endometrium in endometriosis and adenomyosis. Fertil Steril. 1999;72(1).
35. Tremellen KP, Russell P. The distribution of immune cells and macrophages in the endometrium of women with recurrent reproductive failure. II: Adenomyosis and macrophages. J Reprod Immunol. 2012;93(1).
36. Costello MF, Lindsay K, McNally G. The effect of adenomyosis on in vitro fertilisation and intra-cytoplasmic sperm injection treatment outcome. Eur J Obstet Gynecol Reprod Biol. 2011;158(2).
37. Martínez-Conejero JA, Morgan M, Montesinos M, Fortuño S, Meseguer M, Simón C, et al. Adenomyosis does not affect implantation, but is associated with miscarriage in patients undergoing oocyte donation. Fertil Steril. 2011;96(4).
38. Weiss G, Maseelall P, Schott LL, Brockwell SE, Schocken M, Johnston JM. Adenomyosis a variant, not a disease? Evidence from hysterectomized menopausal women in the Study of Women's Health Across the Nation (SWAN). Fertil Steril. 2009;91(1).
39. Marcellin L, Santulli P, Bourdon M, Maignien C, Campin L, Lafay-Pillet MC, et al. Focal adenomyosis of the outer myometrium and deep infiltrating endometriosis severity. Fertil Steril. 2020;114(4).
40. Rasmussen CK, Hansen ES, Dueholm M. Two-and three-dimensional ultrasonographic features related to histopathology of the uterine endometrial-myometrial junctional zone. Acta Obstet Gynecol Scand. 2019;98(2).
41. Gordts S, Grimbizis G, Campo R. Symptoms and classification of uterine adenomyosis, including the place of hysteroscopy in diagnosis. Vol. 109, Fertility and Sterility. 2018.
42. Bazot M, Daraï E. Role of transvaginal sonography and magnetic resonance imaging in the diagnosis of uterine adenomyosis. Vol. 109, Fertility and Sterility. 2018.
43. Van Den Bosch T, Dueholm M, Leone FPG, Valentin L, Rasmussen CK, Votino A, et al. Terms, definitions and measurements to describe sonographic features of myometrium and uterine masses: A consensus opinion from the Morphological Uterus Sonographic Assessment (MUSA) group. Ultrasound Obstet Gynecol. 1 de setembro de 2015;46(3):284–98.
44. Kishi Y, Suginami H, Kuramori R, Yabuta M, Suginami R, Taniguchi F. Four subtypes of adenomyosis assessed by magnetic resonance imaging and their specification. Am J Obstet Gynecol. 2012;207(2).
45. Bazot M, Deux JF, Dahbi N, Chopier J. Pathologie myométriale. J Radiol. 2001;82(12 SUPPL.).
46. Van den Bosch T, Van Schoubroeck D. Ultrasound diagnosis of endometriosis and adenomyosis: State of the art. Vol. 51, Best Practice and Research: Clinical Obstetrics and Gynaecology. 2018.
47. Celli V, Dolciami M, Ninkova R, Ercolani G, Rizzo S, Porpora MG, et al. MRI and Adenomyosis: What Can Radiologists Evaluate? Vol. 19, International Journal of Environmental Research and Public Health. 2022.
48. Dason ES, Maxim M, Sanders A, Papillon-Smith J, Ng D, Chan C, et al. Guideline No. 437: Diagnosis and Management of Adenomyosis. J Obstet Gynaecol Canada. 1 de junho de 2023;45(6):417-429.e1.
49. Macedo C. Adenomiose e Saúde Reprodutiva [Internet]. Dissertação de Candidatura ao grau de Mestre em Medicina submetida ao Instituto de Ciências Biomédicas de Abel Salazar da Universidade do Porto. 2014 [citado 25 de maio de 2023]. Available at: https://repositorio-aberto.up.pt/bitstream/10216/76583/2/32680.pdf

9

Ana Gabriela Alvares Travassos • Sandra Serapião Schindler

Doença Inflamatória Pélvica Aguda e Suas Consequências

Introdução: conceito e incidência

A doença inflamatória pélvica (DIP) é definida como um processo inflamatório do trato genital superior causado pela ascensão direta e espontânea de microrganismos do trato genital inferior, resultando em endometrite, salpingites, ooforite, peritonite, peri-hepatite e/ou abscesso tubo-ovariano.[1] Por definição, distingue-se das infecções pélvicas causadas por procedimentos médicos ginecológicos, infecção pélvica relacionada à gravidez e outros processos abdominais primários como apendicite e diverticulite que podem se estender aos órgãos pélvicos. Entretanto, atualmente, considera-se também a associação com alguns procedimentos ginecológicos, como a biópsia de endométrio e a inserção de dispositivo intrauterino (DIU), tendo sido relatado um risco aumentado durante as primeiras 3 semanas após a inserção quando comparado com 8 anos de *follow-up* de mulheres usuárias do DIU (9,7 *vs* 1,4 por 1.000 mulheres/ano, respectivamente).[2]

A DIP é uma síndrome com quadro clínico, gravidade e etiologia heterogênea, afetando predominantemente mulheres cisgêneros em idade reprodutiva. O diagnóstico clínico continua sendo a abordagem mais importante e, a utilização de critérios diagnósticos amplos tem como objetivo garantir a identificação de todos os casos em potencial, para poderem receber tratamento antibiótico e assim, reduzir as sequelas responsáveis por grande parte da morbidade, desconforto e custos da DIP. Um estudo realizado para simular a história natural da DIP em uma coorte hipotética de 100 mil mulheres americanas em idade reprodutiva incorporando a gravidade da infecção, número de episódios recorrentes, ambiente de tratamento e tempo e risco de complicações a longo prazo fez uma projeção de 8.550 gestações ectópicas, 16.800 casos de infertilidade e 18.600 casos de dor pélvica crônica e, um custo médio por pessoa de US$2.150. Os custos médios ao longo da vida para mulheres que desenvolveram complicações graves foram de US$6.350 para dor pélvica crônica, US$6.840 para gravidez ectópica e US$1.270 para infertilidade. Mais de 70% das despesas calculadas ocorreram nos primeiros 5 anos da DIP.[3]

Epidemiologia

Os dados de prevalência da DIP são geralmente subestimados em virtude da diversidade do quadro clínico, que pode variar de sintomático a assintomático, sendo muitas vezes não diagnosticada e, consequentemente, não tratada e, mesmo quando sintomático, o diagnóstico com base em sinais e sintomas clínicos pode ser impreciso. No Brasil, como em muitos outros países, onde a DIP não é de notificação compulsória, o número exato de mulheres acometidas é desconhecido. Um levantamento das internações hospitalares por DIP registradas no Sistema de Informações Hospitalares do SUS (SIH/SUS), no período de 2000 a 2019, demonstrou uma redução média geral de 5,2% ao ano, exceto para a faixa etária de 10 a 19 anos, que apresentou aumento significativo nas regiões Sudeste, no período de 2008 a 2019, e Nordeste, no período de 2014 a 2019.[4]

Nos Estados Unidos, em 2013-2014, a prevalência do diagnóstico de DIP autorrelatado em mulheres entre 18 e 44 anos foi de 4,4%, o que equivale a 2,5 milhões de casos de DIP em todo o país. A prevalência autorrelatada foi maior em mulheres com histórico de infecção sexualmente transmissível (IST) anterior a DIP. Estratificando por raça/etnia e diagnóstico de IST anterior, mulheres negras e mulheres brancas tiveram a mesma prevalência de DIP autorrelatada ao longo da vida (10,0% contra 10,3%). No entanto, na ausência de IST anterior, a prevalência ao longo da vida de DIP autorrelatada entre as mulheres negras foi 2,2 vezes maior do que entre as mulheres brancas (6,0% *vs* 2,7%).[5]

Em 2021, o centro de vigilância das IST de notificação compulsória dos Estados Unidos demonstrou um aumento no número de casos da clamídia, gonorreia e sífilis, contabilizando mais de 2,5 milhões. Essa tendência havia sido interrompida em 2020, durante a pandemia de COVID-19, provavelmente em virtude das interrupções nos serviços de prevenção e atendimento às IST nesse período.[6]

Fisiopatologia

O canal endocervical funciona como uma barreira de proteção do trato genital superior. Após a infecção no epitélio endocervical, que pode se apresentar de forma sintomática ou não, fatores físicos e fisiológicos do hospedeiro, incluindo alteração da viscosidade do muco cervical promovida pela estimulação estrogênica e contrações uterinas ascendentes na primeira fase do ciclo menstrual, além de relações sexuais e menstruação retrógrada, podem levar à ascensão desses patógenos ao endométrio, trompas e outros tecidos.[7]

A etiologia da DIP mudou nas últimas décadas, à medida que a disponibilidade de testes diagnósticos utilizando biologia molecular e a prevalência de patógenos também mudaram. Na maioria dos casos, é causada por patógenos sexualmente transmissíveis ou patógenos associados à vaginose bacteriana e, em menos de 15% por patógenos não transmissíveis sexualmente.[1] A etiologia microbiana definitiva da DIP ainda é desconhecida, mas para fins clínicos, devemos sempre tratar como uma infecção polimicrobiana mista.

Didaticamente podemos dividir os patógenos associados à DIP em três grupos: 1) organismos sexualmente transmissíveis (*Neisseria gonorrhoeae*, *Chlamydia trachomatis*, *Mycoplasma genitalium* e *Trichomonas vaginalis*); 2) bactérias associadas à vaginose bacteriana (*Prevotella bivia*, *Atopobium vaginae*, *Leptotrichia/Sneathia* spp e outras) e 3) bactérias gastrintestinais ou respiratórias (*Haemophilus influenzae*, *Escherichia coli*, *bacteroides* e outras).

Os dois mais importantes organismos sexualmente transmissíveis associados à doença inflamatória pélvica aguda (DIPA) são a *Chlamydia trachomatis* (CT) e a *Neisseria gonorrhoeae* (NG). A proporção de mulheres com DIP diagnosticada com infecção gonocócica ou por clamídia varia amplamente, dependendo do local da coleta e dos testes utilizados para a sua detecção. No entanto, mais da metade das mulheres com diagnóstico clínico de DIP e confirmação histológica não têm nenhum patógeno de IST, mesmo quando utilizamos testes de biologia molecular.[8]

Tanto a NG como a CT promovem a evasão da resposta imune inata do hospedeiro através de diversos mecanismos, incluindo a produção de interferon tipo I (IFN), inibidor da ativação de fagócitos mediado por IFN-γ, e a produção do fator ativador de protease pela CT que inibe a atividade dos polimorfonucleares por meio da degranulação e da produção de espécies reativas de oxigênio. Já a evasão da resposta imune adaptativa envolve o não reconhecimento das células epiteliais infectadas do hospedeiro pelas células T CD4, mediado pela IFN, além da produção pela NG do fator de crescimento transformador (TGF-β) e interleucina-10 (IL-10), inibidores da resposta Th1 e Th2.[9]

Modelos experimentais de estudo da NG sugerem que, além dos fatores relacionados ao hospedeiro, fatores de virulência específicos do patógeno podem estar envolvidos na DIP. O dano endometrial ocorre quando a NG interage com o epitélio, penetrando na célula e promovendo a liberação de citocinas pró-inflamatórias como a interleucina 1b (IL-1 b), o fator de necrose tumoral (TNF), a interleucina 8 (IL-8) e o eicosanoide A3 (HXA3). Neutrófilos são recrutados para o local, ativando ainda mais o processo inflamatório, e causando o dano tecidual. De forma semelhante, a produção do TNF leva à morte e descamação das células ciliadas das trompas de Falópio, o que pode levar a formação de tecido cicatricial, prejudicando o transporte tubário e, consequentemente, a fertilidade.[7]

O *Mycoplasma genitalium (MG)* é uma IST associada a uretrite e cervicite. A sua presença dobra o risco de DIP, mas o papel independente desse patógeno na etiologia da DIP permanece ainda não definido. Atualmente, não há recomendações de triagem para MG na DIPA; no entanto, para DIP refratária ao tratamento ou recorrente, testes podem ser considerados.[10] De forma semelhante, uma revisão sistemática recente questiona a participação do *Ureaplasma urealyticum* na cervicite, DIP e infertilidade, não sendo indicado a sua triagem e tratamento.[11]

A *Trichomonas vaginalis* (TV), por sua vez, pode causar vaginite e doença inflamatória aguda da mucosa genital, mas não é uma causa amplamente aceita de DIP. No estudo PEACH,[12] os participantes com TV tiveram uma chance maior (OR = 1,9; IC 95%, 1,0-3,3) de ter endometrite, mesmo após o ajuste para a presença de NG, CT, MG e vaginose bacteriana (VB).

A VB, caracterizada pela diminuição da concentração de lactobacilos produtores de peróxido de hidrogênio e substituição da microflora vaginal por bactérias anaeróbicas e aeróbicas facultativas, também pode desempenhar um papel na patogênese da DIP. Alguns estudos, mas não todos, mostram uma associação positiva entre VB e DIP.[13]

Bactérias associadas à VB são comumente encontradas no trato genital superior de mulheres com DIP, incluindo aquelas nas quais uma IST não foi identificada.[14] Mulheres com VB produzem menos ácido lático e substâncias bactericidas, importantes na prevenção da proliferação bacteriana e, portanto, necessária para a defesa do hospedeiro contra IST. Os produtos microbianos associados à VB também podem modificar a imunidade local, alterar as respostas locais das citocinas e aumentar o pH vaginal, resultando em maior suscetibilidade a IST.[15] Portanto, ainda não está claro se anaeróbios e bactérias aeróbicas facultativas podem causar DIP, ou se facilitam a ascensão da infecção por NG ou CT, ou se ascendem como consequência da infecção por NG ou CT. A triagem de rotina para VB não é recomendada porque não há evidências de que a triagem resulta em taxas reduzidas de DIP.

Bactérias do gênero *Actinomyces* são anaeróbicas e muitas delas fazem parte do microbioma vaginal normal. A actinomicose pélvica é uma patologia rara e faz diagnóstico diferencial com tumores malignos e tuberculose. Embora esteja predominantemente associada ao uso prolongado de dispositivo intrauterino, o risco de infecção é extremamente baixo, mesmo em mulheres com exame de Papanicolaou positivo para *Actinomyces*. Portanto, na ausência de sintomas, os pacientes com *Actinomyces* em citologia cervical não precisam de tratamento antimicrobiano ou remoção do DIU.[16]

Bactérias do trato gastrintestinal e respiratório têm sido identificados no endométrio, tubas uterinas e peritônio de mulheres com DIP. É uma tarefa complexa determinar se esses organismos desempenham um papel causal direto na etiologia da DIP ou se a alteração promovida por outros agentes, como os descritos acima, permite seu crescimento oportunista.[8]

Fatores de risco

A DIP é geralmente considerada uma patologia de mulheres jovens sexualmente ativas. Mulheres com iniciação sexual precoce (< 16 anos) e histórico de múltiplos parceiros sexuais (≥ 10 parceiros) tiveram uma prevalência > 3 vezes de DIP quando comparadas com mulheres com iniciação sexual tardia (≥ 16 anos) e parceiro único. A prevalência de DIP também foi duplicada em mulheres com relato de IST anterior.[17]

Muitos dos fatores de risco associados a DIP podem ser modificáveis por meio de intervenções educativas. O uso de preservativos, por exemplo, tem sido associado à redução do risco de DIP recorrente, dor pélvica crônica e infertilidade.[18]

Os anticoncepcionais à base de progestágenos também podem diminuir o risco de DIP porque o progestágeno modifica o muco cervical, provavelmente dificultando a ascensão da infecção. No entanto, o papel protetor dos anticoncepcionais orais combinados na aquisição da DIP ainda permanece controverso, todavia o seu uso tem sido associado a uma redução no risco de DIP.[19]

Outro fator de risco não modificável descrito na literatura é a endometriose. Relatos sugerem uma associação entre endometriose e DIP, provavelmente devido a variáveis comuns, como: um meio peritoneal favorável à proliferação de bactérias, uma anatomia pélvica alterada, uma resposta imune comprometida, um aumento da produção de citocinas pró-inflamatórias e alterações do microbioma.[20]

Quadro clínico

O sintoma mais frequente da doença inflamatória pélvica aguda (DIPA) é dor pélvica aguda, sendo um dos principais diagnósticos diferenciais dessa síndrome álgica. Outros sintomas, que estão associados aos quadros de DIP aguda são: dispareunia, corrimento vaginal, febre e sangramento genital anormal. Em muitas situações, as mulheres apresentam sintomas inespecíficos, e as alterações laboratoriais vão depender da fase e gravidade da doença, como leucocitose nos quadros moderados e alterações de enzimas hepáticas na síndrome de Fitz-Hugh-Curtis, quadro que cursa com peri-hepatite e peritonite.[16]

Os diagnósticos diferenciais de dor pélvica aguda podem ser ginecológicos com endometriose, torção anexial, gravidez ectópica, podem ser urológicos como cistite, pielonefrite, cálculo renal ou ainda do aparelho gastrintestinal como apendicite, diverticulite, doença inflamatória intestinal, e ainda doenças de ordem neuromuscular como fibromialgia e de origem psicossomática oriunda de violência e/ou abuso sexual.[6,21]

A anamnese da mulher com suspeita de DIP, deve abordar os sintomas, identificando temporalidade, intensidade e associação desses com atividade física, relação sexual e ainda informações sobre possíveis fatores de risco que contribuam para a elaboração do raciocínio clínico. O exame clínico inicial inclui a ectoscopia, os sinais vitais, o exame abdominal, especialmente o pélvico, o exame especular para avaliação de conteúdo vaginal e alterações do colo uterino e o exame de toque vaginal bimanual para avaliação da mobilidade e sensibilidade do útero.[22]

O momento do exame especular é oportuno para colher material a ser utilizado na investigação etiológica, por meio de microscopia do conteúdo vaginal e da endocervice. Esse material contribuirá para o diagnóstico de alterações da microbiota vaginal, além da resposta inflamatória presente. Realiza-se também exames de biologia molecular para identificação dos principais agentes etiológicos envolvidos como CT, NG, MG, e ainda cultura de material endocervical com antibiograma para identificação de resistência antimicrobiana.[23] Os exames laboratoriais na DIPA podem contribuir quando apresentam alterações como aumento da resposta inflamatória identificadas na velocidade de hemossedimentação (VHS), na proteína C reativa e no hemograma.[21]

As alterações presentes nos exames de imagem auxiliam no diagnóstico da DIPA. Na ultrassonografia pélvica transvaginal ou abdominal pode-se identificar edema na tuba uterina, vista como espessamento das paredes acima de 5 mm, que pode ser preenchida por fluido luminal, além de septações incompletas presentes nos quadros de hidrossalpinge e piossalpinge. Alguns achados, como a presença de líquido livre na pelve e alterações compatíveis com abscesso tubo-ovarianos podem ser identificados pela ultrassonografia, pela tomografia computadorizada e pela ressonância magnética da pelve.[24]

Outro desafio relevante no diagnóstico da DIP é a ausência de ginecologistas ou profissionais habilitados a realizar exame especular ou toque vaginal bimanual na emergência. Definir alterações em exames de imagem como tomografia computadorizada e ressonância magnética, para auxiliar no diagnóstico da DIP nos serviços de emergência, tem sido o foco de muitos estudos.[25]

Diante das complicações tardias da DIP, como infertilidade e dor pélvica crônica, o diagnóstico clínico presuntivo de DIP e o tratamento empírico devem ser feitos em mulheres jovens com vida sexual ativa ou mulheres em qualquer idade com risco para infecções sexualmente transmissíveis, com dor pélvica ou em hipogástrio, que não tenha outra causa para explicar a dor e que apresentem um ou mais dos critérios mínimos ao exame de toque vaginal bimanual: dor a mobilização do colo uterino, dor à palpação do útero ou dor à palpação dos anexos.[16]

A presença de critérios específicos traz uma maior segurança no diagnóstico da DIP, principalmente o diagnóstico histopatológico de endometrite, que se faz necessário em situações onde não há sinais de DIP à laparoscopia.[26] O atraso no diagnóstico e no tratamento adequado pode trazer sequelas e complicações a médio e longo prazo para essas mulheres.[21] Mesmo sem os critérios considerados específicos para o diagnóstico da DIPA, deve-se considerar o tratamento em presença de sintomas e sinais não tão claros inicialmente, devido a morbidade e consequências do quadro a médio e longo prazo, com impactos socioeconômicos e clínicos.[3]

Os critérios podem ser avaliados de forma sistematizada na Tabela 9.1.

A laparoscopia tem sido considerada padrão-ouro no diagnóstico e tratamento da DIP, em situações em que exista indicação cirúrgica. Durante a laparoscopia existe a possibilidade de visualizar as alterações carac-

Tabela 9.1. Critérios diagnósticos da doença inflamatória pélvica

Critérios	Características
Critérios mínimos	Dor à mobilização do colo uterino
	Dor à palpação do útero
	Dor à palpação de anexos
Critérios específicos	Biópsia endometrial com diagnóstico de endometrite
	Sinais de edema tubário ou abscesso tubo-ovariano em USG, RNM ou TC de pelve
	Achados compatíveis com DIP à laparoscopia
Critérios adicionais	Temperatura axilar > 38,1 °C
	Colo uterino friável ou com secreção mucopurulenta anormal
	Presença de número aumentado de leucócitos no exame a fresco do fluido vaginal
	Proteína C reativa e/ou VHS elevados
	Comprovação laboratorial de infecção cervical por *N. gonorrhoeae*, *C. trachomatis*

Fonte: Adaptada do STI Treatment Guidelines, CDC, 2021.[26]

terísticas de salpingites aguda como edema das tubas, aderências recentes e exsudato tubário purulento que pode ser coletado para identificação dos agentes etiológicos. A indicação do procedimento ocorre em poucos casos em virtude da necessidade de anestesia geral, hospitalização, presença de cirurgiões qualificados, além das complicações que envolvem os procedimentos cirúrgicos.[27]

Complicações

As complicações imediatas na DIPA são o abscesso tubo-ovariano e a sepse. O abscesso tubo-ovariano ocorre em 15% a 35% dos casos, é uma tumoração cística ou mista, de origem infecciosa, que envolve tuba uterina, ovário e pode acometer estruturas adjacentes como intestino. Os sintomas de dor pélvica intensa, dor em região anal, febre alta, além da presença de massa anexial dolorosa ao exame são indicativos do abscesso tubo-ovariano.[16] A evolução da DIP para esse quadro pode ser explicada pela dificuldade em realizar um diagnóstico e tratamento precoce. São fatores de risco para o desenvolvimento de abscesso tubo-ovariano: diabetes *mellitus*, imunossupressão, incluindo infecção pelo HIV, história de endometriose, história prévia de abscesso tubo-ovariano e tratamento recente de infertilidade.[16,28]

Alterações significativas nos exames laboratoriais que identificam resposta inflamatória, como VHS, proteína C reativa e leucocitose, são marcadores importantes para a existência do abscesso tubo-ovariano. A cultura do material oriundo do abscesso tubo-ovariano é polimicrobiano, na maioria das vezes, com bactérias aeróbias e anaeróbias.[28]

O início precoce do tratamento e uso de antibióticos adequados podem evitar a necessidade de tratamento cirúrgico ou drenagem guiada por imagem do abscesso tubo-ovariano. Os critérios para indicação cirúrgica precoce tem sido objetivo de muitos estudos, visto que a exposição abdominal ao quadro infeccioso aumenta as sequelas e complicações a longo prazo como aderências, dor pélvica crônica e infertilidade.[28] Fouks *et al.*, descreveram um escore de risco para falha de tratamento com antibióticos e necessidade de cirurgia considerando idade > 35 anos, contagem sanguínea de leucócitos acima de 16.000 cels/mm^3, diâmetro do abscesso ≥ 7 mm e abscesso bilateral. As mulheres no grupo com os 4 fatores apresentaram uma taxa de falha do tratamento com antibiótico de 92%.[29]

As complicações presentes na DIP grave estão associadas com elevada morbimortalidade. A ruptura de abscesso tubo-ovariano ou a associação com sepse estão associadas a uma mortalidade de 5% a 10%. Os sinais de sepse como taquicardia, hipotensão, febre, aumento da frequência respiratória, elevação das taxas de lactato são indicativos de intervenção imediata para reversão do quadro e tratamento adequado. Os protocolos orientam administração de fluido para hidratação rápida, antibioticoterapia venosa, oxigênio em alto fluxo, entre outras medidas.[26,28]

As complicações a médio e longo prazo mais frequentes da DIP são dor pélvica crônica, infertilidade e gestação ectópica. A morbidade, o custo para tratamento e a necessidade de afastamento do trabalho em consequência dessas complicações trazem a importância do tratamento precoce da DIP e a necessidade de métodos diagnósticos mais precisos.

Segundo o estudo PEACH, após 3 anos de seguimento de mulheres que tiveram DIP sintomática e foram tratadas, cerca de 0,6% apresentaram gravidez ectópica, 18% tiveram diagnóstico de infertilidade e 29% cursaram com dor pélvica crônica.[30] Esses dados não refletem as complicações existentes nas mulheres com DIP oligossintomática ou sem sintomas, que acabam não tendo a relação de causalidade esclarecida ao apresentarem os quadros tardios.

O impacto social e a disparidade racial das complicações da DIP, identificados pelo aumento da prevalência em mulheres afrodescendentes e com menor escolaridade tem sido descrito nos estudos. Medidas para modificar essa realidade como planejamento de políticas de saúde, acesso aos serviços de saúde, qualificação dos profissionais de saúde, precisam ser priorizadas pelas universidades e pelas instituições profissionais e governamentais.[31]

Trabalhos recentes têm relacionado a DIP com o risco de câncer de ovário. Evidências sugerem que os cânceres epiteliais do ovário são predominantemente de origem extra-ovariana (tubária, endometrial ectópica e possivelmente peritoneal). Ao mesmo tempo, a infecção e a inflamação crônica podem levar a um microambiente inflamatório sustentado, gerando uma instabilidade genômica e aumentando o risco de câncer.[32] Em uma metanálise recente, Hosseininasab-Nodoushan *et al.* analisaram 18 estudos, sugerindo que a infecção por CT aumentou o risco geral de câncer de ovário em 1,344 vezes (OR = 1,344; IC 95%:1,19-1,50), porém, com heterogeneidade alta entre os estudos. No entanto, a possível confirmação dessa associação reforça ainda mais a importância da prevenção primária e secundária da DIP.[33]

Tratamento

O tratamento para DIP pode ser realizado de forma ambulatorial ou em internamento hospitalar. A escolha do regime terapêutico para cada mulher depende da evolução e gravidade da doença, de fatores individuais e sociais.

Os protocolos para tratamento da DIP adotados no Brasil, nos Estados Unidos, na França e no Reino Unido, utilizam como primeira opção, o uso de antibioticoterapia de amplo espectro, em ambiente hospitalar ou ambulatorial, incluindo uma cefalosporina (ceftriaxone ou cefoxitina), a doxiciclina e o metronidazol (Tabela 9.2). Essa escolha deve-se a natureza polimicrobiana dos agentes etiológicos da DIP com presença de bactérias aeróbicas, anaeróbicas e protozoário como TV. As medicações de escolha para 2ª e 3ª linha terapêutica diferem nos protocolos, existindo recomendações diferentes quanto à escolha da droga número de doses, preocupação com resistência antimicrobiana e complicações a longo prazo.[23,26,34,35]

O uso do metronidazol no esquema terapêutico vem sendo associado à menor incidência de complicações como endometrite por anaeróbios, dor pélvica e menor índice de infecção por *Mycoplasma genitalium*. A tolerabilidade à medicação tem sido suficiente para manter a adesão ao tratamento.[36] Alguns protocolos só recomendam o uso em caso de diagnóstico de VB, TV ou abscesso tubo-ovariano.[21]

O tratamento hospitalar é recomendado para gestantes, pessoas com sinais de gravidade como febre alta, vômitos, abscesso tubo-ovariano, pessoas incapazes de seguir ou tolerar um regime de tratamento ambulatorial, como pessoas em situação de rua, com alteração de consciência, e pacientes cujo quadro clínico persista após 72 horas do tratamento ambulatorial.[22]

A falha de tratamento deve ser considerada se se houver manutenção da febre, piora da dor abdominal e/ou pélvica, persistência ou agravamento da leucocitose e surgimento ou aumento de massa abdominal. Caso a falha ocorra em pacientes em regime hospitalar, faz-se necessário avaliar resistência antimicrobiana com coleta de hemoculturas e indicação cirúrgica ou drenagem de abscesso tubo-ovariano guiado por ultrassonografia através de fundo de saco.[28,29]

Considerações especiais

O risco de DIP é específico nos diferentes ciclos de vida da mulher e precisará de uma abordagem cuidadosa em cada etapa. O diagnóstico da DIP na infância sugere investigação de abuso sexual ou de má-formação no aparelho geniturinário. Na adolescência, o início precoce da vida sexual, com relações sexuais desprotegidas e multiplicidade de parceiros traz um aumento do risco de DIP. Quanto ao tratamento, as medicações são semelhantes às utilizadas para adultas, mas deve-se considerar internamento hospitalar para tratamento adequado devido às questões sociais próprias da idade.[37] Na menopausa, existe uma menor ocorrência de diagnóstico de DIP devido à uma menor exposição aos fatores de risco habituais. Contudo, a realização de biópsia de endométrio ou outros procedimentos uterinos, além da imunossupressão presente em patologias como o diabetes *mellitus* ou o câncer podem estar associados à DIP nessa fase da vida. O diagnóstico de DIP na gestação é incomum, devido às barreiras fisiológicas para ascensão dos agentes etiológicos, porém na ocorrência dessa recomenda-se

Tabela 9.2. Tratamento antimicrobiano da doença inflamatória pélvica

Tratamento	1ª opção	2ª opção	3ª opção
Ambulatorial	Ceftriaxone, 500 mg, IM, dose única Mais Doxiciclina, 100 mg, via oral, 2 ×/dia, por 14 dias Mais Metronidazol, 250 mg, 2 comprimidos, via oral, 2 ×/dia, por 14 dias	Cefotaxima, 500 mg, IM, dose única Mais Doxiciclina, 100 mg, via oral, 2 ×/dia, por 14 dias Mais Metronidazol, 250 mg, 2 comprimidos, via oral, 2 ×/dia, por 14 dias	
Hospitalar	Ceftriaxone, 1 g, IV, 1 ×/dia, por 14 dias Mais Doxiciclina, 100 mg, via oral, 2 ×/dia, por 14 dias Mais Metronidazol, 400 mg, IV, 12/12 horas, por 14 dias	Clindamicina, 900 mg, IV, 3 ×/dia, por 14 dias Mais Gentamicina (IV ou IM), 3-5/kg, 1 ×/dia, por 14 dias	Ampicilina/sulbactam 3 g, IV, 6/6 h, por 14 dias Mais Doxiciclina, 100 mg, via oral, 2 ×/dia, por 14 dias

Fonte: Adaptada de Menezes *et al.*, 2021 e Walensky *et al.*, 2021.[23,26]

tratamento hospitalar pela associação com desfechos obstétricos desfavoráveis. O uso de doxiciclina não é indicado na gestação.[16]

As mulheres com imunossupressão diagnosticadas com diabetes ou câncer e as que vivem com HIV têm maior risco de desenvolver DIP, porém apresentam agentes etiológicos diferentes de CT e NG. As mulheres vivendo com HIV evoluem mais frequentemente com abscesso tubo-ovariano que a população geral, no entanto, as recomendações terapêuticas são semelhantes aos protocolos descritos anteriormente.[16,21]

O uso de dispositivo intrauterino não está associado ao aumento na incidência de DIP, porém, a maioria dos estudos foi realizada em DIU de cobre, existindo poucos dados para avaliar a incidência em mulheres usuárias de sistema intrauterino de levonorgestrel. Atualmente, não está indicada a remoção do DIU nas mulheres com diagnóstico de DIP, a menos que não exista resposta ao tratamento. Mulheres que tiveram DIP tratada não têm contraindicação para inserção do DIU.[38]

As parcerias das mulheres com diagnóstico de DIP que tiveram relações sexuais há até 60 dias do diagnóstico devem ser avaliadas e ofertado testagem para IST, principalmente para aquelas com diagnóstico de CT e/ou NG. Os protocolos apoiam o tratamento das parcerias ainda que não exista acesso à investigação etiológica, com esquema terapêutico ambulatorial, caso não exista indicação de internamento. O aconselhamento deve incluir a recomendação de relação sexual protegida até que os tratamentos tenham sido concluídos, e a manutenção de acompanhamento pós-tratamento até o desaparecimento da sintomatologia.[23,26,34,35]

Conclusões

A DIP, patologia infecciosa que acomete o aparelho reprodutivo feminino e órgãos adjacentes na pelve, traz sintomas característicos com dor pélvica aguda, dispareunia, febre, além de complicações imediatas, como abscesso tubo-ovariano. Muitas mulheres com DIP, mesmo aquelas que são oligossintomáticas e assintomáticas, apresentam complicações a médio e longo prazo que comprometem a qualidade de vida e trazem repercussões socioeconômicas, como dor pélvica crônica e infertilidade. A prevenção por meio de educação sexual, diagnóstico e tratamento precoces podem modificar esse cenário. Avanços no desenvolvimento de vacinas contra agentes etiológicos da cervicite, principalmente a *Chlamydia trachomatis*, além de biomarcadores que auxiliem no diagnóstico e tratamento precoce são novas perspectivas a serem exploradas.[39]

Referências bibliográficas

1. Brunham RC, Gottlieb SL, Paavonen J. Pelvic Inflammatory Disease. Campion EW, ed. New England Journal of Medicine. 2015;372(21):2039-2048. doi:10.1056/NEJMra1411426.
2. Farley TMM, Rowe PJ, Meirik O, Rosenberg MJ, Chen JH. Intrauterine devices and pelvic inflammatory disease: an international perspective. The Lancet. 1992;339(8796):785-788. doi:10.1016/0140-6736(92)91904-M.
3. Yeh JM, Hook EW, Goldie SJ. A Refined Estimate of the Average Lifetime Cost of Pelvic Inflammatory Disease. Sex Transm Dis. 2003;30(5):369-378. doi:10.1097/00007435-200305000-00001.
4. Perciney P. Tendência temporal das internações hospitalares por doença inflamatória pélvica no Brasil e grandes regiões. Repositório Institucional - UFJF. Published 2021. Accessed April 22, 2023. https://repositorio.ufjf.br/jspui/handle/ufjf/12398.
5. Kreisel K, Torrone E, Bernstein K, Hong J, Gorwitz R. Morbidity and Mortality Weekly Report Prevalence of Pelvic Inflammatory Disease in Sexually Experienced Women of Reproductive Age-United States, 2013-2014. Published online 2017. Accessed April 22, 2023. https://www.cdc.gov/nchs/
6. CDC. Sexually Transmitted Disease Surveillance, 2021. Published 2021. Accessed April 22, 2023. https://www.cdc.gov/std/statistics/2021/default.htm#print.
7. Mitchell C, Prabhu M. Pelvic inflammatory disease: Current concepts in pathogenesis, diagnosis and treatment. Infect Dis Clin North Am. 2013;27(4):793-809. doi:10.1016/j.idc.2013.08.004.
8. Mitchell CM, Anyalechi GE, Cohen CR, Haggerty CL, Manhart LE, Hillier SL. Etiology and Diagnosis of Pelvic Inflammatory Disease: Looking beyond Gonorrhea and Chlamydia. In: Journal of Infectious Diseases. Vol 224. Oxford University Press; 2021:S29-S35. doi:10.1093/infdis/jiab067.
9. Darville T. Pelvic Inflammatory Disease Due to Neisseria gonorrhoeae and Chlamydia trachomatis: Immune Evasion Mechanisms and Pathogenic Disease Pathways. Journal of Infectious Diseases. 2021;224:S39-S46. doi:10.1093/infdis/jiab031.
10. Rajkumari N, Kaur H, Roy A, Gupta N, Dhaliwal L, Sethi S. Association of Mycoplasma genitalium with infertility in North Indian women. Indian J Sex Transm Dis. 2015;36(2):144-148. doi:10.4103/0253-7184.167141.
11. Kletzel HH, Rotem R, Barg M, Michaeli J, Reichman O. Ureaplasma urealyticum: the Role as a Pathogen in Women's Health, a Systematic Review. Curr Infect Dis Rep. 2018;20(9):1-12. doi:10.1007/S11908-018-0640-Y/METRICS.
12. Haggerty CL, Peipert JF, Weitzen S, et al. Predictors of chronic pelvic pain in an urban population of women with symptoms and signs of pelvic inflammatory disease. Sex Transm Dis. 2005;32(5):293-299. doi:10.1097/01.olq.0000162361.69041.a5.
13. Taylor BD, Darville T, Haggerty CL. Does bacterial vaginosis cause pelvic inflammatory disease? Sex Transm Dis. 2013;40(2):117-122. doi:10.1097/OLQ.0b013e31827c5a5b.

14. Soper DE, Brockwell NJ, Dalton HP, Johnson D. Observations concerning the microbial etiology of acute salpingitis. Am J Obstet Gynecol. 1994;170(4):1008-1017. doi:10.1016/S0002-9378(94)70094-X.
15. Turpin R, Tuddenham S, He X, Klebanoff MA, Ghanem KG, Brotman RM. Bacterial Vaginosis and Behavioral Factors Associated with Incident Pelvic Inflammatory Disease in the Longitudinal Study of Vaginal Flora. Journal of Infectious Diseases. 2021;224:S137-S144. doi:10.1093/infdis/jiab103.
16. Frock-Welnak DN, Tam J. Identification and Treatment of Acute Pelvic Inflammatory Disease and Associated Sequelae. Obstet Gynecol Clin North Am. 2022;49(3):551-579. doi:10.1016/j.ogc.2022.02.019.
17. Kreisel KM, Llata E, Haderxhanaj L, et al. The Burden of and Trends in Pelvic Inflammatory Disease in the United States, 2006-2016. In: Journal of Infectious Diseases. Vol 224. Oxford University Press; 2021:S103-S112. doi:10.1093/infdis/jiaa771.
18. Ness RB, Randall H, Richter HE, et al. Condom Use and the Risk of Recurrent Pelvic Inflammatory Disease, Chronic Pelvic Pain, or Infertility Following an Episode of Pelvic Inflammatory Disease. Vol 94.; 2004.
19. Rubin GL, Ory HW, Layde PM. Oral contraceptives and pelvic inflammatory disease. Am J Obstet Gynecol. 1982;144(6):630-635. doi:10.1016/0002-9378(82)90430-6.
20. Clarizia R, Capezzuoli T, Ceccarello M, et al. Inflammation calls for more: Severe pelvic inflammatory disease with or without endometriosis. Outcomes on 311 laparoscopically treated women. J Gynecol Obstet Hum Reprod. 2021;50(3). doi:10.1016/j.jogoh.2020.101811.
21. Curry A, Williams T, Penny ML. Pelvic Inflammatory Disease: Diagnosis, Management, and Prevention. Am Fam Physician. 2019;100(6). Accessed May 6, 2023. https://www.aafp.org/pubs/afp/issues/2019/0915/p357.html.
22. Yusuf H, Trent M. Management of Pelvic Inflammatory Disease in Clinical Practice. Ther Clin Risk Manag. 2023;19:183-192. doi:10.2147/TCRM.S350750.
23. Menezes MLB, Giraldo PC, Linhares IM, Boldrini NAT, Aragón MG. Brazilian Protocol for Sexually Transmitted Infections 2020: pelvic inflammatory disease. Epidemiologia e Servicos de Saude. 2021;30(Special Issue 1). doi:10.1590/S1679-4974202100011.esp1.
24. Revzin M V., Mathur M, Dave HB, Macer ML, Spektor M. Pelvic Inflammatory Disease: Multimodality Imaging Approach with Clinical-Pathologic Correlation. RadioGraphics. 2016;36(5):1579-1596. doi:10.1148/rg.2016150202.
25. Okazaki Y, Tsujimoto Y, Yamada K, et al. Diagnostic accuracy of pelvic imaging for acute pelvic inflammatory disease in an emergency care setting: a systematic review and meta-analysis. Acute Medicine & Surgery. 2022;9(1). doi:10.1002/ams2.806.
26. Walensky RP, Jernigan DB, Bunnell R, et al. Morbidity and Mortality Weekly Report Sexually Transmitted Infections Treatment Guidelines, 2021 Centers for Disease Control and Prevention MMWR Editorial and Production Staff (Serials) MMWR Editorial Board.; 2021.
27. Soper DE, Wiesenfeld HC. The Continued Challenges in the Diagnosis of Acute Pelvic Inflammatory Disease: Focus on Clinically Mild Disease. Journal of Infectious Diseases. 2021;224:S75-S79. doi:10.1093/infdis/jiab158.
28. Munro K, Gharaibeh A, Nagabushanam S, Martin C. Diagnosis and management of tubo-ovarian abscesses. The Obstetrician & Gynaecologist. 2018;20(1):11-19. doi:10.1111/tog.12447.
29. Fouks Y, Cohen A, Shapira U, Solomon N, Almog B, Levin I. Surgical Intervention in Patients with Tubo-Ovarian Abscess: Clinical Predictors and a Simple Risk Score. J Minim Invasive Gynecol. 2019;26(3):535-543. doi:10.1016/j.jmig.2018.06.013.
30. Ness RB, Soper DE, Holley RL, et al. Effectiveness of inpatient and outpatient treatment strategies for women with pelvic inflammatory disease: Results from the Pelvic Inflammatory Disease Evaluation and Clinical Health (PEACH) Randomized Trial. Am J Obstet Gynecol. 2002;186(5):929-937. doi:10.1067/mob.2002.121625.
31. Gonullu DC, Huang XM, Robinson LRG, et al. Tubal factor infertility and its impact on reproductive freedom of African American women. Am J Obstet Gynecol. 2022;226(3):379-383. doi:10.1016/j.ajog.2021.06.002.
32. Zhou Z, Zeng F, Yuan J, et al. Pelvic inflammatory disease and the risk of ovarian cancer: a meta-analysis. Cancer Causes and Control. 2017;28(5):415-428. doi:10.1007/s10552-017-0873-3.
33. Hosseininasab-nodoushan SA, Ghazvini K, Jamialahmadi T, Keikha M, Sahebkar A. Association of Chlamydia and Mycoplasma infections with susceptibility to ovarian cancer: A systematic review and meta-analysis. Semin Cancer Biol. 2022;86:923-928. doi:10.1016/j.semcancer.2021.07.016.
34. Ross J, Cole M, Evans C, Lyons D, Dean G, Cousins D. 2018 United Kingdom National Guideline for the Management of Pelvic Inflammatory Disease.; 2018. www.cochrane.org.
35. Brun JL, Castan B, de Barbeyrac B, et al. Pelvic inflammatory diseases: Updated French guidelines. J Gynecol Obstet Hum Reprod. 2020;49(5). doi:10.1016/j.jogoh.2020.101714.
36. Wiesenfeld HC, Meyn LA, Darville T, Maclo IS, Hillier SL. A Randomized Controlled Trial of Ceftriaxone and Doxycycline, with or without Metronidazole, for the Treatment of Acute Pelvic Inflammatory Disease. Clinical Infectious Diseases. 2021;72(7):1181-1189. doi:10.1093/cid/ciaa101.
37. Greydanus DE, Cabral MD, Patel DR. Pelvic inflammatory disease in the adolescent and young adult: An update. Disease-a-Month. 2022;68(3). doi:10.1016/j.disamonth.2021.101287
38. Jatlaoui TC, Simmons KB, Curtis KM. The safety of intrauterine contraception initiation among women with current asymptomatic cervical infections or at increased risk of sexually transmitted infections. Contraception. 2016;94(6):701-712. doi:10.1016/j.contraception.2016.05.013
39. Hillier SL, Bernstein KT, Aral S. A Review of the Challenges and Complexities in the Diagnosis, Etiology, Epidemiology, and Pathogenesis of Pelvic Inflammatory Disease. Journal of Infectious Diseases. 2021;224:S23--S28. doi:10.1093/infdis/jiab116.

10

Letícia Royer Voigt • Maria Celeste Osório Wender • Mona Lúcia Dall Agno

Síndrome Pré-Menstrual

Introdução

A síndrome pré-menstrual (SPM) é um conjunto de sintomas físicos, emocionais e comportamentais, de caráter cíclico e recorrente, que ocorre na segunda fase do ciclo menstrual e desaparece logo após o início da menstruação. O transtorno disfórico pré-menstrual (TDPM) é a manifestação mais grave da SPM, com sintomatologia mais intensa. Atualmente, o termo distúrbios pré-menstruais, que inclui a síndrome pré-menstrual e o transtorno disfórico pré-menstrual como um *continuum*, foi proposto.[1]

Os sintomas pré-menstruais foram descritos por Hipócrates há aproximadamente 2.500 anos, porém, os primeiros trabalhos científicos sobre o tema foram publicados na década de 1930.[2] Historicamente, os sintomas pré-menstruais são considerados próprios da fisiologia feminina e normalizados pela população, de forma que o quadro permanece pouco reconhecido e consequentemente subtratado.[2] Frequentemente, o diagnóstico é realizado tardiamente, a partir da quarta década de vida.[3] A prevalência dos distúrbios pré-menstruais varia conforme a população estudada (Tabela 10.1). Estima-se que 20% a 30% das mulheres sofram com SPM e que cerca de 1,2% a 6,4% têm diagnóstico de TDPM.[4]

Tabela 10.1. Critérios síndrome pré-menstrual
Sintomas físicos e/ou emocionais
Os sintomas estão presentes durante a fase lútea e diminuem com o início da menstruação
Uma semana sem sintomas
Os sintomas estão associados a dano significativo durante a fase lútea

Fonte: Adaptada da referência 4.

Desenvolvimento

Etiologia

Sua causa e fisiopatologia exatos são desconhecidos.[5] Diversas hipóteses são consideradas no entendimento dos mecanismos associados ao desenvolvimento de distúrbios pré-menstruais. A atividade cíclica ovariana é o elemento central. Uma interação entre os sistemas neuroendócrinos parece justificar o quadro.

Uma das teorias postula sobre as variações de progesterona no ciclo menstrual.[5] A alopregnanolona (ALLO), um metabólito da progesterona, atua como neuroesteroide na modulação dos receptores GABA. Esses associam-se à regulação da ansiedade. A flutuação cíclica da produção de ALLO parece estar envolvida na etiologia do TDPM.

A desregulação de neurotransmissores cerebrais também parece estar implicada na origem da SPM. Os sintomas da SPM poderiam ser desencadeados pela depleção do precursor da serotonina, o triptofano, e por um antagonista do receptor de serotonina.[4]

Recentemente, vem sendo estudado o fator neurotrófico derivado do cérebro (BDNF, do inglês *brain-derived neurotrophic factor*), neurotransmissor que estaria associado à etiologia da SPM. BDNF é uma neurotrofina, proteína que regula diversos aspectos do desenvolvimento e funções neuronais, como a estruturação e a plasticidade sináptica dos sistemas periféricos e centrais. É também a proteína mais abundante no cérebro, sendo responsável pelo desenvolvimento e pela manutenção neuronal. Seus níveis são modificados pelo estradiol e apresentam ciclicidade menstrual, assim como sofrem influência positiva dos inibidores seletivos da recaptação da serotonina (ISRSs). A associação dos efeitos do BDNF na etiologia da SPM ainda requer mais investigações.[6]

Fatores inflamatórios podem estar relacionados à etiologia da SPM. O aumento da produção de fatores pró-inflamatórios, como as interleucinas (IL-6) e o fator de necrose tumoral alfa (TNF-α, do inglês *tumor necrosis factor*) é maior na fase lútea, quando comparada com a fase folicular do ciclo menstrual. Algumas doenças inflamatórias também tendem a piorar no período pré-menstrual, como a síndrome do intestino irritável.[7]

Quadro clínico

Mais de 150 sintomas físicos, comportamentais, emocionais e cognitivos relacionados a SPM já foram descritos. As mulheres diagnosticadas com SPM experimentam grande variedade de sintomas, que em sua maior parte são inespecíficos. Entende-se que o momento em que os sintomas aparecem e desaparecem, bem como o grau de impacto nas atividades diárias, são mais relevantes do que o tipo de sintomas apresentados.[1]

Estudo internacional, publicado em 2022, utilizou dados de 238.114 mulheres, inseridos em aplicativo de celular para controle de ciclo menstrual e identificou os sintomas pré-menstruais em 140 países. Os sintomas mais comuns relatados foram: avidez por alimentos específicos (85,28%), labilidade emocional ou ansiedade (64,18%) e fadiga (57,3%).[8] Um percentual de 28,61% referiu o impacto dos sintomas pré-menstruais nas suas atividades diárias (Tabela 10.2). As mulheres brasileiras foram as terceiras em frequência de sintomatologia, com taxa de 64,73%.[8] O Brasil também se destacou em relação à severidade e duração dos sintomas.[8]

Apesar da tendência de redução de cólicas menstruais próximo à perimenopausa, alguns sintomas como distração e redução de desejo sexual são mais frequentemente relatados com o aumento da idade.[8] Contudo, segundo Chung,[9] não há aumento de prevalência de SPM entre mulheres na perimenopausa, quando comparadas a mulheres mais jovens.

Segundo Gallon[10], mulheres com SPM possuem preferência por alimentos mais calóricos e carboidratos durante a fase lútea do ciclo menstrual. Todavia, os mecanismos fisiopatológicos ainda não estão esclarecidos.

Tabela 10.2. Sintomas relacionados com a tensão pré-menstrual

Sintomas físicos	Sintomas comportamentais	Sintomas psíquicos
Inchaço abdominal	Redução do interesse por atividades habituais	Labilidade emocional
Fadiga	Isolamento social	Humor deprimido
Cefaleia	Alterações de desejo sexual	Ansiedade
Mastalgia ou inchaço mamário	Aumento de consumo de álcool	Letargia
Aumento de peso	Aumento de apetite e consumo de alimentos calóricos e carboidratos	Diminuição de concentração
Dor abdominal	Aumento dos conflitos interpessoais	Diminuição de memória
Dor articular ou muscular	Alteração do sono	Confusão
Náuseas		Irritabilidade
Palpitação		
Tonturas		

Fonte: Adaptada da referência 13.

Mulheres com SPM apresentam mais frequentemente baixa qualidade do sono e maiores escores de sonolência excessiva diurna quando comparadas a mulheres sem esse diagnóstico.[11]

Durante o período pré-menstrual, as mulheres experimentam mudança na percepção sexual. Apesar de não encontrar associação entre SPM e disfunção sexual feminina, estudo recente demonstrou redução dos escores do questionário índice de função sexual feminina (*female sexual function index* – FSFI) durante a fase lútea do ciclo menstrual, tanto em mulheres com ou sem diagnóstico de SPM.[12]

Diagnóstico

As limitações metodológicas e a heterogeneidade de estudos justificam a ausência de um consenso diagnóstico até o momento.[14] Em nosso cenário, consideramos mais frequentemente os critérios estabelecidos pela American College of Obstetricians and Gynecologists (ACOG) e pelo Manual Diagnóstico e Estatístico de Transtornos Mentais, 5ª edição (DSM-5), descritos a seguir. Os critérios do DSM-5 valorizam, principalmente, os sintomas emocionais em detrimento dos físicos. Ressalta-se a necessidade de exclusão de outra patologia psiquiátrica.

Critérios para o diagnóstico de síndrome pré-menstrual, de acordo com a ACOG[13]

- Presença de 1 ou mais sintomas afetivos, ou somáticos durante os 5 dias antes da menstruação em cada 1 de 3 ciclos menstruais prévios:
- Sintomas afetivos – depressão, raiva, irritabilidade, ansiedade, confusão, introversão
- Sintomas somáticos – mastalgia, distensão abdominal, cefaleia, edema das extremidades
- Sintomas aliviados pelo início da menstruação (sintomas aliviados em 4 dias do início da menstruação sem recorrências até pelo menos o dia 13 do ciclo).
- Sintomas presentes na ausência de qualquer terapia farmacológica, consumo de hormônios ou abuso de drogas, ou álcool.
- Sintomas ocorrem reprodutivamente durante 2 ciclos de registros prospectivos.
- Paciente apresenta disfunção identificável do desempenho social ou econômico.

Critérios para o diagnóstico de transtorno disfórico pré-menstrual, de acordo com o DSM-5[15]

A. Na maioria dos ciclos menstruais, pelo menos cinco sintomas devem estar presentes na semana antes do início da menstruação; devem começar a melhorar poucos dias depois do início da menstruação e devem tornar-se mínimos ou ausentes na semana pós-menstrual.

A1. Um (ou mais) dos seguintes sintomas deve estar presente:

1. Labilidade afetiva acentuada (p. ex., mudanças de humor; sentir-se repentinamente triste ou chorosa, ou sensibilidade aumentada à rejeição).
2. Irritabilidade ou raiva acentuadas, ou aumento nos conflitos interpessoais.
3. Humor deprimido acentuado, sentimentos de desesperança ou pensamentos autodepreciativos.
4. Ansiedade acentuada, tensão e/ou sentimentos de estar nervosa, ou no limite.

A.2. Um (ou mais) dos seguintes sintomas deve adicionalmente estar presente para atingir um total de cinco sintomas quando combinados com os sintomas do Critério A.1.

5. Interesse diminuído pelas atividades habituais (p. ex., trabalho, escola, amigos, passatempos).
6. Sentimento subjetivo de dificuldade em se concentrar.
7. Letargia, fadiga fácil ou falta de energia acentuada.
8. Alteração acentuada do apetite; comer em demasia; ou avidez por alimentos específicos.
9. Hipersonia ou insônia.
10. Sentir-se sobrecarregada ou fora de controle.
11. Sintomas físicos como sensibilidade ou inchaço das mamas, dor articular ou muscular, sensação de "inchaço" ou ganho de peso.

B. Os sintomas estão associados a sofrimento clinicamente significativo ou a interferência no trabalho, na escola, em atividades sociais habituais ou relações com outras pessoas (p. ex., esquiva de atividades sociais; diminuição da produtividade e eficiência no trabalho, na escola ou em casa).

C. A TDPM não é meramente uma exacerbação dos sintomas de outro transtorno, como transtorno depressivo maior, transtorno de pânico, transtorno depressivo persistente (distimia) ou um transtorno da personalidade (embora possa ser concomitante a qualquer um desses transtornos).

D. O Critério A deve ser confirmado por avaliações prospectivas diárias durante pelo menos 2 ciclos sintomáticos. (Nota: o diagnóstico pode ser feito provisoriamente antes dessa confirmação).

E. Os sintomas não são consequência dos efeitos fisiológicos de uma substância (p. ex., droga de abuso, medicamento, outro tratamento) ou de outra condição médica (p. ex., hipertireoidismo).

Nota: os sintomas nos critérios A-C devem ser satisfeitos para a maioria dos ciclos menstruais que ocorreram no ano precedente.

A Sociedade Internacional de Distúrbios Pré-Menstruais (International Society for Premenstrual Disorders – ISPMD) propôs, em 2016, alguns padrões diagnósticos, incluídos na publicação de seu quarto consenso.[14] A seguir, listamos as principais recomendações:

1. Ao avaliar uma paciente com sintomas semelhantes aos pré-menstruais, uma história acurada deve ser tomada, incluindo a natureza dos

sintomas, juntamente com gravidade e tempo em relação ao ciclo menstrual.

2. Pacientes com sintomas de SPM devem manter um diário de sintomas por um mínimo de dois ciclos.
3. O diagnóstico deve ser confirmado se o diário mostrar uma proeminência de sintomas durante a fase pré-menstrual e uma relativa ausência de sintomas durante a fase folicular.
4. Ao estabelecer a gravidade dos sintomas relacionados à SPM ou TDPP, o comprometimento funcional deve ser classificado e quantificado.
5. Os sintomas pré-menstruais devem ser prejudiciais, com impacto sobre vida familiar, vida social e capacidade de trabalhar por pelo menos 3 dias ou com prejuízo na vida social e familiar por 5 dias.

Propõe-se o uso de escalas validadas para mensuração de sintomatologia, de modo a padronizar comparações em estudos. O questionário DRSP (*daily record of severity of problems* – registro diário da intensidade dos problemas) (Tabela 10.3) parece ser a ferramenta mais precisa, porém requer um registro diário dos sintomas por período mínimo de 2 meses, dificultando sua aplicabilidade.[14]

O PSST (*the premenstrual tension syndrome rating scales*) é uma ferramenta recordatória autoaplicável que se baseia nos critérios diagnósticos DSM-5. É considerada simples, rápida e eficaz no rastreamento de SPM. A sua versão brasileira foi validada e publicada em 2017.[16]

O desempenho de ambos os questionários (PSST e DRSPE) foi avaliado em pesquisa realizada no Hospital de Clínicas de Porto Alegre (HCPA). O PSST confirmou ser eficaz como ferramenta de rastreio da SPM e, ao ser comparado com o padrão-ouro (DRSP), apresentou sensibilidade de 79% e especificidade de 33% (Tabela 10.4).[17]

Tratamento

A redução de sintomas e consequente melhora da qualidade de vida são o foco do tratamento. Compreender sobre a fisiopatologia da SPM e a cronicidade do quadro são primordiais.

Entre as orientações iniciais para mulheres diagnosticadas com SPM, inclui-se a promoção de hábitos de vida saudáveis. A prática de exercícios físicos mostrou-se efetiva como tratamento da SPM, principalmente em casos de sintomas leves.[18] Não foram identificadas correlações entre o consumo de macronutrientes e a SPM, como proteínas, gorduras, carboidratos e fibras.[19]

Os tratamentos mais eficazes tendem a pertencer a uma de duas categorias a partir de mecanismos fisiopatológicos supostos: suprimir a ovulação ou corrigir uma possível disfunção neuroendócrina.[20] Entre as opções farmacológicas, destacam-se os medicamentos antidepressivos e as formulações hormonais do tipo contraceptivo como primeira linha de tratamento. Adicionalmente, outras práticas e suplementos são popularmente utilizados.

Tabela 10.3. Registro diário da intensidade dos problemas

Nome:____

Início: ____/____/____ Término: ____/____/____

Descrição das opções de respostas:

1. Nenhuma – Você não tem esse problema.
2. Mínima – Esse problema é apenas levemente aparente para você, outras pessoas provavelmente nem o percebem.
3. Leve – Com certeza, é aparente para você e/ou para quem a conhece bem.
4. Média – É evidentemente aparente para você e/ou para quem a conhece bem, e isso é um pouco desagradável.
5. Forte – É muito aparente para você e/ou para quem a conhece bem, e isso é desagradável.
6. Extrema – É tão forte que é aparente não somente para você, mas também para quem não a conhece bem, e isso é muito desagradável.

OBSERVAÇÃO – Os últimos três itens, no fim do diário, sobre como os sintomas citados na lista afetam diversos aspectos da vida de uma pessoa, devem ser respondidos da seguinte maneira: avalie a diminuição da capacidade de fazer certas coisas, assim como o esforço feito.

Avalie a intensidade de cada um dos problemas que você teve, indicados na lista a seguir. Faça a sua avaliação todas as noites. Anote o número que corresponde à intensidade conforme indicado.

Por exemplo, você ainda foi capaz de fazer tarefas domésticas, mas precisou fazer mais esforço, ou você ficou cansada, ou você levou mais tempo que de costume, ou você teve esquecimentos etc. – tente levar isso em conta na sua avaliação.

Tabela 10.4. Questionário DRSP (DRSP, daily record of severity of problems – registro diário da intensidade dos problemas)

1 – Nenhuma, 2 – Mínima, 3 – Leve, 4 – Média, 5 – Forte, 6 – Extrema

DATA (dia) Dia da semana (S, T, Q, Q, S, S, D)	1	2	3	4	5	6	7	8	9	10	11	12	13	14	15	16	17	18	19	20	21	22	23	24	25	26	27	28	29	30
Anote S se você teve uma pequena perda de sangue, e M, se você menstruou																														
1a. Senti-me deprimida, triste, "para baixo" ou "de baixo astral"																														
1b. Senti-me arrasada																														
1c. Senti-me culpada																														
2. Senti-me ansiosa, tensa, nervosa ou "no limite"																														
3a. Tive mudanças de humor (p. ex., de repente me senti triste ou com vontade de chorar)																														
3b. Estive mais sensível à rejeição; os meus sentimentos foram facilmente feridos																														
4a. Senti raiva, irritei-me com facilidade																														
4b. Tive conflitos ou problemas com as pessoas																														
5. Tive menos interesse nas atividades do dia a dia (p. ex., trabalho, estudos, amigos, lazer)																														
6. Tive dificuldade para me concentrar																														
7. Senti-me "mole", cansada ou sem disposição																														
8a. Meu apetite aumentou ou comi demais																														
8b. Tive desejo de comer determinadas comidas																														
9a. Dormi mais, tirei sonecas, tive dificuldade para acordar quando queria																														
9b. Tive dificuldade para pegar no sono ou para continuar dormindo																														
10a. Senti-me sobrecarregada ou como se não fosse dar conta																														
10b. Perdi o controle																														
11a. Fiquei com os seios doloridos																														
11b. Meus seios aumentaram, senti-me "inchada" ou engordei																														
11c. Tive dor de cabeça																														
11d. Tive dor nas "juntas" ou nos músculos																														
Pelo menos um dos problemas mencionados anteriormente causou redução da produtividade ou ineficiência no trabalho, nos estudos, em casa ou no dia a dia																														
Pelo menos um dos problemas mencionados anteriormente interferiu em meu lazer ou em minhas atividades sociais (p. ex., evitei ou fiz menos)																														
Pelo menos um dos problemas mencionados anteriormente interferiu no meu relacionamento com as outras pessoas																														

© Desenvolvido por Jean Endicott, Ph.D., e Wilma Harrison, M.D., da Columbia University. Com base em critérios sugeridos pelo grupo de trabalho DSM-IV.
Fonte: Adaptada da referência 17.

Antidepressivos

Os agentes psicotrópicos do tipo inibidor seletivo da recaptação de serotonina (ISRS) e inibidor seletivo da recaptação de noradrenalina (ISRN) são efetivos na redução de sintomas da SPM.

Há duas formas de uso: cíclico (na fase lútea) ou contínuo. Constituem-se em estratégia de primeira linha para o tratamento de SPM e TDPM. As principais formulações e suas respectivas posologias estão descritas na Tabela 10.5.

Tabela 10.5. Utilização de ISRSs e de ISRSN no tratamento da síndrome pré-menstrual e do transtorno disfórico pré-menstrual

Fármaco	Posologia
Citalopram	20-40 mg/dia ou por metade do ciclo
Escitalopram	10-20 mg/dia ou por metade do ciclo
Fluoxetina	20-60 mg/dia ou por metade do ciclo
Paroxetina	20-30 mg/dia ou liberação lenta (CR) 12,5-25 mg/dia ou por metade do ciclo Deverá ser evitado em mulheres que planejam gestar
Sertralina	50-150 mg/dia ou por metade do ciclo
Venlafaxina	37,5-150 mg/dia ou por metade do ciclo

Fonte: Adaptada das referências 21 e 22.

As taxas de resposta variam entre 60% e 90%, comparadas a 30% a 40% do placebo. Uma metanálise mostrou que os ISRSs citalopram, fluoxetina, paroxetina e sertralina são efetivos para o tratamento da SPM e do TDPM.[23] Não houve diferença significativa entre o uso de ISRSs em regime contínuo e regime cíclico de fase lútea. Além disso, parece haver benefício tanto no tratamento de sintomas físicos quanto psicológicos.[24] Isso deve-se à rápida resposta dos ISRSs sobre a ALLO.[25]

Cada formulação associa-se a diferentes efeitos adversos, os quais podem dificultar a adesão ao tratamento. Náusea e astenia são os principais efeitos adversos relatados, com padrão dose-dependente.[21] Redução de desejo sexual e dificuldade para atingir o orgasmo são queixas sexuais associadas ao uso de ISRS. A paroxetina está associada a ganho de peso.[26] O citalopram apresenta maior tolerabilidade. Para melhor adaptação, sugere-se iniciar com dose reduzida (metade da usual), com posterior ajuste para dose usual (semelhante ao tratamento de quadros depressivos). Nos quadros disfóricos pré-menstruais, a melhora dos sintomas pode ocorrer já alguns dias após o início da medicação.

Aparentemente, não há diferença na efetividade dos ISRSs para o TDPM em usuárias e não usuárias de anticoncepcionais orais combinados (ACOs).

Anticoncepcionais orais combinados

A formulação de primeira escolha para o tratamento do TDPM contém 20 µg de etinilestradiol + 3 mg de drospirenona no regime 24 comprimidos, com pausa de 4 dias.[27] A atividade antimineralocorticoide da drospirenona parece atenuar sintomas de edema, ganho de peso e mastalgia associados ao período pré-menstrual.

O uso de ACO contendo levonorgestrel (90 µg de levonorgestrel + 20 µg de etinilestradiol) em regime contínuo também demonstrou alívio de sintomas físicos e de humor do TDPM, com queda significativa nos escores do DRSP quando comparado com placebo.[28,29] Não há estudos comparando diretamente formulações de ACO com drospirenona em relação a outros progestágenos.

Formulações contendo estrógenos isolados, como o adesivo transdérmico, foram estudadas no tratamento da SPM. Há poucas evidências e de qualidade muito baixa demonstrando melhora dos sintomas globais com o uso contínuo de estrógeno, quando comparado ao placebo.[20]

Outras opções de tratamento medicamentoso foram descritas, como análogos do GnRH e danazol. O seu mecanismo de ação baseia-se na supressão ovariana, com eficácia bem estabelecida para tratamento de sintomas pré-menstruais. A indicação de uso é limitada a casos graves de SPM ou TDPM, já que efeitos adversos importantes são esperados.[24]

A utilização de progesterona isolada não se associou à resposta sintomática no tratamento da SPM em revisão da Cochrane de 2012 e não deve ser oferecido como tratamento aos sintomas pré-menstruais.[24,30]

Terapias complementares

A maioria das pacientes busca associação de alguma forma de medicina complementar ao tratamento farmacológico da SPM, mesmo quando satisfeitas com seu tratamento.[31] Compostos herbais, cálcio, suplementos vitamínicos (incluindo-se vitamina B6), magnésio e óleo de prímula são opções bastante utilizadas. Muitas formulações ainda se mostram incertas, visto evidências limitadas e elevados índices de efeito placebo, com taxa de até 30%.[24] Comprovou-se que sintomas leves parecem ter resposta adequada com o uso de *Vitex agnus castus*.[32]

A abordagem psicoterápica possui bons índices de resposta e deve ser considerada complementar às demais terapias empregadas.[24] Pacientes com sintomas relacionados ao humor beneficiam-se particularmente de terapia cognitivo-comportamental (TCC).[24]

Acupuntura

A acupuntura apresenta melhora dos sintomas físicos e psicológicos da SPM quando comparados ao placebo.[33] Esse efeito refere-se tanto à redução de quantidade, quanto à intensidade de sintomas. Vários fatores podem interferir sobre os resultados, incluindo: pontos de acupuntura selecionados, intensidade, duração, frequência de estímulo, número total de sessões e período de tratamento.[34] Não há diferenças significativas entre diferentes momentos de início do tratamento (intermenstrual, pré-menstrual); o tempo de intervenção pode ser selecionado de acordo com o estado específico do paciente, considerando-se alívio de sintomas de forma imediata ou para manejo crônico.[35] Com relação aos pontos de acupuntura, SP6, LR3 e RN4 são os mais utilizados no tratamento da SPM.[35]

Até o momento, há evidências limitadas comparando diretamente acupuntura a outros tratamentos.[33] Quatro estudos que compararam a acupuntura durante 3 meses a tratamento com progestágenos com ou sem ansiolíticos mostraram superioridade da acupuntura na redução dos sintomas.[34]

Conclusão

Parte dos eventos da vida reprodutiva feminina, a síndrome pré-menstrual vem acompanhada de efeitos importantes que causam impacto negativo na qualidade de vida das mulheres com o diagnóstico. Esse conjunto de sintomas físicos, psicológicos e emocionais recorrentes, durante muitos anos, foi considerado como parte da fisiologia feminina - sendo subestimado tanto por profissionais da saúde quanto pelas próprias mulheres que o vivenciavam.

O manejo dessa condição baseia-se, primariamente, no conhecimento sobre o ciclo menstrual e entendimento das características patológicas da síndrome. Além das opções medicamentosas, hábitos de vida saudáveis e terapias complementares parecem agregar à resposta ao tratamento. Entende-se que uma abordagem multidisciplinar na promoção da saúde feminina é vantajosa e desejável.

Referências bibliográficas

1. Takeda T. Premenstrual disorders: Premenstrual syndrome and premenstrual dysphoric disorder. J Obstet Gynaecol Res. 2023 Feb;49(2):510-518. doi: 10.1111/jog.15484. Epub 2022 Nov 1. PMID: 36317488.
2. Tschudin S. A global view on premenstrual syndrome. Arch Womens Ment Health 25, 1007 (2022). https://doi.org/10.1007/s00737-022-01270-4.
3. Cheng SH, Shih C-C, Yang Y-K, Chen K-T, Chang Y-H, Yang Y-C. Factors associated with premenstrual syndrome: a survey of new female university students. Kaohsiung J Med Sci. 2013;29(2):100-5.
4. Yonkers KA, Simoni MK, Premenstrual Disorders: An Expert Review, American Journal of Obstetrics and Gynecology (2017), doi: 10.1016/j.ajog.2017.05.045).
5. DynaMed. Premenstrual Syndrome. EBSCO Information Services. Accessed 31 de maio de 2023. https://www.dynamed.com/condition/premenstrual-syndrome.
6. Oral E, Kirkan TS, Yildirim A, Kotan Z, Cansever Z, Ozcan H, et al. Serum brain-derived neurotrophic factor differences between the luteal and follicular phases in premenstrual dysphoric disorder. Gen Hosp Psychiatry. 2015;37(3):266-72.
7. Hantsoo L, Epperson CN. Premenstrual Dysphoric Disorder: Epidemiology and Treatment. Current Psychiatry Reports. 2015.
8. Hantsoo L, Rangaswamy S, Voegtline K, et al. Premenstrual symptoms across the lifespan in an international sample: data from a mobile application. Arch Womens Ment Health 25, 903-910 (2022). https://doi.org/10.1007/s00737-022-01261-5.
9. Chung SH, Kim TH, Lee HH, Lee A, Jeon DS, Park J, Kim Y. Premenstrual syndrome and premenstrual dysphoric disorder in perimenopausal women. J Menopausal Med. 2014 Aug;20(2):69-74. doi: 10.6118/jmm.2014.20.2.69. Epub 2014 Aug 27. PMID: 25371896; PMCID: PMC4207004.
10. Gallon CW, Ferreira CF, Henz A, Oderich CL, Conzatti M, Castro JRS, et al. Leptin, ghrelin, & insulin levels and food intake in premenstrual syndrome: A case-control study. Appetite, Volume 168, 2022, 105750, ISSN 0195-6663, https://doi.org/10.1016/j.appet.2021.105750.
11. Conzatti M, Perez AV, Maciel RF, Castro DH, Sbaraini M, Wender COM (2021). Sleep quality and excessive daytime sleepiness in women with Premenstrual Syndrome, Gynecological Endocrinology, DOI: 10.1080/09513590.2021.1968820.
12. Conzatti M, Maciel RF, Perez AV, Castro DH, Sbaraini M, Wender COM (2020). Premenstrual Syndrome and Female Sexual Function, Journal of Sex & Marital Therapy, doi https://doi.org/10.1080/0092623X.2020.1856988.
13. ACOG Committee on Practice Bulletins--Gynecology. ACOG Practice Bulletin: No 15: Premenstrual syndrome. Obstet Gynecol. 2000 Apr;95(4):suppl 1-9. Retraction in: Obstet Gynecol. 2012 Aug;120(2 Pt 1):405. PMID: 24829972.
14. Ismaili E, Walsh S, O'Brien PMS, Bäckström T, Brown C, Dennerstein L, Eriksson E, Freeman EW, Ismail KMK, Panay N, Pearlstein T, Rapkin A, Steiner M, Studd J, Sundström-Paromma I, Endicott J, Epperson CN, Halbreich U,

Reid R, Rubinow D, Schmidt P, Yonkers K; Consensus Group of the International Society for Premenstrual Disorders. Fourth consensus of the International Society for Premenstrual Disorders (ISPMD): auditable standards for diagnosis and management of premenstrual disorder. Arch Womens Ment Health. 2016 Dec;19(6):953-958. doi: 10.1007/s00737-016-0631-7. Epub 2016 Jul 5. PMID: 27378473.

15. American Psychiatric Association. DSM-5: manual diagnóstico e estatístico de transtornos mentais. 5. ed. Porto Alegre: Artmed; 2014.
16. Câmara RA, Köhler CA, Frey BN, Hyphantis TN, Carvalho AF. Validation of the Brazilian Portuguese version of the Premenstrual Symptoms Screening Tool (PSST) and association of PSST scores with health-related quality of life. Braz J Psychiatry. 2017 Apr-Jun;39(2):140-146. doi: 10.1590/1516-4446-2016-1953. Epub 2016 Nov 24. PMID: 27901212; PMCID: PMC7111450.
17. Henz A. Premenstrual syndrome diagnosis: a comparative study between Problems Intensity Daily Record of Severity Problems (DRSP) and The Premenstrual Symptoms Screening Tool (PSST) [Internet; dissertação]. Porto Alegre: Universidade Federal do Rio Grande do Sul; 2016. Disponível em: http://hdl.handle.net/10183/139773.
18. Pearce E, Jolly K, Jones LL, Matthewman G, Zanganeh M, Daley A. Exercise for premenstrual syndrome: a systematic review and meta-analysis of randomised controlled trials. BJGP Open. 2020 Aug 25;4(3):bjgpopen20X101032. doi: 10.3399/bjgpopen20X101032. PMID: 32522750; PMCID: PMC7465566.
19. Siminiuc R, ⊠urcanu D. Impact of nutritional diet therapy on premenstrual syndrome. Front Nutr. 2023 Feb 1;10:1079417. doi: 10.3389/fnut.2023.1079417. PMID: 36819682; PMCID: PMC9928757.
20. Naheed B, Kuiper JH, Uthman OA, O'Mahony F, O'Brien PM. Non-contraceptive oestrogen-containing preparations for controlling symptoms of premenstrual syndrome. Cochrane Database Syst Rev. 2017 Mar 3;3(3):CD010503. doi: 10.1002/14651858.CD010503.pub2. PMID: 28257559; PMCID: PMC6464572.
21. Marjoribanks J, Brown J, O'Brien PMS, Wyatt K. Selective serotonin reuptake inhibitors for premenstrual syndrome. Cochrane Database of Systematic Reviews 2013, Issue 6. Art. No.: CD001396. DOI: 10.1002/14651858.CD001396.pub3. Accessed 16 January 2022.
22. Appleton SM. Premenstrual Syndrome: Evidence-based Evaluation and Treatment. Clin Obstet Gynecol. 2018 Mar;61(1):52-61. doi: 10.1097/GRF.0000000000000339. PMID: 29298169.
23. Shah NR, Jones JB, Aperi J, Shemtov R, Karne A, Borenstein J. Selective serotonin reuptake inhibitors for premenstrual syndrome and premenstrual dysphoric disorder-a meta-analysis. Obstet Gynecol. 2008;111(5):1175-82.
24. Green LJ, O'Brien PMS, Panay N, Craig M on behalf of the Royal College of Obstetricians and Gynaecologists. Management of premenstrual syndrome. BJOG 2017;124:e73–e105.
25. Landen M, Nissbrandt H, Allgulander C, Sorvik K, Ysander C, Eriksson E. Placebo-controlled trial comparing intermittent and continuous paroxetine in premenstrual dysphoric disorder. Neuropsychopharmacology. 2007;32(1):153-61.
26. Marks DM, Park MH, Ham BJ, Han C, Patkar AA, Masand PS, Pae CU. Paroxetine: safety and tolerability issues. Expert Opin Drug Saf. 2008 Nov;7(6):783-94. doi: 10.1517/14740330802423168. PMID: 18983224.
27. Lopez LM, Kaptein AA, Helmerhorst FM. Oral contraceptives containing drospirenone for premenstrual syndrome. Cochrane Database Syst Rev. 2009 Apr 15;(2):CD006586. doi: 10.1002/14651858.CD006586.pub3. Update in: Cochrane Database Syst Rev. 2012;2:CD006586. PMID: 19370644.
28. Halbreich U, Freeman EW, Rapkin AJ, Cohen LS, Grubb GS, Bergeron Ret al. Continuous oral levonorgestrel/ethinyl estradiol for treating premenstrual dysphoric disorder. Contraception. 2012;85(1):19-27.
29. Freeman EW, Halbreich U, Grubb GS, Rapkin AJ, Skouby SO, Smith L, et al. An overview of four studies of a continuous oral contraceptive (levonorgestrel 90 mcg/ethinyl estradiol 20 mcg) on premenstrual dysphoric disorder and premenstrual syndrome. Contraception. 2012;85(5):437-45.
30. Ford O, Lethaby A, Roberts H, Mol BW. Progesterone for premenstrual syndrome. Cochrane Database Syst Rev. 2012;(3):CD003415.
31. Busse JW, Montori VM, Krasnik C, Patelis-Siotis I, Guyatt GH. Psychological intervention for premenstrual syndrome: a meta-analysis of randomized controlled trials. Psychother Psychosom. 2009;78(1):6-15.
32. van Die MD, Burger HG, Teede HJ, Bone KM. Vitex agnus-castus extracts for female reproductive disorders: a systematic review of clinical trials. Planta Med. 2013 May;79(7):562-75. doi: 10.1055/s-0032-1327831. Epub 2012 Nov 7. PMID: 23136064.
33. Armour M, Ee CC, Hao J, Wilson TM, Yao SS, Smith CA. Acupuncture and acupressure for premenstrual syndrome. Cochrane Database Syst Rev. 2018 Aug 14;8(8):CD005290. doi: 10.1002/14651858.CD005290.pub2. PMID: 30105749; PMCID: PMC6513602.
34. Kim SY, Park HJ, Lee H, Lee H. Acupuncture for premenstrual syndrome: a systematic review and meta-analysis of randomised controlled trials. BJOG. 2011 Jul;118(8):899-915. doi: 10.1111/j.1471-0528.2011.02994.x. Epub 2011 May 24. PMID: 21609380.
35. Zhang J, Cao L, Wang Y, Jin Y, Xiao X, Zhang Q. Acupuncture for Premenstrual Syndrome at Different Intervention Time: A Systemic Review and Meta-Analysis. Evid Based Complement Alternat Med. 2019 Jun 25;2019:6246285. doi: 10.1155/2019/6246285. PMID: 31341497; PMCID: PMC6614973.

Manoel Jacobsen Teixeira

Fisiopatologia da Dor

Introdução

Dor é conceituada como "experiência sensitiva e emocional aversiva, normalmente causada por lesão tecidual real ou potencial".[1] A dor aguda alerta sobre a ocorrência de lesões teciduais instaladas ou em fase de instalação e é instrumento de aprendizado que induz reações de proteção para aquele que dela padece. A dor crônica despe-se desses valores biológicos e gera sofrimento, induz e agrava incapacidades e déficits e induz repercussões biopsicossociais de longa duração.[2,3]

Fisiopatologia da nocicepção e da dor

A nocicepção é o processo pelo qual estímulos térmicos, mecânicos ou químicos intensos são transduzidos em potenciais de receptor nos receptores nociceptivos (nociceptores) presentes nas terminações nervosas livres das fibras nociceptivas amielínicas finas do sistema nervoso periférico (SNP) do tipo C ou IV veiculadoras de sensações de desconforto mal localizado (dor secundária, lenta ou protopática) ou nas fibras mielinizadas com diâmetro maior do tipo Aδ ou III veiculadoras de sensações desconfortáveis melhor localizadas (dor primária, rápida ou epicrítica). A somação dos potenciais de receptor gera potenciais de geração que são conduzidos pelo SNP para o sistema nervoso (SNC).[3,4]

Os nociceptores contêm canais iônicos de Na+ dependentes de voltagem sensíveis dos tipos Nav1.1, 1.6 e 1.7 e resistentes à tetrodotoxina (TTX) dos tipos NaV1.7, V1.8 e 1.9, canais de Ca++ dos tipos N, P e R, canais de K+ (TRAAK e TREK-1), canais iônicos sensíveis aos radicais ácidos (ASICs, TRPA1, DRASIC), receptores acoplados à proteína G (GPCRs) e sensíveis aos estímulos mecânicos intensos (Mrg, DRASIC, TREK-1), calor intenso (receptores de potencial transitório TRPV1, TRPV2, TRPV3, TREK-1), frio intenso (TRPM8) ou e a várias substâncias químicas (EP, B1/B2, TrkA, P2X3). Muitos são apenas ativados por estímulos específicos, outros por estímulos variados (nociceptores polimodais inespecíficos, TRPA1), sendo alguns silenciosos e outros, ativados apenas quando sensibilizados pelo processo inflamatório.[4,5]

Algumas fibras C reagem ao frio e ao tato, mas não ao calor ou à estimulação química e podem reagir a pruritógenos. A maioria é polimodal e sensível tanto aos estímulos térmicos como mecânicos (CMHs), contém nociceptores silenciosos mecanicamente insensíveis, mas responsivos ao calor, são mais responsivos aos estímulos químicos (capsaicina, histamina) do que os mecanorreceptores A e apresentam sensibilidade mecânica quando ocorre lesão ou acúmulo tecidual de moléculas da "sopa inflamatória". Os nociceptores acoplados às fibras Aδ mediam a dor primária (epicrítica) evocada pela picada ou outros estímulos mecânicos intensos. Classificam-se como do tipo I ou HTM (nociceptores mecânicos de elevado limiar), por sua vez reativos prolongadamente aos estímulos mecânicos, ao calor intenso (superior a 50 ºC) e a temperaturas muito baixas e sensibilizados quando ocorre lesão tecidual que reduz o limiar da reatividade ao calor e aos estímulos mecânicos ou como do tipo II, que mediam a dor aguda primária evocada pelo calor nociceptivo, apresentam limiar ao calor muito mais baixo e elevado limiar mecânico do que as do tipo I.[3,4]

As fibras aferentes nociceptivas podem ser "peptidérgicas" quando contém substância P (sP), peptídeo relacionado ao gene da calcitonina (CGRP) e receptor de neurotrofina TrkA a que se liga o crescimento nervoso (FCN) e dependem do FCN para sua sobrevivência, ou "não peptidérgicas", quando se ligam à isolectina IB4, expressam receptores da família Mrg acoplados à proteína G, canal iônico P2X3 controlado pelo ATP e receptores da neurotrofina c-Ret da neurturina e da artemina e dependem do fator neurotrófico derivado da glia (GDNF).[4]

A inflamação aguda é gerada por moléculas produzidas por agentes infecciosos ou parasitários (PAMPs), moléculas resultantes da necrose tecidual ou hipóxia (alarminas ou DAMPs) ou por traumatismos mecânicos ou térmicos intensos.[6] A lesão tecidual e os elementos estranhos ao organismo ativam células imunes residentes (mastócitos e macrófagos) que, por sua vez, liberam citocinas (quimiocinas, interleucinas) que, por sua vez, atraem leucócitos residentes ou circulantes para o local onde ocorre a inflamação e geram as moléculas da "sopa inflamatória". A "sopa inflamatória" compõe-se de fatores neurotróficos [(FCN), fator inibidor da leucemia, fator ativador plaquetário, fator de necrose tumoral-α (TNF-α)], radicais ácidos (H+), íons K+, acetilcolina (Ach), histamina, bradicinina (BKN), óxido nítrico (NO), serotonina (5-HT), sP, purinas [monofosfato cíclico de adenosina (AMP), trifosfato de adenosina (ATP)], metabólitos do ácido araquidônico [prostaglandinas (PGs) PGI2, PGE1, PGE2, PGD2, leucotrienos, tromboxanas], mediadores pró-inflamatórios, radicais livres, quimiocinas, citocinas (IL-1β, IL-6, IL-8, IL-10, TNF), aminoácidos (glutamato) e endotelina liberadas dos vasos sanguíneos dilatados, leucócitos, células traumatizadas, plaquetas, células endoteliais, células de Schwann, fibroblastos e fibras musculares lisas, entre outros.[3,5,6] Fatores neuroniais liberados dos nociceptores ativam a quimiotaxia dos leucócitos, a hemodinâmica vascular e a reação imune e geram a "inflamação neurogênica", ou seja, processo inflamatório adicional ao original, que, por sua vez, magnifica a sensação dolorosa. Quando estímulos nociceptivos ativam as fibras nociceptivas, são gerados reflexos axoniais antidrômicos que induzem a liberação de PGRC, sP, neurocinina-A (NKA), endotelina-3 (ET-3) e prostanoides nas terminações periféricas dos aferentes primários. Esses mediadores exercem várias ações inflamatórias, como, quimiotaxia e ativação de neutrófilos, macrófagos e linfócitos para o local da lesão e degranulação de mastócitos, sinalização para células endoteliais vasculares para aumentar o fluxo sanguíneo, o extravasamento vascular, o edema, o recrutamento de leucócitos inflamatórios e o direcionamento das células dendríticas para direcionar a diferenciação das células T *helper* nos subtipos Th2 ou Th17. O PGRC induz vasodilatação e extravasamento de proteínas plasmáticas, neurocininas (NK) NKA e NKB, somatostatina, peptídeo vasoativo intestinal (VIP) e galanina. A sP atua como neurotransmissor e como neuromodulador, é secretada pelas terminações nervosas e células inflamatórias (macrófagos, eosinófilos, linfócitos e células dendríticas), exerce efeitos pró-inflamatórios nas células imunes e epiteliais, regula a contratilidade do músculo liso, o transporte epitelial de íons e aumenta a permeabilidade vascular. O FCN, molécula relacionada à reparação nervosa periférica, atua nos receptores de tirosina-cinase (Tkars) e induz brotamento das fibras nervosas e aumento do conteúdo de neuropeptídeos intraneuroniais. Colaterais dos aferentes primários também geram inflamação neurogênica nos tecidos por eles inervados e induzem a instalação das "zonas reflexas", ou seja, de regiões cutâneas nas quais se identificam hiperemia, edema e calor relacionadas ao dermomiótomo que representam as estruturas musculoesqueléticas ou viscerais lesadas. As estruturas do sistema nervoso neurovegetativo também participam do mecanismo da "inflamação neurogênica".[3] Os circuitos neurovegetativos que inervam os órgãos viscerais (baço e fígado) regulam as reações imunes sistêmicas, bloqueando a ativação dos macrófagos e das células NKT.

A sensibilização dos nociceptores gera "hiperalgesia primária", ou seja, sensação de dor mais intensa do que a que se manifesta com a aplicação de estímulos que habitualmente causam dor nos locais não inflamados e "alodinia termomecânica primária", ou seja, dor evocada com estímulos térmicos ou mecânicos com magnitudes que normalmente não causam dor (Figura 11.1).

Dos nociceptores, os estímulos nociceptivos são conduzidos ao SNC pelas fibras Aδ e C. Os aferentes primários têm o corpo celular localizado nos gânglios das raízes sensitivas, estruturas que não contêm barreira hematoneural e onde são sintetizadas a sP, a NKA, o octapeptídeo-colecistocinina, a somatostatina, o CGRP, o PVI, as dinorfinas, as encefalinas, o fator de liberação de corticotrofina (CRF), a arginina, a vasopressina, a oxitocina, o peptídeo liberador de gastrina, a bombesina, a angiotensina II, a galanina, a anandamida (N-araquidonoil-etanolamida), o 2-araquidonoilglicerol, o FCN, o fator de crescimento de fibroblastos, os ácidos glutâmico e aspártico, a 5-HT, a noradrenalina (Nadr), a dopamina, a tirosina, a adenosina, as proteínas das mem-

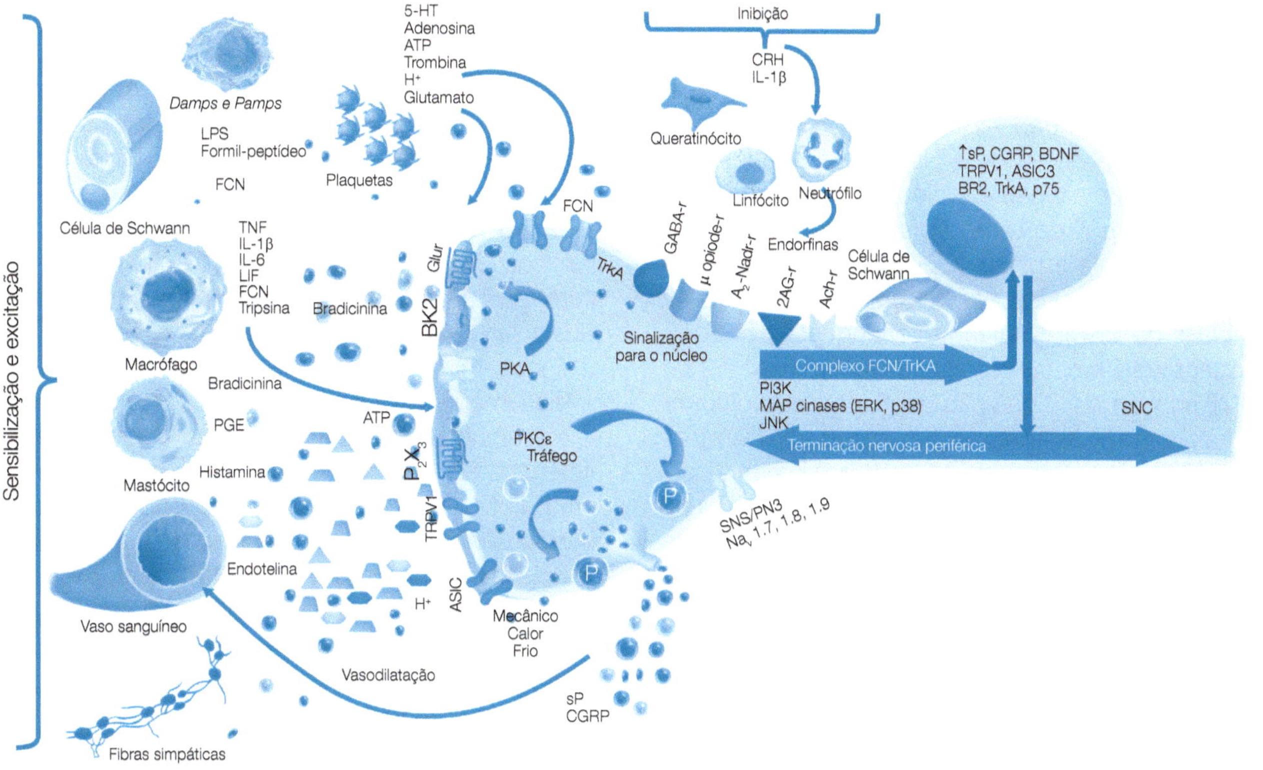

■ **Figura 11.1.** Representação artística do nociceptor, em que se destacam os fenômenos de sensibilização periférica pelo processo inflamatório, ou seja, pela "sopa inflamatória" de moléculas liberadas pelos leucócitos, vasos sanguíneos, fibroblastos, plaquetas, fibras simpáticas e pela inflamação neurogênica. Adicionalmente decorre da neuroplasticidade resultante da regulação ascendente de receptores e canais iônicos. Fonte: Adaptada de Acupuntura na Dor Neuropática. Ed. Atheneu.

branas neuroniais, os canais iônicos, os receptores etc. Os corpos neuroniais presentes nos gânglios das raízes sensitivas são circundados por células satélites, ou seja, células gliais, por sua vez providas de receptores de citocinas, ATP, bradicinina, entre outras moléculas, que modulam e aumentam a atividade das fibras aferentes e a excitabilidade neuronial via liberação no interstício ganglionar de mediadores excitatórios (Figura 11.2). Os potenciais de ação dos aferentes primários induzem a síntese de óxido nítrico (NO), que se difunde para as células satélites onde evoca a síntese de cíclicos monofosfato de guanosina cíclica (cGMP), que, por sua vez, induz a liberação de citocinas que aumentam a excitabilidade neuronial. A ativação das células gliais também decorre da atividade das citocinas circulantes e dos potenciais antidrômicos dos aferentes primários.

Além de conduzir potenciais de ação, os aferentes primários também transportam substâncias químicas capturadas nos tecidos para os gânglios sensitivos e para o SNC. O fluxo axonial é responsável pelo movimento de mitocôndrias, lipídios, vesículas sinápticas, proteínas e outras organelas de e para o corpo celular de um neurônio, por meio do axoplasma. O transporte axonial também é responsável por mover as moléculas da degradação axonial para o corpo celular, onde são destruídas pelos lisossomos.[3,6]

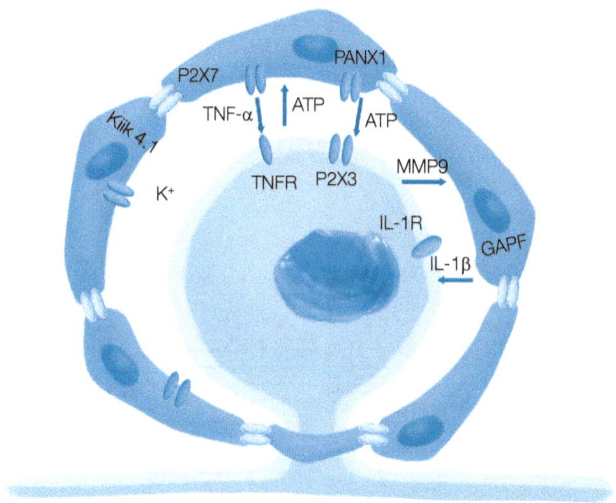

■ **Figura 11.2.** As células satélites (células gliais) apresentam receptores de citocinas, ATP, bradicinina, entre outros, e modulam a atividade neural ao liberarem mediadores via regulação ascendente da P2X3. Fonte: Adaptada de Acupuntura na Dor Neuropática. Ed. Atheneu.

As radículas proximais dos aferentes primários penetram na medula espinhal predominantemente pelas raízes dorsais, sendo que contingente importante o faz pelas raízes ventrais. As radículas proximais entram na constituição do trato de Lissauer, dividem-se em ramos rostrais e caudais e projetam-se nos neurônios das lâminas I a VI do corno dorsal da substância cinzenta da medula espinhal (CDME) (Figura 11.3). Muitas aferências nociceptivas viscerais projetam-se na lâmina X do CDME.[6,7] Grande contingente das fibras nociceptivas aferentes projeta-se nas lâminas I e II do CDME enquanto as fibras não peptidérgicas projetam-se na lâmina III; as fibras Aδ projetam-se nas lâminas II e III, IV e V do CDME; e as fibras Aβ, nas lâminas III, IV e V.[7] Aproximadamente 20% dos neurônios no CDME são nociceptores específicos (NSEs), concentram-se nas lâminas I e II, são ativados por estímulos nociceptivos e mecânicos intensos e não apresentam resposta graduada à estimulação. Os neurônios da lâmina I são responsivos aos estímulos veiculados pelas fibras Aδ e C. As lâminas III e III constituem a "substância gelatinosa", contêm muitos neurônios que não recebem aferências primárias e albergam interneurônios inibitórios contendo ácido γ-aminobutírico (GABA), glicina, encefalinas e neuropeptídeo Y (NPY). Na lâmina III há numerosos interneurônios excitatórios que expressam a proteína-cinase C (PKC), enzima implicada na instalação da dor persistente induzida pela lesão.[4] Alguns neurônios da lâmina III recebem aferências das fibras calibrosas do SNP e projetam-se nos tratos de Lissauer e proprioespinhais. Interneurônios excitatórios não GABAérgicos secretam glutamato nas lâminas I, II e III do CDME.[3] Os neurônios da lâmina IV recebem aferências de fibras calibrosas e originam projeções para a substância gelatinosa e tratos espinocervical e espinotalâmico. Os neurônios das lâminas III e IV são primariamente responsivos aos estímulos inócuos veiculados pelas fibras Aβ enquanto alguns recebem aferências serotoninérgicas oriundas dos núcleos da rafe bulbar e GABAérgicas e neuropeptidérgicas Y de interneurônios inibitórios regionais e originam fibras destinadas ao bulbo caudal ventrolateral (BVLC) e à área parabraquial da ponte. Os neurônios da lâmina V recebem aferências convergentes nociceptivas e não nociceptivas monossinápticas das fibras Aδ, Aβ, além de outras fibras calibrosas do SNP e polissinápticas C originadas do tegumento, das vísceras e do sistema musculoesquelético assim como, da lâmina IV e dos tratos corticoespinhais, rubroespinhais, tetoespinhais e reticuloespinhais. Aproximadamente 80% dos neu-

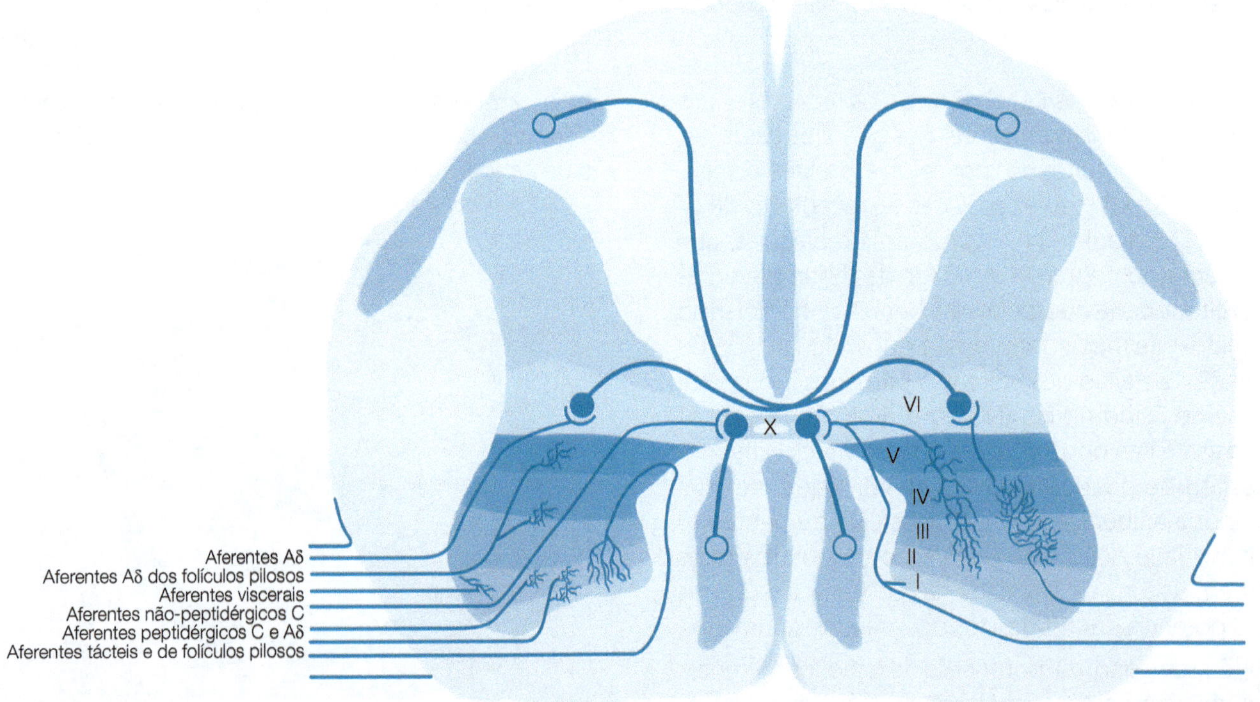

■ **Figura 11.3.** Projeção dos aferentes nociceptivos nas lâminas do corno dorsal da substância cinzenta da medula espinhal e da origem dos tratos de projeção rostral. As aferências nociceptivas oriundas do tegumento destinam-se preferencialmente às lâminas I, II externa (IIe) e V do CDME; as do sistema musculoesquelético, às lâminas V e I e IIe do CDME; e as viscerais, às lâminas X, V, I e IIe do CDME. Grande contingente das fibras peptidérgicas C projeta-se nas lâminas I e II; as fibras não peptidérgicas C na lâmina III; as fibras Aδ nas lâminas II, III, IV e V; e as fibras Aβ nas lâminas II, IV e V. Fonte: Adaptada de Dor – Manual para o Clínico. Ed. Atheneu.

rônios concentrados nas lâminas III-V são de ampla faixa dinâmica (WDNs) e sofrem aumento gradual da frequência e da amplitude da atividade com a aplicação dos estímulos repetitivos, reagem e têm sua atividade facilitada a ampla gama de intensidades de estímulos somáticos e viscerais, condição que contribui para o fenômeno da "dor referida"[7] e geram projeções rostrais via tratos espinotalâmico, espinocervical e cordonais posteriores. Os neurônios da lâmina VI recebem aferências proprioceptivas e cutâneas e assim como dos tratos rostrocaudais e projetam-se rostralmente via tratos espinotalâmico, espinocervical e proprioespinhal. Algumas fibras Aβ de primeira ordem e fibras do trato pós-sináptico do funículo posterior (oriundas das vísceras) entram na constituição dos cordões posteriores e projetam-se nos núcleos grácil e cuneiforme.[3,7]

A despolarização das terminações centrais dos aferentes primários abre os canais de Ca++ sensíveis à voltagem e libera neurotransmissores excitatórios [sP, CGRP, colecistocinina (CCK), ATP, fator neurotrófico derivado do cérebro (BDNF) e glutamato] no interstício do CDME onde se ligam a seus respectivos receptores presentes nos neurônios e nas células gliais aí presentes. Os receptores vinculados à nocicepção são ativados por ligantes químicos específicos e classificados como metabotrópicos e ionotrópicos. Os receptores metabotrópicos são vinculados à proteína G que, por sua vez, envolvem várias substâncias químicas e segundos mensageiros e desencadeiam várias reações metabólicas intracelulares que modulam a atividade celular e que podem resultar na abertura de canais iônicos ou em outros eventos intracelulares. Os receptores ionotrópicos formam o poro nos canais iônicos que, abertos, possibilitam que íons como o Ca++, Na+, K+ ou Cl-transitem em seu interior. O glutamato ativa os receptores ionotrópicos cainato, amino-3-propionato de hidroxi-5-metil-4-isoxazol (AMPA) e N-metil-D-aspartato (NMDA) assim como os receptores metabotrópicos de glutamato (mGLUr); a sP ativa os receptores de NK NK1, NK2 e NK3; as neurocininas NK1, NK2 e NK3 ativam os receptores NK-A; a NK-B ativa o receptor TrkB; e o CGRP ativa o receptor CGRP acoplado à proteína G. Interneurônios presentes no CDME também contêm neurotransmissores inibitórios como o GABA, que ativa os receptores GABA-A e GABA-B, a glicina (Gly) que ativa o receptor Gly (GlyR) e neurotransmissores endocanabinoides e opioides.[3,4,7]

A dor aguda é sinalizada pela geração de correntes excitatórias pós-sinápticas (CEPSs) via liberação de glutamato pelas terminações centrais dos aferentes primários e ativação dos receptores pós-sinápticos ionotrópicos AMPA e cainato presentes nos neurônios de projeção rostral do CDME. A somação das CEPSs subliminares gera os potenciais de ação que possibilitam a transmissão dos estímulos nociceptivos para neurônios de outros segmentos espinhais e encefálicos. O receptor de glutamato NMDA é silencioso em condição de repouso, mas é ativado quando ocorre a liberação de neurotransmissores no CDME pelos aferentes primários. A somação temporal dos estímulos dos aferentes nociceptivos e a ativação dos receptores dos neurônios nociceptivos do CDME induzem a sensibilização neuronial e, consequentemente, a instalação da hiperalgesia e da alodinia mecânica (mas não térmica) secundárias, ou seja, alocadas em regiões vizinhas às que sofreram a lesão e onde se identificam hiperalgesia e alodinia termomecânicas primárias.

A ativação dos receptores de glutamato, sP, CGRP e BDNF aumenta a concentração do Ca++ nos neurônios do CDME e ativa várias proteína cinases (PKs), como a PKA, PKC, SRC, PK-2 dependente de cálcio-calmodulina (CAMK2) e PKs ativadas pelo mitogênio (MAP). Os receptores AMPA induzem o influxo citoplasmático de Na+, K+ e Ca++ e despolarizam a membrana dos neurônios nociceptivos do CDME. O íon Mg++ que, na presença de glicina bloqueia o receptor NMDA, é deslocado pelo glutamato, fenômeno que possibilita o influxo citoplasmático de Ca++ e de Na+ e o efluxo de K+. O Ca++ citoplasmático despolariza prolongadamente a membrana neuronial. A estimulação dos mGluRs ativa a fosfolipase-C que, por sua vez, catalisa a clivagem do 4,5-bifosfato de fosfatidilinositol ligado à membrana neuronial a segundos mensageiros como o inositol 1,4,5-trifosfato de inositol (IP3) e o diacilglicerol (DAG). O IP3 libera Ca++ do retículo endoplasmático e o DAG difunde-se ao longo da membrana plasmática e, associadamente ao Ca++, ativa a PKC. Os íons Ca++ extracelulares somados aos liberados no citoplasma a partir das reservas intracelulares atuam como segundos mensageiros e desencadeiam a síntese de AMP. Os íons Ca++ absorvidos pelas mitocôndrias estimulam a produção de espécies de O_2, ativam as vias de sinalização envolvendo a PKC, a cálcio-calmodulina, a sintetase de óxido nítrico induzida (iNOS) e a cicloxigenase-2 (COX-2). A COX-2 transforma o ácido araquidônico em PGs que, liberadas no interstício do CDME, autoexcitam a membrana e aumentam a excitabilidade neuronial, facilitam a liberação de neurotransmissores excitatórios e reduzem a inibição pré-sináptica do trato bulboespinhal. A iNOS gera NO a partir da arginina e, como gás, escoa-se livremente pela membrana neuronial e estimula a liberação de neurotransmissores excitatórios pelas terminações centrais dos aferentes primários. A fosforilação das subunidades dos receptores e dos canais iônicos, a regulação ascendente dos receptores AMPA e a remoção pelo glutamato do bloqueio proporcionado pelos íons Mg++ no poro dos receptores NMDA, resultam em aumento substancial da excitabilidade dos receptores na membrana neuronial (Figura 11.4). A ativação das MAP-cinases p44 e p42 (MAP-cinases 1 e 3, respectivamente) desencadeia a fosforilação da proteína de ligação reativa ao monofosfato-cíclico de adenosina ou cAMP (CREB). No núcleo dos neurônios, o cAMP e o ERK ativam o CREB que, por sua vez, aumenta a expressão de várias proteínas relacionadas à dor, como a COX-2, o TRPV1 e os canais de Ca++. A molécula transcricional DREAM atuando constitutivamente suprime a expressão da pró-dinorfina nos neurônios da medula espinhal e causa hiperalgesia.[8,9]

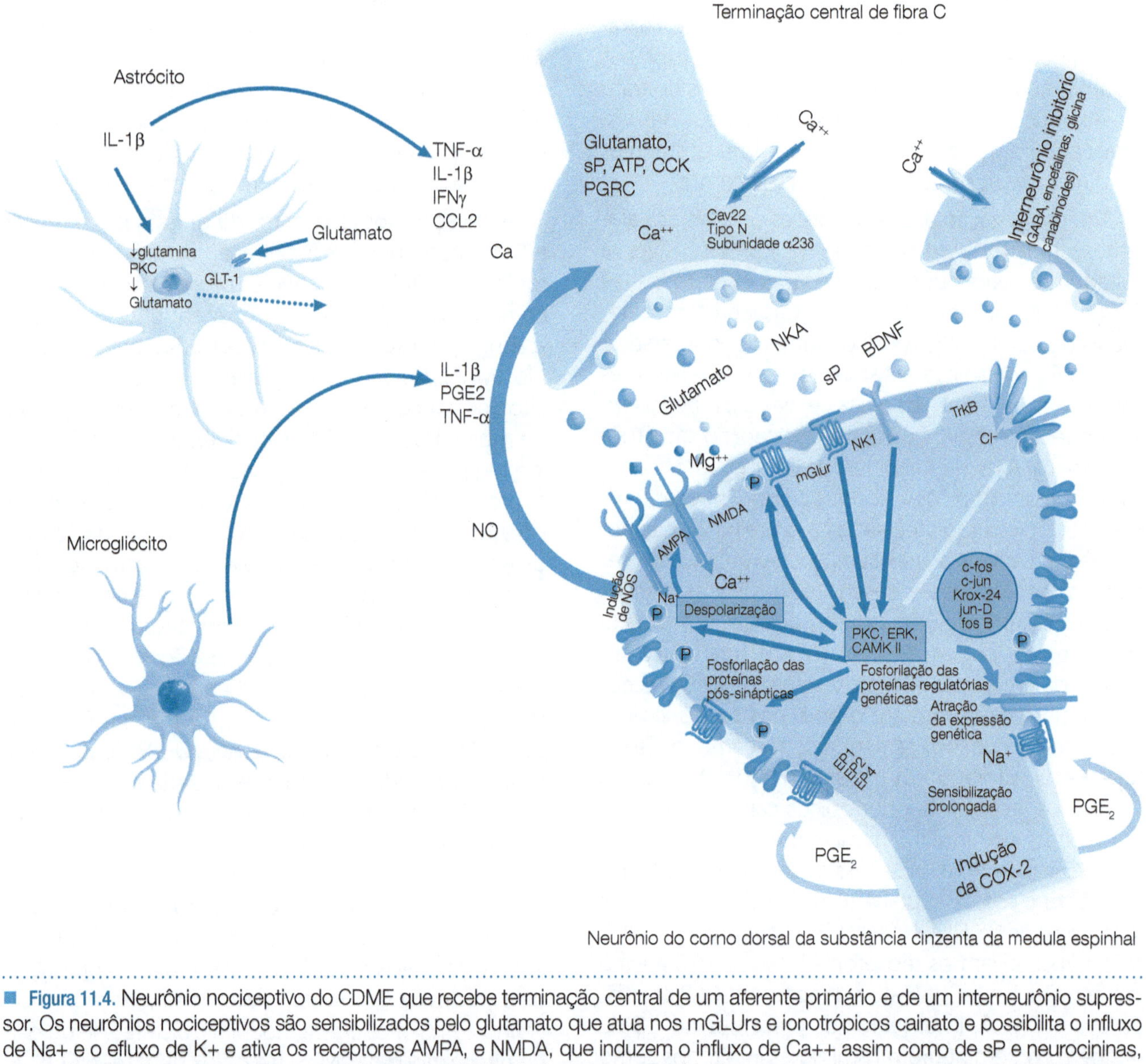

■ **Figura 11.4.** Neurônio nociceptivo do CDME que recebe terminação central de um aferente primário e de um interneurônio supressor. Os neurônios nociceptivos são sensibilizados pelo glutamato que atua nos mGLUrs e ionotrópicos cainato e possibilita o influxo de Na+ e o efluxo de K+ e ativa os receptores AMPA, e NMDA, que induzem o influxo de Ca++ assim como de sP e neurocininas, que se ligam aos receptores de neurocininas e do BDNF relacionados à proteína G que, por sua vez, gera segundos mensageiros via ativação da PKC e PKA, que liberam Ca++ no citosol a partir dos depósitos celulares de Ca++ e ativam a sintetase de NOS, que, por sua vez, sintetiza o NO e da COX-2, que sintetiza PGs que atuam como neurotransmissores retrógrados. O NO escoa-se através da membrana neuronial e aumenta a liberação dos neurotransmissores excitatórios pelos aferentes primários e as PGs autoexcitam a membrana neuronial. A apoptose dos neurônios inibitórios segmentares em decorrência do influxo excessivo de Ca++ induz brotamento das terminações dos neurônios excitatórios nos neurônios nociceptivos do CDME. As alterações transcricionais que ocorrem no núcleo do neurônio nociceptivo induzem a regulação ascendente de canais iônicos e receptores. A ativação dos astrócitos e micrográcitos acentua a excitabilidade dos neurônios nociceptivos e reduz a absorção de glutamato do interstício do CDME. Fonte: Adaptada de Dor – Manual para o Clínico. Ed. Atheneu.

Os microgliócitos e os astrócitos contribuem com o processo de sensibilização central. Os estímulos nociceptivos causam hipertrofia e proliferação da glia, modificação das redes gliais, fosforilação das vias de sinalização da PK ativada pelos mitógenos, regulação ascendente dos receptores de ATP, quimiocinas e hemicanais, regulação descendente dos transportadores de glutamato e síntese e liberação no interstício de mediadores químicos (interleucinas, quimiocinas, fatores tróficos e proteases).[10] Os microgliócitos e as células residentes sentinelas de lesão ou de infecção do SNC acumulam-se na zona da terminação dos aferentes primários no CDME e ao redor dos corpos celulares dos motoneurônios do corno ventral da substância cinzenta da medula espinhal poucas horas após a lesão nervosa periférica, expressam receptores de ATP (P2X4, P2X7, P2Y6, P2Y12), quimiocinas (CX3CR1, CCR2), NRG1 (ErB2) e são ativados pelo ATP, quimiocinas (CCL2, CCL21, CX3CL1), MMP-9, NRG1 e CGRP liberados pelos aferentes primários e sofrem fosforilação pelo p38 e ERK, fenômeno implicado na produção e liberação de citocinas pró-inflamatórias (TNF-α, IL-1β, IL-18) e de BDNF que, por sua vez, sensibilizam os neurônios do CDME e comprometem a ação do GABA. O gradiente do Cl-e transforma a hiperpolarização em despolarização neuronial, mecanismo que envolve a expressão de KCC2 e, consequentemente, resulta no agravamento da dor, na sensibilização central e na alodinia mecânica persistente. Após a lesão nervosa, receptores *toll-like* (TLRs) sinalizadores transmembranas das proteínas expressas nas células gliais também ativam a micróglia. Após a lesão tecidual ou nervosa, os astrócitos da medula espinhal e do tronco encefálico são ativados tardiamente e, possivelmente de modo mais intenso, para a manter mais do que induzir a sensibilização central, a dor persistente e a facilitação rostrocaudal. Os astrócitos produzem ATP e glutamato após a ativação dos seus hemicanais (Cx43 e PNX1). Quando ativados pelos mediadores microgliais (TNF-α, IL-18) os astrocíticos (metaloproteína de matriz-2 e bFGF), induzem a fosforilação da JNK e da P-ERK, fenômeno que resulta na produção e liberação de quimiocinas (CCL2) e de interleucinas (IL-1β). Havendo lesão nervosa, ocorre regulação descendente do GLT1, resultando na redução da absorção astrocitária de glutamato e em acúmulo desse neurotransmissor no interstício do CDME. A liberação de CCL2, IL-1β e glutamato induz a liberação de ATP e de CGL2 mediada pelo receptor NMDA que, por sua vez, aumentam a ativação microglial.[10,11]

A ativação dos neurônios neurovegetativos simpáticos da coluna intermediolateral da medula espinhal pelos estímulos nociceptivos induz aumento da resistência vascular periférica, retenção urinária e alentecimento dos trânsitos intestinal, urinário e respiratório. A ativação dos neurônios da ponta anterior da substância cinzenta da medula espinhal pelos estímulos nociceptivos gera hipertonia muscular que, por sua vez, modifica o reflexo de flexão, aumenta o tono muscular, induz espasmos musculares (reduz a expansibilidade da caixa torácica), isquemia muscular, anormalidades posturais e síndromes dolorosas miofasciais.[9]

A nocicepção patológica agrava-se quando se instala a sensibilização central. Decorre das anormalidades da potenciação de longo prazo (LTP) e da inibição espinhal, da plasticidade neuronial e da transformação fenotípica dos aferentes Aβ de baixo limiar.[7] O *wind-up* consiste da ativação lenta, temporária e reversível de curto prazo dos receptores de NK1 e de CGRP e do receptor NMDA dos neurônios do CDME e resulta em prolongamento progressivo da despolarização da membrana neuronial.[12] A somatória dos LTPs ativa prolongadamente os neurônios de projeção NK1 e amplifica a transição sináptica via mecanismos dependentes do aumento da concentração intracelular do Ca++. A ativação das PKs dependentes do Ca++ gera fosforilação dos receptores ionotrópicos e reduz as correntes de K+ que, por sua vez, aumentam a eficácia e a potencialização dos receptores de sinalização AMPA, NMDA e NK1.[3]

Todo o complexo nuclear trigeminal, especialmente o subnúcleo caudal do trato espinhal do nervo trigêmeo processa a nocicepção dos segmentos corpóreos craniofacial e cervical rostral, independentemente de a dor ter origem na região inervada pelos nervos trigêmeo, intermediário, glossofaríngeo e vago e ou raízes cervicais C2 a C4.[3]

Alguns neurônios do CDME projetam-se via tratos de Lissauer, proprioespinhais e intracornuais em outros segmentos da medula espinhal e nas lâminas ventrais da substância cinzenta da medula espinhal.[6] A transferência das informações nociceptivas da medula espinhal para o encéfalo é realizada mediante ativação dos tratos espinotalâmico, espinorreticular, espinomesencefálico, pós-sináptico do funículo posterior, espino-ponto-amigdaliano, espinocervical e intracornual. O trato espinotalâmico origina-se nas lâminas I, IV, V, VI e VIII do CDME; o maior contingente das suas fibras cruza a linha média e, via quadrante anterolateral oposto da medula espinhal, projeta-se nos núcleos ventrais posteromedial e lateral, centro mediano, parafascicular e intralaminares do tálamo e na formação reticular bulbar e mesencefálica; as fibras do trato espinorreticular originam-se nas lâminas VII e VIII do CDME e projetam-

-se no núcleo gigantocelular, tegmento pontino lateral e núcleos subcerúleo ventral e dorsal, de onde se originam tratos destinados ao hipotálamo e núcleos intralaminares e ventrais do tálamo; a projeção na região parabraquial da ponte dorsolateral possibilita conexão rápida com a amígdala, o BVLC e a substância cinzenta periaquedutal mesencefálica (SCPAM); as fibras do trato espinomesencefálico originam-se nas lâminas I e V e projetam-se na formação reticular, teto mesencefálico, núcleo parabraquial e colículo superior; o trato espino-ponto-amigdaliano origina-se nas lâminas I e V do CDME e, via funículo dorsolateral, projeta-se no núcleo parabraquial da ponte, onde faz sinapse com neurônios que se projetam na amígdala do lobo temporal; o trato espinocervical origina-se nas lâminas I, III e IV do CDME e projeta-se via quadrante lateral ipsilateral da medula espinhal no núcleo cervical lateral, de onde emergem fibras que se projetam no complexo ventrobasal do tálamo, formação reticular do tronco encefálico e diencéfalo; e as fibras do trato pós-sináptico do funículo posterior originam-se nas lâminas IV, V e VI e X do CDME e projetam-se nos núcleos grácil e cuneiforme.[9,13]

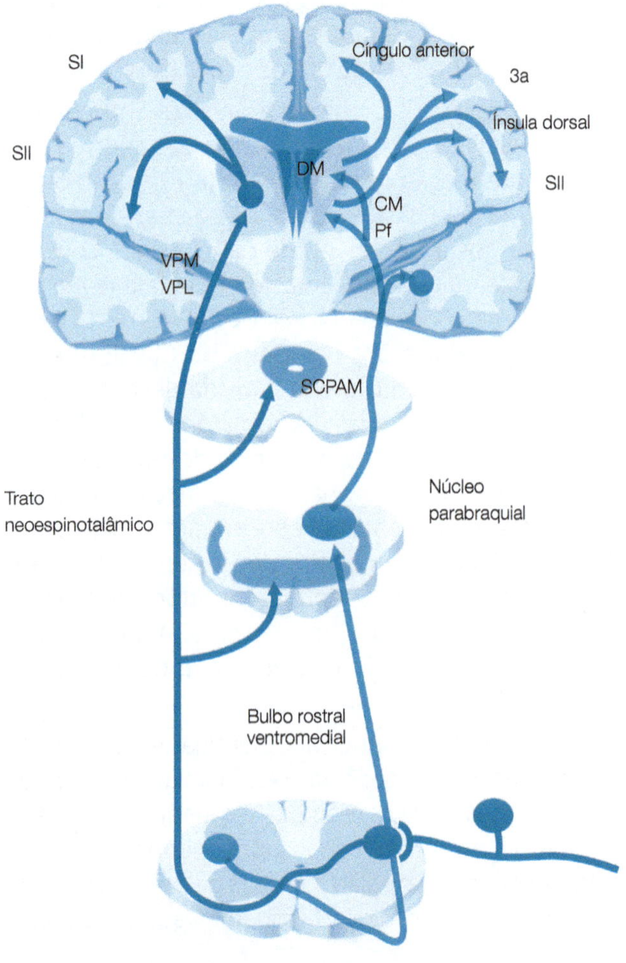

■ **Figura 11.5.** Vias de projeção rostral dos tratos nociceptivos oriundos dos neurônios da substância cinzenta do CDME. A maioria das fibras dos tratos neoespinotalâmico, paleoespinotalâmico, espinorreticulotalâmico e espinoamigdaliano decussa e cruza a linha média na medula espinhal. As do trato neoespinotalâmico fazem sinapse nos núcleos talâmicos posteromedial ou posterolateral, de onde emergem fibras que se projetam nas áreas sensitivomotoras (SM1) e sensitivas secundárias (S2) do córtex cerebral; as do trato paleoespinotalâmico fazem sinapse nos núcleos talâmicos da linha média, parafascicular e centromediana, de onde emergem fibras destinadas principalmente ao lobo frontal; as do trato espinorreticulotalâmico fazem sinapse nas áreas A1/C1 e A5 do bulbo ventrolateral, nas áreas A6 e A7 da ponte dorsolateral e no núcleo parabraquial, de onde emergem fibras destinadas ao hipotálamo e à substância cinzenta periaquedutal mesencefálica; já as do trato espinoamigdaliano fazem sinapse no núcleo parabraquial, de onde emergem fibras destinadas à amígdala e ao hipocampo. Fonte: Adaptada de Acupuntura na Dor Neuropática. Ed. Atheneu.

As informações nociceptivas transmitidas do CDME para o tronco encefálico são transferidas para o tálamo, neuromatrizes primária (córtices somatossensitivos S1 e S2) e secundária (ínsula, córtex pré-frontal, córtex do cíngulo anterior e amígdala) da dor e áreas associativas do cérebro.[3,14] A neuromatriz é consistentemente ativada durante a apresentação dos estímulos nociceptivos[15] Os neurônios do complexo ventrobasal do tálamo projetam-se no córtex sensitivo SI e os dos núcleos talâmicos centromediano, parafascicular e intralaminares, no estriado e no córtex pré-motor (Figura 11.5). O córtex frontal recebe estímulos do córtex do cíngulo anterior, do CDME e do cerebelo e apresenta conexões recíprocas com a medula espinhal. As estruturas que compõem o sistema límbico recebem aferências dos núcleos ventrais anterior e posterior do tálamo e formação reticular do tronco encefálico. O hipotálamo recebe aferências da formação reticular mesencefálica, núcleo ventral anterior do tálamo e córtex frontal.[14]

A amígdala relaciona-se ao núcleo accumbens e ao estriado; o complexo nuclear lateral e basolateral da amígdala recebe aferências sensitivas polimodais do córtex pré-frontal, cíngulo anterior e ínsula, ou seja, de estruturas relacionadas à dimensão afetivo-emocional da dor, e emite projeções para o córtex pré-frontal (CPF). Desempenha importante atividade nas reações emocionais, estresse e ansiedade, funções cognitivas, resolução de tarefas, tomadas de decisão, avaliação de risco, recompensas, evitação ou punição e ao medo da dor) e relaciona-se com o CPF e córtices pré e infralímbico. É componente crítico da matriz da dor ao contribuir para a interação entre a dor e reações associadas, como medo e ansiedade. Os neurônios do núcleo central da amígdala (CeA) são ativados com a estimulação nociceptiva somática e visceral e, quando sensibilizados pelos receptores mGLUrs, sofrem alterações neuroplásticas que promovem a dor crônica. O fator de liberação de corticotrofina (CRF1) presente no CeA inibe as reações nociceptivas e o comportamento de ansiedade em roedores. Os neurônios nociceptivos não peptidérgicos projetam-se para regiões límbicas do cérebro por meio de um circuito multissináptico que inclui neurônios nas lâminas II e V da medula espinhal, enquanto os neurônios nociceptivos peptidérgicos comunicam-se com algumas das mesmas regiões límbicas, via neurônios na lâmina I e no núcleo parabraquial.[15]

As regiões envolvidas na aversão e nas respostas ao estresse incluem os núcleos central e basolateral da amígdala, o núcleo leito do estriado terminal, os núcleos noradrenérgicos tegmentais laterais do tronco encefálico, o hipocampo e a habênula. A habênula, núcleo epitalâmico com projeções no trato espinotalâmico e na SCPAM e aferências de outras áreas do sistema límbico, corticolímbico e gânglios da base exerce com funções sensitivas, emocionais e motivacionais que modulam a intensidade da dor, a aversão e as reações motoras. Localiza-se rostralmente ao tálamo posterior, divide-se em região medial e lateral e transmite informações do prosencéfalo límbico para áreas límbicas do mesencéfalo. Seus neurônios são ativados por estímulos aversivos ou pela omissão de recompensa esperada. Neurônios da habênula lateral geram estímulos de *feedback* negativo indiretos aos neurônios dopaminérgicas do mesencéfalo, incluindo os da área tegmentar ventral, por meio do núcleo tegmentar mesopontino rostromedial. Os neurônios da habênula lateral atuam via neurônios GABAérgicos que inibem a liberação de dopamina e exercem atividade na adaptação ou reação aos estímulos gratificantes ou estressantes. A estimulação da habênula inibe a liberação de dopamina nos neurônios da área tegmentar ventral e da substância negra. O núcleo accumbens é componente do sistema mesocorticolímbico no estriado ventral implicado na atribuição de recompensa, motivação e saliência. O aumento da concentração de dopamina no núcleo accumbens participa dos efeitos recompensadores naturais relacionados ao abuso das drogas. O aumento e a redução da concentração de dopamina no núcleo accumbens causam, respectivamente, habituação ou sensibilização dos receptores dopaminérgicos pré e pós-sinápticos.[16]

Neurônios do córtex SI projetam-se nos núcleos ventrobasais, grupamento nuclear posterior e núcleos parafascicular e centromediano do tálamo; neurônios do córtex SII projetam-se nos núcleos ventrobasais, grupamento nuclear posterior e centromediano do tálamo; neurônios das áreas somatomotoras I (SMI) projetam-se nos núcleos ventrais posteromedial, posterolateral e centromediano do tálamo e no bulbo; neurônios dos córtices SI, SII, orbitário e temporal superior projetam-se na formação reticular do tronco encefálico; neurônios dos córtices SI e SM projetam-se no CDME e no corno anterior da substância cinzenta da medula espinhal; neurônios do córtex orbitário projetam-se nas lâminas profundas do CDME; e neurônios dos córtices SI, occipital e temporal projetam-se nos núcleos grácil e cuneiforme. Há conexões recíprocas entre os córtices SI e SII homo e contralaterais e, entre esses, os córtices somatomotor I (SMI) e parietal, estruturas do sistema límbico, estriado e núcleos centromediano e posterior do tálamo.[9,14]

Durante as fases aguda e dor crônica da dor, ocorrem modificações na concentração de neurotransmissores, expressão gênica, células gliais e neuroinflamação, que resultam em alterações em sua estrutura, atividade e conectividade no CPF. O CPF apresenta conexões com outras áreas do neocórtex cerebral, hipocampo, substância cinzenta periaquedutal mesencefálica (SCPAM), tálamo, e núcleos da base, além da amígdala. O CPF medial exerce atividade antinociceptiva, devido às suas conexões com a SCPAM e à elevada atividade do processamento dos sinais perceptivos, que pode ser utilizada para controlar o afluxo de estímulos sensitivos aferentes no CDME. O prazer subjetivo é processado no córtex pré-frontal medial que controla rostrocaudalmente a atividade dopaminérgica no núcleo accumbens via alça córtico-estriatal do circuito córtico-estriato-tálamo-cortical.[16]

O sistema neoespinotalâmico e os córtices sensitivos SI e SII relacionam-se às dimensões sensitivo-discriminativas da nocicepção (localização, intensidade, natureza, duração) e à ativação precoce dos córtices SII e da ínsula; os córtices límbicos e paralímbicos (cíngulo anterior e ínsula) relacionam-se às dimensões emocionais e motivacionais da dor; o córtex da ínsula relaciona-se à dimensão sensitiva, às reações emocionais e afetivas (depressão), à memória, à codificação dos estímulos térmicos e à reatividade neurovegetativa relacionadas à dor; o circuito córtex fronto-orbitário-núcleo accumbens-tálamo relaciona-se à dimensão afetiva da dor, enquanto o córtex frontal modula a atividade das unidades nociceptivas e limita a magnitude da sua expressão.[9,14]

■ Mecanismos moduladores da dor

A transferência das informações nociceptivas do CDME para estruturas rostrais do SNC sofre profundas influências excitatórias e inibitórias que atuam em circuitos localizados no CDME e no encéfalo (Figura 11.6).[3,14,17]

A modulação da dor no SNP pode ocorrer nos nociceptores, por sua vez, estruturas providas de numerosos receptores metabotrópicos acoplados à proteína G que inibem a deflagração, a transdução e a condução dos potenciais nociceptivos neles originados. Entre eles, destacam-se os receptores opioides, canabinoides, adrenérgicos-α2, GABA-B, adenosinérgicos-1, muscarínicos-2, somatostatinérgicos e glutamatérgicos que, ativados, bloqueiam os canais de Ca++ dependentes de voltagem e, consequentemente, o influxo intraneuronal de Ca++, inibem a liberação de neurotransmissores pelo canal retificador de K+ (GIRK), a duração e a excitabilidade dos potenciais de membrana em repouso e a atividade dos canais TRPV e Na+v. O CRF e a IL-1β estimulam a secreção de peptídeos opioides endógenos dos leucócitos e atuam em um receptor regulador da permeabilidade ao Ca++.[8,18]

A nocicepção é modulada no SNC pelos neurônios presentes no CDME, SCPAM, bulbo rostral ventromedial (BRVM), córtex cerebral, amígdala, hipotálamo e tálamo. A β-endorfina, as encefalinas e as dinorfinas ativam os receptores opioides μ, κ e δ. Os receptores μ concentram-se nas vizinhanças da SCPAM, estriado, habênula, tálamo, córtex cerebral, lâminas superficiais do CDME, hipotálamo, claustro e SCPAM; os receptores δ são mais adensados no CDME e escassos no encéfalo; os receptores κ estão presentes na medula espinhal; e os receptores ε alocam-se em várias regiões do encéfalo. Os opioides endógenos, leucina e metionina-encefalina e seus respectivos receptores (MOR ou μ, DOR ou δ, KOR ou κ, epsilon ou ε) concentram-se nas lâminas I, II, III e V do CDME, a dinorfina concentra-se nas lâminas I e V e tem afinidade pelo receptor κ e a β-endorfina, produzida no hipotálamo e liberada na circulação sistêmica juntamente com o ACTH e por vias que dele emergem e projetam-se no tronco encefáli-

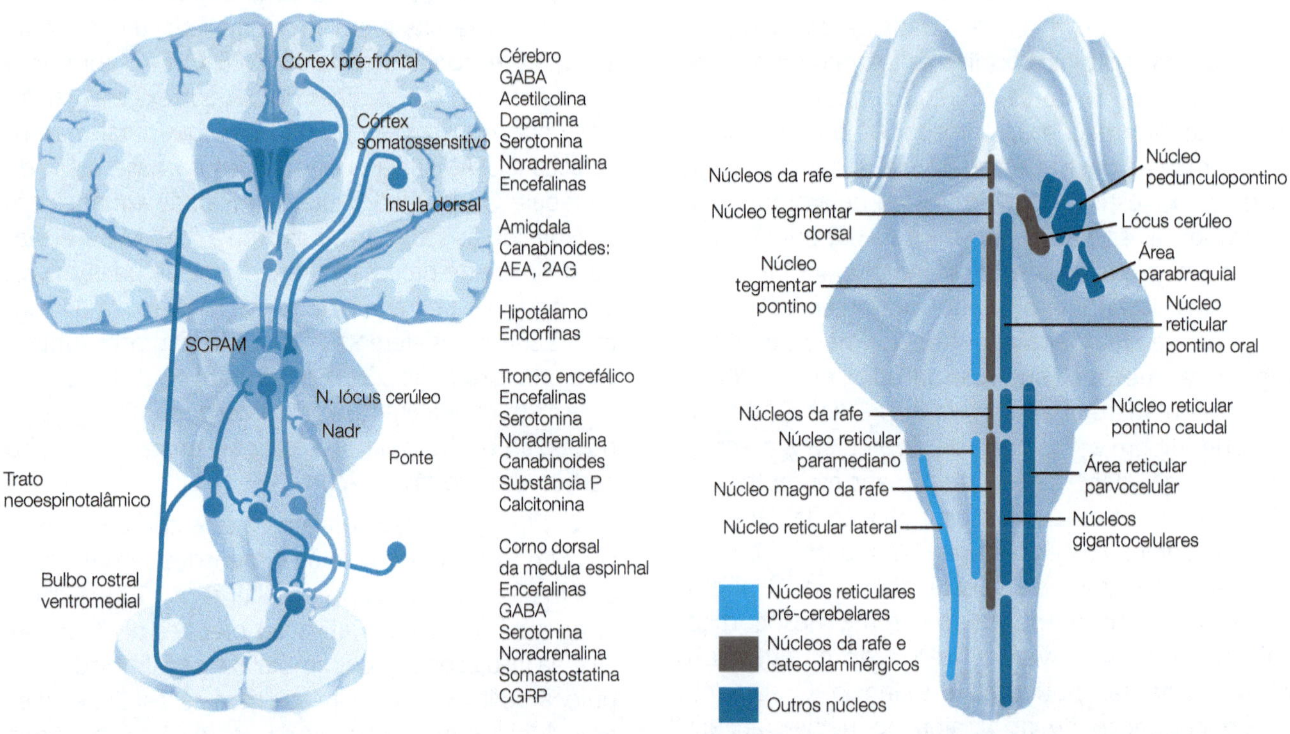

■ **Figura 11.6.** Núcleos e tratos de fibras do SNC relacionados à modulação facilitatória e inibitória da dor. As vias aferentes discriminativas da sensibilidade estimulam as fibras do sistema neoespinotalâmico que, por sua vez, estimulam neurônios moduladores dos CDME, tronco encefálico, tálamo e da área SM1. A ativação dos neurônios da substância cinzenta periventricular, da substância cinzenta periaquedutal mesencefálica, do lócus cerúleo e do núcleo mango da rafe que originam tratos de fibras rostrocaudais, inibem a nocicepção, em parte, ao liberarem serotonina e noradrenalina nos neurônios do CDME. Neurônios oriundos dos lobos frontal e temporal que se projetam na substância cinzenta periaquedutal mesencefálica, possibilitam que o estado do humor e do afeto modulem a atividade das unidades supressoras de dor do mesencéfalo. Tratos de fibras oriundos dos neurônios do bulbo rostral ventromedial trafegam pelo quadrante anteromedial da medula espinhal e facilitam a atividade dos neurônios nociceptivos do CDME. Fonte: Adaptada de Dor – Manual para o Clínico. Ed. Atheneu.

co, tem afinidade pelo receptor μ. Há grande concentração de receptores μ, leucina, metionina-encefalina e dinorfina nos neurônios da SCPAM e de β-endorfina nas terminações oriundas do hipotálamo. As encefalinas atuam pré-sinapticamente nas terminações dos aferentes primários no CDME e pós-sinapticamente nos neurônios do CDME que originam os tratos que se projetam no encéfalo e, via receptores vinculados à proteína G, inibem o AMP-cíclico e, consequentemente, as correntes de Ca++ dependentes de voltagem das terminações nervosas nociceptivas aferentes, a liberação de neurotransmissores excitatórios no CDME e a excitabilidade dos neurônios do CDME ao abrirem os canais de K+ e causar hiperpolarização da membrana pós-sináptica.[19]

A SCPAM comunica-se via tratos GABAérgicos supressores rostrocaudais com o bulbo, núcleo dorsal da rafe e lócus cerúleo.[18] Interneurônios inibitórios GABAérgicos e glicinérgicos condensam-se densamente no CDME. O GABA liga-se aos receptores ionotrópicos GABA-A, relacionados ao mecanismo da ansiedade e aos receptores metabotrópicos GABA-B acoplados à proteína G, relacionados à modulação cardiocirculatória, depressão e à analgesia e distribuídos nas terminações nervosas dos aferentes primários presentes nas várias lâminas da medula espinhal assim como em neurônios da SCPAM, núcleo magno da rafe e formação reticular gigantocelular. A ativação dos receptores pós-sinápticos de GABA-A e de glicina dos neurônios do CDME gera correntes internas de Cl- que resulta em hiperpolarização da membrana neuronial.[20]

Havendo lesão nervosa periférica ocorre alteração na atuação do cotransportador K^+-Cl^--KCC2 essencial para manter gradientes de K^+ e Cl^- através da membrana plasmática. A regulação descendente do KCC2 expressada nos neurônios de projeção da lâmina I altera o gradiente de Cl, de modo que a ativação dos receptores GABA-A despolariza, em vez de hiperpolarizar, os neurônios de projeção da lâmina I, resultando em aumento da excitabilidade e da transmissão nociceptiva. A liberação espinhal de PGE2, que atua nos receptores EP2 expressados nos interneurônios excitatórios e nos neurônios de projeção localizados na superfície do CDME fosforila via cAMP-PKA as subunidades do receptor de glicina GlyRa3 e torna os neurônios não mais responsivos aos efeitos inibitórios da glicina.[4,20]

Os endocanabinoides aracdonoil-etanolamina (AEA) ou anandamida e o 2-aracdonoil-glicerol (2-AG) distribuem-se nos gânglios das raízes sensitivas, nas terminações nervosas pré-sinápticas do CDME, núcleos accumbens e da base, cerebelo, hipocampo, hipotálamo, amígdala, SCPAM e no córtex cerebral, onde atuam no receptor canabinoide CB1, acoplam-se à proteína G, inibem a adenilciclase e os canais de Ca++, ativam os canais de K+ e modulam a liberação de neurotransmissores pelas terminações nervosas dos aferentes primários no CDME.[18] Os endocanabinoides regulam a sensibilidade à dor, as reações aos estímulos ambientais via tratos rostrocaudais e liberação dos hormônios do estresse.[21]

A neurotensina está presente em neurônios da formação reticular mesencefálica, hipotálamo, amígdala, núcleo accumbens e BRVM e atua na SCPAM e nas vias supressoras da nocicepção oriundas do núcleo magno da rafe.[3]

A SCPAM e o BRVM participam de uma alça de *feedback* que contribui para a consciência e para as reações de estresse e emocionais à dor. Ambos não contêm neurônios noradrenérgicos, mas comunicam-se com centros noradrenérgicos moduladores da dor, incluindo o lócus cerúleo (A5) e os núcleos Kölliker-Füse (A6 e A7), importantes fontes de projeções noradrenérgicas para a medula espinhal onde inibem pré-sináptica e pós-sinapticamente a transmissão nociceptiva no CDME via receptores adrenérgicos α2. A ativação dos receptores adrenérgicos α1 também despolariza os interneurônios GABA aumentando a inibição mas também aumentando a atividade dos receptores neurônios do CDME frente às aferências nociceptivas.[15]

A SCPAM integra informações nociceptivas e não nociceptivas de regiões corticais envolvidas na nocicepção, incluindo a ínsula anterior, o córtex cíngulo anterior, o hipotálamo e a amígdala. Seus neurônios projetam-se nos núcleos rostrais ventromediais do bulbo e região A7, utilizam neurotensina, glutamato e aspartato como neurotransmissores, recebem aferências dos córtices límbicos e pré-frontais mediais, do cíngulo anterior e da ínsula e mantém conexões recíprocas com o hipotálamo, amígdala, lócus cerúleo, formação reticular pontobulbar, núcleos grácil e cuneiforme, núcleos catecolaminérgicos do tronco encefálico e parafascicular do tálamo e CDME. A estimulação dos neurônios encefalinérgicos da SCPAM inibe os neurônios GABAérgicos que, por sua vez, inibem a atividade dos neurônios da região ventromedial e rostral do bulbo (núcleo magno da rafe) que, por sua vez, liberam 5-HT e dos neurônios bulbo que liberam Nadr, respectivamente, no CDME, onde exercem atividade supressora da dor.[15]

O trato rubroespinhal inibe os neurônios das lâminas V, VI e VII do CDME e os tratos vestibuloespinhais inibem os neurônios das lâminas V e VI.[3]

O lócus cerúleo e as regiões A5 e A7 recebem aferências da SCPAM e de relés corticais e subcorticais.[22,23] O núcleo do lócus cerúleo, libera Nadr nas lâminas I, II e III do CDME via tratos presentes no quadrante posterolateral da medula espinhal, onde exerce efeitos antinociceptivos ao inibir pré-sinapticamente as aferências Aδ e C e pós-sinapticamente os neurônios WDRs e neurônios inespecíficos (NSEs) e ativar interneurônios inibitórios.[19] A SCPAM atua nos neurônios nociceptivos espinhais via três categorias de células presentes no BRVM que exercem controle bidirecional excitatório ou inibitório na transmissão nociceptiva no CDME. Alguns originam fibras rostrocaudais inibitórias (neurônios "OFF") e outros, excitatórias (neurônios "ON") e alguns são neutros (0). Os neurônios "OFF" são ativados pelos estímulos sensitivos discriminativos oriundos do SNP e pelos neurônios do cíngulo e lobo frontal ativados bem-estar mental e geram projeções inibitórias rostrocaudais contendo 5-HT, Nadr e sP originadas nos núcleos bulbares magno da rafe e reticular gigantocelular que trafegam pelo funículo dorsolateral da medula espinhal e projetam-se nas lâminas superficiais do CDME[7]; a 5-HT exerce atividade antinociceptiva nos receptores 5-HT1A, 5-HT1B, 5-HT1D e 5-HT7 dos neurônios do CDME; a sP atua via desinibição do sistema de projeção SCPAM-bulbo rostral ventromedial--CDME mediada pelos endocanabinoides e facilitando a atividade dos tratos rostrocaudais nos receptores glutamatérgicos atuantes no mecanismo da analgesia induzida pelos circuitos modulatórios do estresse da analgesia placebo ou mediada pelos controles inibitórios nocivos difusos (DNICs) que aparentemente envolvem estímulos sensitivos, afetivos e cognitivos semelhantes.[3] Os neurônios "ON" são ativados imediatamente antes e durante a aferência nociceptiva e pelo sofrimento mental e são os únicos diretamente inibidos pelos opioides e ativados pela CCK via o receptor CCK2. Há elevado alto grau de colocalização dos receptores CCK2 com os receptores opioides μ nos neurônios, supostamente "ON" do BRVM. A 5-HT espinhal pode exercer atividades inibitórias ou facilitatórias, dependendo do subtipo de receptor ativado. O receptor 5-HT7 presente nos gânglios das raízes sensitivas, nas terminações centrais dos aferentes primários e nos interneurônios GABAérgicos do CDME exerce atividade inibitória enquanto os receptores 5-HT-2A e 5-HT3 exerce atividade pró-nociceptiva. Os neurônios "ON" sob a ação da CCK e da nociceptina, incrementam a transmissão nociceptiva no CDME, a sensibilização central e a hiperalgesia induzida pelos opioides via ativação dos tratos serotoninérgicos rostrocaudais que trafegam no quadrante anterolateral da medula espinhal e liberam 5-HT que, por sua vez, interage com os receptores pré-sinápticos 5-HT-2A e 5-HT-3 dos CDME assim como dos receptores pós-sinápticos 5-HT-3 dos neurônios do nociceptivos que originam os tratos espinotalâmicos. É possível que os neurônios serotoninérgicos do BRVM não sejam nem "ON" nem "OFF", mas apenas moduladores da atividade dos neurônios regionais. Os neurônios "neutros" não reagem diante dos estímulos nociceptivos e sua maioria d expressa glutamato descarboxilase.[23] Apenas 20% dos neurônios do BRVM expressa 5-HT que, de acordo com estudo, foi evidenciada apenas em alguns neurônios neutros. O maior contingente das projeções espinhais do BRVM é glicinérgica ou GABAérgica. É possível que as projeções serotoninérgicas rostrocadais oriundas do BRVM sejam importantes para a facilitação da dor inflamatória ou neuropática e que os neurônios GABAérgicos e as projeções glicinérgicas mediem a antinocicepção.[15]

Pouco se conhece a respeito dos mecanismos de modulação da dor no telencéfalo. Colaterais do trato corticoespinhal oriundos das áreas SI e SII inibem os neurônios das lâminas IV e V do CDME. A ativação do córtex da ínsula anterior induz analgesia via desinibição dos neurônios do núcleo do lócus cerúleo.[3,9,14] A analgesia induzida pelo estresse é sensível aos opioides e pelos endocanabinoides e mediada por uma via inibitória rostrocaudal alocada na amígdala, SCPAM e BRVM. A analgesia induzida pelo estresse reduz a atividade das células "ON" do BRVM e aumenta a das células "OFF" via ativação dos sistemas opioidérgicos endógenos moduladores da dor, associadamente ao aumento das concentrações de β-endorfina na SCPAM. A microinjeção de opioides na amígdala evoca antinocicepção que é bloqueada com a injeção de lidocaína na SCPAM e no BRVM. O núcleo accumbens e a habênula estão envolvidos na atividade de reforço e interligados com as principais regiões encefálicas relacionadas à modulação da dor, do estresse e das emoções e atuam nos mecanismos de recompensa e de aversão. Ambos participam de circuitos dopaminérgicos distintos para evocar recompensa e aversão, respectivamente. Dor e recompensa são processos opostos. O núcleo accumbens e a habênula são a principal interface entre elas. A reciprocidade funcional entre o núcleo accumbens e a habênula é evidenciada pelo aumento da atividade frente à ausência da recompensa esperada e redução da atividade quando ocorre a recompensa esperada. Os sistemas de recompensa e antirrecompensa são constituídos de regiões corticolímbicas e núcleos hipotalâmicos e do tronco encefálico, especialmente do tegmento dorsal posterior, área tegmentar ventral, neurônios dopaminérgicos que se projetam no núcleo accumbens, núcleo accumbens, amígdala e CPF medial. e de um circuito de aversão em que a habênula lateral inibe os neurônios dopaminérgicos da área tegmentar ventral que se projetam no CPF medial. A SCPAM também se conecta a muitas regiões do encéfalo relacionadas à recompensa, incluindo o núcleo accumbens. Neurônios dopaminérgicos presentes na área tegmental ventral e suas projeções no núcleo accumbens constituem estrutura que compara as informações hedônicas com pontos predefinidos. A via dopaminérgica meso-núcleo accumbens que se estende do tegmento ventral do mesencéfalo ao prosencéfalo (núcleo accumbens, amígdala e CPF medial) é essencial para a atividade sistema de recompensa e reforço que media a manutenção da homeostase hedônica. O aumento da neurotransmissão dopaminérgica do tegmento ventral para o núcleo accumbens associa-se a reações euforizantes frente a recompensas naturais quanto ao abuso das drogas. A habênula, opõe-se a essa ação por meio das projeções dos núcleos tegmentais interpedunculares e rostromediais, resultando em diminuição da transmissão dopaminérgica no núcleo accumbens e no córtex pré-frontal medial e em redução da motivação e em anedonia. A dor aguda ativa a transmissão dopaminérgica nos centros de recompensa e de motivação do encéfalo. Períodos prolongados de dor causam efeito oposto manifestado como anedonia, redução da saliência motivacional e indução de reforçadores naturais resultando em estado de deficiência de recompensa. A hipodopaminergia pode ser inata (primária) ou adquirida (secundária e induzida por drogas) e caracteriza-se como capacidade embotada de desfrutar ou experimentar prazer, juntamente com a diminuição da motivação para recompensas naturais, incluindo atividades sociais, entusiasmo, consciência estética, altruísmo e autorrealização. Os sinais de recompensa motivam ações que aumentam a probabilidade de o comportamento ser repetido no futuro, enquanto sinais aversivos inibem as ações que possivelmente sejam infrutíferas ou tenham consequências dolorosas. A sensibilidade aumentada do sistema de aversão que caracteriza o estado de antirrecompensa do vício é gerada por surtos maciços de liberação do fator liberador de CRF, Nadr, glutamato e dinorfina. A liberação estressogênica de CRF e Nadr contribui para a sensação subjetiva de estresse e estados afetivos negativos relacionados (medo, ansiedade e depressão), enquanto a dinorfina agrava a anedonia associada ao déficit de recompensa. A antirrecompensa interrompe a função normal das áreas encefálicas envolvidas na recompensa/motivação e no processamento do estresse, reduz o impacto da estimulação recompensadora e a capacidade de restringir as reações ao estresse, dissuade o indivíduo de se envolver em situações perigosas e gera carga alostática disfuncional, pois promove isolamento e retraimento social, compromete o enfrentamento e o ajustamento homeostáticos iniciais, a neurotransmissão dopaminérgica em estado de repouso no núcleo accumbens e no CPF. A atividade dopaminérgica recorrente em decorrência da dor resulta em estado de deficiência de recompensa dopaminérgica no núcleo accumbens e no córtex pré-frontal medial e origina a reação antirrecompensa ao recrutar a habênula, os núcleos da amígdala central e basolateral, do leito da estria *terminalis*, noradrenérgicos tegmentais laterais do tronco encefálico e núcleo supraóptico do hipotálamo e hipocampo que, em conjunto, contribuem para a liberação do fator estressogênico de liberação de corticotrofina, Nadr e dinorfina manifestada em estados afetivos negativos, anedonia e aumento da relevância motivacional atribuída à dor e a condições relevantes. Outros neurotransmissores que contribuem para estados aversivos antirrecompensa, incluem a 5-HT, a Nadr e a acetilcolina regulados pela habênula via respectivos núcleos da rafe, lócus cerúleo e núcleo basal de Meynert. Enquanto o CRF estressogênico e a atividade da Nadr contribuem para a sensação subjetiva de estresse e estados afetivos negativos e a dinorfina agrava a anedonia associada à deficiência de recompensa e a sensibilização glutamatérgica promove aprendizagem da saliência motivacional da dor, a analgesia e os mecanismos que preveem a instalação e a gravidade da dor tornando-a constantemente percebida como mais intensa do que o esperado (comportamento catastrofizante) e intratável. A regulação negativa dos circuitos de recompensa conjuntamente com a sensibilização das estruturas antirrecompensa contribui para a transição da situação de dor controlada para estados dolorosos intratáveis e crescentes acompanhados de angústia emocional. A sensação de dor é mediada por neuroadaptações alostáticas em circuitos relacionados à recompensa e ao estresse. A deficiência da recompensa combinada com o modelo antirrecompensa em que as variáveis biopsicossociais modulam a recompensa encefálica, funções de motivação e estresse podem interagir e exacerbar a intensidade, a cronicidade e as morbidades associadas à dor crônica. A deficiência da recompensa representa neuroadaptação no sistema de ativação prolongada induzida pela dor nos circuitos de recompensa que gera hipodopaminergia, ou seja, anedonia manifestada clinicamente e diminuição da motivação para reforçadores naturais. A antirrecompensa é neuroadaptação entre sistemas envolvendo o recrutamento excessivo de estruturas límbicas (núcleos da amígdala central e basolateral, núcleo do leito da estria terminal, núcleos noradrenérgicos tegmentais laterais do tronco encefálico, hipocampo e habênula) responsáveis pela liberação de neurotransmissores estressogênicos (Nadr, CRF, vasopressina, hipocretina e sP) originando estados afetivos negativos como ansiedade, medo e depressão. A deficiência da recompensa corresponde à sensibilidade reduzida frente a reforçadores naturais e a antirrecompensa a estados afetivos negativos semelhantes ao estresse como componentes da dor crônica, de modo que os estímulos recompensadores se tornam menos recompensadores e os estímulos aversivos mais aversivos. Com o passar do tempo, as propriedades gratificantes do alívio da dor podem reduzir-se, a aversão à dor descontrolar-se e os eventos negativos tornarem-se mais avassaladores. Esses processos interagem e são afetados por alterações no sistema somatossensitivo (tálamo, córtices somatossensitivo primário e da ínsula posterior), emocional (cíngulo, gânglios da base, amígdala, hipocampo) e modulador rostrocaudal (SCPAM). O consumo repetido de drogas reduz a atividade do sistema de recompensa.[16,24]

A cognição é definida como a capacidade do cérebro de adquirir, processar, armazenar e recuperar informações. Um sistema neuronial difuso participa da matriz da atenção que, por sua vez, recebe informações sensitivas intrínsecas e extrínsecas continuamente e impacta nas adaptações funcionais. A atenção é função da substância cinzenta das estruturas corticais e subcorticais interconectadas com tratos de substância branca. O lobo frontal recebe ampla rede de aferências do tálamo e de estruturas bi-hemisféricas que são o componente essencial das redes neurais da atenção. Há sobreposição entre a matriz da dor e da atenção, traduzida pelo aumento de déficits atencionais em doentes com dor crônica. A memória consiste na sucessão de armazenamento de sistemas de fluxo de informações do ambiente para seu armazenamento de curto prazo que, por sua vez, a alimenta. A informação sobre as ocorrências ambientais sofre tamponamento sensitivo temporário como componente dos processos perceptivos. A memória de trabalho controla esse fluxo de informações e desempenha atividade essencial na aprendizagem e na cognição. O hipocampo associa-se à formação da memória explícita de longo prazo ao lidar com estressores emocionais e tem seu volume e plasticidade estrutural e bioquímica reduzidos nos doentes com dor crônica. A amígdala basolateral é ativada com glicocorticoide que afeta a consolidação da memória. A dor crônica afeta adversamente a memória de trabalho, a recordação, a memória do reconhecimento, a concentração nas atividades diárias etc. A função executiva é um conjunto de processos neurológicos que auxiliam com funções cognitivas complexas, como planejamento, organização, controle do pensamento, autorregulação, ações direcionadas a objetivos, iniciação, e análises de ações. As tomadas de decisão emocionais requerem atividade executiva superior regulada nos lobos frontais, incluindo-se o CPF dorsolateral, o cíngulo anterior e o córtex orbitofrontal. Há sobreposição funcional entre as vias responsáveis pela atividade executiva e pela percepção da dor. A redução do volume do córtex CPF dorsolateral, cíngulo anterior e córtex orbitofrontal, ou seja, de parte da neuromatriz da dor, acelera-se nos doentes com dor crônica e correlaciona-se com alterações na atividade executiva, cognitiva e na velocidade do processamento.[25]

Numerosos fatores individuais, sexuais, genéticos, epigenéticos, étnicos, sociais, culturais, religiosos, filosóficos, experiências pregressas e estado mental dos indivíduos exercem efeito amplificador ou atenuador da expressão nociceptiva. Os controles inibitórios nociceptivos difusos (DNICs), a modulação condicionada da dor, o sistema analgésico intrínseco ou sistema inibitório difuso atuam nas vias moduladoras endógenas acionadas pelo fenômeno de que a "dor inibe a dor" – ou seja, de que um estímulo nociceptivo pode ser inibido por outros estímulos nociceptivos aplicados em regiões espacialmente distantes dos originais. Os DNICs atuam inibindo neurônios WDNs presentes nas lâminas superficiais do CDME e atenuam temporariamente a dor. São bloqueados pela morfina, dependem da atuação dos neurônios do núcleo magno da rafe e da região ventral ao núcleo reticular paragigantocelular e dos tratos rostrocaudais presentes no funículo dorsolateral homolateral da medula espinhal.[24,26] Muitas síndromes álgicas crônicas podem dever-se parcialmente ao déficit da DNIC que se manifesta em doentes com várias síndromes de dor crônica, incluindo, a relacionada à osteoartrite do joelho, pancreatite crônica, artrite reumatoide, síndrome dolorosa miofascial de longa duração, cefaleia do tipo tensão crônica, cefaleia em decorrência do uso abusivo de medicamentos, dor pós-cirúrgica crônica etc. O déficit do DENIC pode manifestar-se como perda da atividade do controle inibidor endógeno ou aumento da facilitação da dor.[26]

Dor fisiológica

Os estímulos nociceptivos podem ou não ser percebidos. Em condições normais, as fibras aferentes transferem os estímulos nociceptivos subliminares e induzem reflexamente reações de adaptação que geralmente bloqueiam sua intensidade e, consequentemente, sua percepção. Quando os estímulos ultrapassam o limiar de percepção, desencadeia-se a fenomenologia dolorosa e a estimulação passa a ser percebida.[3]

Dor nociceptiva somática aguda e crônica

A dor aguda é a que persiste apenas durante o período razoável para resolução da sua condição causal.[9] A dor é crônica quando se prolonga além do período de resolução da condição causal ou decorre de condições naturalmente crônicas, como as que acometem doentes com doenças reumáticas, câncer e neuropatias dolorosas, entre outras. A sensibilização neuronial, a apoptose dos neurônios supressores, a ativação do sistema nervoso neurovegetativo simpático (SNNVS), os fenômenos neuroplásticos e a reorganização sináptica anormal do SNC, transformação neuronial fenotípica, entre outros mecanismos, geram hiperalgesia e alodinias primária e secundária, anormalidades psíquicas e adoção de comportamentos anormais que podem agravar-se em decorrência do reforço da condição de mal-estar. Em condições inflamatórias prolongadas, ocorre brotamento de fibras nervosas contendo sP e PGRC nos tecidos inflamados, mesmo aneurais, como os cartilaginosos e ósseos que, a partir de então, passam a contribuir para a geração da dor agravada pela ocorrência da inflamação neurogênica (Figura 11.7). A reorganização sináptica dos aferentes nociceptivos e a apoptose dos neurônios inibitórios são possibilidades importantes na patogênese da sensibilização central. Durante a instalação da dor crônica ocorre maior expressão das vias excitatórias e déficit da inibição dos circuitos neuroniais do que resultam a transmissão nociceptiva evocada com estímulos abaixo do limiar. A reorganização e transformação fenotípica dos aferentes mecanorreceptores Aβ que passam a liberar substância P no CDME também são mecanismos que participam da patogênese da sensibilização central.[4,9,15,24] Adicionalmente, ocorre modificação da sinaptogênese e da atividade neuronial e sináptica nos córtices somatossensitivos SI, SII e CPF, ínsula e cíngulos anteriores dorsais, tálamo e redes de saliência e redução do volume dos córtices frontal e temporal e incrementam-se as atividades corticolímbicas frente às aferências nociceptivas. Habitualmente, estímulos aferentes periféricos são constantemente transmitidos para o sistema mesolímbico e o córtex cerebral, mas raramente tornam-se conscientes devido ao processo de comporta corticolímbico. Os estímulos nociceptivos inconscientes ativam áreas e mecanis-

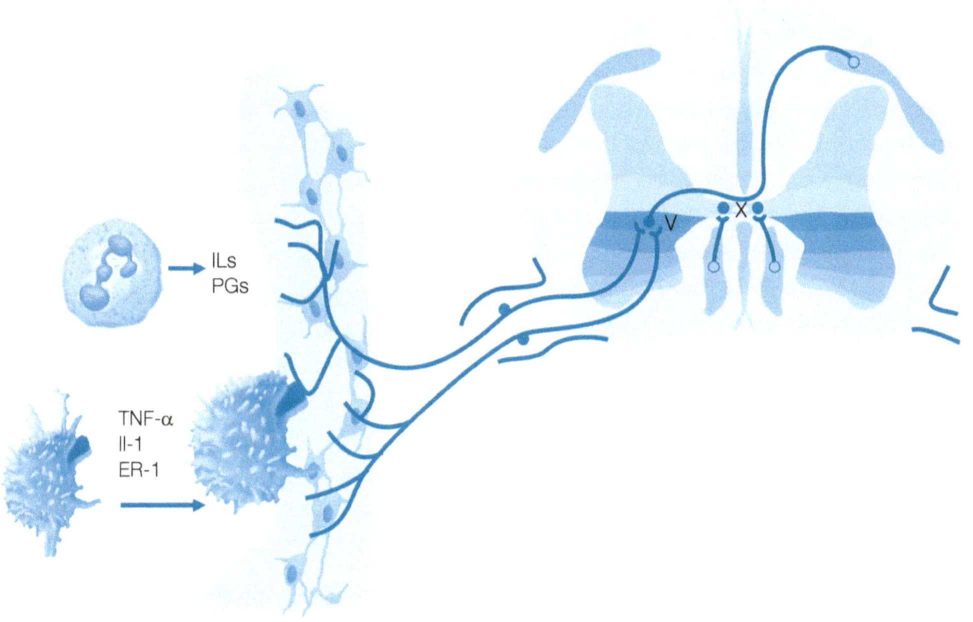

Figura 11.7. Brotamento de fibras nociceptivas na região onde há osteoclasto ativado em decorrência da lesão metastática. Os nociceptores "silenciosos" ativados em decorrência da sensibilização periférica, pelo processo inflamatório, e as fibras nervosas peptidérgicas contendo sP e PGRC, brotam no tecido ósseo inflamado e contribuem para a geração da dor e da inflamação neurogênica. Fonte: Adaptada de Tratado de Dor Neuropática. Ed. Atheneu.

mos relacionados ao aprendizado e ao comportamento no córtex límbico, mas, ocasionalmente, evocam a percepção consciente da dor ao ativar o córtex cerebral. Havendo lesão, ocorre aumento do montante de estímulos nociceptivos enquanto a modificação das propriedades e a ativação do sistema corticolímbico determinam os resultados em longo prazo. Circuitos corticolímbicos reverberantes podem, graças aos perfis individuais quanto às habilidades cognitivas ou da rede anatômica/funcional suprimir a atividade límbica e facilitar a recuperação do sofrimento causado pela dor e reduzir a gravidade dos sintomas. O aumento da reatividade, impulsionada por predisposições anatomofuncionais corticolímbicas, pode reorganizar o circuito de comporta, que sinaliza o aprendizado que com o passar do tempo induz o perfil cortical de dor crônica. A dinâmica das alças reverberantes corticolímbicas depende tanto da atividade dos circuitos encefálicos do sistema límbico preexistente como de sua reorganização após o evento que o ativa. Essas interações determinam a probabilidade de recuperação na transição da dor aguda para a dor crônica.[15,16]

Dor visceral

Muitos nociceptores dos aferentes sensitivos viscerais são silenciosos e ativados apenas quando ocorre inflamação, distensão, torção ou isquemia. As vísceras cervicais e torácicas (traqueia, brônquios, coração, grandes vasos, esôfago) e abdominais (grandes vasos abdominais, rins, pelve renal, ureteres, fígado, pâncreas, vísceras ocas do sistema digestório do esôfago até os 2/3 esquerdos do cólon transverso) transmitem parcialmente seus estímulos nociceptivos pelas fibras aferentes do nervo vago para o núcleo do trato solitário. Os estímulos nociceptivos oriundos das vísceras pélvicas e parte dos oriundos das vísceras cervicais, torácicas e abdominais são veiculados pelas fibras sensitivas que acompanham as fibras do SNNVS, penetram na medula espinhal juntamente com as raízes dorsais e projetam-se nas lâminas I, II, V e especialmente na lâmina X do CDME de onde, via tratos espinotalâmicos, espinorreticulares e pós-sináptico do funículo posterior alcançam o tálamo, a formação reticular do tronco encefálico e os núcleos grácil e cuneiforme, de onde são transmitidas direta ou indiretamente para os córtices SI e insular, CPF, cíngulo anterior e amígdala.[9,27]

Dor neuropática periférica

Após a lesão das fibras aferentes periféricas, surgem potenciais ectópicos ao longo dos troncos, raízes e gânglios sensitivos (Figura 11.8). Os neutrófilos residentes no local da lesão atraem monócitos que se diferenciam em macrófagos e as células de Schwann fagocitam resíduos da lesão celular e regeneram a bainha de mielina ao redor dos axônios lesados. Os macrófagos ativados e as células de Schwann sintetizam citocinas pró-inflamatórias e fatores tróficos, gerando hipersensibilidade e atividade neuronial aberrante espontânea em decorrência da modificação da permeabilidade da membrana axonial e do número, distribuição e cinética dos canais de Ca++, K+ e Na+.

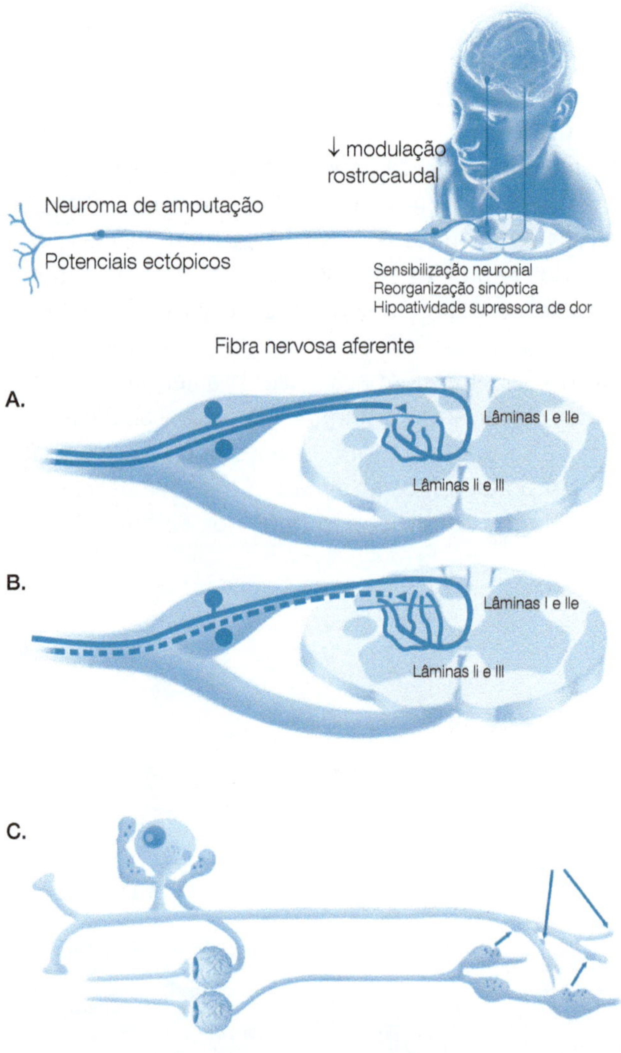

Figura 11.8. Demonstração da dor neuropática periférica. (**A**) Hiperatividade neuronial em decorrência da ação dos produtos do processo de degeneração das fibras nervosas lesadas e proliferação das células gliais. (**B**) Brotamento das terminações centrais dos aferentes discriminativos mecânicos e térmicos intactos nos neurônios do CDME desaferentados. (**C**) Brotamento das fibras do sistema nervoso neurovegetativo simpático nos gânglios sensitivos e na região dos neuromas de amputação. Fonte: Adaptada de Acupuntura na Dor Neuropática. Ed. Atheneu.

Os potenciais ectópicos de elevada frequência geram alterações pós-sinápticas prolongadas nos neurônios do CDME, geram reexcitação da membrana neuronial e aumentam a atividade ectópica. A IL-1 e o TNF circulantes induzem o aumento da síntese de IL-6 pela astróglia e micróglia do CDME e os astrócitos deixam de remover glutamato no CDME. Adicionalmente, ocorre hiperexpressão dos genes c-Fos, Krox-24, c-jun, jun-B, fos-B e MGS-1/A, MGF-1 e SRF em várias estruturas do SNC envolvidas na nocicepção, no fenômeno *wind-up* e em outros mecanismos que acarretam hiperexcitabilidade central. A hiperatividade neuronial também decorre da ação dos produtos de degradação durante o processo de degeneração das fibras nervosas proximais lesadas e da proliferação das células gliais. Adicionalmente, ocorre brotamento das terminações nervosas dos aferentes nociceptivos e das fibras A-β residuais.[9,28]

A lesão nervosa também resulta em desregulação dos mecanismos inibitórios da nocicepção, em decorrência do déficit da sinalização do GABA e da alteração da função dos neurônios de projeção, enquanto os receptores GABA-B e de glicina tornam-se excitatórios.[28]

As modificações anatômicas e funcionais nas vias modulatórias rostrocaudais e caudorrostrais da medula espinhal e nos neurônios do tronco encefálico e tálamo contribuem para a hiperatividade neuronial e para aumentar a intensidade dos estímulos. Tardiamente ocorrem hiperatividade neuronial talâmica contralateral ao do hemicorpo onde o tecido nervoso periférico foi lesado e aumento do campo receptivo dos neurônios dos núcleos dos tratos dos funículos posteriores e do tálamo.[9]

A dor resultante da avulsão das raízes dos plexos nervosos é central e decorre da hiperatividade neuronial segmentar causada pela desaferentação. O queimor constante resulta das descargas neuroniais de baixa amplitude e, os paroxismos, dos surtos de atividade de frequência elevada nos neurônios desaferentados do CDME.[9]

A dor mielopática segmentar resulta da interrupção do trato de Lissauer e da hiperatividade dos neurônios do CDME justapostos aos segmentos lesados. A dor projetada distalmente (dor fantasma) resulta da modificação do padrão da aferência dos estímulos sensitivos ao tálamo, da lesão dos funículos posteriores e a consequente instalação de surtos de atividade espontânea no núcleo grácil e cuneiforme, do aumento do campo receptivo e da hiperatividade dos neurônios desaferentados do complexo ventrobasal do tálamo, da redução da inibição adrenérgica α-2 nas terminações dos aferentes primários e da hipoatividade do sistema supressor da dor.[9]

A dor central encefálica resulta da interrupção das estruturas nervosas discriminativas do sistema espinotalâmico relacionadas ao processamento das sensibilidades térmica e dolorosa, da desorganização do mecanismo de integração funcional e da sensibilização das unidades neuroniais sensitivas da medula espinhal, tronco encefálico, córtex e subcórtex cerebral e, particularmente, do tálamo, do desbalanço entre as atividades GABAérgica supressora (núcleos reticulares talâmicos) e glutamatérgica excitatória (núcleos profundos do tálamo e vias talamocorticais) nas vias espinotalamocorticais.[9]

Dor psicogênica

Refere-se a condições psiquiátricas geralmente com características somatoformes e associadas à ansiedade e à depressão.[3]

Dor nociplástica

Dor nociplástica é a que decorre de anormalidades dos mecanismos moduladores da nocicepção em doentes sem evidências claras de lesão tecidual real ou ameaça de lesão, sem ativação dos nociceptores periféricos ou de doença ou lesão do sistema somatossensitivo. Inclui a síndrome fibromiálgica, a síndrome do intestino e da bexiga irritáveis, a fadiga crônica, a cistite intersticial, a dor facial atípica, a dor em decorrência da disfunção temporomandibular e as cefaleias primárias, entre outras.[9,29]

Dor mista

É a apresentação mais comum das síndromes dolorosas crônicas. Aplica-se a condições em que a dor resulta de vários mecanismos. É a que ocorre em doentes com osteoartrite, outras doenças musculoesqueléticas, câncer, visceropatias, neuropatias, entre outras.[9]

Conclusão

Nas unidades neuroniais e não neuroniais do SNP e SNC há mecanismos celulares, subcelulares e moleculares que transduzem estímulos ambientais em potenciais nociceptivos que alcançam o SNC onde são descodificados e interpretados e geram reações de adaptação, aprendizado, fuga e defesa frente à dor. A magnitude da dor relaciona-se à excitabilidade e à neuroplasticidade dos nociceptores, dos neurônios nociceptivos e das unidades supressoras e facilitadoras da nocicepção. Do desbalanço entre as atividades dessas unidades neuroniais ocorre a dor. A lesão das estruturas somatossensitivas do SNP ou do SNC compromete a conectividade sináptica e a atividade dos mecanismos inibitórios que resultam na instalação das parestesias, disestesias e da dor. Em muitas situações, há participação de mecanismos nociceptivos e neuropáticos na gênese da dor.

Referências bibliográficas

1. Cohen M, Quintner J, Rysewyk S. Reconsidering the International Association for the Study of Pain: definition of pain. Pain Rep. 2018;3:e634.
2. Loeser JD, Treede RD. The Kyoto protocol of IASP basic pain terminology. Pain. 2008;137:473-7.
3. Teixeira MJ, Forni JEN. Fisiopatologia da dor. In: Kobayashi R, Luzo MVM, Cohen M (org.). Tratado de dor musculoesquelética – Sociedade Brasileira de Ortopedia e Traumatologia. São Paulo: Alef, 2019. p. 25-36.
4. Basbaum AI, Jessell T. The perception of pain. In: Kandel ER, Schwartz J, Jessell T (ed.). Principles of neuroscience. New York: Appleton and Lange, 2000. p. 472-91.
5. Meyer RA, Ringkamp M, Campbell JN et al. Peripheral mechanisms of cutaneous nociception. In: McMahon SB, Koltzenburg M (ed.). Wall and Melzack's textbook of pain. London: Elsevier, 2006. p. 3-34.
6. Benzon H, Raja SN, Fishman SE et al. Essentials of pain medicine [E-book]. Elsevier Health Sciences, 2011.
7. Todd AJ. Neuronal circuitry for pain processing in the dorsal horn. Nat Rev Neurosci. 2010;11:823-36.
8. Kuner R. Central mechanisms of pathological pain. Nat Med. 2010;16:1258-66.
9. Teixeira MJ. Fisiopatologia da nocicepção e da supressão da dor. In: Alves Neto O, Costa CMC, Siqueira JTT et al. (org.). Dor: princípios e prática. Porto Alegre: Artmed, 2009. p. 205-26.
10. Ji RR, Berta T, Nedergaard M. Glia and pain: is chronic pain a gliopathy? Pain. 2013;154(Suppl):S10-28.
11. Milligan ED, Watkins LR. Pathological and protective roles of glia in chronic pain. Nature Rev Neurosci. 2009;10:23-36.
12. Herrero JF, Laird JM, López-García JA. Wind-up of spinal cord neurones and pain sensation: much do about something? Prog Neurobiol. 2000;61:169-203.
13. Willis WD. The origin and destination of pathways involved in pain transmission. In: Wall PD, Melzack R (ed.). Textbook of pain. Edinburgh, Churchill Livingstone: 1989. p. 112-27.
14. Ahmad AH, Aziz CBA. The Brain in pain. Malays J Med Sci. 2014;21(Spec):46-54.
15. Ossipov MH, Dussor GO, Porreca F. Central modulation of pain. J Clin Invest. 2010;120:3779-87.
16. Borsook D, Linnman C, Faria V, Strassman AM, Becerra L, Elman I. Reward deficiency and anti-reward in pain chronification Neurosci Biobehav Rev. 2016 Sep;68:282-297.
17. Melzack R. Pain and the neuromatrix in the brain. J Dent Educ. 2001;65:1378-82.
18. François A, Low SA, Sypek EI et al. A brainstem-spinal cord inhibitory circuit for mechanical pain modulation by GABA and enkephalins. Neuron. 2017;93:822-39.
19. Benarroch EE. Endogenous opioid systems: current concepts and clinical correlations. Neurology. 2012;79:807-14.
20. Enna SJ, McCarson KE. The role of GABA in the mediation and perception of pain. Adv Pharmacol. 2006;54:1-27.
21. Manzanares J, Julian MD, Carrascosa A. Role of the cannabinoid system in pain control and therapeutic implications for the management of acute and chronic pain episodes. Curr Neuropharmacol. 2006;4:239-57.
22. Kwiat GC, Basbaum AI. The origin of brainstem noradrenergic and serotonergic projections to the spinal cord dorsal horn in the rat. Somatosens Mot Res. 1992;9:157-73.
23. Bajic D, Proudfit HK. Projections of neurons in the periaqueductal gray to pontine and medullary catecholamine cell groups involved in the modulation of nociception. J Comp Neurol. 1999;405:359-79.
24. Heinricher MM, Fields HL. Central nervous system mechanisms of pain modulation. In: McMahon SB, Koltzenburg M, Tracey I et al. (ed.). Wall and Melzack's textbook of pain. 6th ed. Philadelphia: Elsevier. p. 129-42.
25. Khera T, Rangasamy V .Cognition and pain: a review. Frontiers psychol. 12, article 673962
26. Le Bars D, Dickenson AH, Besson JM. Diffuse noxious inhibitory controls (DNIC) – II: Lack of effect on non-convergent neurones, supraspinal involvement and theoretical implications. Pain. 1979;6:305-27.
27. Sengupta JN.Visceral pain: the neurophysiological mechanism. Handb Exp Pharmacol. 2009;194:31-74.
28. Treede RD, Jensen TS, Campbell JN et al. Neuropathic pain: redefinition and a grading system for clinical and research purposes. Neurology. 2008;70:1630-5.
29. Fillingim RB, King CD, Ribeiro-Dasilva MC et al. Sex, gender and pain: a review of recent clinical and experimental findings. J Pain. 2009;10:447-85.

Anna Luiza Lobão Gonçalves • Helizabet Salomão Abdalla Ayroza Ribeiro • Paulo Augusto Ayroza Galvão Ribeiro

Dismenorreia

Definição

Dismenorreia é definida como cólicas menstruais intensas de origem uterina. É a condição ginecológica que mais afeta as mulheres em idade reprodutiva.[1] Embora seja muito comum, a dismenorreia é subdiagnosticada e subtratada.[2]

Classificação

A dismenorreia é subclassificada em dismenorreia primária e secundária[2] (Figura 12.1).

A dismenorreia primária (DP) é definida como cólicas em região suprapúbica antes ou durante a menstruação, com ausência de doença pélvica.[1,4] Na adolescência, a dismenorreia primária começa 6 a 24 meses após a menarca,[3,4] com duração de 8 a 72 horas (1º e 2º dia da menstruação) e irradiação para as costas e coxas.[1,4] Tem como sintomas associados náuseas, vômitos, diarreia, dor lombar, enxaqueca, tontura, fadiga, insônia e, raramente, síncope e hipertermia.[4]

A dismenorreia secundária (DC) é a cólica menstrual causada por uma doença, como endometriose, adeno-

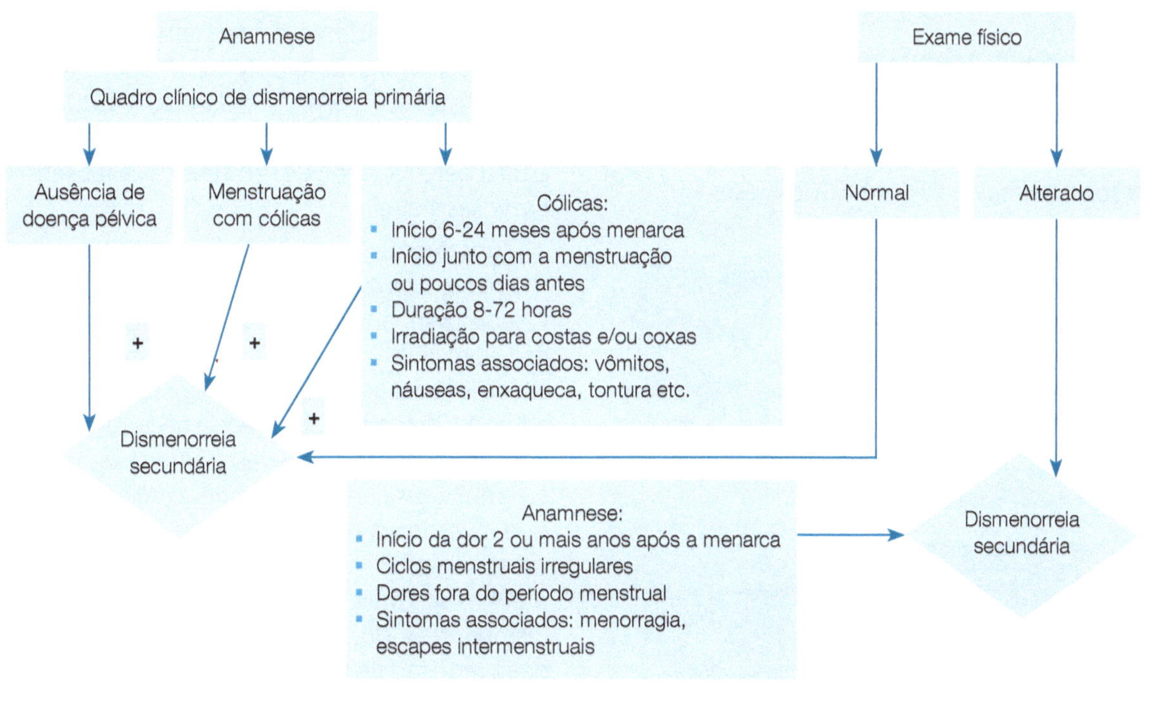

■ **Figura 12.1.** Fluxograma de diagnóstico diferencial das dismenorreias. Fonte: Adaptada de Iacovides S, *et al*. 2015.[1]

miose, miomas e doença inflamatória pélvica. Inicia-se usualmente 2 anos após a menarca, está associada a sangramentos intermenstruais e menorragia, dura o período menstrual todo sendo constante e difusa.[1] A principal causa da dismenorreia secundária é a endometriose, com prevalência de 62% nas adolescentes. Adenomiose deve ser considerada nas adolescentes com dismenorreia sem causa aparente que não responde a tratamento com anti-inflamatórios não esteroidais (AINEs) e/ou contraceptivos orais.[5] Quando a menarca ocorre associada a dor, deve-se suspeitar de obstrução do fluxo como nas anomalias müllerianas: hímen imperfurado, transverso vaginal septo ou agenesia vaginal. Aborto e gravidez ectópica podem apresentar dor pélvica intensa e sangramento e devem ser a principal suspeita em adolescentes e mulheres jovens sexualmente ativas. Deve-se suspeitar de doença inflamatória pélvica na presença de histórico de infecção sexualmente transmissível ou corrimento vaginal anormal associado à dispareunia.[4] O tratamento da dismenorreia secundária consiste no manejo da doença pélvica causadora ou na condição clínica.[6]

Diagnósticos diferenciais

Possíveis causas não ginecológicas de cólicas incluem (Tabela 12.1): causas gastrintestinais (síndrome do intestino irritável, doença inflamatória intestinal, constipação crônica e intolerância à lactose), causas geniturinárias (cistite, litíase renal) e causas psicogênicas (trauma, história de abuso sexual).[4]

Dismenorreia primária (DP)

A prevalência da DP é subestimada, variando de 17% a 90% das mulheres no menacme.[6]

A DP severa afeta de 12% a 14% dos casos.[4]

Tabela 12.1. Diagnósticos diferenciais das dismenorreias
1. Dismenorreia primária
2. Dismenorreia secundária ▪ Endometriose ▪ Adenomiose ▪ Miomas uterinos ▪ Estenose cervical ▪ Lesões obstrutivas do trato genital
3. Outras causas de dores menstruais ▪ Doença inflamatória pélvica ▪ Aderências pélvicas ▪ Síndrome do intestino irritável ▪ Cistite intersticial ▪ Transtornos de humor ▪ Dor miofascial

Fonte: Adaptada de Brunett M, *et al*. 2005.[7]

Etiologia da DP

A patogênese da dismenorreia primária está relacionada com a superprodução de prostaglandinas (PGs).[1] A liberação aumentada de PGs leva a desintegração celular durante a descamação endometrial causando hipercontratilidade miometrial, resultando em isquemia e hipóxia do miométrio gerando dor.[1]

A redução dos níveis séricos de progesterona, que acompanha a regressão do corpo lúteo na fase lútea final, resulta na remoção do efeito estabilizador nos lisossomos endometriais, na liberação de fosfolipase A2, no fluxo menstrual e na hidrólise dos fosfolipídios da membrana celular para gerar ácido araquidônico adicional.[1] Consequentemente, a disponibilidade duradoura de ácido araquidônico, juntamente com a destruição intracelular e o trauma tecidual durante a menstruação favorecem a produção de PGs, resultando em contração miometrial, vasoconstrição e hipersensibilização das vias de dor[1] (Figura 12.2).

Toda mulher tem aumento das PGs no período menstrual, mas sabe-se que a mulher com dismenorreia tem aumento maior dos níveis de PGs em comparação às mulheres eumenorreicas.[1] Além disso, a intensidade da dor bem como os sintomas associados (náuseas, vômitos e diarreia) é diretamente proporcionais a quantidade do aumento das PGs.[1]

Existem nove tipos de PGs. Os dois tipos de PGs implicados na patogênese da dor na dismenorreica primária são PGF2α e PGE2. Enquanto a PGE2 pode resultar em contração ou relaxamento do miométrio, a PGF2α sempre causa potente vasoconstrição dos vasos sanguíneos uterinos e contrações do miométrio. Também há evidências de que a PGF2α reduz o limiar para a percepção da dor ao sensibilizar as terminações nervosas à dor.[1]

Juntamente com seus níveis elevados de PGs, as mulheres dismenorreicas têm níveis mais altos de atividade uterina durante a menstruação em comparação com mulheres assintomáticas; tônus uterino basal ou em repouso (0,10 mmHg), pressão intrauterina ativa (0,120 mmHg), frequência de contrações uterinas e contrações uterinas descoordenadas são maiores em mulheres com dismenorreia.[1] Além disso, estudos que investigam o fluxo sanguíneo uterino usando ultrassonografia Doppler mostraram que as contrações uterinas são mais fortes e anormais em mulheres com dismenorreia durante a menstruação e estão associadas à redução do fluxo sanguíneo uterino e à isquemia miometrial resultante e, portanto, à dor.[1] Assim, durante a menstruação, a liberação excessiva de PGs pelo

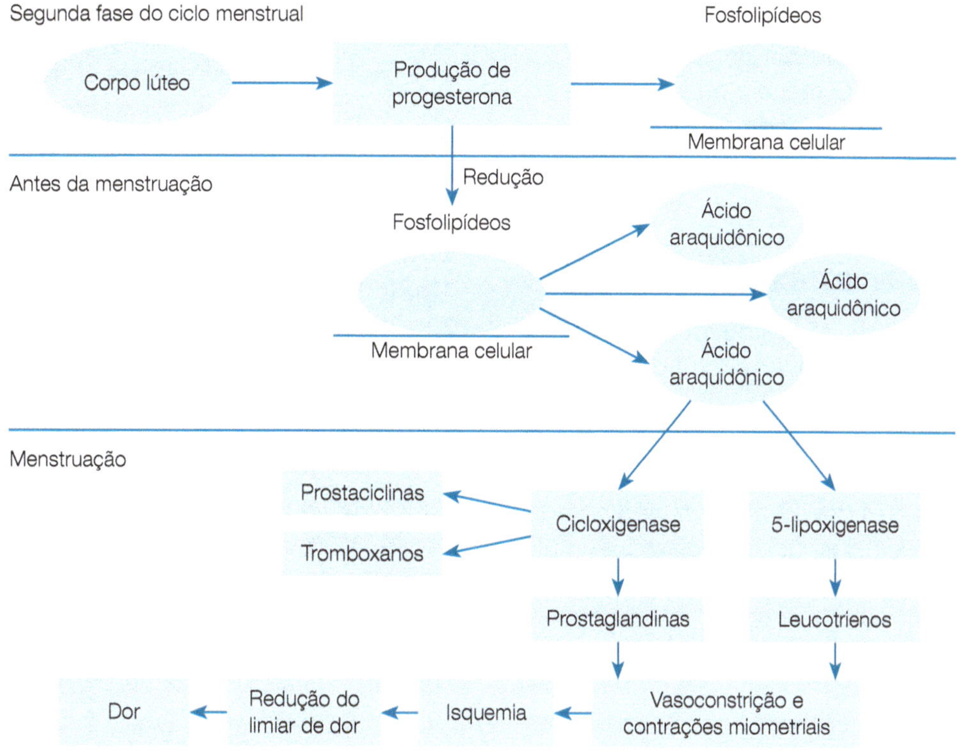

Figura 12.2. Fluxograma do possível mecanismo da dismenorreia. Fonte: Adaptada de Barcikowska Z, *et al*. 2020.[8]

endométrio resulta em hipercontratilidade do útero e subsequente isquemia muscular uterina e hipoxia.[1] A contração do útero isquêmico é a causa provável da dismenorreia.[1]

Além das PGs, a vasopressina tem sido implicada na etiologia da dismenorreia primária, embora o envolvimento da vasopressina permaneça controverso. Alguns estudos mostraram níveis elevados de arginina vasopressina sérica circulante em mulheres com dismenorreia primária durante a menstruação, enquanto outros estudos não encontraram níveis plasmáticos mais altos de vasopressina em mulheres com dismenorreia primária em comparação com controles. Níveis mais elevados de arginina vasopressina resultam em contrações uterinas disrítmicas, o que acabaria por contribuir para a dor causando mais hipóxia uterina e isquemia.[1]

Alguns estudos mostram que mulheres com dismenorreia apresentam hipersensibilidade à dor, mas ainda não há consenso sobre o assunto. Acredita-se que, nesses casos, haja variação na forma como a dor é processada; a informação nociceptiva periférica gerada pelos órgãos sexuais durante a menstruação é amplificada, causando aumento da excitabilidade dos neurônios convergentes somatoviscerais na medula espinhal e, consequentemente, aumento da percepção da dor.[4] Alterações na estrutura cerebral também foram observadas em mulheres com dismenorreia, como menor volume de substância cinzenta em regiões cerebrais envolvidas na transmissão da dor e processamento sensorial, e maior volume de substância cinzenta em regiões envolvidas na modelagem da dor e regulação das funções endócrinas.[4] Essas mudanças apoiam a amplificação da facilitação da dor.[4]

Impacto na qualidade de vida

A dismenorreia causa altas taxas de absenteísmo escolar e laboral, além de diminuir a qualidade de vida.[9] Em estudo realizado em Portugal, 8,1% das meninas relataram faltar à escola ou ao trabalho devido a dores menstruais, impactando as atividades diárias em 65,7% dos casos.[10] Apenas 27,9% procuraram ajuda médica.[10] Afeta principalmente o desempenho acadêmico em termos de concentração, esporte, socialização e desempenho escolar. Também influencia a tolerância à dor e causa distúrbios do sono, fadiga diurna e sonolência.[9] De acordo com a pesquisa de Mulheres e Sono da Fundação Nacional do Sono, as mulheres relatam distúrbios do sono durante os primeiros dias da menstruação e 28% relatam que o sono foi perturbado pela dor menstrual.[11]

Estima-se que 600 milhões de horas ou 2 bilhões de dólares sejam perdidos anualmente, nos Estados

Unidos, devido a faltas ao trabalho, ou redução das habilidades funcionais devido à dor menstrual e sintomatologia associada. O manejo adequado da dismenorreia melhorará a qualidade de vida geral, bem como aliviará os encargos financeiros e acadêmicos de muitas mulheres.[6]

Fatores de risco para DP

Existem dois tipos de fatores de risco para dismenorreia primária: não modificáveis e comportamentais.[4]

Os fatores de risco não modificáveis incluem: história familiar de dismenorreia, idade inferior a 20 anos (os sintomas são mais pronunciados na adolescência), menarca antes dos 12 anos (devido ao estabelecimento precoce dos ciclos ovulatórios), fluxo menstrual com duração superior a 7 dias, tabagismo, fluxo menstrual irregular e intenso, nuliparidade e história de antecedente de abuso sexual.[6,12] A associação entre multiparidade e diminuição do risco de dismenorreia pode ser explicada por diversos pressupostos como: menor liberação de prostaglandinas pelo endométrio após parto a termo, degeneração neuronal que ocorre no útero após um parto a termo e diminuição da norepinefrina uterina no terceiro trimestre da gravidez.[13]

Fatores de risco comportamentais incluem: índice de massa corporal (IMC) < 20 ou > 30, baixa ingestão de ômega 3 (peixe), tabagismo (nicotina induz vasoconstrição), consumo de cafeína (também induz vasoconstrição) e sintomas psicossociais como depressão e ansiedade.[4] Além disso, uma relação estressante com os pais pode favorecer a dismenorreia primária.[4]

É importante identificar esses fatores comportamentais, pois estão sujeitos a intervenção.[13] O estresse inibe a liberação de FSH E LH, que levam ao comprometimento do desenvolvimento folicular com alteração na síntese e liberação de progesterona que influencia a atividade das PGs.[13] Além disso, hormônios relacionados ao estresse, como adrenalina e cortisol, também influenciam a síntese de PGS e a ligação miometrial.[13] Alguns estudos têm mostrado associação entre a ocorrência de dismenorreia primária e outras condições que causam dor crônica, como a síndrome do intestino irritável, enxaquecas e fibromialgia.[4] As mulheres com dismenorreia primária são 2 vezes mais propensas a desenvolver a síndrome do intestino irritável do que as mulheres sem dismenorreia.[4] Além disso, essa condição pode exacerbar os sintomas de outras doenças com o aumento da sensibilidade à dor.[4]

Diagnóstico

A avaliação da dor menstrual deve incluir história clínica detalhada e exame físico, sendo importante excluir doença pélvica.[12] A história clínica deve incluir: história menstrual (idade da menarca, regularidade e duração dos ciclos, quantidade de fluxo, tempo entre a menarca e o início da dismenorreia), caracterização da dor (tipo, localização, irradiação, sintomas associados, cronologia), tratamentos utilizados, história familiar de dismenorreia, história sexual, revisão do sistema (gastrintestinal, geniturinário, musculoesquelético e psicossocial).[12]

O exame pélvico deve ser realizado em adolescentes sexualmente ativas, mulheres com dor intensa ou limitação de atividade e em casos que não respondem aos tratamentos de primeira e segunda linha.[4,12] Em adolescentes não sexualmente ativas sem história de doença sistêmica, mas típica de dismenorreia primária, um exame pélvico não é necessário, mas o exame abdominal deve ser realizado para excluir outras doenças.[4,12] O exame pélvico consiste em: inspeção da área genital externa (importante para determinar a maturidade sexual, visualização do hímen [sinais de trauma]), exame especular (permite avaliar doenças anatômicas como obstrução do fluxo ou presença de corrimento vaginal sugestivo de infecção), exame bimanual (permite avaliar o útero quanto à sua mobilidade, tamanho, textura e presença de massas como miomas e também permite que anexos e ligamentos uterossacrais sejam avaliados quanto a massas e nódulos sugestivos de endometriose).[14] Na dismenorreia primária, o exame pélvico é geralmente normal apresentando útero de tamanho normal, móvel e indolor; ausência de secreção mucopurulenta e ausência de nodularidade uterossacral ou massa anexial.[4,6] Quando a história e o exame físico sugerem doença pélvica, uma investigação adicional deve ser realizada para determinar as causas da dismenorreia secundária usando ultrassonografia transvaginal, ressonância magnética e, possivelmente, laparoscopia.[4,12]

Nenhum teste específico está disponível para fazer o diagnóstico, mas pacientes com a apresentação clássica (Tabela 12.2) são candidatas à terapia empírica.[6] Um exame pélvico não é necessário para iniciar o tratamento em uma adolescente com uma história clássica de dismenorreia primária.[6] O tratamento inicial é passível de plataformas de telessaúde e não precisa ser adiado se uma visita presencial for inconveniente para o paciente ou impossível de ser realizada.[6]

Tabela 12.2. Sintomas clássicos da dismenorreia primária
1. Dores menstruais que se iniciam 6 a 24 meses após a menarca
2. As dores se iniciam junto com a menstruação ou poucos dias antes dela
3. São dores em baixo ventre (hipogástrio) com irradiação para as costas e/ou coxas
4. Dores com duração de no máximo 8-72 horas
5. Dores tipo cólicas e em episódios álgicos
6. As dores são iguais de um ciclo para o outro
7. Sintomas associados: náuseas e vômitos, fadiga, enxaqueca, tontura e distúrbios do sono

Fonte: Adaptada de Ferries-Rowe E, *et al*. 2020.[6]

Uma apresentação atípica, achados anormais do exame físico ou falta de melhora com tratamento medicamentoso deve-se pesquisar causas de amenorreia secundária.[6] Um exame pélvico e testes radiológicos, como ultrassonografia abdominal ou transvaginal, devem ser realizados em uma paciente cujos sintomas não respondem à terapia empírica.[6]

Tratamento

O objetivo do tratamento é proporcionar alívio da cólica menstrual.[4] As opções de tratamento para dismenorreia primária visam reduzir a produção de PGs, reduzir o tônus uterino ou inibir a percepção da dor por meio do efeito analgésico direto.[6] A tomada de decisão compartilhada entre o paciente, o profissional de saúde e, potencialmente, a família do paciente (por exemplo, para adolescentes) que incorpore a eficácia antecipada do tratamento, os possíveis efeitos colaterais, a facilidade de uso e a preferência do paciente será a chave para o sucesso da terapia e adesão.[6] Como a dismenorreia primária se apresenta em adolescentes e geralmente continua até a idade adulta, várias opções de tratamento podem ser mais ou menos apropriadas para um determinado paciente com base no estágio da vida.[6] Essas considerações também devem ser incluídas no processo de tomada de decisão compartilhada.[6]

Existem três tipos de tratamento para controle da dismenorreia primária: farmacológico, não farmacológico e cirúrgico, sendo o tratamento farmacológico o mais eficaz (Figura 12.3).[4]

Tratamento farmacológico

1. **Anti-inflamatório não esteroidais (AINEs):** os AINEs são considerados a primeira linha de tratamento. Eles agem inibindo a COX, resultando em diminuição da produção de prostaglandina e, consequentemente, diminuição da concentração de prostaglandina no fluido menstrual, diminuição da contratilidade uterina e do volume menstrual.[4]

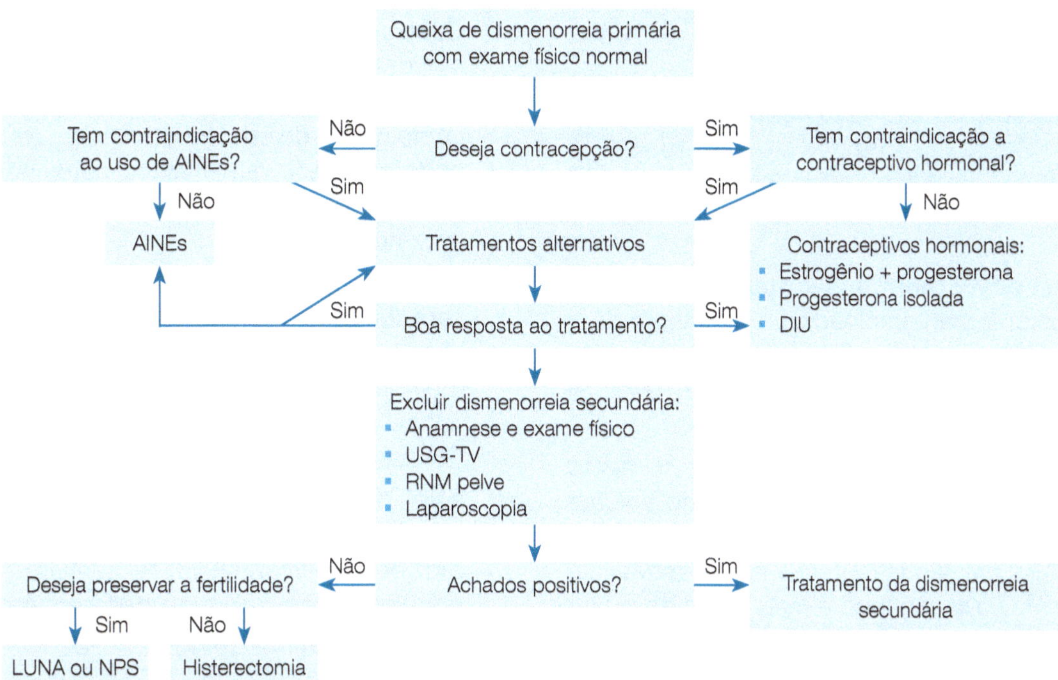

Figura 12.3. Fluxograma do tratamento da dismenorreia. AINEs = anti-inflamatórios não hormonais; DIU = dispositivo intrauterino; LUNA = ablação laparoscópica do nervo hipogástrico; NPS = neurectomia pré-sacral. Fonte: Adaptada de Guimarães I, *et al*. 2020.[4]

Seus efeitos adversos são incomuns e bem tolerados, mas consistem principalmente em sintomas gastrintestinais, como náuseas, vômitos e pirose.[4] Outros efeitos adversos menos comuns incluem nefrotoxicidade, hepatotoxicidade, anormalidades hematológicas, broncoespasmo, retenção de líquidos e edema.[4]

Ainda há poucas evidências sobre qual AINE é mais eficaz ou mais seguro, mas, atualmente, os mais utilizados são o ibuprofeno, naproxeno, ácido mefenâmico e cetoprofeno.[4,10] São mais eficazes quando iniciam antes do início dos sintomas e devem ser continuados por 3 dias.[4,12] Os AINEs disponíveis no Brasil, para tratamento de dismenorreia e suas posologias estão na Tabela 12.3.

Tabela 12.3. AINEs para tratamento de dismenorreia disponíveis no Brasil e suas posologias

AINEs	Posologia
Inibidores da COX-1 e COX-2	
Piroxicam	20 mg de 12/12 horas por 2 dias e após 20 mg 1 x/dia
Ácido mefenâmico	500 mg inicial e após 250 mg de 6/6 horas
Ibuprofeno	800 mg inicial e após 400 a 800 mg de 8/8 horas
Naproxeno	440 a 550 mg inicial e após 220 a 550 mg de 12/12 horas
Diclofenaco	50 mg de 8/8 horas
Cetoprofeno	100 mg de 12/12 horas ou 50 mg de 8/8 horas
Inibidor da COX-2	
Celecoxibe	400 mg inicial e após 200 mg de 12/12 horas

Fonte: Adaptada de Ferries-Rowe E, *et al*. 2020.[6]

2. **Contraceptivos hormonais orais (ACOs):** anticoncepcional oral combinado (E+P) é a segunda linha de tratamento, são eficazes para o tratamento da dismenorreia em aproximadamente 70%-80% das mulheres.[6]

Agem suprimindo a ovulação e o crescimento endometrial, levando a uma diminuição no volume menstrual e na secreção de PGs, com subsequente diminuição da pressão intrauterina e da contratilidade uterina.[4,12] O uso contínuo é mais eficaz do que o uso cíclico porque diminui a frequência dos períodos menstruais levando a uma diminuição da dismenorreia.[4,12] Eles são eficazes tanto na dismenorreia primária quanto na secundária, portanto, seu uso deve ser iniciado sem esperar o diagnóstico definitivo.[4,12]

A principal preocupação com uso de ACOs é o risco de trombose venosa profunda (TVP).[6] Há uma taxa de 1 TVP adicional por 1.000 mulheres quando em uso de ACOs combinados, com maior risco observado nos primeiros 6 a 12 meses de uso e em comparação às usuárias com mais de 40 anos.[6]

3. **Progesterona isolada:** essas drogas podem ser eficazes no tratamento, pois a progesterona é responsável por induzir a atrofia endometrial, levando ao alívio da dor.[4,12]

Pílula só de progestágeno (desogestrel) diminui o fluxo menstrual e 10% das mulheres ficam amenorreicas. Pode ser usado como uma alternativa aos contraceptivos orais combinados, causando menos efeitos adversos.[4,12]

O acetato de medroxiprogesterona injetável (DMPA) de ação prolongada causa amenorreia em 50% das mulheres devido à atrofia endometrial; no entanto, devido aos efeitos sobre a densidade mineral óssea, não é usado atualmente.[4,12]

O dispositivo intrauterino de liberação de levonorgestrel (DIU) demonstrou reduzir o fluxo menstrual e a espessura endometrial, reduzindo a dor.[4] O dispositivo intrauterino de cobre não hormonal está associado ao aumento do fluxo menstrual e dor e, portanto, não deve ser usado.[15] Aproximadamente 50% das usuárias de DMPA e 20% das mulheres com DIU de levonorgestrel apresentam amenorreia em 1 ano de uso.[6]

4. **Contraceptivos transdérmicos e vaginais:** o uso desse tipo de contraceptivo não foi bem estudado na DP, mas os efeitos dos contraceptivos combinados, de estrogênio com progesterona, no endométrio são semelhantes independentemente da via administrada e pode ser uma opção no tratamento da DP.[4]
5. **Implante subdérmico:** implante subdérmico com liberação de etonogestrel permite contracepção por 3 anos.[16] Vários estudos mostraram uma melhora nos sintomas de dismenorreia após o uso.[8] Croxatto *et al.* mostraram que o implante anticoncepcional de etonogestrel (68 mg) melhorou a dismenorreia em 85% das usuárias.[6]
6. **Tocolíticos:** como a dismenorreia primária é causada pela hipercontratilidade uterina, essas drogas, por bloquearem a contratilidade, podem ser eficazes no tratamento.[16] Assim, o óxido nítrico, a nitroglicerina e os bloqueadores dos canais de cálcio estão sendo investigados como possíveis drogas para o tratamento da dismenorreia, mas ainda não são utilizados rotineiramente.[16]

O óxido nítrico produz relaxamento do músculo liso assim, os medicamentos que aumentam os níveis de óxido nítrico, podem reduzir as contrações uterinas patológicas responsáveis pela dismenorreia.[6] Além disso, há redução da produção de óxido nítrico quando os níveis de progesterona diminuem.[6] Adesivos de trinitrato de glicerila (0,1 mg) (nitroglicerina transdérmica) produziram melhora na dor menstrual em até 90% das mulheres e são significativamente mais eficazes do que o placebo.[6] No entanto, até um quarto das pacientes tratadas com trinitrato de glicerila apresentaram dores de cabeça limitantes do tratamento, portanto, esse medicamento normalmente não é uma opção de tratamento de primeira linha para dor menstrual.[6]

O magnésio reduz o fluido menstrual PGF2a, é um relaxante muscular e causa vasodilatação.[6] Vários estudos mostraram que o magnésio proporciona alívio da dor superior ao placebo, mas as formulações e dosagens variaram amplamente entre os estudos.[6] Atualmente, informações inadequadas estão disponíveis para recomendar apenas a terapia com magnésio.[6]

Os bloqueadores dos canais de cálcio, como a nifedipina (20-40 mg), inibem a contratilidade do miométrio, bloqueando a entrada de cálcio nas células do músculo liso, diminuindo a dor.[4,6] Eles estão associados a vários efeitos adversos como rubor facial transitório, aumento da frequência cardíaca, palpitações e enxaquecas.[4,6]

7. **Vitaminas:** a vitamina E alivia a dismenorreia primária porque suprime a atividade da fosfolipase A2 e COX, inibindo assim a produção de prostaglandina e promovendo a ação da prostaciclina, com consequente vasodilatação e relaxamento muscular.[4] Vários pequenos estudos descobriram que a vitamina E (200-400 unidades internacionais) reduziu significativamente a dismenorreia. Uma revisão Cochrane, no entanto, não encontrou nenhuma evidência de alta qualidade para sua eficácia e concluíram que estudos adicionais são necessários.[4,6]

A suplementação de vitamina B1 pode melhorar a dismenorreia, revertendo a dismenorreia comum sintomas de deficiência de B1, como cãibras musculares, fadiga e diminuição da tolerância à dor.[4]

8. **Gengibre:** o gengibre tem sido usado para várias doenças nos últimos 2.500 anos e inibe a cicloxigenase, bem como a atividade da lipoxigenase.[6] Um estudo envolvendo 50 mulheres com dismenorreia primária moderada a grave mostrou pontuações de dor ainda melhores quando uma dose de 500 mg de gengibre foi adicionada a um regime padrão de ácido mefenâmico 250 mg, 2 vezes ao dia.[6] Estudos adicionais avaliando o gengibre sozinho usaram doses diárias de 750-2.000 mg e mostraram melhora da dor menstrual no mesmo nível dos AINEs.[6] Como o gengibre também funciona como um antiemético, funcionando tanto perifericamente no esvaziamento gástrico quanto centralmente, alterando a liberação de neurotransmissores, isso proporcionaria benefício adicional para mulheres que sofrem de sintomatologia gastrintestinal associada.[6]
9. **Ômega 3:** a dismenorreia está associada a dietas ricas em ômega 6 e pobres em ácidos graxos ômega 3.[4] O aumento da incorporação de ômega 3 nos fosfolipídios da membrana por meio da ingestão de óleo de peixe leva a uma menor produção de prostaglandinas e leucotrienos.[4] Os efeitos adversos incluem: náusea e exacerbação da acne.[4]

Tratamento não farmacológico

1. **Mudanças no estilo de vida:** o papel do ácido araquidônico como precursor da produção de prostaglandinas levou a pensar no papel da dieta no controle da dismenorreia.[17] Assim, mudanças na dieta como dieta com baixo teor de gordura, ingestão de feijão, sementes, frutas e vegetais permitem uma diminuição na produção de ácido araquidônico.[17]

Além disso, o exercício físico parece diminuir os sintomas da dismenorreia. Um benefício geral do exercício é relatado em mulheres com menos de 25 anos que se exercitam pelo menos 45 a 60 minutos, 3 vezes por semana.[17]

A implementação de um estilo de vida saudável com nutrição adequada, exercícios, cessação do tabagismo e baixo consumo de álcool alivia os sintomas da dismenorreia e minimiza seu desconforto e inconveniência.[4] Alguns estudos mostram falta de evidência de qualquer suplemento dietético para reduzir a dismenorreia e a falta de dados de segurança desses produtos.[18]

2. **Calor tópico:** a aplicação direta de calor na região suprapúbica é um método natural eficaz e de baixo custo no tratamento da dismenorreia primária e secundária.[4]
3. **Estimulação elétrica nervosa transcutânea (TENS):** o TENS permite o alívio da dor por meio de dois mecanismos: o primeiro é aumentar o limiar para os sinais de dor causados pela hipóxia e hipercontratilidade uterina, enviando uma série de

impulsos aferentes através das fibras sensitivas de grande diâmetro da mesma raiz nervosa, resultando em menor percepção da dor.[4]

O segundo mecanismo é a estimulação da liberação de endorfina pelos nervos periféricos e medula espinhal, proporcionando assim outra via de atenuação parcial da dor.[4] Pode ser uma alternativa em mulheres com contraindicação ao uso de AINEs e seus efeitos.[4] Os efeitos adversos incluem: rigidez muscular, enxaquecas, náuseas, vermelhidão da pele ou queimaduras.[4]

4. **Acupuntura e acupressão:** os mecanismos de alívio da dor, da acupuntura e da acupressão, envolvem a estimulação de fibras nervosas e receptores em uma complexa interação com endorfinas e serotoninas; aumento do fluxo sanguíneo uterino do reflexo do nervo simpático ovariano e diminuição dos níveis de PGs.[4,6]

Acupuntura e acupressão são métodos para estimular locais anatômicos designados para aliviar a dor.[6] Vários pontos na aurícula e ao longo da panturrilha medial, especificamente três polegares acima do maléolo medial posterior à borda da tíbia (ponto SP6) e três polegares abaixo do côndilo medial da tíbia ao longo da linha que liga o côndilo medial ao maléolo medial (ponto SP9), foram identificados como potencialmente benéficos para a dor menstrual.[6] A acupuntura usa agulhas finas nesses pontos, enquanto a acupressão usa massagem firme.[6]

Uma revisão Cochrane recente concluiu não haver evidências suficientes para determinar se a acupuntura ou a acupressão melhora sintomas de dismenorreia primária porque não há ensaios clínicos randomizados bem desenhados.[4,6,19] No entanto, revisões sistemáticas e uma metanálise de pequenos ensaios sugeriram que a acupuntura pode ser superior ao placebo, tratamentos farmacológicos e fitoterápicos para a dor da dismenorreia primária menorreia.[4,6,19] Além disso, pequenos estudos de acupressão sugerem eficácia terapêutica comparável ao ibuprofeno. Não há evidências suficientes para recomendar um esquema específico de acupuntura, e os tratamentos variaram de uma vez por ciclo menstrual a diariamente por 7 dias.[4,6,19] As recomendações foram usar acupressão por 1 minuto, pelo menos 2 vezes ao dia ou até 5 vezes ao dia.[4,6,17] Como a acupressão é gratuita e tem restrições de tempo limitadas, deve funcionar bem na agenda do paciente.[4,6,19] Outros grandes estudos randomizados controlados são necessários para entender melhor o benefício potencial da acupuntura e da acupressão, mas eles podem ser usados em adição à farmacoterapia convencional.[4,6,19]

Tratamento cirúrgico

O tratamento cirúrgico para dismenorreia está indicado apenas em raros casos de mulheres com dismenorreia grave e refratária ao tratamento farmacológico, necessitando reavaliação do diagnóstico e investigação de causas secundárias.[4,20] Entretanto, há pouquíssimos estudos sobre o tema e os que existem são relatos antigos que ainda não foram replicados o suficiente para recomendar com segurança esses métodos.[4,20]

1. **Ablação endometrial histeroscópica:** a ablação histeroscópica do endométrio pode trazer algum benefício quando a dismenorreia está associada a sangramento menstrual intenso.[6] Para pacientes que apresentam sangramento menstrual intenso e dismenorreia, as taxas de dismenorreia melhoraram no pós-operatório proporcionalmente à diminuição do sangramento menstrual.[6] Em um estudo de Wyatt *et al.*, aproximadamente 50% das mulheres tiveram resolução de sua dismenorreia após a ablação.[6] No entanto, a ablação endometrial não foi avaliada como tratamento para dismenorreia primária na ausência de sangramento menstrual intenso.[6] Além disso, não é uma terapia apropriada para pacientes que desejam fertilidade futura. Há também um risco 2 vezes maior de falha do tratamento quando o paciente tem menos de 45 anos.[6]
2. **Ablação laparoscópica do nervo uterossacro (LUNA) e neurectomia pré-sacral (NPS):** LUNA envolve a transecção de fibras de dor aferentes nos ligamentos uterossacrais e a neurectomia pré-sacral é a transecção direta de fibras nervosas na pelve.[20] Esses procedimentos são projetados para interromper as fibras sensoriais da dor na pelve e podem ser realizados usando técnicas laparoscópicas e abertas.[4,6] Há evidências de melhora da dor após essas intervenções, mas o alívio provavelmente é temporário. A dor geralmente retorna quando ocorre a regeneração do nervo. Os efeitos adversos do procedimento podem incluir constipação e disfunção urinária.[4,6] A ablação do nervo uterino quando realizada junto com a transecção dos ligamentos uterossacros acarreta um risco adicional de prolapso de órgãos pélvicos.[4,6] Dado o potencial de complicações, a natureza invasiva do procedimento e o benefício temporário antecipado, essas cirurgias intervenções para dismenorreia primária não são recomendadas.[4,6]
3. **Histerectomia:** esse método pode ser considerado como último recurso nos casos refratários à terapia convencional, em pacientes com prole constituídas,

e nos quais a laparoscopia revela anatomia normal e ausência de infiltração profunda por endometriose.[4] O papel da ooforectomia bilateral no tratamento da dismenorreia primária não é claro.[6]

Conclusão

A prevalência de dismenorreia é alta e tem como consequência a alteração na qualidade de vida.[1] Mesmo com o passar dos anos, a dismenorreia primária continua sendo um distúrbio mal compreendido que muitas mulheres simplesmente aceitam como parte normal de seu ciclo menstrual.[1] Sendo assim, faz-se necessário a investigação, diagnóstico e tratamento adequados dessa doença, objetivando a restauração da qualidade de vida das mulheres portadoras de dismenorreia.

Referências bibliográficas

1. Iacovides S, Avidon I, Baker FC. What we know about primary dysmenorrhea today: a critical review. Hum Reprod Update. 2015 Nov-Dec;21(6):762-78.
2. Proctor M, Farquhar C. Diagnosis and management of dysmenorrhoea. BMJ 2006; 332:1134-1138.
3. Harel Z. Dysmenorrhea in adolescents. Ann N Y Acad Sci 2008;1135:185-195.
4. Guimarães I, Póvoa AM. Primary Dysmenorrhea: Assessment and Treatment. Rev Bras Ginecol Obstet. 2020 Aug;42(8):501-507.
5. Dietrich JE. An update on adenomyosis in the adolescent. Curr Opin Obstet Gynecol 2010;22:388-392.
6. Ferries-Rowe E, Corey E, Archer JS. Primary Dysmenorrhea: Diagnosis and Therapy.
7. Obstet Gynecol. 2020 Nov;136(5):1047-1058.
8. Burnett M, Lemyre M. No. 345-Primary Dysmenorrhea Consensus Guideline. J Obstet Gynaecol Can. 2017 Jul;39(7):585-595.
9. Barcikowska Z, Rajkowska-Labon E, Grzybowska ME, Hansdorfer-Korzon R, Zorena
10. K. Inflammatory Markers in Dysmenorrhea and Therapeutic Options. Int J Environ Res Public Health. 2020 Feb 13;17(4):1191.
11. Zahradnik HP, Hanjalic-Beck A, Groth K. Nonsteroidal anti-inflammatory drugs and hormonal contraceptives for pain relief from dysmenorrhea: a review. Contraception. 2010;81(03):185-196.
12. Harel Z. Dysmenorrhea in adolescents and young adults: an update on pharmacological treatments and management strate- gies. Expert Opin Pharmacother. 2012;13(15):2157-2170.
13. National Sleep Foundation [Internet]. Women and sleep poll. 1998 [cited 2019 Jul 18].
14. Available from: https://www. sleepfoundation.org/articles/women-and-sleep
15. Burnett M, Lemyre M. No. 345-primary dysmenorrhea consensus guideline. J Obstet Gynaecol Can. 2017;39(07):585-595.
16. Ju H, Jones M, Mishra G. The prevalence and risk factors of dysmenorrhea. Epidemiol Rev. 2014;36:104-113.
17. French L. Dysmenorrhea in adolescents: diagnosis and treatment. Paediatr Drugs.
18. 2008;10(01):1-7.
19. Morrow C, Naumburg EH. Dysmenorrhea. Prim Care. 2009;36 (01):19-32, vii.
20. Smith RP, Kaunitz AM. Dysmenorrhea in adult women: treatment [Internet]. 2019 [cited 2019 Mar 10]. Available from: https:// www.uptodate.com/contents/dysmenorrhea-in-adult-women- treatment
21. Armour M, Ee CC, Naidoo D, Ayati Z, Chalmers KJ, Steel KA, et al. Exercise for dysmenorrhoea. Cochrane Database Syst Rev. 2019;9: CD004142.
22. Pattanittum P, Kunyanone N, Brown J, Sangkomkamhang US, Barnes J, Seyfoddin V, Marjoribanks J. Dietary supplements for dysmenorrhoea. Cochrane Database Syst Rev. 2016;3:CD002124.
23. Zhang F, Sun M, Han S, Shen X, Luo Y, Zhong D, et al. Acupuncture for primary dysmenorrhea: an overview of systematic reviews. Evid Based Complement Alternat Med. 2018;2018:8791538.
24. Ramirez C, Donnellan N. Pelvic denervation procedures for dysmenorrhea. Curr Opin Obstet Gynecol. 2017;29(04):225-230.

13

Gabrielle Barbosa Anelli • Julio Cesar Rosa e Silva • Omero Benedicto Poli Neto

Dor Pélvica Crônica em Mulheres

"Toda dor pode ser suportada se sobre ela puder ser contada uma história"

Hannah Arendt

Introdução

A dor pélvica crônica (DPC) é uma condição comum que pode afetar as mulheres em qualquer momento da vida adulta. Trata-se de um problema que é mais comum durante os anos reprodutivos, mas pode surgir ou continuar além da menopausa. Ela afeta uma proporção significativa de mulheres e exerce um impacto negativo no curso de suas vidas, estando frequentemente associada à redução da qualidade de vida, sintomas de ansiedade e depressão, redução da capacidade de trabalho e diminuição da satisfação sexual.[1] Além disso, a DPC em mulheres está associada a altos custos médicos diretos e indiretos e diminuição da produtividade das mulheres, estimando-se um custo anual de U$ 4,9 bilhões nos Estados Unidos. Assim, além de ser um problema relevante para o paciente, a DPC parece ser um fardo econômico para o sistema de saúde em todo o mundo. Embora os sintomas possam ser tratados ou eventualmente suprimidos, a recorrência é comum, levando à frustração, tanto para os pacientes quanto para os profissionais de saúde. A adequada caracterização clínica e maior compreensão dos eventos fisiopatológicos envolvidos resultarão em avanços para um tratamento mais eficaz, principalmente a longo prazo. Este capítulo irá abordar resumidamente os principais aspectos da DPC na mulher, desde sua definição e fisiopatologia até as evidências mais atuais da literatura sobre seu tratamento.

Desenvolvimento

Apesar de se tratar de uma condição prevalente e relevante, não há uma definição universalmente aceita para a DPC. De maneira geral, as associações e os colégios buscam defini-la em relação a sua localização, duração e intensidade. Visando padronizar o conceito de DPC em ginecologia e obstetrícia, o Colégio Americano de Obstetras e Ginecologistas (ACOG) definiu-a como "presença de dor percebida como originária em estruturas ou órgãos pélvicos, tipicamente com duração maior que 6 meses. Está frequentemente associada a consequências negativas do ponto de vista cognitivo, comportamental, sexual e emocional, bem como com sintomas sugestivos de disfunção do trato urinário inferior, sexual, intestinal, assoalho pélvico, miofascial ou ginecológico". A dor pélvica cíclica também é considerada uma forma de DPC, caso haja consequências cognitivas, comportamentais, sexuais e emocionais significantes. A dor desencadeada pelo coito é tema de controvérsia, mas tem sido discutida como um sintoma componente de DPC.

É importante ressaltar, conforme proposto pela Associação Internacional para Estudo da Dor (IASP),[2] que a dor crônica pode ou não estar associada a outras condições médicas, bem como persistir após o tratamento adequado da doença de base. Dessa forma, esse grupo propõe o conceito de dor crônica primária – na qual a dor pode ser concebida como uma doença por si só, e dor crônica secundária – na qual a dor se manifesta inicialmente como um sintoma de outra doença ou condição, como câncer, artrite reumatoide, traumatismo etc.

A prevalência mundial da DPC varia entre 2% e 27%, sendo próxima de 4% nos países desenvolvidos.[3] No Brasil, estima-se uma prevalência aproximada de ao menos 10%. Afecções ginecológicas e não ginecológicas frequentemente se sobrepõem em até 60% das mulheres. Por outro lado, nenhuma doença pélvica é identificada em aproximadamente um terço das pacientes,[4] e se usarmos os critérios estabelecidos no CID-10, entre 60% a 80% se enquadram no diagnóstico de desordem somatoforme.[5] De qualquer modo, a condição responde por 10% a 20% das consultas ginecológicas, 20% das histerectomias e 40% das laparoscopias ginecológicas realizadas.[6] E, mesmo após o diagnóstico etiológico e o tratamento correto, a taxa de recorrência dos sintomas pode ser superior a um terço dos casos.

O painel de diagnóstico diferencial é extenso. Podemos dividir as etiologias da DPC em causas ginecológicas, gastrintestinais, urológicas, musculoesqueléticas ou outras (herpes zóster, vasculite, cetoacidose diabética etc.), mas talvez o mais prudente seja separar as condições de origem visceral, neuromuscular e psicossocial, pois isso nos dá uma ideia melhor dos mecanismos fisiopatológicos envolvidos e favorece a instituição de medidas complementares para controle da dor ou dos episódios de piora. Por exemplo, dores de origem neuropática não deveriam ser controladas com o uso de anti-inflamatórios não esteroidais, assim como o uso indiscriminado de drogas antidepressivas ou neurolépticas para tratamento de dores de origem visceral não acrescentam melhora significativa, aliás, podem agregar mais efeitos colaterais indesejados. As causas ginecológicas estão, geralmente, entre as causas viscerais e incluem: adenomiose, aderências pélvicas, congestão pélvica, doença inflamatória pélvica crônica, endometriose, leiomioma, massa anexial, ovário remanescente, vestibulite, vulvodinia. No entanto, outras causas viscerais são comuns, entre elas intestinais (síndrome do intestino irritável e outras doenças inflamatórias intestinais, colite diverticular, doença celíaca, câncer colorretal ou sequela do seu tratamento) e urinárias (síndrome da bexiga dolorosa, infecção urinária crônica ou complicada, divertículo uretral, câncer de bexiga ou sequela do seu tratamento). Entre as causas neuromusculares estão: neuralgia (as do ílio-hipogástrico, ilioinguinal e pudendo são as mais comuns), síndrome miofascial, espasmo do levantador do ânus, fibromialgia, epilepsia abdominal. Já entre as causas psicossociais estão: desordens depressivas, de ansiedade, transtornos somatoformes e abusos.

As dores de origem visceral são geralmente caracterizadas como difusas, pouco precisas, sem definição espacial, e estão frequentemente associadas a sintomas autonômicos como mal-estar, náusea, sudorese etc.

Simplificadamente, sua fisiopatologia consiste em um estímulo aferente – que pode ser um processo de distensão, inflamação ou contratilidade de uma estrutura ou órgão – sinalizado aos nociceptores das paredes das vísceras e que irá atingir a medula espinhal através de fibras aferentes predominantemente do tipo C, o que lhes conferem a característica de terem localização "imprecisa".

As dores de origem neuromuscular são localizadas em pontos precisos, podem ser deflagradas pela palpação de uma área específica e bem delimitada no abdômen inferior (ponto-gatilho), sem uma resposta autonômica típica (o que sugeriria origem visceral), e com frequência estão associadas a procedimentos cirúrgicos ou processos inflamatórios prévios na região e a alterações da percepção local do dermátomo correspondente como hipoestesia ou anestesia.

Elas podem ter duas origens distintas: oriundas de estruturas somáticas como fáscias, músculos e tendões (dor somática) ou do comprometimento da fibra neuronal em si (dor neuropática). A dor somática surge a partir de um estímulo às terminações nervosas periféricas, similares aos nociceptores viscerais, porém, diferente da dor visceral descrita acima, a aferência se dá predominantemente por fibras do tipo Aδ, o que lhes confere a característica de serem "mais bem localizadas". A dor neuropática é deflagrada por um trauma, processo inflamatório ou compressivo aplicado diretamente sobre a fibra neuronal. Esse tipo de dor está associado a mecanismos desregulados da excitabilidade neuronal e como essas fibras estão agrupadas e carreiam estímulos diversos além do nociceptivo, é comum a presença de outros sintomas como hipoestesia, disestesia, parestesia, ou mesmo anestesia no dermátomo correspondente.[7] A respeito das classificações, vale ressaltar que denominamos dor nociceptiva aquela que surge da ativação do nociceptor, ou seja, ela surge do dano real ou iminente de um tecido não neural. Por isso as dores do tipo visceral e somática são também chamadas dores nociceptivas.

Além das causas viscerais e neuromusculares, também temos as dores rotuladas na prática clínica como de origem psicogênica. Está claro que os fatores psicossociais estão presentes em praticamente todos os tipos de dor, mas também podem ser a sua causa primária. As definições dessa terminologia não são homogêneas e a fisiopatologia dessas causas de dor são menos conhecidas, fatores que justificam tratar-se de um diagnóstico de exclusão. Acredita-se que sua origem está relacionada com o comprometimento no funcionamento de estruturas supratalâmicas, estrutura primária responsável pela percepção da dor. De fato, ela não deixa de ser uma dor de origem neurológica, mas apresenta sintomas e sinais característicos.[8]

É válido ressaltar que esse diagnóstico deve ser cuidadoso, pois pode reforçar uma ideia pejorativa das pacientes com DPC, o que pode confundir ou mesmo prejudicar o seguimento delas.

De qualquer modo, independente da causa da DPC, a maioria das pacientes apresenta um evento comum: a sensibilização central (SC). Ela compreende alterações funcionais e morfológicas do sistema nervoso central (SNC), que culminam em uma redução significativa do limiar de dor do indivíduo. E justamente por ser resultado de alterações fenotípicas nos neurônios do SNC, a dor deixa de ser obrigatoriamente dependente de estímulo periférico, ou seja, torna-se capaz de se manter e se perpetuar, corroborando as alegações de que nessas condições a própria dor é uma doença e não mais apenas um sintoma. Diante disso, em 2017, a IASP introduziu o conceito de dor nociplástica, definida como: "dor que surge da nocicepção alterada, apesar de nenhuma evidência clara de dano tecidual real ou ameaçador causando a ativação de nociceptores periféricos, ou evidência de doença ou lesão do sistema somatossensorial causando a dor". Do ponto de vista prático, a dor nociplástica é a dor sentida por pacientes cujo quadro clínico é dominado por sintomas associados à SC, incluindo "sensações ruins" como distúrbios do sono, fadiga, ansiedade, tontura, náusea, labilidade emocional, problemas cognitivos e outras condições como hiperalgesia, hiperalgesia secundária, alodinia e/ou persistência da dor mesmo após a eliminação do estímulo doloroso inicial (por exemplo, após tratamento cirúrgico adequado em cirurgias de endometriose). É importante acrescentar que as pacientes podem ter uma combinação de dor nociceptiva e dor nociplástica e há uma necessidade urgente de estabelecer critérios clínicos e psicométricos precisos para identificá-la.

Diante dessa breve exposição, é fácil entender porque a avaliação diagnóstica de mulheres com DPC é um desafio, tanto pela etiologia multifatorial quanto pela sobreposição de sintomas. Isso pode explicar o fato de cerca de 60% dessas mulheres nunca receberem um diagnóstico exato e cerca de 20% sequer serem submetidas a qualquer investigação para explorar a causa de sua dor. O National Institutes of Health (NIH), inclusive, reconhece um "grupo de condições de dor crônica sobreposta" que têm a SC como o mecanismo comum. Essas condições incluem fibromialgia, síndrome do intestino irritável e cistite intersticial, dentre outros. Uma dessas condições poderia funcionar como fator desencadeante para outra, ainda que uma fosse de origem visceral e a outra de origem somática.[9] Portanto, quando falamos de avaliação diagnóstica, identificar potenciais causas periféricas e orgânicas de DPC por meio de anamnese, exame físico e exames complementares – os quais abordaremos adiante - continua sendo um objetivo importante. No entanto, manter um foco exclusivo nesses aspectos pode retardar o tratamento e prolongar a dor. É preciso reconhecer as condições clínicas fenotípicas da SC, tanto na história da paciente quanto no exame físico. Essa abordagem pode ter impacto relevante no tratamento e economizar tempo, esforço e recursos com testes diagnósticos e procedimentos cirúrgicos muitas vezes desnecessários.

Com relação à avaliação diagnóstica, cabe ressaltar alguns pontos. A anamnese deve dar atenção especial às características da dor (duração, frequência, qualidade, localização, irradiação), à cronologia dos sintomas, às associações elaboradas pela paciente e aos eventos deflagradores, à relação da dor com o ciclo menstrual e com a atividade sexual. Antecedentes ginecológicos, obstétricos, cirúrgicos (principalmente cirurgias transversas de repetição no abdômen como cesáreas e histerectomias) e fatores relacionados a riscos e exposições (como doenças sexualmente transmissíveis), investigações e tratamentos prévios, assim como qualquer forma de abuso (sexual, psicológico, profissional ou doméstico) também são importantes. Para avaliação dos sintomas psicológicos, o profissional, que geralmente não é especializado em saúde mental, pode lançar mão de ferramentas objetivas que o ajudem a fazer uma boa triagem e ter subsídios para embasar uma indicação de avaliação complementar por um profissional da área. Existem diversos instrumentos para isso, como o *Patient Health Questionnaire* (PHQ-9) ou sua forma reduzida (PHQ-2), que além da facilidade de aplicação, apresentam atributos psicométricos que garantem boa sensibilidade e especificidade.[10] Essa etapa não deve ser menosprezada, pois a coexistência entre dor crônica e transtornos mentais tem sido amplamente relatada na literatura, sendo essas condições mais prevalentes em mulheres. Há evidências biológicas cada vez mais robustas sobre a relação bidirecional dessas condições. As três condições emocionais mais comumente encontradas em indivíduos com dor crônica, em geral, são ansiedade, depressão e raiva. Uma alta frequência de ansiedade, depressão e de transtorno misto de ansiedade e depressão é descrita em mulheres com DPC. A prevalência de eventos adversos na infância (EAI), incluindo abuso sexual, físico e emocional, também é alta nessas mulheres.

Além disso, a associação entre EAI e transtornos psíquicos em mulheres com DPC é consistente e merece ser levada em consideração na prática clínica. O abuso físico ou sexual na vida adulta também tem sido associado à DPC, bem como a ansiedade, humor depressivo, somatização, transtornos de estresse pós-traumático e incapacidade relacionada à dor. Além disso, relata-se que mulheres com DPC e história de abuso sexual experimentam dor mais intensa e os esforços para reduzir a intensidade da dor tendem a ser menos bem-sucedidos. Com relação à SC, o Inventário Central de Sensibilização (ICS) – uma escala de autorrelato de duas partes, pode ser extremamente útil,[11] ou mesmo sua versão mais curta contendo nove itens (CSI-9), que pode ser utilizada para dores musculoesqueléticas.[12] Há também, um instrumento que ajuda embasar a suspeição de sensibilização central com base em um consenso de especialistas,[13] apesar de carecer de validação prospectiva.

Os fatores levados em consideração incluem questões sobre a relação entre dor e micção, defecação e atividade sexual, variabilidade na intensidade e distribuição da dor e presença de comorbidades como enxaqueca, fibromialgia, sensibilidade química múltipla, dentre outros. Em caso de sintomas e sinais sugestivos de neuropatia, o questionário de dor neuropática (DN-4, *douleur neuropathique 4 questionnaire*) pode ser uma ferramenta para solidificar o diagnóstico. Também é fundamental de ser realizado em todas as consultas a mensuração da intensidade da dor. Mais do que uma avaliação pontual, a análise da "curva de dor" ao longo do acompanhamento pode ser valiosa no direcionamento da abordagem. Existem inúmeras escalas para essa mensuração (Ong and Seymour, 2004), mas a escala analógica visual, a escala categórica numérica e a escala de faces são as mais utilizadas. O importante é sempre usar a mesma para critério de comparabilidade da intensidade de dor em momentos distintos em um mesmo indivíduo.

O exame físico deve ser mais detalhado do que o exame ginecológico de rotina e deve incluir a palpação das regiões sacral e lombar inferior, das articulações sacroilíacas, da sínfise púbica, assim como a procura de espasmos ou pontos localizados de dor na parede abdominal, assoalho pélvico e períneo. O uso de um cotonete ou escova com cerdas macias também pode ser útil para avaliação da sensibilidade dessas regiões. Dentre todos eles, o que mais se destaca pela precisão, pela frequência com que é identificado, e pelo impacto que tem na determinação do tratamento precoce é o teste de Carnett. O teste é definido como positivo quando a dor no ponto de gatilho (área muito bem determinada, com no máximo 2-3 cm de extensão) piora ou não melhora quando o músculo é contraído voluntariamente. Uma sugestão para sua execução é solicitar à paciente, em decúbito dorsal, que simule um movimento de flexão abdominal sem apoio das mãos ou braços, enquanto o profissional mantém uma pressão suficiente para deflagrar a dor no ponto de gatilho. Caso haja dúvida sobre a presença de um ponto de gatilho ou de uma causa neuromuscular, o profissional pode lançar mão de outro artifício, a injeção local de pequena quantidade (2-3 mL) de anestésico tópico sem vasoconstritor. O bloqueio da dor confirma a suspeita. Já o exame especular deve ser detalhadamente descrito, e o toque vaginal – que pode ser iniciado com exame unidigital – deve descrever rigorosamente: dor à palpação das paredes vaginais com menção às estruturas de projeção na área dolorida (bexiga, reto, assoalho pélvico, recesso retrouterino), nodulação, espessamentos ou irregularidades na projeção do septo retovaginal, ligamentos uterossacros, ligamentos cardinais e/ou região retrocervical, limitações ou dor à mobilidade do útero e dos anexos, e suspeita de massas palpáveis na região, descrevendo tamanho, consistência e relevo da superfície. Com relação à SC no exame físico, alguns autores sugerem a investigação rotineira de hipersensibilidade (hiperalgesia por pressão) do assoalho pélvico em mulheres com DPC por meio da realização de exame interno de um único dígito nos músculos pubococcígeo, iliococcígeo e coccígeo bilateral. A hipersensibilidade em locais distantes do local clínico da dor pode ser investigada usando o teste sensorial quantitativo (QST) e parece ser um sinal de SC que está tipicamente presente na dor nociplástica.

Com relação aos exames complementares, eles devem ser solicitados de forma racional com base na história clínica e exame físico, pois a solicitação indiscriminada de inúmeros exames não traz benefícios para a paciente e possíveis resultados falso-negativos podem culminar no prolongamento da investigação e até mesmo desviar o foco da causa principal, atrasando a implementação terapêutica. Na maioria dos casos, os exames laboratoriais ou de imagem pouco auxiliam na confirmação diagnóstica da causa de DPC, porém são importantes na exclusão de outras afecções associadas e na definição da programação terapêutica.

É recomendado que a ultrassonografia transvaginal (USTV) seja solicitada para todos os casos de dor pélvica crônica, uma vez que a dor pode limitar uma avaliação acurada da pelve durante o exame físico. Já a ressonância magnética (RM) da pelve, apesar de fornecer imagens de alta qualidade, não acrescenta informações relevantes à USTV na maioria das vezes, embora seja de grande valia nos casos em que a USTV não é possível. Quando comparados em relação ao mapeamento pré-operatório de lesões profundas secundárias à endometriose, a ultrassonografia realizada por profissional especializado possui sensibilidade e especificidade muito semelhantes à RM. Em casos de suspeita de comprometimento da parede abdominal associadas a massas (como endometriomas ou hérnias de parede abdominal) e quando a paciente não apresenta melhora clínica satisfatória após tratamento inicial de neuropatia ou síndrome miofascial abdominal, faz-se necessária a realização da ultrassonografia da parede abdominal. Nos casos de mulheres com risco aumentado para lesões neoplásicas ou hematúria, ou ainda para aquelas que sabidamente tem o diagnóstico de cálculos e/ou infecção urinária de repetição, ou ainda quando há suspeita de endometriose comprometendo o sistema urinário, a ultrassonografia de rins e vias urinárias deve ser solicitada. E quando há sintomas relevantes referentes ao sistema urinário – disúria, polaciúria, dor durante o enchimento vesical ou durante a micção – a propedêutica deve ser complementada com exames de urina 1 e urocultura. Já a cistoscopia é recomendada quando há suspeita de síndrome da bexiga dolorosa ou cistite intersticial que não responderam ao tratamento de primeira linha ou também nos casos de hematúria e suspeita de lesão neoplásica. Ainda sobre o sistema urinário, a solicitação rotineira da urodinâmica é controversa. Pode ser indicada quando há suspeita clínica de síndrome da bexiga dolorosa ou cistite intersticial associada à incontinência urinária, e deve seguir a recomendação do serviço de uroginecologia local.

Com relação ao sistema gastrintestinal, o exame de sangue oculto nas fezes é uma maneira barata e é preconizada como rastreio de lesões neoplásicas para todas as mulheres com mais de 50 anos. Já a colonoscopia deve ser realizada em caso de exame de sangue oculto nas fezes positivo, ou quando a paciente tem suspeita de lesão neoplásica ou inflamatória do intestino, ou na suspeita de endometriose acometendo o sistema digestório pélvico e quando não obteve melhora clínica com a instituição das terapias de primeira linha. E, por fim, em relação à laparoscopia, sabe-se que foi reconhecida no passado como um exame padrão-ouro na avaliação de mulheres com DPC. No entanto, ela permite a visão apenas da superfície peritoneal das estruturas abdominais e pélvicas e, consequentemente, tem um papel limitado. O procedimento está associado à detecção de anormalidades em 30% a 80% das pacientes com DPC, mas a associação causal com a condição clínica nem sempre é evidente.

Ademais, diante do avanço substancial da qualidade dos exames de imagem, atualmente a laparoscopia deve visar o objetivo terapêutico de uma condição previamente mapeada (como nos casos das massas anexiais ou endometriose), mas pode ser aventada como procedimento diagnóstico quando não houver melhora clínica após tratamento de dores presumidamente de origem visceral.

Por fim, o tratamento da DPC costuma ser desafiador e, infelizmente, nem sempre eficaz. A maioria das orientações disponíveis é com base em outras formas de dor crônica e sem respaldo de fortes evidências científicas. No entanto, as terapias que visam reduzir a percepção da dor ou tratar os eventos associados à cronificação da dor como doença (por exemplo, a SC) devem ser consideradas. Diferentes diretrizes da sociedade recomendam um regime de tratamento multimodal visando maximizar a relação risco-benefício. Dentre os tratamentos não farmacológicos, ressaltaremos a educação do paciente sobre a doença, psicoterapia, dieta e atividade física.

Com relação à educação da paciente sobre a doença, é importante que a comunicação médico-paciente seja clara e as preocupações da mulher sejam ouvidas, levando-as a entender que estão sendo levadas a sério e que o aspecto biológico não está sendo negligenciado; que a dor que sentem é real e não imaginária, descartando um transtorno psíquico primário; que suas emoções e pensamentos em relação à dor afetam como lidam psicologicamente com o problema e que, biologicamente, podem influenciar as vias de dor-excitatórias; e, por fim, que as experiências adversas de vida e os conflitos psicológicos e/ou relacionais importam, pois podem predispor, precipitar e/ou perpetuar a dor, principalmente a dor que envolve a SC. Essa forma de manejo tem se somado às formas usuais de tratamento, contribuindo para a redução da intensidade e catastrofização da dor. Alguns autores sugeriram um guia prático que inclui uma explicação sobre os mecanismos da dor (P) e sobre os diferentes fatores associados à dor: somático (S), cognitivo (C), emocional (E), comportamental (B) e social (S), bem como uma discussão com o paciente sobre a motivação (M) para o tratamento (modelo PSCEBSM).

A comunicação médico-paciente eficaz deve destacar que o manejo da dor crônica requer tratamento de longo prazo, que a condição envolve um importante pilar biopsicossocial e requer mudanças no estilo de vida, o que significa que a mulher deve desempenhar um papel ativo em seu tratamento.

Embora já se reconheça que a abordagem necessária nos casos de DPC deve ser interdisciplinar e incluir aspectos psicossociais, ainda são escassos os ensaios clínicos randomizados envolvendo intervenções psicológicas em mulheres com essa condição. A redução do estresse baseada em mindfulness e a terapia cognitivo-comportamental (TCC) foram sugeridas para outros tipos de dor crônica, bem como para DPC em mulheres. Os resultados, no entanto, parecem ser melhores quando esses tratamentos visam treinar os indivíduos a mudar sua maneira de pensar e mudar suas atitudes em relação à dor, principalmente quando o objetivo é diminuir a catastrofização da dor e aumentar a autoeficácia do paciente no manejo da dor. Considerando a alta prevalência de EAI e transtornos psíquicos em mulheres com DPC, a constelação familiar poderia ser uma opção interessante para essas pacientes, uma vez que já foi demonstrada redução significativa da intensidade da DPC em mulheres com essa abordagem.

Ainda sobre o tratamento não farmacológico, mudanças na dieta podem evitar que os sintomas piorem, particularmente em pacientes com síndrome do intestino irritável (SII) ou síndrome da bexiga dolorosa (SBD). A intolerância à lactose e/ou frutose pode estar associada à SII, e as recomendações incluem o controle do consumo dessas substâncias. Além disso, oligossacarídeos fermentáveis, dissacarídeos, monossacarídeos, polióis, cafeína, álcool e glúten devem ser evitados temporariamente, principalmente quando associados ao agravamento dos sintomas da SII, e os benefícios dessa restrição devem ser avaliados de maneira individualizada. Em pacientes com SBD, as recomendações incluem monitorar o consumo dietético de tomate, soja, condimentos, pimenta, cafeína, alimentos ricos em sódio e frutas cítricas. A Organização Mundial da Saúde (OMS), recomenda a atividade física aeróbica de intensidade moderada por pelo menos 150 minutos/semana, o que tem demonstrado benefícios gerais para a saúde e pode reduzir a ansiedade e a depressão, comorbidades relevantes associadas à DPC. No entanto, ainda não há evidências científicas fortes que confirmem a eficácia do exercício na dor crônica em adultos ou na dor relacionada à endometriose.

Com relação ao tratamento farmacológico, destacaremos os anti-inflamatórios não esteroidais (AINEs), opioides, progestágenos, antidepressivos tricíclicos, anticonvulsivantes e inibidores seletivos de recaptação de serotonina e noradrenalina. Os AINEs são drogas muito utilizadas no cotidiano, inclusive como automedicação. Recomendamos evitar o uso crônico devido ao risco de efeitos adversos. É importante lembrar que essas drogas podem piorar a sintomatologia em mulheres com SII e SBD e usualmente não funcionam para mulheres com dor neuropática. Os opioides, embora amplamente utilizados, têm seu efeito controverso no tratamento da DPC. Não recomendamos o uso rotineiro. Não há contraindicação pelo "risco de dependência", mas é uma condição que exige o máximo de atenção. Os progestágenos são geralmente utilizados em pacientes com dor relacionada ao ciclo menstrual, porém, independente da causa primária, o uso de progestágeno (como o acetato de medroxiprogesterona injetável) tem sido associado a melhora clínica significativa da dor, mesmo quando a etiologia não é identificada. Os antidepressivos tricíclicos, anticonvulsivantes e inibidores seletivos de recaptação de serotonina e noradrenalina podem ser recomendados em algumas situações, principalmente para tratamento das dores neuropáticas ou quando associadas a transtornos do humor como depressão e ansiedade. Eles melhoram a tolerância à dor, restabelecem o padrão de sono e reduzem sintomas depressivos.

Com relação às medidas cirúrgicas, alguns pontos podem ser destacados. A adesiólise (lise de aderências) não tem benefício bem comprovado, por isso a indicação de cirurgia com esse único objetivo deve ser cautelosa, devendo-se considerar o princípio da não maleficência ao considerar possíveis complicações inerentes ao ato cirúrgico. As cirurgias ablativas (ablação de ligamentos uterossacros e neurectomia pré-sacral) não costumam mais ser indicadas, pois não há evidências de melhora significativa. Além disso, sua taxa de complicações é significativa. A histerectomia pode ser recomendada em condições como dor associada a leiomiomas de grande volume ou adenomiose, particularmente nas mulheres que não responderam de forma satisfatória ao tratamento clínico com progestágeno. Quando indicada nessas situações, 60% a 80% das mulheres referem melhora clínica significativa. Entretanto, cerca de 40% mantêm-se insatisfeitas com o tratamento, sendo que o prejuízo na qualidade de vida e piora da dor no pós-operatório é cerca de 3 a 5 vezes maior nas mulheres com depressão associada.

Conclusão

A DPC é uma condição complexa que pode não estar associada a uma causa óbvia e, mesmo quando uma causa é identificada, a extensão da doença nem sempre é proporcional à intensidade da dor. O tratamento da doença periférica resulta apenas ocasionalmente na cura ou remissão prolongada dos sintomas. Ainda assim, recomenda-se um esquema de investigação e tratamento das comorbidades associadas, com cirurgias sendo limitadas a circunstâncias muito específicas. Esforços crescentes têm sido dedicados à compreensão dos mecanismos fisiopatológicos envolvidos na causa e/ou percepção da dor e no reconhecimento clínico da DPC visando oferecer terapias direcionadas baseadas na fisiopatologia que sejam eficazes a longo prazo. A esse respeito, a identificação clínica precoce de um fenótipo para SC é possível e deve ser um objetivo, abdicando de testes caros e de pouca utilidade clínica. Além disso, é fundamental que a equipe que realiza o tratamento valide a dor da paciente como um sintoma real, estabelecendo uma relação de confiança com a mulher, que muitas vezes consultou muitos médicos sem se sentir ouvida. Essa abordagem tem se mostrado extremamente importante para permitir que os pacientes entendam os vários fatores associados à dor e os incentiva a participar mais ativamente de seu tratamento. A abordagem psicossocial é parte importante do tratamento de mulheres com DPC. Técnicas terapêuticas que visam principalmente trabalhar pensamentos e comportamentos relacionados à dor e lidar com emoções associadas a experiências adversas de vida e conflitos de relacionamento são descritas na literatura. Os resultados têm sido positivos, inclusive em relação à SC, e devem estimular estudos mais aprofundados.

Enfim, embora o manejo da DPC em mulheres seja desafiador, está claro que o atendimento personalizado dentro de uma perspectiva interdisciplinar é a melhor opção para o sucesso do tratamento, que tem como alvo a melhora da qualidade de vida dessa população.

Referências bibliográficas

1. Trípoli TM, Sato H, Sartori MG, Araujo FF, Girão MJ, Schor E. Avaliação da qualidade de vida e satisfação sexual em mulheres com dor pélvica crônica com ou sem endometriose.
2. Chronic pain as a symptom or a disease: the IASP Classification of Chronic Pain for the International Classification of Diseases (ICD-11).
3. Latthe et al. 2006; Ahangari 2014. Prevalence of Chronic Pelvic Pain Among Women: An Updated Review.
4. Warren JW, Morozov V, Howard FM. Could chronic pelvic pain be a functional somatic syndrome? Am J Obstet Gynecol. 2011 Sep;205(3):199.e1-5. doi: 10.1016/j.ajog.2011.04.003. Epub 2011 Apr 14.
5. Ehlert U, Heim C, Hellhammer DH. Chronic Pelvic Pain as a Somatoform Disorder. Psychother Psychosom. 1999 Mar-Apr;68(2):87-94. doi: 10.1159/000012318.
6. Mathias SD, Kuppermann M, Liberman RF, Lipschutz RC, Steege JF. Chronic pelvic pain: prevalence, health-related quality of life, and economic correlates. Obstet Gynecol. 1996 Mar;87(3):321-7. doi: 10.1016/0029-7844(95)00458-0.
7. Tu FF, Hellman KM, Backonja MM. Gynecologic management of neuropathic pain. Am J Obstet Gynecol. 2011 Nov;205(5):435-43. doi: 10.1016/j.ajog.2011.05.011. Epub 2011 May 12.
8. Katsuhiro T. The Terms Neurogenic Pain and Psychogenic Pain Complicate Clinical Practice. Clin J Pain. 2007 May;23(4):380-1. doi: 10.1097/AJP.0b013e31803b36dd.
9. Mayer TG, Neblett R, Cohen H, Howard KJ, Choi YH, Williams MJ, et al. The Development and Psychometric Validation of the Central Sensitization Inventory: Validation of the Central Sensitization Inventory. Pain Pract. 2012;12(4):276-285.
10. Nishigami T, Tanaka K, Mibu A, Manfuku M, Yono S, Tanabe A. Development and psychometric properties of short form of central sensitization inventory in participants with musculoskeletal pain: A cross-sectional study. PLOS ONE. 2018;13(7):e0200152.
11. Levesque A, Riant T, Ploteau S, Rigaud J, Labat J-J, Convergences PP Network, et al. Clinical Criteria of Central Sensitization in Chronic Pelvic and Perineal Pain (Convergences PP Criteria): Elaboration of a Clinical Evaluation Tool Based on Formal Expert Consensus. Pain Med. 2018;19(10):2009-2015.
12. Shy ME, Frohman EM, So YT, Arezzo JC, Cornblath DR, Giuliani MJ, et al. Quantitative sensory testing: Report of the Therapeutics and Technology Assessment Subcommittee of the American Academy of Neurology. Neurology. 2003;60(6):898-904.

Agnaldo Lopes da Silva Filho • Eduardo Batista Cândido • Pedro Henrique Tannure Saraiva

Tumores Anexiais

Introdução

Tumor anexial pode ser definido "como massa sólida, cística ou mista localizada no ovário, tubas uterinas ou no tecido conectivo circundante". Pode afetar mulheres de todas as idades, desde crianças pré-púberes até pacientes na pós-menopausa. A maioria das massas anexiais diagnosticadas é benigna, e o principal objetivo da avaliação diagnóstica é a exclusão de malignidade[1] ou se existe uma condição urgente que necessite de abordagem imediata.

Massas ovarianas são o tipo mais comum de massa anexial e são identificadas em aproximadamente 8% a 35% das pacientes na pré-menopausa[2], e 3% a 17% das pacientes na pós-menopausa.[2,3]

O avanço dos equipamentos de ultrassonografia (US) e a melhor capacitação de profissionais proporcionaram o aumento no número de diagnóstico de massas pélvicas e maior acurácia na diferenciação entre processos inflamatórios, funcionais e tumores anexiais – benignos ou malignos. O diagnóstico diferencial das massas pélvicas é de extrema importância, pois diante de uma neoplasia maligna de ovário, a abordagem precoce contribui para uma menor morbimortalidade.[4] Cabe ressaltar que, diante de métodos de imagem e laboratoriais, não há como ter certeza do diagnóstico de um tumor anexial. Pode-se ter alta, média ou baixa suspeição de lesão maligna, mas sua confirmação apenas se dá com a avaliação tecidual pelo exame anatomopatológico.

O câncer de ovário é uma das neoplasias que mais matam em todo o mundo, sendo responsável por cerca de 207 mil mortes e mais de 304 mil novos casos por ano.[5] Atualmente, não existe um método de rastreio para câncer de ovário.[1] Estudo publicado em 2011, (controlado, randomizado, com quase 50 mil mulheres nos braços controle e nos casos rastreadas com o marcador sérico CA-125 e ultrassonografia endovaginal), não mostrou benefício em diagnóstico precoce ou redução da mortalidade, além de aumentar o número de sobrediagnóstico concorrendo para elevação de complicações que foram significativamente maiores nas pacientes rastreadas. Outro estudo, publicado em 2016, seguindo os moldes do estudo anterior, porém, criando um modelo multimodal de rastreamento das pacientes com o mesmo marcador e ultrassonografia e com o dobro do número de pacientes, mostrou desfechos bem semelhantes. Desse modo, não se preconiza realização rotineira do CA-125, ultrassonografia ou quaisquer outros marcadores, para realização de rastreamento do câncer de ovário.[6,7]

Já as massas possivelmente benignas podem estar relacionadas a crescimento rápido, torção, ruptura, dor e desconforto pélvico. Quando a massa não é suspeita de malignidade e não há outras indicações para cirurgia ou vigilância, nenhum acompanhamento adicional é necessário. A vigilância realizada por ultrassonografia pélvica (preferivelmente endovaginal) é uma opção se a suspeita de malignidade for baixa, mas não tiver sido excluída.

Etiopatogenia

Na avaliação de uma massa anexial, devemos classificá-las como de origem ginecológica ou não ginecológica e, ainda, como benigna ou maligna (Tabela 14.1).

Tabela 14.1. Classificação das massas anexiais

Origem	Benigno	Maligno
Ginecológica	Cisto funcional	Carcinoma epitelial
	Gravidez ectópica	Tumor de células germinativas
	Endometrioma	Tumor estromal
	Abscesso tubo-ovariano	
	Hidrossalpinge	
	Leiomiomas	
	Teratoma maduro	
	Cistoadenoma mucinoso	
	Cistoadenoma seroso	
Não ginecológica	Abscesso apendicular ou mucocele	Câncer gastrintestinal
	Divertículo da bexiga	Metástase
	Abscesso diverticular	Sarcoma retroperitonial
	Tumor da bainha do nervo	
	Cisto paratubal	
	Rim pélvico	
	Divertículo ureteral	

Fonte: Adaptada de American College of Obstetricians and Gynecologists. Management of adnexal masses. ACOG Practice Bulletin No. 83. Obstet Gynecol. 2007;110(1):202.

A etiologia das massas pélvicas mais prevalentes varia conforme a idade da paciente, pois em cada fase da vida há fatores de risco diferentes para cada tipo de tumor anexial (Tabela 14.2). As neoplasias malignas do ovário têm a sua incidência máxima entre os 56-60 anos e representam 30% dos tumores ovarianos na pós-menopausa, contrastando com apenas 7% desses tumores na pré-menopausa.[8]

Os cistos ovarianos foliculares são comuns em fetos e aumentam em frequência com o avanço da idade gestacional e com algumas possíveis complicações maternas, como diabetes *mellitus*, pré-eclâmpsia e isoimunização Rh, por exemplo.[9]

Uma massa pélvica em um recém-nascido é provavelmente um cisto fisiológico que surgiu inicialmente devido à estimulação hormonal materna no útero.

Entre o período neonatal e a puberdade, os cistos fisiológicos são incomuns, pois a estimulação ovariana gonadotrópica diminui na primeira infância e depois aumenta durante a puberdade. No entanto, a maioria dos cistos ovarianos simples em crianças é fisiológica e resulta do aumento de um folículo cístico.

Os ovários das adolescentes podem conter múltiplos folículos em diferentes estágios de desenvolvimento e incluem cistos uniloculares (resultantes da falha do folículo em maturação em ovular e involuir) e cistos hemorrágicos. Esses folículos disfuncionais geralmente se resolvem espontaneamente e muitas vezes são clinicamente insignificantes.

Massas anexiais estimuladas por hormônios reprodutivos são encontradas quase exclusivamente em pacientes em idade reprodutiva. Essas massas incluem cistos fisiológicos, endometriomas, leiomiomas, teratomas maduros e cistoadenomas. Em geral, os cânceres de ovário ou tubários aumentam em incidência com o aumento da idade e, portanto, são mais comuns em pacientes pós-menopáusicas,[10,11] embora o pico de idade para tumores de células germinativas ovarianas seja entre 10 e 30 anos.

A maioria dos cistos anexiais em pacientes na pós-menopausa é benigno, mas a incidência de câncer de ovário aumenta com o avanço da idade; pelo menos 30% das massas ovarianas em pacientes com mais de 50 anos são neoplasias malignas.[12] Cistos simples são comuns nessa faixa etária. Normalmente, representam cistos fisiológicos ou funcionais persistentes do período pré-menopausa. Cistoadenomas, cistos paraovarianos ou paratubais e hidrossalpinge também são massas anexiais prevalentes nesse período.[13]

Tabela 14.2. Causas de massas anexiais por frequência e faixa etária

Infância	Adolescência	Menacme	Perimenopausa	Pós-menopausa
Tumor de células germinativas	Cisto funcional	Cisto funcional	Tumor ovariano epitelial	Tumor ovariano (maligno ou benigno)
Cisto funcional	Gravidez ectópica	Gravidez ectópica	Cisto funcional	Cisto funcional
	Teratoma cístico benigno ou outro tumor de células germinativas	Tumor ovariano epitelial		
	Tumor ovariano epitelial			

Fonte: Adaptada de Berek & Novak's Ginecology 2012.

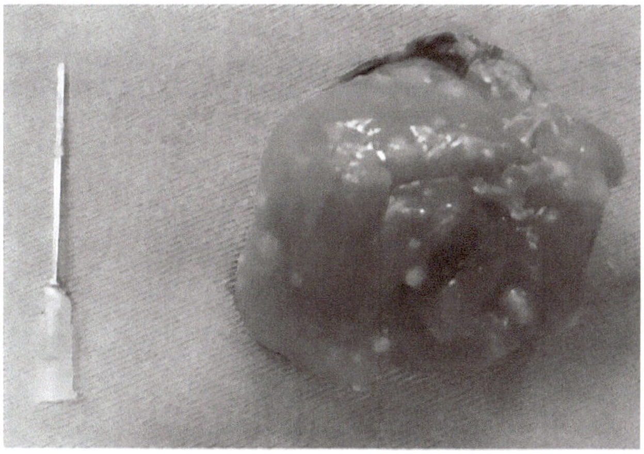

■ **Figura 14.1.** Teratoma maduro. Fonte: Acervo pessoal do autor.

O carcinoma epitelial é o tipo histológico mais prevalente, entre os tumores malignos, sendo o carcinoma seroso de alto grau, o mais comum (70% a 80% dos casos), seguido pelo carcinoma endometrioide (10%), o carcinoma de células claras (10%) e o carcinoma mucinoso (3%).[14,15]

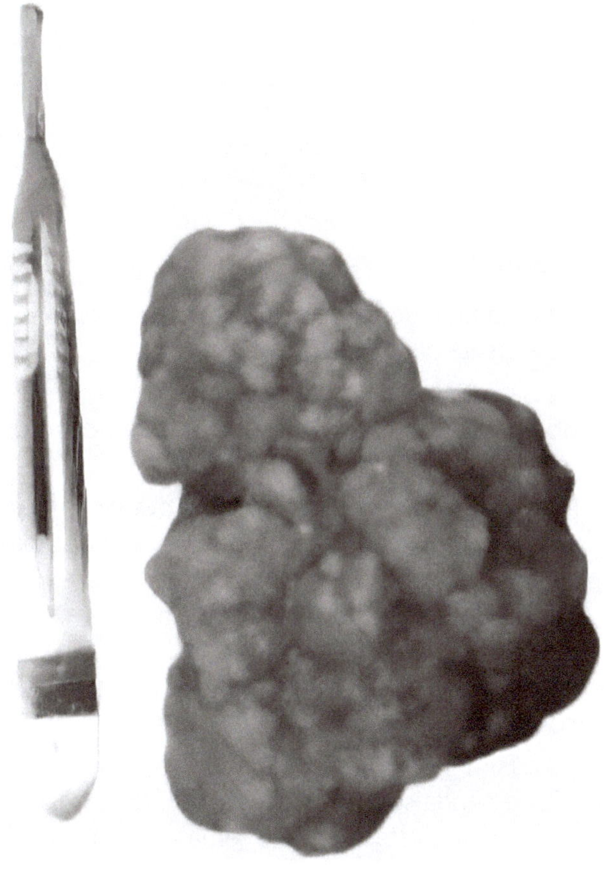

■ **Figura 14.2.** Tumor *borderline* de ovário. Fonte: Acervo pessoal do autor.

■ Diagnóstico

A maioria das massas anexiais é de origem ovariana. A clínica pode ser bastante variável, podendo apresentar-se como dor pélvica aguda ou crônica, sintomas inespecíficos como distensão abdominal, cólicas, sensação de peso em baixo ventre, dificuldade de micção e sintomas intestinais ou ainda, pode apresentar-se completamente assintomática.

O exame físico minucioso é fundamental, porém, massas com diâmetro < 5 cm, principalmente em pacientes obesas ou na pós-menopausa são de difícil detecção ao exame ginecológico e, exames de imagem são necessários para a completa avaliação.[16]

O principal objetivo da investigação diagnóstica é identificar massas com potencial de malignidade ou de causar morbidade grave, como sepse ou choque hipovolêmico.

Vale ressaltar que o diagnóstico definitivo é obtido apenas após exame de anatomia patológica da peça após sua excisão cirúrgica.

Exames de imagem

Os exames de imagem associados ou não a exames laboratoriais, na maioria das vezes, serão necessários, porém, o diagnóstico definitivo é histopatológico.[17]

A triagem de rotina para câncer de ovário não é recomendada por qualquer organização médica. Tem-se baixa prevalência de câncer de ovário na população em geral e não há qualquer estratégia de rastreamento desse tipo de tumor com alta especificidade e sensibilidade.[17] Várias modalidades de exames de imagem são usadas para auxiliar no diagnóstico e diferenciação de massas anexiais, incluindo, ultrassonografia (US), com ou sem dopplerfluxometria, ressonância magnética (RM) e tomografia computadorizada (TC). A US é o exame de imagem inicial mais apropriada na investigação de pacientes com massas pélvicas, tanto para determinar o sítio de origem quanto para elucidar suas características. É um exame amplamente difundido, bem aceito e de custo relativamente baixo.

O grupo IOTA (International Ovarian Tumor Analysis) propôs um sistema de pontuação para avaliação dos critérios ultrassonográficos das massas pélvicas e é amplamente utilizado. Segundo IOTA, se o tumor apresentar pelo menos uma característica de malignidade (M) e nenhuma característica de benignidade (B) o tumor é provavelmente maligno. Se o tumor apresentar uma ou mais características B e nenhuma M, o tumor é provavelmente benigno; se o tumor apresentar caracte-

Tabela 14.3. Critérios de IOTA

Critérios de benignidade	Critérios de malignidade
B1 – cisto unilocular	M1 – tumor sólido irregular
B2 – presença de componente(s) sólido(s) menores de 7 mm	M2 – presença de ascite
B3 – presença de sombra acústica	M3 – presença de pelo menos 4 projeções papilíferas
B4 – tumor multilocular com paredes lisas medindo menos de 100 mm	M4 – tumor multilocular sólido irregular com maior medida maior ou igual a 100 mm
B5 – ausência de fluxo ao Doppler (IC = 1)	M5 – alto fluxo ao Doppler (IC = 4)

Fonte: Adaptada de Timmerman *et al*. 2013.

rísticas B e M ou se nenhuma característica B ou M está presente, o resultado será inconclusivo (Tabela 14.3).[18]

Outra metodologia proposta para a classificação das massas anexiais é o O-RADS (*ovarian-adnexal reporting and data system*) do American College of Radiology. Ainda não está sendo amplamente utilizada, mas é promissora.[19] Nesse estudo, pode-se estratificar o risco de zero a cinco, sendo:

1. **O-RADS0:** inconclusivo.
2. **O-RADS1:** ovário normal.
3. **O-RADS2:** quase certamente benigno (risco de malignidade < 1%).
4. **O-RADS3:** baixo risco (risco de malignidade 1% a < 10%).
5. **O-RADS4:** risco intermediário (risco de malignidade 10% a < 50%).
6. **O-RADS5:** alto risco (risco de malignidade ≥ 50%).

Para massas com características indeterminadas na ultrassonografia, uma caracterização adicional da massa pode ser obtida pela obtenção de RM.[19] A TC não é uma modalidade primária para avaliação de massas anexiais, pois tem eficácia limitada e deve ser solicitada em casos específicos, como na avaliação de possível carcinomatose peritoneal.

Exames laboratoriais

A utilidade dos marcadores tumorais na avaliação do risco de malignidade é limitada. O antígeno de câncer 125 (CA125) é o marcador tumoral mais comum avaliado em pacientes com massas anexiais suspeitas de câncer epitelial de ovário. Antígeno carcinoembrionário (CEA), antígeno de câncer 19-9 e alfafetoproteína (AFP) são outros marcadores comumente solicitados, mesmo que todos eles tenham seu uso limitado no diagnóstico de massas anexiais suspeitas de neoplasia (Tabela 12.4). Sua principal utilização se dá no seguimento de pacientes já tratados, como rastreamento de recidiva.

Tabela 14.4. Marcadores tumorais

Marcadores tumorais	Tipos de tumor
CA125	Tumores epiteliais
CA19.9	Tumores mucinosos
Alfafetoproteína	Tumores de seio endodérmico e tumores mistos de células germinativas
CA54-61	Carcinoma mucinoso
CEA	Carcinoma embrionário
Gonadotrofina coriônica	Coriocarcinoma
Estradiol	Tumores de células da granulosa
Testosterona	Tumores de célula de Sertoli-Leydig
LDH	Marcador tumoral inespecífico
HE4	Carcinoma ovariano

Fonte: Adaptada de Crispi, 2012.

Tratamento

O tratamento depende do tipo da massa, podendo ser expectante ou cirúrgico.

Massas com alto potencial de morbidade devem ser abordadas cirurgicamente, como abscessos rotos, torção anexial e gravidez ectópica rota.

Nos teratomas maduros, tumores ovarianos mais comuns em mulheres na segunda e terceira décadas de vida,[20] recomenda-se a ooforoplastia, preferencialmente com a exérese do cisto sem sua rotura, para certeza diagnóstica (descartar a possibilidade de teratoma imaturo) e para evitar possíveis complicações, como torção anexial ou rotura do cisto.

Cistos simples ao ultrassom podem ser acompanhados. Recomenda-se sua abordagem cirúrgica quando > 7 cm, sem regressão após 6-8 semanas ou que estejam causando sintomas limitantes à paciente.[21]

Pacientes em qualquer fase da vida que tenham massa anexial de alto risco na imagem (O-RADS5 e algumas O-RADS4) geralmente requerem cirurgia para diagnóstico e tratamento. Isso inclui pacientes com achados sugestivos de doenças metastáticas, como ascite ou massas peritoneais, por exemplo, mesmo na ausência de características malignas na própria massa.

Pacientes na pós-menopausa com massa anexial e qualquer uma das seguintes características de alto risco também devem ser tratadas cirurgicamente:

- Marcador tumoral elevado.
- Massa volumosa (> 10 cm de diâmetro).[22]
- Massa de risco intermediário associada a sintomas ou a fatores de risco para malignidade.

Pacientes na pré-menopausa, com massa anexial e qualquer uma das seguintes características de alto risco também é aconselhável serem tratadas cirurgicamente:

- Massa de risco intermediário associada a CA125 elevado.
- Massa anexial suspeita de neoplasia de células germinativas ou tumor estromal de cordão sexual.

A cirurgia laparoscópica é o método indicado para o tratamento de massas anexiais benignas, cistos dermoides, endometrioma, com suas indicações no tratamento cirúrgico de distúrbios ginecológicos, cada vez mais abrangentes.[23]

Como cirurgia minimamente invasiva, a laparoscopia promove benefícios, como melhor resultado estético, menor tempo de internação, redução da dor pós-operatória e, retorno precoce às atividades diárias quando comparadas a laparotomia.[24] Além dos benefícios dos procedimentos endoscópicos em geral, há menor tendência a formação de aderências, diminuição de trauma peritoneal e a contaminação da cavidade peritoneal é minimizada. Laparoscopia para manejo de desordens ginecológicas em pediatria e adolescentes é fortemente recomendado.

A laparotomia é tipicamente realizada em massas anexiais com alto risco para malignidade e tumores em estádios avançados.[23] Essa abordagem permitirá um estadiamento precoce, incluindo a exploração completa do abdômen, histerectomia total, salpingo-ooforectomia bilateral, omentectomia, dissecções nódulos linfáticos pélvicos e para-aórticos, biópsias de diafragma e goteiras parietocólicas, seguido de uma ressecção do máximo tumor intra-abdominal.[17]

A cirurgia robótica foi um grande ganho para a medicina minimamente invasiva. Além dos benefícios já descritos para laparoscopia, um estudo retrospectivo canadense realizado em 2015, comparou os resultados da laparoscopia e da robótica no manejo de massas anexiais benignas e evidenciou que ambas oferecem tratamento efetivo, seguro e minimamente invasivo às pacientes. A robótica, porém, ofereceu maiores benefícios no tratamento de endometriose devido a melhor abordagem e dissecção do retroperitônio.[25]

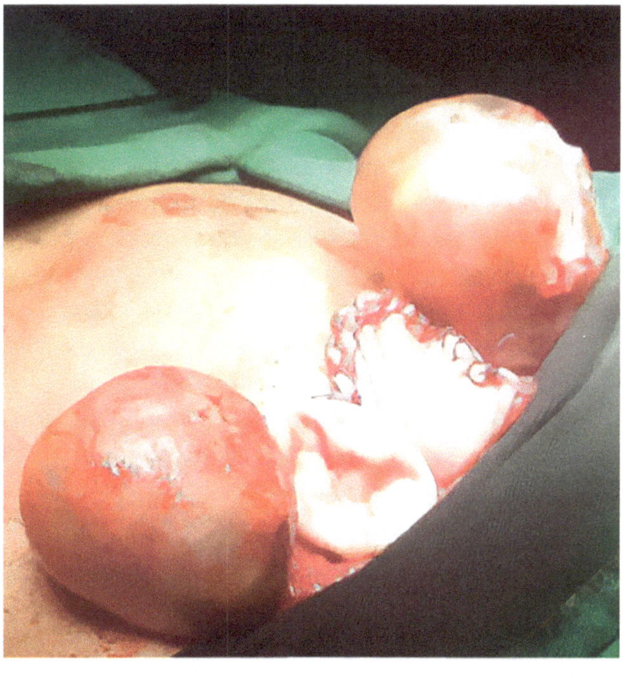

■ **Figura 14.3.** Ooforoplastia laparotômica de teratoma maduro bilateral. Fonte: Acervo pessoal do autor.

Tratamento cirúrgico no câncer de ovário

O câncer de ovário pode ser classificado em dois tipos principais: epiteliais e não epiteliais. O tipo mais comum é o carcinoma epitelial seroso de alto grau, que representa cerca de 75% dos casos de câncer de ovário. Os tumores não epiteliais, que incluem células germinativas e de cordão sexual, são raros, mas são os principais responsáveis pelas neoplasias ovarianas em mulheres jovens, sendo o tumor de células germinativas o mais prevalente.[26,27]

Mais recentemente, estudos moleculares e genéticos levaram à proposta de um modelo dualístico para classificação dos tumores epiteliais, divididos em tipo I e tipo II. Os representantes do tipo I são: carcinoma seroso de baixo grau, mucinoso, endometrioide de baixo grau e células claras. Os tumores do tipo II são: seroso de alto grau, endometrioides de alto grau, carcinomas indiferenciados e carcinosarcomas. Representam 70% dos casos de câncer de ovário, são agressivos e, tipicamente, são diagnosticados em estadiamento mais avançado.[28]

Tabela 14.5. Estadiamento de câncer de ovário atualizado – FIGO2018

Estádio I	Tumor limitado aos ovários
Ia	Tumor limitado a um ovário, cápsula intacta, sem tumor na superfície externa
Ib	Tumor envolve os dois ovários, cápsula intacta, sem tumor na superfície externa
Ic	Tumor restrito a um ou ambos os ovários e: Ic1: ruptura da cápsula durante a cirurgia Ic2: cápsula rota antes da cirurgia ou tumor na superfície ovariana Ic3: ascite ou lavado peritoneal com células neoplásicas presentes
Estádio II	**Tumor com extensão à pelve verdadeira ou primário do peritônio**
IIa	Extensão e/ou metástases para o útero e/ou tuba uterina
IIb	Extensão para outros tecidos pélvicos (IIc foi excluído do estadiamento)
Estádio III	**Tumor com implantes além da pelve e/ou linfonodos intra-abdominais comprometidos. Também considerar como tumor limitado à pelve verdadeira, mas com extensão direta ao intestino delgado ou omento**
IIIa	Linfonodos comprometidos e/ou disseminação peritoneal microscópica além da pelve IIIa1: linfonodos pélvicos e/ou retroperitoneais comprometidos; IIIa1 (I): metástases até 1 cm IIIa1 (II): metástases com mais de 1 cm IIIa2: disseminação peritoneal microscópica além da pelve verdadeira
IIIb	Presença de implante peritoneal extrapélvico de tamanho ≥ 2 cm no maior diâmetro. Inclui extensão para superfícies hepática e/ou esplênica
IIIc	Presença de implante peritoneal extrapélvico de tamanho > 2 cm no maior diâmetro. Inclui extensão para superfícies hepática e/ou esplênica
Estádio IV	**Presença de metástases à distância**
IVa	Derrame pleural com citologia positiva
IVb	Metástases para parênquima hepático ou esplênico. Metástase para órgãos extra-abdominais inclui linfonodos inguinais e linfonodos fora da cavidade abdominal

Fonte: Adaptada de Prat J, Olawaiye AB, Bermudez A, *et al*. Ovary, fallopian tube, and primary peritoneal carcinoma. In: AJCC Cancer Staging Manual, 8th ed, Amin MB (Ed), AJCC, Chicago 2017.p.681.

O estadiamento do câncer de ovário é cirúrgico e deve ser completo, pois auxilia o planejamento do tratamento e aconselhamento prognóstico.

O tratamento cirúrgico de pacientes com câncer de ovário atualmente preconiza a citorredução, com objetivo de doença residual não mensurável. A quimioterapia neoadjuvante está reservada para pacientes que não tolerariam o procedimento cirúrgico de citorredução primária não factível, para pacientes com comorbidades associadas e com alto risco de morbidade.

A cirurgia habitualmente inclui: coleta de lavado peritoneal, histerectomia, salpingo-ooforectomia bilateral, omentectomia e linfadenectomia de linfonodos suspeitos em doenças metastáticas. A justificativa para histerectomia e salpingo-ooforectomia bilateral é remover (se presente) metástases ocultas no ovário contralateral, anexos ou útero. Ocasionalmente, um câncer de endométrio primário síncrono estará presente, ou o útero será o local de origem do EOC suspeito. A preservação da fertilidade é uma opção aceitável em pacientes jovens com tumores ovarianos de baixo potencial maligno ou cânceres ovarianos não epiteliais, ou pacientes com estadiamento IA dos tumores epiteliais, que preferem essa abordagem. É fundamental que não haja ruptura da cápsula do tumor durante a cirurgia. Em caso de alta suspeita de tumor mucinoso, recomenda-se, também, a apendicectomia.

O *second-look* é reservado para pacientes que após a quimioterapia não apresentam resposta clínica completa com exames propedêuticos negativos. Se a doença inicial é extensa e não passível de citorredução (doença residual = 1 cm), deve ser feito a reabordagem cirúrgica após 3 ciclos de quimioterapia.[21]

Tratamento cirúrgico de massas não neoplásicas

Em praticamente todos os casos de tumores benignos do ovário, a recomendação é de ooforoplastia, ou seja, a retirada da massa ovariana (com sua cápsula) e a preservação do tecido ovariano adjacente e contralateral. Eventualmente, a massa encontra-se muito aumentada de tamanho, não deixando tecido ovariano residual. Nesse caso, deve-se proceder com a salpingo-ooforectomia unilateral.

Vale ressaltar que diante de massas anexiais com impossibilidade de descartar neoplasia, a cirurgia deve ser feita com preservação dos princípios oncológicos, ou seja, evitar romper a cápsula da massa e encaminhamento para exame de corte de congelação durante o ato cirúrgico. Se o resultado vier positivo para neoplasia, deve-se, nesse mesmo tempo cirúrgico, ampliar a cirurgia, conforme recomendado para câncer de ovário. Se negativo para neoplasia, a cirurgia convencional pode ser realizada. Importante dizer que o diagnóstico definitivo só é dado após exame anatomopatológico. O exame de corte de congelação apenas é utilizado para guiar a conduta cirúrgica frente a uma massa suspeita. A não atenção a esses procedimentos pode comprometer o correto diagnóstico, mudar o estadiamento da doença e, consequentemente, interferir no tratamento adjuvante e, possivelmente, no prognóstico.

Conclusão

Massas anexiais podem surgir em qualquer fase da vida da mulher, desde a vida intrauterina até após a menopausa. São de etiologias diversas e apresentam prevalência variável com a idade da paciente. A investigação de tumores anexiais se dá por meio de exames de imagem, principalmente a ultrassonografia endovaginal. Se a massa tiver características suspeitas (índice de IOTA ou O-RADS), a solicitação de marcadores tumorais pode auxiliar na definição do tratamento proposto.

O tratamento varia segundo as características da massa anexial – conservador (com ou sem necessidade de seguimento ultrassonográfico) ou cirúrgico. Em caso de tumores suspeitos de malignidade, o tratamento cirúrgico associado ao exame de corte de congelação intraoperatório é o método mais adequado.

Não há, até o momento, rastreamento efetivo para o câncer de ovário, não sendo recomendada, então, a realização de exames de imagem ou laboratoriais com esse propósito.

Referências bibliográficas

1. Nezhat C, Cho J, King LP, Hajhosseini B, Nezhat F. Laparoscopic Management of Adnexal Masses. Obstet Gynecol Clin North Am. 2011 Dec;38(4):663-76.
2. Pavlik EJ, Ueland FR, Miller RW, Ubellacker JM, DeSimone CP, Elder J, et al. Frequency and Disposition of Ovarian Abnormalities Followed With Serial Transvaginal Ultrasonography. Obstetrics & Gynecology. 2013 Aug;122(2):210-7.
3. Castillo G, Alcázar JL, Jurado M. Natural history of sonographically detected simple unilocular adnexal cysts in asymptomatic postmenopausal women. Gynecol Oncol. 2004 Mar;92(3):965-9.
4. Gonçalves F da S, Vaz-Oliani DCM, Oliveira GH de, Oliani AH. Avaliação dos parâmetros de imagens de massas anexiais pélvicas em tele-ecografia. Revista Brasileira de Ginecologia e Obstetrícia. 2013 Oct;35(10):464-8.
5. Sung H, Ferlay J, Siegel RL, Laversanne M, Soerjomataram I, Jemal A, et al. Global Cancer Statistics 2020: GLOBOCAN Estimates of Incidence and Mortality Worldwide for 36 Cancers in 185 Countries. CA Cancer J Clin. 2021 May 4;71(3):209-49.
6. Jacobs IJ, Menon U, Ryan A, Gentry-Maharaj A, Burnell M, Kalsi JK, et al. Ovarian cancer screening and mortality in the UK Collaborative Trial of Ovarian Cancer Screening (UKCTOCS): a randomised controlled trial. The Lancet. 2016 Mar;387(10022):945-56.
7. Buys SS. Effect of Screening on Ovarian Cancer Mortality. JAMA. 2011 Jun 8;305(22):2295.
8. Morice P, Uzan C, Fauvet R, Gouy S, Duvillard P, Darai E. Borderline ovarian tumour: pathological diagnostic dilemma and risk factors for invasive or lethal recurrence. Lancet Oncol. 2012 Mar;13(3):e103-15.
9. Bryant AE, Laufer MR. Fetal ovarian cysts: incidence, diagnosis and management. J Reprod Med. 2004 May;49(5):329-37.
10. Zalel Y, Piura B, Elchalal U, Czernobilsky B, Antebi S, Dgani R. Diagnosis and management of malignant germ cell ovarian tumors in young females. International Journal of Gynecology & Obstetrics. 1996 Oct;55(1):1-10.
11. Timmerman D, Van Calster B, Testa A, Savelli L, Fischerova D, Froyman W, et al. Predicting the risk of malignancy in adnexal masses based on the Simple Rules from the International Ovarian Tumor Analysis group. Am J Obstet Gynecol. 2016 Apr;214(4):424-37.
12. Kinkel K, Lu Y, Mehdizade A, Pelte MF, Hricak H. Indeterminate Ovarian Mass at US: Incremental Value of Second Imaging Test for Characterization—Meta-Analysis and Bayesian Analysis. Radiology. 2005 Jul;236(1):85-94.
13. Dørum A, Blom GP, Ekerhovd E, Granberg S. Prevalence and histologic diagnosis of adnexal cysts in postmenopausal women: An autopsy study. Am J Obstet Gynecol. 2005 Jan;192(1):48-54.
14. Armstrong DK, Alvarez RD, Backes FJ, Bakkum-Gamez JN, Barroilhet L, Behbakht K, et al. NCCN Guidelines® Insights: Ovarian Cancer, Version 3.2022. Journal of the National Comprehensive Cancer Network. 2022 Sep;20(9):972-80.
15. Banks E. The Epidemiology of Ovarian Cancer. In: Ovarian Cancer. New Jersey: Humana Press; p. 3-11.
16. Perét F J CJP et al. Ginecologia e Obstetrícia: manual para concursos. 5 ed. Rio de Janeiro: Guanabara Koogan; 2012.
17. Nezhat C, Cho J, King LP, Hajhosseini B, Nezhat F. Laparoscopic Management of Adnexal Masses. Obstet Gynecol Clin North Am. 2011 Dec;38(4):663-76.
18. Kaijser J, Bourne T, Valentin L, Sayasneh A, Van Holsbeke C, Vergote I, et al. Improving strategies for diagnosing

ovarian cancer: a summary of the International Ovarian Tumor Analysis studies. Ultrasound in Obstetrics & Gynecology. 2013 Jan 25;41(1):9-20.

19. Andreotti RF, Timmerman D, Strachowski LM, Froyman W, Benacerraf BR, Bennett GL, et al. O-RADS US Risk Stratification and Management System: A Consensus Guideline from the ACR Ovarian-Adnexal Reporting and Data System Committee. Radiology. 2020 Jan;294(1):168-85.
20. Ayhan A, Bukulmez O, Genc C, Karamursel BS, Ayhan A. Mature cystic teratomas of the ovary: case series from one institution over 34 years. European Journal of Obstetrics & Gynecology and Reproductive Biology. 2000 Feb;88(2):153-7.
21. A.C.Camargo Cancer Center D de G. Manual de Condutas em Ginecologia Oncológica . 2ed ed. FAP; 2014.
22. Roman L, Muderspach L, Stein S, Laifernarin S, Groshen S, Paulmorrow C. Pelvic examination, tumor marker level, and gray-scale and doppler sonography in the prediction of pelvic cancer. Obstetrics & Gynecology. 1997 Apr;89(4):493-500.
23. Medeiros LR, Rosa DD, Bozzetti MC, Fachel JM, Furness S, Garry R, et al. Laparoscopy versus laparotomy for benign ovarian tumour. Cochrane Database of Systematic Reviews. 2009 Apr 15.
24. Takeda A, Imoto S, Nakamura H. Management of pediatric and adolescent adnexal masses by gasless laparoendoscopic single-site surgery. European Journal of Obstetrics & Gynecology and Reproductive Biology. 2014 Oct;181:66-71.
25. Zigras T, Goodman L, Menderes G, Azodi M. Comparison of Robotics Versus Conventional Laparoscopy for Management of Benign Adnexal Masses. J Minim Invasive Gynecol. 2015 Nov;22(6):S22-3.
26. Stewart C, Ralyea C, Lockwood S. Ovarian Cancer: An Integrated Review. Semin Oncol Nurs. 2019 Apr;35(2):151-6.
27. Armstrong DK, Alvarez RD, Backes FJ, Bakkum-Gamez JN, Barroilhet L, Behbakht K, et al. NCCN Guidelines® Insights: Ovarian Cancer, Version 3.2022. Journal of the National Comprehensive Cancer Network. 2022 Sep;20(9):972-80.
28. Nik NN, Vang R, Shih IM, Kurman RJ. Origin and Pathogenesis of Pelvic (Ovarian, Tubal, and Primary Peritoneal) Serous Carcinoma. Annual Review of Pathology: Mechanisms of Disease. 2014 Jan 24;9(1):27-45.

15

Claudio Emilio Bonduki • Mariano Tamura Vieira Gomes • Pedro Jabur Bonduki

Atualização em Mioma Uterino

Introdução

Ter um bom nível de conhecimento sobre o leiomioma uterino é fundamental para todo ginecologista. Além de um diagnóstico frequente no consultório, o mioma constitui uma das principais indicações operatórias, na prática do cirurgião ginecológico. Com base em achados ultrassonográficos, cerca de 50% das mulheres apresentam mioma, com predomínio entre 35 e 50 anos.[1] Além disso, atualmente, a doença corresponde a dois terços das indicações de histerectomia em mulheres nessa mesma faixa etária. Mais de 70% das histerectomias realizadas nos Estados Unidos, são para tratamento de doenças benignas do útero e, entre essas, o leiomioma representa a principal indicação, com um número aproximado de 200 mil cirurgias por ano.[1] Naquele país, estima-se uma taxa de histerectomia por leiomioma de 1,9 por 1.000 mulheres por ano, de acordo com o *US National Hospital Discharge Survey*.[1] Desse modo, este capítulo tem como objetivo revisar os diversos aspectos dos leiomiomas e suas repercussões na saúde da mulher.

Conceito e classificação

O leiomioma uterino é um tumor benigno, formado por fibras musculares lisas, entrelaçadas por tecido conectivo. Em dois terços dos casos, os tumores são múltiplos. Podem ser classificados, de acordo com sua localização no útero, como corporais, em 98% dos casos, ou cervicais. Os corporais podem ser subdivididos em subserosos, intramurais e submucosos (Figura 15.1). Uma situação mais rara é o desprendimento de mioma submucoso pediculado, que se exterioriza pelo colo do útero, sendo denominado mioma parido. Existem ainda os miomas que perdem contato com o útero e recebem fluxo sanguíneo de outros órgãos, chamados miomas parasitas.

A FIGO (Federação Internacional de Ginecologia e Obstetrícia) propôs, em 2011, uma classificação para padronizar investigações clínicas. Lesões submucosas pediculadas, totalmente intracavitárias, são chamadas de tipo 0. Os tipos 1 e 2 são submucosos com componente intramural, sendo o tipo 1 com menos de 50% e o tipo 2 com mais de 50% de penetração no miométrio. Lesões do tipo 3 são totalmente intramurais, mas atingem o endométrio. Lesões do tipo 4

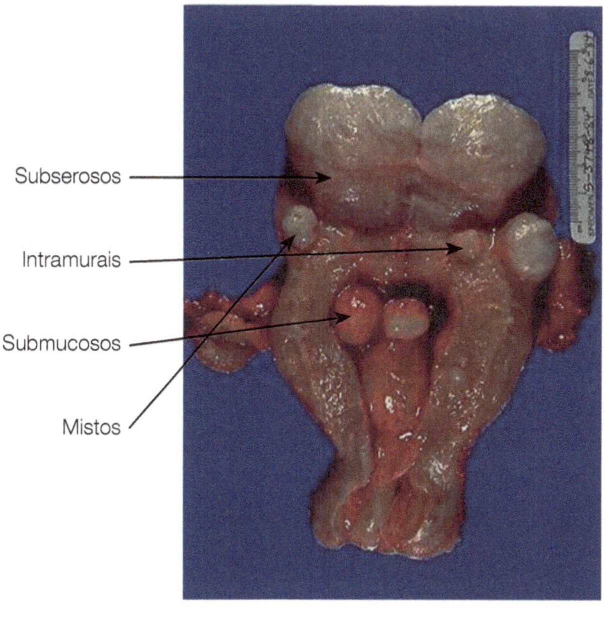

Figura 15.1. Útero com nódulos de miomas subserosos, intramurais e submucosos.

são intramurais e estão completamente envoltas pelo miométrio, sem extensão à serosa ou à superfície endometrial. Miomas subserosos do tipo 5 têm mais de 50%, enquanto miomas do tipo 6 têm menos de 50% de componente intramural. Miomas do tipo 7 são subserosos pediculados. Por sua vez, lesões transmurais são classificadas de acordo com sua relação com o endométrio e, a seguir, de acordo com sua relação com a serosa (registram-se os dois valores, separados por hífen). Por fim, miomas do tipo 8 são aqueles sem nenhuma relação com o miométrio, incluindo lesões cervicais e aquelas que acometem o ligamento largo sem conexão direta com o útero, também chamados de miomas parasitas[2] (Figura 15.2).

Os miomas podem sofrer degenerações ao longo do tempo, classificadas como: hialina, gordurosa, hemorrágica, cística, necrobiose asséptica e calcificação. A necrobiose asséptica, também conhecida como degeneração rubra ou vermelha, corresponde ao infarto hemorrágico do leiomioma e pode ser mais comumente observada no ciclo gravídico puerperal, na vigência de pílula anticoncepcional ou de análogos do hormônio liberador de gonadotrofina (GnRH). Outras variantes histopatológicas são o leiomioma mitoticamente ativo, o leiomioma celular ou hipercelular, o leiomioma bizarro, o tumor de musculatura lisa de potencial maligno indeterminado (STUMP), a leiomiomatose peritoneal e a intravascular.

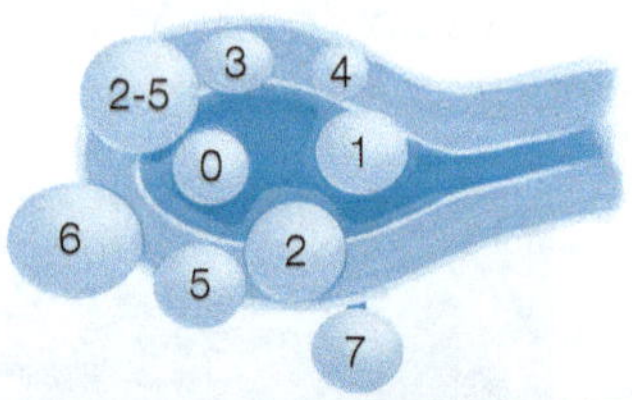

Submucosos	0 1 2	Intracavitário pediculado < 50% intramural ≥ 50% intramural
Intramurais	3 4	100% intramural com contato com endométrio 100% intramural totalmente envolto por miométrio
Subserosos	5 6 7	Subseroso ≥ 50% intramural Subseroso < 50% intramural Subseroso pediculado
Outros	8	Não apresentam relação com o miométrio (cervical, parasita)
Híbridos (apresentam contato com endométrio e com serosa uterina)	2-5	Submucoso e subserosos, com menos de 50% do diâmetro no miométrio e cavidade peritoneal (transmural)

Figura 15.2. Classificação Figo, 2011. Fonte: Adaptada de Munro M et al. Int J Gynaecol Obstet. 2011 Apr;113(1):3-13.

Epidemiologia

A idade é o principal fator de risco, com maior incidência entre 35 e 50 anos e regressão dos miomas após a menopausa, seja natural, cirúrgica ou quimioterapicamente. A raça também é considerada fator predisponente, observando-se risco relativo 2 a 9 vezes maior nas negras em relação às brancas, com diagnóstico em idade mais jovem e tumores maiores, mais numerosos e mais sintomáticos.[1] Os antecedentes familiares aumentam o risco em 2,2 vezes para mulheres com mãe e irmã com diagnóstico de mioma.[2]

A obesidade aumenta a incidência de mioma em 20% a cada 10 kg de ganho ponderal. Tal aumento pode ser justificado pela diminuição da síntese hepática de SHBG e o aumento de estrona circulante, em decorrência da conversão periférica de androstenediona pela aromatase do tecido adiposo.[3]

Como fatores de proteção, podemos citar a paridade, com diminuição do risco de desenvolver mioma a cada gestação, reduzindo-se a um quinto após cinco gestações; o uso de anticoncepcional oral combinado, que reduz em 17% o risco de mioma a cada 5 anos de uso; e o tabagismo, que gera um hipoestrogenismo, reduzindo em 18% o risco de mioma com o consumo de 10 cigarros por dia.[1,3]

Etiopatogenia e fisiopatologia

Mutações somáticas no miométrio levam à perda de controle do crescimento celular, culminando com um novo fenótipo. A transformação neoplásica e o crescimento tumoral são graduais e progressivos e os nódulos em um mesmo útero têm origem monoclonal independente e comportamento biológico distinto.

Trata-se de tumores hormônio-dependentes, nos quais o estradiol e a progesterona promovem seu crescimento durante a menacme. Em contrapartida, a diminuição dos níveis circulantes deles promove sua regressão. Sabe-se que a predisposição genética e a presença dos esteroides sexuais estão intimamente envolvidas na formação e no crescimento dos miomas e, cada vez mais, estudos têm buscado mostrar a relação entre mutações somáticas, hormônios sexuais, fatores de crescimento e citocinas na fisiopatologia dos miomas.[3] No entanto, até o momento permanece incerto se a ação dos esteroides sexuais estaria relacionada à iniciação neoplásica ou se somente promove o crescimento do tumor, que tem sua oncogênese desencadeada por outros mecanismos. Já se evidenciou maior expressão de receptores de estradiol e de progesterona no tecido tumoral quando comparado ao miométrio adjacente e, apesar de o estrogênio ser classicamente apontado como o responsável pelo crescimento do mioma, evidências bioquímicas, patológicas e clínicas demonstram que a progesterona tem papel fundamental na proliferação tumoral.[4]

Enquanto o estradiol estimula a produção de componentes da matriz extracelular (colágeno, proteoglicanos e fibronectina), a progesterona aumenta a atividade mitótica e inibe a apoptose. Além disso, demonstrou-se que mulheres com expressão anômala dos receptores de progesterona (RP-A e RP-B), por meio do polimorfismo *Progins*, podem ter redução da capacidade de ligação e transcrição hormônio-mediada, com consequente menor ação da progesterona no miométrio e diminuição na incidência de miomas.[5] Vê-se, dessa forma, o sinergismo entre estradiol e progesterona no estímulo da proliferação celular e do crescimento tumoral.[3-5]

Alguns fatores de crescimento são expressos de forma aumentada no leiomioma, quando comparados ao miométrio adjacente. Destacamos o EGF (fator de crescimento epidermoide) e o VEGF (fator de crescimento endotelial vascular), cujas expressões no tumor são mediadas pelo estrogênio.[6,7] A proteína Bcl-2, responsável pela inibição da apoptose celular, encontra-se expressa no leiomioma, e não no miométrio, enquanto o PCNA (antígeno nuclear de proliferação celular) e o Ki-67 (antígeno associado à proliferação celular) também têm sua expressão aumentada no leiomioma e estão vinculados à presença da progesterona.[6,7] A ação local dos esteroides sexuais, mediada pela ligação aos seus receptores, leva à ativação de proto-oncogenes, de fatores de crescimento e de seus receptores.

Alterações estruturais e funcionais de antioncogenes e de genes reguladores do crescimento celular também são descritas e, ao final de toda a cadeia, tem-se a formação e o crescimento do leiomioma.[6-8] Sabe-se, também, que aproximadamente 40% dos tumores apresentam anormalidades cromossômicas de surgimento tardio, sendo provavelmente desencadeadas pela multiplicação celular exacerbada.[3]

A deficiência de vitamina D é outro fator que tem se estudado e que está relacionado com a presença de leiomiomas. Estudos recentes apontam que paciente com níveis séricos baixos dessa vitamina são mais propensas a desenvolver esse tipo de tumor, e esse fato se deve a ação antiproliferativa da 1,25 $(OH)_2D_3$, mediada principalmente pelo bloqueio da fase G1/S do ciclo celular, além de bloquear a sinalização mitogênica (incluindo a de estrogênio), atuar positivamente nos inibidores de crescimento e ativar apoptose celular. Em pacientes que cursam com a hipovitaminose, portanto, haverá uma disfunção na regulação de células potencialmente defeituosas e na apoptose delas[9] (Figura 15.3).

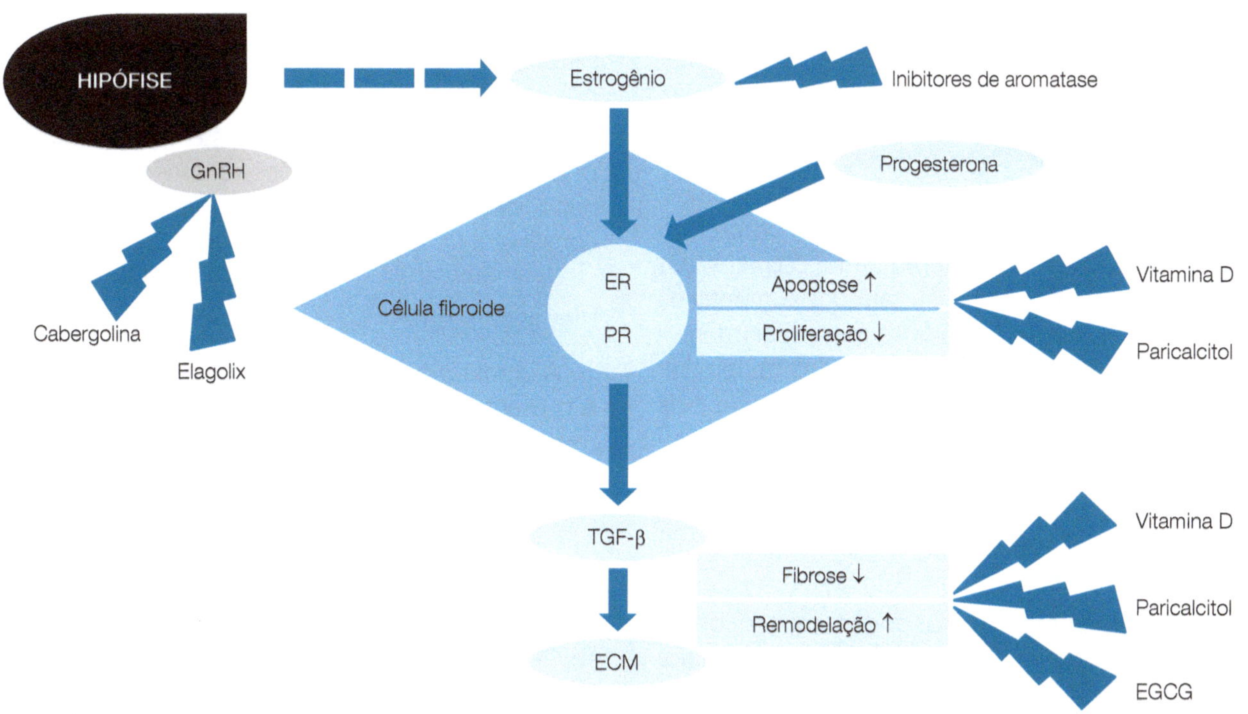

Figura 15.3. Papel da vitamina D na fisiopatologia do mioma uterino. Fonte: Adaptada de Ciebiera M et al. Alternative Oral Agents in Prophylaxis and Therapy of Uterine Fibroids – An Up-to-Date Review. Int. J. Mol. Sci. 2017,18(12),258.

Estudo inédito foi publicado recentemente a respeito de assinaturas metabolômicas em paciente com miomatose uterina. Essa área da medicina busca caracterizar um painel metabólico no plasma de pacientes, e que nos auxiliam na elucidação da etiopatogenia e diagnóstico do cenário biomolecular de diversas doenças. No caso em questão, em pacientes que cursam com leiomiomas, foram identificadas diferenças metabólicas que dizem respeito, principalmente, a aminoácidos livres, ácidos graxos e carboidratos, os quais estavam em baixos níveis nessas pacientes, sobretudo em tumores volumosos.[10]

Quadro clínico

Aproximadamente, metade das pacientes são assintomáticas e, nesses casos, os leiomiomas são apenas achados de exame ginecológico ou ultrassonográfico. Por outro lado, quando sintomáticos, os miomas podem trazer importante impacto na qualidade de vida. As queixas mais frequentes são sangramento uterino anormal, dismenorreia secundária, sintomas compressivos gerados pelo aumento do útero, dor pélvica acíclica, dispareunia, sintomas urinários, sintomas gastrintestinais, infertilidade e abortamento.[11]

Os miomas submucosos são, em sua maioria, responsáveis por quadros de sangramento uterino irregular (metrorragia). As erosões na superfície do nódulo, em decorrência do atrito com a parede endometrial, e sua eventual isquemia geram tal sangramento.[11,12] Já os subserosos, em sua maioria, não gera sintomas. Quando volumosos, podem cursar com dor pélvica e sintomas de compressão extrínseca, como lombossacralgia, aumento da frequência urinária, noctúria, retenção ou incontinência urinária e até compressão ureteral, com comprometimento da função renal. Os miomas intramurais podem cursar com aumento da intensidade e/ou duração do fluxo menstrual (menorragia ou hipermenorragia). Esses achados podem ser explicados pelo aumento da cavidade uterina, pela menor contratilidade das fibras miometriais, prejudicadas pela presença do tumor, pela estase venosa endometrial e pelo aumento das prostaciclinas no endométrio, que causam vasodilatação e dificultam a formação de trombos.

Ocasionalmente, os miomas podem sofrer degeneração ou torção de nódulos pediculados, gerando dor pélvica aguda.[12] As pacientes podem cursar com anemia, fadiga, astenia, taquicardia, dispneia, dor e edema de membros inferiores. Mais ainda, os miomas são causa de infertilidade em 5% dos casos, em especial os submucosos, devido à distorção da cavidade uterina e à condição inflamatória hostil do endométrio.[11,12] Também podem estar relacionados a intercorrências obstétricas, com aumento da incidência de abortamento, trabalho de parto prematuro, restrição do crescimento intrauterino e apresentação fetal anômala.[13,14]

Diagnóstico

O diagnóstico inicia-se na consulta médica, com base nos sintomas presentes. No exame físico, a palpação de tumor no hipogástrio, bocelado, de consistência fibroelástica e com alguma mobilidade laterolateral pode ser observada mediante massas volumosas.

No exame vaginal, pode-se palpar o útero com volume aumentado e, no toque bimanual, confirma-se tratar de tumor do corpo uterino quando os movimentos realizados no colo do útero e no fórnice vaginal são transmitidos ao tumor abdominal. Porém, deve-se lembrar que às vezes é difícil diferenciar leiomiomas subserosos de tumores ovarianos junto ao corpo do útero.

O diagnóstico diferencial deve ser feito com outras afecções ginecológicas, tais como adenomiose, adenomioma, pólipo endometrial, tumor anexial, endometriose, câncer de endométrio, sarcoma do útero e até gravidez.

Quanto aos exames de imagem, é sabido que a ultrassonografia ocupa lugar de destaque. Sua utilização tem grande valor para esclarecimento, diagnóstico, seguimento e programação terapêutica.

Ressonância magnética e histeroscopia também podem fornecer informações valiosas para a análise minuciosa, em especial, ao ter em mente o tratamento conservador em suas diversas modalidades.

Ultrassonografia

A ultrassonografia transvaginal ou transabdominal é o exame de imagem mais utilizado no estudo de miomas. Pode ser suficiente no acompanhamento de casos com conduta expectante, tratamento clínico ou mesmo para indicação e programação de tratamento cirúrgico definitivo, com histerectomia. O exame ultrassonográfico endovaginal tem melhor acurácia para os miomas intramurais e submucosos. Miomas subserosos, quando volumosos, podem ser mais bem observados com associação da via transabdominal.

A ultrassonografia permite avaliar a morfologia e as dimensões do útero e do endométrio, além de caracterizar nódulos, padrão de vascularização tecidual, pelo estudo Doppler colorido, e análise espectral das artérias uterinas, pelo estudo Doppler espectral.[15]

Miomas geralmente se apresentam à ultrassonografia como nódulos hipoecogênicos e podem apresentar calcificações ou tênues reforços acústicos, em casos de degeneração cística. Os contornos, bem ou mal definidos, ficam na dependência da pseudocápsula, formada pelo edema e pela compressão do miométrio adjacente.[15,16] Os miomas apresentam vascularização predominantemente periférica, por serem compostos por musculatura lisa, diferenciando-se dos adenomiomas.[16]

Outra modalidade que pode ser utilizada é a ultrassonografia tridimensional, que consiste na realização de ultrassonografia convencional, porém com uma tecnologia que permite aquisição multiplanar e volumétrica, possibilitando reconstruir as imagens adquiridas em diferentes planos anatômicos (axial, sagital e coronal). Essa tecnologia tem várias aplicações na ginecologia, sendo um método eficaz no diagnóstico das malformações müllerianas, avaliação de dispositivos intrauterinos e diagnóstico de pólipos endometriais. Pode-se lançar mão da reconstrução tridimensional para obter um mapeamento dos miomas, bem como estudar a cavidade uterina, com ótima sensibilidade quando comparada ao método convencional.[15]

A histerossonografia é uma complementação que pode ser usada para avaliação de doenças focais da cavidade uterina, como pólipos e miomas submucosos, com possibilidade de mensuração da sua extensão miometrial, atingindo níveis de sensibilidade e especificidade próximos a 90%.[17] Trata-se, entretanto, de técnica trabalhosa para o realizador e com certo desconforto para a paciente. Por isso, assim como pelo fato de outros exames fornecerem informações semelhantes, tem sido pouco utilizada.[18]

Histeroscopia

É um exame que consiste na introdução de uma ótica fina pelo canal cervical, para avaliação da cavidade uterina, possibilitando a visão direta dos miomas submucosos, assim como de outras lesões ali localizadas. Segundo a European Society of Gynecological Endoscopy (ESGE), os miomas submucosos são classificados em G0 (totalmente intracavitário), G1 (≥ 50% intracavitário) e G2 (< 50% intracavitário), que correspondem aos tipos 0, 1 e 2, respectivamente, da FIGO.[2] A histeroscopia deve ser realizada, de preferência, na primeira fase do ciclo menstrual, tendo elevada acurácia, com sensibilidade de 88% a 100% e especificidade próxima a 100%. Possibilita uma excelente avaliação endocavitária e dos nódulos submucosos, porém não permite a avaliação completa do eventual componente intramural e da distância entre o nódulo e a serosa, chamada de manto miometrial externo.[19,20] Por isso, seus achados devem somar-se aos de outros exames, principalmente ultrassonografia ou ressonância magnética, para a programação terapêutica (Figura 15.4).

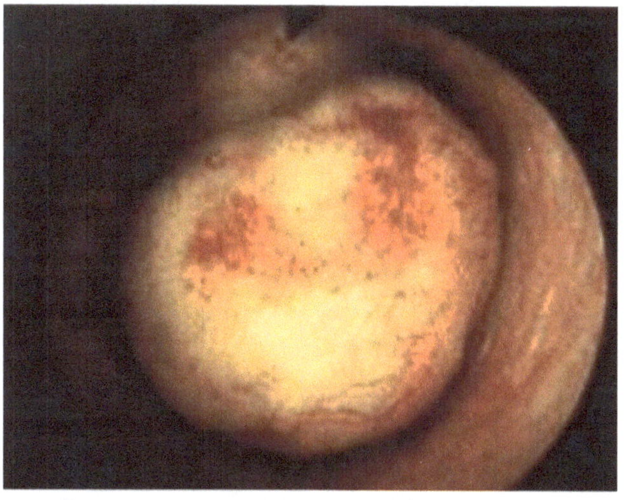

■ **Figura 15.4.** Visão histeroscópica de um leiomioma tipo 0 (totalmente intracavitário).

Ressonância magnética

É importante salientar que, quando se planeja tratamento cirúrgico conservador, outros exames de imagem tornam-se úteis, em especial a ressonância nuclear magnética. Atualmente, a ressonância é o método que possui melhor resolução, assim como a mais detalhada discriminação anatômica da pelve feminina. Encontra, contudo, limitação de uso devido, principalmente, o custo para execução do exame. Sua indicação, no momento, é para diferenciar tumores pélvicos e para avaliação pré-miomectomia ou embolização das artérias uterinas (EAU). Permite distinguir o mioma de outras afecções ginecológicas que por vezes coexistem, como adenomiose e endometriose, além de topografar, dimensionar e mesmo sugerir informações histológicas com acurácia de até 69%.[16,21] É um método que apresenta sensibilidade de 85% a 99% e especificidade de 91% a 94% no mapeamento e mensuração dos miomas, comparativamente a 69% e 87%, respectivamente, da ultrassonografia.[16,21,22] Tem grande importância na avaliação de úteros volumosos (maiores que 375 cm^3), miomas múltiplos (cinco ou mais) ou de grandes dimensões, que geram sombra acústica posterior, dificultando a avaliação ultrassonográfica.[21]

Deve-se lembrar que todas essas vantagens da ressonância só são de fato percebidas quando se trabalha com um equipamento operando em alto campo magnético (1,5 Tesla ou mais), que obtém imagens com elevada resolução espacial durante um curto tempo, reduzindo eventuais artefatos e melhorando o detalhamento da imagem.

Em 60% dos casos, os miomas possuem extensa hialinização, apresentando-se com baixo sinal em T2 e intensidade de sinal semelhante ou mais baixa que o miométrio nas sequências ponderadas em T1.[23] Os contornos podem ser regulares ou irregulares, variando conforme a rapidez de crescimento. É possível, em alguns casos, identificar um halo de hipersinal na periferia do nódulo, gerado pela combinação de vasos linfáticos comprimidos, veias dilatadas e edema, formando a chamada pseudocápsula do mioma.[23] Nódulos com alto grau de celularidade apresentam sinal hiperintenso nas sequências ponderadas em T2. Tais características são decorrentes do menor conteúdo de colágeno e maior acúmulo de líquido, com espaços intersticiais abundantes.[23]

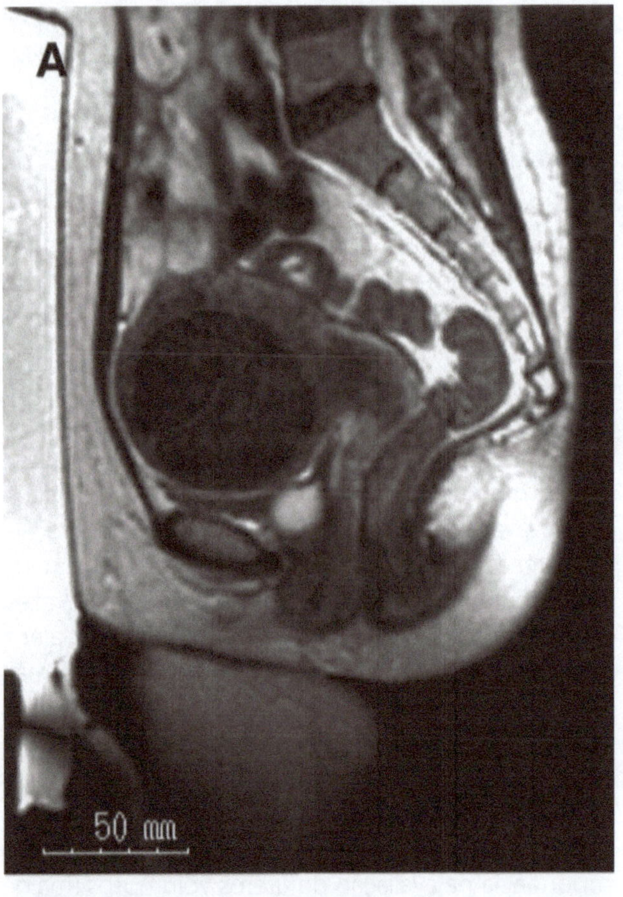

■ **Figura 15.5.** Ressonância magnética com corte sagital em T1, ilustrando nódulo uterino hipointenso em relação ao miométrio adjacente.

Já os sarcomas costumam apresentar-se na ressonância como tumores volumosos, com limites mal definidos, áreas de tecido hemorrágico e necrótico, com sinal heterogêneo em T1, hipossinal em T2 e sem realce vascular após a infusão de contraste paramagnético nas áreas necróticas, porém com realce vascular nas áreas de expansão tumoral, geralmente periféricas. Seu aspecto se assemelha muito a um mioma com degeneração vermelha ou hemorrágica, podendo ter aspecto um pouco mais grosseiro. Outro dado será o crescimento contínuo e constantemente caracterizado durante os exames de controle.[23-25]

A sequência de difusão DWI consiste em uma técnica funcional capaz de mensurar, em escalas numéricas e de cor, os movimentos randômicos e aleatórios das moléculas de água no tecido analisado. Diante da alta celularidade, mais frequente em tumor maligno, essas moléculas têm movimento reduzido e podem ser discriminadas e classificadas em diferentes velocidades. Pode-se lançar mão dessa técnica na suspeita de sarcoma uterino, observando-se graus mais acentuados de restrição à difusão.[22,23] Porém, a falta de sinais patognomônicos de sarcoma e a dificuldade em diferenciá-lo do mioma degenerado leva-nos a concluir que, no momento, não há achados de imagem que contemplem simultaneamente alta sensibilidade e alta especificidade no diagnóstico desse tumor maligno.

■ Tratamento clínico

A indicação do tratamento é individualizada e considera inúmeros fatores, como: sintomas, idade da paciente, número, tamanho e localização dos miomas, expectativa em relação ao futuro reprodutivo e desejo de preservar o útero, tratamentos prévios, além da coexistência de outras doenças. Habitualmente, as pacientes assintomáticas ou oligossintomáticas devem ser apenas acompanhadas clínica e ultrassonograficamente, para monitorar o surgimento de queixas, além do volume e crescimento dos miomas.[26,27]

O tratamento clínico pode ser indicado para controle do sangramento e da dor pélvica, como tratamento inicial ou mesmo a longo prazo, no caso de pacientes que têm risco cirúrgico elevado ou que não desejam ser submetidas a procedimentos. O tratamento medicamentoso pode ser dividido em não hormonal e hormonal.

Entre a terapêutica não hormonal, citamos os anti-inflamatórios não hormonais (AINHs), que auxiliam no controle do sangramento menstrual, por inibir a síntese de prostaciclinas, diminuindo em cerca de 30% o sangramento uterino e aliviando muitas pacientes.

Outro grupo a ser citado é o dos antifibrinolíticos, como o ácido tranexâmico, que podem ser utilizados isoladamente ou associados aos AINHs, inibindo a fibrinólise na superfície endometrial, com consequente redução do sangramento menstrual.[28] Entre os hormonais, podemos citar os anticoncepcionais combinados e os progestagênios isolados, que também podem ser usados para controle do fluxo menstrual, com redução significativa do sangramento em boa parcela dos casos.

O dispositivo intrauterino liberador de levonorgestrel (LNG-IUS) também pode ser de grande valia no tratamento clínico do mioma, reduzindo o fluxo menstrual, graças à ação do levonorgestrel sobre o endométrio. O LNG-IUS pode melhorar a qualidade de vida e os parâmetros hematológicos, mas também pode ter resultados limitados ou ser mal posicionado ou deslocado, devido à distorção da cavidade.

Os análogos agonistas do GnRH (aGnRH) levam à redução dos esteroides sexuais circulantes e podem causar amenorreia e reduzir temporariamente o volume dos nódulos e do útero em até 50%. São administrados uma vez a cada 4 semanas ou em doses trimestrais. Seu resultado máximo é atingido, em geral, entre 8 e 12 semanas. No entanto, logo após sua suspensão, os miomas retornam aos padrões prévios. Os efeitos adversos dos aGnRH são provenientes do hipoestrogenismo, com sintomas vasomotores, alteração do humor, ressecamento vaginal e redução da densidade mineral óssea, em especial se utilizados por mais de 6 meses. Os aGnRH podem ser indicados no pré-operatório de miomectomias, em geral, entre 2 a 3 meses antes do procedimento, buscando-se melhora dos níveis de hemoglobina e redução do volume tumoral, com diminuição do sangramento intraoperatório. Porém, como não mudam resultados a médio e longo prazo e têm efeitos colaterais consideráveis, seu uso é pouco frequente e fica reservado à avaliação caso a caso, considerando os prós e contras.

Tendo em vista o crescimento dos miomas estar relacionado à ação da progesterona, estudos recentes analisam o uso dos moduladores seletivos dos receptores de progesterona (SPRMs) no tratamento clínico dessa afecção. Dentre as substâncias estudadas, destaca-se o acetato de ulipristal, que, além de agir nos receptores miometriais e endometriais, inibe a ovulação, sem efeito significativo nos níveis de estradiol. Ainda, os mecanismos relacionados à redução volumétrica dos leiomiomas mediados por essa medicação estão relacionados à inibição da proliferação celular, indução da apoptose e facilitação da reorganização da matriz extracelular.[29,30]

A administração oral do acetato de ulipristal, nas doses de 5 ou 10 mg por dia, causa redução significativa no volume do mioma, bem como controle do sangramento excessivo, sem suprimir os níveis séricos de estradiol e, portanto, reduz a incidência dos efeitos adversos observados com os aGnRH. Assim, o acetato de ulipristal mostrou-se eficaz para uso pré-operatório. Dentre os efeitos colaterais observados, destaca-se a elevação de creatinofosfoquinase (CPK), sem eventos cardiovasculares associados e com regressão espontânea no seguimento. Os SPRMs foram associados a mudanças no tecido endometrial, também com regressão espontânea após cessado o tratamento.[29,30] No entanto, alerta recente foi lançado por agência reguladora europeia, devido a relatos de hepatotoxicidade grave, incluindo casos com necessidade de transplante hepático. Como tal medicação, todavia, não se encontra disponível no Brasil, aguardamos mais informações em relação ao seu perfil de segurança.

Tratamento cirúrgico

O tratamento cirúrgico é dividido em conservador ou definitivo. A miomectomia é o tratamento conservador, enquanto o definitivo é representado pela histerectomia.

Histerectomia

A histerectomia é o tratamento definitivo para o leiomioma uterino, apresentando eficácia estabelecida e resultados favoráveis à qualidade de vida. Não afeta adversamente a função sexual e, naquelas com queixas a respeito, melhora a satisfação sexual, por diminuição de sangramentos inadvertidos e dispareunia. A histerectomia costuma ser acompanhada da remoção das tubas uterinas (salpingectomia oportuna). A remoção dos ovários é indicada eventualmente em situações de doença ovariana associada ou situações claras de risco, como histórico pessoal e familiar e/ou mutações BRCA1 e BRCA2, com risco elevado para câncer de ovário. Portanto, preconiza-se histerectomia com salpingectomia bilateral, reduzindo o risco de câncer de ovário, mesmo com a manutenção das gônadas.

Levando-se em consideração fatores como idade da paciente, hábitos sexuais e histórico de rastreamento e/ou lesões cervicais, pode-se decidir com a paciente pela histerectomia total ou subtotal.

Ensaios clínicos demonstram que, nas cirurgias abertas (por laparotomia), a histerectomia subtotal associa-se a menor tempo cirúrgico, menor sangramento intraoperatório, menor incidência de febre no pós-operatório e alta precoce. Porém, até 7% das mulheres podem manter sangramento cíclico no período pós-operatório.

Quanto à capacidade de suporte do assoalho pélvico, assim como função sexual, urinária e intestinal, não há diferenças entre a histerectomia total e a subtotal.[31] A incidência de câncer cervical em colo residual pós-histerectomia subtotal situa-se entre 0,3% e 1,9%, sendo raro naquelas que fazem exames preventivos periódicos, devido à possibilidade de tratamento das lesões displásicas.[32] Por fim, a histerectomia subtotal pode ser uma opção diante de dificuldade intraoperatória, com importantes aderências de bexiga ou intestinais, ou em indicações com necessidade de procedimento rápido e resolutivo, como em pacientes com valores de hemoglobina limítrofes ou em obesas com pelve profunda.

A histerectomia pode ser realizada por via vaginal ou abdominal, por técnica laparotômica, laparoscópica, laparoscópica robô-assistida (daVinci Surgical System®) ou, ainda, com associação de vias e técnicas. As vias laparoscópica e laparoscópica robô-assistida podem ser consideradas quando o útero é pouco móvel ou menos acessível por via vaginal ou se há fatores de risco, como doença inflamatória pélvica, endometriose, aderências densas, doença anexial ou importantes distorções anatômicas.[31]. A laparoscopia oferece vantagens nítidas em comparação à cirurgia aberta, tais como menor perda sanguínea, menor tempo de internação, menor tempo de recuperação pós-operatória, menor taxa de infecção e maior satisfação da paciente.[32] Vale destacar que caso o útero necessite ser fragmentado para sua extração, realizada por via laparoscópica ou vaginal, tal fragmentação deve ser feita dentro de sacos protetores e sem contato com a cavidade peritoneal, a fim de proteger a paciente do risco de disseminação e implante tumoral.

Embora a histerectomia laparoscópica tenha evoluído de maneira substancial, inclusive com o aprimoramento tecnológico subsequente, diversos autores demonstram que a via vaginal se vincula a tempo menor cirúrgico, quando bem indicada.

Não parece haver, entretanto, diferenças nas taxas de complicações intra e pós-operatórias imediatas ou tardias, e o uso de analgésicos, assim como a recuperação pós-cirúrgica, são semelhantes nas duas técnicas, o que permite considerar a histerectomia vaginal como uma excelente opção minimamente invasiva, quando plausível, para o tratamento do leiomioma.[31,32]

A laparotomia está indicada em casos de úteros muito volumosos, assim como quando há condições clínicas e cardiovasculares da paciente que podem ser agravadas pelo pneumoperitônio ou pela posição ginecológica, ou de Trendelenburg acentuado.[32] Nesses casos, a via a céu aberto possibilita dissecção adequada, com exploração de todo o abdômen, e remoção rápida e eficaz da peça, evitando prolongamento do tempo cirúrgico e complicações associadas. O índice de complicações intraoperatórias da histerectomia, como trauma de ureter, vesical ou de alças intestinais, é baixo, cerca de 1% a 2%, independentemente da via cirúrgica.[31] Deve-se destacar também a necessidade de capacitação e treinamento da equipe cirúrgica em todas as modalidades e a avaliação criteriosa de cada caso, buscando a melhor via mediante particularidades eventuais de cada paciente. Sempre que possível, a via menos invasiva deve ser indicada, porém, por vezes a laparotomia é imprescindível.

Miomectomia

Consiste na exérese cirúrgica dos miomas com manutenção do útero, preservando a função menstrual e possibilitando, muitas vezes, gravidez futura. A miomectomia múltipla é um procedimento complexo e de maior tempo cirúrgico do que a histerectomia, com maior potencial de sangramento, mais formação de aderências e maior risco de complicações, enquanto a retirada de nódulo único costuma ser mais simples com menor chance de recidiva.[33] Diferentes vias e técnicas podem ser utilizadas para a realização da miomectomia. A individualização de cada caso é fundamental, considerando-se a localização e o tamanho do mioma.

A miomectomia histeroscópica, por exemplo, costuma ser a opção para o tratamento do leiomioma submucoso. A miomectomia vaginal, por sua vez, é reservada para a exérese de leiomioma parido, pela torção do seu pedículo, assim como a retirada de nódulos cervicais intravaginais. A laparotomia e a laparoscopia, convencional ou robô-assistida, são as vias de acesso para o tratamento dos miomas intramurais e/ou subserosos, devendo-se proceder sempre com minuciosa avaliação e mapeamento do útero, para caracterização do número, tamanho e localização dos nódulos, além da mobilidade uterina e das condições pélvicas eventualmente associadas, como a presença de outras enfermidades.

Devemos ressaltar que a miomectomia, assim como outros tratamentos conservadores, nem sempre corresponde ao tratamento definitivo, já que a taxa de recorrência se mantém ao redor de 25% em 10 anos, com indicação de histerectomia em 8% das pacientes.[33,34]

Os índices de gestação pós-miomectomia em pacientes previamente inférteis situam-se ao redor de 50%, com cerca de 70% para aquelas pacientes sem outros fatores de infertilidade e 33% a 45% para casais com outros fatores associados, femininos ou masculinos, sendo 39% dessas gestações com o uso de reprodução assistida.[34,35] A taxa de abortamento é de 20%, semelhante à da população geral.[34,35]

Miomectomia laparoscópica

Estudo comparando a laparoscopia com a minilaparotomia quanto à viabilidade, segurança, morbidade e chance de gravidez, mostrou menores morbidade, perda sanguínea e tempo de internação, com maior taxa de gravidez no grupo submetido à laparoscopia. O índice de complicações foi semelhante e o tempo cirúrgico foi pouco maior na laparoscopia, comparativamente à laparotomia.[36]

O número de nódulos e a sua localização são fatores na escolha do acesso laparoscópico. Tumores com maior diâmetro de até 7 a 10 cm, únicos ou acompanhados de até quatro a seis nódulos menores, provavelmente poderão ser tratados por laparoscopia. No entanto, tais características e limites não constituem uma regra, de modo que a decisão dependerá, também, das condições da paciente, assim como da experiência da equipe cirúrgica e da disponibilidade de instrumentos adequados. O advento da cirurgia robótica (laparoscopia robô-assistida) pode estender as indicações laparoscópicas, principalmente pela facilitação da sutura endoscópica, com movimentos intuitivos e articulados das pinças robóticas.

Preconiza-se restrição ao uso excessivo da eletrocoagulação, para não prejudicar a cicatrização miometrial, preferindo-se sempre a hemostasia com pontos de sutura, e recomenda-se atenção reforçada à qualidade dessa sutura, com tensão adequada em quantos planos forem necessários, a fim de reduzir o risco de rompimento de cicatriz cirúrgica em gravidez futura.[37] Prática e treinamento adequados em sutura laparoscópica se fazem fundamentais. Avanços tecnológicos, como a plataforma cirúrgica robótica e os fios de sutura farpados, podem auxiliar na execução dessa tarefa, que é tecnicamente complexa e trabalhosa e, ao mesmo tempo, crucial para o bom resultado cirúrgico. Outra questão diz respeito ao uso do morcelador eletromecânico, que apresenta riscos inerentes à técnica. Um deles é a disseminação inadvertida de células malignas na eventualidade de diagnóstico incidental de sarcoma em cirurgia para mioma, com risco de 0,3%. A fragmentação do mioma de maneira desprotegida na cavidade também pode levar ao surgimento de miomas parasitas, localizados no omento, intestino ou peritônio.[37] Por fim, há risco de lesões viscerais e vasculares pela lâmina cortante e giratória do instrumento. Com o propósito de minimizar esses riscos, além do manuseio cuidadoso do morcelador, tem-se buscado alternativas mais seguras para a remoção de tecidos e peças cirúrgicas de médias ou grandes dimensões. Nesse sentido, temos optado pelo uso de sacos protetores para o morcelamento dentro deles ou pela colpotomia.

Miomectomia laparotômica

A miomectomia por laparotomia tem sua indicação principal nos casos de nódulos muito grandes e/ou numerosos ou ainda quando há limitação por experiência da equipe cirúrgica ou falta de equipamento adequado, com chance de sangramento excessivo, sutura inadequada e tempo cirúrgico muito longo, o que anula as vantagens da laparoscopia.

Vale destacar que em casos complexos, independentemente da via de escolha, podemos lançar mão de técnicas para reduzir o sangramento intra e pós-operatório, como infusão de vasopressina intramiometrial, aplicação de misoprostol via vaginal, garroteamento cervical, oclusão das artérias uterinas e/ou ligamento útero-ovariano (temporária ou permanente) e aplicação de hemostáticos.

Miomectomia histeroscópica

Constitui a principal via de acesso para tratamento dos nódulos submucosos. Há melhora dos sintomas em mais de 90% das pacientes, com recidiva abaixo de 5% em 36 meses.[38] Miomectomias incompletas podem ocorrer em casos de sobrecarga hídrica, sangramento excessivo ou quando o nódulo tem grandes dimensões e chega próximo à serosa, com chance de perfuração uterina. Nessa situação, pode-se realizar o procedimento em dois tempos, com uma nova histeroscopia em 2 a 3 meses, para concluir a miomectomia.

A técnica usada para a realização da miomectomia histeroscópica envolve o fatiamento do mioma e sua enucleação, em que se usa o ressectoscópio com energia monopolar ou bipolar (Figura 15.6).

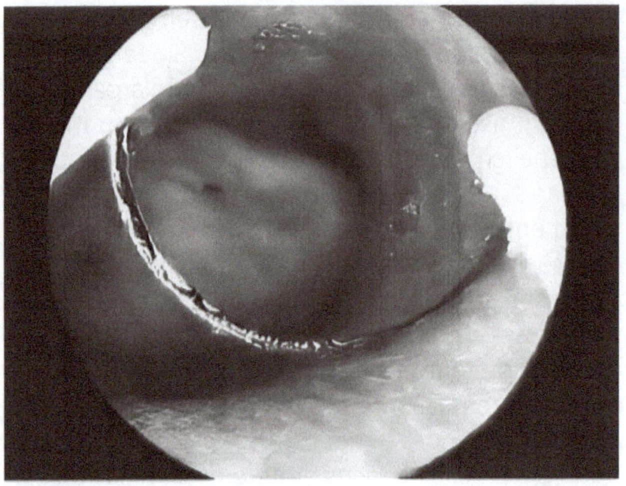

■ **Figura 15.6.** Técnica de fatiamento durante miomectomia histeroscópica.

Como complicações, deve-se apontar em primeiro lugar aquelas relacionadas à sobrecarga hídrica. Essa pode ocorrer quando o meio líquido de distensão da cavidade uterina é absorvido em grande quantidade e entra no sistema vascular rapidamente, em especial mediante cirurgias prolongadas ou quando se utiliza meio hipotônico, como manitol, sorbitol ou glicina, necessários para uso da corrente monopolar. Nessas situações, há risco aumentado de hiponatremia, hipo-osmolaridade, insuficiência cardíaca congestiva, edema agudo de pulmão, edema cerebral e arritmia cardíaca.[38] A distensão da cavidade uterina com soro fisiológico e a utilização de energia bipolar diminui o risco de sobrecarga hídrica, bem como de complicações osmóticas e desequilíbrios hidreletrolíticos, mas não os elimina. O controle do balanço hídrico durante e após o procedimento é sempre importante e o procedimento deve ser suspenso se o déficit estiver em 1.500 mL para meio hipotônico ou 2.500 mL para soro fisiológico.

Deve-se monitorar atentamente as condições clínicas da paciente durante todo o transoperatório. O uso de baixos níveis de pressão para distensão da cavidade (até 100 mmHg) também é uma estratégia para diminuir o risco de sobrecarga hídrica. Se detectada intoxicação, interrompe-se o ato cirúrgico e inicia-se restrição hídrica, administração de diurético de alça (furosemida), oxigenação e reversão do distúrbio hidreletrolítico.

Outra possível complicação é a perfuração uterina e a passagem de corrente elétrica. Trata-se de uma complicação grave, que pode ter repercussões sistêmicas importantes. É mais frequente durante a ressecção de leiomioma do tipo 2. Embora o eletrodo de corrente bipolar seja mais seguro que o monopolar, não é isento de tal complicação e, mediante tal evento, pode haver lesões de alças intestinais ou bexiga. Nessa situação, deve-se realizar uma laparoscopia, para avaliar a gravidade da lesão e repará-la adequadamente.

Também pode ocorrer sangramento excessivo durante o procedimento. Mediante a insuficiência da coagulação histeroscópica do leito cirúrgico, pode-se lançar mão de um cateter de Foley na cavidade uterina, inflando-o por 6 a 12 horas.

Alternativamente, uma gaze impregnada com vasoconstritor também pode ser utilizada para controle do sangramento.[39]

■ Embolização das artérias uterinas (EAU)

Trata-se de técnica radiointervencionista endovascular para tratamento conservador de leiomiomas sintomáticos e consiste na oclusão da irrigação sanguínea para os miomas, por meio da injeção de micropartículas (microesferas, álcool polivinílico ou esponjas), que tem como objetivo a obstrução do fluxo sanguíneo arterial no leito tumoral, levando à necrose e à redução volumétrica dos tumores (Figura 15.7).

Apresenta resultados positivos, com alívio de sintomas a curto prazo em 75% a 90% dos casos, porém apresenta 25% de reintervenções por recorrência em até 10 anos, que é maior quanto mais nova a paciente.[40]

Como indicações da EAU, podemos citar a falha de tratamentos prévios, recidivas, pacientes sem condições para tratamentos cirúrgicos, assim como aquelas que optam pelo procedimento como primeira escolha. Em pacientes com desejo reprodutivo, o procedimento pode ser indicado quando não for possível a realização da miomectomia. Na seleção de candidatas à embolização, é necessário considerar alguns aspectos.

Miomas submucosos são mais propensos à expulsão pós-procedimento, causando dor abdominal intensa, sangramento vaginal, risco de infecção na cavidade uterina e risco de histerectomia.[40] Miomas subserosos, por sua vez, têm o risco de desprendimento do útero, além de provável formação de aderências abdominopélvicas, devido à necrose em sua superfície.[41] Falha de tratamento parece ocorrer mais frequentemente nos casos com adenomiose associada.

São contraindicações a presença de infecção geniturinária ativa, a suspeita ou confirmação de neoplasia maligna ginecológica, imunossupressão, arteriopatia grave, alergia ao contraste iodado, doenças autoimunes ativas, nódulos pediculados (FIGO 0 e 7), doença renal crônica, coagulopatias ou uso de anticoagulantes e gravidez. As

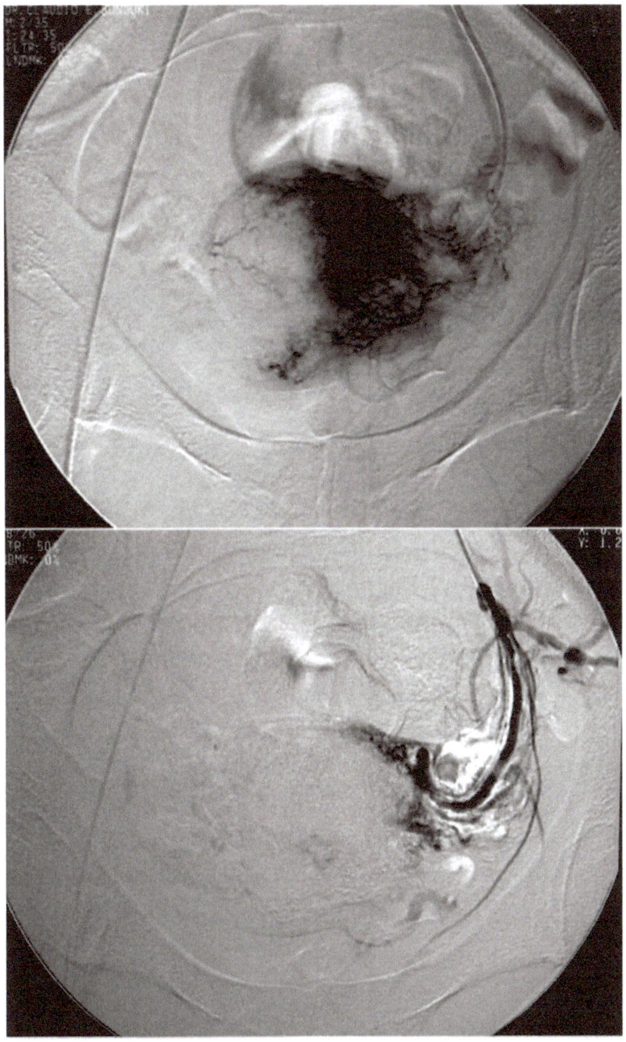

■ Figura 15.7. Arteriografia da artéria uterina esquerda pré e pós-embolização.

possíveis complicações são aquelas relacionadas à arteriografia (hematomas, lesão e trombose arterial, reação anafilática ao contraste) ou à embolização (dor abdominal, endometrite, piometra, necrose séptica, febre, mialgia, amenorreia e falência ovariana prematura).

A literatura mostra melhora significativa dos sintomas pós-procedimento. A redução do sangramento uterino anormal acontece em 90% a 92% das pacientes depois de 12 meses de seguimento e os sintomas compressivos regridem em 88% a 96% nesse mesmo período.[41,42] Estudos mostram taxas de gestação de até 40% após embolização, porém sem diferenciar casais previamente férteis de inférteis, comprometendo a interpretação dos resultados.[43]

A paciente deve ser esclarecida de que há risco de amenorreia e de falência ovariana prematura, assim como de histerectomia, diante de complicações do procedimento. Além disso, há aumento da taxa de abortamento em gestações pós-embolização.

Já sua utilização como técnica adjuvante prévia à miomectomia, reduzindo volume tumoral e sangramento intraoperatório, pode ser útil, mas apenas em casos selecionados.

Por essas razões, em mulheres com desejo reprodutivo, a embolização permanece motivo de controvérsia. Apesar de reduzir o volume tumoral, com a redução da vascularização uterina, a embolização pode, por outro lado, comprometer a irrigação endometrial, prejudicando a nidação e o desenvolvimento da gestação. Além disso, complicações infecciosas e expulsão transcervical de miomas submucosos podem levar à endometrite, inclusive com necessidade de histerectomia, comprometendo definitivamente o futuro reprodutivo da mulher. A migração de esferas para a circulação ovariana, por sua vez, pode gerar perda da reserva ovariana pós-embolização, com eventual falência gonadal em casos extremos, embora haja autores que não encontraram evidências de prejuízo ovariano em mulheres com menos de 40 anos.[44,45]

De todo modo, a miomectomia ainda é o padrão-ouro para pacientes que desejam engravidar. A EAU pode ser uma alternativa para casos complexos, de difícil execução, com anatomia comprometida e risco considerável de histerectomia diante de outros procedimentos.

■ Ligadura das artérias uterinas

Pode ser realizada por via vaginal, laparotômica ou laparoscópica, associada ou não à ligadura do pedículo útero-ovariano. Embora a ligadura das artérias uterinas, temporária ou permanente, seja uma alternativa para reduzir o sangramento em miomectomias, sua realização como procedimento exclusivo para tratamento conservador de miomas tem alguns resultados animadores,[46] mas ainda carece de mais estudos, com populações maiores e acompanhamento a médio e longo prazo, para conhecermos o perfil de segurança e os resultados, a fim de saber sua real aplicabilidade.

■ Miólise por ultrassom focalizado de alta intensidade (HIFU) guiado por ressonância magnética

Uma alternativa conservadora para o tratamento do mioma uterino é a aplicação de ultrassom focalizado guiado por ressonância magnética, método que emprega feixes ultrassônicos de alta intensidade (500 a 700 W/cm^2) direcionados a um determinado ponto por poucos segundos, aumentando a temperatura no tecido alvo (de 55 °C a 90 °C), com consequente necrose de coagulação.

Alguns autores demonstram melhora significativa dos sintomas em 50% até um ano. Entretanto, há eventual necessidade de complementação com tratamento cirúrgico em 21% das pacientes avaliadas. Os efeitos colaterais foram leves e giraram em torno de febre, dor abdominal, náusea, dor lombar ou em membros inferiores, infecção urinária ou genital, além da possibilidade de queimaduras na pele, principalmente em cicatrizes. A proximidade com o intestino e a bexiga requer atenção dobrada, pelo risco de lesão térmica. Até o momento, não se sabe de maneira consistente se pode prejudicar o miométrio adjacente, por isso seu uso não é indicado para mulheres com desejo reprodutivo.[47] Temos também que considerar o tempo para a execução da miólise tumoral e a viabilidade em tratar vários nódulos durante o mesmo procedimento sem prolongá-lo demais, assim como a necessidade de múltiplas sessões para o tratamento completo (Figura 15.8).

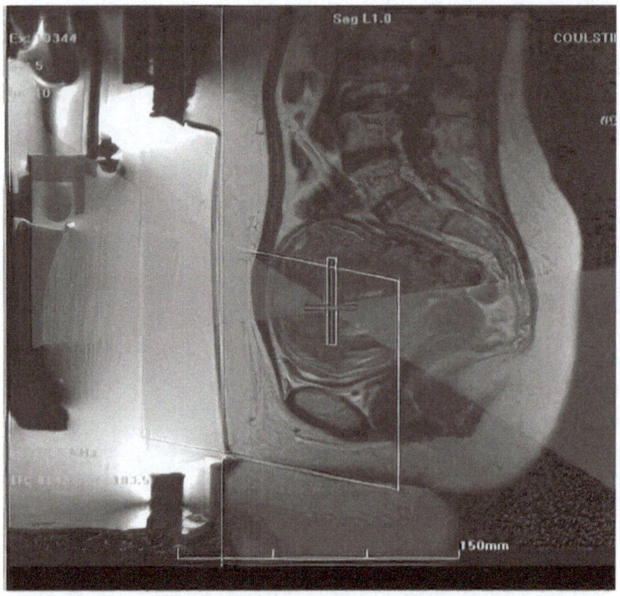

■ **Figura 15.8.** HIFU.

■ Ablação por radiofrequência

Outra modalidade terapêutica, também minimamente invasiva, consiste na ablação por radiofrequência (ARF) dos miomas uterinos, a qual foi primariamente reportada em 2002, sofrendo diversas adaptações até alcançar a sua autorização pela FDA em 2012.

Os princípios da ARF resumem-se pela destruição tecidual por elevadas temperaturas e, no caso da radiofrequência, o processo envolve aplicação de energia na forma de corrente alternada na faixa de radiofrequência entre 3 kHz e 300 GHz. O calor produzido espalha-se por condução térmica simples, produzindo ablação por necrose coagulativa. A extensão da ablação é determinada pela temperatura atingida, pelo período exposto a essa temperatura e a forma do eletrodo (único ou vários eletrodos; curvo ou reto).[48]

A ARF pode ser realizada por via laparoscópica ou transcervical. Na primeira, são realizadas três incisões, uma para o laparoscópio, outra para o transdutor de ultrassom e a última para o equipamento de RF. Já a segunda, é a técnica que tem se utilizado como a via preferencial por ser menos invasiva e tão efetiva quanto a laparoscópica.

Esse método é indicado em casos de miomas FIGO 2 a 5 com grandes dimensões, em pacientes que mantém

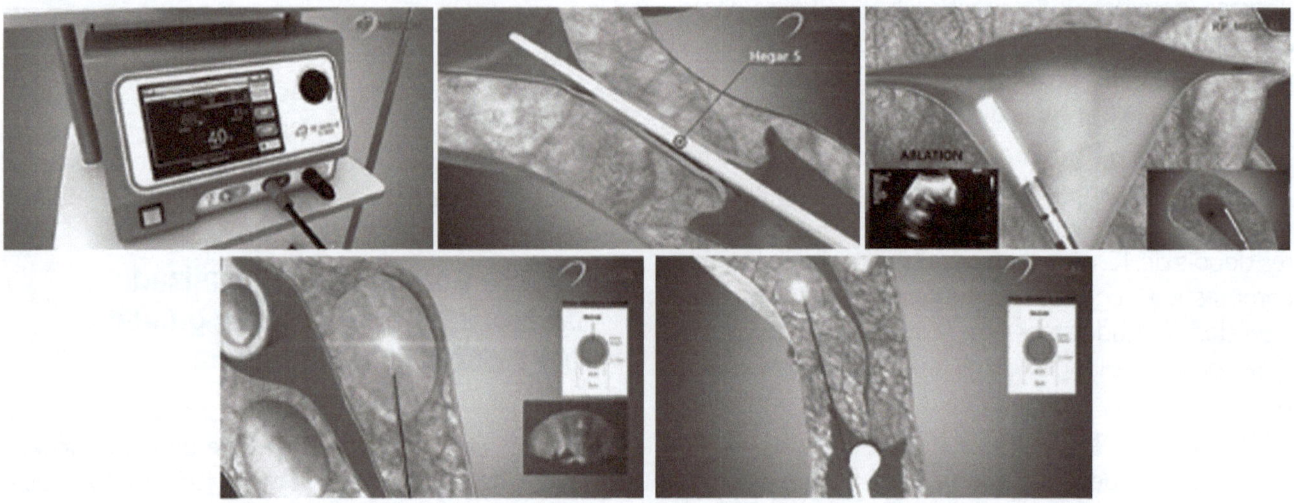

■ **Figura 15.9.** Ablação do mioma por radiofrequência.

o desejo reprodutivo ou em situações em que a morbidade da miomectomia ou histerectomia é maior.[48]

Essa técnica apresenta inúmeras vantagens como, o dano mínimo do miométrio e da serosa, a possibilidade de parto vaginal após o procedimento e o tratamento de miomas profundos. A redução do volume uterino, do sangramento vaginal e o aumento na qualidade de vida das pacientes submetidas a ARF também são significativas, com melhora substancial após 12 meses do procedimento. A perda de sangue operatória e a permanência hospitalar também são pontos vantajosos, além da não necessidade de reabordagens, re-hospitalizações ou complicações pós-operatórias.[48]

Algumas limitações desse método se devem pelo custo dos equipamentos e pela capacitação e experiência da equipe médica.

Referências bibliográficas

1. Rodrigues CJ, et al. Epidemiologia do mioma uterino. In: Bozzini N (Ed.). Leiomioma uterino. São Paulo: PlanMark; 2007. 234p.
2. Munro MG, Critchley HO, Broder MS, Fraser IS; FIGO Working Group on Menstrual Disorders. FIGO classification system (PALM-COEIN) for causes of abnormal uterine bleeding in nongravid women of reproductive age. Int J Gynaecol Obstet. 2011;113(1):3-13.
3. Gomes MTV, Castro RA, Silva IDCG, Baracat EC, Lima GR, Girão MJBC. Análise da patogênese do leiomioma do útero. Femina. 2006; 34(6):381-7.
4. Barbieri RL, et al. Uterine leiomyomas: the somatic mutation theory. Sem Reprod Endocrinol. 1992;10:301.
5. Gomes MT, Castro Rde A, Villanova FE, da Silva ID, Baracat EC, de Lima GR, et al. The progesterone receptor gene polymorphism, PROGINS, may be a factor related to the development of uterine fibroids. Fertil Steril.2007;87(5):1116-21.
6. Andersen J, Barbieri RL. Abnormal gene expression in uterine leiomyomas. J Soc Gynecol Investig. 1995;2(5):663-72.
7. Matsuo H, Maruo T, Samoto T. Increased expression of Bcl-2 protein in human uterine leiomyoma and its up--regulation by progesterone. J Clin Endocrinol Metab. 1997;82(1):293-9.
8. Wu J, et al. Research on the relationship between estrogen receptor and progesterone receptor, cell proliferation hormone concentrations. Zhonghuan Ke Za. 1998;82:293-7.
9. Barillari, P. Tese de Mestrado: The Role of Vitamin D in the Physiopathology of Uterine Miomas: Systematic Review in Animal Models, in Vitro Studies and Clinical Observations, 2020.
10. Barison, GA et al. Metabolomic Profiling of Peripheral Plasma by GC-MS and Correlation With Size of Uterine Leiomyomas. J Endocr Soc, 2022 Apr 14;6(7):bvac061.
11. Buttram Jr VC, Reiter RC. Uterine leiomyomata: etiology, symptomatology, and management. Fertil Steril. 1981;36(4):433-45.
12. Borah BJ, Nicholson WK, Bradley L, Stewart EA. The impact of uterine leiomyomas: a national survey of affected women. Am J Obstet Gynecol. 2013;209(4):319.e1-319.e20.
13. Navid S, Arshad S, Qurat-ul-Ain, Meo RA. Impact of leiomyoma in pregnancy. J Ayub Med Coll Abbottabad. 2012;24(1):90-2.
14. Ezzedine D, Norwitz ER. Are women with uterine fibroids at increased risk for adverse pregnancy outcome? Clin Obstet Gynecol. 2016;59(1):119-27.
15. Hanafi M. Ultrasound diagnosis of adenomyosis, leiomyoma, or combined with histopathological correlation. J Hum Reprod Sci. 2013;6(3):189-93.
16. Murase E, Siegelman ES, Outwater EK, Perez-Jaffe LA, Tureck RW. Uterine leiomyomas: histopathologic features, MR imaging findings, differential diagnosis, and treatment. Radiographics. 1999;19(5):1179-97.
17. Weintraub JL, Romano WJ, Kirsch MJ, Sampaleanu DM, Madrazo BL. Uterine artery embolization: sonographic imaging findings. J Ultrasound Med. 2002;21(6):633-7.
18. Fleischer AC, Shappell HW. Color Doppler sonohysterography of endometrial polyps and submucosal fibroids. J Ultrasound Med. 2003;22(6):601-4.
19. Simpson Jr WL, Beitia LG, Mester J. Hysterosalpingography: a reemerging study. Radiographics. 2006;26(2):419-31.
20. Lopes RGC, et al. Comparative study between the hysteroscopic and hystological diagnosis of patients with abnormal uterine bleeding during menacme. Einstein. 2006;4(3):187-91.
21. Zawin M, McCarthy S, Scoutt LM, Comite F. High-field MRI and US evaluation of the pelvis in women with leiomyomas. Magnetic Resonance Imaging. 1990;8(4):371-6.
22. Yamashita Y, Torashima M, Takahashi M, Tanaka N, Katabuchi H, Miyazaki K, et al. Hyperintense uterine leiomyoma at T2-weighted MR imaging: differentiation with dynamic enhanced MR imaging and clinical implications. Radiology. 1993;189(3):721-5.
23. Okuda S, Oshio K, Shinmoto H, Tanimoto A, Asada H, Fujii T, et al. Semiquantitative assessment of MR imaging in prediction of efficacy of gonadotropin-releasing hormone agonist for volume reduction of uterine leiomyoma: initial experience. Radiology. 2008;248(3):917-24.
24. Whittaker CS, Coady A, Culver L, Rustin G, Padwick M, Padhani AR. Diffusion-weighted MR imaging of female pelvic tumors: a pictorial review. Radiographics. 2009;29(3):759-74.
25. Mittl Jr RL, Yeh IT, Kressel HY. High-signal-intensity rim surrounding uterine leiomyomas on MR images: pathologic correlation. Radiology. 1991;180(1):81-3.
26. Islam MS, Protic O, Giannubilo SR, Toti P, Tranquilli AL, Petraglia F, et al. Uterine leiomyoma: available medical treatments and new possible therapeutic options. J Clin Endocrinol Metab. 2013;98(3):921-34.
27. Rodrigues de Lima G, et al. Leiomiomas. In: Rodrigues de Lima G (Eds.). Ginecologia clínica. São Paulo: Atheneu; 2015. p. 193-9.
28. Gomes MTV, et al. Doenças do corpo do útero – Leiomiomas. In: Sartori MHF, Sun SY (Eds). Saúde da mulher. São Paulo: Elsevier; 2013. p. 177.
29. Donnez J, Tatarchuk TF, Bouchard P, Puscasiu L, Zakharenko NF, Ivanova T, et al.; PEARL I Study Group. Uli-

pristal acetate versus placebo for fibroid treatment before surgery. N Engl J Med. 2012;366(5):409-20.

30. Simon JA, Catherino W, Segars JH, Blakesley RE, Chan A, Sniukiene V, et al. Ulipristal acetate for treatment of symptomatic uterine leiomyomas: a randomized controlled trial. Obstet Gynecol. 2018;131(3):431-9.
31. Kovac SR, Barhan S, Lister M, Tucker L, Bishop M, Das A. Guidelines for the selection of the route of hysterectomy: application in a resident clinic population. Am J Obstet Gynecol. 2002;187(6):1521-7.
32. Johnson N, Barlow D, Lethaby A, Tavender E, Curr E, Garry R. Surgical approach to hysterectomy for benign gynaecological disease. Cochrane Database Syst Rev. 2006;(2):CD003677.
33. Olive DL, Lindheim SR, Pritts EA. Conservative surgical management of uterine myomas. Obstet Gynecol Clin North Am. 2006;33(1):115-24.
34. Rossetti A, Sizzi O, Soranna L, Cucinelli F, Mancuso S, Lanzone A. Long-term results of laparoscopic myomectomy: recurrence rate in comparison with abdominal myomectomy. Hum Reprod. 2001;16(4):770-4.
35. Bradley SH, et al. Laparoscopic miomectomy for symptomatic uterine myomas. Fertil Steril. 2005;83(1):1-23.
36. Silva BA, Falcone T, Bradley L, Goldberg JM, Mascha E, Lindsey R, et al. Case-control study of laparoscopic versus abdominal myomectomy. J Laparoendosc Adv Surg Tech A. 2000;10(4):191-7.
37. Epstein JH, Nejat EJ, Tsai T. Parasitic myomas after laparoscopic myomectomy: case report. Fertil Steril. 2009;91(3):932.e13-4.
38. Tena Alavez G, Torres del Toro B, Carranza Lira S, Valle Escalante A. [Hysteroscopic myomectomy. Surgical management. Presentation of a case]. Ginecol Obstet Mex. 1994;62:381-3.
39. Mencaglia L, et al. Manual of hysteroscopy: diagnostic, operative and office hysteroscopy. Tuttlingen: Endo--Press; 2013.
40. Bonduki CE (Org.). Embolização das artérias uterinas. São Caetano do Sul, SP: Yendis Editora; 2010.
41. Spies JB, Allison S, Flick P, Cramp M, Bruno J, Jha RC, et al. Spherical polyvinyl alcohol versus tris-acryl gelatin microspheres for uterine artery embolization for leiomyomas: results of a limited randomized comparative study. J Vasc Interv Radiol. 2005;16(11):1431-7.
42. Bruno J, Sterbis K, Flick P, McCullough M, Cramp M, Murphy-Skrynarz K, et al. Recovery after uterine artery embolization for leiomyomas: a detailed analysis of its duration and severity. J Vasc Interv Radiol. 2004;15(8):801-7.
43. Walker W, Green A, Sutton C. Bilateral uterine artery embolisation for myomata: results, complications and failures. Minim Invasive Ther Allied Technol. 1999;8(6):449-54.
44. Kaump GR, Spies JB. The impact of uterine artery embolization on ovarian function. J Vasc Interv Radiol. 2013;24(4):459-67.
45. Mclucas B, Voorhees WD 3rd, Chua KJ. Anti Müllerian hormone levels before and after uterine artery embolization: A preliminary report. Minim Invasive Ther Allied Technol. 2015;24(4):242-5.
46. Akinola OI, Fabamwo AO, Ottun AT, Akinniyi OA. Uterine artery ligation for management of uterine fibroids. Int J Gynaecol Obstet. 2005;91(2):137-40.
47. Stewart EA, Gedroyc WM, Tempany CM, Quade BJ, Inbar Y, Ehrenstein T, et al. Focused ultrasound treatment of uterine fibroid tumors: safety and feasibility of a noninvasive thermoablative technique. Am J Obstet Gynecol. 2003;189(1):48-54.
48. Lee B., Bruce and Yu, Steve P. radiofrequency Ablation os Uterine Fibroids: a Review. 2016.

16

Cristina Laguna Benetti Pinto • Daniela Angerame Yela Gomes • Gabriela Pravatta Rezende Antoniassi

Sangramento Uterino Anormal

Introdução

Desordens na menstruação são a primeira causa de procura por atendimento ginecológico, definindo-se sangramento uterino anormal (SUA) como perda excessiva de sangue menstrual, aumento da frequência ou duração do fluxo menstrual e alteração na regularidade dos ciclos menstruais.[1] Trata-se de uma condição extremamente prevalente na população mundial, com dados da América do Norte e da Europa mostrando que 1 a cada 5 mulheres pode ser acometida por alguma disfunção menstrual.[2,3] No Brasil, a estimativa de prevalência de SUA é ainda maior, com evidências de que 3 em cada 10 brasileiras (31,4%) podem ser acometidas por SUA ao longo da vida reprodutiva.[4] Além disso, SUA é a principal causa de anemia ferropriva durante o menacme e cursa com piora da qualidade de vida e repercussões de grande relevância, como faltas ao trabalho, prejuízos nos relacionamentos, piora do desempenho escolar e laboral, além de impactos econômicos aos sistemas de saúde. Há dados demonstrando que grande parte dos orçamentos em saúde são direcionados para tratamentos clínicos e cirúrgicos relacionados às disfunções menstruais, como nos Estados Unidos, em que há um gasto estimado de 12 bilhões de dólares ao ano para suprir queda na produtividade e tratamentos relacionados ao SUA.[5]

O diagnóstico de SUA deve ser baseado em alguns critérios, conforme definido pela Federação Internacional de Ginecologia e Obstetrícia (FIGO), que considera o ciclo menstrual como normal para aquele que acontece com intervalos de 24 a 38 dias, com duração do fluxo menstrual por no máximo 8 dias e com volume de perda sanguínea definido pela paciente como normal (autopercepção). Qualquer alteração em um ou mais desses parâmetros é considerado SUA.[6] Além disso, a ocorrência de sangramento intermenstrual e de sangramentos imprevisíveis durante uso de contraceptivos como pílulas combinando estrogênio e progesterona, anel vaginal, adesivo transdérmico ou injeções contraceptivas, também são categorizados como SUA (Tabela 16.1).

Tabela 16.1. Nomenclatura e definições para sintomas de sangramento uterino anormal de acordo com a FIGO

Frequência	Ausente: amenorreia Frequente: < 24 dias Normal: 24-38 dias Infrequente: > 38 dias
Regularidade	Regular: variações < ou = 9 dias Variações > 10 dias
Duração	Prolongada > 8 dias Normal < ou = 8 dias
Volume	Determinado pela paciente como aumentado se interfere em sua qualidade de vida
Sangramento intermenstrual	Ausente Aleatório/imprevisível Cíclico/previsível
Sangramentos imprevisíveis durante uso de progestagênios ± estrogênios (anticoncepcionais combinados orais, anel vaginal, adesivos ou contraceptivos injetáveis)	Não aplicável Nenhum Presente

Fonte: Traduzida e adaptada da referência 6.

Além dos parâmetros objetivos, cada vez mais se valoriza a opinião subjetiva que a mulher apresenta sobre seu próprio sangramento, buscando-se associar as duas avaliações para estabelecer um diagnóstico e tratamento adequados. Evidências da literatura sobre a abordagem das disfunções menstruais pelos profissionais de saúde demonstrou falhas na assistência, porque a anamnese tradicionalmente aplicada em consultas, muitas vezes não é capaz de abordar situações vivenciadas pela mulher com SUA.[7] Como exemplo, é possível citar os casos de irregularidade menstrual, em que a ansiedade e desconforto em relação à escolha das vestimentas devido ao medo de sangrar e sujar a roupa íntima ou calça, além da necessidade de sempre carregar uma troca de roupa ou um absorvente para "urgências", devido à imprevisibilidade do ciclo, devem ser considerados. Mais um exemplo são os casos de sangramento com volume excessivo, em que há relatos de experiências constrangedoras com extravasamento de sangue, culminando em absenteísmo à escola, trabalho ou reagendamento de compromissos, além de outros sintomas que muitas vezes não são considerados em uma avaliação médica habitual.[7] Por conta disso, estudos recentes na área de SUA têm reconhecido a importância da avaliação não apenas de critérios objetivos para o diagnóstico e instituição de tratamento, mas também a experiência que a mulher relata. O Instituto Nacional de Saúde e Cuidado do Reino Unido (NICE-UK) recomenda, portanto, que as intervenções em SUA tenham como objetivo não só a redução da quantidade de sangue perdido, como também a melhora da qualidade de vida das mulheres com essa condição, incentivando pesquisas nessa área que busquem ampliar esse conhecimento.[8]

Além de uma anamnese direcionada que busque compreender o contexto em que a mulher está inserida, cada vez mais se discute o uso de modelos gráficos e questionários específicos para SUA, que auxiliam no diagnóstico e avaliação de resposta terapêutica. Para quantificar a quantidade de sangue perdido durante a menstruação, há muitos anos utiliza-se o PBAC (*pictorial blood assessment chart*), que, por meio de desenhos que representam o sangramento em absorventes internos e externos, correlaciona a aparência visual da perda total de fluido menstrual a volumes em mililitros.[9] Já a avaliação subjetiva do SUA pode ser obtida por meio da autopercepção, tentando compreender como a mulher entende a sua menstruação, e também por meio do uso de questionários validados que associam as duas análises (objetiva e subjetiva). Recentemente, foi validado para uso no Brasil, o *menstrual bleeding questionnaire* ou questionário sobre sangramento menstrual (MBQ), composto por 20 questões e avaliação de quatro domínios: quantidade de sangramento, dor associada, irregularidade menstrual e qualidade de vida. É obtido um escore, em que quanto mais alto, pior é o impacto que o SUA apresenta na vida da mulher, com sugestão de um ponto de corte maior ou igual a 24 pontos para discriminar a presença de SUA. Pode ser utilizado nos diversos níveis de assistência (primária, secundária e terciária), como diagnóstico e como avaliação da resposta ao tratamento instituído (Anexo 16.1).

Uma vez definido que a mulher tem SUA, é necessário investigar a causa associada, que pode ser estrutural, secundária as disfunções anatômicas uterinas, ou não estrutural, quando ocorre devido a desordens não relacionadas à anatomia do útero em si. Para facilitar e padronizar a investigação diagnóstica, a FIGO sugere um mnemônico que resume as principais causas de SUA, denominado PALM-COEIN.[12] Na sigla PALM estão descritas as etiologias estruturais: P-Pólipo, A-Adenomiose, L-Leiomioma, M-Malignidade e Hiperplasia. Já em COEIN, citam-se as causas não estruturais mais prevalentes de SUA: C-Coagulopatia, O-Ovulação, E-Endometrial, I-Iatrogênica, N-Não classificadas (Figura 16.1).

O fluxograma (Figura 16.2) indica uma avaliação básica do SUA.

Além disso, podemos classificar o SUA em agudo, quando há a ocorrência de um sangramento tão intenso que é necessário intervir imediatamente, ou crônico, nos casos em que a disfunção menstrual persiste por pelo menos 6 meses, sendo que o SUA agudo pode ser a descompensação de um quadro crônico.[1]

Este capítulo irá revisar as principais causas de SUA e possíveis tratamentos que busquem reduzir a quantidade de sangue perdido e a qualidade de vida das mulheres com disfunções menstruais, com evidência científica e segurança, com foco nos tratamentos clínicos.

Pólipo	*Coagulopatia*
Adenomiose	*Ovulação (disfunção)*
Leiomioma	*Endometrial*
Malignidade e hiperplasia	*Iatrogênica*
	Não classificadas

■ **Figura 16.1.** Mnemônico sugerido pela FIGO para classificação da etiologia de SUA (causas estruturais e não estruturais). Fonte: Traduzida e adaptada da referência 12.

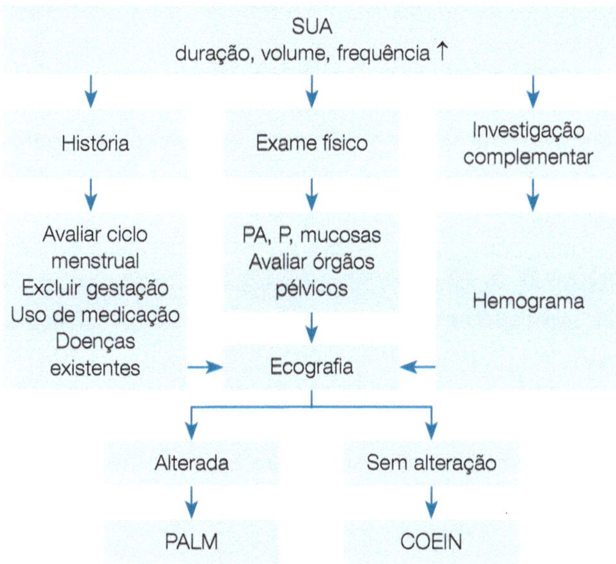

Figura 16.2. Avaliação básica do SUA. Fonte: Autoria própria.

Desenvolvimento

A fisiopatologia do SUA relaciona-se diretamente à etiologia associada (PALM-COEIN)

Pólipos (SUA-P)

Trata-se de uma condição bastante prevalente (7,8% a 34,9%), sobretudo em mulheres na peri e pós-menopausa, sendo secundária a proliferações do estroma endometrial e glandular devido à congestão vascular, inflamação crônica e estímulos hormonais. Apesar de raro, pode haver malignização em até 3% dos casos (hiperplasia atípica e câncer de endométrio). Alguns fatores de risco para transformação maligna devem ser considerados, como idade mais avançada, sintoma de sangramento pós-menopausa e tamanho do pólipo (superior a 1,5 centímetro). Pode ser diagnosticado por meio de ecografia pélvica ou transvaginal e, em alguns casos, pólipos que ocorrem no canal cervical podem exteriorizar-se pelo orifício externo e serem visíveis ao exame especular. O tratamento recomendado é a ressecção sob visualização direta em histeroscopia, que pode ser ambulatorial ou intra-hospitalar, a depender de cada caso.[13,14]

Adenomiose (SUA-A)

Definida como a presença de glândulas e estroma endometrial no miométrio (invasão benigna do endométrio no miométrio além de 2,5 mm de profundidade), ocorre em 5% a 70% das mulheres, que pode ser assintomática ou cursar com dor pélvica, infertilidade e aumento do sangramento uterino em volume e/ou duração.[15] Pode ser diagnosticada com exames de imagem (ecografia transvaginal e ressonância magnética de pelve), havendo sinais que sugerem essa doença, como interrupção da zona juncional (que determina o limite entre endométrio e miométrio), miométrio de textura heterogênea sem individualização de miomas, espessamento miometrial assimétrico, zona juncional irregular ou cistos miometriais. Considera-se que o tratamento definitivo para adenomiose é a histerectomia, mas tratamento clínico com sistema intrauterino liberador de levonorgestrel (SIU-LNG), progestagênios como dienogeste e contraceptivos orais combinados também demonstram bom controle de sintomas.[13-15]

Leiomioma uterino (SUA-L)

Miomas uterinos são tumores benignos e consistem na causa mais conhecida de SUA, devido à sua incidência cumulativa estimada em mais de 70% das mulheres aos 50 anos de idade.[14] São classificados em subserosos, intramurais ou submucosos, sendo os dois últimos os mais frequentemente associados à sangramento aumentado. A FIGO definiu uma classificação dos miomas de acordo com a sua topografia, que varia de 0 a 8, sendo o mioma tipo 0 aquele totalmente intracavitário, o tipo 4 o totalmente intramural, o tipo 7 os subserosos pediculados e o tipo 8 aqueles que não apresentam nenhuma relação com o miométrio, conforme demonstrado na Figura 16.3.[13-15]

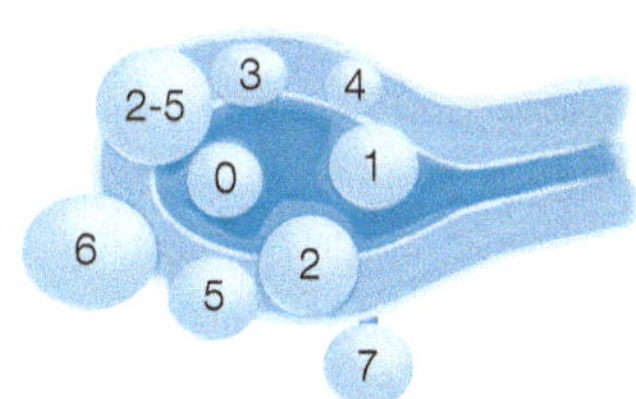

Submucosos	0 1 2	Intracavitário pediculado < 50% intramural ≥ 50% intramural
Intramurais	3 4	100% intramural com contato com endométrio 100% intramural totalmente envolto por miométrio
Subserosos	5 6 7	Subseroso ≥ 50% intramural Subseroso < 50% intramural Subseroso pediculado
Outros	8	Não apresentam relação com o miométrio (cervical, parasita)
Híbridos (apresentam contato com endométrio e com serosa uterina)	2-5	Submucoso e subserosos, com menos de 50% do diâmetro no miométrio e cavidade peritoneal (transmural)

Figura 16.3. Classificação de leiomiomas uterinos segundo a FIGO. Fonte: Traduzida e adaptada da referência 6.

Considerando o desejo reprodutivo da mulher e os sintomas, número, localização e tamanho dos miomas, será instituído tratamentos específicos. Na maior parte dos casos, o manejo inicial será clínico, com destaque ao uso de contraceptivos orais combinados, progestagênios orais, ácido tranexâmico e análogo do GnRH. O SIU-LNG também é uma opção interessante para controle dos níveis de hemoglobina, mas não pode ser inserido nos casos que cursam com distorção da cavidade endometrial, como miomas maiores que 3 cm, submucosos pediculados ou volume uterino muito aumentado. Quando houver indicação cirúrgica, pode ser realizada a embolização de artéria uterina, miomectomia (histeroscópica ou por via abdominal) ou histerectomia.[16]

Malignidade e hiperplasia (SUA-M)

As hiperplasias e câncer de endométrio apresentam uma prevalência maior com o decorrer da idade, sobretudo na peri e pós-menopausa, e associam-se a fatores de risco relacionados a maior exposição estrogênica do tecido endometrial, como obesidade, antecedente de anovulação crônica e nuliparidade. Além disso, hipertensão arterial, diabetes *mellitus* e histórico familiar de possíveis mutações, como câncer de mama e endométrio, também aumentam o risco do SUA-M. O diagnóstico é realizado pelo estudo anatomopatológico, por meio de biópsia do endométrio, preferencialmente guiada por histeroscopia, e, na maior parte dos casos, o tratamento é realizado concomitantemente ao estadiamento por meio de abordagem cirúrgica. Em casos de hiperplasias benignas, sem atipias associadas, o uso de progestágenos é indicado, com destaque para o SIU-LNG.[17]

A Figura 16.4 resume algumas opções terapêuticas para o SUA-PALM.

Coagulopatia (SUA-C)

As disfunções dos mecanismos da coagulação podem manifestar-se com sangramento uterino, inclusive como sintoma primário, sendo que a coagulopatia mais associadas nesses casos é a doença de von Willebrand. Em mulheres que apresentam outros sangramentos, como epistaxe, sangramento gengival ou hematomas recorrentes, há suspeição diagnóstica, sendo o diagnóstico mais frequente na perimenarca. Nessas situações, o acompanhamento multidisciplinar com o hematologista é fundamental, sendo, por vezes, necessária a instituição de terapias específicas para cada caso. Além disso, o uso de tratamentos hormonais como SIU-LNG, progestagênios e anticoncepcionais combinados também podem ter benefícios.[14,18]

Disfunções ovulatórias (SUA-O)

Situações que cursam com anovulação associam-se frequentemente à SUA, como no início da vida reprodutiva, quando há imaturidade do eixo hipotálamo-hipófise-gonadal (HHO), e na transição climatérica, devido à insuficiência ovariana. Outras situações também podem interferir no funcionamento adequado do eixo HHO e têm prevalência variada na população, como obesidade, hiperprolactinemia, disfunções tireoidianas e síndrome dos ovários policísticos (SOP), que devem ser lembradas na avaliação clínica para que haja investigações específicas a cada caso. A correção do distúrbio ovulatório deve ser realizada de acordo com a causa associada, como nos casos de doenças da tireoide e hiperprolactinemia, que irão necessitar de tratamentos específicos, e no caso de alterações do peso corporal e SOP, que incluem mudança de estilo de vida como

Pólipo [P]
Tratamento: polipectomia histeroscópica
Pólipo < 0,5 cm: histeroscopia pode ser realizada ambulatorialmente

Leiomioma [L]

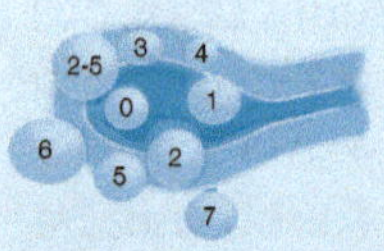

Mioma submucoso FIGO 0,1,2: miomectomia histeroscópica
Mioma FIGO 2-5:
Desejo reprodutivo (+): miomectomia. Considerar embolização
Desejo reprodutivo (-): histerectomia
Mioma FIGO 3-5: opções terapêuticas:
Contraceptivo hormonal combinado, progestagênio, SIU-LNG, ácido tranexâmico, AINE. Tratamento cirúrgico

Adenomiose [A]
Tratamento habitual: histerectomia
Opções terapêuticas:
Contraceptivo hormonal combinado, progestagênios, SIU-LNG, ácido tranexâmico, AINE

Malignas e hiperplasia [M]
Direcionar o tratamento de acordo com o resultado do exame anatomopatológico

Figura 16.4. Tratamento do SUA-PALM.

um dos pilares do tratamento. Nas anovulações perimenarca e perimenopausa, o uso de métodos hormonais (contraceptivos combinados, progestagênios, SIU-LNG) podem ser úteis para controle de SUA.[12] Atualmente, as disfunções ovulatórias são divididas de acordo com sua etiologia e classificadas de acordo com o mnemônico HyPO – P (Hy – hipotalâmicas, P – hipofisárias, O – ovarianas e P – síndrome dos ovários policísticos).[19]

Causas endometriais (SUA-E)

O SUA secundário a distúrbios primários do endométrio consiste em um desafio diagnóstico, pois ainda não se conhece sua etiologia exata. Constitui um diagnóstico de exclusão, suspeito em casos de sangramento aumentado com ciclos regulares e após a exclusão de causas estruturais de SUA. O tratamento consiste na indução de atrofia endometrial por meio do uso de contraceptivos combinados ou apenas com progestagênios, com destaque para o SIU-LNG, ou ainda para ablação endometrial por histeroscopia. substâncias com ação antifibrinolíticas (exemplo o ácido tranexâmico) ou anti-inflamatórios podem ser prescritos, nesses casos com menor redução do volume menstrual, mas com a vantagem de não interferir com ovulação e produção hormonal.[1]

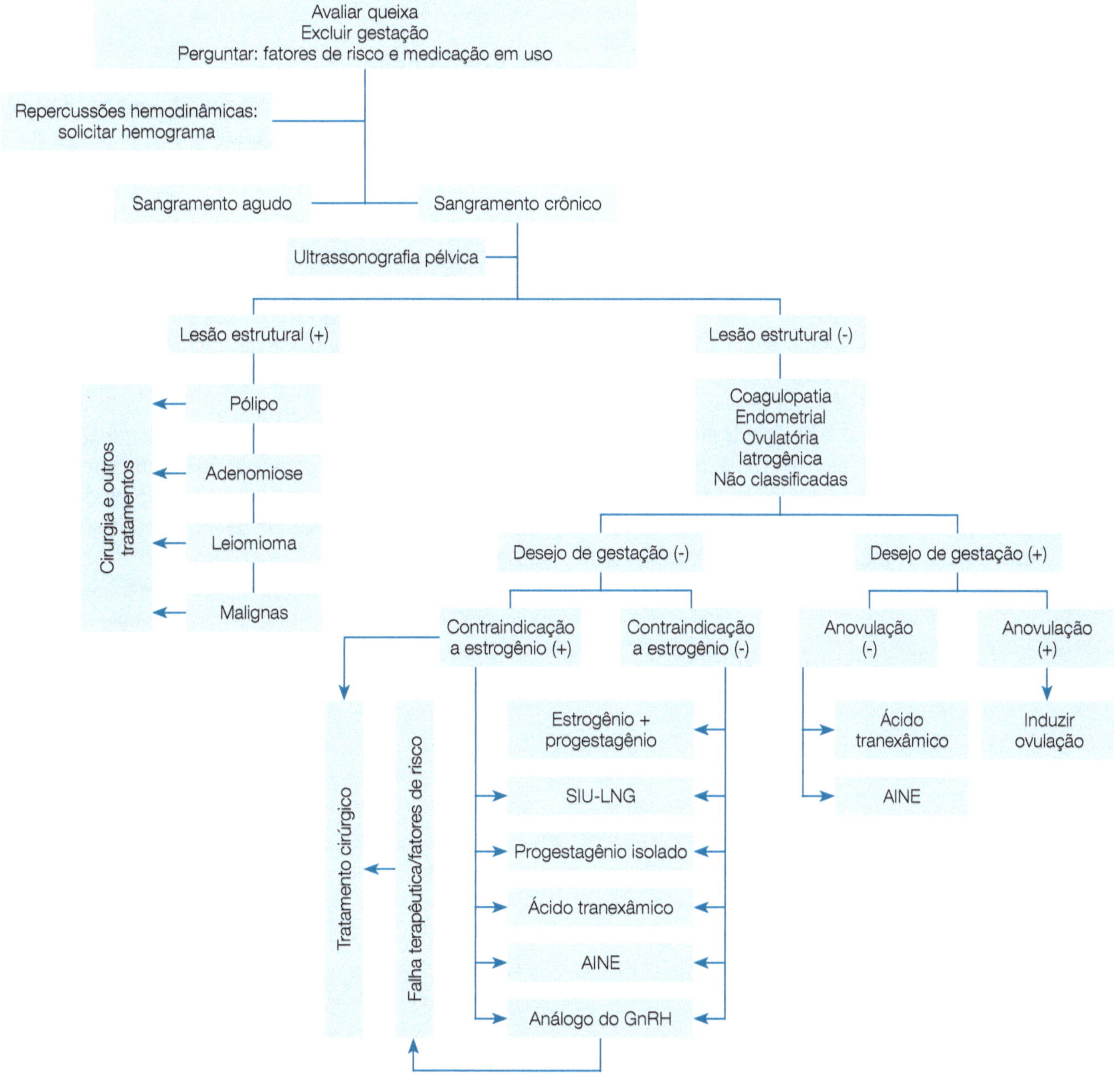

Figura 16.5. Fluxograma de tratamento do SUA.

Causas iatrogênicas (SUA-I)

A anamnese é fundamental na investigação de SUA, pois o uso de medicamentos como anticoncepcionais combinados ou de progestagênio isolado, implante de etonogestrel, dispositivo intrauterino de cobre e o próprio SIU-LNG podem alterar o ambiente intrauterino e causar sangramentos não programados. Outras medicações que podem cursar com SUA são anticoagulantes e drogas que alteram o funcionamento do eixo HHO, como antiepilépticos, antidepressivos, antipsicóticos e fenotiazínicos, que associam SUA-I a disfunções ovulatórias.[12] Nessas situações, em que não há outra etiologia possível para SUA, deve-se avaliar a possibilidade de trocar a medicação utilizada, em acompanhamento multidisciplinar com o especialista responsável pelo acompanhamento da patologia associada. Quando isso não for possível, pode-se tentar o uso de drogas que cursem com atrofia endometrial, porém, a interação medicamentosa deve ser considerada.

Causas não classificadas (SUA-N)

Incluem malformações arteriovenosas do útero, istmocele (alteração anatômica uterina em local de cicatriz de cesariana prévia) e alterações müllerianas. A anamnese pode sugerir alguma dessas condições, mas na maioria dos casos, exames de imagem como ecografia ou ressonância magnética da pelve serão necessárias para elucidação diagnóstica. A depender da alteração encontrada, medicações tradicionalmente utilizadas para SUA (hormonais e não hormonais) podem ser utilizadas, mas em muitos casos haverá indicação de abordagem cirúrgica.[1]

Aplicação da acupuntura no tratamento de SUA

Dados da literatura a respeito desse assunto são escassos, mas alguns estudos demonstram que a acupuntura pode ser útil em reduzir sangramentos após abortos e há estudos sendo realizados tentando associar essa terapia à controle de SUA secundário a disfunções ovulatórias.[19,20] No entanto, mais estudos são necessários para que seja possível formalizar essas recomendações.

Conclusões

Sangramento uterino anormal é uma causa importante de procura por atendimento médico e cursa com diversos sintomas que impactam em âmbitos pessoais, sociais e econômicos. O diagnóstico de SUA é clínico, com anamnese e exame físico que devem transpassar os moldes tradicionais, a fim de se considerar a percepção que a mulher tem sobre sua própria menstruação, valorizando os seus sintomas, constrangimentos, preocupações e angústias em relação ao sangramento. Além disso, conhecer a etiologia do SUA é fundamental para que o tratamento direcionado seja estabelecido, com acompanhamento seriado para avaliar resposta terapêutica, com o objetivo de melhorar não apenas a quantidade de sangue perdido, como também a qualidade de vida da mulher que sofre com essa condição.

Anexo 16.1. Modelo de avaliação quantitativa e qualitativa de SUA validado para uso no Brasil: questionário sobre sangramento menstrual (MBQ)

Questionário sobre sangramento menstrual

Essas perguntas são sobre a sua menstruação. Ela pode ser diferente de mês a mês. Por favor, certifique-se de que leu todas as opções. Esse questionário se refere a qualquer sangramento vaginal que você tenha, mesmo que seja irregular.

Algumas perguntas podem parecer familiares. Apenas leia cada pergunta cuidadosamente e dê a sua melhor resposta.

Você pode ter outros problemas de saúde, que podem afetar suas respostas. Por favor, tente focalizar nas perguntas e respostas somente os problemas relacionados à sua menstruação.

Durante o mês passado, você teve ALGUM sangramento?

Sim [ ]

Não [ ]

Se respondeu "SIM", continue para a pergunta 1.

Se respondeu "NÃO", pule para a pergunta 12.

1. No mês passado, como você descreveria a sua menstruação? (*quantidade*)

Muito leve	[ ]	[0]
Leve	[ ]	[1]
Moderada	[ ]	[2]
Intensa	[ ]	[3]
Muito intensa	[ ]	[4]

Instruções para as perguntas 2, 3 e 4.

Produtos sanitários de "alta absorção" significam qualquer tipo de tampão ou absorvente que NÃO seja um fino protetor de calcinha. "Encharcado" significa completamente ou quase parcialmente manchado e cheio de sangue. Para absorvente interno, considere tampão ou copo coletor.

2. No seu dia de sangramento mais intenso durante o mês passado, quantos absorventes (internos/externos) você encharcou (completamente ou quase completamente)? *(quantidade)*

0	[ ]	[0]
1-4	[ ]	[1]
5-8	[ ]	[2]
9-12	[ ]	[3]
13-16	[ ]	[4]
Mais que 16	[ ]	[5]

3. No mês passado, quantas vezes você precisou usar uma roupa íntima descartável (exemplo: fralda) ou mais de um produto de alta absorção ao mesmo tempo (mais que um absorvente, um absorvente mais um tampão, mais que um tampão) na época para conter seu sangramento? *(quantidade)*

Nunca	[ ]	[0]
1-3 vezes	[ ]	[1]
4-6 vezes	[ ]	[2]
7-10 vezes	[ ]	[3]
11 vezes ou mais	[ ]	[4]

4. **No mês passado, quantas vezes você teve um episódio de sangramento que vazou para a sua roupa "externa" (calça comprida, saia, vestido)? *(quantidade)***

Nunca	[ ]	[0]
1-3 vezes	[ ]	[1]
4-6 vezes	[ ]	[2]
Mais do que 6 vezes	[ ]	[3]

5. **No mês passado, quantas vezes você precisou sair da cama no meio da noite (ou durante as suas horas de sono) para trocar de absorvente? *(quantidade)***

Nunca	[ ]	[0]
1-3 vezes	[ ]	[1]
4-6 vezes	[ ]	[2]
7-10 vezes	[ ]	[3]
11 vezes ou mais	[ ]	[4]

6. **No mês passado, quantas vezes você expeliu coágulos de sangue (pedaços de sangue)? *(quantidade)***

Nunca	[ ]	[0]
1-3 vezes	[ ]	[1]
4-6 vezes	[ ]	[2]
Mais do que 6 vezes	[ ]	[3]

7. **Durante o mês passado, quantas vezes você expeliu coágulos de sangue (pedaços de sangue) que mancharam suas roupas? *(quantidade)***

Nunca	[ ]	[0]
1-3 vezes	[ ]	[1]
4-6 vezes	[ ]	[2]
Mais do que 6 vezes	[ ]	[3]

8. **Por favor, preencha a seguinte frase sobre dor relacionada à sua menstruação. No mês passado, minha menstruação foi associada a: *(dor)***

Nenhuma dor	[ ]	[0]
Dor leve	[ ]	[1]
Dor moderada	[ ]	[2]
Dor intensa	[ ]	[3]

9. **No mês passado, sua menstruação durou quantas semanas? *(quantidade)***

1 semana	[ ]	[0]
Mais que 1 semana, porém menos que 2 semanas	[ ]	[1]
Mais que 2 semanas, porém menos que 3 semanas	[ ]	[2]
Mais que 3 semanas	[ ]	[3]

10. **No mês passado, em quantos dias você acha que houve prejuízo do seu trabalho, por que você estava sangrando? *(qualidade de vida)***

Atualmente, não trabalho fora de casa	[ ]	[*]
Nunca, meu sangramento não afeta meu trabalho	[ ]	[0]
1-3 dias	[ ]	[1]

4-8 dias	[ ]	[2]
9-12 dias	[ ]	[3]
13 dias ou mais	[ ]	[4]

11. No mês passado, quantos dias você faltou ao trabalho por causa do sangramento? *(qualidade de vida)*

Atualmente, não trabalho fora de casa	[ ]	[**]
Nunca, meu sangramento não afeta meu trabalho	[ ]	[0]
1-3 dias	[ ]	[1]
4-8 dias	[ ]	[2]
9-12 dias	[ ]	[3]
13 dias ou mais	[ ]	[4]

12. No mês passado, quantos dias você evitou atividades em família (como ir ao supermercado, tarefas domésticas), pensando que estaria sangrando? *(qualidade de vida)*

Nunca	[ ]	[0]
1-3 dias	[ ]	[1]
4-8 dias	[ ]	[2]
9-12 dias	[ ]	[3]
13 dias ou mais	[ ]	[4]

13. No mês passado, quantos dias você carregou consigo absorventes (internos ou externos)? *(irregularidade)*

Todos os dias, caso houvesse sangramento	[ ]	[2]
Nos dias de sangramento e nos dias em que eu imaginava que ia sangrar	[ ]	[1]
Somente nos dias de sangramento	[ ]	[0]

14. No mês passado, quantos dias você evitou atividades sociais (reunir com amigos, fazer compras, turismo) por que você pensou que estaria sangrando? *(qualidade de vida)*

Nunca	[ ]	[0]
1-3 dias	[ ]	[1]
4-8 dias	[ ]	[2]
9-12 dias	[ ]	[3]
13 dias ou mais	[ ]	[4]

15. No mês passado, quantos dias você planejou suas atividades (trabalho, social, ou em família), baseadas na presença de um banheiro próximo? *(qualidade de vida)*

Nunca	[ ]	[0]
1-3 dias	[ ]	[1]
4-8 dias	[ ]	[2]
9-12 dias	[ ]	[3]
13 dias ou mais	[ ]	[4]

16. No mês passado, quantas vezes você levou roupa extra (para o emprego ou para passeio), caso manchasse a roupa durante a menstruação? *(qualidade de vida)*

Nunca	[ ]	[0]
1-3 dias	[ ]	[1]
4-6 dias	[ ]	[2]
Mais que 6 dias	[ ]	[3]

17. No mês passado, quantos dias você escolheu a roupa baseada no fato de estar sangrando ou não? *(qualidade de vida)*

Nunca	[ ]	[0]
1-3 dias	[ ]	[1]
4-8 dias	[ ]	[2]
9-12 dias	[ ]	[3]
13 dias ou mais	[ ]	[4]

18. Em uma escala de 0-10, com 0 sendo nenhuma preocupação e 10 sendo extremamente preocupada, favor classificar a sua preocupação geral em relação a sangrar e manchar suas roupas. *(qualidade de vida)*

19. No mês passado, você diria que a sua menstruação começou em um dia: *(irregularidade)*

Completamente previsível	[ ]	[0]
Um pouco previsível	[ ]	[1]
Nem um pouco previsível	[ ]	[2]

20. No mês passado, você diria que a sua menstruação terminou em um dia: *(irregularidade)*

Completamente previsível	[ ]	[0]
Um pouco previsível	[ ]	[1]
Nem um pouco previsível	[ ]	[2]

PONTUAÇÃO

Total de 21 perguntas, 20 perguntas usadas na pontuação

- **Seção de sintomas** – 12 perguntas; maior pontuação possível = 38

  Domínio quantidade: 8 questões

  - Questões 1, 2, 3, 4, 5, 6, 7 e 9: máximo escore possível = 29

  Domínio irregularidade: 3 questões

  - Questões 13, 19 e 20: máximo escore possível = 6

  Domínio dor: 1 questão

  - Questão 8: máximo escore possível = 3

- **Seção de impacto dos sintomas** – 8 perguntas; maior pontuação possível = 37

  Domínio qualidade de vida: 8 questões

  - Questões 10, 11, 12, 14, 15, 16, 17 e 18: máximo escore possível = 37

Maior pontuação possível do MBQ = 75

Pontuação mais alta - maior impacto negativo do sangramento na qualidade de vida

- Lidando com dados ausentes e asteriscos:

→ Questões 10 e 11 – para mulheres que não trabalham fora de casa

10 * --- inserir pontuação da Questão 15.

11 ** - inserir pontuação da Questão 12.

Referências bibliográficas

1. Federação Brasileira das Associações de Ginecologia e Obstetrícia (FEBRASGO). Sangramento uterino anormal. São Paulo: FEBRASGO; 2021. (Protocolo FEBRASGO--Ginecologia, n. 28/ Comissão Nacional Especializada em Ginecologia Endócrina).
2. Santer M, Warner P, Wyke S. A Scottish postal survey suggested that the prevailing clinical preoccupation with heavy periods does not reflect the epidemiology of reported symptoms and problems. J Clin Epidemiol. 2005; 58:1206-1210.
3. Harlow SD, Campbell OMR. Epidemiology of menstrual disorders in developing countries: a systematic review. BJOG. 2003;111(1):6-16.
4. Rezende GP, Yela Gomes DA, Benetti-Pinto CL. Prevalence of abnormal uterine bleeding in Brazilian women: Association between self-perception and objective parameters. PLoS One. 2023 Mar 13;18(3):e0282605.
5. Spencer JC, Louie M, Moulder JK, Ellis V, Chiff LD, Toubia T, Siedhoff M, Wheeler S. Cost-effectiveness of treatments for heavy menstrual bleeding. American Journal of Obstetrics and Gynecology. 2017;217(5):574.e1-574.e9.
6. Munro MG, Critchley HOD, Fraser IS, et al. The two FIGO systems for normal and abnormal uterine bleeding symptoms and classification of causes of abnormal uterine bleeding in the reproductive years: 2018 revisions. Int J Gynaecol Obstet 2018;143(3):393-408.
7. Matteson KA, Clark MA. Questioning our questions: do frequently asked questions adequately cover the aspects of women's lives most affected by abnormal uterine bleeding? Opinions of women with abnormal uterine bleeding participating in focus group discussions. Women Health. 2010;50(2):195-211.
8. National Evidence Based Clinical Guidelines. Heavy menstrual bleeding. https://www.nice.org.uk/guidance/cg44?unlid=84830935220164267953. Accessed 16 dec 2021.
9. Magnay JL, O'Brien S, Gerlinger C, Seitz C. A systematic review of methods of measure menstrual bloold loss. BMC Women's Health. 2018;18:142.
10. Matteson KA, Scott DM, Raker CA, Clark MA. The menstrual bleeding questionnaire: development and validation of a comprehensive patientreported outcome instrument for heavy menstrual bleeding. Br J Obstet Gynaecol. 2015;122:681-689.
11. Munro MG, Balen AH, Cho S, et al. The FIGO ovulatory disorders classification system. Int J Gynaecol Obstet 2022; 159: 1-20.
12. Munro MG, Critchley HO, Broder MS, Fraser IS; FIGO Working Group on Menstrual Disorders. FIGO classification system (PALM-COEIN) for causes of abnormal uterine bleeding in nongravid women of reproductive age. Int J Gynaecol Obstet. 2011 Apr;113(1):3-13.
13. Chodankar RR, Munro MG, Critchley HOD. Historical Perspectives and Evolution of Menstrual Terminology. Front Reprod Health. 2022 Feb 28;4:820029.
14. Tratado de ginecologia FEBRASGO / editores Cesar Eduardo Fernandes, Marcos Felipe Silva de Sá; coordenação Agnaldo Lopes da Silva Filho et al. 1. ed. - Rio de Janeiro: Elsevier, 2019; 42 (1359-1384).
15. Chapron C, Tosti C, Marcellin L, Bourdon M, Lafay--Pillet MC, Millischer AE, et al. Relationship between the magnetic resonance imaging appearance of adenomyosis and endometriosis phenotypes. Hum Reprod. (2017) 32:1393-401.
16. Stewart EA, Barbieri RL, Chakrabarti A. Uterine fibroids (Leiomyomas): Treatment overview. Uptodate Sep 2022.
17. Federação Brasileira das Associações de Ginecologia e Obstetrícia (FEBRASGO). Hiperplasia endometrial e câncer do endométrio. São Paulo: FEBRASGO; 2021.
18. Shankar M, Lee CA, Sabin CA, Economides DL, Kadir RA. von Willebrand disease in women with menorrhagia: a systematic review. BJOG. (2004) 111:734-40.
19. Zhou J, Qu F. Treating gynaecological disorders with traditional Chinese medicine: a review. Afr J Tradit Complement Altern Med. 2009 Jul 3;6(4):494-517.
20. Zhang L, Li J, Pan S, Zhang X, Li Y, Hu S, Chen W. [Acupuncture artificial menstrual cycle method for abnormal uterine bleeding-ovulatory dysfunction (spleen deficiency syndrome)]. Zhongguo Zhen Jiu. 2019 May 12;39(5):489-94.

17

Caroline Almeida Resplande • José Carlos Truzzi • Júlio Resplande de Araújo Filho • Natássia Cristina Carboni Truzzi

Disfunções Vesicais na Mulher

Incontinência urinária

Introdução

O termo incontinência urinária (IU) refere-se à queixa de qualquer perda de urina, que pode ser involuntária, provocada pelo indivíduo ou descrita por um cuidador. A IU pode acometer indivíduos de todas as idades, de ambos os sexos e de todos os níveis sociais e econômicos. Na população feminina, a maioria dos estudos epidemiológicos estima prevalência de qualquer tipo de incontinência entre 25% e 45%, com variações decorrentes da definição utilizada, metodologia aplicada e fatores culturais de cada país. Estima-se que 200 milhões de pessoas vivam com incontinência ao redor do mundo e que de 15% a 30% das pessoas acima de 60 anos em ambiente domiciliar apresentam algum grau de incontinência.

Três tipos de incontinência figuram entre os mais comuns: a incontinência urinária ao esforço (IUE) (10% a 39%), a incontinência urinária associada à urgência (1% a 7%) e ao tipo misto (7,5% a 25%), que é a associação de ambos. A fisiopatologia da IUE e da urge-incontinência apresentam mecanismos diferentes, apesar de teorias que tentam justificar uma mesma origem para os dois problemas. De qualquer modo, as opções terapêuticas são distintas e o diagnóstico do tipo de incontinência fundamental para o direcionamento do tratamento.[1]

As mulheres têm maior predisposição de apresentar incontinência urinária, principalmente devido a fatores anatômicos. A uretra funcional feminina é mais curta e a continência depende não somente do funcionamento esfincteriano adequado, mas também de elementos de sustentação uretral (músculos e ligamentos) e transmissão da pressão abdominal para o colo vesical. Por sua vez, a incontinência masculina está mais associada ao tratamento das patologias da próstata, principalmente à cirurgia radical de próstata para tratamento do câncer, sendo a lesão esfincteriana o principal motivo.

Abordaremos aqui, tópicos relacionados a dois tipos comuns de incontinência urinária na mulher, a urge-incontinência ou bexiga hiperativa (BH) e a incontinência urinária de esforço (IUE) e ao final uma patologia dolorosa também associada à bexiga, chamada de síndrome da bexiga dolorosa, classicamente denominada cistite intersticial.

Fisiologia da continência urinária

A bexiga possui quatro camadas que são, respectivamente do exterior para o interior, adventícia, músculo detrusor, lâmina própria e epitélio. Os feixes musculares organizam-se em fascículos entremeados de modo incompleto por fibras colágenas, elásticas e fibroblastos. Esse epitélio diferenciado designado urotélio é constituído por sua vez de três camadas bem definidas: camada basal, camada intermediária e camada apical. Essa última é recoberta por uma camada proteica cristalina, as uroplaquinas e uma camada de glicosaminoglicanos (GAG), que juntas têm papel fundamental no processo de impermeabilização tecidual e proteção contra processos infecciosos. Na camada suburotelial está localizada grande concentração de células intersticiais, que em conjunto com os gânglios nervosos vesicais compõem o plexo miovesical, importantes na fisiologia da bexiga.

A uretra por sua vez, é formada por tecido conectivo entremeado por fibras musculares lisas e estriadas que formam em conjunto o complexo esfincteriano. Existem estruturas parauretrais que fornecem suporte mecânico e funcional à uretra, como a musculatura do assoalho pélvico e o ligamento pubouretral. São dois tipos de fibras musculares: a lisa, com uma camada longitudinal e outra circular, e a estriada, conhecida como esfíncter externo, sob ação voluntária, que em conjunto participam no processo de continência urinária.

A fisiologia da micção ainda não é plenamente compreendida em todos seus detalhes, sendo constituída basicamente de duas etapas: armazenamento e esvaziamento vesical. Durante o enchimento vesical, impulsos aferentes originados no urotélio e nas células intersticiais são conduzidos por fibras nervosas mielinizadas Aδ através dos nervos pélvicos e nervos hipogástricos até o corno dorsal da medula espinhal em S2-S4 e T11-T12. Nesse ponto são estabelecidas sinapses com neurônios segmentares e então, com fibras nervosas do trato espinotalâmico que vão ascender à substância periaquedutal cinzenta (PAG) no mesencéfalo e em seguida para os centros cerebrais superiores.

A região central da PAG, por sua vez, também recebe impulsos de outros centros como o hipotálamo, região pré-óptica e córtex pré-frontal (responsável pelo controle consciente da micção). Esse conjunto de informações é integrado e estímulos nervosos inibitórios enviados ao centro pontino da micção (CPM) e impulsos excitatórios ao centro pontino da continência (CPC). O armazenamento de urina pela bexiga é assim determinado por estímulos inibitórios que serão conduzidos à cadeia simpática (T10-L2), e depois pelo plexo hipogástrico superior e nervo hipogástrico até colo vesical, aumentando seu tônus de tal modo que esse permanece fechado durante a fase de enchimento. Os estímulos inibitórios chegam também aos neurônios pré-ganglionares parassimpáticos da medula sacral (nervos pélvicos) e seguem até os gânglios no plexo pélvico, localizados adjacentes à bexiga, e desses para neurônios pós-ganglionares, os quais vão suprir a inervação vesical e parte da musculatura esfincteriana lisa. Dessa maneira, o detrusor permanece relaxado por falta de estímulo excitatório parassimpático e por reflexos inibitórios simpáticos, com enchimento vesical à baixa pressão.

A inervação simpática vesical tem como alvo os receptores β3-adrenérgicos, presentes em maior quantidade no corpo vesical e os receptores α1A-adrenérgicos concentrados na região do colo vesical. Durante a fase de armazenamento vesical há estimulação tônica dos receptores β3 induzindo o relaxamento do detrusor e estimulação dos receptores α-adrenérgicos com contração da musculatura lisa junto ao colo vesical.

A inervação motora do esfíncter uretral estriado origina-se nos núcleos de Onuf (medula sacral) e segue pelo nervo pudendo até chegar ao rabdoesfíncter. A ação nervosa ao nível do esfíncter eleva seu tônus e em associação com a contração voluntária muscular inibem o desejo miccional, levando ao adiamento da micção.[2]

A decisão de interromper o armazenamento vesical e dar início à micção é tomada na porção medial do córtex pré-frontal. Esse cessa a inibição tônica sobre a PAG e libera a micção por meio de conexões com o centro pontino da micção. Impulsos nervosos inibitórios são enviados por fibras da coluna intermediolateral até à cadeia simpática (T10-L2), e a seguir pelo plexo hipogástrico superior e nervo hipogástrico, determinando o relaxamento esfincteriano liso. Em paralelo, o esfíncter uretral estriado recebe informações para relaxamento e abertura através das mesmas fibras somáticas originadas nos núcleos de Onuf e seguem pelo nervo pudendo. De modo sincrônico, impulsos excitatórios seguem até os neurônios pré-ganglionares parassimpáticos da medula sacral, gânglios no plexo pélvico e neurônios pós-ganglionares, desencadeando a contração detrusora.

No processo de contração detrusora, o principal neurotransmissor liberado pelas fibras pós-ganglionares parassimpáticas da medula sacral (S2 a S4) é a acetilcolina, embora outros neurotransmissores não adrenérgicos não colinérgicos também sejam liberados. A acetilcolina liga-se a receptores M2 e M3 presentes em maior quantidade na bexiga, desencadeando a contração do detrusor. Na fase miccional, os receptores β3 e α-adrenérgicos deixam de ser estimulados, contribuindo para o processo de esvaziamento vesical.[2]

■ Bexiga hiperativa

A bexiga hiperativa (BH) é uma condição clínica caracterizada por urgência miccional, acompanhada ou não de incontinência por urgência e associada com aumento da frequência miccional e noctúria, na ausência de infecção do trato urinário ou de fatores patológicos locais evidentes.

Essa definição ampla e pragmática permite o diagnóstico inicial sem necessidade de estudos mais invasivos ou caros e engloba pacientes com causas neurogênicas ou não. Nos pacientes com alguma condição neurológica que altere o funcionamento do trato urinário inferior, a bexiga hiperativa é classificada como bexiga hiperativa neurogênica, enquanto nos casos sem alteração neurológica evidente se utiliza o termo bexiga hiperativa idiopática. Na prática, o termo bexiga hiperativa se refere aos casos idiopáticos.[3]

Segundo a definição da International Urogynecological Association (IUGA) o diagnóstico de BH é clínico e baseado na presença de sintomas. Dessa forma há que se distinguir do termo hiperatividade detrusora, um achado urodinâmico quando contrações involuntárias são encontradas durante a cistometria, fato que a maioria dos pacientes com bexiga hiperativa idiopática não apresenta durante uma urodinâmica. Outra nomenclatura utilizada se refere à associação de perdas com o evento de urgência urinária. Se há perda urinária utiliza-se o termo de BH úmida. Na sua ausência deve-se referir como BH seca.[4]

A BH impacta negativamente na qualidade de vida das pacientes, pois a sua presença interfere na vida social, psicológica, física, ocupacional e até sexual. As pacientes relatam que necessitam interromper atividades da vida diária, modificam seus hábitos e sempre têm que estar atentas à presença de local adequado para urinar. Estudos mostram que pacientes com bexiga hiperativa úmida apresentam menores índices de rendimento no trabalho e maiores taxas de ansiedade, depressão, quedas, fraturas, infecção do trato urinário e lesões de pele.[5]

Inúmeros estudos avaliaram os custos envolvidos com BH e incontinência urinária nos Estados Unidos. O impacto econômico dessa patologia se iguala a outros problemas de saúde pública, como osteoporose, depressão e câncer de mama. Estudos do fim da década de 1990, demonstraram um custo anual de 26,3 bilhões de dólares com incontinência urinária, sendo que 12 bilhões se referiam à BH. Dados mais recentes estimaram um custo da BH úmida de cerca 82 bilhões de dólares para o ano 2020.[6]

Epidemiologia

Dados do estudo NOBLE, realizado nos Estados Unidos, que avaliou pacientes acima de 18 anos com critérios clínicos validados, encontrou uma prevalência geral de 16,5% de BH, com uma distribuição similar entre mulheres (16,5%) e homens (16%), com prevalência aumentando de acordo com a idade. Em homens a prevalência de BH seca foi maior (13,4%) do que a úmida (2,6%). As mulheres, por sua vez, apresentaram uma prevalência similar de BH úmida e seca (9,3% *versus* 7,6%), mas com incremento da prevalência de BH úmida à medida que envelhecem.[7]

Outro estudo abrangente avaliou mais de 19 mil pessoas em cinco países, sendo quatro europeus, e demonstrou uma prevalência geral de BH de 11,8%, sendo que 12,8% das mulheres e 10,8% dos homens apresentam síndrome da BH. Noctúria foi o sintoma mais prevalente em homens (48,6%) e mulheres (54,5%).[8]

Um estudo realizado em cinco capitais brasileiras utilizando entrevista por telefone e aplicando questionários validados para investigação de sintomas do trato urinário inferior (LUTS) em pessoas acima de 40 anos, identificou que a prevalência de BH no Brasil é muito semelhante entre homens (25%) e mulheres (24%). Sintomas moderados a grave estavam presentes em 20,8% dos homens e 23,9% das mulheres, sendo mais prevalente a presença de BH úmida em mulheres.[9]

Fisiopatologia

Apesar de inúmeros estudos e diversas teorias, ainda não se tem claro quais são os mecanismos fisiopatológicos da bexiga hiperativa. Recentes evidências sugerem que a BH seja de causa multifatorial. Alterações na excitabilidade neuronal e de musculatura lisa e modificações no urotélio desencadeadas por diversos neurotransmissores, receptores sensoriais e canais iônicos estão associados à sua gênese. Soma-se a isso efeitos metabólicos sistêmicos, isquemia tecidual, reação inflamatória local e obstrução infravesical como fatores outros associados. Está claro que inúmeras alterações moleculares podem contribuir para o surgimento da BH.[10]

Acredita-se que alterações nas propriedades dos miócitos do músculo detrusor sejam pré-requisitos para o surgimento de contrações detrusoras involuntárias que por sua vez levam a aumento da pressão intravesical e sintomas de urgência e incontinência por urgência. Essas alterações podem aumentar a excitabilidade e o acoplamento entre células do detrusor, que seriam transmitidas rapidamente por todo tecido, levando a uma contração coordenada de toda bexiga.[10]

O fator neurogênico sugere que lesões das vias inibitórias corticais ou medulares, ou sensibilização dos terminais aferentes da bexiga podem estimular reflexos primitivos mediados por fibra aferentes tipo C que desencadeiam hiperatividade detrusora. Estudos de imagem evidenciaram que o controle vesical depende de uma coordenação eficiente entre várias áreas corticais e subcorticais e disfunções em várias partes podem desencadear urge-incontinência.[10]

Estudos experimentais têm evidenciado que o urotélio não atua somente como uma barreira passiva, mas também como uma estrutura capaz de detectar estímulos térmicos, mecânicos e químicos. Inúmeros neurotransmissores são liberados e ativam diferentes receptores subepiteliais, participando ativamente na sinalização e ativação neuronal local, modulando a excitabilidade da inervação aferente e afetando a contratilidade detrusora.[10]

Diagnóstico

De acordo com a definição e amparado por diretrizes internacionais, a BH é um distúrbio de diagnóstico eminentemente clínico. Portanto, uma história bem detalhada é fundamental para obter dados que caracterizam os sintomas, o modo de progressão, fatores agravantes, o sucesso e falha com tratamentos prévios, períodos de remissão, a necessidade de uso de absorventes e o impacto na qualidade de vida. Apesar dos portadores de bexiga hiperativa não apresentarem, necessariamente, alterações de exame físico, a sua realização é primordial.

O exame físico permite identificar condições que possam ter favorecido o desenvolvimento da bexiga hiperativa, ou que tenham decorrido da disfunção miccional, tais como, massas pélvicas, distensão vesical ou intestinal, prolapso genital, alterações cutâneas genitais e o aumento do volume prostático no homem. A realização de um exame neurológico sumário, no qual se avalia alteração de marcha, da sensibilidade perineal e do tônus do esfíncter anal também é importante. O exame ginecológico é mandatório. Deve-se verificar a presença de atrofia urogenital, prolapso ou sinais de vulvovaginite. A realização de teste de esforço, com a paciente em pé, permite, em muitos casos, o diagnóstico de perdas aos esforços que podem estar associadas aos sintomas de bexiga hiperativa.

Entre os recursos diagnósticos, o diário miccional de 3 dias é uma das ferramentas de maior valor para avaliação dos sintomas do trato urinário inferior, pois permite diferenciar diversas condições manifestadas por poliúria, polaciúria e incontinência que podem simular bexiga hiperativa, como, por exemplo, a poliúria noturna. Fornece ainda informações a respeito da intensidade dos sintomas e pode ser útil para avaliar o resultado do tratamento.

Com relação a exames subsidiários, a análise de urina e urocultura devem ser solicitados em todos os pacientes com quadro clínico de bexiga hiperativa. A infecção bacteriana pode desencadear sintomas semelhantes aos observados em portadores de BH e o tratamento se baseará na resolução do quadro infeccioso. A leucocitúria estéril pode ser indicativa de contaminação ou infecção por bactérias atípicas. A presença de hematúria na ausência de infecção sugere a possibilidade de doença neoplásica ou litíase renal que deverão ser adequadamente investigadas. Além do exame de urina, dosagens séricas de creatinina e glicose são altamente recomendadas. A ultrassonografia do trato urinário permite identificar lesões tumorais, cálculos urinários e sinais indiretos de obstrução do trato urinário.

O estudo urodinâmico é o melhor exame para avaliação funcional do trato urinário inferior. Sua realização está indicada em casos que não apresentam resposta favorável às medidas terapêuticas mais conservadoras, tanto não medicamentosas quanto medicamentosas, nas afecções neurogênicas e antes de procedimentos invasivos. Outros exames complementares, como a cistoscopia, a citologia urinária ou a eletroneuromiografia devem ser solicitados apenas em situações específicas.[11]

Tratamento

Tratamento não farmacológico

O tratamento clínico não farmacológico da bexiga hiperativa inclui medidas gerais, tratamento comportamental e fisioterapia pélvica. Dentre as medidas gerais, é importante orientar a adequada hidratação e a restrição de alimentos irritantes da bexiga, como cafeína, cítricos e condimentos, além da diminuição de álcool e nicotina. Importante reavaliar os medicamentos utilizados pelas pacientes, uma vez que diversos fármacos têm efeitos colaterais sobre o trato urinário, como, por exemplo, os diuréticos, psicotrópicos e os α-bloqueadores. Dentro do tratamento comportamental, pode ser orientado o treinamento vesical, que consiste em um programa de educação da paciente para a realização de micção programada, com ajuste gradual dos intervalos.[11]

A fisioterapia pélvica tem papel importante, uma vez que a contração do detrusor pode ser inibida por contrações voluntárias dos músculos do assoalho pélvico. As pacientes são instruídas a realizar a contração da musculatura pélvica repetidamente até o controle da sensação de urgência, evitando episódios de incontinência urinária. A associação de *biofeedback* promove resultados superiores, sendo um recurso interessante, quando disponível.[11]

Outra técnica também utilizada durante a fisioterapia é a estimulação percutânea ou transcutânea do nervo tibial posterior, que tem como objetivo modular perifericamente os estímulos que chegam à bexiga. O impulso elétrico, de forma retrógrada, atinge o plexo hipogástrico e chega até ao detrusor, reduzindo sua hiperatividade e consequentemente os sintomas urinários. Revisão sistemática e metanálise relatou significante efeito clínico, com a diminuição de frequência, urgência e episódios de incontinência.[12]

Tratamento farmacológico oral

Existem duas classes de medicamentos atualmente utilizadas no tratamento da bexiga hiperativa: os anticolinérgicos ou antimuscarínicos e os agonistas β3-adrenérgicos. Os anticolinérgicos atuam por inibição competitiva nos receptores muscarínicos (M2 e M3) da parede vesical e na inervação aferente, levando a redução da sensação de enchimento vesical, ao relaxamento do músculo detrusor, aumento da capacidade cistométrica e diminuição da incontinência urinária secundária à hiperatividade detrusora.

Os principais fármacos disponíveis atualmente no Brasil são: oxibutinina, tolterodina, solifenacina, darifenacina e tróspio. Diversas metanálises evidenciaram que a eficácia dos diferentes antimuscarínicos é muito semelhante, sendo os potenciais eventos adversos o principal critério de escolha de um em detrimento a outro. Pacientes que apresentem intolerância importante a um dos medicamentos devem optar pela substituição do antimuscarínico. Atenção especial deve ser destinada para a interação com outros medicamentos comumente usados, muitos dos quais com efeitos anticolinérgicos, principalmente na população idosa.

Os antimuscarínicos orais apresentam eventos adversos frequentes, entre os quais, sensação de boca seca, visão turva, constipação, eritema, fadiga, e dispepsia. Figuram entre as contraindicações para o uso de antimuscarínicos a retenção urinária, retenção gástrica, glaucoma de ângulo agudo e hipersensibilidade conhecida à droga.

Os agonistas β3-adrenérgicos estimulam receptores β3 presentes na parede vesical, promovendo redução dos estímulos aferentes e relaxamento da atividade detrusora, sendo a mirabegrona, o único representante dessa classe de medicamentos no Brasil. Estudos demonstram melhora do enchimento vesical, com significativa redução dos episódios de incontinência urinária, diminuição no número de micções em 24 horas e repercussão importante na qualidade de vida. Os efeitos colaterais são raros, sendo os mais frequentes a hipertensão e a taquicardia.[13]

Injeção detrusora de toxina botulínica

Recomenda-se a injeção detrusora de toxina botulínica tipo A em pacientes com bexiga hiperativa refratária, quando as medidas terapêuticas mais conservadoras se mostraram ineficazes ou mal toleradas. A aplicação da toxina botulínica é realizada por via cistoscópica, sob sedação, através da injeção direta no músculo detrusor, na dose de 100 a 300 unidades em 30 pontos aleatórios. Na bexiga, a toxina botulínica tipo A bloqueia a liberação de vesículas de acetilcolina e outros neurotransmissores na junção neuromuscular, o que promove um bloqueio na transmissão nervosa eferente e aferente.

Em portadores de bexiga hiperativa idiopática, os estudos evidenciam melhora dos sintomas, redução dos episódios de incontinência urinária, ganho na capacidade cistométrica e no volume miccional. Os efeitos adversos mais comuns são infecções do trato urinário (15% a 55%), aumento do resíduo pós-miccional (7% a 26%) e retenção urinária com necessidade de cateterismo vesical (3% a 18%), a qual é habitualmente transitória. Os efeitos do tratamento são temporários e a grande maioria necessitará de reaplicações com intervalo que varia de 6 a 14 meses. A toxina botulínica mais estudada é a onabotulinum (toxina botulínica americana), sendo fundamental ressaltar que as toxinas botulínicas são produtos biológicos não intercambiáveis.[14]

Neuromodulação sacral (NMS)

Recomenda-se a NMS como opção de tratamento para pacientes com sintomas de bexiga hiperativa refratários ao tratamento conservador ou com elevado risco para retenção com o uso da toxina botulínica, ou quando a incontinência urinária estiver associada à incontinência fecal.

A NMS consiste na estimulação da raiz nervosa S3 por meio de um dispositivo implantável via percutânea sob controle radioscópico, o qual gera impulsos elétricos de baixa frequência para modular o funcionamento vesical. O mecanismo de ação mais provável é o bloqueio ou interferência na sinalização de impulsos aferentes vesicais para a medula espinhal e córtex, modulando reflexos e desse modo, inibindo a hiperatividade do detrusor. O implante do NMS consiste em duas etapas: a primeira, na qual um eletrodo é posicionado junto à raiz sacral de S3 por via percutânea e com estimulador externo (fase de teste). A segunda etapa é realizada após 7 a 14 dias, sendo implantado o gerador interno definitivo para os casos em que há melhora de ao menos 50% dos sintomas.

O sucesso na fase de teste varia de 36% a 80%. Resultados favoráveis foram demonstrados em mais de 60% dos pacientes que receberam implante definitivo em avaliação de longo prazo, mas com taxas de cura entre 20% e 33%. Revisão cirúrgica foi necessária em metade dos pacientes, a maioria das vezes para troca da bateria. Os efeitos adversos mais frequentes são: dor no local do implante do gerador (3% a 20%), dor no local do eletrodo (4% a 19%), migração do eletrodo (1% a 9%), infecção (2% a 14%) e sensação de choque (5% a 8%).[15]

Incontinência urinária de esforço (IUE)

A incontinência urinária de esforço (IUE) ocorre em situações nas quais há aumento da pressão abdominal, tais como tossir, espirrar, correr, rir, pegar peso, assumir a posição ortostática ou até mesmo andar. Algumas teorias tentam explicar esse fenômeno como decorrente de uma deficiência no suporte vesical e uretral de responsabilidade da musculatura do assoalho pélvico, suas fáscias e ligamentos. O fechamento uretral se daria por uma transmissão adequada da pressão abdominal à região uretral, comprimindo a uretra contraestruturas do assoalho pélvico. Uma deficiência nessa transmissão afetaria a continência feminina. Outro fator tem a ver com as características intrínsecas da uretra como mucosa, plexo venoso subepitelial e tônus da musculatura lisa uretral. Uma deficiência desses fatores ou lesão do esfíncter uretral intrínseco poderia levar à perda urinária em momentos de esforço.

A prevalência da IUE varia muito de acordo com os critérios de definição em cada estudo, métodos de pesquisa e populações avaliadas. Cerca de 50% das mulheres com incontinência referem a IUE como principal sintoma. O estudo epiLUTS relatou uma prevalência de 44% em mulheres incontinentes, enquanto a prevalência em mulheres sem queixa específica de incontinência foi de 18,4%. Estudos longitudinais, por sua vez, relatam uma incidência de 4% a 11%/ano.[16]

Múltiplos fatores de risco têm sido propostos e estudados para IUE. Os principais são idade, paridade, presença de parto vaginal, obesidade ou aumento do índice de massa corpórea, diabetes, raça e história familiar. Alguns fatores genéticos são citados, mas em proporção pequena. Cerca de 81% de mulheres com IUE têm sintomas de alguma outra desordem do assoalho pélvico, entre elas o prolapso pélvico.[16]

Diagnóstico

Uma história completa deve fornecer elementos que permitam estabelecer o tipo mais provável de IU e a abordagem diagnóstica e terapêutica mais apropriada. Tais elementos incluem: frequência de episódios de perda e hábitos miccionais, grau de incômodo, condição de perda, uso de absorventes ou fraldas, cirurgias pélvicas, complicações ginecológicas, número de gestações e tipo de partos.

O exame físico deve incluir avaliação geral da mobilidade, estado cognitivo e exame abdominal para identificação de massas pélvicas. Atenção deve ser dada para a presença de prolapso de órgãos pélvicos e atrofia vaginal, força e tônus da musculatura pélvica, sensibilidade perineal e o reflexo bulbocavernoso. A mulher deve ser examinada na posição ginecológica ou ortostática, de preferência com a bexiga cheia e deve ser instruída a realizar manobras de esforço para observação da perda e sua intensidade. Na presença de cistocele de alto grau e prolapso uterino, a redução para sua posição anatômica pode revelar incontinência urinária de esforço oculta.[11]

A relação entre hipermobilidade e IUE pode ser avaliada por uma série de técnicas, que incluem o teste do cotonete, descenso de ponto Aa do POP-Q, avaliação visual, ultrassonografia perineal ou uretrocistografia. Entretanto, nenhuma dessas avaliações é recomendada, pois não há consenso da definição do que seria uma hipermobilidade clinicamente relevante. Por outro lado, a ausência de hipermobilidade, principalmente após múltiplos procedimentos cirúrgicos prévios, caracteriza uma uretra fixa, cujos resultados do tratamento cirúrgico são piores.[17]

A utilização de um diário miccional, que avalia a rotina urinária e de perdas, é um método bastante simples e muito útil na avaliação inicial. Embora represente uma ferramenta interessante, não há evidências de que os resultados obtidos pelo diário miccional correlacionem com o tipo de IU. Sua relevância é maior em mulheres com queixa de noctúria, onde a exclusão de poliúria noturna se torna fundamental.

Quanto à investigação complementar, o exame de urina tipo I (EAS) deve ser solicitado para descartar a possibilidade de infecção, bem como de outras alterações observáveis nesse exame. Ultrassonografia do trato urinário e da pelve permite avaliar a presença de massas na cavidade pélvica, além de fornecer informações sobre resíduo pós-miccional e lesões do trato urinário. Outros exames como cistoscopia e uretrocistografia miccional somente devem ser solicitados em situações especiais, a critério do médico assistente.

O estudo urodinâmico é realizado para avaliar o funcionamento do trato urinário inferior e reproduzir as fases de armazenamento e esvaziamento vesical. Está indicado em algumas circunstâncias específicas, como, por exemplo, quando há dúvida diagnóstica, falha no tratamento clínico comportamental, na presença de patologias neurológicas associadas, elevado resíduo ou quando se planeja tratamento cirúrgico. A realização do estudo urodinâmico rotineiramente antes do tratamento cirúrgico ainda é debatido devido inconsistências nos dados de literatura.[11]

Tratamento conservador

A conduta inicial deve envolver uma tentativa de abordagem conservadora. A modificação comportamental ou de estilo de vida (perda de peso, dieta balanceada, nível de atividade física, e ingestão de líquidos) pode melhorar a IUE. Há evidências de que a prevalência de IUE aumenta proporcionalmente ao aumento do peso corporal. Diversos estudos, incluindo revisões sistemáticas concluíram que a perda de peso, inclusive após cirurgia bariátrica, foi benéfica na melhoria da IU. A atividade física regular pode fortalecer a musculatura do assoalho pélvico e diminuir o risco de desenvolvimento de IUE. No entanto, o exercício físico extenuante aumenta o risco de IUE durante os períodos de atividade física.[17]

Fisioterapia

A fisioterapia pélvica envolve o treinamento dos músculos do assoalho pélvico e é constituído por um programa no qual as pacientes são orientadas e treinadas a contrair adequadamente os músculos do assoalho pélvico por tempo progressivo, repetidas vezes ao longo do dia. O treinamento da musculatura pode ser associado ao *biofeedback*, estimulação elétrica de superfície ou cones vaginais, sendo que maior eficácia é alcançada por meio da associação de diferentes tipos de tratamento e aumento progressivo da intensidade.

Os resultados da fisioterapia de reabilitação pélvica são proporcionais à severidade da incontinência, presença de lesões musculares do assoalho pélvico, idade e grau de comprometimento na realização dos exercícios e manutenção dos mesmos após período de treinamento intensivo com fisioterapeuta especializada na área.[11]

Tratamento farmacológico

1. **Estrógeno:** dose baixa de estrógeno, por via vaginal, pode ser oferecido a mulheres após a menopausa, com incontinência urinária de esforço e sintomas de atrofia vulvovaginal, com intuito de promover aumento do suprimento sanguíneo, melhora tecidual e diminuição dos sintomas do trato urinário inferior, comuns nessa faixa etária. Uma metanálise de estudos randomizados demonstrou que o estrógeno vaginal em mulheres na pós-menopausa foi associado a melhora da incontinência. Por outro lado, a reposição sistêmica não tem suporte científico, havendo estudos que inclusive demonstram uma piora da incontinência.[18]
2. **Duloxetina:** a duloxetina é um inibidor da recaptação pré-sináptica de serotonina e noradrenalina, usado para depressão. Atua aumentando o nível de serotonina e noradrenalina ao nível do núcleo de Onuf, elevando a atividade do esfíncter estriado externo e o tônus uretral. Seu uso para o tratamento da IUE mostrou-se eficaz, no entanto, associado a eventos adversos como náuseas, vômitos, sensação de boca seca, tontura, distúrbios mentais e ideação suicida. Os estudos mostraram elevada taxa de abandono em razão dos efeitos adversos, e seu uso não deve ser recomendado como de primeira linha para IUE.[18]
3. **Anticolinérgicos e β3 agonistas:** são medicações utilizadas para tratamento do componente de urgência e frequência urinária nas pacientes que apresentam quadro de incontinência urinária mista. Vide acima o tratamento medicamentoso da síndrome da bexiga hiperativa. Não é racional o seu uso em mulheres com IUE genuína.

Tratamento cirúrgico

O tratamento cirúrgico é a abordagem padrão para mulheres com incontinência urinária de esforço (IUE) que falham nas condutas conservadoras como mudanças de estilo de vida, terapias comportamentais e fisioterapia do assoalho pélvico. Por influenciar necessariamente na função do trato urinário inferior, sempre se buscou técnicas com elevado grau de sucesso, longa durabilidade e com baixo índice de morbidade e complicações cirúrgicas.

Nas últimas décadas diferentes técnicas cirúrgicas foram sugeridas para tratar a IUE. Desses tratamentos, as suspensões retropúbicas (Burch) e os *slings* pubovaginais demonstraram os resultados mais duradouros e consistentes. Entretanto, devido à morbidade associada a essas cirurgias, houve uma grande ênfase no desenvolvimento de procedimentos cirúrgicos minimamente invasivos, surgindo, a partir da década de 1990, os *slings* sintéticos de uretra média, que rapidamente se difundiram como o tratamento padrão-ouro, independentemente de sua fisiopatologia. As pacientes com IU mista podem também ser operadas para melhorar o componente de incontinência de esforço, sendo observado inclusive a melhora do componente de urgência. Entretanto, o componente de urgência deve ser tratado preferencialmente antes da abordagem cirúrgica.[18]

1. **Cirurgia de Burch:** a suspensão vesical retropúbica pela técnica de Burch-Tanagho é um procedimento cirúrgico por via abdominal com fixação bilateral dos tecidos paravaginais no ligamento de Cooper. Foi considerado por décadas como a técnica de eleição em IUE, com taxas de cura variáveis entre 75% e 85%. A cirurgia de Burch pode ser realizada também por via laparoscópica. Em uma revisão sistemática comparando a via aberta com a laparoscópica não foram observadas diferenças significantes entre as abordagens em um seguimento de 2 anos, apesar de seguimentos de longo prazo apontarem de modo favorável para a via aberta.[19]

Em estudo prospectivo e randomizado, que analisou os resultados da técnica de Burch e do *sling* aponeurótico em 2 a 5 anos e evidenciou superioridade do *sling* nos desfechos de eficácia e satisfação das pacientes. Resultado semelhante foi corroborado por revisão sistemática e metanálise publicado pela colaboração Cochrane. Quanto às complicações, o *sling* aponeurótico apresentou maior risco de disfunção miccional e a cirurgia de Burch maior incidência de prolapsos genitais.[20]

Atualmente a cirurgia de Burch tem indicações limitadas. Alguns autores sugerem que pode ser uma técnica utilizada em IUE persistente ou recorrente, ou nas pacientes em que um *sling* de uretra média não pode ser utilizado. Outra indicação seria durante uma laparotomia concomitante. Apesar de uma indicação secundária, o Burch atualmente viu renascer sua realização no mundo devido à polêmica envolvendo complicações dos *slings* sintéticos e riscos jurídicos associados às complicações desses.[21]

2. ***Sling* sintético de uretra média:** é atualmente considerado o padrão-ouro no tratamento da incontinência urinária de esforço. Tem como princípio promover o suporte suburetral na uretra média utilizando fita de polipropileno, monofilamentar, macroporosa, por acesso vaginal e passagem retropúbica ou transobturatória. Em comparação com o sling aponeurótico, tem a vantagem de ser menos invasivo, não demandar outra incisão para obtenção da faixa aponeurótica, menor tempo cirúrgico, menor taxa de retenção e rápido retorno às atividades diárias.

Estudos com seguimento inferior a um ano evidenciaram resultados subjetivos e objetivos semelhantes quando comparada a via retropúbica e a transobturatória. No entanto, estudos demonstraram que aos 12 meses de pós-operatório, os *slings* retropúbicos foram mais efetivos que os realizados por via transobturatória. No seguimento de 5 anos, diferença na taxa de cura objetiva chega a ser quase 8% superior para a técnica retropúbica em comparação à transobturatória (51,3% *vs.* 43,4%), mas com índice subjetivo de satisfação semelhante entre as duas técnicas, respectivamente 79% e 85%.

Quanto às complicações, as taxas de exposição ou extrusão da tela são similares entre a via transobturatória e retropúbica. Entretanto, há mais casos de disfunção miccional, hemorragia intraoperatória e perfuração vesical, com o acesso retropúbico e mais dor na coxa com a via transobturatória. A necessidade de novas intervenções para correção de incontinência urinária é maior para pacientes submetidas a tratamento inicial com *sling* transobturatório tanto em estudos com seguimento de 1 a 5 anos, como naqueles com períodos de seguimento mais longos. Certas pacientes desenvolvem quadro de urgência após a cirurgia de *sling*, sendo conhecida como *urgência de novo*, que pode estar associada à posição do *sling*, tensão aplicada na tela ou mesmo lesão inadvertida da bexiga. Excluída qualquer erosão, deve ser tratado o componente de urgência de acordo com protocolos utilizados em bexiga hiperativa.

Na tentativa de diminuírem as complicações do *sling* transobturatórios, sobretudo as relacionadas à passagem da agulha no forame transobturatório, surgiram os chamados mini-*slings*. Essa categoria de *slings* sintéticos tem como potenciais benefícios, menor tempo de execução, menor quantidade de tela e menos dor pós-operatória. Estudo multicêntrico randomizado evidenciou a não inferioridade dos mini-*slings* quando comparados a *slings* de uretra média em um período de seguimento de 36 meses. Entretanto, a taxa de erosão e a necessidade de reoperação para continência foram maiores quando comparados com o *sling* transobturatório convencional.[22]

Síndrome da bexiga dolorosa/cistite intersticial

Trata-se de uma desordem dolorosa crônica que se apresenta na bexiga, pelves e abdômen inferior. De acordo com a Sociedade Internacional de Continência, pode ser definida como uma queixa de dor suprapúbica relacionada ao enchimento vesical, acompanhado por outros sintomas como o aumento do número de micções diurnas e noturnas, além de urgência urinária, na ausência de outras patologias específicas, como é o caso da infecção urinária.

É considerada uma patologia de exclusão, sendo mandatório investigar e descartar outras patologias do trato urinário, ginecológico e intestinal. Estudo americano encontrou uma prevalência de 6,5% ou 197/100.000 mulheres, sendo uma patologia predominantemente feminina. São citadas duas formas da SBD: não ulcerativa (90%) e ulcerativa (10%), quando surgem as chamadas úlceras de Hunner. São também descritas associações com outras patologias álgicas crônicas, como síndrome do intestino irritável e fibromialgia.

A sua etiologia é indefinida e pode diferir entre pacientes. Várias teorias tentam explicar sua gênese e a associação com outras patologias pélvicas. Assim, fatores genéticos, cirurgia pélvica prévia, infecção urinária como fator desencadear, defeitos na camada de glicosaminoglicana (GAG), alterações de receptores aferentes sensitivos subepiteliais, aumento de permeabilidade urotelial e até mesmo substrato autoimune (mastocitose) desencadeando inflamação crônica são relatados na literatura.[23]

Diagnóstico

Os critérios para diagnóstico de SBD/CI permanecem incertos. Muitos autores preconizam o diagnóstico com base apenas em dados clínicos, sendo a anamnese fundamental. A dor apresenta características específicas: há intensificação com o enchimento vesical, é localizada na região suprapúbica, com irradiação para região inguinal, vagina, sacro ou reto, além de melhorar com a micção. Cerca de 90% das pacientes apresentam aumento da frequência miccional e 60% de urgência urinária. Sintomas na esfera sexual são também relatados por algumas mulheres, como dispareunia, diminuição da libido e redução de orgasmos. Cerca de 30% das pacientes apresentam quadros de depressão, ansiedade, transtorno do humor ou antecedente de tratamento de distúrbios emocionais. A associação entre a ingesta de alimentos e bebidas e a exacerbação dos sintomas é frequentemente observada. Também são descritas outras situações que desencadeiam os sintomas, como estresse agudo, menstruação, exercício extenuante e desidratação.

O exame físico deve ser direcionado à investigação de pontos desencadeadores de dor (*triggers points*), avaliação genital completa, incluindo avaliação da musculatura elevadora do ânus e reflexos neurológicos sacrais. O exame de urina e urocultura são fundamentais para excluir quadro infeccioso bacteriano. Exame ultrassonográfico deve ser solicitado de rotina. A avaliação urodinâmica tem indicação com o objetivo de excluir disfunção miccional concomitante, sendo os achados mais comuns a hipersensibilidade vesical e a redução de capacidade cistométrica máxima. A cistoscopia auxilia na exclusão de patologia tumoral e na avaliação da presença de glomerulações e/ou úlceras de Hunner, o que contribui para confirmar a patologia.[24]

Tratamentos

Diversos tratamentos encontram-se disponíveis para a SBD/CI entre os quais terapia comportamental, medicamentos de uso oral e intravesical, além da opção cirúrgica em casos extremos. A primeira linha de tratamento inclui a terapia comportamental e as restrições dietéticas. Deve-se evitar alimentos ácidos e irritantes vesicais, como pimenta, condimentos em geral, cafeína e frutas cítricas. Treinamento vesical para ganho de capacidade vesical, fisioterapia para relaxamento de assoalho pélvico e técnicas de relaxamento como ioga e meditação são sugeridas. Essas ações comportamentais múltiplas levaram a 88% de melhora global dos sintomas em estudo não controlado.[25]

A maioria das pacientes necessita de tratamento analgésico sistêmico. Drogas como a fenazopiridina, anti-inflamatórios não hormonais e narcóticos leves (codeína) são usualmente empregados em uma etapa inicial. Os resultados são indeterminados, uma vez que a dor visceral provocada na SBD/CI pode não responder bem a analgésicos. Opioides são comumente empregados nos casos de progressão ou exacerbação da dor, evitando-se o seu uso crônico devido aos efeitos colaterais muitas vezes sérios.

O uso de anticolinérgicos orais não tem papel plenamente definido para os casos de SBD/CI. Ainda assim, muitos pacientes reportam melhora parcial dos sintomas. Anti-histamínicos são utilizados para bloquear receptores H1 e H2, e consequentemente inibir a ação da histamina liberada pelos mastócitos. A hidroxizina é um anti-histamínico que bloqueia a ativação neuronal de mastócitos. Entretanto, os efeitos adversos são frequentes, entre eles a sedação, os quais tendem a diminuir ao longo do tratamento.[25]

Os antidepressivos tricíclicos são utilizados comumente e foram testados em estudos randomizados e controlados. A droga mais estudada é a amitriptilina, que apresenta efeitos analgésico, anticolinérgico e anti-histaminérgico. Um estudo controlado, randomizado com 48 pacientes e tempo de seguimento de 4 meses, com doses escalonadas de 25 a 100 mg/dia, demonstrou melhora significante da dor e urgência urinária e melhora da frequência miccional e capacidade vesical. Os efeitos colaterais mais relatados são a sensação de boca seca e ganho de peso.[25]

Outros medicamentos com ação analgésica como a gabapentina e a pregabalina mostraram-se eficazes no alívio da dor em estudos abertos e com pequena casuística, quer utilizados em combinação com outros medicamentos ou de modo isolado. O uso de duloxetina foi avaliado recentemente, demonstrando, entretanto, pouca eficácia antiálgica, apesar de algumas pacientes melhorarem o componente de ansiedade e depressão.[25]

A única droga oral aprovada pelo FDA é o pentosano polissulfato (Elmiron®). O racional desse produto é a reposição da camada GAG vesical e com isso potencialmente impedir o contato de substâncias irritantes presentes na urina com as camadas suburoteliais. Estudo randomizado, duplo cego de diferentes dosagens demonstrou eficácia dessa medicação, não havendo aparente dose resposta. Apresenta custo elevado, o que limita seu uso.[25]

Em decorrência de vários argumentos clínicos que sugerem a teoria autoimune como participante na gênese da SBD/IC, alguns imunossupressores foram estudados, como a ciclosporina, a azatioprina e o metotrexato. Estudo randomizado e controlado com ciclosporina demonstrou eficácia dessa medicação quando comparada ao pentosan polissulfato. Outros estudos demonstraram eficácia no controle dos sintomas. Entretanto, ao ser retirado o imunossupressor, houve retomada dos sintomas mesmo após tempo prolongado de tratamento. Seus efeitos colaterais incluem, hiperplasia e dor gengival, parestesias, dor abdominal, dor muscular, agitação, além de alteração de função renal. Alguns autores sugerem seu uso para casos severos e refratários.[26]

A administração intravesical de substâncias como o dimetilsulfóxido (DMSO) tem sido utilizado de longa data em portadores de SBD/CI. O efeito benéfico advém de uma suposta ação analgésica, relaxante muscular e anti-inflamatória. O esquema mais preconizado utiliza seis aplicações semanais e doses de manutenção. Trata-se de um procedimento invasivo e doloroso para muitos pacientes, devendo ser instilado preferencialmente sob sedação. Estudos relatam uma melhora subjetiva em cerca de 50% das pacientes. Aparentemente seus efeitos são melhores em pacientes com o tipo ulcerativo. Efeitos colaterais como o odor de alho durante o tratamento e deposição de pigmentos no cristalino foram descritos.[25]

Também com o objetivo de corrigir o defeito da camada GAG, a heparina, o sulfato de condroitina e o ácido hialurônico foram estudados. Em avaliações de curto prazo a eficácia do ácido hialurônico variou de 30% a 73%. Apenas efeitos colaterais de pequena magnitude, como sintomas irritativos, foram observados. A limitação desses estudos é o baixo nível de evidência científico e a falta de estudos duplo-cego, que fazem dessas drogas opções ainda a ser mais bem avaliadas.[25]

Além de ser amplamente utilizado para câncer de bexiga, o BCG intravesical foi avaliado em alguns estudos para o tratamento da SBD/CI. Seu uso está baseado na estimulação de linfócitos T levando a uma supressão do processo inflamatório. Apesar de respostas interessantes iniciais, se evidenciou resposta similar ao placebo em alguns *trials*. Assim, atualmente o uso de BCG no tratamento da SBD/CI não encontra substrato científico na literatura.[24]

A hidrodistensão vesical foi muito realizada como método inicial de tratamento associado à cistoscopia diagnóstica. Apesar do longo período de uso dessa prática e de resultados satisfatórios apresentados em séries de casos, não há estudos com bom nível de evidência científica na literatura. O tratamento direto das úlceras de Hunner, quer por fulguração, quer por ressecção transuretral apresenta várias publicações na literatura. Há série de casos com resposta positiva de melhora em 40% das pacientes. Em outros estudos, a ressecção clássica foi substituída pelo uso do laser com melhora dos sintomas em graus variáveis com períodos de seguimento de aproximadamente um ano.[25]

O uso da toxina botulínica no tratamento da SBD se baseia no controle da hiperatividade muscular (espasticidade muscular, distonia, dor miofascial, dor pélvica crônica) e na ação neurovascular. Estudos com dose de 200 unidades promoveram uma melhora na escala de dor, aumento da capacidade cistométrica, redução do número de micções no período diurno e noturno em cerca de 80% dos pacientes, com perda progressiva de efeito, como esperado. O seu uso tem demonstrado boa eficácia e melhora da qualidade de vida, apesar da heterogeneidade dos estudos. Essa deve uma terapia para casos refratários a outros tratamentos devido ao potencial risco de retenção urinária e necessidade de cateterismo intermitente.[27]

A neuromodulação sacral na SBD/CI demonstrou eficácia em cerca de 70% das pacientes. Tem custo elevado e taxa de revisão de 50%, com índices de retirada de 28%. A literatura sugere sua indicação em casos complexos e não responsivos a outros tratamentos.[28] A cistectomia total supratrigonal com ampliação vesical ou a derivação externa com conduto ileal permanecem como última opção para os casos de falha nas medidas mais conservadoras. São procedimentos de elevada morbidade, altos índices de complicação e necessidade de seleção rigorosa dos pacientes, pois alguns podem inclusive permanecer com sintomas. Indicado para casos realmente intratáveis com as terapias não cirúrgicas.[29]

Referências bibliográficas

1. Minassian VA, Bazi T, Stewart WF. Clinical Epidemiological insights into urinary incontinence. Int Urogynecol J. 2017;28(5):687-696.
2. de Groat WC, Griffiths D, Yoshimura N. Neural Control of the Lower Urinary Tract. Compr Physiol. 2015;5(1): 327-396.
3. Haylen BT, de Ridder D, Freeman RM, Swift SE, Berghmans B, et al. An International Urogynecological Association (IUGA)/International Continence Society (ICS) joint report on the terminology for female pelvic floor dysfunction. Neurourol Urodyn. 2010;29:4-20.
4. Wein A. Symptom-based diagnosis of overactive bladder: an overview. Can Urol Assoc J. 2011;5:S135-6.
5. Coyne KS, Sexton CC, Kopp ZS, Ebel-Bitoun C, Milsom I, Chapple C. The impact of overactive bladder on mental health, work productivity and health-related quality of life in the UKand Sweden: results from EpiLUTS. BJU Int. 2011;108:1459-71.
6. Coyne KS, Wein A, Nicholson S, Kvasz M, Chen CI, Milsom I. Economic burden of urgency urinary incontinence in the United States: a systematic review. J Manag Care Pharm. 2014;20:130-40.
7. Stewart WF, Van Rooyen JB, Cundiff GW, et al. Prevalence and burden of overactive bladder in the United States. World J Urol. 2003;20(6):327-336.
8. Irwin DE, Milsom I, Hunskaar S, Reilly K, et al Population-based survey of urinary incontinence, overactive bladder, and other lower urinary tract symptoms in five countries: results of the EPIC study Eur Urol. 2006;50(6):1306-14.
9. Soler R, Gomes CM Averbeck MA Koyama M. The prevalence of lower urinary tract symptoms (LUTS) in Brazil: Results from the epidemiology of LUTS (Brazil LUTS) study. Neurourol Urodyn 2018;37(4):1356-1364.
10. Meng E, Lin WY, Lee WC, Chuang YC. Pathophysiology of Overactive Bladder. LUTS 2012;(4):48-55 Review Article.
11. Harding CK, Lapitan MC, Arlandis S. et al. Non Neurogenic Female LUTS. EAU Guidelines. Edn. presented at the EAU Annual Congress Milan March 2023. EAU Guidelines Office, Arnhem, The Netherlands. http://uroweb.org/guidelines/compilations-of-all-guidelines/
12. Wang, M, J Zhongyu, Ma Y et al. Percutaneous tibial nerve stimulation for overactive bladder syndrome: a systematic review and meta-analysis. Int Urogynecol J, 2020;31(12):2457-2471.
13. Hsu FC, Weeks CE, Selph SS, et al. Updating the evidence on drugs to treat overactive bladder: a systematic review Int Urogynecol J. 2019; 30(10):1603-1617.
14. Duthie JB, Vincent M, Herbison GP, et al. Botulinum toxin injections for adults with overactive bladder syndrome. Cochrane Database Syst Rev, 2011;(12) CD005493.
15. Herbison, GP, Arnold EP. Sacral neuromodulation with implanted devices for urinary storage and voiding dysfunction in adults. Cochrane Database Syst Rev, 2009(2) CD004202.
16. Reynolds W, Dmochowski RR, Penson DF. Epidemiology of Stress Urinary Incontinence in Women. Curr Urol Rep (2011);12:370-376.
17. Richter HE, Litman HJ, Lukacz ES, et al. Demographic and clinical predictors of treatment failure one year after midurethral sling surgery. Obstet Gynecol. 2011; 117(4):913-921.
18. Smith A, Bevan D, Douglas HR, James D. Management of urinary incontinence in women: summary of updated NICE guidance. BMJ. 2013;347:f5170.
19. Dean N, Ellis G, Herbison GP, Wilson D, Mashayekhi A. Laparoscopic colposuspension for urinary incontinence in women. Cochrane Database Syst Rev. 2017;(7):CD002239.
20. Kuprasertkul A , Christie AL, Lemack GE, Zimmern P. Long-Term Results of Burch and Autologous Sling Procedures for Stress Urinary Incontinence in E-SISTEr Participants at 1 Site. J Urol 2019 Dec;202(6):1224-1229.
21. Veit-Rubin N, Jean D, Abigail F, et al. Burch colposuspension. Neurourol Urodyn. 2019;38(2):553-562.
22. Kobashi KC, Vasavada S, Bloschichak A, et al. Updates to surgical treatment of female stress urinary incontinence (SUI): AUA/SUFU guideline (2023). J Urol. 2023;209(6):1091-1098.
23. van de Merwe JP, Nordling J, Bouchelouche P, et al. Diagnostic criteria, classification, and nomenclature for painful bladder syndrome/ interstitial cystitis: an ESSIC proposal. Eur Urol. 2008;53:60-7.
24. Daniels AA, Schulte AR, Herndon CM. Interstitial Cystitis: An Update on the Disease Process and Treatment. J Pain Palliat Care Pharmacother 2018;32(1):49-58.
25. Cox A, Golda N, Nadeau G, et al. CUA guideline: diagnosis and treatment of interstitial cystitis/bladder pain syndrome. Can Urol Assoc J. 2016;10(5–6):E136-E155.
26. Wang Z, Zhang L. Treatment effect of cyclosporine A in patients with painful bladder syndrome/interstitial cystitis: a systematic review. Exp Ther Med. 2016;12(1):445-450.
27. Panunzio A, Tafuri A, Mazzucato G, et al. Botulinum Toxin-A Injection in Chronic Pelvic Pain Syndrome Treatment: A Systematic Review and Pooled Meta-Analysis. Toxins 2022;14(1):25.
28. Gajewski JB, Al-Zahrani AA. The long-term efficacy of sacral neuromodulation in the management of intractable cases of bladder pain syndrome: 14 years of experience in one centre. BJU Int 2011;107:1258-64.
29. van Ophoven A, Oberpenning F, Hertle L. Long-term results of trigone-preserving orthotopic substitution enterocystoplasty for interstitial cystitis. J Urol 2002;167:603-7.

César Eduardo Fernandes • Luciano de Melo Pompei • Maria Celeste Osório Wender • Mona Lúcia Dall'Agno

Climatério

Introdução

Devido ao aumento da expectativa de vida em âmbito mundial, o período do climatério ganha destaque. No Brasil, no ano de 2021, a expectativa de vida das mulheres ao nascer, atingiu a marca de 80,5 anos.[1] Além disso, estima-se que no ano de 2060, o percentual de mulheres acima de 50 anos será de 47% da população feminina em nosso país, enquanto no ano de 2010 a mesma taxa era de 21,5%.[2] Assim, a menopausa deixa de ser um período relacionado ao final da vida da mulher.

O climatério representa um período de transição, caracterizado por diversas modificações no organismo feminino. A falência contínua da função ovariana, sem causa patológica, é o principal mecanismo envolvido nesse período. O resultado é o característico hipoestrogenismo e a perda da capacidade reprodutiva, representada pela menopausa: a última menstruação.

Definição

As etapas da vida reprodutiva feminina são regidas pela função ovariana e sua produção hormonal. Proposto em 2001 e validado em 2011, o *stages of reproductive aging workshop* (STRAW +10) é um sistema de estadiamento para os períodos da vida reprodutiva da mulher e objetiva uniformizar a classificação e nomenclatura para cada um desses estádios[3] (Figura 18.1). O marco zero é representado pela menopausa, ou última menstruação, e três principais estádios são definidos a partir de características do ciclo menstrual: estádio reprodutivo, transição menopausal e pós-menopausa. Outros sintomas característicos e exames complementares são utilizados como critérios de apoio para calibrar a classificação.[3]

A menopausa representa o último período menstrual, identificado retrospectivamente depois de 12 meses de amenorreia. Globalmente, a idade média da menopausa é de 51 anos, que pode variar conforme diferentes populações.[4] Recente estudo populacional envolvendo 1500 mulheres em todo o Brasil, publicou dados inéditos que caracterizam essa população. A média de idade da menopausa no Brasil foi de 48 anos.[5]

Antes da última menstruação, já se percebem modificações fisiológicas de caráter endócrino, biológico e clínico, marcando o início do climatério. O climatério é caracterizado como a fase de transição entre o período reprodutivo e o não reprodutivo da vida da mulher, envolvendo a perimenopausa, transição menopausal e a senilidade.[6]

O envelhecimento do sistema reprodutivo inicia-se ainda na vida intrauterina, quando grande parte dos folículos primordiais ovarianos são perdidos através do processo de apoptose celular. Até que seu número se esgote na pós-menopausa, os folículos crescem e sofrem atresia de forma contínua. Esse processo é irrecuperável e ininterrupto, e seu declínio contribui para a diminuição da fertilidade além de determinar alterações hormonais importantes, responsáveis pelas alterações fisiológicas características do período peri e pós-menopáusico.[6]

A diminuição do número de folículos ovarianos resulta na diminuição gradual da inibina B. Por sua vez, a queda nesse hormônio, desativa a alça de retroalimentação negativa existente sobre a hipófise, consequen-

Menarca ↓ (entre -5 e -4) · Última menstruação (0) ↓ (entre -1 e +1a)

Estágios	-5	-4	-3b	-3a	-2	-1	+1a	+1b	+1c	2
Tecnologia	Reprodutivo				Transição menopausal		Pós-menopausa			
	Inicial	Pico	Final		Inicial	Final	Inicial			Final
					Perimenopausa					
Duração	Variável				Variável	1-3 anos	2 anos (1 + 1)		3-6 anos	Até o fim da vida
Critérios principais										
Ciclo menstrual	Variável a regular	Regular	Regular	Variações sutis no fluxo e duração	Duração variável	Amenorreia > 60 dias				
Critérios de apoio										
Endócrinos										
FSH			Baixo	Variável	Levemente elevado	> 25 UI/L	Elevado		Estabilizado	
AMH			Baixo	Baixo	Baixo	Baixo	Baixo		Muito baixo	
Inibina B				Baixo	Baixo	Baixo	Baixo		Muito baixo	
CFA			Baixa	Baixa	Baixa	Baixa	Muito baixa		Muito baixa	
Características descritivas										
Sintomas						Sintomas vasomotoras prováveis	Sintomas vasomotoras muito prováveis			Sintomas urogenitais

■ **Figura 18.1.** *Stages of reproductive aging workshop* (STRAW +10). *CFA: contagem de folículos antrais. Fonte: Adaptada da referência 3.

temente liberando a secreção de FSH e aumentando o recrutamento folicular.[6]

Enquanto houver folículos, a ovulação é mantida e os níveis de estradiol permanecerão dentro da normalidade. A contínua perda da reserva folicular diminui os níveis de estradiol que não são mais suficientes para estimular o pico de LH, encerrando assim os ciclos ovulatórios. Sem a ovulação propriamente dita, não há menstruação, e tampouco produção de corpo lúteo e progesterona.[6]

No período pós-menopausa, na incessante tentativa de manter o estímulo ovariano, grandes quantidades de gonadotrofinas são secretadas pela hipófise, caracterizando um estado de hipogonadismo hipergonadotrófico. Os níveis de FSH e LH são marcadamente altos nos primeiros anos após a menopausa, decrescendo com o envelhecimento.[6]

Não há mais produção de progesterona. Quanto aos estrogênios, a produção de estradiol é quase nula nos ovários e a estrona, resultante da aromatização periférica da androstenediona, passa a ser o principal estrogênio circulante na pós-menopausa.[6]

Nos ovários, a produção remanescente de testosterona e androstenediona, mesmo reduzida, é suficiente para manter os ovários ativos. Os androgênios são os principais hormônios ovarianos disponíveis na pós-menopausa e servem como substrato para a aromatização periférica e formação de estrona.[6]

■ Diagnóstico

A transição menopausal é caracterizada pela irregularidade do ciclo menstrual devido à variabilidade hormonal e ovulação inconstante. As dosagens hormonais nesse período não têm valor na avaliação e no diagnóstico das pacientes.[7]

Tampouco há necessidade de dosagens hormonais para se confirmar o diagnóstico de menopausa. Frente a uma mulher acima dos 45 anos, com amenorreia há mais de um ano e quadro clínico compatível, outros exames para investigação são dispensáveis.[7] Porém, níveis de FSH acima de 40 mUI/mL e E2 menores do que 20 pg/mL são característicos.

O hipoestrogenismo característico desse período, afeta a atividade reprodutiva e, de forma não menos importante, outros órgãos e suas funções. Além dos efeitos sobre o centro termorregulador hipotalâmico e o sistema reprodutivo, o metabolismo ósseo, a função cardiovascular e o humor podem sofrer impacto negativo. A qualidade de vida está comprometida. O quadro clínico é variável, determinado pela variação hormonal e características individuais de cada mulher. Apenas 15% a 30% das mulheres não apresentam sintomas.[4]

Irregularidade menstrual

A irregularidade menstrual é a manifestação mais precoce do climatério. Inicia ainda na fase de transição menopausal, refletindo a perda progressiva da função ovariana. O intervalo entre os ciclos muda, sendo inicialmente mais curtos devido ao aumento nas gonadotrofinas na tentativa de otimizar o estímulo ovariano. Progride para amenorreia cada vez mais longos até a parada total da menstruação. O volume de fluxo menstrual também pode variar, sendo comum ocorrer sangramento aumentado.[8]

Devido as constantes oscilações hormonais, o desenvolvimento de patologias orgânicas como miomas e pólipos é favorecido. Nos casos de sangramento uterino intenso, é mandatória a investigação e exclusão de patologias endometriais, com atenção às hiperplasias endometriais e ao carcinoma de endométrio.[8]

Sintomas vasomotores (SVM)

É o sintoma mais comum da transição menopausal e pós-menopausa inicial, acometendo 80% dessas mulheres.[9] Manifesta-se como uma súbita sensação de calor intenso que se inicia na face, pescoço, parte superior dos troncos e braços, depois se generaliza e é seguida por enrubescimento da pele e subsequente sudorese. Observa-se aumento do fluxo sanguíneo cutâneo, taquicardia e pode ser acompanhado de palpitações e sensação de ansiedade. Cada episódio dura aproximadamente de 1 a 5 minutos e ocorre diversas vezes no decorrer do dia. É particularmente comum à noite, prejudicando a qualidade do sono.

Os SVM ocorrem devido a uma instabilidade do centro termorregulador hipotalâmico, porém seu mecanismo exato ainda é desconhecido. Apesar do importante papel do hipoestrogenismo para os SVM, outros mecanismos parecem estar envolvidos simultaneamente, como pulsos de LH, mediados centralmente pela kisspeptina, neuroquinina B e dinorfina.[8,9]

A duração média dos SVM é de 7,4 anos no total, iniciando ainda na transição menopausal. Após a menopausa, a duração média é de 4,5 anos.[9]

Síndrome geniturinária da menopausa (SGM)

Os sintomas urogenitais, acometem metade das mulheres pós-menopáusicas e, em geral, surgem de forma gradual alguns anos após a menopausa. Possuem caráter progressivo e grande impacto no perfil psicológico, social e na qualidade de vida, quando o tratamento adequado não é instituído.[8]

A vulva e a vagina passam a ter características atróficas, que podem resultar em dispareunia, propensão a traumatismos locais e disfunção sexual: o epitélio torna-se afinado, perde suas rugosidades e a lubrificação vaginal é comprometida pela diminuição da secreção glandular. A elasticidade e o tamanho da vagina reduzem. A atrofia também afeta o epitélio do trígono vesical e a uretra, produzindo, com frequência, noctúria, incontinência, infecções urinárias de repetição e urgência miccional.[8]

Osteoporose

A osteoporose pós-menopáusica caracteriza-se por desestruturação da microarquitetura e perda da qualidade óssea, com consequente aumento do risco de fraturas por fragilidade. Há predomínio da reabsorção sobre a formação do tecido ósseo, intensificada pelo hipoestrogenismo. A maior parte da perda óssea ocorre durante os primeiros 5 anos pós-menopáusicos. As fraturas mais comuns na osteoporose pós-menopáusica ocorrem na coluna vertebral, quadril (fêmur proximal), antebraço e úmero proximal.[8]

É um importante problema de saúde pública devido a sua alta prevalência, além da gravidade e morbidade das fraturas por fragilidade consequentes à doença. São fatores de risco não modificáveis para osteoporose: sexo feminino, idade avançada, hipoestrogenismo, cor branca, artrite reumatoide, história familiar de osteoporose, e história de fratura prévia. São fatores de risco modificáveis: baixo peso, sedentarismo, tabagismo, consumo de álcool, deficiência de vitamina D, distúrbios alimentares, baixa ingesta de cálcio, uso crônico de corticosteroides e outras medicações como agonistas do GnRH, inibidores da aromatase, inibidores seletivos da recaptação da serotonina e tiazolidinedionas/glitazonas.[10]

Outros sintomas

Outros sintomas, não menos importantes, também são atribuídas as modificações hormonais decorrentes da menopausa: distúrbios do sono e do humor, alterações cognitivas, alterações na função sexual, alterações em fâneros (pele e cabelo), dores articulares, mudanças na composição corporal e impacto no risco cardiovascular[8] (Figura 18.2).

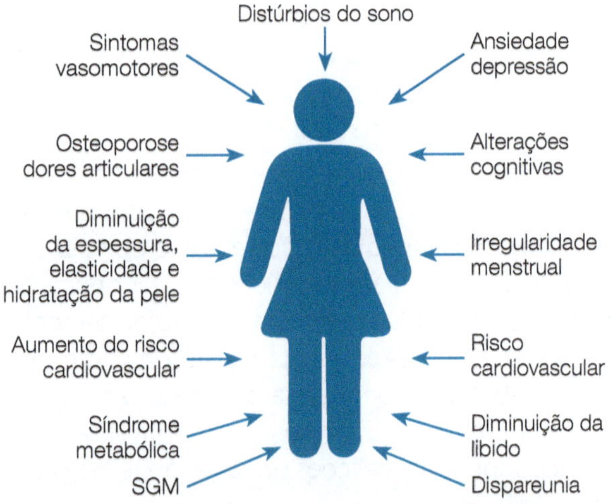

Figura 18.2. Múltiplos sintomas relacionados ao hipoestrogenismo do climatério. Fonte: Adaptada da referência 8.

Tratamento

Terapia hormonal

A terapia hormonal (TH) com estrogênio permanece como a primeira linha de tratamento para o manejo dos SVM e deve ser indicada para mulheres sintomáticas que se encontram na "janela de oportunidade": menos de 60 anos ou com menos de 10 anos de menopausa, e sem contraindicações formais para o seu uso.[4,8] O tratamento reduz em 75% a ocorrência dos SVM e em 87% a intensidade dos episódios.[8] As contraindicações a TH estão citadas no Quadro 18.1.

Em mulheres que possuem útero, a TH estrogênica deve ser sempre combinada com algum progestogênio, de forma cíclica ou contínua, visando promover proteção endometrial de hiperplasia e câncer de endométrio.[4,8]

Apesar de o benefício mais clássico da TH sistêmica ser relacionado ao alívio dos SVM, há evidências consistentes sobre a sua ação no tratamento da atrofia urogenital e na prevenção e tratamento da osteoporose.[4,8]

A decisão de se iniciar TH deve ser feita em conjunto com a paciente, abordando-se os riscos e benefícios, e individualizando vias, doses (preconizar a menor dose efetiva), posologia e tempo de manutenção conforme o perfil e as comorbidades de cada paciente.[4,8]

A escolha da via de administração é relevante, uma vez que, por meio do metabolismo de primeira passagem hepática, o uso de estrogênios via oral está associado à ativação do sistema renina-angiotensina-aldosterona e ao aumento dos fatores pró-trombóticos circulantes. Em pacientes hipertensas ou com risco de eventos tromboembólicos, incluindo-se as obesas, é preferível que se opte pela via transdérmica, cujo risco de evento tromboembólico se assemelha à população em geral. O mesmo se aplica para casos de migrânea (com ou sem aura).[8] A via oral também pode potencialmente elevar os níveis de triglicerídeos séricos, o que não foi demonstrado na via transdérmica.[8]

A via vaginal é a primeira opção para as pacientes que apresentam isoladamente a síndrome geniturinária da menopausa.[4,8]

O tempo de duração do tratamento é um assunto controverso e não há uma idade arbitrada para a suspensão da reposição hormonal.[4,8] A descontinuação rotineira em mulheres acima de 60 ou 65 anos não é necessária. A Sociedade Norte Americana de Menopausa recomenda individualização de tempo de uso de TH, conforme reavaliações periódicas anuais e decisão compartilhada com a paciente sobre manutenção do tratamento, expondo-se os riscos e benefícios.[8]

Outros benefícios incluem ação sobre o ganho de massa óssea, reduzindo a incidência de fraturas osteoporóticas na pós-menopausa, incluindo pacientes com osteopenia. Evidências robustas demonstraram redu-

Quadro 18.1. Contraindicações ao uso de terapia hormonal da menopausa
Câncer de mama – pessoal (nível de evidência B)
Câncer de endométrio (nível de evidência B)
Sangramento vaginal de causa desconhecida (nível de evidência D)
Lesão precursora para câncer de mama (nível de evidência D)
Porfiria e doenças hepáticas descompensadas (nível de evidência D)
Doenças coronariana (nível de evidência A) e cerebrovascular (nível de evidência D)
Passado de doença tromboembólica venosa (nível de evidência B) – levar em conta a via de administração.
Lúpus eritematoso sistêmico com elevado risco tromboembólico (nível de evidência D)
Meningioma – apenas para progestogênio (nível de evidência D)

Fonte: Adaptado da referência 4.

ção na incidência de diabetes *mellitus* tipo 2 (DM2) nas populações pós-menopáusicas tratadas com TH.[8] Estudos menores, relacionam a TH com menor aumento no peso corporal e menor acúmulo de gordura visceral, impacto positivo sobre o humor, melhora dos sintomas depressivos (durante a transição menopausal, mas não na pós-menopausa tardia), efeito positivo no sono na transição menopausal, estabilização dos danos do hipoestrogenismo na pele, melhora da artralgia relacionada à menopausa, diminuição de câncer colorretal (TH combinada) e melhora da qualidade de vida das mulheres sintomáticas.[4,8] (Quadro 18.2).

Quadro 18.2. Opções, vias de administração e regimes de terapia hormonal na menopausa

	Estrogênio isolado	Estrogênio + progestogênio	Estrogênio tópico
Para quem?	Mulheres sem útero	Mulheres com útero Mulheres sem útero com história de endometriose	Sintomas de SGM isolados
Vias de administração disponíveis	Oral Transdérmico (adesivos) Percutâneo (gel)	Oral Transdérmico (adesivos) Percutâneo (gel)	Vaginal
Regimes	Contínuo	Contínuo Cíclico	Contínuo

Fonte: Adaptado da referência 8.

Em 2021, a Federação Brasileira das Associações de Ginecologia e Obstetrícia (FEBRASGO) e a Sociedade Brasileira de Endocrinologia e Metabologia (SBEM) posicionaram-se contra o uso de implantes hormonais não industrializados visto escassez de dados na literatura médica a respeito da eficácia e da segurança dos mesmos. Por serem apresentações customizáveis, existe um real risco de superdosagem e de subdosagem, com maior possibilidade de efeitos adversos e indesejados a longo prazo.[11]

Com relação aos riscos envolvidos no tratamento, dados atuais demonstraram que mulheres que iniciaram TH no período de transição menopáusica ou próximo dela ("janela de oportunidade") tiveram incidência significativamente menor de doença cardiovascular quando comparado a não usuárias. O risco de eventos tromboembólicos é conhecido e associado a estrogenioterapia por via oral, principalmente nos primeiros 2 anos de uso. A administração pela via transdérmica, demonstrou menor risco de tromboembolismo venoso em grandes estudos observacionais, se igualando ao risco basal da não usuária de TH. Quanto ao câncer de mama, o excesso de risco atribuído às usuárias de TH, corresponde a um acréscimo de oito casos de câncer de mama a cada 10 mil mulheres que recebem TH a cada ano de tratamento (risco absoluto: 38 casos/10 mil/ano). O risco excedente da população pós-menopáusica sem uso de hormônios é de 30 casos/10 mil/ano. O uso de estrogênio isolado não aumentou o risco de câncer de mama em um período de 7 anos.[4,8]

Em casos de avaliação risco-benefício desfavorável ou contraindicações à TH, os sintomas vasomotores devem ser manejados com métodos não hormonais.[4,8]

Terapias não hormonais

A orientação quanto a otimização do estilo de vida deve fazer parte da consulta das mulheres no período do climatério. Estudos e revisões mostram que a prática regular de atividade física tem efeitos benéficos em alguns dos sintomas associados ao climatério e à saúde em geral, sendo indicada a prática de 150 minutos de atividade física por semana pela OMS. As pacientes devem ser incentivas a perder peso, diminuir o índice de massa corporal e de circunferência abdominal. Apesar da melhora na saúde global, não foi evidenciado benefício especificamente nos sintomas menopausais.[8,12]

A prática de ioga, por sua vez, tem benefício pequeno a moderado nos SVM, que pode ser uma opção de adjuvância. Técnicas de resfriamento podem auxiliar, assim como evitar os gatilhos dos fogachos. A terapia cognitivo comportamental não diminui a frequência dos sintomas vasomotores, mas melhora os problemas associados a eles. A prática de acupuntura se mostrou um pouco benéfica para diminuição dos sintomas vasomotores e para melhora da qualidade de vida em mulheres climatéricas.[8,12]

Apesar de muito populares, o uso de fitoterápicos (isoflavonas, *Cimicifuga racemosa*, *Black cohosh*, *Trifolium pratense*) para tratamento dos sintomas climatéricos é bastante questionável e carente de evidências.[8,12]

Alguns fármacos inibidores seletivos da recaptação da serotonina (ISRS) ou inibidores da recaptação da serotonina e noradrenalina (IRSN) são as primeiras opções no tratamento dos fogachos nas pacientes com contraindicação aos métodos hormonais ou que não desejam TH. Embora sejam superiores ao placebo no alívio dos sintomas, esses medicamentos apresentam piores resultados quando comparados com TH.[8,12] Dentre os IRSN, aparentemente a desvenlafaxina e a venlafaxina são os mais efetivos, reduzindo em até 65% os fogachos. Já dentre os ISRS, a paroxetina e o citalopram parecem ser os mais efetivos.

Cuidado especial deve ser tomado em mulheres com câncer de mama em uso de tratamento com tamoxifeno, uma vez que a paroxetina e a fluoxetina podem interferir no seu metabolismo mediante inibição dos citocromos CYP 3A e CYP 2D6, diminuindo assim o seu efeito, sendo recomendadas outras opções não hormonais para o alívio dos SVM.[8,12]

Outras opções não hormonais incluem a gabapentina e a pregabalina, além de novas opções como o uso oral de antagonista do receptor de neurocinina 3 (MLE4901) que parece ser uma alternativa promissora. (Quadro 18.3).

Quadro 18.3. Opções não hormonais para tratamento dos sintomas vasomotores

Fármaco	Dose
Inibidores seletivos da recaptação da serotonina	
Paroxetina	10-25 mg/dia
Citalopram	10-20 mg/dia
Escitalopram	10-20 mg/dia
Inibidores da recaptação da serotonina e noradrenalina	
Desvenlafaxina	100-150 mg/dia
Venlafaxina	37,5-150 mg/dia
Gabapentinoides	
Gabapentina	900-2.400 mg/dia
Pregabalina	150-300 mg/dia

Fonte: Adaptado da referência 8.

■ Conclusão

A importância desse período da vida da mulher ganha destaque principalmente devido ao aumento da expectativa de vida de maneira significativa e modificações nas bases populacionais. Cabe ao profissional médico identificar os sintomas típicos e oferecer tratamento adequado, com vistas a garantir qualidade de vida a essa população.

■ Referências bibliográficas

1. Tábua completa de mortalidade para o Brasil – 2021. Instituto Brasileiro de Geografia e Estatística (IBGE) Disponível em: https://biblioteca.ibge.gov.br/index.php/biblioteca-catalogo?view=detalhes&id=73097. Acesso em: 26 de março de 2023.
2. Projeções da População do Brasil e Unidades da Federação por sexo e idade: 2010-2060. Instituto Brasileiro de Geografia e Estatística (IBGE) Disponível em: https://www.ibge.gov.br/estatisticas/sociais/populacao/9109--projecao-da-populacao.html. Acesso em: 26 de março de 2023.
3. Harlow SD, Gass M, Hall JE, Lobo R, Maki P, Rebar RW, et al. Executive Summary: Stages of Reproductive Aging Workshop+10: addressing the unfinished agenda of staging reproductive aging. Climacteric. 2012; 15(2):105-14.
4. Pompei LM, Bonassi-Machado R, Wender MCO, Fernandes CE. Consenso Brasileiro de Terapêutica Hormonal da Menopausa – Associação Brasileira de Climatério (SOBRAC). São Paulo: Leitura Médica, 2018
5. Pompei LM, Bonassi-Machado R, Steiner ML, Pompei IM, Melo NR, Nappi RE, Fernandes CE. Profile of Brazilian climacteric women: results from the Brazilian Menopause Study, Climacteric 2022; 25:5, 523-529. DOI: 10.1080/13697137.2022.2088276.
6. Speroff L, Fritz MA. Clinical gynecologic endocrinology & infertility. 9th ed. Philadelphia (PA): Wolters Kluwer Heatlh/Lippincott, Williams & Wilkins; 2019.
7. Baccaro LFC, Paiva LHSDC, Nasser EJ, Valadares ALR, Silva CRD, Nahas EAP, Kulak Junior J, Rodrigues MAH, Albernaz MA, Wender MCO, Mendes MC, Dardes RCM, Strufaldi R, Bocardo RC, Pompei LM. Initial evaluation in the climacteric. Rev Bras Ginecol Obstet. 2022 May;44(5):548-556. doi: 10.1055/s-0042-1750282. Epub 2022 Jun 13. PMID: 35697068.
8. The 2022 Hormone Therapy Position Statement of The North American Menopause Society Advisory Panel. The 2022 hormone therapy position statement of The North American Menopause Society. Menopause (New York, N.Y.) vol. 29,7 (2022): 767-794. doi:10.1097/GME.0000000000002028
9. Avis NE, Crawford SL, Greendale G, Bromberger JT, Everson-Rose SA, Gold EB, Hess R, Joffe H, Kravitz HM, Tepper PG, Thurston RC; Study of Women's Health Across the Nation. Duration of menopausal vasomotor symptoms over the menopause transition. JAMA Intern Med. 2015 Apr;175(4):531-9. doi: 10.1001/jamainternmed.2014.8063. PMID: 25686030; PMCID: PMC4433164.
10. Cooper C, Ferrari S. IOF Compendium of Osteoporosis. 1. ed. Nyon: International Osteoporosis Foundation; 2017.
11. Posição das Comissões Nacionais Especializadas de Anticoncepção e Climatério da FEBRASGO sobre implantes hormonais e Posicionamento da Sociedade Brasileira de Endocrinologia e Metabologia (SBEM) sobre o uso (e abuso) de implantes de gestrinona no Brasil. 2021.
12. The North American Menopause Society. Nonhormonal management of menopause-associated vasomotor symptoms: 2015 position statement of The North American Menopause Society. Menopause. 2015;22(11):1155-72.

19

Adriano Höhl • Frederico Barra de Moraes • Luisa Mesquita de Morais

Osteoporose – Conceito, Diagnóstico e Tratamento

Introdução

A osteoporose é uma doença crônica degenerativa relacionada principalmente ao envelhecimento, onde existe um risco aumentado de fraturas por traumas de baixa energia devido à diminuição da resistência óssea. E quando estudamos as propriedades biomecânicas do tecido musculoesquelético temos que a resistência óssea se dá pela sua densidade mineral (80% do esqueleto é formado por hidroxiapatita, constituído principalmente de fosfato de cálcio e magnésio), e pela qualidade do osso (20% de matriz orgânica proteica com o colágeno do tipo I, com seu remodelamento celular, além da microarquitetura, propriedades viscoelásticas e capacidade de reparação de microfraturas) (Figura 19.1).[1]

Do ponto de vista fisiopatológico, começamos a ganhar massa óssea de forma significativa a partir dos 10 anos, quando os hormônios da adolescência aumentam em abundância e nos possibilita uma reserva fisiológica de osso conhecido como pico de massa óssea, que pode se estender até os 25 anos. Doenças, cirurgias, medicações, genética ou hábitos de vida desfavoráveis podem levar a causas secundárias de osteoporose. O esqueleto tem várias funções importantes como proteção de órgãos internos, locomoção, hematopoiese e reserva de minerais, principalmente o cálcio, elemento indispensável ao funcionamento ce-

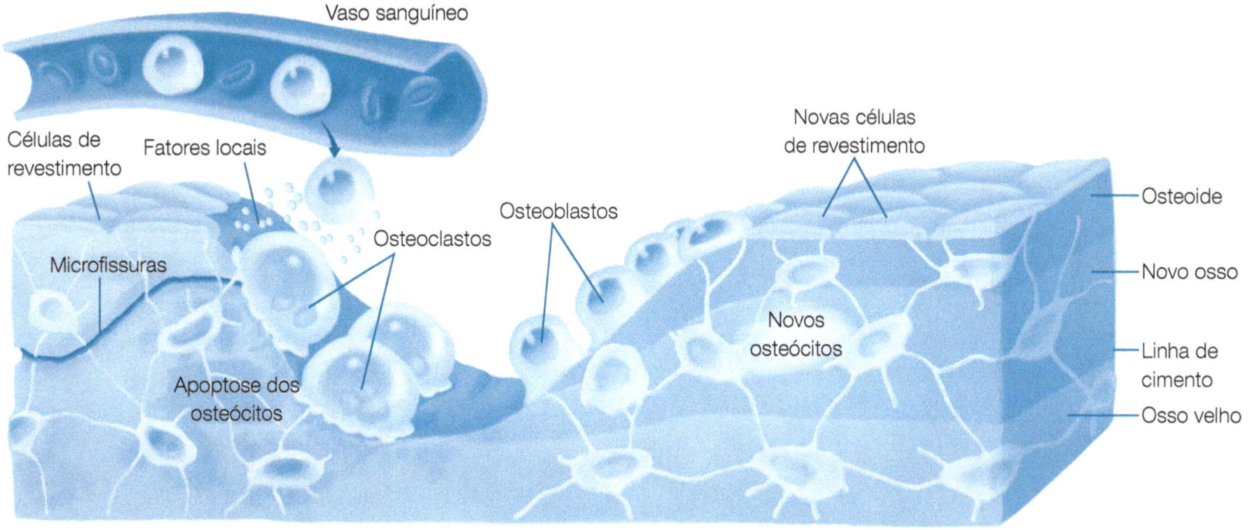

■ **Figura 19.1.** Tecido ósseo sendo remodelado continuamente por suas células da unidade básica: osteoclastos, osteoblastos e osteócitos. Fonte: Adaptada da referência 1.

lular primordial. Pequenas alterações nos níveis séricos de cálcio podem comprometer a vida do indivíduo. Essa reserva maior de cálcio é um dos motivos que nos permite viver mais tempo do que outros seres, o que foi importante na nossa evolução enquanto espécie (Figura 19.2).[2]

O esqueleto está em constante mudança, com uma taxa de renovação de 10% ao ano, sendo isso necessário para que ele não frature. Osso velho fratura mais fácil do que um osso remodelado. Por isso nossas células ósseas estão em constante função, onde os osteoclastos reabsorvem o osso danificado com microfraturas, os osteoblastos formam um osso novo que se mineraliza, e os osteócitos são os grandes controladores desse processo celular por meio de proteínas e citocinas específicas. Esse processo fica estável por volta de 25 anos, desde que não existam fatores de risco que prejudiquem o esqueleto desde a infância até o final da fase adulta, causando uma baixa massa óssea para a idade. Quando a mulher entra na menopausa, os níveis de estrógeno decaem e os osteoclastos ficam mais ativos, aumentando as taxas de reabsorção em relação à formação, causando uma osteoporose de alta remodelação celular. Quando homens e mulheres chegam na fase de idosos podem desenvolver a osteoporose senil, mais relacionada a um decréscimo da formação óssea, com baixas taxas de remodelação celular (Figura 19.3).[3]

Quando pensamos na epidemiologia da osteoporose temos que uma a cada quatro pessoas acima de 50 anos apresenta essa doença, sendo que essa prevalência aumenta para dois a cada quatro pessoas quando acima dos 75 anos. Assim, à medida que a população de um país envelhece, a prevalência de osteoporose aumenta. As mulheres são mais acometidas do que os homens na proporção de quatro para um.

Aproximadamente 50% das pessoas com diagnóstico de osteoporose apresentarão alguma fratura por fragilidade dos 50 aos 100 anos, sendo por isso importante o seu tratamento. Hoje no mundo temos uma fratura osteoporótica a cada 3 segundos, e sua mortalidade é alta, sendo no primeiro ano após a fratura de 30% para fraturas do quadril e de 15% para fraturas da coluna vertebral. Um dos principais objetivos do diagnóstico e tratamento da osteoporose é evitar a cascata fraturaria e sua alta morbimortalidade (Figura 19.4).[4]

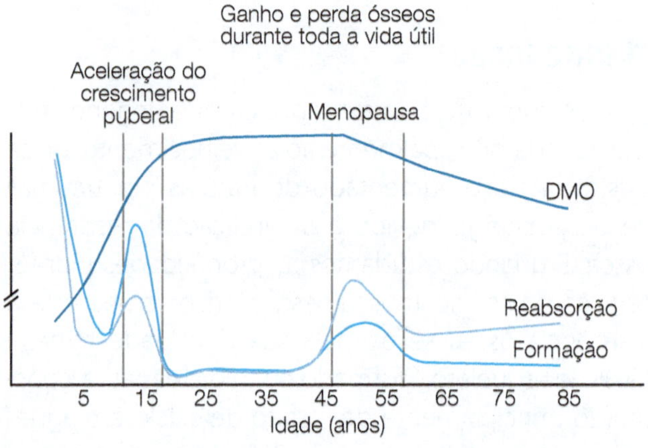

■ Figura 19.3. Fisiopatologia de formação e reabsorção do tecido ósseo relacionado à densidade mineral óssea. Fonte: Adaptada da referência 3.

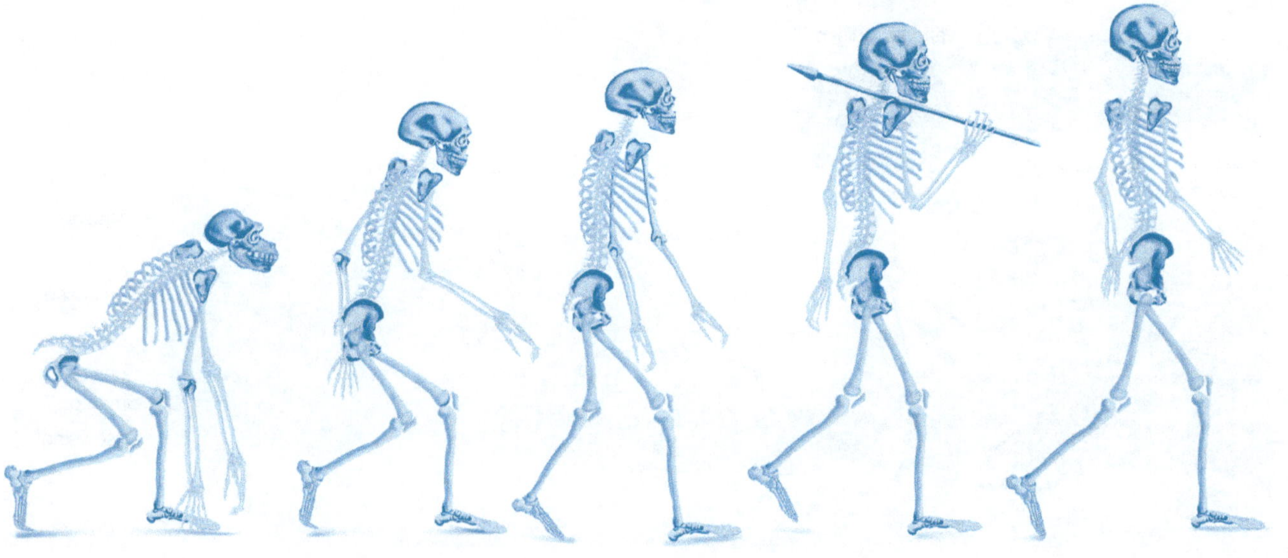

■ Figura 19.2. Evolução do esqueleto humano ao longo dos tempos. Fonte: Adaptada da referência 2.

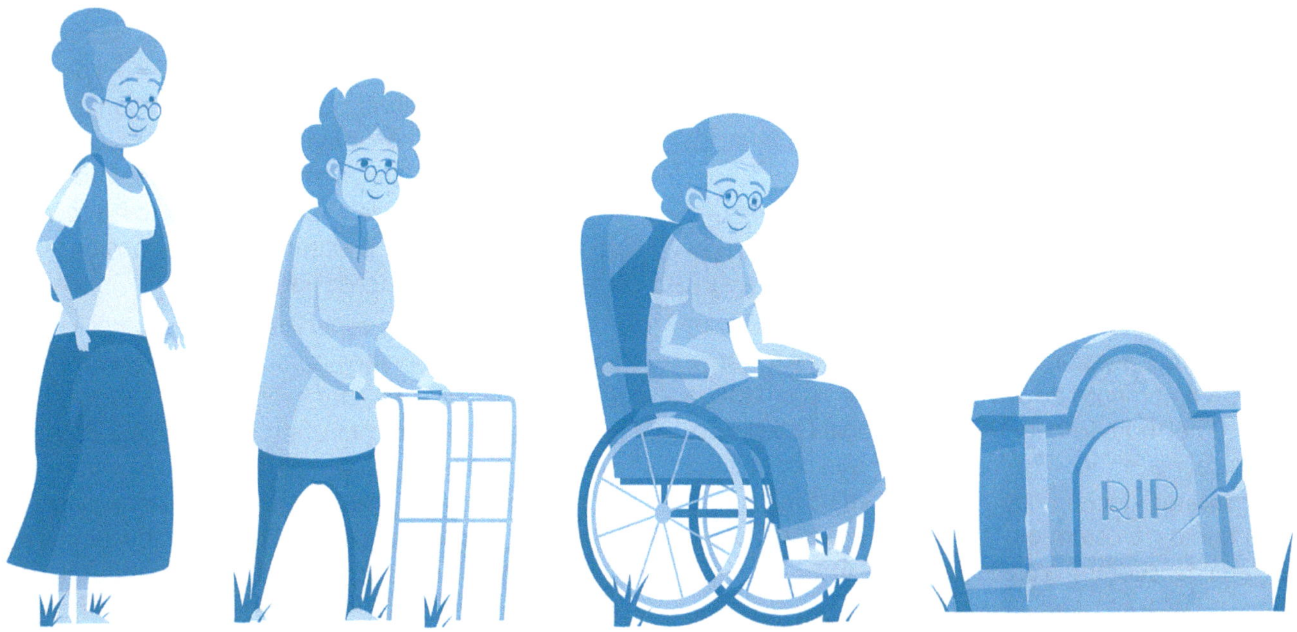

Figura 19.4. Alta morbimortalidade das fraturas osteoporóticas. Fonte: Adaptada da referência 4.

Diagnóstico

O diagnóstico da osteoporose começa pela anamnese minuciosa. Conversando com o paciente conseguimos identificar quais são os fatores de risco que ele apresenta para uma fratura osteoporótica. O exame físico também é importante, pois devemos observar deformidades ósseas decorrentes de fraturas, diminuição de estatura, dorso curvo, escoliose, báscula de bacia, síndrome iliocostal, dor óssea, osteoartrite e sarcopenia (massa, força e velocidade muscular). Atualmente, temos um aplicativo gratuito disponível na internet e validado pela Organização Mundial da Saúde que nos possibilita calcular esse risco de forma rápida e segura nos próximos 10 anos: o FRAX (Figura 19.5).[5]

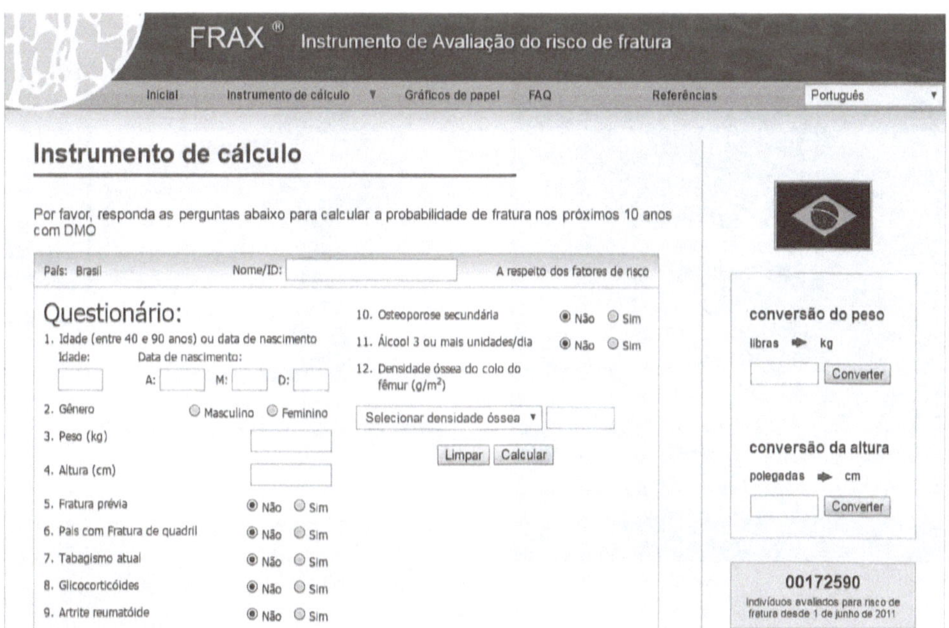

Figura 19.5. Aplicativo FRAX para avaliação do risco de fratura osteoporótica. Fonte: Adaptada da referência 5.

Se o risco for superior a 20% para fraturas osteoporóticas maiores (úmero proximal, rádio distal, costelas, coluna vertebral, quadril e membro inferior), ou acima de 3% para as fraturas do quadril (colo e fêmur proximal), devemos iniciar o tratamento medicamentoso ao paciente.[6]

Fatores como a idade, a presença de fratura no paciente, tabagismo, uso de corticoides e a densidade mineral óssea do colo femoral são muito importantes nessa determinação de risco, dentre outros. Após mais de uma década do surgimento do FRAX, houve um aprimoramento do seu uso aplicando um fator de correção elaborado pelo NOGG (National Osteoporosis Guideline Group – Sheffield, UK), o que possibilitou a tomada de decisão com relação para se iniciar um tratamento de osteoporose mesmo sem a realização de uma densitometria óssea (Figura 19.6).[7]

O exame complementar de escolha para avaliação da osteoporose é a densitometria óssea, considerado o padrão-ouro pela OMS, desde 1994. É um exame que envolve baixas taxas de radiação (de 1 a 5 microSV, semelhante à radiação ambiente), e que nos possibilita determinar a massa óssea pela absorciometria dupla dos raios X. Devem ser realizados os sítios da coluna lombar de L1 a L4 (avaliação do osso esponjoso), e do fêmur proximal (colo e fêmur total para avaliar osso cortical). Caso não seja possível realizar o exame nesses sítios devemos usar o antebraço no terço médio do rádio. Os valores de referência são dados pelo T-escore, (comparação da massa óssea do paciente com a de um adulto jovem de 25 anos), onde valores de 0 a -1 são considerados normais, de -1,1 a -2,4, são osteopenia e abaixo de -2,5, são osteoporose. Caso o paciente já tenha uma fratura por fragilidade denominamos osteoporose estabelecida ou grave, e caso o paciente tenha menos de 50 anos empregamos o termo baixa massa óssea para idade. O posicionamento e a técnica do exame devem ser precisas para evitarmos erros de interpretação e avaliação (Figura 19.7).[8]

Existem softwares especiais de densitometria que podem ser incorporados no aparelho para avaliar várias situações distintas, por exemplo, em crianças (coluna lombar e corpo total), fraturas vertebrais (VFA semelhante a radiografias em perfil da coluna vertebral), sarcopenia (composição corporal de massa magra e gorda em corpo total), textura óssea trabecular (TBS semelhante a um escore de microarquitetura óssea), sempre considerando a mínima variação significativa entre exames realizados uma vez por ano. Outro parâmetro que devemos usar é o Z-escore (comparação da massa óssea do paciente com pessoas de sua mesma idade), onde de 0 a -1,9 temos causas de perda óssea primárias (próprias do envelhecimento), e abaixo de -2,0 temos causas secundárias (genéticas, medicações, doenças, cirurgias, hábitos de vida pouco saudáveis). Osteoporose secundária deve ser amplamente investigada com exames laboratoriais, pois o tratamento da causa secundária é fundamental para a recuperação da massa óssea e para se evitar fraturas por fragilidade (Figura 19.8).[8]

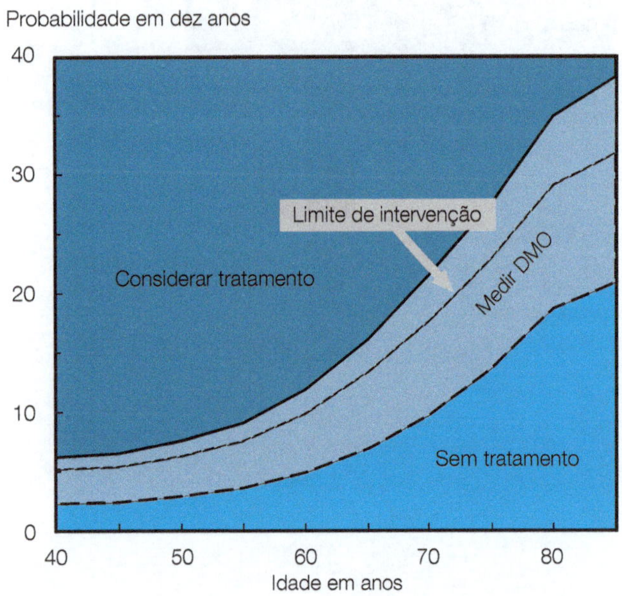

■ **Figura 19.6.** Ajuste do FRAX com o NOGG para decisão terapêutica. Fonte: Adaptada da referência 7.

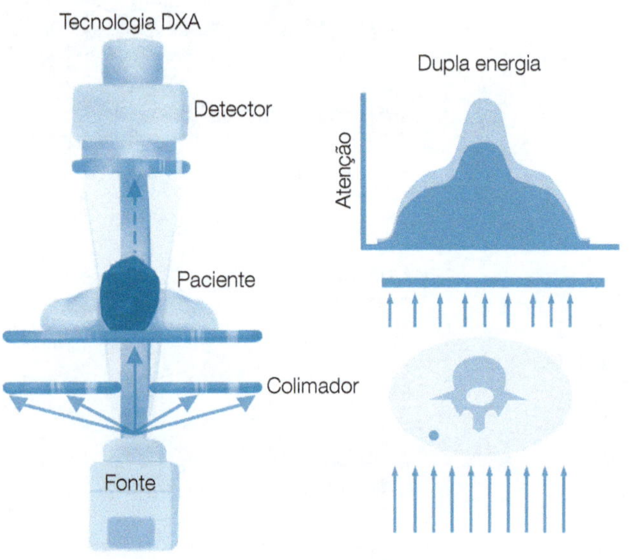

■ **Figura 19.7.** Tecnologia da densitometria óssea com emissão dupla de energia por absorciometria. Fonte: Adaptada da referência 8.

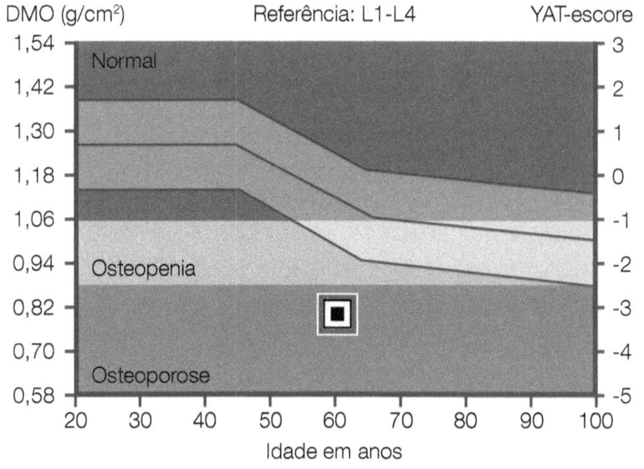

Figura 19.8. Densitometria óssea com T-escore abaixo de -2,5 (osteoporose) e Z-escore abaixo de -2,0 (secundária). Fonte: Adaptada da referência 8.

Iniciar um tratamento para osteoporose sem investigar doenças subjacentes pode resultar em insucesso terapêutico. Perde-se a oportunidade de identificar causas tratáveis de perda óssea ou mesmo doenças sistêmicas graves. Se o paciente apresentar dor na osteoporose, pensar em causas secundárias. A biópsia óssea para histomorfometria deve ser realizada para fragilidade óssea excessiva, dor óssea em jovens, fraturas por insuficiência em jovens, osteodistrofia renal, osteomalacia (vitamina D resistente), doenças osteo metabólicas raras (Tabela 19.1).[10]

Tratamento

O tratamento da osteoporose envolve a educação sobre a doença, melhorar hábitos nutricionais e de exercícios físicos, retirar hábitos deletérios como

Tabela 19.1. Causas de osteoporose secundária e exames solicitados na investigação

Teste diagnóstico	Detecção ou exclusão
História e exame físico	Identificar fatores de risco ou fraturas, doenças ou medicamentos que sejam relevantes
Densitometria óssea	Quantificar a densidade mineral óssea, e ver possibilidade de causas secundárias
Radiografias da coluna vertebral e bacia	Detectar fraturas subclínicas e lesões tumorais
Hemograma completo	Anemia (mieloma, doença celíaca), leucemia
Função renal e hepática	Insuficiência renal ou hepática, abuso de álcool
Fósforo e cálcio séricos	Hiperparatireoidismo primário ou mieloma
PCR, VHS	Infecção ou inflamação crônica
Fosfatase alcalina	Doença de Paget, osteomalacia, tumores ósseos
25-OH-vitamina D	Deficiência de vitamina D, osteomalacia
TSH	Hipertireoidismo ou hipotireoidismo
Testosterona em homens	Hipogonadismo masculino
Hemoglobina glicada, glicemia pós-prandial	Diabetes *mellitus*
PTH	Hiperparatireoidismo primário
Eletroforese de proteínas, imunofixação	Mieloma múltiplo, gamopatia monoclonal
Calciúria de 24 horas	Hiper ou hipocalciúria
Anticorpos antitransglutaminase	Doença celíaca
Anticorpos anti-HIV	HIV, AIDS
Cortisol sérico matutino após dexametasona	Síndrome de Cushing
Excreção urinária de histamina	Mastocitose sistêmica
Eletroforese de hemoglobinas	Anemia falciforme, talassemia
CTX-1	Alta atividade dos osteoclastos
Testes genéticos – perfil de displasias ósseas	Osteogenesis imperfeita, raquitismo ligado ao X, hipofosfatasia, displasia fibrosa,
Biópsia óssea	Anatomopatológico, imuno-histoquímica e histomorfometria óssea

Fonte: Adaptada da referência 10.

tabagismo e etilismo, prevenir quedas, aumentar a adesão aos tratamentos, procurar causas secundárias, suplementar com minerais e vitaminas, e utilizar medicações antirreabsortivas ou anabólicas formadoras de tecido ósseo (Figura 19.9).[11]

Os suplementos minerais mais utilizados são o cálcio e o magnésio. A deficiência de cálcio limita o ganho ósseo, mobiliza o cálcio do osso para a circulação e leva a um hiperparatireoidismo secundário. A dose ideal de ingestão de cálcio é de 1.000 a 1.500 mg/dia, e pode ser conseguida pelos alimentos ricos em cálcio, principalmente queijo e derivados do leite, folhas verdes, peixes e castanhas, divididos em três porções diárias. Caso essa quantidade não seja ingerida, o recomendável é a suplementação com comprimidos de cálcio citrato malato, com o dobro da absorção intestinal do carbonato de cálcio e com menos eventos adversos como distúrbios gastrintestinais e cálculos renais. O magnésio é importante na estabilização dos cristais de hidroxiapatita e na diminuição da inflamação do tecido musculoesquelético, sendo a dose diária recomendada de 320 mg/dia.[12]

As vitaminas mais utilizadas são a D e a K. A deficiência de vitamina D leva ao raquitismo nas crianças e adolescentes, e à osteomalacia nos adultos e idosos, diminuindo a absorção intestinal do cálcio, a mineralização óssea, levando a deformidades, fraturas e dor óssea. A metabolização da vitamina D pode ser conseguida com a exposição solar diária por pelo menos 30 minutos contínuos, para que o colesterol se transforme em colecalciferol na pele, que posteriormente será hidroxilado no fígado em calcifediol, e em seguida mais uma hidroxilação agora no rim se transformando em calcitriol. A falta do sol, doenças de pele, hepáticas e renais prejudicam os ossos por déficit de metabolização da vitamina D. Os níveis séricos ideais estão entre 30 e 60 ng/mL de 25-OH-vitamina D. Níveis acima de 100 ng/mL são tóxicos levando a um hipoparatireoidismo com repercussões renais importantes. Alimentos ricos em vitamina D são os ovos, cogumelos, peixes e derivados de leite, mas sua principal fonte continua sendo o sol. Caso não seja adequada sua ingestão, a suplementação deve ser feita com 1.000 a 2.000 UI/dia de colecalciferol, continuamente. Doses de ataque de 7.000 UI/dia podem ser necessárias por um período curto de 3 meses para sair da deficiência e depois continuar com as doses de manutenção (Figura 19.10).[13]

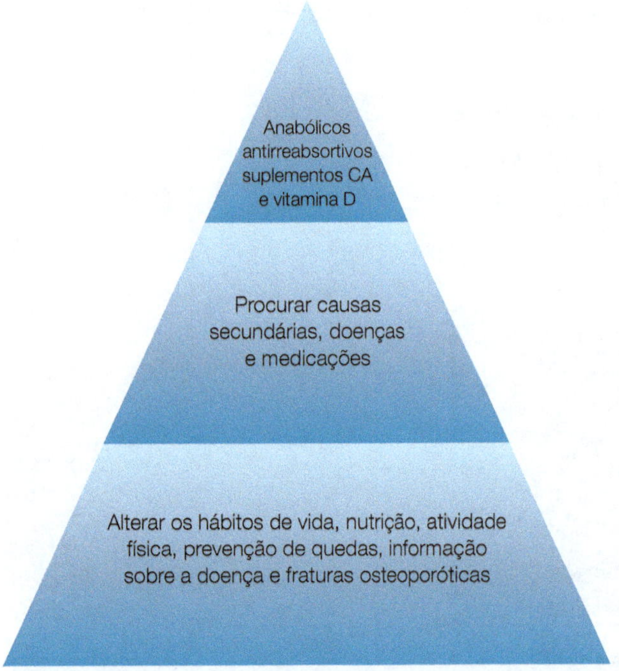
Anabólicos
antirreabsortivos
suplementos CA
e vitamina D
Procurar causas
secundárias, doenças
e medicações
Alterar os hábitos de vida, nutrição, atividade
física, prevenção de quedas, informação
sobre a doença e fraturas osteoporóticas

Figura 19.9. Base do tratamento da osteoporose e da prevenção de fraturas por fragilidade. Fonte: Adaptada da referência 11.

A vitamina K é um cofator na carboxilação de proteínas ósseas como a osteocalcina, o que favorece a retirada do cálcio na circulação para a mineralização óssea, diminuindo assim ao mesmo tempo o risco de fraturas osteoporóticas como também a calcificação das artérias e eventos cardiovasculares. Está presente em grande quantidade na dieta japonesa e na do mediterrâneo, folhas verdes, ovo e morango, sendo sua dose necessária de 90 microgramas/dia. Outros suplementos que ajudam na formação óssea são os colágenos hidrolisados e polivitamínicos do complexo B, mas esses ainda com evidências em construção de um consenso. Devemos enfatizar que todos os pacientes devem ser suplementados com cálcio e vitaminas durante o tratamento da perda de massa óssea.[14]

E chegamos então agora a como selecionar os pacientes que devem receber medicamentos antirreabsortivos ou formadores ósseos para o tratamento da

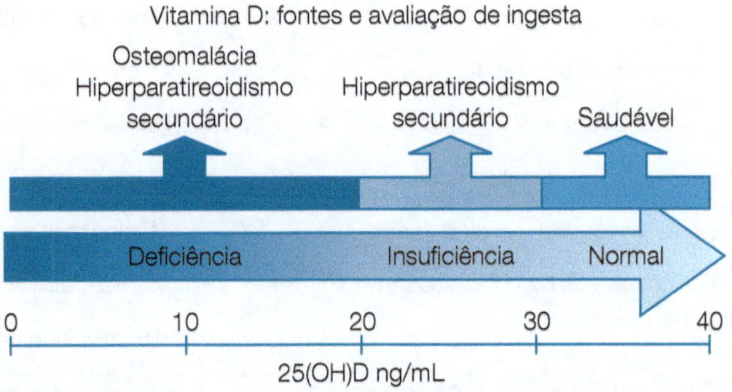

Figura 19.10. Deficiência de vitamina D leva a doenças causando osteoporose secundária. Fonte: Adaptada da referência 13.

osteoporose e suas fraturas por fragilidade. Durante muitos anos a indicação do tratamento estava relacionada com o exame de densitometria óssea, se havia um T-escore abaixo de -2,5 se tratava, caso contrário apenas suplementos. Porém essa realidade mudou na última década, estando elegíveis para os medicamentos pacientes acima de 50 anos, mulheres ou homens, que apresentem uma das três situações: 1) trauma de baixa energia evoluindo com fratura vertebral ou do quadril; 2) sem fraturas, mas com osteoporose na densitometria; 3) com FRAX ou NOGG positivos, mesmo com densitometria óssea normal. A partir dessa seleção, utilizamos o algoritmo de tratamento disposto na Figura 19.11, publicado recentemente.[15]

Deforma geral, escolhemos o medicamento a ser usado se o paciente apresenta ou não alguma fratura por fragilidade. Caso não tenha ainda tido uma fratura, a escolha é por antirreabsortivos orais, principalmente alendronato ou risedronato, que conseguem reduzir o risco de fratura osteoporótica em 50%. Caso seja uma mulher com risco de câncer de mama e na perimenopausa podemos usar o raloxifeno. Caso o paciente tenha doenças gastrintestinais e não possa usar comprimidos podemos usar os injetáveis zoledronato ou denosumabe. O tempo de tratamento é de aproximadamente 5 anos e caso ocorra melhora significativa pode ser feito um intervalo de até 3 anos no tratamento, avaliando a densitometria todo ano para verificação de falha terapêutica. Se o paciente fraturar durante o esse tratamento, ou já apresentar uma fratura osteoporótica prévia, a escolha deve ser pelas medicações injetáveis pois apresentam uma redução do risco de fratura de 75%. Pacientes com fratura não fazem pausa no tratamento, devendo se estabelecer um tratamento sequencial de 20 anos.[15]

Em nossa opinião, caso a fratura seja recente iniciar com os bisfosfonatos como o zoledronato por 6 anos, pois mostraram redução da mortalidade após fratura

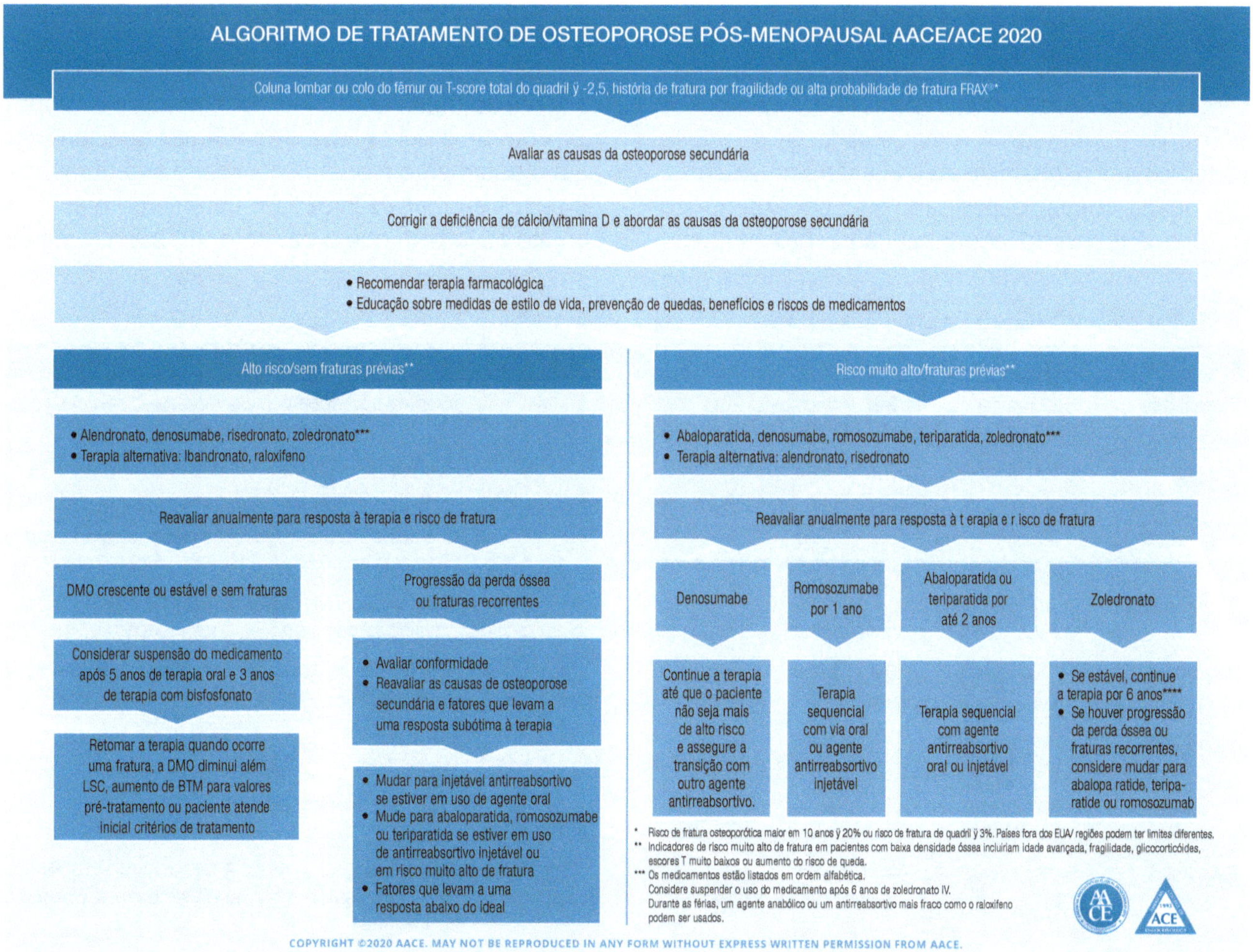

■ **Figura 19.11.** Algoritmo de tratamento da osteoporose. Fonte: Adaptada da referência 15.

osteoporótica, seguidos de teriparatida por 2 anos, denosumabe por 10 anos e romosozumabe por 1 ano. Caso seja uma fratura osteoporótica antiga, iniciar preferencialmente com teriparatida ou romosozumabe (formadores ósseos, inicialmente para ganhar massa óssea de forma significativa, seguidos de denosumabe e depois zoledronato (antirreabsortivos para manter essa massa óssea e evitar fraturas). Devemos lembrar que a escolha dessas medicações também deve ser feita evitando-se os riscos de eventos adversos de cada uma delas, a possibilidade de acesso do paciente ao medicamento e sua adesão. Caso contrário o tratamento não será efetivo.

A Tabela 19.2 apresenta as dosagens, tempo de uso e contraindicações mais comuns de cada medicação. Lembramos que antes de prescrever o colega deve ler atentamente a bula de cada medicação para se informar de possíveis outras situações específicas de cada fármaco.

Quando falamos de prevenção da osteoporose temos que ressaltar alguns pontos, além da suplementação de minerais e vitaminas, que devemos realizar em nossos pacientes a partir dos 40 anos de idade. O primeiro é a atividade física regular, 30 minutos todos os dias ou 60 minutos 4 × na semana. Os principais exercícios que ganham massa óssea são a musculação, caminhada, corrida, dança, salto e tai chi. O segundo envolve a reposição hormonal, tanto nas mulheres com estrógenos/progesteronas, quanto em homens com testosterona, que apresentem hipogonadismo. Além desses hormônios, em alguns casos selecionados podemos usar a calcitonina *spray* nasal 200 UI ao dia para ajudar no ganho de massa óssea e alívio da dor, em períodos curtos de 3 a 6 meses.[16]

Além dessas situações, um questionamento corriqueiro no consultório tem sido o risco de osteonecrose de mandíbula por uso de medicações antirreabsortivas para osteoporose (bisfosfonatos e denosumabe), quando o paciente será submetido a cirurgias odontológicas (implantes, enxertos ósseos, extrações). Esse risco existe, é muito raro, e deve ser minimizado com cuidados extras como boa higiene bucal, diminuição de medicamentos como corticoides e quimioterápicos, o tabagismo e etilismo. Os consensos atuais indicam que não há necessidade de parar a medicação da osteoporose para realizar o procedimento dentário, pois o risco e consequências de uma fratura osteoporótica é muito maior e os bisfosfonatos permanecem aderidos aos ossos por muitos anos mesmo após sua interrupção.[17]

E para concluir, devemos melhorar a adesão do paciente ao tratamento medicamentoso da osteoporose com uma busca ativa de pacientes selecionáveis para o tratamento (como já detalhado anteriormente no texto), e uma vez iniciado o tratamento manter o contato ativo para que o paciente sempre retorne na

Tabela 19.2. Medicações para osteoporose mais utilizadas

Medicação	Dosagem	Tempo de uso ganho ósseo	Contraindicações mais frequentes
Raloxifeno	60 mg/dia VO	3 a 10 anos Manutenção da massa óssea	Eventos tromboembólicos, IAM, AVC, homens
Ibandronato	150 mg/mês VO	3 a 10 anos ganhos de 2% a 5% de massa óssea em média	Eventos ou cirurgias gastrintestinais, *clearance* de creatinina abaixo de 35 mL/min, reação *flu-like*
Alendronato	70 mg/semana VO	3 a 10 anos ganhos de 2% a 5% de massa óssea em média	Eventos ou cirurgias gastrintestinais, *clearance* de creatinina abaixo de 35 mL/min, reação *flu-like*
Risedronato	35 mg/semana VO	3 a 10 anos ganhos de 2% a 5% de massa óssea em média	Eventos ou cirurgias gastrintestinais, *clearance* de creatinina abaixo de 35 mL/min, reação *flu-like*
Risedronato	150 mg/mês VO	3 a 10 anos ganhos de 2% a 5% de massa óssea em média	Eventos ou cirurgias gastrintestinais, *clearance* de creatinina abaixo de 35 mL/min, reação *flu-like*
Zoledronato	05 mg/100 mL EV 1 ×/ano	3 a 06 anos ganhos de 4% a 8% de massa óssea em média	Clearance de creatinina abaixo de 35 mL/min, reação *flu-like*, hipocalcemia
Denosumabe	60 mg/1 mL SC semestral	3 a 10 anos ganhos de 5% a 10% de massa óssea em média	Infecções, hipocalcemia
Teriparatida	20 microgramas SC 1 ×/dia	18 a 24 meses ganhos de 5% a 10% de massa óssea em média	Crianças e adolescentes, PTH e fosfatase alcalina altas, radioterapia e câncer ósseo prévios, doença de Paget
Romosozumabe	210 mg/2,4 mL SC 1 ×/mês	6 a 12 meses ganhos de 5% a 15% de massa óssea em média	Eventos tromboembólicos, IAM, AVC

Fonte: Adaptada da referência 2.

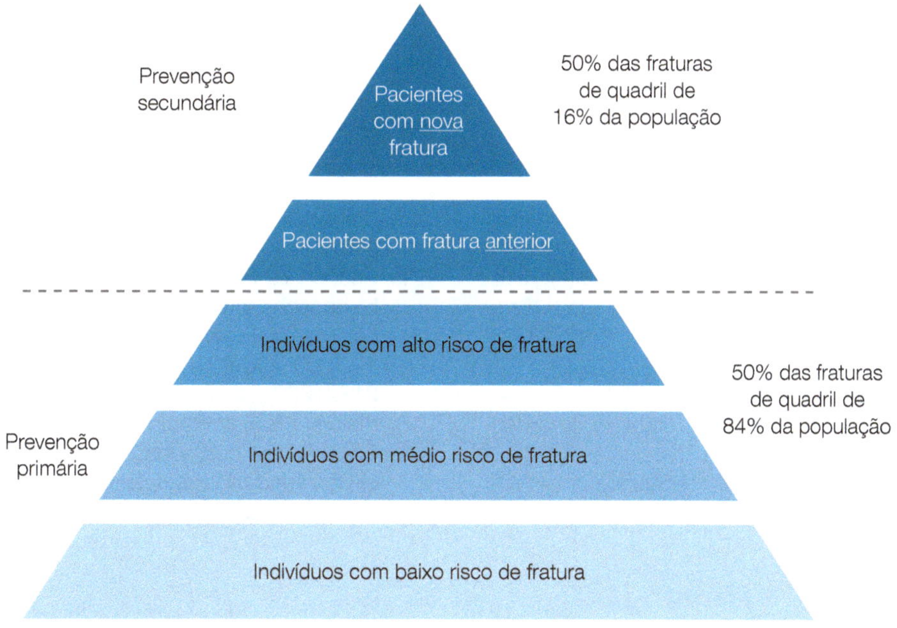

Figura 19.12. Busca ativa de pacientes com maior risco de fratura osteoporótica do quadril. Fonte: Adaptada da referência 18.

data correta para sua nova dose da medicação. Essa busca ativa é chamada de Serviço de Coordenação de Fraturas, ou em inglês com a sigla FLS, um programa iniciado há mais de uma década pela International Osteoporosis Foundation – IOF, e que pode ser acessado no site dessa fundação, buscando principalmente aqueles pacientes que já tiveram a primeira fratura osteoporótica para que não venham a ter novas fraturas e possam assim diminuir a morbimortalidade dessa doença (Figura 19.12).[18]

Referências bibliográficas

1. National Institute of Health – Consensus Development Panel. JAMA. 2001; 285: 785-95. NIH Consensus Development Panel on Osteoporosis Prevention, Diagnosis, and Therapy. Osteoporosis prevention, diagnosis, and therapy. JAMA. 2001 Feb 14;285(6):785-95. doi: 10.1001/jama.285.6.785. PMID: 11176917.
2. Moraes FB et al. Tratado de Doenças Osteometabólicas. ABOOM. 2020 capítulos 16. páginas 273-283.
3. Vestergaard P, Rejnmark L, Mosekilde L. Are antiresorptive drugs effective against fractures in patients with diabetes? Calcif Tissue Int. 2011 Mar;88(3):209-14. doi: 10.1007/s00223-010-9450-4. Epub 2010 Dec 16. PMID: 21161194.
4. Kanis JA, Harvey NC, McCloskey E, Bruyère O, Veronese N, Lorentzon M, et al. Algorithm for the management of patients at low, high and very high risk of osteoporotic fractures. Osteoporos Int. 2020 Jan;31(1):1-12. doi: 10.1007/s00198-019-05176-3. Epub 2019 Nov 13. Erratum in: Osteoporos Int. 2020 Apr;31(4):797-798. PMID: 31720707; PMCID: PMC7018677.
5. Johansson H, Azizieh F, Al Ali N, Alessa T, Harvey NC, McCloskey E, Kanis JA. FRAX- vs. T-score-based intervention thresholds for osteoporosis. Osteoporos Int. 2017 Nov;28(11):3099-3105. doi: 10.1007/s00198-017-4160-7. Epub 2017 Aug 7. PMID: 28782072; PMCID: PMC5881885.
6. Kanis JA, Burlet N, Cooper C, Delmas PD, Reginster JY, Borgstrom F, Rizzoli R; European Society for Clinical and Economic Aspects of Osteoporosis and Osteoarthritis (ESCEO). European guidance for the diagnosis and management of osteoporosis in postmenopausal women. Osteoporos Int. 2008 Apr;19(4):399-428. doi: 10.1007/s00198-008-0560-z. Epub 2008 Feb 12. Erratum in: Osteoporos Int. 2008 Jul;19(7): 1103-4. PMID: 18266020; PMCID: PMC2613968.
7. Kanis JA, Harvey NC, Johansson H, Liu E, Vandenput L, Lorentzon M, Leslie WD, McCloskey EV. A decade of FRAX: how has it changed the management of osteoporosis? Aging Clin Exp Res. 2020 Feb;32(2):187-196. doi: 10.1007/s40520-019-01432-y. Epub 2020 Feb 11. PMID: 32043227.
8. Bonnick SL, Johnston CC Jr, Kleerekoper M, Lindsay R, Miller P, Sherwood L, Siris E. Importance of precision in bone density measurements. J Clin Densitom. 2001 Summer;4(2):105-10. doi: 10.1385/jcd:4:2:105. PMID: 11477303.
9. Shepherd JA, Fan B, Lu Y, Lewiecki EM, Miller P, Genant HK. Comparison of BMD precision for Prodigy and Delphi spine and femur scans. Osteoporos Int. 2006;17(9):1303-8. doi: 10.1007/s00198-006-0127-9. Epub 2006 Jul 6. PMID: 16823544.
10. Hofbauer LC, Hamann C, Ebeling PR. Approach to the patient with secondary osteoporosis. European Journal of Endocrinology. 2010. 162. 1009-1020.
11. US Department of Health and Human Services. Bone Health and Osteoporosis: A Report of the Surgeon Gene-

ral. US Dept of Health and Human Services, Office of the Surgeon General; 2004

12. Chapuy M, Arlot M, Duboeuf F, et al. Vitamin D3 and calcium to prevent hip fractures in elderly women. N Engl J Med 1992; 327: 1637-42.
13. H Holick MF, Binkley NC, Bischoff-Ferrari HA, Gordon CM, Hanley DA, Heaney RP, Murad MH, Weaver CM; Endocrine Society. Evaluation, treatment, and prevention of vitamin D deficiency: an Endocrine Society clinical practice guideline. J Clin Endocrinol Metab. 2011 Jul;96(7):1911-30. doi: 10.1210/jc.2011-0385. Epub 2011 Jun 6. Erratum in: J Clin Endocrinol Metab. 2011 Dec;96(12):3908. PMID: 21646368.
14. Castiglioni S, Cazzaniga A, Albisetti W, Maier JA. Magnesium and osteoporosis: current state of knowledge and future research directions. Nutrients. 2013 Jul 31;5(8):3022-33. doi: 10.3390/nu5083022. PMID: 23912329; PMCID: PMC3775240.
15. Camacho PM, Petak SM, Binkley N, Diab DL, Eldeiry LS, Farooki A, et al. American Association of Clinical Endocrinologists/American College of Endocrinology Clinical Practice Guidelines For The Diagnosis And Treatment of Postmenopausal Osteoporosis-2020 Update. Endocr Pract. 2020 May;26(Suppl 1):1-46. doi: 10.4158/GL-2020-0524SUPPL. PMID: 32427503.
16. Delmas PD et al. J Clin Endocrinol Metab 87:3609-17, 2002.
17. Rennert G, Pinchev M, Rennert HS, Gruber SB. Use of bisphosphonates and reduced risk of colorectal cancer. J Clin Oncol. 2011 Mar 20;29(9):1146-50. doi: 10.1200/JCO.2010.33.7485. Epub 2011 Feb 14. PMID: 21321296; PMCID: PMC3083870.
18. Making the First Fracture the Last Fracture: ASBMR Task Force Report on Secondary Fracture Prevention - Journal of Bone and Mineral Research, Vol. 27, No. 9, September 2012, pp 1-8.

PARTE 3

Obstetrícia

20

Cristiane de Freitas Paganoti • Marcelo Zugaib • Rafaela Alkmin da Costa

Repercussões da Gravidez no Organismo Materno

Introdução

O organismo feminino sofre diversas adaptações ao estado gravídico, com modificações estruturais e funcionais, do ponto de vista anatômico, celular, bioquímico, molecular e hormonal de diversos órgãos e sistemas.

Essas modificações são fisiológicas e merecem atenção na interpretação da anamnese e do exame físico das gestantes. É importante conhecer e antecipar essas modificações, para adequada orientação e tranquilização das gestantes quanto à sua ocorrência e para identificação precoce e precisa de desvios de normalidade e sinais de alerta.

Além disso, por mais que sejam fisiológicas, muitas dessas modificações podem determinar desequilíbrio de condições patológicas prévias à gestação e antecipar alguns cuidados pode ser fundamental na prevenção de intercorrências clínicas e obstétricas.

Sistema nervoso central

Os níveis elevados de progesterona durante a gravidez, hormônio sabidamente relacionado à depressão do sistema nervoso central (SNC), aliados à alcalose respiratória secundária à hiperventilação típica desse período, aumentam a sonolência da gestante, sendo essa uma das queixas mais frequentes. Além disso, alterações de memória e de concentração são também relatadas, sobretudo no último trimestre.[1,2] As modificações vasculares das artérias cerebrais média e posterior estão relacionadas à lentificação progressiva do SNC, determinando redução da velocidade de processamento e da memória verbal.[3,4]

Quanto à qualidade do sono, sabe-se que a interferência no ciclo sono-vigília aumenta a chance de *blues* puerperal e de depressão no puerpério.[5] Além disso, o psiquismo da mulher é alterado tanto por questões vasculares como hormonais próprias da gestação, com risco maior para surgimento ou descompensação de doenças psiquiátricas preexistentes, devendo o obstetra estar atento às flutuações de humor e queixas psiquiátricas eventualmente presentes.[2]

Sistema cardiocirculatório

O sistema circulatório sofre profundas modificações durante a gestação, tanto do ponto de vista cardiovascular como do ponto de vista hematológico.

Já a partir da sexta semana de gravidez o organismo materno começa a conhecer um estado de hipervolemia para atender às crescentes necessidades de perfusão uterina, além de proteger a gestante e o feto de repercussões da redução do retorno venoso materno e das perdas sanguíneas decorrentes do parto. Esse aumento de volemia, que chega a 15% no fim do primeiro trimestre e a 25% ao final da gravidez, é principalmente atribuído ao aumento do volume plasmático (45% a 50%), muito mais que ao aumento do número de eritrócitos (30%), resultando na hemodiluição fisiológica da gravidez,[6,7] de maneira que a anemia passa a ser definida com valores mais baixos de hemoglobina durante a gestação (11 g/dL no primeiro e terceiro trimestres e 10,5 g/dL no segundo trimestre), com valores de hematócritos fisiológicos de 32%, em contraste aos valores não gravídicos de 38%-42%.[7]

Ainda do ponto de vista hematimétrico, fisiologicamente na gravidez ocorre aumento da produção de leucócitos, principalmente de células polimorfonucleares, sendo normais valores de leucócitos de até 14.000/mm³. Em contrapartida, os níveis de plaquetas encontram-se fisiologicamente reduzidos na gravidez. São razões para essa redução: a hemodiluição gravídica, o consumo resultante da coagulação intravascular no leito placentário, à maior agregação plaquetária e ao aumento do volume esplênico. São considerados normais valores de até 100.000/mm³.[7]

A gestação é marcada por estado de hipercoagulabilidade, provavelmente consequente da alta concentração de estrogênio e progesterona. Contribuem para esse estado de hipercoagulabilidade a redução da atividade fibrinolítica, o aumento dos fatores de coagulação (exceto fatores XI e XII), aumento do dímero-D e fibrinogênio, aumento dos inibidores de ativadores do plasminogênio (PAI-1, PAI-2) e do inibidor de fibrinólise ativado pela trombina (TAFI, do inglês *thrombin activatable fibrinolytic inhibitor*), aumento da resistência à proteína C ativada e redução da proteína S.[7]

Além das adaptações hematológicas, o sistema cardiovascular apresenta modificações hemodinâmicas bastante precoces, que, embora fisiológicas, podem ser mal toleradas por mulheres com doenças prévias como cardiopatias.

São modificações relevantes para o organismo materno o aumento da frequência cardíaca basal (habitualmente entre 15 e 20 bpm), o aumento do volume sistólico e, por conseguinte, o aumento do débito cardíaco, que pode chegar a 150% do débito cardíaco pré-gestacional. Esse aumento do inicia-se precocemente (na 5ª semana de gravidez), aumenta gradativamente, apresentando platô com 24 semanas e, por fim, atinge o ápice no pós-parto imediato, quando pode chegar a 180% do débito cardíaco prévio à gestação, momento esse de maior suscetibilidade à descompensação de doenças cardíacas.[8]

A vasodilatação sistêmica é propiciada pelo aumento relativo de prostaciclina em relação à produção de tromboxano A2, devido as altas concentrações de progesterona e a produção endotelial de óxido nítrico. As associações da vasodilatação sistêmica ao surgimento da circulação uteroplacentária, de baixa resistência, contribuem para reduzir acentuadamente a resistência vascular periférica, com redução da pressão arterial sistêmica, apesar do aumento do débito cardíaco.[9] Essa redução alcança seu nadir no segundo trimestre e retorna aos níveis pré-gestacionais perto do parto.[8]

A gestante também é mais suscetível a apresentar hipotensão supina, já que a compressão da veia cava inferior pelo útero gravídico determina redução da pré-carga, com hipotensão seguida de bradicardia por reflexo vagal, e consequente quadro de lipotimia.[8]

Por fim, o coração da gestante também sofre alterações fisiológicas, ficando maior tanto pelo aumento do volume sistólico como pela hipertrofia dos miócitos; a maioria das gestantes passa a apresentar sopro sistólico leve pelo aumento do débito cardíaco e diminuição da viscosidade sanguínea na gestação; em função do aumento do volume abdominal, o diafragma da gestante sofre elevação e causa deslocamento da posição do coração, ficando desviado para cima e para a esquerda, o que também pode trazer repercussões no traçado do eletrocardiograma.[10,11]

Sistema gastrintestinal

A gravidez tem pouco ou nenhum efeito na secreção, ou absorção gastrintestinal, mas tem impacto importante na motilidade gastrintestinal e tais alterações estão presentes em todo o trato gastrintestinal e são em decorrência do aumento dos níveis de progesterona. Além disso, o conhecimento das modificações fisiológicas gravídicas no sistema gastrintestinal é necessário para a interpretação precisa dos exames laboratoriais, bem como dos estudos de imagem na paciente grávida.[12]

Dentre as queixas relacionadas ao sistema digestório, o aumento do apetite e da sede são os mais frequentes e podem ser em decorrência da resistência à ação da leptina e das alterações da secreção do hormônio antidiurético (ADH) com influência na osmolaridade, respectivamente. Alterações nas preferências alimentares, bem como náuseas e vômitos, são também bem típicos do período.[2,13]

Os altos níveis de esteroides sexuais determinam hipertrofia e hipervascularização gengival, com consequente edema de gengiva e maior facilidade para sangramento local. Os epúlides gravídicos correspondem a pseudotumores ou granulomas gengivais que se formam pela acentuada hipertrofia da gengiva associada à proliferação das papilas intermediárias e dos vasos locais. Além disso, o pH salivar é mais baixo e pode facilitar a proliferação bacteriana, levando a maior risco de ocorrência de cáries.[13]

O relaxamento do esfíncter esofágico inferior e a redução de seu peristaltismo correm devido ao elevado nível de progesterona, com forte ação de relaxamento das fibras musculares lisas. Ambas as modificações fisiológicas levam ao aumento da incidência de refluxo gastroesofágico na gestação, bem como maior queixa de pirose.[13] Também por ação da progesterona, a contratilidade da musculatura lisa dos intestinos encontra-se reduzida, causando obstipação.

A hipotonia da vesícula biliar, aliada ao aumento da produção de colesterol total desde o início da gestação, predispõe ao surgimento de litíase biliar.[13] Já as alterações em fígado e pâncreas são, majoritariamente, funcionais e relacionam-se ao metabolismo energético. O transporte hepático intraductal de sais biliares é parcialmente inibido pela ação de estrógeno e progesterona, os níveis de albumina diminuem devido à hemodiluição fisiológica, as concentrações séricas de fosfatase alcalina podem ser até 2 a 4 vezes mais elevadas quando comparadas aos valores de referência de não gestantes, enquanto os níveis séricos de glutamiltransferase encontram-se reduzidos e as demais provas bioquímicas hepáticas tendem a manter os mesmos valores de normalidade.[13] O tempo de protrombina se mantém inalterado durante a gravidez e ocorre aumento do nível sérico de fibrinogênio ao final da gestação.

O aumento progressivo do volume uterino determina alterações na posição anatômica do estômago e do apêndice, que se encontram deslocados para cima e para direita em relação à sua posição habitual, enquanto o intestino é deslocado para a esquerda.

Sistema respiratório

O sistema respiratório apresenta modificações gravídicas tanto nas vias aéreas superiores como no trato respiratório inferior. Há edema da mucosa nasal, da laringe e da faringe, implicando em maior propensão à congestão nasal, rinite e epistaxe na gravidez. A intubação orotraqueal, quando necessária, também pode estar dificultada em consequência a esse edema.

A anatomia da caixa torácica também é modificada durante a gravidez, com acréscimo de cerca de 5 a 7 cm de circunferência e 2 cm anteroposterior, causando aumento de até 35º nos ângulos costofrênicos. Ocorre elevação do diafragma e aumento dos movimentos excursivos desse músculo, mas, com a evolução da gestação, a amplitude do movimento reduz pela compressão abdominal secundária ao crescimento uterino.[14,15]

Durante a gravidez há aumento do volume corrente pulmonar para suprir as demandas de oxigênio, aumentadas pela maior massa eritrocitária. O aumento do volume-corrente decorre da redução da reserva expiratória e da preservação da reserva inspiratória; ainda que não haja mudança da frequência respiratória, o aumento do volume-corrente promove aumento do volume-minuto e estabelece situação de hiperventilação.

A condução aérea também é facilitada pela ação da progesterona, que relaxa a musculatura lisa dos brônquios e diminui o limiar de gás carbônico (CO_2) para o estímulo do centro respiratório, aumentando a ventilação. Esse aumento de ventilação pode trazer à gestante maior conscientização da respiração, o que às vezes é referido como sintoma de dispneia.[14,15]

Essa hiperventilação promove queda da pressão parcial de dióxido de carbono (pCO_2), induzindo a um gradiente entre gestante e feto e favorece as trocas entre o binômio, permitindo a excreção fetal. Simultaneamente, a queda do pCO_2 leva ao aumento do pH, desviando a curva de dissociação de hemoglobina materna para a esquerda e dificulta a liberação de oxigênio para os tecidos maternos. Para compensar essa discreta alcalose respiratória, há aumento da excreção renal de bicarbonato e da produção de 2,3-difosfoglicerato, o que, então, desloca a curva de dissociação de hemoglobina para a direita e facilita liberação de oxigênio para o feto.[16]

Sistema urinário

A gravidez resulta em modificações estruturais e funcionais nos rins e no trato urinário. Anatomicamente, ocorre aumento de cerca de 30% no volume renal e de 1 cm em todos os diâmetros renais, embora não haja modificações na histologia e no número de glomérulos.[17] As modificações vasculares nas arteríolas renais, aliada ao aumento da volemia materna e à redução da resistência vascular periférica, determinam aumento do fluxo plasmático glomerular e, consequentemente, incremento do ritmo de filtração glomerular.[17,18] O fluxo plasmático glomerular pode ser 50%-80% superior em relação aos níveis pré-gravídicos, enquanto a taxa de filtração glomerular eleva-se em 40%-50% ao final do primeiro trimestre.[17,19]

A ativação do sistema renina-angiotensina-aldosterona e a redução do limiar de secreção do ADH alteram a osmolaridade plasmática na gestação, de modo que a liberação de ADH e o mecanismo de sede são desencadeados por níveis osmóticos inferiores ao habitual. Além disso, pela ação da aldosterona e do ADH, ocorre maior filtração de sódio e de água nos glomérulos, com consequente aumento da reabsorção tubular.[2,17]

A posição materna também pode influenciar as taxas de fluxo plasmático glomerular e o ritmo de filtração glomerular, com depuração renal 20% inferior na posição supina quando comparada ao decúbito lateral. Com isso, o padrão de excreção urinária torna-se maior no período noturno em decorrência do repouso em decúbito, que determina maior mobilização de fluidos extravasculares e menor capacidade de reabsorção de água.[20,21]

Além dessas questões de adaptações circulatórias, o fluxo renal também é influenciado pela ação de certas substâncias, como óxido nítrico, endotelina (estabiliza tônus vascular renal) e relaxina (age na osmolaridade plasmática, aumentando o ritmo de filtração glomerular).[22,23] Com isso, os exames de função renal devem ser interpretados com cautela, tendo em vista a mudança dos valores de referência no período gestacional. Além disso, alguns achados considerados patológicos fora do período gestacional, como proteinúria e glicosúria, podem ser considerados fisiológicos durante a gestação (Tabela 20.1).[17,19]

Tabela 20.1. Valores de referência para os exames de função renal (gestantes e não gestantes)

Exame de função renal	Gestantes	Não gestantes
Ureia, mg/dL	7-30	20 - 40
Creatinina, mg/dL	0,5-0,9	0,7 - 1,2
Clearance de creatinina, mL/min	135-155	90 - 120
Microalbuminúria, mg	5-30 em 24 horas	Negativa
Proteinúria, mg/dL	Até 300 em 24 horas	< 0,05 em amostra isolada ou negativa em 24 horas

Fonte: Adaptada da referência 20.

Com relação ao sistema urinário coletor, a progesterona determina hipotonia da musculatura dos ureteres e da bexiga, levando à discreta hidronefrose, sobretudo à direita, e aumento do volume vesical residual. Além disso, questões anatômicas, como o aumento do plexo vascular ovariano direito, a dextrorrotação e a compressão extrínseca uterina, contribuem para tais achados.[2,17] Dessa maneira, durante a gestação, é muito frequente a presença de queixas como polaciúria, noctúria, disúria, urgência e incontinência urinária de esforço.

Metabolismo e sistema endócrino

O metabolismo materno sofre profundas modificações durante o ciclo gravídico-puerperal, tanto pela necessidade de suprir as demandas metabólicas e nutricionais do feto em crescimento como pelas múltiplas interações que ocorrem entre o organismo materno e o novo órgão endócrino funcional que surge e se mantém durante toda a gravidez, que é a placenta.

Justamente pela produção placentária de diversos hormônios, alguns bastante específicos do estado gestacional, como o hormônio lactogênio placentário (hLP), mas também de outros bastantes semelhantes aos hormônios maternos, como o hormônio de crescimento (GH), hormônio liberador de corticotrofina (CRH) e a progesterona, todo o sistema endócrino materno passa por adaptação e exige novos equilíbrios de regulação e de contrarregulação.

As adaptações metabólicas na gestação podem ser genericamente divididas em duas fases principais:

1. **Anabólica:** corresponde, basicamente, a pouco mais da primeira metade da gravidez, até cerca de 24 a 26 semanas, e caracteriza-se por estado de anabolismo materno, direcionado ao armazenamento de reservas nutricionais maternas; nessa fase ocorre redução da glicemia de jejum e da glicemia basal materna, com glicogênese hepática e acúmulo de gordura materna.[24]
2. **Catabólica:** relacionada à segunda metade da gravidez, caracteriza-se por estado de catabolismo materno, em que ocorre mobilização das reservas maternas para a nutrição fetal; predominam lipólise, neoglicogênese e redução, da sensibilidade periférica à insulina, com hiperglicemia pós-prandial e hiperinsulinemia.[24]

Como consequência às adaptações da fase catabólica, ocorre estado de jejum acelerado, com propensão ao metabolismo lipídico e estado cetogênico;[25] quando a produção de insulina é insuficiente e não consegue acompanhar a redução da sensibilidade periférica à insulina, ocorre hiperglicemia materna, configurando o diabetes gestacional.[26]

Em termos de necessidades nutricionais, as demandas não são constantes e aumentam com o avançar da gestação. De forma genérica, no primeiro trimestre adicionam-se às necessidades basais aporte calórico de 85 kcal/dia no primeiro trimestre, 285 kcal/dia no segundo trimestre e 475 kcal/dia no terceiro trimestre.[4] Da mesma maneira, o ganho de peso materno ideal não é constante durante a gravidez e varia de acordo com o trimestre da gestação e com o índice de massa corporal (IMC) no momento da concepção, conforme recomendação do *Institute of Medicine*[27] e representado na Tabela 20.2.

Tabela 20.2. Recomendações do *Institute of Medicine* para ganho de peso materno, de acordo com IMC pré-gestacional e trimestre da gestação

IMC pré-gestacional	Primeiro trimestre	Segundo e terceiro trimestres	Total (kg)
< 18,5 kg/m² (baixo peso)	2,3 kg	0,5 kg/semana	12,7 a 18,1
18,5 - 24,9 kg/m² (adequado)	1,6 kg	0,4 kg/semana	11,3 a 15,9
25,0 - 29,9 kg/m² (sobrepeso)	0,9 kg	0,3 kg/semana	6,8 a 11,3
≥ 30 kg/m² (obesidade)	-	0,3 kg/semana	5,0 a 9,1

Fonte: Adaptada da referência 27.

Com relação às adaptações endócrinas, ocorrem modificações na produção hormonal da hipófise, tireoide, paratireoide, adrenais e ovários.

A hipófise apresenta hiperplasia e hipertrofia na gestação, com aumento na produção de prolactina, hormônio de crescimento (GH), hormônio adrenocorticotrófico (ACTH), hormônio melanotrófico (MSH) e ocitocina (no momento do parto); em contrapartida, reduz a liberação de hormônio tireotrófico (TSH, no primeiro trimestre, normalizando após), hormônio folículo-estimulante (FSH) e hormônio luteinizante (LH).[28]

A glândula tireoide apresenta sobrecarga funcional, com aumento da produção de tri-iodotironina (T3) total e tiroxina (T4) total, com aumento discreto da forma livre de T4 no primeiro trimestre e normalizando após essa fase.[29] Já a glândula paratireoide apresenta redução do paratormônio (PTH) no primeiro trimestre, platô no segundo trimestre e aumento discreto no terceiro trimestre.[30]

As glândulas adrenais aumentam a produção de cortisol, aldosterona, androstenediona e de testosterona durante a gravidez, reduzindo a produção de sulfato de deidroepiandrosterona (DHEA-S).[31] Mesmo com altas concentrações de cortisol, há refratariedade de resposta ao hormônio em consequência dos altos níveis de progesterona.

Por sua vez, os ovários aumentam a produção de progesterona, estrógeno e relaxina durante a gestação. Também ocorre aumento da produção de androstenediona e testosterona, mas são convertidos em estradiol pela placenta, protegendo o feto de repercussões fetais pelo aumento da concentração de andrógenos.[32]

Pele e anexos

A maior produção placentária de estrogênio, aliada ao estado hiperprogestogênico, determinam aumento da angiogênese e da vasodilatação por todo o tegumento, levando ao surgimento de eritema palmar, hipertricose e aumento da secreção sebácea e da sudorese. Além disso, as telangiectasias são muito comuns e surgem, preferencialmente, ao redor dos olhos e em áreas drenadas pela veia cava superior, regredindo em até 3 meses após o parto.[2,33]

O aumento da produção e da secreção hipofisária do hormônio melanotrófico, pela ação dos altos níveis de progesterona, leva à produção excessiva de melatonina, com consequente hiperpigmentação da pele da gestante e surgimento de máculas hipercrômicas (cloasmas ou melasmas), sendo as regiões centro-facial, malar e mandibular as mais acometidas.[34] Com isso, é muito importante que a gestante seja orientada a utilizar protetor solar como medida preventiva, uma vez que a irradiação solar pode contribuir para a manutenção dessa hiperpigmentação.

A hiperpigmentação ocorre, frequentemente, em face, abdômen (denominada *linha nigra*), regiões de dobra cutânea e aréolas mamárias (sinal de Hunter - aréola secundária determinada pela hiperpigmentação periareolar).[2,33-35] As estrias também são muito comuns no período gestacional e são em decorrência do hipercortisolismo secundário à hiperestimulação das glândulas adrenais, não havendo alteração na qualidade das fibras colágenas e nem da epiderme. Os antecedentes familiares, a sobredistensão uterina e o ganho de peso excessivo na gestação podem contribuir para o surgimento de estrias no período.[2,33-35]

Com relação aos anexos, ocorrem as seguintes alterações:

1. **Cabelo e pelo:** o hirsutismo na gravidez resulta do aumento dos níveis de andrógenos ovarianos e placentários, com hiperestímulo na unidade pilossebácea. Ocorre com mais frequência na face, mas também pode ser visto nos braços, pernas, costas e região suprapúbica.[34]
2. **Unhas:** crescem mais rápido durante a gravidez e a lâmina ungueal pode ficar mole ou quebradiça. O desenvolvimento de sulcos transversais, a ceratose subungueal, a onicólise distal e a melanoníquia são outras alterações que podem ser identificadas no período gestacional.[34]

3. **Glândulas:** a atividade écrina aumenta (exceto nas palmas das mãos), a atividade apócrina diminui e a atividade das glândulas sebáceas pode aumentar durante a gravidez.[34]

Sistema musculoesquelético

A postura da gestante também é modificada na gestação, surgindo hiperlordose e hipercifose da coluna vertebral, para compensar o aumento do volume abdominal e das mamas e restabelecer o centro de gravidade materno. Também surge alteração de marcha característica, denominada marcha anserina, consequente ao afastamento dos pés e diminuição da amplitude dos passos.[36]

A embebição gravídica determina relaxamento das articulações durante a gestação, favorecendo o surgimento de entorses, luxações, dores crônicas e até fratura.[36]

Na bacia óssea, a ação da relaxina também causa relaxamento articular na sínfise púbica, nas articulações sacrococcígeas e nas sinostoses sacroilíacas. Esse relaxamento também acomete a bacia óssea, que fica mais elástica, com maior capacidade e determina mudança de postura e deambulação, além de preparar o organismo materno para o parto.[2]

Todas essas modificações propiciam queixa de fadiga muscular, dor lombar, dor cervical e parestesia das extremidades pelas gestantes.[36]

Visão, audição e olfato

O edema localizado e as opacificações pigmentares nas córneas durante a gestação podem promover modificações da acuidade visual, assim como o aumento da velocidade de reabsorção do humor aquoso determina redução da pressão intraocular.[37] A acuidade auditiva também pode estar discretamente comprometida, com regressão após o parto.

Com relação às vias aéreas superiores, identifica-se edema e ingurgitamento da mucosa nasal, bem como hipervascularização local, levando à maior queixa de obstrução, rinite e sangramento nasal no ciclo gravídico. Além disso, o edema da mucosa estende-se, também, para a faringe e a laringe, o que reduz o lúmen da via aérea e pode acarretar dificuldades na intubação de gestantes.[16,19]

Referências bibliográficas

1. Keenan PA, Yaldoo DT, Stress ME, Fuerst DR, Ginsburg KA. Explicit memory in pregnant women. Am J Obstet Gynecol 1998; 179(3 Pt 1): 731-7.
2. Rezende J. Repercussões da gravidez sobre o organismo. In: Obstetrícia. 10.ed. Rio de Janeiro: Guanabara Koogan; 2005. p. 143-73.
3. Zeeman GG, Hatab M, Twickler DM. Maternal cerebral blood flow changes in pregnancy. Am J Obstet Gynecol 2003; 189(4): 968-72.
4. Cunningham FG, Leveno KJ, Bloom SL, Hauth JC, Gilstrap III LC, Wenstrom KD. Maternal physiology. In: Williams' obstetrics. 24.ed. New York: McGraw-Hill; 2014. p. 46-77.
5. Trakada G, Tsapanos V, Spiropoulos K. Normal pregnancy and oxygenation during sleep. Eur J Obstet Gynecol Reprod Biol 2003; 109(2): 128-32.
6. Cunningham FG, Leveno KJ, Bloom SL, Hauth JC, Gilstrap III LC, Wenstrom KD. Maternal physiology. In: Williams' obstetrics. 23.ed. New York: McGraw-Hill; 2010. p. 107-35.
7. Bauer KA. Maternal adaptations to pregnancy: Hematologic changes. In: Barss VA, ed. UpToDate. Waltham, Mass.: UpToDate, 2022. Acesso em 31-03-2023. Disponível em: https://www.uptodate.com/contents/maternal--adaptations-to-pregnancy-hematologic-changes.
8. Gersh BJ. Maternal adaptations to pregnancy: Cardiovascular and hemodynamic changes. In: Barss VA, ed. UpToDate. Waltham, Mass.: UpToDate, 2022. Acesso em 31-03-2023. Disponível em: https://www.uptodate.com/contents/maternal-adaptations-to-pregnancy-cardiovascular-and-hemodinamic-changes.
9. Danforth DN, Buckingham JC. Connective tissue mechanisms and their relation to pregnancy. Obstet Gynecol Surv 1964; 19:715-32.
10. Cutforth R, MacDonald CB. Heart sounds and murmurs in pregnancy. Am Heart J 1966; 71(6): 741-7.
11. Martin C. Physiology changes during pregnancy: the mother. In: Quilligan EJ, Kretchmer N, editores. Fetal and maternal medicine. New York: Willey; 1980.
12. Freinkel N, Dooley SL, Metzger BE. Care of the pregnant woman with insulin-dependent diabetes mellitus. N Engl J Med 1985; 313(2): 96-101.
13. Bianco A. Maternal adaptations to pregnancy: gastrointestinal tract. In: Barss VA, ed. UpToDate. Waltham, Mass.: UpToDate, 2022. Acesso em 31-03-2023. Disponível em: https://www.uptodate.com/contents/maternal--adaptations-to-pregnancy-gastrointestinal-tract.
14. Elkus R, Popovich J. Respiratory physiology in pregnancy. Clin Chest Med 1992; 13(4): 555-65.
15. Hegewald MJ, Crapo RO. Respiratory physiology in pregnancy. Clin Chest Med 2011; 1-13.
16. Weinberger SE. Maternal adaptations to pregnancy: Dyspnea and other physiological respiratory changes. In: Barss VA, ed. UpToDate. Waltham, Mass.: UpToDate, 2022. Acesso em 31-03-2023. Disponível em: https://www.uptodate.com/contents/maternal-adaptations-to--pregnancy-dyspnea-and-other-physiologic-respirstory--changes
17. Thadihani RI. Maternal adaptations to pregnancy: Renal and urinary tract physiology. In: Chakrabarti A, ed. UpToDate. Waltham, Mass.: UpToDate, 2022. Acesso em 31-03-2023. Disponível em: https://www.uptodate.com/contents/maternal-adaptations-to-pregnancy-renal-and--urinary-tract-physiology.

18. Sims EA, Krantz KE. Serial studies of renal function during pregnancy and the puerperium in normal women. J Clin Invest 1958; 37(12): 1764-74.
19. Tan EK, Tan EL. Alterations in physiology and anatomy during pregnancy. Best Pract Res Clin Obstet Gynaecol 2013; 27: 791-802.
20. Chesley LC, Sloan DM. The effect of posture on renal function in late pregnancy. Am J Obstet Gynecol 1964; 89: 754-9.
21. Davison JM, Vallotton MB, Lindheimer MD. Plasma osmolality and urinary concentration and dilution during and after pregnancy: evidence that lateral recumbency inhibits maximal urinary concentrating ability. Br J Obstet Gynaecol 1981; 88(5): 472-9.
22. Abram SR, Alexander BT, Bennett WA, Granger JP. Role of neuronal nitric oxide synthase in mediating renal hemodynamic changes during pregnancy. Am J Physiol Regul Integr Comp Physiol 2001; 281(5): R1390-3.
23. Novak J, Danielson LA, Kerchner LJ et al. Relaxin is essential for renal vasodilation during pregnancy in conscious rats. J Clin Invest 2001; 107(11): 1469-75.
24. Hytten FE, Leitch I. The physiology of human pregnancy. 2.ed. Philadelphia: Davis; 1971.
25. Mestman JH. Parathyroid disorders of pregnancy. Sem Perinatol 1998; 22(6): 485-96
26. Maganha CA. Diagnóstico e endocrinologia da gestação. In: Zugaib M, Ruocco R, editores. Pré-natal. 3.ed. São Paulo: Atheneu; 2006. p. 53-4.
27. Institute of Medicine and National Research Council. Weight gain during pregnancy: reexamining the guidelines. Washington: National Academic Press; 2009.
28. Molitch ME. Pituitary diseases in pregnancy. Sem Perinatol 1998; 22(6): 457-70.
29. Berghout A, Wiersinga W. Thyroid size and thyroid function during pregnancy: an analysis. Eur J Endocrinol 1998; 138(5): 536-42.
30. Kovacs CS. Calcium and bone metabolism disorders during pregnancy and lactation. Endocrinol Metab Clin N Am 2011; 40:795-826
31. Migeon CJ, Bertrand J, Wall PE. Physiological disposition of 4-C14-cortisol during late pregnancy. J Clin Invest 1957; 36(9): 1350-62.
32. Edman CD, Toofanian A, MacDonald PC, Gant NF. Placental clearance rate of maternal plasma androstenedione through placental estradiol formation: an indirect method of assessing uteroplacental blood flow. Am J Obstet Gynecol 1981; 141(8): 1029- 37.
33. Carrara HHA, Duarte G. Semiologia obstétrica. Medicina 1996; 29: 88-103.
34. Pomeranz MK. Maternal adaptations to pregnancy: Skin and related structures. In: Barss VA, ed. UpToDate. Waltham, Mass.: UpToDate, 2022. Acesso em 31-03-2023. Disponível em: https://www.uptodate.com/contents/maternal-adaptations-to-pregnancy-skin-and-related-structures
35. Nakama T, Hashikawa K, Higuchi M et al. Pigmentary demarcation lines associated with pregnancy. Clin Exp Dermatol 2009; 34: e573-6.
36. Bermas BL. Maternal adaptations to pregnancy: Musculoskeletal changes and pain. In: Chakrabarti A, ed. UpToDate. Waltham, Mass.: UpToDate, 2022. Acesso em 31-03-2023. Disponível em: https://www.uptodate.com/contents/maternal-adaptations-to-pregnancy-musculoskeletal-changes-and-pain.
37. Sunness JS. The pregnant woman's eye. Surv Ophthalmol 1988; 32(4): 219-38.

21

Cristos Pritsivelis • Jorge Rezende Filho

Anamnese e Exame Físico na Gravidez

A anamnese, em todas as especialidades médicas, é um dos principais pilares na investigação diagnóstica. Na obstetrícia não é diferente. Normalmente é o primeiro momento em que se desenvolve a relação médico-paciente.

Na obstetrícia há inúmeras particularidades próprias que devem ser detalhadas.

Anamnese

Identificação

1. **Idade:** a idade pode indicar riscos específicos ao longo da gestação. Por exemplo, mulheres com 35 anos apresentam um risco de aneuploidia de 30%, que aumenta para 53% aos 40 anos e pode atingir valores acima de 80% após os 45 anos.[1] A idade materna avançada também está associada com maior incidência de abortamento espontâneo, restrição de crescimento fetal além de complicações clínicas como o diabetes e a hipertensão arterial.
2. **Cor:** deve ser considerada, pois mulheres de etnia africana são mais propensas ao vício pélvico e a pré-eclâmpsia.
3. **Profissão:** as intoxicações profissionais de ação lenta podem comprometer a evolução gravídica. Isso ocorre com as intoxicações produzidas por álcool, chumbo, fósforo, nicotina etc., de modo que é importante ter conhecimento da profissão da gestante, principalmente quando ela é predisposta a abortamento, para que se possa orientá-la quanto à conveniência de abster-se de esforço físico.
4. **Estado civil:** é relevante, pois as estatísticas demonstram maior morbidade e mortalidade materna e fetal entre as gestantes solteiras.
5. **Nacionalidade e domicílio:** mesmo se considerado apenas o território nacional, essas são informações importantes, pois, de acordo com a procedência da paciente, pode-se rastrear a possibilidade de enfermidades capazes de influenciar a gestação (p. ex., doença de Chagas, esquistossomose, malária e Zika).

Anamnese geral

Sobre a gravidez vigente, a princípio, a paciente deve ser indagada sobre a data da última menstruação e sobre os primeiros exames ultrassonográficos com o intuito de estimar a idade gestacional da forma mais precisa possível.

Deve ser realizado questionamento sobre sintomas, como secreções vaginais, queixas urinárias, funcionamento intestinal e alimentação, percepção de movimentação fetal. A cada consulta, o obstetra deverá deixar a paciente a vontade para questionar e compartilhar qualquer preocupação.

Antecedentes pessoais

São dados importantes que devem ser inqueridos à gestante, seu desenvolvimento e estado nutricional ao longo de sua infância, o que pode influenciar em sua composição esquelética com potenciais repercussões em sua pelve.

As informações sobre a puberdade e ciclos menstruais ao longo da vida podem fornecer pistas sobre o desenvolvimento endócrino e genital.

Da mesma forma, deve ser perguntado sobre qualquer doença, passada ou atual, que possa interferir na gestação, como cardiopatias, nefropatias, doenças autoimunes, entre outras. As cirurgias prévias, em especial as realizadas no sistema reprodutor, como miomectomias, perineoplastias, fístulas genitais, podem influenciar na decisão sobre a via de parto.

Outras informações que devem ser colhidas são se a gestante possui alergias medicamentosas e alimentares. Transfusões anteriores, em especial as realizadas em situações emergenciais, podem estar associadas a sensibilização e potencial desenvolvimento de doença hemolítica no feto.

Os hábitos de vida da gestante também precisam ser questionados, como a prática de atividade física (tipo, intensidade e frequência), o consumo de álcool e tabaco ou o uso de outras substâncias. Nesse momento, deverá também ser relatado em que condições a gestante vive em seu ambiente domiciliar e familiar. Sempre deverá ser observada a possibilidade de violência doméstica e devidamente registrada.[2]

Anamnese obstétrica

Nesse momento, devem ser indagadas as gestações anteriores e seus desfechos. Quantas vezes a mulher gestou, qual foi o desfecho de cada gestação (parto ou abortamento), tipo de parto e complicações clínicas e obstétricas ao longo de gravidez. Deve ser arguido se amamentou e por quanto tempo cada filho. Devem ser informadas as datas de cada gestação, pesos dos recém-nascidos e idade gestacional em que ocorreu cada parto. Todas essas informações possibilitam avaliar riscos da atual gestação e a necessidade de tomar alguma conduta profilática.

Antecedentes familiares

É importante o histórico médico familiar, em especial diabetes, hipertensão arterial e pré-eclâmpsia. Outro dado que deve ser pesquisado é ocorrência de malformações tanto da gestante quanto do parceiro e seus familiares.

■ Exame físico obstétrico

Na primeira consulta, devem ser examinados o coração, os pulmões, as mamas, o abdômen e as extremidades. Muitas vezes, essa pode ser a oportunidade de identificar alterações e doenças em mulheres nunca examinadas.

Também na primeira consulta deverá ser aferida a altura da paciente que juntamente com o peso servirá para o cálculo do índice de massa corporal (IMC).

Em todas as consultas, a paciente deve ter a sua pressão arterial e seu peso aferidos.

Inspeção

1. **Cabeça:** junto aos limites do couro cabeludo ocorre a formação de lanugem, bastante evidente, em consequência da intensificação da nutrição dos folículos pilosos, reflexo do metabolismo próprio da grávida, e principalmente das influências hormonais, o que constitui o sinal de Halban. Em muitas gestantes, em sua face, nota-se uma pigmentação difusa ou circunscrita, mais nítida nas áreas muito expostas à luz (fronte, nariz e região zigomática), de tonalidade escura, que mancha a pele, denominada cloasma ou máscara gravídica. Essa alteração da deposição do pigmento é abrandada com proteção da pele ao sol.

Deve ser feita a inspeção das mucosas que são facilmente examinadas a olho nu, como a mucosa conjuntiva (olho) e as mucosas labial, oral, da língua e gengival. Dessa maneira, podem ser avaliadas a presença de anemia, cianose e icterícia e estado de hidratação da paciente.

2. **Pescoço:** em função da hipertrofia da tireoide, o pescoço apresenta circunferência aumentada, mais perceptível por volta do 5° ou 6° mês.
3. **Glândula mamária:** a inspeção mostra mamas com volume aumentado, em consequência da hipertrofia e das modificações que gradativamente ocorrem para prepará-las à amamentação. A partir das 16 semanas aparece secreção de colostro, percebida pela expressão da base na direção dos canais galactóforos (nessa pesquisa deve-se proceder corretamente, evitando-se apenas comprimir a região papilar, o que, além de infrutífero, pode gerar dor à paciente). A aréola primitiva, mais escura do que fora da gestação, apresenta, ao redor, a aréola secundária, menos pigmentada, de limites imprecisos, chamada também aréola gravídica (sinal de Hunter).

A melhor circulação que acompanha o desenvolvimento das mamas deixa perceber uma trama de vasos venosos na pele: é a rede venosa de Haller. Durante a gestação, aparecem na aréola primitiva os tubérculos de Montgomery, em número de 12 a 15, que tendem a regredir no puerpério e são de duas naturezas: glândulas mamárias acessórias, ou sebáceas, hipertrofiadas.[3]

4. **Abdômen:** globoso ou ovoide, o abdômen exibe as resultantes da distensão de sua parede pelo útero gravídico em crescimento. A cicatriz umbilical, antes como depressão, torna-se plana e, por vezes, até saliente. Nas primigestas, a musculatura da parede, que conserva sua capacidade de contenção, mantém o útero em boa posição. Porém, nas multíparas, a tonicidade da aponeurose e das fibras musculares fica comprometida e geralmente é estabelecida a diástase dos retos anteriores, condicionando o ventre em pêndulo, causa habitual de vícios de apresentação e de distocia devido à falta de coincidência entre os eixos do útero, do feto e da bacia. Principalmente nas mulheres de pele mais escura, evidencia-se a hiperpigmentação da linha alva (*linea nigra*).

Na gestante, a inspeção também mostra o aparecimento de estrias ou víbices, produzidas pela sobredistensão do retículo de fibras elásticas. Ao fim do ciclo gravídico-puerperal elas esmaecem, mas, na maioria das vezes, persiste. Distinguem-se dois tipos: recentes, da gravidez atual, de cor violácea, com fundo azulado; e antigas, brancas ou nacaradas.

5. **Membros inferiores:** com alguma frequência, esses membros exibem dilatação circunscrita de vasos sanguíneos, exagerados pela influência da gestação, ou mesmo varizes aumentadas. No fim da gravidez, não raro, observa-se edema.
6. **Sistema genital externo:** a influência hormonal da gestação e, mais adiante, o fator mecânico modificam a mucosa, que se mostra hiperpigmentada, tumefeita e com uma coloração modificada. De rosada torna-se cianosada, violácea ou azulada. Essas alterações são percebidas muito precocemente no vestíbulo e nas proximidades do meato urinário e intensificam-se à medida que progride a gravidez, sendo conhecidas como sinal de Jacquemier pelos europeus, e como sinal de Chadwick entre os norte-americanos.

A pigmentação da pele em torno do ânus mostra-se mais carregada, formando-se uma aréola escura.

Palpação

O palpar obstétrico faz-se do útero e do seu conteúdo. A altura uterina é estimada tendo-se o cuidado de reconhecer a resistência óssea do púbis e de delimitar, sem comprimir, o fundo do útero, com a borda cubital da mão. A fita métrica mede o arco uterino, o que possibilita calcular a idade da gravidez e acompanhar o crescimento fetal, assim como suspeitar de gemelidade e do excesso de líquido amniótico (LA), chamado de polidrâmnio.

1. **Consistência uterina:** a palpação reconhece a consistência elástico-pastoso-cística, característica do amolecimento da parede uterina da gestante e, em função da quantidade de líquido amniótico, a sua maior ou menor tensão. Percebem-se, durante a gestação, as contrações de Braxton-Hicks e, no decurso da dilatação e da expulsão, metrossístoles regulares, que traduzem a atividade uterina do trabalho de parto.
2. **Regularidade da superfície uterina:** pela palpação pode-se reconhecer a superfície lisa e regular da parede do útero grávido normal ou a presença de nódulos e saliências, sugestivos de tumores miomatosos. Deve-se estar atento para não confundir o achado com o que se nota ao palpar as pequenas partes fetais (pés, mãos, cotovelos e joelhos), em contato íntimo com a parede do órgão gestatório, principalmente se ela estiver adelgaçada.
3. **Conteúdo uterino:** observado por meio do método palpatório, visa ao reconhecimento do feto, de sua apresentação e posição.

Para sistematizar a técnica da palpação, são consideradas as suas diversas fases (manobras de Leopold-Zweifel):

1. **Primeiro tempo:** delimita-se o fundo do útero (Figura 21.1) com ambas as mãos deprimindo a parede abdominal com as bordas cubitais, tomando contato, tanto quanto possível, com as suas faces posterior e anterior. As mãos dispõem-se encurvadas, procurando reconhecer, com a face palmar, o contorno do fundo do útero e a parte fetal que o ocupa. Na maioria dos casos, sente-se aí o polo pélvico, mais volumoso que a cabeça, esferoide, de superfície irregular e resistente, mas redutível, que deixa perceber, às vezes, as cristas ilíacas como duas proeminências. No caso de aí estar o polo cefálico, verifica-se um corpo de superfície regular, resistente e irredutível, com duas regiões características, o occipital e a fronte. Se houver quantidade suficiente de líquido, deve-se anotar o rechaço. Uma das mãos imprime súbito impulso ao polo fetal, que, deslocado, desaparece, ao que se chama rechaço simples; quando ele volta à situação primitiva e é percebido pela palpação, trata-se do rechaço duplo. Com as duas mãos também é possível verificar esse rechaço, jogando o polo de uma contra a outra. O rechaço é muito mais nítido com a cabeça do que com as nádegas, posto que sua forma, consistência e mobilidade, relativamente à coluna, lhe conferem essa qualidade.

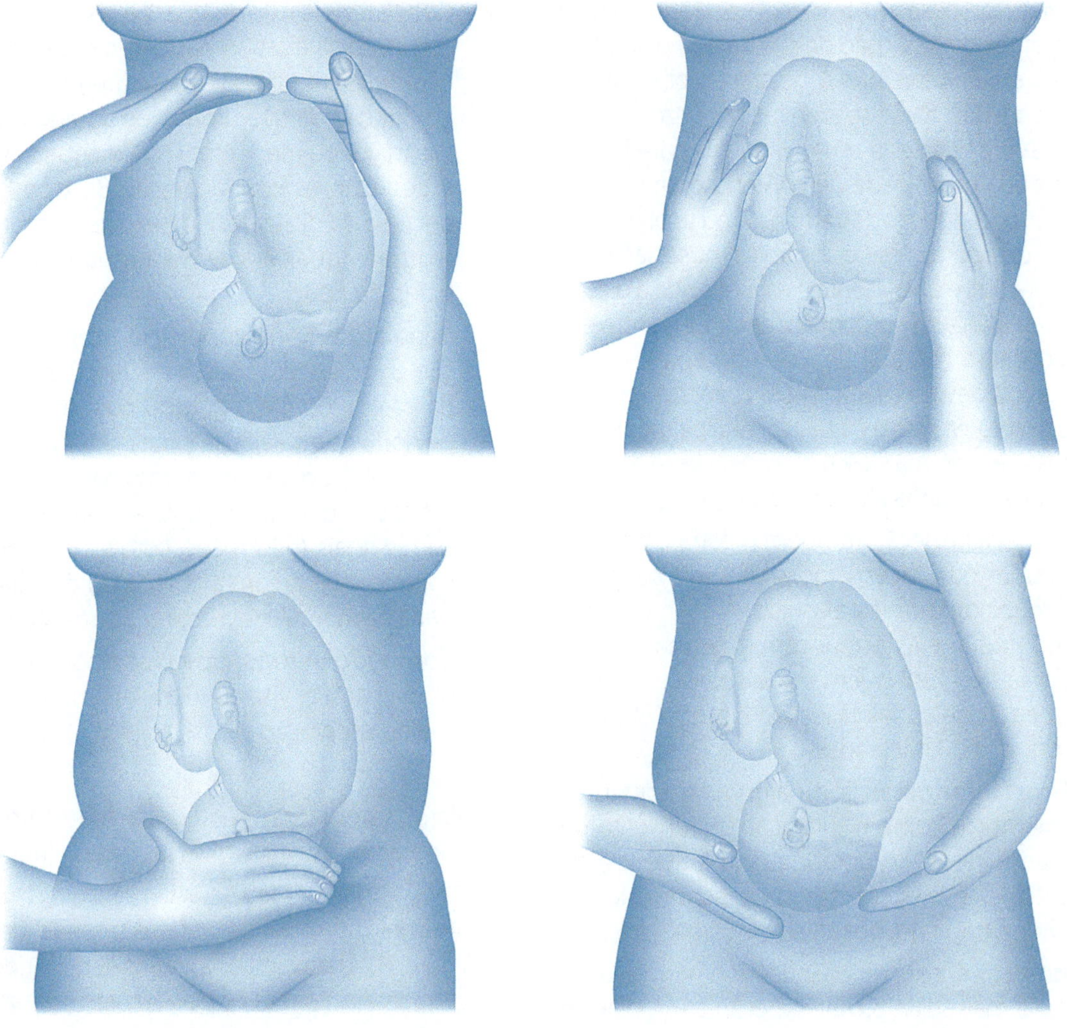

■ Figura 21.1. Manobras de Leopold-Zweifel. Fonte: Adaptada de Rezende Filho, Jorge. Obstetrícia 14 ed. Rio de Janeiro: Guanabara. 2022.

2. **Segundo tempo:** procura-se deslizar as mãos a partir do fundo uterino em direção ao polo inferior do órgão, buscando-se sentir o dorso fetal e as pequenas partes ou membros, de um ou outro lado do útero. A região dorsal do feto apresenta-se como uma superfície resistente e contínua, plana no sentido longitudinal e convexa no transversal. É mais facilmente percebida nas variedades anteriores. Quando o dorso se orienta para trás, são mais bem percebidas as pequenas partes fetais que tomam contato mais direto com a parede anterior; se elas estiverem à esquerda, ficará aquele à direita e vice-versa.
3. **Terceiro tempo:** conhecida mais particularmente por manobra de Leopold ou Pawlick, visa à exploração da mobilidade do polo que se apresenta em relação com o estreito superior. Seria um dos tempos da técnica sistematizada por Leopold, e nela procura-se apreender o polo entre o polegar e o médio da mão direita, imprimindo-lhe movimentos de lateralidade que indicam o grau de penetração da apresentação na bacia. Quando ela está alta e móvel, esse polo se move de um lado para outro.
4. **Quarto tempo:** deve-se explorar a escava em último lugar. Aí o polo cefálico é frequentemente encontrado e apresenta, ao palpar, caracteres mais nítidos. O examinador volta suas costas para a cabeça da paciente e coloca as mãos sobre as fossas ilíacas, seguindo em direção ao hipogástrio, paralelas à arcada crural, afastadas uma da outra cerca de 10 cm. Com as extremidades dos dedos, procura penetrar na pelve. Abarcando o polo que aí se apresenta, verifica, pelas suas características, se é o cefálico ou o pélvico: aquele é menor, liso, consistente, irredutível; e esse, maior, irregular, amolecido e deprimível. Trata-se, respectivamente,

de apresentação cefálica ou pélvica. Na córmica (situação transversa), a escava está vazia. A entrada dos dedos exploradores na bacia depende do grau de insinuação do polo apresentado. Quando móvel, os dedos quase se tocam pelas extremidades e descem por igual. Cogitando-se de cabeça encaixada, e à conta da flexão cefálica, os dedos, em correspondência com o occipital, mergulham mais profundamente que os postos em relação com a fronte. Sente-se, então, com consistência dura, a saliência da fronte, que ascende. Na apresentação pélvica, mesmo insinuada, os dedos de um lado e de outro penetram igualmente. Nas situações transversas, a cabeça fetal estará locada em uma fossa ilíaca, e o polo pélvico, na oposta, o dorso disposto em sentido transverso ou oblíquo.

Ausculta

O que se pretende ouvir são os batimentos cardiofetais (BCF), que informam, durante a gestação, se o concepto está vivo ou morto, podendo-se inferir pouco de suas condições de higidez, a não ser por meio do monitoramento dos batimentos, técnica descrita mais adiante.

No parto, a vitabilidade fetal pode ser razoavelmente entrevista pela ausculta, embora o registro cardiotocográfico o faça mais facilmente e com apurada fidelidade.

Os BCF geralmente são percebidos em torno de 20 semanas de gravidez. A ausculta clínica pode ser imediata ou direta, aplicando-se o ouvido sobre a parede abdominal da paciente, e mediata ou indireta, usando-se o estetoscópio. O mais indicado em obstetrícia é do tipo Pinard, de alumínio ou de madeira, composto por três artes: auricular, coletora e condutora do som. Está hoje em segundo plano, substituída pela auscultação mediante o sonar Doppler, que pode ser empregado a partir de 10 a 12 semanas de gestação e que faculta a audiência e a identificação do pulso do cordão umbilical ou de qualquer outro grande vaso fetal. Deve-se prestar atenção à possibilidade de confusão com os batimentos maternos, motivo pelo qual se preconiza, sempre, contar as pulsações da paciente para se ter convicção de que são percebidos ruídos fetais genuínos, mediante a comparação das frequências.

Os batimentos fetais nunca são isócronos com o pulso materno. Sua frequência oscila entre 110 e 160 bpm, com 140 de média. O número de bulhas cardíacas, no adulto, é duplo em relação ao dos batimentos arteriais, ou seja, cada batimento esfígmico traduz uma revolução cardíaca com duas bulhas (sistólica e diastólica). No feto, entretanto, ouve-se uma só em cada revolução.

Os batimentos são mais facilmente audíveis no chamado foco máximo de auscultação, ponto que varia com a apresentação, como será visto adiante. Cumpre notar que a audibilidade é função da vizinhança do ponto de produção sonora, isso é, o coração fetal, e corresponde, aproximadamente, à altura da quarta vértebra dorsal.

No termo da gravidez ou próximo dele, em virtude de estar a área cardíaca mais perto do polo cefálico, o foco máximo de escuta terá locação diferente conforme a apresentação. Na apresentação cefálica, esse foco encontra-se nos quadrantes inferiores do abdômen materno, à esquerda ou à direita, conforme a posição. Ressalva há de ser feita no que se refere à descida e à rotação da cabeça fetal no evoluir do trabalho de parto: o foco de escuta gradativamente desloca-se para baixo e em direção à linha mediana. Na apresentação pélvica, encontra-se nos quadrantes superiores do abdômen, à esquerda ou à direita. Na apresentação córmica, está na linha média, junto à cicatriz umbilical.

Na gravidez gemelar notam-se dois focos, cada um pertencendo a um feto distinto. Não são sincrônicos e apresentam características diferentes, principalmente no que concerne à frequência, que diverge em 8 ou 10 bpm. Não se deve confundir o BCF, com o achado comum do foco propagado. Aqui, fazendo deslizar o estetoscópio de um ponto a outro, em momento algum o examinador deixa de ouvir; na gravidez gemelar, há zona de silêncio entre os dois focos. Algumas vezes, onde se deveria encontrar a zona de silêncio são identificados batimentos com ritmo de 4 tempos, característico da existência de dois fetos na cavidade uterina.

Em caso de ausência de batimentos e morte fetal é sempre conveniente aguardar, para comprovação, nova oportunidade em dia imediato ou outra ocasião. Entretanto, não se devem dispensar o sonar Doppler e a ultrassonografia, decisivos na definição diagnóstica.

Toque

Entre os obstetras está generalizada a prática do toque vaginal, reduzido ao mínimo de vezes necessário e com os cuidados indispensáveis.

Pode ser unidigital, bidigital (mais comum) ou manual (excepcional), esse realizado quando a apresentação estiver muito alta e, em geral, já na mesa operató-

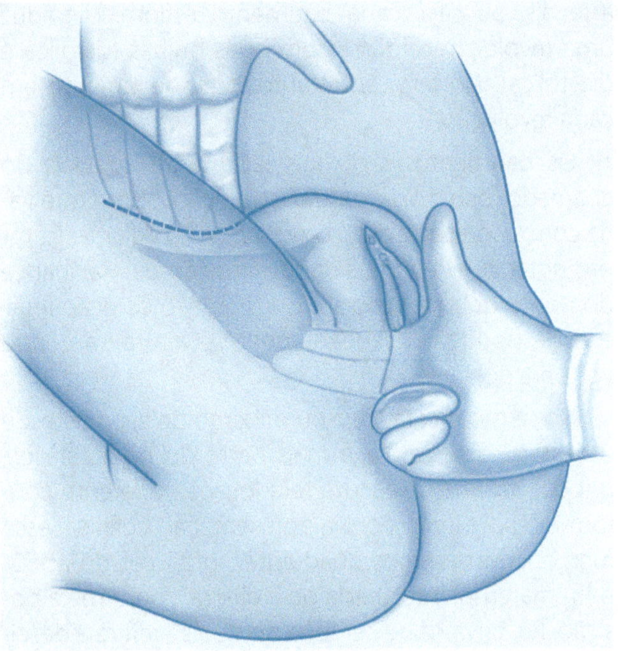

■ Figura 21.2. Toque combinado. Fonte: Adaptada de Benson.[4]

ria, com a paciente anestesiada. É de boa técnica fazer o toque vaginal na paciente com a bexiga e o reto esvaziados, com as mãos rigorosamente lavadas e revestidas de luvas esterilizadas, estando a paciente em posição litotômica ou ginecológica, entreabrindo-se a vulva com os dedos de uma das mãos, obedecidos os preceitos de assepsia e de antissepsia.

Durante a gestação, o toque combinado torna possível definir o volume uterino quando o órgão ainda não se encontra acessível à palpação abdominal, o que é útil, portanto, ao diagnóstico da gravidez (Figura 21.2).

Próximo ao parto, o toque viabiliza a avaliação das condições do colo, das relações entre a apresentação e a bacia (insinuação, proporcionalidade) e das características do trajeto ósseo.

No decurso do trabalho, é indispensável para diagnosticar o início, acompanhar a dilatação cervical, a progressão fetal e precisar o tipo de apresentação, de posição e suas variedades.

■ Referências bibliográficas

1. Franasiak JM, Forman EJ, Hong KH, et al. The nature of aneuploidy with increasing age of the female partner: a review of 15,169 consecutive trophectoderm biopsies evaluated with comprehensive chromosomal screening. Fertil Steril. 2014;101(3):656-63.
2. ACOG Committee opinion nº 518: Intimate partner violence. Obstet Gynecol. 2012;119(2 Pt 1):412-7.
3. Montgomery W. An exposition of the signs of pregnancy. London: Green Longman; 1827.
4. Benson RC. Handbook of obstetrics & ginecology. 3 ed. Los Altos: Lange Medical; 1968.

22

Marcelo Zugaib • Rossana Pulcineli Vieira Francisco

Contratilidade Uterina

Introdução

A contração uterina é elemento essencial para ocorrência do parto vaginal e, também, para promover o miotamponamento e a involução uterina. Além dessas situações fisiológicas, a avaliação da contratilidade uterina apresenta questões relacionadas ao parto prematuro, onde as contrações ocorreram antes do termo da gestação ou de forma inversa a ausência de contrações uterinas em pacientes com mais de 40 semanas, sendo nesses casos promover a indução do trabalho de parto.

Antes que as contrações uterinas comecem de forma efetiva, há necessidade de modificações gravídicas nas fibras miometriais caracterizadas por hipertrofia e hiperplasia das celulas.[1-4]

O miométrio é composto por células musculares lisas e a unidade responsável pela contração uterina é o complexo proteico (actina-miosina) disposto em fuso dentro do citoplasma.[5]

Unidade contrátil miometrial

A contração uterina depende da interação da actina e miosina, o que é modulado pela ação da enzima quinase da cadeia leve de miosina. Essa enzima sofre ação de três sistemas reguladores: cálcio, calmodulina e monofosfato de adenosina cíclico (AMP cíclico).

O cálcio e a calmodulina formam um complexo que ativa a quinase da cadeia leve de miosina, enquanto o AMP cíclico inibe a sua atividade enzimática. A quinase da cadeia leve de miosina, quando ativada, modula a fosforilação da miosina, ao nível da cadeia leve, permitindo a interação actina-miosina e dessa forma a contração local.

Esses três sistemas reguladores da quinase da cadeia leve de miosina estão inter-relacionados e respondem a ações hormonais e a agentes farmacológicos.

A progesterona, principal hormônio da gravidez, torna o útero quiescente, durante todo o decorrer da gestação, pois consolida as ligações do cálcio no retículo sarcoplasmático, reduzindo assim a fração livre e disponível de cálcio intracelular e, consequentemente, elevando o limiar de excitabilidade da fibra miometrial.[6,7]

Por outro lado, as ações das prostaglandinas promovem alterações na permeabilidade da membrana celular, levando ao aumento dos níveis intracelulares de cálcio e favorecendo, assim, a contração das fibras musculares.[8-10]

É importante apontar que as células musculares se comunicam entre si por meio de conexões proteicas conhecidas como *gap junctions* (conexinas) o que garante a efetividade do mecanismo de contração uterina. Essas conexões aumentam com o progredir da gestação sob a influência dos esteroides placentários, sendo o estrógeno o principal responsável pelo aumento da concentração dessas proteínas.[11,12] As células musculares miometriais apresentam como principais características a baixa sensibilidade a estímulos dolorosos, a elasticidade, a manutenção do tônus, a excitabilidade e a capacidade contrátil.[13-18]

A dor durante o trabalho de parto vaginal é atribuída às contrações uterinas, porém a sensação dolorosa resulta, principalmente, da projeção da apresentação fetal contra o segmento inferior e da compressão dos órgãos vizinhos ao útero. Sabe-se que há baixa sensibilidade dolorosa no colo e no corpo uterino e que contrações com intensidade de 40 a 50 mmHg não são percebidas pelas gestantes.

A elasticidade do miométrio é comprovada por sua capacidade de estender e de retrair suas fibras. Durante a gestação, há necessidade de adaptação da parede miometrial ao aumento do conteúdo uterino, o que demonstra capacidade de extensão das fibras miometriais.

Por outro lado, a retratilidade pode ser observada quando ocorre a rotura das membranas ovulares que causa redução abrupta do volume de líquido amniótico e é seguida pelo encurtamento das fibras contráteis miometriais ocasionando aumento de sua espessura com mínima alteração no tônus uterino. Durante a expulsão fetal, à medida que a apresentação avança pelo canal de parto, a parede uterina vai mantendo-se adaptada às mudanças do conteúdo uterino e após a expulsão total do feto, adapta-se novamente, sobre a placenta. Posteriormente, após a dequitação, a retratilidade é responsável pela compressão dos vasos que atravessam as fibras miometriais garantindo a hemostasia local.

O tônus é descrito como a pressão intrauterina no intervalo de 2 contrações. Durante a evolução fisiológica da gestação e do trabalho de parto e parto, o tônus uterino pouco se altera. Em situações patológicas pode ocorrer hipertonia (aumento do tônus) ou hipotonia associada, especialmente, à hemorragia após o parto.

A resposta uterina a eventos estressantes está relacionada à produção de catecolaminas (adrenalina e noradrenalina) que devido à excitabilidade característica das fibras miometriais pode levar a contratilidade uterina e consequentemente ao trabalho de parto prematuro.

Análise qualitativa e quantitativa das contrações uterinas

Caldeyro-Barda e Poseiro propuseram uma forma simples de avaliar o trabalho uterino durante o parto por meio da atividade uterina.

Define-se atividade uterina como o produto entre a intensidade e a frequência de contrações em 10 minutos. Esses autores propõem que essa unidade de medida seja denominada Unidade Montevidéu (mmHg/10 minutos).[19,20]

A intensidade das contrações é dada pelo aumento na pressão amniótica acima do tônus basal e a frequência corresponde ao número de contrações no período de 10 minutos.[20] É importante que se ressalte que em situações patológicas como o descolamento prematuro de placenta, a elevação do tônus uterino pode dificultar a percepção das contrações uterinas.

A percepção das contrações uterinas pela palpação é possível quando sua intensidade é superior a 10 mmHg. Esse fato também influencia na percepção da duração da contração uterina. Quando a intensidade das contrações é superior a 15 mmHg essas podem se tornar dolorosas.[17,21]

Contrações uterinas durante a gestação

Durante a gestação, por ação do bloqueio progestogênico, há baixa frequência de contrações uterinas.[6,19] Além da progesterona, outros fatores inibidores da contração uterina se fazem presentes como a ação da relaxina, óxido nítrico, hormônio liberador da corticotrofina e hormônio lactogênio placentário.

Até a 28ª semana de gestação predominam as contrações do tipo A e posteriormente as do tipo B.[6,18,20,22] Essas contrações são indolores e não há clareza de sua função, especialmente as contrações do tipo A.

1. **Tipo A:** contrações de alta frequência (1 contração/min) e baixa amplitude com intensidade de 2 a 4 mmHg.[17]
2. **Tipo B (contrações de Braxton Hicks):** são contrações de alta amplitude com intensidade de 10 a 20 mmHg, que se difundem de forma parcial ou total pelo útero. Sua frequência é baixa, geralmente uma contração por hora, aumentando progressivamente com a evolução da gestação, tendo acréscimo máximo nas 4 semanas que antecedem o parto.

Nas últimas semanas de gravidez, as contrações de Braxton Hicks apresentam frequência maior e promovem a distensão do segmento inferior do útero e pequeno grau de encurtamento cervical. É muito importante distinguir essas contrações daquelas que ocorrem durante o trabalho de parto. Além de indolores, essas contrações não apresentam ritmo e cessam com repouso.[23]

Contrações uterinas durante o trabalho de parto e parto

O diagnóstico de trabalho de parto se firma diante de contrações uterinas regulares, com frequência de pelo menos duas contrações a cada 10 minutos, com intensidade de 20 a 40 mmHg capazes de promover modificação cervical. Essas contrações são conhecidas como contrações do tipo 3.[24]

1. **Tipo 3:** durante o trabalho de parto, o tônus uterino se mantém de 8 a 12 mmHg, a intensidade das contrações é de 30 a 50 mmHg, com duração de 1 a 2 minutos e frequência de duas a cinco contrações a cada 10 minutos. Essas contrações são perceptíveis pela gestante.

As contrações uterinas se iniciam na parte superior do útero e se propagam com intensidade decrescente pelo corpo do útero até o segmento inferior. As ondas contráteis são mais intensas, duradouras e iniciam-se nos dois marca-passos uterinos que se situam um de cada lado, junto à implantação das tubas uterinas, o denominado tríplice gradiente descendente, descrito por Alvarez e Caldeyro-Barcia, que é fundamental para o bom andamento do trabalho de parto e do parto.[14]

Nas diferentes fases do trabalho de parto, as contrações uterinas vão se modificando em intensidade e frequência. Na fase de dilatação, ocorrem 2 a 3 contrações em 10 minutos, com intensidade de aproximadamente 30 mmHg e no período expulsivo, podem ser observadas até 5 contrações em 10 minutos, com intensidade de 50 mmHg. Nessa fase, costumam ocorrer puxos (contração voluntária da musculatura abdominal) com o objetivo de aumentar a pressão abdominal e facilitar a expulsão fetal.[1,25]

Contrações uterinas no puerpério

Após o nascimento, o útero continua a apresentar contrações rítmicas, indolores, cuja função é propiciar a dequitação fisiológica e a hemostasia. A contração uterina após a dequitação, promove o miotamponamento. Após as primeiras 12 horas após o parto continuam ocorrendo contrações uterinas (uma contração em 10 minutos) e nos dias subsequentes sua intensidade e sua frequência reduzem-se. É importante ressaltar que durante as mamadas há liberação de ocitocina com aumento das contrações uterinas, o que pode levar à sensação dolorosa (dor de tortos) para a puérpera.[26]

Ocitocina e contração uterina

A ocitocina é um peptídeo com nove aminoácidos produzido no hipotálamo e armazenado na neuro-hipófise que, durante a gestação, também é produzido pela decídua. A ocitocina se liga a um receptor de membrana nas células miometriais, ativando a formação do trifosfato de inositol, segundo mensageiro, liberando o cálcio armazenado no retículo sarcoplasmático e assim deflagrando as contrações uterinas. Antes do início do trabalho de parto, ocorre aumento dos receptores de ocitocina, aumentando sua efetividade. A ocitocina é inativada na circulação sanguínea pela enzima ocitocinase.

Conclusão

O conhecimento dos mecanismos envolvidos na contratilidade uterina assume grande importância tanto para o acompanhamento do trabalho de parto fisiológico como para situações patológicas como a distocia funcional, onde há hipoatividade uterina como para situações em que ocorre o trabalho de parto prematuro. Também é importante que esse conhecimento seja utilizado quando se propõe a indução do trabalho de parto como nas doenças maternas, fetais ou no pós-datismo.

Referências bibliográficas

1. Csapo A The mechanism of effect of the ovarian steroids. Recent Prog Horm Res 1956; 12: 405-31.
2. Csapo A, Pulkkinen MO, Kaihola HL. The effect of luteectomy-induced progesterone- withdrawal on the oxytocin and prostaglandin response of the first trimester pregnant human uterus. Prostaglandins 1973; 4(3): 421-9.
3. Csapo AI, Pulkkinen MO, Wiest WG. Effect of luteectomy and progesterone replacement therapy in early pregnant patients. Am J Obstet Gynecol 1973; 115(6): 759-65.
4. Assali N. Pathophysiology of gestation. New York: Academic Press, 1972.
5. Mesiano S. Myometrial progesterone responsiveness. Semin Reprod Med 2007; 25(1): 5-13.
6. Csapo A. Progesterone block. Am J Anat 1956; 98(2): 273-91.
7. Lima JR, Montenegro CA. Tocometry in obstetric practice: the development of a pneumatic system. Am J Obstet Gynecol 1972; 112(2): 304-7.
8. Makino S, Zaragoza DB, Mitchell BF, Robertson S, Olson DM. Prostaglandin F2 alpha and its receptor as activators of human decidua. Semin Reprod Med 2007; 25(1): 60-8.
9. Olson DM, Ammann C. Role of the prostaglandins in labour and prostaglandin receptor inhibitors in the prevention of preterm labour. Front Biosci 2007; 12: 1329-43.
10. Mandi G, Sarkar SN, Mishra SK, Raviprakash V. Effects of calcium channel blocker, mibefradil, and potassium channel opener, pinacidil, on the contractile response of mid-pregnant goat myometrium. Indian J Exp Biol 2005; 43(9): 795-801.
11. Ticconi C, Belmonte A, Piccione E, Rao CH. Feto-placental communication system with the myometrium in pregnancy and parturition: the role of hormones, neurohormones, inflammatory mediators, and locally active factors. J Matern Fetal Neonatal Med 2006; 19(3): 125-33.
12. Carvajal JA, Vidal RJ, Cuello MA, Poblete JA, Weiner CP. Mechanisms of paracrine regulation by fetal membranes of human uterine quiescence. J Soc Gynecol Investig 2006; 13(5): 343-9.
13. Alvarez BA. Symposium on advances in the study of uterine contractility: introduction. Gac Med Mex 1964; 94(4): 325.

14. Alvarez H, Caldeyro-Barcia R. The normal and abnormal contractile waves of the uterus during labour. Gynaecologia 1954; 138(2): 190-212.
15. Alvarez H, Caldeyro-Barcia R, Poseiro JJ. Effect of morphine on uterine contractions. Obstet Ginecol Lat Am 1953; 11 (6): 175-87.
16. Caldeyro-Barcia R, Alvarez H. New findings on physiology, physiopathology, and pharmacology of the human uterus. Ann Fac Med Univ Repub Montev Urug 1953; 38(9-10): 383-400.
17. Caldeyro-Barcia R, Pose SV, Alvarez H. Uterine contractility in polyhydramnios and the effects of withdrawal of the excess of amniotic fluid. Am J Obstet Gynecol 1957; 73(6): 1238-54.
18. Caldeyro-Barcia R, Theobald GW. Sensitivity of the pregnant human myometrium to oxytocin. Am J Obstet Gynecol 1968; 102(8):1181.
19. Caldeyro-Barcia R. Oxytocin in pregnancy and labour. Acta Endocrinol Suppl 1960; 34 (suppl50) 41-9.
20. Caldeyro-Barcia R, Poseiro JJ. Oxytocin and contractility of the pregnant human uterus. Ann NY Acad Sci 1959; 75: 813-30.
21. Alvarez H, Caldeyro-Barcia R. Contractilidad uterina normal e anormal em el parto. Triangulo 1948; 2:41.
22. Csapo A, Sauvage J. The evolution of uterine activity during human pregnancy. Acta Obstet Gynecol Scand 1968; 47(2):181-212.
23. Verdenik I, Pajntar M, Leskosek B. Uterine electrical activity as predictor of preterm birth in women with preterm contractions. Eur J Obstet Gynecol 2001; 95:149-53.
24. Caldeyro-Barcia R, Alvarez H, Poseiro JJ. Action of morphine on the contractility of the human uterus. Arch Int Pharmacodyn Ther 1955; 101(2):171-88.
25. Brennand JE, Calder AA. Labor and normal delivery: induction I of labor. Curr Opin Obstet Gynecol 1991; 3(6):764-8.
26. Alberts B. Molecular biology of the cell. New York: Galand; 1997.

23

Isla Alcântara Gomes • Márcio Vinícius Carvalho Alves

Hiperêmese Gravídica

Introdução

É comum a associação de náuseas e vômitos ao primeiro trimestre da gestação, chamado comumente de "enjoo matinal". Entretanto, aproximadamente de 1% das gestantes, mundialmente, apresentam um quadro de hiperêmese gravídica e é uma das mais prevalentes intercorrências existentes na gestação.[1]

Trata-se de enjoos, vômitos e presença de náusea com consequente expulsão do conteúdo gástrico em quaisquer intensidades que se dê, especificamente na gestação, desde que, excluso outros fatores clínicos, não pertinentes à mesma. Entre eles, intercorrências endócrinas e gastrintestinais específicas, por exemplo, como gastroenteropatias, hipertireoidismo e quimioterapia.[2,3]

As causas são as mais diversas, dentre elas a presença de gonadotrofina coriônica (GC) e o aumento do estrogênio e da progesterona durante a gravidez,[4,5] com destaque mais recente para a teoria de que existe um forte fator psicogênico envolvido na patologia. Mas a despeito de todas as novas elucidações, muito ainda resta a ser aprendido e desvendado acerca desse comum incomodo pertinente ao ciclo gravídico.[6]

Apresentações clínicas

As variações clínicas da hiperêmese gravídica podem ser observadas em diferentes aspectos, desde a gravidade dos sintomas, em casos minoritários, até as comorbidades associadas, sendo possível a observação de comprometimento neurológico irreversível associado à condição. Estudos recentes têm apontado para a existência de subtipos clínicos dentro dessa condição, com base em características específicas.[7] Por exemplo, alguns estudos sugerem que a presença de refluxo gastroesofágico e distúrbios metabólicos, como diabetes gestacional, podem estar associados a um maior risco de desenvolver hiperêmese gravídica.[8]

Além disso, outros pesquisadores destacam a importância de considerar a influência de fatores genéticos e hormonais na manifestação clínica da doença, além de irregularidades hepáticas, renais, digestivas, em geral, e os distúrbios hidreletrolíticos.[9]

Essas variações clínicas são fundamentais para um diagnóstico e tratamento adequados da hiperêmese gravídica, especialmente naqueles que se tornam mais graves. Em situações extremas, quando o bem-estar materno possa estar comprometido, pode-se até considerar a possibilidade de interrompimento da gestação.

Epidemiologia

A hiperêmese gravídica é um distúrbio gestacional caracterizado por náuseas e vômitos intensos, resultando em perda de peso significativa e desidratação. Estudos epidemiológicos recentes têm investigado a prevalência e os fatores de risco associados a essa condição. De acordo com uma revisão abrangente realizada por Chortatos *et al.*, baseada na Norwegian Mother and Child Cohort Study, a incidência de hiperêmese gravídica é estimada em aproximadamente 1,1% a 2,3% das gestações. Além disso, o estudo identificou vários fatores de risco, incluindo idade materna jovem, histórico de enxaqueca, histórico familiar de hiperêmese gravídica, tabagismo durante a gestação e baixo índice de massa corporal.[10]

Outro estudo relevante que examinou a epidemiologia da hiperêmese gravídica é a pesquisa conduzida por Munch *et al.* O estudo enfocou a qualidade de vida relacionada à saúde em mulheres que sofrem de náuseas e vômitos durante a gravidez. Os resultados indicaram que a hiperêmese gravídica tem um impacto significativo na qualidade de vida das mulheres, afetando tanto os aspectos físicos quanto os aspectos psicossociais. A pesquisa destacou a importância de considerar o contexto psicossocial ao abordar essa condição e oferecer suporte adequado às mulheres afetadas.[11]

Além disso, a epidemiologia da hiperêmese gravídica tem sido explorada em relação a complicações maternas e resultados neonatais. Um estudo relevante conduzido por Veenendaal *et al.* realizou uma revisão sistemática e metanálise para avaliar as consequências da hiperêmese gravídica para os descendentes. Os resultados revelaram que a hiperêmese gravídica estava associada a um maior risco de parto prematuro, baixo peso ao nascer e pequeno risco para a idade gestacional.[12]

Essas descobertas destacam a importância de uma abordagem abrangente para o manejo da hiperêmese gravídica, a fim de minimizar as complicações maternas e neonatais.

Variantes e abordagem terapêutica

É fundamental destacar a importância de valorizar as náuseas, mesmo na ausência de vômitos, devido à possibilidade de diminuição da ingestão nutricional, ocasionados pelos sintomas intensos de náuseas e vômitos. Estima-se que aproximadamente de 50% a 75% das mulheres com hiperêmese gravídica apresentam perda de peso significativa durante a gestação devido à restrição alimentar.[7,13]

Além disso, é necessário considerar fatores predisponentes psicogênicos e obstétricos, como a mola hidatiforme, hipertireoidismo e gravidez gemelar, entre outros. No exame físico, é crucial quantificar a perda de peso, que geralmente é severa, acima de 10%, e observar sinais e sintomas de desidratação e níveis elevados de HCG, compatíveis com mola e neoplasia trofoblástica gestacional.[14]

Durante a anamnese, é necessário avaliar a intensidade das náuseas, a frequência dos vômitos e a ingestão alimentar. Uma avaliação minuciosa deve ser realizada para determinar a gravidade do quadro, possíveis fatores concomitantes e predisponentes, além de verificar os níveis de eletrólitos e realizar exames como hemograma, sorologias para hepatites virais, sífilis, sorologia de toxoplasmose, sorologia de rubéola, dosagem de bilirrubinas, TGO, TGP, T4 livre, T3 e TSH. A ultrassonografia é necessária para o diagnóstico diferencial de mola hidatiforme, e em casos persistentes, a endoscopia pode ser realizada para avaliar distúrbios gastrintestinais e presença de *Helicobacter pylori*. A ultrassonografia abdominal é útil para avaliar litíase biliar, alterações hepáticas e pancreáticas. Também é importante considerar a possibilidade de quadros neurológicos e o uso de medicações e drogas ilícitas, além de reforçar a importância dos fatores psicogênicos.[15]

Existem várias formas clínicas que levam em consideração a intensidade das náuseas, a frequência dos vômitos e até a salivação, influenciando também na forma de tratamento, que pode variar dependendo das possíveis causas identificáveis ou serem focados apenas nos sintomas.[13]

Além das abordagens psicoterápicas e orientação nutricional, terapias não farmacológicas, como acupuntura, também podem ser consideradas.

A terapia medicamentosa é uma opção comum e envolve o uso de antieméticos de diferentes categorias, esses incluem antagonistas da serotonina, como a ondansetrona (4 mg a 8 mg a cada 8 horas), anti-histamínicos como a meclizina (25 mg a cada 8 horas), antagonistas da dopamina como a metoclopramida (25 mg a cada 8 horas) e medicação procinética como a bromoprida (10 mg antes das principais refeições) conforme Figura 23.1.

Em alguns casos, combinações de medicamentos e testes terapêuticos com drogas tradicionalmente utilizadas podem ser realizados.[13]

Em um estudo publicado por Smith *et al.*, em 2019, avaliou a eficácia do uso de antagonistas da serotonina, como a ondansetrona, no tratamento da hiperêmese gravídica. Os resultados indicaram que a ondansetrona pode ser eficaz na redução dos sintomas de náuseas e vômitos em mulheres com essa condição. No entanto, os autores também destacaram a necessidade de considerar o potencial aumento do risco de malformações congênitas associado ao uso desse medicamento.[16]

Outra abordagem terapêutica amplamente estudada é o uso de antagonistas da dopamina, como a metoclopramida. Um estudo de Chen *et al.*, publicado em 2020, analisou a eficácia desse medicamento no tratamento da hiperêmese gravídica. Os resultados sugeriram que a metoclopramida pode ser eficaz na redução dos sintomas de náuseas e vômitos em mulheres com essa condição. No entanto, os autores também alertaram para os efeitos colaterais associados ao uso desse medicamento, como sonolência, fadiga e distúrbios do movimento.[17]

Um estudo mais recente conduzido por Johnson *et al.*, em 2021, investigou o uso de corticosteroides, como a prednisona, no tratamento da hiperêmese gravídica. Os resultados sugeriram que os corticosteroides podem ser uma opção eficaz para reduzir os sintomas de náuseas e vômitos em mulheres com hiperêmese gravídica grave. No entanto, os autores ressaltaram a necessidade de monitorar os efeitos colaterais associados ao uso prolongado de corticosteroides, como o aumento do risco de diabetes gestacional e complicações neonatais.[18]

Além das abordagens farmacológicas, também foi investigado o uso de terapias não farmacológicas no tratamento da hiperêmese gravídica. Um estudo de Wang *et al.*, publicado em 2022, avaliou a eficácia da acupressão no alívio dos sintomas de náuseas e vômitos em gestantes com hiperêmese gravídica.[19]

Os resultados indicaram que a acupressão e o uso de acupuntura, pode ser uma opção terapêutica segura e eficaz, proporcionando alívio dos sintomas em mulheres com essa condição.[20]

Em casos mais intensos, a internação hospitalar para tratamento parenteral e avaliação laboratorial e nutricional adequada pode ser necessária. Essa abordagem permite a reidratação, correção de distúrbios hidreletrolíticos e prevenção de distúrbios metabólicos, evitando complicações neurológicas graves. É importante destacar que quadros graves podem levar a condições irreversíveis, como a síndrome de Wernicke-Korsakoff, uma neuropatia causada por deficiências nutricionais, particularmente de tiamina, que pode resultar em comprometimento neurológico e hemodinâmico.

Esses estudos fornecem evidências importantes sobre as opções de tratamento farmacológico e não farmacológico para a hiperêmese gravídica. Cada abordagem apresenta seus prós e contras, e a escolha do tratamento deve ser individualizada, considerando os sintomas da paciente, a gravidade da condição e os potenciais riscos e benefícios associados a cada opção terapêutica.

É fundamental que os profissionais de saúde estejam atualizados sobre essas evidências para fornecer um tratamento adequado e personalizado às gestantes com hiperêmese gravídica.

Prevenção

Medidas eficazes no tratamento e prevenção do agravamento da hiperêmese gravídica englobam uma abordagem multidisciplinar, incluindo orientação nutricional adequada, suporte psicológico e monitoramento cuidadoso do ganho de peso da gestante, a fim de identificar formas mais graves da condição.

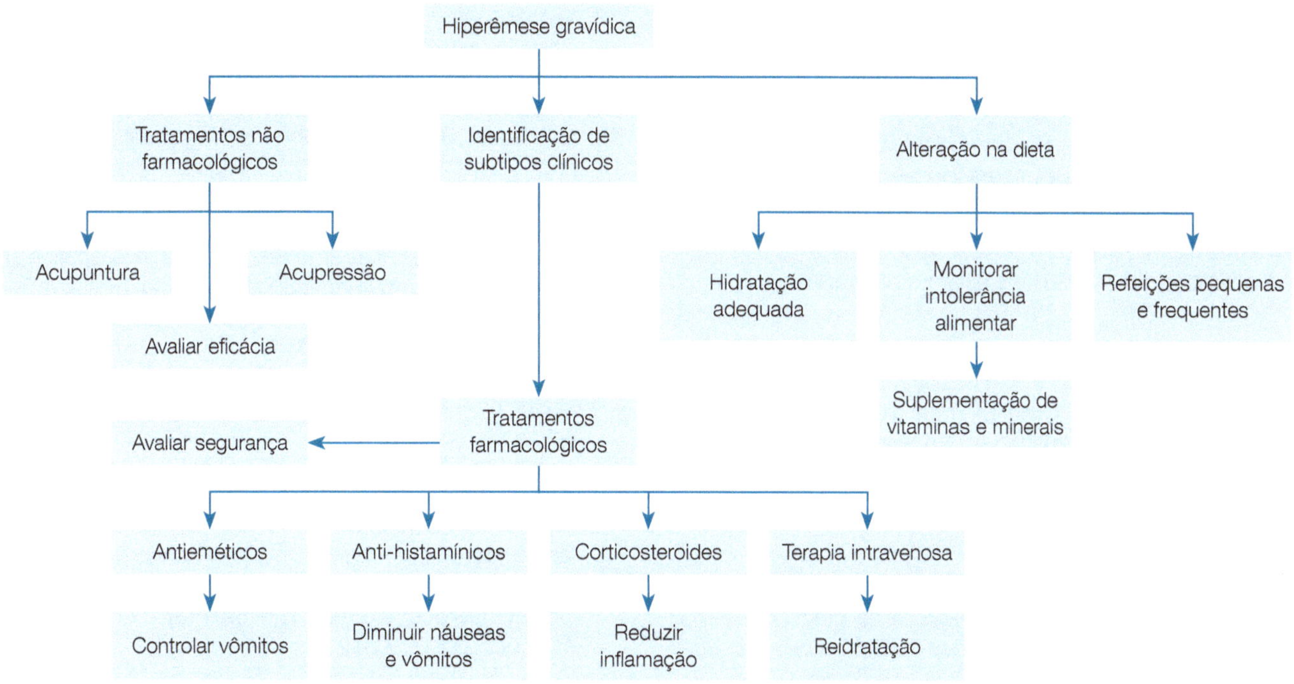

Figura 23.1. Fluxograma de abordagens terapêuticas relacionadas à hiperêmese gravídica. Fonte: Autoria própria.

É importante ressaltar que a suplementação de ferro e outros oligoelementos no primeiro trimestre deve ser evitada, pois pode agravar os sintomas de náuseas e vômitos. Em casos mais graves, a internação hospitalar e um tratamento adequado são necessários para corrigir distúrbios hidreletrolíticos e fornecer nutrição adequada.

O manejo inicial pode incluir jejum e sedação nas primeiras 24 a 48 horas, seguido de reintrodução gradual da alimentação. O uso apropriado de antieméticos é recomendado, considerando a adaptação individual da paciente, e a associação de diferentes terapias também pode ser considerada.

Um estudo de 2020 realizado por Wegrzyn e Wegrzyn discutiu a importância da orientação nutricional no manejo dessa condição, enfatizando a necessidade de fornecer uma dieta adequada e equilibrada para garantir a nutrição adequada da gestante e prevenir complicações relacionadas à desnutrição.[21]

Conclusão

Estudos recentes têm contribuído para a compreensão e aprimoramento do tratamento da hiperêmese gravídica. O uso de diferentes opções terapêuticas, como anti-histamínicos, antagonistas da dopamina e antagonistas da serotonina são práticas clínicas consideradas adequadas para o tratamento do quadro clínico envolvido, ressaltando a importância de personalizar o tratamento conforme as necessidades individuais de cada paciente.

Por fim, abordagens não farmacológicas têm ganhado destaque dentre as ferramentas utilizadas para prevenção do não agravamento do quadro clínico, como é o caso do uso da acupuntura. Os resultados sugeriram que a acupuntura pode ser uma opção terapêutica eficaz para aliviar os sintomas de náuseas e vômitos durante a gravidez, proporcionando melhora na qualidade de vida das gestantes afetadas.

Referências bibliográficas

1. Einarson TR et al. Quantifying the global rates of nausea and vomiting of pregnancy: a meta-analysis. Journal of population therapeutics and clinical pharmacology, v. 20, n. 2, 2013.
2. Zugaib M, Francisco RPV. Zugaib obstetrícia. Barueri, SP: Manole, 2016.
3. Federação das Associações Brasileiras de Ginecologia e Obstetrícia (FEBRASGO). Êmese da gravidez – Série Orientações e Recomendações FEBRASGO, no. 2. São Paulo, 2018.
4. Ioannidou P, Papanikolaou D, Mikos T, Mastorakos G, Goulis DG. Predictive factors of Hyperemesis Gravidarum: A systematic review. Eur J Obstet Gynecol Reprod Biol. 2019 Jul; 238:178-187. doi: 10.1016/j.ejogrb.2019.04.043. Epub 2019 May 1. PMID: 31126753.
5. Lowe SA, Steinweg KE. Review article: Management of hyperemesis gravidarum and nausea and vomiting in pregnancy. Emerg Med Australas. 2022 Feb;34(1):9-15. doi: 10.1111/1742-6723.13909. Epub 2021 Dec 6. PMID: 34872159.
6. Munch S. Chicken or the egg? The biological-psychological controversy surrounding hyperemesis gravidarum. Soc Sci Med. 2002 Oct;55(7):1267-78. doi: 10.1016/s0277-9536(01)00239-8. PMID: 12365536.
7. Koot MH, van Elburg RM, van Zoonen AGJF, Boon M, Schenk JJ. Hyperemesis gravidarum, a literature review. Eur J Obstet Gynecol Reprod Biol. 2021; 257:249-253. doi: 10.1016/j.ejogrb. 2020.12.030.
8. Einarsson JI, Einarsson JÁ, Olafsdottir K. Haemodynamic changes in women with hyperemesis gravidarum. PLoS One. 2018;13(1):e0190845. doi:10.1371/journal.pone.0190845.
9. Fejzo MS, Sazonova OV, Sathirapongsasuti JF, et al. Placenta and appetite genes GDF15 and IGFBP7 are associated with hyperemesis gravidarum. Nat Commun. 2018;9(1):1178. doi:10.1038/s41467-018-03520-4.
10. Chortatos A, Haugen M, Iversen PO, et al. Pregnancy complications and birth outcomes among women experiencing nausea only or nausea and vomiting during pregnancy in the Norwegian Mother and Child Cohort Study. BMC Pregnancy Childbirth. 2015; 15:138. doi:10.1186/s12884-015-0590-9.
11. Munch S, Korst LM, Hernandez GD, Romero R, Goodwin TM. Health-related quality of life in women with nausea and vomiting of pregnancy: the importance of psychosocial context. J Perinatol. 2011;31(1):10-20. doi:10.1038/jp.2010.109.
12. Veenendaal MV, van Abeelen AF, Painter RC, van der Post JA, Roseboom TJ. Consequences of hyperemesis gravidarum for offspring: a systematic review and meta-analysis. BJOG. 2011;118(11):1302.
13. O'Brien B, Singer A, Balaban E. Treatment of Nausea and Vomiting in Pregnancy: Current Understanding. J Women's Health (Larchmt). 2021;30(3):372-378. doi:10.1089/jwh.2019.8121.
14. Zhang J, Cai RL, Li Y, et al. Epidemiological investigation of hyperemesis gravidarum in Southern China: a multivariate analysis. BMC Pregnancy Childbirth. 2021;21(1):151. doi:10.1186/s12884-021-03686-1.
15. Farren J, Jalmbrant M, Falconieri N, et al. Posttraumatic stress, anxiety and depression following miscarriage and ectopic pregnancy: a multicenter, prospective, cohort study. Am J Obstet Gynecol. 2021;224(1):74.e1-74.e17. doi:10.1016/j.ajog.2020.07.049.
16. Smith CC, Bernstein KT, Wolfe H, et al. Ondansetron Use in Pregnancy and Congenital Malformations: A Systematic Review and Meta-Analysis. Obstet Gynecol. 2019;133(5):897-907. doi:10.1097/AOG.0000000000003215.
17. Chen CH, Wang YH, Huang LW, Tsai YL, Hung TH. Safety and Efficacy of Metoclopramide in Treating Nausea and Vomiting of Pregnancy: A Systematic Review and

Meta-analysis. Obstet Gynecol. 2020;135(4):865-874. doi:10.1097/AOG.0000000000003762.

18. Johnson JD, Khan ZS, Vose JM, Dotters-Katz SK. Systematic Review and Meta-analysis of Corticosteroids for the Treatment of Hyperemesis Gravidarum. Obstet Gynecol. 2021;138(1):90-99. doi:10.1097/AOG.0000000000004444.
19. Wang SM, Yeh ML, Li PC, et al. Efficacy of Acupressure in Relieving Nausea and Vomiting of Pregnancy: A Systematic Review and Meta-Analysis. Obstet Gynecol. 2022;140(4):706-718. doi:10.1097/AOG.0000000000004916.
20. Gupta JK, Daniels J, Lamont RF. Acupuncture in the Management of Hyperemesis Gravidarum: A Randomized Controlled Trial. J Altern Complement Med. 2023;29(2):135-142. doi:10.1089/acm.2022.0363.
21. Wegrzyn P, Wegrzyn G. Nutritional Management of Hyperemesis Gravidarum-Review. Nutrients. 2020;12(12):3783. doi:10.3390/nu12123783.

Julio Elito Junior

Sinais e Sintomas de Complicações Obstétricas

Introdução

As principais complicações obstétricas que ocorrem na primeira metade da gravidez são a êmese gravídica e as síndromes hemorrágicas (aborto, gravidez ectópica e doença trofoblástica gestacional). Na segunda metade da gravidez pode ocorrer a Pré-eclâmpsia, diabetes gestacional, trabalho de parto prematuro, distúrbios no crescimento fetal e as síndromes hemorrágicas da segunda metade (placenta prévia e descolamento prematuro da placenta).

Complicações obstétricas na primeira metade da gravidez

Náuseas e vômitos na gravidez

Náuseas e vômitos durante a gravidez ocorrem em aproximadamente 70% a 80% das mulheres grávidas.[1] Devido à sua alta prevalência, são considerados eventos normais e fisiológicos no início da gravidez.

Os sintomas, geralmente, se iniciam entre a 5ª e 6ª semana de gestação e há piora de intensidade por volta da 9ª e 10ª semana de gestação e costumam melhorar, na maioria dos casos, após o primeiro trimestre por volta da 14ª a 16ª semana.

A hiperêmese gravídica é uma forma grave de náusea e vômito na gravidez. Sua incidência é baixa, entre 0,3% e 3,0%.[2] Em muitos casos, a hospitalização é necessária. O diagnóstico clínico é caracterizado pela presença de vômitos persistentes que podem levar a distúrbios eletrolíticos, alterações nutricionais e metabólicas, cetonúria e perda de peso corporal. Dentre as morbidades maternas e fetais, podemos destacar a encefalopatia de Wernicke, a restrição do crescimento fetal e até mesmo a morte materna e fetal.

A explicação para sua ocorrência é multifatorial, mas as causas hormonais devido ao aumento exponencial do β-hCG são as principais. Portanto, a maior incidência em gestações múltiplas e doença trofoblástica gestacional.

Em casos de média ou maior intensidade, o exame físico pode identificar sinais de desidratação e até perda de peso.

Síndromes hemorrágicas do primeira metade da gestação

As síndromes hemorrágicas da primeira metade da gestação são o abortamento, a gravidez ectópica (GE) e a mola hidatiforme (MH).

Abortamento

Define-se abortamento quando ocorre a interrupção da gravidez antes que a vitalidade do concepto seja atingida. A Organização Mundial da Saúde (OMS) estabeleceu como limites para caracterizar o aborto a perda de fetos até 22 semanas completas, 500 g ou 16,5 cm.[3] O aborto espontâneo é clinicamente diagnosticado em 10%-15% de todas as gestações.[4]

Quanto ao tempo, considera-se precoce quando ocorre até 12 semanas, e tardio, com mais de 12 e até 22 semanas. Cerca de 80% dos abortos ocorrem nas primeiras 12 semanas de gravidez.[3]

Quanto às formas clínicas, no aborto evitável o produto da concepção mantém a vitalidade, o quadro clínico é discreto quanto a sangramento e dor e o orifício do colo do útero permanece fechado. No aborto inevitável, o produto conceptual perde sua vitalidade e não há possibilidade de evolução da gravidez; os sintomas são mais intensos em termos de sangramento, há dor em cólica e o canal cervical pode estar dilatado, embora o produto gestacional possa ou não ter sido total, ou parcialmente eliminado. Na forma completa, há eliminação total do material intrauterino; incompleta, apenas parcial. O aborto incompleto pode ser afebril, quando ainda há conteúdo intrauterino sem vitalidade e sem sinais de infecção, e febril, quando há restos com presença de infecção local ou generalizada.

Gravidez ectópica

Define-se como GE a implantação e o desenvolvimento do ovo fora da cavidade corporal uterina. Sua localização mais frequente é a tubária (95% dos casos).[5] O quadro clínico na gravidez tubária complicada (aborto ou rotura), apresenta-se como uma dor sincopal e lancinante na rotura tubária e em caráter de cólicas no aborto. O hemoperitônio, que se estabelece, acentua e generaliza a dor em todo o abdômen, com ocorrência de náuseas e vômitos. Em alguns casos, há dor escapular. No exame físico geral, destacam-se sinais que caracterizam estado hipovolêmico: palidez cutaneomucosa sem perda sanguínea visível, taquicardia e hipotensão arterial. No exame físico especial, podem-se evidenciar reação peritoneal, descompressão brusca dolorosa e diminuição de ruídos hidroaéreos intestinais. No exame dos genitais internos, há intensa dor e abaulamento do fundo de saco de Douglas. O útero apresenta-se ligeiramente aumentado e amolecido e, nos anexos, tumoração palpável só é detectada em metade dos casos.

Para evitar que a paciente evolua para quadro grave de abdômen agudo hemorrágico devido à rotura tubária, é preciso atentar-se para a realização do diagnóstico precoce, ou seja, de gestação tubária íntegra.

Nessas situações, a história clínica é pouco esclarecedora, que pode, às vezes, cursar com a tríade clássica de dor abdominal, atraso menstrual e sangramento genital. O exame clínico muitas vezes não é elucidativo. Deve-se lançar mão de exames subsidiários, como a dosagem da fração β de hCG e a USTV.[6]

Na vigência de atraso menstrual, sangramento genital e/ou dor abdominal, deve ser realizado acompanhamento cuidadoso até o diagnóstico ser elucidado. Na paciente de risco para GE, hemodinamicamente estável, a patologia deve ser diagnosticada de forma não invasiva pela US. O diagnóstico precisa ser complementado com a realização de exames subsidiários, como a evolução dos títulos de β-hCG e a USTV.[6]

Mola hidatiforme

A mola hidatiforme (MH) constitui uma gravidez em que há excesso de haploides paternos. No MH completo (MHC), há ausência de material genético nuclear materno e dois haploides paternos (46XX ou 46XY, diploidia diândrica) e na MH parcial (MHP), há um haploide materno e dois haploides paternos (69XXX ou 69XXY ou 69XYY, triploidia diândrica). Além dessas alterações genéticas, há proliferação trofoblástica exagerada em ambos, ausência de embrião no MHC e concepto com malformações no MHP. Podem se manifestar com sangramento na primeira metade da gestação, com potencial de transformação maligna, em 20% dos casos de MHC e de 1% a 5% dos casos de MHP.[7]

Com relação ao quadro clínico, o sintoma principal é o sangramento genital, que se inicia em pequena quantidade, da 6ª à 8ª semana, confundindo-o com aborto evitável, uma vez que o colo uterino permanece intacto e os sinais subjetivos de gravidez se mantêm abaixo de 10 semanas de atraso menstrual, a USTV possibilitará o diagnóstico de falha gestacional, sem características ultrassonográficas típicas de MH, devendo o diagnóstico de MH ser histopatológico.

Quando o diagnóstico é realizado tardiamente surgem sintomas "clássicos", como altura uterina superior ao esperado para a idade gestacional, pré-eclâmpsia, cistos tecaluteínicos e hipertireoidismo. Esses sintomas marcam a MH como de alto risco para complicações clínicas. Quando a MH entra no segundo trimestre, o sangramento tende a aumentar progressivamente e pode culminar em hemorragia decorrente de aborto molar, condição potencialmente fatal para a mãe. A demora em não esvaziar a cavidade uterina permite o aparecimento de diversas complicações médicas, como pré-eclâmpsia, síndrome HELLP e eclâmpsia. O desconforto respiratório em decorrência da embolização trofoblástica é outra complicação muito rara e temida.[8]

As molas hidatiformes parciais têm um quadro clínico que tende a ser mais tênue do que o MHC, muitas vezes aparecendo como abortos repetidos. Os conceptos, por triploidia, são incompatíveis com a sobrevida pós-natal e, em geral, perecem no primeiro trimestre. O diagnóstico é confirmado pela anatomia patológica do produto conceptual aspirado na AMIU.

Complicações obstétricas na segunda metade da gravidez

Pré-eclâmpsia

A intercorrência clínica mais comum da gestação são as síndromes hipertensivas. A pré-eclâmpsia (PE) é caracterizada por hipertensão arterial, edema e proteinúria. A pré-eclâmpsia é a principal causa de morbimortalidade materna no mundo.

Define-se hipertensão arterial na gravidez quando a pressão arterial sistólica for maior ou igual a 140 mmHg e/ou a pressão arterial diastólica for maior ou igual a 90 mmHg. A proteinúria é confirmada pela presença de pelo menos 300 mg em urina de 24 horas. A relação proteinúria/creatinúria (mg/dL) em amostra isolada de urina é considerada alterada quando o valor for de pelo menos 0,3.

A classificação atual da hipertensão arterial na gestação é a seguinte:[9]

1. **Hipertensão arterial crônica:** presença de hipertensão identificada antes da 20ª semana de gestação.
2. **Hipertensão gestacional:** identificação de hipertensão arterial na segunda metade da gestação, em gestante previamente normotensa, porém sem proteinúria ou manifestação de outros sinais/sintomas relacionados à pré-eclâmpsia (PE).
3. **Pré-eclâmpsia:** identificação de hipertensão arterial, em gestante previamente normotensa, a partir da 20ª semana de gestação, associada à proteinúria significativa. Na ausência de proteinúria, também se considera pré-eclâmpsia quando a hipertensão arterial for acompanhada de comprometimento sistêmico ou disfunção de órgãos-alvo (trombocitopenia, disfunção hepática, insuficiência renal, edema pulmonar, iminência de eclâmpsia ou eclâmpsia) ou de sinais de comprometimento placentário (restrição de crescimento fetal e/ou alterações dopplervelocimétricas).

A pré-eclâmpsia sobreposta à hipertensão arterial crônica é diagnosticada nas seguintes situações:

- A partir da 20ª semana de gestação quando ocorre o aparecimento ou piora da proteinúria já detectada na primeira metade da gestação.
- Nas gestantes que necessitam de associação de anti-hipertensivos ou aumento das doses terapêuticas iniciais.
- Na ocorrência de disfunção de órgãos-alvo.

A pré-eclâmpsia pode também ser classificada em relação à idade gestacional:

- Pré-eclâmpsia precoce (< 34 semanas de gestação).
- Pré-eclâmpsia tardia (≥ 34 semanas).
- Pré-eclâmpsia pré-termo (< 37 semanas).
- Pré-eclâmpsia de termo (≥ 37 semanas).

Outra classificação da maior importância em termos de conduta é a identificação da pré-eclâmpsia sem ou com sinais de gravidade (antes denominadas de leve e grave, respectivamente). Os quadros de HELLP síndrome e eclâmpsia estão incluídos entre os de maior gravidade.

Frente o diagnóstico de pré-eclâmpsia sem sinais de gravidade, caracterizada por hipertensão arterial (PA ≥ 140 × 90) e proteinúria (≥ 300 mg) a gestante deve ser internada para a avaliação de que não existem sinais/sintomas ou alterações de exames laboratoriais que modifiquem esse diagnóstico para pré-eclâmpsia com sinais de gravidade. Os exames laboratoriais solicitados são hemograma, desidrogenase láctica (DHL), creatinina, transaminase oxalacética (TGO/AST) e bilirrubinas. Nesses casos, sem gravidade, a gestante deve permanecer em repouso e se os sinais/sintomas e exames laboratoriais não se alterarem, o parto deve ser realizado com 37 semanas.

A pré-eclâmpsia grave é caracterizada pelos seguintes sintomas/sinais: cefaleia intensa ou persistente, alterações visuais, falta de ar ou dor no quadrante superior direito ou na região epigástrica. Outro sinal de alerta é a diminuição dos movimentos fetais. Nesses casos os seguintes sinais são característicos da gravidade da doença:[10]

- Estado hipertensivo com pressão arterial (PA) sistólica ≥ 160 mmHg e/ou PA diastólica ≥ 110 mmHg com sintomas configura uma emergência hipertensiva.
- Síndrome HELLP caracterizada por hemólise, aumento das enzimas hepáticas (TGO, TGP) e plaquetopenia.
- Sinais de iminência de eclâmpsia: caracterizados pela sintomatologia secundária a alterações vasculares do sistema nervoso, como cefaleia, distúrbios visuais (fotofobia, escotomas e hiperreflexia), ou hepáticas, sendo náuseas, vômitos e dor no andar superior do abdômen (epigástrio ou no hipocôndrio direito) as mais comuns.
- Eclâmpsia quando ocorrem as convulsões.
- Edema agudo de pulmão.
- Dor torácica, queixa que deve ser valorizada, se estiver acompanhada ou não por alterações res-

piratórias, situação que pode ser o resultado de intensa vasculopatia cardíaca e/ou pulmonar.

- Insuficiência renal, identificada pelos níveis séricos de creatinina (≥ 1,2 mg/dL) e ureia, além da progressão para oligúria (diurese inferior a 500 mL/24 horas).

Mediante o quadro de pré-eclâmpsia grave a conduta é a resolução da gravidez independentemente da idade gestacional. O término da gravidez está indicado na: síndrome HELLP, eclâmpsia, edema pulmonar/descompensação cardíaca, alterações laboratoriais progressivas (trombocitopenia, elevação de enzimas hepáticas), insuficiência renal, descolamento prematuro de placenta, hipertensão refratária ao tratamento com três drogas anti-hipertensivas e alterações na vitalidade fetal.

O sulfato de magnésio deve ser ministrado quando há risco de convulsão.[11]

Na idade gestacional entre 24 e 34 semanas deve ser realizado o ciclo de corticoterapia para amadurecimento de pulmão fetal.

Com relação a via de parto nos casos de PE com sinais de gravidade deve-se proporcionar a via mais segura. A cesariana é a mais praticada, no entanto, a via vaginal com indução do parto pode ser praticada, se a vitalidade fetal estiver preservada e a situação materna permitir.

Diabetes gestacional

A hiperglicemia materna é uma das condições mais comuns na gravidez.

Durante a gravidez podemos ter dois tipos de hiperglicemia: o diabetes *mellitus* diagnosticado na gestação (DMDG) e o diabetes *mellitus* gestacional (DMG). O nível de hiperglicemia diferencia esses dois tipos.

Os fatores de risco para diabetes gestacional são: obesidade, história familiar e/ou pessoal positiva, gemelidade, hipertensão arterial, dislipidemia, tabagismo, sedentarismo, macrossomia pregressa, óbito fetal sem causa aparente, entre outros.[12]

A gestação normal é caracterizada por aumento da secreção de insulina materna e queda nos valores de glicose no jejum. O aumento na resistência à insulina evolui com o passar da gestação e está bem definido na 24ª semana; se o pâncreas materno não consegue responder às demandas na produção de insulina, instala-se a hiperglicemia materna.

Hiperglicemia na gestação aumenta o risco de morbidade materna e perinatal. Podem ocorrer o aumento das seguintes situações: aborto espontâneo, crescimento fetal excessivo (macrossomia), distocia de ombros, lesão do plexo braquial, hipoxia intrauterina, polidrâmnio, insuficiência placentária, infecção do trato urinário e óbito fetal.

O diagnóstico da diabetes na gravidez é realizado assim:[13,14]

- Glicemia de jejum (GJ) na primeira consulta de pré-natal.
- Glicemia de jejum ≥ 126 mg/dL: diabetes *mellitus* diagnosticado na gestação (diabetes prévio).
- Glicemia de jejum entre 92 mg/dL e 125 mg/dL: diabetes *mellitus* gestacional.
- Para pacientes com glicemia de jejum < 92 mg/dL no 1º trimestre: realizar teste oral de tolerância à glicose (TOTG) com 75 g, entre 24 e 28 semanas, com avaliação da GJ, G1h e G2h.
- TOTG-75g: para o DMG, considerar os limites de 92 mg/dL, 180 mg/dL e 153 mg/dL, respectivamente, para GJ, 1 e 2 horas, e pelo menos um valor alterado.
- Se GJ ≥ 126 mg/dL e/ou 2 horas ≥ 200 mg/dL: diabetes prévio, diagnosticado na gestação.

O objetivo do tratamento clínico é alcançar e manter as metas glicêmicas, evitar cetose, garantir adequado ganho de peso materno e desenvolvimento fetal e, sobretudo, prevenir os desfechos perinatais adversos. O tratamento clínico deve ser instituído logo após o diagnóstico.

O controle da glicemia materna tem como meta alcançar e manter níveis de normoglicemia:[13,14]

- Jejum < 95 mg/dL.
- Uma hora pós-prandial < 140 mg/dL.
- Duas horas pós-prandial < 120 mg/dL.

A automonitorização da glicemia capilar, por glicosímetro, fita reagente e punção em ponta de dedo, é o método mais utilizado para avaliar os níveis glicêmicos na gestação, mais especificamente nos casos de DMG. As gestantes em tratamento não farmacológico devem fazer o perfil diariamente (ou pelo menos 3 vezes por semana), com 4 pontos (jejum, pós-café, pós-almoço e pós-jantar). Para aquelas em uso de insulina, o controle deve ser preferencialmente diário. Para pacientes com diabetes tipo 1 ou tipo 2, o controle glicêmico inclui também medidas pré-prandiais.

Adequação nutricional e prática de exercício constituem o primeiro passo do tratamento clínico. Cerca de 70% das mulheres com diagnóstico de DMG conseguirão controlar os seus níveis glicêmicos com essas medidas.[13]

Durante o pré-natal de gestações complicadas pelo DMG, merecem especial atenção:

- O crescimento fetal, mais comumente o excessivo.
- As condições de oxigenação intrauterina, em que a hipoxia representa risco para o bem-estar fetal.
- O momento do parto, lembrando que a via do parto tem indicação obstétrica e que DMG não justifica a indicação de cesárea.

No DMG, a alteração mais comum é o crescimento excessivo, tanto o grande para a idade gestacional (GIG), definido por peso ao nascer ≥ P90, como o macrossômico, com peso ao nascer acima de 4.000 g. O crescimento excessivo fetal se associa a risco elevado para tocotraumatismos, hipoglicemia e problemas respiratórios no recém-nascido.

A avaliação do bem-estar fetal é indicada no DMG tratado com insulina ou mal controlado, com início na 32ª semana, frequência de 1 ou 2 vezes por semana, associada à avaliação do crescimento fetal e da quantidade de líquido amniótico.

O perfil biofísico fetal simplificado – cardiotocografia + avaliação do líquido amniótico – seria o método mais comumente utilizado.

Nos casos de DMG bem controlado com tratamento não farmacológico, o parto não deve ser induzido antes de 39 semanas, e a conduta expectante até 40 6/7 semanas pode ser admitida, desde que monitorada adequadamente. No DMG em tratamento farmacológico, o parto deve acontecer entre 39 0/7 e 39 semanas 6/7. Nos casos de DMG mal controlado, recomenda-se que o parto seja realizado na maturidade, a partir da 37ª semana de gestação.[13]

Trabalho de parto prematuro

Considera-se parto prematuro aquele que ocorre em até 36 semanas e 6 dias de idade gestacional, excluindo o período considerado como de abortamento.

As complicações da prematuridade são a maior causa de morte neonatal.

O diagnóstico de trabalho de parto prematuro se caracteriza pela ocorrência de contrações uterinas associadas a modificações do colo uterino (amolecimento, esvaecimento e dilatação). Em geral, deve-se manter a gestante em observação para reavaliação de suas queixas e do exame físico, no intuito de se excluir o falso trabalho de parto prematuro. Frente ao falso trabalho de parto deve-se orientar a gestante a respeito das contrações e de outros sinais/sintomas que poderão configurar o início do verdadeiro trabalho de parto prematuro, devendo então retornar ao hospital.

Confirmado o diagnóstico de trabalho de parto prematuro a gestante deve ser internada, O obstetra deve realizar a anamnese e exame físico detalhados, buscando identificar diagnósticos diferenciais e eventuais comorbidades. Os dados vitais, como frequência cardíaca, frequência respiratória, pressão arterial e temperatura maternas, devem ser aferidos, bem como a dinâmica uterina, a altura uterina, a apresentação fetal e a frequência cardíaca fetal. É importante a realização de cardiotocografia fetal e checar a movimentação fetal.

Na internação devem ser colhidos os exames laboratoriais: hemograma, exames de urina (urina tipo 1 e urocultura) e coleta de material para pesquisa do estreptococo do grupo B sempre que possível.

No acompanhamento avalia-se os dados vitais maternos, a avaliação da dinâmica uterina e da frequência cardíaca fetal.

A conduta no trabalho de parto prematuro é o emprego de corticosteroides para maturação pulmonar fetal (entre 24 e 34 semanas), inibição do trabalho de parto com tocólise, sulfato de magnésio para neuroproteção fetal, pesquisa da colonização pelo estreptococo do grupo B e antibioticoprofilaxia para redução do risco de sepse neonatal precoce.[15-17]

Restrição do crescimento fetal

A restrição do crescimento fetal (RCF) é definida por meio do percentil de peso em relação à idade gestacional, sendo considerada RCF quando o peso fetal está inferior a percentil 3 para a idade gestacional, segundo a Organização Mundial da Saúde (OMS), ou inferior a percentil 10 pelo American College of Obstetrics and Gynecology. Constitui intercorrência que acomete de 5% a 10% das gestações, sendo a segunda principal causa de mortalidade perinatal.[18]

O diagnóstico de RCF pode ser realizado por meio de dados clínicos e de propedêutica subsidiária. Entre os dados clínicos, destaca-se a anamnese pré-natal cuidadosa para identificação de fatores de risco para RCF, como intercorrências maternas, história obstétrica pregressa (ocorrência de recém-nascidos de baixo peso, crescimento restrito e/ou malformações) e atual (com eventual exposição a algum fator etiológico envolvido na RCF). No exame físico, a mensuração cuidadosa e seriada da altura uterina, a palpação uterina e o inadequado ganho ponderal materno poderão contribuir para o rastreamento da RCF.[19]

Na suspeita de RCF, a US deve ser usada para confirmar ou excluir o diagnóstico. A estimativa de peso fetal por meio da US é o melhor teste para rastrear e diagnosticar RCF, além de fornecer dados para pesquisa da etiologia.

O Doppler avalia a circulação materna (artérias uterinas), fetoplacentária (artérias umbilicais) e fetal (artéria cerebral média, aorta abdominal, ducto venoso e seio venoso transverso). Sua utilização reduz significativamente a mortalidade perinatal, bem como a prematuridade iatrogênica e suas complicações.

O Doppler da artéria umbilical avalia a redução do fluxo placentário sendo esse o primeiro sinal hemodinâmico da existência de lesão placentária. A centralização hemodinâmica fetal é um passo na deterioração fetal em resposta à insuficiência placentária. Existe, portanto, uma vasodilatação seletiva para preservação de órgãos nobres (cérebro, coração e glândulas suprarrenais) e vasoconstrição de outros órgãos (rins, pulmões, intestino, pele e esqueleto) nesses fetos com hipoxemia.

O Doppler do ducto venosos alterado é considerado o parâmetro isolado com maior capacidade em predizer óbito fetal, em curto prazo, na RCF precoce.

Como não há tratamento efetivo para reverter ou interromper a progressão da insuficiência placentária, a avaliação da vitalidade fetal e a decisão do momento do parto são as principais estratégias no manejo desses fetos. Enquanto se adota a conduta expectante, monitoram-se a maturidade e a vitalidade fetais, com antecipação do parto, quando a primeira estiver presente ou a segunda comprometida.[20]

Descolamento prematuro da placenta

O DPP é definido pela separação inopinada, intempestiva e prematura da placenta no corpo do útero, após a 20ª semana de gestação.[21]

A causa primária do descolamento prematuro de placenta (DPP) é, ainda, obscura. A associação de fatores como idade materna avançada, multiparidade, distúrbios hipertensivos, rotura prematura das membranas, hábito de fumar, presença de trombofilias, usuários de cocaína e DPP prévio, é frequente.

Dentro da fisiopatologia do DPP descrevemos as alterações locais (uterinas) e as gerais (alterações de coagulação, renais e hipofisárias). As alterações uterinas caracterizam-se pela hipertonia uterina e apoplexia uteroplacentária; as alterações renais por necrose tubular aguda e necrose cortical aguda, as hipofisárias pela síndrome de Sheehan e as alterações da coagulação por coagulopatia de consumo e processo de fibrinólise.[21]

A manifestação clínica preponderante é a dor abdominal súbita e intensa, seguida de perda sanguínea que, em 80% dos casos, se exterioriza pela vagina caracterizando quadro de hemorragia externa e, nos 20% restantes, permanece retida atrás da placenta, configurando a hemorragia oculta.

No exame físico geral, verifica-se que as pacientes preferem o decúbito lateral, homônimo ao lado da implantação placentária (Sinal de Hastings de Mello e Ivan Figueiredo) e assume características peculiares ao estado hipovolêmico: palidez cutânea, sudorese, mucosas descoradas, pulso acelerado e queda progressiva dos níveis pressóricos, qualificando o estado de choque.[21]

No exame obstétrico, observa-se hipertonia uterina decorrente do efeito irritativo do miométrio ocasionado pela presença do hematoma retroplacentário. A palpação uterina revela a consistência lenhosa permanente. Nas formas leves de descolamento é possível auscultar os batimentos cardíacos fetais, mas não infrequente pode-se observar o óbito fetal.

A princípio, ao exame de toque, observa-se perda sanguínea variável. Em decorrência da hipertonia uterina, a bolsa das águas mostra-se tensa, e quando rota, eventualmente demonstra o hemoâmnio característico.

O diagnóstico é baseado nos sinais e sintomas do DPP. O quadro clínico é característico e quase inconfundível, caracterizando-se pelo aparecimento de dor repentina, de forte intensidade, seguida de hemorragia vaginal. Quanto ao estado geral, observa-se sinais hipovolemia.

No exame físico especializado, salienta-se o tônus uterino hipertônico e a ausência dos batimentos cardíacos fetais, na grande maioria das vezes. O toque vaginal torna-se importante para quantificar o volume de sangramento e para afastar a presença de tecido placentário.

O tratamento obstétrico com feto vivo e viável é resolução imediata do parto.

Inserção baixa da placenta

A placenta de inserção baixa ocorre quando a placenta está inserida total ou parcialmente na área do segmento inferior, entre o anel de Bandel e o orifício interno do colo, na segunda metade da gestação e poderá ou não estar à frente da apresentação. Dentre os fatores de risco podemos destacar: cesárea prévia, idade materna avançada, multiparidade, abortamento, curetagens uterinas, extração manual da placenta, gestação múltipla; mioma; adenomiose; patologias endometriais inflamatórias, vasculares e atróficas; tabagismo e reprodução assistida.[22] O quadro clínico pode ser pobre e o diagnóstico pode ser suspeitado em uma ultrassonografia de rotina. O sangramento da segunda metade apresenta as seguintes características sendo imotivado, indolor, de início e cessar súbito, de caráter reincidente e progressivo. No exame físico geral podemos avaliar o comprometimento hemodinâmico. No exame obstétrico identificamos a presença de sangramento e o aumento do eixo transverso (apresentação anômala). Os batimentos cardíacos fetais estão presente na maioria dos casos. O toque vaginal deve ser realizado por obstetra experiente e em ambiente cirúrgico pela necessidade de indicar cesárea na urgência se o toque desencadear sangramento profuso. O ideal é avaliar pelo fundo de saco, avaliando a placenta interposta entre a apresentação e o dedo. O diagnóstico definitivo baseia-se na determinação do local de implantação da placenta avaliado pela ultrassonografia. Na ultrassonografia transvaginal realizada na 28ª semana de gravidez.

Na maioria dos casos de feto pré-termo a opção é pela conduta expectante quando a paciente está estável e o sangramento cessou espontaneamente. Na conduta expectante a gestante deve ficar em repouso. Durante a conduta expectante prescrever o corticoide caso apresente sangramento antes de 34 semanas.

A conduta ativa deve ser realizada no feto de termo, ou quando a paciente entra em trabalho de parto e no sofrimento fetal. Mediante hemorragia importante o parto precisa ser realizado independentemente da idade gestacional. A cesariana é a via de parto mais segura na placenta prévia. O momento de se indicar a cesariana na placenta prévia que evolui de forma estável é controverso. Os benefícios da cesariana planejada em condições favoráveis e antes do trabalho de parto ou de sangramento devem ser avaliados pesando-se os riscos relacionados a prematuridade. Alguns trabalhos demonstraram que o melhor momento para realização do parto é entre 36 e 37 semanas.[23] A incisão no útero deve ser avaliada de forma criteriosa. Na ausência de acretismo ela pode ser realizada no segmento inferior. As hemorragias no pós-parto podem ocorrer independentemente da associação com o acretismo placentário. Isso acontece devido o sangramento difuso no local de implantação da placenta no segmento inferior. Nos sangramentos do leito placentário persistentes realizamos o emprego de uterotônicos. Na sua falha pode-se utilizar a curagem, curetagem, o emprego do balão de Bakri e a cirurgia de B-Lynch. A histerectomia puerperal é recurso utilizado nos casos em que houve falha das condutas conservadoras.

Referências bibliográficas

1. Goodwin TM. Hyperemesis gravidarum. Obstetrics and Gynecology Clinics of North America, Philadelphia v. 35, n. 3, p. 401-417, Sep. 2008.
2. Koren G, et al. Validation studies of the Pregnancy Unique-Quantification of Emesis (PUQE) scores. Journal of Obstetrics and Gynaecology, Bristol, v.25, n. 3, p. 241-244, 2005.
3. World Health Organization. WHO: recommended definitions, terminology and format for statistical tables related to the perinatal period and use of a new certificate for cause of perinatal deaths. Acta Obstet Gynecol Scand 1977; 56(3):247-53.
4. Brasil. Ministério da Saúde. Secretaria de Atenção à Saúde. Departamento de Ações Programáticas Estratégicas. Atenção humanizada ao abortamento: norma técnica/Ministério da Saúde, Secretaria de Atenção à Saúde, Área Técnica de Saúde da Mulher. – 2. ed. – Brasília: Ministério da Saúde, 2011.60 p.
5. Elito Jr J, Montenegro NA, Soares RC, Camano L. Unruptured ectopic pregnancy: diagnosis and treatment. State of art. Rev Bras Ginecol Obstet. 2008 Mar;30(3):149-59.
6. Cecchino GN, Araujo Júnior E, Elito Júnior J. Methotrexate for ectopic pregnancy: when and how. Arch Gynecol Obstet. 2014 Sep;290(3):417-23.
7. Sun SY, Melamed A, Goldstein DP, Bernstein MR, Horowitz NS, Moron AF, Maestá I, Braga A, Berkowitz RS. Changing presentation of complete hydatidiform mole at the New England Trophoblastic Disease Center over the past three decades: does early diagnosis alter risk for gestational trophoblastic neoplasia? Gynecol Oncol. 2015 Jul;138(1):46-9
8. Sun SY, Melamed A, Joseph NT, Gockley AA, Goldstein DP, Marilyn Bernstein MR, Horowitz NS, Berkowitz RS. Clinical Presentation of Complete Hydatidiform Mole and Partial Hydatidiform Mole at a Regional Trophoblastic Disease Center in the United States Over the Past 2 Decades. Int J Gynecol Cancer. 2016 Feb;26(2):367-70
9. Martin JR JN, et al. Analysis of 454 pregnancies with severe preeclampsia/eclampsia HELLP syndrome using the 3-class system of classification. Am. J.Obstet. Gynecol, v. 68, p. 386-391, 1983.
10. Martins Costa SH, et al. Eclampsia, Síndrome HELLP e fígado Gorduroso Agudo da Gestação. In: MARTINS COSTA, S. H. et al. Rotinas em Obstetrícia. Porto Alegre: Artmed, 2017. p. 607-628.
11. Peraçoli JC, et al. Pré-eclâmpsia/eclâmpsia – Protocolo no. 01. [S. l.]: Rede Brasileira de Estudos sobre Hipertensão e Gravidez (RBEHG), 2020.
12. Brasil. Ministério da Saúde; Organização Pan-Americana da Saúde. Federação Brasileira das Associações de Ginecologia e Obstetrícia. Sociedade Brasileira de Diabetes. Tratamento do diabetes mellitus gestacional no Brasil. Brasília, DF: OPAS, 2019. 57p.
13. American College of Obstetric and Gynecology. ACOG Practice Bulletin no. 190. Obstetrics and Gynecology, Hagerstown, v. 131, n. 2, p. e49-e64, 2018.
14. American Diabetes Association. Classification and Diagnosis of Diabetes: Standards of Medical Care in Diabe-

tes-2020. Diabetes Care, Alexandria, v. 43, p. S14-S31, 2020. Supl. 1.
15. American College of Obstetricians and Gynecologists. Antenatal corticosteroid therapy for fetal maturation. ACOG Committee Opinion No. 713. Obstetrics and gynecology, Hagerstown, v. 130, n. 2, p. e102-e109, 2017.
16. American College of Obstetricians and Gynecologists. Magnesium sulfate use in obstetrics. Committee on Obstetric Practice Society for Maternal-Fetal Medicine. Committee Opinion No. 573: Obstetrics and gynecology, Hagerstown, v. 122, p. 727, 2013.
17. American College of Obstetricians and Gynecologists. Management of Preterm Labor. ACOG Practice Bulletin No. 171. Obstetrics and gynecology, Hagerstown, v. 128, n. 4, p. e155-e164, 2016.
18. Nardozza LM, et al. Fetal growth restriction: current knowledge. Archives of
19. Gynecology and Obstetrics, Munchen, v. 295, p. 1061-1077, 2017.
20. Gratacos E, Figueras F. Update on diagnosis and classification of fetal growth restriction and proposal of stage based management protocol. Fetal diagnosis and therapy, Basel, v. 36, n. 2, p. 86-98, 2014.
21. Baschat AA. Planning management and delivery of the growth-restricted fetus. Best Practice & Research. Clinical Obstetrics & Gynaecology, Amsterdam, v. 49, p. 53-65, 2018.
22. Sinha P, Kuruba N. Antepartum haemorrhage: an update. J Obstet Gynaecol. 2008 May;28(4):377-81.
23. Faiz AS, Ananth CV;Etiology and risk factors for placenta previa: An overview and meta-analysis of observational studies.J Matern Fetal Neonatal Med. 2003 Mar;13(3):175-90.
24. Blackwell SC. Timing of delivery for women with stable placenta previa. Semin Perinatol 2011;35:249-51. Medically indicated late-preterm and early term deliveries. Committee Opinion No. 560. American College of Obstetricians and Gynecologists. Obstet Gynecol 2013;121:908-10.

25

Lilian Crispim Gomes • Sabrina Girotto Ferreira • Silvia Novaes Pinto

Ultrassonografia em Obstetrícia

Atualmente, é difícil imaginar o acompanhamento obstétrico sem a realização de pelo menos uma avaliação ultrassonográfica. A ultrassonografia se tornou uma importante ferramenta, que complementa a propedêutica obstétrica e permite a avaliação do feto, seja do ponto de vista anatômico ou de vitalidade, bem como do ambiente intrauterino (placenta, cordão umbilical e líquido amniótico). O desenvolvimento tecnológico dessa modalidade permitiu não somente um avanço nas técnicas diagnósticas, mas também na prevenção e no tratamento das patologias materno-fetais, e, por se tratar de técnica segura à mãe e ao feto, a ultrassonografia corresponde ao método de imagem de escolha durante a gestação.[1,2]

Breve história da ultrassonografia e base dos princípios físicos

A história da ultrassonografia remonta aos experimentos realizados pelo padre e fisiologista italiano Lazzaro Spallanzani (1729-1799), que buscavam explicar por que morcegos tornados artificialmente cegos conseguiam voar normalmente, enquanto seus pares tornados surdos perdiam a habilidade de se guiar no ar de forma confiável. A partir dos achados encontrados, Spallanzani hipotetizou que os animais se baseavam no som, e não na visão, para voar.[3]

Em 1826, ao competir pelo prêmio anual da Academia Real de Ciências de Paris, o físico suíço Jean-Daniel Colladon (1802-1893) e o matemático Jacques Charles-Francois Sturm (1803-1855) demonstraram, por meio de seu experimento com transmissão de ondas sonoras subaquáticas, que a velocidade do som na água é maior do que no ar, sendo precursor da acústica moderna.[4]

O efeito Doppler também foi postulado na primeira metade do século XIX, pelo físico austríaco Christian Doppler (1803-1853), que propôs que a mudança observada na cor da luz emitida pelas estrelas ocorria graças à movimentação da estrela em relação à Terra. Apesar de sua teoria em relação à luz não estar correta, o conceito foi extrapolado para a frequência das ondas sonoras em 1845 pelo matemático holandês C. H. D. Buys Ballot (1817-1890), que demonstrou que a frequência das ondas sonoras muda em relação ao observador, a depender se a fonte produtora do som se aproxima ou se afasta dele.[3,4]

Em 1880, os irmãos Pierre (1859-1906) e Jacques (1856-1941) Curie fizeram uma importante descoberta acerca do comportamento de certos cristais, como quartzo, turmalina e sais de Rochelle. Esses, quando submetidos à pressão, são capazes de gerar carga elétrica, assim como são capazes de vibrar quando uma mudança de potencial elétrico é aplicada a eles. Esse efeito, conhecido como piezoeletricidade (do grego *piezin*, que significa comprimir), permitiu o desenvolvimento dos transdutores ultrassonográficos atuais, capazes de converter energia elétrica em ondas mecânicas e vice-versa.[5]

A ideia de identificar objetos submersos, como *icebergs*, foi inicialmente trabalhada pelo engenheiro elétrico canadense Reginald Fessenden (1866-1932), após a tragédia ocorrida com o navio Titanic, em 1912, utilizando uma máquina produtora de ondas sonoras. Essa tecnologia foi aprimorada durante a Primeira Guerra Mundial pelo físico francês Paul Langevin (1872-1946), combinando o princípio da piezoeletricidade com um aparato capaz de identificar os ecos que retornavam para o gerador das ondas sonoras, quando um objeto se interpunha às ondas emitidas, como submarinos. O tempo que o sinal sonoro levava para atingir o submarino inimigo e o tempo de retorno dos ecos eram utilizados para calcular a distância da embarcação. Por fim, durante a Segunda Guerra Mundial, melhorias nessa tecnologia criaram os princípios do SONAR (do inglês *SOund Navigation And Raging*).[3,5]

Os princípios físicos da acústica moderna e a descoberta bem-sucedida da piezoeletricidade foram a chave para o interesse no desenvolvimento de dispositivos para uso médico. A primeira tentativa de utilizar a técnica ultrassonográfica com finalidade médica foi realizada por Karl Dussik (1908-1968), um neurologista austríaco que publicou, em 1948, um artigo descrevendo as mudanças nos ventrículos cerebrais causadas por tumores identificadas por transdutores colocados em ambos os lados do crânio de pacientes com a cabeça parcialmente submersa. As ondas sonoras eram transmitidas de forma direta e a atenuação do som produzia uma representação fotográfica bidimensional nomeada "ventriculograma". Embora descobertas posteriores tenham evidenciado que esse registro, na verdade representava artefatos e atenuações normais do crânio, a tentativa foi pioneira em representar um órgão *in vivo*.

A técnica de transmissão direta foi abandonada na década de 1950 e substituída pelo método pulsado, no qual o transdutor produz as ondas sonoras transmitidas e recebe seus ecos refletidos. No modo A pulsado (modo de amplitude) é feita uma representação gráfica em que o eixo vertical corresponde à amplitude do eco e o eixo horizontal ao tempo de retorno. É possível determinar a profundidade e as dimensões de um órgão, mas não a direção ou a forma do órgão que gerou o eco de retorno. Essa modalidade foi substituída pelo modo B (modo de brilho), que é a ultrassonografia em escala de cinza. Nessa forma de aquisição de imagem, cada onda sonora refletida para o transdutor é representada como um ponto cujo brilho é proporcional à força da onda sonora de retorno. A localização do ponto é calculada a partir da posição do transdutor e do tempo de retorno da onda sonora. À medida que a tecnologia foi aprimorada, a capacidade de criar várias imagens individuais em modo B em rápida sucessão permitiu gerar sequências em tempo real.[3]

Início do uso da ultrassonografia em ginecologia e obstetrícia

O uso da ultrassonografia em ginecologia e obstetrícia foi marcado pela publicação de 1958, "The investigation of abdominal masses by pulsed ultrasound", por Ian Donald, John McVlcar e Tom Brown, na revista *Lancet*[6], que, apesar do título, continha as primeiras imagens de fetos e de massas ginecológicas obtidas com a técnica ultrassonográfica. Donald, um ginecologista e obstetra de origem escocesa, utilizou o conhecimento aprendido na força aérea sobre radares, e, com a ajuda do engenheiro Tom Brown desenvolveu a primeira máquina de escaneamento de ultrassom 2D composto de contato, a que ele chamou de "diasonograph". As imagens obtidas não possuíam a variada escala de cinza atual e eram estáticas, obtidas lentamente em um tubo de raios catódicos através de um transdutor que deslizava sobre o abdômen das pacientes. Mas havia sido dada a largada para a longa corrida que se seguiu na busca do aprimoramento da técnica e nos seus diferentes usos.[7]

Em 1959, Ian Donald observou que ecos nítidos podiam ser obtidos da cabeça fetal e aplicou essa informação no acompanhamento pré-natal. Nos anos seguintes, a ultrassonografia diagnóstica em ginecologia e obstetrícia ganhou aceitação crescente por parte da comunidade científica. Entre 1962 e 1964, na Alemanha, os engenheiros Richard Soldner e Walter Krause, trabalhando para a Siemens, desenvolveram o primeiro *scanner* em modo B de aquisição rápida. Em 1967, em Viena, Kratochwil e Eisenhut relataram pela primeira vez a detecção da atividade cardíaca fetal através da ultrassonografia. Zacutti e Brugnoli, da Itália, descreveram, em 1970, o papel da ecografia no diagnóstico da gravidez ectópica. Em 1971, Emil Reinold, de Viena, publicou um artigo sobre a movimentação fetal no início da gestação e em 1972, Hollander publicou seu primeiro livro *Ultrasound Diagnostics in Pregnancy*. Nos anos 1978, muitos grupos começaram a trabalhar em medições biométricas do embrião e do feto e nos anos seguintes, muitas foram as publicações sobre malformações fetais.[8]

Esses avanços crescentes modificaram a abordagem das pacientes gestantes e da história natural de inúmeras patologias maternas e fetais. Com as sondas de alta resolução e imagens de alta qualidade, muitas anomalias podem ser diagnosticadas cada vez mais precocemente. Atualmente, existem mais de 54 mil publicações sobre diagnóstico ultrassonográfico de malformações fetais listadas no PubMed.[8] Quase 40%

do total de exames ultrassonográficos realizados é para finalidade obstétrica e após mais de 40 anos de uso do método, nenhum efeito adverso foi observado na embriogênese ou no crescimento fetal, demonstrando sua eficácia e segurança.[9]

Avaliação ultrassonográfica no primeiro trimestre

A evolução científica na área de medicina fetal associada à evolução dos equipamentos de ultrassom permitiu que esse exame se desenvolvesse a ponto de não só avaliar a presença de gestação inicial, mas, também, permitir o diagnóstico da gestação ectópica e da doença trofoblástica gestacional em estágios iniciais, tendo relação direta com a redução da morbiletalidade materna.[10] Há pouco mais de 40 anos, o ultrassom conseguia diagnosticar somente a quantidade de fetos em uma gestação múltipla, e hoje suas funções permitem o diagnóstico de complicações como a síndrome de transfusão fetal, além de ser adjuvante nas terapias intrauterinas para tratamento de espinha bífida e síndrome de transfusão fetal.[11] É inegável a sua importância na avaliação morfológica e da vitalidade fetal. Cada vez mais sua prática no primeiro trimestre traz informações acerca da evolução do pré-natal, por exemplo, o rastreamento de doenças como a pré-eclâmpsia.[11-13]

O modelo de assistência pré-natal instituído no século passado consistia em uma consulta pré-natal com até 16 semanas, avaliações mensais até 28 semanas, quinzenais de 30 a 36 semanas e semanais até o parto, porém, com a evolução das práticas obstétricas e a combinação de dados clínicos e demográficos maternos, associados a testes bioquímicos e biofísicos (incluindo a ultrassonografia), pode-se definir o risco de desenvolvimento de complicações como aneuploidias, malformações fetais, pré-eclâmpsia e parto prematuro, o que permite que as gestações sejam classificadas como alto ou baixo risco, e a periodicidade das consultas médicas sejam individualizadas. Nas gestações de baixo risco, o número de consultas pode ser substancialmente reduzido até o final da gestação e, em contrapartida, as gestantes de alto risco já seriam encaminhadas para centros especializados para assistência individualizada. A essa proposta moderna se dá o nome de inversão da pirâmide pré-natal e coloca em evidência a importância do rastreamento ultrassonográfico do 1º trimestre, mais conhecido como ultrassom morfológico de 1º trimestre (Figura 25.1).[14]

O primeiro trimestre compreende as primeiras 13 semanas e 6 dias de gestação. A avaliação morfológica é realizada entre 11 semanas e 3 dias e 13 semanas e 6 dias, mas antes das 11 semanas o ultrassom permite avaliar a localização da gestação (tópica ou ectópica), o número de sacos gestacionais e embriões (para classificar as gestações múltiplas quanto à corionicidade e amnionicidade), permite maior acurácia na datação da gestação avaliada pelo comprimento cabeça-nádega (CCN) e avaliação da viabilidade embrionária. A avaliação antes de 10 semanas deve ser preferencialmente realizada pela via transvaginal e tem marcos bem definidos como demonstrados na Tabela 25.1.[2,15]

Cerca de 10% das gestações não evoluem e esses números aumentam conforme a idade materna avança.[16] A ultrassonografia pode detectar sinais de inviabilidade embrionária. A ausência de embrião em saco gestacional maior ou igual que 2,5 cm de diâmetro médio e a ausência de batimentos de cardíacos em embrião com mais de 7 mm de CCN constituem os

Tabela 25.1. Marcos ultrassonográficos de primeiro trimestre

Marcos	Idade gestacional
Saco gestacional	5 semanas
Vesícula vitelínica	5,5 semanas
Embrião com batimentos cardíacos	6 semanas

Fonte: Adaptada da referência 2.

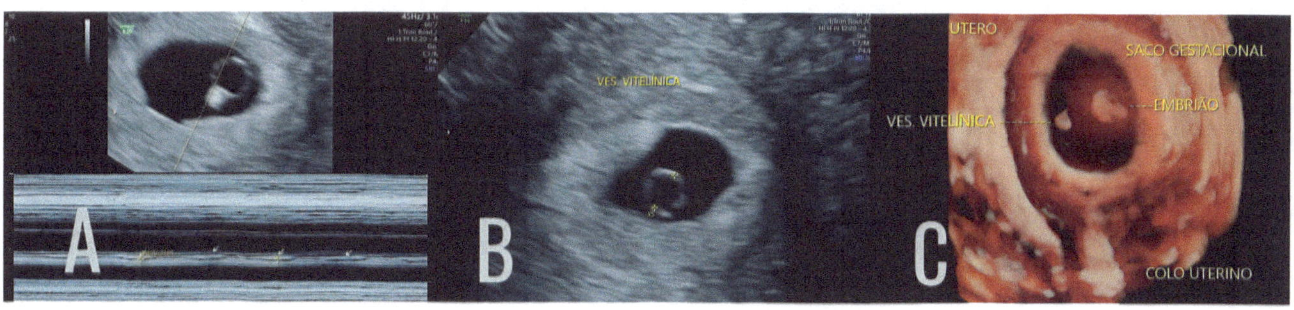

Figura 25.1. **A** – captação da atividade cardíaca embrionária através do modo M. **B** – saco gestacional e vesícula vitelínica em gestação incipiente. **C** – Gestação inicial na avaliação 3D. Fonte: Acervo pessoal.

principais sinais de inviabilidade embrionária. Porém, nos casos duvidosos é recomendada a repetição do exame ultrassonográfico em 7 a 14 dias para melhor elucidação diagnóstica.[15]

O Colégio Americano de Ginecologia e Obstetrícia (ACOG), assim como outras sociedades médicas, recomendam a avaliação ultrassonográfica para todas as gestantes. A frequência e o momento da realização das avaliações ultrassonográficas dependem da sua indicação, mas sempre respeitando o princípio ALARA (*as low as reasonably achivable*). A única ressalva que se faz é sobre o uso do Doppler na gestação inicial, devido ao cuidado para que não haja aumento da temperatura tecidual durante a embriogênese.[11] E caso a gestante realize somente uma avaliação ultrassonográfica, que ela seja realizada entre 18 e 20 semanas para datação e tipo da gravidez, avaliação do desenvolvimento fetal e placentário, bem como o rastreamento de prematuridade pela avaliação do comprimento do colo uterino. Mas na possibilidade de outras avaliações, que sejam distribuídas ao longo dos trimestres.[10]

Ultrassonografia morfológica de primeiro trimestre

O exame morfológico de 1º trimestre tem ganhado muito destaque nos últimos anos pelo seu desempenho no rastreamento de malformações, cromossomopatias, pré-eclâmpsia e restrição de crescimento intrauterino (RCIU). Ele deve ser realizado no período no qual o feto mede entre 45 e 84 mm de comprimento cabeça-nádega (CCN), o que ocorre na idade gestacional entre 11 e 13 semanas e 6 dias (Figura 25.2).[2,11,17,18]

Esse exame demonstra grande acurácia no que diz respeito a datação da gestação, avaliação da vitalidade do feto, determinação do número e tipo de gestações múltiplas. Mas a evolução da investigação anatômica ocorreu concomitantemente com a evolução tecnológica e científica, fornecendo um maior detalhamento da anatomia fetal nessa fase e permitindo o diagnóstico cada vez mais precoce de malformações como anencefalia, defeitos de parede abdominal (onfalocele ou gastrosquise), redução de membros e até espinha bífida, que pode ser diagnosticada ou suspeitada através da alteração da transluscência intracraniana. Patologia que necessita de correção cirúrgica e cuja cirurgia intrauterina demonstra inúmeros benefícios até o momento.[2,11]

Esse exame foi disseminado popularmente como o exame da transluscência nucal. Essa, por sua vez, se define como uma coleção líquida localizada na região da nuca do feto e quando se encontra espessada demonstra risco elevado para as síndromes cromossômicas mais frequentes (trissomias do 21, 18 e 13). Outros marcadores também fazem parte da avaliação ultrassonográfica do 1º trimestre, como: avaliação do osso nasal, sendo que sua ausência ocorre em 69% dos fetos com síndrome de Down;[17] avaliação do fluxo do ducto venoso (shunt fetal que comunica a veia umbilical com a veia cava inferior); e regurgitação da válvula tricúspide, sendo que a presença de regurgitação da válvula tricúspide aumenta o risco de trissomia do 21 em até 8 vezes,[19] além de apresentar um papel como preditor de cardiopatias congênitas.[20] O desempenho dessa avaliação de risco para trissomias é melhor quando se faz a medida da transluscência nucal associada à idade materna, à frequência cardíaca fetal e à dosagem sérica da fração livre da gondotrofina coriô-

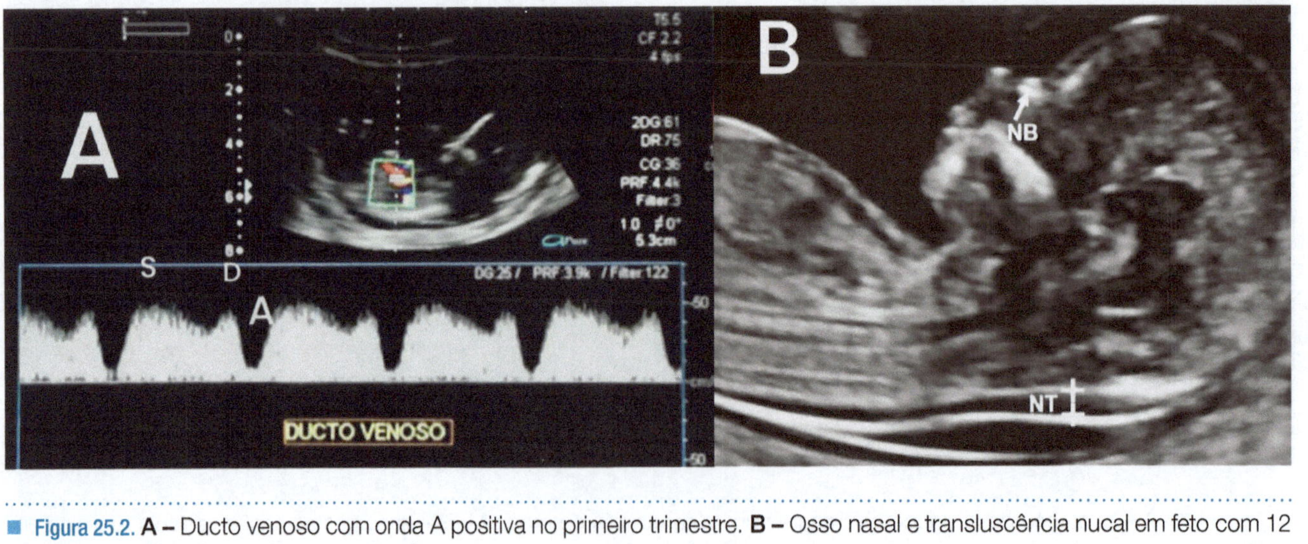

Figura 25.2. A – Ducto venoso com onda A positiva no primeiro trimestre. B – Osso nasal e transluscência nucal em feto com 12 semanas e 2 dias. Fonte: Acervo pessoal.

nica (β-hCG livre) e da proteína plasmática placentária (PAPP-A), que identificam cerca de 90% das trissomias do 21 com um falso positivo de 3%.[21]

A pré-eclâmpsia é uma das patologias gestacionais que mais tem impacto na mortalidade materna e perinatal.[22,23] Assim que uma gestante é considerada de alto risco para o desenvolvimento dessa enfermidade, uma série de medidas são tomadas no pré-natal para prevenção das formas graves da doença, sendo que a medida mais eficaz até o momento é a introdução do ácido acetilsalicílico (AAS) combinado ao carbonato de cálcio diário, antes das 16 semanas. Essa medida reduz em 60% o aparecimento da pré-eclâmpsia antes de 34 semanas nas pacientes elencadas.[22] Entretanto, somente cerca de 50% das gestantes são elegíveis para a prevenção pela história clínica, o que motivou o desenvolvimento de testes de predição de pré-eclâmpsia combinados. Embora ainda não haja consenso das sociedades médicas internacionais sobre a eficácia desse teste devido à escassez de robustez dos trabalhos publicados, a sociedade brasileira de hipertensão na gestação recomenda que na ausência de fatores de risco clínicos que já indicariam a profilaxia citada, e havendo a disponibilidade dos testes de rastreamento combinados, que eles sejam realizados. Esses testes têm uma taxa de detecção de 90% dos casos antes de 34 semanas e 75% antes de 37 semanas.[12,22,23] O melhor desempenho desse rastreamento é o que associa os dados demográficos com os da história clínica da mulher, pressão arterial média, estudo Doppler das artérias uterinas na ocasião do morfológico de 1º trimestre (imagem) e dosagem sérica do fator de crescimento placentário (*placental growth fator* – PLGF). Todos os dados são inseridos na calculadora de risco da Fetal Medicine Foundation (FMF) disponíveis gratuitamente no site www.fetalmedicine.org, que fornece o resultado do cálculo de risco integrado. Sabe-se da indisponibilidade do teste bioquímico (PLGF) em muitas localidades, o que não o torna indispensável para o cálculo, sendo que o desempenho do teste sem a bioquímica detecta cerca de 80% das mulheres de alto risco para pré-eclâmpsia antes das 34 semanas e 70% dos casos antes de 37 semanas.[12]

Embora essa avaliação faça parte do dia a dia do fetólogo, não deixa de ser impressionante o fato de que em uma gestação tão precoce, com um feto de cerca de 4,5 a 8,4 cm de comprimento, seja possível a obtenção de tantas informações, permitindo o diagnóstico de malformações maiores e a elaboração de estratégias para melhor condução do pré-natal baseado no risco gestacional.[1,2,14,17]

Biometria fetal

A biometria fetal corresponde ao conjunto de medidas realizadas nos segmentos anatômicos do feto durante a ultrassonografia e são parâmetros fundamentais para a determinação da idade gestacional e para a avaliação do crescimento fetal. Uma avaliação adequada da biometria fetal representa um dado importante no desenvolvimento fetal, uma vez que o crescimento anormal pode estar associado a um resultado perinatal adverso e pode exigir cuidados obstétricos específicos.[24]

A escolha do parâmetro biométrico a ser utilizado depende do tempo de gestação e do objetivo da mensuração, sendo os mais utilizados: o comprimento cabeça-nádega (CCN), o diâmetro biparietal (DBP), a circunferência cefálica (CC), a circunferência abdominal (CA) e o comprimento do fêmur (CF).

No primeiro trimestre utiliza-se a medida do CCN para datação precoce da gravidez, sendo a idade gestacional ideal para medição entre 8 e 12 semanas. Quando possível deve-se obter um plano sagital médio verdadeiro do embrião e realizar a medida do comprimento máximo do crânio à extremidade caudal em uma linha reta. A precisão dessa medição para determinar a idade gestacional é de 3 a 5 dias. No segundo trimestre o melhor parâmetro para determinar a idade gestacional é a medida do DBP, que corresponde à distância axial mais larga do crânio medida a partir da borda externa do osso parietal proximal até a borda interna do osso parietal distal. Os pontos de referência anatômicos desse parâmetro são o tálamo e o cavo do septo pelúcido. O cálculo da idade gestacional com base na DBP entre 14 e 24 semanas de gestação tem uma variabilidade de 1 a 1,5 semanas.[24]

A CC corresponde ao perímetro externo do crânio e pode ser obtida utilizando a ferramenta de cálculo da elipse nos aparelhos de ultrassonografia atuais. Em casos de variação na forma do crânio, o perímetro cefálico é uma alternativa eficaz para datação da gestação.[24,25]

A medida do CF inclui a porção ossificada da diáfise e da metáfise femorais e tem uma precisão na predição da idade gestacional de 2,8 semanas. Sua mensuração é importante na identificação de displasias esqueléticas e na predição de algumas síndromes genéticas e cromossomopatias.[24,25]

A CA é a medida mais útil para avaliar o crescimento fetal, sendo um importante parâmetro nos casos de RCIU e macrossomia fetal. Deve ser aferida em um corte axial em que sejam visualizados o estômago fetal e a entrada da veia umbilical no abdômen fetal.[25]

O uso de vários parâmetros melhora a precisão dos resultados e, quando possível, devem ser utilizadas tabelas de referência específicas para cada comunidade.[26]

Avaliação do líquido amniótico, da placenta e do cordão umbilical

A placenta e o cordão umbilical são estruturas fundamentais para a sobrevivência e o bem-estar do feto, da mesma forma que o líquido amniótico reflete a vitalidade fetal. Portanto, a adequada avaliação dessas estruturas pode prevenir distúrbios que possam levar à morte fetal ou morbidade grave.[27]

A placenta deve ser avaliada em relação à sua localização, espessura e grau. Também é importante observar sua relação com o miométrio adjacente e sua posição em relação ao colo uterino. A avaliação do cordão umbilical envolve identificar sua inserção placentária e o número de vasos. As principais condições patológicas relacionadas a essas estruturas são:

1. **Placenta prévia:** placenta que se encontra no segmento uterino inferior, sobre ou próximo ao colo do útero. É uma das principais causas de sangramento durante a segunda metade da gravidez e está associada à morbimortalidade materna.
2. **Acretismo placentário:** o termo "placenta acreta" é usado genericamente para descrever vários graus de aderência patológica da placenta ao miométrio.
3. **Inserção velamentosa de cordão umbilical:** ocorre em cerca de 1% das gestações. O cordão umbilical não se insere diretamente na placenta, mas sim nas membranas.
4. **Vasa prévia:** condição na qual os vasos fetais correm sobre o colo do útero e sob a parte de apresentação, como resultado de uma inserção velamentosa do cordão. Também pode ocorrer quando os vasos correm entre os lóbulos de uma placenta com lóbulos bilobados ou succenturiados. Se houver rompimento de membranas pode haver rotura desses vasos e consequente hemorragia fetal.[27]

Por fim, o líquido amniótico pode ser mensurado por meio dos recursos mais utilizados na prática clínica. A técnica do maior bolsão vertical corresponde à medida transversal do maior compartimento de líquido encontrado e possui valores de normalidade entre 2 e 8 cm. O índice de líquido amniótico (ILA) corresponde à somatória das medidas transversais realizadas nos bolsões localizados nos quatro quadrantes uterinos. Os valores de referência dependem da idade gestacional, sendo considerados anormais resultados abaixo do percentil 5 ou acima do percentil 95. O oligoâmnio, definido por uma quantidade reduzida de líquido amniótico, pode estar associado a patologias maternas (como rotura prematura de membranas, pré-eclâmpsia etc.) e fetais (como mal formações urinárias, sofrimento fetal etc.) e pode impedir o desenvolvimento pulmonar fetal quando precoce. Em gestações mais tardias a redução do líquido amniótico pode causar maior incidência de mecônio espesso, desacelerações graves da frequência cardíaca fetal, restrição do crescimento intrauterino, asfixia intraparto e morte perinatal. Da mesma forma, o polidrâmnio, que corresponde ao aumento na quantidade de líquido amniótico, pode ser evidência de diabetes materno descompensado ou de defeitos anatômicos fetais (como atresia esofágica fetal ou hérnia diafragmática) (Figura 25.3).[28]

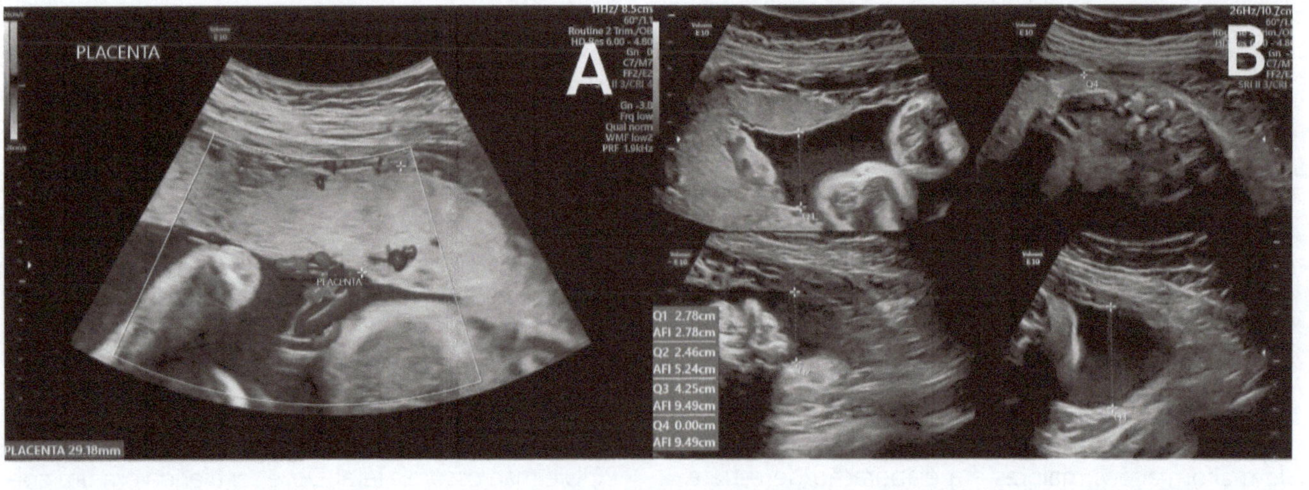

Figura 25.3. **A** – localização placentária e inserção do cordão umbilical. **B** – Avaliação do Índice de líquido amniótico (ILA), através da medida dos 4 bolsões. Fonte: Acervo pessoal.

Ultrassonografia morfológica do segundo trimestre

A ultrassonografia morfológica do segundo trimestre é o exame indicado para o estudo da anatomia fetal, seja para diagnóstico, rastreamento ou acompanhamento de qualquer anormalidade diagnosticada durante a gestação.

Esse exame deve ser realizado entre 20 e 24 semanas de gestação. Além do estudo minucioso da morfologia fetal, também avalia o crescimento e o número de fetos, a quantidade de líquido amniótico e a localização placentária. Nessa ocasião também se realiza o rastreamento de parto prematuro através da medida do colo uterino por via transvaginal, e avalia-se o risco de pré-eclâmpsia e de restrição de crescimento intrauterino (RCIU) por meio do índice de pulsatilidade (IP) das artérias uterinas.[29]

- Anatomia fetal: são avaliadas as seguintes estruturas fetais:[29,30]
- Cabeça:
  - Contorno do crânio e sua regularidade.
  - Estruturas do sistema nervoso central: linha média, tálamos, cavo do septo pelúcido, ventrículos laterais, terceiro e quarto ventrículos, plexos coroides, cisterna magna, hemisférios cerebelares, corpo caloso, prega nucal.
  - Face, osso nasal, órbitas, palato.
- Pescoço:
  - Tireoide.
  - Massas cervicais.
- Coluna vertebral.
- Tórax:
  - Tamanho e forma da caixa torácica.
  - Pulmões.
  - Coração (corte de quatro câmaras, tratos de saída dos ventrículos esquerdo e direito, corte de três vasos, corte de três vasos e traqueia (3VT), arco aórtico e canal arterial).
- Abdômen:
  - Diafragma.
  - Fígado e vesícula biliar.
  - Alças intestinais.
  - Rins.
  - Bexiga.
  - Inserção do cordão umbilical na parede abdominal.
- Genitais.
- Extremidades: ossos longos, mãos, falanges distais, pés e alinhamento desses.

As taxas de detecção de anormalidades congênitas podem variar de acordo com os órgãos e sistemas:[30]

- 62%-97% – Sistema nervoso central.
- 11%-53% – Sistema cardiovascular.
- 52,9%-100% – Alterações torácicas.
- 30%-90% – Sistema músculo esquelético.
- 38%-85% – Trato gastrintestinal.

Quando associado ao rastreamento do primeiro trimestre as taxas de detecção podem chegar a aproximadamente 100% na população de alto risco e 81,7% na população de baixo risco.[30]

1. **Biometria fetal:** as principais medidas da biometria fetal são: diâmetro biparietal, diâmetro occipitofrontal, circunferência abdominal, medida do fêmur, medida do úmero.
2. **Avaliação de líquido amniótico:** o volume de líquido amniótico pode ser estimado com a medida do maior bolsão vertical ou por meio do índice de líquido amniótico (ILA).
3. **Posição da placenta:** a ultrassonografia deve avaliar a posição da placenta em relação ao orifício interno do colo uterino. Caso o segmento inferior da placenta esteja próximo ao colo do útero, ela é chamada de placenta de inserção baixa, existindo um risco de evoluir para placenta prévia conforme o decorrer da gestação. Cerca de 2% a 3% das gestações apresentam placenta de inserção baixa durante o 2° trimestre gestacional. Conforme ocorre o crescimento do útero com o decorrer da gestação, a placenta normoinserida geralmente se distância do orifício interno do colo uterino. Isso significa que a maioria das placentas de inserção baixa tende a se resolver durante o 3° trimestre gestacional. Na suspeita de placenta baixa (a borda inferior a menos de 2.0 cm do orifício interno do colo), deve-se repetir a ultrassonografia no 3° trimestre. Nesse caso, a ultrassonografia transvaginal é geralmente utilizada para melhor avaliação da placenta.[30,31]
4. **Avaliação do colo como preditor de trabalho de parto prematuro:** na ocasião da realização da ultrassonografia morfológica do segundo trimestre, tem-se realizado a medida do colo uterino por via transvaginal. Achados como colo com comprimento menor ou igual a 25 mm, sinal do afunilamento (dilatação do orifício interno do colo), ausência do eco glandular endocervical (faixa hipoecogênica ou hiperecogênica adjacente ao canal cervical que corresponde às glândulas do epitélio endocervical) e presença de *sludge* (sinal ultrassonográfico de partículas hiperecogênicas

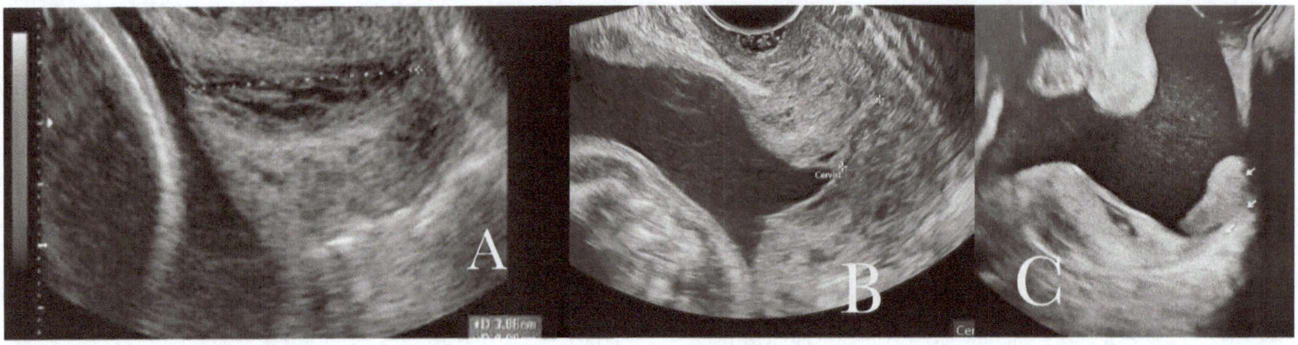

■ **Figura 25.4.** **A** – Colo normal. **B** – Colo encurtado com sinal do afunilamento. **C** – Presença de *sludge* em colo extremamente curto. Fonte: Acervo pessoal.

que se localizam entre o orifício interno do colo e apresentação fetal) são considerados como fatores de risco para parto prematuro e medidas profiláticas devem ser adotadas (Figura 25.4).[29,32,33]

Rastreamento de pré-eclâmpsia e restrição de crescimento fetal intrauterino

Por meio das medidas dos índices de pulsatilidade das artérias uterinas pela dopplerfluxometria podem-se rastrear gestantes com maior risco para desenvolvimento de pré-eclâmpsia e RCIU. Pacientes com IP médio das artérias uterinas (IP artéria uterina direita + IP artéria uterina esquerda/2) acima do percentil 95 para a idade gestacional (Tabela 25.2) merecem um acompanhamento seriado do crescimento fetal, preferencialmente realizando ultrassonografias na 28ª, 32ª e 36ª semanas, além de manter atenção constante com os níveis pressóricos.[29]

Dopplerfluxometria obstétrica e avaliação do bem-estar fetal

A avaliação do bem-estar fetal pode ser realizada por meio da ultrassonografia com dopplerfluxometria colorida, um exame não invasivo e que, por meio do mapeamento colorido do fluxo sanguíneo em alguns vasos materno e fetais, torna possível avaliar as condições do feto quanto à existência de insuficiência placentária, anemia fetal, transfusões feto-fetais em gestações gemelares e no rastreamento de pré-eclâmpsia.

A insuficiência placentária tem incidência em torno de 5% a 10% das gestações e é responsável por 25% a 30% dos casos de fetos com restrição de crescimento intrauterino. Nessa patologia ocorre a inibição do crescimento fetal, ou seja, o feto é comprometido e não consegue atingir o seu potencial genético.[35]

Tabela 25.2. Valores de normalidade do IP médio das artérias uterinas

Idade gestacional (semanas)	Percentil 5	Percentil 50	Percentil 95
11	1,18	1,79	2,70
12	1,11	1,68	2,53
13	1,05	1,58	2,38
14	0,99	1,49	2,24
15	0,94	1,41	2,11
16	0,89	1,33	1,99
17	0,85	1,27	1,88
18	0,81	1,20	1,79
19	0,78	1,15	1,70
20	0,74	1,10	1,61
21	0,71	1,05	1,54
22	0,69	1,00	1,47
23	0,66	0,96	1,41
24	0,64	0,93	1,35
25	0,62	0,89	1,30
26	0,60	0,86	1,25
27	0,58	0,84	1,21
28	0,56	0,81	1,17
29	0,55	0,79	1,13
30	0,54	0,77	1,10
31	0,52	0,75	1,06
32	0,51	0,73	1,04
33	0,50	0,71	1,01
34	0,50	0,70	0,99
35	0,49	0,69	0,97
36	0,48	0,68	0,95
37	0,48	0,67	0,94
38	0,47	0,66	0,92
39	0,47	0,65	0,91
40	0,47	0,65	0,90
41	0,47	0,65	0,89

Fonte: Adaptada da referência 34.

Na insuficiência uteroplacentária, supostamente mediada pela má adaptação das artérias espiraladas e por alterações na árvore vascular vilosa, ocorre um aumento da resistência ao fluxo sanguíneo local, o contrário do normalmente esperado, levando à uma perfusão placentária insuficiente.[36]

A dopplerfluxometria é capaz de avaliar a função uteroplacentária, e as alterações fisiopatológicas descritas são retratadas por meio de uma onda de fluxo com padrão alta resistência e pulsatilidade aumentada nas artérias uterinas e umbilicais. Esse padrão de onda representa uma perfusão placentária inadequada e insuficiente.[36]

Na avaliação das artérias umbilicais (AU) o principal parâmetro a ser avaliado é o índice de pulsatilidade (IP), normalmente baixo, e esse dado reflete diretamente a função placentária. Quanto maior o IP encontrado, menor será a superfície placentária que desempenha o papel de trocas gasosas e de nutrientes entre a mãe e o feto. A continuidade do processo de déficit na perfusão placentária é representada por um fluxo de alta resistência que culmina com uma diástole zero e até mesmo com reversão do fluxo diastólico (fluxo reverso) nos estágios finais de insuficiência placentária (Figura 25.5).[36,37]

Como resposta a esse processo hipóxico o feto faz uma redistribuição hemodinâmica, priorizando o fluxo sanguíneo para o coração, adrenais e cérebro.[37,38]

Essas alterações hemodinâmicas podem ser identificadas, no feto, por meio da análise da artéria cerebral média (ACM) e do ducto venoso. A análise dopplerfluxométrica da ACM vai demonstrar um aumento do fluxo diastólico e a diminuição do índice de pulsatilidade, refletindo vasodilatação desse território. Se o dano placentário persistir, com piora da hipóxia e posterior acidemia fetal, após alterações no fluxo da artéria umbilical e da ACM, a manutenção da vasoconstrição periférica culmina com aumento da pressão nas câmaras cardíacas. O aumento da pressão cardíaca no ventrículo direito causa fluxo retrógrado na veia cava inferior quando os átrios se contraem, causando diminuição do fluxo sanguíneo no ducto venoso. Assim, um estudo Doppler desse vaso mostra um aumento dos valores do índice de pulsatilidade, nessa situação. À medida que a condição progride, a onda "A" (que se refere à sístole atrial) estará ausente ou invertida. Assim, o ducto venoso é considerado um importante parâmetro hemodinâmico preditor de morbimortalidade neonatal, pois quanto maior seu IP, menor o pH ao nascer, o que está fortemente correlacionado com eventos adversos neonatais.[39]

Convém ressaltar que, nos casos em que a injuria placentária ocorre mais tardiamente, com quadros de restrição de crescimento fetal após as 32 semanas, a sequência das alterações circulatórias não ocorre de forma linear como descrito anteriormente. Nesses casos, a deterioração na resistência vascular vilositária ocorre de uma forma menos pronunciada, mantendo o Doppler da artéria umbilical dentro da normalidade, com vasodilatação fetal da ACM (diminuição dos índices de pulsatilidade dessa artéria) em resposta à hipoxemia. E ainda pode ocorrer a diminuição da relação cérebro placentária (IP ACM/IP AU). Quando essa relação está abaixo do percentil 5, temos um parâmetro sensível de detecção de hipoxemia fetal para fetos restritos (Figura 25.6).[41]

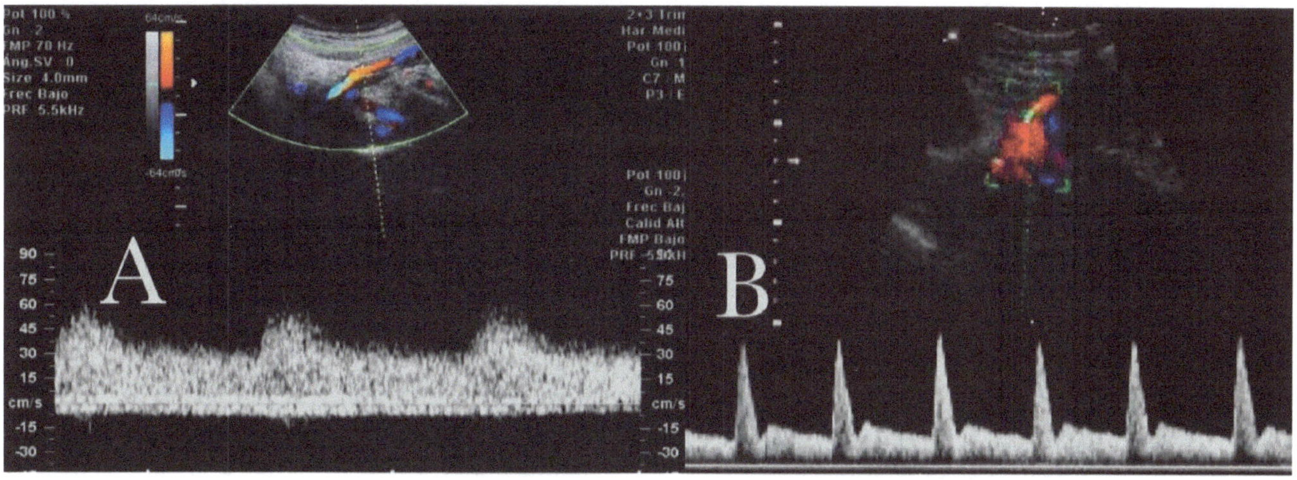

Figura 25.5. **A** – Artéria uterina com padrão de baixa resistência. **B** – Padrão com fluxo de alta de alta resistência. Fonte: Acervo pessoal.

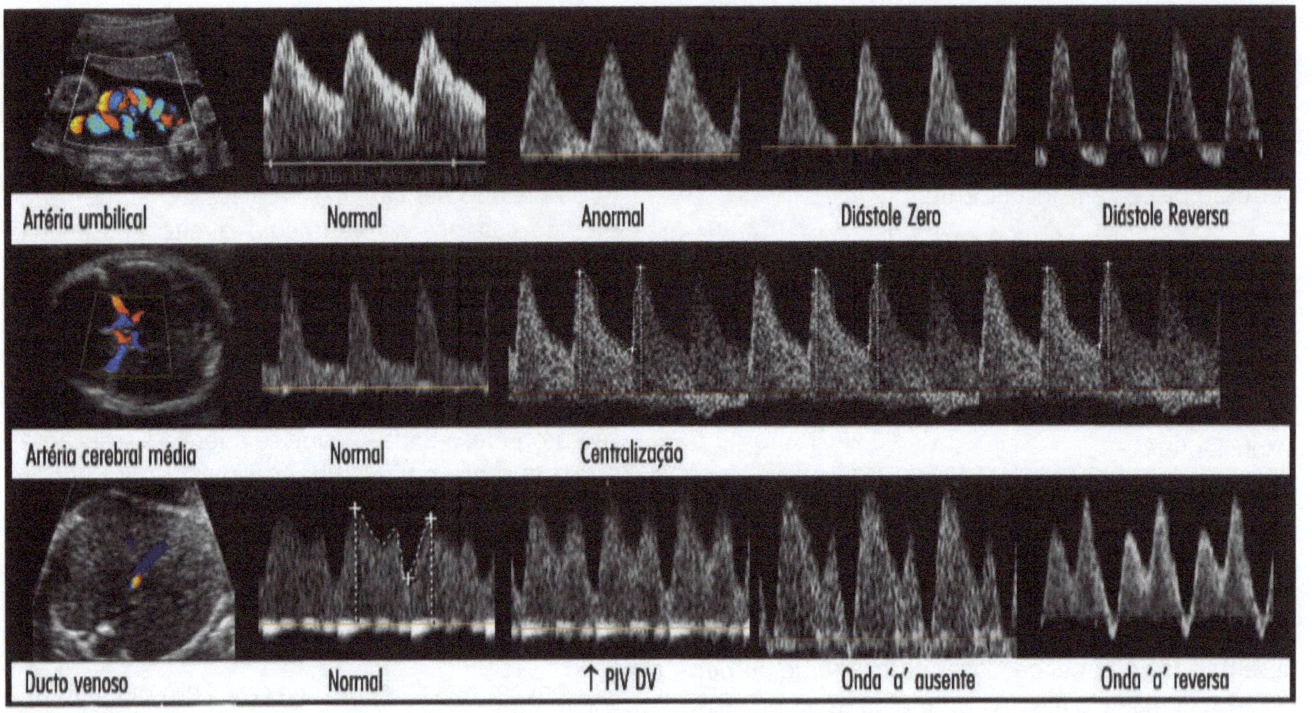

■ **Figura 25.6.** Padrões da Dopplerfluxometria obstétrica. Fonte: Adaptada da referência 40.

Uma outra aplicação importante da ultrassonografia com Doppler é na avaliação de quadros de anemia fetal. Na fisiopatologia da anemia ocorre uma diminuição da viscosidade sanguínea e aumento do débito cardíaco e esses achados são caracterizados, na Dopplerfluxometria obstétrica, como um aumento na velocidade do fluxo sanguíneo, sendo representado pelo aumento do pico sistólico na ACM. Por meio dessa medida pode-se rastrear e/ou avaliar a anemia fetal. Outras complicações que cursam com as mesmas alterações são: as complicações da gemelaridade monocoriônica (transfusão fetofetal e sequência anemia-policitemia) e patologias como isoimunização RH e infecções como a parvovirose.[42]

■ Referências bibliográficas

1. Practice Bulletin No. 175: Ultrasound in Pregnancy. Obstet Gynecol. 2016 Dec;128(6):e241-56.
2. Mei JY, Afshar Y, Platt LD. First-Trimester Ultrasound. Obstet Gynecol Clin North Am [Internet]. 2019 Dec 1 [cited 2023 Apr 18];46(4):829–52. Available from: https://linkinghub.elsevier.com/retrieve/pii/S0889854519300920.
3. Kaproth-Joslin KA, Nicola R, Dogra VS. The history of US: From bats and boats to the bedside and beyond. Radiographics. 2015;35(3):960–70.
4. Newman PG, Rozycki GS. The history of ultrasound. Surg Clin North Am. 1998;78(2):179-95.
5. Manbachi A, Cobbold RSC. Development and application of piezoelectric materials for ultrasound generation and detection. Ultrasound. 2011;19(4):187–96.
6. Donald I, Macvicar J, Brown TG. INVESTIGATION OF ABDOMINAL MASSES BY PULSED ULTRASOUND. Lancet [Internet]. 1958 Jun 7;271(7032):1188–95. Available from: https://doi.org/10.1016/S0140-6736(58)91905-6.
7. Campbell S. A short history of sonography in obstetrics and gynaecology. Facts, views Vis ObGyn [Internet]. 2013;5(3):213–29. Available from: http://www.ncbi.nlm.nih.gov/pubmed/24753947%0Ahttp://www.pubmedcentral.nih.gov/articlerender.fcgi?artid=PMC3987368.
8. Merz E, Evans DH, Dong Y, Jenssen C, Dietrich CF. History of ultrasound in obstetrics and gynaecology from 1971 to 2021 on occasion of the 50 years anniversary of EFSUMB. Med Ultrason. 2022;1-14.
9. Hershkovitz R, Sheiner E, Mazor M. Ultrasound in obstetrics: A review of safety. Eur J Obstet Gynecol Reprod Biol. 2002;101(1):15-8.
10. MacKenzie APSCD; FEF. Prenatal assessment of gestational age, date of delivery, and fetal weight. www.uptodate.com/. 2023.
11. ISUOG-Practice-Guidelines-Updated-performance--of-11-14-week-ultrasound-scan.
12. O'Gorman N, Wright D, Poon LC, Rolnik DL, Syngelaki A, de Alvarado M, et al. Multicenter screening for pre--eclampsia by maternal factors and biomarkers at 11–13 weeks' gestation: comparison with NICE guidelines and ACOG recommendations. Ultrasound Obstet Gynecol. 2017 Jun 1;49(6):756-60.
13. Karim JN, Roberts NW, Salomon LJ, Papageorghiou AT. Systematic review of first-trimester ultrasound screening for detection of fetal structural anomalies and factors that affect screening performance. Vol. 50, Ultrasound in Obstetrics and Gynecology. John Wiley and Sons Ltd; 2017. p. 429-41.

14. Nicolaides KH. Turning the Pyramid of Prenatal Care. Fetal Diagn Ther. 2011;29(3):183-96.
15. Preisler J, Kopeika J, Ismail L, Vathanan V, Farren J, Abdallah Y, et al. Defining safe criteria to diagnose miscarriage: Prospective observational multicentre study. BMJ. 2015 Sep 23;351.
16. Magnus MC, Wilcox AJ, Morken N-H, Weinberg CR, Håberg SE. Role of maternal age and pregnancy history in risk of miscarriage: prospective register based study. BMJ. 2019 Mar 20;364:l869.
17. Bruns RF, Moron AF. Padronização da Ultrassonograffia Morfológica do Primeiro trimestre. In: Fonseca EB, Sá RAM, editors. Medicina Fetal. 2nd ed. Rio de janeiro: Elsevier; 2018. p. 1-20.
18. Committee on Practice Bulletins—Obstetrics and the American Institute of Ultrasound in Medicine. Practice Bulletin No. 175: Ultrasound in Pregnancy. Obstet Gynecol. 2016 Dec;128(6):e241-e256. doi: 10.1097/AOG.0000000000001815.
19. Faiola S, Tsoi E, Huggon IC, Allan LD, Nicolaides KH. Likelihood ratio for trisomy 21 in fetuses with tricuspid regurgitation at the 11 to 13 + 6-week scan. Ultrasound Obstet Gynecol. 2005 Jul;26(1):22-7.
20. Minnella GP, Crupano FM, Syngelaki A, Zidere V, Akolekar R, Nicolaides KH. Diagnosis of major heart defects by routine first-trimester ultrasound examination: association with increased nuchal translucency, tricuspid regurgitation and abnormal flow in ductus venosus. Ultrasound Obstet Gynecol. 2020 May;55(5):637-44.
21. Cuckle H, Benn P, Wright D. Down Syndrome Screening in the First and/or Second Trimester: Model Predicted Performance Using Meta-Analysis Parameters. Semin Perinatol. 2005 Aug;29(4):252-7.
22. Rolnik DL, Wright D, Poon LC, O'Gorman N, Syngelaki A, de Paco Matallana C, et al. Aspirin versus Placebo in Pregnancies at High Risk for Preterm Preeclampsia. N Engl J Med. 2017 Aug 17;377(7):613-22.
23. Jc P, Ml C, Rc C, Lg O, Ha K, Jgl R, et al. Pré-Eclampsia Protocolo 03-2023 Rede Brasileira de Estudos sobre Hipertensão na Gravidez Site da RBEHG.
24. Žaliunas B, Bartkeviciene D, Drasutiene G, Utkus A, Kurmanavicius J. Fetal biometry: Relevance in obstetrical practice. Med. 2017;53(6):357-64.
25. Degani S. Fetal biometry: Clinical, pathological, and technical considerations. Obstet Gynecol Surv. 2001;56(3):159-67.
26. Salomon LJ, Alfirevic Z, Da Silva Costa F, Deter RL, Figueras F, Ghi T, et al. ISUOG Practice Guidelines: ultrasound assessment of fetal biometry and growth. Ultrasound Obstet Gynecol. 2019;53(6):715-23.
27. Oyelese Y. Placenta, umbilical cord and amniotic fluid: The not-less-important accessories. Clin Obstet Gynecol. 2012;55(1):307-23.
28. Moore TR. The Role of Amniotic Fluid Assessment in Evaluating Fetal Well-Being. Clin Perinatol [Internet]. 2011;38(1):33-46. Available from: http://dx.doi.org/10.1016/j.clp.2010.12.005.
29. Isfer EV. Ultrassonografia morfológica no segundo trimestre da gravidez. São Paulo: Federação Brasileira das Associações de Ginecologia e Obstetrícia (FEBRASGO); 2018. (Protocolo FEBRASGO - Obstetrícia, no. 78/ Comissão Nacional Especializada em Ultrassonografia em GO).
30. Leiroz R, Aquino M de A, Santos KP, Monteiro MDC, Aires TS de F, Araujo Júnior E, et al. Accuracy of the mid-trimester ultrasound scan in the detection of fetal congenital anomalies in a reference center in Northeastern Brazil. J Gynecol Obstet Hum Reprod. 2021;50(10).
31. Salomon LJ, Alfirevic Z, Berghella V, Bilardo CM, Chalouhi GE, Da Silva Costa F, et al. ISUOG Practice Guidelines (updated): performance of the routine mid-trimester fetal ultrasound scan. Ultrasound Obstet Gynecol. 2022;59(6):840-56.
32. Coutinho CM, Sotiriadis A, Odibo A, Khalil A, D'Antonio F, Feltovich H, et al. ISUOG Practice Guidelines: role of ultrasound in the prediction of spontaneous preterm birth. Ultrasound Obstet Gynecol. 2022;60(3):435-56.
33. Kuusela P, Wennerholm UB, Fadl H, Wesström J, Lindgren P, Hagberg H, et al. Second trimester cervical length measurements with transvaginal ultrasound: A prospective observational agreement and reliability study. Acta Obstet Gynecol Scand. 2020;99(11):1476-85.
34. Gómez O, Figueras F, Fernández S, Bennasar M, Martínez JM, Puerto B, et al. Reference ranges for uterine artery mean pulsatility index at 11-41 weeks of gestation. Ultrasound Obstet Gynecol. 2008;32(2):128-32.
35. MacHado Nardozza LM, Junior EA, Barbosa MM, Rabachini Caetano AC, Re Lee DJ, Moron AF. Fetal growth restriction: Current knowledge to the general Obs/Gyn. Arch Gynecol Obstet. 2012;286(1):1-13.
36. Levytska K, Higgins M, Keating S, Melamed N, Walker M, Sebire NJ, et al. Placental Pathology in Relation to Uterine Artery Doppler Findings in Pregnancies with Severe Intrauterine Growth Restriction and Abnormal Umbilical Artery Doppler Changes. Am J Perinatol. 2017;34(5):451-7.
37. Lees CC, Stampalija T, Baschat A, da Silva Costa F, Ferrazzi E, Figueras F, et al. ISUOG Practice Guidelines: diagnosis and management of small-for-gestational-age fetus and fetal growth restriction. Ultrasound Obstet Gynecol. 2020;56(2):298-312.
38. Seravalli V, Baschat AA. A Uniform Management Approach to Optimize Outcome in Fetal Growth Restriction. Obstet Gynecol Clin North Am [Internet]. 2015;42(2):275-88. Available from: http://dx.doi.org/10.1016/j.ogc.2015.01.005
39. Baschat A a, Cosmi E, Bilardo CM, Wolf H. Predictors of Neonatal Outcome in Early-. Obstet Gynecol. 2007;109(2):253-61.
40. Nomura RMY, Miyadahira S, Zugaib M. Avaliação da vitalidade fetal anteparto. Rev Bras Ginecol e Obs. 2009;31(10):513-26.
41. Figueras F, Gratacós E. Update on the diagnosis and classification of fetal growth restriction and proposal of a stage-based management protocol. Fetal Diagn Ther. 2014;36(2):86–98.
42. https://Perinatology.com /home/calculators/MCA Peak Systolic Velocity [acesso em 23/04/2034].

26

Daniela Ceron Litvoc • Raquel Jandozza Batista

Período Perinatal e Considerações Sobre Saúde Mental

Introdução

O período perinatal, definido como a gestação e o primeiro ano pós-parto, é uma situação única para a mulher, tanto do ponto de vista biológico quanto emocional. Biologicamente, as alterações físicas são drásticas, tanto de volume corporal, reorganização do centro gravitacional, assim como hormonais e metabólicas. Emocionalmente, é um momento de reconexão com o próprio corpo a partir da magia de poder conceber e gerar uma vida nova dentro de si. Durante a espera, abrir espaço para esse novo ente que já incorpora a vida emocional, mesmo que ainda não visto. E por fim, reconhecer a criança que chega nas miríades de expectativas, espantos e particularidades que um neonato traz a uma família.

Não é de se surpreender que esse período tão peculiar esteja recheado de considerações sobre a saúde mental da mulher. Transtornos psiquiátricos são as alterações mais comuns observadas no período perinatal, com consequências negativas tanto para a mãe, como aumento de suicídio, uso abusivo de substâncias, dificuldade da amamentação e no vínculo com o bebê, quanto para a criança.[1] Mães jovens, entre 16 a 24 anos, apresentam risco ainda maior de adoecimento psíquico nesse período.[2] Mulheres de países subdesenvolvidos apresentam maiores prevalências de depressão, ansiedade e transtornos somatoformes do que mulheres de países com maior renda, sendo as maiores suscetibilidades relacionadas à pobreza, problemas relacionados com gênero e quadros psiquiátricos prévios.[3] Um levantamento realizado na cidade de São Paulo (SP), com mulheres de baixa renda, entre 20 e 30 semanas de gravidez, estimou que a prevalência de quadros depressivos e ansiosos girava em torno de 20%.[4]

Ter uma mãe com problemas psíquicos durante o período perinatal relaciona-se tanto a problemas imediatos para a criança, como maior risco de problemas nutricionais, até consequências de longo prazo como maior risco de problemas cardiovasculares e transtornos mentais na vida adulta dessas crianças.[5-8] A compreensão do impacto, a longo prazo, na vida da criança é que no período pré-natal ocorrem alterações na programação epigenética (quais genes serão mais ativados e quais menos) conforme o ambiente a que esse feto está submetido.[9]

Na procura de compreender melhor os pontos emocionais e contextos que levam a essa realidade abordaremos, neste capítulo, o contexto emocional, assim como os principais quadros psicopatológicos no período perinatal.

Parte 1. Contexto emocional

O movimento e o desejo de espera pelo novo

A pressão social para que as mulheres engravidem e sejam mães impacta o bem-estar emocional e social delas de diversas maneiras. Na cultura ocidental, há uma crença generalizada de que as mulheres estão incompletas ou de alguma forma insatisfeitas até serem mães.[10] Desde a infância, as meninas são condicionadas a acreditarem que um dia encontrarão seu "príncipe encantado e viverão felizes para sempre com ele e seus filhos". Porém, a realidade se mostra, na maior parte das vezes, desafiadora e complexa para as mulheres que são constantemente pressionadas a corresponderem diversas demandas e papéis sociais que as engessam em uma noção prioritária da maternidade como uma experiência universal e identitária.

Mas aqui vale ressaltar que nem sempre foi assim. Esse culto à maternidade, bem como esse mito da "felicidade materna" só se desenvolveu recentemente na história da humanidade, principalmente no ocidente.[11] Até o século XVII, o papel da mulher como a mãe que concebemos hoje, não existia. Segundo historiadores como Badinter[12] e Ariès[13], é a partir do século XVIII, que a criança passa a ser responsabilidade primária da mãe. Já no século XIX, a maternidade passa a ser concebida, para além de uma função biológica, como uma função social. Com as várias transformações econômicas, políticas e de trabalho, os homens deixaram seus lares e a mulher então passou a assumir o lugar de educadora.

Todavia, é no século XX, sob forte influência da psicanálise, que a maternidade ganha seu nível máximo de importância, sendo inclusive exageradamente associada como responsável pelas dificuldades e problemas do desenvolvimento de seus filhos.[14] Ainda no século XX, diversas mudanças socioculturais como a inserção da mulher no mercado de trabalho, provocaram mudanças significativas no papel feminino e na sua relação com a maternidade. Hoje, muitas mulheres já investem em suas carreiras profissionais como principal objetivo de vida e satisfação pessoal. Desse modo, envolvidas em outras funções, na atualidade elas têm menos tempo para dedicarem-se à maternidade e muitas já optam por abdicarem de dessa função.

A mudança social do papel da mulher no exercício da maternidade originou dilemas e questões que antes não existiam no universo feminino. A mulher passou a ter certo domínio sobre seu desejo e controle de ser ou não mãe. O lugar de escolha a ser sustentando então pelas mulheres não é tranquilo e tão pouco respeitado pela sociedade atual, uma vez que o discurso social pressiona para que toda mulher "performe o *script*" da maternidade em algum momento da sua vida, sendo visto com estranhamento e rejeição aquelas que não se adequam a normatividade.

Assim, são inúmeros os fatores subjetivos que levam a escolha de pela maternidade ou não. Contudo, segundo Cronemberger[15], exceto os casos de "gravidez acidental", um dos aspectos mais proeminentes na tomada de decisão pela maternidade se dá por meio da "pressão da idade". Segundo a autora, as mulheres hoje inseridas no mercado de trabalho optam pelo controle contraceptivo e de certa maneira racionalizam temporalmente o anseio pelo melhor momento para ocorrer a gravidez.

O tema da maternidade e trabalho tem se tornado socialmente cada vez mais relevante, visto que o trabalho já faz parte da identidade de muitas mulheres. Para além da satisfação pessoal, na maior parte das vezes, o trabalho não é somente uma escolha da mulher, mas também um recurso essencial para o sustento da família. Posto isso, a maternidade terá impacto na carreira de qualquer mulher, sendo necessária até mesmo, uma legislação que garanta direitos trabalhistas especificamente às gestantes e puérperas.[15]

Ao permitir-se gestar, a mulher então comporta em si transformações que lhe atravessarão em todos os aspectos de sua vida; ao longo dos próximos tópicos serão apresentadas sucintamente as principais alterações físicas, psicológicas e cotidianas comuns ao ciclo gravídico puerperal e a maternidade.

A gravidez

Do corpo ao psiquismo, das relações intersubjetivas aos papéis sociais, tudo mudará na vida dessa mulher. A jornada gestacional ocorre, em média, ao longo de 40 semanas que comumente se subdividem clinicamente em trimestres. Do primeiro ao terceiro trimestre, a gestante será monitorada por um médico especialista responsável pelo pré-natal.

Durante o pré-natal, são várias as queixas sintomatológicas apresentadas pelas gestantes. Um acompanhamento adequado nessa fase cumpre seus objetivos principais, o diagnóstico de patologias preexistentes, bem como, diagnosticar e tratar às diversas patologias próprias da gestação e se possível prevenir suas complicações. Com o pré-natal cumprindo seus aspectos assistencial, preventivo e educacional, consegue-se reduzir a morbidade e mortalidade materna e diminui a prematuridade e o óbito fetal.[16]

As diversas alterações físicas e psíquicas, embora comuns às gestantes, serão vivenciadas de maneira peculiar conforme a personalidade de cada uma delas. A "ambivalência afetiva" é um dos sentimentos mais recorrentes na gestação e por isso, os profissionais envolvidos devem estar sempre atentos a tais manifestações emocionais e atuarem de modo a encontrar um equilíbrio para tais sentimentos, tornando-os suportáveis. Outro fenômeno igualmente importante e recorrente é o da "regressão materna". A gestante passa a apresentar comportamentos infantilizados que são de extrema importância para a identificação e conexão com o bebê. Porém, a depender da intensidade da "regressão", pode ocorrer uma manifestação patológica que se não cuidada passa a comprometer a vivência saudável de todo o processo gravídico e puerperal.[17]

É interessante também perceber que na fase gestacional, por vezes ocorre uma sutil modificação no foco de atenção e cuidados clínicos.

Com o avanço da tecnologia diagnóstica, cada vez mais cedo é possível monitorar o embrião e posteriormente o feto/bebê. A mulher, gradualmente, vai se tornando secundária no processo gestacional. Todo o foco de atenção se concentra no crescimento do bebê e sua vitalidade. Muitas mulheres, mesmo descrevendo desconfortos ou mesmo sintomas clínicos importantes, são negligenciadas se ao exame médico fetal, estiver tudo ocorrendo bem com o desenvolvimento do bebê. Na maior parte das vezes, por não haver muitos recursos medicamentosos para uso seguro em gestantes, a mulher suporta uma série de sintomas desconfortáveis na espera de que após o parto possa finalmente receber um tratamento adequado.[18,19]

Chegado ao final da gestação e a proximidade do parto, muitas gestantes passam a manifestar intensa ansiedade e medos quanto à própria capacidade de parir um bebê e maternar de maneira eficiente. Para uma boa assistência, Maldonado[20] sugere que haja durante a gestação um preparo emocional tanto para o parto quanto para a maternidade e todas as adaptações e reestruturações necessárias que o novo papel social materno requer.

O parto

O bebê humano, dentro de sua espécie, é o que nasce mais prematuramente. Ao longo do processo evolutivo a expansão e o desenvolvimento cerebral foram uma das causas para haver maior dificuldade no momento do parto. Além disso, diferente dos primatas, a espécie humana desenvolveu o bipedalismo e com isso foi necessária uma transformação da própria pelve da mulher para que o parto fosse algo possível. Outro desafio imposto pela evolução da espécie humana é a combinação do grande volume cerebral do bebê e o desenho da pelve feminina, tornando necessária a rotação do bebê para que seu corpo e cabeça se encaixem melhor na pelve materna, facilitando o trabalho de parto.[21]

Essas alterações fizeram com que a espécie humana enfrentasse desafios que até então nenhuma outra espécie havia enfrentado, necessitando de maior suporte e assistência durante o trabalho de parto. De acordo com Rosenberg *et al.*[21], a busca por assistência não se dava apenas pelo suporte físico, mas também pelo suporte emocional diante da dor, medo e ansiedade. E claro, ao buscar por assistência e proteção, as chances de sobrevivência também aumentavam.

Sendo assim, ao falarmos de parto estamos falando de todo um processo fisiológico e emocional evolutivo e adaptativo. A "mulher moderna", ao parir, vivencia dois legados evolutivos, a necessidade de apoio físico e emocional. Torna-se cada vez mais compreensível a tensão e temores que muitas mulheres passam a apresentar ao final do período gestacional. O medo da "dor do parto" é o mais comum e temido, nesse aspecto específico aconselha-se que a mulher receba informações quanto aos principais benefícios de um trabalho de parto, o tipo de apoio que é oferecido e todos os recursos naturais e farmacológicos para alívio das dores durante o processo. Toda forma de orientação e psicoprofilaxia, favorecem maior protagonismo da gestante durante o trabalho de parto e a humanização do nascimento.[20]

A chegada do bebê e a amamentação

A chegada do bebê é geralmente carregada de muita expectativa dos pais, família e amigos. Mesmo com as mais recentes tecnologias de ultrassons, a imagem do bebê real difere da que foi vista em exames e essa constatação mobiliza diferentes reações, principalmente na mãe. Justamente por ser um momento tão peculiar e importante para mãe e bebê, a própria OMS[22] preconiza que a primeira mamada do bebê ocorra na sua primeira hora de vida, possibilitando que esse primeiro contato aconteça de maneira calma e respeitosa, onde mãe e bebê possam ir se reconhecendo no novo contexto externo.

A amamentação, por sua vez, não é um processo fácil nem instintivo. Por mais que hoje haja muito mais incentivo ao aleitamento materno exclusivo até o sexto mês do bebê, há também uma escassez de um apoio concreto às mulheres que passam por dificuldades no processo de lactação.[23]

Nas primeiras semanas de vida do bebê, todo o corpo da mulher, além de estar se recuperando do parto, passa a produzir outros hormônios, também responsáveis por produzir o leite para nutrir o bebê. O estresse adaptativo dessa nova fase mobiliza uma série de sensações, medos e insegurança na mulher que, diante de um bebê tão imaturo, reconhece seu papel essencial para a sobrevivência e saúde dele. Acresce a essa fase a privação de sono em decorrência da rotina de sono/vigília e alimentação do bebê ainda não estabelecida.

São vários aspectos internos e externos que a mulher precisa administrar e se adaptar em um curto período e não é incomum que muitas delas sintam-se confusas e com sentimentos ambíguos em relação ao bebê. Essa quebra de expectativa além de frustração, acaba provocando um sentimento de culpa, pois muitas mulheres idealizam momentos felizes e prazerosos na companhia do bebê e na maior parte dos dias vivenciam estresse, cansaço, medo de estar fazendo tudo errado e prejudicial.[20] Além dos outros sintomas consequentes ao processo de apojadura e pega correta do bebê, como a dor mamilar, ingurgitamento das mamas, mastite etc.

A amamentação implica uma dedicação integral da mulher aos cuidados com o bebê, uma vez que, como já mencionado, orienta-se o aleitamento materno exclusivo (AME) ou aleitamento materno predominante (AMP) em menores de 6 meses, e ainda se possível, a continuidade do aleitamento materno até os 2 anos da criança.[23] Contudo, quem segue cuidando de todas as outras coisas que também são importantes inclusive para a sobrevivência dessa mulher? Desde a comida que ela irá comer à roupa que vai vestir; infelizmente, além de ser a principal cuidadora do bebê, muitas mulheres é que se responsabilizam e conciliam diferentes outras tarefas como cuidado com a casa e família.

A família e o puerpério

"É preciso uma aldeia inteira para educar uma criança". O famoso provérbio africano discorre sobre a importância do coletivo no cuidado e desenvolvimento de uma criança. Contudo, o puerpério é descrito por muitas mulheres como uma fase solitária não por escolha, mas porque a sociedade não se implica no suporte adequado às mães. Se nos primeiros dias as visitas são constantes, ao longo dos meses deixa de ser novidade e as relações sociais começam a se reconfigurar.

Alguns amigos e familiares se distanciam, outros se mantém, mas aprendendo uma nova dinâmica de relacionamento. Muitas vezes o foco principal das conversas passa a ser o bebê, deixando em segundo plano os assuntos que também pertenciam àquela mulher que se tornou mãe.[20]

Esse apagamento da figura da mulher é muito comum e muitas delas inclusive, reforçam esse movimento. É muito comum encontrar nas salas de pediatras mães que mensalmente levam seus bebês para serem acompanhados e cuidado pelo médico. Entretanto, muitas delas sequer retornaram com o próprio obstetra para a continuidade do acompanhamento pós-parto momento de extrema importância para a saúde da mulher e bebê, não à toa o puerpério é considerado o "quarto trimestre" que dura em média 3 meses.[24]

Durante o puerpério, a mulher torna-se mais sensível, muitas vezes confusa ou até mesmo desesperada. A instabilidade emocional pode ser recorrente e em decorrência das alterações bioquímicas e hormonais que acontecem logo após o parto.[24] Tanto primíparas quanto as multíparas vivenciam tensões características, mas não menos ansiógenas. Se a "mãe de primeira viagem" teme a falta de experiência, a mãe que vivencia a chegada do segundo ou mais filhos, passa pela angústia de ter que administrar a relação fraternal e despender afeto para mais de um filho.[20]

São inúmeros os desafios que a mulher enfrenta para desenvolver um maternar saudável para o bebê e para que isso se torne uma realidade integral, os cuidados e manejos precisam considerá-las. Família e sociedade podem e devem acolher a dupla mãe-bebê compreendendo que principalmente nesse primeiro ano de vida do bebê, cuidar da mãe é diretamente cuidar da criança. Sendo assim, torna-se extremamente importante desenvolver espaços para a reflexão e ampliação dos cuidados às mulheres ao longo de todo o ciclo gravídico-puerperal.

Parte 2. Principais quadros psicopatológicos

Depressão

A ideia inicial de que o período gestacional seria um período protegido de quadros psiquiátricos foi refutada a partir dos levantamentos epidemiológicos.[25] Pelo contrário, a prevalência de depressão parece ser a mesma entre mulheres grávidas e não grávidas, assim como a sintomatologia é semelhante. No entanto, existe uma preocupação de que os sintomas depressivos durante o período perinatal tendem a ser subestimados pelos profissionais de saúde com menor diagnóstico. Um ponto importante para se avaliar é que os sintomas somáticos da depressão (dores corporais, falta de energia, cansaço) podem se confundir, na gestação, com as alterações esperadas do período, sendo preciso um olhar mais cuidadoso por parte dos profissionais.[26] De qualquer forma, é importante observar que as alterações e desconfortos físicos esperados durante a gestação tendem a ser relatados e percebidos de forma mais intensa pelas mulheres que apresentam quadro depressivo, de forma que devem ser considerados marcadores importantes.

Após o parto, é esperado um humor rebaixado em 50% das mulheres, mas o quadro deve ser leve e transitório, com duração de 1 a 2 semanas. É questionável se há ou não um aumento na incidência de depressão no período puerperal, se esses quadros eram na verdade preexistentes não diagnosticados.

De qualquer forma, a depressão no período pré e pós-natal é um quadro com potencial deletério tanto para a mãe, quanto para a criança, que impacta na capacidade de cuidados da mãe consigo mesma e com o neonato, sendo necessário seu diagnóstico e tratamento.

Intervenções preventivas parecem ser efetivas para diminuir a incidência de quadros pós-natais. Dentro os desenhos de intervenção, os atos que parecem promover prevenção são aqueles que abrem canais para cuidados emocionais desse período como: visitas domiciliares pós-parto, suporte telefônico pós-parto, psicoterapia. Intervenções mais restritas do ponto de vista temáticas como aulas de cuidados no pós-natal, psicoeducação, estratégias de sono parecem não produzirem efeitos preventivos consistentes.[27]

Os fatores de risco mais fortemente associados a um aumento de quadros depressivos no perinatal estão relacionados com uma predisposição a flutuação de humor com alterações hormonais como uma sensibilidade aumentada para flutuações do ciclo menstrual habitual, sintomas depressivos perimenstruais, entre outros. Assim como história familiar de quadros depressivos associados ao período gestacional.

Ansiedade

Os quadros ansiosos no perinatal são frequentes, com uma prevalência estimada em torno de 15%[28], com alta comorbidade com quadros depressivos. A partir dos estudos epidemiológicos atuais, o transtorno de ansiedade generalizada (TAG) aparece como o mais prevalente durante a gestação, enquanto o transtorno de ansiedade pós-parto (TAPP) é mais comum no pós-parto. Também é relatado um aumento de risco de se desenvolver transtorno obsessivo compulsivo no puerpério, relacionados à capacidade de cuidado do neonato. Geralmente cursam com pensamentos intrusivos que questionam a capacidade da mãe tanto de cuidar como de machucar o seu bebê, sem estarem relacionados a incidência de maus tratos. No entanto, é necessário distinguir essas ruminações obsessivas com quadros psicóticos, situação em que tanto a mãe quanto a criança encontram-se em risco. De forma geral, as mães com pensamentos obsessivos intrusivos em relação a sua capacidade de machucar ou negligenciar o seu bebê descrevem esses pensamentos como estressores, incômodos, incompatíveis com as mães que elas desejam ser (mas temem ser incapazes). Nos quadros psicóticos, no entanto, as mulheres descrevem um mundo em que os pensamentos aterrorizadores não são uma ameaça, mas uma realidade.

Temos poucos dados sobre medidas que poderiam mitigar os quadros ansiosos no perinatal. De forma geral, práticas de exercícios físicos e cuidados adequados no pré-natal com um profissional atento para detectar as mulheres risco como as condutas adequadas para a população geral. As mulheres que forem identificadas com maior risco ou com quadros ansiosos, podem se beneficiar de práticas de mindfulness[29], devem ser encaminhadas para avaliação com profissional de saúde mental para a identificação da necessidade de psicoterapia ou medicação.

Transtorno bipolar

Mulheres com diagnóstico prévio de transtorno bipolar (TB) apresentam um risco populacional maior de desenvolver quadros psiquiátricos no período pós-parto. Nos primeiros 30 dias, elas apresentam um risco 23 vezes maior de procurarem atendimento psiquiátrico quando comparadas com a população geral. Esse risco diminui nos 30 dias subsequentes, no entanto, ainda é 6,3 vezes maior em relação à média geral populacional.

As principais causas relacionadas são fatores genéticos, alterações hormonais abruptas, privação de sono, fatores estressores relacionados ao parto e a amamentação. Os profissionais de saúde precisam estar atentos a essa elevada prevalência, pois o adoecimento psíquico pós-parto está relacionado com aumento da morbidade tanto para as mulheres quanto para o neonato.

Psicose puerperal

O quadro psicótico puerperal inicia-se nos primeiros 15 dias após o parto e tem como características centrais uma intensa flutuação de humor, confusão, alterações cognitivas, alucinações (visuais e auditivas), insônia e comportamentos bizarros. Apesar de ser um quadro menos comum, 1-2 a cada 1000 nascimentos, os profissionais de saúde mais próximos desse período precisam estar atentos por ser uma situação de risco tanto para a criança quanto para a mãe.[30] Não é raro que, em meio a tanto sofrimento, a mãe chegue à conclusão que se matar e/ou matar o seu bebê seria uma forma de cuidar, de poupar de todo o sofrimento experienciado no quadro psicótico. Estima-se que 10% das mortes das mulheres no pós-partos sejam por suicídio e 12% estejam relacionadas a outros quadros psiquiátricos como como overdose acidental, mortes por condições médicas decorrentes do uso de substâncias e mortes violentas.[31]

As mulheres que desenvolvem quadros puerperais psicóticos, geralmente, apresentam diagnósticos psiquiátricos prévios, como Transtorno Bipolar, Depressão Unipolar grave ou quadros psicóticos outros.[32] Também é comum que o puerpério seja o primeiro momento de adoecimento de uma pessoa sem história prévia, mas com um alta prevalência familiar de transtornos mentais.

Tratamento

Tanto o tratamento psicoterápico quanto os medicamentosos devem ser contemplados no período perinatal. Mas o principal ponto para se discutir nesse tópico é a possibilidade de se realizar um tratamento. Apesar de que os transtornos psiquiátricos são a maior causa de adoecimento no período perinatal, as mulheres ainda enfrentam muitos estigmas e dificuldades de acesso ao tratamento.

Temos poucos dados brasileiros, mas um levantamento realizado no Reino Unido[33] aponta que muitas mulheres se sentem estigmatizadas e envergonhadas ao procurar ajuda e que, quando procuravam, encontram inúmeras barreiras. Para começar, elas relataram que não sabiam como acessar os serviços de saúde mental. Quando acessavam, descreviam longas filas de espera e poucas vagas de atendimento. Os profissionais de saúde que as atendiam periodicamente (ginecologista, pediatra, entre outros) tinham a tendência a minimizar os quadros e não encaminharem para os serviços de saúde mental. Por fim, quando encaminhadas, conseguiam uma vaga, pouca ajuda logística para dar continuidade a um tratamento que tende a ser de médio prazo com consultas frequentes.

■ Conclusão

O período perinatal, a possibilidade de gestar e receber uma vida, é um período único e intenso na vida das mulheres. Durante esse período, a mulher passa por mudanças drásticas, tanto físicas quanto emocionais, o que pode ser tanto caminho para um desabrochar de possibilidades quanto de adoecimento psíquico devido a intensidade.

Adoecimento psíquico é um fator relevante no período perinatal e pode cursar com consequência negativas tanto para a mulher, como para a criança quanto para as relações emocionais familiares. Dentre os fatores de risco de vulnerabilidade para depressão, destacam-se as mulheres de baixa renda e jovens. O pré-natal desempenha papel importante na identificação das gestantes que precisam de atendimento em saúde mental. Lembrando que ainda existe muito estigma quanto a aceitação que um período relacionado com sentimentos positivos na biografia individual (chegada de uma criança) possa também ser depositário de sentimentos relacionados ao sofrimento psíquico. Por isso, é necessária uma pesquisa ativa além de se criar um ambiente em que essas ambivalências emocionais tenham espaço para serem contempladas.

■ Referências bibliográficas

1. Howard LM, Molyneaux E, Dennis C-L, Rochat T, Stein A, Milgrom J. Non-psychotic mental disorders in the perinatal period. Lancet 2014; 384:1775-88.
2. Estrin GL, Ryan EG, Trevillion K, Demilew J, Bick D, Pickles A, Howard LM (2019). Young pregnant women and risk for mental disorders: findings from an early pregnancy cohort. BJPsych Open, 5(2), e21.
3. Fisher J, Cabral de Mello M, Patel V, et al. Prevalence and determinants of common perinatal mental disorders in women in lowand lower-middle-income countries: a systematic review. Bull World Health Organ 2012; 90: 139G-49G.
4. Faisal-Cury A, Menezes P, Araya R, Zugaib M (2009). Common mental disorders during pregnancy: prevalence and associated factors among low-income women in São Paulo, Brazil: depression and anxiety during pregnancy. Archives of women's mental health, 12, 335-343.
5. Rahman A, Iqbal Z, Bunn J, Lovel H, Harrington R. Impact of maternal depression on infant nutritional status and illness: a cohort study. Arch Gen Psychiatry 2004; 61: 946-52.
6. Lima S, El Dib R, Rodrigues M, et al. Is the risk of low birth weight or preterm labor greater when maternal stress is experienced during pregnancy? A systematic review and meta-analysis of cohort studies. PLoS One 2018; 13: e0200594.
7. Tirumalaraju V, Suchting R, Evans J, et al. Risk of depression in the adolescent and adult offspring of mothers with perinatal depression: a systematic review and meta-analysis. JAMA Netw Open 2020; 3: e208783.
8. Kim DR, Bale TL, Epperson CN. Prenatal programming of mental illness: current understanding of relationship and mechanisms. Curr Psychiatry Rep 2015; 17: 5
9. Lewis AJ, Galbally M, Gannon T, Symeonides C. Early life programming as a target for prevention of child and adolescent mental disorders. BMC Med. 2014;12:33.
10. Cronemberger LF. Ser mãe é padecer no paraíso? O dispositivo da maternidade nas narrativas de depres-

são pós-parto. Dissertação (Mestrado) - UFPB/CCHLA. João Pessoa, 2019. <https://repositorio.ufpb.br/jspui/bitstream/123456789/18126/1/LorenaFerreiraCronemberger_Dissert.pdf>
11. Maldonado T. Psicologia Da Gravidez: Gestando Pessoas Para Uma Sociedade Melhor. São Paulo, Ideias & Letras, 2017, pp. 11-26.
12. Badinter E. Um amor conquistado: o mito do amor materno. Rio de Janeiro, Nova Fronteira, 1985.
13. Ariès P. História Social da Criança e da Família. 2 ed. Rio de Janeiro: LTC, 1981.
14. Rennó Júnior J. Mentes Femininas / Joel Rennó Junior. - São Paulo: Ediouro: Editora Segmento Farma, 2008. pp. 53.
15. Cronemberger LF. Ser mãe é padecer no paraíso? O dispositivo da maternidade nas narrativas de depressão pós-parto. Dissertação (Mestrado) - UFPB/CCHLA. João Pessoa, 2019. <https://repositorio.ufpb.br/jspui/bitstream/123456789/18126/1/LorenaFerreiraCronemberger_Dissert.pdf> pp. 51-55.
16. Matheus E. Noções de Assistência Pré-Natal. In: Bortoletti FF. Psicologia na Prática Obstétrica: Abordagem interdisciplinar. Barueri, SP: Manole, 2007. p.180.
17. Bortoletti FF. Psicodinâmica do Ciclo Gravídico Puerperal. In: Bortoletti FF. Psicologia na Prática Obstétrica: Abordagem interdisciplinar. Barueri, SP: Manole, 2007. p. 21-31.
18. Galletta MA, Zugaib M. Aspectos Fisiológicos e Farmacológicos da Gravidez e do Puerpério. In: Psiquiatria Perinatal: diagnóstico e tratamento/editores Alexandre Augusto Jatobá Vasconcelos, Chei Tung Teng. São Paulo: Editora Atheneu, 2010.17-33.
19. Vieira AHG. Transtornos Mentais na Gestação e no Puerpério. Saúde Mental da Mulher /editores Cordás TA, Salzano FT. São Paulo: Editora Atheneu, 2006. pp.41-47.
20. Maldonado MT, Canella P. Gravidez e nascimento: o campo emocional da gravidez e sua repercussão no relacionamento profissional-cliente. In: Recursos de relacionamento para profissionais da saúde. Rio de Janeiro: Reichmann S. Affonso Editores Ltda, 2003. p.150-61.
21. Rosenberg K, Trevathan W. The Evolution of Human Birth. Scientific American [Internet]. 2001 Nov 01 [cited 2023 Apr 30];285(5):72-77. Available from: The Evolution of Human Birth
22. World Health Organization. n. Indicators for assessing infant and young child feeding practices: definitions and measurement methods. Geneva: World Health Organization and the United Nations Children's Fund (UNICEF), 2021.
23. Saldan PC, Venancio SI, Saldiva SRDM, Pina JC, Mello DF de. Práticas de aleitamento materno de crianças menores de dois anos de idade com base em indicadores da Organização Mundial da Saúde. Rev Nutr [Internet]. 2015Jul;28(4):409-20. Available from: https://doi.org/10.1590/1415-52732015000400007.
24. Maldonado T. Psicologia Da Gravidez: Gestando Pessoas Para Uma Sociedade Melhor. São Paulo, Ideias & Letras, 2017, pp. 123-150.
25. Vesga-López O, Blanco C, Keyes K, Olfson M, Grant BF, Hasin DS. Psychiatric disorders in pregnant and postpartum women in the United States. Arch Gen Psychiatry 2008; 65: 805-15.
26. Nylen KJ, Williamson JA, O'Hara MW, Watson D, Engeldinger J. Validity of somatic symptoms as indicators of depression in pregnancy. Arch Women Ment Health 2013; 16: 203-10.
27. Dennis C-L, Dowswell T. Psychosocial and psychological interventions for preventing postpartum depression. Cochrane Database Syst Rev 2013; 2: CD001134.
28. Fairbrother N, Janssen P, Antony MM, Tucker E, Young AH (2016). Perinatal anxiety disorder prevalence and incidence. Journal of Affective Disorders. https://doi.org/10.1016/j.jad.2015.12.082.
29. Guardino CM, Dunkel Schetter C, Bower JE, Lu MC, Smalley SL (2014). Randomised controlled pilot trial of mindfulness training for stress reduction during pregnancy. Psychology & health, 29(3), 334-349.
30. O'Hara MW, Wisner KL (2014). Perinatal mental illness: definition, description and aetiology. Best practice & research Clinical obstetrics & gynaecology, 28(1), 3-12.
31. Oates M (2003). Suicide: the leading cause of maternal death. The British Journal of Psychiatry, 183(4), 279-281.
32. Bergink V, Rasgon N, Wisner KL (2016). Postpartum psychosis: madness, mania, and melancholia in motherhood. American Journal of Psychiatry, 173(12), 1179-1188.
33. Smith MS, Lawrence V, Sadler E, Easter A (2019). Barriers to accessing mental health services for women with perinatal mental illness: systematic review and meta-synthesis of qualitative studies in the UK. BMJ open, 9(1), e024803.

27

Durval Campos Kraychete • Helio Widson Alves Pinheiro • Paula Marcia Coelho da Silva Gomes

Tratamento Farmacológico da Dor na Gestante

Introdução

A dor é uma experiência subjetiva e desagradável que pode afetar significativamente a qualidade de vida das gestantes. Embora seja um sintoma comum durante a gestação, muitas mulheres ainda enfrentam desafios para ter um tratamento adequado da dor. O manejo da dor na gestante requer uma abordagem cuidadosa, considerando a segurança da mãe e do feto. Além disso, é importante considerar a complexidade dos fatores que podem estar contribuindo para a dor na gestação, incluindo mudanças hormonais, fatores mecânicos e emocionais.

No entanto, é importante ressaltar que o tratamento da dor em gestantes é um assunto complexo e requer uma abordagem individualizada, considerando os riscos e benefícios de cada opção terapêutica para a gestante e para o feto. Além disso, a avaliação e tratamento da dor na gestação devem ser realizados por profissionais capacitados e especializados em obstetrícia e tratamento da dor.

Dessa maneira, este capítulo visa contribuir para a compreensão dos profissionais da saúde sobre o tratamento da dor em gestantes, apresentando opções farmacológicas seguras e eficazes, bem como estratégias não farmacológicas para o alívio da dor. Acreditamos que um melhor conhecimento sobre essas opções pode ajudar a melhorar a qualidade de vida das gestantes e garantir um acompanhamento mais adequado e seguro durante a gestação.

Avaliação da dor na gestante

A avaliação adequada da dor é essencial para um tratamento eficaz. Na gestante, a dor pode ter um impacto significativo na qualidade de vida e no bem-estar materno-fetal. A avaliação da dor na gestante deve considerar as alterações fisiológicas próprias da gestação, bem como as possíveis comorbidades e fatores psicossociais que influenciem a percepção da dor. Entre as ferramentas mais comumente utilizadas para avaliar a intensidade da dor estão a escala numérica da dor (END) e a escala visual analógica (EVA).[1] Já para avaliar o impacto da dor na atividade diária da gestante, pode-se utilizar a escala de impacto da dor no diário de atividades (DAS).[2]

Tratamento farmacológico da dor na gestante

O tratamento farmacológico da dor na gestante deve ser cuidadosamente avaliado, uma vez que muitas medicações podem atravessar a placenta e afetar o feto em desenvolvimento. A escolha do analgésico deve considerar a eficácia, a segurança e o potencial de efeitos colaterais tanto para a gestante quanto para o feto. Algumas classes de medicamentos são frequentemente utilizadas para o tratamento da dor na gestação, como os analgésicos não opioides, opioides e anestésicos locais. Paracetamol é geralmente considerado a primeira linha de tratamento para dor leve a moderada na gestação, enquanto a codeína e o tramadol são opções para dor moderada a grave.[3] Os opioides mais potentes, como a morfina e a fentanila, devem ser utilizados com precaução e monitoramento cuidadoso.[4,5] Além disso, outras intervenções não farmacológicas podem ser úteis no manejo da dor na gestação, como técnicas de relaxamento, massagem e acupuntura.[6]

■ Anti-inflamatórios não esteroides (AINEs)

Os anti-inflamatórios não esteroides (AINEs) são fármacos frequentemente utilizadas para o alívio da dor de intensidade leve a moderada. Esses compostos heterogêneos foram introduzidos na prática clínica, desde a descoberta da aspirina, em 1899, e tem sido utilizado no tratamento de síndromes dolorosas agudas e crônicas.[7,8] Atualmente, existem mais de 50 diferentes tipos de AINEs, com características farmacocinéticas e farmacodinâmicas individuais e eficácia clínica distinta, sendo classificados em inibidores não seletivos ou inibidores seletivos da COX-2.[9]

As cicloxigenases

As cicloxigenases (COX-1) foram purificadas em 1976 e clonadas em 1988, são enzimas essenciais para a síntese de prostaglandinas a partir da liberação de ácido araquidônico (AA) pelas fosfolipases da membrana celular. Alguns investigadores, em 1991, estudando o crescimento celular, descobriram a enzima COX-2, que exibia uma grande semelhança com a COX-1. A COX-1 é uma enzima essencial, encontrada na maioria das células e tecidos, e responsável pela produção de prostaglandinas para a manutenção de diversas funções fisiológicas. Por outro lado, a COX-2, apesar de essencial no pulmão, no rim, no cérebro e nas membranas fetais de ratos, teria sua formação mais induzida pelo processo inflamatório.[10]

Inibição da síntese de prostaglandinas

A ação dos AINEs resulta da inibição competitiva com o ácido araquidônico pelo centro ativo das enzimas COX e consequente na diminuição da produção de prostaglandinas, combatendo a inflamação, a dor e a febre.

É possível que os AINEs também atuem na membrana plasmática, alterando a viscosidade e a configuração da subunidade alfa da proteína G. Isso interfere no processo decorrente da ação dos neurotransmissores excitatórios (aspartato, glutamato, substância P) em receptores metabotrópicos (mGlu) e a coativação de receptores ionotrópicos N-metil-D-aspartato (NMDA), do ácido aminopropiônico (AMPA), e caianato, alterando a atuação da fosfolipase C sobre segundos mensageiros necessários para o aumento do fluxo intracelular de cálcio e a atuação da fosfolipase A2. A fosfolipase A2 levaria ao aumento das prostaglandinas espinhais e óxido nítrico que iniciam e perpetuam o processo de sensibilização medular à dor.

Desse modo, os AINEs modulariam a hiperexcitabilidade nervosa e a transmissão dolorosa periférica e central, reduzindo a dor.[11]

Farmacocinética

Com exceção aos derivados de fenóis (paracetamol) todos os AINEs são ácidos orgânicos fracos (pka 3-5,5) que normalmente não se ionizam em pH baixo (1 a 2). Desse modo, são facilmente absorvidas no estômago e intestino. A velocidade de absorção está aumentada com o uso de comprimidos que dissolvem rápido (tamponados) ou efervescentes. Os AINEs se ligam extensivamente a albumina plasmática (95%-99%). O *clearance* total corporal é semelhante (0,01-0,05 L/kg/min) e volumes de distribuição de 10 a 15 litros em adultos normais. São extensivamente metabolizados no fígado, com *clearance* renal baixo (< 10%). A excreção renal da droga não metabolizada é inferior a 1% para o diclofenaco, etodolaco, ibuprofeno, cetoprofeno, nabumetona, naproxeno; entre 2% e 7% para aspirina, meclofenamato, fenilbutazona, piroxicam, sulindaco e tolmetina; e entre 16% e 60% para cetorolaco, indometacina, fenoprofeno e salicilatos. As propriedades farmacocinéticas refletem as diferenças na meia-vida e influenciam no intervalo entre as doses utilizadas e o acúmulo do fármaco no organismo. Alguns agentes serão efetivos por um tempo maior que a meia-vida, sugerindo que pode haver retenção dos AINEs nos tecidos inflamados.[12]

Forma de administração dos AINEs

Os AINEs podem ser administrados por via oral, endovenosa ou tópica. A via oral e endovenosa tem biodisponibilidade semelhante, por isso, a via endovenosa deve ser utilizada basicamente quando o paciente não puder deglutir (p. ex., pós-operatório, vômito, obstrução intestinal, tumores de cabeça e pescoço). Por outro lado, a via intramuscular deve ser proscrita por conta da dor a injeção e absorção errática, favorecendo concentrações plasmáticas abaixo da mínima necessária para analgesia.[13] A administração tópica é ideal em pacientes com contraindicação para o uso sistêmico desses agentes, idosos, também em pacientes que não podem deglutir ou com comorbidades (doenças gastrintestinais, cardíacas, respiratórias ou renais), por conta da facilidade de uso, absorção sistêmica desprezível e consequente redução da ocorrência de efeitos adversos. O AINE tópico exerce sua ação na epiderme, modulando os aferentes primários de fibra Aδ e C e consequentemente a transmissão dolorosa.[14]

A eficácia dos AINEs tópicos não é inferior aos aplicados por via sistêmica, com a vantagem da ausência da possibilidade de efeitos adversos.[15] De outro modo, temos que diferenciar aplicação tópica da administração transdérmica. A via transdérmica favorece a absorção sistêmica, com concentrações efetivas do fármaco ao longo do tempo. Diferentemente da apresentação tópica, o adesivo não deve ser colocado no local da dor, e sim na região superior do corpo (tórax ou braços) de acordo com estudos farmacocinéticos.[16] Esse conceito é fundamental para não haver equívocos.

Anti-inflamatórios na gravidez

O uso de anti-inflamatórios, tanto os não seletivos como os inibidores de COX-2 na gravidez, é normalmente considerado seguro, quando prescritos em baixa dose, de maneira intermitente e descontinuados 6 a 8 semanas antes da gravidez a termo. O emprego, todavia, no início da gravidez pode estar relacionado a abortamento espontâneo, malformação cardíaca e defeito do fechamento da parede abdominal e, próximo ao termo, implica em gestação e parto prolongado por conta da inibição de prostaglandinas, aumento de perda sanguínea periparto, redução do fluido amniótico e anemia. Além disso, pode provocar, no feto, sangramento cutâneo e craniano, fechamento prematuro do ducto arterioso, hipertensão pulmonar, alteração da função e redução do débito urinário. Esses efeitos foram demonstrados com indometacina, naproxeno, cetoprofeno e ibuprofeno. A Academia Americana de Pediatria considera, no entanto, esses fármacos seguros na amamentação em neonatos sem icterícia (anti-inflamatórios deslocam a bilirrubina) por conta de baixa concentração no leite maternos. Também, é possível utilizar doses baixas de aspirina visto que não há relato de aumento da morbidade ou mortalidade materna. Por outro lado, doses elevadas de aspirina no neonato podem levar a intoxicação ou sangramento.[17] Um estudo[18] com 14.666 gestantes entre 3 meses antes da gestação até 3 meses após o nascimento do bebê evidenciou que o uso de anti-inflamatórios foi de 7,6% antes da concepção, 3,8% na gestação e 5,3% após a gestação. Os fármacos mais utilizados foram o diclofenaco, o ibuprofeno e o naproxeno. Em geral, nesse trabalho, a exposição a AINEs no primeiro trimestre da gestação foi em média de 3% e no terceiro trimestre de 0,6%. Não houve relato de malformações, mas os autores sugeriram não prescrever AINEs no primeiro ou terceiro trimestre e advertem que a segurança do emprego desses fármacos, depende da dose e duração do uso.

Paracetamol e dipirona

Apresentam bom perfil de segurança na gravide e são bastante prescritos na gravidez. Nenhuma associação foi encontrada com abortamento espontâneo, natimorto ou baixo peso ao nascer. O paracetamol pode interferir no sistema endócrino materno, a barreira hematoencefálica, afetando o desenvolvimento neural do cérebro. Também, o uso prolongado na gravidez pode estar associado a ocorrência de déficit de atenção, retardo do desenvolvimento motor, redução das habilidades de comunicação, hiper-reatividade brônquica e asma.[19-21]

Efeitos adversos

Principais efeitos adversos dos anti-inflamatórios:[12]

- Diarreia e hemorragia gastrintestinal.
- Dispepsia e úlcera péptica.
- Disfunção e falência renal – necrose papilar aguda, nefrite intersticial crônica, diminuição do fluxo sanguíneo renal e do ritmo de filtração glomerular e da retenção de sal e água.
- Inibição da agregação plaquetária e aumento do tempo de sangramento.
- Alteração dos testes de função renal e icterícia.
- Interação a drogas.

Contraindicações para o uso de drogas anti-inflamatórios:[12]

- História de úlcera péptica ou intolerância aos AINEs.
- Sangramento, diáteses hemorrágicas ou terapia anticoagulante.
- Insuficiência renal, disfunção renal, hipoglicemia, depleção de sódio, ICC, cirrose hepática.
- Emprego concomitante com drogas nefrotóxicas ou corticosteroides.
- Uso profilático em grandes cirurgias.
- Idade superior a 60 anos.
- Presença de *H. pylori*.
- Angina instável, infarto do miocárdio.
- Colocação de *stent* ou revascularização do miocárdio recente.
- Hipertensão arterial sistêmica e ICC.

Opioides

Os opioides são medicamentos analgésicos potentes, indicados para o tratamento de dor moderada a grave na gestante quando outras abordagens não farmacológicas ou analgésicos não opioides não forem suficientes, ou contraindicados.[5] Entretanto, o uso de opioides durante a gestação deve ser cuidadoso e monitorado, devido aos potenciais riscos associados, como o desenvolvimento de dependência, efeitos adversos maternos e neonatais, como a síndrome de abstinência neonatal (SAN) e a diminuição da tolerância ao estresse fetal.[5,22]

A codeína e a tramadol são exemplos de opioides de ação fraca, enquanto a morfina, a oxicodona e a fentanila são consideradas de ação forte.[5] A escolha do opioide depende da intensidade e do tipo de dor, da presença de comorbidades e de outras medicações concomitantes.[5]

A codeína é um opioide de ação fraca e é convertida em morfina no organismo, sendo seu uso na gestação controverso. Estudos demonstram que o uso da codeína durante a gestação pode estar associado a um aumento no risco de malformações congênitas, como defeitos cardíacos e espinha bífida.[23] Além disso, há relatos de casos de depressão respiratória neonatal após o uso de codeína no período periparto, especialmente em mulheres com metabolismo ultrarrápido do citocromo P450 2D6 (CYP2D6).[24] Portanto, a codeína deve ser usada com precaução durante a gestação e o período periparto.

O tramadol é um opioide atípico de ação fraca que atua também como inibidor da recaptação de serotonina e noradrenalina, sendo seu uso na gestação considerado de risco moderado.[25] Estudos apontam que a exposição ao tramadol durante a gestação pode estar associada a um risco aumentado de parto prematuro e baixo peso ao nascer.[25] O uso do tramadol no período periparto pode levar à síndrome de abstinência neonatal.[25]

O tapentadol é um analgésico opioide de ação central utilizado no tratamento de dores moderadas a intensas. Ele age tanto como agonista do receptor µ-opioide quanto como inibidor da recaptação de norepinefrina, proporcionando um duplo mecanismo de ação analgésica.[26] Isso faz do tapentadol uma opção potencial para o controle da dor em várias condições clínicas. No entanto, seu uso durante a gestação ainda não é bem estabelecido.

Devido à falta de dados suficientes sobre a segurança do tapentadol em gestantes, não é recomendável a administração dessa droga durante a gravidez.[27] A evidência disponível é insuficiente para garantir a segurança do tapentadol para a mãe e o feto, tornando seu uso inadequado nessa população.

Os opioides de ação forte, como a morfina, a oxicodona e a fentanila, são indicados para dor moderada a grave na gestante quando os opioides de ação fraca não trouxerem alívio suficiente ou forem contraindicados.[5] Estudos demonstram que o uso desses opioides durante a gestação não está associado a um aumento significativo no risco de malformações congênitas.[28] Entretanto, o uso prolongado ou em altas doses pode levar à síndrome de abstinência neonatal, sendo necessário monitoramento cuidadoso do neonato.[23]

A morfina é o opioide de referência e tem sido amplamente utilizada no tratamento da dor na gestante, inclusive no período periparto.[5] Sua segurança durante a gestação é considerada razoável, embora o uso prolongado possa resultar em síndrome de abstinência neonatal.[23] A morfina é metabolizada no fígado e seus metabólitos ativos podem atravessar a barreira placentária, sendo necessário cautela e monitoramento do neonato após o parto.[5]

A oxicodona é um opioide de ação forte, semelhante à morfina em termos de potência analgésica, sendo uma alternativa para o tratamento da dor na gestante.[5] Estudos mostram que o uso de oxicodona durante a gestação não está associado a um aumento significativo no risco de malformações congênitas.[28] Entretanto, assim como a morfina, a exposição prolongada à oxicodona pode resultar em síndrome de abstinência neonatal.[23]

A fentanila é um opioide sintético de ação rápida e potência analgésica elevada, sendo utilizado principalmente em situações agudas de dor intensa ou como adjuvante anestésico.[5] Seu uso durante a gestação é considerado seguro, mas é necessário cautela e monitoramento do neonato após o parto, devido ao risco de depressão respiratória neonatal e síndrome de abstinência neonatal.[23]

A buprenorfina e a metadona são opioides sintéticos comumente utilizados no tratamento da dependência de opioides e, em alguns casos, na terapia da dor crônica.[29,30] Embora não sejam os analgésicos de primeira escolha para o manejo da dor na gestante, esses medicamentos podem ser considerados em situações específicas, como em gestantes dependentes de opioides ou com dor crônica de difícil controle.[29,30]

A metadona é um opioide forte de ação longa e tem sido utilizada há décadas no tratamento da dependência de opioides em gestantes.[29] Estudos mostram que a manutenção com metadona durante a gestação é eficaz na redução do uso de drogas ilícitas, melhorando a adesão ao pré-natal e diminuindo os riscos de complicações obstétricas e neonatais.[29] No entanto, a exposição à metadona durante a gestação está associada a um risco aumentado de síndrome de abstinência neonatal (SAN), sendo necessário o monitoramento e o tratamento adequado do neonato após o parto.[29]

A buprenorfina é um opioide de ação parcial nos receptores μ, apresentando menor risco de depressão respiratória e menor potencial de dependência em comparação com outros opioides.[30] Estudos recentes sugerem que a buprenorfina pode ser uma alternativa à metadona no tratamento da dependência de opioides em gestantes, com resultados semelhantes em termos de redução do uso de drogas ilícitas e melhora da adesão ao pré-natal.[30] Além disso, a buprenorfina parece estar associada a um menor risco de SAN em comparação com a metadona, embora ainda possa ocorrer em alguns casos.[30]

Com relação ao uso da buprenorfina e da metadona como analgésicos na gestante, as evidências são limitadas e, em geral, esses medicamentos não são a primeira opção para o tratamento da dor. No entanto, em casos específicos de dor crônica refratária ou em gestantes dependentes de opioides, a utilização desses medicamentos pode ser considerada, sempre com acompanhamento e monitoramento cuidadosos da mãe e do feto.[29,30]

Principais mensagens relacionadas ao uso de opioides durante a gestação[27]

- Em princípio, os opioides podem ser usados durante toda a gravidez (grau de recomendação A*).
- O uso de tapentadol não é recomendado atualmente devido à falta de dados disponíveis (grau de recomendação A*).
- Após a terapia de longo prazo com opioides na mãe, deve-se esperar sintomas de abstinência no recém-nascido. Portanto, o cuidado neonatal deve ser garantido no período periparto (grau de recomendação A).
- Metoclopramida é considerado um antiemético aceitável para o tratamento e prevenção de náuseas e vômitos associados ao uso de opioides (grau de recomendação A).

O manejo da dor em gestantes é um desafio clínico que requer uma abordagem cuidadosa e individualizada. O uso de opioides pode ser necessário em casos de dor moderada a grave quando outras opções não farmacológicas ou analgésicas não são suficientes, ou contraindicadas. Entretanto, é crucial considerar os riscos potenciais para a mãe e o feto, incluindo dependência, efeitos adversos maternos e neonatais, como a síndrome de abstinência neonatal (SAN) e a diminuição da tolerância ao estresse fetal.

A seleção do opioide apropriado deve ser baseada na intensidade e no tipo de dor, presença de comorbidades e outras medicações concomitantes. Os profissionais de saúde devem estar atentos aos possíveis efeitos adversos do uso de opioides na gestação e estar preparados para identificar e tratar quaisquer complicações que possam surgir no recém-nascido.

Suplemento: síndrome de abstinência neonatal (SAN)

A síndrome de abstinência neonatal (SAN) é uma condição que pode ocorrer em recém-nascidos de mães que usaram certas substâncias viciantes durante a gravidez, principalmente os opioides. A SAN é caracterizada por uma ampla variedade de sintomas que variam em severidade, incluindo tremores, irritabilidade, vômitos, diarreia e, em casos graves, convulsões.[31] O monitoramento e o manejo cuidadoso da SAN são essenciais para garantir a saúde e o bem-estar do recém-nascido.[31]

Devido ao potencial de desenvolvimento da SAN, o uso de opioides durante a gestação deve ser cuidadosamente considerado e monitorado. O uso de metadona e buprenorfina, em particular, tem sido associado a um risco aumentado de SAN.[29,30] No entanto, em muitos casos, os benefícios de manter a mãe em tratamento com metadona ou buprenorfina durante a gravidez - incluindo melhor adesão ao pré-natal e redução do uso de drogas ilícitas – podem superar os riscos potenciais.[29,30]

A SAN geralmente requer tratamento em um ambiente hospitalar, e o recém-nascido pode precisar de medicamentos para aliviar os sintomas de abstinência. Dependendo da severidade dos sintomas, o tratamento pode variar de cuidados de suporte a medicamentos específicos, como a morfina ou a metadona.[31] O monitoramento cuidadoso é necessário para garantir que o recém-nascido esteja recebendo o tratamento adequado e que os sintomas da SAN estejam sendo adequadamente gerenciados.[31]

Embora a SAN possa ser uma preocupação significativa no uso de opioides durante a gravidez, é importante lembrar que o manejo da dor na gestante é uma questão complexa que requer uma abordagem cuidadosa e individualizada. A dor não tratada também pode ter consequências negativas para a mãe e o feto, incluindo aumento do estresse, dificuldades no parto e problemas de saúde mental. Portanto, o objetivo deve ser sempre alcançar um equilíbrio entre o alívio efetivo da dor para a mãe e a minimização dos riscos potenciais para ambos.

Outros fármacos

A dor afeta negativamente a homeostase humana. A avaliação da intensidade da dor na gestante e o conhecimento do grau de fetotoxicidade e teratogenicidade dos analgésicos são indispensáveis para assegurar a terapia materna e a segurança fetal.[27]

É prudente que apenas fármacos considerados seguros sejam utilizados na gestação. Infelizmente, o potencial de efeitos adversos de muitas drogas permanece desconhecido.

Antes de prescrever analgésicos na gestante, o clínico deve sempre considerar se a condição da paciente poderia ser mais seguramente tratada com medidas não farmacológicas. Ao se prescrever um analgésico para uma gestante, a menor dose terapêutica deve ser utilizada e em caso de analgesia insuficiente, é preferível titular o analgésico até a sua dose máxima do que acrescentar uma nova classe de analgésico, visando minimizar a exposição fetal, o risco de interação das drogas e o efeito coquetel.[27]

Há uma variedade de fármacos que fazem parte do arsenal terapêutico no manuseio da dor e que devidamente aplicados beneficiam a dor na gestação de maneira segura.

A exemplo, na dor neuropática, amitriptilina, duloxetina, venlafaxina são consideradas seguras.

Anticonvulsivantes

Os anticonvulsivantes são largamente utilizados para várias síndromes dolorosas como a migrânea e a dor neuropática.[27,32] Gerações antigas de anticonvulsivantes, incluindo a fenitoína, a carbamazepina e o valproato são associados com maior risco de malformações congênitas, e seu uso deve ser evitado durante a gravidez, particularmente para outros usos que não da epilepsia. Valproato, o qual têm eficácia analgésica na prevenção de migrânea, está associado com numerosas malformações, incluindo defeitos do tubo neural, hipospadias, defeitos cardíacos, e retardo neurocomportamental. Similarmente, enquanto a carbamazepina é eficaz no tratamento de certos tipos de dor neuropática, seu uso na gravidez está associado com aumento do risco de defeito do tubo neural.

Os anticonvulsivantes de nova geração, incluindo a pregabalina, gabapentina, topiramato, lamotrigina e levetiracetam estão sendo mais utilizados durante a gravidez na atualidade. Múltiplos trabalhos controlados e randomizamos demonstraram que a pregabalina e a gabapentina são efetivas no manejo da dor crônica associada a neuropatia diabética, fibromialgia, neuralgia pós-herpética, e outras condições neuropáticas. Entretanto, é reduzido o número de estudos que avaliou a segurança do uso da gabapentina na gravidez. Faltam também estudos sobre a segurança do uso da pregabalina na gravidez. O risco de teratogênese não pode ser descartado com relação tanto a gabapentina quanto a pregabalina. Com relação ao topiramato, os dados da literatura sugerem uma maior teratogenicidade quando comparado aos outros anticonvulsivantes de nova geração. Seu uso na gravidez por mulheres portadoras de epilepsia foi associado com uma maior taxa de microcefalia, baixo peso e malformações nos fetos expostos em um estudo norueguês. Já os fetos de gestante em monoterapia com pregabalina, lamotrigina ou levetiracetam não se associaram a um maior risco de malformações.

Um grande estudo de coorte americano mostrou um risco significativamente maior de malformações na monoterapia com topiramato comparado a fetos não expostos, e um risco significativamente maior de fenda palatina na monoterapia com lamotrigina e topiramato comparado a fetos não expostos.[6,7]

Não há estudos avaliando a efetividade dos anticonvulsivantes no tratamento da dor na gestante; e as gestantes expostas, na maioria dos estudos, tiveram prescrição para o tratamento da epilepsia ou como estabilizador de humor mais do que para o tratamento da dor, limitando a validação desses estudos nas gestantes portadoras de dor crônica. Estudo e pesquisas futuras são necessárias para o uso seguro e eficaz dos anticonvulsivantes na gravidez.

Concluindo, anticonvulsivantes não devem ser administrados durante a gestação para o tratamento da dor neuropática, exceto quando não há alternativas. Quando se prescreve anticonvulsivante para dor durante a gestação, deve ser escolhido a menor dose de um único agente de nova geração.

Conforme as recomendações do consenso alemão de 2021[27], os melhores dados de estudos apontam a lamotrigina como anticonvulsivante preferido na dor da gestante. Entretanto, é um fármaco de menor efeito na terapia da dor neuropática. Não se verificou risco de teratogênese em doses de até 300 mg diários de lamotrigina. Doses maiores mostram um discreto aumento na taxa de malformações. Contudo, devido a sua baixa efetividade na dor neuropática, lamotrigina deve ser considerada um fármaco reserva. Uma dose de 300 mg pode ser administrada. Como na gestação, o *clearance* da lamotrigina pode aumentar bruscamente, níveis plasmáticos devem ser monitorizados de perto.

Em caso de uso de anticonvulsivantes no primeiro trimestre, exame de ultrassom específico do embrião deve ser realizado.

Antidepressivos

Os antidepressivos são frequentemente utilizados no manejo de diversas síndromes dolorosas assim como na depressão. Há poucos trabalhos avaliando a segurança e eficácia dos antidepressivos nas gestantes portadoras de dores crônicas. Esse grupo provavelmente difere das gestantes portadoras de depressão, uma vez que as doses de antidepressivos para o controle da dor são menores que na depressão.

Inibidores seletivos da recaptação de serotonina (SSRIs)

A serotonina tem um papel importante no desenvolvimento do embrião, particularmente no tubo neural e no coração. Existem atualmente dados de mais de 50 mil nascidos expostos a SSRIs intraútero, que não sugerem um aumento no risco de malformações congênitas. Ainda assim, se debate um maior risco de malformações cardiovasculares no primeiro trimestre com o uso de SSRIs, mas esse risco absoluto é provavelmente clinicamente insignificante e pode ter uma associação específica com a paroxetina. Alguns outros estudos associaram os SSRIs com outros desfechos nos nascidos, incluindo baixo peso ao nascer, parto prematuro, hipertensão pulmonar persistente do recém-nato. Mais uma vez os resultados são conflitantes e a maioria dos estudos não considerou os fatores confundidores.

Inibidores da recaptação de serotonina e noradrenalina (SNRIs)

Fármacos comumente usados como adjuvantes analgésicos na dor crônica. Apesar de estudos limitados, esses apontam para segurança e eficácia de seu uso na gravidez. Em um pequeno número de trabalhos em que se avaliou o desfecho seguindo o uso de SNRIs (venlafaxina ou duloxetina) na gravidez não foi achado maiores efeitos teratogênicos. Revisões sistemáticas recentes não acharam associação entre a exposição no primeiro trimestre, a venlafaxina e um maior risco de malformações congênitas.

Antidepressivos tricíclicos (ADTs)

A maioria dos estudos que avaliou o risco de exposição aos antidepressivos tricíclicos durante a gestação não encontrou um aumento de malformações nos recém-natos.[32,33] Antidepressivos tricíclicos são utilizados na gravidez há bastante tempo, sem maiores preocupações em relação a efeitos na gestante. Amitriptilina é a droga que se tem maior experiência.

Quando aconselhamos uma gestante sobre os riscos e benefícios do uso de antidepressivos na gestação, o risco possível a ser compreendido diz respeito ao risco basal geral de 3% para qualquer malformação congênita, sendo qualquer aumento nesse risco pequeno pelo uso desses fármacos. Porém, a decisão de se prescrever um antidepressivo para dor durante a gravidez é diferente ao comparar com o risco-benefício na depressão.

Para Inibidores seletivos da recaptação de serotonina e noradrenalina como duloxetina e venlafaxina, o curso das gestações avaliadas não mostrou aumento no risco de malformações.[35] O uso contínuo deles até o nascimento pode causar distúrbios no recém-nato. Nesses casos, o parto deve ser realizado em uma clínica sob supervisão do departamento de neonatologia.

Canabidiol

A cannabis é uma planta composta por mais de sessenta fitocanabinoides, dos quais o canabidiol (CBD) foi recentemente identificado como tendo potencial terapêutico.

Apesar de não estar completamente esclarecido seu mecanismo de ação, o CBD possui qualidades analgésicas, anti-hiperalgésicas e anti-inflamatórias potentes, atualmente está sendo largamente estudado para seu uso no tratamento de uma infinidade de doenças. Com relação ao seu perfil seguro e ausência de efeitos psicoativos típicos associados à cannabis e tetrahidrocanabinol (THC), o CBD está sendo utilizado mais frequentemente no tratamento da dor crônica, ansiedade e depressão. Com sua divulgação, o CBD está sendo usado por numerosas pessoas, incluindo gestantes que usam CBD como antieméticos. Como a maconha é legalizada em muitos estados, nos Estados Unidos, o uso do CBD tem crescido não só na população geral, mas em grupos específicos como mulheres gestantes com dor crônica.[33]

A despeito da acessibilidade ao CBD, estudos mostrando sua segurança durante a gravidez são limitados. Enquanto o uso da cannabis na gestação, já foi bem explorado quanto aos efeitos, o uso do CBD durante a gravidez tem uma literatura limitada. Canabinoides atravessam a barreira placentária e podem ser detectados no leite materno.

Múltiplos estudos em animais e humanos alertam contra o uso da cannabis durante a gestação devido a efeitos adversos como anencefalia, hiperatividade e ansiedade. Neonatos expostos à cannabis necessitaram mais frequentemente serem internados em unidade neonatal de cuidados intensivos. Também está mais associado ao uso pela mãe do cannabis, neonatos de baixo peso para a idade gestacional, parto prematuro e natimortos.

Com relação às alterações moleculares e fetais devido ao cannabis, evidências sugerem que mesmo quantidades mínimas de exposição aos canabinoides podem significativamente afetar o cérebro em desenvolvimento, causando atraso neurológico, hiperatividade, déficit cognitivo e alterações nos receptores dopaminérgicos.

Alguns sintomas da gravidez, como náusea e vômito, e ansiedade poderiam ser aliviados com o CBD. Entretanto, estudos de qualidade seriam necessários para elucidar o risco benefício do uso do CBD na gestação. A justificativa da precaução para o uso do CBD se baseia nos resultados dos estudos dos efeitos da cannabis no feto como citados anteriormente. O FDA determinou não haver estudos conclusivos disponíveis que explorem os efeitos do CBD no feto em desenvolvimento, mulher gestante, ou recém-nascido em aleitamento. Concluindo, o FDA se posiciona contrário ao uso do CBD na grávida devido a sua similaridade com o THC.

Além das informações limitadas com relação ao uso do CBD durante a gestação, seu uso pode ser prejudicial. Há relatos de seu efeito antiangiogênico às células da veia umbilical humana, causando redução da angiogênese. Isso pode aumentar o risco de complicações maternas, como insuficiência placentária e pré-eclâmpsia. Pelo seu potencial de atravessar a barreira placentária, pode afetar a modulação do sistema imune fetal, alterando níveis de citocinas, afetando a apoptose e predispondo-os ao desenvolvimento de cânceres e infecção mais adiante.

Cetamina

Utilizada na dor aguda ou crônica agudizada.[32] Casos relatados do uso da cetamina para tratamento das dores na gestante com crise falcêmica não mostrou efeitos deletérios na mãe nem no feto. Contudo, a cetamina atravessa a barreira placentária e não há dados epidemiológicos disponíveis para avaliar sua teratogenicidade.[38]

Triptanos e controle das migrâneas

Triptanos podem ser utilizados para migrâneas severas, preferencialmente o sumatriptano, mais extensivamente estudado (recomendação grau A). Além disso, não há evidência de risco de teratogênese quando triptanos são usados na terapia aguda. Se o efeito é insuficiente ou há intolerância, zolmitriptano e rizatriptano podem ser usados (recomendação grau B).[27]

Metoprolol e amitriptilina podem ser usadas para profilaxia das migrâneas. (recomendação grau A). A administração de anticonvulsivantes é contraindicado devido ao risco de teratogênese.

Anestésicos locais (AL)

Estudos sobre o uso de anestésicos locais durante a gravidez são limitados. Os AL podem ser úteis nos bloqueios de nervos nas síndromes dolorosas agudas ou para o controle da dor neuropática na forma de *patch* ou preparações tópicas. Não foi encontrado um maior risco de malformações em fetos de mães expostas à lidocaína no primeiro trimestre.[32] Apesar de poucos estudos avaliando a teratogênese dos AL, a absorção sistêmica é mínima, e, portanto, a transferência placentária insignificante.

Procedimentos de intervenção na dor da gestante devem ser sempre levados em consideração quando possível porque tem o benefício de reduzir o uso sistêmico de agentes farmacêuticos no alívio da dor.[32]

Os AL para anestesia regional em procedimentos invasivos e infiltrações no controle da dor da gestante devem ser usados preferencialmente guiados por ultrassom, desde que o sucesso dos bloqueios com a visualização direta das estruturas anatômicas utilizando-se ultrassom é alto. Procedimentos guiados por fluoroscopia ou por tomografia computadorizada são contraindicados para minimizar os riscos da radiação.

Terapias não farmacológicas

Dores lombares e pélvicas são frequentes durante a gestação.

Programas de exercícios físicos são um primeiro passo. Pilates e ioga podem aliviar os sintomas. Fortalecimento pélvico e estabilização da musculatura para espinhal são importantes não só durante a gestação, mas também no preparo para o parto.

Aplicação de calor reduz o desconforto durante a gestação e alonga os ligamentos maternos. Exercícios isométricos são importantes na manutenção da musculatura.

Se terapias físicas são utilizadas, TENS (estimulação nervosa elétrica transcutânea) é uma escolha considerada segura. Essa é uma técnica livre de efeitos colaterais para dor na transição tóraco-lombar.[27]

Não há evidência para outras formas de eletroterapia. Terapia de alta frequência é contraindicada durante a gestação.

Cinesioterapia, o qual é aplicado paravertebralmente na lombar e sobre articulação sacro ilíaca para sustentar o abdômen, mostra boa evidência, especialmente no terceiro trimestre, e sem riscos para a mãe e o feto.

Ultrassom terapêutico na frequência de 800 a 1.000 Hertz pode ser usado nos braços e pernas, mas é contraindicado no abdômen e na lombar.

Terapia com laser suave pode ser utilizado sobre os pontos de acupuntura ou de dor.

Acupuntura é popular durante a gestação e é frequentemente utilizada por mulheres grávidas como método não farmacológico. Ela é utilizada para qualquer queixa relacionada a gestação, como dor lombar. Estudos revelam que seu uso regular é positivo.[34]

Uma revisão sistemática da Cochrane de 2013 envolvendo 26 RCTs mostrou uma evidência moderada de que acupuntura e exercícios são efetivos em reduzir a dor lombar e pélvica.[32,39,40]

Drenagem linfática é recomendada em caso de edemas. Especialmente, quando associado a compressões nervosas. No caso de edema associado com pré-eclâmpsia, a drenagem linfática é apenas indicada em casos excepcionais.

Terapias não farmacológicas como TENS (Estimulação nervosa transcutânea), cinesioterapia e acupuntura são considerados seguras. Drenagem linfática é recomendada para edema, exceto na pré-eclâmpsia.

Métodos não farmacológicos para migrâneas durante a gestação podem ser úteis, como técnicas de relaxamento, óleos essenciais, acupuntura e acupressão.[27]

Conclusão

Concluindo, o manejo da dor durante a gestação é um desafio clínico que requer uma abordagem cuidadosa e individualizada. Embora os opioides sejam medicamentos analgésicos potentes, seu uso deve ser monitorado devido aos potenciais riscos associados, como o desenvolvimento de dependência, efeitos adversos maternos e neonatais, incluindo a síndrome de abstinência neonatal. É importante considerar os benefícios do alívio da dor para a mãe, bem como os riscos potenciais para ela e o feto.

Além dos opioides, existem outras opções de tratamento, como os anticonvulsivantes, antidepressivos e anestésicos locais. No entanto, a segurança e eficácia desses medicamentos na gestação ainda são limitadas, e é necessário avaliar cuidadosamente os riscos e benefícios antes de prescrevê-los. Terapias não farmacológicas, como exercícios físicos, aplicação de calor, TENS e acupuntura, também desempenham um papel importante no manejo da dor durante a gestação e podem ser consideradas opções seguras e eficazes.

Em resumo, o objetivo principal é alcançar um equilíbrio entre o alívio efetivo da dor para a mãe e a minimização dos riscos potenciais para ela e o feto. Os profissionais de saúde devem estar atualizados sobre as evidências disponíveis e considerar as características individuais de cada gestante antes de decidir sobre a intervenção apropriada. A abordagem multidisciplinar, envolvendo obstetras, anestesiologistas, especialistas em dor e outros profissionais de saúde, é fundamental para garantir um manejo adequado e seguro da dor durante a gestação.

Referências bibliográficas

1. Herr K, Coyne PJ, McCaffery M, Manworren R, Merkel S. Pain assessment in the patient unable to self-report: position statement with clinical practice recommendations. Pain Manag Nurs. 2011 Sep;12(3):230-50.
2. Fillingim RB, Edwards RR. The association of medication use with pain-related interference in a general population sample: findings from the 2005 National Health Interview Survey. J Pain. 2008 Aug;9(8):738-46.
3. American College of Obstetricians and Gynecologists. ACOG Practice Bulletin No. 209: Obstetric Analgesia and Anesthesia. Obstet Gynecol. 2019 Feb;133(2):e208--e225.
4. Chen Z, Guo W, Fu Y, Wang Q, Zhang L. Fentanyl versus intravenous patient-controlled analgesia morphine for postoperative pain management in obstetrics: a systematic review and meta-analysis. J Pain Res. 2018;11:3115-25.
5. Kinsella, S. M., & Girgis, E. A. (2007). Opioid analgesics in pregnancy. Continuing Education in Anaesthesia Critical Care & Pain, 7(2), 45-48.
6. Smith CA, Levett KM, Collins CT, Dahlen HG, Ee CC, Suganuma M. Massage, reflexology and other manual methods for pain management in labour. Cochrane.

7. Cooper TE, Heathcote LC, Anderson B, et al. Non-steroidal anti-inflammatory drugs (NSAIDs) for cancer-related pain in children and adolescents. Cochrane Database Syst Rev. 2017;7(7):CD012563.
8. Machado GC, Abdel-Shaheed C, Underwood M, Day RO. Non-steroidal anti-inflammatory drugs (NSAIDs) for musculoskeletal pain. BMJ. 2021;372:n104.
9. Rayar AM, Lagarde N, Ferroud C, et al. Update on COX-2 Selective Inhibitors: Chemical Classification, Side Effects and their Use in Cancers and Neuronal Diseases. Curr Top Med Chem. 2017;17(26):2935-56.
10. Bertolini A, Ottani A, Sandrini M. Dual acting anti--inflammatory drugs: a reappraisal. Pharmacol Res. 2001;44(6):437-50.
11. Bacchi S, Palumbo P, Sponta A, Coppolino MF. Clinical pharmacology of non-steroidal anti-inflammatory drugs: a review. Antiinflamm Antiallergy Agents Med Chem. 2012;11(1):52-64.
12. Kraychete, DC. Antiinflamatórios não–hormonais, em: Silva P, Farmacologia, 5a Ed., Rio de Janeiro, Editora Guanabara Koogan S.A, 2002; 556-65.
13. MacPherson RD. The pharmacological basis of contemporary pain management. Pharmacol Ther. 2000; 88: 163-85.
14. Barkin RL. The pharmacology of topical analgesics. Postgrad Med. 2013;125(4 Suppl 1):7-18.
15. Zeng C, Wei J, Persson MSM, Sarmanova A, et al. Relative efficacy and safety of topical non-steroidal anti--inflammatory drugs for osteoarthritis: a systematic review and network meta-analysis of randomised controlled trials and observational studies. Br J Sports Med. 2018;52(10):642-50.
16. Pastore MN, Kalia YN, Horstmann M, Roberts MS. Transdermal patches: history, development and pharmacology. Br J Pharmacol. 2015;172(9):2179-209.
17. Risser A, Donovan D, Heintzman J, Page T. NSAID prescribing precautions. Am Fam Physician. 2009 Dec 15;80(12):1371-8.
18. Vroom F, van den Berg PB, de Jong-van den Berg LT. Prescribing of NSAIDs and ASA during pregnancy; do we need to be more careful? Br J Clin Pharmacol. 2008 Feb;65(2):275-6.
19. Babb M, Koren G, Einarson A. Treating pain during pregnancy. Can Fam Physician. 2010;56(1):25, 27.
20. Black E, Khor KE, Kennedy D, Chutatape A, Sharma S, Vancaillie T, Demirkol A. Medication Use and Pain Management in Pregnancy: A Critical Review. Pain Pract. 2019;19(8):875-899.
21. Fonseca MRCC, Fonseca E, Bergsten-Mendes G. "Prevalência Do Uso De Medicamentos Na Gravidez: Uma Abordagem Farmacoepidemiológica Prevalence of Drug Use during Pregnancy: A Pharmacoepidemiological Approach." Revista De Saúde Pública 2002; 36 (2): 205-12.
22. Jarvis S, Nelson-Piercy C. (2011). Management of nausea and vomiting in pregnancy. BMJ, 342, d3606.
23. Nezvalová-Henriksen K, Spigset O, Nordeng H (2011). Effects of codeine on pregnancy outcome: results from a large population-based cohort study. European Journal of Clinical Pharmacology, 67(12), 1253-1261.
24. Koren G, Cairns J, Chitayat D, Gaedigk A, Leeder SJ (2006). Pharmacogenetics of morphine poisoning in a breastfed neonate of a codeine-prescribed mother. The Lancet, 368(9536), 704.
25. Kesavan K, Devineni K, Kennedy C (2018). Prolonged use of tramadol in pregnancy: a case report. Journal of Obstetrics and Gynaecology, 38(2), 273-274.
26. Raffa RB, et al. Opioid and nonopioid components independently contribute to the mechanism of action of tapentadol in TMT-induced neuropathic pain. Journal of Pain Research, v. 5, p. 151-159, 2012.
27. Marhofer D, et al. Schmerztherapie in der Schwangerschaft: Eine expertInnenbasierte interdisziplinäre Konsensus-Empfehlung [Pain management during pregnancy: An expert-based interdisciplinary consensus recommendation]. Der Schmerz, v. 35, n. 6, p. 382-390, 2021.
28. Broussard CS, et al. Maternal treatment with opioid analgesics and risk for birth defects. American Journal of Obstetrics and Gynecology, v. 204, n. 4, p. 314-e1, 2011.
29. Lund IO, et al. A comparison of buprenorphine + naloxone to buprenorphine and methadone in the treatment of opioid dependence during pregnancy: maternal and neonatal outcomes. Substance Abuse and Rehabilitation, v. 3, Suppl 1, p. 29-39, 2012.
30. Meyer M, et al. Intrapartum and postpartum analgesia for women maintained on buprenorphine during pregnancy. European Journal of Pain, v. 19, n. 8, p. 1119-1126, 2015.
31. Liu A, Nanan R. Neonatal abstinence syndrome - A review from a tertiary care center in western Sydney. Journal of Paediatrics and Child Health, v. 55, n. 8, p. 880-887, 2019.
32. Black E, et al. Medication use and pain management in pregnancy: A critical review. Pain Practice, v. 19, n. 8, p. 875-899, 2019.
33. Sarrapfour S, et al. Considerations and implications of cannabidiol use during pregnancy. Current Pain and Headache Reports, v. 24, n. 7, p. 38, 2020.
34. Bergamo TR, et al. Findings and methodological quality of systematic reviews focusing on acupuncture for pregnancy-related acute conditions. Acupuncture in Medicine, v. 36, p. 146-152, 2018.
35. Lassen D, et al. First-trimester pregnancy exposure to venlafaxine or duloxetine and risk of major congenital malformations: a systematic review. Basic & Clinical Pharmacology & Toxicology, v. 118, p. 32-36, 2015.
36. Holmes LB, Hernandez-Diaz S. Newer anticonvulsivants: lamotrigine, topiramate and gabapentin. Birth Defects Research Part A: Clinical and Molecular Teratology, v. 94, p. 599-606, 2012.
37. Hernández-Díaz S, et al. Comparative safety of antiepileptic drugs during pregnancy. Neurology, v. 78, p. 1692-1699, 2012.
38. Gimovsky AC, et al. Evaluating the use of ketamine for pain control with sickle cell crisis in pregnancy: a report of 2 cases. A&A Practice, v. 18, n. 10, p. 20-22, 2018.
39. Pennick V, Liddle SD. Interventions for preventing and treating pelvic and back pain in pregnancy. Cochrane Database Syst Ver. 2013 Aug 1;(8):CD001139.

PARTE 4

Infertilidade

28

Alvaro Petracco • Mariângela Badalotti • Marta Ribeiro Hentschke

Infertilidade – Conceito, Epidemiologia e Avaliação Diagnóstica

Introdução

A busca pelo "positivo" pode ser longa e cansativa; em meio a altos em baixos entre seguir e desistir, o casal passa por momentos de amor e muita tensão. A maternidade, no entanto, está por vir, e chegará de uma forma, ou de outra, trazendo consigo muito aprendizado e sabedoria, essas que começaram a ser compreendidas no momento do início das tentativas. O amor pelo ser que está por vir passa a crescer, e no momento que a gestação aflorar, as preocupações apenas mudam de lugar, porém sempre existirão. Assim, diante de um casal com desejo de gestar, acolher, ouvir e conduzir o caso com muita empatia, é o primeiro passo para a matrescência.

Estudar a infertilidade é fundamental para alcançar as metas de saúde e igualdade de gênero dos Objetivos de Desenvolvimento Sustentável de 2030, da Organização Mundial da Saúde (OMS).[1] Dessa maneira, neste capítulo, serão contemplados o conceito atual e a epidemiologia da infertilidade, assim como, as principais causas e as formas de investigação diagnóstica. Porém, sempre com atenção à individualização dos casos. Cada casal tem as suas peculiaridades, e o profissional de saúde precisa conhecer bem seus pacientes, a fim de visar as melhores condutas e desfechos.

Infertilidade

Conceito

A infertilidade é definida pela incapacidade de se obter uma gestação bem-sucedida após 12 meses ou mais de relações sexuais desprotegidas, ou devido a um comprometimento da capacidade de reprodução de um indivíduo, ou de seu parceiro.[1-3] Outros conceitos relativos à infertilidade e à fertilidade também são importantes de serem definidos visando alinhar a comunicação entre profissionais da saúde, cientistas, público leigo, pacientes e órgãos reguladores,[4] os quais podem ser vistos nos Quadros 28.1 e 28.2, respectivamente.

Conforme a Classificação Estatística Internacional de Doenças e Problemas Relacionados com a Saúde, Versão 11 (CID-11), a infertilidade pode ser enquadrada nos seguintes códigos, conforme a sua etiologia: GA31 para infertilidade feminina (GA31.0 primária e GA31.1, secundária, GA31.Z, infertilidade feminina sem especificação, seja primária ou secundária) e GB04 para infertilidade masculina (GB04.0 para azoospermia, GB04.Y, para outra infertilidade masculina específica, GB04.Z infertilidade masculina inespecífica).[7]

Epidemiologia

A infertilidade afeta milhões. Mesmo assim, permanece pouco estudado e as soluções subfinanciadas e inacessíveis para muitos, como resultado de altos custos, estigma social e disponibilidade limitada. Estudos de prevalência da infertilidade pelo mundo usam, muitas vezes, diferentes definições, prejudicando uma apuração precisa do dado. Ainda, muitas regiões do mundo apresentam poucos estudos sobre o tema, impossibilitando uma análise globalizada. Contudo, recentemente, a OMS publicou o documento "*Infertility prevalence estimates*, 1990-2021" que engloba estudos realizados mundialmente nesse período citado, e traz com mais detalhes e objetividade dados mundiais sobre infertilidade.[1] Estimativas globais de prevalência de infertilidade, em 2022, (de acordo com definição

Quadro 28.1. Conceitos relacionadas à infertilidade

Termo	Definição
Subfertilidade	Termo que pode ser usado de forma intercambiável com infertilidade.
Esterilidade	Estado permanente de infertilidade.
Infertilidade feminina	Infertilidade causada principalmente por fatores femininos, que englobam: distúrbios ovulatórios; diminuição da reserva ovariana; alterações anatômicas, endócrinas, genéticas, funcionais ou imunológicas do sistema reprodutivo; doença crônica; e condições sexuais incompatíveis com o coito.
Infertilidade masculina	Infertilidade causada principalmente por fatores masculinos que englobam: parâmetros ou função anormal do sêmen; alterações anatômicas, endócrinas, genéticas, funcionais ou imunológicas do sistema reprodutivo; doença crônica; e condições sexuais incompatíveis com a capacidade de depositar sêmen na vagina.
Infertilidade feminina primária	Mulher que nunca teve diagnóstico de gestação clínica e preenche critérios de infertilidade.
Infertilidade masculina primária	Homem que nunca iniciou uma gestação clínica e que preenche critérios para classificação de infertilidade.
Infertilidade feminina secundária	Mulher incapaz de estabelecer uma gravidez clínica, mas que previamente teve diagnóstico de gravidez clínica.
Infertilidade masculina secundária	Homem incapaz de iniciar uma gravidez clínica, mas que previamente iniciou uma gravidez clínica.
Infertilidade inexplicada	Infertilidade em casais com função ovariana, tubas de Falópio, útero, colo do útero e pelvis aparentemente normais, ainda, função testicular e anatomia geniturinária aparentemente normais e ejaculação normal; com frequência sexual adequada. O potencial desse diagnóstico depende das metodologias utilizadas e/ou das metodologias disponíveis.

Fonte: Adaptado das referências 4-6.

Quadro 28.2. Conceitos relacionadas à fertilidade

Termo	Definição
Fertilidade	Capacidade de estabelecer uma gravidez clínica.
Fecundidade	Capacidade de ter um filho vivo.
Fecundabilidade	Probabilidade de gravidez, durante um ciclo menstrual em uma mulher com exposição adequada ao espermatozoide e sem contracepção, culminando em nascido vivo. Em estudos populacionais, a fecundabilidade é medida como probabilidade mensal.
Tempo para gravidez	Tempo para estabelecer uma gravidez, medido em meses ou em número de ciclos menstruais.
Índice total de fertilidade	O número médio de filhos vivos por mulher. Pode ser determinado por meio de dados retrospectivos ou como uma estimativa do número médio.
Índice de fertilidade específico por idade	O número de nascidos vivos por mulher em um determinado grupo etário, em um ano civil específico, expresso por 1.000 mulheres.

Fonte: Adaptado das referências 4 e 5.

de infertilidade adotada pela OMS), com base em dados de 1990 a 2021, estimam que, globalmente, uma em cada seis pessoas seja afetada pela incapacidade de ter um filho em algum momento de sua vida. Isso independentemente de onde eles moram e de quais recursos eles têm.[1] O documento traz também que a prevalência de infertilidade ao longo da vida (definida como a proporção de uma população que já experimentou infertilidade em sua vida) é estimada em 17,5% (intervalo de confiança [IC] de 95%: 15,0-20,3); já a prevalência de período de infertilidade (definida como a proporção de uma população com infertilidade em um determinado ponto ou intervalo no tempo, que pode ser atual ou no passado) é estimada em 12,6% (IC 95%: 10,7-14.6).[1]

Estimativas regionais de prevalência de infertilidade

Há alguma variação na prevalência de infertilidade entre as regiões, mas as lacunas de dados e os intervalos de confiança sobrepostos significam que as diferenças regionais podem não ser substanciais ou conclusivas.

Algumas regiões apresentam muito pouco estudo com estimativas de prevalência relevantes, sendo nenhum estudo conduzido na região do Sudeste Asiático da OMS. Os dados disponíveis indicam que a prevalência estimada de infertilidade ao longo da vida é mais alta na região do Pacífico Ocidental da OMS (23,2%) e mais baixa na região do Mediterrâneo Oriental da OMS (10,7%). Já a prevalência estimada de infertilidade no período é mais alta na região Africana da OMS (16,4%) e mais baixa na região do Mediterrâneo Oriental (10,0%) (Quadro 28.3).

Todos os intervalos de confiança para essas estimativas se sobrepõem com base em 3 ou menos estudos, sugerindo que as diferenças observadas podem não ser substanciais ou conclusivas.

As estimativas de prevalência de infertilidade são semelhantes entre países com diferentes níveis de renda. A prevalência de infertilidade ao longo da vida foi de 17,8% para países de alta renda e 16,5% para países de baixa e média renda. A prevalência de infertilidade por período foi de 12,6% para países de alta renda e 12,6% para países de baixa e média renda.

Estimativas anteriores de prevalência de infertilidade sugeriam que o número de indivíduos ou casais afetados pela infertilidade variava de 48,5 milhões de casais globalmente[8] a 186 milhões de mulheres casadas apenas nos países em desenvolvimento.[9] Além disso, um estudo de 2012 que usou dados de 277 pesquisas demográficas de saúde e modelagem hierárquica Bayesiana para gerar estimativas para 190 países e territórios usando uma duração de 5 anos ou mais para definir a infertilidade,[8] concluiu que 1,9% das mulheres expostas ao risco apresentaram infertilidade primária e 10,5% apresentaram infertilidade secundária. Uma revisão da literatura de 25 pesquisas populacionais de 2007 descobriu que a prevalência de infertilidade quando definida por uma duração de 12 meses ou mais variou de 3,5% a 16,7% em nações mais desenvolvidas e de 6,9% a 9,3% em nações menos desenvolvidas.[10] Em 2016, outra revisão e metanálise de 52 estudos relataram uma prevalência média de infertilidade de 10% em todo o mundo, com prevalência agrupada mais baixa e mais alta na Austrália e na África, respectivamente.[11]

A literatura mostra que um pouco mais da metade da população infértil procura ajuda profissional, sendo 57,3% das mulheres e 53,2% dos homens; entre os jovens (16-24 anos), as mulheres buscam mais tratamento médico que os homens, sendo 32,6% e 14,1% respectivamente; as mulheres que tiveram o primeiro filho após os 35 anos procuram auxílio médico com maior frequência (74,6%), o mesmo ocorrendo com homens e mulheres com níveis educacionais e postos de trabalho mais elevados; por outro lado, homens que usam álcool regularmente procuram menos por tratamento.[12] Não foi observada uma diferença de busca de tratamento entre países mais desenvolvidos 56,1% (42%-76,3%) e menos desenvolvidos 51,2% (27%-74,1%). Os principais motivos de não buscar tratamento seriam o medo do "rótulo" de infertilidade e as preocupações com o custo do tratamento.[10,12]

Fatores que influenciam a prevalência da fertilidade

A prevalência de infertilidade varia conforme a definição usada e as variáveis do estudo incluídas, como tempo/período, região geográfica e fatores demográficos do paciente, sendo os fatores mais estudados:

1. **Idade feminina:** a prevalência da infertilidade geralmente aumenta com o aumento da idade feminina. Mulheres de 20 a 24 anos apresentaram as taxas mais baixas de infertilidade (aproximadamente 3%), enquanto as de 35 a 39 anos apresentaram as taxas mais altas (aproximadamente 5,5%).[13] Os contribuintes específicos da idade incluem o declínio da reserva ovariana e o impacto acumulado de doenças ginecológicas, comorbidades médicas e infecções, entre outros.
2. **Raça/etnia:** embora possa afetar a prevalência da infertilidade,[14] essa associação provavelmente reflete fatores de confusão subjacentes, como

Quadro 28.3. Prevalência da infertilidade por região da Organização Mundial da Saúde

	Prevalência de infertilidade ao longo da vida	Prevalência de infertilidade por período
Região do Mediterrâneo Oriental	10,7% (IC: 3,4, 29,0, n = 3)	10,0% (IC: 5,5, 18,2, n = 3)
Região Europeia	16,5% (IC: 14,1, 19,2, n = 18)	12,4% (IC: 10,5, 14,6, n = 27)
Região das Américas	20,0% (IC: 13,9, 27,9, n = 10)	10,4% (IC: 7,4, 14,3, n = 5)
Região Africana	13,1% (IC: 8,6, 19,4, n = 2)	16,4% (IC: 10,0, 25,7, n = 6)
Região do Pacífico Ocidental	23,2% (IC: 17,4, 30,2, n = 6)	13,0% (IC: 7,8, 20,8, n = 11)

Fonte: Adaptado da referência 1.

desvantagem socioeconômica, ao invés de uma relação verdadeira.[15]

3. **Nuliparidade:** as nulíparas têm maior probabilidade de sofrer de infertilidade do que aquelas com gravidez anterior, em todas as faixas etárias. Na análise dos dados da Pesquisa Nacional de Crescimento Familiar dos Estados Unidos, as nulíparas tiveram mais do que o dobro da prevalência de infertilidade em comparação com as parturientes (13% *versus* 6%). Mulheres nulíparas com idades entre 35 e 39 anos tiveram uma prevalência de infertilidade quase 4 vezes maior em comparação com suas contrapartes multíparas (27,2% *versus* 7%).[14]
4. **Acesso a serviços de saúde reprodutiva:** a capacidade de acessar serviços de saúde reprodutiva está associada à redução da prevalência de infertilidade, provavelmente por meio de melhor triagem e tratamento de doenças e infecções ginecológicas.[14] Essa constatação tem implicações significativas para as políticas públicas.

Diagnóstico do casal

Antes de se iniciar qualquer investigação, o casal deve ser informado de que existe um tempo habitual requerido para se obter uma gestação. É importante saber que em ciclos ovulatórios, com relações sexuais regulares, a chance mensal de gravidez fica em torno de 20%, e a taxa que diminui conforme o avançar da idade da mulher. Contudo, a chance cumulativa de gravidez aumenta significativamente nos primeiros 6 meses de tentativas e a eficiência reprodutiva aumenta com a frequência das relações sexuais na janela de concepção. A Figura 28.1 mostra o tempo necessário para concepção em casais que engravidaram, conforme estudo de Guttmacher, de 1956.[16]

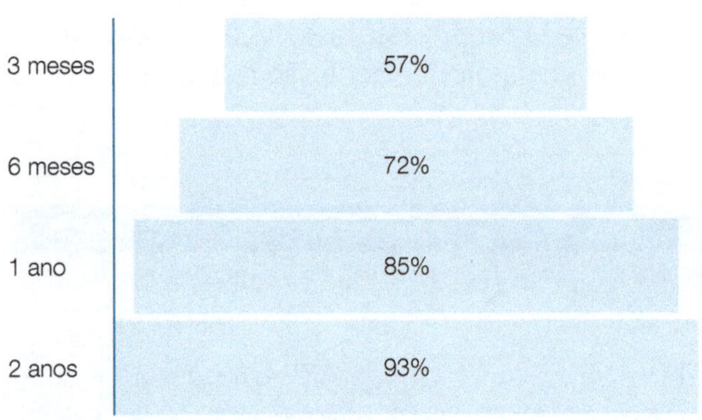

■ **Figura 28.1.** Tempo necessário para concepção em casais que engravidaram. Fonte: Adaptada da referência 16.

Investigação do casal infértil – busca pelo diagnóstico etiológico

As causas da infertilidade são variadas e muitas vezes complexas (OMS, 2023), cabe à equipe clínica dar suporte emocional para o casal, sempre trazendo o paciente como parte do processo e da tomada de decisões, deixando-os sempre cientes das chances de sucesso de gestação.

Quando iniciar a investigação

O momento para iniciar a investigação se baseia tanto no tempo de tentativas de concepção, quanto na idade feminina e nas comorbidades associadas à mulher e/ou ao homem. Na ausência de história clínica ou achados no exame físico de patologias que exigem uma avaliação imediata, a busca por possíveis fatores e o início de tratamentos deve-se iniciar após 12 meses em mulheres com menos de 35 anos (ou seja, quando diante do diagnóstico de infertilidade), e após 6 meses em mulheres com 35 ou mais anos. Em mulheres acima de 40 anos, recomenda-se que a avaliação e tratamento sejam iniciados assim que o casal buscar atendimento.[2-4]

Por onde começar a investigação

A investigação inicial de qualquer patologia ou sinal/sintoma clínico começa com uma boa anamnese e exame físico. Na busca pela causa da infertilidade, não é diferente. Diante do casal infértil, existe uma série de perguntas objetivas que devem ser realizadas para guiar o raciocínio clínico, a solicitação de exames e o início do tratamento (Quadro 28.4). A história sexual deve ser avaliada, a fim de afastar disfunções sexuais; assim como, a frequência das relações sexuais. Estudos demonstram que 2 vezes por semana é considerada uma frequência satisfatória para a obtenção de gestação.[17-19] Outras causas de infertilidade, como patologias tireoidianas, elevação dos níveis de androgênios por hiperplasia adrenal ou tumor de adrenal, amenorreia de causa hipotalâmica, diabetes, patologias autoimunes, também devem ser questionadas na consulta. Estudos demonstram que mulheres com índice de massa corporal (IMC) superior a 27 kg/m^2 apresentam maior risco de infertilidade de causa anovulatória em comparação com mulheres com IMC considerado normal.[20] Por outro lado, o excesso de exercício físico também pode ser um fator de risco para anovulação e, consequentemente, infertilidade.[20] A obesidade também está relacionada à redução da concentração de espermatozoides,[21] assim como,

Quadro 28.4. Investigação de infertilidade. Anamnese detalhada do casal

Anamnese	
Dados de identificação	Idade; raça; estado civil; profissão; escolaridade; procedência
História da doença atual	Tempo de infertilidade Filhos de outros relacionamentos Tratamentos prévios realizados Medicações usadas em tratamentos prévios Resultados obtidos de tratamentos prévios
Revisão de sistemas	Galactorreia Hirsutismo Dor pélvica ou abdominal Sintomas pulmonares, cardíacos, renais, cerebrais, distúrbios endócrinos, alterações na pele, olhos, ouvidos, boca etc. Alteração de peso nos últimos anos
História gineco-obstétrica	Menarca Ciclos menstruais (fluxo sanguíneo, dor ovulatória, dismenorreia) História sexual (início da vida sexual, número de parceiros, frequência das relações sexuais desprotegidas, prática de sexo anal, dispareunia, uso de lubrificantes) Data da última menstruação Uso prévio de anticoncepcionais Gestações prévias (definir intrauterinas ou não; mesmo parceiro ou não) História de abortamentos (espontâneos ou provocados; curetagem uterina) História de pré-eclâmpsia, trombofilias, alterações da glândula tireoide ou diabetes em gestações prévias Alterações anatômicas uterinas
História médica pregressa	Hábitos (tabagismo, alcoolismo, uso de drogas) Cirurgias prévias Alergias História de transfusão de sangue Doenças da infância Uso de produtos tóxicos Problemas genéticos Prática de atividade física, dieta saudável
História familiar	Idade de menopausa materna História de infertilidade História de alterações na gestação materna (pré-eclâmpsia, abortamentos de repetição, crescimento intrauterino restrito) Doenças genéticas na família História de neoplasias
História psicossocial	Com quem mora e onde Filhos de outros relacionamentos moram junto História de abuso sexual na infância Morte precoce de entes próximos Investigação de nível de estresse físico e mental

Fonte: Adaptado da referência 24.

o tabagismo e o álcool, que podem causar distúrbios na espermatogênese. O tabagismo também apresenta um efeito sobre a fertilidade feminina, prejudicando todos os estágios da reprodução, como a foliculogênese, transporte do embrião, receptividade do endométrio e fluxo sanguíneo uterino.[22] Ainda, o estresse e a desregulação do ciclo circadiano estão cada vez mais associados à infertilidade, devendo também estar nas perguntas iniciais aos pacientes.[23]

A seguir, uma sugestão de roteiro para ser aplicado na primeira consulta de infertilidade de um casal (Quadro 28.5).

O casal, na grande maioria das vezes, inicia procurando um ginecologista (ou infertileuta), e apenas diante da presença de fator masculino, é que o homem busca um andrologista (urologista que lida com a saúde do homem, principalmente reprodutivas e sexuais).

Quadro 28.5. Roteiro para primeira consulta de infertilidade

 # Dados dos pacientes:

Nome: ______ Idade: ______

Raça: Branca ( ) Negra ( ) Mista ( )

Instrução: ______ Profissão: ______

Nome: ______ Idade: ______

Raça: Branca ( ) Negra ( ) Mista ( )

Instrução: ______

 # Anamnese

Infertilidade: primária/secundária ______

Outras queixas ginecológicas/urológicas ______

 # HGO:

Menarca (anos): ______ Início da vida sexual (anos): ______

Frequência da atividade sexual: ______

Número de parceiros durante toda a vida sexual: ______

Data da última menstruação: ....../....../.......

Ciclo menstrual (duração/característica): ______

Anticoncepção: ______ Métodos já utilizados: ______

Gestações: ______ Partos: ______

(Normais: ______/Cesáreos: ______)

Abortos: (Espontâneos: ______ Provocados: ______) – História de curetagem uterina: sim/não: ______

Gestações em outras relações: ______ Filhos de relações anteriores: ______

Cirurgias ginecológicas: ______ (Quais procedimentos em que datas): ______

Último citopatológico de colo uterino: ______

História de infecções sexualmente transmissíveis: ______

 # HMP:

Patologias e tratamentos realizados: ______

Cirurgias não ginecológicas: ______

Hábitos: Fumo: ______ Álcool: ______ Drogas: ______

Sono: ______

 # História do parceiro (masculino):

Nome ______ Idade: ______

Profissão: ______

Filhos de relações anteriores: ______

Patologias prévias: ______

História de criptorquidia, caxumba pós-puberal, torção testicular ou trauma: ______

História de infecções sexualmente transmissíveis: ______

Cirurgias prévias, hernioplastias e vasectomia: ______

Hábitos: Fumo: ______ Álcool: ______ Drogas: ______

Sono: ______

Uso de medicações/anabolizantes: ______

 # Exame físico:

Altura (m): ______ Peso (kg): ______

Mamas: ______

Abdômen: ______

Períneo: ______ Vulva: ______

Especular: ______ Flora: ______

Toque vaginal: ______

 # Exames complementares:

Dosagens hormonais: ______

Histerossalpingografia: ______

Espermograma: ______

Outros: ______

HGO = história gineco-obstétrica; HMP = história médica pregressa. Fonte: Autoria própria.

Quadro 28.6. Investigação de infertilidade. Exame físico detalhado

Exame físico	
Dados antropométricos	Peso; altura; índice de massa corporal*
Inspeção geral	Distribuição de gordura corporal* Características sexuais secundárias femininas Hiperandrogenismo (acne, hirsutismo, virilização, calvície) Estigmas da síndrome de Turner (baixa estatura, pescoço alado, tórax largo em barril, mamilos afastados, dedos curtos, mãos e pés pequenos etc.)
Genitália	Inspeção da genitália externa: lesões, distribuição de pelos Exame especular: vagina (septos vaginais, lesões em mucosa, corrimentos não fisiológicos); colo uterino (ectopia, lesões, leucorreia) Toque vaginal e bimanual: massas anexiais e vaginais, aumento do volume uterino, nodulações (fundo de saco de Douglas, ligamento uterossacro, septo retovaginal), dor ou dificuldade à mobilização do útero
Mamas	Inspeção estática e dinâmica: assimetrias, retrações Palpação: galactorreia, nodulações, adensamentos

*Obesidade está associada a infertilidade e obesidade abdominal à resistência insulínica.
Fonte: Adaptado da referência 24.

O Quadro 28.6 apresenta os detalhes de um exame físico completo da mulher, para ser também aplicado na primeira consulta de infertilidade.

Conclusão

Estudar a infertilidade é um componente importante da saúde e dos direitos sexuais e reprodutivos. Seguir a definição proposta pela OMS ajudará pesquisadores e estudiosos a estabelecerem melhor a epidemiologia da doença, e ainda, avaliar melhor as suas causas e desfechos clínicos globalmente, visto que ainda há uma variação considerável nas estimativas de infertilidade. Da mesma forma, abordar a infertilidade também é fundamental para alcançar os direitos humanos ao gozo do mais alto padrão atingível de saúde física e mental e para proporcionar a chance dos casais a decidir o número, o momento certo de ter filhos.

No próximo capítulo serão abordadas as fases do processo reprodutivo e os fatores causais da infertilidade.

Referências bibliográficas

1. Infertility prevalence estimates, 1990-2021. Geneva: World Health Organization; 2023. Licence: CC BY-NC-SA 3.0 IGO.).
2. Practice Committee of the American Society for Reproductive Medicine. Electronic address: asrm@asrm.org. Definitions of infertility and recurrent pregnancy loss: a committee opinion. Fertil Steril 2020; 113:533.
3. Practice Committee of the American Society for Reproductive Medicine. Electronic address: asrm@asrm.org, Practice Committee of the American Society for Reproductive Medicine. Fertility evaluation of infertile women: a committee opinion. Fertil Steril 2021; 116:1255.
4. Zegers-Hochschild F et al. Fertil Steril. 2017; 108(3): 393-406.
5. Badalotti, M e Petracco, A. FEBRASGO, 2018.
6. WHO Manual for the Standardized Investigation and Diagnosis of the Infertile Male [Internet]. www.who.int. [cited 2022 Jun 4]. Available from: https://www.who.int/publications/i/item/9780521774741.
7. International Classification of Diseases 11th Revision. https://icd.who.int/en. Acesso em 14 de maio de 2023.
8. Mascarenhas MN, Flaxman SR, Boerma T, Vanderpoel S, Stevens GA. National, regional, and global trends in infertility prevalence since 1990: a systematic analysis of 277 health surveys. PLoS Med. 2012;9(12):e1001356.
9. Rutstein SO, Shah IH. Infecundity, Infertility, and Childlessness in Developing Countries. DHS Comparative Reports No. 9. Calverton, Maryland, USA: ORC Macro and the World Health Organization; 2004.
10. Boivin J, Bunting L, Collins JA, Nygren KG. International estimates of infertility prevalence and treatment-seeking: potential need and demand for infertility medical care. Hum Reprod. 2007;22(6):1506-12.
11. Direkvand MA, Delpisheh A, Sayehmiri K. An investigation of the worldwide prevalence of infertility as a systematic review. Qom Univ Med Sci J. 2016;10(1):76-87.
12. Datta J, Palmer MJ, Tanton C, Gibson LJ, Jones KG, Macdowall W, et al. Prevalence of infertility and help seeking among 15 000 women and men. Hum Reprod. 2016;31(9):2108–2118.).
13. Sun H, Gong TT, Jiang YT, Zhang S, Zhao YH, Wu QJ Global, regional, and national prevalence and disability-adjusted life-years for infertility in 195 countries and territories, 1990-2017: results from a global burden of disease study, 2017. Aging (Albany NY). 2019;11(23):10952. Epub 2019 Dec 2.
14. Snow M, Vranich TM, Perin J, Trent M, Estimates of infertility in the United States: 1995-2019. Fertil Steril. 2022;118(3):560. Epub 2022 Jun 14.
15. US.Willis MD, Orta OR, Ncube C, Wesselink AK,Đoàn LN, Kirwa K, Boynton-Jarrett R, Hatch EE, Wise LA Associa-

tion Between Neighborhood Disadvantage and Fertility Among Pregnancy Planners in the JAMA Netw Open. 2022;5(6):e2218738. Epub 2022 Jun 1.

16. Guttmacher, A. F. Factors affecting normal expectancy of conception. J Am Med Assoc, 161, 855-60, 1956.
17. Krausz C. Male infertility: Pathogenesis and clinical diagnosis. Best Practice & Research Clinical Endocrinology & Metabolism. 2011 Apr;25(2):271-85.
18. O'Flynn N. Assessment and treatment for people with fertility problems: NICE guideline. Br J Gen Pract. 2014;64(618):50-1.
19. National Collaborating Centre for Women's and Children's Health (UK). Fertility: assessment and treatment for people with fertility problems. Nice Clinical Guideline. 2nd ed. London (UK): RCOG Press; 2013.
20. Carson SA, Kallen AN. Diagnosis and Management of Infertility: A Review. JAMA. 6 de julho de 2021;326(1):65.
21. Agarwal A, Baskaran S, Parekh N, Cho CL, Henkel R, Vij S, et al. Male infertility. The Lancet. janeiro de 2021;397(10271):319-33.
22. Vander Borght M, Wyns C. Fertility and infertility: Definition and epidemiology. Clinical Biochemistry. dezembro de 2018;62:2-10.
23. Sciarra F, Franceschini E, Campolo F, Gianfrilli D, Pallotti F, Paoli D, et al. Disruption of Circadian Rhythms: A Crucial Factor in the Etiology of Infertility. IJMS. 30 de maio de 2020;21(11):3943.
24. Fritz MA, Speroff L. Clinical Gynecologic endocrinology and Infertility. 8th edition. Wolters Kluwer Health. 2010. Chapter 27: Female infertility. p1137-1190.

29

Alvaro Petracco • Mariângela Badalotti • Marta Ribeiro Hentschke

Fases do Processo Reprodutivo – Um Guia para Identificar Fatores Causais

Introdução

O processo reprodutivo é bastante complexo, não é à toa que a taxa mensal de gestação fica em torno de 20% mesmo em casais jovens, e sem patologias identificadas. Após anamnese e exame físico, a investigação pode seguir avaliando-se as etapas do processo reprodutivo.

De modo geral, atribui-se 35% das causas a fatores femininos, 35% a fatores masculinos, em 20% existem causas associadas do casal e em 10%, infertilidade inexplicada.

Fases do processo reprodutivo e os fatores causas

O Quadro 29.1 apresenta as fases do processo reprodutivo para atingir uma gestação intraútero. Falhas em qualquer uma dessas fases poderá ser suficiente para diminuir consideravelmente as taxas de gestação.

De forma didática, podemos dividir possíveis falhas das fases do processo reprodutivo em **sete grandes grupos**, que podem se coincidir ou não (múltiplos fatores), visando buscar "problemas" que poderiam estar comprometendo a fertilidade do casal, sendo eles:

Quadro 29.1. Fases do processo reprodutivo para atingir uma gestação intraútero

1. Produção espermática adequada em número e qualidade
2. Depósito de espermatozoides na vagina (copulação)
3. Integridade anatômica e funcional dos aparelhos genitais masculino e feminino
4. Copulação no período fértil
5. Espermatozoides com livre trânsito pelo aparelho genital feminino (espermomigração)
6. Ovários funcionais: com número adequado de folículos primordiais, com receptores para estímulos hormonais responsáveis pelo recrutamento folicular, seleção e liberação de oócito maduro (ovulação)
7. Tubas uterinas pérvias capazes de permitir o trânsito dos espermatozoides e a fertilização do oócito
8. Tubas uterinas com capacidade para proporcionar nutrição para o embrião e franquear as várias etapas da divisão celular, durante seu transporte até o útero
9. Útero apto a receber o embrião e assegurar sua nidação e propiciar a interação ovo-materna, permitindo o desenvolvimento do concepto até que exista maturidade para a vida extrauterina

Fonte: Autoria própria.

Fator ovulatório/reserva ovariana

Responsável por cerca de 25%-40% dos casos de infertilidade. A anovulação ou a oligovulação podem ser devidas a problemas centrais (hipotálamo ou hipófise), ovarianos ou serem multicausais. As causas mais comuns são síndrome dos ovários policísticos (SOP), hiperprolactinemia, disfunção hipotalâmica e insuficiência ovariana primária.

A **SOP** é a causa mais frequente de oligo/anovulação, responsável por 70% a 85% dos casos, dependendo dos critérios usados para o diagnóstico. Mulheres com SOP têm um número normal de folículos primordiais, mas os folículos primários e secundários estão significativamente aumentados. Devido a desarranjos nos fatores envolvidos no desenvolvimento folicular, mediados pelo hiperandrogenismo e pela hiperinsulinemia, os folículos param de crescer quando atingem diâmetros entre 4 mm e 8 mm.[1] Como não há desenvolvimento de folículo dominante, a ovulação não ocorre.

A **hiperprolactinemia** é uma causa comum de anovulação, que leva à infertilidade, principalmente em mulheres entre 25-34 anos.[2] Entre as causas estão tumor hipofisário, idiopática, hipotireoidismo, uso de medicamentos, danos ao talo hipofisário, insuficiência renal, entre outras. Pode levar à infertilidade por anovulação. O mecanismo envolvido é a supressão do eixo hipotalâmico-hipofisário, que inibe a liberação do hormônio liberador de gonadotrofinas (GnRH) levando à redução da secreção de gonadotrofinas, com consequente hipogonadismo hipogonadotrófico. A hipótese atual é que a deficiência de GnRH resultante da hiperprolactinemia é causada pela redução da kisspeptina.[2]

A **disfunção hipotalâmica** responde por 3%-4% dos casos de anovulação.[3] As principais causas são distúrbios alimentares que levam à desnutrição severa (como a anorexia nervosa), atividade física extenuante que abaixe o IMC (como atletas e dançarinas) e estresse excessivo. Em qualquer dessas situações ocorre alteração da pulsatilidade do GnRH, levando ao comprometimento da secreção do hormônio folículo-estimulante (FSH) e do hormônio luteinizante (LH) com consequente profundo hipoestrogenismo que determina anovulação. Em raras situações, a causa pode ser hiporresponsividade da hipófise ao GnRH.

A **insuficiência ovariana prematura (IOP)** é definida como falência da função gonadal, temporária ou definitiva, que ocorre após a menarca e antes dos 40 anos. Algumas pacientes com IOP podem produzir estrogênio, ovular, e, em 5% a 10% dos casos, conceber e ter uma gravidez e parto sem alterações; assim como, ter a função ovariana intermitente (sem amenorreia associada) e menstruação espontânea (embora anormalidades da função menstrual estejam presentes). Laboratorialmente é diagnosticada por meio de níveis elevados de FSH, em dois momentos distintos, com intervalo de 4 semanas entre eles. A IOP tem uma prevalência de cerca de 0,9% na população, afetando 1/1.000 mulheres com idade entre 25-30 anos e 1/100 mulheres com idade entre 35-40 anos. Para as pacientes que desejam gestar, o estímulo com gonadotrofinas não é recomendado devido à baixa resposta, e a fertilização *in vitro* (FIV) com óvulos doados é o tratamento mais apropriado para essas pacientes.[4]

Acredita-se que se a ovulação for o único fator associado à infertilidade, a maioria dos casais obterá uma gestação dentro de 3-6 meses de correção da disovulia.

Os exames complementares para avaliação da ovulação podem ser vistos no Quadro 29.2.

Quadro 29.2. Exames complementares para avaliação da ovulação

Exames	Descrição e considerações dos achados
Níveis séricos de progesterona	Dosagem no 21° dia do ciclo (em mulheres com ciclos de 28 a 30 dias), mulheres com ciclos irregulares a dosagem deve ser mais tardia e repetida semanalmente. Valores: > 3 ng/mL: provável ovulação; > 10 ng/mL: fase lútea adequada.
Monitoração ultrassonográfica do crescimento folicular	Método de melhor acurácia para documentar a ovulação. Início da monitoração em torno do 8° dia do ciclo menstrual. Avaliação do crescimento progressivo do folículo dominante até seu colapso. Permite a avaliação da evolução endometrial em resposta aos crescentes níveis de estradiol.
Hormônio Luteinizante (LH), urinário	Detecta o início do pico de LH, que quando começa a subir pressupõe que a paciente irá ovular em aproximadamente 40 horas.
Investigação endócrina*	Dosar níveis séricos de FSH, LH e prolactina sérica. Avaliação de perfil androgênico: testosterona, androstenediona e sulfato de hidroepiandrosterona (S-DHEA). Avaliação da função tireoidiana: dosagem séricas de TSH e T4 livre. Ultrassonografia pélvica transvaginal: avaliação da morfologia ovariana (rastreio de síndrome dos ovários policísticos, SOP).
Biópsia de endométrio**	Realiza-se na fase lútea, em torno do 21° dia do ciclo. Resultado: endométrio secretor, pressupõe ocorrência de ovulação. Limitações do método: caro e invasivo, não sendo adequado para um teste de rotina.

*Quando há oligomenorreia/amenorreia, impõe-se a investigação endócrina.

** A Sociedade Americana de Medicina Reprodutiva salienta que não existe benefício em realizar a biópsia endometrial na avaliação da infertilidade feminina e não ser que uma patologia endometrial seja extremamente suspeita.

Fonte: Adaptado das referências 5 e 6.

Quadro 29.3. Testes de reserva ovariana

Exames	Descrição e considerações dos achados
Teste de FSH no 3º dia do ciclo	FSH < 10 UI/L: reserva ovariana adequada.
Estradiol no 3º dia do ciclo	Valores: < 80 pg/mL, reserva ovariana adequada. > 80 pg/mL, baixa taxa de gestação na fertilização *in vitro*. > 100 pg/mL, zero por cento de taxas de gestação.
CFA	CFA: folículos que medem entre 2 e 10 mm. CFC < 4 a 10 folículos antrais, entre o 2º e 4º dias de um ciclo menstrual regular: baixa reserva ovariana. Medida do folículo: média de dois diâmetros perpendiculares, sendo um deles a maior dimensão de cada folículo.
AMH	Valores (aferidos em qualquer momento do ciclo): AMH < 0,5 ng/mL: prevê redução da reserva ovariana com menos de três folículos em um ciclo de FIV. AMH < 1,0 ng/mL prediz a reserva basal do ovário com probabilidade de oócitos limitados na recuperação. AMH > 1,0 ng/mL, mas < 3,5 ng/mL sugere uma boa resposta à estimulação. AMH > 3,5 ng/mL prediz uma boa resposta à estimulação ovariana e deve-se ter cuidado para evitar a síndrome de hiperestimulação ovariana. (Obs.: a interpretação dos níveis de AMH é dependente do ensaio laboratorial e não existe um padrão internacional).
Teste com CC	FSH < 10 UI/L no 3º e 10º dia do ciclo: reserva ovariana adequada. FSH borderline (entre 10-15 UI/L) e FSH elevados no 3º e 10º dia do ciclo: diminuição da reserva ovariana. Estrogênio pode ser mensurado no 3º dia, mas não no 10º dia, já que reflete a magnitude da resposta folicular ovariana ao CC por 5 dias e não a reserva ovariana. (teste pouco utilizado atualmente)

FSH = hormônio folículo-estimulante; CFA = contagem de folículos antrais; AMH = hormônio antimülleriano; CC = citrato de clomifeno.
Fonte: Adaptado das referências 5 e 6.

Avaliação da reserva ovariana

Reserva ovariana é o termo usado para indicar o número e/ou a qualidade de oócitos, refletindo a habilidade em reproduzir.[8] A redução da reserva ovariana reduz com o avançar da idade e um fato esperado. Porém, em algumas mulheres a reserva ovariana não coincide com a idade biológica. Baixa reserva ovariana indica redução na quantidade de folículos ovarianos ou na qualidade dos óvulos em mulheres em idade reprodutiva. É uma causa importante de infertilidade e um fator limitante para o sucesso dos tratamentos.

A avaliação da reserva ovariana deve ser considerada em mulheres acima de 35 anos tentando gestar há mais de 6 meses, naquelas que, independentemente da idade, tem risco de menor reserva ovariana e naquelas com história de má resposta à estimulação ovariana em tratamentos anteriores. São considerados fatores de risco para baixa reserva ovariana: história familiar de menopausa precoce; alterações genéticas (síndrome de Turner e mosaicismos, e mutações genéticas, como FMR1, BRCA); condições que causam danos ovarianos (endometriose e infecção pélvica); cirurgia ovariana prévia (endometrioma e ooforectomia); quimioterapia ou radioterapia pélvica; tabagismo.[6]

Até o momento, não existe um teste de reserva ovariana (TRO) ideal e, por isso, são utilizados uma série de testes, sendo que a associação dos mesmos oferece o melhor resultado (Quadro 29.3).

O hormônio antimülleriano (HAM)

O HAM é produzido pelas células da granulosa que envolvem cada oócito no folículo ovariano em desenvolvimento, < 8 mm, primordiais e pré-antrais. A produção e os níveis séricos do HAM em um determinado momento refletem a reserva ovariana de uma mulher, visto que os níveis do HAM diminuem ao longo da vida reprodutiva. Existem dados para se dosar os níveis de HAM para a avaliação da reserva ovariana em mulheres inférteis e para selecionar protocolos de estimulação ovariana nessa população; no entanto, o uso de níveis séricos de HAM para aconselhamento de fertilidade em mulheres sem diagnóstico de infertilidade não é recomendado. Deve-se ter cautela ao dosar níveis séricos do hormônio em qualquer população de mulheres com baixa prevalência de infertilidade, incluindo mulheres em idade reprodutiva que nunca tentaram engravidar ou engravidaram anteriormente sem tratamento. Assim, uma única avaliação do nível sérico de HAM em mulheres com fertilidade presumida não parece ser útil para prever o tempo até a gravidez e não deve ser usada para aconselhar pacientes a esse respeito, não sendo recomendado como rotina.

Ainda, mais dados são necessários para determinar a utilidade do HAM como um preditor de tempo para a menopausa, um biomarcador para a SOP ou um preditor de futuras menstruações em mulheres que receberam terapia gonadotóxica.[9-11]

Fator tubário/tuboperitoneal

Responsável por 30% dos casos de infertilidade, corresponde ao comprometimento da função e da permeabilidade tubária, comprometimento do lúmen ou da motilidade das fímbrias, ou a alterações da relação anatômica entre tuba e ovário, essas devidas principalmente a aderências. As causas mais comuns são doença inflamatória pélvica (DIP), endometriose, cirurgias abdominopélvicas, abortamentos, passado de apendicite, doença inflamatória intestinal, tuberculose pélvica ou gravidez ectópica. Apesar disso, metade das pacientes não apresentam dados de suspeição na anamnese.

A DIP é a causa mais comum de comprometimento tuboperitoneal. Provoca aglutinação de fímbrias, fimose fimbrial, obstrução tubária, hidrossalpinge e nodulações na muscular da porção ístmica (salpingite ístmica nodosa).[12] O risco de infertilidade após DIP é de 12%-15% após um episódio, de 23%-35% após dois episódios e de 54%-75% após três episódios.[12,13] Os agentes mais comuns são a *Chlamydia trachomatis e Neisseria gonorrhoeae*. Aderências que comprometem a relação tubo-ovariana estão presentes em torno de 10% dos casos,[13] e o risco de gestação ectópica aumenta de 6 a 7 vezes após um episódio de DIP.[12] A cirurgia pélvica, mesmo aquela com vistas à correção de fator tuboperitoneal, pode levar à infertilidade. Portanto, qualquer cirurgia pélvica deve ser realizada levando-se em conta o risco de comprometimento da função tubária no pós-operatório. A apendicite rota aumento o risco relativo de infertilidade tubária em quase 5 vezes e as cirurgias para doenças inflamatórias intestinais (Crohn e colite ulcerativa) reduzem a fertilidade.[12] A tuberculose pulmonar pode levar ao surgimento de tuberculose pélvica em 10%-20% dos casos. Em geral, leva ao comprometimento tubário bilateral, com desenvolvimento de piossalpinge caseosa.

Endometriose

A endometriose é uma doença inflamatória benigna, estrogênio-dependente, caracterizada pela presença de implantes ectópicos de endométrio. Sabe-se que 30%-50% das pacientes com endometriose são inférteis e que 25%-50% das mulheres inférteis tem endometriose. O índice de fecundidade em casais férteis é de 15%-20% ao passo que nas mulheres com endometriose é estimado em 2%-10%.[14] Na endometriose grave, a causa da infertilidade é a **distorção anatômica**. Nos graus leves, uma relação causal com a infertilidade ainda não está bem estabelecida, mas são sugeridos vários mecanismos que provocam alterações nos microambientes ovariano, peritoneal, tubário e endometrial:

1. **Alteração da função peritoneal:** muitos estudos demonstram que as mulheres com endometriose têm aumento de volume do líquido peritoneal, bem como aumento das concentrações de prostaglandinas, proteases e citocinas, incluindo citocinas inflamatórias, e citocinas angiogênicas.[15] Essas alterações podem ter efeitos adversos na função do oócito, do espermatozoide, do embrião e da própria tuba uterina.
2. **Alterações endócrinas e ovulatórias:** incluem crescimento folicular anormal, picos de LH prematuros e em maior número, síndrome da luteinização folicular e defeitos na fase luteínica.[15] Alterações na própria ovulação e na produção oocitária podem ocorrer devido ao aumento de células inflamatórias no líquido peritoneal. Os endometriomas, podem estar associados à redução da reserva ovariana, e o dano ao tecido ovariano pode preceder a cirurgia. Estudos mostram menor volume de tecido ovariano saudável nos ovários com endometriomas, menor densidade folicular e extensiva fibrose nas proximidades do endometrioma.[16]
3. **Alterações endometriais e comprometimento da implantação:** parece haver alterações na função endometrial devido a diversos fatores. Por exemplo, baixo nível de expressão de Hoxa10/HOXA10 associado a baixos índices de implantação.[14] Outro exemplo está na presença da aromatase, visto que, em endométrios normais, não se evidencia presença de aromatase. Entretanto, na endometriose ela está presente no endométrio eutópico (e nos implantes), aumentando a produção de estrogênio nesse local, afetando a receptividade endometrial.[14] Outra alteração vista na endometriose é a resistência à progesterona e a desregulação dos seus receptores, comprometendo a decidualização do endométrio e, consequentemente, leva à diminuição da implantação.[14,15] Por fim, parece ocorrer alterações na contratilidade que pode levar também a redução de chances de implantação.[17]
4. **Redução da qualidade oocitária e embrionária:** alguns estudos apontam para maior índice

de apoptose nas células da granulosa e, por isso, menor produção de estrogênio pelo folículo. Essa seria uma das causas de menor qualidade do oócito e, consequentemente, do embrião. Entretanto, esses achados são controversos na literatura.

5. **Anormalidades no transporte tubário:** o ambiente inflamatório prejudica a função tubária, diminuindo sua mobilidade.[14]

Fator uterino

Anormalidades uterinas, congênitas ou adquiridas, têm sido associadas à infertilidade e mau desfecho obstétrico. As alterações podem ser anatômicas ou de receptividade endometrial. Dentre as causas anatômicas e estruturais, destacam-se miomas, pólipos, sinéquias e malformações. Entre as causas que podem interferir na receptividade endometrial estão todas as listadas anteriormente e, ainda, endométrio fino, expressão alterada de moléculas de adesão, endometriose e hidrossalpinge.[18] Mais recentemente, adenomiose e endometrite crônica tem sido apontada como fatores de redução de fertilidade.

1. **Miomas:** o real impacto dos miomas sobre a fertilidade é desconhecido. São identificados em 5%-10% das mulheres inférteis, mas em somente 2%-3% a infertilidade pode ser atribuída a eles, após exclusão de todas as outras causas.[19] Quando promovem distorção da cavidade uterina, como nos submucosos ou dos intramurais que se projetam na cavidade (FIGO L0 a L2, e L2-5), parece não haver dúvida que reduzem chance de gravidez. Por sua vez, os miomas subserosos (FIGO L5 a L7) parecem não provocar infertilidade. Mas em relação aos miomas intramurais (L3 e L4), a dúvida persiste. Alguns estudos mostram que em mulheres com infertilidade inexplicada, a miomectomia aumenta o índice de gravidez, ao passo que outros não mostram diferença.[20] Esses tumores benignos variam em termos de tamanho, localização e número, e esses fatores determinam os mecanismos que irão afetar negativamente a fertilidade. Esses mecanismos são: deslocamento do colo do útero, que pode reduzir a exposição ao esperma; alargamento ou deformidade da cavidade uterina, que pode interferir na migração e transporte dos espermatozoides; obstrução da porção proximal das tubas uterinas; alteração da anatomia tubo-ovariano, interferindo com a captação do óvulo; aumento da contratilidade uterina ou contratilidade desordenada, que pode dificultar a ascensão do espermatozoide, o transporte do embrião ou a nidação; distorção ou ruptura do endométrio e, consequentemente, da implantação, devido à atrofia ou ectasia venosa sobre os miomas submucosos ou na parede oposta a eles; diminuição do fluxo sanguíneo endometrial; inflamação endometrial ou secreção de substâncias vasoativas.[19]
2. **Pólipos:** a literatura traz poucas informações sobre a associação de pólipos endometriais e infertilidade. Entretanto, alguns estudos mostram aumento de incidência de gestação em mulheres com infertilidade inexplicada após a polipectomia, independentemente do tamanho e número de pólipos.[21]
3. **Sinéquias:** podem obliterar parcial ou totalmente a cavidade uterina, provocando infertilidade. Tem prevalência em torno de 1,5% nas mulheres inférteis.[22] Pode ocorrer após trauma mecânico ou infecção no endométrio, em mulheres com mecanismo de reparo endometrial aberrante, levando à formação dessas aderências.[23] A maioria é causada por instrumentação da cavidade uterina, principalmente curetagem pós-aborto. Também pode ser consequência de cirurgia intrauterina, como miomectomia e remoção de septo. Não existem evidências de que as sinéquias provoquem infertilidade, mas vários estudos observacionais demonstram aumento dos índices de gravidez após a remoção das mesmas.[22,23]
4. **Malformações:** estão mais associadas a abortamento de repetição e complicações obstétricas do que à dificuldade de engravidar. Porém, septos e subseptos uterinos podem estar associados à infertilidade. Diminuição do suprimento vascular do septo tem sido proposto como causa de redução da fertilidade, mas o exato mecanismo fisiopatológico não está claro.[18] A sua retirada parece aumentar a chance de gravidez em casos de infertilidade inexplicada.

No Quadro 29.4 estão descritos os principais métodos para avaliação do fator tubário e uterino.

Fator cervical

O fator cervical pode ser causa de até 3% dos casos de infertilidade. A cervice uterina é de extrema importância para a fertilidade: facilita a ascensão dos espermatozoides para as tubas uterinas e impede a ascensão de patógenos da vagina para o útero. Alterações que comprometam a produção do muco, fundamental para a ascensão dos espermatozoides – anatômicas, infecciosas ou funcionais, podem levar à infertilidade.

Quadro 29.4. Avaliação da cavidade e das tubas uterinas

Exames	Descrição e considerações dos achados
Ultrassonografia transvaginal (US-TV)	Avaliação inicial da cavidade uterina. Avalia a presença de miomas, pólipos, adenomiose e malformações müllerianas. Avalia espessura e aspecto do endométrio.
HSG**	Momento de realizar o exame: entre o 7° e o 11° dia do ciclo menstrual (2 a 5 dias após a cessão do fluxo menstrual), e na ausência de sinais de infecção pélvica. Primeira linha para avaliação da cavidade uterina e tubas uterinas. Auxilia na avaliação de malformações müllerianas. Avalia a permeabilidade e motilidade das tubas uterinas. Se as trompas estiverem dilatadas pode-se usar 200 mg de doxiciclina após o procedimento, seguido de 100 mg 2 ×/dia por 5 dias. Realiza-se a Prova de Cotté para avaliação da permeabilidade tubária. Não é confiável para avaliar aderências peritubárias. HSG normal: 3,4% de falso negativo. Valor preditivo positivo de 70% e negativo de 97%.
Histerossonografia	Método seguro, bem tolerado, rápido e fácil para obter informações sobre o estado das tubas, cavidade uterina, ovários e o miométrio. Evidencia a presença de pólipos, miomas ou sinéquias uterinas. Apresenta valor semelhante à histeroscopia na detecção de patologias intrauterinas. Variante da histerossonografia: histerossonografia com contraste (sigla em inglês, HyCoSy), método efetivo para avaliar a permeabilidade tubária, cavidade uterina e o endométrio. O espasmo tubário e a fístula tubária, bem como o erro do operador, podem explicar erros de diagnóstico.
Histeroscopia*	Avaliação endoscópica da cavidade endometrial. Método de escolha para avaliação das anormalidades da cavidade endometrial, associado a possibilidade de tratamento no momento do diagnóstico. Diferencia pólipo de mioma; presença de sinéquias; malformações uterinas e permite a realização de biópsia de endométrio e ainda a avaliação das falhas de implantação nos tratamentos com reprodução assistida Histeroscopia deve ser reservada para estudar anomalias identificadas à HSG. Paciente que necessita somente da avaliação da cavidade uterina e nenhuma informação das tubas uterinas (por exemplo, aquelas com indicação de FIV devido ao fator masculino) pode-se realizar tanto a histerossonografia ou a histeroscopia diagnostica ambulatorial para acessar a cavidade uterina. Quando a histeroscopia é realizada juntamente com a VLP, a cavidade endometrial e as estruturas pélvicas podem ser avaliadas simultaneamente e, portanto, eliminam a necessidade do estudo das trompas uterinas em separado.
VLP	Visibilização direta da cavidade peritoneal e a realização de cromotubagem para determinar permeabilidade tubária e confirmar diagnósticos, com possível tratamento concomitante. Indicação: endometriose; aderências pélvicas. Pacientes que já possuem uma indicação de realizar VLP, como nos casos sugestivos de endometriose ou suspeita de aderências pélvicas, não há necessidade de realizar a HSG previamente, e o teste de Cotté é substituído pela cromotubagem.
RNM	Sem indicação de rotina, embora possa ser útil na avaliação da adenomiose e na avaliação das características dos miomas uterinos. Na suspeita de um septo uterino em HSG, a ultrassonografia tridimensional ou a ressonância magnética podem distinguir entre um septo uterino e um útero bicorno.
Anticorpo IgG para *Chlamydia trachomatis*	Teste simples, barato e não invasivo com alguma evidência que apoia seu uso como método para prever a presença de doença tubária. Custo-benefício: rastreio das mulheres com baixo risco de doença tubária com anticorpos para a clamídia. Já aquelas com alto risco de doença tubária devem realizar a HSG. Teste negativo está associado a < 15% de probabilidade de patologia tubária e, portanto, não requer uma avaliação adicional. Falsos positivos: reatividade cruzada com *Chlamydia pneumoniae*, não distinguem entre infecção remota e persistente e não indicam se a infecção resultou em danos nas trompas.

HSG = histerossalpingografia; RNM = ressonância nuclear magnética; VLP = videolaparoscopia; FIV = fertilização *in vitro*.
Fonte: Adaptado das referências 5 e 6.

As causas anatômicas são malformações congênitas, como os septos e procedimentos cirúrgicos, como a conização. As causas infecciosas são as cervicites e a causa funcional é uma produção inadequada de muco, em geral, de causa desconhecida. Pode haver também má interação entre muco e espermatozoide, mesmo em presença de muco aparentemente normal. Uma das hipóteses para essa alteração é a presença de anticorpos antiespermatozoides.

Fator masculino

A infertilidade masculina afeta aproximadamente 1 em cada 10-20 indivíduos, e está presente em 50% dos casais inférteis, de forma isolada ou associada a fatores femininos.[24] O problema pode ser pré-testicular, testicular ou pós-testicular. As causas são **baixa qualidade seminal**, ou seja, redução no número (oligospermia e azoospermia), na motilidade (astenospermia) ou no número de formas normais (teratospermia) dos espermatozoides, devido principalmente à hipofunção testicular idiopática, alterações genéticas e varicocele; **impossibilidade de deposição dos espermatozoides no fundo da vagina**, que ocorre de dificuldades no coito ou de disfunções ejaculatórias; **obstrução** – azoospermia obstrutiva; e **alteração funcional dos espermatozoides**, fragmentação do DNA, por exemplo.

Oligo/asteno/teratospermia

Hipofunção testicular

Oligospermia é concentração espermática < 15 milhões/mL ou < 39 milhões no ejaculado total. Astenospermia é < 32% de espermatozoides progressivos ou < 40% de motilidade total. Teratospermia é < 4% de espermatozoides com morfologia normal utilizando os critérios estritos de Tygerberg (Kruger).[25] A maioria dos casos é devida à hipofunção testicular idiopática. A causa identificada mais comum é a varicocele; outras causas são fatores genéticos, uso de drogas, fatores ambientais e uso de medicamentos. A **varicocele** é a dilatação anormal das veias escrotais. Apesar da maioria dos homens com varicocele ser fértil, é frequentemente vista em indivíduos com infertilidade. Varicocele clínica é encontrada em torno de 15% dos homens adultos, em 35% dos que realizam avaliação para infertilidade e em até 81% daqueles com infertilidade secundária. É vista em 11,7% dos homens inférteis com espermograma normal e em 25,4% daquelas com espermograma anormal.[26]

O refluxo venoso que provoca elevação da temperatura testicular parece ser a principal causa dos efeitos adversos sobre a espermatogênese. Nos casos de varicocele palpável e alteração seminal, parece ser clara a associação com infertilidade. Mesmo em casos de espermograma normal é especulado que pode comprometer a fertilidade por provocar fragmentação do DNA espermático. Ainda que o impacto da varicocele sobre a fertilidade masculina seja controverso, existem evidências de benefício com a varicocelectomia nos casos de varicocele clínica.[24]

Com relação ao estilo de vida, o uso de drogas recreativas lícitas ou ilícitas podem interferir na produção espermática. Fumo, álcool, maconha e cocaína reduzem a espermatogênese de uma forma diretamente proporcional ao tempo e intensidade de uso. Obesidade e sedentarismo também podem interferir negativamente sobre a função espermática, bem como uso prolongado de telefone celular. O tabaco, o álcool, a obesidade e as radiações eletromagnéticas provocam estresse oxidativo nas células germinativas. Alguns **fatores ambientais,** como pesticidas, herbicidas, cobalto, bisfenol A, são alguns dos poluentes que provocam formação de radicais livres em excesso e estresse oxidativo das células germinativas. Estresse oxidativo é um importante fator etiológico de infertilidade masculina. Ao nível espermático, as espécies de reativas de oxigênio induzem a peroxidação lipídica da membrana e fragmentação do DNA espermático, interferindo na motilidade e na capacidade de formação de um embrião adequado. No testículo, o estresse oxidativo é capaz de interferir negativamente sobre a capacidade esteroidogênica das células de Leydig, bem como na capacidade do epitélio germinativo de formar espermatozoides normais.[27]

Azoospermia

A azoospermia, caracterizada pela ausência de espermatozoides no ejaculado após centrifugação, é a forma mais grave de infertilidade por fator masculino. Está presente em 10%-15% dos casos de infertilidade masculina e pode ser obstrutiva ou não obstrutiva.

1. **Azoospermia obstrutiva:** é a ausência de espermatozoides no ejaculado na presença de espermatogênese normal. A causa é pós-testicular: obstrução em qualquer localização entre a *rete testis* e os ductos ejaculatórios, que impede os espermatozoides de chegarem ao líquido seminal. A causa pode ser congênita (como agenesia de deferente), iatrogênica em procedimentos cirúrgicos escrotais ou inguinais, sequela de processo infeccioso (epidídimo, vasos deferentes ou ducto ejaculador) e, a mais comum, a vasectomia. A causa mais comum de **agenesia de ductos deferentes** é a fibrose cística. A **infecção** responde por 8%-46% dos casos; gonorreia, clamídia, tricomonas, brucelose, tuberculose, ureaplasma, micoplasma, coliformes fecais, adenovírus e enterovírus já foram apontados como causa de epididimite.[28] A **iatrogenia** parece ser responsável por 7%-19% dos casos e a cirurgia mais comumente envolvida é herniorrafia inguinal.[28] A prevalência **vasectomia** varia de acordo com aspectos culturais e religiosos.
2. **Azoospermia não obstrutiva (ANO):** nesses casos a espermatogênese está alterada por comprometimento da função gonadal, que pode ser de causa pré-testicular ou hormonal (falta de estimulação adequada pelas gonadotrofias), ou testicular propriamente dita, que pode ser de causa genética, congênita, adquirida ou idiopática.

As **causas pré-testiculares** são as que levam ao hipogonadismo hipogonadotrófico como a síndrome de Kallmann, tumores, traumatismos ou irradiação do sistema nervoso central, o bloqueio do eixo por uso excessivo de androgênio ou hiperprolactinemia entre outras, além da idiopática.

Dentre as **causas testiculares**, a alteração congênita mais comum é a criptorquidia; entre as causas adquiridas, as mais importantes são as orquites virais ou bacterianas, e a mais comum é a caxumba; o traumatismo mais comum é a torção de testículo; as causas iatrogênicas preponderantes são quimio e radioterapia; as causas genéticas, que podem ser alterações gênicas ou cromossômicas, serão discutidas em tópico específico; e a disfunção testicular idiopática.

Fatores genéticos

Os homens com azoospermia não obstrutiva ou oligospermia grave (concentração < 5 milhões/mL) tem maior risco de serem portadores de uma anormalidade genética. A probabilidade de detectar essa anormalidade é inversamente proporcional a concentração espermática. As alterações genéticas mais comuns são anormalidades cromossômicas, microdeleções do cromossomo Y e mutação no gene regulador de condutância transmembranar de fibrose cística (CFTR), causadora de azoospermia obstrutiva. Também podem ser encontradas aneuploidias diretamente nos espermatozoides.

1. **Anormalidades cromossômicas:** na população masculina, em geral, a incidência de anormalidades cromossômicas varia de 0,7% a 1,0%, enquanto é de, aproximadamente, 10%-20% entre homens azoospermáticos e oligospérmicos; as alterações mais comuns costumam ser a síndrome de Klinefelter e as microdeleções do cromossomo Y.[29]

Um estudo feito no Brasil mostrou anormalidades genéticas em 18,8% de pacientes com oligospermia severa e azoospermia; anormalidades cromossômicas foram encontradas em 6,2% dos pacientes, sendo mais prevalentes no grupo azoospermia (11,6%) do que no grupo oligospermia (4%); variantes cromossômicas normais foram encontradas em 8,3% desses indivíduos inférteis, uma proporção maior que a da população geral (2,7%); microdeleções do cromossomo Y foram detectadas em 4,2% dos pacientes; a alteração cromossômica mais comum foi 47, XXY (síndrome de Klinefelter); anormalidades cromossômicas estruturais, como translocações recíprocas, translocações Robertsonianas e material cromossômico adicional foram mais comuns nos oligospérmicos.[30]

2. **Microdeleções do cromossomo Y:** no braço longo do cromossomo Y existem genes envolvidos na espermatogênese que são definidos como fator de azoospermia (AZF). Microdeleções nessa região estão associadas à oligospermia e à azoospermia. Cerca de 10% a 15% dos casos de azoospermia idiopática e de oligozoospermia grave possuem microdeleções em regiões AZF como o fator etiológico; a frequência de microdeleções do cromossomo Y varia entre 1% e 55%, dependendo dos métodos empregados e da etnia estudada.[31]
3. **Aneuploidias espermáticas:** a constituição cromossômica dos espermatozoides pode ser analisada para a obtenção de informações mais acuradas sobre as causas de infertilidade masculina. Estima-se em até 2% o índice de alterações na população fértil. Índices mais elevados além de infertilidade, abortamento de repetição e falha em FIV pode aumentar o risco de alterações genéticas nos nascituros.[32]

Acredita-se que a ampliação da investigação masculina, usando técnicas de avaliação de todo genoma, vai mostrar envolvimento bem superior aos 20% atuais de fatores genéticos como causa de comprometimento da espermatogênese, reduzindo o que hoje se denomina infertilidade idiopática.

Disfunções ejaculatórias

Ejaculação prematura, anenjaculação (ausência de emissão de sêmen) e ejaculação retrógrada (passagem do sêmen para a bexiga no momento da ejaculação, por incompetência do esfíncter uretral interno) são disfunções ejaculatórias. Não há evidências de associação entre ejaculação prematura e infertilidade, não existem dados sobre o impacto da anenjaculação nos índices de infertilidade e a ejaculação retrógrada é responsável por < 1% dos casos de infertilidade masculina.

Fragmentação do DNA espermático

Dados atuais parecem evidenciar a associação entre infertilidade e fragmentação do DNA espermático, cuja principal causa é o estresse oxidativo. Esse, por sua vez, é causado principalmente por fatores modificáveis como excesso de consumo de alimentos processados, sedentarismo, tabagismo, obesidade, uso excessivo de telefone celular, roupas que aumentem a temperatura do escroto, infecções, estresse psicológico, varicocele, idade avançada. Níveis de fragmentação do DNA > 30% reduzem chance de gestação espontânea, e de sucesso da inseminação artificial e da fertilização *in vitro* convencional, e aumentam o risco de abortamento de repetição.[33]

O Quadro 29.5 apresenta os exames a serem solicitados para avaliação do fator masculino.

Quadro 29.5. Exames para avaliação do fator masculino

Exames	Descrição e considerações dos achados
Espermograma	Exame inicial a ser solicitado diante de um casal infértil, ou com indicação de iniciar as investigações. Diante de um exame alterado, um novo exame deve ser realizado com intervalo de 3 meses para confirmação diagnóstica.
Teste de fragmentação do DNA espermático	Tem como objetivo quantificar a porcentagem de espermatozoides que possuem o DNA fragmentado. Níveis de fragmentação do DNA > 30% reduzem chance de gestação espontânea.

Fonte: Autoria própria.

Infertilidade sem causa aparente/infertilidade inexplicada

A esterilidade (como sinônimo de infertilidade) sem causa aparente (ESCA), ou Infertilidade inexplicada, pode ser definida quando, após investigação inicial completa para infertilidade, ovulação, análise seminal e patência tubária, não se encontrar nenhuma causa. Acredita-se que de 10% a 15% ou mais dos casais inférteis poderão ter esse diagnóstico. Muitos casos de infertilidade inexplicada podem ser devidos a pequenas contribuições de múltiplos fatores, sendo as variáveis consideradas mais importantes para o prognóstico, a idade da paciente e a duração da infertilidade. Ainda que possam ser distúrbios endócrinos, imunológicos e genéticos não identificados.

Avaliação de fatores externos

Estressores psicossociais e estilo de vida em ambos os sexos têm influência no eixo hipotalâmico-hipofisário gonadal, impactando nos níveis hormonais e em outras vias endócrinas e metabólicas importantes para reprodução. Dessa maneira, fatores ambientais podem ter importantes impactos na fertilidade.[34] Com relação aos fatores imunes, que incluem a síndrome antifosfolipídica (SAF), parecem estar associados à rejeição imunológica no início da gravidez ou a danos placentários (incluindo pré-eclâmpsia e crescimento intrauterino restrito). Embora tenha sido estabelecida uma associação entre anticorpos antifosfolipídicos e perda recorrente de gravidez, e haver indicação de investigação nesses casos, o mesmo não se aplica à infertilidade, pois não há evidência que a SAF leve à dificuldade de gravidez.

Com relação as trombofilias hereditárias, não parecem estar relacionadas à infertilidade inexplicada e, consequentemente, não devem ser investigadas nesse âmbito. Quanto à doença celíaca, quando não tratada, pode levar a aumento da frequência da infertilidade, assim como aborto espontâneo e crescimento intrauterino restrito. Com relação as possíveis causas genéticas, os casais inférteis demonstraram ter uma maior prevalência de anormalidades do cariótipo (trissomias, mosaicos, translocações etc.) do que a população geral, que podem variar conforme a causa da infertilidade e da história médica da paciente. No entanto, a cariotipagem não é indicada como parte da avaliação inicial em função da baixa incidência de anormalidades em mulheres com infertilidade inexplicável, endometriose ou infertilidade associados a fatores tubários. A síndrome de Turner, 45, X0, é a aneuploidia mais comumente associadas à infertilidade. Ainda, menos comuns, identificaram-se genes que parecem afetar a fecundidade, dentre eles o *KAL1*, da síndrome de Kallmann, o receptor de GnRH, o receptor de FSH, o *FMR1* da síndrome do X frágil, e mutações no *TUBB8*. Esse último, impossibilita a divisão de oócitos e, por consequência, a sua maturação, impedindo a fertilização.

O estilo de vida também pode comprometer a fertilidade de um casal. Não apenas devido ao peso corporal em graus extremos (muito magras ou muito gordas), mas também à dieta, atividade física, tabagismo, uso de drogas, excesso de cafeína etc. No entanto, os dados relativos aos efeitos da dieta na fertilidade em mulheres ovulatórias é escasso.

Conclusão

A compreensão da magnitude da infertilidade é fundamental para o desenvolvimento de intervenções apropriadas, para monitorar o acesso a cuidados de fertilidade de qualidade e para mitigar os fatores de risco e as consequências da infertilidade.

Apesar do imenso avanço proporcionado pelas técnicas de reprodução assistida na solução da infertilidade, ainda temos muito que avançar no entendimento da etiologia. As novas técnicas de avaliação genética e moleculares certamente esclarecerão muito do que se chama hoje de infertilidade inexplicada. A idade feminina e o tempo de infertilidade são fatores fundamentais na chance de sucesso de concepção, mesmo quando se utiliza a reprodução assistida. Implementar tratamentos e reduzir custos é muito importante, pois a infertilidade afeta o casal na vida social e afetiva, provoca estresse, ansiedade, frustração e, às vezes, isolamento e discriminação, impedindo-os de desfrutar a felicidade conjugal plena.

Referências bibliográficas

1. Aziz R, Carmina E, Dewailly D, Diamanti-Kandarakis E Escobar-Morreale HF, Futterweit W, et al. Position Statement: criteria for defining polycystic ovary syndrome as a predominantly hyperandrogenic syndrome: an Androgen Excess Society Guideline. J Clin Endocrinol Metab. 2006;91(11):4237-4245.
2. Sonigo C, Bouilly J, Carré N, Tolle V, Caraty A, Tello J, et al. Hyperprolactinemia-induced ovarian acyclicity is reversed by kisspeptin administration. J Clin Invest. 2012;122(10):3791-3795.
3. Fourman LT, Fazeli PK. Neuroendocrine Causes of Amenorrhea–An Update. J Clin Endocrinol Metab. 2015; 100(3):812-824.
4. European Society for Human Reproduction and Embryology (ESHRE) Guideline Group on POI, Webber L, Davies M, Anderson R, Bartlett J, Braat D. et al. ESHRE Guideline: management of women with premature ovarian insufficiency† Hum Reprod. 2016 May;31(5):926-37.
5. Practice Committee of American Society For Reproductive, Definitions of infertility and recurrent pregnancy loss: a committee opinion. Fertil Steril, 99, 63, 2013.
6. Practice Committee of The American Society For Reproductive, Current clinical irrelevance of luteal phase deficiency: a committee opinion. Fertil Steril, 103, e27-32, 2015a.
7. Commitee On Gynecologic Practice. Commitee Opinion n.o 618: Ovarian reserve testing. Obstet Gynecol. 2015;125:268-273.
8. Zegers-Hochschild F et al. Fertil Steril. 2017; 108(3): 393-406.
9. Guzel Y, et al. Menstrual cycle characteristics of young females with occult primary ovarian insufficiency at initial diagnosis and one-year follow-up with serum AMH level and antral follicle count. PLoS One. 12(11):e0188334, 2017.
10. Ybroer SL, et al. AMH and AFC as predictors of excessive response in controlled ovarian hyperstimulation: a meta--analysis. Hum Reprod Update, 17, 46-54, 2011.
11. Committee Opinion No. 773: The Use of Antimüllerian Hormone in Women Not Seeking Fertility Care. Obstet Gynecol. 2019;133(4):e274.
12. Dun EC, Nezhat CH. Tubal factor infertility: diagnosis and management in the era of assisted reproductive technology. Obstet Gynecol Clin North Am. 2012;39(4):551-566.
13. Chaudhari AD, Baria AM, Chaudhari UR, Dixit GT, Thakor N.Diagnostic laparoscopy in the evaluation of tubal factor in cases of infertility. Int J Reprod Contracept Obstet Gynecol. 2017;6(4):1275-1278.
14. Macer ML, Taylor HS. Endometriosis and Infertility: A review of the pathogenesis and treatment of endometriosis-associated infertility. Obstet Gynecol Clin North Am. 2012;39(4): 535-549.
15. The Practice Committee of the American Society for Reproductive Medicine. Endometriosis and infertility: a committee opinion. Fertil Steril. 2012;98:591–598.
16. Kitajima M, Defrère S, Dolmans MM, Colette S, Squifflet J, Langendonckt AV, Donnez J. Endometriomas as a possible cause of reduced ovarian reserve in women with endometriosis. Fertil Steril. 2011;96(3):685-691.
17. Holoch KJ, Lessey BA.Endometriosis and infertility. Clin Obstet Gynecol. 2010;53(2):429-438.
18. Revel A. Defective endometrial receptivity. Fertil Steril. 2012; 97(5):1028-1032.
19. The Practice Committee of the American Society for Reproductive Medicine in collaboration with The Society of Reproductive Surgeons. Myomas and reproductive function. Fertil Steril. 2008;90(5 suppl):S125-S130.
20. Pritts EA, Parker WH, Olive DL.Fibroids and infertility: an updated systematic review of the evidence. Fertil Steril. 2009; 91(4):1215-1223.
21. Stamatellos I, Apostolides A, Stamatopoulos P, Bontis J. Pregnancy rates after hysteroscopic polypectomy depending on the size or number of the polyps. Arch Gynecol Obstet. 2008 May;277(5):395-399.
22. Abrao MA, Muzii L, Marana R. Anatomical causes of female infertility and their management. Int J Gynecol Obstet. 2013;123 (suppl):S18-S24.
23. Evans-Hoeker EA, Young SL. Endometrial receptivity and intrauterine adhesive disease. Semin Reprod Med. 2014 Sep;32(5):392-401.
24. Practice Committee of the American Society for Reproductive Medicine; Society for Male Reproduction and Urology. Report on varicocele and infertility: a committee opinion. Fertil Steril. 2014;102(6):1556-1560.
25. World Health Organization, Department of Reproductive Health and Research. WHO laboratory manual for the examination and processing of human sêmen. 5ª ed., Geneve, 2010.
26. Baazeem A, Belzile E, Ciampi A, Dohle G, Jarvi K, Salonia A, Weidner W, Zini A. Varicocele and male factor infertility treatment: a new meta-analysis and review of the role of varicocele repair. Eur Urol. 2011t;60(4):796-808.
27. Baker K, Edmund Sabanegh E. Obstructive azoospermia: reconstructive techniques and results.Clinics (Sao Paulo). 2013; 68(Suppl 1):61-73.
28. Pylyp LY, Spinenko LO, Verhoglyad NV, Zukin VD. Chromosomal abnormalities in patients with oligozoospermia and non-obstructive azoospermia. J Assist Reprod Genet. 2013;30(5):729-732.
29. Mafra FA, Christofolini DM, Bianco B, Gava MM, Glina S, Belangero SI, Barbosa CP. Chromosomal and molecular abnormalities in a group of Brazilian infertile men with severe oligozoospermia or non-obstructive azoospermia attending an infertility service. Int Braz J Urol. 2011 Mar--Apr;37(2):244-250; discussion 250-251.
30. Kim MJ, Choi HW, Park SY, Song IO, Seo JT, Lee HS. Molecular and cytogenetic studies of 101 infertile men with microdeletions of Y chromosome in 1,306 infertile Korean men. J Assist Reprod Genet. 2012;29(6):539-546.
31. Kohn TP, Kohn JR, Darilek S, Ramasamy R, Lipshultz L. Genetic counseling for men with recurrent pregnancy loss or recurrent implantation failure due to abnormal sperm chromosomal aneuploidy. J Assist Reprod Genet. 2016;33(5):571-576.
32. Wright C, Milne S, Leeson H. Sperm DNA damage caused by oxidative stress: modifiable clinical, lifestyle and nutritional factors in male infertility. Reprod Biomed Online. 2014;28(6):684-703.
33. Aitken RJ, Roman SD. Antioxidant systems and oxidative stress in the testes. Oxidative Medicine and Cellular Longevity 2008;1(1):15-24.
34. Mumford SL, Johnstone E, Kim K, Ahmad M, Salmon S, Summers K, et al. A Prospective Cohort Study to Evaluate the Impact of Diet, Exercise, and Lifestyle on Fertility: Design and Baseline Characteristics. American Journal of Epidemiology. 2 de novembro de 2020;189(11):1254-65.

30

Glaucy Lane Neme • Luiz Guilherme Louzada Maldonado • Mariana Garcia Martins

Diagnóstico por Imagem em Infertilidade

Introdução

A infertilidade é uma condição que afeta milhões de casais em todo o mundo. Estima-se que cerca de 15% dos casais em idade reprodutiva enfrentem dificuldades para engravidar, seja por fatores masculinos, femininos ou uma combinação de ambos. Identificar quais fatores estão causando infertilidade em um casal é essencial para determinar o melhor tratamento. A avaliação da infertilidade é um processo complexo que requer uma abordagem multidisciplinar e inclui uma história clínica detalhada, exame físico completo, análise seminal, exames laboratoriais e exames de imagem complementares.[1-5]

Nesse contexto, os exames de imagem têm um papel fundamental no diagnóstico e tratamento da infertilidade, permitindo uma avaliação detalhada da anatomia reprodutiva e da reserva ovariana. Este capítulo procura descrever os principais exames de imagem utilizados na investigação das condições congênitas e adquiridas que podem levar à incapacidade de um casal conceber, incluindo sua indicação, interpretação e importância no diagnóstico e condução do tratamento da infertilidade.[1,2,6]

Abordaremos a avaliação e diagnóstico por imagem dos fatores femininos e masculinos de infertilidade, bem como a utilização da imagem no tratamento de reprodução humana de baixa e alta complexidade. Esperamos fornecer uma visão abrangente e atualizada dos exames de imagem na saúde reprodutiva, auxiliando na prática clínica e no cuidado desses pacientes.

Avaliação e diagnóstico por imagem dos fatores femininos de infertilidade

Ultrassonografia transvaginal

A ultrassonografia transvaginal é atualmente um exame essencial na investigação e tratamento da infertilidade feminina, sendo o exame de escolha inicial para avaliar a infertilidade feminina devido aos seus baixos custos, pouco desconforto, não invasividade, não necessidade de contraste ou irradiação, curta duração, facilidade de acesso, conveniência e comodidade.[1,2,5]

A ultrassonografia transvaginal é uma técnica de imagem que usa ondas sonoras para criar imagens detalhadas da pelve e órgãos reprodutivos femininos, incluindo vagina, útero, trompas de Falópio, ovários, bexiga, fossa ilíacas e intestino. Durante o exame de ultrassonografia transvaginal, é utilizada uma sonda endovaginal de ultrassom de alta frequência, a qual é inserida na vagina da paciente para permitir que as ondas sonoras alcancem maior proximidade dos órgãos a serem examinados, fornecendo assim imagens mais nítidas e precisas. A sonda de ultrassom é revestida com um preservativo lubrificado para garantir a segurança e conforto da paciente durante o exame. O exame é realizado com a paciente deitada dorsalmente ou em posição ginecológica na mesa de exame, com os pés apoiados em estribos ou perneiras.[1,5]

As principais e atuais aplicações da ultrassonografia transvaginal na fertilidade são divididas em investigação ou condução do tratamento. Na investigação da infertilidade, algumas aplicações seriam: avaliação de reserva ovariana por meio da contagem dos folículos antrais; identificação de morfologia policística como parte do diagnóstico da síndrome dos ovários policísticos; avaliação de mobilidade de órgãos pélvicos que pode identificar aderências; detecção de problemas endometriais e uterinos que possam dificultar implantação como espessura endometrial insuficiente, miomas, adenomiose, pólipos, sinequias ou fluido intracavitário persistente; diagnóstico de cistos ovarianos que possam afetar ovulação ou qualidade oocitária; presença de hidrossalpinge com interferência na implantação embrionária; identificar endometriose como fator peritoneal de infertilidade (Figura 30.1).[5-9] Na condução do tratamento de reprodução assistida, a ultrassonografia desempenha papel fundamental e algumas funções: avaliação de crescimento folicular tanto para coito programado, inseminação intrauterina, congelamento de óvulos ou fertilização *in vitro*; acompanhamento de desenvolvimento, morfologia e vascularização endometrial; guia para coleta e transferência de óvulos.[5,9]

A ultrassonografia tridimensional (3D-US) oferece uma avaliação mais abrangente do útero e da cavidade uterina, com a vantagem da visualização simultânea do contorno uterino externo. Um estudo com pacientes com infertilidade e perda recorrente de gravidez mostrou uma precisão diagnóstica de 100% no diagnóstico de anomalias uterinas em comparação com o padrão-ouro de laparoscopia/histeroscopia.[1] Como a sensibili-

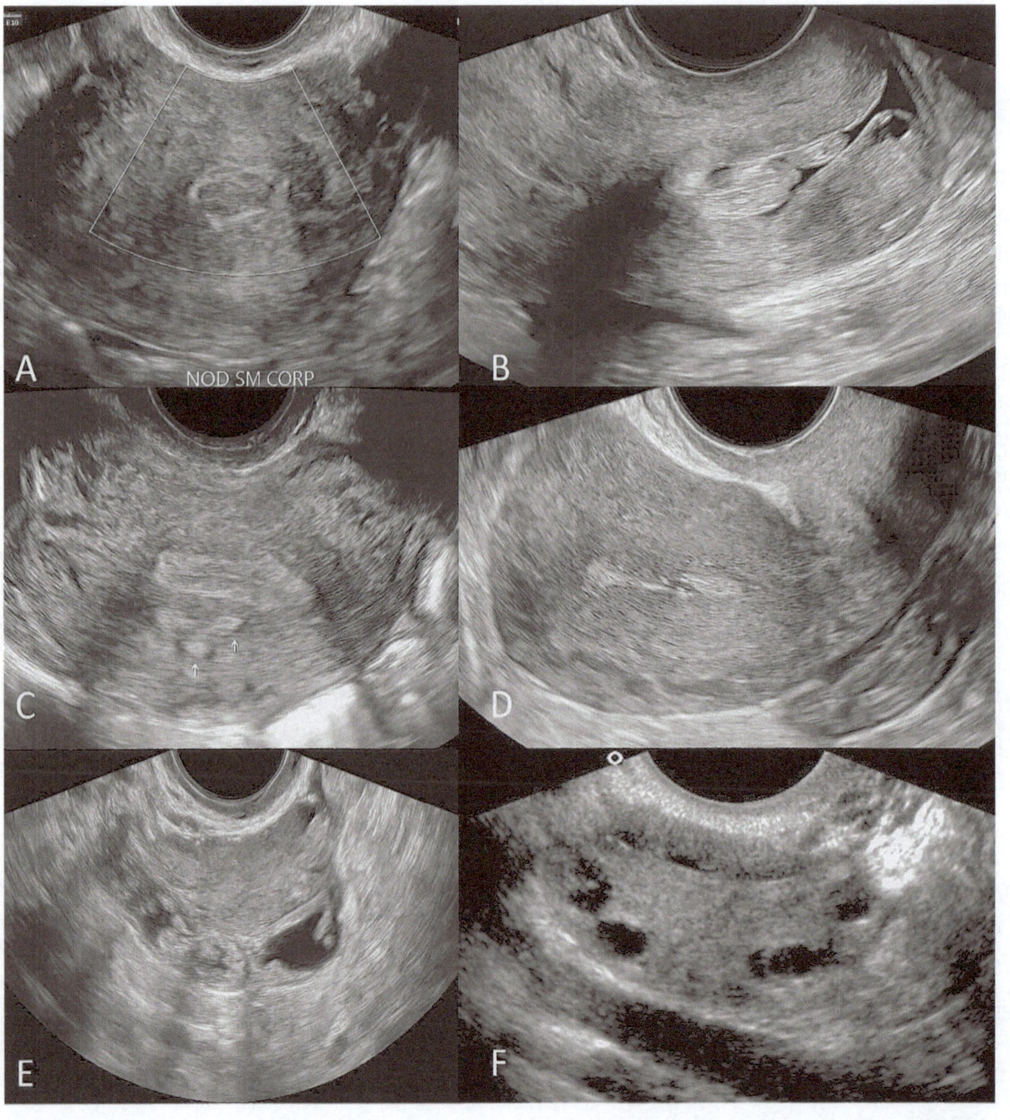

■ **Figura 30.1.** Pólipo endometrial. **A** – Imagem demonstrando formação hiperecogênica no interior da cavidade uterina. **B** – Ao Doppler colorido, a demonstração do vaso nutridor. **C** – HIS com melhor delimitação da lesão polipoide. **D** – Mioma submucoso hipoecoide: notar a diferença de ecogenicidade em relação ao pólipo endometrial. **E** – Hidrossalpinge: formação alongada anexial, adjacente ao ovário, apresentando conteúdo líquido e septos incompletos. **F** – Ovários com morfologia policística: volume aumentado e múltiplos folículos periféricos. Fonte: Imagens cedidas por Dra. Glaucy Lane Neme.

dade da 3D-US e da RM é comparável na detecção de anomalias uterinas, fatores como custo, segurança e conforto do paciente devem ser considerados ao decidir entre os dois métodos de imagem (Figura 30.2).[1,2,5,10]

Embora a ultrassonografia transvaginal seja uma técnica amplamente utilizada e valiosa para o diagnóstico de infertilidade, há algumas desvantagens que podem ser citadas, como: limitações na visualização, porque o exame depende da máquina utilizada e é operador dependente; dificuldade por características individuais da paciente como obesidade e aderências pélvicas; baixa sensibilidade na avaliação funcional das tubas uterinas porque a visualização não é tão sensível quanto histerossalpingografia e laparoscopia; incapacidade de visualização de pequenos focos de endometriose e aderências; possibilidade de desconforto em pacientes com patologias inflamatórias pélvicas, aderência ou mesmo até mesmo vaginismo.[1]

Histerossalpingografia

A histerossalpingografia é um exame de imagem altamente relevante para a avaliação das causas de infertilidade em mulheres, comumente adotado como a segunda etapa da abordagem diagnóstica. Antecedendo-o, é geralmente realizado um ultrassom pélvico para avaliação pélvica inicial. Apesar da avaliação da infertilidade ser complexa, envolvendo aspectos hormonais, estruturais e relacionados ao parceiro, sabe-se que distúrbios das tubas uterinas podem ser responsáveis por até 30% dos casos, sendo consequência de infecções pélvicas, endometriose ou cirurgias prévias.[1,11,12]

A histerossalpingografia é considerado exame de primeira escolha para avaliar função tubária. Um exame de imagem que utiliza raios X e injeção de contraste radiopaco através do canal cervical para visualizar as características do canal cervical, da cavidade uterina e das trompas de Falópio.[1] Embora seja considerado um exame diagnóstico, em algumas situações pode ser terapêutico, permitindo a desobstrução tubária, lise de aderências finas e algum grau de benefício terapêutico com a lavagem das tubas pelo contraste.[1,2,13]

Para a realização do exame, a paciente é posicionada na mesa de exame, comumente na posição ginecológica e com as pernas apoiadas em perneiras. Utiliza-se um espéculo para permitir a passagem de um cateter fino através do colo do útero até as trompas de Falópio. Em seguida, é injetado um contraste líquido pelo cateter para permitir a visualização das trompas de Falópio e do útero com maior clareza. É importante salientar que o contraste pode provocar pressão ou desconforto.[11,13,14]

A histerossalpingografia tem grande utilidade na detecção de anomalias, canal cervical, cavidade uterina e tubárias. O tamanho e a aparência normais do colo

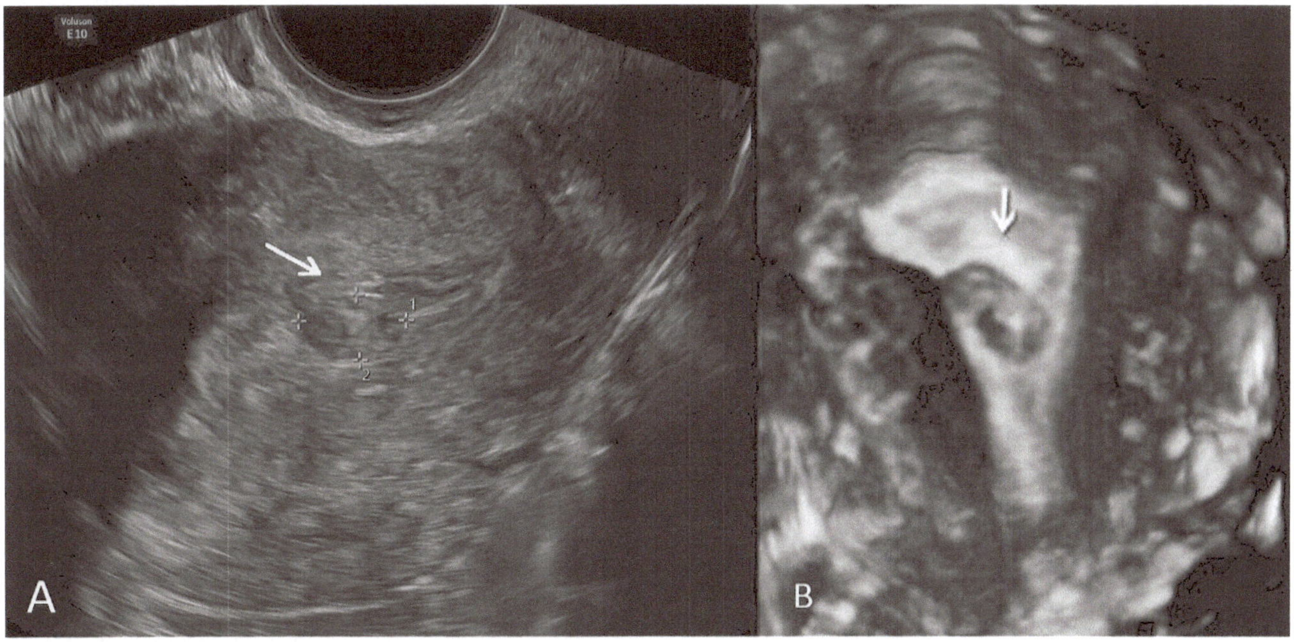

■ Figura 30.2. Mioma submucoso à USTV. **A –** Corte longitudinal do útero demonstrando nódulo submucoso hipoecoide bem delimitado na região corporal da cavidade uterina. **B –** Reconstrução 3D demonstrando a utilidade dessa técnica para identificação de lesões intracavitárias. Fonte: Imagens cedidas por Dra. Glaucy Lane Neme.

do útero são variáveis, por isso o diagnóstico baseado apenas na sua morfologia é difícil. Porém, uma região do óstio interno com menos de 1 mm de diâmetro na histerossalpingografia em uma mulher com períodos menstruais dolorosos pode indicar estenose cervical. Um óstio interno com mais de 1 cm ou canal cervical em formato de funil em paciente com perda gestacional indolor no segundo trimestre confirma o diagnóstico de incompetência uterina.[15] As anomalias ou defeitos que afetam o tamanho e forma da cavidade uterina e parede uterina também podem afetar o suprimento sanguíneo e a capacidade do útero em suportar o embrião e o feto em desenvolvimento. A histerossalpingografia pode detectar alterações como útero unicorno, útero duplo, útero didelfo, útero em forma de T, septo uterino, adenomiose, pólipo endometrial, mioma submucoso, sinéquias, hiperplasia/carcinoma endometrial, istmocele ou divertículos e incompetência cervical. A técnica também é considerada primeira escolha para avaliação de função e anormalidades tubárias como obstrução cornual, inflamação tubária, salpingite ístmica nodosa e hidrossalpinge (Figura 30.3). Ademais, a disposição do contraste na cavidade pélvica e o posicionamento das tubas no exame podem sugerir a presença de aderências pélvicas.[13-15]

Entretanto, é importante ressaltar que a ausência de enchimento de uma ou ambas as trompas de Falópio apresentam um valor preditivo positivo relativamente baixo para oclusão tubária. Esse resultado pode ser causado por espasmo tubário proximal ou mau

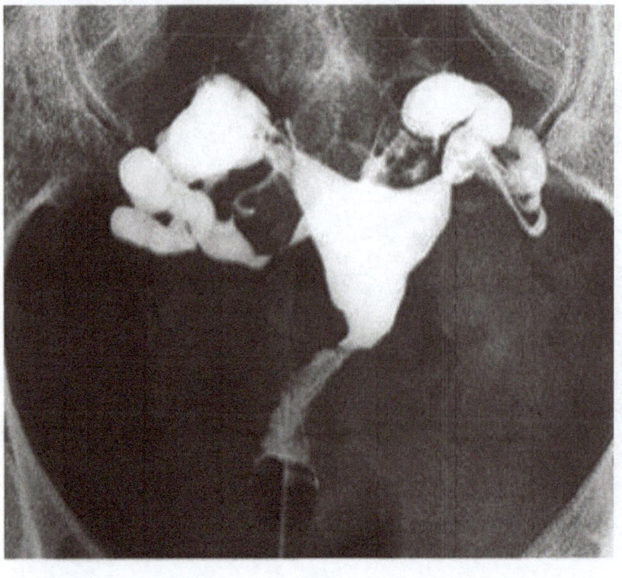

■ **Figura 30.3.** Hidrossalpinge bilateral: dilatação bilateral das trompas de Falópio. Fonte: Imagem cedidas por Dra. Glaucy Lane Neme.

posicionamento do cateter, sendo necessários exames de imagem adicionais ou laparoscopia com cromotubagem para um diagnóstico mais preciso. Além disso, a histerossalpingografia apresenta algumas desvantagens, como menor sensibilidade para patologias intrauterinas em comparação com a ultrassonografia e histeroscopia, incapacidade de distinguir o útero septado de outras anomalias müllerianas, possibilidade de reações alérgicas decorrentes do iodo presente no contraste e, em alguns casos, dor.[1,11,14]

Histeroscopia diagnóstica

Nos últimos anos, vários fatores têm sido apontados como causas de redução na concepção espontânea, falhas nos tratamentos de reprodução assistida e aborto de repetição, dentre os quais patologias intrauterinas podem desempenhar um papel crucial. Nesse contexto, a histeroscopia é atualmente considerada o padrão-ouro tanto para avaliação quanto para manejo de fatores intrauterinos.[3,16] De fato, ela permite um diagnóstico mais preciso de anormalidades intrauterinas e endometriais em comparação com técnicas não invasivas como a ultrassonografia transvaginal, a histerossalpingografia e a histerossonografia.[17] Além da cavidade uterina, durante exame, há possibilidade de avaliar canal vaginal e endocervical. Outros benefícios, seria a possibilidade de realizar biópsia dirigida endometrial e tratamento simultâneo ao exame de algumas dessas patologias. Apesar disso, a exploração da cavidade uterina como um procedimento de rotina durante a avaliação inicial da infertilidade ainda é motivo de debate por ser um exame mais invasivo, com maior custo e possibilidade de dor em comparação aos demais métodos.[2,17,18]

O exame pode ser realizado ambulatorialmente sem anestesia ou em ambiente hospitalar com sedação quando há impossibilidade de realizá-lo por dor ou estenose de canal cervical. Sua técnica consiste em introdução via vaginal de histeroscópio, um tubo fino e flexível com uma câmera em sua extremidade, sendo guiado através do canal cervical até alcançar cavidade uterina. A cavidade uterina é expandida com solução salina para melhor avaliação.[3]

A histeroscopia pode detectar uma série de problemas na cavidade uterina que podem afetar a fertilidade, como pólipos, miomas, aderências, malformações uterinas, sinéquias uterinas, istmocele, adenomiose, entre outros. Além disso, há possibilidade de realizar biópsia dirigida para melhor investigação endometrial como endometrites, hiperplasias, neoplasias e diagnósticos mais precisos de tuberculose pélvica (Figura 30.4).[18]

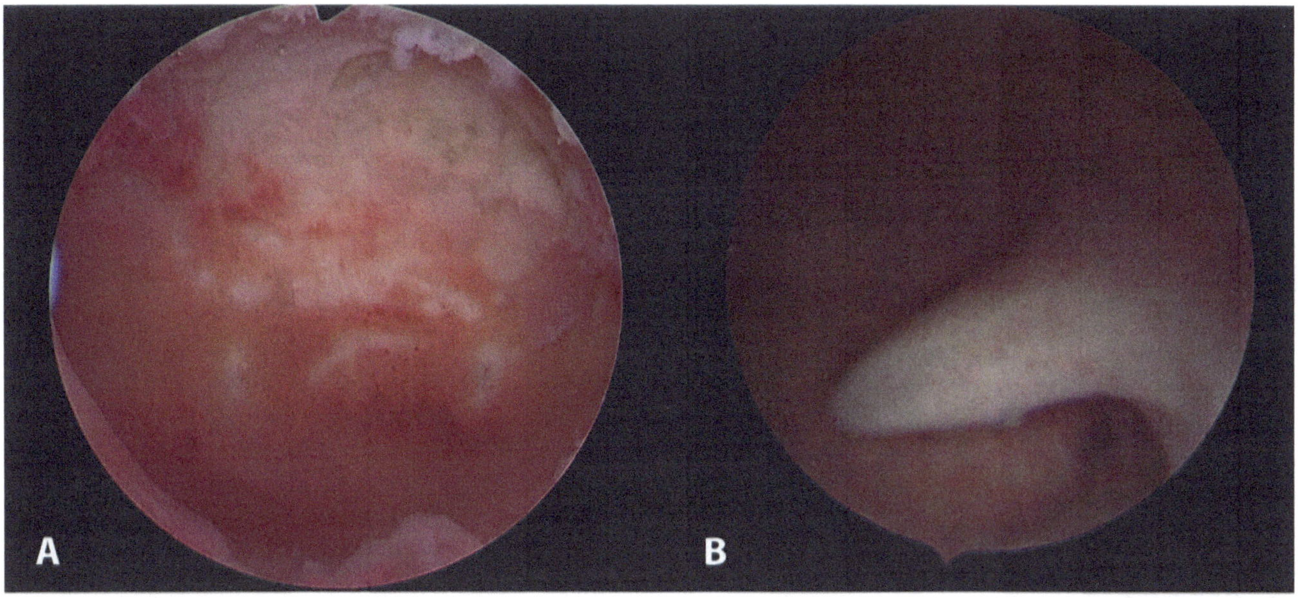

Figura 30.4. A – Endometrite: endométrio com padrão irregular, hiperemia, edema e aumento de vascularização. B – Pólipo endometrial: formação nodular elevada com bordas definidas, textura lisa. Fonte: Imagens cedidas por Dra. Silvia Ferreira Leite.

As patologias endometriais mais comuns observadas por histeroscopia são pólipos endometriais e miomas submucosos. Em geral, o tratamento por meio de histeroscopia operatória melhora as taxas de gravidez e os resultados reprodutivos. Os pólipos endometriais são considerados interferentes na receptividade uterina e na implantação embrionária, prejudicando a fertilidade. As evidências atuais apoiam a ressecção histeroscópica de pólipos endometriais antes dos tratamentos de reprodução assistida para melhorar as taxas de sucesso. Há uma taxa de 50% de gestações viáveis obtida após a polipectomia entre pacientes com subfertilidade. Em casos de polipectomia histeroscópica antes da inseminação intrauterina, a remoção histeroscópica de pólipos mostrou uma melhora significativa.[3]

Alguns autores destacam que a histeroscopia pode oferecer benefícios que vão além do diagnóstico e tratamento de anormalidades dentro do útero. Ao irrigar a cavidade uterina com solução salina, pode haver um efeito positivo nas taxas de implantação e gravidez, já que a solução remove moléculas prejudiciais à receptividade endometrial. Além disso, a passagem do histeroscópio pode facilitar a transferência do embrião pelo canal cervical e permitir o estudo da morfologia desse canal para tornar o procedimento mais fácil. A manipulação mecânica endometrial também pode melhorar a taxa de sucesso da gravidez em ciclos de tratamento de reprodução humana, pois pode modular a expressão de genes necessários para a implantação, aumentando a receptividade endometrial e as taxas de implantação embrionária.[16]

Embora a histeroscopia diagnóstica seja considerada o exame padrão-ouro para avaliação da cavidade uterina e tenha esses benefícios adicionais, é importante considerar suas limitações. Além do custo e da menor disponibilidade, uma das principais limitações é a histeroscopia ser invasiva e poder causar desconforto ou dor em algumas pacientes, especialmente se não for realizada sob sedação. Além disso, embora seja raro, algumas mulheres podem apresentar complicações, como sangramento ou infecção após o procedimento.[3]

Uma limitação é que a histeroscopia diagnóstica só permite a visualização direta do canal vaginal, endocervical, cavidade uterina e porção proximal das tubas uterinas, mas não fornece informações sobre contorno uterino, limitando, por exemplo, diferenciar septo uterino de útero bicorno por esse método. Outra limitação seria avaliação completa da função e função tubária.[16,18]

Apesar dessas limitações, o conceito de "abordagem personalizada do paciente" e o crescente interesse e relevância clínica em encurtar o tempo para a gravidez explicam por que os especialistas em reprodução reavaliam a relevância clínica da histeroscopia no diagnóstico e tratamento de fatores uterinos e seu papel na avaliação da infertilidade, graças à sua capacidade potencial de melhorar os resultados reprodutivos e reduzir o tempo para a gravidez.[16,18]

Histerossonografia

Tradicionalmente a investigação da permeabilidade tubária tem sido realizada utilizando-se dois métodos: a histerossalpingografia (HSG) e a cromotubagem via laparoscopia. A HSG, embora seja um método antigo, continua sendo largamente utilizada para o estudo das tubas uterinas. Os dois principais inconvenientes da HSG são a irradiação e o contraste iodado, que implicam alguns riscos. Já a cromotubagem via laparoscopia é um método que permite a visualização direta da passagem de contraste (azul de metileno) para a cavidade abdominal após sua injeção através do colo uterino. A cromotubagem tem como inconveniente a necessidade de a paciente se submeter a laparoscopia e anestesia, levando aos riscos inerentes a esses procedimentos. Além disso, a cromotubagem via laparoscopia exige profissionais altamente qualificados e material específico, além de ter custos elevados. Assim, nos deparamos com a necessidade de desenvolver um novo método acessível para investigação da permeabilidade tubária com baixos riscos e boa eficácia.[2,17,19]

A patologia tubária é uma das principais causas de infertilidade feminina, com uma prevalência entre 11% e 30%, resultante de infecções, inflamações, cirurgias prévias ou endometriose.[12] A avaliação das trompas de Falópio é uma parte importante da avaliação da fertilidade, e a laparoscopia diagnóstica com cromotubagem é considerada o padrão de referência para avaliar a permeabilidade tubária com visualização direta das trompas de Falópio e suas estruturas pélvicas circundantes. No entanto, a laparoscopia é invasiva, menos acessível e cara para ser usada como rastreamento em mulheres inférteis. A HSG é atualmente considerada o teste de permeabilidade tubária de primeira escolha durante a avaliação da fertilidade. Embora seja menos invasiva do que a laparoscopia, muitas vezes é dolorosa e resulta em exposição à radiação ionizante e meio de contraste iodado. A histerossonografia, também conhecida como sonohisterografia ou histerossalpingossonografia (HSSG), é um exame de imagem não invasivo que utiliza ultrassom transvaginal e soro fisiológico para avaliar a cavidade uterina e patologias tubárias como obstrução, hidrossalpinge, processos inflamatórios e aderências peritubárias. Além disso, permite analisar a anatomia da pelve, ovários, fundo de saco e utilizar técnica de dopplerfluxometria para avaliação de fluxos sanguíneos.[13,20]

A HSSG tem como vantagens em relação aos outros métodos o fato de proporcionar o estudo da cavidade uterina com a injeção de solução salina sem contraste iodado, além de fornecer mais informações sobre toda a anatomia pélvica (útero, ovários e fundo de saco posterior), o que não ocorre com a HSG. O exame é menos invasivo, tem menor custo, curta duração de 12 a 20 minutos, menor complexidade do que a laparoscopia e associado com menor dor.[13]

Para a realização da histerossonografia, a paciente é colocada em posição ginecológica sendo introduzido um espéculo na vagina para visualização do colo uterino. Em seguida, um cateter é inserido na cavidade uterina e soro fisiológico é injetado para distender a cavidade e delinear o endométrio. O ultrassom transvaginal é utilizado para visualização das estruturas internas da pelve, incluindo o útero, as tubas uterinas, o fundo de saco, os ovários e a anatomia pélvica. O procedimento é mais bem realizado na fase folicular do ciclo menstrual, após a conclusão da menstruação. Essa programação evita a possibilidade de deslocar uma gestação precoce e reduz resultados falso-positivos devido ao desprendimento do endométrio ou coágulos sanguíneos que podem ocorrer na fase lútea tardia do ciclo.[13,20]

Apesar de ser um exame importante na avaliação da cavidade uterina e tubária, a histerossonografia também tem limitações, como dor, dependência do operador e da máquina, dificuldade de avaliação das tubas, que estão direcionadas cranialmente devido à moderada penetração do som obtida pela sonda transvaginal, não alcançando, assim, toda a extensão da tuba, e dificuldade de visualização em pacientes obesas.[1]

O problema de todos os métodos é que eles podem definir a permeabilidade tubária com maior acurácia do que a sua oclusão.[1] Se a tuba estiver pérvia, é muito provável que ela realmente seja pérvia, mas se estiver obstruída, pode haver algum viés. As principais causas de viés no estudo da permeabilidade tubária são o extravasamento de contraste pelo colo, desvio cranial da tuba uterina, presença de fístula tubária, espasmo tubário e recanalização espontânea.[13,20]

A histerossonografia é uma técnica importante na avaliação de patologias uterinas que afetem a fertilidade feminina. Embora a histerossonografia seja uma ferramenta valiosa na avaliação de anormalidades uterinas, ela não é capaz de substituir completamente outras modalidades de imagem, como a histerossalpingografia e a laparoscopia. A histerossalpingografia é um exame que avalia as trompas uterinas, enquanto a laparoscopia é um procedimento cirúrgico que permite a visualização direta do útero, das trompas e dos ovários. Esses exames podem fornecer informações adicionais que não são obtidas com a histerossonografia, como a avaliação da permeabilidade das trompas e a identificação de lesões na superfície dos órgãos pélvicos. Portanto, a escolha do exame mais apropriado depende da condição clínica específica do paciente e das informações que o médico deseja obter. Não parece que a HSSG irá substituir a HSG ou a cromotubagem, mas poderá reduzir a necessidade do uso de métodos mais invasivos e da radiação no estudo da permeabilidade tubária. Não há dúvidas de que a HSSG ocupará seu espaço no arsenal propedêutico do casal infértil, principalmente em regiões do país nas quais acesso a histerossalpingografia, histeroscopia ou ressonância magnética sejam mais restritos.[1,19,20]

Ressonância magnética

Na medicina personalizada e de precisão, é crucial que os exames de imagem forneçam informações específicas para auxiliar na tomada de decisão definitiva de diagnóstico, seleção do melhor tratamento e avaliação da resposta ao tratamento. A ressonância magnética (RM) é uma técnica de imagem extremamente importante no diagnóstico de várias condições médicas, incluindo a infertilidade feminina.[4]

A RM pode ser usada para avaliar detalhadamente a anatomia pélvica, incluindo a anatomia da vagina, do canal cervical, do útero, do endométrio, das trompas de Falópio, do ovário, da bexiga, do intestino e do peritônio, bem como a presença de malformações müllerianas, aderências, inflamações e patologias dessa região, como endometriose, adenomiose, miomas e pólipos endometriais (Figura 30.5). Além disso, a RM pode detectar pequenas anomalias que não são visualizadas por outras modalidades de imagem e fornecer informações mais detalhadas sobre a localização e a extensão das patologias para um melhor tratamento medicamentoso ou uma programação cirúrgica precisa.[1,6]

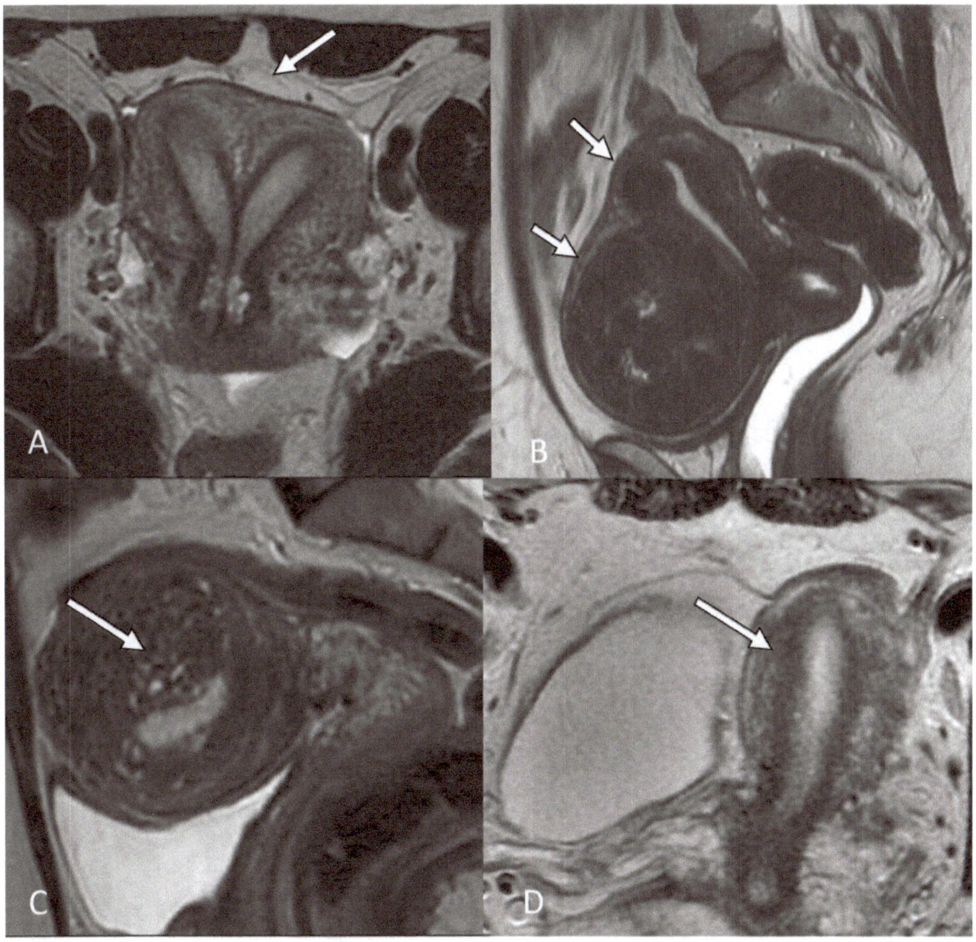

■ Figura 30.5. A – Útero septado complete: manutenção do contorno externo uterino e presença de septo dividindo toda a extensão da cavidade uterina. B – Miomas: nódulos intramurais com hipossinal em T2 e bem delimitados na parede anterior uterina. C – Adenomiose: espessamento irregular da zona juncional, com pequenos cistos de permeio. D – Útero unicorno: aspecto de "banana" da cavidade uterina, com visualização lateralizada de um único corno. Fonte: Imagens cedidas por Dra. Glaucy Lane Neme.

A RM é um exame de imagem não invasivo e indolor que utiliza um forte campo magnético e ondas de rádio para gerar imagens detalhadas dos órgãos e tecidos do corpo. Antes do exame, é importante que o paciente remova quaisquer objetos metálicos, incluindo joias, piercings e aparelhos auditivos, e informe o técnico ou médico responsável sobre quaisquer tipos de implante, como marca-passo, prótese ou *stent*.[4]

Durante o exame, o paciente é colocado em uma mesa que desliza para em um grande tubo circular, chamado de *scanner* de RM, e deve permanecer imóvel para evitar que a imagem fique borrada. Bobinas de superfície especiais, chamadas de bobinas de superfície, são usadas para obter as imagens. Essas bobinas emitem ondas de rádio que interagem com os campos magnéticos do *scanner*, criando um sinal que é convertido em uma imagem digital. Diversas técnicas podem ser utilizadas durante o exame, como a sequência de pulso T1 e T2, que produzem imagens com diferentes contrastes de tecido, permitindo a visualização de diferentes estruturas do corpo. Outra técnica comum é a DWI (*diffusion weighted imaging*), usada para detectar mudanças nas células do tecido e pode ser útil no diagnóstico de câncer.[4,17]

Para melhor avaliação das estruturas pélvicas, pode ser necessário preparo intestinal com uso de laxantes, uso de gel intravaginal e intrarretal para melhor expansão das cavidades e uso de contraste.

A ressonância magnética apresenta diversos benefícios na avaliação da infertilidade feminina, incluindo a alta resolução espacial, que permite detectar anomalias muito pequenas, e a capacidade de visualizar tecidos moles com mais clareza do que outras modalidades de imagem. Além disso, a ressonância magnética não utiliza radiação ionizante, reduzindo o risco de exposição à radiação, especialmente em mulheres em idade reprodutiva. É um exame indolor e não invasivo, sem necessidade de cirurgia ou outros procedimentos invasivos para realizá-lo. A ressonância magnética pode ser realizada em qualquer fase do ciclo menstrual e é mais reprodutível e menos dependente do observador do que outras técnicas, como o ultrassom.[17]

No entanto, a ressonância magnética também apresenta algumas desvantagens. É um exame relativamente caro e pode não estar disponível em todas as clínicas ou hospitais, limitando o acesso dos pacientes. Pode haver um longo tempo de espera para agendamento e realização do exame, frustrando os pacientes que necessitam de tratamento rápido. É necessário o uso de contraste para melhor avaliação de cistos ou lesões específicas, o que pode causar reações alérgicas ou contraindicações para pacientes com disfunção renal. A ressonância magnética exige um preparo específico, como jejum, restrições alimentares e preparo intestinal com laxantes para melhor visualização da pelve. Além disso, a necessidade de permanecer imóvel e dentro do aparelho pode ser desconfortável. Implantes e dispositivos metálicos no corpo podem interferir no campo magnético e causar danos aos tecidos, além de comprometer a qualidade das imagens. Pacientes com obesidade mórbida também podem ter dificuldades para realizar o exame. Algumas tintas de tatuagem contêm metais que podem aquecer e causar queimaduras durante o exame de ressonância magnética. É importante lembrar que a ressonância magnética também depende da experiência do técnico e médico.[7,17]

Embora seja uma técnica de imagem importante no diagnóstico da infertilidade feminina, a ressonância magnética pode ter algumas limitações, como ser menos sensível do que a histerossalpingografia para detectar obstruções das trompas de Falópio e menos sensível que a ultrassonografia na avaliação da mobilidade dos órgãos pélvicos. É uma opção útil para pacientes para melhor avaliação de algumas patologias já diagnosticadas, para direcionar o tipo de tratamento, bem como para investigação de infertilidade de causa desconhecida ou que não respondem ao tratamento convencional.[4]

Laparoscopia diagnóstica

A laparoscopia diagnóstica é considerada o exame de imagem mais preciso para o diagnóstico de patologias tubárias e outras causas intra-abdominais de infertilidade por fornecer uma visualização clara, completa e dinâmica de toda cavidade pélvica e abdominal. A importância da laparoscopia diagnóstica na infertilidade é inquestionável, pois permite a identificação precisa de patologias tubárias, endometriose e outras condições intra-abdominais.[1,12] Essas condições podem afetar a fertilidade feminina ao impedir a fecundação do óvulo pelo espermatozoide ou causar a implantação do embrião fora da cavidade uterina. Por meio da laparoscopia diagnóstica, é possível visualizar diretamente patologias superficiais, tubas uterinas, avaliar a presença de aderências, cistos ovarianos e outras anomalias que podem impedir a gravidez com maior precisão que os demais métodos diagnósticos de imagem como ultrassonografia, histerossalpingografia e ressonância magnética.[1,7,19]

As diretrizes do NICE (National Institute for Health and Care Excellence) recomendam a realização da histerossalpingografia (HSG) como a primeira opção para avaliação da permeabilidade tubária em mulheres sem comorbidades, como doença inflamatória pélvica, gravidez ectópica prévia ou endometriose. A laparoscopia diagnóstica é para pacientes com infertilidade sem causa aparente, sintomas pélvicos, suspeita de endometriose, aderências pélvicas, doença inflamatória prévia e antecedente de gestação ectópica.[7,13]

Um estudo retrospectivo de coorte foi realizado para avaliar o impacto da laparoscopia antes do tratamento de FIV nas taxas de nascidos vivos em pacientes com obstrução tubária unilateral distal. Os resultados sugerem que cerca de dois terços dos pacientes com UTO distal têm patologia pélvica significativa, como endometriose e hidrossalpinge, e que a laparoscopia antes dos ciclos de FIV poderia melhorar o resultado do tratamento. Portanto, a laparoscopia diagnóstica deve ser considerada em casos de infertilidade inexplicada, especialmente em pacientes com obstrução tubária unilateral distal, para avaliar a presença de patologia pélvica que possa afetar a fertilidade e o sucesso do tratamento de reprodução assistida.

A laparoscopia diagnóstica oferece muitos benefícios para as pacientes com problemas de fertilidade. É uma técnica segura, eficaz, minimamente invasiva que permite a visualização do interior da cavidade abdominal e pélvica por meio de uma pequena incisão no umbigo e outras incisões menores na região abdominal. É uma técnica comumente utilizada na área da ginecologia para diagnosticar e tratar várias condições clínicas além de infertilidade.[18]

Durante a laparoscopia, um dispositivo chamado laparoscópio é inserido através da incisão no umbigo, permitindo que o cirurgião visualize a cavidade abdominal. O laparoscópio é equipado com uma câmera e luz que ilumina a cavidade abdominal e transmite imagens em tempo real para um monitor de vídeo. Isso permite que o cirurgião visualize os órgãos internos e avalie a presença de anormalidades anatômicas, aderências, mobilidade dos órgãos, inflamações e outras alterações pequenas que não poderiam ser diagnosticadas pelos demais métodos diagnósticos.

Se for detectada a presença de lesões, o cirurgião pode biopsiar, tratar ou remover o tecido afetado utilizando outros instrumentos cirúrgicos, como tesouras ou eletrocautério. A inspeção visual das lesões endometrióticas com biópsia e confirmação histológica é considerada o padrão-ouro para o diagnóstico da endometriose pela maioria das sociedades ginecológicas. A excisão é considerada a maneira mais eficaz de tratamento da endometriose, por remover o tecido afetado e ajudar a prevenir a recorrência da doença (Figura 30.6).

Durante o exame, pode ser realizado teste de potência das tubas uterina, também conhecido como cromotubagem, sendo considerado o procedimento padrão-ouro para avaliação das tubas. Sua realização envolve a injeção de uma solução de corante azul de metileno ou índigo carmim através do colo do útero e do canal cervical, seguido de uma inspeção visual laparoscópica para verificar se o corante sai das tubas uterinas e se espalha para a cavidade abdominal (Figura 30.7).[2,13,18]

Embora a laparoscopia diagnóstica seja uma técnica útil, ela apresenta vários riscos e desvantagens. A técnica é invasiva e pode causar dor e desconforto nas pacientes. Além disso, existem riscos associados à cirurgia e anestesia, como hemorragia, infecção e lesões

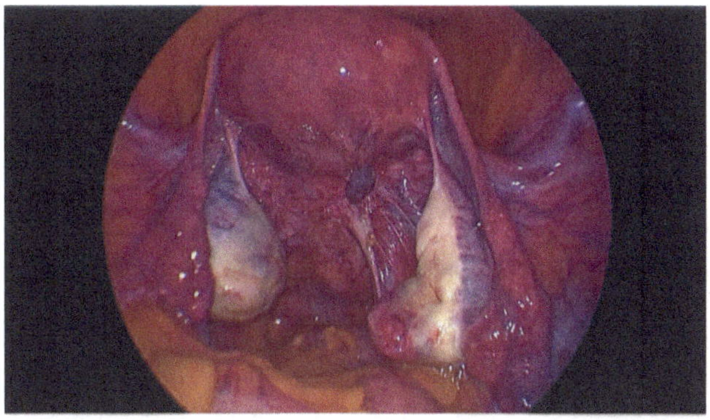

Figura 30.6. Aderências pélvicas e lesões de endometriose em laparoscopia. Fonte: Imagem cedida por Dra. Silvia Ferreira Leite.

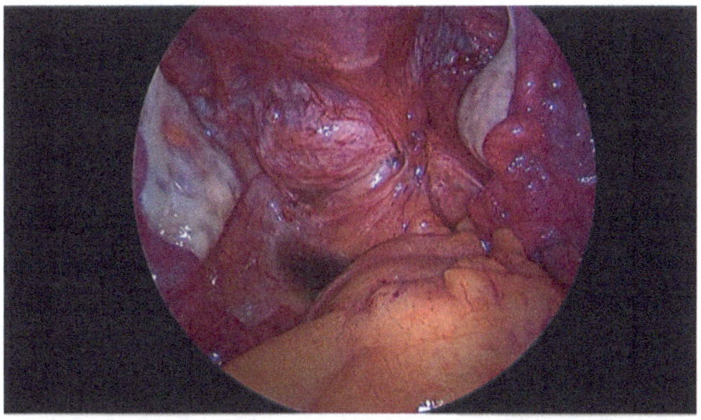

Figura 30.7. Cromotubagem: passagem do corante azul de metileno ao longo das trompas com extravasamento para cavidade pélvica durante laparoscopia, sugerindo permeabilidade tubária. Fonte: Imagem cedida por Dra. Silvia Ferreira Leite.

em órgãos adjacentes. O alto custo do procedimento, necessidade de ambiente hospitalar e os efeitos sociais, como perda de dia de trabalho e produtividade para realização do exame e sintomas após, também podem ser fatores limitantes.

Há limitações da laparoscopia diagnóstica em relação à identificação de lesões profundas, que podem estar escondidas por aderências e inflamação intensa. Além disso, para lesões no reto e sigmoide, a técnica pode não prever a profundidade da invasão, o que pode levar a diagnósticos incorretos e à omissão de informações importantes para definir a extensão da cirurgia. O uso de técnicas de imagem, como ultrassom transvaginal e ressonância magnética, pode superar essas limitações, permitindo uma abordagem mais precisa e segura.

A laparoscopia diagnóstica também pode não ser capaz de detectar todas as causas da infertilidade feminina, especialmente aquelas relacionadas à reserva ovariana, qualidade dos óvulos e avaliação da cavidade uterina.

Recentemente, há uma tendência crescente para evitar a laparoscopia diagnóstica na investigação de infertilidade por ser um procedimento invasivo, necessitar de hospitalização e maior custo comparados aos demais métodos. O procedimento é mais indicado para pacientes com sintomas ou fatores de risco para doença peritoneal, ou com ultrassonografia, ou histerossalpingografia anormais que não necessitam de fertilização *in vitro* (por exemplo, infertilidade masculina grave). Seu benefício em mulheres assintomáticas com exames normais é baixo. A laparoscopia não é recomendada para a avaliação rotineira de mulheres inférteis sem patologia pélvica ou outra indicação específica. Dependendo das circunstâncias individuais, pode haver espaço para laparoscopia diagnóstica em mulheres jovens com infertilidade de longa duração (> 3 anos) sem anormalidades reconhecidas.[14]

Em resumo, a laparoscopia diagnóstica é uma técnica cirúrgica minimamente invasiva e extremamente útil na avaliação da infertilidade feminina. Ela permite o diagnóstico preciso de muitas condições que afetam a fertilidade, especialmente problemas tuboperitoniais, que podem ser difíceis de detectar por outros métodos. Embora a laparoscopia diagnóstica apresente algumas limitações e desvantagens, seus benefícios são inegáveis, permitindo que um tratamento mais adequado seja iniciado para aumentar as chances de gravidez, mas recentemente, há uma tendência crescente para evitar a laparoscopia diagnóstica na investigação de infertilidade por ser um procedimento invasivo, necessitar de hospitalização, maior custo comparados aos demais métodos e causar atrasos no manejo do tratamento de infertilidade. Portanto, uma avaliação personalizada de cada paciente com história clínica detalhada, diagnósticos de outros fatores de infertilidade, atenção quanto idade e reserva ovariana de cada paciente deve ser considerada para indicação ou não de laparoscopia diagnóstica.[18]

Avaliação e diagnóstico por imagem dos fatores masculinos de infertilidade

Infertilidade, definida pela Sociedade Americana de Medicina Reprodutiva (ASRM), é a incapacidade de se obter uma gravidez com relação sexual regular e desprotegida em até 12 meses. Essa condição é comum e ocorre em 10%-15% dos casais em idade reprodutiva. Entre os casais inférteis, um fator masculino contribuinte está presente em aproximadamente metade dos casos. Anormalidades nos parâmetros do sêmen (contagem de espermatozoides, motilidade e/ou morfologia) são frequentemente observadas em indivíduos inférteis; no entanto, parâmetros de sêmen normais podem ser vistos em alguns homens subférteis.[21]

A abordagem inicial para uma avaliação de infertilidade começa com uma história clínica detalhada, seguida por um exame físico completo, estudos hormonais e testes seminais. Uma vez diagnosticada a infertilidade masculina, uma causa física é identificada em um terço desses pacientes. Nos demais casos, a infertilidade masculina idiopática é diagnosticada. A falência ou disfunção testicular, também conhecida como hipogonadismo primário, é a causa identificável mais comum nos homens.[21,22]

O papel da imagem na avaliação da infertilidade masculina é menos enfatizado, mas desempenha um papel fundamental na identificação de causas potencialmente corrigíveis de infertilidade, como anomalias congênitas, obstrução dos ductos ejaculatórios, escroto hipoplásico, varicocele ou suspeita de lesões hipotálamo-hipofisárias. Em geral, a imagem pode ser usada em pacientes selecionados apropriadamente para intervenção diagnóstica e terapêutica.

Ultrassonografia escrotal ou dos testículos

A ultrassonografia escrotal é uma importante ferramenta na investigação da infertilidade masculina. Esse exame consegue detectar anormalidades estrutura e vascularização dos testículos, vesículas seminais, epidídimo, vasos deferentes e próstata, como varicoceles, cistos, nódulos, agenesias, inflamações e outras causas de obstruções distais do trato genital.[22,23]

Para a realização do exame, é utilizada uma sonda de alta frequência (7-12 MHz) com comprimento adequado para medição longitudinal do testículo. O paciente é examinado em posição supina e os testículos devem ser avaliados em planos transversal e longitudinal ortogonais. A avaliação por Doppler colorido e a medição de volume devem ser realizadas rotineiramente. O cálculo do volume é geralmente obtido por meio da multiplicação das medidas de comprimento, altura e largura do testículo por 0,51. Um volume total (ambos os testículos) acima de 30 mL e um volume testicular único de 12-15 mL são considerados normais.[23]

A ultrassonografia escrotal é um exame de baixo custo, não invasivo e de fácil acesso, sendo uma das primeiras opções na avaliação da infertilidade masculina. É indicada quando há suspeita de anormalidades no testículo ou nas estruturas adjacentes. Os benefícios incluem a capacidade de avaliar o tamanho e a morfologia dos testículos, a identificação de lesões focais e a detecção de varicoceles. Além disso, pode auxiliar na escolha do tratamento mais adequado.[24]

Apesar de ser uma técnica valiosa, a ultrassonografia escrotal possui algumas limitações. É um método operador-dependente, que pode haver variações na qualidade do exame entre diferentes operadores. Além disso, nem todas as anormalidades podem ser detectadas apenas com esse exame, sendo necessária a complementação com outros métodos diagnósticos em alguns casos.[22,23]

Em resumo, a ultrassonografia escrotal é uma técnica de imagem valiosa na investigação da infertilidade masculina. Quando realizada adequadamente, consegue identificar diversas anormalidades nos testículos e nas estruturas adjacentes, contribuindo para o diagnóstico e tratamento precoces de problemas relacionados à fertilidade masculina.[23]

Ultrassonografia transretal

A ultrassonografia transretal é uma técnica que possibilita a avaliação de alta resolução da próstata, vesículas seminais e ducto deferente, sendo a modalidade de escolha no diagnóstico de anomalias congênitas e adquiridas implicadas na causa da azoospermia obstrutiva (AO).[21-23]

O exame é realizado com o paciente posicionado em decúbito lateral esquerdo. Um transdutor endorretal de alta frequência deve ser utilizado com capa de proteção. É realizada uma avaliação sistemática do ducto deferente terminal, vesículas seminais, ducto ejaculatório e próstata em planos axial e sagital. Um diâmetro de vesícula seminal superior a 1,5 cm e um diâmetro de ducto ejaculatório superior a 2,3 mm são sugestivos de obstrução do ducto ejaculatório, especialmente quando estão associados a cistos ou calcificações ao longo do ducto.[21-23]

A ultrassonografia transretal é uma técnica não invasiva e relativamente simples, que pode fornecer informações valiosas para o diagnóstico de problemas que afetam a fertilidade masculina. No entanto, assim como qualquer exame, possui algumas limitações, como: dificuldade em visualizar estruturas que estão obstruídas por calcificações ou ossificações; necessidade de preparo intestinal adequado para a realização do exame; dor, desconforto e constrangimento do paciente; dependência do operador; incapacidade de avaliar estruturas de pequeno calibre.[23]

Em suma, a ultrassonografia transretal é uma ferramenta importante na investigação da infertilidade masculina, permitindo a avaliação precisa das estruturas do trato genital masculino. A utilização adequada dessa técnica pode ajudar a identificar as causas da infertilidade e orientar o tratamento adequado para cada caso.[23]

Ultrassonografia peniana

A ultrassonografia peniana com dopplerfluxometria é uma técnica importante para avaliação de causas físicas de disfunção erétil. Esse exame é realizado para investigar possíveis anormalidades estruturais penianas, problemas com o fluxo arterial e mau funcionamento do mecanismo venoso de obstrução.[23,25]

A ultrassonografia é inicialmente realizada para excluir anormalidades estruturais, como doenças fibrosas da placa peniana, fibrose cavernosa focal ou calcificação e ruptura da túnica albugínea. Em seguida, é realizada a injeção intracavernosa de prostaglandina E1 (PGE1). O transdutor é colocado na superfície ventral da base do pênis e a artéria cavernosa é amostrada com correção de ângulo Doppler para permitir medidas precisas de velocidade. O pico de velocidade sistólica e a velocidade diastólica final (EDV) são avaliados a cada 5 minutos após a administração da PGE1 por até 30 minutos.[23]

O exame pode ajudar a identificar possíveis causas de disfunção erétil e é uma ferramenta valiosa na investigação da infertilidade masculina. No entanto, suas limitações incluem: dependência do paciente em atingir uma ereção adequada durante o exame; necessidade de injeção intracavernosa de prostaglandina, o que pode representar um desconforto para alguns pacientes; constrangimento.

Ressonância magnética

Quando aplicada na avaliação da infertilidade masculina, a ressonância magnética é especialmente útil para a detecção e caracterização de patologias, sendo superior à ultrassonografia transretal na avaliação de pacientes com infertilidade masculina e pode servir como alternativa à vasografia invasiva tradicional. Devido ao seu contraste de tecidos moles superior e às suas capacidades multiplanares, a RM pode descrever a anatomia detalhada e as características fisiopatológicas do trato reprodutivo, incluindo a próstata, as vesículas seminais e os ductos ejaculatórios.[22,23]

Para isso, é necessário um protocolo de imagem específico que inclui imagens de alta resolução em T2 e T1 com uma pequena área de visualização, com espessura de corte de 3-4 mm.

A técnica adequada para a realização da ressonância magnética envolve o posicionamento do paciente no equipamento, com a utilização de bobinas especiais, que podem ser externas ou internas, dependendo da área a ser examinada. O paciente deve permanecer imóvel durante todo o procedimento para garantir que as imagens obtenham a máxima resolução possível. É necessário um protocolo de imagem específico que inclui imagens de alta resolução em T2 e T1 com uma pequena área de visualização, com espessura de corte de 3-4 mm.[21,22]

Entre as indicações para a realização da ressonância magnética na avaliação da infertilidade masculina, incluem-se casos em que a ultrassonografia de escroto não foi capaz de identificar as causas da infertilidade.

Embora a ressonância magnética possa ser um método útil para diagnóstico, há também algumas limitações: custo, disponibilidade; necessidade de preparação intestinal no caso de utilização de bobinas internas; dificuldade em avaliar a função dos testículos, uma vez que essa região é menos visível em imagens do método.[21]

Em resumo, a ressonância magnética pode ser uma técnica valiosa na avaliação da infertilidade masculina, permitindo a detecção de cistos prostáticos e avaliação de vasos deferentes, vesículas seminais e ductos ejaculatórios. No entanto, é importante lembrar que cada caso é único e que é necessário avaliar cuidadosamente a melhor opção de exame para cada paciente.

Venografia testicular e embolização

A venografia é considerada o padrão-ouro para o diagnóstico da varicocele, uma condição na qual há refluxo do sangue nas veias testiculares, causando dilatação e acúmulo de sangue no escroto. Para a realização do exame, é necessário o uso de contraste e acesso invasivo por meio de uma veia femoral, basílica ou jugular interna. Após a cateterização seletiva da veia testicular, é realizada a embolização com o uso de microcateteres e bobinas para bloquear o fluxo sanguíneo no vaso afetado.[22,23]

A embolização é geralmente indicada quando há diagnóstico clínico e por ultrassonografia da varicocele, e a técnica é minimamente invasiva, com menos riscos e complicações que uma cirurgia. A técnica visa impedir o fluxo de sangue na veia afetada, melhorando a circulação sanguínea e consequentemente a qualidade do sêmen. Além disso, a embolização pode ser uma opção para homens que não desejam ou não são candidatos à cirurgia de varicocele.[22,23]

Apesar dos benefícios da venografia e embolização testicular, é importante destacar que a técnica apresenta algumas limitações: necessidade de acesso invasivo e uso de contraste, que podem aumentar o risco de complicações, como infecções e alergias; o exame deve ser realizado por um especialista experiente para garantir um resultado preciso e seguro; custo maior e pouco acessibilidade.

Em resumo, a venografia e embolização testicular são técnicas úteis na avaliação da infertilidade masculina, especialmente nos casos de varicocele. No entanto, a escolha da técnica deve ser feita de forma individualizada, considerando os benefícios e riscos de cada opção, sempre com o acompanhamento de um médico especialista.

Vasografia

Em alguns casos, exames mais invasivos podem ser necessários, como a vasografia testicular. A vasografia é um procedimento invasivo que consiste na punção do ducto deferente, com injeção de contraste retrógrado para preencher os ductos e verificar a potência deles. Esse exame, por muito tempo, foi considerado o padrão-ouro na avaliação do ducto deferente e do ducto ejaculatório. Porém, com a ampla aceitação de técnicas menos invasivas, como a ultrassonografia, a ultrassonografia transretal e a ressonância magnética, a vasografia é cada vez menos utilizada.[22,23]

O procedimento pode ser realizado de forma cega ou guiado por ultrassom, e apresenta alguns inconvenientes: invasivo; dor; pouca acessibilidade; riscos, como infecções e estreitamentos no local da punção. Por isso, é importante que o paciente discuta com o médico sobre as possibilidades de diagnóstico e os riscos e benefícios de cada opção.[21,23]

Mesmo assim, em alguns casos específicos, a vasografia pode ser uma opção para avaliar a obstrução dos ductos.

Imagem no tratamento de reprodução humana

Baixa complexidade (inseminação intrauterina e coito programado)

Nesse tratamento utilizamos a ultrassonografia transvaginal para em primeiro lugar descartar patologias com cisto ovariano, pólipo endometrial, miomas etc., após esse ultrassom basal podemos iniciar o acompanhamento do crescimento folicular assim como a quantidade de folículos recrutados, o aspecto e espessura endometrial, a presença de muco no canal endocervical do colo uterino em uma fase folicular (Figura 30.8).

Conseguimos confirmar a ovulação com a observação do fechamento do canal endocervical, aspecto secretor do endométrio, coleção líquida periovariana ou em fundo de saco vaginal, imagem ou imagens sugestivas de corpo lúteo (folículo vazio com vascularização periférica) (Figura 30.9).[26,27]

A medida do folículo é sempre avaliada com a aferição do diâmetro médio (Figura 30.10).

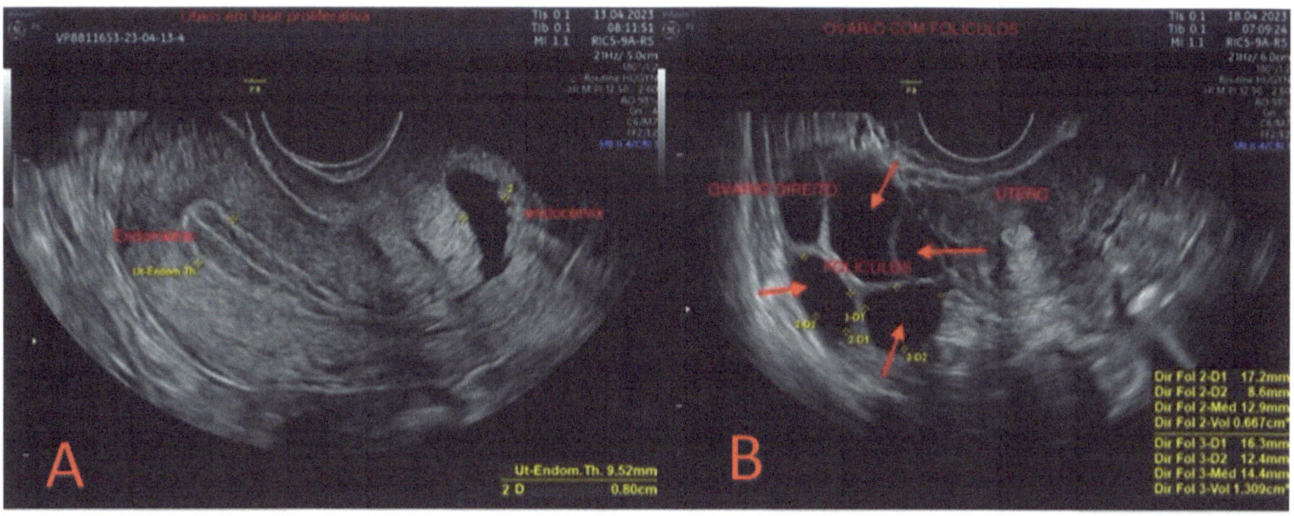

Figura 30.8. **A** – Endométrio proliferativo e endocérvix com muco cervical. **B** – Ovário direito com folículos. Fonte: Imagens cedidas por Dr. Luiz Guilherme Louzada Maldonado.

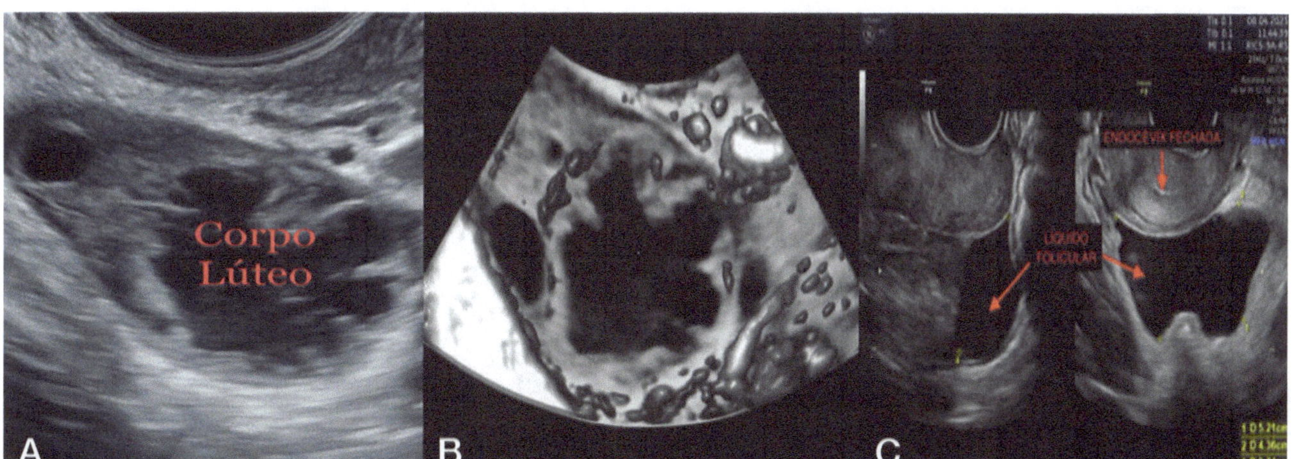

Figura 30.9. **A** – Ovário direito com corpo lúteo. **B** – Corpo lúteo com vascularização periférica. **C** – Líquido folicular coletado atrás do útero com endocérvix fechada. Fonte: Imagens cedidas por Dr. Luiz Guilherme Louzada Maldonado.

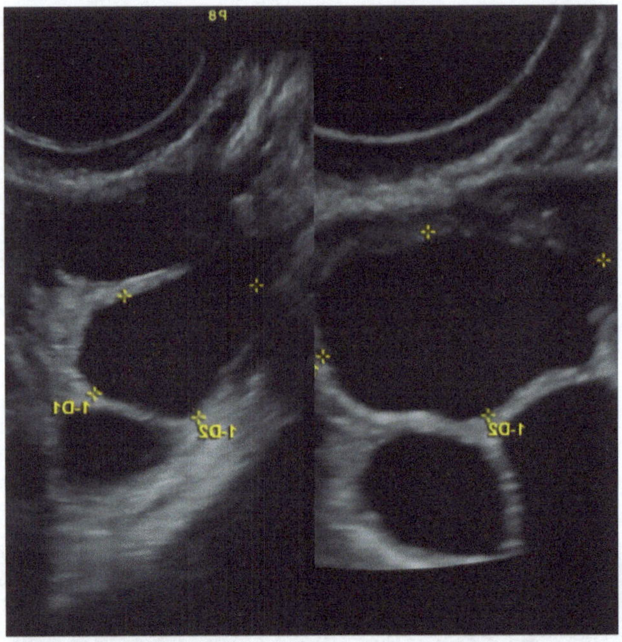

Diâmetro médio é o diâmetro maior possível de medir no folículo somado ao diâmetro perpendicular a ele dividido por 2.

■ **Figura 30.10.** Medição do diâmetro do folículo. Fonte: Imagens cedidas por Dr. Luiz Guilherme Louzada Maldonado.

Alta complexidade

Na alta complexidade observamos os mesmos locais que observamos na baixa, porém algumas imagens são um pouco distintas, como o número de folículos (Figura 30.11) que na baixa complexidade são de 1 a 3, na alta comumente observamos em torno de 12 e que pode chegar a mais de 50. Esse controle é realizado pelo tamanho dos folículos, o número de folículos e o nível de estradiol, sabe-se que por folículos recrutado se tem entre 250 e 280 pg/mL de estradiol e níveis ≥ 3.500 pg/mL podem levar a síndrome do hiperestímulo ovariano, assim como o número de folículos ≥ 20. Outro ponto importante a salientar seria o cálculo de óvulos maduros está relacionado ao número de folículos ≥ a 14 mm.[27]

Nesse tipo de tratamento não contamos com a ovulação já que não queremos que a paciente ovule, e sim a intenção é puncionar esses folículos (Figura 30.12) para conseguir captar os óvulos e assim podermos injetar os espermatozoides (*in vitro*).

A ultrassonografia também serve para acompanhar casos de síndrome do hiperestímulo ovariano. Nesses casos, acompanhamos o maior diâmetro ovariano < 8 cm em casos leves, de 8 a 12 cm em casos moderados e > 12 cm são mais comuns em casos graves, acompanhados da avaliação da ascite leve, moderada ou grave, assim como a presença de coleção em cavidade pleural em casos graves.[29]

Na transferência embrionária colocamos o embrião na metade da cavidade uterina, isso se deve ao fato de ser o local onde se encontram o maior número de sítios implantatórios. Portanto, devemos avaliar previamente por meio da ultrassonografia transvaginal quanto o cateter deverá ultrapassar o colo uterino, e chegar à metade da cavidade do útero (Figura 30.13), para isso somamos a medida do comprimento do colo à medida do comprimento do endométrio, dividido por dois e somado a isso realizamos um ultrassom pélvico transabdominal com bexiga cheia para visibilizar o cateter.[27,28]

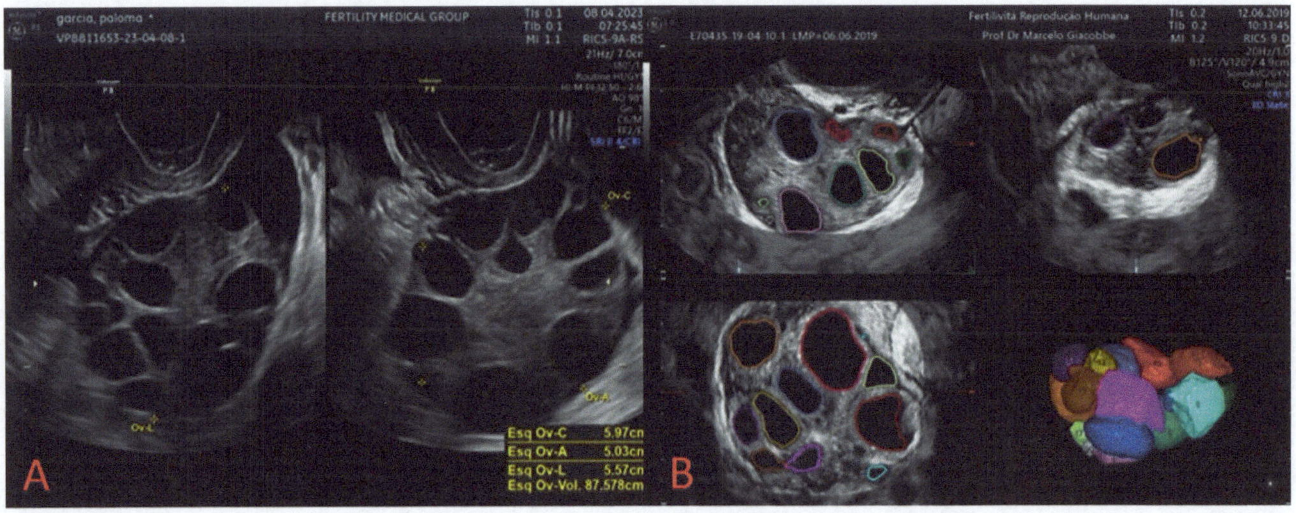

■ **Figura 30.11.** **A** – Ovários hiperestimulados. **B** – Medida 3 D do volume dos folículos ovarianos. Fonte: Imagens cedidas por Dr. Luiz Guilherme Louzada Maldonado.

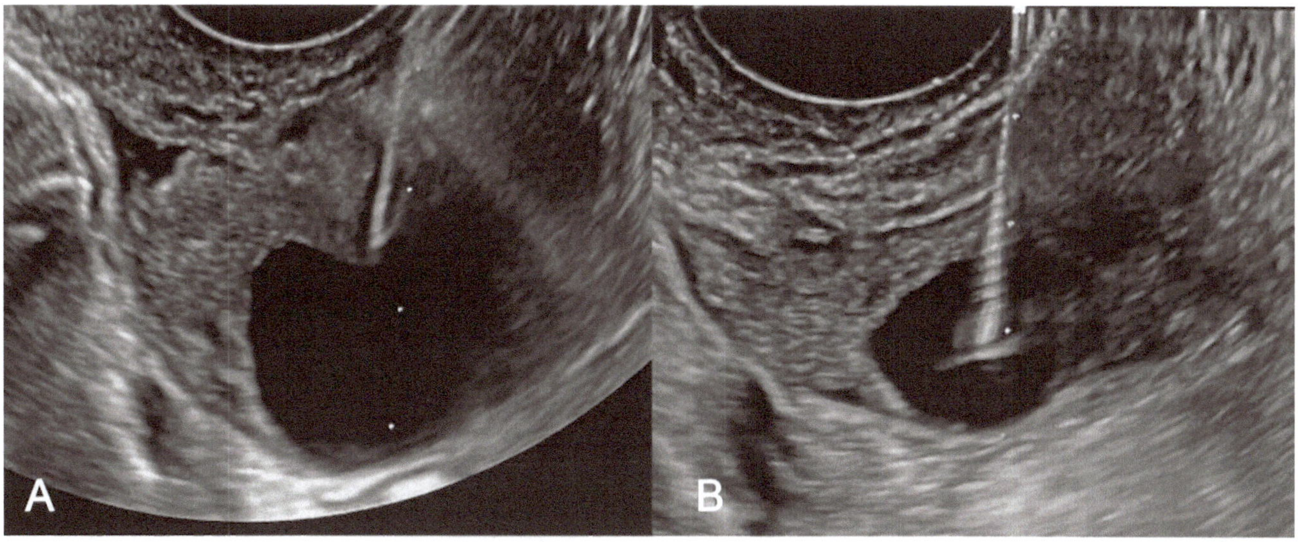

■ Figura 30.12. **A** – Agulha de punção ovariana entrando no folículo. **B** – Agulha de punção ovariana aspirando o folículo. Fonte: Imagens cedidas por Dr. Luiz Guilherme Louzada Maldonado.

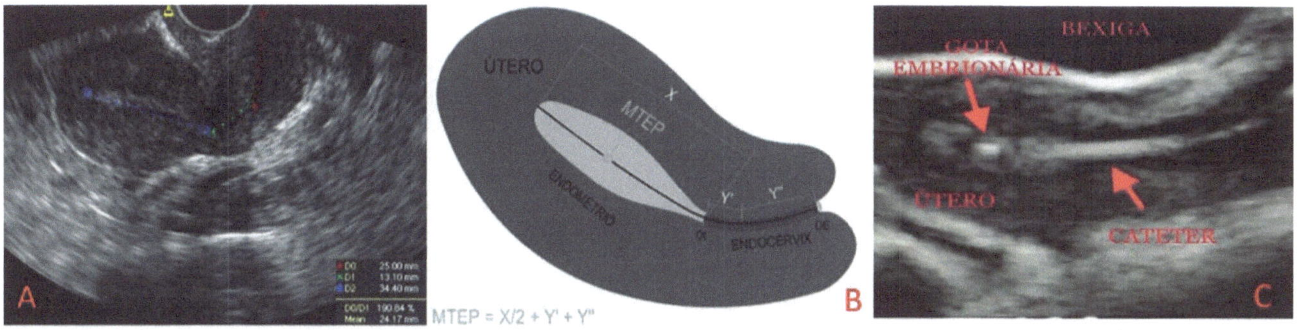

■ Figura 30.13. **A** – Medida do caminho desde a entrada do útero até o fundo. **B** – Esquema das medidas longitudinais do colo e da endocérvix, lembrando que a distância que o cateter deve percorrer é a soma da endocérvix mais a metade do endométrio, ou seja bem no meio da cavidade uterina. **C** – Imagem do cateter dentro do útero e a gota embrionária bem no meio da cavidade uterina. Fonte: Imagens cedidas por Dr. Luiz Guilherme Louzada Maldonado.

Conclusão

Atualmente, não há um único exame de imagem que possa avaliar todas as possíveis causas estruturais/anatômicas da infertilidade, assim como patologias intrauterinas ou tubárias. Portanto, muitas modalidades diferentes podem ser utilizadas no diagnóstico de infertilidade, incluindo ultrassonografia, histerossalpingografia, histerossonografia e ressonância magnética. No entanto, pesquisas recentes buscam reduzir o número de consultas médicas e o tempo até chegar a um diagnóstico. Isso é especialmente relevante diante do aumento da idade das mães que buscam a primeira gestação, bem como dos riscos associados à idade materna avançada. Qualquer método que reduza o tempo entre o diagnóstico de infertilidade e o estabelecimento da etiologia, tratamento e subsequente gravidez é positivo para casais que enfrentam problemas de fertilidade.

Referências bibliográficas

1. Dishuck CF, Perchik JD, Porter KK, Gunn DD. Advanced Imaging in Female Infertility. Curr Urol Rep. 2019 Nov 16;20(11):77.
2. Practice Committee of the American Society for Reproductive Medicine. Diagnostic evaluation of the infertile male: a committee opinion. Fertil Steril. 2015 Mar;103(3):e18-25.
3. Di Spiezio Sardo A, Di Carlo C, Minozzi S, Spinelli M, Pistotti V, Alviggi C, De Placido G, Nappi C, Bifulco G. Efficacy of hysteroscopy in improving reproductive outcomes of infertile couples: a systematic review and meta-analysis. Hum Reprod Update. 2016 Jun;22(4):479-96.
4. Montoliu-Fornas G, Martí-Bonmatí L. Magnetic resonance imaging structured reporting in infertility. Fertil Steril. 2016 Jun;105(6):1421-31.

5. Campbell S. Ultrasound Evaluation in Female Infertility: Part 1, the Ovary and the Follicle. Obstet Gynecol Clin North Am. 2019 Dec;46(4):683-696. doi: 10.1016/j.ogc.2019.08.001. PMID: 31677749.
6. Sella T, Laufer N. Introduction: Imaging in reproduction. Fertil Steril. 2016 Jun;105(6):1379-80. Epub 2016 Apr 23. PMID: 27117374.
7. Bazot M, Daraï E. Diagnosis of deep endometriosis: clinical examination, ultrasonography, magnetic resonance imaging, and other techniques. Fertil Steril. 2017 Dec;108(6):886-894.
8. Stimou S, Taheri H, Saadi H, Mimouni A. Place de The role of transvaginal ultrasound in the evaluation of endometrial infertility. Pan Afr Med J. 2020 Sep 25;37:92.
9. Campbell S. Ultrasound Evaluation in Female Infertility: Part 2, the Uterus and Implantation of the Embryo. Obstet Gynecol Clin North Am. 2019 Dec;46(4):697-713.
10. Krysiewicz S. Infertility in women: diagnostic evaluation with hysterosalpingography and other imaging techniques. American Journal of Roentgenology. 1992;159: 253-261.
11. Mayer C, Deedwania P. Hysterosalpingogram. [Updated 2022 Sep 7]. In: StatPearls [Internet]. Treasure Island (FL): StatPearls Publishing; 2023.
12. Ambildhuke K, Pajai S, Chimegave A, Mundhada R, Kabra P. A Review of Tubal Factors Affecting Fertility and its Management. Cureus. 2022 Nov 1;14(11):e30990.
13. Van Welie N, Van Rijswijk J, Dreyer K, Van Hooff MHA, De Bruin JP, Verhoeve HR, et al. Can Hysterosalpingo--Foam Sonography Replace Hysterosalpingography as First-Choice Tubal Patency Test? A Randomized Non--inferiority Trial. Obstet Gynecol Surv.2022;77(8):481–3.
14. Practice Committee of the American Society for Reproductive Medicine. Diagnostic evaluation of the infertile female: a committee opinion. Fertil Steril. 2015 Jun;103(6):e44-50.
15. Thurmond AS. Imaging of female infertility. Radiol Clin North Am. 2003 Jul;41(4):757-67.
16. Genovese F, Di Guardo F, Monteleone MM, D'Urso V, Colaleo FM, Leanza V, et al. Hysteroscopy as An Investigational Operative Procedure in Primary and Secondary Infertility: A Systematic Review. Int J Fertil Steril. 2021 Apr;15(2):80-87.
17. Dueholm M, Lundorf E, Hansen ES, Ledertoug S, Olesen F. Evaluation of the uterine cavity with magnetic resonance imaging, transvaginal sonography, hysterosonographic examination, and diagnostic hysteroscopy. Fertil Steril. 2001 Aug;76(2):350-7.
18. Kamath MS, Rikken JFW, Bosteels J. Does Laparoscopy and Hysteroscopy Have a Place in the Diagnosis of Unexplained Infertility? Semin Reprod Med. 2020 Jan;38(1):29-35. doi: 10.1055/s-0040-1718942. Epub 2020 Oct 20.
19. Luciano DE, Exacoustos C, Luciano AA. Contrast ultrasonography for tubal patency. J Minim Invasive Gynecol. 2014 Nov-Dec;21(6):994-8.
20. Case AM, Pierson RA. Clinical use of sonohysterography in the evaluation of infertility. J Obstet Gynaecol Can. 2003 Aug;25(8):641-8.
21. Huang IS, Wren J, Bennett NE, Brannigan RE. Clinical Consultation Guide on Imaging in Male Infertility and sexual dysfunction. Eur Urol Focus. 2018 Apr;4(3):338-347.
22. Mittal PK, Little B, Harri PA, Miller FH, Alexander LF, Kalb B, et al. Role of Imaging in the Evaluation of Male Infertility. Radiographics. 2017 May-Jun;37(3):837-854.
23. Ammar T, Sidhu PS, Wilkins CJ. Male infertility: the role of imaging in diagnosis and management. Br J Radiol. 2012 Nov;85 Spec No 1(Spec Iss 1):S59-68.
24. Brugh VM 3rd, Lipshultz LI. Male factor infertility: evaluation and management. Med Clin North Am. 2004 Mar;88(2):367-85. doi: 10.1016/S0025-7125(03)00150-0. PMID: 15049583.
25. Lotti F, Maggi M. Ultrasound of the male genital tract in relation to male reproductive health. Hum Reprod Update. 2015 Jan-Feb;21(1):56-83.
26. Busato WC, Iaconelli Jr LL, Maldonado FF, Pasqualotto D, Braga E, Borges Jr. Influence of GnRH protocols on the estradiol sérum level and number of mature oocytes (MII) retrieved. Fertility and Sterilly, vol 86, Issue 3, Supplement, S419, Published in issue: Setember, 2006.
27. Maldonado LG, Ajzen SA, Busato WC, Iacodelli Jr M, Bibancos E, Borges Jr E. Impacto of Previous Hysterossonometry on Embryo Transfer. Fertility and Sterilly, vol 84, Supplement, S364, Published in issue: Setember, 2005.
28. Maldonado LG, Braga E, Ajzen SA, Figueira RC, Iaconelli Jr LL, Borges Jr E. Embryo transfer baseado n previous uterine legth measurement enhances ICSI outcomes When compared to standard ultrasonographic-guided embryo transfer. Department Affiliations. May, 2010.
29. Clinical Practive Guideline. Ovarian Hyperstimulation Syndrome (OHSS) Diagnosis and Management. Version 1.0, Guideline No. 9. April, 2014.

31

Alessandra Viviane Evangelista Demôro • George Queiroz Vaz • Paulo Gallo de Sá

Reprodução Assistida – Técnicas de Baixa Complexidade

Introdução

A infertilidade conjugal é diagnosticada pela ausência de gravidez após um ano de relações sexuais, sem uso de métodos contraceptivos.

A OMS estima que uma em cada seis pessoas no mundo possui o diagnóstico de infertilidade.[1]

Embora tenhamos muita informação a respeito do assunto, o planejamento reprodutivo visando concepção ainda carece de mais atenção.

Os homens produzem seus gametas, os espermatozoides, continuamente, e o tempo que demora para a produção e amadurecimento é de cerca de 72 dias, aproximadamente. Alguns autores referem impacto na qualidade seminal com a idade, podendo levar a um prejuízo na fertilidade após os 55 anos.

Já as mulheres produzem seus gametas na vida intrauterina e conforme a idade avança, há redução de quantidade e qualidade dos óvulos liberados. Esse fenômeno natural impacta decisivamente na fertilidade feminina.

Um casal possui 20% de chance de engravidar de modo natural por ciclo, quando a mulher tem até 35 anos. Dez por cento, aos 38 anos e 5% aos 40 anos.[2]

A dificuldade em engravidar no período de 1 ano até os 35 anos, ou em até 6 meses em idade superior a essa, indica a necessidade de investigação, que pode ser realizada pelo médico ginecologista generalista ou o especialista em reprodução humana.[2]

Nessa investigação deverão ser avaliados: reserva ovariana, perviedade tubária, espermograma e o útero, visando investigar o motivo pelo qual o casal não está atingindo o objetivo de gravidez.

As causas de infertilidade conjugal são divididas em causas femininas, masculinas e mistas, sendo que um terço do percentual fica subdividido para cada uma. Dentre as causas femininas, o fator ovulatório e o fator tuboperitoneal são referidos como mais prevalentes. No caso da infertilidade masculina, a varicocele e infecções são as mais prevalentes.[2,3]

Após a análise do fator causal, o médico vai propor a melhor conduta frente ao diagnóstico realizado. A propedêutica básica do casal é fundamental para a escolha do tratamento a ser realizado. Em alguns casos, os tratamentos de baixa complexidade podem ser indicados. Os tratamentos de baixa complexidade são o coito programado e a inseminação intrauterina, na qual a junção dos gametas (óvulos e espermatozoides) ocorre no interior do organismo materno.[3]

Para que eles possam ser realizados é de suma importância que alguns critérios mínimos estejam presentes como:[3]

- Cavidade uterina sem alterações.
- Ovário responsivo aos hormônios.
- Uma tuba pérvia, com trajeto e função preservados.
- Quantidade mínima de espermatozoides com motilidade e morfologias adequados.

Neste capítulo, apresentaremos esses dois tratamentos, com indicações, taxas de sucesso e etapas a serem realizadas.

Coito programado

O coito programado é um tratamento no qual é realizado um acompanhamento da ovulação, aliado ao planejamento de relações sexuais durante o período que a mulher se encontra fértil. A ovulação nesse caso pode ser natural ou induzida por medicamentos.

Esse tratamento pode ser oferecido a casais onde o fator de infertilidade esteja associado a ausência de ovulação, como algumas portadoras de síndrome dos ovários policísticos; pacientes com fatores tubários unilaterais visando o acompanhamento do ovário que participará da ovulação naquele ciclo; espermograma com alteração leve ou moderada; endometriose mínima e leve e naqueles casais onde há necessidade de programar a relação sexual devido baixa frequência ou mesmo com dificuldades na realização do coito na data mais assertiva.[4]

É muito importante que o casal seja orientado durante a realização desse tratamento sobre o que significa o período fértil. O cálculo geralmente se faz contabilizando 3 dias antes do dia da ovulação e acrescendo 3 dias além, totalizando 7 dias como o período fértil. Porém, quando entendemos que o óvulo sobrevive no organismo feminino de 12 a 24 horas após a ovulação, concluímos que o ideal é que os espermatozoides estejam viáveis para fecundá-lo após sua liberação e que é crucial que intercurso sexual tenha ocorrido anteriormente à ovulação. Alguns autores inclusive orientam que a janela da fertilidade começa 5 dias antes da ovulação, terminando nesse dia.[5]

O casal deve ser orientado que as chances de gravidez nesse tratamento se assemelham às taxas de gravidez naturais conforme a idade da mulher, embora alguns autores refiram que a hiperovulação favorece o sucesso do tratamento.[3] O coito programado pode ser medicado ou não, e o acompanhamento ultrassonográfico é mandatório, pois, quando medicado, sempre há risco de hiperovulação e a gestação de múltiplos é um fator de risco nesses casos.

O coito programado deve ser acompanhado por ultrassonografia, visando orientar o casal a ter relações sexuais no período adequado. O acompanhamento ultrassonográfico inicia no segundo ou terceiro dia do ciclo, visando identificar um ovário com folículos antrais e um endométrio fino e linear. As medicações indutoras podem ser orais ou subcutâneas. As orais são o citrato de clomifeno e o letrozol, e as injetáveis são medicações contendo gonadotrofinas. As medicações serão explicadas em sessão oportuna neste capítulo.

As ultrassonografias têm como objetivo acompanhar o crescimento folicular. Nos tratamentos de baixa complexidade o ideal é que haja dominância de um a dois folículos, sendo três o número máximo. A dominância é alcançada quando o maior folículo atinge 14 mm e mantemos o acompanhamento ultrassonográfico até que o maior folículo alcance 18 a 22 mm e então é realizado o gatilho da ovulação (*trigger*) com hCG subcutâneo. A relação sexual pode ser liberada durante todo o processo, porém é mais importante que se intensifique próximo a ovulação, sendo assim, devemos orientar o coito a partir do momento que o folículo atinge 16 mm e manter até a ovulação.

Não há uma frequência de relações estabelecida em literatura, mas manter as relações mais frequentes ajuda a ter espermatozoides viáveis aguardando a liberação do oócito, sem prejuízos da fertilidade masculina. Nos casais com dificuldade de efetuar relações sexuais múltiplas, o ideal é que ocorra a relação sexual entre 12 e 36 horas após o *trigger* com hCG. Posições coitais também não interferem nas taxas de sucesso da gravidez, pois o sêmen pode ser encontrado no canal cervical segundos após a ejaculação.[6]

Após a ovulação alguns sinais indiretos podem ser identificados na ultrassonografia, como líquido livre em fundo de saco, mudança do padrão endometrial para homogêneo e a presença de corpo lúteo no ovário que continha o folículo dominante. Nesse momento pode ser realizado o suporte de fase lútea feito com progesterona (200 mg, vaginal ou oral), mantendo pelo menos até o dia do teste de gravidez, a ser realizado 14 dias após a ovulação.

Todo o processo de estimulação está esquematizado na Figura 31.1.

Inseminação intrauterina

A inseminação intrauterina (IIU) é um tratamento que envolve a deposição de uma amostra de sêmen processada em laboratório na cavidade uterina, superando as barreiras naturais à ascensão do esperma no trato reprodutivo da mulher.[7]

A IIU é uma técnica de reprodução assistida de baixa complexidade com custo relativamente baixo, que vem desempenhando um papel importante no tratamento de pacientes selecionados com função das trompas normais (ou ao menos uma trompa funcionante) e com infertilidade por fator cervical, anovulação, fator masculino leve a moderado, infertilidade sem causa aparente, fatores imunológicos, distúrbios ejaculatórios e disfunções sexuais.[8,9] Também é utilizada na produção independente da mulher e em casais de mulheres homoafetivas. A taxa de gravidez por ciclo de tentativa com IIU varia de 10% a 20%, tendo taxas cumulativas de 39% e 58%, descritas após 3 ou 6

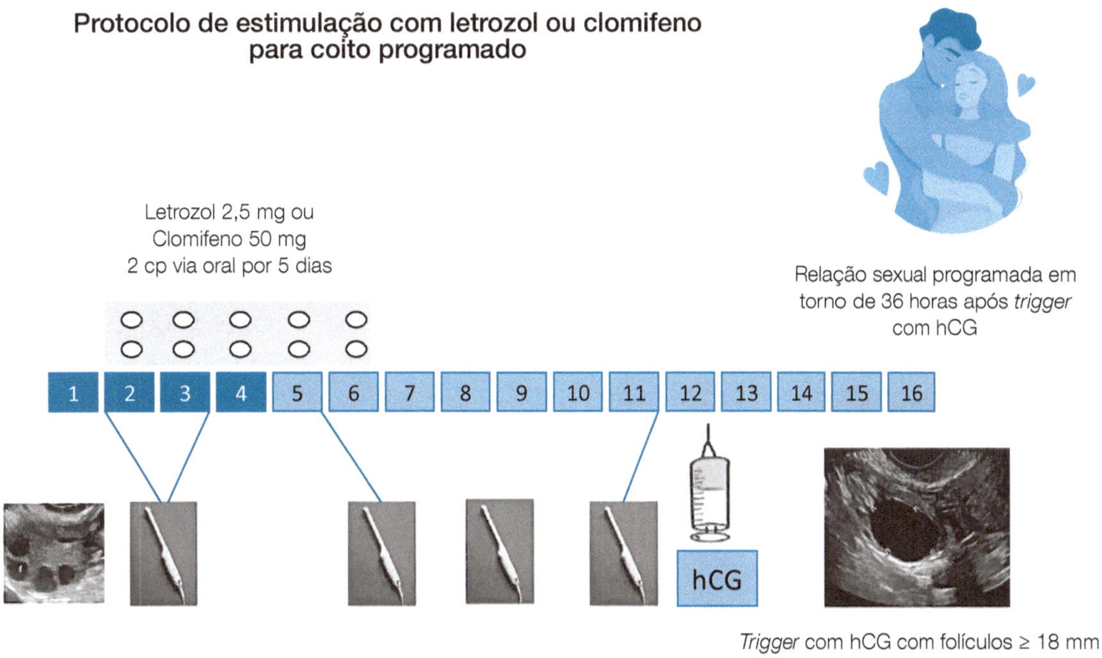

■ **Figura 31.1.** Protocolo de estimulação ovariana para coito programado. Fonte: Autoria própria.

ciclos de IIU respectivamente.[9,10] A IIU tem uso limitado, sendo geralmente contraindicada pela baixa eficácia, em pacientes com endometriose, fator masculino grave, idade materna avançada e é contraindicada totalmente em pacientes com trompas uterinas obstruídas bilateralmente. Até 3 a 6 ciclos de IIU podem ser oferecidos antes de considerar a mudança do tratamento.[8-10] A técnica pode ser realizada com ou sem estimulação ovariana controlada. Devido à estimulação ovariana controlada oferecer benefícios significativos em termos de resultados de gravidez e a disponibilidade atual do uso da ultrassonografia para controlar o estímulo ovariano, a quase a totalidade dos tratamentos são realizados com estímulo ovariano controlado, que permite, com o uso de critérios rigorosos, reduzir as principais complicações, como a gravidez múltipla e a síndrome de hiperestimulação ovariana (SHO).[8,10,11]

Indicadores prognósticos importantes de sucesso com a IIU incluem idade da paciente, duração da infertilidade, protocolo de estimulação utilizado, etiologia da infertilidade, número de ciclos efetuados, momento da inseminação, número de folículos pré-ovulatórios no dia do *trigger* ovariano, além da quantidade e qualidade de espermatozoides no sêmen processado.[10,12] Uma avaliação completa que inclua história do casal, exame físico e investigações clínicas e laboratoriais e o respeito aos pré-requisitos necessários ao tratamento devem orientar o médico a uma prática clínica adequada, minimizando o risco de indicações equivocadas e atraso em alcançar o objetivo da gravidez. Entretanto, vale a pena ressaltar que, além da comprovação de pelo menos uma trompa funcionante e a avaliação da qualidade seminal, é de vital importância para indicação de IIU, um teste de capacitação espermática prévio para ajudar a decidir se a técnica está bem indicada. Não há consenso sobre um limite inferior de qualidade do sêmen em que a IIU estaria bem indicada. O limite inferior recomendado varia de 3 a 10 milhões de espermatozoides móveis após a capacitação seminal.[10,12]

Após a avaliação do casal e a indicação da IIU, as etapas referentes ao procedimento podem ser divididas, de maneira didática, em estimulação ovariana controlada, preparo seminal e inseminação intrauterina.

Para realização da IIU, o preparo seminal é de extrema relevância. A abstinência ejaculatória deve obedecer a um período de intervalo prévio à coleta do sêmen e não há consenso na literatura do período exato necessário, com a maioria dos estudos referindo 1 a 4 dias como um intervalo adequado. A coleta pode ser realizada na própria clínica ou em domicílio, desde que o intervalo entre a coleta e a entrega não ultrapasse 60 minutos. Os cuidados com a temperatura da amostra, evitando extremos de temperatura (< 20 °C e > 40 °C), também são relevantes. Assim que a amostra é recebida se dá início ao preparo seminal. Esse processamento seminal visa obter uma amostra concentrada com o máximo possível de espermatozoides viáveis e móveis.[12]

Algumas técnicas são descritas para o preparo seminal como: *sperm wash*, *swim-up* e *Percoll*, porém nenhuma delas se mostrou mais eficaz. Na primeira técnica, *sperm wash*, o sêmen é lavado e centrifugado, após ser colocado com meio de cultivo para sua diluição. Após centrifugação, meio mililitro do sobrenadante é coletado. Na segunda técnica, *swim-up*, após realização da lavagem do sêmen (*sperm wash*) é acrescido 1 mL de meio de cultivo e cultivado o preparo por 40 minutos em média, em uma estufa à temperatura de 37 ºC. Na última técnica, *Percoll*, são preparadas diferentes camadas de densidade seminal. Coloca-se na ordem então o gradiente de menor densidade, o de maior e o sêmen. Esse preparado é então centrifugado por 20 minutos. O material comprimido é então ressuspenso em meio de cultivo e procede-se então a lavagem e o *swim-up*. Em todas as técnicas, após o preparo seminal, obtendo-se material adequado, é efetuado o enchimento do cateter para a IIU.[7,12,13]

A paciente pode ser orientada a estar com sua bexiga cheia para que a passagem do cateter transcervical possa ser monitorizada por ultrassonografia pélvica, embora isso não seja de extrema relevância e nem mostre melhores resultados. A paciente é então colocada em posição ginecológica, para que seja efetuada a colocação do espéculo vaginal. Com a visualização da cervice, é efetuada uma lavagem do colo com soro fisiológico e então a introdução do cateter de inseminação na cavidade uterina por via transcervical. Nesse momento, é de suma importância que se evite tocar o fundo uterino para minimizar e, até mesmo, evitar o surgimento de contrações uterinas. A liberação do material deve ser feita de modo lento, ao invés da colocação em *bolus*, e o total do material inseminado não deve ultrapassar 1 mL. O refluxo de material através da cervice não demonstra falha no procedimento ou reduz as chances de gravidez. Após a introdução seminal intraútero, a paciente deve permanecer em repouso por pelo menos 15 minutos.[7,8]

Finalizado o procedimento, a paciente será orientada quanto ao suporte de fase lútea adequado. Essa reposição pode ser realizada com progesterona natural ou sintética. A maioria dos autores refere reposição de 200 a 400 mg de progesterona natural ao dia ou 20 mg de progesterona sintética ao dia. Alguns autores referem não ser imperativa a reposição lútea, relatando taxas de gravidez semelhantes às pacientes com esse suporte. O teste confirmatório da gravidez, por meio de dosagem sérica do hormônio βHCG, pode ser realizado após 14 a 16 dias do procedimento e, em caso de positividade, o médico deverá orientar sua paciente a realização de ultrassonografia para confirmação clínica da gravidez e manter o suporte de fase lútea, desde que tenha sido implementado, até 12 semanas de gravidez.[14]

Todo o processo de estimulação está esquematizado na Figura 31.2.

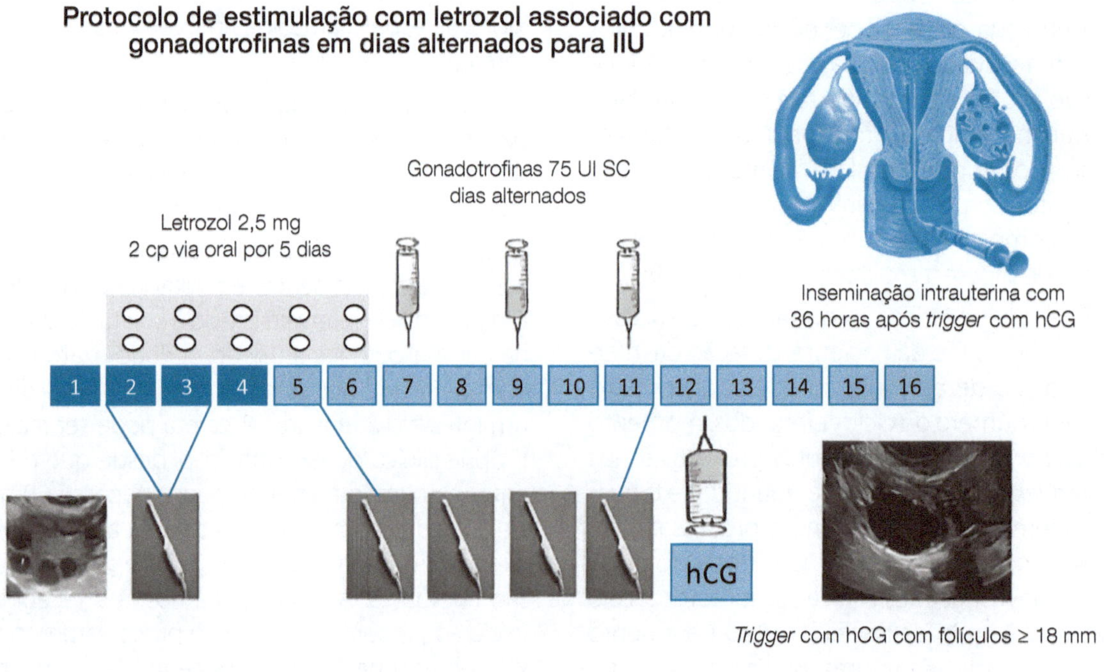

■ **Figura 31.2.** Protocolo de estimulação ovariana para inseminação intrauterina. Fonte: Autoria própria.

Os números de tentativas poderão ser realizados até que se obtenha a gravidez ou finalize o total de ciclos de IIU proposto, discutidos previamente com a paciente, geralmente de 3 a 4, podendo chegar no máximo a 6 ciclos. Em caso de mais de 3 folículos dominantes obtidos, o tratamento deve ser cancelado ou convertido em FIV (fertilização *in vitro*). Alguns autores defendem o cancelamento já com 3 folículos maiores de 15 mm.[7,10,15]

Estimulação ovariana controlada

A estimulação ovariana controlada (EOC) é o processo no qual a foliculogênese é induzida por drogas e o crescimento folicular monitorado por ultrassonografias transvaginais seriadas, visando planejar o momento ideal da inseminação intrauterina propriamente dita no período periovulatório. Como dito anteriormente, a IIU pode ser feita em ciclo natural ovulatório, entretanto existem fortes evidências de que a IIU em ciclo natural é menos efetiva.[7,10]

As drogas utilizadas na indução da ovulação são semelhantes nos tratamentos de baixa complexidade. Diversos autores já propuseram diversos esquemas, contudo as medicações utilizadas visam a produção de um ou no máximo dois a três folículos dominantes, com a mínima dose possível.

As principais drogas indutoras da ovulação para tratamentos de baixa complexidade incluem medicamentos orais, como os moduladores seletivos do receptor estrogênico (do inglês: *selective estrogen receptor modulators* – SERM), sendo o citrato de clomifeno (CC) o mais prescrito e os inibidores de aromatase, sendo nessa classe, o letrozol o mais utilizado. A indução da ovulação pode ser feita por meio de drogas injetáveis subcutâneas e várias formas de gonadotrofinas podem ser utilizadas, como a menotropina (gonadotrofina menopáusica) e as folitropinas (gonadotrofinas recombinantes). A terapia com gonadotrofina é mais cara e a via injetável é um inconveniente, além disso, está associada a um maior risco de síndrome de hiperestímulo ovariano e gestações múltiplas. Existem inúmeros protocolos publicados para estimulação ovariana controlada, muitos deles fazem combinações de fármacos orais e injetáveis. De modo geral, muitas das vezes, o médico opta pelas drogas de mais fácil manuseio como o clomifeno e o letrozol, visto que são medicações orais e mais econômicas.[7,8,15-17]

De maneira geral, o controle ultrassonográfico transvaginal (USG TV) deve ser iniciado na fase inicial do ciclo menstrual, geralmente no segundo ou terceiro dia da menstruação para avaliação do endométrio e dos ovários. A partir da confirmação que o endométrio se encontra na fase proliferativa inicial, estando de aspecto fino e linear e os ovários na fase folicular inicial, apresentando apenas folículos antrais, inicia-se o protocolo de indução da ovulação. Nesse momento uma contagem de folículos antrais pode ser documentada, principalmente para decisão da posologia das drogas indutoras. Existem diversas rotinas adotadas para os intervalos entre as ultrassonografias seriadas. Uma segunda USG TV é geralmente feita em torno do oitavo dia do ciclo e as demais ultrassonografias vão depender do tamanho dos folículos, variando de geralmente de 1 a 3 dias de intervalo. Quando os folículos (no máximo 3) chegam ao tamanho médio entre 18 e 20 mm, a ruptura folicular e consequentemente a liberação e disponibilização do óvulo, é induzida com uma injeção de coriônico gonadotrofina humana (hCG), sendo chamado de *trigger* ovariano. Todo esse processo dura em média 8 a 14 dias, do início do estímulo até o *trigger* ovariano.[16-18]

Citrato de clomifeno (CC)

O Clomifeno é administrado por via oral por 5 dias, começando 2 a 5 dias após o início da menstruação espontânea ou induzida por progestinas. As taxas de ovulação e gravidez são semelhantes, independente do dia do ciclo iniciado. A dose usual começa com 50 mg (1 comprimido) diariamente, por 5 dias e a ovulação é esperada cerca de 5 a 10 dias após a última dose. Se a paciente permanecer anovulatória com 50 mg/dia, a dosagem diária deve ser aumentada em 50 mg/dia a cada ciclo até a dose máxima de 150 mg/dia.[7,8,17]

Inibidor da aromatase

O letrozol é tipicamente administrado na dose de 2,5 a 7,5 mg por dia, e a dose pode ser ajustada em incrementos de 2,5 mg. E são administrados em um regime muito semelhante ao do CC (por 5 dias por via oral, geralmente começando do 2º ao 5º dia do ciclo).

Embora, tanto o CC quanto o letrozol levem a um aumento da secreção de GnRH pelas vias de retroalimentação, seus distintos mecanismos de ação têm importância funcional e clínica. Especificamente, após a interrupção da ingestão do letrozol, os níveis de estrogênio aumentam imediatamente, o que leva a uma diminuição mais abrupta do FSH. Essa diminuição torna a indução mais fisiológica, mantendo os mecanismos de *feedback* do eixo hipotálamo-hipófise-ovariano, favorecendo um provável estímulo multifolicular, permitindo o aumento associado de estrogênio e possibilitando a produção de muco cervical e uma proliferação endometrial adequados. Além disso, reduz consideravelmente o risco de gestações múltiplas. Essas características do inibidor da aromatase, vem fazendo com que muitos especialistas prefiram o inibidor da aromatase ao SERM.[7,8,17]

Gonadotrofinas

As gonadotrofinas exógenas têm ação semelhante aos seus homólogos naturais, sendo prescritas pela via subcutânea, atuando diretamente no ovário, estimulando o processo de foliculogênese. Para uso humano, derivam de extratos da urina de mulheres menopausadas ou da tecnologia recombinante e todos possuem eficácia e segurança comprovadas. A terapia com gonadotrofina tem mais riscos e é mais cara do que os agentes de indução da ovulação orais e, portanto, devem ser usadas por médicos com a formação e experiência necessárias. A abordagem recomendada é iniciar com uma dose baixa de gonadotrofina, tipicamente 37,5 a 75 UI/dia em mulheres mais jovens e/ou com boa reserva e doses de 75 a 150 UI/dia, em mulheres mais velhas e/ou com reserva ovariana em declínio. Podem ser utilizados em dias alternados ou diariamente e ir aumentando a dose por meio de pequenos incrementos, a depender da resposta folicular subsequente. As taxas de gravidez são comparáveis com diferentes tipos de gonadotrofinas, sem melhora com uso de agonista ou antagonista de GnRH para bloqueio hipofisário, mas com aumento das taxas de gravidez múltiplas e das taxas de hiperestímulo ovariano, com doses mais altas de gonadotrofinas.[7,8,17,18]

Trigger com hCG

Caso a estimulação atinja o objetivo de produzir 1 ou 2 folículos dominantes, com máximo de 3 folículos, com qualquer esquema indutor proposto, o gatilho da ovulação deve ser realizado com o uso da coriônica humana (hCG) e a inseminação intrauterina propriamente dita deve ser planejada. O tempo entre a realização da IIU e o gatilho foi avaliado por diversos autores. Embora se realize mais comumente a IIU após 36 horas do gatilho com hCG, devido aos estudos que observaram que a ovulação natural ocorre em média com 32 horas após o pico de LH, diversos autores demonstraram que não há diferença entre inseminar em intervalo de 12 horas, 24 horas ou 36 horas após o *trigger*, embora a maioria dos estudos descreve em torno de 36 horas.[7,8,16-18]

Conclusão

A incapacidade de conceber pode representar uma das experiências mais difíceis na vida de um casal, podendo interferir em vários aspectos do relacionamento matrimonial, assim como nos relacionamentos interpessoais com a família, amigos e a sociedade.

Uma boa investigação diagnóstica, assim como um tratamento bem indicado, incluindo uma discussão prévia com o casal sobre as taxas de sucesso e as alternativas de tratamento, é de suma importância para uma condução adequada. Vale ressaltar que um exame de histerossalpingografia, demonstrando pelo menos a patência de uma das trompas, e uma análise seminal normal no caso do coito programado ou um teste de capacitação espermática comprovando a seleção de pelo menos 5 milhões de espermatozoides tipo A, no caso da inseminação, são indispensáveis previamente ao tratamento para uma boa prática das técnicas de baixa complexidade.

Atualmente, com a fácil acessibilidade e disponibilidade dos exames de ultrassonografias, a estimulação ovariana controlada por acompanhamento ultrassonográfico se tornou uma opção importantíssima, garantindo uma melhor segurança nos usos das drogas indutores e aumentando as taxas de sucesso, estabelecendo o melhor momento para a relação sexual programada ou a inseminação intrauterina. No que diz respeito aos fármacos utilizados, o citrato de clomifeno e o letrozol são drogas de fácil manejo e seguras. Já as gonadotrofinas urinárias ou recombinantes, também fazem parte desse arsenal terapêutico para a indução ovulatória, com as desvantagens de uma maior complexidade no manejo, uso subcutâneo, maior custo e com maiores riscos de complicações.

O *trigger* ovariano deve ser realizado quando pelo menos 1 folículo estiver com medida média de 18 mm e o intervalo para a relação sexual programada ou inseminação intrauterina pode ser de 12, 24 ou 36 horas, sem alteração para as chances de gestação. Uma observância rigorosa dos critérios de cancelamento, garante a segurança e a diminuição do risco das complicações temidas, como a síndrome de hiperestímulo e as gestações múltiplas.

Referências bibliográficas

1. Infertility prevalence estimates, 1990-2021. Geneva: World Health Organization; 2023. Licence: CC BY-NC-SA 3.0 IGO.
2. Practice Committee of the American Society for Reproductive Medicine. Electronic address: asrm@asrm.org;

Practice Committee of the American Society for Reproductive Medicine. Fertility evaluation of infertile women: a committee opinion. Fertil Steril. 2021 Nov;116(5):1255-1265. doi: 10.1016/j.fertnstert.2021.08.038. Epub 2021 Oct 2. PMID: 34607703.

3. Tognotti E, Borges MB. Técnicas de reprodução assistida de baixa complexidade. In: Borges E, Camargo A, Iaconelli A, Ferragut LM, Busso NE. Indução de Ovulação. I Consenso Brasileiro - SBRH. São Paulo, 2000, pp. 1-14.
4. Propst AM, Bates GW Jr. Evaluation and treatment of anovulatory and unexplained infertility. Obstet Gynecol Clin North Am. 2012 Dec;39(4):507-19.
5. Wilcox AJ, Weinberg CR, Baird DD. Timing of sexual intercourse in relation to ovulation. Effects on the probability of conception, survival of the pregnancy, and sex of the baby. N Engl J Med. 1995 Dec 7;333(23):1517-21. doi: 10.1056/NEJM199512073332301. PMID: 7477165.
6. Practice Committee of the American Society for Reproductive Medicine and the Practice Committee of the Society for Reproductive Endocrinology and Infertility. Electronic address: asrm@asrm.org. Optimizing natural fertility: a committee opinion. Fertil Steril. 2022 Jan;117(1):53-63. doi: 10.1016/j.fertnstert.2021.10.007. Epub 2021 Nov 21. PMID: 34815068.
7. ESHRE Capri Workshop Group. Intrauterine insemination. Hum Reprod Update. 2009 May-Jun;15(3):265-77. doi: 10.1093/humupd/dmp003. Epub 2009 Feb 23. PMID: 19240042.
8. Allahbadia GN. Intrauterine Insemination: Fundamentals Revisited. J Obstet Gynaecol India. 2017 Dec;67(6):385-392. Doi: 10.1007/s13224-017-1060-x. Epub 2017 Oct 25. PMID: 29162950; PMCID: PMC5676579.
9. Kim YJ, Park CW, Ku SY. Indications of intrauterine insemination for male and non-male factor infertility. Semin Reprod Med. 2014 Jul;32(4):306-12. Doi: 10.1055/s-0034-1375183. Epub 2014 Jun 11. PMID: 24919030.
10. Starosta A, Gordon CE, Hornstein MD. Predictive factors for intrauterine insemination outcomes: a review. Fertil Res Pract. 2020 Dec 11;6(1):23. doi: 10.1186/s40738-020-00092-1. PMID: 33308319; PMCID: PMC7731622.
11. Girsh E, Meltzer S, Saar-Ryss B, Liberty G, Rabinson J, Friedler S. Clinical Aspects of Intrauterine Insemination. Harefuah. 2016Aug;155(8):498-500. Hebrew. PMID: 28530327.
12. Ombelet W, Deblaere K, Bosmans E, Cox A, Jacobs P, Janssen M, Nijs M. Semen quality and intrauterine insemination. Reprod Biomed Online. 2003 Oct-Nov;7(4):485-92. doi: 10.1016/s1472-6483(10)61894-9. PMID: 14656412.
13. Boomsma CM, Cohlen BJ, Farquhar C. Semen preparation techniques for intrauterine insemination. Cochrane Database Syst Rev. 2019 Oct 15;10(10):CD004507. doi: 10.1002/14651858.CD004507.pub4. PMID: 31612995; PMCID: PMC6792139.
14. Green KA, Zolton JR, Schermerhorn SM, Lewis TD, Healy MW, Terry N, DeCherney AH, Hill MJ. Progesterone luteal support after ovulation induction and intrauterine insemination: an updated systematic review and meta-analysis. Fertil Steril. 2017 Apr;107(4):924-933.e5. doi: 10.1016/j.fertnstert.2017.01.011. Epub 2017 Feb 24. PMID: 28238492.
15. Wild RA. Clinical utility of ovarian-stimulation intrauterine insemination. Fertil Steril. 2018 May;109(5):795-796. Doi: 10.1016/j.fertnstert.2018.01.021. Epub 2018 Apr 19. PMID: 29680312.
16. Cantineau AE, Rutten AG, Cohlen BJ. Agents for ovarian stimulation for intrauterine insemination (IUI) in ovulatory women with infertility. Cochrane Database Syst Rev. 2021 Nov 5;11(11):CD005356. doi: 10.1002/14651858.CD005356.pub3. PMID: 34739136; PMCID: PMC8570324.
17. Martins WP, Vieira CV, Teixeira DM, Barbosa MA, Dassunção LA, Nastri CO. Ultrasound for monitoring controlled ovarian stimulation: a systematic review and meta-analysis of randomized controlled trials. Ultrasound Obstet Gynecol. 2014 Jan;43(1):25-33. doi: 10.1002/uog.12566. PMID: 23873633.
18. Hansen KR. Gonadotropins with intrauterine insemination for unexplained infertility-time to stop? Fertil Steril. 2020 Feb;113(2):333-334. Doi: 10.1016/j.fertnstert.2019.10.022. PMID: 32106982.

32

Gérsia Araújo Viana • Janaina Jardelha Mendes Maciel • Joaquim Roberto Costa Lopes
Sofia Andrade de Oliveira • Valentina Nascimento Cotrim Muragaki

Reprodução Assistida – Técnicas de Alta Complexidade

Introdução

Técnicas de reprodução assistida de alta complexidade são todos procedimentos que envolvem a manipulação de gametas fora do corpo humano. A primeira forma, e ainda a mais comum, é a fertilização *in vitro* (FIV). O termo "*in vitro*" significa fora de um organismo vivo, à medida que os oócitos amadurecem *in vivo* nos ovários, mas são fertilizados em uma placa de Petri. O desenvolvimento inicial dos embriões ocorre no laboratório, sendo posteriormente transferidos para a cavidade uterina, com objetivo de desenvolver a gravidez no útero. Robert Edwards e Patrick Steptoe, relataram o primeiro nascimento vivo de fertilização *in vitro*, em julho de 1978, na Inglaterra. Essa conquista mais tarde renderia ao Dr. Edwards, o Prêmio Nobel de Medicina, em 2010.[1]

No Brasil, Anna Paula Caldeira, nascida em 1984, foi o primeiro bebê de proveta gerado por FIV na América Latina.

A fertilização *in vitro* envolve uma sequência de etapas altamente coordenadas que começa com hiperestimulação hormonal ovariana controlada, seguida pela aspiração dos folículos ovarianos sob guia ultrassonográfica para obtenção de oócitos, fertilização no laboratório e transferência transcervical dos embriões para dentro do útero.

Avanços na tecnologia e em nossa compreensão da reprodução humana contribuíram para aumentar as taxas de sucesso dos tratamentos e diminuir as taxas de nascimentos múltiplos e de complicações ligadas ao estímulo hormonal ovariano.[2]

Indicações

A princípio desenvolvida como uma maneira de superar a doença tubária irreparável, a FIV é atualmente aplicada para o tratamento da infertilidade devido a uma variedade de causas, incluindo endometriose, fator masculino e infertilidade inexplicável. As mulheres que não podem usar seus próprios oócitos devido à insuficiência ovariana primária (POI) ou ao declínio relacionado à idade no número de oócitos podem também recorrer às técnicas de reprodução assistida utilizando fertilização *in vitro* com oócitos doados.

1. **Fator tubário:** aproximadamente 25% a 35% das mulheres inférteis apresentam doença tuboperitoneal, sendo a doença inflamatória pélvica (DIP) a causa mais comum de dano tubário. A DIP é geralmente resultado de infecções por *Chlamydia trachomatis*. As infecções bacterianas podem resultar em oclusão tubária ou aderências peritubárias que tornam improvável a fertilização *in vivo*. A fertilização *in vitro* supera o dano tubário, uma vez que os embriões são transferidos diretamente para o útero.[3,4]
2. **Endometriose moderada e grave:** doença inflamatória crônica definida pela presença de tecido endometrial fora da cavidade uterina, está intimamente associada à infertilidade feminina. Os mecanismos responsáveis pelas dificuldades reprodutivas ainda não são totalmente compreendidos, mas evidências clínicas mostram que aderências pélvicas, inflamação intraperitoneal crônica, foliculogênese alterada e alterações no processo de implantação, achados descritos em mulheres com

endometriose, justificam a alta taxa de infertilidade nessa população.[5]

3. **Fator masculino:** comprometimento na qualidade do sêmen é a única causa de infertilidade em 20% dos casais e contribui para problemas de fertilidade em outros 20%. Diminuição na contagem e motilidade dos espermatozoides, assim como redução na taxa de gametas morfologicamente normais, são alterações que, quando não resolvidas clínica ou cirurgicamente, necessitam de reprodução assistida. A fertilização *in vitro*, com ou sem injeção intracitoplasmática de espermatozoides (ICSI), pode ser indicada. Nos casos de azoospermia obstrutiva, ou pacientes submetidos a vasectomia, os espermatozoides são extraídos do testículo ou epidídimo para serem usados em um ciclo de fertilização *in vitro* com ICSI.
4. **Disfunção ovulatória:** mulheres com hipogonadismo hipogonadotrófico e síndrome de ovários policísticos, que não respondem à indução da ovulação ou necessitam de gonadotrofinas exógenas e obtêm resposta ovariana excessiva, com risco de hiperestimulação ovariana e gravidez múltipla, são candidatas à fertilização *in vitro*.
5. **Preservação da fertilidade:** mulheres com câncer ou outras doenças que impõem uma séria ameaça à fertilidade futura, podem ser candidatas à FIV urgente com criopreservação de embriões. Opção viável para mulheres que se encontram em circunstâncias semelhantes, mas não têm parceiro masculino, é a criopreservação de oócitos. Essas alternativas têm sido cada vez mais indicadas também para mulheres que, por motivos sociais, desejam adiar o projeto de maternidade.[6]
6. **Insuficiência ovariana e baixa reserva ovariana:** o declínio na fertilidade feminina com o avançar da idade ocorre devido à perda progressiva de folículos e ovócitos (a "reserva ovariana") e à redução na qualidade dos gametas. Outros fatores de risco para reserva ovariana diminuída incluem história de cirurgia ovariana, quimioterapia, radioterapia com exposição aos ovários, história familiar de menopausa prematura ou pré-mutação do gene do X frágil (FMR1). Diante dessa redução da fertilidade, a fertilização *in vitro* está indicada, como tratamento reprodutivo, por oferecer maiores possibilidades de sucesso.
7. **Infertilidade sem causa aparente:** casais com infertilidade inexplicável, a American Society for Reproductive Medicine recomenda 3 a 4 ciclos iniciais de estimulação ovariana com inseminação intrauterina. A fertilização *in vitro* deve ser considerada se essas abordagens não resultarem em gravidez.
8. **Diagnóstico genético pré-implantacional:** mais comumente, o procedimento está indicado para pacientes com alto risco de transmissão de doenças para seus descendentes, incluindo anormalidades cromossômicas, doenças ligadas ao cromossomo X ou distúrbios monogênicos específicos. O diagnóstico genético pré-implantacional também está indicado nos casos de perda gestacional recorrente, falhas repetidas de implantação embrionária e mulheres com idade acima dos 40 anos, na tentativa de identificar embriões euploides e melhorar as chances de gravidez bem-sucedida.[7]

Estimulação hormonal ovariana

Durante um ciclo ovulatório natural, apenas um folículo é selecionado dentre uma coorte, contendo em seu interior um óvulo que é liberado aproximadamente na metade do ciclo menstrual, consumando a ovulação. O objetivo da estimulação hormonal no processo da fertilização *in vitro* é promover o desenvolvimento simultâneo de um número maior de folículos. Por meio da punção ovariana, é possível obter óvulos em ambiente de laboratório para serem fertilizados e gerarem embriões.

Habitualmente são utilizadas gonadotrofinas sintéticas, introduzidas no início do ciclo menstrual e mantidas até a maturação folicular, em um período que dura cerca de 10 a 14 dias. Os níveis aumentados de gonadotrofinas circulantes (FSH e LH) de modo constante, difere do ciclo natural onde existe uma produção crescente de FSH e LH que após atingir um pico, diminui os níveis progressivamente selecionando apenas um folículo dominante. Por meio do estímulo hormonal conseguimos aumentar a quantidade de óvulos produzidos, consequentemente a quantidade de embriões, melhorando a eficácia do tratamento.

O mecanismo de estímulo ovariano controlado precisa cumprir três etapas. A primeira é promover o recrutamento e crescimento dos folículos de maneira sincronizada. A segunda é impedir a rotura folicular antecipada, ou seja, a ovulação espontânea, que impediria a coleta ovocitária. A terceira é finalizar o amadurecimento desses óvulos, transformando ovócitos I em ovócitos II.

Atualmente, dispomos de gonadotrofinas urinárias, obtidas por meio da purificação de alto grau desses hormônios presentes na urina de mulheres menopausadas e gonadotrofinas sintéticas produzidas por meio de tecnologia recombinante. A dose a ser utilizada depende de fatores como idade, avaliação da reserva ovariana, reposta em ciclos anteriores, peso, entre outros fatores de individualização. Todas as gonadotrofinas disponíveis atualmente são medicações de administração subcutânea e o ciclo dura em média 10 a 14 dias consecutivos de aplicação da droga escolhida.

O bloqueio da hipófise é de fundamental importância ao sucesso da estimulação ovariana controlada, deixando o ovário sob o controle direto das gonadotrofinas exógenas. O objetivo desse bloqueio é evitar a liberação do hormônio LH armazenado na hipófise, que ocorre habitualmente quando os níveis de estradiol aumentam devido ao crescimento folicular. O bloqueio hipofisário garante que não ocorra ruptura folicular antecipada. As drogas utilizadas para esse fim podem ser agonistas do GnRH, antagonistas do GnRH ou mais modernamente a didrogesterona e similares.

A última etapa, no que se refere ao tratamento medicamentoso hormonal, é mimetização do pico de LH, realizado artificialmente utilizando HCG ou, mais frequentemente, utilizando agonista do GnRH que descarrega o LH natural armazenado na hipófise. A essa etapa damos o nome de *trigger* ou gatilho. A coleta ovocitária deve acontecer aproximadamente 36 horas após a realização do *trigger*, que é a última droga do protocolo de estímulo.

Durante essa fase, os principais sintomas referidos pela paciente são cefaleia, sensação de retenção de líquidos, peso ou desconforto em pelve devido ao desenvolvimento de múltiplos folículos.

A monitorização do crescimento folicular é realizada por meio da ultrassonografia transvaginal, antes do início das medicações e posteriormente em dias alternados a partir do sexto dia de estímulo. Essa frequência pode sofrer variações a depender da resposta da paciente.

A presença de pelo menos 3 folículos, a partir de 17 mm de diâmetro médio permite que seja programada a coleta dos óvulos. Normalmente, após esse marco, mais 1 ou 2 dias são suficientes para que mais da metade dos óvulos estejam maduros na coleta.

A captação dos óvulos é realizada sob anestesia geral venosa, utilizando uma agulha de punção estéril, acoplada a uma sonda transvaginal devidamente preparada com proteção igualmente estéril. Sob visualização ecográfica, os folículos são puncionados e o líquido folicular é aspirado por meio de um mecanismo de vácuo acionado à punção de cada folículo.

O líquido folicular é armazenado em tubos de ensaio entregues imediatamente ao embriologista, através de uma janela que comunica centro cirúrgico e laboratório de embriologia. No laboratório, os ovócitos maduros são preparados para fertilização *in vitro*.

Concluída a coleta ovariana, os sintomas regridem após 48 horas e em aproximadamente 7 dias acontece a menstruação caso o protocolo escolhido tenha sido de congelamento total dos embriões para transferência em ciclo posterior.[8,9]

■ O laboratório de reprodução assistida

Entre as técnicas de alta complexidade da reprodução assistida, encontra-se a fertilização *in vitro* clássica que consiste na captação de oócitos via intravaginal guiado por ultrassom após estimulação hormonal. Após a preparo do material masculino, os oócitos são transferidos para uma placa com microgotas de meio de cultivo onde serão inseminados com uma concentração ótima de espermatozoides e incubados *overnight* sob tensão de CO_2, temperatura e pH adequados. A fertilização é avaliada sob microscópio óptico após 16-20 horas pós-inseminação onde é verificado a presença de dois pró-núcleos e dois corpúsculos polares. Os óvulos fertilizados são transferidos para uma nova placa com meio de cultura apropriado onde serão cultivados até o quinto dia de desenvolvimento.[10]

A fertilização *in vitro* clássica é melhor empregada em casos em que não há fator masculino ou em casos de moderada alteração espermática, por haver a necessidade de um número determinado de espermatozoide móveis, progressivos e com morfologia estrita para uma adequada fertilização dos oócitos.[11]

Para os casos em que existem alterações espermáticas severas, a injeção intracitoplasmática de espermatozoides (ICSI) foi introduzida, destacando-se no tratamento clínico da infertilidade masculina.[12] Essa técnica envolve a seleção e a inserção de um único espermatozoide diretamente no citoplasma do óvulo ultrapassando todas as barreiras da fecundação, que inclui o complexo cumulus-corona, a zona pelúcida e o oolema, fazendo da ICSI uma técnica de micromanipulação mais invasiva.[13]

As várias etapas do ICSI convencional, desde a desnudação do oócito até a imobilização do espermatozoide e a injeção do mesmo no óvulo, parecem bem estabelecidas, necessitando de embriologistas altamente treinados.[14] Um único espermatozoide viável, seja de ejaculado, epidídimo ou de testículo, juntamente com o ooplasma serão injetados em cada oócito. As etapas restantes seguem como na fertilização *in vitro* convencional.[10]

A maior vantagem da ICSI é o fato de a fertilização não ser afetada pela concentração, motilidade e/ou morfologia espermática. Sendo assim, a ICSI é hoje a técnica mais empregada nos casos em que existem alterações graves nos parâmetros seminais, o que a torna capaz de solucionar os problemas de infertilidade de um grande número de casais, em que a quantidade ou a motilidade dos espermatozoides é reduzida significativamente.[13]

A ICSI, se tornou opção de tratamento para o fator masculino grave e para os casos de falhas de fertilização ou baixas taxas de fertilização em ciclos prévios, na tentativa de diminuir as falhas de fertilização e aproveitar melhor os ovócitos coletados.[15]

A tecnologia de reprodução assistida (ART) foi originalmente concebida para o tratamento de infertilidade de causa tubária. Com a introdução da ICSI, a ART permitiu tratar uma gama de fatores; tratar notavelmente até os casos mais extremos de infertilidade masculina, com espermatozoides obtidos de biópsia testicular.[16]

Há outras técnicas que compõem a alta complexidade, dentre elas: a criopreservação, mediante a técnica de vitrificação embrionária e de gametas; PGT, ovodoação/ovorecepção.

Comumente referido na literatura como "vitrificação" o resfriamento rápido, consiste em uma redução na temperatura, normalmente em taxas de mais de -2.500 C/min, antes do armazenamento em nitrogênio líquido a -196 ºC. À medida que a temperatura de um líquido diminui abaixo da temperatura de transição vítrea, as moléculas permanecem no padrão desordenado de um líquido. No entanto, as propriedades físicas tornam-se mais semelhantes às de um sólido rígido. As moléculas ficam presas no lugar como se o líquido estivesse congelado no tempo. O "líquido sólido" resultante é chamado de vidro ou estado amorfo semelhante ao vidro.

Com o advento e o refinamento das técnicas de criopreservação, a vitrificação substituiu o método de congelamento lento nas últimas décadas.[9] Em contraste com o congelamento lento, os procedimentos atuais de vitrificação de resfriamento rápido envolvem a exposição de células suspensas em volumes muito pequenos a concentrações relativamente altas de crioprotetor(es) por breves períodos para evitar toxicidade química, seguido de resfriamento rápido em nitrogênio líquido. A alta osmolaridade das soluções de vitrificação rapidamente desidrata a célula, e a submersão em nitrogênio líquido rapidamente solidifica a célula de forma que a água intracelular remanescente não tenha tempo de formar cristais de gelo prejudiciais. A célula passa por uma transição de temperatura da temperatura ambiente para -196 ºC em menos de 2 segundos, resultando em taxas de resfriamento extremamente rápidas (maiores que 10.000 C/min). Para facilitar a rápida transferência de calor e reduzir a toxicidade química, são usados volumes mínimos e pequenos dispositivos abertos de criopreservação.[17]

Como resultado, embriões vitrificados/aquecidos demonstraram repetidamente taxas superiores de sobrevivência embrionária e taxas de gravidez clínica quando comparados com embriões de congelamento lento/descongelamento. Vários sistemas e protocolos foram desenvolvidos e testados ao longo do tempo com misturas e concentrações variáveis de crioprotetores em sistemas fechados *versus* abertos. Assim, as técnicas de vitrificação foram refinadas ao longo do tempo.[18]

A vitrificação oocitária vem sendo utilizada atualmente em diversas situações clínicas na reprodução assistida, como na preservação dos gametas femininos e masculinos para indivíduos cuja função reprodutiva está ameaçada por vários motivos.[19] Também, é cada vez mais utilizada por mulheres ou casais que desejam adiar o momento da procriação.

A criopreservação do gameta feminino para preservação da fertilidade ocorreu durante a segunda metade da década de 2000, concomitantemente com o surgimento e escalada da vitrificação oocitária eficiente.[19]

O surgimento da vitrificação, possibilitou a aplicação para construir coortes maiores de baixas respondedoras ou ajudar a aumentar o número de blastocistos euploides em testes genéticos pré-implantação. Também é útil para bancos de óvulos autólogos quando o número de oócitos para inseminar é limitado por restrições legais ou mesmo escolhas pessoais. A estratégia também ajuda a resolver situações inesperadas nas quais a amostra de sêmen do parceiro não está disponível.[19]

Uma vez que a vitrificação de ovócitos foi estabelecida como um método bem-sucedido, foi aceita como uma opção viável para preservação da fertilidade por sociedades internacionais e tornou-se o método de escolha para a preservação do gameta feminino.[19]

Após a coleta oocitária, na tentativa de superar os efeitos prejudiciais da estimulação ovariana, a criopreservação de todos os embriões tornou-se cada vez mais popular na última década. Acredita-se que essa prática minimize qualquer possível efeito negativo residual da estimulação ovariana, com níveis excessivos de esteroides e múltiplos corpos lúteos, na retomada de um ciclo ovulatório normal e na receptividade do endométrio.[20]

Para as pacientes que desejem realizar estudo genético dos seus embriões, há a opção do teste genético pré-implantação (PGT); para esse exame se faz necessário acesso ao material genético do embrião, se possível, com mínimo dano imediato ou efeitos na implantação e desenvolvimento posterior após a transferência para o útero.[21] A biópsia de blastocisto, caracteriza-se pela remoção de 5 a 10 células do trofectoderma, sem afetar a linhagem massa celular interna, responsável pela formação do concepto.[22]

As principais indicações para PGT são: casais com alterações no cariótipo que apresentam risco elevado de distúrbio cromossômico na prole; idade materna avançada; história familiar de doenças cromossômicas; antecedente de filho com alteração cromossômica; cariótipo alterado de pelo menos de um dos membros do casal (translocação, inversão ou polimorfismo); falhas recorrentes nos tratamentos prévios de FIV e aborto de repetição.[23,24]

Nos últimos anos, o novo desafio no desenvolvimento do PGT é a coleta não invasiva (niPGT) envolvendo a análise de DNA livre de células, obtida do meio de cultura usado para o desenvolvimento dos embriões, visando limitar todas as possíveis deficiências associadas à biópsia embrionária.[22]

Várias técnicas; dentre elas, as citadas acima são empregadas no auxílio aos casais que buscam os centros de reprodução assistida na esperança de realizarem o sonho da maternidade/paternidade.

A transferência embrionária

A transferência embrionária é uma das etapas mais importantes de um ciclo de fertilização *in vitro* (FIV), pois é o momento em que a capacidade técnica de quem executa, associada à qualidade do preparo endometrial e à qualidade embrionária, se unem tendo como objetivo final a tão esperada gestação. Infelizmente, cerca de 20% das pacientes que realizam a FIV não conseguem ter embriões para chegar a essa etapa[25] e necessitam seguir com mais um ciclo de FIV ou passar para outro tipo de tratamento para obtenção de embriões.

O preparo hormonal para transferência embrionária é realizado utilizando estrogênios, que podem ser administrados por via oral ou transdérmica, visando promover o crescimento do endométrio; a monitorização da medida endometrial é realizada por ultrassonografia e quando esse atinge de 8 a 12 mm de espessura, é introduzida a progesterona, que pode ser por via transvaginal, oral ou ambas. A progesterona procura modificar o endométrio para a forma secretora, necessária para implantação embrionária; a transferência é então programada para 5 dias após iniciada a progesterona.

É possível, também, utilizar um protocolo de preparo com ciclo natural; nesse caso, o folículo dominante é o responsável pela produção estrogênica que promove o crescimento endometrial e a progesterona só é introduzida após o desenvolvimento do folículo e crescimento do endométrio.

Quanto ao número de embriões transferidos, a escolha depende de alguns critérios, incluindo limitações médicas da paciente, o desejo ou não de gemelaridade pelo casal e principalmente da idade da receptora, visto que o Conselho Federal de Medicina, por meio da Resolução n.º 2320/22, visando maior segurança materno-fetal limitou a quantidade de embriões transferidos do seguinte modo:[26]

(...) Quanto ao número de embriões a serem transferidos, fazem-se as seguintes determinações, conforme a idade:

- Mulheres com até 37 (trinta e sete) anos: até 2 (dois) embriões.
- Mulheres com mais de 37 (trinta e sete) anos: até 3 (três) embriões.
- Em caso de embriões euploides ao diagnóstico genético; até 2 (dois) embriões, independentemente da idade.
- Nas situações de doação de oócitos, considera-se a idade da doadora no momento de sua coleta. (CFM, 2022).

A transferência embrionária é realizada comumente em espaço bem próximo ao laboratório de reprodução assistida, deverá acontecer em ambiente tranquilo e somente após a conferência atenciosa do nome da paciente. A receptora ficará em posição ginecológica e, após a passagem do espéculo, será feita uma limpeza do colo uterino com gaze e solução salina seguida de retirada do excesso de muco cervical.[27]

A transferência é realizada por via vaginal, por meio da inserção de uma cânula, idealmente flexível, através do orifício interno do colo e guiado por ultrassonografia pélvica. Portanto, para melhor visualização do útero através do ultrassom, o ideal é que a paciente esteja com a bexiga semicheia.

Trata-se de um procedimento, na maioria das vezes, indolor e que, portanto, não necessita sedação.

Após a inserção da primeira cânula – através do orifício interno do colo –, que funcionará como guia, uma segunda cânula mais fina portando o embrião, é trazida pelo embriologista e entregue ao médico assistente, que delicadamente inserirá na cavidade uterina através da cânula guia. No momento da montagem da cânula mais fina pelo embriologista, o profissional aspira para dentro dessa cânula o embrião em conjunto com o meio de cultura na qual o embrião se encontra e acopla na cânula uma pequena seringa.

Desse modo, guiado pelo ultrassom e sem mais dificuldades na passagem da cânula pelo orifício interno do colo – visto que a cânula guia já está facilitando a passagem – a cânula interna é inserida na região média ou superior da cavidade uterina pelo médico assistente e, com auxílio da uma seringa injeta o embrião na cavidade uterina na porção média ou superior da cavidade, a cerca de 1,5 a 2,0 cm de distância do fundo uterino. Após a transferência, ainda com o êmbolo pressionado, as duas cânulas são retiradas da cavidade, finalizando assim o procedimento. O embriologista deverá levar a cânula novamente ao microscópico visando avaliar se houve retenção do embrião na cânula e em caso positivo, o procedimento de transferência é refeito.[28]

Cada serviço de reprodução assistida tem a sua forma específica de transferir os embriões, porém vários estudos já foram feitos analisando algumas variáveis e a Sociedade Americana de Medicina Reprodutiva (ASRM) criou uma diretriz baseada nos níveis de evidência de cada desfecho avaliado. Em conclusão, as informações mais relevantes - com grau de evidência A ou B - na tentativa de otimizar o resultado da transferência, seriam:[27]

1. Realizar o procedimento guiado por ultrassom.
2. Usar uma cânula flexível ao invés de cânula rígida.
3. Deambulação precoce após a transferência (sim, o repouso mostrou redução de taxa de sucesso).
4. Retirar o excesso de muco cervical da região do orifício externo do colo antes de inserir a cânula.
5. Retirar a cânula imediatamente após a injeção do embrião.
6. Colocar o embrião na porção média ou superior da cavidade uterina.

Após a transferência a paciente receberá a recomendação manter o uso das medicações hormonais para suporte de fase lútea.

Após 10 a 14 dias da data da transferência já é possível a coleta do β-hCG quantitativo para avaliação do resultado do procedimento. A depender do nível do β-hCG, é válida uma nova coleta para acompanhar a curva de evolução dos níveis do β-hCG.

Conclusões

A técnica de fertilização *in vitro* modificou definitivamente o prognóstico do paciente com infertilidade e, ao longo dos anos, muitos avanços já aconteceram na técnica, sendo considerado um procedimento de baixo risco e com uma taxa de sucesso satisfatória em muitos casos. Infelizmente, apesar de existir uma tecnologia cada vez mais assertiva, o acesso a esse tipo de terapia ainda é limitado, principalmente pelo alto custo do procedimento em nosso país e pela dificuldade de cobertura de tratamentos como esse pela rede pública ou planos de saúde. Ao longo dos anos, a ciência vem analisando formas de aumentar a taxa de sucesso, estudando principalmente meios de otimização do número e qualidade dos gametas, da receptividade endometrial, da seleção dos embriões de melhor qualidade e redução o risco de complicações gestacionais.

Referências bibliográficas

1. Zhao Y, Brezina P, Hsu CC, Garcia J, Brinsden PR, Wallach E. In vitro fertilization: four decades of reflections and promises. Biochim Biophys Acta. 2011 Sep;1810(9):843-52.
2. Adam J Fechner 1, Peter G McGovern. The state of the art of in vitro fertilization. Front Biosci (Elite Ed) 2011 Jan 1;3(1):264-78. doi: 10.2741/e242.
3. Ahmad G, Watson A, Vandekerckhove P, Lilford R. Techniques for pelvic surgery in subfertility. Cochrane Database Syst Rev. 2006 Apr 19;(2):CD000221.
4. Abrao MS, Muzii L, Marana R. Anatomical causes of female infertility and their management. Int J Gynaecol Obstet. 2013 Dec;123 Suppl 2:S18-24.
5. Meuleman C, Vandenabeele B, Fieuws S, Spiessens C, Timmerman D, D'Hooghe T. High prevalence of endometriosis in infertile women with normal ovulation and normospermic partners. Fertil Steril. 2009 Jul;92(1):68-74.
6. Speroff L, Fritz M. Clinical Gynecologic endocrinology and infertility – 8ª ed -2015; cap. 32 pag. 1373-1425
7. Carson SA, Kallen AN. Diagnosis and Management of Infertility: A Review. JAMA. 2021 Jul 6;326(1):65-76. doi: 10.1001/jama.2021.4788. PMID: 34228062; PMCID: PMC9302705.
8. Fanchin et al, 2005. Coordination of Antral Folicule Growth: Basis for Innovative Concepts of Ovarian Hyperestimulation. Seminars in Reproductive Medicine, Volume 23, Number 4, 2005
9. Ovarian Stimulation for IVF/ICSI. Guideline of the European Society of Human Reproduction and Embriology (ESHRE), 2019.

10. Allahbadia G, Merchant R, Gandhi G. In vitro fertilization/intracytoplasmic sperm injection for male infertility. Indian Journal of Urology [Internet]. 2011;27(1):121. Available from: https://www.ncbi.nlm.nih.gov/pmc/articles/PMC3114573/
11. Acosta AJ, Kruger T, R. James Swanson, Simmons KF, Oehninger S, Veeck LL, et al. The Role of in vitro Fertilization in Male Infertility. Annals of the New York Academy of Sciences. 1988 Oct 1;541(1 In vitro Fert):297–309.
12. Padilla SL, Garcia JE. Effect of maternal age and number of in vitro fertilization procedures on pregnancy outcome. Fertility and Sterility [Internet]. 1989 Aug [cited 2019 Sep 19];52(2):270–3. Available from: https://www.fertstert.org/article/S0015-0282(16)60854-3/pdf
13. Santos M de FO dos. Injeção intracitoplasmática de espermatozoides: questões éticas e legais. Revista Brasileira de Saúde Materno Infantil [Internet]. 2010 [cited 2021 Apr 11];10:s289–96. Availablefrom:https://www.scielo.br/scielo.php?script=sci_arttext&pid=S1519-38292010000600005#:~:text=Inje%C3%A7%C3%A3o%20intracitoplasm%C3%A1tica%20de%20espermatoz%C3%B3ide%20(ICSI).
14. Rubino P, Viganò P, Luddi A, Piomboni P. The ICSI procedure from past to future: a systematic review of the more controversial aspects. Human Reproduction Update. 2015 Nov 18;22(2):dmv050.
15. Busso N. Fertilização in vitro com injeção intracitoplasmática de espermatozoide em ciclos naturais. Rev Bras Ginecol Obstet. 2007 Jun 28;29(7):342-7.
16. de Ziegler D, Ayoubi JM. The last frontier of reproductive medicine. Fertility and Sterility. 2023 Apr;
17. A review of best practices of rapid-cooling vitrification for oocytes and embryos: a committee opinion. Fertility and Sterility. 2021 Feb;115(2):305-10.
18. George JS, Keefe KW. Freezer burn or learning curve? Prolonged time since blastocyst vitrification and impact on pregnancy outcomes. Fertility and Sterility. 2023 Jan;119(1):45-6.
19. Cobo A, García-Velasco JA, Remohí J, Pellicer A. Oocyte vitrification for fertility preservation for both medical and nonmedical reasons. Fertility and Sterility. 2021 May;115(5):1091-101.
20. Bergenheim SJ, Saupstad M, Pistoljevic N, Andersen AN, Forman JL, Løssl K, et al. Immediate versus postponed frozen embryo transfer after IVF/ICSI: a systematic review and meta-analysis. Human Reproduction Update. 2021 Feb 16.
21. Cimadomo D, Rienzi L, Capalbo A, Rubio C, Innocenti F, García-Pascual CM, et al. The dawn of the future: 30 years from the first biopsy of a human embryo. The detailed history of an ongoing revolution. Human Reproduction Update. 2020 May 22;26(4):453–73.
22. Alteri A, Greta Chiara Cermisoni, M. Pozzoni, Gaeta G, Paolo Ivo Cavoretto, Viganò P. Obstetric, neonatal, and child health outcomes following embryo biopsy for preimplantation genetic testing. Human Reproduction Update. 2023 Jan 19.
23. Coonen E, Rubio C, Christopikou D, Dimitriadou E, Gontar J, Goossens V, et al. ESHRE PGT Consortium good practice recommendations for the detection of structural and numerical chromosomal aberrations†. Human Reproduction Open. 2020;2020(3).
24. Penzias A, Bendikson K, Butts S, Coutifaris C, Falcone T, Fossum G, et al. The use of preimplantation genetic testing for aneuploidy (PGT-A): a committee opinion. Fertility and Sterility [Internet]. 2018 Mar;109(3):429–36. Available from: https://www.fertstert.org/action/showPdf?pii=S0015-0282%2818%2930002-5
25. Ahmed M. Abou-Setta, Hesham G. Al-Inany, Ragaa T. Mansour, Gamal I. Serour, Mohamed A. Aboulghar, Soft versus firm embryo transfer catheters for assisted reproduction: a systematic review and meta-analysis, Human Reproduction, Volume 20, Issue 11, 1 November 2005, Pages 3114–3121, https://doi.org/10.1093/humrep/dei198.
26. Brasil. Resolução do Conselho Federal de Medicina n.º 2.320/2022. Diário Oficial da União de 20 de setembro de 2022, seção I, pg.107. Disponível em: https://sistemas.cfm.org.br/normas/visualizar/resolucoes/BR/2022/2320. Acesso em 16 de abril de 2023.
27. Practice comittee of the American Society for Reproductive Medicine. ASRM standard embryo transfer protocol template: a committee opinion. Fertil. Steril. 2017;107897-900.
28. Caetano JPJ, Pereira LMR, Xavier, EBS e Marinho RM. Transferência Embrionária (TE): o que é importante? In: Sociedade Brasileira de Reprodução Humana. Medicina Reprodutiva. São Paulo: Segmento Farma, 2018. Capítulo 29. Pg. 206-2010.

33

Henrique Mendonça Abrão • Marina de Paula Andres • Mauricio Simões Abrão

Cirurgia Minimamente Invasiva na Infertilidade

Introdução

A infertilidade é um tema extremamente importante quando falamos de saúde da mulher, afetando cerca de 10% a 15% dos casais em idade reprodutiva. Tem como definição, segundo a sociedade americana de medicina reprodutiva (ASRM), o insucesso de obter uma gestação após 12 meses mantendo relações sexuais frequentes sem uso de métodos contraceptivos. Ela pode ter diversas causas, incluindo fatores masculinos e femininos, e tem múltiplas implicações sociais e emocionais para a saúde do casal, sendo assim um assunto importantíssimo para a saúde pública. Neste capítulo, vamos falar sobre a fisiologia e fisiopatologia da infertilidade feminina, discutir seu tratamento e a relação entre infertilidade e cirurgia minimamente invasiva.

Desenvolvimento

Fisiologia da fertilidade feminina

Antes de discutir a infertilidade, é importante entender a fisiologia da fertilidade feminina. Para isso, precisamos abordar a regulação hormonal da paciente, fatores anatômicos e embriológicos, a flora vaginal, uterina, tubária e peritoneal, entre outros assuntos.

O sistema hipófise-hipotálamo controla a regulação hormonal central feminino, com a produção dos hormônios luteinizantes (LH) e folículo estimulante (FSH). Esses vão agir nos ovários estimulando a produção do estrogênio e da progesterona, que por sua vez vão agir nas tubas uterinas e endométrio, propiciando a atividade adequada para cada fase do ciclo menstrual.

O ciclo menstrual

O ciclo menstrual é composto por três fases: fase folicular, ovulação e fase lútea. Na fase folicular, os níveis de estrogênio começam a aumentar, estimulando o crescimento dos folículos ovarianos. Durante esse período, o endométrio começa a engrossar para se preparar para uma possível fecundação e implantação do embrião. O pico de estrogênio na fase folicular estimula a liberação do LH, que desencadeia a ovulação. Durante a ovulação, um folículo ovariano se rompe e libera um óvulo maduro. A ovulação geralmente ocorre cerca de 14 dias antes do início do próximo ciclo menstrual. Após a ovulação, a fase lútea começa. Durante essa fase, o folículo vazio se transforma em um corpo lúteo, que produz progesterona para ajudar a preparar o revestimento do útero para a implantação do óvulo fertilizado. Se a fertilização não ocorrer, o corpo lúteo se degrada, os níveis de progesterona caem e o revestimento do útero é descamado, dando início a um novo ciclo menstrual.

Fertilização e implantação

A fertilização ocorre quando um espermatozoide penetra no óvulo, formando um zigoto. A fertilização geralmente ocorre nas tubas uterinas, logo após a ovulação. O zigoto começa seu processo mitótico e se transforma em uma massa de células chamada blastocisto, que se move pela tuba em direção ao útero.

A implantação ocorre quando o blastocisto se fixa no endométrio. Isso geralmente ocorre cerca de uma semana após a fertilização. A implantação bem-sucedida requer um revestimento uterino saudável e uma quantidade adequada de progesterona circulante.

Fisiopatologia da infertilidade feminina

A infertilidade tem diversas causas e pode ser dividida inicialmente em três grandes grupos: fatores femininos, masculinos e mistos. A Organização Mundial da Saúde (OMS), classifica a infertilidade em disfunções ovulatórias, fatores tuboperitoneais, endometriose, fatores uterinos, reserva ovariana diminuída e fatores masculinos.

Hipogonadismo hipogonadotrófico

Dentro das disfunções ovulatórias, iniciaremos as causas no eixo central, o hipogonadismo hipogonadotrófico. Trata-se de uma condição em que ocorre uma deficiência dos hormônios gonadotróficos (FSH e LH), resultando em níveis baixos de estrogênio e progesterona. Essa condição é caracterizada pela disfunção primária do eixo hipotálamo-hipófise-ovário, que regula a produção hormonal no sistema reprodutivo feminino.

Sua fisiopatologia está relacionada a alterações no hipotálamo ou na glândula pituitária, que são responsáveis pela produção e liberação dos hormônios gonadotróficos. Essas alterações podem ocorrer devido a várias causas, incluindo anomalias genéticas, tumores hipofisários, trauma craniano, radioterapia na região da cabeça, infecções, inflamações ou distúrbios autoimunes que afetam o sistema nervoso central.

Um exemplo comum de hipogonadismo hipogonadotrófico é a síndrome de Kallmann, que é uma condição genética rara. Nessa síndrome, ocorre uma falha no desenvolvimento normal do hipotálamo e da glândula pituitária, resultando em níveis baixos de hormônios gonadotróficos e comprometimento da função ovariana. Outra causa é a anorexia nervosa. A restrição alimentar grave e o baixo peso corporal associados à anorexia podem afetar negativamente o sistema endócrino, levando à disfunção do eixo hipotálamo-hipófise-ovário e à supressão da produção de hormônios sexuais.

O diagnóstico do hipogonadismo hipogonadotrófico é majoritariamente de exclusão, sendo muito importante nesse caso a cautelosa anamnese e exame físico da paciente com medidas séricas de LH e FSH diminuídas. Para o diagnóstico de eventuais tumores, podemos avaliar com exames de imagem do crânio.

Hipogonadismo hipergonadotrófico

O hipogonadismo hipergonadotrófico é uma condição em que ocorre uma diminuição dos níveis de estrogênio e progesterona, acompanhada por um aumento dos níveis de hormônios gonadotróficos (FSH e LH). Essa condição é caracterizada pela disfunção primária dos ovários, resultando na falha da produção adequada de hormônios sexuais.

Uma das principais causas desse fator ovariano é a insuficiência ovariana primária (também conhecida como menopausa prematura). Nesses casos, ocorre uma diminuição na reserva ovariana, levando à exaustão precoce dos folículos ovarianos. Isso pode ser causado por fatores genéticos, distúrbios autoimunes, cirurgia ovariana, radioterapia local ou quimioterapia.

Outra causa é a síndrome dos ovários policísticos (SOP). Na SOP, há um desequilíbrio hormonal que resulta em ciclos menstruais irregulares e formação de cistos nos ovários. Esse desequilíbrio hormonal pode levar à anovulação crônica, ou seja, a ausência da liberação de óvulos de forma regular. Com o tempo, a função ovariana também pode ser comprometida.

Além disso, algumas condições genéticas, como a síndrome de Turner, podem estar associadas ao hipogonadismo hipergonadotrófico feminino. Nesses casos, ocorre uma anormalidade cromossômica que afeta o desenvolvimento dos ovários, resultando em uma função ovariana diminuída.

Hiperprolactinemia

Outro fator ovariano de infertilidade é a hiperprolactinemia, uma condição caracterizada pela elevação dos níveis de prolactina no sangue. A prolactina é um hormônio produzido pela glândula pituitária anterior, localizada na base do cérebro, e desempenha um papel fundamental na regulação da lactação. No entanto, níveis elevados de prolactina podem levar a diversos sintomas e complicações, tanto em homens quanto em mulheres.

A fisiopatologia da hiperprolactinemia pode estar relacionada a diferentes causas. Uma das causas mais comuns é a presença de prolactinomas, que são tumores benignos na glândula pituitária que secretam excesso de prolactina. Esses tumores são geralmente pequenos e tratáveis com medicação ou, em casos raros, podem requerer intervenção cirúrgica. Certos medicamentos também podem causar hiperprolactinemia como efeito colateral. Entre eles estão alguns antipsicóticos, antidepressivos tricíclicos, inibidores seletivos da recaptação de serotonina (ISRS), anti-hipertensivos e opioides. O uso crônico desses medicamentos pode interferir na regulação normal da prolactina.

Outras causas menos comuns de hiperprolactinemia incluem hipotireoidismo, insuficiência renal, doença hepática, SOP e estímulos mecânicos nos seios, como amamentação excessiva, estimulação frequente dos mamilos ou uso de sutiãs muito apertados.

Os sintomas da hiperprolactinemia podem variar e incluem irregularidades menstruais, galactorreia (produção de leite fora do período de amamentação), diminuição da libido, infertilidade, osteoporose e alterações no humor.

Anovulação normogonadotrófica

O último fator ovariano a ser abordado é uma condição em que ocorre a ausência de ovulação, mesmo com níveis normais de hormônios gonadotróficos, a anovulação normogonadotrófica. Sua fisiopatologia pode estar relacionada a diferentes causas. Uma das principais causas é a síndrome dos ovários policísticos (SOP). Nessa condição, ocorre um desequilíbrio hormonal, especialmente no aumento dos níveis de androgênios (hormônios masculinos), que interfere no desenvolvimento adequado dos folículos ovarianos. Isso leva à formação de múltiplos cistos nos ovários e à anovulação crônica.

Distúrbios hormonais, como o hipotireoidismo ou hiperprolactinemia, também podem causar anovulação normogonadotrófica. O hipotireoidismo é a deficiência de produção de hormônios tireoidianos pela glândula tireoide, afetando a regulação hormonal no organismo.

Outras causas de anovulação normogonadotrófica incluem estresse crônico, perda ou ganho de peso significativo, exercício físico excessivo, síndrome do ovário resistente, insuficiência ovariana prematura e condições genéticas que afetam a função ovariana.

Fatores tuboperitoneais

Os fatores tuboperitoneais são uma das principais causas de infertilidade feminina, sendo a obstrução tubária responsável por 11% a 67% de todos os diagnósticos de infertilidade feminina, e endometriose ser diagnosticada em 25% a 50% de todas as pacientes inférteis. A fisiopatologia dos fatores tuboperitoneais da infertilidade envolve danos ou obstrução nas tubas uterinas e alterações no peritônio. Esses danos podem ocorrer devido a várias causas, incluindo:

1. **Doença inflamatória pélvica:** é geralmente causada por infecções sexualmente transmissíveis, como clamídia e gonorreia, que não foram tratadas adequadamente. Essas infecções podem causar inflamação nas tubas uterinas, resultando em cicatrizes, aderências ou obstruções.
2. **Endometriose:** a endometriose, apesar de fazer parte dos fatores tuboperitoneais, é um tema de extrema importância e muito complexo quando se trata de infertilidade. Visto isso vamos abordar como um tópico separado mais adiante.
3. **Cirurgias prévias:** cirurgias abdominais e pélvicas prévias, como apendicectomia e cirurgias ginecológicas, em geral, podem resultar em aderências e obstrução das tubas uterinas. Quanto mais invasiva for a cirurgia e quanto maior a proximidade das tubas e dos ovários, maior o risco de causar infertilidade.
4. **Hidrossalpinge:** a hidrossalpinge é uma condição em que a tuba uterina se enche de líquido, geralmente devido a uma infecção anterior ou obstrução. O acúmulo de líquido impede o transporte adequado e a vitalidade do espermatozoide, do óvulo e do embrião.
5. **Hematossalpinge:** a hematossalpinge ocorre quando há sangramento nas tubas uterinas, geralmente como resultado endometriose ou um aborto espontâneo. O sangue coagulado pode levar à obstrução das tubas, turgidez das mesmas e um ambiente hostil para a fecundação e implantação embrionária.
6. **Fatores imunológicos:** em alguns casos, fatores imunológicos podem desempenhar um papel na infertilidade relacionada às tubas uterinas. Isso inclui uma resposta imunológica anormal às células espermáticas ou embriões.

Endometriose

Acometendo 6% a 10% das mulheres em idade reprodutiva e 25% a 50% das pacientes inférteis e podendo chegar até 80% das mulheres com dor pélvica crônica, a endometriose é uma causa maiúscula da infertilidade feminina. Sua definição consiste na implantação ectópica de tecido endometrial, acometendo estruturas pélvicas e extra pélvicas como o fundo de saco vaginal, ligamentos uterossacros, ovário, serosa uterina, retossigmoide, íleo, ceco, apêndice cecal, bexiga, ureter, entre outras. Existem relatos de endometriose acometendo diafragma, pleura, raízes nervosas sacrais, parênquima hepático, porém essas localizações da doença são menos comuns.

Como apresentação de doença, a endometriose aparece com os seguintes fenótipos: lesões vermelhas ou glandulares, lesões brancas ou fibróticas, lesões negras, cistos endometrióticos ou endometriomas e como forma de aderências pelviperitoneais. Sua apresentação sintomática aparece com a dismenorreia, dispareunia de profundidade, infertilidade, disúria cíclica, disquezia cíclica e dor pélvica acíclica.

Embora ainda não completamente esclarecida, a relação entre endometriose e infertilidade envolve alguns fatores importantes: redução da função ovariana secundária a endometriomas, imobilidade tubária causada por aderências e lesões de endometriose, alterações no fluido peritoneal e na receptividade endometrial. O diagnóstico pode ser feito pela associação dos sintomas, exame físico e métodos de imagem, como ultrassonografia ou ressonância magnética com preparação intestinal e profissionais capacitados para realizar tais exames. Em termos de tratamento, isso depende dos sintomas, gravidade da doença e tratamentos anteriores sem sucesso. Eles variam desde o tratamento clínico dos sintomas com uso de anti-inflamatórios e terapia hormonal até cirurgia pélvica complexa para tratar doenças graves e restaurar a anatomia. A decisão do tratamento deve levar em consideração a gravidade da dor, tamanho, localização e profundidade dos implantes endometrióticos, desejo de gravidez e reserva ovariana, mas alguns tratamentos podem ajudar em um sintoma, mas piorar outros.

Em termos de preservação da fertilidade, é sabido que a reserva ovariana diminui ao longo dos anos, desde a meia-gestação e se torna crítica aos 35 anos. A reserva se refere à população de folículos primordiais e sua vida útil pode ser estimada pelo nível sérico do hormônio HAM. A tendência das mulheres em adiar a maternidade na última década tem levado ao aumento da busca pela criopreservação de óvulos e embriões. Além disso, a perspectiva oncológica tem dado um grande passo no desenvolvimento de novas técnicas, como a criopreservação de tecido ovariano.

Fatores uterinos

Os fatores uterinos de infertilidade referem-se a patologias e malformações relacionadas ao útero que podem afetar a capacidade de uma mulher engravidar ou manter uma gravidez. Esses fatores podem estar relacionados à estrutura do útero, à sua função ou a ambos. Vamos abordar algumas das principais condições, sua fisiopatologia e causas.

1. **Malformações uterinas:** decorrentes do desenvolvimento anormal dos ductos paramesonéfricos ou müllerianos, eles são responsáveis por até 10% das causas de infertilidade. As apresentações mais comuns são septo uterino, útero bicorno, didelfo, unicorno, agenesia de vagina e colo uterino e agenesia de útero. As causas, nesse caso, são, na sua grande maioria, anomalias genéticas e o fator de infertilidade envolvido é mecânico, impedindo a fecundação ou o desenvolvimento da gestação.
2. **Pólipos endometriais:** os pólipos são neoformações do endométrio com uma evolução de hiperplasia focal para pólipo e pode ser em alguns casos um fator predisponente para câncer de endométrio. Tem como apresentação o sangramento uterino aumentado e deformações da cavidade uterina. Eles são diferenciados histologicamente como funcionais, atróficos, hiperplásicos, adenomiomatosos e atípicos. Eles afetam a chegada saudável do espermatozoide até as tubas, tal como a implantação e a nidação.
3. **Miomas uterinos:** os leiomiomas são tumores benignos que se desenvolvem na camada muscular do útero, o miométrio. Seu crescimento é relacionado a fatores genéticos, de crescimento, hormônios e citocinas, tendo o estrogênio como seu principal fator predisponente. Sobre a localização, os miomas podem ser submucosos, intramurais e subserosos, sendo os dois primeiros diretamente relacionados a infertilidade devido à deformação da cavidade uterina, obstrução dos óstios tubários, causar inflamação uterina e interferir na nidação.
4. **Adenomiose:** caracterizada pela invasão miometrial do endométrio, a adenomiose se apresenta principalmente de duas formas: a adenomiose difusa (tecido endometrial espalhado no miométrio) e o adenomioma (tecido endometrial aglomerado por meio de fibras dentro da camada miometrial). Ela causa hipertrofia das fibras musculares, inflamação uterina e aumento de volume do útero. Sua relação com a infertilidade é semelhante à miomatose uterina, com o fator inflamatório uterino sendo mais importante nesse caso.
5. **Síndrome do endométrio resistente:** alguns casos de infertilidade podem estar associados à síndrome do endométrio resistente. Nessa condição, o endométrio não se desenvolve adequadamente durante o ciclo menstrual, dificultando a implantação do embrião.

A fisiopatologia desses fatores uterinos de infertilidade varia de acordo com a condição específica. Pode envolver alterações na estrutura uterina, inflamação, alterações hormonais ou desequilíbrios no ambiente do útero que afetam a implantação e o desenvolvimento do embrião.

Reserva ovariana diminuída

Uma mulher nasce com um número fixo de folículos primordiais nos seus ovários, que é estabelecido durante o desenvolvimento fetal. Estima-se que uma menina nasça com cerca de 1 a 2 milhões de folículos primordiais.

Ao longo da vida reprodutiva, ocorre uma diminuição significativa no número de folículos primordiais. A taxa de perda varia de mulher para mulher, mas estima-se que a maioria dos folículos primordiais seja perdida antes mesmo da puberdade. Quando a menina atinge a puberdade, o número de folículos primordiais é reduzido para aproximadamente 300.000 a 500.000.

À medida que a mulher envelhece, a taxa de perda de folículos primordiais aumenta. Aproximadamente a cada ciclo menstrual, ocorre uma perda de vários folículos primordiais. Essa taxa acelerada de atresia folicular contribui para a diminuição gradual da reserva ovariana.

Por volta dos 30 anos, a taxa de perda de folículos primordiais começa a se acelerar ainda mais. Estima-se que a mulher perca cerca de 1.000 folículos primordiais a cada mês após os 30 anos. À medida que a mulher se aproxima da menopausa, a reserva ovariana diminui significativamente e restam apenas alguns milhares de folículos primordiais.

Esse declínio na fecundidade com a idade mais avançada ocorre em parte devido à perda progressiva de folículos e oócitos (a "reserva ovariana") e à deterioração da qualidade dos gametas com a idade. Outros fatores que influenciam a diminuição da reserva ovariana incluem histórico de cirurgia ovariana, quimio e radioterapia, histórico familiar de menopausa precoce ou uma pré-mutação do gene do X frágil. A avaliação da reserva ovariana é feita com a associação do hormônio antimülleriano à contagem folicular por ultrassom. O hormônio antimülleriano, expresso pelos folículos ovarianos em crescimento e diminui com a idade, reflete o tamanho do pool folicular e é proporcional ao número de oócitos recuperados após a hiperestimulação ovariana. Quando os folículos diminuem, a inibição da secreção de FSH pela hipófise devido ao estrogênio é perdida e os níveis de FSH na fase folicular inicial aumentam. À medida que a reserva ovariana diminui ainda mais, os níveis de estradiol na fase folicular inicial aumentam e inibem o aumento do FSH.

Fatores masculinos

Apesar de não ser o foco deste capítulo, é importante comentar sobre o fator masculino na infertilidade. Responsável por até 35% dos casais inférteis, a fisiopatologia da infertilidade masculina pode ser causada por uma variedade de problemas que afetam a produção, a função ou o transporte dos espermatozoides. Vamos abordar algumas das principais causas e sua fisiopatologia.

1. **Baixa contagem de espermatozoides (oligospermia):** a oligospermia refere-se a uma baixa contagem de espermatozoides no sêmen ejaculado. Pode ser causada por fatores genéticos, como anormalidades cromossômicas, ou problemas na produção e maturação dos espermatozoides nos testículos.
2. **Ausência de espermatozoides no sêmen (azoospermia):** a azoospermia ocorre quando não há espermatozoides detectáveis no sêmen ejaculado. Pode ser causada por obstrução dos ductos que transportam os espermatozoides (azoospermia obstrutiva) ou por problemas na produção dos espermatozoides nos testículos (azoospermia não obstrutiva).
3. **Má qualidade dos espermatozoides:** a qualidade dos espermatozoides pode ser afetada por vários fatores, como anormalidades na forma (teratozoospermia), baixa motilidade (astenozoospermia) ou espermatozoides imóveis (imobilidade dos espermatozoides). Esses problemas podem dificultar a capacidade dos espermatozoides de fertilizar o óvulo com sucesso.
4. **Disfunção hormonal:** desequilíbrios hormonais, como baixos níveis de testosterona ou excesso de prolactina, podem afetar a produção e a função dos espermatozoides.
5. **Varicocele:** a varicocele é uma dilatação das veias dentro do escroto, o que pode causar um aumento da temperatura nos testículos e afetar a produção de espermatozoides.
6. **Fatores ambientais e estilo de vida:** exposição a toxinas ambientais, como produtos químicos industriais, pesticidas e radiação, bem como hábitos prejudiciais, como tabagismo, consumo excessivo de álcool e uso de drogas recreativas, podem contribuir para a infertilidade masculina.

Propedêutica e tratamento da infertilidade feminina

Propedêutica da infertilidade feminina

Um conceito básico na abordagem da infertilidade feminina deve ser a agilidade no diagnóstico. Como discutido nos parágrafos acima, um fator importante para a fertilidade é a idade da paciente. É igualmente importante colocar que o fator masculino e o fator emocional são igualmente importantes à infertilidade feminina. Se necessário incluir uma equipe multidisciplinar para o cuidado do casal, incluindo também uma avaliação psicológica.

O primeiro passo na propedêutica da infertilidade é a orientação correta de uma rotina sexual saudável e métodos para aumento da fecundidade, incluindo a priorização de relações sexuais um dia antes da data da ovulação, 3 dias seguidos de relações no meio do ciclo (a não ser que o parceiro tenha oligozoospermia). A dosagem para monitorização de LH durante o ciclo também pode ser uma estratégia a ser utilizada. Um estudo de Wilcox *et al.* mostra que pacientes que tiveram coito 3, 2 ou 1 dias antes, ou no dia da ovulação obtiveram uma taxa de gravidez de 30%. Esse mesmo estudo mostra que se a relação for de 3 a 5 dias antes a taxa de gestação é 10%. A recomendação da mudança de estilo de vida é igualmente importante para o sucesso da concepção e gestação. Exercício físico frequente e com moderação, evitar cigarro, drogas ilícitas, álcool, diminuir quantidade de cafeína diária mostram melhora significativa da taxa de sucesso.

Uma vez que foi caracterizada a infertilidade, damos início a busca da causa. Para um bom diagnóstico diferencial, é imprescindível uma cautelosa história clínica, anamnese e exame físico. Deve ser incluído a história menstrual da paciente, primeira menstruação, antecedentes pessoais e familiares, antecedentes cirúrgicos, uso de medicamentos, quantidade de exercício físico realizado, hábitos alimentares, vícios e alergias. Quanto ao exame físico, deve ser avaliadas fácies, pilificação e desenvolvimento mamário, índice de massa corpórea, avaliação da tireoide, acantose nigricans, secreção mamária, avaliação de massas pélvicas, tamanho de útero, formato e mobilização do útero, presença de lesões sugestivas de endometriose ao toque vaginal e exame especular, avaliação de malformações uterinas, curva de temperatura basal e avaliação do muco.

Exames complementares

Uma vez que o raciocínio propedêutico está organizado, acessamos o arsenal de exames complementares. A dosagem hormonal da primeira fase do ciclo menstrual deve ser realizada pela avaliação sérica de FSH, estradiol, Inibina B e hormônio antimülleriano (HAM) para avaliação de reserva ovariana, prolactina para excluir hiperprolactinemia, TSH para avaliar hipo e hipertireoidismo, androstenediona, testosterona total e S-DHEA para avaliar hiperandrogenismo e finalmente 17-OH-progesterona para avaliar hiperplasia adrenal congênita. Na segunda fase do ciclo são importantes os valores séricos de progesterona P4 (ovulação), prolactina e HAM.

Quanto à avaliação propedêutica de fatores tuboperitoneais, o exame mais icônico para avaliação de permeabilidade tubares é a histerossalpingografia. Faz parte dos exames de imagem que devem ser solicitados durante a investigação e com ainda mais importância em pacientes com história de infecção pélvica, endometriose e gravidez ectópica. Se houver histórico de alergia a contraste iodado, pode ser substituída pela histerossonografia. Sua acurácia, no entanto, é diminuída se comparada com a histerossalpingografia.

Para avaliação de endometriose, adenomiose e cistos ou massas ovarianas, a ressonância magnética pélvica e a ultrassonografia pélvica transvaginal, ambas com preparo intestinal, são o que existe de mais assertivo. Com o desenvolvimento das técnicas e dos aparelhos, um exame feito e laudado por um profissional experiente e capacitado trazem informações semelhantes a uma laparoscopia diagnóstica, sendo métodos menos invasivos. Um estudo de Abrão MS *et al.* mostra valores preditivos positivo e negativo de 100% para predição de nódulos de endometriose com acometimento intestinal por ultrassonografia com preparo intestinal. No caso da avaliação de fatores uterinos, a ressonância magnética pélvica é o padrão-ouro diagnóstico.

A histeroscopia diagnóstica com biópsia endometrial é também um método propedêutico importante para a avaliação de infertilidade. Essa, apesar de mais invasiva do que exames de imagem, nos permite realizar biópsia para avaliar o tecido endometrial, possíveis lesões, atrofias, hipertrofias, entre outros fatores intrauterinos. Com o desenvolvimento dos materiais de histeroscopia, muitos desses fatores podem ser tratados durante o procedimento.

Tratamento da infertilidade feminina

Como discutimos acima, a infertilidade feminina tem múltiplas causas, e cada uma delas tem um tratamento específico. Vamos abordar os tratamentos em duas partes: tratamento da anovulação e o tratamento das causas tuboperitoneais e uterinas pela cirurgia minimamente invasiva.

Tratamento da anovulação

Como primeiro passo do tratamento da anovulação, deve ser tratado a causa base, junto com mudança no estilo de vida. Uma vez tratadas, a paciente pode reiniciar uma tentativa natural de gestação, ou caso não tenha sucesso a ovulação espontânea, realizar técnicas de indução de ovulação e reprodução assistida.

1. **Indução da ovulação:** a indução da ovulação é uma opção de tratamento para mulheres com manutenção da anovulação ou ovulação irregular. A terapia de indução da ovulação (TIO) envolve a administração de medicamentos que estimulam o crescimento dos folículos ovarianos e a ovulação. Vários medicamentos podem ser usados para induzir a ovulação, incluindo citrato de clomifeno (CC), letrozol e gonadotrofinas, sempre com monitorização seriada de crescimento folicular por ultrassonografia. O CC, administrado do 3º ao 7º dia do ciclo, compete com o estrogênio endógeno, causando uma percepção de hipoestrogenismo, o que vai estimular a hipófise a secretar FSH. Estudos mostram que cerca de 88% das mulheres ovulam após esse estímulo. No caso de falha, ele pode ser associado a gonadotrofinas exógenas com início no 3º dia do ciclo, em dias alternados, podendo chegar até o 11º dia. Essa associação, no entanto, deve ser observada com muita cautela, visto que o estímulo pode causar um hiperestímulo ovariano.
2. **Reprodução assistida:** a reprodução assistida (RA) é uma opção de tratamento para casais que têm fatores mistos de infertilidade, ou falha na indução da ovulação. A RA envolve a estimulação da ovulação por métodos semelhantes aos citados acima, porém com um estímulo geralmente maior para recrutamento de mais folículos, uma vez que eles serão aspirados para manejo extracorpóreo. Existem várias técnicas de RA disponíveis, sendo as principais a fertilização *in vitro* (FIV) e a injeção intracitoplasmática de espermatozoides (ICSI). A FIV envolve a coleta de óvulos e espermatozoides e sua fertilização em um laboratório. O embrião resultante é então transferido para o útero da mulher. A ICSI envolve a injeção de um único espermatozoide diretamente no óvulo para fertilização. Os cuidados devem ser semelhantes para evitar hiperestímulo ovariano. No Brasil, as técnicas de reprodução assistida ainda têm um custo elevado, e são dificilmente acessíveis no sistema público. O fator socioeconômico do casal deve ser levado em consideração junto com a indicação do procedimento.

O papel da cirurgia minimamente invasiva na infertilidade

Quanto aos fatores uterinos e tuboperitoneais, o tratamento das causas é geralmente cirúrgico. É de extrema importância durante a avaliação e indicação de um procedimento cirúrgico, o risco intraoperatório de diminuição iatrogênica de reserva ovariana. Durante a cirurgia para endometriose profunda e ovariana, por exemplo, as principais causas responsáveis pelo dano à reserva ovariana são lesões diretas no córtex durante a remoção da cápsula do endometrioma ou adesiólise, e redução do suprimento sanguíneo ovariano. Em um estudo publicado por Abrão *et al.* em 2018, comparando *guidelines* das sociedades de grande impacto internacional, foi recomendado a avaliação de idade e dosagem de HAM e contagem folicular no pré-operatório para avaliar uma possível criopreservação e evitar danos ovarianos permanentes.

A histeroscopia, como mencionado anteriormente, pode ser utilizada na propedêutica diagnóstica, mas é um método importante de tratamento para aderências intrauterinas, úteros septados, adenomiose, miomas submucosos, pólipos uterinos e corpos estranhos no endométrio. Ela consiste na distensão da visualização da cavidade uterina com um histeroscópio, podendo ser utilizado meios de distensão líquidos ou gasosos, com preferência para soluções salinas devido ao menor risco de complicações. Essa técnica permite avaliar e tratar as causas citadas acima, por meio de tesouras, aparelhos de apreensão, alças mono ou bipolares e morceladores. Muitos desses procedimentos podem ser realizados ambulatorialmente, dependendo do tempo cirúrgico, meio de distensão da cavidade, tipo de energia utilizada, quantidade de fluido utilizado e a não necessidade de dilatação cervical. Para casos mais complexos e com maior duração é optado por um procedimento sob sedação em centro cirúrgico. Esses casos, no entanto, podem ser tranquilamente manejados em hospitais-dia, com alta precoce.

Por último, abordaremos a videolaparoscopia e cirurgia robótica, e os diversos tratamentos e abordagens para causas uterinas e tuboperitoneais de infertilidade. A videolaparoscopia hoje é o padrão hoje quando se fala em tratamento cirúrgico. É provado que a laparoscopia, se comparada à laparotomia, reduz morbidade, tempo de internação, dor no pós-operatório, com eficácia semelhante ou aumentada, uma vez que há uma magnificação da imagem cirúrgica e mais precisão nos instrumentos cirúrgicos e movimentos. Há também o advento da cirurgia robótica, tendo hoje disponível no

Brasil mais de 3 plataformas robóticas para realização de cirurgia minimamente invasiva. A cirurgia assistida por robô tem como vantagens uma menor curva de aprendizado, mais estabilidade e ergonomia no intraoperatório e acessos cirúrgicos que algumas vezes são mais difíceis pela videolaparoscopia.

A endometriose é sem dúvidas o maior dos exemplos da importância da videolaparoscopia, sendo a cirurgia minimamente invasiva e tratamento cirúrgico de endometriose quase sinônimos. Devem ser avaliados durante a cirurgia todos os mecanismos de infertilidade da endometriose, começando pelo tratamento completo da doença para redução de inflamação da cavidade pélvica, reduzindo citocinas inflamatórias que podem ser hostis à fecundação. Não menos importante, a lise de aderências pélvicas e tratamento de lesão tubária para desobstrução mecânica e liberação do trajeto do espermatozoide/óvulo. Para os casos de endometriose ovariana, após a correta avaliação de reserva ovariana e criopreservação prévia, deve ser cautelosamente escolhida a técnica de abordagem após a drenagem, sendo elas a alcoolização do endometrioma, fulguração a laser da cápsula e retirada da cápsula pela técnica de *stripping*. Alguns estudos comparando a fulguração da cápsula com laser e a retirada da cápsula mostram que o uso do laser compromete menos a contagem folicular sem aumentar taxas de recorrência. Quanto à alcoolização trata-se da escleroterapia alcoólica da cápsula, com taxas de recorrência maiores quando comparadas às outras duas técnicas. Ao final do procedimento, o uso de manipuladores uterinos especializados nos permite avaliar a permeabilidade tubária com a injeção de corante intrauterino, visualizando sua saída pelas tubas bilateralmente.

O tratamento minimamente invasivo dos fatores uterinos é bem específico a cada causa e, em geral, envolve a retirada ou correção cirúrgica de cada um dos fatores. Abordaremos rapidamente cada um dos fatores mencionados acima com comentários sobre os procedimentos.

1. **Miomatose uterina:** os miomas uterinos podem ter diversas localizações, com relação à parte do útero ocupada e seu componente submucoso, intramural e suberoso. Dependendo dessa classificação, a abordagem pode ser por histeroscopia, videolaparoscopia ou mista. Uma avaliação por imagem dos miomas deve ser feita para planejar a abordagem cirúrgica da patologia e se apresentam algum grau de atipia. No caso de miomas grandes, se de aspecto típico, é possível a cirurgia completa minimamente invasiva com o morcelamento protegido dele. Quando o mioma é atípico deve ser avaliada a retirada por um prolongamento de incisão, com auxílio de mecanismos de proteção. A miomectomia é uma cirurgia que pode gerar um sangramento maior, devido a sua vascularização. É importante também avaliar o hemograma pré-operatório e medidas intraoperatórias redutoras de sangramento como a injeção de vasopressina, clipamento de artérias uterinas, uso de misoprostol pré-operatório.
2. **Adenomiose:** como a miomatose uterina, a adenomiose pode ter uma abordagem histeroscópica se tiver um componente submucoso importante. No caso de adenomiomas, o tratamento também é semelhante ao mioma, com uma dificuldade maior pela característica mais amolecida do adenomioma. A particularidade encontra-se na adenomiose difusa, na qual as fibras se misturam com as fibras musculares uterinas. Nesse caso, podem ser realizadas as miometrectomias pelas técnicas de *double flap* e de "harada", com resultados satisfatórios que giram em torno de 40% de sucesso de gravidez.
3. **Malformações müllerianas:** esse último subgrupo é abordado principalmente por histeroscopia, podendo ter algumas opções de abordagem videolaparoscópica, como o caso de cornos uterinos rudimentares. São técnicas de retirada desses cornos uterinos, mas por se tratar de casos raros, existe pouco relato na literatura sobre o assunto.

Transplante uterino

O transplante uterino tem sido cada vez mais estudado como tratamento para certas causas de fatores uterinos de infertilidade. Principalmente para a agenesia uterina no caso da síndrome de Mayer-Rokitansky-Küster-Hauser, mas tendo como possível indicação para pacientes com fatores uterinos não oncológicos refratários ao tratamento. O primeiro transplante uterino foi realizado em 2013, na Suécia, por uma equipe liderada pelo professor Mats Brännström. O procedimento resultou em uma gravidez bem-sucedida e no nascimento do primeiro bebê proveniente de um transplante uterino em 2014. É importante mencionar que essa técnica continua em fase de desenvolvimento e é considerada um procedimento de pesquisa em muitos países. Os centros que realizam transplantes uterinos geralmente têm critérios rigorosos de seleção de pacientes e restrições éticas e regulatórias. Portanto, o número de casos realizados até agora é relativamente pequeno. É um caso de cirurgia complexa e multidisciplinar, a qual se beneficia muito da cirurgia robótica devido à precisão, ergonomia e praticidade.

Conclusão

Visto a complexidade e o aspecto multidisciplinar da infertilidade, tentamos abordar de forma sucinta e atualizada a fisiologia e fisiopatologia, propedêutica e tratamentos da infertilidade feminina. É sem dúvida um tema de difícil abordagem com o casal e deve ser olhado na totalidade, indo além da patologia em si e avaliado no âmbito psicológico e socioeconômico também. Quando falamos dos tratamentos cirúrgicos, a criopreservação deve ser sempre considerada antes de abordagens que podem comprometer a reserva ovariana e a via minimamente invasiva deve ser escolhida como primeira linha de tratamento sempre que possível e disponível.

Bibliografia consultada

- Abrão MS, Andres MP, Barbosa RN, Bassi MA, Kho RM. Optimizing Perioperative Outcomes with Selective Bowel Resection Following an Algorithm Based on Preoperative Imaging for Bowel Endometriosis. J Minim Invasive Gynecol. 2020 May-Jun;27(4):883-891. doi: 10.1016/j.jmig.2019.06.010. Epub 2019 Jun 22. PMID: 31238150.
- Adamyan L, Kasyan V, Pivazyan L, Isaeva S, Avetisyan J. Laser vaporization compared with other surgical techniques in women with ovarian endometrioma: a systematic review and meta-analysis. Arch Gynecol Obstet. 2022 Sep 29. doi: 10.1007/s00404-022-06799-4. Epub ahead of print. PMID: 36175684.
- American College of Obstetricians and Gynecologists Committee on Gynecologic Practice and Practice Committee. Female age-related fertility decline: committee opinion No. 589. Fertil Steril. 2014;101(3):633 634. doi:10.1016/j.fertnstert.2013.12.032 [PubMed: 24559617]
- Bala R, Singh V, Rajender S, Singh K. Environment, Lifestyle, and Female Infertility. Reprod Sci. 2021 Mar;28(3):617-638. doi: 10.1007/s43032-020-00279-3. Epub 2020 Aug 3. PMID: 32748224.
- Carson SA, Kallen AN. Diagnosis and Management of Infertility: A Review. JAMA. 2021 Jul 6;326(1):65-76. doi: 10.1001/jama.2021.4788. PMID: 34228062; PMCID: PMC9302705.
- Goncalves MO, Podgaec S, Dias JA Jr, Gonzalez M, Abrao MS. Transvaginal ultrasonography with bowel preparation is able to predict the number of lesions and rectosigmoid layers affected in cases of deep endometriosis, defining surgical strategy. Hum Reprod. 2010 Mar;25(3):665-71. doi: 10.1093/humrep/dep433. Epub 2009 Dec 19. PMID: 20023291.
- Guerriero S, Condous G, van den Bosch T, Valentin L, Leone FP, Van Schoubroeck D, Exacoustos C, Installé AJ, Martins WP, Abrao MS, Hudelist G, Bazot M, Alcazar JL, Gonçalves MO, Pascual MA, Ajossa S, Savelli L, Dunham R, Reid S, Menakaya U, Bourne T, Ferrero S, Leon M, Bignardi T, Holland T, Jurkovic D, Benacerraf B, Osuga Y, Somigliana E, Timmerman D. Systematic approach to sonographic evaluation of the pelvis in women with suspected endometriosis, including terms, definitions and measurements: a consensus opinion from the International Deep Endometriosis Analysis (IDEA) group. Ultrasound Obstet Gynecol. 2016 Sep;48(3):318-32. doi: 10.1002/uog.15955. Epub 2016 Jun 28. PMID: 27349699.
- Harada T, Taniguchi F, Harada T. Increased risk of obstetric complications in patients with adenomyosis: A narrative literature review. Reprod Med Biol. 2022 Jul 6;21(1):e12473. doi: 10.1002/rmb2.12473. PMID: 35821748; PMCID: PMC9260064.
- Kho RM, Andres MP, Borrelli GM, Neto JS, Zanluchi A, Abrão MS. Surgical treatment of different types of endometriosis: Comparison of major society guidelines and preferred clinical algorithms. Best Pract Res Clin Obstet Gynaecol. 2018 Aug;51:102-110. doi: 10.1016/j.bpobgyn.2018.01.020. Epub 2018 Feb 16. PMID: 29545114.
- Pfeifer S, Butts S, Dumesic D, et al. ; Practice Committee of the American Society for Reproductive Medicine. Diagnostic evaluation of the infertile male: a committee opinion. Fertil Steril. 2015;103(3):e18–e25. doi:10.1016/j.fertnstert.2014.12.103 [PubMed: 25597249]
- Practice Committee of the American Society for Reproductive Medicine. Electronic address: asrm@asrm.org; Practice Committee of the American Society for Reproductive Medicine. Fertility evaluation of infertile women: a committee opinion. Fertil Steril. 2021 Nov;116(5):1255-1265. doi: 10.1016/j.fertnstert.2021.08.038. Epub 2021 Oct 2. PMID: 34607703.
- Practice Committee of the American Society for Reproductive Medicine. Endometriosis and infertility: a committee opinion. Fertil Steril. 2012 Sep;98(3):591-8. doi: 10.1016/j.fertnstert.2012.05.031. Epub 2012 Jun 15. PMID: 22704630.
- Recent advances in medically assisted conception: report of a WHO scientific group. World Health Organ Tech Rep Ser. 1992;820(820):1–111. [PubMed: 1642014]
- Ricci S, Bennett C, Falcone T. Uterine Transplantation: Evolving Data, Success, and Clinical Importance. J Minim Invasive Gynecol. 2021 Mar;28(3):502-512. doi: 10.1016/j.jmig.2020.12.015. Epub 2020 Dec 24. PMID: 33348011.
- Zondervan KT, Becker CM, Missmer SA. Endometriosis. N Engl J Med. 2020 Mar 26;382(13):1244-1256. doi: 10.1056/NEJMra1810764. PMID: 32212520.

34

Emilie de Magalhães Pedreira • Ilana Figueiredo Brandão

Abordagem Psicológica do Casal Infértil

Introdução

A maternidade e a paternidade são funções constituídas no desejo consciente ou inconsciente do ser humano, representadas simbolicamente no psíquico, e revelam o senso de pertencimento social, familiar e geracional.[1] Socialmente, espera-se que o casal, principalmente após o casamento, tenha filhos e vivencie essa experiência normativa de deixar o seu legado e descendentes para perpetuar a sua história. Quando a gravidez desejada não é realizada, isso gera uma experiência desafiadora para os cônjuges, que normalmente sentem culpa e vergonha pela impossibilidade de exercer essa função parental tão esperada.[2]

A infertilidade pode ser percebida como uma contingência que dificulta o casal de realizar o desejo de ter filhos. Ela é definida como uma condição que inviabiliza a gestação após um ano de relações sexuais regulares e sem uso de métodos contraceptivos ou através da inseminação de doador. Cerca de 85% dos casais inférteis apresentam uma causa identificável. Na mulher, as principais causas estão relacionadas as disfunções ovulatórias, doença tubária, endometriose, anovulação e síndromes dos ovários policísticos. Enquanto no homem, os fatores de infertilidade são caracterizados por baixas concentrações de testosterona, baixa contagem de espermatozoides ou zoospermia obstrutiva.[3-5]

Além disso, as causas da infertilidade no casal podem ser classificadas como feminina, masculina, mista ou apresentar alguma causa não identificada.[5] A infertilidade afeta cerca de 80 milhões de pessoas em todo o mundo e estima-se que os problemas psicológicos em casais inférteis estejam na faixa de 25% a 60%.[6] De maneira geral, há uma diversidade de tratamento médico como farmacológico, cirúrgico, hormonal, inseminação artificial, fertilização *in vitro* e acupuntura.[7-10]

A maneira como casal ou cada membro individualmente pensa e sente sobre infertilidade, o tratamento, as tentativas frustrantes, as expectativas das relações sociais e familiares, processam cognitivamente os sentimentos de tristeza, culpa e ansiedade, e se comporta na situação, evitando contato afetivo e sexual na relação ou se distanciando do social, influencia na intensidade e na perpetuação do sofrimento psicológico e emocional.[4]

Nesse sentido, a atuação do psicólogo é de suma importância para cuidar do casal que sofre com o impacto da infertilidade no relacionamento e na saúde mental de cada membro.

A escuta psicológica possibilita ao casal tentante um espaço de validação e suporte emocional; acessar às incertezas quanto ao futuro e aos sentimentos como angustia, frustração, tristeza e ansiedade; a identificar os pensamentos e crenças automáticas como desesperança, incapacidade, desamparo, fracasso e defectividade; a ressignificar as experiências de tratamentos mal sucedidos e trajetórias maçantes de exames, consultas médicas e resultados frustrantes que possivelmente perpetuam o sofrimento, dificultam na tomada de decisão e no enfrentamento adaptativo e alternativo; aprender a manejar as dificuldades relacionais e/ou conflituosas associadas a infertilidade e outros temas trazidos. As intervenções podem ocorrer em diferentes fases do tratamento médico e por meio da modalidade individual, casal ou grupo terapêutico.[1,11]

No presente capítulo será apresentada a modalidade de intervenção psicológica com o casal infértil, baseada no pressuposto da terapia cognitivo-comportamental (TCC), que atua na modificação de pensamentos, crenças e comportamentos, e, normalmente, geram um enfrentamento disfuncional e sofrimento psicológico e emocional.

O impacto da infertilidade no casal

A infertilidade quando atravessa uma relação conjugal pode gerar algum nível de sofrimento emocional, social e psicológico importante, mudança na dinâmica relacional do casal, desencadear dificuldades relacionais ou intensificar as situações-problema na conjugalidade que antecedem as tentativas de reprodução assistida.[12]

O casal tentante percebe a infertilidade como uma situação de incapacidade, fragilidade e defectividade biológica para reproduzir, e, ao mesmo tempo, vivencia emoções como ansiedade, tristeza e raiva. Esse processamento cognitivo e emocional pode ocorrer de maneira individual e na interação conjugal. Além disso, os modos de enfrentamento do casal estão relacionados aos valores sociais, morais, religiosos, culturais do seu contexto ambiental. As características individuais e da história de vida constituída por cada cônjuge também são determinantes nesse processo.[13-15]

De maneira individual, a mulher percebe as tentativas frustrantes do tratamento como um processo traumático, estressante e que as expectativas sociais envolvidas impactam no psicológico e intensificam o sofrimento emocional.[16,17] Enquanto o homem vivencia a situação também com um sentimento de frustração, apresenta a dificuldade de pensar sobre essas adversidades e busca esquecê-las, se preocupa com a quantidade de medicações utilizadas e com os altos custos do tratamento[17] e normalmente assume um papel na relação voltado para o suporte, apoio e equilíbrio.[16]

Do ponto de vista conjugal, a infertilidade pode influenciar na sexualidade, comunicação e no recurso financeiro da família. Na sexualidade, o casal pode enfrentar uma diminuição da libido e na frequência da relação sexual que também pode estar associada a crença negativista de que essa relação não gera um resultado esperado, principalmente na percepção das mulheres; na comunicação, o casal pode lidar com situações de inibição, evitação emocional e dificuldade para expressar sentimentos e pensamentos sobre o problema e tomada de decisões;[17] também, os altos níveis de estresse emocional podem ocasionar uma comunicação disfuncional e gerar conflitos relacionais;[18] O recurso financeiro familiar é um fator preocupante devido ao alto custo do tratamento, que aumenta a carga de trabalho dos cônjuges para mantê-lo, além de adiar outros projetos de vida individual e familiar.[17]

O casal, diante da frustração relacionada as tentativas de reprodução não sucedidas, sente-se socialmente diferente em comparação a outro casal fértil. Isso pode gerar uma tendência de foco demasiado na infertilidade e na realização pessoal ou familiar de se tornar pais biológicos, um distanciamento efetivo, bem como esquecimento e negligência sobre os outros aspectos da relação. Desse modo, a infertilidade se configura como uma condição de vida dos cônjuges que resultará no enfrentamento da situação e na busca de soluções de problemas relacionados.[19]

O tempo de tratamento para infertilidade também é um fator que pode repercutir na dinâmica relacional do casal, como desencadear ou aumentar os conflitos, e na intensidade do sofrimento emocional, psicológico e baixa autoestima, sobretudo nas mulheres.[20] Ademais, há uma tendência de um dos cônjuges atribuir a culpa da infertilidade para si e esse sentimento normalmente potencializa o sofrimento psicológico, depressão e a insatisfação conjugal.[21]

A terapia cognitivo-comportamental (TCC) com casais

A terapia cognitivo-comportamental (TCC) é uma abordagem desenvolvida na década de 1960 por Aaron Beck. Essa teoria é caracterizada como uma psicoterapia baseada em evidência, estruturada de forma breve, objetiva, psicoeducativa, focada no presente, orientada para desenvolvimento de habilidades e resolução de problemas, na reestruturação cognitiva de pensamentos e crenças disfuncionais, por valorizar uma aliança terapêutica sólida entre o psicólogo e o paciente, bem como pela participação e colaboração ativa do mesmo durante todo o processo terapêutico. O pressuposto básico da TCC salienta que o sofrimento psicológico e emocional é perpetuado por crenças e pensamentos irracionais automáticos, comportamentos disfuncionais e estados de humor, não necessariamente pela situação ou evento desencadeante desses fatores.[22-24]

Os pensamentos automáticos são interpretações espontâneas e imediatas de uma determinada situação, normalmente significados como verdades absolutas sem uma racionalização reflexiva e não consciente. Didaticamente, esses pensamentos automáticos são caracterizados como distorções cognitivas.[25,26]

Por exemplo, uma mulher que vivencia tentativas não sucedidas de fertilização *in vitro*, pode apresentar como pensamento automático "nunca serei mãe" ou "não sou capaz de gerar um filho". Esses pensamentos podem ativar experiencias emocionais como tristeza, decepção, ansiedade e gerar comportamentos como isolamento familiar, social e evitação conjugal.

Além disso, as crenças centrais são estruturas cognitivas mais profundas, duradouras, inflexíveis, generalistas, que se constituem desde a infância. Elas atuam no processamento das informações e experiências vividas, filtrando e organizando os conteúdos dos pensamentos automáticos. As crenças, quando disfuncionais, propiciam as distorções cognitivas, enviesam as interpretações do sujeito sobre si, os outros e o futuro, e consequentemente geram um sofrimento psicológico e emocional, além de transtornos mentais como ansiedade e depressão.[25,26]

Desse modo, quando o casal aprende a identificar essas estruturas cognitivas e a reestruturá-las, pode perceber as situações de forma mais realista, funcional e adaptativa, diminuir a intensidade do sofrimento emocional e melhorar a funcionalidade comportamental.[25]

Especificamente, as distorções cognitivas mais identificadas no casal com dificuldades na conjugalidade, principalmente na situação de infertilidade, são: inferência arbitrária, leitura mental, abstração seletiva, maximização e minimização, personalização, pensamento dicotômico, catastrofização, atribuição de culpa e hipergeneralização.[27] Esses vieses cognitivos serão exemplificados no Quadro 34.1.

Portanto, as intervenções da terapia cognitivo-comportamental (TCC) com casais são estruturadas para modificar pensamentos e crenças que interferem na maneira como o mesmo irá perceber as situações problemas trazidas na terapia e modificar os comportamentos que interferem na perpetuação do sofrimento emocional dos cônjuges. Nesse sentido, a terapia de casal visa restaurar o bem-estar relacional, minimizar as disfunções psicológicas, emocionais e comportamentais identificadas nas sessões psicoterapêuticas iniciais, os conflitos conjugais, principalmente quando ocorre algum desajuste sexual ou comunicação não assertiva.[28-30]

Quadro 34.1. Exemplo de distorções cognitivas mais frequentes em casais inférteis conforme os autores Dattilio e Freeman (2004). Os exemplos de pensamentos foram criados pelas próprias autoras para ilustrá-los didaticamente

Distorções cognitivas	Definição	Exemplo
Inferência arbitrária	São ideias conclusivas e precipitadas de uma determinada situação.	"Meu marido não gosta mais de mim, pois não me consola mais".
Leitura mental	Quando uma pessoa acredita que sabe o que o outro está pensando.	"Meu marido acha que eu não sou capaz de engravidar".
Abstração seletiva	Quando uma pessoa interpreta as situações, filtrando apenas os aspectos negativistas de si e da situação, sem perceber outros possíveis aspectos e hipóteses.	"Quando meu marido demora de voltar do trabalho, penso que ele deve estar chateado comigo por não ser uma boa esposa".
Maximização e minimização	Quando uma pessoa minimiza os aspectos positivos de si ou da situação e maximiza os aspectos negativos dos outros e da situação.	"Nosso casamento só se resume a tentar ter filhos".
Personalização	A pessoa se percebe culpada e responsável pelos acontecimentos vividos.	"Me sinto culpada por meu marido não se realizar como pai".
Pensamento dicotômico	É um pensamento inflexível de tudo ou nada.	"Nosso relacionamento irá acabar se não tivermos filhos".
Catastrofização	É o pensamento de que algo terrível vai sempre acontecer no futuro.	"Não conseguirei viver se ele conhecer outra mulher e tiver filho com ela".
Atribuição de culpa	A pessoa atribui a culpa e responsabiliza o outro e não se percebe na situação.	"Não sou mãe e estou sofrendo. Tudo é por culpa dele por não poder me dar filhos".
Hipergeneralização	Quando uma pessoa interpreta de maneira ampla os acontecimentos e baseado em um único acontecimento já vivido.	"Todas as cobranças só acontecem porque não podemos ter filhos".

■ A intervenção da terapia cognitivo-comportamental (TCC) com o casal infértil

As intervenções psicológicas baseadas na terapia cognitivo-comportamental (TCC) com o casal infértil são estruturadas de maneira planejada e do seguinte modo:[31]

1. **Sessões iniciais:** o psicólogo realiza as formulações de hipóteses iniciais sobre as causas do conflito conjugal ou problemas trazidos, lista com o casal as metas e objetivos terapêuticos a serem alcançados, identifica os pensamentos, crenças, sentimentos e comportamento dos cônjuges por meio da ferramenta de conceitualização cognitiva, identifica os pontos fortes da relação e como funciona a interação entre o casal. Esse processo inicial é favorável para preparar o casal que irá realizar o procedimento de fertilização *in vitro*.
2. **Sessões intermediárias:** o psicólogo realiza intervenções com o casal por meio de técnicas cognitivas e comportamentais para manejar os pensamentos, sentimentos e comportamentos que influenciam na manutenção dos problemas trazidos na psicoterapia.
3. **Sessões finais:** o casal apresentará um *feedback* sobre o tratamento, receberá orientações e plano terapêutico em casos de recaídas. Em alguns casos pode ser estabelecido sessões de manutenção.

Esse processo terapêutico pode ocorrer em movimentos sinuosos e é imprescindível que o casal esteja bem integrado para enfrentar os obstáculos de forma gentil, empática e cuidadosa entre eles.[31] Especificamente, as intervenções mais utilizadas na psicoterapia de cônjuges inférteis são:[11]

1. **Construção de metas e objetivos:** o casal elabora uma lista de objetivos e metas para a psicoterapia, desafios e dificuldades no tratamento da infertilidade.
2. **Psicoeducação:** técnica que educa o casal sobre o modelo cognitivo da TCC e possíveis transtornos mentais associados que podem interferir na qualidade e bem-estar do casal. Em casos específicos, essa técnica pode auxiliar o casal na preparação para o procedimento de fertilização *in vitro* e obter algum êxito.
3. **Automonitoramento:** o casal registra os pensamentos automáticos sobre as situações vivenciadas como exames, resultados, pareceres médicos, expectativas, atribuições, preocupações, padrões, percepções e suposições sobre o processo de tratamento e adoecimento.
4. **Questionamento socrático:** o casal aprende a identificar os pensamentos disfuncionais, distorções cognitivas, crenças centrais e intermediárias sobre a infertilidade e de modo individual.
5. **Reestruturação cognitiva:** o casal modifica e reestrutura os pensamentos e crenças automáticas negativistas para estruturas cognitivas mais adaptativas e realistas, o que pode resultar em emoções saudáveis como a esperança, e em um melhor engajamento do casal diante das situações-problema.
6. **Relaxamento muscular progressivo de Jacobson:** o casal aprende uma técnica que busca tensionar e distensionar os músculos de modo a promover uma sensação boa e relaxada devido às tensões e ansiedades constantes durante o processo.
7. **Imagens mentais:** o casal é auxiliado a imaginar possíveis cenários e desfechos do processo de tratamento e procedimentos para criar uma habituação emocional durante o enfrentamento.
8. **Resolução de problemas:** o casal aprende a pensar em soluções alternativas para os obstáculos encontrados, como possibilidades de adoção, realizar o procedimento fora do município onde o casal reside, ovodoação (para casais que apresentam baixa qualidade nos óvulos) ou mesmo doação de espermatozoide, dentre outras;
9. **Treino de habilidades sociais:** o casal desenvolve habilidades sociais de enfrentamento como assertividade, empatia, comunicação, *feedback*, expressividade emocional caso o casal identifique a necessidade de melhorar a convivência e promover a qualidade de vida na interação conjugal.

Os estudos com casais que realizaram tratamento psicológico baseado na terapia cognitivo-comportamental (TCC) apresentaram benefícios na comunicação conjugal, resolução de conflitos, validação emocional, percepção sobre os aspectos positivos de si e do cônjuge. A melhora desses aspectos resultou no aumento da satisfação conjugal, na melhora da disfunção e satisfação sexual e no enfrentamento mais adaptativo de situações problemas.[32-35.]

Ademais, outros casais que realizaram tratamento com terapia cognitivo-comportamental (TCC) associadas ao *mindfulness* apresentaram uma diminuição da intensidade do sofrimento psicológico e emocional, o que resultou também na melhora da satisfação conjugal.[6] Essas intervenções com *mindfulness* também impactaram na minimização dos conflitos conjugais e sexuais, na redução da intensidade do estresse emocional e psicológico que impactam na infertilidade, na modificação de pensamentos e crenças negativistas do casal para uma percepção mais realista e positiva da relação e da autoimagem individual.[36]

Normalmente, essas intervenções tornam os processos emocionais e psicológicos relacionados as experiências internas e externas do casal mais consciente, focando no momento presente, com atitude de abertura e curiosidade, sem intervir com reestruturação de pensamentos e supressão dos sentimentos dolorosos sobre as vivências do passado ou perspectivas de futuro.[37]

O aconselhamento psicológico estruturado, segundo os pressupostos da TCC, foi outro tipo de modalidade terapêutica e benéfico para reduzir os sintomas de depressão e ansiedade no casal que lidam com os problemas associados a infertilidade.[36]

A terapia em grupo na perspectiva cognitivo-comportamental é uma modalidade muito significativa no atendimento para casais inférteis, especialmente para as mulheres que apresentaram um nível de sofrimento psicológico intenso, com sintomas de estresse, depressão, ansiedade, pensamentos e crenças negativistas processados nas experiências sucessivas de tratamento para a infertilidade. Essas intervenções, normalmente estruturadas em dez sessões, promoveram uma redução dos aspectos psicossociais relacionados à infertilidade, melhora nas cognições associadas aos transtornos depressivos e ansiosos, sobretudo no estado de saúde mental geral.[38]

Conclusão

A infertilidade é um adoecimento que acomete muitos casais e pode impactar na dinâmica relacional e na subjetividade de cada membro envolvido. As vivências do casal tentante, principalmente durante as experiências sucessivas de tratamentos não sucedidos e frustrantes, podem desenvolver um nível de sofrimento psicológico e gerar repercussões negativas na autoestima, na perspectiva de futuro e no relacionamento conjugal, familiar e social. Além disso, a maneira como cada membro do casal irá perceber a infertilidade, os eventos e aspectos psicossociais relacionados, pode interferir na manutenção do adoecimento psíquico, emocional, das dificuldades relacionais e de resoluções de problemas.

Em síntese, a terapia cognitivo comportamental é uma abordagem psicológica que pode contribuir significativamente no tratamento multidisciplinar do casal infértil, visto que intervém no processamento cognitivo, reestruturando pensamentos e crenças que não ajudam os mesmos a lidarem com o acontecimento da infertilidade na vida conjugal e todo sofrimento emocional e social envolvido, favorece o aprendizado de novos repertórios cognitivos e comportamentais, como habilidades de comunicação mais assertiva na expressão de sentimentos e pensamentos. Essas intervenções também podem promover uma reconexão afetiva e sexual do casal e um enfrentamento mais adaptativo e realista durante o tratamento e as possíveis adversidades esperadas nesse processo.

Referências bibliográficas

1. Farinati DM, Rigoni M dos S, Müller MC. Infertilidade: um novo campo da Psicologia da saúde. Estudos de Psicologia (Campinas). 2006;23:433-9.
2. Rangel LA, Dos Santos DC, Soares ANG, Feres ABS, Coelho JG, Bastos LP. Reprodução assistida e as relações conjugais: aspectos psicoemocionais Assisted reproduction and marital relations: psycho-emotional aspects. Brazilian Journal of Health Review. 2021 Aug 12;4(4):17244-56.
3. Carson SA, Kallen AN. Diagnosis and Management of Infertility: A Review. JAMA. 2021 Jul 6;326(1):65-76.
4. Gorayeb R, Borsari AC de T, Gomes ACR, Romão APMS, Shuhama R. Caracterização clínica e psicossocial da clientela de um ambulatório de esterilidade. Estudos de Psicologia (Campinas). 2009 Sep;26(3):287-96.
5. World Health Organization. Progress Report in Reproductive Health Research. Geneva:2003. v.23
6. Abedi Shargh N, Bakhshani NM, Mohebbi MD, Mahmudian K, Ahovan M, Mokhtari M, et al. The Effectiveness of Mindfulness-Based Cognitive Group Therapy on Marital Satisfaction and General Health in Woman With Infertility. Global Journal of Health Science. 2015 Aug 6;8(3):230.
7. Szamatowicz M, Szamatowicz J. Proven and unproven methods for diagnosis and treatment of infertility. Advances in Medical Sciences. 2020 Mar;65(1):93-6.
8. Fedder J, Carlsen E, Jorgensen N, Jensen CFS. [Treatment of male infertility]. Ugeskr Laeger. 2021 Nov 29;183(48):V05210402.
9. Xu J, Zhao A, Xin P, Geng J, Wang B, Xia T. Acupuncture for Female Infertility: Discussion on Action Mechanism and Application. Hu M, editor. Evidence-Based Complementary and Alternative Medicine. 2022 Jul 4;2022:1-17.
10. Hanson BM, Kaser DJ, Franasiak JM. Male Infertility and the Future of In vitro Fertilization. Urologic Clinics of North America. 2020 May;47(2):257-70.
11. Anunciação CM, Azevedo CB, Piccoloto NM. Desafios Clínicos em Terapia cognitivo-comportamental. 1.ed. Casa do Psicólogo: São Paulo, 2013. 227-238p.
12. Monga M, Alexandrescu B, Katz SE, Stein M, Ganiats T. Impact of infertility on quality of life, marital adjustment, and sexual function. Urology. 2004 Jan;63(1):126-3.
13. Straube KM. Da família pensada à família vivida: Estigma, infertilidade e as tecnologias conceptivas (Disser-

tação de Mestrado). Universidade Federal do Paraná, Curitiba; 2007.
14. Felis K, Almeida R. Terapia familiar no Brasil na última década. 1.ed. Roca: São Paulo, 2016. 212-220p.
15. Félis KC, Almeida RJ de. Perspectiva de casais em relação à infertilidade e reprodução assistida: uma revisão sistemática. Reprodução & Climatério. 2016 May;31(2):105-11.
16. Faria DEP, Grieco SC, Barros SMO de. The effects of infertility on the spouses' relationship. Revista da Escola de Enfermagem da USP. 2012;46(4):794-801.
17. Marques PP, Morais NA de. A vivência de casais inférteis diante de tentativas inexitosas de reprodução assistida. Avances en Psicología Latinoamericana. 2018 Apr 27;36(2):299.
18. Van Der Merwe E, Greeff AP. Infertility-Related Stress within the Marital Relationship. International Journal of Sexual Health. 2015 Jul 13;27(4):522-31.
19. Souza ÂM, Cenci CMB, Luz SK, Patias ND. Casais inférteis e a busca pela parentalidade biológica: uma compreensão das experiências envolvidas.2017;21(2):76-88.
20. Drosdzol A, Skrzypulec V. Evaluation of Marital and Sexual Interactions of Polish Infertile Couples. The Journal of Sexual Medicine. 2009 Dec;6(12):3335-46.
21. Fleury HJ, Abdo CHN. Infertilidade e relevância de acompanhamento especializado para minimizar disfunções sexuais. Diagn tratamento. 2021;35-8.
22. Shayan A, Taravati M, Garousian M, Babakhani N, Faradmal J, Masoumi SZ. The Effect of Cognitive Behavioral Therapy on Marital Quality among Women. International Journal of Fertility & Sterility. 2018;12(2):99-105.
23. Tang NKY. Terapia cognitivo-comportamental: teoria e prática. 3.ed. Artmed: Porto Alegre: 2021. 412p.
24. Dattilio FM. Manual de terapia cognitivo-comportamental para casais e famílias. 1.ed. Porto Alegre: Artmed; 2011.
25. Beck JS. Terapia cognitivo-comportamental: teoria e prática. 3.ed. Porto Alegre: Artmed, 2021. 412p.
26. Knapp P, Beck AT. Fundamentos, modelos conceituais, aplicações e pesquisa da terapia cognitiva. Braz J Psychiatry. 2008;30;s54-64.
27. Dattilio FM, Freeman A. Estratégias cognitivo-comportamentais de intervenção em situações de crise. Porto Alegre: Artmed, 2004.241-261p.
28. Pirfalak M, Sodani M, Shafiabadi A. The Efficacy of Group Cognitive-Behavioral Couple's Therapy (GCBCT) on the Decrease of Couple Burnout. Family Counseling and Psychotherapy. 2014;4(2):247-69.
29. Bazkiyaei M, Sedaghatfar M. The relationship between marital satisfaction and adjustment spouses intimacy at home. Journal of Analytical-Cognitive Psychology, 2015;3(22),21-23.
30. Scribel MC. Terapia cognitivo-comportamental com casais: integrando aborda Terapia Cognitivo-Comportamental para casais e famílias: Bases teóricas, pesquisas e intervenções. 1ed. Sinopsys: Novo Hamburgo: 2020. 41-697p.
31. Chavooshi B, Saberi M, Tavallaie SA, Sahraei H. Psychotherapy for Medically Unexplained Pain: A Randomized Clinical Trial Comparing Intensive Short-Term Dynamic Psychotherapy and Cognitive-Behavior Therapy. Psychosomatics. 2017;Sep;58(5):506–18.
32. Omidi A, Ahmadvand A, Najarzadegan MR, Mehrzad F. Comparing the effects of treatment with sildenafil and cognitive-behavioral therapy on treatment of sexual dysfunction in women: A randomized controlled clinical trial. Electronic Physician Journal, 2016; 8(5),2315-2324.
33. Alizadeh A, Turkestani NA, Oohadi B, Rezveh FM. Effectiveness of cognitive behavioral counseling-based film therapy on the communication skills of females with low sexual Desire. Journal of Nursing and Midwifery Sciences. 2019; 6(1),8-14.
34. Bilal A, Rasool S. Marital Satisfaction and Satisfaction with Life: Mediating Role of Sexual Satisfaction in Married Women. Journal of Psychosexual Health. 2020 Jan;2(1):77-86.
35. Abedi Shargh N, Bakhshani NM, Mohebbi MD, Mahmudian K, Ahovan M, Mokhtari M, et al. The Effectiveness of Mindfulness-Based Cognitive Group Therapy on Marital Satisfaction and General Health in Woman with Infertility. Global Journal of Health Science. 2015 Aug 6;8(3):230.
36. Galhardo A, Moura-Ramos M, Cunha M, Pinto-Gouveia J. How Does the Mindfulness-Based Program for Infertility (MBPI) Work in Reducing Depressive Symptoms? Mindfulness. 2017 Sep 23;9(2):629-35.
37. Abdollahpour S, Taghipour A, Mousavi Vahed SH, Latifnejad Roudsari R. The efficacy of cognitive behavioural therapy on stress, anxiety and depression of infertile couples: a systematic review and meta-analysis. Journal of Obstetrics and Gynaecology. 2021 Jun 10;42(2):188-97.
38. Karaca A, Yavuzcan A, Batmaz S, Cangür S, Çaliskan A. The effect of cognitive behavioral group therapy on infertility stress, general health, and negative cognitions: a randomized controlled trial. J Ration Emot Cogn Behav Ther. 2019;37(4):375-94.

35

Charles Schneider Borges • Joice Martins de Lima Pereira

Sexualidade na Infertilidade, Gravidez e Puerpério

Introdução: compreendendo a sexualidade

A sexualidade é um aspecto indissociável do ser humano. Somos seres sexuais, da concepção até a morte. Compreender diferentes conceitos como os de sexo e sexualidade são fundamentais para uma boa saúde sexual e melhora na qualidade de vida. A Organização Mundial da Saúde (OMS) estabeleceu a sexualidade como um dos quatro pilares para a qualidade de vida. Os outros três pilares são: família, trabalho e lazer.[1,2]

Ao contrário do que muita gente pensa, sexualidade não é sinônimo de sexo ou relação sexual. A sexualidade tem um conceito bem mais amplo. Segundo a OMS, "Sexualidade é uma energia que nos motiva para encontrar amor, contacto, ternura e intimidade; ela integra-se no modo como sentimos, movemos, tocamos e somos tocados, é ser-se sensual e, ao mesmo tempo ser-se sexual. A sexualidade influencia pensamentos, sentimentos, ações e interações e, por isso, influencia também a nossa saúde física e mental".[2]

A sexualidade não se restringe à genitalidade, mas abrange a corporalidade como um todo e ainda envolve aspectos emocionais e mentais.[1]

A palavra sexo é usada como sinônimo de relação sexual ou para designar o sexo biológico, masculino e feminino.

Outro conceito importante é o de saúde sexual, que "é o estado de bem-estar físico, emocional, mental e social relacionado à sexualidade; não se refere à mera ausência de doenças, disfunções ou enfermidades. A saúde sexual exige uma abordagem positiva e respeitosa no que tange a sexualidade e relacionamentos sexuais, assim como a possibilidade de ter experiências sexuais seguras e prazerosas, sem coerção, discriminação e violência" e são reconhecidos como direitos humanos pela OMS.[3]

Sexualidade na história

A sexualidade é algo tão importante para todos os seres humanos e uma energia tão poderosa que, durante toda a história da humanidade, foi usada como forma de controle, ora pelo Estado, ora pelas religiões. Vários mitos e tabus foram criados com essa finalidade de controle e, por vezes, a sexualidade foi associada a epidemias, que eram, à luz das religiões, interpretadas como castigos pelos comportamentos sexuais da época. Para São Paulo, o sexo era um mal necessário à perpetuação da espécie. Ele dizia que sexo era para os fracos, para aqueles que não suportavam o celibato e cediam aos prazeres da carne. Esses indivíduos deveriam então unir-se em matrimônio a uma mulher. A virgindade, sempre cobrada apenas das mulheres, trazia por trás, o controle patrimonial e de herança. Desse modo, aquele homem teria certeza da sua prole, podendo deixar seus bens para ela. As mulheres não tinham direito ao prazer e, para elas, o sexo cumpria apenas uma função reprodutiva. Os casamentos eram arranjados e visavam interesses políticos e financeiros. As famílias escolhiam a noiva ou o noivo e não havia preocupação com sentimentos. Acreditava-se que, após casados, esse sentimento se desenvolveria. A mulher, com seus afazeres domésticos, não tinha direito à educação formal e nem espaço nas decisões políticas e sociais. Os homens deveriam cumprir suas obrigações matrimoniais engravidando suas esposas e assim, perpetuando a espécie, mas tinham o direito de desfrutarem do prazer e descarregarem sua energia sexual com uma concubina, uma escrava ou prostituta.[4]

O período Vitoriano, no século XIX, foi o período de maior repressão sexual e o ideal de mulher dessa época era a mulher que desprezava o sexo.[4,5]

Na Era Contemporânea, surge o romantismo e a valorização dos casamentos baseados no afeto. Porém, a vida sexual das mulheres continuou focada na reprodução, maternidade e afazeres domésticos.[4]

Com a descoberta dos gametas, no século XIX, a sexualidade deixou de ser controlada pela igreja e passou a ser responsabilidade da ciência, que agora conseguia explicar melhor os fenômenos reprodutivos.[1]

O século XX, começa com grandes descobertas no campo da sexualidade, com as teorias freudianas, os estudos de Kinsey, em 1947, e as publicações de Masters & Johnson, que trouxeram à tona várias queixas sexuais e nos ajudaram a compreender a fisiologia da resposta sexual, como será visto adiante.[1,4]

Apenas a partir de 1945, com o pós-guerra e a necessidade de as mulheres assumirem o trabalho nas fábricas, iniciou-se uma grande revolução sexual, e as mulheres começaram a reivindicar o seu direito ao prazer. A invenção da 1ª pílula anticoncepcional e o início da comercialização da mesma, a partir de 1960, trouxe liberdade sexual para as mulheres, que agora podiam escolher o momento da gravidez. Dessa forma dissociaram o sexo reprodutivo do sexo realizado com a finalidade de buscar e sentir prazer.[4]

O Relatório Hite, fruto de uma pesquisa realizada por Shere Hite, trouxe à tona dados surpreendentes sobre o prazer feminino. Pelo menos 70% das mulheres nunca tinham experimentado um orgasmo.[6]

E se antes não era permitido às mulheres terem um orgasmo, hoje vivemos a ditadura do orgasmo, e as mulheres não só são cobradas para terem um orgasmo, como também para que tenham orgasmos múltiplos.[4]

Ao observarmos os adolescentes do século XXI, temos a errônea impressão de que hoje eles sabem tudo sobre sexo e sexualidade, já que a internet possibilita informações das mais variadas fontes. Infelizmente, nossos adolescentes carecem de uma educação sexual séria e verdadeira, onde possam aprender sobre sexualidade de forma tranquila e vivenciá-la com qualidade e saúde. A psicoeducação realizada dentro de programas de educação sexual é requisito básico para a compreensão da anatomia e fisiologia do nosso corpo e da resposta sexual. Esse conhecimento nos permite compreender o funcionamento sexual normal e as mudanças nas diferentes fases da vida.[7] Assim poderemos atuar de forma preventiva e curativa caso ocorram queixas ou disfunções sexuais.

■ O ciclo da resposta sexual

Em 1957, o casal Masters & Johnson, publicou uma obra revolucionária: *A Resposta Sexual Humana*. O livro, resultante de um trabalho ousado para a época, na área da sexualidade, nos permitiu conhecer melhor as reações que ocorriam no nosso corpo durante o ato sexual. William Masters era médico e trabalhava com reprodução humana. Virgínia Johnson era psicóloga e assistente do Dr. Masters. Eles criaram o laboratório do sexo e por meio de sensores espalhados pelo corpo de voluntários se masturbando ou copulando, eles registraram alterações de temperatura, frequência cardíaca, frequência respiratória e documentaram, pela primeira vez, um orgasmo, por meio de um cristal acoplado a uma câmera, introduzido na vagina. Dividiram a resposta sexual em 3 fases: excitação, orgasmo e resolução.[8]

Em 1970, Helen Kaplan introduziu uma quarta fase, que precederia a excitação, o Desejo. Tanto Masters & Johnson, como Kaplan, acreditavam em um modelo de resposta linear para homens e mulheres.[9] Apenas em 2001, a médica canadense, Rosemary Basson, propôs um modelo de resposta circular para as mulheres, que diferente dos homens, apresentavam dois tipos de desejo, um desejo espontâneo, mais presente no início dos relacionamentos e um desejo responsivo, característico de relacionamentos mais longos.[10]

Atualmente, modelos dinâmicos que levam em consideração também aspectos hormonais e neurotransmissores, são mais bem aceitos.[11]

Diante desse balanço entre diferentes fatores e, considerando que a sexualidade é um fenômeno complexo, que envolve fatores biopsicossocioculturais,[12] poderemos compreender melhor como a infertilidade e as diferentes fases de vida da mulher, como gestação e puerpério poderão impactar sua vida sexual e, consequentemente de suas parcerias.

■ Sexualidade na infertilidade

A infertilidade é conceituada como a incapacidade de estabelecer gestação clínica no período de um ano de relações sexuais desprotegidas e regulares.[13]

Atualmente, a infertilidade assola aproximadamente 70 milhões de casais no mundo, e sua prevalência pode variar de 2% a 31%, de acordo com os diferentes conceitos utilizados. Entre as suas possíveis causas, atribui-se cerca de um terço a fatores masculinos, um terço a fatores femininos, e um terço, relativos ao casal ou inexplicadas.[13]

Entre as causas femininas, destacam-se as desordens ovulatórias, em que a síndrome dos ovários policísticos desponta como a principal etiologia; desordens tuboperitoneais, secundárias, substancialmente à doença inflamatória pélvica e endometriose. Além disso, fatores uterinos e cervicais somam-se a causas genéticas e secundárias a comorbidades, como obesidade e doença celíaca, por exemplo.[13]

Paralelamente, para se discutir disfunção sexual, é preciso, antes de tudo, compreender que a resposta sexual é complexa e multivariável, sendo influenciada por fatores psicológicos, interpessoais, sociais, culturais e fisiológicos.[14]

As disfunções sexuais, conforme o CID-11, são síndromes que compreendem as várias formas nas quais os adultos podem ter dificuldade em experimentar atividades sexuais satisfatórias, que não sejam coercitivas. Para ser classificada como disfunção é preciso ocorrer com frequência ou na maior parte das vezes, esteja presente há pelo menos vários meses (pelo menos 6 meses) e esteja associada a sofrimento clinicamente significativo. Na ausência de critérios, no entanto, a queixa pode ser denominada de problema sexual e demandar, pelo menos, aconselhamento.[13,14]

Estima-se que, no Brasil, 49% das mulheres apresentam queixas sexuais, que não necessariamente preencherão os critérios de disfunção sexual. Categorizadas como disfunções ou apenas queixas sexuais, as desordens sexuais são agrupadas de acordo com a fase da resposta sexual acometida, como de desejo, excitação ou orgasmo, ou elencadas como distúrbios da dor sexual, quando há experiências dolorosas marcantes e persistentes ou recorrentes durante a atividade sexual.[13,14]

Entre as disfunções sexuais, o transtorno do desejo sexual hipoativo (DSH) é o mais prevalente, sendo definido pela redução ou ausência persistente, ou recorrente de desejo sexual espontâneo, desejo sexual responsivo aos diferentes estímulos sexuais, ou mesmo da capacidade de manter o interesse durante a atividade sexual.[15]

O DSH pode ser primário, quando ocorre sem uma motivação específica; secundário, quando é fruto de uma condição ou patologia; ao longo da vida, quando acompanha a mulher desde a primeira experiência sexual, ou adquirido, quando surge após um evento pontual; pode, ainda, ser generalizado, acontecendo em todas as situações, ou situacional, quando relatado em momentos específicos.[15]

Um distúrbio de excitação sexual, foi, durante muito tempo, visto como a dificuldade persistente ou recorrente de se atingir ou manter uma lubrificação genital adequada até a conclusão da atividade sexual. No entanto, esse enfoque exclusivo da resposta genital foi criticado porque não considerava o componente subjetivo da excitação: o prazer e a experiência de excitação durante a prática sexual. Essa crítica encontra respaldo científico quando se identifica, especialmente entre as mulheres, que excitação genital nem sempre coincide com a experiência sexual.[16]

Quando a excitação atinge o seu ápice, uma sensação de bem-estar e relaxamento, acompanhada de contrações musculares involuntárias e rítmicas, especialmente na região pélvica, acontece: o orgasmo. Os distúrbios relacionados ao orgasmo são o segundo problema sexual mais prevalente, atingindo cifras de até 24% em uma amostra aleatória de 1.749 mulheres norte-americanas, e são definidos como a ausência, atraso ou diminuição da frequência significativas, da intensidade ou da experiência orgástica.[14,17,18]

Além das queixas relacionadas à resposta sexual humana, um compilado de distúrbios está agrupado sob a denominação de transtornos da dor e da penetração sexual. Aqui, encontram-se condições como a vulvodinia, o vaginismo e a dispareunia. Afora das dificuldades persistentes ou recorrentes com a penetração, ressalta-se, ainda, a dor vulvovaginal ou pélvica, também recorrentes ou persistentes, e o medo ou ansiedade em antecipação à penetração, entre os critérios diagnósticos.[13,14]

Para o adequado planejamento terapêutico de uma disfunção sexual, é importante que se tome a demanda da paciente como um diagnóstico de meio, e não de fim, buscando, sempre que possível, uma etiologia para a queixa. Considerando que as causas podem ser de origem biológica, psíquica, ambiental, relacional, e outras, de forma isolada ou composta, estabelecer que, por exemplo, o diagnóstico de desejo sexual hipoativo seja secundário à transição menopausal ou a uma situação de quebra de contrato no relacionamento diferirá substancialmente no seu manejo.[13,14]

Sabendo-se que a função sexual é multifatorial e dependente de questões biopsicossociais, é compreensível que a infertilidade possa acometê-la das mais variadas formas. O uso de medicações, por exemplo, pode gerar alterações hormonais, enquanto a pressão social pela concepção pode ser um gatilho para estresse e ansiedade, além de comprometer a fluidez sexual do casal. Por outro lado, há evidência que, quando em tratamento, mulheres inférteis podem se sentir mais confiantes e aumentar a intimidade com a parceria, apresentando uma melhora em sua função sexual.[19]

Quando se avalia a função sexual de casais inférteis, é possível, naturalmente, que se perca a espontaneidade do encontro sexual, transformando a relação sexual em um mero instrumento da concepção. Além disso, muitos casais relatam a percepção da presença da equipe médica durante o momento íntimo, o que, por sua vez, pode comprometer o foco, e, consequentemente, a fluidez sexual.[20]

Comparadas aos homens, as mulheres apresentam maior nível de estresse com as questões relativas à infertilidade, e, consequentemente, maior propensão à disfunção sexual. Apesar disso, os estudos da literatura ainda são contraditórios sobre o real impacto da infertilidade na função sexual feminina. Uma revisão sistemática com metanálise de 2017, realizada em Goiás, confirmou que as mulheres com diagnóstico de infertilidade apresentaram maior prevalência de disfunção sexual. Entre os domínios avaliados durante o estudo, a lubrificação, o orgasmo e a satisfação sexual foram os mais acometidos.[21]

A identificação de uma ou mais queixas, ou disfunções sexuais, seja através do relato da paciente, seja através do questionamento ativo do profissional, deve gerar uma ação. O acolhimento e validação da queixa, seguido de aconselhamento direcionado, pode solucionar até 80% dos problemas sexuais, com impacto positivo na função sexual e satisfação conjugal.

Entre as diferentes formas de estruturação do aconselhamento, destaca-se o modelo BETTER, que se baseia fundamentalmente em levantar as questões de saúde sexual, explicar a importância da função sexual, oferecer escuta, debater os problemas levantados e educar a paciente quanto ao seu funcionamento e expectativas.[22]

As queixas e disfunções sexuais podem gerar angústia e ansiedade, e, quando acompanhados da infertilidade, isso pode se tornar ainda mais significativo. Nesse momento, é fundamental que o clínico busque identificar essas situações o mais precocemente possível para o aconselhamento adequado, e caso não se sinta confortável para seguir com essa demanda, referenciar a paciente para profissional capacitado pode ser de grande valia.

Sexualidade na gravidez

A gravidez é uma fase de muitas mudanças físicas, hormonais e emocionais na vida das mulheres e dos casais. Se esse casal não for bem orientado e tiver um espaço durante os atendimentos do pré-natal para tirarem suas dúvidas, o comprometimento da intimidade e até o distanciamento desse casal, será algo inevitável.[4,23] Desde o momento da implantação do embrião, o organismo da grávida passa por modificações bioquímicas, funcionais, anatômicas e emocionais, que podem interferir no comportamento sexual, impactando as diferentes fases da resposta sexual.[1,10]

Os tabus que envolvem o sexo e a sexualidade, afetam também os profissionais de saúde, que têm dificuldade para abordarem o assunto com as pacientes e suas parcerias.[1,30] A demanda espontânea por informações sobre o assunto ainda é baixa e precisa ser estimulada pelo profissional de saúde que atende essa gestante.[24] Quando lembramos que a sexualidade é um dos quatro pilares para a qualidade de vida, não podemos nos esquecer de incluir perguntas sobre a vida sexual do casal na nossa anamnese.[2]

Os estudos mostram que 40% a 70% dos casais terão alguma queixa sexual durante a gravidez,[25,26] que poderão serem resolvidas caso haja orientação adequada.[1] A prevalência de disfunção sexual na gravidez pode variar de acordo com o trimestre, sendo de 40,8% a 46,6% no primeiro trimestre, 31,2% a 34,2% no segundo trimestre e 63,2% a 73,3% no terceiro trimestre.[1]

O mito de que o sexo poderia machucar o bebê por conta da penetração, paira na imaginação de vários casais e, é comum que, por conta desse medo, o parceiro se afaste, não procurando a mulher para as relações. Nem sempre há uma conversa franca sobre o que está acontecendo e a mulher pode se sentir rejeitada e abandonada pelo parceiro.[1] As mudanças corporais experimentadas pela mulher nessa fase, como ganho de peso, e mudanças no formato dele, também podem impactar a autoestima da grávida e torná-la menos atraente para alguns parceiros. Para outros, ao verem suas parceiras grávidas, se sentem ainda mais excitados.[4]

A maternidade traz em sua essência uma relação com a pureza, com a imaculada Virgem Maria e não é raro alguns homens se distanciarem das parceiras nesse momento pela dificuldade de compreenderem que, além do novo papel de mães, essas mulheres continuam sendo esposas e amantes.

As alterações hormonais na gravidez podem trazer algumas mudanças nas diferentes fases da resposta sexual. A progesterona é o hormônio que predomina na gravidez e será responsável por mudanças de humor da gestante, levando a maior labilidade emocional e diminuição do desejo sexual. Mas é interessante observar que o desejo sexual é multifatorial e isso talvez explique o aumento do desejo sexual em algumas mulheres durante a gravidez.[1,4] A conexão entre o casal e a manutenção de uma boa intimidade com vivências sexuais positivas e satisfatórias fazem toda a diferença. As gestantes poderão apresentar um aumento na quantidade de secreção vaginal, o que poderá propiciar maior lubrificação na fase de excitação e maior conforto na penetração, sendo um fator benéfico para a sexualidade na gestação.[1,4]

Os sintomas associados à gravidez e às mudanças corporais vão interferir de diferentes formas na sexualidade, a depender do trimestre de gestação.

No primeiro trimestre, as náuseas e vômitos podem trazer indisposição para a gestante, que poderá se envolver menos em momentos eróticos. O medo de que a penetração leve a abortamento é muito comum nessa fase. Dores leves na região pélvica por conta do crescimento uterino e sangramento de implantação, que são comuns nesse início da gestação, podem assustar o casal e levá-los a suspenderem a atividade sexual.[1,27] A avaliação médica quanto às queixas é fundamental para um diagnóstico correto e orientações adequadas para o casal. Sangramento persistente em qualquer fase da gestação é contraindicação para atividades sexuais penetrativas, mas não para a suspensão da intimidade e de outras práticas sexuais que não envolvam a penetração. O apoio emocional recebido pelo parceiro pode amenizar, inclusive as náuseas desse período, que conforme nos mostram os estudos, têm fatores emocionais envolvidos.[1,4]

No segundo trimestre, com a melhora das náuseas, essa gestante estará mais disposta para o intercurso sexual. Além disso, o volume abdominal ainda é pequeno e não compromete as posições na hora das relações. Posições que não comprimem o abdômen são sempre preferíveis e mais confortáveis para a gestante. A lubrificação estará aumentada, como dito anteriormente, levando a menos queixas de dispareunia superficial no momento do coito. O segundo trimestre costuma ser a fase mais propícia para o sexo durante toda a gestação.[1,4]

No terceiro trimestre, o ganho de peso, a retenção hídrica e o volume abdominal são fatores que podem dificultar a atividade sexual. Nessa fase, o ajuste das posições é fundamental, pois a compressão uterina, além de desconfortável, não é desejável. O casal poderá ter dificuldade para pensar nessas posições e necessitar do auxílio do profissional de saúde.[1,4]

Contraindicações para atividade sexual na gravidez

Sangramentos, em qualquer fase da gravidez, são contraindicação absoluta para a atividade sexual que envolva penetração. Outras práticas sexuais, como sexo oral ou masturbação simultânea, poderão ser liberadas a depender da intensidade e gravidade de cada caso.[1,28,29]

Perda de líquido e rompimento da bolsa amniótica também contraindicam atividade sexual com práticas penetrativas e a depender da necessidade de repouso dessa gestante, outras práticas também poderão ser contraindicadas ou não.[1,4]

Dores em região pélvica na grávida precisam sempre de cuidadosa investigação e tratamento. Poderão em determinadas situações, como ameaça de trabalho de parto prematuro, contraindicar a atividade sexual e a grávida necessitar de repouso absoluto.[1]

Incompetência istmo cervical, sem cerclagem, também é contraindicação absoluta para a atividade sexual. Se a cerclagem for realizada, essa contraindicação passa a ser relativa.[1]

Gestação gemelar é outra contraindicação relativa.[1]

Os profissionais que acompanham a grávida precisam de capacitação também na área da sexualidade. E aqui não me refiro apenas ao obstetra, mas a toda a equipe multiprofissional responsável por esse pré-natal. Treinamentos utilizando métodos como o PLISSIT[31] podem, de forma simples diminuírem as dificuldades encontradas por esses profissionais em abordarem o tema e, ao mesmo tempo, evitarem que queixas sexuais normalmente relacionadas ao período gestacional, não se convertam em disfunções sexuais e problemas relacionais para esse casal.[4]

Puerpério e função sexual

O puerpério consiste no período de 6 semanas subsequentes ao parto, em que a fisiologia feminina tenta restabelecer o seu *modus operandi* prévio à gestação. Com modificações físicas, psicológicas e relacionais, o momento de pós-parto se apresenta como grande potencial estressor na saúde física e mental da mulher e das suas parcerias. Além das questões biológicas, especialmente marcadas pelo rearranjo hormonal de retomada aos níveis habituais, ou mesmo pela tentativa de promover a lactação, situações como privação de sono, exaustão física e comportamentos ansiosos podem afetar negativamente a saúde da mãe e de sua nova família.[27]

Devido à multifatorialidade da função sexual, espera-se que ela seja acometida de diversas formas durante o período gravídico-puerperal.

Entre as preocupações quanto à vida sexual no puerpério há, também, a preocupação pela escolha pela via de parto. Apesar de a Organização Mundial da Saúde (OMS), referir que não há benefícios a nível populacional de taxas de cesariana acima de 10%, o Brasil, em 2021, atingiu 55% dos seus nascimentos através da cesárea. Por esse motivo, inclusive, é importante que desfaçamos a falácia propaganda, popularmente realizada, do suposto prejuízo do parto vaginal na função sexual. Entre os diferentes estudos realizados até hoje, não se evidenciou superioridade estatística de uma via em relação à outra.[32]

Nesse sentido, ainda, um estudo de coorte prospectivo dinamarquês de 2019 com 554 mulheres primíparas, avaliou se há prevalência de dispareunia um ano após o parto. Nesse estudo, mulheres que não tiveram lacerações no parto, ou apenas laceração de mucosa apresentaram uma prevalência de dispareunia de 25%. Essa prevalência foi superior entre as participantes com laceração de segundo grau, com acometimento de musculatura perineal, 38%, e maior ainda em mulheres com lacerações de terceiro e quarto graus, com algum acometimento de esfíncter anal, com cifras de até 53%.[33]

Um dos modos de minimizar os riscos de lesões pélvicas e perineais durante o trabalho de parto é através da fisioterapia. No entanto, apesar de todos os benefícios claros da fisioterapia no assoalho pélvico durante a gestação e o parto, os estudos ainda não são conclusivos quanto à sua prevenção da piora da função sexual pós-parto.[34]

Após o parto, a retomada das relações sexuais tende a ser gradual, levando uma média de 5 a 6 semanas após o nascimento. Estima-se, na literatura, que até 70% das mulheres retomarão suas relações sexuais até o final de 6 semanas, e até 95% terão retomado no sexto mês pós-parto. De qualquer forma, comparado ao período pré-gestacional, a frequência sexual nessa época está reduzida.[35]

No tocante à amamentação nesse período, os níveis elevados de prolactina acabam por interferir sobre os de estrogênio, progesterona e androgênio, diminuindo-os. Dessa forma, é fisiologicamente compreensível que domínios da função sexual, como desejo sexual e lubrificação genital, estejam comprometidos. Sob à luz das evidências, o que se sabe é que, apesar dos inúmeros pontos positivos incontestáveis para o binômio mãe-bebê, a amamentação é responsável pela redução da excitação e da satisfação sexual, além de adiar a retomada das relações sexuais após o parto.[36]

Além das questões hormonais, a amamentação exige da puérpera dedicação importante. Situações como privação de sono e fadiga são frequentes e podem interferir diretamente no funcionamento sexual e relacionamento do casal. Outrossim, mulheres com parceiros mais velhos, em alguns estudos, também apresentaram maior chance de desenvolverem disfunção sexual no puerpério.[37]

A função sexual no puerpério pode ser afetada pelas mudanças hormonais, anatômicas e na estruturação familiar após o parto. Nesse período, até 60% das mulheres podem referir queixas sexuais. Por conta, também, dos sintomas referidos pelas pacientes, as práticas sexuais nesse período se alteram. Sexo oral e masturbação são as práticas mais frequentes entre os casais, e as primeiras a retornarem a níveis pré-gravídicos.[33,35]

A fim de minimizar o sofrimento gerado principalmente pelas modificações fisiológicas do puerpério, é importante que o clínico entenda o mecanismo de suas alterações e as esclareça à paciente e suas parcerias. O ajuste de expectativas, a comunicação entre o casal, e, principalmente, a divisão de responsabilidades sobre o novo integrante familiar devem ser incentivados para minimizar as queixas geradas nessa nova fase.

Conclusão

O acompanhamento do casal infértil e do casal grávido por uma equipe multiprofissional preparada para atender tanto às mudanças físicas, quanto Às alterações emocionais, as expectativas e angústias desse casal, bem como as mudanças no comportamento sexual e queixas relacionadas à sexualidade, terão um impacto positivo na sexualidade, intimidade e relacionamento desse casal, criando um ambiente de maior conexão e satisfação sexual que impactará na vida de todos os membros dessa nova família.

A sexualidade, como um dos quatro pilares para a qualidade de vida, deve ser levada a sério e programas de capacitação para profissionais de saúde precisam ser criados desde a graduação, com um número de horas que permita esse aprendizado sobre sexualidade e suas várias nuances nas diferentes fases da vida. Isso resultará ainda na prevenção de várias disfunções sexuais.

Referências bibliográficas

1. Tópicos em Saúde Sexual, FEBRASGO, julho, 2017.
2. The WHOQOL Group. The World Health Organization quality of life assessment (WHOQOL): position paper from the World Health Organization. Soc Sci Med. 1995 Nov;41(10):1403-9.
3. Saúde sexual, direitos humanos e a lei [e-book] / Organização Mundial da Saúde; tradução realizada por projeto interinstitucional entre Universidade Federal do Rio Grande do Sul, Instituto Federal do Rio Grande do Sul, Universidade Federal do Paraná, coordenadores do projeto: Daniel Canavese de Oliveira e Maurício Polidoro - Porto Alegre: UFRGS, 2020.
4. Diehl A. Sexualidade: do prazer ao sofrer - 2. ed. - Rio de Janeiro: Roca, 2017.
5. Araújo MIM. História crítica da sexualidade. In: Silva MCA, Serapião JI, Jurberg P. Sexologia: fundamentos para uma visão interdisciplinar. Rio de Janeiro: Universidade Gama Filho; 1977. Cap. 2; p. 24-66.
6. Hite S. O relatório Hite. Difel, 1978.
7. Garzón-Orjuela N, Samacá-Samacá D, Moreno-Chaparro J, Ballesteros-Cabrera MDP, Eslava-Schmalbach J. Effectiveness of Sex Education Interventions in Adolescents: An Overview. Compr Child Adolesc Nurs. 2021 Mar;44(1):15-48. doi: 10.1080/24694193.2020.1713251. Epub 2020 Feb 12. PMID: 32048888.
8. Masters WH, Johnson VE. Human sexual response. Boston: Little, Brown and Co., 1966.
9. Kaplan HS. Disorders of sexual desire. New York: Brunner Mazel, 1977.
10. Basson R. Human sex response cycles. J Sex Marital Ther. 2001;27:33-43.
11. Clayton AH. Sexual function and dysfunction in women. Psychiatr Clin North Am. 2003;26:673-82.
12. Cavalcanti R, Cavalcanti M. Tratado Clínico das Inadequações Sexuais. 4.ed. São Paulo: Roca, 2012.
13. Fernandes CE, Sá MFS, Silva Filho AL et al. Tratado de ginecologia Febrasgo. 1ª ed. Rio de Janeiro. Elsevier, 2019.
14. Galvão MCB, Ricarte ILM. A Classificação Internacional de Doenças e Problemas Relacionados à Saúde (CID-11): características, inovações e desafios para implementação. Asklepion: Informação em Saúde, Rio de Janeiro, RJ, v.1, n.1, p.104-118, 2021. DOI: 10.21728/asklepion.2021v1n1.p104-118.
15. Goldstein I, Kim NN, Clayton AH, DeRogatis LR, Giraldi A, Parish SJ, et al. Hypoactive Sexual Desire Disorder: International Society for the Study of Women's Sexual Health (ISSWSH) Expert Consensus Panel Review. Mayo Clin Proc. 2017 Jan;92(1):114-128. doi: 10.1016/j.mayocp.2016.09.018. Epub 2016 Dec 1.
16. Giraldi A, Rellini AH, Pfaus J, Laan E. (2013). Female Sexual Arousal Disorders. The Journal of Sexual Medicine, 10(1), 58–73. doi:10.1111/j.1743-6109.2012.02820.x
17. Meston CM, Hull E, Levin RJ, Sipski M. Distúrbios do Orgasmo em Mulheres. J Sex Med. 2004 Jul;1(1):66-8. doi: 10.1111/j.1743-6109.2004.10110.x.
18. Clayton AH, Juarez EMV. Female Sexual Dysfunction. Med Clin North Am. 2019 Jul;103(4):681-698. doi: 10.1016/j.mcna.2019.02.008.
19. Domar A, Gordon K, Garcia-Velasco J, LaMarca A, Barriere P, Beligotti F. Understanding the perceptions of and emotional barriers to infertility treatment: a survey in four European countries. Hum Reprod 2012;27(04):1073-1079. doi: 10.1093/humrep/des016.
20. Braverman AM. Psychosocial aspect of infertility: sexual dysfunction. Int Congr Ser. 2004;1266:270–6. 10.1016/j.ics.2004.01.085.
21. Mendonça CR, Arruda JT, Noll M, Campoli PMO, Amaral WN. Sexual dysfunction in infertile women: A systematic review and meta-analysis. European Journal of Obstetrics & Gynecology and Reproductive Biology, 215, 153-163. doi:10.1016/j.ejogrb.2017.06.013.
22. Alirezaei S, Taghipour A, Latifnejad Roudsari R. The effect of infertility counseling interventions on marital and sexual satisfaction of infertile couples: A systematic review and meta-analysis. Int J Reprod Biomed. 2022 Nov 2;20(10):795-806. doi: 10.18502/ijrm.v20i10.12264. PMID: 36381353; PMCID: PMC9644646.
23. Vieira TG, de Souza E, Nakamura MU, Mattar R. Sexuality in pregnancy: are Brazilian physicians prepared to conduct these questions? Rev Bras Ginecol Obstet. 2012b Nov;34(11):485-7. Portuguese.
24. Bartellas E, Crane J, Daley M, Bennett K, Hutchens D. Sexuality and sexual activity in pregnancy. Brit J Obst Gynaecol. 2000;107(8):964-8.
25. Aslan G, Aslan D, Kizilyar A, Ispahi C, Esen A. A prospective analysis of sexual functions during pregnancy. Int J Impot Res. 2005 Mar-Apr;17(2):154-7.
26. Trutnovsky G, Haas J, Lang U, Petru E. Women's perception of sexuality during pregnancy and after birth. Aust N Z J Obstet Gynaecol. 2006 Aug;46(4):282-
27. Fernandes CE, Sá MFS, Mariani Neto C. Tratado de Obstetrícia Febrasgo. 1ª ed. Rio de Janeiro: Elsevier, 2019.
28. Camacho KG, Vargens OMC, ProgiantiJM. Adaptando-se à nova realidade: a mulher grávida e o exercício de sua sexualidade. Ver Enferm UERJ. 2010:18(1);32-7.
29. Pauleta JR, Pereira NM, Graça LM. Sexuality during pregnancy, J Sex Med. 2010; 7:36-42
30. Abdool Z, Thakar R, Sultan AH, Pospartum female sexual function. Eur J Obstet Gynecol Reprod Biol. 2009 Aug; 145 (2):133-7.
31. Jack S. Annon (1976) The PLISSIT Model: A Proposed Conceptual Scheme for the Behavioral Treatment of Sexual Problems, Journal of Sex Education and Therapy, 2:1, 1-15.
32. Fan D, Li S, Wang W, Tian G, Liu L, Wu S, Guo X, Liu Z. Sexual dysfunction and mode of delivery in Chinese primiparous women: a systematic review and meta-analysis. BMC Pregnancy Childbirth. 2017 Dec 6;17(1):408. doi: 10.1186/s12884-017-1583-2. PMID: 29212464; PMCID: PMC5719940.
33. Gommesen D, Nøhr E, Qvist N, Rasch V. Obstetric perineal tears, sexual function and dyspareunia among primiparous women 12 months postpartum: a prospective cohort study. BMJ Open. 2019 Dec 16;9(12):e032368. doi: 10.1136/bmjopen-2019-032368. PMID: 31848167; PMCID: PMC6937116.
34. Sobhgol SS, Priddis H, Smith CA, Dahlen HG. The Effect of Pelvic Floor Muscle Exercise on Female Sexual Function During Pregnancy and Postpartum: A Systematic Re-

view. Sex Med Rev. 2019 Jan;7(1):13-28. doi: 10.1016/j.sxmr.2018.08.002. Epub 2018 Oct 6. PMID: 30301705.

35. Grussu P, Vicini B, Quatraro RM. Sexuality in the perinatal period: A systematic review of reviews and recommendations for practice. Sex Reprod Healthc. 2021 Dec;30:100668. doi: 10.1016/j.srhc.2021.100668. Epub 2021 Sep 11. PMID: 34563859.

36. Gutzeit O, Levy G, Lowenstein L. Postpartum Female Sexual Function: Risk Factors for Postpartum Sexual Dysfunction. Sex Med. 2020 Mar;8(1):8-13. doi: 10.1016/j.esxm.2019.10.005. Epub 2019 Dec 16. PMID: 31837965; PMCID: PMC7042171.

37. https://www.ncbi.nlm.nih.gov/pmc/articles/PMC10075447/

PARTE 5

Acupuntura na Ginecologia

36

Antonio Carlos Martins Cirilo • Mara Valéria Pereira Mendes • Tárcio Silva Borborema

Acupuntura no Tratamento da Síndrome Pré-Menstrual

Introdução

A síndrome pré-menstrual (SPM) é um distúrbio relacionado ao ciclo menstrual, que se mostra associado à desregulação funcional do cérebro, representado por um conjunto de sintomas que ocorrem na semana anterior à menstruação e que se aliviam com o início do fluxo menstrual, cuja gravidade e diagnóstico são baseados em critérios clínicos.[1,2]

Também conhecida como tensão pré-menstrual (TPM), compreende um distúrbio ginecológico em mulheres férteis, envolvendo uma série de sintomas físicos, emocionais, cognitivos, comportamentais cíclicos e recorrentes, que aparecem periodicamente durante o final da fase lútea de cada ciclo menstrual, alguns dias antes da menstruação e que melhoram logo após a sua ocorrência.[1,3,4]

Os sinais e sintomas comumente observados são o aumento do tamanho e da sensibilidade das mamas, dor e inchaço nas pernas ou no corpo todo, ganho de peso, cefaleia, fadiga, aumento do volume abdominal, acne, ansiedade, irritabilidade, depressão, mudanças de humor, depreciação da autoimagem e alteração do apetite.[2]

Geralmente, os sintomas ocorrem 1 a 2 semanas antes do início da menstruação, ou seja, durante a fase lútea, promovem um efeito negativo significativo na qualidade de vida da mulher, afetam as relações familiares, a rotina de trabalho, a produtividade, a atividade social e as relações sexuais, além de serem um importante fator de risco para depressão pós-parto.[2-4]

A TPM e o transtorno disfórico pré-menstrual (TDPM) são dois transtornos relacionados aos sintomas da fase pré-menstrual. Na SPM, a prevalência dos sintomas é de 75% a 80% nas mulheres em idade reprodutiva, havendo grande variação no número, duração e gravidade dos sintomas. Contudo, o TDPM, considerado um subtipo e a forma mais grave da SPM, tem prevalência de 3% a 8% e os sintomas estão relacionados ao humor, como déficit de funcionamento social, profissional e familiar,[2] tendo sido incluído em uma subcategoria de depressão no Manual Diagnóstico e Estatístico de Transtornos Mentais (DSM-V), conforme os critérios diagnósticos mais recentes.[4]

Os sintomas da SPM costumam ser leves a moderados,[4] mas muitas mulheres apresentam piora gradual dos sintomas em 10 anos, impactando nas atividades de vida diária, especialmente nos quadros graves associados a sofrimento substancial ou comprometimento funcional, que eventualmente atingem os critérios para o TDPM.[1,2]

Na última década, uma revisão retrospectiva da literatura relevante, com estudos de neuroimagem, contribuiu para esclarecer o papel significativo do lobo temporal na TPM e no TDPM e compreender as ligações neuroquímicas entre hormônios, sintomas e o cérebro.[4]

Ademais, estudos recentes revelaram algumas novas descobertas sobre SPM e TDPM com base na morfologia, função e metabolismo do cérebro, sugerindo que ambas as condições estão intimamente relacionadas a variações estruturais e funcionais do cérebro em certas regiões centrais do lobo temporal, como a amígdala e o hipocampo.[4]

Como modalidade terapêutica, a acupuntura, por meio da estimulação de acupontos distribuídos no corpo humano, produz efeitos neuromodulatórios que podem aliviar os sintomas da SPM.[1]

Etiopatogenia

O mecanismo etiológico preciso envolvido na SPM permanece desconhecido. Entretanto, a atividade cíclica ovariana e os efeitos do estradiol e progesterona sobre os neurotransmissores (serotonina e ácido gama-aminobutírico), apresentam-se como um dos possíveis mecanismos fisiopatológicos que precipitariam a ocorrência da SPM em mulheres mais sensíveis.[2]

Todavia, existe uma grande discussão sobre os hormônios gonadais, genética, fatores psicossociais e certas vias do sistema nervoso central na etiologia da SPM.[3]

Trabalhos científicos substanciais sugeriram que a etiologia da SPM está associada à desregulação funcional do sistema nervoso central (SNC) durante a fase lútea.[1]

Igualmente, estudos de neuroimagem por ressonância magnética funcional (fMRI) indicaram atividade neural aberrante da rede de modo padrão (DMN), região responsável por atividades autorreferenciais, como avaliar características de sinais externos e internos, planejar o futuro e relembrar o passado, sugerindo que a modulação anormal do DMN pode desempenhar um papel crucial na patologia da SPM.[1]

Consistente com esse achado, foi evidenciado que pacientes com SPM têm atividade neural espontânea anormal no DMN e em regiões cerebrais relacionadas à emoção durante a fase lútea do ciclo menstrual e que, portanto, uma modalidade de intervenção relacionada ao SNC poderia ser uma abordagem terapêutica importante para aliviar os sintomas da SPM.[1]

Ressalte-se que, em estudo recente que avaliou a intensidade de atividade espontânea do cérebro, foi demonstrado que pacientes com SPM mostram um aumento da atividade do precuneus bilateral, do hipocampo esquerdo e do córtex temporal inferior esquerdo e diminuição da atividade principalmente do córtex cingulado anterior bilateral e cerebelo, na fase lútea da menstruação.[5]

O precuneus é uma região importante relacionada com emoções, cognição e memória envolvida em desordens mentais.[6] Representa uma estrutura cortical relevante dos lobos parietais, sendo considerado um nó crucial da rede de modo padrão (DMN), envolvido em imagens, simulação, integração visuoespacial e autoconsciência, além de estar associado ao processamento interoceptivo e emocional com redes amplamente distribuídas e compartilhar conectividade com muitas regiões do cérebro nos córtices frontal, temporal, occipital e parietal.[3]

Ademais, mostra maior ativação a estímulos incongruentes do que a estímulos congruentes, tendo sido apontado que o SNC de pacientes com SPM geralmente sofria de estímulos incongruentes enraizados nas flutuações do hormônio gonadal.[3]

O SNC de pacientes com SPM geralmente enfrenta estímulos incongruentes devido a flutuações nos hormônios sexuais. Dessa maneira, supõe-se que a intensidade de atividade espontânea no precuneus esteja relacionada às flutuações dos hormônios sexuais. Além disso, o córtex frontal inferior e o córtex frontal médio, componentes principais do córtex pré-frontal, estão principalmente associados à integração das funções emocionais e cognitivas.[1]

Acrescente-se ter sido evidenciado que a função do córtex pré-frontal na inibição da resposta emocional é suscetível a mudanças no ciclo menstrual feminino e que esse tinha maior probabilidade de ter atividade neural anormal em resposta a estímulos emocionais negativos. Especula-se que os sintomas psicológicos negativos (alterações de humor, raiva, impaciência e depressão) ou estímulos incongruentes de flutuações no ciclo menstrual na TPM são devidos à atividade anormal do DMN.[1]

O estrogênio e a progesterona têm efeitos de longo alcance nas mulheres ao longo de sua vida e muitos transtornos psiquiátricos femininos estão relacionados a eventos reprodutivos, como depressão puberal, TDPM e depressão pós-parto.[4]

A patogênese do TDPM permanece incerta, e alguns pesquisadores acreditam que ela esteja relacionada a flutuações nos níveis hormonais ovarianos. No entanto, os detalhes das inter-relações e efeitos reguladores entre hormônios ovarianos, sintomas, e o cérebro precisam ser determinados de forma mais abrangente.[4]

Modalidades terapêuticas para SPM

O tratamento varia da abordagem conservadora (tratamento não medicamentoso), tratamento medicamentoso, até o tratamento cirúrgico. O tratamento não medicamentoso compreende mudanças no estilo de vida, como a prática de exercícios aeróbicos e modificações na dieta, uso de preparados herbários, bem como a acupuntura, enquanto os anticoncepcionais combinados e de inibidores seletivos da recaptação de serotonina se mostram eficazes no tratamento medicamentoso.

Acupuntura no tratamento da SPM

O tratamento da SPM com acupuntura apresenta efetividade superior ao tratamento com medicações relacionadas e tem sua segurança comprovada pela ausência de eventos adversos.[8,9] Geralmente, uma redução de 77,8% dos sintomas pode ser alcança com 2 (duas) ou 4 (quatro) sessões. Todavia, não se encontra definido um padrão para o momento da intervenção (pré-menstrual, intermenstrual e todo o ciclo menstrual).[9]

A acupuntura promove a liberação de neuropeptídeos específicos por meio da estimulação do SNC, bem como efeitos fisiológicos importantes, além de ativar mecanismos de autorreparação. Quando associada à estimulação elétrica ou por meio de técnicas de manipulação da agulha, posicionada dentro da pele ou do músculo, a acupuntura ativa fibras Aα, β, δ, e fibras colinérgicas, regulando, desse modo, a atividade do sistema nervoso autônomo.[8]

Como uma importante modalidade terapêutica na medicina, a acupuntura tem demonstrado sua eficácia no alívio dos sintomas físicos e psicológicos da SPM. Tem sido amplamente e cada vez mais utilizada para aliviar os sintomas de condições obstétricas e ginecológicas, incluindo a SPM.[1]

Conforme a Medicina Tradicional Chinesa (MTC), o acuponto SP6 (Sanyinjiao), demonstrou melhorar distúrbios relacionados à menstruação, incluindo dismenorreia primária e SPM, sendo comumente selecionado como o acuponto de escolha para tratar os sintomas físicos e psicológicos da TPM em ambientes clínicos.[1]

A imagem por ressonância magnética funcional (fMRI) detecta variações no fluxo sanguíneo em resposta à atividade neural e tem dominado o cenário do mapeamento cerebral para a investigação das funções do cérebro humano. Além disso, tem a capacidade de monitorar padrões de resposta neural relacionados à acupuntura em humanos e oferecer uma oportunidade para explorar os mecanismos neurais da acupuntura.[1]

Outrossim, tem sido demonstrada a viabilidade de utilização da homogeneidade regional (ReHo) e da fração de amplitude de baixa frequência (fALFF), para detectar padrões anormais de atividade neural espontânea em pacientes com SPM.[1,5]

Numerosos estudos de fMRI mostraram que a acupuntura provoca padrões específicos de ativação cerebral, enquanto sua combinação com a análise da intensidade de atividade espontânea do cérebro tem sido utilizada com sucesso para investigar os mecanismos de uma variedade de doenças neuropsiquiátricas.[1]

É cediço que a acupuntura produz efeitos modulatórios por meio da estimulação de acupontos no corpo humano e, coincidentemente, estudos de neuroimagem mostraram que estimulação de acupontos induz alterações cerebrais na rede sensório-motora cortical (ínsula, tálamo e córtex somatossensorial primário e secundário) e na rede límbico-paralímbica neocortical – LPNN (córtex pré-frontal medial, caudado, amígdala, posterior córtex cingulado, precuneus e para-hipocampo).[1]

Estudos de pesquisa que investigaram as mudanças na atividade neural (diminuída e aumentada), para elucidar os efeitos modulatórios da acupuntura no acuponto SP6 em pacientes com TPM, mostraram resultados consistentes com esses achados.

O emprego de fMRI, antes e depois da estimulação por eletroacupuntura (EA) no acuponto SP6 combinada com análise da atividade neural e abordagem de processamento de dados, respectivamente, evidenciou que a atividade neural anormal espontânea em pacientes com TPM durante a fase lútea da menstruação pode ser modulada pela acupuntura.[1,5]

Os resultados indicaram que regiões cerebrais aberrantes da TPM poderiam ser moduladas induzida pela eletroestimulação por acupuntura em SP6, incluindo o precuneus, córtex temporal inferior e cerebelo. Do mesmo modo, houve regulação da rede relacionada à dor (tronco cerebral, ínsula, tálamo e lóbulo paracentral) e a rede visual (cuneus), induzidos por SP6 em pacientes com SPM.[5] Ademais, há indicativos que a atividade de motilidade neural anormal do DMN em pacientes com SPM poderia ser modulada pela acupuntura em SP6.[1]

Principais pontos de acupuntura no tratamento da SPM

O acuponto SP6 é o ponto mais utilizado no tratamento da SMP e os principais acupontos encontram-se sintetizados no Quadro 36.1.[10,11]

Quadro 36.1. Principais acupontos utilizados no tratamento da SPM

Acuponto	Localização	Musculatura	Vascularização	Inervação
SP6	No aspecto medial da perna, 3 *cun* acima da ponta do maléolo medial e na margem posterior da tíbia	Superficial: M. sóleo Profunda: M. flexor digital longo M. tibial posterior	Veia safena magna Art. tibial posterior Veia tibial posterior	Nervo safeno (L2-L4) Nervo tibial (L4-S3) Ramos do n. tibial (L4-S3)
LI4	No dorso da mão, entre o primeiro e segundo metacarpos, aproximadamente na metade do segundo metacarpo, em seu lado radial	Superficial: Primeiro músculo interósseo dorsal Profunda: M. adutor do polegar	Veia metacarpal dorsal do dedo indicador Artéria metacarpal dorsal do dedo indicador (arco da a. Carpal dorsal; ramos carpais dorsais das aa. radial e ulnar)	N. digital dorsal do dedo indicador (nervo radial, ramos terminais de C5-C8; n. torácico – T1, da corda posterior do plexo braquial)
LR3	No dorso do pé, na depressão distal à junção do primeiro e segundo metatarsos	Superficial: Tendão dos mm extensores longos dos dedos Profundo: M. interósseo dorsal	Ramos do arco venoso do pé (vv. safenas magna e parva) V. dorsal do primeiro metatarso (arco venoso do pé) A. dorsal do primeiro metatarso (a. plantar profunda, a. pediosa dorsal)	N. cutâneo dorsal medial (n. fibular superficial) N. fibular profundo (n. fibular comum)
PC6	2 *cun* proximal à dobra transversal do punho, entre os tendões dos mm. palmar longo e flexor radial do carpo	Superficial: M. flexor superficial dos dedos Profundo: M. flexor profundo dos dedos M. pronador quadrado Radial-ventral: Tendão do m. flexor radial do carpo	V. antebraquial mediana (vv. basílica e cubital; v. axilar) Ramo interno da v. mediana (v. basílica mediana) Ramo externo da v. mediana (v. cefálica mediana) A. mediana (8% dos indivíduos) entre a. radial e artéria ulnar (a. interóssea comum A. ulnar V. interóssea anterior (v. ulnar; v. braquial) A. interóssea anterior (a. interóssea comum; a. ulnar) Tibial posterior; a. poplítea)	Ramos do n. cutâneo medial antebraquial/n. cutâneo medial do braço (n. torácico-T1) Ramos do n. cutâneo antebraquial lateral (n. musculocutâneo Fascículo lateral do plexo braquial; C5-C7) Ramo cutâneo palmar do n. mediano (fascículos lateral e medial do plexo braquial; C5-T1) N. interósseo anterior (n. mediano; fascículos medial e lateral do plexo braquial; C5-T1)
CV4	3 *cun* abaixo do centro do umbigo na linha mediana anterior	Superficial: linha alba Profundo: fáscia transversal Lateral: músculo reto abdominal	Ramos da v. epigástrica superficial (v. safena magna; v. femoral) Ramos da a. epigástrica superficial (a. femoral; a. ilíaca externa) Ramos da v. epigástrica inferior (v. ilíaca externa; V. ilíaca comum) Ramos da a. epigástrica inferior (a. Ilíaca externa; A. ilíaca comum)	Ramos cutâneos anteriores do 12º nervo espinhal torácico (T12) Ramos musculares anteriores do 12º nervo espinhal torácico (T12)
CV6	1,5 *cun* abaixo do centro do umbigo, na linha mediana anterior	Superficial: linha alba Profundo: fáscia transversal Lateral: músculo reto abdominal	Ramos da v. epigástrica superficial (v. safena magna; v. femoral) Ramos da a. epigástrica superficial (a. femoral; a. ilíaca externa) Ramos da v. epigástrica inferior (v. ilíaca externa; v. ilíaca comum) Ramos da a. epigástrica inferior (a. ilíaca externa; a. ilíaca comum)	Ramos cutâneos anteriores do 11º nervo espinhal torácico (T11) Ramos musculares anteriores do 11º nervo espinhal torácico (T11)

Continua...

Quadro 36.1. Principais acupontos utilizados no tratamento da SPM – continuação

Acuponto	Localização	Musculatura	Vascularização	Inervação
CV17	No externo, na linha mediana anterior, no nível do 4º espaço intercostal e no ponto médio da linha intermamilar	Superficial: fáscia do esterno Profundo: superfície anterior do corpo do esterno Lateral: m. peitoral maior	Ramos perfurantes anteriores da v. torácica interna/mamária interna (v. braquiocefálica; v. cava superior)	Ramos cutâneos anteriores do 4º e 5º nervos espinhais torácicos (T4-T5) Ramos musculares anteriores do 4º e 5º nervos espinhais torácicos (T4-T5)
TE5	2 *cun* proximal à prega transversal dorsal do punho, entre a ulna e o rádio	Superficial: Tendão do m. extensor dos dedos Profundo: tendão do m. extensor do indicador	Ramos anastomosados das vv. basílica e cefálica (v. axilar e v. cubital mediana) V. interóssea posterior (v. interóssea comum; veia antebraquial mediana) A. interóssea posterior (a. ulnar; a. braquial)	N. cutâneo dorsal antebraquial (n. radial; C5-T1) N. interósseo posterior (n. radial; C5-T1) N. interósseo anterior (n. mediano; C6-T1)
SP4	Na borda medial do primeiro metatarso, anterior e inferior à base do primeiro metatarso, na junção da pele branca e vermelha	Superficial: M. abdutor do hálux Profundo: cabeça medial do tendão flexor curto do hálux Medial: tendão do m. flexor longo do hálux	V. metatarsal dorsal do primeiro dedo (arco venoso dorsal do pé; v. safena magna) A. metatarsal dorsal do primeiro dedo (a. arqueada do pé) V. plantar medial do primeiro dedo (v. tibial posterior; v. poplítea) A. plantar medial do primeiro dedo	N. medial digital dorsal do lado medial do hálux (n. tibial; n. ciático L4-S3)
GB41	No dorso do pé, na depressão distal à junção do 4º e 5º metatarsais, lateral ao tendão do m. extensor longo dos dedos e no meio do m. digitorum brevis	Superficial: m. extensor curto dos dedos Profundo: m. interósseo dorsal Medial: m. extensor longo dos dedos	Ramos do arco venoso dorsal do pé (v. safena magna e v. parva) Quarta v. metatarsal dorsal (arco venoso dorsal do pé; v. safena magna) Quarta a. metatarsal dorsal (a. arqueada do pé)	Ramos do n. plantar lateral (n. tibial; n. ciático L4-S4) N. cutâneo dorsal intermediário (n. fibular comum; n. ciático L4-S4)
GV20	No couro cabeludo, 7 *cun* acima do ponto médio da linha posterior natural do cabelo, ou 5 *cun* posterior ao ponto médio da linha anterior natural do cabelo; ou no ponto médio da linha que liga os ápices das duas orelhas	Superficial: aponeurose epicraniana Profundo: pericrânio	Ramos parietais da v. temporal superficial (v. retromandibular; v. jugular externa) Ramos parietais da a. temporal superficial (a. carótida externa; a. carótida comum) Ramos da v. occipital (plexo venoso suboccipital; v. vertebral) Ramos da a. occipital (a. carótida externa; a. carótida comum)	Ramo do n. occipital maior (n. cervical C2) Ramos do n. supratroclear (n. frontal; n. oftálmico)

Fonte: Adaptado da referência 10.

Conclusão

O mecanismo fisiopatológico da SPM tem atraído muita atenção entre os pesquisadores nos últimos anos dada a alta proporção de mulheres com o diagnóstico. Recentemente, conectividade intrínseca relacionada ao hipocampo alterada foi detectada na SPM, como o córtex pré-frontal medial, giro pré-central e córtex orbitofrontal.[7] No entanto, os mecanismos exatos da fisiopatologia da TPM permanecem obscuros.[7]

Como uma importante modalidade terapêutica na medicina, a acupuntura tem demonstrado sua eficácia no alívio dos sintomas físicos e psicológicos da SPM. Tem sido amplamente e cada vez mais utilizada para aliviar os sintomas de condições obstétricas e ginecológicas, incluindo a SPM.[1]

Os efeitos de modulação da acupuntura e sua eficácia clínica também sugerem que a acupuntura desempenha um papel na manutenção do equilíbrio homeostático do corpo e, apesar da acupuntura mostrar-se promissora e eficaz no tratamento de SPM, importantes limitações metodológicas persistem nos estudos disponíveis.[1]

Referências bibliográficas

1. Pang Y, Liu H, Duan G, Liao H, Liu Y, Feng Z et.al. Altered Brain Regional Homogeneity Following Electro-Acupuncture Stimulation at Sanyinjiao (SP6) in Women With Premenstrual Syndrome. Front. Hum. Neuroscience. 12:104. doi: 10.3389/fnhum.2018.00104.
2. Yela DA. Tensão Pré-Menstrual. Critérios para diagnóstico. 2018. Disponível na Internet: https://www.febrasgo.org.br/pt/noticias/item/422-tensao-pre-menstrual-criterios-para-diagnostico#:~:text=A%20s%C3%ADndrome%20pr%C3%A9%2Dmenstrual%20(SPM,do%20fluxo%20menstrual%20(1) (30 apr.2023).
3. Liao H, Pang Y, Liu P, Liu H, Duan G, Liu Y et. al. Abnormal Spontaneous Brain Activity in Women with Premenstrual Syndrome Revealed by Regional Homogeneity. Front. Hum. Neurosci. 11:62. doi: 10.3389/fnhum.2017.00062.
4. Long JY, Wang YJ, Liu LZ and Zhang J. The Prominent Role of the Temporal Lobe in Premenstrual Syndrome and Premenstrual Dysphoric Disorder: Evidence From Multimodal Neuroimaging. Front. Psychiatry 13:954211. doi: 10.3389/fpsyt.2022.954211.
5. Duan G, Chen Y, Pang Y, Feng Z, Liao H, Liu H et al. Altered fractional amplitude of low-frequency fluctuation in women with premenstrual syndrome via acupuncture at Sanyinjiao (SP6). Ann Gen Psychiatry. 2021 May 8;20(1):29. doi: 10.1186/s12991-021-00349-z. PMID: 33964936; PMCID: PMC8106846.
6. Liao H, Duan G, Liu P, Liu Y, Pang Y, Liu H et al. Altered fractional amplitude of low frequency fuctuation in premenstrual syndrome: a resting state fMRI study. J Afect Disord. 2017; 218:41–8. https://doi.org/10.1016/j.jad.2017.04.045.
7. Chengxiang L, Gaoxiong D, Shuming Z, Yichen W, Lingyan L, Bowen G et al. Altered functional connectivity density and structural covariance networks in women with premenstrual syndrome. Quant Imaging Med Surg 2023;13(2):835-851 https://dx.doi.org/10.21037/qims-22-506.
8. Han JS. Acupuncture: neuropeptide release produced by electrical stimulation of different frequencies. Trends Neurosci. 2003 Jan;26(1):17-22. doi: 10.1016/s0166-2236(02)00006-1. PMID: 12495858.
9. Jang SH, Kim DI, Choi MS. Efects and treatment methods of acupuncture and herbal medicine for premenstrual syndrome/premenstrual dysphoric disorder: systematic review. BMC Complement Altern Med. 2014; 14:11. https://doi.org/10.1186/1472-6882-14-11.
10. Chang SS. Acupuncture Anatomy. Regional Micro-Anatomy and Systemic Acupuncture Networks. CRC Press. Irvine, California. 2016 (ISBN - 13: 978-1-4822-5901-8).
11. Ross J. Síndrome Ginecológicas e Obstétricas. In: Combinações dos Pontos de Acupuntura: a chave para êxito clínico. São Paulo: Editora Roca; 2003:409-411.

Eduardo Pereira Cruz • Eline Rozária Ferreira Barbosa • Fábio Azevedo de Almeida

Dismenorreia e Acupuntura

Introdução

Dismenorreia, ou cólicas menstruais, consiste em câibras originárias no útero imediatamente antes ou durante a menstruação. Pode ser primária (sem qualquer patologia orgânica) ou secundária (associada a uma condição patológica, como a endometriose ou cistos nos ovários).[1]

A dismenorreia primária tem um efeito negativo na qualidade de vida relacionada à saúde e produtividade, sendo tanto um aspecto importante das despesas com cuidados de saúde quanto um dos motivos mais comuns de ausência do trabalho e da escola.[2]

Epidemiologia

Estudos que descrevem a prevalência de dismenorreia primária (DP) relatam amplas variações de taxas. Uma revisão de estudos de alta qualidade reportou taxas de prevalência de 16,8% a 81%.[3] Em uma revisão (mulheres com menos de 20 anos) foram encontradas taxas de prevalência mais altas de 43% a 91%.[4]

Essa ampla variação é provavelmente explicada pela heterogeneidade de critérios usados para avaliar a dismenorreia entre as pesquisas e por métodos distintos na classificação da gravidade da dor.[5]

A dismenorreia apresenta incidência que varia de 40% a 95%, sendo mais prevalente em mulheres mais jovens. Deve ser entendida como um quadro doloroso de intensidade variável, que gera sofrimento também de maneira não linear. Além disso, a ocorrência de DP aumenta o risco de doença inflamatória pélvica crônica.[6]

Acupuntura na dismenorreia segundo a medicina baseada em evidências

Várias metanálises foram publicadas na última década sobre o efeito da acupuntura na dismenorreia. Muitas sugerem um efeito benéfico da acupuntura, no entanto, com nível de evidência baixo (devido a vieses, amostras pequenas e desenho do estudo) e grau de recomendação fraco.

Vinte e três ensaios envolvendo um total de 2.770 pacientes foram incluídos em uma revisão, dos quais apenas 6 foram avaliados como tendo baixo risco de viés, 3 dos quais, indicaram que a acupuntura foi estatisticamente mais eficaz do que acupuntura simulada – diferença média (MD), -3,51; Intervalo de confiança (IC) de 95%, -5,27 a -1,75; $p < 0{,}0001$.[7]

Em uma metanálise com inclusão de 23 RCTs, os grupos de acupuntura tiveram melhor taxa de cura do que os grupos que usaram ibuprofeno (RR = 2,29, IC 95% [1,96, 2,68], $p < 0{,}00001$) e taxa efetiva total (risco relativo = 1,24, IC 95% [1,19, 1,29], $p < 0{,}00001$) e queda da pontuação na escala analógica visual (VAS) (desvio médio = -1,24, IC 95% [-1,92, -0,55], $p = 0{,}0004$).[8]

Uma metanálise com 49 ensaios clínicos randomizados mostrou que, em comparação aos AINEs, a acupuntura e a eletroacupuntura (EA) foram mais eficazes na redução da dor menstrual (DMP = -0,63, IC 95% [-0,88, -0,37]). Alguns estudos mostraram que a eficácia da acupuntura foi mantida após um acompanhamento de curto prazo. Os trabalhos selecionados apresentaram risco baixo ou incerto de viés.[9] Kiran *et al.* relataram que a acupuntura foi tão eficaz quanto o AINE na dismenorreia primária após um mês de tratamento.[10]

Em um ensaio controlado randomizado e aberto, 52 participantes foram aleatoriamente designadas para receber acupuntura (n = 27) ou anticoncepcional oral combinado (ACO) (n = 25), por 3 ciclos menstruais. Tanto a acupuntura quanto o ACO resultaram em melhora significativa em todas as variáveis (escores máximos de dor na dismenorreia, número de dias por ciclo sofrendo de dismenorreia, quantidade de analgésico de resgate e qualidade de vida avaliada pelo questionário SF-36) em comparação com a linha de base. A acupuntura teve perfil mais favorável quanto aos efeitos colaterais (0 *versus* 36,0% de sangramentos anormais pelo uso do ACO, p = 0,001), sendo, portanto, uma opção alternativa para aliviar a dismenorreia, especialmente quando os contraceptivos orais não devem ser utilizados.[11]

Etiopatogenia

Embora a etiologia precisa, ainda não esteja clara, níveis elevados de prostaglandinas F2 alfa e E2 foram implicados.[12] Vários potenciais modos de ação foram propostos, incluindo a hipercontratilidade do miométrio, diminuição do fluxo sanguíneo uterino e aumento da sensibilização das fibras dolorosas.[12,13]

Sabe-se que o útero é inervado pelo sistema nervoso autônomo[14] e, portanto, o estado emocional do indivíduo pode exercer influência direta sobre o estado fisiológico. A angústia emocional pode exercer uma dupla influência por meio do aumento da excitação autonômica e ativando possíveis mecanismos etiológicos fisiológicos e em segundo lugar, aumentando a sensibilidade e a reatividade à dor, aumentando assim a gravidade da experiência.

Em reconhecimento a essas relações, a ênfase mudou de um modelo fisiológico simples de etiopatogenia da dismenorreia para a incorporação de fatores psicológicos e sociais.[15]

Plante e Denney[16] relataram recentemente que um grupo de pacientes com dismenorreia apresentou níveis mais elevados de ansiedade e uma tendência a sofrer mais depressão do que um grupo controle. Esses autores propuseram que as mulheres com dismenorreia podem mostrar maior responsividade ao estresse durante a menstruação. Salter[17] relatou recentemente altos níveis de ansiedade em mulheres dismenorreicas que frequentam um ambulatório ginecológico.

Em pacientes com dor lombar crônica, sugere-se que, embora a ansiedade e o neuroticismo pode ser normal, os níveis de consciência corporal e depressão são elevados.[18] A dismenorreia não pode ser conceituada como dor crônica, mas pode ser vista como uma experiência de dor recorrente e fatores semelhantes podem ser relevantes.

Existem, portanto, várias vertentes de evidência para sugerir que as mulheres dismenorreicas podem estar mais aflitas psicologicamente do que as mulheres que não sofrem dor durante a menstruação.

Mecanismo de ação da acupuntura

Vários são os mecanismos que podem explicar o efeito positivo da acupuntura no tratamento da dismenorreia, sendo os mais importantes:

- Modulação descendente da dor no sistema *bottom-up*.
- Aumento dos níveis de óxido nítrico, com consequente relaxamento da musculatura uterina.
- Aumento do fluxo sanguíneo no útero.
- Alteração do nível sérico de prostaglandinas, promovendo modulação do processo inflamatório, alteração do fluxo sanguíneo local e miorrelaxamento uterino.

Diagnóstico por padrões de desarmonia

Estagnação pelo frio

A invasão de frio, geralmente carregado pelo vento, pode danificar o Yang, obstruindo a circulação e levando a contração de músculos e tendões. Quando invade diretamente o aquecedor inferior, o frio pode levar a dor menstrual.

A causa mais comum é a invasão de frio exterior.[19]

Estagnação do Qi e Xue do Gan

A estagnação do Qi do fígado interrompe o fluxo suave e harmônico e dificulta o movimento do sangue nos vasos penetrador (Chong Mai) e diretor (Ren Mai), provocando dor.

A causa mais comum são as alterações emocionais por longo tempo, principalmente fúria e ressentimento.

Acúmulo de umidade e calor

A umidade tende a descender e acumular no aquecedor inferior, que pode causar dor.

O acúmulo de umidade e calor deriva da deficiência do Qi do baço e pode também ser gerado por umidade e calor externos, comuns em países tropicais.[20]

CAPÍTULO 37

Tratamento

Os princípios para tratamento da dismenorreia pela MTC são:

- Dissipar o frio e umidade.
- Movimentar o acúmulo (de Qi/Xue) no fígado.
- Expelir o vento.
- Tonificar o rim.

Os pontos mais usados a serem utilizados a depender do diagnóstico do padrão de desarmonia estão descritos na Tabela 37.1.

Eletroacupuntura

O uso de eletroestimulação por acupuntura pode melhorar os níveis de analgesia em pacientes com dismenorreia primária. Em uma metanálise que analisou 9 RCTs, a frequência mais utilizada foi 2-100 Hz, durante 10-30 min, no período de 1 a 3 ciclos menstruais, sendo o ponto mais utilizado o SP6, durante 1-3 dias seguidos, em sua maioria.[21]

Tabela 37.1. Pontos mais usados em AP para o tratamento da dismenorreia

Nome do ponto de AP	Localização	Função segundo a MTC
CV6 (Qihai) – mar de Qi	1,5 *cun* abaixo do umbigo	Tonifica o Qi e o Yang Regula o Qi no aquecedor inferior
SP6 (Sanyinjiao) – cruzamento dos 3 Yin	3 *cun* acima do ápice do maléolo medial	Fortalece o baço Estimula a função do fígado Tonifica o rim Nutre o sangue Move o sangue e remove a estase
SP8 (Diji) – pivô da terra	3 *cun* abaixo do SP9	Resolve a umidade Regula o sangue e Qi Regula o útero Remove obstruções do canal
LR3 (Taichong) – penetrador maior	Na base entre 1º e 2º metatarso	Controla o Yang do fígado Suaviza o fluxo do Qi no fígado Revigora o sangue
ST36 (Zusanli) – 3 distâncias do pé	3 *cun* abaixo da patela e 0,5 *cun* lateral a tíbia	Tonifica o Qi Expele vento, umidade e frio
BL32 (Ciliao) – segundo orifício	Localizado no segundo forame sacral	Regula a menstruação Aquece os canais e colaterais (Jing Luo) e alivia a dor
EX-CA1 (Zigong) – ponto extra	3 *cun* laterais ao CV3	Regula o útero e a menstruação

Fonte: Autoria própria.

Moxabustão

Na presença de frio, a moxabustão deve ser utilizada. Alguns estudos analisados em metanálise com 26.459 pacientes relataram que a combinação de acupuntura e moxabustão no SP6 pode, efetivamente, melhorar a hemodinâmica da artéria uterina em pacientes, bem como regular a viscosidade sanguínea e o grau de agregação de eritrócitos, aliviando, assim, a dor. Dessa maneira, evidências de baixa qualidade sugeriram que, em comparação com os AINEs, a acupuntura e a moxabustão poderiam aliviar a dor com menos efeitos adversos.[22]

Auriculoterapia

A acupressão auricular pelo método de pressão de sementes melhorou efetivamente os sintomas menstruais das mulheres.[23]

Os pontos mais utilizados são: fígado, rim e endócrino (Figura 37.1).

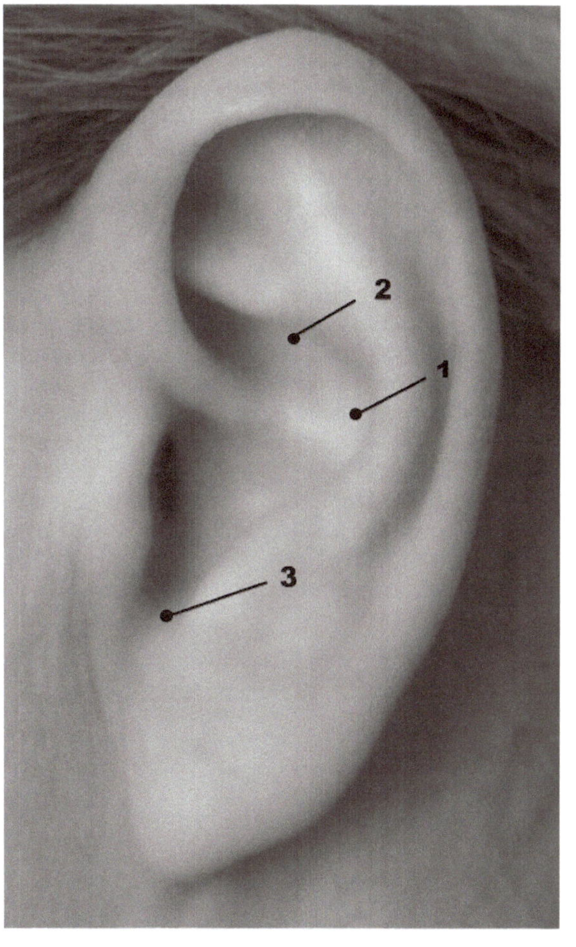

Figura 37.1. 1 – Fígado, 2 – Rim, 3 – Endócrino. Fonte: Autoria própria.

Conclusão

A acupuntura (isoladamente ou em associação a terapias como eletroacupuntura, auriculoterapia e moxabustão) pode ser utilizada no tratamento da dismenorreia. No entanto, estudos futuros são necessários (melhor nível de qualidade, amostras maiores, minimização de vieses metodológicos) para a afirmação, quanto à redução da dor e melhora da qualidade de vida (força de recomendação baixa).

Referências bibliográficas

1. Acupuntura e Dismenorréia - Clínica Dr. Hong Jin Pai - Dor, Fisiatria e Acupuntura Médica [Internet]. [citado 5 de maio de 2023]. Available at: https://www.hong.com.br/acupuntura-e-dismenorreia/
2. Grandi G, Xholli A, Ferrari S, Cannoletta M, Volpe A, Cagnacci A. Intermenstrual pelvic pain, quality of life and mood. Gynecol Obstet Invest. 2013;75(2):97-100.
3. Latthe P, Mignini L, Gray R, Hills R, Khan K. Factors predisposing women to chronic pelvic pain: Systematic review. Br Med J. 1 de abril de 2006;332(7544):749-51.
4. Zahradnik HP, Hanjalic-Beck A, Groth K. Nonsteroidal anti-inflammatory drugs and hormonal contraceptives for pain relief from dysmenorrhea: a review. Vol. 81, Contraception. 2010.
5. Jamieson DJ, Steege JF. The prevalence of dysmenorrhea, dyspareunia, pelvic pain, and irritable bowel syndrome in primary care practices. Obstet Gynecol. 1996;87(1).
6. Iacovides S, Avidon I, Baker FC. What we know about primary dysmenorrhea today: A critical review. Hum Reprod Update. 2015;21(6).
7. Liu T, Yu JN, Cao BY, Peng YY, Chen YP, Zhang L. Acupuncture for Primary Dysmenorrhea: A Meta-analysis of Randomized Controlled Trials. Altern Ther Health Med. 2017;23(7).
8. Xuan Y, Zhang H, Liu D, Huang Y, Li L, Cao Q, et al. The efficacy and safety of simple-needling for the treatment of primary dysmenorrhea compared with ibuprofen: A systematic review and meta-analysis. Vol. 101, Medicine (United States). 2022.
9. Woo HL, Ji HR, Pak YK, Lee H, Jeong Heo S, Lee JM, et al. The efficacy and safety of acupuncture in women with primary dysmenorrhea A systematic review and meta-analysis. 2018; Available at: http://dx.doi.org/10.1097/MD.0000000000011007
10. Kiran G, Gumusalan Y, Ekerbicer HC, Kiran H, Coskun A, Arikan DC. A randomized pilot study of acupuncture treatment for primary dysmenorrhea. Eur J Obstet Gynecol Reprod Biol. 2013;169(2).
11. Sriprasert I, Suerungruang S, Athilarp P, Matanasarawoot A, Teekachunhatean S. Efficacy of Acupuncture versus Combined Oral Contraceptive Pill in Treatment of Moderate-to-Severe Dysmenorrhea: A Randomized Controlled Trial. Evidence-based Complement Altern Med. 2015;2015.
12. Friedrich MA. Women Health. 1983. 8:91-106.
13. Ylikorkala O, Dawood MY. New concepts in dysmenorrhea. Am J Obstet Gynecol. 1978;130(7).
14. Seibel MM, Taymor ML. Emotional aspects of infertility. Vol. 37, Fertility and Sterility. 1982.
15. Nicassio PM. Behavioral management of dysmenorrhea: An overview. New York: Springer; 1980. p. vol. 1.
16. Plante TG, Denney DR. Stress responsivity among dysmenorrheic women at different phases of their menstrual cycle: More ado about nothing. Behav Res Ther. 1984;22(3).
17. Salter JR. Gynaecological symptoms and psychological distress in potential hysterectomy patients. J Psychosom Res. 1985;29(2).
18. Main CJ. The modified somatic perception questionnaire (MSPQ). J Psychosom Res. 1983;27(6).
19. Jo J, Lee HL, Lee SH, Baek Y, Lee Y, Kim H. Exploratory analysis of cold, heat, deficiency, or excess pattern distribution in women with dysmenorrhea. Explore. 1 de maio de 2020;16(3):185-8.
20. Wang, Liu Gong; Pai HJ. Tratado contemporâneo de acupuntura e moxibustão. CEIMEC, organizador. São Paulo; 2005.
21. Yu SY, Lv ZT, Zhang Q, Yang S, Wu X, Hu YP, et al. Electroacupuncture is Beneficial for Primary Dysmenorrhea: The Evidence from Meta-Analysis of Randomized Controlled Trials. Evidence-based Complement Altern Med. 2017;2017.
22. Yang J, Xiong J, Yuan T, Wang X, Jiang Y, Zhou X, et al. Effectiveness and Safety of Acupuncture and Moxibustion for Primary Dysmenorrhea: An Overview of Systematic Reviews and Meta-Analyses. Vol. 2020, Evidence-based Complementary and Alternative Medicine. 2020.
23. Wang MC, Hsu MC, Chien LW, Kao CH, Liu CF. Effects of auricular acupressure on menstrual symptoms and nitric oxide for women with primary dysmenorrhea. J Altern Complement Med. 2009;15(3):235-42.

Gustavo Cerqueira e Silva • Maria Cristina Szezech Cerqueira e Silva • Mila Harada Ribeiro Cerqueira

Acupuntura no Climatério

No transcurso da vida, a mulher passa por diferentes fases, com transformações físicas, emocionais e reprodutivas, que formam ciclos hormonalmente influenciáveis e dependentes.

As questões sociais levaram a uma evolução para a prática profissional e cultural feminina, surgindo uma premência de respostas produtivas e reprodutivas.

No entanto, os ciclos da vida feminina permanecem e se manifestam de formas e intensidades diferentes. Um desses ciclos é a fase advinda após a menopausa.

O termo "menopausa" se refere à data do último episódio de sangramento menstrual apresentado pela mulher,[1] sendo considerados 12 meses consecutivos sem menstruação, ocorrendo em média entre os 45 e 55 anos.[2]

Embora seja um processo natural, os anos anteriores e posteriores à menopausa podem estar associados a vários sintomas, de gravidade leve a debilitante. A duração média dos sintomas é de 7 anos.[2]

Numerosos fatores influenciam o impacto geral da menopausa, incluindo a idade em que ocorre, etnia, cultura, origem socioeconômica, saúde geral e bem-estar. Se a menopausa é induzida cirurgicamente ou ocorre naturalmente, também desempenha um papel vital nas manifestações.[1]

Na vida da mulher, a transição entre o estágio reprodutivo e o não reprodutivo é denominada climatério.[1] Diagnóstico realizado retrospectivamente após 12 meses de amenorreia dentro da faixa etária e diagnósticos clínico e complementar.

O marco social desse encerramento do potencial reprodutivo vem apresentando significância para algumas mulheres entre o dilema de se projetar na carreira profissional e o desejo de uma gravidez e da maternidade postergada. Os benefícios dos tratamentos em reprodução humana para a fertilidade vêm cada vez mais sendo buscados como uma esperança de gestação, ultrapassando limites fisiológicos da natureza.

Com intuito de normatizar a definição dos diferentes estágios do envelhecimento reprodutivo, foi desenvolvido o sistema STRAW, do inglês *stages of reproductive aging workshop*.[3] Fundamentando as características dos períodos reprodutivo, pós-menopausa e sua transição, embasados em padrões de sintomas e de exames laboratoriais.

No Brasil, segundo dados do Instituto Brasileiro de Geografia e Estatística (IBGE), quase metade das mulheres já está na faixa etária da menopausa e no ano de 2050, ultrapassará a marca de 50% da população feminina. Dados do IBGE estimam, ainda, que aproximadamente 31% das mulheres têm idade entre 40 e 65 anos, e cerca de 11% delas têm mais de 65 anos.[4]

Menopausa precoce

A menopausa que ocorre entre os 40 e 45 anos é denominada menopausa precoce.[5] Os sintomas próprios do climatério podem se iniciar logo após os 40 anos, e essa tem sido a faixa etária que se convencionou para delimitar a insuficiência ovariana prematura do período pré-menopáusico natural.[4]

Portanto, a partir dos 40 anos, as mulheres merecem atenção diferenciada, considerando que após esse período elas estão mais suscetíveis a doenças crônico-degenerativas como diabetes, hipertensão, doenças da tireoide, entre outras, e aos cânceres, particularmente o de colo uterino e de mama, que podem ser preveníveis e/ou rastreados.[4]

As mulheres na pós-menopausa representam cerca de 70% de todos os indivíduos com doença de Alzheimer.[5] A literatura mostra níveis elevados de proteína TAU anormal, encontrada em doenças neurodegenerativas, em mulheres pós-menopáusicas cognitivamente intactas, em comparação com homens da mesma idade, particularmente no cenário de alto β-amiloide (Aβ). Os mecanismos biológicos associados à maior deposição de TAU em indivíduos do sexo feminino permanecem indefinidos.[6]

A questão da idade precoce da menopausa e o uso de terapia hormonal (HT) são referidos estando associados à patologia de deposição de alto β-amiloide (Aβ) e indicam que a menopausa precoce pode ser um fator de risco para a doença de Alzheimer.[6] Sexo feminino, idade mais precoce na menopausa e uso de HT foram significativamente associados a TAU regional no cérebro mais alta no contexto de β-amiloide alto, conforme medido no sinal de tomografia por emissão de pósitrons.[6]

Há uma ampla variação nos efeitos fisiológicos das alterações hormonais da menopausa em mulheres saudáveis, com algumas exibindo extensa alteração nas funções fisiológicas com a idade e outras pouca ou nenhuma. Fatores genéticos, estilo de vida e investimentos sociais e saudáveis são aspectos importantes desse processo.[7]

Nos últimos anos, no entanto, tornou-se evidente que talvez não seja necessário aceitar o processo inalterável de declínio e perda.[1] À medida que a expectativa de vida aumenta ainda mais nas próximas décadas, o objetivo primordial para os próximos anos deve ser um aumento de anos de vida saudável, com uma gama completa de capacidade funcional e mental no último estágio da vida. A compreensão da morbidade pode, em princípio, ser alcançada em parte por medidas de estilo de vida saudável.[5]

Os médicos devem estar atentos a uma série de condutas direcionadas à otimização da qualidade de vida e na promoção da saúde da mulher. Os médicos acupunturistas se constituem referência para pesquisar, diagnosticar, tratar, orientar e prevenir doenças mais frequentes nessa faixa etária feminina.

A síndrome do climatério

A síndrome do climatério pode se manifestar como um conjunto de sinais e sintomas decorrentes de distintas influências entre fatores endócrinos, físicos, psicossomáticos e socioculturais que ocorrem com a idade da mulher. Seu diagnóstico é clínico, determinado pela hipofunção ovariana e marcando a transição entre o potencial reprodutivo e não reprodutivo.[6]

Vários sintomas podem estar presentes durante o período do climatério. São provocados, principalmente, pela produção reduzida de hormônios femininos. Entre eles destacam-se os sintomas vasomotores, que incluem as ondas de calor (fogachos) e a sudorese noturna, que causam grande transtorno. Esses sintomas acometem cerca de 80% das mulheres, desaparecendo espontaneamente em cerca de 50% delas, dentro de 4 anos, mas permanecem em 30% das com mais de 60 anos, sendo referidos como extremamente desconfortáveis. Eles podem aparecer espontaneamente, ao longo do dia, ou estar associados a fatores desencadeadores, como emoções, mudanças súbitas de temperatura, estresse, consumo de álcool, café ou outros. Outras manifestações clínicas comuns no climatério são insônias, formigamentos, alterações de humor, cansaço, dores musculares, dores articulares, dor de cabeça, palpitação, zumbidos, redução da libido, diminuição da lubrificação vaginal, deposição de gordura no abdômen e flancos.[6]

Segundo a Federação Brasileira das Associações de Ginecologia e Obstetrícia (FEBRASGO), nessa fase ocorre, também, uma série de alterações dermatológicas, como o envelhecimento cutâneo e o aparecimento de rugas, com a perda de fibras elásticas e de colágeno. As rugas não têm um momento certo de aparecer, variam de pessoa para pessoa. Devido às alterações da pigmentação cutânea, aparecem manchas na pele, formação de sardas nas peles muito claras, tanto no rosto como no corpo da mulher. Nessa fase o cabelo embranquece e pode cair. As mulheres após os 50 anos também apresentam propensão ao aumento de peso, devido à diminuição do metabolismo e da atividade física.[7] Tomando consciência do seu corpo no climatério, a mulher experimenta esse período como término dos atributos femininos, deixando de considerar-se sexualmente atraente e bela.[8]

A busca por medicamentos que não contém hormônios para amenizar os sintomas do climatério é uma estratégia muito importante para melhorar a qualidade de vida das mulheres, embora avanços importantes estejam ocorrendo, a terapia deve ser sempre individual, realizada sob supervisão médica, com criteriosa avaliação entre os riscos e benefícios.[4]

O tratamento pode ser realizado sem o auxílio de medicamentos (tratamento não farmacológico), usando, por exemplo, a acupuntura, bem como estabelecendo modificações no estilo de vida. Nesse caso, usar roupas leves, diminuir a temperatura dos quartos, beber bebidas frias, evitar alimentos quentes e apimentados, praticar atividades físicas, reduzir o peso e parar de fumar são medidas que podem contribuir para alívio dos sintomas.[4]

A menopausa, em decorrência da perda da atividade folicular ovariana, sem outra causa patológica ou fisiológica, ocorre tipicamente entre os 45 e os 56 anos e durante a transição aproximadamente 50% das mulheres apresentam sintomas geniturinários, a síndrome geniturinária da menopausa (GSM).[9] A GSM é uma condição resultante da deficiência de estrógeno e pode ocorrer em qualquer fase da vida, embora seja mais comum na pós-menopausa. Os seus sinais e sintomas são disfunções geniturinárias, ardor para urinar, frequência urinária, vontade imperiosa de urinar, infecções urinárias de repetição, secreção vaginal, secura na vagina, coceira, queimação, sangramento, dores na relação sexual.[9]

Os sintomas vasomotores geralmente duram mais de 7 anos e o GSM costuma ser crônico.[9] Tratamentos eficazes para mulheres com sintomas vasomotores incômodos ou sintomas de GSM incluem opções hormonais e não hormonais. O estrogênio sistêmico sozinho ou combinado com progestagênio pode reduzir a frequência dos sintomas vasomotores em aproximadamente 75%.[9]

A terapia hormonal com estrogênio é a terapia para sintomas vasomotores incômodos e sintomas de GSM, mas tratamentos como a acupuntura também podem ser eficazes.[10]

A MTC trata sintomas específicos que são únicos a cada mulher, de forma individualizada, usando variedade de técnicas como acupuntura, ervas chinesas, recomendações de hábitos de vida, de dieta e outras técnicas (Tai Chi, Qi Gong, meditação) para restabelecer os desequilíbrios das funções da mente e do corpo.

Na China, a menopausa é denominada *second spring* como uma forma de reverência oriental para os mais idosos, em que esse período da vida pode se tornar um tempo de crescimento pessoal. Importantes mudanças de estilo de vida podem ser associadas à escolha de tratamentos naturais, reposição hormonal, acupuntura ou associações, soluções para controle dos sintomas, celebrar a mente, o corpo e os aspectos espirituais nessa fase da jornada da vida feminina.

Síndrome climatérica segundo a Medicina Tradicional Chinesa (MTC)

Na MTC, a vida feminina é dividida em ciclos, com um ciclo ocorrendo a cada 7 anos. Que geralmente está em conformidade com os estágios da vida da mulher.

As alterações que ocorrem nos meridianos Ren e Chong determinam as mudanças hormonais que ocorrem em mulheres em intervalos de aproximadamente 7 anos, conforme o primeiro capítulo do *Simple Questions* (*Su Wen*):

> *"Aos 14 anos o Gui Celestial começa a funcionar, o canal Ren circula vigorosamente, amadurece o canal Chong, as menstruações vêm em intervalos regulares e a menina pode procriar...... aos 49 anos o canal Ren torna-se deficiente e o Chong Mai entra em depleção; o Gui Celestial seca, a menstruação para e a mulher não mais conceberá". O corpo humano normalmente envelhece e as funções de vários órgãos diminuem, particularmente o rim."*[11]

Na concepção da MTC a etiologia da menopausa está no declínio gradual do Qi do Shen (rim) gerando desarmonias subsequentes no Xin (coração), Gan (fígado) e Pi (baço-pâncreas), levando a desequilíbrio entre Qi e Xue (sangue), desarmonia Yin-Yang do Shen (rim), com disfunção subsequente dos órgãos e vísceras (Zang Fu).

O Shen (rim) tem como função primordial albergar o Jing Qi. O Jing inato e o adquirido são responsáveis pelo desenvolvimento, crescimento, nutrição das medulas e dos ossos e pela reprodução. O Jing Qi supre também os órgãos genitais, o Chong Mai e Ren Mai, gerando Xue (sangue) e a menstruação na idade da menarca. Essa deficiência e exaustão do Shen (rim) leva à deficiência do Jing Qi gerando deficiência no Ren Mai e no Chong Mai, que nascem do Shen (rim), regulam a menstruação e promovem a reprodução feminina. Isso resulta em amenorreia, indicando a menopausa feminina.[12]

Portanto, na idade da menopausa não há mais nutrição desses meridianos, ocorrendo a amenorreia e a infertilidade. Como citado no capítulo 1 do *Su Wen*.[13] Fisiologicamente, na menopausa, o *Tian* Qi, substância material do sangue menstrual, está no auge da exaustão, advindo a cessação do fluxo menstrual.

Os fatores que podem precipitar e levar à deficiência do Shen (rim) na mulher, além da deficiência hormonal e dos oócitos, são a deficiência congênita, gestações múltiplas, perdas de sangue, hábitos de vida, dieta irregular, doenças recorrentes e distúrbios emocionais (preocupação, ansiedade, medos). Conforme a MTC, a ocorrência desses fatores de maneira exacerbada ou continuada pode levar ao esgotamento precoce do Jing Qi, manifestando-se na menopausa precoce e infertilidade.

Padrões de desarmonias dos Zang Fu no climatério

Deficiência de Yin do Shen (rim)

O Shen (rim) e o Xin (coração) tem relações de suporte mútuo de "fogo e água", uma polaridade onde o Shen (rim) é predominantemente água e o Xin (coração) é o fogo. São relações Yin-Yang que se estiverem equilibradas terão o Shen (rim) e o Xin (coração) em harmonia.[14]

Com a deficiência de Yin do Shen (rim) não haverá controle do Yang do Xin (coração) advindo o desequilíbrio Shen (rim) e Xin (coração) com sintomas como insônia, agitação, confusão mental, ansiedade, dentre outros. São as manifestações de padrões de calo e clínica do climatério descompensado.

Na sequência da patologia, a deficiência de Yin do Shen (rim) não fará a nutrição devida para o Yin do Gan (fígado), e o Yang do Gan (fígado) não poderá ser controlado adequadamente, advindo hiperatividade do Yang do Gan (fígado). Os sintomas podem ser dores de cabeça, vertigem, raiva, irritabilidade.

Clínica de sintomas típicos de deficiência de Yin são fogachos, sudorese noturna, insônia, palpitação, alterações de humor e calor nos cinco palmos.

Sintomas ginecológicos: a menstruação tem ciclos atrasados ou cessa, secura vaginal e dispareunia até desenvolver quadro de vaginismo.

Sintomas sistêmicos: calor nos cinco palmos, insônia, sono conturbado com muitos sonhos, zumbido, prurido na pele, queda de cabelo, enfraquecimento de joelhos.

Na semiologia (MTC): língua vermelha com falhas de saburra; pulso rápido e fino.

Deficiência de Yang do Shen (rim)

A deficiência de Yang do Shen (rim) é exacerbada por condições inatas ou também pelo declínio do Jing e fogo do portão da vida, por alimentação e hábitos de vida inadequados, dano à essência, por doenças crônicas e distúrbios emocionais.

Funcionalmente, o Yang do Shen (rim) regula o metabolismo da água, aquece o corpo e o Pi (baço).

Patologicamente, na sua deficiência, o Yang do Shen (rim), promove a falta no aquecimento do Yang do Pi (baço) levando à sua deficiência. Ocorrendo falha na produção de Xue (sangue) e na ascensão do Qi. Com clínica de dificuldade na concentração, memória, queda de cabelos e unhas quebradiças, alterações metabólicas e obesidade, prolapsos e frequentemente ocasiona incontinência urinária.

Sintomas típicos da deficiência de Yang: retenção de líquidos, edema, aumento peso, indigestão, hipertensão, aumento de níveis de colesterol, sensação de frio.

Na fase do climatério, os sintomas ginecológicos da deficiência de Yang do Shen (rim) podem ser: sangramento intenso (metrorragia) ou amenorreia, fraqueza e frio em joelhos e da região lombar, edema de face, incontinência urinária.

Na semiologia (MTC): a língua é pálida, e o pulso é profundo, fraco e lento.

A deficiência de Yin ou de Yang, ou de maneira conjunta leva à deficiência de Qi do organismo e as manifestações clínicas podem cursar com disfunções sexuais, secura vaginal, extremidades frias, lombalgia, fraqueza nos joelhos e incontinência urinária.

A deficiência do Jing inato, associada à do Jing adquirido por fatores específicos a cada mulher no climatério, frequentemente se traduz em sintomas de fraqueza nas pernas, cansaço, dificuldade em permanecer em pé por períodos prolongados, diminuição na densidade da massa óssea com osteopenia e osteoporose.

O Qi do Gan (fígado) no climatério

Notavelmente, na MTC, o Gan (fígado) tem um papel central na regulação das emoções e na função do Qi.

De acordo com esse modelo de MTC de saúde humana, as mulheres durante o período da menopausa apresentam deficiência do Shen (rim) e estagnação do Qi do Gan (fígado). Clinicamente os principais sintomas da menopausa são os emocionais.

Em combinação com a deficiência de Yin do Shen (rim), o estado mental contribui para padrões de deficiência de Yin tanto do Xin (coração) como do Gan (fígado), ocorrendo juntos e se manifestando em casos de distúrbios no climatério.

Os sintomas dessa associação são de irritabilidade, distensão em hipocôndrio, cansaço generalizado, palpitação, instabilidade emocional, insônia, dores de cabeça, transpiração noturna.

Como na concepção da MTC, o Gan (fígado) é também responsável pelo fluxo harmonioso do Qi e do Xue (sangue) e se ocorrerem alterações nessas funções poderão ocorrer oscilações do fluxo menstrual, dores abdominais, inquietude mental, dentre outros sintomas.

Há uma relação íntima entre a função de fluxo livre de Qi do Gan (fígado) com as funções de transformação e de transporte do Pi (baço). Se houver lesão da função do Gan (fígado) poderá debilitar a função do Pi (baço). Devido a essas funções lesadas, a formação de Xue (sangue) e de Qi também poderão ser deficientes, com formação de Tin Ye turvo, que se acumula, transformando-se em edema e mucosidade. Os sintomas podem ser de irritabilidade, dolorimento e distensão dos flancos, náuseas e alterações gastrintestinais e até incontinência e ptoses de órgãos, pele seca, queda de cabelos e mialgias.[15]

Na semiologia (MTC): língua com pouco revestimento, vermelha principalmente na ponta e com marcas vermelhas nas laterais; pulso rápido e fino na deficiência de Yin do Gan (fígado) ou em corda no caso de estagnação do Gan (fígado).

Síndromes de diferenciação

Podem ocorrer manifestações variadas nos padrões de Zang Fu (órgãos e vísceras), associadas ao climatério, conforme a constituição da mulher, como: se a constituição for de excesso de Gan (fígado) a manifestação clínica predominante será de síndrome de hiperatividade do Gan (fígado); se a constituição for mais para deficiência de Pi (baço) os sintomas gastrintestinais podem prevalecer; se a paciente tiver larga história de insônia poderão ser principais os sintomas das desarmonias do Shen (rim) e de Xin (coração); se a paciente tiver deficiência Pi (baço) com deficiência de Xue (sangue) terá predominância de sintomas como astenia, fraqueza nas pernas, dentre outros.

Os canais extraordinários Ren e Chong têm origem no Shen (rim), sendo responsáveis pela circulação do Jing inato ou Qi inato. O Chong Mai ou "mar de sangue" é responsável pelo suprimento e circulação de Xue (sangue) do útero, controlando o ciclo menstrual e o fluxo na menstruação. O canal Ren provê fluidos Yin para todos os processos fisiológicos femininos, tanto na puberdade, concepção, gestação como no parto e na menopausa. A deficiência dos canais ocasionada pela deficiência do Shen (rim) manifesta-se com a sua insuficiência de Qi e de Xue (sangue) para nutrir o útero, ocasionando assim amenorreia e infertilidade.[25]

Acupuntura: princípios de tratamento da síndrome climatérica

A acupuntura tem referências com prognósticos excelentes pelos seus efeitos reguladores nos sistemas nervoso e imunológico e principalmente pelo efeito regulador nos níveis de FSH, LH, E2, 5H-T, radicais livres e sistema nervoso autonômico. Refere-se redução dos sintomas da síndrome do climatério, melhorando a qualidade de vida feminina.

No tratamento da Medicina Tradicional Chinesa para os sintomas do climatério é necessário entender que a síndrome é causada pela deficiência do Jing Shen (rim), diagnosticar se a síndrome é causada pela deficiência do Yin do Shen (rim), do Yang do Shen (rim) ou de ambos.

Preconiza-se que os princípios de tratamento sejam de tonificação de Yin e de Yang do Shen (rim), pois as deficiências de ambos são concomitantes. Realizar acupuntura em pontos das medulas, por serem manifestação do Jing Shen (rim).[25]

Para tonificar o Yin e o Yang do Shen (rim):

- CV4 (Guanyuan), GV4 (Mingmen) e BL23 (Shenshu), BL52 (Zhishi).
- KI3 (Taixi) tonifica o Shen (rim), o Xue (sangue) e a essência.
- KI7 (Fuliu) tonifica o Yin do Shen (rim).
- BL43 (Gashuangshu) ponto de reunião das medulas.
- GB39 (Xuanzhong) tonifica os ossos, as medulas.

Também requer realizar tratamento e harmonização pela identificação das alterações nos padrões fisiológicos dos diversos Zang Fu (órgãos e vísceras) afetados pela deficiência do Shen (rim). Isso ocorre gradativamente ao longo da vida da mulher, com manifestações diversas, conforme múltiplos fatores intercorrentes.

A prevenção e o tratamento da síndrome climatérica feminina pela MTC e acupuntura têm como princípios, fortalecer o organismo e restabelecer o estado de harmonia, instáveis durante a menopausa. Indicada prescrição conforme síndrome de diferenciação de padrões clínicos, como uma alternativa lógica à TRH, de forma suave, segura e eficaz.

Tratamento pelos canais extraordinários

Pontos de acupuntura:

- LU7 (Lieque) juntamente com KI6 (Zhaohai) – pontos de abertura e acoplado do meridiano Ren.

- SP4 (Gongsun) juntamente com PC6 (Neiguan) – pontos de abertura e acoplado do Chong Mai.
- CV4 (Guanyuan) tonifica o meridiano Ren.
- SP6 (Sanyinjiao) tonifica Shen (rim), Gan (fígado) e Pi (baço).
- KI3 (Taixi) ponto Yuan do Shen (rim), tonifica Shen (rim).
- KI7 (Fuliu) – aquece o Yang do Shen (rim), regula o metabolismo da água.
- LI4 (Hegu) juntamente com KI7 (Fuliu) indicados para alívio da sudorese noturna.

Acupuntura nos sintomas vasomotores do climatério

Aproximadamente, 60%-80% das mulheres na menopausa experimentam ondas de calor e sudorese e o estágio de pico de início ocorre durante a transição tardia da menopausa e da menopausa precoce.[6] Segundo a MTC, os sintomas são causados principalmente pela deficiência de Yin do Shen (rim), resultando em fogo renal excessivo e deficiência *de* Yin no Gan (fígado) e Shen (rim), e hiperatividade ascendente do Yang hepático. Assim, os métodos de MTC para sintomas da menopausa consistem principalmente em tonificar o Yin e remover o calor, a fim de regular as funções neuroendócrinas.[17]

Tratamento dos sintomas vasomotores[27]

- Remover o calor interno: GV14 (Dazhui), LI11 (Yinlian), bilateral.
- Acalmar o Yang do Gan (fígado): LR2 (Jingjian) bilateral; BL18 (Ganshu) bilateral; que pode ser aplicada ventosa no BL15 (Xinshu) bilateral.
- Tonificar Yin do Shen (rim): KI3 (Taixi) bilateral; KI10 (Yingu) bilateral; KI23 (Shenfeng) bilateral.
- Acalmar a mente: HT7 (Shen Men) bilateral; BL15 (Xinshu) bilateral.
- Equilíbrio hormonal: SP4 (Gongsun) bilateral; SP6 (Sanyinjiao) bilateral; BL20 (Pishu) bilateral.

Acupuntura nas funções mentais no climatério

Entre os sintomas decorrentes da menopausa são frequentes a depressão, a ansiedade, os distúrbios da memória e a labilidade de humor. A causa desses transtornos pode estar relacionada a um declínio na função ovariana e a uma subsequente redução nos níveis séricos de estradiol, resultando na elevação dos níveis séricos de monoaminoxidase. Isso pode causar ainda maior degradação e inativação metabólica da dopamina, norepinefrina e serotonina. O tratamento envolve principalmente antidepressivos; no entanto, muitos estudos relatam que a terapia de reposição hormonal e a acupuntura melhoram o humor e a função cognitiva.[18]

A síndrome climatérica é uma condição em que a hipofunção dos ovários com decréscimo da secreção do estrógeno pode causar desequilíbrio no eixo hipotálamo-hipófise-ovariano. A Medicina Tradicional Chinesa (MTC) refere que pode ocorrer uma síndrome como resultado de alterações das atividades cérebro – Shen (rim).

Na fisiologia da atividade mental, conforme a MTC, a vitalidade do cérebro descende para estimular e controlar o Shen (rim) e a essência do Shen (rim) ascende para nutrir a vitalidade do cérebro.

A acupuntura também parece influenciar os níveis de cortisol, metabólitos de cortisol e DHEA, que tendem a aumentar após a menopausa, contribuindo para mudanças no humor, metabolismo, densidade óssea e declínio cognitivo.[19]

O risco de declínio cognitivo, incluindo a doença de Alzheimer (AD), também aumenta significativamente após a menopausa.

Estudos mostraram que a acupuntura teve efeitos positivos nas pontuações do miniexame do estado mental, pontuações da escala de habilidade da vida diária, pontuações da escala de avaliação AD-cognição e uma alta taxa de eficácia clínica.[20]

Estudos de ressonância magnética em pacientes com doença de Alzheimer ou comprometimento cognitivo leve, mostraram que a acupuntura ativa e desativa várias regiões do cérebro. Eles incluem os gânglios da base, cerebelo, áreas cognitivas, visuais e sensório-motoras.[21]

Pontos de acupuntura com enfoque na atividade mental[26]

1. **Pontos principais:** GV20 (Baihui), GV16 (Fengfu), CV6 (Qihai), BL23 (Shenshu).
2. **Pontos acessórios:** SP6 (Sanyinjiao), KI3 (Taixi), ST36 (Zusanli), LR3 (Taichong).
   - GV20 (Baihui) e GV16 (Fengfu): são essenciais, pois conectam cérebro e Shen (rim). Regulam atividades mentais, e o meridiano vaso governador estabelece essa comunicação.
   - BL23 (Shenshu): tonifica o Shen (rim) e a essência, nutre a medula e o cérebro

- CV6 (Qihai): tonifica o Qi primordial e o Shen (rim) e harmoniza o vaso governador com o Ren mai.

Importante: observar e usar em conformidade com sintomas individuais, condições constitucionais e padrões de desarmonias diagnosticados.

Acupuntura na osteoporose no climatério

A osteoporose é um problema comum em mulheres na pós-menopausa. Várias revisões em larga escala indicam que a acupuntura pode beneficiar os ossos.

Segundo a Medicina Tradicional Chinesa, o fato de poder propiciar diagnóstico precoce do desequilíbrio básico, que poderá levar à osteoporose, representa uma ferramenta importante na profilaxia e tratamento da osteoporose, sobretudo nas formas pós-menopausa. A queda fisiológica dos níveis de estrogênio, o consumo do Yin do Shen (rim), causam aumento na reabsorção óssea com hiperfunção osteoclástica.[22]

A acupuntura promove liberação de β-endorfina, que ligando-se a receptores linfocitários, pode diminuir a reabsorção óssea promovida pelos osteoclastos. A acupuntura pode interferir nesse fator de hiperfunção osteoclástica.[22]

Acupuntura no ponto BL23 (Shenshu) associada ao ponto CV4 (Guanyuan) pode beneficiar a função endócrina e normalizar níveis hormonais, aumentar a densidade mineral óssea e inibir a perda óssea como também promover a formação óssea.[22]

Acupuntura nos distúrbios do sono no climatério

A MTC postula que a patogênese dos distúrbios do sono em mulheres durante a menopausa ocorre, principalmente, devido à deficiência e à interação reduzida entre o Shen (rim) e o Xin (coração), à falta de Qi, de Xue (sangue), da essência Yin e à desarmonia entre Yin e Yang. Assim há eficácia nos tratamentos como tonificar o Shen (rim), nutrir o Yin e acalmar a mente.

- Pontos: BL62 (Senmai); SI3 (Houxi) e KI3 (Taixi) e pontos para os distúrbios do Shen (mente).[25]

Acupuntura na síndrome geniturinária no climatério

A síndrome geniturinária (SGU) da menopausa afeta aproximadamente entre 27% e 84% das mulheres na pós-menopausa e pode prejudicar significativamente a saúde, a função sexual e a qualidade de vida. A síndrome geniturinária da menopausa é provavelmente subdiagnosticada e subtratada. Geralmente, os sintomas podem ser gerenciados com eficácia.[23]

O tratamento por acupuntura pode beneficiar e aliviar muitos sintomas geniturinários angustiantes e melhorar a saúde sexual e a qualidade de vida das mulheres na pós-menopausa, diagnosticando e gerenciando adequadamente o GSM. A escolha da terapia depende da gravidade dos sintomas, da eficácia e segurança dos tratamentos para a paciente.[23]

A acupuntura no climatério enfatiza que, em todas as indicações ou restrições ao uso de hormônios, uma abordagem mais global da saúde da mulher potencializa os benefícios e ajuda a controlar os riscos.

Tratamento com acupuntura nos pontos:

- CV3 (Zhongji): ponto de alarme do Pangguang (bexiga), tonifica o Yang do Shen (rim), move o Qi.
- CV4 (Quanyuan): tonifica o Yin do Shen (rim), o Yang do Shen (rim) e o Jing; tonifica o Yang Qi.
- LR5 (Ligou): nutre o Xue (sangue), diminui a dor e regula a menstruação, elimina estagnação, sendo também indicado em inflamações da pelve.

Acupuntura auricular no climatério

No tratamento da paciente com síndrome climatérica, o diagnóstico dos padrões de desarmonia e a seleção cuidadosa de pontos, com variáveis estímulos de aplicação, representam a chave do sucesso da acupuntura em benefício da qualidade de vida da mulher. A acupuntura auricular é uma intervenção terapêutica, na qual a estimulação de pontos na orelha é utilizada para condições de saúde de várias partes do corpo. Baseada nas práticas de acupuntura da Medicina Chinesa, a correspondência somatotrópica de partes específicas do corpo a partes específicas da orelha foi desenvolvida inicialmente na França. É fundamental a integração dos sistemas chinês e ocidental nas práticas da acupuntura auricular, com aplicação na síndrome climatérica.[28]

Apresenta vantagens de ausência de efeitos colaterais e de tratar outros sintomas físicos e emocionais concomitantemente.

1. **Pontos principais:** Gan (fígado), Shen (rim).
2. **Pontos acessórios:** selecionar conforme síndrome e/ou sintomas.
   - Shen Men: alivia estresse, tensão, ansiedade, depressão.
   - Ponto tálamo: ação de neuromodulação e regulação endócrina; representa as conexões nervosas ao córtex cerebral; beneficia a regulação hipotalâmica dos nervos autonômicos.

- Ponto endócrino: representa a glândula hipófise, ativando-a e controlando as funções e liberações de hormônios de todas as outras glândulas endócrinas; promove níveis de homeostase.
- Ponto útero.
- Ponto autonômico ou simpático: regula o sistema nervoso autonômico, reduzindo desequilíbrios neurovegetativos; promove a circulação sanguínea por produzir vasodilatação, sendo benéfico em situações de estresse.
- Shen Men, simpático, tálamo, endócrino: promovem elevações de β-endorfina e metaencefalinas, produzem 17-hidroxicorticosterona, monoaminoxidase, secreções do lobo posterior da hipófise e catecolaminas.

Acupuntura nas disfunções sexuais no climatério

Na etiologia das disfunções sexuais femininas há diversos fatores envolvidos. Com a menopausa, essencialmente pela diminuição hormonal estrogênica, e suas repercussões no organismo feminino, as questões físicas e emocionais emergem, precipitando disfunções na resposta sexual da mulher ou exacerbando processos já existentes anteriormente.[24] Na concepção do desenvolvimento da libido pela MTC, o Jing do Shen (rim) tem função energética de desenvolvimento da libido e da ovulação por meio da função neurofisiológica comandada pela hipófise.

Pela análise sindrômica da MTC, após a menopausa, incide nessa fase a fraqueza do Jing (quintessência energética) do Shen (rim) que pode ocasionar fraqueza do Jing ao nível encefálico, com hipofunção no eixo hipotálamo-hipofisário.[24] Associada a influência de frequentes emoções negativas, emergentes pelo climatério, podem resultar em disfunções na resposta sexual feminina.

Após a menopausa, a exaustão do Shen (rim) não promove nutrição do Bao Gong (útero) por meio da circulação deficitária do Ren Mai e do Chong Mai, que em conjunto com as deficiências de Qi e de Xue (sangue) do Gan (fígado), do Pi (baço) e do Xin (coração/mente) geram condição de frio na matriz (Bao Gong) e ocorrência de disfunções na resposta sexual.

Na MTC, as disfunções sexuais femininas são denominadas *cold* Yin pelos antigos chineses.

Sintomas sexuais: diminuição ou ausência de libido, esterilidade; aversão ao frio; ausência de libido, sensações frias na vagina, secura vaginal, dispareunia; leucorreia branca; urina clara; língua: pálida com revestimento branco; pulso: profundo e fino.

A raiz da menopausa e da síndrome climatérica na deficiência de Yin do Shen (rim), além dos sintomas sistêmicos da diminuição de Yin, pode ocasionar DSI (desejo sexual inibido); disfunção na excitação com secura vaginal ao coito, dispareunia, sensação de queimação na vagina pela redução da lubrificação.[24]

Os demais padrões dos Zang Fu (órgãos e vísceras) afetados no climatério também definem repercussões na função sexual.

Acupuntura: tratamento nas disfunções sexuais no climatério

No tratamento das disfunções sexuais, os seguintes pontos de acupuntura,[29] podem ser selecionados, sempre com diagnóstico dos padrões de desarmonias.

1. Tonificar o Yin do Shen (rim); fortalecer o fogo orgânico e tonificar Yang do Shen (rim):
- Moxabustão: GV4 (Mingmen), BL23 (Shenshu), CV4 (Guanyuan).

2. Acrescentar:
- Ponto fonte: Yuan: KI3 (Taixi).
- Estimular o triplo aquecedor inferior: ponto Mu CV7 (Yinjiao).
- Ponto Shu do triplo aquecedor: BL22 (Sanjiaoshu).
- Estimular o "fogo ministerial": moxabustão BL13 (Feishu) e seu Jing BL37 (Pohu).
- Estimular o "fogo imperial": moxabustão no BL15 (Xinshu) e seu Jing BL39 (Shentang).
- Estimular os canais curiosos que distribuem o calor orgânico:
  - Chong Mai: SP4 (Gongsun); CV6 (Qihai).
  - Yin Qiao Mai: KI6 (Zhaohai); e LU7 (Lieque).
- Pontos relacionados com a pelve: BL32 (Ciliao), CV3 (Zhongji), ST30 (Qichong), SP12 (Chongmen) – associar moxabustão.
- Acalmar a mente: HT7 (Shen Men); CV6 (Qihai); GV20 (Baihui).
- Harmonizar o Gan (fígado): LR3 (Taichong); LR5 (Ligou).

3. Tratar os demais padrões diagnosticados.
4. Orientações gerais e aconselhamento.

Acupuntura na dispareunia no climatério

A região genital feminina apresenta muitos tendões, que são governados pelo Gan (fígado) e por onde circula o canal do Gan (fígado). A dispareunia é sempre relacionada ao canal do Gan (fígado) e síndromes do Gan, como frio no canal do Gan (fígado), estagnação do Qi do Gan (fígado), deficiência do Yin do Gan (fígado).

Conforme diagnóstico individualizado da paciente pelas diretrizes da MTC.

Acupuntura com ação na estagnação com frio no canal do Gan (fígado)

- LR5 (Ligou) – o canal Luo do Gan (fígado) percorre a região genital, no trajeto do ponto LR5 (Ligou), tendo indicação específica para distúrbios da região genital e para depressão emocional. A técnica a ser empregada pode ser acrescida com massagem com direção para cima no trajeto do canal do Gan (fígado) e manipular a agulha com a outra mão para propagar o Qi profundamente até a região púbica.
- CV3 (Zhongji) – ação nas dores genitais; é ponto de união dos 3 canais Yin do membro inferior com o Ren Mai, com intensa influência nas doenças do triplo aquecedor inferior; manipulação da agulha com direção para baixo, causando sensação de "deQi" para a genitália.
- KI3 (Taixi) com CV4 (Guanyuan) e CV6 (Qihai): combinação que reforça o Shen (rim), tonifica, ativa o Yuan e Jing Qi e regula os órgãos sexuais.

Pode-se aplicar e aquecer CV4 (Guanyuan) e LR5 (Ligou) com moxabustão.

- CV4 (Guanyuan), GV4 (Mingmen) e M-HN-3 (Yin Tang): ação para dores vulvares.[29]
- SP6 (Sanyinjiao), KI10 (Yingu) e ST44 (Neiting): ação para dispareunia.[29]
- ST41 (Jiexi): ação para lubrificação vaginal.[29]
- SP6 (Sanyinjiao): ação para DSI (desejo sexual inibido).[29]

Acupuntura com ação no canal extraordinário Chong

- SP4 (Gongsun) – ação para abrir e ativar a energia do vaso extra; trata desordens ginecológicas e depressão; é o ponto Luo de conexão do Pi (baço), com ação para equilíbrio energético entre o meridiano do Pi (baço), seu Canal acoplado do Wei (estômago) e seu canal confluente – Chong.
- ST30 (Qichong) juntamente com o KI11 (Henggu): pontos que estão no trajeto do Chong Mai; ST30 (Qichong) é o ponto onde o Chong Mai surge para a superfície e se encontra com o canal do Wei (estômago); tem ação de equilibrar, regular e ajustar a qualidade do Qi e Xue dos vasos para os vários órgãos.
- KI11 (Henggu) – indicado para dor na genitália relacionada à estagnação do Chong Mai.
- Acalmar a mente – HT7 (Shen Men); CV6 (Qihai); GV20 (Baihui).
- Harmonizar o Gan (fígado) – LR3 (Taichong); LR5 (Ligou).

Tratar os demais padrões diagnosticados

- Acupuntura auricular: genitália externa, rim, fígado, Shen Men, simpático.

Orientações gerais

Aconselhamento: pesquisar os níveis de comprometimento na esfera sexual: afetivo–sensorial–interpessoal–cognitivo–imaginação–medicamentoso.

Esclarecer a paciente e o casal; orientar prática de exercícios de foco sensorial com objetivo de sensibilização sistemática, para orientar treinamento em relaxamento muscular; estabelecimento de uma hierarquia de situações ansiogênicas com progressão sistemática e mapeamento de situações ansiogênicas.[24]

Orientar exercícios de Kegel: treinamento de contração e relaxamento da musculatura pubococcígea para maior vascularização, percepção e controle muscular e das sensações vaginais, facilitando a excitação e o orgasmo.

Encaminhar para exame e orientação com ginecologista.

O tratamento é complexo, com envolvimento de fatores físicos, mentais e interpessoais. Também depende de ações comportamentais e de atitudes de cada parceiro no relacionamento.

Enquanto hábitos de vida da mulher após a menopausa, como o tabagismo, podem aumentar o risco cardiovascular, a atividade física, boa alimentação e uma atitude proativa em relação à saúde ajudam a minimizar os sintomas do climatério.

Os acupunturistas podem desempenhar um papel terapêutico crucial, informando e estimulando as mulheres na adoção de mudanças benéficas no estilo de vida.

Às vezes, a paciente tem indicação de reposição hormonal e tem o direito de ser informada e receber ajuda.

Mas, para as que não podem ou não querem tomar hormônios, uma visão integrativa pode ser o caminho, com os benefícios da acupuntura para aliviar os sintomas da síndrome climatérica.

Referências bibliográficas

1. Propedêutica mínima no climatério. FEMINA. Maio 2022.50 (5):263-71.
2. Hillard T, Abernathy K, Hamoda H, et al. British Menopause Society Management of the Menopause Sixth Edition, 2017.
3. Harlow SD, Gass M, Hall JE, Lobo R, Maki P, Rebar RW, et al. Executive summary of the Stages of Reproductive Aging Workshop: addressing the unfinished agenda of staging reproductive aging. J. Clin. Endocrinol. Metab. 2012;97(4):1159-68. doi: 10.1210 /jc.2011-3362.
4. Ministério da Saúde. Secretaria de Atenção à Saúde. Departamento de Atenção Básica. Rastreamento [Internet]. Brasília (DF): Ministério da Saúde; 2010 [cited 2020 Jun 23]. (Caderno de Atenção Básica; no. 29).
5. Lambers S. A Endocrinologia do Envelhecimento e do Cérebro. Arch Neurol. 2002;59(11):1709-1711. doi:10.1001/archneur.59.11.1709.
6. Coughlan GT, Betthauser TJ, Boyle R, et al. Association of Age at Menopause and Hormone Therapy Use With Tau and β-Amyloid Positron Emission Tomography. JAMA Neurol. Publicado online em 3 de abril de 2023. doi:10.1001/jamaneurol.2023.0455.
7. FEBRASGO. Manual Climatério/ 2010. Disponível em: https://pt.scribd.com/doc/88961628/Manual-Climaterio-2010. Acesso 21.10.2016 Federação Brasileira das Sociedades de Ginecologia e Obstetrícia. Climatério: Manual de orientação, 1995.
8. Ciornai S. Da contracultura à menopausa: vivências e mitos da passagem. São Paulo: Oficina de Textos, 1999.
9. Menopausa. 2020 set;27(9):976-992. doi: 10.1097/GME.0000000000001609.
10. JAMA. 2023;329(5):405-420. doi:10.1001/jama.2022.24140.
11. Xu LM, Ouyang HQ, Lu RL. Pathogenesis and treatment of menopausal syndrome. Chin. Arch. Tradit. Chin. Med. 2003;21:1550-3.
12. Mao XL, Zhang LJ, Lu LL, et al. Syndrome differentiation and treatment of premature ovarian failure. Chin. J. Exp. Tradit. Med, Formulae, 2014;20:240-2.
13. Bing W. Princípios da Medicina Interna do Imperador Amarelo. São Paulo, Icone, 2001.
14. Ross J. Sistemas de órgãos e vísceras da MTC. São Paulo. Roca, p. 197, 1994.
15. Climateric Traditional Chinese Medicine: perspectives on and treatment of menopausal symptoms, vol. 21, 2018. Issue 2.
16. Freeman EW, Sherif K. Prevalence of hot flushes and night sweats around the world: a systematic review. Climacteric 2007;10:197-214 [Taylor & Francis Online].
17. Mao YF, Lu S. Progress in traditional Chinese medicine treatment of hot flashes during menopause. J. Liaoning University Tradit. Chin. Med. 2015; 17:213-15.
18. Climacteric: Traditional Chinese Medicine: perspectives on and treatment of menopausal symptoms Citation11-14. Volume 21, 2018 - Issue 2.
19. Bezerra AG, Pires GN, Andersen ML, Tufik S, Hachul H. Acupuntura para tratar distúrbios do sono em mulheres na pós-menopausa: uma revisão sistemática. Medicina Complementar e Alternativa Baseada em Evidências. 2015; 2015:563236.
20. Huang Q, Luo D, Chen L, et al. Eficácia da acupuntura para a doença de Alzheimer: uma revisão sistemática atualizada e metanálise. Ciência Médica Atual. 2019; 39: p.500-511.
21. Shan Y, Wang JJ, Wang ZQ, e outros. Especificidade neuronal da acupuntura na doença de Alzheimer e em pacientes com comprometimento cognitivo leve: um estudo de ressonância magnética funcional. Medicina Complementar e Alternativa Baseada em Evidências. 2018; 2018: 7619197.
22. Yamamura Y. Acupuntura: uma alternativa no tratamento da osteoporose. Revista Paulista de Medicina, vol 3, no 1, p. 22, 1997.
23. Menopausa. 2020 set;27(9):976-992. doi: 10.1097/GME.0000000000001609.
24. Silva MCC. Manual de Ensino em Sexualidade Humana. Relisul. Curitiba, 1992.
25. Yamamura Y, et al. Acupuntura. Guias de Medicina Ambulatorial e Hospitalar. Manole. São Paulo, 2015.
26. Aung S, et al. Medicina Tradicional Chinesa como Base para o Tratamento de Distúrbios Psiquiátricos: Uma Revisão da Teoria com Casos Ilustrativos. Acupuntura Med.1 de dezembro de 2013; 25(6): 398-406.doi: 10.1089/acu.2013.1007.
27. Niemtzow R. Como você trata as ondas de calor em mulheres e homens em sua prática? Medical Acupuncture, 2008, Volume 20, Edição 2, Página 75-81.
28. Oleson T. Auriculotherapy Manual: Chinese and Western Systems of Ear Acupuncture. Health Care Alternatives, Los Angeles, 1996.
29. Aung S. Sexual Dysfunction: A Modern Medical Acupuncture Approach. Medical Acupuncture Journal, vol 13, n. 2, 2004.

39

José Luiz de Miranda Coelho Inojosa • Luciano Ricardo Curuci de Souza • Mara Valéria Pereira Mendes

Acupuntura na Migrânea e Cefaleia Tensional na Mulher

Introdução

"A visão da paciente ficou turva e cheia de pontos luminosos. Sua boca e mão direita estavam dormentes e formigando ao mesmo tempo. Trinta minutos depois, ela trancou-se no seu quarto em busca de silêncio, apagou as luzes para ficar imóvel deitada. O lado esquerdo do seu crânio pulsava de dor forte. A náusea era grande e o vômito iminente. Tentava não se martirizar pelo fato de estar faltando ao trabalho naquele dia e que perderia um compromisso social à noite. Teria de trabalhar exausta no dia seguinte.

Relembrou que há 2 dias acordou um tanto indisposta, sentindo o corpo pesado, bocejando e urinando muito, além de uma vontade incomum de comer doces, especialmente o chocolate que lhe trazia um mínimo alívio do mal-estar geral. Ela sabia que cedo ou tarde teria mais uma crise de migrânea.

É comum que, no fim da tarde, sinta uma dor em peso em volta da cabeça ou como uma faixa apertada nas têmporas. Sente rigidez no pescoço, que ela atribui ao fato de manter-se sentada e imóvel, digitando no computador, por longas horas; ou a algum estresse emocional por sua tripla jornada como mãe, chefe de família e trabalhadora.

Não bastasse toda essa condição, as crises álgicas, que ocorriam próximas ou durante a menstruação, foram se tornando cada vez mais intensas e incapacitantes. Ela se tornava mais irritada e com dores nos seios, além de sentir câimbras musculares nesse período.

Esses eventos, de enorme sofrimento, repetem-se várias vezes ao mês, há mais de uma década. Ela se sente incompreendida pelos seus familiares e por sua equipe de trabalho. A percepção de que se acumulam inúmeros sintomas como oscilações do humor, insônia e má digestão só aumentam e, além de tudo, não se sente acolhida completamente pela medicina de forma geral. Já realizou exames de imagem muito avançados, mas tudo que escuta é que não há nada fora de ordem, tudo está dentro do normal."

O relato descrito corresponde ao perfil de muitas pacientes do sexo feminino que sofrem com a falta de diagnóstico correto de migrânea ou de cefaleia tensional e seus manejos adequados. O diagnóstico pela Medicina Tradicional Chinesa (MTC), o tratamento com acupuntura e as orientações não farmacológicas podem exercer grande protagonismo no alívio das algias cranianas dessas mulheres, seja em condições iniciais ou crônicas.

As migrâneas/enxaquecas e cefaleias tensionais, além das migrâneas menstruais, são claramente influenciadas pelos ciclos hormonais e permeiam as várias fases da vida da mulher. São 3 vezes mais comuns nas mulheres do que nos homens. A migrânea afeta mais as mulheres em idade fértil, interfere na sua vida social e familiar, e leva a uma carga de incapacidade tanto para o indivíduo, e, consequentemente, quanto para a sociedade como um todo.[1]

Neste capítulo, dividiremos o texto em uma primeira parte teórica sobre fisiopatologia e mecanismos, bem como sobre temas que causam dúvidas sobre manejo clínico; na segunda parte discutiremos os padrões de desarmonia envolvidos nas cefaleias, com ênfase nas mulheres; e uma terceira parte, de manejo prático, que pode ser posteriormente utilizado como fonte consultiva.

Abordaremos, sob a égide da MTC, as etapas do desenvolvimento da mulher, considerando desde os fatores emocionais da infância e os traços da personalidade migranosa; os quadros de migrânea episódica e de cefaleia tensional após a menarca; a migrânea menstrual; vamos expor os sinais de alarme das cefaleias sexuais; as cefaleias crônicas; além das cefaleias durante o climatério e na pós-menopausa. As cefaleias na gravidez serão discutidas em capítulo separado, devido a sua complexidade e importância.

Primeira parte – explicando os termos dor de cabeça, cefaleia, enxaqueca e migrânea

Diante da multiplicidade de termos da língua portuguesa, esclarecemos que dores de cabeça e cefaleia englobam as dores no crânio, excetuando-se as dores faciais. O termo cefaleia expressa o significado de dor na região cefálica e pode ser utilizado de forma geral sobre os vários tipos de dores de cabeça.

O termo migrânea provém do grego *hemikraníon,* e significa "metade do crânio", em uma alusão ao fato de que esse tipo de dor ocorre em um dos lados da cabeça, geralmente. Já o termo **enxaqueca**, muito usado como sinônimo de migrânea no Brasil, provém do termo árabe *as-saqiqa,* herdado desde os tempos de herança cultural e linguística da presença árabe na península ibérica, o que influenciou a língua portuguesa.

Enxaqueca é tratado como sinônimo. Porém, a literatura internacional refere-se a *migraine*, da língua inglesa, de modo que as sociedades de cefaleia globais e brasileiras preferem o termo migrânea.[2]

Fisiopatologia da migrânea e da cefaleia tensional

O ataque de migrânea pode ser dividido nas suas fases temporais: a fase de pródromo, que precede a migrânea em 2 ou 3 dias; a fase de aura, que precede imediatamente a dor, de 20 a 30 minutos; a fase álgica ou da dor em si; e uma fase de resolução. Algumas dessas fases podem não ser percebidas pelos pacientes como sintomáticas, e podem ocorrer isoladamente, principalmente no que concerne à fase de aura sem dor. As fases podem se interpor umas às outras, ou seja, a fase de pródromo pode se encontrar com a fase de aura, que pode avançar pela fase da dor e persistir. Durante os dias que precedem um ataque, ocorre um aumento da excitação do córtex cerebral, e essas vias acabam estimulando estruturas profundas do cérebro como o tálamo e o hipotálamo. Naquelas pacientes que percebem a fase de pródromo, essas se sentirão indispostas ou sonolentas, bocejando, com poliúria, mudanças de humor ou mudanças de apetite, como se o ciclo circadiano estivesse incorreto, apontando para uma alteração hipotalâmica.

A medicina ocidental discute se nessa fase há aumento do desejo de ingestão de alimentos doces, como chocolate, por exemplo, não sendo a ingestão desse alimento um gatilho em si, mas essa ideia segue como hipótese. As alterações talâmicas justificam as alodinias cutâneas e as hipersensibilidades que os pacientes desenvolvem à luz e aos sons. Quando a função do tálamo está desregulada, sobrecargas de informações podem hiperexcitar o córtex cerebral, justificando a fotofobia, fonofobia e até a osmofobia que é a hipersensibilidade aos cheiros fortes.[3]

Nas fases iniciais, já é possível perceber dolorimento na região cervical, e esse achado contribui para a hipótese da ativação do sistema trigeminovascular, seja por feixes aberrantes do trigêmeo até a região cervical, ou mesmo pela entrada das alterações sensoriais no núcleo espinhal do trigêmeo que atinge os primeiros níveis da medula cervical e causa dores tanto na região occipital quanto referida próximo à região das órbitas.

A fase de aura não é determinante para a chegada da sensação dolorosa. Naquelas pacientes que a percebem, elas são decorrentes de intensas despolarizações do córtex cerebral, mais comumente em região occipital, área muito ativa do córtex e que processa a visão, o que justifica as auras visuais. As despolarizações podem avançar para áreas parietais (auras sensitivas) e podem se espalhar para regiões do tronco encefálico, gerando os sintomas de vertigem ou sinais de tronco cerebral como fraquezas. Essas alterações corticais induzem perda de controle dos vasos cerebrais, conferindo a dor um caráter "latejante".[4]

Próximo à fase de dor, as pacientes queixam-se de queda no desempenho cognitivo e de baixo rendimento no trabalho ou estudos, evidenciando um comprometimento difuso do córtex cerebral. A fase de dor adquire característica pulsátil, de moderada a forte intensidade, que se agrava com o esforço, hemicraniana, que pode causar náuseas ou vômitos, foto ou fonofobia.[4] Por uma questão didática, abordaremos, mais adiante, os riscos vasculares para mulheres com migrânea com aura.

A fisiopatologia da cefaleia tensional ainda é menos compreendida. Essa entidade é mais prevalente em mulheres jovens, associada a uma má percepção da saúde, poucas horas de sono por noite, sensação de fadiga e de incapacidade de relaxar após atividades laborais. Postula-se uma junção de hipóteses, sendo a primeira de polimorfismos genéticos, que contribuem para sensibilização central progressiva da dor, e a segunda hipótese seria em decorrência de mecanismos miofasciais, ou seja, da presença de bandas tensas muito sensíveis, seja no momento da crise de dor ou fora dela. Ainda não é claro se a sensibilidade, sentida à palpação, é causa ou consequência. Porém, ocorre um aumento na quantidade de músculos rígidos e dolorosos nas formas crônicas de cefaleia tensional, como se houvesse um contínuo, de modo que pontos de gatilho miofascial, com áreas hiper irritáveis e que causam dor local e referida, surgem como fator decisivo para fisiopatologia da cefaleia tensional. A contração sustentada de músculos da cintura escapular e pescoço também contribui para a sensibilização periférica da dor.[5,6]

O estresse crônico pode agravar as cefaleias pelo excesso de contração muscular, ao liberar catecolaminas e cortisol, afetando o processamento central da dor. A cefaleia tensional não tratada desorganiza as vias dos núcleos trigeminais, de modo a reduzir o fluxo das vias descendentes modulatórias, as quais inibiriam a sensação álgica. Essa sensação dolorosa encontra então caminho livre para chegar ao tálamo e ao córtex cerebral. É o caso das pacientes com cefaleia tensional ou cefaleias crônicas que estão sempre fadigadas e que, com mínimos gastos energéticos, falta de sono ou estresse, serão acometidas pela clássica sensação de dor em aperto na cabeça. Atente ao fato de que, nas cefaleias crônicas, o mecanismo descrito das migrâneas está constantemente ativado, concomitantemente ao processo descrito de sensibilização central que ocorre na cefaleia tensional, de forma que as pacientes experimentam "vários" tipos de dor de cabeça.[7]

Mecanismos hormonais da migrânea menstrual e climatério

A migrânea pré-menstrual, associada à queda dos níveis estrogênicos, é desafiante do ponto de vista de tratamento, apesar de sua previsibilidade de ocorrência. A queda do estrogênio associada à queda da progesterona, tanto na fase folicular quanto na fase lútea, é associada ao aumento de frequência de dores de cabeça. É a queda orquestrada do estrógeno junto com a progesterona que é capaz de produzir cefaleia de forte intensidade (Figura 39.1).[8]

A queda isolada da progesterona não parece ser promotora de cefaleia. O estrógeno é capaz de provocar uma hiper excitabilidade neuronal, enquanto a progesterona tem efeito neuro inibitório. A suplementação de progesterona nas mulheres na pré-menopausa tem efeito protetor para cefaleias, enquanto nas mulheres na pós-menopausa ela pode provocar migrânea. Vale lembrar que a migrânea menstrual isolada é uma desordem mais rara. A forma mais comum é a migrânea menstrual, afetar mais de 50% das mulheres com migrânea, principalmente nas formas crônicas.[9] Geralmente se apresenta como um ataque de migrânea sem aura. O diagnóstico de migrânea menstrual exige dois ataques em pelo menos 3 ciclos menstruais. Nas pacientes com ciclo regular é possível planejar o uso de anti-inflamatórios, 3 dias antes do fluxo e manter um total de 5 dias. Os triptanos de longa duração como naratriptano são considerados tratamentos de primeira linha e podem ser mantidos no início da cefaleia.[8]

Os ciclos hormonais, geralmente, estão preservados nas primeiras etapas da menopausa. Porém, nas últimas etapas, os ciclos tornam-se irregulares e os níveis de hormônios flutuam. As mulheres com história de migrânea menstrual apresentam agravamento dos sintomas de dor de cabeça durante as fases da menopausa. As que apresentam migrânea são mais

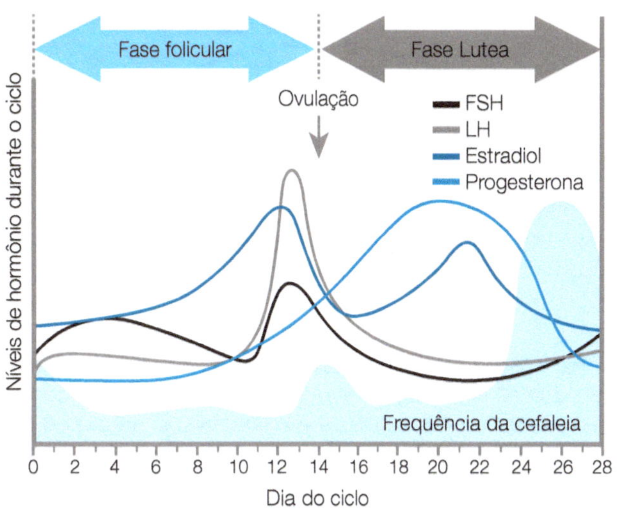

■ **Figura 39.1.** A partir do 12° dia ocorre aumento da frequência de cefaleia pela queda do estradiol. Porém, no 22° dia a queda orquestrada do estradiol e da progesterona provoca aumento significativo da frequência e da intensidade das crises de cefaleia. Fonte: Adaptada do Continuum Headache, Pavlovic, Jelena.

suscetíveis a apresentar os sintomas vasomotores da menopausa que também são associados a desfechos cardiovasculares menos favoráveis, sugerindo-se uma fisiopatologia comum que abarca a cefaleia e o risco cardiovascular nessas mulheres.[1]

Risco cardiovascular da mulher com migrânea

Sabemos que o infarto migranoso é um temor para as pacientes e para os médicos acompanhantes. Porém, o diagnóstico precisa ser confirmado por neuroimagem na vigência de um ataque típico de migrânea com aura prolongada (mais de 60 minutos) e é mais comum nas pacientes tabagistas ou com forame oval patente (FOP). Acredita-se que os infartos em cerebelo ou em região de circulação posterior como tronco cerebral e lobo occipital, onde se originam as auras visuais, sejam mais comuns nas mulheres com migrânea com aura.[10] O uso de anticoncepcional oral (ACO) em mulheres com migrânea com aura aumentou em 6 vezes o risco de acidente vascular cerebral isquêmico (AVCI). Os potenciais mecanismos para o AVCI nas pacientes com migrânea com aura incluem vasospasmo cerebral, visto que a despolarização intensa induz alterações metabólicas, o que resulta em prolongada oligoemia cortical. Possivelmente, alguns pacientes com predisposição genética apresentam produção endotelial de citocinas e marcadores pró-inflamatórios dos vasos (Figura 39.2). Estudos também relacionam o surgimento de auras em embolias por fibrilação atrial. Recomenda-se uma avaliação

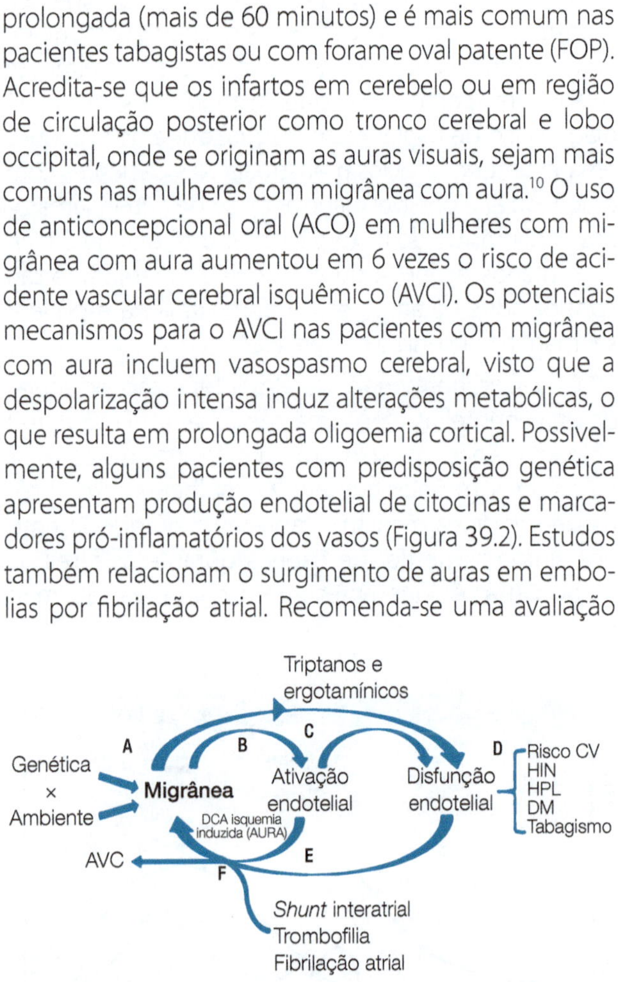

■ **Figura 39.2.** Potencial mecanismo da associação entre migrânea com aura e AVCI: **A** – Migrânea como resultado da interação de fatores genéticos e ambientais. **B** – Ataques de migrânea causam ativação endotelial com estado pró-coagulante e inflamatório. **C** – Ataques recorrentes deixam o endotélio disfuncional e hiper-reativos, uso indiscriminado de triptanos e ergotamínicos piora a disfunção. **D** – Risco cardiovascular como hipertensão, dislipidemia, diabetes e tabagismo agravam a disfunção endotelial basal. **E** – Estado pró-coagulante pode levar a oligoemia cortical, que por sua vez, induz a aura ou infarto migranoso. **F** – Trombofilias podem induzir auras e infartos, particularmente na presença de FOP com *shunt* direita-esquerda ou FA. Fonte: Adaptada de Tietjen G.

cardiológica nessas mulheres que apresentam aura persistente, aura mais de uma vez na semana e que não apresentem resposta ao tratamento.

Nos casos de migrânea com aura persistente, aura de tronco cerebral (disartria, por exemplo) ou migrânea hemiplégica, encaminhe para avaliação neurológica e cardiológica. Enquanto ainda apresentarem as auras, as mulheres devem evitar os ACO com estrogênio.[11]

Contraceptivos orais e migrânea

É difícil predizer se haverá piora ou melhoria do padrão da cefaleia após introdução dos anticoncepcionais orais (ACO). Algumas mulheres passam a apresentar ataques incapacitantes de cefaleia, principalmente na semana placebo. As vias transdérmicas ou intravaginais podem promover níveis mais constantes de estrogênio e evitar os mecanismos que promovem a cefaleia com a queda desse hormônio. O uso é considerado seguro para mulheres com migrânea sem aura, sem fatores de risco cardiovasculares e que não sejam tabagistas. Entretanto, se, após início do ACO, as migrâneas passarem a apresentar aura ou se for constatada uma piora da aura prévia, o esquema deve ser substituído ou adaptado para não aumentar o risco de evento isquêmico cerebral. Pílulas orais bifásicas ou trifásicas devem ser evitadas, pois, conforme já discutimos anteriormente, a flutuação orquestrada dos níveis de estrógeno e progesterona parecem estar mais implicadas no mecanismo da dor. Preferência sempre por ciclos monofásicos, nos quais as pílulas devem ter baixas doses de estrógeno (menos de 20 microgramas), e os comprimidos "ativos" devem conter a mesma quantidade de ambos os hormônios.[11]

A literatura traz outra recomendação, talvez mais seguida e enfatiza que se a paciente passa a apresentar migrânea com aura ou a aura ainda não foi controlada por terapia medicamentosa, não inicie ACO com estrógenos. Ajuste a terapia anticoncepcional para métodos não hormonais ou mantenha em terapia com progesterona apenas.[12]

Avaliação da cefaleia sexual

A cefaleia sexual primária é dividida em pré-orgástica e orgástica. A cefaleia pré-orgástica (20% dos casos) vai aumentando de intensidade durante o intercurso sexual e pode ocorrer até durante a excitação. Já a cefaleia orgástica (80% dos casos) se apresenta como dor súbita severa, que pode ser descrita com características tensionais ou pulsáteis/migranosas, que tende a durar minutos ou, no máximo, algumas horas. Esse grupo de desordens tende a ocorrer por um período curto e são autolimitadas, que pode apresentar períodos de remissão por anos. O tratamento clássico é o uso de indometacina, triptanos ou propranolol antes do intercurso sexual. Devemos ficar atentos à quais mulheres devem ser triadas para realizar exames de neuroimagens.

O tempo prolongado de dor e a duração dessa dor de fortíssima intensidade, indicam investigação com exames de imagem e transforma o desafio diagnósticos na exclusão de causas para *thunderclap headache*, traduzida como cefaleia em trovoada, com instalação súbita e máxima da dor, descrita como a pior cefaleia já sentida pela paciente. A investigação consiste em excluir principalmente sangramentos cerebrais por ruptura de aneurismas ou malformações arteriovenosas (MAV), tromboses venosas cerebrais (TVC) e síndrome da vasoconstrição cerebral reversível. Não devemos esquecer que dissecção de vasos cervicais, a depender da prática sexual (e que pode ser omitida, e confundida como cefaleia sexual) ou mesmo a dissecção que ocorra espontaneamente, podem se manifestar como *thunderclap headache*. Essas pacientes devem ser submetidas a exames de neuroimagem com estudo de vasos arteriais e venosos.[13]

Ao final do capítulo deixaremos a lista clássica dos sinais de alarme para indicação de exame de neuroimagem, além dos critérios da Classificação Internacional de Cefaleia, terceira edição, versão em português para a migrânea, migrânea com aura, cefaleia tensional e cefaleia crônica de maneira consultiva (Tabela 39.11 e Figuras 39.3 a 39.6).

Segunda parte – padrões de desarmonia pela Medicina Tradicional Chinesa e cefaleias

Os padrões de desarmonia das cefaleias podem estar associados a fatores externos, se o Qi defensivo do indivíduo estiver enfraquecido. O vento, o frio, a umidade e o calor, ou uma combinação desses fatores, se alojam nas redes de canais e meridianos dos seios da face e da cabeça para bloquear o fluxo natural de Qi e do sangue para essas áreas, causando dores e inflamação.

Todavia, o escopo deste capítulo é se dedicar ao atendimento de mulheres com cefaleias decorrentes da progressão dos fatores internos. Enfatizaremos o sistema do fígado, do baço e do rim, como os principais responsáveis pelo surgimento de dores de cabeça como migrâneas/enxaquecas e cefaleias tensionais.

Cefaleia da infância e a "personalidade migranosa"

Muitos bebês de mães com enxaqueca apresentam cólica infantil ou síndrome do choro excessivo, caracterizado por episódios de mais de 3 horas de choro diário, vários dias na semana, em menores de 4 meses de vida.[14] A medicina ainda desconhece a causa. Surgem, ainda, as síndromes periódicas da infância que podem se suceder ao longo do tempo, como a síndrome do vômito cíclico; a migrânea abdominal, na qual a dor é geralmente em linha média do abdômen e, curiosamente, responde a terapias agudas para migrânea com triptanos; além do torcicolo infantil paroxístico benigno, sem terapia medicamentosa específica até o momento. Essas crianças desenvolvem 6 vezes mais chances de apresentarem migrânea e muitas delas já se queixam de cefaleias na própria infância, precisando fazer terapias abortivas de dor aguda e profiláticas.[15]

Pelo entendimento da MTC, nos parece factível que essas crianças já apresentem desarmonias constitucionais do fígado e do baço. Porém, a própria MTC também contempla o raciocínio de que sentimentos ou expressões de algumas emoções, quando suprimidas (por alguns dos pais, ou as figuras que os representam na infância), geram tensão, raiva e frustração. O abuso físico e verbal em algumas crianças pode ser o gatilho inicial para desarmonia do fígado. Por exemplo, o ato de tolher a liberdade de meninas, comum a muitas sociedades ocidentais e orientais, é interpretada na MTC, como conter os tendões e músculos, refletindo-se em estagnação do Qi do fígado que, por sua vez, influenciará no desenvolvimento da personalidade migranosa.[16]

Crianças com desarmonia do sistema do fígado podem ter dificuldades em planejar e tomar decisões quando adultos. Ocorrendo ainda novos desdobramentos se o Yang do fígado for insuficiente, pois teremos uma personalidade migranosa que está, no íntimo, sempre ressentida, incapaz de superar, verdadeiramente, pequenas contendas. Encontra sofrimento psíquico associado a tensão emocional e física, visto que, racionalmente, não consegue impedir esse padrão. São incapazes de confrontar abertamente a estrutura ou aquele que o domina como autoridade, porém, por exemplo: são os adolescentes que causam "perda total no carro do pai", perdem o celular caríssimo da mãe ou, quando adultos, sabotam, inconscientemente, a figura do chefe ou do parceiro quando se sentem ressentidos.

Já aquelas pacientes com insuficiência do Yin do fígado desenvolverão outra personalidade bastante comum aos migranosos. Diante de qualquer contenda, não admitem a "retirada". Admitir que falhou, ou que não suporta mais, significa inconscientemente derrota e humilhação. Então, estoicamente, elas suportam relacionamentos e ambientes de trabalhos tóxicos. Transformam seu próprio elemento madeira em algo inflexível, que não cede, que não se dobra para retornar mais forte. Essa personalidade, por não se dobrar, "parte-se" com as tempestades emocionais em crises intensas de cefaleias, nas quais também há uma enorme liberação de energia psíquica acumulada.[17]

Demos apenas exemplos muito dramáticos e coloridos, mas é preciso ficar claro que no dia a dia do consultório de acupuntura, percebemos nuances e traços dessas personalidades, quando conseguimos fazer esse tipo de abordagem, que é tão importante para o entendimento da avaliação pela MTC e no aconselhamento que pode ser dado às pacientes. Principalmente quanto a esse último tipo de personalidade em que não realizam mudanças necessárias em suas vidas, em seus relacionamentos, ou seja, tudo está estagnado. O reflexo de uma estagnação na vida íntima culmina em uma resposta dinâmica do nosso próprio corpo, que manterá o padrão de estagnação do Qi do fígado.

Relação entre fígado e cefaleia nas mulheres

O fígado pertence ao movimento madeira, associada ao florescimento da primavera, ao sol nascente. São símbolos da gigantesca capacidade de renascer da natureza após o período de recolhimento das energias do inverno, da própria noite ou mesmo da capacidade que a natureza tem de superar a si própria e vencer sob qualquer adversidade. Em paralelo ao corpo humano, o fígado, dentro do movimento madeira, significa o movimento orientador da própria existência do ser. É o órgão do impulso contínuo da vida humana.

A questão do movimento aqui é levada a cabo, no sentido de que o fígado é capaz de armazenar uma grande quantidade de sangue, para, conforme a MTC, liberá-lo aos ligamentos, tendões, músculos e inclusive alcançar o sistema nervoso. Ou seja, todo o controle motor está submetido ao fígado. Para tanto, ele possui seu próprio Qi e é responsável por um fluxo livre, sem restrições, suave e harmônico para todo o sistema motor e para os demais órgãos. Para se movimentar pelo espaço, seja no sentido metafórico ou no sentido físico, o órgão sensorial mais importante é aquele que comanda a visão. É por isso que o fígado fica responsável por controlar e nutrir os olhos.[17]

Na cronoacupuntura, entendemos que entre 1 hora e 3 horas da manhã, período de maior inativação dos movimentos corporais, o fígado recolhe para si o sangue das extremidades para realizar os processos de purificação e retirada de toxinas. Ao mesmo tempo, o aspecto mental-emocional ou alma etérea liberta-se e se aprofunda no inconsciente de forma que uma pessoa saudável sonha com resoluções de problemas, ou mesmo sequer se lembra que sonhou, porém, o plano a ser traçado ou a decisão a tomar simplesmente estarão claros ao despertar no dia seguinte. Já as pacientes de cefaleia crônica, por exemplo, quando questionados costumam relatar que despertam próximo das 3 horas da manhã e que se recordam de sonhos agitados e desconfortáveis.[18] Ao mesmo tempo, demoram para tomar decisões e fazem o que chamamos de "ruminação" do pensamento que é um gasto desnecessário de energia psíquica que apenas traz prejuízos físicos e emocionais.

Para além do livre fluxo do Qi, o fígado também é capaz de liberar o fluxo das emoções ou de contê-las. Essa contenção é necessária, é uma forma de impedir que materializemos em atos motores as nossas respostas de raiva e proporcionar uma vida em sociedade mais saudável e harmônica. Imaginemos todo o descontrole psíquico se não houvesse essa função natural do fígado. Não é difícil supor o desgaste emocional das mulheres na sociedade em relação a injustiças sociais e reconhecimento a despeito da sua importância.

Nesse ponto iniciamos a compreensão dos padrões de desarmonia relacionados a migrânea e a cefaleia tensional, a partir do momento em que, como vimos em tópicos anteriores, as pacientes apresentam tanto desarmonias constitucionais do fígado, quanto associada a forma aprendida, desde a infância, de lidar com as emoções reprimidas e ao tolhimento individual em favor de padrões sociais ou de figuras de poder. A estagnação do Qi do fígado ocorre quando a função de contenção natural das emoções é levada a um ponto de ruptura, ou seja, deixa de ser fisiológica e passa a ser patológica e crônica.[17,19]

A partir desse momento podemos fazer analogia ao fato de o Qi tentar vencer a inércia dessa estagnação dentro do fígado e esse fenômeno físico e metabólico gerar calor. Agora teremos um padrão de excesso como fogo do fígado ou fogo exuberante do fígado. Essa forma puramente Yang, em seu aspecto, tenderá a subir e se distribuirá pelos meridianos acoplados da vesícula-biliar e pelo meridiano divergente do fígado, fazendo conexões com outros meridianos que chegam ao segmento cefálico. Clinicamente, consideramos fortes crises de cefaleia que são geralmente percebidas no topo da cabeça, que pode ser holo ou hemicranianas a depender de fatores concomitantes a esse processo.

Importante observar que, nesse momento inicial, teremos ainda certo equilíbrio entre Yin e Yang e esse calor patológico é considerado um padrão de excesso. Porém, no caso das mulheres, é muito marcada a história de início das cefaleias pós-menarca, pois se inicia uma perda de sangue do fígado, ou seja, do Yin do fígado, mesmo que fisiologicamente o corpo consiga repor esse Yin. Ao longo do tempo, a associação da estagnação do Qi com as perdas cíclicas do Yin, pelo sangue menstrual, cria a dificuldade do Qi do fígado em mover esse sangue para o útero, ou seja, ele deixa de suprir outras áreas do corpo feminino para priorizar a reprodução, e nesse processo agrava os sintomas de cefaleias menstruais e da tensão pré-menstrual. Entraremos em detalhes adiante.

Ao longo de alguns anos de cefaleias não tratadas, com padrões de desarmonia nunca tratados, o fígado vai mobilizando substâncias Yin que vão sendo consumidas por esse calor patológico ao ponto de ocorrer um padrão de deficiência do Yin do fígado, que leva ao conhecido estado de ascensão de Yang do fígado.

O raciocínio aqui é que a perda do Yin, em relação ao Yang, faz com que a força centrípeta com o qual o Yin "segura" ou "ancora" o Yang se perca, e esse último se "liberta" da forma material e ascende, como é da natureza da energia livre. Esse estado de ascensão cria condições para uma espécie de caminhar caótico do Qi, em sua forma Yang, que perturba as funções dos órgãos por onde passa, especialmente do segmento cefálico. É percebido principalmente como cefaleia hemilateral pulsátil, ou seja, migrânea. Entretanto, faz-se uma observação importante, em muitos pacientes, esse padrão se manifestará como cefaleias de padrão tensional com relativa incidência e frequência. A compreensão desses raciocínios expostos é primordial, pois as cefaleias primárias são manifestações extremamente energéticas dos aspectos Yin e Yang e podem ser potencializadas pelas necessidades e fisiologia do corpo feminino. Portanto, é fundamental estudá-las e compreendê-las.

A cefaleia tensional é associada, classicamente, a uma sensação de peso, de aperto na cabeça ou mesmo de dor contínua. Essa percepção pela MTC tem associação a umidade/mucosidade. Até aqui falamos bastante de fígado, mas um médico acupunturiatra precisa ter em mente que o Qi do fígado auxilia a função dos demais órgãos. Por exemplo, a peristalse intestinal, muitos pacientes com cefaleia crônica se queixam de constipação, em decorrência da desarmonia do fígado que deixa de auxiliar o Qi do intestino grosso a descender o seu conteúdo. O mesmo raciocínio serve para o estômago em seu trabalho de descendência dos líquidos, que é interrompido e se manifesta como náusea e vômitos quando o Qi do fígado se vê agudamente perturbado, na crise de migrânea, e no lugar do Qi do estômago descender, ele ascende. Aplicamos o raciocínio também ao baço, em seu trabalho de separação do puro e impuro e de ascensão do Qi, de forma que haverá acúmulo de umidade/mucosidade, que será constantemente carreada para o alto até os músculos da cabeça. Esse mecanismo explica uma obstrução do Qi e do sangue pela umidade/mucosidade na musculatura como se de fato houvesse alguma substância pesada (dores em peso) ou aderida (dores em aperto) no segmento cefálico das pacientes. São as mesmas pacientes que sentem fadiga e incapacidade de relaxar após o trabalho, pois o exercício mental excessivo compromete ainda mais o Qi do baço.

Usaremos agora um pensamento semelhante para justificar as pacientes com dor de caráter tensional que ao serem examinadas apresentam musculatura de toda a cintura escapular, toda a região cervical, pericraniana e suboccipitais sensíveis e tensionadas, pois o acúmulo das tensões musculares vão impedindo o livre fluxo de Qi e sangue para os vasos, comprimindo os nervos, canais e meridianos da cabeça, cabendo ao médico acupunturiatra também abordar essas obstruções, pois onde não há livre fluxo do Qi, há dor.[17,20]

Migrânea menstrual e a MTC

As pacientes do sexo feminino apresentam ainda um agravamento dos padrões de cefaleia na menstruação. O ciclo menstrual pela MTC é um processo sofisticado e complexo, com envolvimento de vários órgãos e meridianos. Vamos nos ater apenas ao processo associado as cefaleias.

O sangue do fígado inicia o período menstrual, porém ele depende do Qi do fígado pleno para ser transportado corretamente até o útero. Se esse Qi do fígado não está estagnado e é pleno, o sangue pode ser movido de forma fácil e adequada, ocorrendo apenas um mínimo desconforto físico e mental em período pré-menstrual. Nas nossas pacientes com cefaleias, partimos do princípio que já apresentam, de base, estagnação do Qi do fígado, que pode haver consequências como vazio de sangue. Essas desarmonias de base constroem o conjunto de sintomas das migrâneas menstruais, vistas a seguir.

Podemos dividir as cefaleias do período pré-menstrual e da cefaleia menstrual propriamente. A cefaleia do período pré-menstrual chega com uma constelação de sintomas como dor nas mamas por falta de nutrição do Qi do fígado; inchaço abdominal e constipação pela influência do Qi do fígado deficiente sobre o sistema digestivo e câimbras, pois o fígado não tem Qi suficiente para mover o sangue até os músculos. A prioridade torna-se a capacidade reprodutiva, com prejuízo para os demais sistemas, nesse período. A cefaleia dessa fase é caraterizada por uma dor profunda e "cansada", tipo "surda" que pode ser holocraniana ou em região frontal, aliviada pelo repouso. Essa descrição de dor é compatível com uma redução do fluxo de Qi para o segmento cefálico.

No período menstrual, com o início do fluxo, a cefaleia pode ser bem mais severa, pois o mecanismo envolvido é a deficiência do sangue do fígado, principalmente. Esse tipo de dor é associado a tonturas e tipicamente piora no período da tarde pelo consumo do sangue (consumo natural do Yin) durante as atividades do dia. Mesmo sem preencher todos os critérios, essas dores acabam sendo classificadas como prováveis cefaleias do tipo tensional ou são percebidas pelas pacientes como um agravamento importantíssimo de suas dores de base, que pode possuir caráter migranoso. Sempre que houver redução do sangue a percepção álgica será mais intensa.

Nas mulheres não tratadas, a história natural das cefaleias tende a um processo de agravamento, com aumento de frequência e intensidade dos sintomas. Pela MTC, fica mais claro inferir que além das questões hormonais (o estrógeno e a progesterona se alternando no papel de Yin e Yang, respectivamente), quanto mais instalados estiverem os padrões de desarmonia do fígado para produzir migrânea, piores serão os sintomas das cefaleias menstruais.[17,21]

Baço e cefaleia

Apesar de termos discutido no tópico anterior, a influência do fígado sobre o baço, é importante destacar alguns fatos específico sobre digestão das pacientes com cefaleias. O Qi do baço pode ser danificado por trabalho mental em excesso (consumir a energia que alimenta o pensamento), excesso de trabalho com pouco repouso efetivo (consome o sangue na MTC), pouco exercício físico e alimentação inapropriada (ambos fazem decair o Qi geral). Os pacientes com dietas predominantemente de alimentos crus e frios; pobres em carboidratos; alimentos excessivamente ricos em gorduras (consideradas boas ou más); bem como os que consomem, preferencialmente, produtos lácteos como fonte de proteínas, ingeridos várias vezes ao dia, estão em franco processo de lesionar o Qi do baço, conforme a MTC.

Pressões sociais recaem sobre os corpos femininos em relação a dietas radicais ou restritivas, ou mesmo dietas aparentemente saudáveis, mas que pela perspectiva da MTC deveriam ser realizadas com cautela. Temos ainda mulheres com situação socioeconômica, cuja ingesta de proteínas é baixa e o excesso de consumo de carboidratos e gorduras saturadas leva a um declínio do baço tão evidente que se manifesta como obesidade e agravamento de várias condições comórbidas. Não sendo infrequente a queixa de cefaleia, principalmente tensional, descrita como "em peso" frontotemporal constantemente.[17,21]

Rim e cefaleia

Essa talvez seja uma relação pouco destacada, porém não menos importante. O cérebro é o mar das medulas, gerado pelo rim e demanda fluxos adequado de sangue e de essência, que são substâncias de aspecto Yin dependentes do rim. Durante o climatério, é comum que as pacientes descrevam uma dor dita "chata" e persistente "em peso". O consumo do Yin do rim pelo avançar da idade acaba liberando um fluxo constante de Yang invadindo lentamente a caixa craniana como se a preenchesse. Entretanto, o padrão pode evoluir para deficiência tanto do Yin quanto do Yang do rim.

Na pós-menopausa, as pacientes descrevem um padrão de dor, às vezes difícil de ser compreendido por médicos não acupunturiatras, expressa na seguinte frase: "Doutor, eu tenho uma sensação de vazio na minha cabeça". Essa sensação de dor com o "vazio" relaciona-se com a falta de livre fluxo por deficiência tanto de Yin e em alguns casos de Yang que chega à caixa craniana, pela deficiência do rim.

Ficaremos atentos, também, ao fato de que as jornadas de trabalho excessivas para mulheres, com o famoso terceiro turno de trabalho em casa, excesso de estresse durante toda uma vida, consumo excessivo de álcool, cafeína e drogas também consomem o Yin geral, sendo em última instância, o Yin do rim. Enquanto acupunturiatras, abordando cefaleias nas mulheres, temos que estar atentos também a esse envolvimento do rim nas pacientes que passaram por doenças crônicas como cânceres de mama e ginecológicos, cujas enfermidades e os próprios tratamentos podem trazer enfraquecimento do Yin do rim e não as habilitam para reposições hormonais. Cabendo à acupuntura ser uma forma adequada de tratamento não farmacológico para cefaleias nesses padrões de desarmonia envolvendo o rim.[17,20]

Orientações gerais às pacientes com cefaleia

Seguindo os aforismas da MTC de que "quando o fígado está doente, primeiro trate o baço" e que "se o baço é saudável e forte, há Qi suficiente para mover o sangue e os líquidos corporais" é preciso proteger o baço das agressões sofridas pelo estilo de vida. Se tivermos um baço saudável produzindo sangue e Qi abundantes, o "excesso" de sangue não utilizado é convertido em Yin do rim e o "excesso" de Qi produzido será convertido em Yang do rim. A primeira mudança está relacionada com a alimentação. Consumir em excesso dietas de alimentos frios e crus consomem o Qi do baço. Pela MTC, é preferível que os aqueça e mesmo que o cozimento elimine alguns nutrientes, os remanescentes se tornam mais bem assimilados. Especialmente no caso das mulheres, o baço vai se tornando mais "fraco" com o passar do tempo, em virtude das perdas menstruais, que exigem mais contribuição da geração de sangue por esse órgão. Bebidas e alimentos gelados consomem o Yang Qi do baço que é gasto para aquecê-las antes de iniciar o processo digestivo. A falta de Qi e sangue leva a sintomas de pés e mãos frias, fadigas e vertigens.

Alimentos doces estimulam o baço a produzir fluidos que se converterão em umidade/mucosidade, assim como alimentos oleosos possuem o mesmo efeito. Os produtos lácteos (leites, manteiga, queijos, iogurtes, proteínas do soro) e os de trigo, também geram mucosidade. É fácil imaginar que os alimentos que carreiam as piores combinação de fatores são os sorvetes (gelados, ricos em açúcares, gorduras e derivados de leite). Alerte as pacientes com cefaleia sobre essas informações das características dos alimentos pela MTC.

A MTC considera o café uma bebida especialmente problemática para mulheres com cefaleias. O café move Qi estagnado, de forma que as pacientes com estagnação do Qi do fígado sentem um alívio imediato dos sintomas. O café transforma rapidamente essência em Qi (Yin em Yang) disponibilizando energia temporariamente ao corpo. Nos casos de fadiga por deficiência do Qi do baço ou vazio do rim, quando o efeito da cafeína acaba, as pacientes são deixadas com déficit negativo pelo consumo da essência, que compartilha a mesma origem do sangue. Em última instância, o consumo de café nas mulheres associa-se a piora da cefaleia pelo vazio do sangue e do rim, ou seja, menos Yin para impedir a ascensão do Yang e um agravante "secativo dos líquidos orgânicos" além das perdas menstruais. Essa secura, ou seja, o comprometimento do Yin na vigência da estagnação do Qi do fígado, estimula ainda mais a Ascensão do Yang do fígado.

Outro alimento problemático, pela MTC, para as mulheres com cefaleia, é o chocolate. É uma combinação de gordura, açúcar e cacau que temporariamente estimula o Qi do baço (pelo sabor doce que falsamente acalma o coração deficiente de Qi), acrescido da teobromina que estimula o Yang do rim a impulsionar a circulação do Qi pelo corpo. Em última instância, também mobiliza o Qi do fígado, movendo a estagnação. Então as pacientes também sentem alívio temporário com o consumo desse alimento. Há sentido no fato das pacientes com estagnação do Qi do fígado, debilidade do Qi do baço e do rim, sentirem desejo por chocolate. Entretanto, o Yang do rim é a fonte do Yang do fígado (água gerando madeira), portanto, pela visão da MTC, o chocolate também pode provocar fogo do fígado ou ascensão do Yang do fígado, fundamentalmente. A MTC considera o consumo de chocolate um gatilho para migrâneas e cefaleias, mesmo que em um primeiro momento ele possa mover a estagnação, pois em seguida gera fogo ou ascensão do Yang.

Pela teoria da MTC, o álcool é ao mesmo tempo, mucosidade e calor, pois os açucares do álcool geram mucosidade e o aquecimento consome o sangue e agrava as condições relacionadas a cefaleia pelas desarmonias do fígado. Alimentos condimentados e oleaginosas danificam o baço e aquecem ainda mais o sangue do fígado, enquanto alimentos azedos (frutas cítricas) tem a capacidade de restringir o Qi e estagnar o sangue, que pode ser prejudicial à fisiologia feminina, naquelas pacientes com cefaleia, a despeito das claras propriedades nutritivas desses alimentos.

Com relação ao exercício físico, eles promovem o fim da estagnação do Qi do fígado e aceleram o movimento do sangue. Especialmente os exercícios aeróbicos beneficiam o Qi do fígado e do baço, pois a atividade moderada direciona o Qi para o bom funcionamento da geração de sangue para os músculos, enquanto processam a umidade/mucosidade. O excesso de exercícios nas mulheres, causado por pressões estéticas, pode levar a consumo do Yin, cujo resultado se manifesta como amenorreia, insônia e cefaleia. Algumas mulheres apresentam constitucionalmente vazio do Yin, enquanto outras o adquirem, seja pelo envelhecimento, excessiva perda de sangue menstrual ou excessivas gestações e lactações.

Sobre terapias de relaxamento, na MTC, cada emoção mobiliza o Qi em uma direção específica. Assim como o medo afunda o Qi (e o indivíduo descreve uma sensação de afundamento e paralisia das pernas, que pode até perder urina), o sentimento de raiva inflama o Qi do fígado e cria um movimento violento de subida, resultando em tomada de decisões intempestivas, faces e olhos vermelhos seguida de dores cervicais e cefaleia.

Nossa sociedade ainda impõe um peso extra de estresse às mulheres, além de toda dificuldade no acesso à saúde, competições injustas e disparidades salariais no mercado profissional, ainda convivem com a insegurança nos transportes públicos e a sombra dos assédios em ambientes de trabalho ou estudo. Quando estamos envolvidos por emoções e sentimentos de estresse, raiva e frustração, tensionamos especialmente os músculos da cintura escapular, região cervical e musculatura mastigatória. Essa tensão de músculos e tecido conjuntivo perimuscular, são regidos pelo fígado. O sangue do fígado, também supre os músculos (não confundir com a relação do baço com os músculos) e isso induz (pela reciprocidade órgão e função) a uma redução do fluxo do Qi, agravando os quadros de estagnação do Qi do fígado com as consequências que já conhecemos. Portanto, é importante que as pacientes de cefaleia procurem atividades relaxantes no seu dia a dia.[17,21]

Terceira parte – Manejo prático do atendimento da cefaleia na mulher

Na primeira avaliação, como vimos na parte teórica, que o princípio inicial do tratamento seja parar a cefaleia ao liberar o fígado (no raciocínio da estagnação, fogo ou ascensão do Yang pelo consumo do Yin), descender e impedir a ascensão patológica desse Yang Qi. A sugestão de pontos a seguir, serve como uma forma de manejar a dor ao mesmo tempo que já influencia na causa raiz do mecanismo dos sintomas de cefaleia (Tabela 39.1).

Essa sequência de pontos, para fins didáticos, neste capítulo, será chamada de prescrição básica (PB). O ponto LR3 Taichong é traduzido como "a grande impulsão", e é comum que os pacientes com deficiência de Qi percebam a puntura como choque ascendente, mas em situações em que já existe tendência a ascensão do Yang do fígado, sua puntura leva ao descenso. É o ponto terra do meridiano do fígado e seu uso, também vem no sentido de "abafar" o fogo/calor. O ponto LI4 Hegu é o ponto de comando da cabeça e da face, de forma que elimina qualquer fator patogênico invasor ou de excesso nesse segmento, além de realizar a descensão do Qi patológico. Lembre-se que conforme o Ling Shu, o ponto LI4 Hegu é um ponto do Qi, enquanto o LR3 Taichong é um ponto do sangue, juntos eles formam os quatro portais e são conhecidos por seus poderes curativos e preventivos sobre os órgãos internos.[22] Há grandes motivos para puntuar o ponto LU7 Lieque: fazemos com que o metal controle a madeira; é também ponto de comando da cabeça e região cervical; quando a puntura é realizada no sentido de LI4 Hegu estamos estimulando a circulação do Qi geral e revertendo estagnação nos órgãos internos, inclusive do fígado.[23] Um ponto importante para conectar o Yang menor (triplo aquecedor com a vesícula biliar) é o TE5 Waiguan que indiretamente vai subjugar o Yang do fígado, ao mesmo tempo que expele fatores patogênicos, especialmente da região das têmporas. Direcione a agulha obliquamente no sentido do cotovelo, ou seja, oposto ao punho. O ponto GB41 Zulinqi é o ponto de abertura do Dai Mai, o TE5 Waiguan é seu ponto acoplado, e temos aqui muitas vantagens para a fisiologia feminina. Esse ponto trata a umidade-calor no vaso da cintura, auxiliando nos casos de dores e problemas nas mamas e em região genital da mulher, ao mesmo tempo que subjuga o Yang do fígado e clareia o calor no canal da vesícula biliar, visto que utiliza os pontos desse meridiano para formar-se. Para completar essa prescrição básica de pontos, sugerimos GB20 Fengshi (ajuste a posição da agulha para manter o paciente deitado e com a ponta das mesmas em direção aos olhos contralaterais), juntamente com EX-HN5 Taiyang que é um dos pontos extras mais importantes do corpo.[21] Ambos são utilizados para tratar condições que envolvam Yang hiperativo, seja ele fogo/calor ou ascensão do Yang do fígado, dissipando-os.[17,21,22,24]

Tabela 39.1. Prescrição básica (PB) para cefaleias na mulher
▪ LR3 Taichong
▪ LI4 Hegu
▪ LU7 Lieque
▪ TE5 Waiguan
▪ GB41 Zulinqi
▪ GB20 Fengchi
▪ EX-HN5 Taiyang

Fonte: Adaptada de Flaws B.

Tratando-se de condições de calor, faça a puntura oblíqua e com penetração mais superficial, a menos que haja orientação para puntura mais profunda e associada a alguma técnica. O tempo pode ser a média de 20 minutos, tendo em vista o Qi caminhar em torno de 6 *cun* a cada ciclo respiratório e poder completar todo o sistema de meridianos nesse período.[22]

Cefaleia aguda de forte intensidade durante o atendimento com acupuntura

Eventualmente, as mulheres, que são maioria nas clínicas de acupuntura, chegarão para consulta com dor aguda e muitas vezes dor intensa com características migranosas. As pacientes vão descrever sintomas associados de irritabilidade, que pode ter ainda tontura e náusea importantes. Na vigência da dor, a fotofobia e a fonofobia serão intensas. Daremos então sugestões de pontos, sempre utilizando o raciocínio, já explicado na segunda parte, para que a decisão terapêutica seja lógica e natural dentro da MTC. Os padrões mais associados com dor aguda serão fogo do fígado (dor muito forte) ou mesmo ascensão do Yang do fígado (dor forte) (Tabela 39.2).

- **Pode repetir a prescrição básica:** LR3 Taichong, LI4 Hegu, LU7 Lieque, TE5 Waiguan, GB41 Zulinqi, GB20 Fengchi, EX-HN5 Taiyang.

Tabela 39.2. Pontos adicionais a PB para cefaleias agudas
• LR2 Xingjian
• GB34 Yanglingquan
• LI11 Quchi
• PC6 Neiguan

O ponto LR2 Xingjian é um ponto manancial (Ying-Spring) e como regra geral são pontos mais sensíveis/doloridos que os pontos riacho (Shu-Stream, como o LR3 Taichong, por exemplo), então advirta a paciente e aprofunde a agulha no máximo 0,5 *cun*. É o ponto fogo do fígado, sendo um ponto de drenagem. Na prática, os pacientes não toleram técnicas de sedação nessa região. Você pode optar por não fazer o ponto LR3 taichong.[22] Para dissipar o calor patogênico do fogo e harmonizar o Qi utilize o ponto LI11 Quchi, nesse caso agulhe perpendicular, aprofunde até 1 *cun* e utilize a técnica de sedação. Geralmente, a paciente sente a sensação de "deQi" alguns segundos depois. Utilize a mesma técnica em sedação no ponto TE5 Waiguan com a agulha inserida obliquamente, mais superficial e direcionada para o sentido do cotovelo (contemplando a orientação do Nei Jing e de Yang Ji-Zhou).[22] Demore-se mais na técnica nesse ponto. Os pacientes, geralmente, referem a chegada do DeQi seguida, ou não, de uma piora de segundos da cefaleia, para logo depois perceberem alívio. A náusea também pode aumentar por poucos segundos, mas continue com a técnica de sedação. As pacientes toleram em torno de 20 a 30 segundos em cada ponto. Pode alternar entre os pontos para aumentar o tempo do uso da técnica. A sensação de pulsação e a de distensão da cabeça começará a se reduzir de forma que o semblante da paciente muda de forma visível, aliviando inclusive a fotofobia. Repita a técnica em LI4 Hegu. Caso a paciente seja muito sensível, utilize apenas rotação horária e anti-horária com uma técnica mais neutra, utilizando uma velocidade mais baixa para realizar os movimentos.[22] O ponto GB34 Yanglingquan é o ponto terra do meridiano da vesícula biliar e nesse sentido é utilizado para abafar o fogo/calor. Faça a puntura perpendicular até 1 cun e advirta a paciente para aumento de sensibilidade nessa área. O ponto PC6 Neiguan é conhecido pela capacidade de controlar náuseas e vômitos, tendo ainda múltiplas funções, pois além de acalmar a mente (pela relação próxima do coração com o pericárdio), alivia as tensões do tórax e é o ponto Luo do seu meridiano. Portanto, puntue oblíquo, quase horizontal no sentido da mão, pois o ponto fonte do TE (não precisa puntuar o ponto TE4 Yangchi) está na linha do punho na face extensora (mesmo raciocínio do P7 Lieque, ponto Luo no sentido de LI4 Hegu, ponto fonte). Desse modo, ele movimenta o Qi nos 3 aquecedores e harmoniza os movimentos de ascensão patológicos, regulando o interno e o externo. À medida que a quantidade de pontos aumenta, você pode alternar os lados em que agulha cada ponto, pois a tendência de agulhar os mesmos pontos, bilateralmente é apenas uma das inúmeras técnicas de inserção, a despeito de ser a mais ensinada.[22]

Cefaleia de moderada intensidade com padrão tensional

Revisaremos os casos em que a recorrência é predominantemente de cefaleias de padrão tensional. Como já discutimos anteriormente, a tensão emocional, leva a estagnação do Qi do fígado e esse processo atua na capacidade do baço de gerar um Qi puro e livre de umidade/mucosidade. Talvez esse processo seja mais intenso nos indivíduos com déficits constitucionais do Qi do baço ou que esse Qi seja constantemente lesado pelos hábitos alimentares e hábitos da vida moderna. Toda a estagnação do Qi gerará calor e esse ascenderá, seja como fogo ou Yang do fígado (quando o Yin é consumido pelo calor patológico) e no processo levará a umidade/mucosidade-calor, formada pelo baço, para o segmento cefálico, obstruindo os vasos, canais e meridianos nesse processo. Produz-se assim a lógica, pela MTC, da sensação de peso e aperto em faixa percebida pela maioria dos pacientes com cefaleia tensional. Tenha sempre em mente a analogia de que o Qi do tórax e da cabeça precisa ser leve como "névoa pura", o Qi em região abdominal precisa ser mais condensado como uma "espuma", enquanto o Qi da região inferior do corpo é consistente e turvo. Imagine as consequências desse Qi mais impuro alcançando a região superior do corpo. De modo que sugerimos a seguinte prescrição[17] (Tabela 39.3).

- **Faça a prescrição básica:** LR3 Taichong, LI4 Hegu, LU7 Lieque, TE5 Waiguan, GB41 Zulinqi, GB20 Fengchi, EX-HN5 Taiyang.

Tabela 39.3. Pontos adicionais a PB para cefaleia tensional
▪ ST8 Touwei
▪ GV20 Baihui
▪ GV24 Shenting
▪ GB8 Shuaigu
▪ SP6 Sanyinjiao
▪ SP9 Yinlingquan
▪ ST36 Zusanli
▪ EX-HN3 Yintang

Como a opção de pontos aumenta, lembre-se que é possível alternar os lados dos pontos da prescrição básica como puntuar P7 Lieque, TE5 Waiguan e GB41 Zulinqi apenas do lado mais afetado. Os pontos ST8 Touwei; GV20 Baihui; GV24 Shenting e GB8 Shuaigu,[24] nesse caso, vão servir como pontos locais para fazer o Qi mover a umidade nas regiões da cabeça, então faça punção conforme a necessidade de cada paciente. Se a dor em peso for frontal e occipital deixe GB20 Fengchi e ST8 Touwei, por exemplo. Se houver sensação de peso muito grande entre os olhos pode-se acrescentar o EX-HN3 Yintang. Se a sensação de peso ou aperto for bilateral direcione a agulha nos pontos ST8 Touwei uma apontando para a outra.[23] Se o paciente for mais tolerante a um número maior de agulhamentos na cabeça, direcione todas as agulhas de todos os pontos do crânio citados na direção da dor, inclusive a agulha do GV20 Baihui. Esse ponto fica indicado para os casos de dor intensa no vértice da cabeça provocado pelo meridiano divergente do fígado, que acaba nesse ponto e provoca dor com característica de peso. Os pontos SP3 Taibai e SP4 Gongsun podem ser utilizados para remover umidade/mucosidade, entretanto sua puntura pode ser extremamente desconfortável a despeito do primeiro ponto poder mover a umidade/mucosidade diretamente da cabeça. Então podemos optar pelos pontos SP6 Sanyinjiao e SP9 Yinlingquan que fortificam o baço para promover a subida de um Yang Qi puro e fisiológico. O ponto ST36 Zusanli é o ponto terra do estômago, além de ponto de comando do abdômen, de forma que tonifica o Qi do baço e ajuda a promover a purificação dos líquidos e resolver a umidade/mucosidade. Dentro da sua experiência, em casos mais graves de umidade-mucosidade, puntue ST40 Fenglong que é o ponto Luo do meridiano do estômago e transforma umidade-mucosidade.[25]

Cefaleia menstrual

Conforme explicitado anteriormente, no período menstrual pode ocorrer um agravamento da cefaleia tensional ou da migrânea de base das pacientes, que pode também ocorrer o surgimento de cefaleias apenas durante esse período. Dividiremos a abordagem prática em dois tópicos: das cefaleias pré-menstruais, relacionadas ao Qi (Tabela 39.4) e das cefaleias menstruais, relacionadas ao sangue (Tabela 39.5).

Cefaleias pré-menstruais

- **Faça a prescrição básica:** LR3 Taichong, LI4 Hegu, LU7 Lieque, TE5 Waiguan, GB41 Zulinqi, GB20 Fengchi, EX-HN5 Taiyang.

Tabela 39.4. Pontos adicionais a PB para cefaleia pré-menstrual
▪ ST36 Zusanli, SP6 Sanyinjiao, CV6 Qihai
▪ GV20 Baihui
▪ Se possível moxa em BL20 Pishu e BL21 Weishu

Acrescente ao seu esquema a combinação de ST36 Zusanli e SP6 Sanyinjiao com CV6 Qihai cuja tradução é literalmente "mar do Qi", pois suplementa o Qi original e tem uso especial nas mulheres por ser utilizado para tratar desordens menstruais e vaginais.[24] O ponto VG20 Baihui é utilizado para levar o Yang Qi até a cabeça e é o ponto de encontro dos meridianos Yang, sejam eles por conexões diretas ou por ligações com meridianos internos além do meridiano divergente do fígado. Alguns autores evitam puntura nos pontos Shu-dorsais, ainda mais em estados de deficiência, de forma que sugerimos moxa nos pontos do baço, BL20 Pishu, e do estômago, BL21 Weishu, se for possível dentro da realidade do seu consultório de atendimento em acupuntura.

Cefaleias menstruais

- **Faça a prescrição básica:** LR3 Taichong, LI4 Hegu, LU7 Lieque, TE5 Waiguan, GB41 Zulinqi, GB20 Fengchi, EX-HN5 Taiyang.

Tabela 39.5. Pontos adicionais a PB para cefaleias menstruais
▪ ST36 Zusanli, SP6 Sanyinjiao, KI3 Taixi
▪ SP10 Xuehai, LR8 Ququan
▪ Se possível moxa em BL17 Geshu

O raciocínio é promover a produção de sangue e sua circulação. De maneira que a combinação agora deve ser ST36 Zusanli, SP6 Sanyinjiao e KI3 Taixi.[24] Esse último é o ponto fonte e terra do rim, ou seja, ele enriquece o Yin do rim e influencia na produção de sangue. Na mulher tem especial efeito na região pélvica, pois nutre o útero. A tradução do ponto SP10 Xuehai é, literalmente, "mar do sangue", pois ele promove a produção de sangue e retira o calor patogênico, além de perfundir melhor a região pélvica. Ele ainda auxilia nas alterações menstruais, especialmente nas menstruações irregulares cujo mecanismo pela MTC é a deficiência de sangue. Se possível, faça moxa no ponto BL17 Geshu que é o ponto de influência do sangue. O ponto LR8 Ququan é o ponto de Tonificação e água do fígado, utilizado para regular a menstruação e para nutrir o sangue do fígado e do útero.

Cefaleia sexual

Conforme discutido anteriormente, o mecanismo dessa cefaleia pela MTC consiste no aumento da energia Yang, liberada pelo fogo ministro, durante a fase de excitação, e a circulação intensa desse Yang, durante o orgasmo, por todos os canais e meridianos. É preciso tonificar o Yin para ancorar esse fluxo intenso de Yang. Questione as tensões emocionais da paciente nesse período de sintomas, visto que certos estados emocionais de tensão, podem aumentar a resistência dos canais por onde circulará o fluxo explosivo do orgasmo (Tabela 39.6).

Tabela 39.6. Pontos para cefaleia sexual
▪ ST8 Touwei; GV20 Baihui; GV24 Shenting, GV8 Shuaigu e GB20 Fengchi
▪ ST36 Zusanli, SP6 Sanyinjiao, CV4 Guanyuan, KI3 Taixi
▪ PC6 Neiguan

Partimos do princípio de que a paciente já terá feito avaliação para exclusão de causas secundárias, se necessário, e, provavelmente, não apresentará cefaleia durante a consulta, de forma que, ao seu critério, dispense a prescrição básica. Se for cefaleia puramente sexual, tente liberar a circulação do Yang Qi nos pontos da cabeça com a combinação ST8 Touwei; GV20 Baihui; GV24 Shenting, GB8 Shuaigu e GB20 Fengchi para dispersar umidade e estase de sangue de forma que os canais se tornem livres ao grande fluxo Yang do orgasmo.[24] Já, a combinação de pontos ST36 Zusanli, SP6 Sanyinjiao, CV4 Guanyuan e KI3 Taixi são uma sugestão para tonificar o Yin.[25] PC6 Neiguan entra no raciocínio de acalmar a mente e o fogo ministro, além de regular a distribuição de fluxo do Qi pelos compartimentos do triplo aquecedor por onde a energia Yang do orgasmo consegue atingir todos os segmentos do corpo.[22]

Cefaleia no climatério

As cefaleias que ocorrem no final do climatério são muito mais intensas do que as que ocorrem no início e associam-se a oscilações entre queda na produção do Yin com aumentos repentinos do Yang, refletindo as rápidas flutuações hormonais entre estrógeno e progesterona (Tabela 39.7).

- **Faça a prescrição básica:** LR3 Taichong, LI4 Hegu, LU7 Lieque, TE5 Waiguan, GB41 Zulinqi, GB20 Fengchi, EX-HN5 Taiyang

O conjunto de pontos ST36 Zusanli, SP6 Sanyinjiao, CV4 Guanyuan, KI3 Taixi atuam de modo a garantir um aumento do Yin e controlar o Yang para que além de dor, haja controle dos sintomas vasomotores. O ponto

Tabela 39.7. Pontos adicionais a PB para cefaleias do climatério e pós-menopausa
▪ ST36 Zusanli, SP6 Sanyinjiao, CV4 Guanyuan, KI3 Taixi
▪ GV20 Baihui
▪ Se possível moxa em BL23 Shenshu e BL52 Zhishi, GV4 Mingmen (evite apenas se a condição de calor for muito importante)
▪ Se houver sensação de vazio com vertigem: BL7 Tongtian, SI19 Tinggong, TE17 Yifeng

CV4 Guanyuan reúne o Qi do fígado, baço e rim que são os órgãos mais envolvidos na sintomatologia das cefaleias, além de ser o palácio da essência para o aumento do Yin e capaz de dominar o Yang. Apresenta inúmeras vantagens para a fisiologia feminina nessa faixa etária, como melhora do ressecamento vaginal, por exemplo. O ponto KI3 Taixi nas deficiências de Yin, nutre o Yin do rim e pode gerar Yang a partir do Yin, quando necessário, de modo a se aplicar bem na condição de climatério, que alterna deficiências de Yin e Yang de forma rápida. O ponto VG20 Baihui serve para levar o Yang Qi até a cabeça de forma a reduzir a sensação de vazio e cefaleia. O conjunto de BL23 Shenshu e BL52 Zhishi suplementam o rim e a essência.[24] O ponto VG4 Mingmen é traduzido como porta da vida. Tonifica o Qi original, beneficia a essência e melhora condições de infecções vaginais. Recorde-se que esse ponto supre a essência com a energia necessária para sua metabolização para nutrição dos órgãos e suplementação do Yin. Observe que suplementando a essência, estamos contribuindo para tonificar o Yin do rim e equilibrar a função do Yang, para reduzir os fortes sintomas de cefaleia nessa fase, em sua causa raiz.[23] Muitas pacientes com cefaleia no pós-menopausa apresentam vertigem associada ao quadro, que pode se manifestar junto da dor ou como um sintoma paralelo. Puntue BL7 Tongtian, SI19 Tinggong, TE17 Yifeng.

Cefaleia crônica e acupuntura

A cefaleia crônica é talvez o mais desafiador de todos os tratamentos, pois deve contemplar dois raciocínios para se obter sucesso terapêutico com acupuntura. O primeiro é que o mecanismo central que discutimos como o padrão individual de estagnação do Qi do fígado transformando-se em calor (seja fogo ou ascensão do Yang) promove paulatinamente dois processos em paralelo. O consumo dos líquidos orgânicos, principalmente do Yin do fígado, promovendo a deficiência do Qi do baço, produzindo umidade-mucosidade. Com o tempo, o fígado também vai tendo o seu Qi enfraquecido para auxiliar a mover o sangue de forma geral, tornando-se difícil vencer áreas de obstruções. O livre fluxo se interrompe e, onde não há livre fluxo, há dor. O segundo é que com o passar do tempo, após tanta obstrução e dano aos canais pela mucosidade-fogo/calor, ocorre um processo de estagnação do sangue da musculatura de cintura escapular, cervical e pericraniana, impedindo ainda mais o livre fluxo do sangue e do Qi nesses canais. Entenda que é um processo dinâmico e paulatino, com fases interpostas e a ocorrência de padrões de desarmonia a se acumularem. Informe às pacientes que o tratamento necessita ser realizado com maior frequência, a duração é mais longa, com necessidade de até 2 ou 3 meses para o estabelecimento da melhora. Durante o tratamento precisamos contemplar vários aspectos:

- **Aspecto 1:** rigidez da musculatura craniana. Palpe os pontos rígidos na região do crânio (Tabela 39.8).

Tabela 39.8. Pontos para liberar a estase de sangue em músculos pericranianos
▪ (GB21 Jiangning), esplênio capitis (BL10 Tianzhu), semiespinhal capitis (GB20 Fengchi), masseter (ST6 Jiache, ST7 Xiaguan) e temporais (ST8 Touwei, GB6 Xuanli, GB7 Qubin, GB8 Shuaigu).[26] Utilize técnicas para as quais você tenha treinamento e que sejam menos desconfortáveis para as pacientes. Uma opção é iniciar com eletroestimulação em nervo acessório e em músculos esplênio capitis caso você seja qualificado para isso. Persiga o ideal de liberar esses pontos rígidos de estase e acúmulo de mucosidade
▪ LI4 Hegu, SP6 Sanyinjiao e LR3 Taichong – combinados, aceleram a circulação do Sangue[24]

- **Aspecto 2:** esquema opcional – rigidez da musculatura cervical exacerbando os padrões de cefaleia (Tabela 39.9).

Tabela 39.9. Pontos para rigidez da musculatura cervical
▪ Deixe o paciente em decúbito lateral e puntue cada lado em cada sessão, dando preferência ao lado mais doloroso, pois geralmente esse quadro é assimétrico: GV14 Dazhui, GV16 Fengfu, GB20 Fengchi + pontos dolorosos[27]
▪ SI3 Houxi, BL62 Shenmai
▪ TE5 Waiguan
▪ GB34 Yanglingquan, GB39 Juegu

Os pontos GV14 Dazhui, GV16 Fengfu forçam o Qi a dispersarem os fatores patogênicos da região cervical para desobstruí-la. GB20 Fengchi segue como um ponto importante de dispersão desses fatores. A combinação de SI3 Houxi, BL62 Shenmai, além da abertura do vaso governador, é efetiva para dores na cervical e nos ombros.[27] TE5 Waiguan entra pela sua ação de liberar os canais e acelerar a circulação da estase na região cervical. Os pontos GB34 Yanglingquan, GB39 Juegu, nesse caso, servem para nutrir e alimentar o tecido conectivo de maneira a vencer a rigidez da região cervical.[24,27]

- **Aspecto 3:** as pacientes de cefaleia crônica alternam episódios de cefaleia tensional com episódios de migrânea clássica, descrevendo que "dormem e acordam" com uma espécie de dor em peso e aperto e quando a dor se exacerba percebem características migranosas como dor pulsátil e náuseas. Tenha em mente que para resolver a causa raiz você precisa fortalecer a terra para que a umidade-mucosidade seja metabolizada; tonifique a água, para que se equilibre o Yin e Yang geral do corpo, e que a água nutra a madeira; devolva o fluxo suave da madeira para que se resolva a estagnação do Qi do fígado e circule o sangue. Os pontos a seguir são uma sugestão para esses objetivos (Tabela 39.10).

Tabela 39.10. Prescrição básica e pontos para padrões associados às cefaleias crônicas
▪ Faça a prescrição básica: LR3 Taichong, LI4 Hegu, LU7 Lieque, TE5 Waiguan, GB41 Zulinqi, GB20 Fengchi, EX-HN5 Taiyang
▪ SP6 Sanyinjiao; SP9 Yinlingquan e ST36 Zusanli
▪ KI3 Taichong, KI7 Fuliu, GB39 Juegu, LR8 Ququan
▪ PC6 Neiguan

Fonte: Adaptada da referência 24.

Mantenha a prescrição básica. Siga com SP6 Sanyinjiao; SP9 Yinlingquan e ST36 Zusanli no sentido de tonificar o baço, conforme já explicado. O conjunto KI3 Taichong, KI7 Fuliu, GB39 Juegu, LR8 Ququan é uma forma de tonificar o rim para nutrir o Yin geral, equilibrar o Yang e fazer com que a água nutra a madeira.[21,24] Observe que o ponto LR8 Ququan é o ponto água do meridiano do fígado e o ponto GB39 Juegu subjuga o Yang do fígado, além de ser o ponto de reunião das medulas. Acrescente PC6 Neiguan para acalmar o mental e auxiliar o triplo aquecedor a realizar circulação adequada do Qi para vencer as estagnações.[22] Atente que esse conjunto de pontos reúne os pontos LI4 Hegu, SP6 Sanyinjiao e LR3 Taichong que, combinados, aceleram a circulação do sangue.[24]

Com uma frequência aumentada de sessões, estabeleça uma alternância de objetivos de forma que seja possível vencer os padrões de estase de sangue e umidade/mucosidade em musculatura de cintura escapular e pericraniana e devolver harmonia energética aos órgãos internos. É comum esse tipo de paciente apresentar múltiplas demandas emocionais e múltiplas queixas como insônias, sintomas ansiosos e depressivos. Escolha com sabedoria o que vai priorizar como tratamento para não "perder-se" tentando a cada sessão contemplar uma queixa específica que lhe tire o objetivo de reverter as causas raízes dessa condição que tem mecanismos tão profundos. Tente manter-se focado aos objetivos iniciais, pois a harmonização interna proposta no aspecto 3, tenderá a resolver paulatinamente as múltiplas demandas. Caso perceba necessidade de investir em pontos cranianos, utilize a (Tabela 39.3) como guia.

Uso da acupuntura pelo território da cefaleia

É possível utilizar pontos pelo eixo acometido, por exemplo: cefaleias occipitais do eixo Shao Yang; cefaleias temporais do eixo Tai Yang, cefaleias frontais do eixo Yang Ming e cefaleias do vértice do tipo Jue Yin.

Com sua experiência você pode julgar necessário contemplar os eixos nos pacientes com migrânea, porém perceba que essa técnica isolada tem papel secundário em cefaleias holocranianas do tipo cefaleias tensionais ou mesmo em migrâneas crônicas, pois apesar de contemplar o sintoma, não alcança a "profundidade" necessária para reverter os padrões de desarmonia, a menos que combinado com outras técnicas. Em seguida, daremos alguns exemplos práticos com casos ilustrativos.

- **Cefaleia Shao Yang:** paciente do sexo feminino, 28 anos, nunca apresentou cefaleias, sem história familiar, procura serviço de acupuntura, pois há um mês evolui com dor persistente em região occipital. Já realizou exames de imagem cujos resultados foram normais. Intensificaram-se alguns estresses emocionais e aumentou o tempo em que trabalha com computador. Palpação da região occipital com dolorimento em região de semiespinhal e área suboccipital, assimétrica, pior a esquerda.
  - BL10 Tianzhu, GB20 Fengchi, GV14 Dazhui.
  - BL67 Zhiyin.

Uma parte da técnica é mobilizar localmente a área, utilizando o ponto BL10 Tianzhu que é um importante ponto janela do céu, se possível utilize técnica de sedação. Nunca insira de forma profunda a agulha nesse ponto.[23] O ponto GB20 Fengchi também dissipará fatores patogênico nessa região. O ponto GV14 Dazhui mobilizará o Qi de modo a dissipar a obstrução. A outra parte da técnica é utilizar o ponto BL67 Zhiyin que é o ponto Ting do meridiano, sendo assim um ponto metal, ou seja, que leva a secura no sentido de expulsão, sendo um ponto de saída. Atenção máxima ao fato de que esse ponto não deve ser realizado em pacientes gestantes, principalmente no primeiro trimestre.

- **Cefaleia Tai Yang:** paciente sexo feminino, 47 anos, previamente hígida, que desenvolveu bruxismo noturno e diurno por reprimir questões emocionais com o parceiro. Quando tentava fazer aulas de surfe, percebia dores intensas em região temporal, pior a direita. A paciente apertava ainda mais a musculatura mastigatória ao fazer esforço para nadar com a prancha. Após várias avaliações, exames de imagem normais e diagnóstico equivocado de cefaleia do esforço, foi atendida por acupunturiatra que examinou a região temporal e encontrou bandas tensas extremamente dolorosas que se estendiam até próximo à região nucal, implicando assim o meridiano da vesícula biliar.
  - ST8 Touwei, GB6 Xuanli, GB7 Qubin, GB8 Shuaigu.
  - GB44 Zuqiaoyin.

A combinação de pontos a seguir contempla dores na região temporal: ST8 Touwei, GB6 Xuanli, GB7 Qubin, GB8 Shuaigu. O ponto GB44 Zuqiaoyin é ponto Ting e Metal para descarregar fígado e a vesícula biliar liberando dores laterais do crânio.

- **Cefaleia Yang Ming:** paciente do sexo feminino, 21 anos, obesidade, queixando-se de distensão abdominal e em acompanhamento com gastroenterologista por suspeita de disbiose intestinal e queixas de epigastralgia. Já excluiu quadros de rinossinusite e evolui com dores frontais com sensação de peso acima das órbitas.
  - ST8 Touwei, VG23 Shangxing, BL2 Zanzhu, EX-HN4 Yuyao.
  - ST45 Lidui ou ST44 Neiting.

Os pontos ST8 Touwei e EX-HN4 Yuyao devem ser feitos com as agulhas em sentido oposto. Alternativamente, pelo desconforto no ponto Ting, você pode utilizar o ponto ST44 Neiting.

Cefaleia Jue Yin: paciente sem histórico de migrânea, em vigência de quadro ansioso-depressivo, queixando-se de cefaleia persistente de forte intensidade no "topo" da cabeça.

- VG20 Baihui, BL7 Tongtian, LR13 Zhangmen.

A importância do ponto LR13 Zhangmen é que dele parte o meridiano interno que ascenderá até o vértice. Sempre punção oblíqua, superficial e extremamente cuidadosa nesse ponto.

Interpretando os sintomas da cefaleia pela MTC

Agora que foram revisados os principais padrões de desarmonia envolvidos na percepção da queixa como migrânea e cefaleia tensional pela MTC. Analisaremos novamente o caso clínico no início deste capítulo. Se necessário, releia a história.

Na fase de pródromo, na qual a paciente sentia-se indisposta, sonolenta, bocejando e com poliúria podemos interpretar como estagnação do Qi do fígado, ao nível crônico, atingindo um ponto ruptura da homeostasia, ou seja, agudizando-se. O Qi estagnado do fígado impede o livre fluxo do Qi geral e já inicia um grau de ascensão pelo meridiano divergente do fígado, que passará pela boca, olhos e pelas estruturas profundas do encéfalo onde estão o tronco encefálico e o hipotálamo. Essa sobrecarga pelo hipotálamo desregula o ciclo circadiano e a paciente sente mal-estar pela manhã, sonolência com bocejos, corpo pesado e excesso de produção de urina. Podemos interpretar também como um Qi fraco e estagnado para suprir os músculos e órgãos internos.

Na fase de aura, teremos o processo da estagnação do Qi do fígado em franca marcha para ascensão do aspecto Yang Qi (que pode ser fogo do fígado, quando ainda se preserva o equilíbrio Yin e Yang); ou, como parece ser o caso da paciente, ascensão do Yang do fígado, pois é um caso já crônico e com provável consumo de Yin, seguido de tendência de separação do Yin e do Yang (e subida de forma livre e caótica desse último aspecto). A estagnação do Qi também retém o fluxo de sangue, de forma que a MTC considera a dormência, associada a sensação de formigamento, do membro e da boca como a associação da queda do fluxo de sangue associada a um Qi caótico. Entretanto, o Yang Qi que invade e inunda o cérebro provoca as auras visuais como pontos luminosos ou vista turva. Recorde-se que o fígado também nutre as estruturas visuais, os olhos e nervos ópticos, com sangue e Qi. Essa enchente de Qi que ocupa o cérebro torna a paciente intolerante a luz ou aos sons, pois esses estímulos são espécies de Yang Qi chegando pelos órgãos dos sentidos. É como se não coubesse mais Yang Qi na caixa craniana. Não há como absorver mais ou processá-los sem que se manifeste fotofobia ou fonofobia.

No momento da dor, há um transbordamento desse excesso do aspecto Yang Qi (recordemos: pode ser fogo ou ascensão do Yang) do meridiano do fígado para os meridianos da vesícula biliar e triplo aquecedor. No caso em destaque, com a dor a esquerda, podemos interpretar como pertencente ao fígado, pois ele ascende pela esquerda, apesar de estar anatomicamente a direita.

Podemos dizer que o fígado também tem aberturas horizontais para o estômago e baço. No processo agudo, essa abertura provoca náusea. Se a paciente chega a vomitar, ela põe para o exterior enorme excesso de Qi. Muitas pacientes sentem alívio da dor ao vomitar e podem até apresentar sonolência e dormir, o que é uma forma de reequilibrar os fluxos de Qi caóticos.

A paciente apresentava ainda um certo desejo por chocolates, pois conforme explicado, as propriedades quentes e aceleradoras do Qi, desse alimento, traziam alívio dos sintomas incomodativos da estagnação do Qi do fígado.

Após tantos anos de crises e um baço afetado pelas aberturas horizontais do fígado, não é difícil imaginar a umidade-mucosidade acumulada, que vai sendo progressivamente "empurrada" até o segmento cefálico. De forma a piorar o fluxo pelos canais e meridianos, bem como, vasos sanguíneos, chegando a aprisionar nervos em região cervical e em região pericraniana. O que resulta em formas crônicas de cefaleias tensionais, na visão da MTC.

Por fim, fica claro que os sintomas pré-menstruais como dor nos seios, irritabilidade e câimbras estão relacionados ao processo crônico de estagnação do Qi do fígado com a necessidade desse órgão de direcionar o Qi e o sangue até o útero. Nesse processo, ocorre um decremento de nutrição cerebral e do coração (sintomas emocionais), além dessas estruturas musculares e de glândulas mamárias que se tornam dolorosas e sensíveis.[17,21,22]

O conhecimento da Medicina Tradicional Chinesa e da acupuntura é uma técnica que quando bem aplicada, acolhe a paciente de cefaleia, a faz entender seus processos internos e a contempla como um todo, desde suas mudanças de vida até a intervir diretamente na sua dor. Nesse momento, a acupuntura deixa de ser somente uma técnica e se transforma em Arte.

> *"O sofrimento humano só é intolerável quando ninguém cuida"*
>
> *(Cicely Saunders)*

> *"Mesmo doenças prolongadas podem ser finalizadas.*
>
> *Quem fala que não pode ser tratado, ainda não obteve o método"*
>
> *(Capítulo 1 do Ling Shu, Imperador Amarelo)*

Anexos

Seguem os critérios da classificação internacional de cefaleia, terceira edição, versão em português para consultas, ICHD-3 (Anexos 39.1 a 39.4)[15] e lista dos principais sinais de alerta para cefaleias secundária e triagem com exame de imagem (Anexo 39.5).[28]

Anexo 39.1. Critérios para migrânea

Critérios diagnósticos
A. Ao menos cinco crises[1] preenchendo os critérios de B a D
B. Crises de cefaleia durando 4-72 horas (sem tratamento ou com tratamento ineficaz)[2,3]
C. A cefaleia possui ao menos duas das seguintes características:
1. Localização unilateral
2. Caráter pulsátil
3. Intensidade da dor moderada ou forte
4. Exacerbada por ou levando o indivíduo a evitar atividades físicas rotineiras (por exemplo: caminhar ou subir escadas)
D. Durante a cefaleia, ao menos um dos seguintes:
1. Náusea e/ou vômito
2. Fotofobia e fonofobia
E. Não melhor explicada por outro diagnóstico da ICHD-3

Anexo 39.2. Critérios para migrânea com aura

Critérios diagnósticos
A. Ao menos duas crises preenchendo os critérios B e C
B. Um ou mais dos seguintes sintomas de aura plenamente reversíveis:
1. Visual
2. Sensorial
3. Fala e/ou linguagem
4. Motor
5. Tronco cerebral
6. Retiniano
C. Ao menos três das seis seguintes características:
1. Ao menos um sintoma de aura alastra-se gradualmente por ≥ 5 minutos
2. Dois ou mais sintomas de aura ocorrem em sucessão
3. Cada sintoma de aura individual dura 5-60 minutos[1]
4. Ao menos um sintoma de aura é unilateral[2]
5. Ao menos um sintoma de aura é positivo[3]
6. A aura é acompanhada, ou seguida dentro de 60 minutos, por cefaleia
D. Não melhor explicada por outro diagnóstico da ICHD-3

Anexo 39.3. Critérios para cefaleia crônica

Critérios diagnósticos
A. Cefaleia (migrânea símile ou do tipo tensão símile[1]) em ≥ 15 dias por mês por > 3 meses e preenchendo os critérios B e C
B. Ocorrendo em um paciente que tenha apresentado ao menos cinco crises preenchendo os critérios B-D para 1.1 migrânea sem aura e/ou os critérios B e C para 1.2 migrânea com aura
C. Em ≥ 8 dias/mês por > 3 meses, preenchendo qualquer dos seguintes:
1. Critérios C e D para 1.1 migrânea sem aura
2. Critérios B e C para 1.2 migrânea com aura
3. Interpretada pelo paciente como sendo migrânea no início e aliviada por um triptano ou derivado do ergot
D. Não melhor explicada por outro diagnóstico da ICHD-3.[3-5]

Anexo 39.4. Critérios para cefaleia tensional

Critérios diagnósticos
A. Ao menos 10 episódios de cefaleia ocorrendo em < 1 dia/mês em média (< 12 dias/ano) e preenchendo os critérios B-D
B. Duração de 30 minutos a 7 dias
C. Ao menos duas das quatro seguintes características:
1. Localização bilateral
2. Qualidade em pressão ou aperto (não pulsátil)
3. Intensidade fraca ou moderada
4. Não agravada por atividade física rotineira como caminhar ou subir escadas
D. Ambos os seguintes:
1. Ausência de náusea ou vômitos
2. Fotofobia ou fonofobia (apenas uma delas pode estar presente)
E. Não melhor explicada por outro diagnóstico da ICHD-3[1]

Anexo 39.5. Sinais de alarme para cefaleia secundária e triagem para realização de exame de neuroimagem

▪ Início de cefaleia acima de 50 anos
▪ Mudança do padrão da cefaleia
▪ Doença oncológica ou infecção por HIV prévia ao início da cefaleia
▪ Cefaleia em pacientes com suspeita ou diagnóstico de trombofilia
▪ Cefaleia explosiva do tipo *thunderclap headache*
▪ Cefaleia com sinal focal neurológico
▪ Piora progressiva com perda de resposta ao tratamento
▪ Piora da cefaleia associada a posição do corpo, esforço ou Valsalva

Referências bibliográficas

1. Pavlovic JM. Headache in Women. 2021.
2. Silberstein SD, Stiles A, Young WB. Atlas of Migraine and Other Headaches Second Edition Migraine Atlas of Migraine and Other Headaches Second Edition [Internet]. 2005. 14-15 p. Disponível em: www.informahealthcare.com
3. Charles A. The pathophysiology of migraine: implications for clinical management. Vol. 17, The Lancet Neurology. Lancet Publishing Group; 2018. p. 174-82.
4. Lucas C. Migraine with aura. Vol. 177, Revue Neurologique. Elsevier Masson s.r.l.; 2021. p. 779–84.
5. Ashina S, Mitsikostas DD, Lee MJ, Yamani N, Wang SJ, Messina R, et al. Tension-type headache. Vol. 7, Nature Reviews Disease Primers. Nature Research; 2021.
6. May A, Schulte LH. Chronic migraine: Risk factors, mechanisms and treatment. Vol. 12, Nature Reviews Neurology. Nature Publishing Group; 2016. p. 455–64.
7. Su M, Yu S. Chronic migraine: A process of dysmodulation and sensitization. Vol. 14, Molecular Pain. SAGE Publications Inc.; 2018.
8. Stewart WF, Lipton RB, Chee E, Sawyer J, Silberstein SD, Stewart WF, et al. Menstrual cycle and headache in a population sample of migraineurs. 2000.
9. Al-Hassany L, Haas J, Piccininni M, Kurth T, Maassen Van Den Brink A, Rohmann JL. Giving Researchers a Headache – Sex and Gender Differences in Migraine. Vol. 11, Frontiers in Neurology. Frontiers Media S.A.; 2020.
10. Kruit MC, Launer LJ, Ferrari MD, Van Buchem MA. Infarcts in the posterior circulation territory in migraine. The population-based MRI CAMERA study. Brain. setembro de 2005;128(9):2068–77.
11. Tietjen GE, Maly EF. Migraine and Ischemic Stroke in Women. A Narrative Review. Vol. 60, Headache. Blackwell Publishing Inc.; 2020. p. 843-63.
12. Sacco S, Merki-Feld GS, Ægidius KL, Bitzer J, Canonico M, Kurth T, et al. Hormonal contraceptives and risk of ischemic stroke in women with migraine: a consensus statement from the European Headache Federation (EHF) and the European Society of Contraception and Reproductive Health (ESC). Journal of Headache and Pain. 1º de dezembro de 2017;18(1).
13. Bahra A. Other primary headaches – thunderclap-, cough-, exertional-, and sexual headache. J Neurol. 1º de maio de 2020;267(5):1554-66.
14. Ferrari M, Haan J, Andrew C, Dodick DW, Sakai F. Oxford Textbook of Headache Syndromes. 1ª ed. Oxford University Press; 2020.
15. Kowacs F. Classificação internacional das Cefaleias 3 Edição Tradução pela Sociedade Brasileira de Cefaleia. São Paulo; 2018.
16. Mose LS, Pedersen SS, Jensen RH, Gram B. Personality traits in migraine and medication-overuse headache: A comparative study. Acta Neurol Scand. 1º de agosto de 2019;140(2):116–22.
17. Hammer L. Contemporary Oriental Medicine Volume 1. 1ª ed. Vol. 1. Gainesville: The Contemporary Oriental Medicine Foundation; 2017.
18. Inada T, Murata JJ, Corrêa JR. Acupuntura Movimentos de Energia de Defesa (Cronoacupuntura de Energia Wei). 1ª ed. Vol. 1. Editora Roca; 2009.

19. Hammer L. Psicología y Medicina China - La ascensión del dragón, el vuelo del pájaro rojo. 7ª ed. Barcelona: La Liebre de Marzo; 2002.
20. Flaws B, Johnston M, Rogers T. Ditados da Medicina Chinesa - Forma Clássica de Aprendizado. Editora Brasileira de Medicina Chinesa; 2013.
21. Flaws B. Curing Headache Naturally With Chinese Medicine. 1ª ed. Blue Poppy Press; 1998.
22. Johns R. The Art of Acupuncture Techniques. 2ª ed. Berkley: North Atlantic Books; 2012.
23. Van Nghi N, Viet Dzung T, Nguyen R. Arte e Prática da Acupuntura e da Moxibustão - Segundo o "Zhen Jiu Da Chang" de Yang Chi Chou. 1ª ed. São Paulo: Editora Roca LTDA; 2004.
24. Sionneau P, Gang L. The Treatment of Disease in TCM-Volume 1 -Disease of the Head and Face Including Mental/Emotional Disorders. 11ª ed. Vol. 1. Blue poppy Press; 2021.
25. Sionneau P, Gang L. The Treatment of Disease in TCM - Volume 5 - Disease of The Chest, Abdomen, and Rib-Side. 1ª ed. Vol. 5. Blue Poppy Press; 1998.
26. Allais G, Chiarle G, Sinigaglia S, Airola G, Schiapparelli P, Bergandi F, et al. Acupuncture treatment of migraine, nausea, and vomiting in pregnancy. Vol. 40, Neurological Sciences. Springer-Verlag Italia s.r.l.; 2019. p. 213-5.
27. Sionneau P, Gang L. The Treatment of Disease in TCM - Volume 4 - Diseases of the Neck, Shoulders, Back, and Limbs. 1ª ed. Vol. 4. Blue Poppy Press; 1998.
28. Burch R. Migraine and Tension-Type Headache: Diagnosis and Treatment. Vol. 103, Medical Clinics of North America. W.B. Saunders; 2019. p. 215-33.

Janete Shatkoski Bandeira • Luiz Eduardo Faria Coura • Rodrigo de Paula Alvarez Suarez

Acupuntura na Dor Pélvica de Origem Musculoesquelética

Introdução

A dor pélvica é um sintoma comum que afeta tanto homens quanto mulheres, e pode ter diversas causas. Entre elas, destaca-se a dor pélvica de origem musculoesquelética, que está relacionada a disfunções musculares, articulares ou ósseas na região pélvica. Costuma ser um desafio bastante complexo para o clínico e uma fonte de alto impacto na qualidade de vida dos pacientes, em sua maioria mulheres, sendo bastante prevalente na população em geral, podendo ocorrer em até 12% das mulheres em idade reprodutiva.[1] Os diagnósticos mais prevalentes são endometriose (33%) e outras condições ginecológicas (33%). Por outro lado, em um terço dos casos não se encontra achados patológicos na laparoscopia diagnóstica que expliquem a dor na região pélvica.[2] Podemos classificar a dor pélvica de várias maneiras, desde temporal (aguda ou crônica), origem (relacionada ao aparelho reprodutor, urinário, locomotor, gastrintestinal, vascular) e quanto à ciclicidade (períodos que geralmente variam de acordo com o ciclo menstrual). Várias condições clínicas podem causar ou estar relacionadas ao aparecimento de dor pélvica aguda, ou crônica, como doenças do aparelho reprodutor (doença inflamatória pélvica, tumores ovarianos, tumores uterinos, endometriose, congestão pélvica e aderências), urológicas (infecções, cistite intersticial, urolitíase, prostatite), gastrintestinais (síndrome do intestino irritável, diverticulite, doenças inflamatórias intestinais) e oncológicas. Cada uma dessas entidades apresenta uma abordagem diagnóstica particular, bem como uma estratégia de enfrentamento individualizada. Uma anamnese detalhada que inclua aspectos psicossociais do paciente deve ser a primeira linha de investigação. A abordagem diagnóstica dependerá, na maioria, da história clínica, bem como do exame físico e da presença de sinais de alerta. Nos quadros de dor pélvica aguda habitualmente um substrato anatômico pode ser encontrado, porém, na maior parte dos casos de dor pélvica não se encontra um nexo causal. Nesses casos, a fisiopatologia da dor deve ser amplamente analisada, uma vez que os processos de sensibilização central podem induzir mudanças nociplásticas afetando toda a cadeia nociceptiva.

Quando se pensa na etiologia da dor pélvica, necessitamos fazer a diferenciação entre dor visceral e somática. A dor visceral pode estar relacionada a condições urológicas, ginecológicas, obstétricas e gastroenterológicas, que também podem ter efeitos musculoesqueléticos secundários através do reflexo visceral somático. Por sua vez, a dor pélvica de origem musculoesquelética inter-relaciona assoalho pélvico, musculatura abdominal, coluna lombossacra, articulação sacroilíaca e coxofemoral, exigindo uma abordagem multidisciplinar para avaliação e condução do tratamento. Mesmo nos casos em que a avaliação meticulosa sugira uma causa muscular, devemos ter em mente a possibilidade de diagnóstico de patologias clínicas concomitantes. Na verdade, não é infrequente haver causas sistêmicas acompanhadas por manifestações musculoesqueléticas, como, por exemplo, um tumor renal e de retroperitônio acometendo o músculo psoas ou contraturas musculares secundárias a processos infecciosos como abcessos. Dada a complexa sobreposição entre dor pélvica visceral e somática, o Colégio Americano de Obstetras e Ginecologistas recomenda a investigação musculoesquelética pélvica em mulheres com dor pélvica crônica antes da laparoscopia ou histerectomia diagnósticas.[3]

Por sua inter-relação com a genitália feminina e masculina, a dor pélvica crônica (DPC) possui um estigma sociocultural que pode variar muito. Por ser mais prevalente em mulheres, a dor pélvica pode ser desvalorizada pelos profissionais de saúde como "coisa de mulher", levando algumas vezes à desistência na procura de uma solução. Entre as manifestações clínicas que podem acompanhar a DPC estão disfunções sexuais, urgência miccional, dismenorreia, dispareunia, coccidínia, dor lombar, sacroileíte, entre outras, levando a paciente a procurar uma ampla gama de profissionais, desde ginecologistas, proctologistas e ortopedistas, com diagnósticos e tratamentos variáveis conforme a área e a *expertise* do profissional. Há ainda casos de histórico de abuso físico e sexual, com demandas específicas no tratamento.[4] Para a paciente com DPC, são anos de incompreensão, sofrimento e inadequação social, problemas maritais e familiares, incluindo incapacidade para o trabalho, problemas econômicos, ansiedade e depressão.[5] A atenção na escuta da história dessa mulher e exame físico detalhado e delicado podem fazer toda a diferença no desfecho do caso.

A dor pélvica miofascial é uma condição comum e subdiagnosticada envolvida em muitos casos de dor pélvica crônica. Apesar de não haver dados conclusivos sobre sua prevalência, a dor de origem musculoesquelética parece estar envolvida em cerca 22% a 94% dos casos de dor pélvica crônica.[6] Neste capítulo, abordaremos a dor pélvica de origem musculoesquelética, suas particularidades e diferentes abordagens para o tratamento, com foco na acupuntura.

■ A dor pélvica musculoesquelética

A dor pélvica de origem musculoesquelética (DPME), também conhecida como dor pélvica miofascial, é geralmente descrita como uma dor profunda e incômoda, localizada na região inferior do abdômen, na região pélvica ou na área da bacia. Ela pode ser constante ou intermitente, piorar com a atividade física, movimentos específicos, esforço ou durante a relação sexual. Além da dor, os pacientes podem apresentar rigidez muscular, sensibilidade localizada e restrição de movimento.[7] Segundo Sterling, Jull & Wright (2001), a dor musculoesquelética produz potencialmente muitas mudanças na atividade motora. Algumas dessas alterações podem ser explicadas por mecanismos periféricos nos próprios músculos e por mecanismos dentro do sistema nervoso central. Certamente, a dor tem um efeito potente sobre a atividade e o controle motor. A disfunção que ocorre no sistema neuromuscular na presença de dor é extremamente complexa. Além das mudanças mais óbvias, como o aumento da atividade muscular em alguns grupos musculares e a inibição de outros, padrões anômalos mais sutis de ativação neuromuscular parecem ocorrer. Perda de ativação seletiva e inibição de certos músculos que executam funções sinérgicas chave, levando a padrões alterados de ativação neuromuscular e a consequente perda de estabilidade e controle da articulação, são iniciados com dor aguda e lesão tecidual. No entanto, esses fenômenos persistem no período de cronicidade e podem ser uma das razões para os sintomas contínuos. Para um tratamento ideal, a avaliação de pacientes com dor musculoesquelética deve incluir identificação de ativação neuromuscular alterada, bem como avaliação do momento apropriado de ativação muscular, padrões de cocontração, e controle proprioceptivo.[8]

Habitualmente, a facilitação motora (contratura) produz dor durante manobras provocativas, ocorrendo frequentemente a irradiação para áreas distantes, como bem descrito por Travell & Simons.[9] A facilitação motora refere-se a um aumento da atividade neuronal que resulta em um aumento da excitabilidade dos neurônios motores e, consequentemente, uma maior resposta muscular. Em outras palavras, é um processo que facilita ou promove a ativação e a execução de determinados movimentos ou padrões motores. Isso pode ocorrer por meio de estímulos sensoriais adequados, repetição de movimentos ou estímulos específicos aplicados aos neurônios motores. Esses processos são regulados por uma complexa interação entre diferentes estruturas do sistema nervoso, incluindo o córtex cerebral, o tronco cerebral, a medula espinhal e os próprios neurônios motores.[10]

Dor pélvica com componente neuropático pode se manifestar após cirurgias ginecológicas, cesarianas, herniorrafia inguinal ou abscessos locais. Os nervos ílio-hipogástrico, ilioinguinal e genitofemoral (T12-L1-L2) são os responsáveis pela inervação da região púbica e inguinal, incluindo ligamento inguinal, sínfise púbica, região suprapúbica, medial superior da coxa, base do pênis/região escrotal/vulva/monte de Vênus. Esses nervos podem também sofrer encarceramento secundário a patologias miofasciais regionais e cicatrizes. Essas condições podem ser tratadas com liberação miofascial manual, estimulação elétrica ou bloqueios anestésicos regionais.[11]

Diversas condições podem levar ao desenvolvimento de dor pélvica de origem musculoesquelética:

Disfunções articulares e ligamentares

A dor pélvica de origem esclerectômica pode ser relacionada a alterações na articulação sacroilíaca, sínfise púbica ou nas articulações lombossacras.

Lesões musculares

Lesões decorrentes de traumas, sobrecarga ou uso excessivo podem causar dor pélvica crônica de origem miotônica.

Disfunção miofascial

A presença de pontos-gatilho em músculos da região pélvica pode causar dor referida na área. Os músculos mais comumente acometidos são o coccígeo, elevador do ânus, obturador interno, adutor magno e piriforme.

Disfunção miofascial do assoalho pélvico

O assoalho pélvico é composto por um grupo de músculos que sustentam os órgãos pélvicos. A fraqueza ou tensão excessiva nesses músculos pode resultar em dor pélvica. A disfunção dos músculos do assoalho pélvico pode estar associada a diferentes tipos de dor, como dor pélvica crônica, dispareunia, dor perineal e dor lombar. Importante ressaltar que a disfunção muscular do assoalho pélvico pode ser causada por vários fatores, como fraqueza muscular, hipertonicidade, lesões ou traumas, e pode exigir avaliação e tratamento adequados por profissionais de saúde especializados, como fisioterapeutas pélvicos ou uroginecologistas. Alguns dos músculos do assoalho pélvico que podem contribuir para a dor quando apresentam disfunção são:

1. **Músculo pubococcígeo:** é um dos principais músculos do assoalho pélvico e se estende do osso púbico até o cóccix. Sua disfunção pode resultar em dor pélvica crônica e dispareunia.
2. **Músculos elevadores do ânus:** são um grupo de músculos que contribuem para o suporte e controle do esfíncter anal. A disfunção desses músculos pode levar a dor perineal, dor retal e dor lombar.
3. **Músculos isquiocavernosos e bulboesponjosos:** são músculos que se originam nos ossos isquiáticos e se inserem na base do pênis ou do clitóris. Sua disfunção pode estar associada a dor pélvica crônica e disfunção sexual.
4. **Músculos bulbocavernosos:** são responsáveis pela contração rítmica durante a ejaculação em homens e pela contração dos tecidos ao redor da entrada vaginal em mulheres. A disfunção desses músculos pode causar dor pélvica e dispareunia.
5. **Músculos do diafragma urogenital:** são músculos localizados entre o púbis e o cóccix, contribuindo para o suporte dos órgãos pélvicos. Sua disfunção pode resultar em dor pélvica crônica e dor lombar.

Segundo Travell & Simons, PGs do esfíncter anal induzem dor no assoalho pélvico posterior; o elevador do ânus pode causar dor na vagina. Os músculos levantador do ânus e coccígeo referem dor e sensibilidade à região sacrococcígea. Os PGs do obturador interno causam dor na região anococcígea e na vagina, com padrão de transbordamento para a coxa posteriormente. Pacientes com PG miofasciais em um ou vários desses músculos pélvicos têm sintomas categorizados por outros autores como tendo coccidínia, síndrome do elevador do ânus, proctalgia fugaz e mialgia tensional do assoalho pélvico.[9]

Disfunção da musculatura da região glútea: síndrome glútea profunda e síndrome do piriforme

Embora rara, a síndrome glútea profunda é caracterizada por dor profunda na nádega e no quadril, por compressão das estruturas anatômicas como músculos, tendões e nervos no espaço glúteo profundo. Além do músculo piriforme, outros músculos profundos como o músculo obturador interno e o quadrado femoral podem produzir um padrão de dor referida sobre a região pélvica, pois também são rotadores externos, agonistas do piriforme. Dor referida como uma sensibilidade profunda medial aos dois terços inferiores do trocânter pode ser devido à dor miofascial do quadrado femoral; já a dor referida do obturador interno pode se estender para a região sacral e terço proximal posterior da coxa.[12,13]

O músculo piriforme é localizado na região glútea profunda e pode comprimir o nervo ciático, causando dor que se irradia para a região pélvica.[14] O músculo piriforme tem uma forma de triângulo e está localizado na parte posterior do quadril, próximo ao sacro. O nervo ciático passa abaixo ou às vezes através do músculo piriforme. Quando o músculo está tenso, inflamado ou espasmado, pode comprimir ou irritar o nervo ciático, levando à síndrome do piriforme. Os sintomas da síndrome do piriforme podem incluir dor na região glútea que se estende ao longo do nervo ciático até a parte posterior da coxa, dificuldade em sentar-se por longos períodos, dor ao caminhar ou correr, formigamento ou dormência na perna e fraqueza muscular. Embora não seja especificamente uma dor pélvica músculo esquelética, a dor irradiada para a região e para as nádegas pode ser um sintoma bastante frequente. O diagnóstico da síndrome do piriforme é geralmente baseado na avaliação clínica, histórico do paciente e testes específicos para avaliar a função e a dor. Em todos os casos de dor pélvica é recomendado que se deve descartar o comprometimento associado do piriforme no quadro clínico do paciente.

Todos os músculos glúteos podem ser facilmente pesquisados por meio de testes clínicos provocativos como os testes de inibição motora. Os principais testes desse grupamento muscular estão descritos na Tabela 40.1.

Tabela 40.1. Testes de Inibição motora da musculatura glútea

Glúteo máximo	Com o paciente em decúbito ventral, membro inferior a ser examinado em leve abdução, pede-se ao paciente que flexione o joelho em 90° e que eleve a coxa em extensão, levando o pé na direção do teto e mantenha essa posição enquanto o examinador com uma das mãos fixa o dorso contralateral enquanto com a outra mão empurra a coxa na direção da maca.
Glúteo médio	Com o paciente em decúbito lateral com o quadril alinhado perpendicularmente à maca, mantendo o membro inferior em contato com a maca levemente fletido, o examinador fixa a margem da crista ilíaca com o arco do indicador e polegar, e pede que paciente eleve o membro inferior examinado em aproximadamente 30° de abdução e leve extensão, enquanto o examinador fixa a outra mão no calcâneo, mantendo os dedos sobre a face lateral do pé e pede que o paciente resista a uma tentativa de levar a ponta do pé em direção à maca no plano axial, com força progressiva por três segundos.
Glúteo mínimo	Com o paciente em decúbito lateral com o quadril alinhado perpendicularmente à maca, mantendo o membro inferior em contato com a maca levemente fletido, o examinador fixa a margem da crista ilíaca com o arco do indicador e polegar, e pede ao paciente que eleve o membro inferior examinado em aproximadamente 30° de abdução e levemente fletido no quadril, enquanto o examinador fixa a outra mão sobre a face lateral do pé e pede que o paciente resista a uma tentativa de adução do membro inferior, com força progressiva por três segundos.
Piriforme	Com o paciente em decúbito ventral com o joelho fletido a 90°, uma mão do examinador no joelho e a outra no tornozelo, pede-se ao paciente que resista ao movimento de adução realizado pelo examinador. Com a perna levemente fletida, repetir o teste enquanto tornozelo é lateralizado.

Fonte: Adaptada de Barros Filho TEP, Lech O. Exame físico em ortopedia. 3ª ed. São Paulo: Sarvier, 2017.

Semiologia

Os músculos, fáscias, ligamentos e ossos da pelve que formam o assoalho pélvico suportam o peso da porção superior e do conteúdo intra-abdominal. Possui camadas profundas e superficiais que ligam sínfise púbica, sacro, cóccix e ísquio. A camada profunda conhecida como diafragma pélvico é composta pelos músculos levantadores do ânus, formados pelo músculo pubovisceral, músculo pubococcígeo e músculo iliococcígeo, contribuindo para funções vitais de micção, defecação e ato sexual, além de ajudar na ativação para a posição ereta e deambulação, com os músculos abdominais e lombares.[15]

A anamnese do paciente com DP inicia com os descritores verbais da dor, e deve incluir início, duração, localização, irradiação, intensidade, frequência, fatores de alívio e piora, associação com ciclo menstrual, micção, defecação e função sexual. A história cirúrgica, obstétrica, traumas e abusos devem ser avaliados, bem como situação laboral, ergonômica, atividade e estilo de vida, uso de medicações, álcool e drogas.

O exame físico deve incluir observação estática e dinâmica, postura de pé e sentada, marcha, posições antálgicas e diminuição de amplitudes de movimento.[6] Os movimentos da cintura pélvica e dos membros inferiores devem ser testados, além da palpação das articulações pélvicas e lombares, da parede abdominal e das vísceras. Após consentimento e de preferência com um assistente em sala, deve-se proceder ao exame do assoalho pélvico e do canal vaginal em posição de litotomia. O exame inicia com a inspeção vulvar e perineal, seguida da realização de contrações voluntárias da musculatura solicitadas pelo examinador. A palpação unidigital do assoalho pélvico à procura de áreas sensíveis, dolorosas, hipertônicas deve ser realizado com cuidado, através das paredes vaginais, observando simetria e alterações tróficas, que devem ser descritas como se fosse a orientação de um relógio. Os músculos bulboesponjosos localizam-se nas posições de 2 a 5 horas e 7 a 10 horas; os isquiocavernosos nas posições de 1 hora e 11 horas. Aprofundando o dedo do examinador até a segunda articulação interfalangiana, palpa-se os músculos perineais transversos superficiais nas posições de 4 horas e 7 horas. Mais profundamente, palpa-se os músculos obturadores internos nas posições de 3 horas e 9 horas, podendo ser necessário fazer uma manobra de rotação externa do fêmur para ajudar a identificar o músculo. O exame retal deve ficar reservado para casos específicos, portanto, não faz parte do exame de rotina. O exame bidigital deve ser realizado na palpação uterina e dos anexos, à procura de massas ou anormalidades.

No diagnóstico, dor ou ardência que irradia ao longo de territórios dermatômicos específicos é mais compatível com condições neuropáticas, enquanto

sensibilidade muscular, hipertonicidade e alterações na força e na coordenação, como incapacidade de contrair e relaxar a musculatura, são mais consistentes com disfunção miofascial.[15]

Tratamento da dor pélvica musculoesquelética

O tratamento da DPME é multifacetado e visa aliviar a dor, melhorar a função e a qualidade de vida do paciente. Alguns dos principais enfoques terapêuticos incluem:

1. **Fisioterapia:** a fisioterapia desempenha um papel fundamental no tratamento da dor pélvica musculoesquelética. Técnicas como exercícios de fortalecimento muscular, alongamentos, liberação miofascial e técnicas de relaxamento podem ser empregadas para reduzir a dor e melhorar a função. A eficácia das terapias manuais miofasciais na dor pélvica crônica foi avaliada por uma metanálise que não encontrou superioridade frente a outras intervenções para redução da dor e melhora do impacto dos sintomas, mas ainda assim a valida como uma das ferramentas terapêuticas no tratamento dessa condição.[16]
2. **Medicamentos:** analgésicos, anti-inflamatórios não esteroides, opioides, hormônios, relaxantes musculares, antidepressivos e anticonvulsivantes podem ser prescritos para auxiliar no controle da dor. Esses medicamentos podem proporcionar alívio temporário, mas é importante lembrar que eles não tratam a causa subjacente da dor. É crescente o emprego de fitomedicamentos, principalmente à base de canabinoides, mas seu emprego, apesar de promissor, merece estudos com evidências mais robustas para indicação plena no tratamento da DPME.
3. **Terapias complementares:** terapias complementares, como massagem, mindfulness, quiropraxia, osteopatia, ioga, devem ser consideradas como opções de tratamento. Essas terapias têm como objetivo promover o equilíbrio e a função adequada dos músculos e articulações da região pélvica.
4. **Educação e aconselhamento:** a compreensão da fisiopatogenia da DPME é essencial para a abordagem terapêutica do paciente. Psicoterapia e terapia comportamental podem ser recomendadas. O aconselhamento sobre técnicas de gerenciamento da dor, estratégias de autocuidado, ergonomia e modificação das atividades diárias pode ajudar o paciente a gerenciar sua dor de forma eficaz.
5. **Intervenções minimamente invasivas:** quando outras medidas não são eficazes, podem ser consideradas intervenções minimamente invasivas, como injeções de pontos-gatilho (PG) ou bloqueios nervosos seletivos para aliviar a dor pélvica. Podem ser utilizados anestésicos, corticoides e toxina botulínica, dependendo do caso e da etiologia.

Uma abordagem mista, utilizando medicamentos (antidepressivos tricíclicos, duais, gabapentinoides, canabinoides etc.) e estimulações elétricas *bottom up* (estimulação vagal e trigeminal) e *top down* (tDCS e rTMS) podem ser uma excelente estratégia de tratamento, baseadas na compreensão dos processos de sensibilização central que acontecem nos casos de dor crônica. Essas ferramentas terapêuticas podem ser utilizadas isoladamente ou em conjunto. Pode-se utilizar a estimulação por corrente contínua e magnética para melhorar a conectividade cerebral com ênfase nas áreas envolvidas no processamento central da dor. Diversas áreas cerebrais vêm sendo estudadas e as mais amplamente investigadas são o córtex motor, o córtex pré-frontal dorsolateral e cerebelo.

Tratamento pela acupuntura

A acupuntura é uma ferramenta valiosa no tratamento da dor pélvica de origem musculoesquelética. Várias abordagens podem ser utilizadas, tanto dentro de racionais biomédicos da acupuntura clássica chinesa (MTC) como abordagens contemporâneas, baseadas na neurofisiologia da manifestação clínica. A melhora do quadro de dor crônica do paciente sempre deve ser o objetivo final, independente das técnicas utilizadas, respeitando as evidências científicas e a ética profissional.

A acupuntura sistêmica com a utilização de pontos como o LR3, ST36 e KI3 pode contribuir na redução da ansiedade e depressão, bem como na melhora dos mecanismos regionais e centrais de controle de dor, como liberação de neurotransmissores e citocinas anti-inflamatórias. Na inserção, geralmente se procura provocar a sensação do De Qi, para melhor resposta terapêutica, apesar de ser algumas vezes desconfortável para o paciente.

Na Medicina Tradicional Chinesa (MTC), a dor pélvica é entendida como mais uma manifestação de desarmonia. Nos casos que se manifesta como dismenorreia, pode aparecer em quadros diversos como estagnação do Qi de Gan ou deficiência de Yin de Shen, entre outros. Os pontos de acupuntura mais utilizados nesses casos são dos meridianos Ren Mai, estômago, baço-pâncreas, fígado, rim e bexiga, principalmente os pontos CV3, CV4, ST29, ST36, SP6, LR3, KI3, BL32. A Tabela 40.2 nos dá as correlações anatômicas dos principais pontos clássicos de acupuntura utilizados para o tratamento das dores pélvicas de qualquer etiologia, pois sua escolha se baseia em diagnósticos sindrômicos orientais e não os baseados na racionalidade da medicina ocidental.[17-21]

Para o tratamento local com as técnicas de agulhamento, podemos escolher pontos clássicos ou pontos locais, pontos-gatilho, pontos motores, realizar agulhamento seco ou injetáveis, técnicas de compressão isquêmica etc. Quando o exame físico identificar mus-

Tabela 40.2. Principais pontos clássicos utilizados no tratamento da dor pélvica

Ponto	Localização	Músculo	Inervação	Vascularização
SP6	3 *cun* superior ao maléolo medial na borda posterior da tíbia	Flexor longo dos dedos Flexor longo do Hálux Tibial posterior	Nervo tibial	Artéria tibial posterior
LR3	Entre o 1° e o 2° metatarso, no terço proximal do 2° metatarso	1° Interósseo dorsal	Nervo fibular profundo	1ª Artéria metatársica dorsal Ramo metatársico da artéria plantar
KI3	Metade da distância entre o ponto mais alto do maléolo medial e o tendão de Aquiles	Tecido conjuntivo	Nervo tibial	Artéria tibial posterior
LI4	Entre o 1° e o 2° metacarpo, na metade do 2° metacarpo	1° interósseo dorsal Abdutor do polegar Extensor longo do polegar	Nervo radial Nervo ulnar	Artéria radial Artéria ulnar
ST36	3 *cun* inferior à margem inferior da patela e 1 *cun* lateral a crista da tíbia	Tibial anterior	Nervo fibular profundo	Artéria tibial anterior
ST29	4 *cun* abaixo da cicatriz umbilical e 2 *cun* da linha média	Margem lat. m. reto abdominal Músculos oblíquo interno e externo	Nervo ílio-hipogástrico Nervo ilioinguinal	Artéria epigástrica inferior
CV1	Na metade da distância entre o ânus e os órgãos genitais	Períneo	Nervo perineal Nervo pudendo Nervo genitofemoral	Artéria perineal
CV3	Na linha mediana anterior, 4 *cun* abaixo da cicatriz umbilical	Parede abdominal anterior	Nervo Toracoabdominal Ílio-hipogástrico Nervo ilioinguinal	Artéria epigástrica superficial Artéria epigástrica inferior
CV4	Na linha mediana anterior, 3 *cun* abaixo da cicatriz umbilical	Parede abdominal anterior	Nervo Toracoabdominal Ílio-hipogástrico Nervo subcostal	Artéria epigástrica superficial Artéria epigástrica inferior
GV1	Na metade da distância entre a extremidade caudal do cóccix e o ânus	Períneo M. puborretal M. pubococcígeo	N. Anococcígeo (S4-S5) N. pudendo (S2-S4) N. do elevador do ânus (S3-S5)	Artéria retal inferior
Zigong EX.A1	4 *cun* abaixo da cicatriz umbilical e 3 *cun* da linha média	Parede abdominal anterior	Nervo ílio-hipogástrico Nervo ilioinguinal	Artéria epigástrica inferior
BL32	Segundo forame sacral	–	S2	Artéria sacral lateral
BL33	Terceiro forame sacral	–	S3	Artéria sacral lateral
BL34	Quarto forame sacral	–	S4	Artéria sacral lateral
BL54	A 3 *cun* lateral da linha média, ao nível do quarto forame sacral	Glúteo máximo e piriforme (profundo)	N. glúteo inferior e ramos para piriforme (L5-S2)	Artéria glútea inferior

Fonte: Adaptada da referência 21.

culatura abdominal ou pélvica com PG, o agulhamento deve ser realizado, podendo ou não ser utilizado equipamentos de eletroestimulação. Na estimulação elétrica podemos utilizar técnicas de estimulação rápida (habitualmente tempo ON de aproximadamente 3 segundos e tempo OFF de aproximadamente 3 segundos, com frequências entre 8 e 10 Hz por 1 minuto) ou de estimulação lenta (habitualmente estímulos de baixa frequência, de 1 a 2 Hz, contínua, mista ou, por 20 a 30 minutos). Recentemente a frequência randomizada foi investigada por Liaw Chao e colegas com bons resultados, principalmente para evitar a acomodação, abrindo um potencial a ser explorado nas dores crônicas de qualquer etiologia.[22]

Existem poucos estudos que comparem os resultados clínicos com uso de frequências diferentes. Em um deles, a eletroacupuntura em alta e baixa frequência foi comparada com acupuntura manual em mulheres com dismenorreia, onde se observou redução na intensidade e a duração da dor menstrual após 3 meses de tratamento em todos os grupos, independente do modo de estimulação ou frequência. Esse efeito perdurou por até um ano após o início do estudo. No acompanhamento, após 1 mês, houve uma melhora significativa na qualidade de vida, medida pelo questionário SF-36 no componente físico total da acupuntura elétrica em comparação com a acupuntura manual.[23]

A regulação autonômica provocada pelo tratamento com acupuntura é fundamental nos casos de DP, pois a hiperatividade simpática mantém ligados os circuitos de neuroplasticidade mal adaptativa. Objetivando modulação segmentar, indicamos o agulhamento paravertebral nos pontos Huatuojiaji e forames sacrais, com ou sem estimulação elétrica. A técnica semiológica de pinçamento e rolamento (*pinch and roll*) paravertebral pode contribuir na identificação da melhor região a ser tratada. Quando executamos essa abordagem devemos lembrar dos alvos autonômicos: T10-L2 são responsáveis pela modulação autonômica simpática da região pélvica; os nervos S2, S3 e S4, pela modulação autonômica parassimpática. Esse efeito regulatório autonômico foi demonstrado em um estudo que utilizou eletroacupuntura de baixa frequência em áreas relacionadas com a atividade autonômica da região pélvica (T12-L2 e S2-S4), através da mensuração do índice de pulsatilidade da artéria uterina. Nesse estudo, o efeito de melhora do fluxo sanguíneo regional perdurou por pelo menos 2 semanas após as sessões terem sido interrompidas. Foi sugerido que esses efeitos se devam a uma inibição central da atividade simpática, pelo uso da eletroacupuntura em baixa frequência.[24]

Tratamento: abordagem miotônica

O tratamento da DP de origem musculoesquelética geralmente envolve uma gama de profissionais da saúde e de uma combinação de medidas conservadoras, como fisioterapia, alongamentos e exercícios específicos, terapia de calor ou gelo, psicoterapia, medicamentos para alívio da dor e inflamação e modificação de atividades e de estilo de vida.

O consenso é de que os tratamentos fisioterápicos como exercícios terapêuticos, terapia manual, *biofeedback* e respiração devem ser recomendados para pacientes com DPME, objetivando melhorar a função muscular e diminuir a dor. Até o momento, não temos evidências suficientes para recomendar um tratamento físico como mais eficaz que outro, devendo o terapeuta personalizar o tratamento, levando em consideração toda a gama de fatores envolvidos no caso específico do paciente.[15]

O tratamento da síndrome do piriforme com acupuntura pode ser feito com o agulhamento profundo do músculo, muitas vezes com reprodução da dor referida ou resposta motora contrátil dolorosa (*twitch response*). Recomenda-se fazer a estimulação rápida com 8-10 Hz, seguida de estimulação de demora com 1-2 Hz. Pode ser acrescido o agulhamento paravertebral (L5-S2 e T10-L2), com ou sem eletroestimulação. Quando as medidas conservadoras não são eficazes, podem ser consideradas opções de tratamento adicionais, como injeções anestésicas, corticoides, toxina botulínica ou, em casos raros, cirurgia para aliviar a compressão no nervo isquiático, quando comprovada.

Após examinar detalhadamente o paciente, tendo localizado os músculos mais afetados que podem estar causando a DPME, pode-se iniciar o agulhamento ao ponto mais doloroso, tentando direcionar a ponta da agulha para a ponta do dedo do examinador. Uma pressão, resposta contrátil involuntária (*twitch*) ou leve dor referida do músculo acometido pode ser deflagrado. A mesma técnica pode ser feita para o agulhamento infiltrativo, que preferencialmente deveria ser guiado por ultrassom a fim de evitar iatrogenias.

Tratamento: abordagem esclerectômica

Ligamentos são fontes importantes de geração e perpetuação da dor, e isso é devido porque o tecido nervoso está presente e amplamente distribuído dentro do corpo dos ligamentos. Uma grande variedade de tamanhos e espessuras também é demonstrada, sugerindo uma variedade de funções, incluindo a possível recepção da dor.[25] Em um estudo sobre dor referida, a palpação de pontos de referência intrapélvicos posteriores foi referida principalmente para a região sacral, enquanto a palpação dos ossos isquiáticos e púbicos provocou dor referida principalmente para a virilha e regiões púbicas, com ou sem dor para a perna ipsilateral.[26] O ligamento sacroespinhoso é comumente sítio de ancoragem para histeropexia ou colpopexia, e, portanto, fonte de dor pós-operatória, ou mesmo que ainda menos frequente, de dor por invasão endometrioide.[27] Mesmo com uso de bupivacaína 0,25% local durante a cirurgia de colpopexia, a dor pós-operatória não foi diferente em comparação ao grupo placebo, porém aparentemente reduz-se a necessidade de uso de anti-inflamatórios no pós-operatório.[28] Outro estudo mostrou que o uso de analgesia local de longa duração com bupivacaína 0,25% no ligamento sacroespinhal no momento da fixação do ligamento sacroespinhal não traz nenhum benefício em relação à analgesia local de curta duração com lidocaína 0,5% com vasoconstritor.[29] Provavelmente, o efeito terapêutico dos anestésicos locais se dá pela interrupção do ciclo de dor crônica, tanto quando injetados no músculo quanto nos ligamentos, podendo ser extremamente úteis na modulação da resposta nociceptiva, através do mecanismo conhecido como *bottom up*.[30]

Tratamento: neuromodulação periférica e central

Várias formas de eletroestimulação são estudadas para controlar a DP, conhecidas como técnicas de Neuromodulação, como a estimulação sacral, estimulação do nervo pudendo, estimulação do gânglio da raiz dorsal e estimulação do nervo tibial.[31] Cada uma delas apresenta características, efeitos e logísticas diversas, que vão de procedimentos mais invasivos e caros como a estimulação sacral e a estimulação medular (implantados), aos menos invasivos e mais acessíveis como a estimulação percutânea do nervo tibial e a estimulação transcutânea. Uma metanálise dos estudos publicados com pacientes com DPC utilizando estimulação percutânea do nervo tibial e estimulação transcutânea de nervos demonstrou melhora nos escores de dor. Outras técnicas como estimulação sacral, estimulação medular, estimulação intravaginal e estimulação do nervo pudendo foram citadas como tendo bons resultados iniciais. Os tratamentos neuromodulatórios mostraram aumento da qualidade de vida com alguns relatos de efeitos adversos, mas são necessários estudos de maior qualidade metodológica.[32]

Dentro da neuromodulação periférica, os principais troncos neurais que podemos abordar para o tratamento da DPME são o nervo isquiático, nervo glúteo superior, nervo glúteo inferior e nervo pudendo. Todos podem ser modulados com agulhamento com eletroestimulação suave em baixa frequência e baixa amperagem, de maneira rápida por cerca de 1 minuto com aparelho monopolar ou de demora por 20 minutos em corrente alternada contínua, *burst* ou mista. Todos os agulhamentos neurais pretendem tangenciar o tronco nervoso/nervo periférico com a agulha, perto o suficiente para descarregar eletricidade de maneira indolor e segura, sem danificar a estrutura nervosa, obtendo contração suave dos músculos a jusante do nervo, ou seja, os músculos que são inervados por aquele nervo específico.

1. **Tronco do nervo isquiático:** se origina de L4 a S3 e entra na região glútea através do forame isquiático maior abaixo do músculo piriforme, desce pelo aspecto lateral dos rotadores do quadril (obturador interno, gêmeos e quadrado femoral) e passa posteriormente pelo compartimento da coxa até a sua divisão (fibular comum e tibial) na borda superior da fossa poplítea. Fornece ramos motores para semitendinoso, semimembranoso, bíceps femoral e adutor magno. Deve ser modulado na região glútea, logo abaixo da saída do músculo piriforme.
2. **Tronco do nervo glúteo superior:** encarceramento do nervo glúteo superior pode causar fraqueza de abdução e rotação externa do quadril, podendo apresentar Trendelenburg positivo com inclinação pélvica para o lado não afetado.

O nervo glúteo superior se origina da divisão posterior do ramo anterior de L4 a S1, emergindo do plexo sacral, passando através do forame isquiático superiormente ao piriforme, fornecendo a inervação motora aos músculos glúteo médio, mínimo e tensor da fáscia lata. O nervo emerge sobre o piriforme em torno do terço médio proximal de uma linha imaginária entre a espinha ilíaca póstero superior e a parte superior do trocanter femoral.[6,33]

3. **Tronco do nervo glúteo inferior:** encarceramento neural do nervo glúteo inferior resultará em atrofia do glúteo máximo e fraqueza na extensão da perna. Não deve haver alterações sensitivas, a menos que haja lesão concomitante do nervo cutâneo femoral posterior, embora a dor profunda possa ser uma característica, particularmente com tumores compressivos.[33]

O nervo glúteo inferior se origina da divisão posterior do ramo anterior de L5 a S2, emergindo do plexo sacral, passando através do grande forame sacral inferiormente ao piriforme, entrando na região glútea provendo de inervação motora para o glúteo máximo. Tanto o nervo glúteo inferior quanto o nervo ciático podem ser igualmente elicitados através do agulhamento perpendicular à pele no ponto médio de uma linha formada entre o ápice do trocânter femoral até o hiato sacral.

4. **Tronco do nervo pudendo:** provavelmente o nervo mais importante nos casos de DP, em geral, por inervar grande parte dos músculos do assoalho pélvico e ser responsável por toda a inervação sensitiva da região, incluindo os órgãos sexuais. Alguns estudos pré-clínicos demonstraram os resultados da estimulação elétrica do nervo pudendo: Bottorff & Bruns (2022), demonstraram aumento na perfusão sanguínea vaginal, anal e interna da coxa em ratos; Chen *et al.* demonstraram melhorar a lubrificação vaginal e induzir aumentos na pressão vaginal de gatas.[34,35]

A estimulação nervosa do nervo pudendo surge como uma boa opção para pacientes refratárias aos tratamentos de síndromes muito prevalentes, como cistite intersticial e síndrome da bexiga dolorosa. Um estudo pré-clínico em ratos mostrou que a atividade reflexa simpática medeia a estimulação sensorial do nervo pudendo em ratos com cistite induzidos por ciclofosfamida.[36] Hokanson *et al.* (2017), já havia demonstrado que a estimulação sensorial do nervo pudendo aumentava a capacidade da bexiga, mas também reduzia a eficiência da micção em estudos pré-clínicos.[37] O reflexo excitatório do pudendo para a bexiga pode ser feito pela estimulação do tronco do nervo pudendo entre 15 a 25 Hz, modulando a disfunção vesical.[38]

O nervo pudendo se origina das divisões anteriores dos ramos anteriores de S2 a S4. Depois da origem do plexo sacral deixando a cavidade pélvica passando pelo forame ciático maior. Passa próximo ao ligamento sacroespinhoso e espinha isquiática para entrar no triângulo anal e períneo, retornando à pelve pelo forame isquiático menor, passando pelo canal de Alcock. O melhor ponto de acesso ao nervo é sobre a espinha isquiática, no terço médio inferior ao piriforme, antes de suas divisões em nervo anal inferior, nervo perineal e nervo dorsal do pênis ou do clitóris. Necessário lembrar que o nervo pudendo fornece fibras autonômicas e motoras aos esfíncteres anal e uretral.[15]

Conclusão

A dor pélvica de origem musculoesquelética é uma condição complexa e multifatorial, que pode causar desconforto significativo e impactar a qualidade de vida dos pacientes. É fundamental uma avaliação cuidadosa para identificar a causa subjacente da dor e desenvolver um plano de tratamento individualizado. Com uma abordagem abrangente, envolvendo fisioterapia, exercícios, acupuntura, eletroestimulação e injeções anestésicas, é possível reduzir a dor, melhorar a função e ajudar os pacientes a retomarem suas atividades diárias com mais conforto e bem-estar.

Referências bibliográficas

1. Slawomir Wozniak. Chronic pelvic pain. Annals of Agricultural and Environmental Medicine 2016, Vol 23, No 2, 223-226.
2. Apte G, Nelson P, Brismée JM, Dedrick G, Justiz R 3rd, Sizer PS Jr. Chronic female pelvic pain-part 1: clinical pathoanatomy and examination of the pelvic region. Pain Pract. 2012 Feb;12(2):88-110. Epub 2011 May 26. PMID: 21615678. doi:10.1111/j.1533-2500.2011.00465.x.
3. Kate E. Temme, Jason Pan. Musculoskeletal Approach to Pelvic Pain. Phys Med Rehabil Clin N Am 28 (2017) 517–537. doi: 10.1016/j.pmr.2017.03.014.
4. Heidi Prather, Sheila Dugan, Colleen Fitzgerald, Devyani Hunt. Review of Anatomy, Evaluation, and Treatment of Musculoskeletal Pelvic Floor Pain in Women. American Academy of Physical Medicine and Rehabilitation Vol. 1, 346-358, April 2009 DOI: 10.1016/j.pmrj.2009.01.003.
5. Hsing WT, Tsai AWW, Rohde CBS. Acupuntura e Medicina Tradicional Chinesa. Acupuntura e Medicina Tradicional Chinesa. Rio de Janeiro, Atheneu, 2019. ISBN 978-85-388-1060-5.
6. Ross V, Detterman C, Hallisey A. Myofascial Pelvic Pain: An Overlooked and Treatable Cause of Chronic Pelvic Pain. J Midwifery Womens Health. 2021 Mar;66(2):148-160. doi: 10.1111/jmwh.13224. Epub 2021 Mar 31. PMID: 33788379.
7. Frederice CP, Brito LGO, Pereira GMV, Lunardi ALB, Juliato CRT. Interventional treatment for myofascial pelvic floor pain in women: systematic review with meta-analysis. Int Urogynecol J. 2021 May;32(5):1087-1096. doi: 10.1007/s00192-021-04725-x. Epub 2021 Feb 27. PMID: 33640993.
8. Sterling M, Jull G, Wright A. The effect of musculoskeletal pain on motor activity and control. J Pain. 2001 Jun;2(3):135-45. doi: 10.1054/jpai.2001.19951. PMID: 14622823.
9. Travell, JG Simons, DG. Dor e Disfunção Miofascial: manual dos pontos-gatilho. Porto Alegre, Artmed, 2006. ISBN 85-363-0678-5.
10. Orssatto LBR, Fernandes GL, Blazevich AJ, Trajano GS. Facilitation-inhibition control of motor neuronal persistent inward currents in young and older adults. J Physiol. 2022 Dec;600(23):5101-5117. doi: 10.1113/JP283708. Epub 2022 Nov 3. PMID: 36284446; PMCID: PMC10092053.

11. Russell, Stephen M. Examination of peripheral nerve injuries: An anatomical approach. Thieme, 2006. ISBN 978-1-62623-038-5.
12. Hu YE, Ho GWK, Tortland PD. Deep Gluteal Syndrome: A Pain in the Buttock. Curr Sports Med Rep. 2021 Jun 1;20(6):279-285. doi: 10.1249/JSR.0000000000000848. PMID: 34099604.
13. Park JW, Lee YK, Lee YJ, Shin S, Kang Y, Koo KH. Deep gluteal syndrome as a cause of posterior hip pain and sciatica-like pain. Bone Joint J. 2020 May;102-B(5):556-567. doi: 10.1302/0301-620X.102B5.BJJ-2019-1212.R1. PMID: 32349600.
14. Probst D, Stout A, Hunt D. Piriformis Syndrome: A Narrative Review of the Anatomy, Diagnosis, and Treatment. PM R. 2019 Aug;11 Suppl 1:S54-S63. doi: 10.1002/pmrj.12189. Epub 2019 Jul 22. PMID: 31102324.
15. Lamvu G, Carrillo J, Witzeman K, Alappattu M. Musculoskeletal Considerations in Female Patients with Chronic Pelvic Pain. Semin Reprod Med 2018;36:107-115. DOI https://doi.org/ 10.1055/s-0038-1676085. ISSN 1526-8004.
16. Dal Farra F, Aquino A, Tarantino AG, Origo D. Effectiveness of Myofascial Manual Therapies in Chronic Pelvic Pain Syndrome: A Systematic Review and Meta-Analysis. Int Urogynecol J. 2022 Nov;33(11):2963-2976. doi: 10.1007/s00192-022-05173-x. Epub 2022 Apr 7. PMID: 35389057.
17. Bittar, JP; Moré, AOO. Manual Clínico de Acupuntura. Atheneu, 2014. ISBN 978-85-388-0513-7.
18. WHO Scientific Group on International Acupuncture Nomenclature & World Health Organization. (1991). A proposed standard international acupuncture nomenclature:report of a WHO scientific group. World Health Organization.
19. Chen, E. Anatomia topográfica dos pontos de acupuntura. São Paulo, Roca, 1997. ISBN 85-7241-188-7.
20. Wong J Y. A Manual of Neuro Anatomical Acupuncture. Toronto Pain and Stress Clinic, 1999. ISBN 0-9685194-0-7.
21. Suh CS. Acupuncture anatomy: regional micro-anatomy and systemic acupuncture networks. CRC Press, 2015.
22. Chao L, Gonçalves ASR, Campos ACP, Assis DV, Jerônimo R, Kuroki MA, Sant'Anna FM, Meas Y, Rouxeville Y, Hsing W, Pagano RL. Comparative effect of dense-and- disperse versus non-repetitive and non-sequential frequencies in electroacupuncture-induced analgesia in a rodent model of peripheral neuropathic pain. Acupuncture in Medicine 1-9. DOI: 10.1177/09645284211055751.
23. Mike Armour, Hannah G Dahlen, Xiaoshu Zhu, Cindy Farquhar, Caroline A Smith. The role of treatment timing and mode of stimulation in the treatment of primary dysmenorrhea with acupuncture: An exploratory randomized controlled trial. PLoS One 2017 Jul 12;12(7):e0180177. doi: 10.1371/journal.pone.0180177. eCollection 2017.
24. Elisabet Stener-Victorin, Urban Waldenstrdm, Sven A.Andersson and Matts Wikland. Reduction of blood flow impedance in the uterine arteries of infertile women with electro-acupuncture. Hum Reprod 1996 Jun;11(6):1314-7. doi: 10.1093/oxfordjournals.humrep.a019378.
25. Barksdale PA, Gasser RF, Gauthier CM, Elkins TE, Wall LL. Intraligamentous nerves as a potential source of pain after sacrospinous ligament fixation of the vaginal apex. Int Urogynecol J Pelvic Floor Dysfunct. 1997;8(3):121-5. doi: 10.1007/BF02764841. PMID: 9449581.
26. Torstensson T, Butler S, Lindgren A, Peterson M, Eriksson M, Kristiansson P. Referred pain patterns provoked on intra-pelvic structures among women with and without chronic pelvic pain: a descriptive study. PLoS One. 2015 Mar 20;10(3):e0119542. doi: 10.1371/journal.pone.0119542. PMID: 25793999; PMCID: PMC4368679.
27. Yuan AS, Propst KA, Ferrando CA. Postoperative pain and the need for intervention after sacrospinous ligament hysteropexy compared to colpopexy: a retrospective cohort study. Int Urogynecol J. 2022 Sep;33(9):2525-2531. doi: 10.1007/s00192-022-05301-7. Epub 2022 Jul 26. PMID: 35881177.
28. Ferrando CA, Walters MD. A randomized double-blind placebo-controlled trial on the effect of local analgesia on postoperative gluteal pain in patients undergoing sacrospinous ligament colpopexy. Am J Obstet Gynecol. 2018 Jun;218(6):599.e1-599.e8. doi: 10.1016/j.ajog.2018.03.033. Epub 2018 Mar 31. PMID: 29614274.
29. Propst K, O'Sullivan DM, Steinberg AC. Randomized double-blind trial of short- versus long-acting analgesia at the sacrospinous ligament. Int Urogynecol J. 2019 Jan;30(1):123-130. doi: 10.1007/s00192-018-3758-4. Epub 2018 Sep 6. PMID: 30191249.
30. Leriche R: Des effets de l'anesthesie a la novocaine des-ligaments et des insertions tendineus esperi-artictilaires. Gazette des Hopitauix 1930;73:1294.
31. Corey W. Hunter & Steven Falowski. Neuromodulation in Treating Pelvic Pain. Current Pain and Headache Reports (2021) 25: 9 https://doi.org/10.1007/s11916-020-00927-y.
32. Cottrell AM, et al. Benefits and Harms of Electrical Neuromodulation for Chronic Pelvic Pain: A Systematic Review. Eur Urol Focus (2019), https://doi.org/10.1016/j.euf.2019.09.011.
33. Craig A. Entrapment neuropathies of the lower extremity. PM R. 2013 May;5(5 Suppl):S31-40. doi: 10.1016/j.pmrj.2013.03.029. Epub 2013 Mar 28. PMID: 23542774.
34. Bottorff EC, Bruns TM. Pudendal, but not tibial, nerve stimulation modulates vulvar blood perfusion in anesthetized rodents. Int Urogynecol J. 2022 Nov 3:10.1007/s00192-022-05389-x. doi: 10.1007/s00192-022-05389-x. Epub ahead of print. PMID: 36326861; PMCID: PMC10154432.
35. Chen J, Zhong Y, Wang J, Shen B, Shen Z, Beckel J, de Groat W, Chermansky C, Tai C. Vaginal Lubrication and Pressure Increase Induced by Pudendal Nerve Stimulation in Cats. J Sex Med. 2022 Oct;19(10):1517-1523. doi: 10.1016/j.jsxm.2022.07.012. Epub 2022 Aug 31. PMID: 36057523.
36. Gonzalez EJ, Grill WM. Sensory pudendal nerve stimulation increases bladder capacity through sympathetic mechanisms in cyclophosphamide-induced cystitis rats. Neurourol Urodyn. 2019 Jan;38(1):135-143. doi: 10.1002/nau.23860. Epub 2018 Oct 23. PMID: 30350879; PMCID: PMC6529182.
37. Hokanson JA, Langdale CL, Sridhar A, Grill WM. Stimulation of the sensory pudendal nerve increases bladder capacity in the rat. Am J Physiol Renal Physiol. 2018 Apr 1;314(4):F543--F550. doi: 10.1152/ajprenal.00373.2017. Epub 2017 Nov 15. PMID: 29141938; PMCID: PMC5966759.
38. Ju YH, Liao LM. Electrical stimulation of dog pudendal nerve regulates the excitatory pudendal-to-bladder reflex. Neural Regen Res. 2016 Apr;11(4):676-81. doi: 10.4103/1673-5374.180757. PMID: 27212934; PMCID: PMC4870930.

41

Adriano Höhl • Anita Perpétua Carvalho Rocha de Castro • Mara Valéria Pereira Mendes

Acupuntura na Dor Pélvica Visceral

Introdução

A dor pélvica (DP) é conceituada como aquela que está localizada na região abdominopélvica, região lombar, região glútea e períneo, sendo considerada dor pélvica visceral (DPV), ao ter origem em anormalidades de órgãos como estômago, rim, bexiga, vesícula ou intestino, dentre outros. Geralmente, dura mais de 6 meses, é crônica e embora não esteja associada a nenhuma patologia visceral específica, é causada pela distensão, isquemia, inflamação ou tração mesentérica de uma, ou de várias das estruturas citadas.[1]

A condução da DP é um grande desafio para o paciente e para o sistema de saúde, compromete a qualidade de vida de quem a apresenta, deteriora relações sociais e pessoais, trazendo perdas financeiras importantes. Estudos demonstram que a DP tem uma prevalência de 4% a 15% na população geral,[2] o que se traduz em custos médicos diretos estimados em US$ 2,8 bilhões/ano. Representa uma recomendação frequente de busca ao ginecologista, tornando-se indicação de intervenções cirúrgicas, como procedimentos laparoscópicos, diagnósticos e terapêuticos. Muitas mulheres são submetidas a cirurgias mutiladoras como histerectomia, anexectomia e, até mesmo, colectomia. Sabe-se que mulheres com DPC são 5 vezes mais submetidas a cirurgia quando comparadas a grupos controles. Apesar disso, a origem da DP permanece desconhecida em 55% a 61% das mulheres com DPC. Trata-se, portanto, de uma patologia complexa, debilitante e multifatorial, estando atrelada a alterações cognitivas, comportamentais, sexuais e emocionais negativas.

Taxonomia da dor pélvica

Segundo a Associação Internacional para o Estudo da Dor (IASP), a DP pode ser classificada conforme diferentes aspectos, sejam eles temporal, fisiopatológico ou etiológicos. Considerando o aspecto temporal, essa pode ser aguda ou crônica. A DP aguda tem duração inferior a 3 meses e a DP crônica geralmente se estende além desse período.

No que diz respeito ao aspecto fisiopatológico, a DP pode ser: nociceptiva, neuropática, nociplástica ou psicogênica, as quais são definidas a seguir: (1) dor nociceptiva – dor associada a ativação de nociceptores, que representam os receptores específicos da dor e que são terminações nervosas livres das fibras Aδ e C. Essa pode ser visceral ou somática. A dor pélvica nociceptiva geralmente é visceral e resulta da distensão, isquemia ou espasmo dos órgãos pélvicos; (2) dor neuropática – dor decorrente da lesão ou disfunção do sistema nervoso somatossensorial; (3) dor nociplástica – dor que surge da nocicepção alterada, apesar de nenhuma evidência clara de dano tecidual real ou ameaçador, causando a ativação de nociceptores periféricos ou evidência de doença, ou lesão do sistema somatossensorial causando a dor e (4) dor psicogênica – dor associada a um transtorno do humor, o qual representa um fator primário na sua etiologia (Figura 41.1).

Neste capítulo estará sendo discutido a DP visceral de origem nociceptiva e nociplástica, conceitos que estão extremamente imbricados quando se considera a DPV.

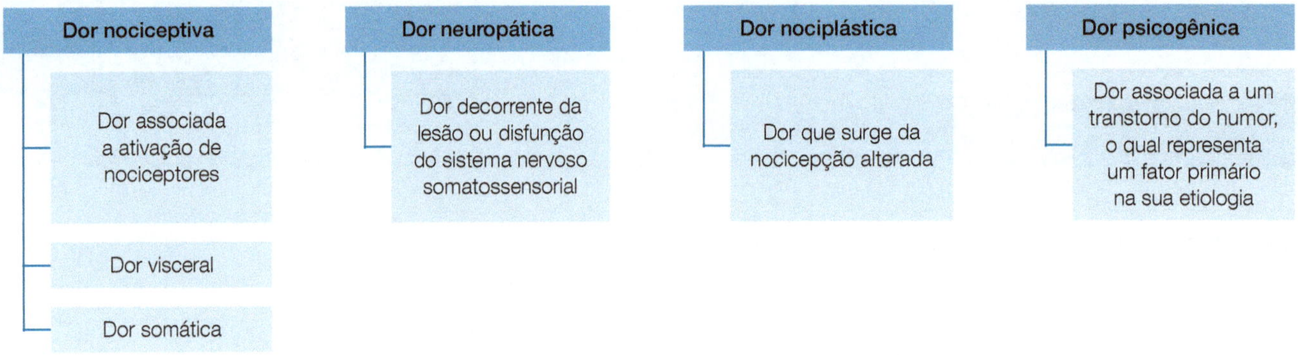

Figura 41.1. Classificação da dor, considerando parâmetros fisiopatológicos.[3] Fonte: Autoria própria.

Etiologia da dor pélvica visceral

A DPV tem diferentes etiologias. O quadro de dor pode ser primário ou secundário, representando o que se classifica como DPV primária ou secundária. A dor visceral primária está relacionada aos órgãos internos, para os quais nenhuma causa subjacente pode ser identificada, enquanto a dor visceral secundária, geralmente é uma dor persistente ou recorrente, originária de patologias em órgãos internos[4] localizados na região abdominopélvica, na região lombar, na região glútea e no períneo.

A DPV pode ter origem inflamatória, vascular ou mecânica, presentes no aparelho ginecológico, urológico, gastrintestinal. Embora a DP de origem musculoesquelético e neuropática não sejam viscerais, serão citadas, por fazer parte do diagnóstico diferencial que sempre deve ser considerado. Além disso, muitos pacientes com DP apresentam dor mista. Vide na Tabela 41.1 as causas mais frequentes de dor pélvica.

A DPV crônica geralmente é multifatorial, podendo coexistir com outras patologias, como fibromialgia, síndrome da fadiga crônica, síndrome do intestino irritável, distúrbios da articulação temporomandibular e enxaqueca. Outra preocupação é a gravidade da DPC. Um estudo conduzido por Yosef *et al.* indicou uma associação de gravidade da DPC com dor na parede abdominal, sensibilidade no assoalho pélvico, síndrome da bexiga dolorosa, pontuação mais alta nas escalas de catastrofização da dor, agressão sexual em adultos, índice de massa corporal mais alto, tabagismo atual e história familiar de dor crônica.[6] Acredita-se que quanto maior a gravidade e intensidade da DPC, maior o comprometimento da qualidade de vida do paciente e a dificuldade de reabilitação.

Os mecanismos envolvidos com o aparecimento e manutenção da DPV são inúmeros e complexos, envolvem vias neurais pertencentes ao sistema nervoso periférico e ao sistema nervoso central, como medula espinhal e supraespinhais. Essas vias neurais encontram-se conectadas, formando uma verdadeira rede de transmissão e de inibição do estímulo álgico.[5]

Tabela 41.1. Causas frequentes de dor pélvica
Ginecológicas ▪ Endometriose/adenomiose ▪ Síndrome de congestão pélvica ▪ Infecções pélvicas crônicas ▪ Miomas uterinos
Síndrome da bexiga dolorosa urológica
Gastrointestinais ▪ Síndrome do intestino irritável ▪ Doenças inflamatórias intestinais
Musculoesqueléticas ▪ Fibromialgia ▪ Mialgia do assoalho pélvico (síndrome piriforme)
Outras ▪ Neuralgia do pudendo ▪ Neuralgia do nervo ílio-hipogástrico, ilioinguinal ou genitofemoral ▪ Depressão ▪ Hiperalgesia visceral ▪ Distúrbios de somatização ▪ Disfunção psicossexual (incluindo abuso sexual anterior ou atual) ▪ Porfiria

Fonte: Adaptada da referência 5.

Anatomia e dor pélvica visceral

Inervação cutânea

A distribuição cutânea e por esclerótomos dos nervos é geralmente representada pelo gráfico de dermátomos desenvolvido por Keegan e Garrett (Figura 41.2). Dermátomo é definido como uma área de pele suprida por um único nervo ou segmento espinhal, sendo mais bem representado em faixas, onde cada segmento corporal tem seu próprio suprimento

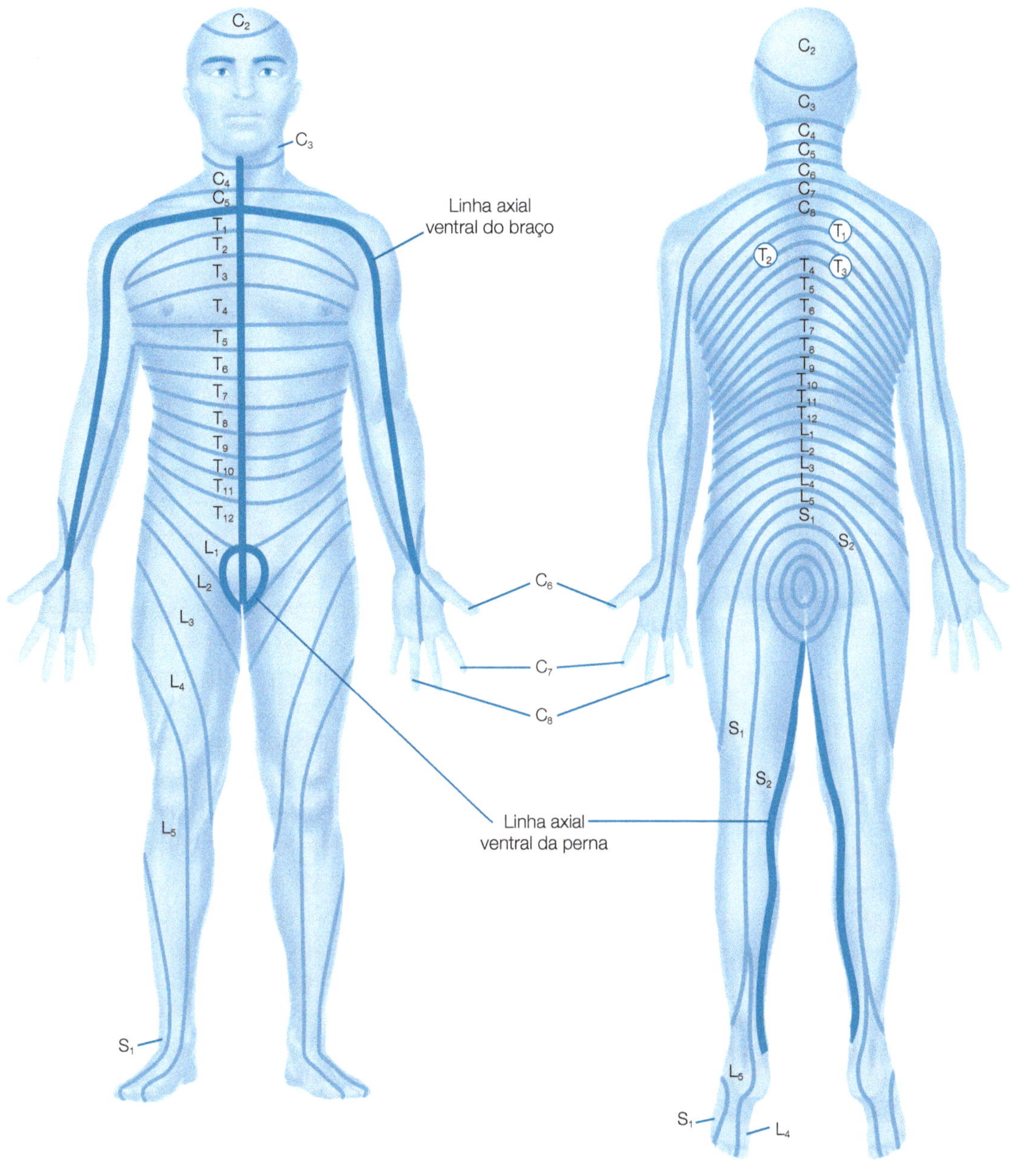

■ **Figura 41.2.** Gráficos de dermátomos do corpo humano. Fonte: Adaptada da referência 7.

nervoso. Segundo Keegan e Garrett, a região abdominopélvica tem uma distribuição dermatomérica comum em todos os pacientes a destacar T6, T8, T10, T12, S3-S4-S5, que representam respectivamente as regiões do apêndice xifoide, abdômen superior, umbigo, região acima do ligamento inguinal-virilha e região do períneo (Tabela 41.2).

Apesar da inervação cutânea não ter necessariamente correlação com a inervação das estruturas mais profundas, essa foi abordada, uma vez que muitas pacientes apresentam dor mista ou dor em parede abdominal, a qual representa um diagnóstico diferencial da DPV.

Tabela 41.2. Relação entre as raízes nervosas e os dermátomos envolvidos na dor pélvica[8]

Raiz nervosa	Dermátomo
T6	Apêndice xifoide
T8	Abdome superior
T10	Umbigo
T12	Região acima do ligamento inguinal-virilha
S3-S4-S5	Região do períneo

Fonte: Autoria própria.

Anatomia envolvida com a DPV

As estruturas anatômicas envolvidas com a dor na região pélvica compõem os sistemas urinário, gastrintestinal e reprodutivo, os quais são inervados por uma rica rede de neurônios. Os neurônios responsáveis pela sensibilidade pélvica têm origem no sistema nervoso somático (T12-S5) e visceral (T10-S5).

A anatomia da região pélvica e as estruturas que compõem o circuito neurobiológico envolvido na DPC são complexas. Três estruturas se destacam: o plexo hipogástrico superior (PHS), os nervos pélvicos e o nervo pudendo (NP). Fibras oriundas dos segmentos toracolombar e sacral da medula espinhal se unem para formar os plexos neurais periféricos citados, responsáveis pela inervação autonômica e somática da pelve.[9] Como exemplo, tem-se a inervação sensorial da vagina, oriunda dos nervos pélvicos e dos segmentos sacrais S2-S4; a do útero, procedente dos nervos hipogástricos e dos segmentos toracolombares T10-L2 e a da vulva e clitóris, do nervo pudendo (Figura 41.3).

O PHS representa o principal centro neural da pelve, é uma continuação caudal do plexo aórtico abdominal.[10] Inerva as estruturas pélvicas, incluindo bexiga, uretra, períneo, cólon descendente, reto, vulva e genitália interna, exceto o ovário e as trompas de Falópio. O PHS é uma estrutura retroperitoneal localizada bilateralmente na altura do terço inferior de L5 e terço superior de S1, próximo à bifurcação dos vasos ilíacos comuns. Sua porção inferior estende-se lateralmente, formando uma estrutura triangular com sua base servindo como origem dos nervos hipogástricos esquerdo e direito, que se estendem inferior e lateralmente ao longo da pelve menor. Há ainda o plexo hipogástrico inferior (PHI), o qual é composto por dois componentes, um esquerdo e um direito, interconectados na região anterior do sacro, na porção anterior ao 2º, 3º e 4º forame, lateralmente ao reto. Esse plexo é formado por fibras eferentes simpáticas, fibras pré-ganglionares parassimpáticas dos nervos esplâncnicos e fibras aferentes viscerais. Embora menos valorizada que o bloqueio do PHS, a abordagem do PHI parece ter particular interesse em pacientes com dor que envolve o pênis, vagina, reto, ânus, períneo e região pélvica baixa, uma vez que um ramo anterolateral do PHI se estende em direção ao útero e bexiga urinária e um ramo posteromedial em direção ao reto (Figura 41.4).[11] As fibras nervosas emergentes da cadeia simpática, percorrem superficial e medialmente ao redor dos vasos suprajacentes e unem-se ao PHI. As fibras simpáticas que vão para o PHI têm duas origens diferentes: o PHS e o tronco sacral.

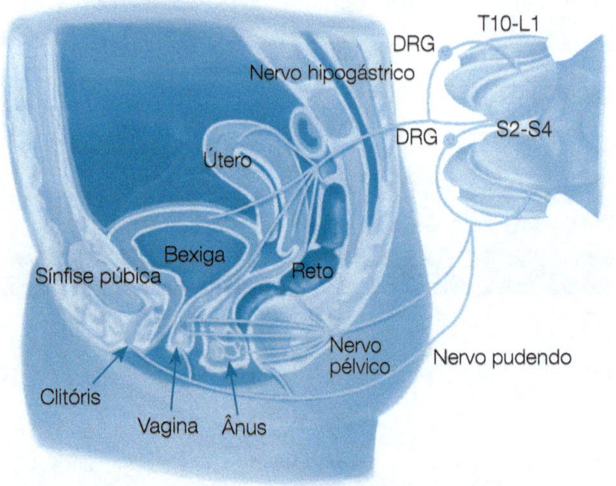

■ **Figura 41.3.** Inervação dos órgãos pélvicos. DRG = gânglio da raiz dorsal. Fonte: Adaptada da referência 5.

As fibras simpáticas na pelve apresentam função vasomotora, atuam na regulação da contração dos órgãos genitais internos durante o orgasmo e inibem a peristalse retal. Em contrapartida, as fibras parassimpáticas pélvicas estimulam o esvaziamento retal e vesical, além de estenderem-se aos corpos eréteis dos órgãos genitais externos para promover a ereção.

As fibras aferentes viscerais acompanham as fibras nervosas neurovegetativas. As fibras que conduzem a sensação reflexa inconsciente seguem o trajeto das fibras parassimpáticas até os gânglios sensitivos de nervos sacrais S2-S4, enquanto as que veiculam as sensações de dor visceral localizadas distalmente, seguem as fibras simpáticas retrogradamente até os gânglios sensitivos das raízes espinhais torácicos distais e lombares proximais.

Quanto ao NP, sabe-se que é um nervo misto que garante a inervação somática da pelve. Tem origem na cavidade pélvica, a partir do plexo sacral, mais especificamente dos ramos anteriores dos nervos espinhais S2, S3 e S4. O nervo sai da pelve através do forame isquiático maior para a área perineal, através do canal do pudendo, canal de Alcock, após o qual se ramifica formando o nervo retal inferior, o nervo perineal superficial e o nervo dorsal do clitóris. A função principal no NP é fornecer inervação sensitiva para a genitália externa e para a pele que envolve o ânus, canal anal e períneo. Ele também promove inervação motora para vários músculos pélvicos e para os esfíncteres uretral externo e anal externo. Uma lesão no nervo pudendo pode implicar não apenas em dor na região pélvica e na genitália externa, mas também motora nas regiões citadas (Tabela 41.3).

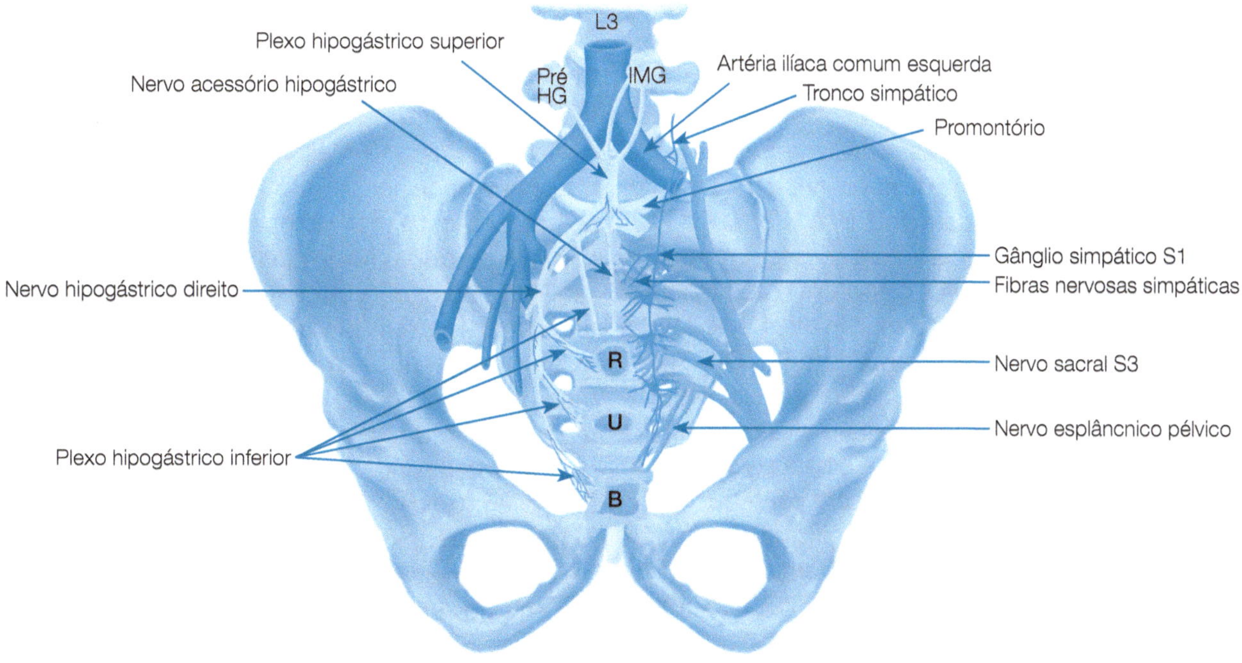

■ **Figura 41.4.** Desenho esquemático dos nervos autônomos na pelve feminina. Nervos pertencentes aos plexos hipogástricos coloridos em amarelo: os gânglios fornecedores, gânglio mesentérico inferior (IMG) e gânglio pré-hipogástrico (Pré HG) entregam fios ao plexo hipogástrico superior, que se divide em nervos hipogástricos esquerdo e direito. Observe o nervo hipogástrico acessório em 25% dos casos. Ramos se espalham dos nervos hipogástricos e constituem o plexo hipogástrico inferior. Observe a variabilidade do plexo hipogástrico superior: amarelo mais escuro com contorno preto contínuo indica sua divisão predominante acima do promontório sacral. Amarelo mais claro com contorno preto pontilhado descreve sua variação estendendo-se pela vértebra S1 antes de se dividir nos nervos hipogástricos. Os ramos ventrais de S1-S4 estão presentes em verde, assim como o tronco lombossacral que se une a S1. A partir desses ramos, os nervos esplâncnicos pélvicos emergem para se estender em direção ao plexo hipogástrico inferior e medialmente em direção ao plexo hipogástrico superior. Em roxo escuro, o tronco simpático é visível, com seus gânglios triangulares mediais aos forames sacrais ventrais. Os gânglios simpáticos S2-S4 comumente dão origem a fibras nervosas simpáticas, que se fundem com o plexo hipogástrico inferior. R = reto; U = útero; B = bexiga urinária. Fonte: Adaptada da referência 11.

Tabela 41.3. Informações relevantes sobre o nervo pudendo[12]

Origem
• Cavidade pélvica, a partir do plexo sacral (S2-S4)
Ramos
• Nervo retal inferior • Nervo perineal superficial • Nervo dorsal do clitóris
Inervação sensitiva
• Genitália externa • Pele que envolve o ânus • Canal anal • Períneo
Inervação motora
• Músculos pélvicos • Esfíncter uretral externo • Esfíncter anal externo

Fonte: Autoria própria.

■ Fisiopatologia da dor pélvica visceral

A fisiopatologia da DPV é de difícil compreensão, uma vez que tem origem em diferentes sistemas. A DPV representa um distúrbio multifatorial, que é influenciado por fatores genéticos e ambientais. Envolve a liberação de mediadores inflamatórios como bradicinina, prostaglandinas, prostaciclinas e consequente ativação de nociceptores, os quais representam terminações nervosas livres de fibras Aδ e C. Com a ativação desses observa-se o fenômeno de transdução. Esse representa a transformação de estímulo químico em estímulo elétrico, que é enviado ao corno posterior da medula espinhal, principalmente via plexo hipogástrico e nervos pudendos, os quais são responsáveis pela transmissão das informações de dor oriundas de órgãos pélvicos como cólon, reto, bexiga e útero, localizados na periferia, até o sistema nervoso central.[13] Na DPV verifica-se um *crosstalk* entre células do sistema imune, nervos e microbiota intestinal, aumento da sinalização nociceptiva descrita e recrutamento de nociceptores silentes, os quais apesar de serem receptores de alto limiar, quando expostos a esse contexto se comportam como receptores de baixo limiar.

No corno posterior da medula os sinais de dor intensificados promovem a liberação de novos neurotransmissores, representados principalmente pela substância P, pelo glutamato e pelo aspartato, com consequente ativação dos receptores da neurocinina-1 (NK1), da neurocinina-2 (NK2), alfa-amino-3-hidroxi-5-metil-4-isoxazol-propriônico (AMPA) e N-metil-D-aspartato (NMDA). Há mobilização de íons através das membranas celulares e aumento do cálcio intracelular. Esse contribuirá para ativação da enzima óxido nítrico sintase e para a alteração da expressão genética do indivíduo, com consequente plasticidade de sinais aberrantes e cronificação da dor. O próximo passo nessa cascata é o encaminhamento da mensagem de dor até os centros superiores, fato que ocorre, principalmente, por meio de tratos espinotalâmicos e espinomesencefálicos, com posterior decodificação da mensagem recebida ao nível de córtex somatossensorial primário e secundário, córtex cingulado, córtex pré-frontal, córtex insular, amígdala e cerebelo. A todo momento há uma tentativa do organismo de inibir a transmissão da informação de dor por meio dos sistemas inibitórios descendentes representados pelos sistemas noradrenérgicos, serotoninérgicos, sistema de opioides endógenos e sistema endocanabinoide. Sabe-se que os circuitos cerebrais e as vias descendentes da medula espinhal podem modular positiva ou negativamente as vias aferentes da dor, alterando a entrada da informação sensorial.[14] Quando há modulação positiva das vias ascendentes ou negativa das vias descendentes, fala-se em hiper sensibilização central e facilitação descendente, fenômenos que se refletem em um aumento da resposta do organismo aos estímulos álgicos e ao desenvolvimento de DP crônica, a qual pode ter diferentes etiologias.

Considerando-se a DPV, sabe-se que as terminações periféricas das fibras aferentes primárias viscerais estão localizadas na parede ou no parênquima dos órgãos internos, nos vasos que suprem as vísceras e nas membranas serosas que revestem os órgãos internos. Seus corpos celulares estão localizados nos GRD da coluna vertebral. Há muitos anos se sabe que a percepção da dor visceral é difusa, mal localizada e muitas vezes "referida" a outro local do corpo, características que podem ser explicadas pelas interações entre os sistemas e vísceras.

A maioria das fibras aferentes viscerais é considerada fibra aferente "silenciosa" porque é minimamente responsiva em condições normais. Westlund KN defende que muito pouca informação nociceptiva é transmitida das fibras aferentes viscerais além do estado de distensão, mesmo diante de dano franco.[15]

Segundo Yaun T e Meerveld BG, uma oportunidade futura que pode nos permitir desenvolver uma melhor compreensão da dor visceral crônica pode surgir a partir de pesquisas no campo da epigenética. Um mecanismo potencial subjacente aos efeitos persistentes do estresse na sensibilidade visceral pode ser a modulação epigenética da expressão gênica na periferia, medula espinhal e cérebro. Mecanismos epigenéticos reprogramam de forma estável a expressão gênica e provavelmente incorporam exposições limitadas no tempo em programas de expressão gênica de longo prazo que "memorizam" o encontro inicial. Embora haja um número limitado de relatos que examinam os mecanismos epigeneticamente mediados envolvidos na nocicepção visceral, a dor visceral induzida pelo estresse tem sido associada a alterações nos padrões de metilação do DNA e acetilação das histonas no cérebro e na medula espinhal, levando ao aumento da expressão de neurotransmissores pró-nociceptivos. Embora a exploração desse conceito ainda seja algo inicial, pesquisas futuras podem fornecer uma explicação do porquê de alguns pacientes sofrerem de dor visceral crônica após um evento primário de sensibilização, como uma inflamação aguda ou após a exposição a adversidades no início da vida.[16]

Dor visceral e o sistema musculoesquelético

A co-ocorrência de múltiplas patologias é muito frequente dentre as mulheres portadoras de DPC, acontecendo em 55%-98% dos casos. Na prática, a dor musculoesquelética merece destaque, uma vez que a literatura demonstra que pelo menos um terço dos indivíduos com dor muscular não oncológica persistente relatam sintomas recorrentes de dor abdominal, pélvica ou torácica, a exemplos dos pacientes portadores de fibromialgia, síndrome de fadiga crônica e lombalgia crônica. Acredita-se que essas comorbidades agravem a DPV, uma vez que promovem aumento da excitabilidade neuronal, amplificando o sofrimento, a incapacidade e a dificuldade de reabilitação das pacientes.[17]

Dor visceral referida

A DPV pode ser sentida em uma área diferente do corpo. Os locais de dor visceral referida, seja ela pélvica ou não, podem estar localizados no ombro, pescoço, região torácica, abdômen superior e até mesmo na parede do abdômen inferior, onde o sistema somático e estruturas viscerais compartilham a inervação nos mesmos segmentos espinhais (Figura 41.5). Atualmente, há um número grande de teorias propostas sobre como essa integração somatovisceral ocorre na periferia, na coluna e nos níveis supraespinhais, entretanto, o mecanismo preciso para justificar a dor referida permanece desconhecido. Acredita-se que aferentes viscerais convergem para as lâminas I, II e X da medula espinhal e que as informações oriundas dos mesmos sofram uma ampla distribuição intraespinhal para os neurônios de segunda ordem localizados no corno posterior da medula, responsáveis pelo processamento de informações somáticas enviadas por estruturas periféricas que inervam a pele e os músculos. Esses neurônios normalmente respondem apenas a estímulos somáticos, porém, na presença de impulsos nociceptivos persistentes, enviados das vísceras perdem essa seletividade e passam a responder também aos impulsos viscerais. Essa informação é enviada ao sistema nervoso central, onde é interpretada como de origem somática, resultando em um componente de dor muscular associada a dor visceral. Como consequência, observa-se hiperalgesia em diferentes áreas da pele e alterações no tônus muscular. Sua apresentação encontra-se mantida mesmo nos períodos nos quais a paciente não cursa com dor visceral e pode se prolongar após o tratamento da doença visceral de base.[17]

Avaliação do paciente com DPV

A avaliação do paciente com DPV envolve a necessidade da realização de história clínica e exame físico cuidadoso. A história da paciente deve incluir perguntas sobre a localização da dor, fatores precipitantes e atenuantes, incluindo a associação entre menstruação

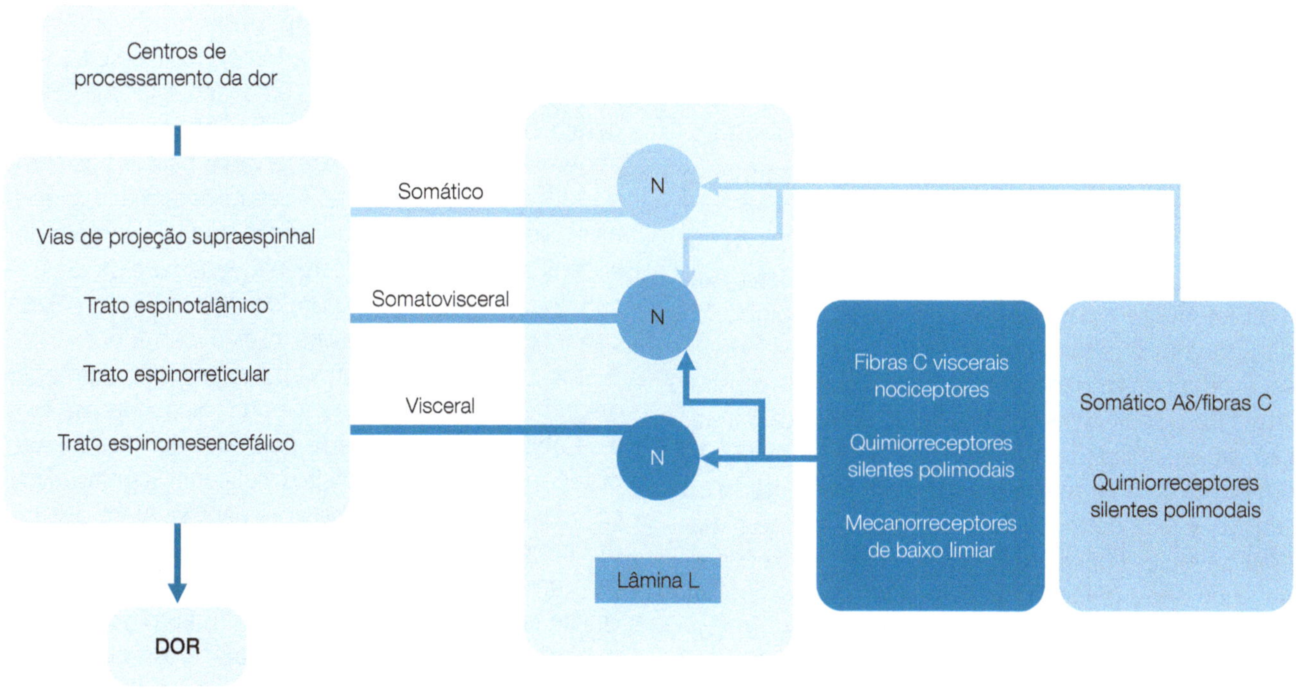

Figura 41.5. Dor visceral referida. Inervação visceral e sua projeção espinhal. Populações de neurônios que respondem a estímulos somático, somatovisceral e visceral são representados pela letra N. Após uma agressão tecidual, fibras viscerais e somáticas transmitem a informação de dor da periferia até o sistema nervoso central, mais precisamente até o corno posterior da medula onde fazem sinapse com populações de neurônios de segunda ordem que recebem simultaneamente entradas de aferentes viscerais, viscerais-somáticos e somáticas do dermátomo correspondente. Esses interneurônios conectam-se com os tratos epitalâmico, espinomesencefálico e espinorreticulares que levam a informação de dor até os centros superiores onde ocorre o processamento dessa informação. O trato espinotalâmico termina com as fibras talamocorticais e se projeta para o córtex somatossensorial primário, importante para a discriminação sensorial somatotópica e para a localização de estímulos viscerais e somáticos. O trato espinorreticular, conduz a informação sensorial da medula espinhal para a formação reticular que envolve principalmente as propriedades reflexivas, afetivas e motivacionais de tal estimulação. As fibras do trato espinomesencefálico projetam-se no tronco encefálico, substância cinzenta periaquedutal, lócus cerúleo e núcleo reticular dorsal. Essas projeções transmitem informações sensoriais ao córtex cingulado e ínsula, que estão envolvidas com o processamento de informações viscerais e somáticas nocivas. Fonte: Adaptada da referência 17.

e dor, micção, atividade sexual e movimentos intestinais e resposta a tratamentos anteriores. A dor pode identificar outras áreas onde o paciente sente dor ou pode revelar uma distribuição do dermátomo, sugerindo uma fonte não visceral. Além disso, a avaliação de transtornos de saúde mental também deve ser concluída. Os sintomas associados para pacientes com dor pélvica crônica incluem, mas não estão limitados a sintomas gastrintestinais, urinários, sexuais, psicológicos e menstruais. Além disso, a qualidade de vida prejudicada deve ser avaliada. Segundo Dydyk AM e Gupta N,[18] as pacientes com doença crônica a dor pélvica podem apresentar disfunção motora ou autonômica. Na história, a dor em cólica, quente, em queimação ou do tipo elétrico deve ser diferenciada da dor aguda, ou incômoda. A flutuação da dor com o ciclo menstrual em comparação com a dor constante deve ser distinguida. Dor ao urinar ou defecar, sangramento pós-coito, sangramento pós-menopausa, início de dor pós-menopausa, relato de cirurgia abdominal prévia, infecção abdominal anterior ou perda de peso inexplicável também devem ser resumidos como parte da história.

Achados de alerta que podem indicar doença sistêmica incluem sangramento pós-coito, sangramento ou início de dor pós-menopausa, perda de peso sem razão aparente, massa pélvica e hematúria. O exame físico, incluindo um exame abdominal completo, exame bimanual e a passagem de um espéculo ginecológico, devem ser realizados. A genitália externa precisa ser examinada cuidadosamente, assim como a musculatura do assoalho pélvico, buscando identificar alteração da sensibilidade ou hipertonicidade. A avaliação em busca de uma massa anexial, útero aumentado ou sensível e falta de mobilidade uterina no exame bimanual deve ser concluída. Recomenda-se ainda a pesquisa de dor à palpação da coluna lombar e a análise da articulação sacroilíaca e da pelve. O teste de *Carnett*, que consiste no aumento da dor abdominal com o estiramento da musculatura da parede abdominal, também deve ser feito para determinar se há dor na parede abdominal em pacientes com dor pélvica. Em verdade, para o teste de *Carnett*, o paciente é solicitado a levantar ambas as pernas da mesa de exame enquanto estiver em decúbito dorsal. Em seguida, o provedor coloca o dedo na área abdominal dolorida do paciente para determinar se a dor do paciente aumenta com as pernas flexionadas e os músculos abdominais contraídos. Na dor miofascial, é provável que o paciente sinta dor mais considerável com a suspensão da perna, enquanto a dor visceral melhora com a suspensão da perna. Mulheres com dor pélvica crônica também apresentam até 5 vezes mais assimetria na altura da crista ilíaca e nos níveis sinfisários.[18]

Tratamento da DPV

O objetivo do tratamento da DPV é melhorar a qualidade de vida dos pacientes, seja através do tratamento de patologias específicas identificáveis ou do controle dos sintomas álgicos. Em função da sua complexidade, o tratamento da DPV envolve uma abordagem multidisciplinar com a participação de ginecologistas com conhecimento em terapia hormonal, médicos intervencionistas especialistas no tratamento da dor, nutricionistas, psicólogos e fisioterapeutas. Recomenda-se a utilização de técnicas farmacológicas e não farmacológicas. Nos casos de dor refratária e a depender da patologia de base apresentada, deve-se considerar a realização de abordagens mais invasivas. Dentre as técnicas farmacológicas destacam-se os analgésicos comuns, antiespasmódicos e anti-inflamatórios (AINES), administrados de forma isolada ou em associação aos fármacos adjuvantes. Os AINES são geralmente aplicados aos quadros agudos, enquanto as demais medicações são reservadas para as pacientes portadoras de DPV crônica. Apesar dos fármacos disponíveis, as opções atuais de tratamento clínico para dor visceral crônica permanecem inadequadas e proporcionar alívio para pacientes com dor abdominal e pélvica continua sendo um desafio clínico considerável. No passado, os opioides eram a abordagem de tratamento de primeira linha para dor visceral crônica e intensa, mas essa abordagem é limitada pela falta de eficácia, alto potencial de abuso e efeitos colaterais significativos, como sonolência, constipação e náusea. Além disso, o uso prolongado de opioides pode, paradoxalmente, levar a uma hiperalgesia visceral e, assim, piorar a dor, em vez de ter um efeito benéfico. Alguns autores sugerem que a dor abdominal grave ou refratária, associada à síndrome do intestino irritável, pode ser controlada através do uso de neuromoduladores, como antidepressivos tricíclicos, incluindo amitriptilina e nortriptilina, administrados em doses abaixo da faixa psiquiátrica.[16] Outros fármacos recomendados nesse contexto são os antidepressivos de ação dual, os anticonvulsivantes, a melatonina, a lofexidina e a dexanfetamina.

Os antidepressivos e os anticonvulsivantes são considerados como fármacos de primeira linha nos pacientes portadores de dor neuropática e têm sido utilizados em outros contextos de dor crônica, principalmente naqueles indivíduos portadores de dor associada a hipersensibilização central e facilitação descendente, como na DPV. Embora os seus mecanismos de ação não sejam plenamente compreendidos, acredita-se que os antidepressivos atuem fortalecendo as vias descendentes inibitórias da dor, uma vez que eles inibem a recaptação da noradrenalina e da serotonina no sistema nervoso central. Outros mecanismos aventados são a modulação da ação da dopamina e da acetilcolina, uma ação opioide e anti-inflamatória direta e um efeito nos receptores NMDA, principalmente naqueles pacientes que fazem uso de antidepressivos tricíclicos. Os antidepressivos de ação dual atuariam apenas inibindo a recaptação da noradrenalina e da serotonina no sistema nervoso central. Quanto aos fármacos anticonvulsivantes, fala-se em um mecanismo de ação múltiplo, pautado na inibição dos canais de sódio e cálcio, voltagem dependentes e interações com o sistema gabaérgico.[19] O grupo de anticonvulsivantes mais utilizado nos pacientes portadores de DPV são os gabapentinoides, composto por dois fármacos que apresentam propriedades diferentes, a gabapentina e a pregabalina. O mecanismo de ação exato dos gabapentinoides não é plenamente esclarecido. Acredita-se que eles se liguem às unidades α2-δ1 dos canais de cálcio, inibindo a liberação de neurotransmissores excitatórios no sistema nervoso central. Embora tenham uma estrutura semelhante ao GABA, não se liga aos receptores GABA e não influenciam a síntese ou captação de GABA.[20]

Sator-Katzenschlager SM *et al.* publicaram um artigo que avaliava pacientes portadoras de DP crônica, comparando a eficácia de três contextos diferentes: uso de amitriptilina isolado, de gabapentina isolada ou de uma combinação da amitriptilina com a gabapentina. O estudo foi capaz de concluir que todos os grupos mostraram alívio significativo da dor quando comparados com escores pré-tratamento. Outro fato observado foi a menor incidência de efeitos colaterais no grupo gabapentina, quando comparado aos demais grupos. Esse estudo, portanto, sugeriu que a gabapentina isolada ou combinada a amitriptilina está associada a melhores resultados quando comparada a amitriptilina.[21,22]

Um desafio significativo para o tratamento da DPV é a falta de biomarcadores definitivos para a dor visceral. Embora estudos pré-clínicos em modelos animais de hipersensibilidade visceral tenham identificado múltiplos alvos terapêuticos potenciais, um esforço mais sustentado de apoio à pesquisa básica sobre a fisiologia e fisiopatologia da dor visceral nos fornecerá oportunidades para identificar novos alvos para o desenvolvimento futuro de medicamentos. Também se acredita que a transição para a medicina personalizada e intervenções terapêuticas direcionadas provavelmente será um pré-requisito essencial para o sucesso do tratamento da dor abdominal e pélvica.[16]

Dor visceral na visão da Medicina Tradicional Chinesa (MTC)

A dor visceral, localizada na cavidade abdominal, incluindo a pelve, é descrita do ponto de vista da MTC, como consequência da estagnação do Qi e do sangue (Xue) ao longo dos meridianos por todo o corpo. O Imperador Amarelo, em seu livro *Huang Di Nei Jing* descrevia a dor:

> *"A dor vem da estase do meridiano e desaparece na circulação suave"*

A estagnação de Qi e Xue segundo os chineses, pode ser causada por um desequilíbrio conjunto de emoções, estilo de vida, incluindo a alimentação e por fatores externos, como o frio, levando a todo um processo de lentificação da circulação de Qi e Xue no corpo.

A estagnação, por ser a base de muitas doenças ginecológicas, tem grande importância do ponto de vista da MTC e para evitar repetições não será aprofundada neste capítulo, podendo ser mais bem estudada nos capítulos relacionados à endometriose e mioma deste mesmo livro.

Acupuntura no tratamento da DPV

A acupuntura é amplamente utilizada no tratamento da DP e dor visceral, tem importante ação por seus mecanismos com potencial efeito anti-inflamatório.

Pela inserção da agulha é experimentada sensação de dor local e/ou peso, bem como irradiando parestesia, uma sensação que também pode ser obtida em fortes contrações musculares. Sua provável ação no sistema nervoso autônomo (SNA) seria pela produção de efeitos via regulação simpática da mesma forma que outras formas de estimulação sensorial ou fortes contrações musculares.[23]

Somam-se aos efeitos generalizados via estimulação sensorial, efeitos específicos no sistema nervoso autônomo, a especificidade de pontos de acupuntura que podem explicar diferentes efeitos no sistema nervoso autônomo, demonstradas em diversos estudos como a facilitação das atividades parassimpáticas e supressão das atividades simpáticas (PC4, GV14, PC6, EX-HN1-Sishencong, BL15), aumento significativo da atividade parassimpática sem efeitos na atividade simpática (pulmão auricular), coativação das atividades parassimpática e simpática (LI11) ou aumento da atividade vasomotora simpática segmentar com inibição simpática central (LI4 Hegu, ST36).[23]

A acupuntura, por seus efeitos diretos no sistema nervoso autônomo, pode influenciar a pressão arterial, tamanho da pupila, condutância da pele, temperatura da pele registrada por termografia, atividades nervosas simpáticas musculares (registradas por microneurografia), frequência cardíaca e/ou frequência de pulso, e variabilidade da frequência cardíaca.[23]

Estudo randomizado, em pacientes do sexo masculino com dor pélvica crônica e prostatite submetidos a eletroacupuntura (EA) (4 mA, 99 Hz) demonstrou redução significativa da dor e melhora na qualidade de vida dos pacientes em comparação com tratamento médico farmacológico apenas.[24]

Yuan SY *et al.* trataram 47 casos de dor pélvica por prostatite com EA em CV3, ST29, SP9, SP6, CV4, ST28, SP10 e LR3 como pontos de acupuntura principais, com seguimento clínico usando o índice de sintomas de prostatite crônica (ISPC), além do monitoramento dos níveis de interleucina-8 (IL-8), interleucina-10 (IL-10) e fator de necrose tumoral-alfa (TNF-α) no líquido prostático. Os autores observaram, após o tratamento, a diminuição do escore de dor ou desconforto, além de níveis de IL-8, IL-10 e TNF-α menores quando comparados aos anteriores ao tratamento, concluindo que a acupuntura tem eficácia significativa na dor pélvica crônica por reduzir o nível de IL-10, aliviando a dor e reduzir os níveis de IL-8 e TNF-α aliviando a reação inflamatória.[25]

Nos casos de dores intestinais como na síndrome do intestino irritável (SII), a acupuntura tende a atuar principalmente pela regulação negativa do nível de fator inflamatório sérico IL-18, IL-23 e TNF-α reduzindo a dor, gases intestinais, inchaço e consistência das fezes, e sensibilidade retal pelo estímulo dos pontos ST36 e PC6.[25]

Mecanismos de ação da acupuntura na DPV

A acupuntura tem um efeito antinociceptivo notável na dor visceral através de três níveis das vias do sistema nervoso central: a raiz dorsal da medula espinhal, o núcleo da coluna dorsal da medula oblonga e núcleo posterolateral ventral do tálamo. Acuestimulação de diferentes partes do corpo têm diferentes efeitos analgésicos. Esses efeitos podem ser atribuídos à convergência e interação entre as entradas de nocicepção visceral e acupuntura no nível do corno dorsal da coluna vertebral.

Na neurociência, o efeito inibitório da acupuntura na atividade dolorosa dos neurônios está relacionado às entradas de fibras Aδ e fibras C ativadas pela acupuntura. Ao nível do corno dorsal da coluna vertebral, a estimulação manual por acupuntura pode inibir a ampla descarga neuronal evocada dinâmica causada por estímulo nociceptivo heterotópico, conforme divulgado nos métodos de eletrofisiologia e análise imuno-histoquímica.

A acupuntura e os sinais de entrada nocivos viscerais convergem e interagem no nível da medula espinhal. O estímulo nos acupontos restringe a reação do neurônio do corno dorsal da coluna ativada pela entrada nociva visceral. A medula espinhal desempenha um papel importante na acupuntura, restringindo a entrada nociva visceral, e é necessário manter intacto o super centro espinhal.[24]

Na parte superior do SNC, estimula os núcleos relacionados ao mesencéfalo, ativando as células da substância cinzenta ao redor do aqueduto e do núcleo da medula espinhal e, em seguida, transmite sinais para baixo através do trato dorsolateral para reduzir a liberação de norepinefrina e serotonina na medula espinhal. Esses neurotransmissores inibem a estimulação da dor no espaço pré-sináptico e pós-sináptico, inibindo a transdução de sinal do trato talâmico espinhal. No sistema hipotalâmico hipofisário, os sinais de acupuntura promovem a entrada de encefalina e hormônios adrenocorticotróficos no sangue. A acupuntura também pode ativar o receptor GABA, liberar a substância P, ativar a secreção de vasopressina no núcleo paraventricular do hipotálamo e participar da inibição da dor.[26]

Ao nível de sistema gastrointestinal, a acupuntura pode reduzir a dor visceral da distensão colorretal, bloqueando a transmissão dos sinais de dor, por meio de alterações de Neurotransmissores, melhorando e aliviando a dor visceral devido ao inchaço colorretal.[26]

Eletroacupuntura

A eletroacupuntura é outra modalidade complementar da acupuntura pelo uso de aparelhos elétricos, cujas ondas possuem frequências e intensidades variáveis, sendo utilizados para aumentar a liberação de endorfinas, encefalinas, dinorfinas, serotonina, noradrenalina, substâncias capazes de controlar a dor.

As agulhas são conectadas aos eletrodos do aparelho de eletroestimulação, o qual gera impulsos elétricos às mesmas. O tempo de aplicação varia de 15 a 30 minutos para se obter o efeito desejado, não sendo recomendável exceder mais de 30 minutos.

Yang YC *et al.* realizaram estudo randomizado com 36 ratos, divididos em 4 grupos de números iguais, com um grupo sem tratamento, outro submetido a enema de ácido dinitrobenzeno sulfônico, outro com enema de brometo de pinavério e um último com eletroacupuntura em Tianshu (ST25) e Shangjuxu (ST37), com onda densa/dispersa, na frequência de 2 Hz/100 Hz, 20 minutos cada vez, 1 vez ao dia, por 7 dias, os quais após foram avaliados o estresse pelo teste do labirinto em cruz elevado para avaliação do estado mental e; a expressão proteica de NGF, TrkA e TRPV1 f por imuno-histoquímica e Western blot nos 4 grupos, concluindo que a eletroacupuntura em Tianshu (ST25) e Shangjuxu (ST37) pode aliviar os comportamentos de ansiedade e depressão em ratos IBS-D, regular negativamente a expressão de proteínas de NGF, TrkA, TRPV1 no tecido colônico, de modo a reduzir a sensibilidade visceral e aliviar os sintomas.[27]

O mesmo resultado foi comprovado por Deng DX *et al.* em um estudo randomizado com 40 ratos, divididos em 4 grupos sendo controle normal (controle), modelo, medicação e EA (n = 10 em cada). O modelo cólon irritável foi estabelecido por estresse combinado agudo crônico (CACS, privação de água, jejum, pinçamento da cauda, natação forçada em água gelada, restrição etc.) por 21 dias. Ratos do grupo de medicação foram tratados por gavagem de brometo de pinavério (1 mg/mL, 15 mg/kg), 1 vez ao dia, por 14 dias. No grupo de EA (10 Hz/50 Hz, 0,2-0,3 mA) foi aplicado a ST37 e ST25 bilateral por 30 minutos, 1 vez ao dia, por 14 dias. Usaram como medida de hipersensibilidade visceral o reflexo de retirada muscular (RRM) do abdômen e da nádega por distensão colorretal (CRD) com um balão cheio de água. Foi feito uma contagem de mastócitos após coloração do tecido colônico por azul de toluidina, sendo a imunoatividade Try determinada por imunoquímica e a expressão das proteínas colônicas PAR2, TRVP1, SP e CGRP detectadas por Western blot. O número de MC colônico e os níveis de expressão das proteínas colônicas Try, PAR2, TRPV1, SP e CGRP foram significativamente menores nos grupos com medicação e EA sendo que apesar de melhores resultados no grupo de EA, não houve diferença significativa quando comparado com o grupo de medicação. Os autores concluíram que a EA de ST37 e ST25 pode aliviar a hipersensibilidade visceral em ratos SII, o que pode estar associado aos seus efeitos na regulação negativa do número de MC e da expressão das proteínas PAR2, TRVP1, SP, CGRP e Try em o tecido colônico.[28]

Yang N-N *et al.* em estudo, revelaram que EA em ST36 poderia reduzir a produção de citocinas inflamatórias, suprimindo assim a inflamação gastrintestinal e promovendo sua motilidade. No mesmo estudo, os autores concluíram que a EA das regiões dos membros posteriores inibiu a expressão do receptor $GABA_A$ nos neurônios colinérgicos vagais, cujo nervo vago excitado, por sua vez, suprimiu a inflamação através da via de sinalização JAK2/STAT3 mediada por α7nAChR. Demonstraram também os efeitos anti-inflamatórios e analgésicos da EA através do nervo vago do ponto de vista do circuito nervoso completo.[29]

Outros estudos mostraram que o estímulo de ST36 com EA (0,5 mA) via melhora do desempenho do eixo vagal-adrenal com ação anti-inflamatória sistêmica, além de melhorar os ambientes inflamatórios, com diminuição da expressão de óxido nítrico sintase, aumento do nível sérico de IL-10 (100 Hz, 1 mA) e diminuição sérica de TNF-α e IL-1 – βe, RNAm do TNF-α colônico (2 HZ; 4 mA) além do aumento sérico de IL-4, com moderação da expressão da proteína NF aumentada. A EA em ST25, CV12 eST37 (onda alternada, 6/30 Hz) pode aumentar ainda mais o conteúdo sérico de IL-4 e moderar a expressão da proteína NF-κ B p65 colônica e a EA (15/25 Hz, 0,1-0,2mA, 2-4 V) em ST36, e CV4 podem modular o equilíbrio entre as células T reguladoras do baço e os linfócitos T auxiliares 17 na colite ulcerativa.[30]

Zhang *et al.* relataram que EA em GB30 teve um efeito analgésico semelhante em 100 e 10 Hz. Silva *et al.* relataram que EA (2 Hz) teve um efeito analgésico melhor e mais longo do que 100 Hz com EA nos acupontos ST36 e SP9.

Segundo Yu WY *et al.*, o uso de EA (50 Hz) nos pontos de acupuntura CV4 e SP6 reduziu significativamente a resposta de contorção e os conteúdos de IL-2, 5-HT e substância P no soro de ratos com dismenorreia, além da diminuição dos níveis de TNF-α e IL-1 em ratas com DP, concluindo que a EA poderia aliviar a dor menstrual e o mecanismo estava relacionado à redução de fatores inflamatórios periféricos.[30]

Na Tabela 41.4, podemos encontrar as diferentes evidências de ação da acupuntura na DPV, relacionada com acupontos e frequência da eletroacupuntura.

Moxabustão

A moxabustão é uma técnica que consiste na aplicação de estímulos de calor nos pontos de acupuntura, através da queima das fibras da *Artemisia vulgaris* ou *Artemisia argyi* com finalidade terapêutica.

Tabela 41.4. Resumo de evidências clínicas quanto os estudos em animais que comprovaram a eficácia e a confiabilidade da acupuntura no tratamento da dor visceral inflamatória e consequentemente, no alívio da dor

Ação	Acupontos	Frequência	Referências
↓Citocinas inflamatórias	ST36	10 Hz; 1 mA	Yang NN *et al.*
↑Endorfina ↑Encefalina	GB30	10/100 Hz; 3 mA	Zhang *et al.*
↓Dor Mecânica e Inflamatória ↓TRPV1	SI4	2 Hz; 1 mA	Yen CM *et al.*
(↓ Dor) ↓S100B não neuronal ↓TRPV1 neuronal (Medula espinhal)	ST36	2 Hz; 1 mA	Liaw HY *et al.*
Prostatite (↓ Dor) ↓IL-8, IL-10 e TNF-α	BL28, GB21, LI3, LI4, SP6, SP8	99 Hz;4 mA	Küçük EV *et al.*
Doença inflamatória pélvica: (↓ Dor)	CV4, ST28, ST29, BL23, BL32	2/15 Hz	Liang Z *et al.*
Colón irritável: ↑Limiar de: Dor, sensação retal de gases, desejo de defecar	ST36, PC6		Xing J *et al.*
↓Citocinas inflamatórias	ST36	10 HZ; 1 mA	Yang N-N *et al.*
↓Óxido nítrico sintetase	ST36	10 Hz; 0,5 mA	Liu S *et al*
↑IL-10	ST36	100 Hz; 1 mA	Goes ACAM *et al.*
↓TNF-α, ↓IL-1 – βe, ↓RNAm do TNF-α colônico ↑IL-4	ST36	2 HZ; 4 mA	Tian L *et al.*
↑IL-4 ↓proteína NF-κB p65 colônica	ST25 CV12 ST37	6/30 Hz	Ji LX *et al.*
Colite ulcerativa: Modulação do equilíbrio Células T reguladoras do baço/linfócitos T auxiliares (Th17)	ST36 CV4	15/25 Hz; 0,1-0,2 mA	Wang CY *et al.*

Fonte: Adaptada das referências 29-42.

O uso da moxa é amplamente difundido no Japão, na China e em outros países de clima frio e úmido. A queima de moxa produz um estímulo de calor nas terminações nervosas dos pontos de acupuntura com finalidade terapêutica. A moxa é mais indicada em pacientes idosos, debilitados, crianças ou em doenças crônicas e/ou de difícil manejo.

Quando a moxabustão é aplicada a pontos de acupuntura sensíveis ao calor, os pacientes experimentam sensações incomuns (referidas como "sensações sensíveis ao calor"), incluindo calor penetrante, calor em expansão, transferência de calor, calor distante, calor profundo e outras sensações não relacionadas ao calor (como como dor, inchaço e dormência).[43]

Ensaios clínicos randomizados recentes e observações clínicas sugerem que a moxabustão pode melhorar as funções fisiológicas e imunológicas, mas tem havido pouca investigação da base científica dessas técnicas tradicionais.

Xueyong Shen *et al.* compararam os espectros de materiais de moxabustão tradicionais (n = 4/grupo) com os de materiais de controle (n = 4/grupo) e com o espectro na superfície de uma acupuntura ponto LI4 (Hegu) em voluntários saudáveis (n = 7). A intensidade da radiação infravermelha produzida por um bastão de moxa tradicional foi de 43.300,41 mV, com um pico no espectro infravermelho de 3,5 mícron, enquanto as respectivas intensidades de radiação de dois controles, um bastão de moxa sem fumaça e um cigarro 555, foram de 31,15 mV e 37,03 mV com picos de 7 mícrons e 3,5 mícrons. As intensidades de radiação infravermelha dos três meios tradicionais de moxabustão indireta, bolo de monge, fatias de gengibre e fatias de alho, foram 520,27 mV, 594,79 mV e 681,87 mV, respectivamente, todos com picos em torno de 7,5 mícrons e espectros semelhantes. Em contraste, as intensidades de radiação infravermelha das fatias de pepino e cenoura, usadas como meios de controle para moxabustão indireta, foram 274,47 mV e 50,53 mV, respectivamente, substancialmente diferentes das dos meios tradicionais. A radiação infravermelha em LI4 (Hegu) foi de 20,40 mV, e atingiu o pico no espectro infravermelho em cerca de 7,5 mícrons. O experimento mostrou que a ação térmica do bastão de moxa tradicional era mais potente que a da moxabustão indireta e seu pico de radiação era diferente daquele no ponto de acupuntura do corpo humano. Em contraste, a ação térmica da moxabustão indireta tradicional foi modesta e seu pico de radiação correspondeu ao ponto de acupuntura. Os autores concluíram que a moxabustão direta com bastão de moxa tradicional pode produzir seus potentes efeitos terapêuticos por ação térmica, enquanto a moxabustão indireta tradicional pode atuar produzindo ação térmica modesta e uma vibração simpática na superfície da pele. Materiais e meios térmicos não tradicionais podem não ser substitutos adequados para materiais tradicionais. Os dados fornecem uma justificativa científica e biofísica para a moxabustão tradicional.[44]

Estudos direcionados à dismenorreia, dor pélvica por prostatite e síndrome do intestino irritável têm demonstrado boa resposta com o uso da acupuntura associado com a moxabustão.

O mecanismo da moxabustão no tratamento da dor pélvica relaciona-se com a regulação dos hormônios endócrinos, função imunológica e fatores nervosos e melhora da microcirculação uterina.

Com relação à regulação endócrina a moxabustão atua promovendo equilíbrio da secreção de PGE2 e PGF2-α, aumenta os níveis de progesterona em detrimento da diminuição dos níveis de estrogênio, além de promover a redução de vasopressina e ocitocina, diminuindo a hipersensibilidade endometrial e da musculatura lisa uterina.[45]

Entre os estudos com dismenorreia, destacamos Huijuan e Mingxin, que descobriram na observação clínica comparativa de moxabustão de fogo de trovão combinada com pontos de ouvido e AINEs em 76 pacientes com DP que o grupo de tratamento reduziu significativamente a PGF2 relação α/PGE2 e que o tratamento aliviou os sintomas clínicos dos pacientes com dismenorreia, o que foi também confirmado por outros estudos.[46-49]

Na parte imunológica, relaciona-se com a regulação da função imunológica dos pacientes pela redução do nível da citocina Th1 IFN-γ, promoção da expressão das citocinas Th2 IL-4 e IL-10 no soro, regulação do desequilíbrio das células Th1/Th2, responsáveis por promover a recuperação das funções do sistema imunológico, inibição da produção de citocinas inflamatórias, desempenhando analgesia pélvica a nível de útero.[50]

O mecanismo de ação central da moxabustão (Figura 41.6) na dor pélvica pode ser explicado por sua relação com os receptores opioides κ e μ os quais desempenham um papel importante na analgesia central.

Zhenzhen *et al.*[55] descobriram que a moxabustão nos pontos Sanyinjiao e Guanyuan em ratos com dismenorreia com síndrome de coagulação fria pode aumentar o nível de expressão do mRNA do receptor cerebral κ, reduzindo significativamente a reação de contorção de ratos com dismenorreia com síndrome de coagulação fria e aliviar o espasmo do músculo liso uterino.[51]

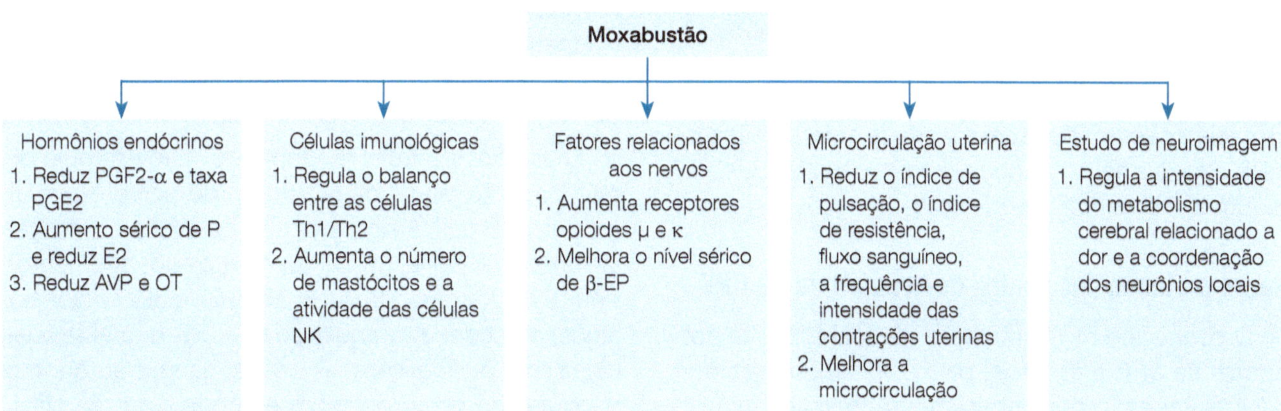

Figura 41.6. Mecanismo de ação da moxabustão na dor pélvica. Fonte: Adaptada da referência 58.

Enquanto isso, a moxabustão também pode exercer seu efeito analgésico endógeno e pelo aumento do nível circulante de β-endorfinas no soro β-EP no soro, além de regular os níveis séricos de PGF2-α e PGE2, subsequentemente tratando a dor.[52]

A moxabustão está relacionada também com a melhora da microcistulação uterina com redução dos índices de pulsação (IP) e resistência (IR), da velocidade do fluxo sanguíneo, da frequência de contração uterina e da intensidade da contração.[53-55]

Estudos com ressonância magnética funcional, em pacientes com dismenorreia, têm sido realizados com objetivo de monitorar as alterações de SNC relacionadas com o uso da moxabustão no tratamento da dor pélvica. Zhang B *et al.* realizaram estudos com aplicação de moxabustão em Guanyuan (CV4) e outro com placebo com moxabustão Guanyuan, concluindo que a moxabustão tem um efeito analgésico de curto prazo, com aumento do fluxo sanguíneo cerebral regional (CBF) em sete regiões cerebrais (giro cingulado anterior esquerdo e giro cingulado colateral, giro cingulado posterior esquerdo, giro angular, giro angular parietal inferior esquerdo, giro marginal superior, giro frontal medial esquerdo e giro frontal médio esquerdo) os quais podem regular a dor de três aspectos diferentes de sensação, emoção e cognição, que é o possível mecanismo da moxabustão para analgesia de curto prazo no tratamento da DP.[56]

Dingyi *et al.* conduziram um estudo de mecanismo com uma amostra de 60 casos. Esse estudo realizou o método de moxabustão usando pontos de acupuntura sensíveis ao calor, agrupados de acordo com a ocorrência do fenômeno sensível ao calor no ponto Guanyuan (CV4) durante a moxabustão, e os dados rs-fMRI foram coletados antes e depois da moxabustão. O *software* DPARSF e a análise de conectividade funcional do cérebro com o córtex do lobo pré-frontal como ponto de semente foram usados para o pós-processamento. A moxabustão no ponto Guanyuan (CV4) sensível ao calor pode alterar a rede de conexão operacional cerebral de pacientes com DP. O surgimento da moxabustão térmica pode aumentar a conexão entre o tronco cerebral esquerdo e o cerebelo esquerdo.[57]

Neuroanatomia dos pontos de acupuntura na DPV

O conhecimento e a relação neuroanatômica dos pontos da MTC é essencial para o tratamento da dor pélvica. Por meio do conhecimento prévio da inervação dos órgãos pélvicos, do sistema nervoso autônomo e somático é possível, delimitar a ação dos pontos de acupuntura, baseado em sua relação com os ramos nervosos, dermátomos, miótomos e esclerótomos.

O sistema nervoso simpático se estende em origem de C-8 a L2. Os corpos celulares pré-ganglionares do sistema simpático estão localizados no corno lateral da medula espinhal, o qual tem múltiplas interconexões ao longo de seus vários níveis.

Os gânglios simpáticos são adjacentes à medula espinhal e compreendem gânglios vertebrais (tronco simpático) e pré-vertebrais, que incluem os gânglios cervical superior, celíacos, mesentérico superior e aórtico-renais, interligação entre segmentos, sendo entre 1 e 2 acima do nível observado, podendo-se pela punção da agulha de acupuntura, estimular até 5 segmentos na profundidade subcutânea e 2 segmentos ao nível muscular.[59]

Os pontos Shu dorsais, no meridiano da bexiga (BL), segundo a Medicina Tradicional Chinesa (MTC), são referidos como locais de transferência do Qi dos meridianos, ou seja, o Qi originário do Du Mai que passa através desses pontos e comunica-se com o Zang Fu correspondente.[60] Correlacionado com o conhecimento neuroanatômico da racionalidade biomédica, equivale à interconexão entre a medula espinhal e o SNA.

A agulha de acupuntura e/ou a radiação proveniente da moxabustão, nesses pontos, modula as vias simpáticas através do ramo lateral da raiz dorsal espinhal. O estímulo chega à cadeia simpática e os reflexos periféricos podem estimular vias envolvidas na regulação de órgãos, havendo uma especificidade, pois cada tipo de neurônio simpático exibe um padrão de descarga que é característico de suas células-alvo e sua função.[59] Quanto à localização nos segmentos sacrais, o estímulo segue via sistema parassimpático conduzido pelas fibras que formam o nervo pélvico (parassimpático) responsável, também, pela inervação visceral em conjunto com os nervos do plexo hipogástrico (simpático), ligado aos segmentos sacrais, terminando na conexão das fibras bilaterais ao nível do gânglio ímpar na junção sacrococcígea (Figura 41.7).[62]

O uso dos pontos Shu dorsais leva ao estímulo direto do ramo lateral da raiz dorsal do nervo espinhal, modulando o SNA simpático. No caso dos pontos relacionados à pelve, utilizamos pontos dos segmentos de T10 a L2 que são BL20, BL21, BL22 e BL23. Pode-se, ainda, proceder à estimulação de BL35, o qual se relaciona com o gânglio ímpar, o único gânglio autônomo não pareado no corpo, representando a porção pélvica do tronco simpático e o final da cadeia simpática (Tabela 41.5 e Figura 41.8).

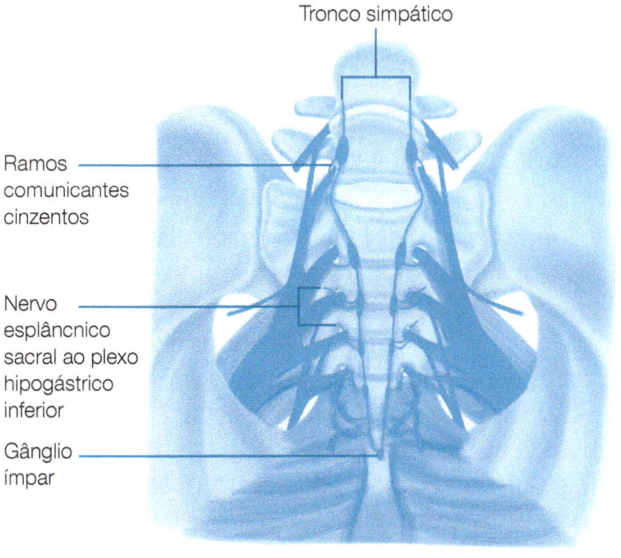

■ **Figura 41.7.** Anatomia do gânglio ímpar.[63] Fonte: Adaptada de https://link.springer.com/chapter/10.1007/978-3-319-60361-2_37.

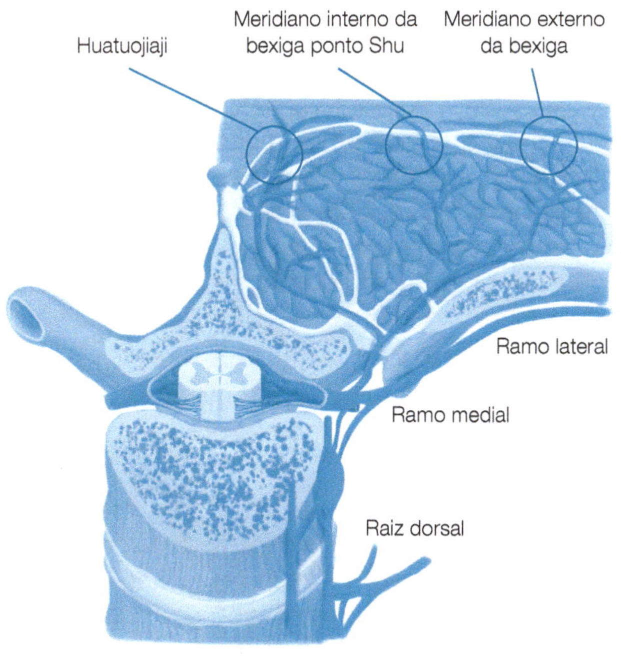

■ **Figura 41.8.** Correlações neuroanatômicas dos pontos Shu com os ramos da medula espinhal. Fonte: Adaptada de Tratado de Dor Oncológica. Editora Atheneu.

BL35 tem destaque por relacionar-se em conjunto com a inervação somática local e com o gânglio ímpar, representando um local de convergência somatossimpática e uma oportunidade de tratamento multifacetado, tanto para a acupuntura, como para a realização de bloqueio anestésico ou radiofrequência para a ablação ganglionar no tratamento dor pélvica ou perineal neuropática devido a etiologias não malignas associadas, como coccidínia, neuralgia pós-herpética sacral, malformações da medula espinhal, doença visceral no reto distal, ânus, uretra distal, vulva ou terço distal da vagina.[64]

Para pontos locais que estimulam o SNA parassimpático através do estímulo dos pontos relacionados diretamente com os nervos sacrais, em seus segmentos de S2 a S4, os quais os mais usados são BL27, BL28, Bl29 e BL30, podendo ainda ser puncionados BL31, Bl32, BL33, BL34.

Na face ventral do corpo, especificamente na parede abdominal, podemos estimular os segmentos de T11 a L1, através dos pontos inferiores à linha que passa transversalmente no umbigo até a altura da sínfise púbica, sendo os principais utilizados CV3 (T11-L3), CV4 (T11-T12), CV7 (T11), SP15 (T10-T11), ST27 (T11--T12), ST28 (T12-L1).

Os sistemas nervosos somático e autônomo têm nociceptores periféricos semelhantes, usam os mesmos neurotransmissores e geralmente compartilham vias anatô-

Tabela 41.5. Relação entre pontos de acupuntura locais, SNA e órgãos correspondentes[59,64]

Ponto	Nível	
Distribuição visceral no tronco simpático		
BL20 (Pishu)	T-11	Adrenal
BL21 (Weishu)	T12	Adrenal /bexiga
BL22 (Sanjiaoshu)	L1	Adrenal, intestino grosso (cólon descendente), rim, bexiga, reto, genitais
BL23 (Shenshu)	L2	Intestino grosso (cólon descendente), rim, bexiga, reto, genitais
BL27 (Xiao Chang Shu)	L4-S1	Nervos esplâncnicos pélvicos simpáticos e parassimpáticos
Distribuição visceral parassimpática/somática		
BL28	S2	Plexo hipogástrico inferior/nervo pudendo
BL29 (Zhong Lu Shu)	S3	Plexo hipogástrico inferior/nervo pudendo
BL30 (Bai Huan Shu)	S4	Plexo hipogástrico inferior/nervo pudendo
BL33/36	S2 e S3	Plexo hipogástrico inferior/nervo pudendo
BL35	S3 e S4	Gânglio ímpar/nervo pudendo

Fonte: Autoria própria.

micas e conexões centrais. Praticamente todos os nervos somáticos contêm fibras autonômicas, e todos eles são considerados do tipo eferente (sudomotor, pilomotor e vasomotor). Portanto, qualquer estímulo a um nervo periférico influencia no desempenho do SNA periférico.

A inervação autônoma da pele pilosa inclui diferentes subconjuntos de fibras adrenérgicas e colinérgicas, sendo as simpáticas encontradas em todas as estruturas dérmicas, enquanto apenas algumas fibras parassimpáticas são reconhecidas nas arteríolas da pele e músculos eretores do pelo.

Ao longo e circundando as arteríolas encontramos as fibras adrenérgicas dispostas em uma malha, as quais seriam as responsáveis por induzir a atividade vasoconstritora. Essas arteríolas da pele também são inervadas por fibras representando as fibras parassimpáticas, cursando próximo a fibras adrenérgicas com provável função antagônica, provavelmente vasodilatadora.[65]

Ao nível profundo, a inervação autonômica noradrenérgica é distribuída para as fibras musculares intra e extrafusais. Os axônios envolvidos parecem ser os mesmos que inervam os vasos sanguíneos, e algumas de suas varicosidades podem formar associações neuroefetivas com fibras musculares extrafusais e células musculares lisas nas paredes dos vasos sanguíneos. As ações diretas da noradrenalina nas fibras musculares estriadas podem, portanto, ser mediadas por uma inervação direta. Essas ações incluem uma facilitação da transmissão neuromuscular produzida por uma liberação aumentada de acetilcolina e prolongamento ou redução do estado ativo das unidades motoras dependendo do tipo de fibra.[66]

Assim, quando as intervenções tratam de nervos periféricos, raízes nervosas ou espaço epidural, ou alvos da medula espinhal, o efeito terapêutico em estruturas somáticas e viscerais/autonômicas muitas vezes não pode ser diferenciado.[67]

O uso da acupuntura distal, clássico nos tratados chineses, tem despertado o interesse dos pesquisadores, em busca do conhecimento de seu mecanismo de ação. Alguns autores relacionam a analgesia com o controle inibitório nocivo, com a inibição de fibras C e com o aumento do limiar de detecção de dor de pressão.[68]

Nos membros inferiores, cuja inervação é lombossacral, poderemos modular o SNA através dos pontos à distância, relacionados com dermátomos (inervação da pele) e miótomos (inervação dos músculos).

O estímulo de pontos de acupuntura à distância em membros inferiores pode ser explicado não somente com sua relação com a inervação somática, atuando no Portão da Dor, como também pela inervação autônoma da pele pilosa que inclui diferentes subconjuntos de fibras adrenérgicas e colinérgicas, sendo as simpáticas encontradas em todas as estruturas dérmicas, enquanto apenas algumas fibras parassimpáticas são reconhecidas nas arteríolas da pele e músculos eretores do pelo.

Donadio V *et al.* demonstraram em estudo da localização de fibras adrenérgicas imunorreativas em uma rede semelhante a uma malha ao redor das arteríolas e que possivelmente seriam as responsáveis por induzir a atividade vasoconstritora. Essas arteríolas da pele também são inervadas por fibras colinérgicas, representando as fibras parassimpáticas, cursando próximo a fibras adrenérgicas com provável função antagônica, provavelmente vasodilatadora.[69]

A associação de pontos não relacionados com a neuroanatomia segmentar, pode ser explicada pela ação do estímulo cutâneo da agulha levando ao aumento do fluxo sanguíneo cerebral cortical e hipocampal, com a promoção da atividade do prosencéfalo basal, pela liberação de acetilcolina no córtex cerebral.[70-72]

A neuromodulação com componentes químicos centrais e periféricos reforçam a analgesia induzida pela acupuntura, que entre importantes neurotransmissores e substâncias biológicas, atua no sistema opioide ativando sua poderosa ação analgésica. Estudos demonstram que a EA ativa as Aβ e Aδ para controle da dor, promovendo conforme a frequência utilizada a liberação de dinorfina (100 Hz), de β-endorfina e encefalina (2 Hz).[73]

Com relação ao estímulo em membros inferiores damos destaque aos pontos relacionados com o nervo tibial (NT).

A estimulação percutânea do NT tem demonstrado resultados muito satisfatórios no tratamento não farmacológico da dor pélvica, diminuindo satisfatoriamente.[74] Essa relação anatômica, coincide com os pontos da MTC indicados para o tratamento da dor pélvica (KI3, SP6 e SP9).

Na Tabela 41.6 relacionamos os pontos mais úteis à distância de membros inferiores, relacionados ao SNA segmentos simpático (T11-L2) e parassimpático (S2-S4).

Tratamento da DPV pela acupuntura

A acupuntura tem se mostrado uma técnica muito importante no tratamento da dor pélvica crônica, seja de origem visceral ou músculo esquelética. É necessário inicialmente uma avaliação geral do estado do paciente, com uma anamnese que possa mostrar a

Tabela 41.6. Relações anatômicas dos pontos de membros inferiores com a inervação pélvica[64]

Ponto	Músculos	Nervos
BL40	Gastrocnêmico	Cutâneo femoral posterior (S1-S3) Tibial (L5-S3)
SP4	Flexor longo do hálux Flexor curto do hálux Tendão do tibial anterior	Plantar medial (L5-S2) Safeno (L2-L4)
SP6	Flexor longo dos dedos Flexor longo do hálux Tibial posterior	Tibial (L5-S3) Safeno (L2-L4)
LR2	Primeiro interósseo dorsal	Fibular (L4-S1) Plantar lateral (S2-S3)
LR3	Primeiro interósseo dorsal	Fibular (L4-S1) Plantar lateral (S2-S3)
GB30	Glúteo máximo	Glúteo inferior (L5-S2) Cluneal inferior (S2-S3) Ciático (L4-S3) Nervo do quadrado femoral (l5-S1)
GB34	Fibular longo Extensor longo dos dedos	Fibular (L4-S1) Cutâneo lateral da coxa (L4-S1)
GB41	Quarto interósseo dorsal Extensor longo dos dedos Extensor curto dos dedos	Plantar lateral (S2-S3) Sural (l4-S3) Fibular (L4-S1)
KI3	Flexor longo dos dedos Flexor longo do hálux Tendão plantares Tendão tibial posterior	Tibial (L5-S3) Safeno (L2-L4)
ST36	Tibial anterior Extensor longo dos dedos	Fibular (L4-S1) Cutâneo lateral da coxa (L4-S1)
SP9	Gastrocnêmico Tendão semitendíneo Tendão poplíteo	Safeno (L2-L4) Cutâneo femoral anterior (l2-l4) Ciático (L4-S3) Tibial (S1-S2)

Fonte: Autoria própria.

localização da dor, sua distribuição e o grau de sofrimento que vem causando na vida da paciente. A utilização das escalas de avaliação da dor tem a função de diagnóstico inicial para a abordagem multimodal terapêutica e também ajuda na avaliação da evolução clínica do paciente.

A utilização de medicamentos na fase mais intensa ou aguda proporciona melhor bem-estar à paciente e uma melhor receptividade ao método.

A acupuntura poderá ser na forma de estímulo manual simples e complementada pela eletroestimulação com maior liberação de endorfinas. O uso da moxabustão, técnica oriental que consiste na aplicação de estímulos de calor, alcançando as terminações nervosas dos pontos de acupuntura, poderá ser uma opção com a queima das fibras da *Artemisia vulgaris* ou *Artemisia argyi*, alcançando resultados terapêuticos, sendo preferida para pacientes idosos, debilitados, crianças ou em doenças crônicas e/ou de difícil manejo.

Inicialmente, devemos evitar o agulhamento das áreas mais sensíveis ao exame (hiperalgesia), dando preferência aos pontos distais, como KI3, LR3, SP6, ST36, GB34, SP9 e LI4, pelo estímulo manual ou associados à eletroestimulação com correntes de baixa frequência e baixa amperagem, de modo alternado, a depender das condições, do paciente e do aparelho disponível. No caso de aparelhos monopolares, estimulações curtas alternadas com repouso pelo mesmo tempo. Nos casos de aparelhos com mais recursos de programação, nos modos *burst* ou randômico,[75] por cerca de 20 minutos de duração.

Os pontos dorsais e abdominais poderão ser associados ou utilizados em um tempo posterior, conforme as condições clínicas e permissão da paciente, condições de acesso pela posição antálgica, podendo ser estimulados de forma manual, por eletroestimulação e/ou moxabustão.

Para os pontos dorsais, podemos proceder ao agulhamento de BL20 a BL23 com estimulação das raízes espinhas de T11 a L4 ou pelos pontos de acesso às raízes sacrais e nervo pudendo de Bl28 a BL35.

Na parede abdominal são muito utilizados os pontos CV4, CV7, ST27, ST28 e ST29, além do ponto extra Zigong (EX-CA1).

A eletroestimulação dos pontos dorsais e abdominais poderá ser realizada de forma lenta com baixa frequência e baixa amperagem, como já descrito para os pontos distais.

Chamamos a atenção no tratamento da dor visceral, para sempre se avaliar a presença de pontos gatilhos de dores miofasciais da parede abdominal e assoalho pélvico como diagnóstico diferencial e também como causa de dores concomitantes. A abordagem da dor pélvica musculoesquelética está abordada em capítulo específico.

É de extrema importância fazer sempre a reavaliação clínica do paciente antes de cada sessão, observando os aspectos da intensidade da dor, sintomas associados, bem como a necessidade e a frequência do uso de analgésicos. Nos casos de evolução arrastada, pensar em diagnósticos diferentes, devendo o mesmo ser reavaliado com exames complementares e pareceres de outros especialistas.

Conclusão

A DPV é uma doença de alta prevalência, sendo uma das queixas bem frequentes no consultório do médico ginecologista, embora uma gama de pacientes fique sem diagnóstico específico e, consequentemente, sem tratamento adequado.

Importante salientar a abordagem terapêutica multidisciplinar, que engloba, além do tratamento farmacológico, não farmacológico, incluindo a técnica da acupuntura, também, apoio psicológico, dieta, atividade física, técnicas de relaxamento e fisioterapia pélvica para melhora da qualidade de vida da paciente.

Referências bibliográficas

1. Kraychete DC, Siqueira JTT, Garcia JB, Sakata RK, Sousa AM, Andrade DC, et al. Clinical evidence on visceral pain. Systematic review. Rev. Dor 2017;18(1).
2. Mathias SD, Kuppermann M, Liberman RF,Lipschutz RC, Steege JF. Chronic pelvic pain: prevalence, health related quality of life, and economic correlates. Obstet Gynecol 1996;87:321327.
3. Miranda CCV, Seda Jr LF, Pelloso LRCA. New physiological classification of pains: current concept of neuropathic pain. Rev Dor 2016;17 (1):S2-4.
4. Aziz Q, Giamberardino MA, Barke A, Korwisi B, Baranowski AP, Wesselmann U, et al. The IASP classification of chronic pain for ICD-11: chronic secondary visceral pain,. Pain 2019; 160(1) 69-79.
5. Origoni M, Maggiore ULR, Salvatore S, Candiani M. Neurobiological Mechanisms of pelvic pain. Biomed Res Int 2014; 903848. Published online 2012 jul 8.
6. Yosef A, Allaire C, Williams C, Ahmed AG, Al-Hussaini T, Abdellah MS, et al. Contribuintes multifatoriais para a gravidade da dor pélvica crônica em mulheres. Am J Obstet Gynecol. 2016; 215 (6):760 e1-760 e14.
7. Perez MV, Falcão LFR, Ruzi R, Grigio T. Bloqueios de nervos periféricos guiados por ultrassonografia. Manica J. Anessesiologia: princípios e técnicas. Porto Alegre: Artmed, 2018. Capítulo 52. Página 801.
8. Brull R, Macfarlane AJR, Chan VWS. Anessesia espinhal (Raquianessesia), Epidural e Caudal. In: Miller Rd, Cohen NH, Ericksson LI, Feisher LA, Wiener-Kronish JP Young WL. Miller Anessesia. 8a ed. 2015; 56: 5918-8213.
9. Janig W, Koltzenburg M. Pain arising from the urogenital tract. In: Maggi CA, editor. Nervous Control of the Urogenital System. Chur, Switzerland: Harwood Academic; 1998. pp. 525-578.
10. Urits I, Schwartx R, Siddaiah HB, Kikkeri S, Chernobylsky D, Charipova K, et al. Inferior hypogastric block for the treatment of chronic pelvic pain. Anesth Pain Med 2021; 11(1): e112225. Published online 2021 Feb 16.
11. Aurore V, Rothlisberger R, Boemke N, Hlushchuk R, Bangerter H, Bergmann M, et al. Anatomy of the female pelvic nerves: a macroscopic study of the hypogastric plexus and their relations and variations. Journal of Anatomy 2020; 237(3): 487-494.
12. Kinter KJ, Newton BW. Anatomy, abdômen and pélvis, pudendal nerve. StatPearls. Last Update: February 10, 2023.
13. Berkley KJ, Rapkin AJ, Papka RE. The pains of endometriosis. Science 2005; 308 (5728): 1587-1589.
14. Vera-Portocarrero LP, Xie JY, Kowal J, Ossipov MH, King T, Porreca F. Descending facilitation from the rostral ventromedial medulla maintains visceral pain in rats with experimental pancreatitis. Gastroenterology. (2006) 130:2155-64.
15. Westlund KN. Visceral Nociception. Curr Rev Pain 2021; 4(6): 478-487.
16. Yaun T, Meerveld BG. Abdominal and pelvic pain: current challenges and future opportunities. Front Pain Res (Lausanne) 2021; 2: 634804. Published online 2021 feb 4.
17. Pacheco-Carroza EA. Visceral pain, mechanisms, and implications in musculoskeletal clinical practice. Medical Hypotheses 2021;153:1-9.
18. Dydyk AM, Gupta N. Chronic pelvic pain. StatPearls. Last update: November 7, 2022.
19. Royal College of Obstetricians and Gynaecologists. Scientific Impact Paper, No 46. Jan 2015.
20. Yasaei R, Katta S, Saadabadi A. Gabapentin. StatPearls. Last update: december 19, 2022.
21. Sator-Katzenschlager SM, Scharbert G, Kress HG, Frickey N, Ellend A, Gleiss A, et al. Chronic pelvic pain treated with gabapentin and amitriptyline: a randomized controlled pilot study. Wien Klin Wochenschr. 2005;117(21-22):761-768.
22. Andrade AA, Soares LC, Oliveira MAP. The Effect of neuromodulatory drugs on the intensity of chronic pelvic pain in women: a sustematic review. Rev Bras Ginecol Obstet 2022; 44 (9): 891-898.
23. Huang W, Kutner N, Bliwise DL. Autonomic activation in insomnia: the case for acupuncture. J Clin Sleep Med. 2011 Feb 15;7(1):95-102. PMID: 21344045; PMCID: PMC3041619.
24. Yu W-Y, et al. Acupuncture For Primary Dysmenorrhea: A Potential Mechanism from an Anti-Inflammatory Perspective. Evidence-Based Complementary and Alternative Medicine 2021.
25. Yuan SY, Qin Z, Liu DS, Yin WQ, Zhang ZL, Li SG. [Acupuncture for chronic pelvic pain syndromes (CPPS) and its effect on cytokines in prostatic fluid]. Zhongguo Zhen Jiu. 2011 Jan;31(1):11-4. Chinese. PMID: 21355145.
26. Liang D, Ren Y, Huang L, Jin S. A Study on THE Mechanism of Electroacupuncture to Alleviate Visceral Pain and NGF Expression. Comput Intell Neurosci. 2022 Oct 14;2022:3755439. doi: 10.1155/2022/3755439. PMID: 36275969; PMCID: PMC9586762.
27. Yang YC, Zhou ZX, Xue T, Feng YH, Chen JT, Wang TN, Zhao JY, Wang LJ, Zhang P, Zhang LP, Ma HF. [Effect of electroacupuncture on visceral sensitivity and colonic NGF, TrkA, TRPV1 expression in IBS-D rats]. Zhongguo Zhen Jiu. 2022 Dec 12;42(12):1395-402. Chinese. doi: 10.13703/j.0255-2930.20220130-0005. PMID: 36484193.
28. Deng DX, Tan J, Zhang H, Huang GL, Li S, Guo KK, Wu YY, Yang BY, Xiao Y, Peng L, Xie H. [Electroacupuncture Relieves Visceral Hypersensitivity by Down-regulating Mast Cell Number, PAR-2/TRPV1 Signaling, etc. in Colo-

nic Tissue of Rats with Irritable Bowel Syndrome]. Zhen Ci Yan Jiu. 2018 Aug 25;43(8):485-91. Chinese. doi: 10.13702/j.1000-0607.170513. PMID: 30232850.
29. Yang N-N, Yang J-W, Ye Y, et al. Electroacupuncture ameliorates intestinal inflammation by activating α7nAChR-mediated JAK2/STAT3 signaling pathway in postoperative ileus. Theranostics. 2021;11(9):4078-4089. Doi: 10.7150/thno.52574.
30. Yu WY, Ma LX, Zhang Z, Na JD, Sun TY, Tian Y, Qian X, Zhang YD. Acupuncture for Primary Dysmenorrhea: A Potential Mechanism from na Anti-Inflammatory Perspective. Evid Based Complement Alternat Med. 2021 Dec 3;2021:1907009. Doi: 10.1155/2021/1907009. PMID: 34899943; PMCID: PMC8664518.
31. Zhang RX, Wang L, Wang X, Ren K, Berman BM, Lao L. Electroacupuncture combined with MK-801 prolongs anti-hyperalgesia in rats with peripheral inflammation. Pharmacol Biochem Behav. 2005 May;81(1):146-51. Doi: 10.1016/j.pbb.2005.03.002. Epub 2005 Apr 25. PMID: 15894072.
32. Yen CM, Wu TC, Hsieh CL, Huang YW, Lin YW. Distal Electroacupuncture at the LI4 Acupoint Reduces CFA--Induced Inflammatory Pain via the Brain TRPV1 Signaling Pathway. Int J Mol Sci. 2019 Sep 10;20(18):4471. Doi: 10.3390/ijms20184471. PMID: 31510092; PMCID: PMC6769885.
33. Liao HY, Hsieh CL, Huang CP, Lin YW. Electroacupuncture Attenuates CFA-induced Inflammatory Pain by suppressing Nav1.8 through S100B, TRPV1, Opioid, and Adenosine Pathways in Mice. Sci Rep. 2017 Feb 13;7:42531. Doi: 10.1038/srep42531. PMID: 28211895; PMCID: PMC5304170.
34. Küçük EV, Suçeken FY, Bindayı A., Boylu U, Onol F.F, Gümüs E. Efficacy of acupuncture in patients with category IIIB chronic prostatitis-chronic pelvic pain syndrome: a prospective, randomized, unblinded clinical trial. Urology. 2015; 85(3):636-640. Doi: 10.1016/j.urology.2014.11.004. [PubMed] [CrossRef] [Google Scholar] [Mune References].
35. Liang Z, Wang X, Liu YH, Zhang DM, Shi L. [Analgesic effect of electroacupuncture on chronic pelvic pain in patients with sequelae of pelvic inflammatory disease]. Zhongguo Zhen Jiu. 2021 Apr 12;41(4):395-9. Chinese. Doi: 10.13703/j.0255-2930.20200329-k0003. PMID: 33909360.
36. Xing J, Larive B, Mekhail N, Soffer E. Transcutaneous electrical acustimulation can reduce visceral perception in patients with the irritable bowel syndrome: a pilot study. Altern Ther Health Med. 2004 Jan-Feb;10(1):38-42. PMID: 14727498.
37. Yang N-N, Yang J-W, Ye Y, et al. Electroacupuncture improves intestinal inflammation by activating the α7nAChR-mediated JAK2/STAT3 signaling pathway in postoperative ileus. Theranostic. 2021; 11(9):4078-4089. Doi: 10.7150/thno.52574
38. Liu S, Wang Z, Su Y, et al. A neuroanatomical basis for electroacupuncture to drive the vagal-adrenal axis. Nature. 2021; 598 (7882):641-645. Doi: 10.1038/s41586-021-04001-4. [Free PMC Article] [PubMed] [CrossRef] [Google Scholar]
39. Goes ACAM, Pinto FMM, Fernandes GC, et al. Electroacupuncture ameliorates experimental colitis induced by TNBS through activation of interleukin-10 and inhibition of iNOS in mice. Acta Cirurgica Brasileira. 2014; 29(12):787-793. Doi: 10.1590/s0102-86502014001900004.
40. Tian L, Huang YX, Tian M, Wei G, Qing C. Down-regulation of electroacupuncture on ST36 on TNF-α in rats with ulcerative colitis. World Journal of Gastroenterology. 2003; 9(5):1028-1033. Doi: 10.3748/wjg.v9.i5.1028. [Free PMC Article] [PubMed] [CrossRef] [Google Scholar] [Mune References].
41. Ji LX, Cheng YT, Yan LP, Hai-Jun W., Xiao-Fei J. Effects of electroacupuncture at "changbingfang" acupuncture points on mune IL-4 content and colonic NF-kappaB p65 expression in rats with ulcerative colitis. Zhen Ci Yan Jiu. 2013; 38(1):26-30. In Chinese. [PubMed] [Google Scholar].
42. Wang CY, Zeng LL, Geng Y., Xiang W., He-jiao Z. Effect of electroacupuncture stimulation of "guanyuan" (CV4) and "Zusanli" (ST36) on the mune balance of spleen treg/Th lymphocytes 17 in mice with ulcerative colitis. Zhen Ci Yan Jiu. 2016; 41(1):55-59. In Chinese. [PubMed] [Google Scholar].
43. Xie D, Liu Z, Hou X, et al. Heat sensitisation in suspended moxibustion: features and clinical relevance. Acupuncture in Medicine. 2013;31(4):422-424. doi: 10.1136/acupmed-2013-010409. [PubMed] [CrossRef] [Google Scholar].
44. Shen X, Ding G, Wei J, Zhao L, Zhou Y, Deng H, Lao L. An infrared radiation study of the biophysical characteristics of traditional moxibustion. Complement Ther Med. 2006 Sep;14(3):213-9. doi: 10.1016/j.ctim.2005.09.003. Epub 2005 Dec 15. PMID: 16911902.
45. Pan S, Wang S, Li J, Yuan H, Xue X, Liu Y, Yue Z. Moxibustion for Primary Dysmenorrhea: An Adjuvant Therapy for Pain Relief. Evid Based Complement Alternat Med. 2022 Jan 27;2022:6864195. doi: 10.1155/2022/6864195. PMID: 35126603; PMCID: PMC8813230.
46. Sen ZFL, Dongfu CLL. Clinical research on effects of the treatment of primary dysmenorrhea with moxibustion in different times. China Health Standard Management. 2017;8(24):92-93. [Google Scholar].
47. Limei ZZX, Juntao WYM, Chen H. Clinical effect and immediate analgesic effect of traditional Chinese medicine moxibustion nursing intervention on primary dysmenorrhea. Practical Clinical Nursing Electronic Magazine. 2017;2(17):106-114. [Google Scholar]
48. Xin SKZ, Mingjun LYL, Wu M. Observation on the curative effect of ginger-partitioned moxibustion based on meridian characteristics on patients with primary dysmenorrhea and the influence of serum PGF (2α)/PGE2. Shi Zhen Traditional Chinese Medicine. 2014;25(1):115-116. [Google Scholar].
49. Wu S-W. Clinical efficacy observation on treatment of primary dysmenorrhea with ginger-partitioned moxibustion at zigong (EX-CA1) Journal of Acupuncture and Tuina Science. 2017;15(6):446-450. doi: 10.1007/s11726-017-1043-6. [CrossRef] [Google Scholar].
50. Pan S, Wang S, Li J, Yuan H, Xue X, Liu Y, Yue Z. Moxibustion for Primary Dysmenorrhea: An Adjuvant Therapy for Pain Relief. Evid Based Complement Alternat Med. 2022

Jan 27;2022:6864195. doi: 10.1155/2022/6864195. PMID: 35126603; PMCID: PMC8813230.

51. Zhenzhen ZML, Qingqing QIDZ, Xiaoxuan GMR, Xiaohong ZYL, Lufen ZJZ Effects of moxibustion at different acupuncture points on pain response and κ receptor mRNA expression in central dysmenorrhea rats with cold clotting syndrome. Liaoning Journal of Traditional Chinese Medicine. 2015; 42(6):1352-1355. [Academic Google].
52. Pan S, Wang S, Li J, Yuan H, Xue X, Liu Y, Yue Z. Moxibustion for Primary Dysmenorrhea: An Adjuvant Therapy for Pain Relief. Evid Based Complement Alternat Med. 2022 Jan 27;2022:6864195. doi: 10.1155/2022/6864195. PMID: 35126603; PMCID: PMC8813230.
53. Qin ZLX, Gao RXX, Tian MHX Treatment of 40 cases of primary dysmenorrhea with qi stagnation and blood stasis by warm acupuncture. Traditional Chinese Medicinal Research. 2017; 30(10):56-59. [Academic Google].
54. Liu Q, Li X, Ren K, Yang S. [Effects of mild moxibustion on uterine microcirculation in patients with primary dysmenorrhea] Zhongguo Zhen Jiu = Chinese Acupuncture and Moxibustion. 2018; 38(7):717-720. [PubMed] [Google Scholar].
55. Chunxin LSR, Xingkui LZC, Kong M. Treatment of primary dysmenorrhea with cold, damp, and stagnation with moxibustion and its effect on uterine artery blood flow. Chinese Acupuncture and Moxibustion. 2016; 36(8):827-830. [PubMed] [Google Scholar].
56. Zhang B. Study on Mechanism of Brain Function Influence of Guanyuan Point Moxibustion for Primary Dysmenorrhea Based on ASL-FMRI Technology. Beijing, China: Faculty of Acupuncture and Massage, Beijing University of Traditional Chinese Medicine; 2019. [Google Scholar].
57. Dingyi ZMX, Qiaolin CRL, Hongwu XSX, Huang X. Effect of moxibustion on brain functional network in patients with primary dysmenorrhea. World Chinese Medicine. 2019; 14(8):1922-1935. [Academic Google].
58. Pan S, Wang S, Li J, Yuan H, Xue X, Liu Y, Yue Z. Moxibustion for Primary Dysmenorrhea: An Adjuvant Therapy for Pain Relief. Evid Based Complement Alternat Med. 2022 Jan 27;2022:6864195. doi: 10.1155/2022/6864195. PMID: 35126603; PMCID: PMC8813230.
59. Silva MAH. "A neurosegmental perspective of the classical back Shu points." Medical Acupuncture 22.4 (2010): 257-264.
60. Wang, Liu Gong; Pai HJ. Tratado Contemporâneo de Acupuntura e Moxibustao. CEIMEC, editor. Sao Paulo; 2005.
61. https://www.pacificcollege.edu/news/blog/2022/08/29/a-channel-perspective-on-thoracolumbar-junction-syndrome.
62. Gonnade N, et al. Ganglion impar block in patients with chronic coccydynia. Indian Journal of Radiology and Imaging 27.03 (2017): 324-328.
63. Fonseca PRB, et al. Tratado de Dor Oncológica -1ª Edição Rio de Janeiro- Atheneu, 2019.
64. Robinson NG. Interactive Medical Acupuncture Anatomy. 2016. Tenton New Media.
65. Donadio V, Incensi A, Vacchiano V. et al. A inervação autonômica da pele pilosa em humanos: um estudo confocal in vivo. Sci Rep 9, 16982 (2019).
66. Barker D, Saito M. Inervação autonômica de receptores e fibras musculares no músculo esquelético do gato. Anais da Royal Society of London. Série B. Ciências Biológicas 212.1188 (1981): 317-332.
67. Kruglov D, McGuckin D. The Role of Autonomic Nervous System in Pain Chronicity. 2023.
68. Yen CM, Wu TC, Hsieh CL, Huang YW, Lin YW. Distal Electroacupuncture at the LI4 Acupoint Reduces CFA--Induced Inflammatory Pain via the Brain TRPV1 Signaling Pathway. Int J Mol Sci. 2019 Sep 10;20(18):4471. doi: 10.3390/ijms20184471. PMID: 31510092; PMCID: PMC6769885.
69. Donadio V, Incensi A, Vacchiano V, et al. A inervação autonômica da pele pilosa em humanos: um estudo confocal in vivo. Sci Rep 9, 16982 (2019). https://doi.org/10.1038/s41598-019-53684-3.
70. Hotta H, Uchida S. Aging of the autonomic nervous system and possible improvements in autonomic activity using somatic afferent stimulation. Geriatrics & gerontology international 10 (2010): S127-S136.
71. Yen CM, et al. Em estudos do efeito da EA na dor inflamatória em camundongos, relatam uma redução significativa da dor inflamatória, quando da realização de EA ipsilateral e contralateral, com diminuição da expressão de TRPV1 responsável por aumentar significativamente a atividade neuronal, através da potencialização dos sinais glutamatérgicos.
72. Yen CM, Wu TC, Hsieh CL, Huang YW, Lin YW. Distal Electroacupuncture at the LI4 Acupoint Reduces CFA--Induced Inflammatory Pain via the Brain TRPV1 Signaling Pathway. Int J Mol Sci. 2019 Sep 10;20(18):4471. doi: 10.3390/ijms20184471. PMID: 31510092; PMCID: PMC6769885.
73. Zhang RX, Wang L, Wang X, Ren K, Berman BM, Lao L. Electroacupuncture combined with MK-801 prolongs anti--hyperalgesia in rats with peripheral inflammation. Pharmacol Biochem Behav. 2005 May;81(1):146-51. doi: 10.1016/j.pbb.2005.03.002. Epub 2005 Apr 25. PMID: 15894072.
74. Van Balken MR, et al. Percutaneous tibial nerve stimulation as neuromodulative treatment of chronic pelvic pain. European urology 43.2 (2003): 158-163.
75. Chao L, e outros. Efeito comparativo de frequências densas e dispersas versus não repetitivas e não sequenciais na analgesia induzida por eletroacupuntura em um modelo de roedor de dor neuropática periférica.» Acupuntura em Medicina 40.2 (2022): 169-177.

42

Adriano Höhl • Luciano Ricardo Curuci de Souza • Mara Valéria Pereira Mendes

Acupuntura na Dor Pélvica Neuropática

Introdução

A dor neuropática é uma doença crônica que tem um impacto na qualidade de vida dos indivíduos acometidos, apresentando transtornos clínicos, sociais e econômicos e com maiores índices de comprometimento físico, sofrimento emocional e espiritual, insônia, dor intensa, isolamento social e prostração.

Pode ser localizada ou de forma generalizada e suas complicações estão relacionadas à dificuldade no diagnóstico, subtratamento e prescrição inadequada de medicamentos para esse tipo de dor.

Ainda é grande o número de casos que passam despercebidos ao longo das avaliações médicas, protelando o tratamento, aumentando o sofrimento do paciente com piora do prognóstico. O ginecologista, responsável pela saúde da mulher, tem a oportunidade de atender e diagnosticar quase a metade dos casos, encaminhando a especialistas que promoverão o tratamento e seguimento prolongado dessas pacientes.

A dor pélvica crônica (DPC) afeta atualmente cerca de 26% da população feminina mundial. Sua constância na vida da mulher, pode sobrepor-se a distúrbios não pélvicos dolorosos como enxaqueca e fibromialgia, além de comorbidades não dolorosas como distúrbio do sono, alterações do humor, labilidade emocional e distúrbios cognitivos. Levando à incapacidade do trabalho, ruptura do convívio social, alterações da sexualidade e perda de produtividade econômica, entre outros.[1,2]

São várias as causas epidemiológicas da dor pélvica, sendo as mais importantes as de origem ginecológicas, urológicas, gastrintestinais, musculoesqueléticas, psicossomáticas e as de origem neuropática, tema deste capítulo.[3]

A dor pélvica de origem neuropática é uma síndrome de dor crônica que se origina de dano ou irritação ao nervo,[4] que pode ser causada pela lesão da medula espinhal em seu trajeto torácico terminal e lombossacral, bem como em todo o trajeto de raízes e ramos derivados desses plexos por traumas, processos inflamatórios, infecciosos ou neoplásicos, por movimentos repetitivos do sistema muscular levando a compressão nervosa, assim como por incisões e traumatismos cirúrgicos e processos cicatriciais pós-operatórios.[5,6]

Dentre todas, as mais frequentes são a nevralgia dos nervos ilioinguinal e genitofemoral e pudendo.

Anatomia

A pelve é a parte inferior do tronco e abriga vários órgãos nobres dos aparelhos reprodutor e gastrintestinal.

A anatomia óssea da cintura pélvica consiste em 3 ossos e 3 articulações, responsável por transmitir o peso do corpo e da coluna vertebral aos membros inferiores.[7,8]

Sua musculatura está altamente interconectada à musculatura do quadril e glúteo, que juntos com o assoalho pélvico, fornecem suporte aos órgãos internos e aos músculos do núcleo,[9] atuando na proteção, sustentação de órgãos e dos troncos vasculares arteriais e venosos com suas ramificações, além do extenso plexo nervoso o qual abriga em seu interior.

A inervação é diversa com ramos nervosos de origem desde os últimos nervos torácicos, ao plexo lombossacral, além de fibras do sistema nervoso autônomo.[7,8]

Fisiopatologia

Entre as causas de dor pélvica crônica (DPC) tem-se: as lesões ou disfunções de órgãos, ou estruturas de naturezas ginecológicas, urológicas, gastroenterológicas, vasculares, neurológicas, ligamentares, musculares, articulares ou peritoneais localizadas na pelve, ou decorrer de afecções localizadas à distância (dor referida) ou sistêmicas, inflamatórias, oncológicas, metabólicas, funcionais, neuropáticas, desmodulatórias ou psicológicas.[10,11]

Independentemente da causa da dor, a ativação recorrente do sistema nervoso pode causar sensibilização nervosa periférica e central e, consequentemente, baixo limiar de ativação periférica e aumento da percepção dolorosa, hiperestesia, alodinia, hiperalgesia viscero-visceral, hiperalgesia visceromuscular, disfunções viscerais mediadas centralmente, alterações neurobiológicas e psicológicas.[10,11]

Resultam em dor neuropática as lesões nos aferentes primários dos nervos inguinais anteriores, que acessam a medula espinhal entre T10 e L3. Inclui-se, portanto, lesões na região espinhal toracolombar e qualquer doença ao longo do curso do trajeto nervoso, como doença neoplásica, infecção e trauma, incisões cirúrgicas e cicatrizes pós-operatórias.[12]

Neuropatia por aprisionamento dos músculos da parede abdominal

Das neuropatias pélvicas por aprisionamento dos nervos da parede abdominal temos como as 3 mais importantes as dos nervos ilioinguinal, ílio-hipogástrico e genitofemoral, que pode estar presente de 5% a 30% das mulheres, com efeitos psicossociais e significativos importantes.[13]

O nervo ílio-hipogástrico (T12-L1) fornece inervação cutânea para o abdômen inferior, monte púbico superior e região glútea lateral.[14] O nervo ilioinguinal (T12-L1) inerva a coxa superomedial, região pubiana e o lábio maior. Ambos os nervos correm paralelamente um ao outro e inervam a musculatura oblíqua interna e se relacionando com a musculatura abdominal, por meio de uma zona limítrofe entre o abdômen inferior e a virilha, topografia onde podem ocorrer lesões isoladas ou focais, tendo como causa principal cirurgias localizadas nas vizinhanças dessa topografia. O nervo genitofemoral (L1–L2) fornece sensação para a parte anterior superior da coxa, e lábios.[13]

Cirurgias ginecológicas com incisão Pfannenstiel, apendicectomia, biópsia de linfonodo, correções de hérnias inguinais estão entre as mais frequentes nos antecedentes cirúrgicos das pacientes afetadas.[15-18] O aprisionamento se dá direto do nervo dentro do tecido cicatricial, aderências fibrosas ou tela ou *slings* pélvicos levando a dor nociceptiva e parestesia ao longo da distribuição do nervo, lesão acidental de dispositivos de fixação, como tachas e suturas, ou ligadura aberta do nervo e formação de neuroma doloroso.

As causas não iatrogênicas incluem lesão por trauma ou tração. Como andar de bicicleta e compressão por roupas apertadas relacionadas como possíveis associações com neuralgia genitofemoral espontânea.[19,20]

Quadro clínico

A paciente pode apresentar um quadro clínico clássico de dor em queimação ou latejante na região inguinal, para o abdômen inferior ou parte superior da coxa, com anormalidades sensoriais na distribuição cutânea do nervo e sensibilidade à palpação 2 a 3 cm inferomedial à espinha ilíaca anterossuperior,[9] que pode se estender até a base superior do grande lábio Ipsilateral. Conforme a topografia de sensibilidade alterada, podemos tentar diagnosticar o nervo acometido, de acordo com a Figura 42.1.

Acupuntura

A acupuntura tem se mostrado eficaz no tratamento das dores inguinais pós-operatórias. A dor tipo neuralgia na região inguinal, uma fonte frequente de dor no abdômen inferior e na parte superior das coxas. Cerca de 12% das cirurgias de herniorrafia podem evoluir com dor pélvica crônica, sendo que 2% evoluem com dor neuropática por comprometimento do nervo Ilio-inguina.[22,23]

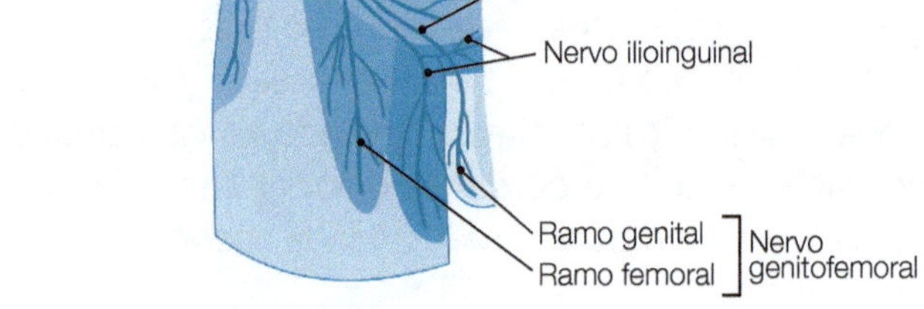

Figura 42.1. Representação das áreas de inervação sensitiva da região inguinal. Fonte: Genitofemoral neuralgia: a review. Clin Anat.[21]

O uso da técnica da esgrima do dragão, de eficácia comprovada nas neuralgias infecciosas, pode ser aplicado ao local da dor "cercando o dragão" com mínimo de 2 agulhas de cada lado, utilizando-se eletroestimulação com baixa frequência, que pode ser usados pontos à distância, com resultados favoráveis à diminuição da dor com os pontos LI4 e ST36.

Na região da pelve e inguinal, os pontos relacionados anatomicamente aos 3 nervos supracitados, são o GB26 a GB28, ST29 a ST30 e SP14 a SP15.

Alguns pontos estão mais relacionados especificamente com áreas inervadas pelos nervos comprometidos.

Tabela 42.1. Relação anatômica dos acupuntos com a inervação inguinal

Nervo genitofemoral (L1-L2)	CV1 BL24, BL25 ST30
Nervo ílio-hipogástrico (T12-L1)	CV2, CV3 BL21, BL22, BL23 ST28, ST29, ST30
Nervo ilioinguinal (T12-L1)	CV3 a CV6 BL21, Bl22, BL23 ST29, ST30

Fonte: Adaptada da referência 33.

A eletroacupuntura tem melhorado os resultados e deverá ser realizada de preferência com baixa frequência para a analgesia, podendo-se realizar o estímulo com caneta de eletroestimulação monopolar nos pontos ou no ventre dos grupos musculares de inervação pelos nervos com alterações.[24]

Estudos recentes relacionando o uso da estimulação elétrica por neuromodulação com eletrodos têm apontado para o fato de frequências de 20 Hz a 200 Hz, terem um efeito benéfico na regeneração, sugerindo que investigações futuras sejam necessárias com outras frequências para determinar qual frequência é mais benéfica; no entanto, isso pode ser específico do nervo e da lesão.[25,26]

Neuralgia do pudendo

Determinada por inflamação, compressão ou aprisionamento do nervo, a neuralgia do pudendo pode ser secundária ao parto, cirurgia pélvica, traumas repetitivos de baixo grau (sentar-se ou praticar ciclismo por longo tempo), anormalidades esqueléticas sacroilíacas, alterações estruturais da coluna vertebral, fraturas no esqueleto pélvico ou alterações relacionadas à idade.[27]

Lesões no nervo pudendo podem decorrer de variação anatômica, ao nível do músculo piriforme devido sua hipertrofia ou espasmo; dos ligamentos sacroespinhal/sacrotuberoso; do canal de Alcock (forame ciático menor e do pudendo, medial ao músculo obturador interno).[27]

Quadro clínico

Mais frequente no sexo feminino e independentemente da idade,[28] a neuralgia do pudendo, se estende do ânus ao clitóris/pênis, piora ao sentar-se e melhora na posição em pé ou deitado, pode determinar disfunção sexual, dificuldade para urinar e/ou defecar.[28] A distribuição da dor pode ser inespecífica, devido às variações anatômicas, com envolvimento dos ramos nervosos (cluneal inferior e ramos perineais do nervo cutâneo femoral posterior), sensibilização central do SNC e envolvimento de outros órgãos e sistemas que pode determinar uma síndrome de dor regional. O envolvimento do sistema musculoesquelético pode agravar ou perpetuar o quadro doloroso.[6,29]

A dor, espontânea ou provocada, na área da distribuição do nervo é frequentemente descrita como queimação, esmagamento e choque elétrico, desconforto ou dormência pode ser constante com ou sem episódios agudos paroxísticos, parestesias, disestesias, alodinia e/ou hiperalgesia.[29] Os pacientes, muitas vezes, referem sensação de inchaço ou presença de corpo estranho no reto ou no períneo.[29] A presença de alodinia dificulta o contato sexual, o contato e/ou uso de roupas e determina dispareunia superficial.[30]

O exame clínico muitas vezes é inespecífico, entretanto, orientam o diagnóstico a alodinia ou dormência na região da distribuição neural.[30]

Auxilia no diagnóstico da neuralgia do pudendo os critérios de Nantes, que compreendem: dor no território anatômico do nervo; agravamento por sentar-se; ausência de dor noturna; ausência de perda sensitiva objetiva ao exame clínico e resposta positiva ao bloqueio anestésico do nervo pudendo.[31]

Corroboram o diagnóstico: disfunção sexual, dificuldade para evacuar e/ou sintomas urinários.[32]

Entre os exames complementares, os estudos eletrofisiológicos podem revelar sinais de denervação perineal, aumento da latência do nervo pudendo ou comprometimento do reflexo bulbocavernoso.[30,32] Atraso na condução nervosa, na eletromiografia pode sugerir aprisionamento do nervo pudendo no canal de Alcock.[32]

Tratamento

Considerando que a ativação recorrente do sistema nervoso pode causar sensibilização nervosa periférica e central e, consequentemente, baixo limiar de ativação periférica e aumento da percepção dolorosa o tratamento farmacológico da dor neuropática pélvica inclui a analgesia multimodal, acupuntura, psicoterapia, fisioterapia do assoalho pélvico, bloqueio do nervo pudendo, toxina botulínica A, descompressão cirúrgica do nervo, radiofrequência e estimulação da medula espinhal.[11,30-32]

Correlação anatômica pélvica com os pontos de acupuntura

A inervação pélvica se relaciona com o plexo lombossacral. Com dermátomos de T12 a L2 na parede abdominal e raiz da coxa, e inervação sacral na região perineal. S2 contribui para o nervo pudendo (juntamente com S3 e S4), sendo o principal nervo sensorial para a genitália e fornece ramos musculares para o períneo músculos, o esfíncter uretral externo e o ânus externo esfíncter. S2 também fornece entrada para o nervo ciático (L4-S3), o nervo glúteo inferior, o nervo para o piriforme.[33]

GV1 e GV2 se relaciona com os nervos anococcígeos (S4, S5), com o nervo pudendo (S2-S4) e com os nervos para o músculo elevador do ânus (S3-S5).[33]

BL30 correlaciona-se fortemente com o nervo pudendo (S2-S4), principal nervo sensorial para a genitália externa e para ramos de inervação perineais, para os esfíncteres externos uretral e anal.[33]

BL32 a BL34 têm relação importante com os nervos espinhais S2 a S4, os quais transportam uma porção do parassimpático para as vísceras pélvicas (S2-S4) dando origem aos nervos esplâncnicos pélvicos.[33]

BL35 relaciona-se com o plexo coccígeo e com o nervo ano coccígeo, com o único gânglio autônomo não pareado no corpo, no final da cadeia simpática, representando um local de convergência somatossimpática, local de importância para bloqueio ou ablação por radiofrequência nos tratamentos de dor pélvica, ou perineal neuropática crônica.[33,34]

Tratamento pela acupuntura

Apesar do difícil diagnóstico específico clínico da causa da dor pélvica crônica e da falta de investigação para elucidar a dor,[35] devemos realizar como acupunturiatras um exame físico completo para chegar ao diagnóstico de qual área pélvica está acometida na dor neuropática para um tratamento por acupuntura significativo e eficiente.

A abordagem do nervo pudendo pode se dar por técnicas diferentes. Podemos encontrar a borda inferior do músculo piriforme e agulhar em um ângulo em direção à linha média, evitando o nervo ciático, manobra reprodutível e muitas vezes estimula o glúteo máximo, resultando em contração glútea robusta. Há também a preocupação com a proximidade da veia glútea inferior e da artéria pudenda interna com risco teórico de causar hematoma profundo.[36]

Outra possibilidade seria tentar uma abordagem alternativa agulhando aproximadamente 1 cm acima e medialmente ao túber isquiático, em um ângulo de 45° em direção ao plano sagital mediano, usando uma agulha de 100 mm.[36]

No caso específico de neuralgia do nervo pudendo, adaptamos a técnica de analgesia e bloqueio do nervo pudendo[37,38] utilizada na obstetrícia, por meio de inserção de agulhas (0,70 × 30) em direção ao ligamento sacroespinhoso, cerca de 1 cm medial e posterior, estimulando esse ponto com corrente alternada denso-disperso 2/15 Hz.

Lembramos a associação das dores crônicas com a dor miofascial e, portanto, devemos sempre em cada sessão pesquisar pontos-gatilho na região pélvica e inativá-los com agulhamento, o que é imperioso para o sucesso do tratamento.

O tratamento sistêmico também deve ser complementado, tanto com pontos locais quanto com pontos à distância.[38,39] Podem ser sugeridos os pontos SP6, ST36, CV4, BL31, BL32, BL33, BL34, KI3, CV6, GB28, ST29.

Lembrando que influências psicossociais e culturais podem influenciar para uma hiperalgesia,[40] devemos complementar o tratamento com pontos que agem acalmando a parte mental das pacientes, como o GV20, HT7, PC6, GB16, Yin Tang (Ex-HN3).

■ Neuralgia do nervo cutâneo posterior da coxa (ramo perineal)

A neuralgia do nervo cutâneo posterior da coxa é determinada pela lesão do nervo por movimentos repetitivos. Apesar de sua inervação ser na maioria na região posterior da coxa, o comprometimento de seu ramo perineal, pode levar a sintomas que se confundem com a neuralgia do pudendo, na região anal.[41]

Anatomia

O nervo cutâneo femoral posterior origina-se no plexo sacral (S2) dirigindo-se cursando medial ou posteriormente ao nervo ciático, dando origem, medialmente, aos nervos clúnios inferiores, que cursam abaixo da borda inferior do músculo glúteo máximo e entram na pele das nádegas, proporcionando inervação sensitiva a essa região, ao ramo perineal que segue na face lateral da tuberosidade isquiática e então segue no plano subcutâneo sobre as origens dos músculos isquiotibiais, cruzando transversalmente os tendões látero-medialmente. Na mulher, o ramo perineal então inerva a pele anal lateral, ou labial.

Quadro clínico

O quadro clínico clássico da neuralgia do NCPC é a dor que piora ao se sentar. Geralmente, o paciente poder referir passar a maior parte do dia em pé ou deitado para evitar a dor. Quando atingido o ramo perineal, pode haver dor na região lateral ao ânus, sobrepondo-se com a neuralgia do pudendo, sendo inclusive diagnosticada após falhas nos tratamentos intervencionistas da neuralgia de pudendo, quando os pacientes não apresentavam mais dor anal, mas dor anal lateral e isquiática medial, às vezes estendendo-se para a prega infraglútea ou mesmo para a superfície posterior da coxa, enquanto a dor clitoriana ou anal havia desaparecido.[21]

Tabela 42.2. Doses de segurança dos antidepressivos das neuropatias

Inibidores de recaptação de serotonina-noradrenalina		
Duloxetina	IR: 30 a 120 mg, por via oral, uma vez ao dia	
Venlafaxina	ER: 75 a 225 mg, por via oral, uma vez ao dia	
Antidepressivos tricíclicos (TCAs)		Inicie o tratamento com uma dose baixa, aumente lentamente em intervalos semanais Pode levar de 6 a 8 semanas, incluindo 2 semanas na dose mais alta tolerada, para o ensaio adequado
Nortriptilina	25 a 75 mg, por via oral, uma vez ao dia	Preferido entre os ADTs devido a menos sedação e menos efeitos anticolinérgicos
Amitriptilina	25 a 125 mg, por via oral, uma vez ao dia	ADT mais sedativo

Fonte: Adaptada de Acupuntura na Dor Neuropática. Capítulo 30 Atheneu.[43]

Acupuntura

Na abordagem pela acupuntura podemos usar pontos Ashi com distância de 3,0 cm do maior ponto da dor, optando-se pela "técnica de circundar o dragão" ou pelo agulhamento dos pontos BL36, que se relacionam com o NCPC e seus ramos.

A eletroacupuntura pode ser utilizada com correntes de baixa frequência para analgesia, podendo-se ainda optar pela neuromodulação com caneta monopolar dos músculos glúteo máximo (porção inferior), piriforme, semitendinoso e bíceps femoral.

Tratamento clínico medicamentoso

O tratamento clínico medicamentoso deve ser iniciado para diminuir o sofrimento dessas pacientes. Na neuropatia a associação de grupos diferentes de fármacos permite um resultado mais estável.

Entre os principais grupos se destacam os grupos dos antidepressivos (Tabela 42.2) e dos anticonvulsivantes (Tabela 42.3).

Os antidepressivos são fármacos que agem no sistema nervoso central (SNC), bloqueando um ou mais dos

Tabela 42.3. Informações farmacológicas dos gabapentinoides

	Via de administração	Posologia	Início de ação	Meia-vida	Duração/horas	Dose máxima	Ação	Efeitos adversos
Gabapentina	VO	300 a 1.800 mg	2 a 3 horas	5 a 13 horas		3.600 mg	Potencialização GABA inibição do glutamato. Modulação dos canais de cálcio	Sedação, sonolência, fadiga, vômitos, ataxia, aumento de peso, nistagmo, boca seca, erupção cutânea, alteração da potência sexual, constipação
Pregabalina	VO	75 a 600 mg	2 dias	6 horas	12	600 mg	Modulação dos canais de cálcio. Inibição do glutamato	Cefaleia, ganho de peso, edema periférico, sedação, tonturas, temores

Fonte: Adaptada de Tratado de Dor Neuropática. Capítulo Anticonvulsivantes, Editora Atheneu.[6]

transportadores de monoamina (serotonina, noradrenalina e/ou dopamina). O tempo necessário para observar o efeito analgésico é de alguns dias a uma semana.

Para a analgesia da dor neuropática crônica, devemos dar preferência aos antidepressivos tricíclicos (ADT) ou inibidores de recaptação de serotonina-norepinefrina (ISRSN). Esses últimos, comprovadamente, têm efeitos analgésicos mais fortes do que os de inibição seletiva de apenas um neurotransmissor, sendo a noradrenalina de efeito analgésico mais potente do que a serotonina.[43]

Recomendamos iniciar com doses baixas, a serem ajustadas nos períodos de reavaliação do paciente, pois as falhas de tratamento ocorrem, na maioria das vezes, por subdoses, que não alcançam o efeito terapêutico desejado.

Os antidepressivos tricíclicos bloqueiam a recaptação da serotonina e noradrenalina, a hiperalgesia induzida pelo agonista NMDA e bloqueiam os canais de sódio. Têm efeitos analgésicos independentes, além de aliviar os sintomas depressivos associados à dor crônica, sendo que a maioria apresenta efeitos colaterais anti-histamínicos que além de não contribuir com a analgesia, podem levar à limitação de doses e a descontinuação do tratamento.

Recomendamos iniciar com doses baixas, a serem ajustadas mediante avaliação do paciente. Pacientes idosos, devem iniciar com metade da dose habitual por seus efeitos adversos. Entre os mais importantes destacamos os efeitos cardíacos com aumento da condução intraventricular, intervalo QT prolongado, condução prolongada através do nó atrioventricular e o efeito sedativo, que muitas vezes prejudica o paciente em suas atividades diárias.

Anticonvulsivantes

Os anticonvulsivantes são medicamentos que atuam no sistema nervoso, por meio da modulação da atividade nos canais de sódio voltagem-dependente, canais de cálcio e sistema gabaérgico.

Entre os grupos, destacamos o grupo dos gabapentinoides (pregabalina e gabapentina), que se ligam aos canais de cálcio voltagem-dependente, reduzindo o influxo de cálcio nos neurônios pré-sinápticos hiperexcitados, inibindo a liberação de substância P e glutamato na fenda sináptica.

Apresenta como efeito colateral: tontura, náuseas, sonolência, edema de tornozelos, fadiga, obstipação e ganho de peso, sendo a gabapentina com menos efeitos colaterais, e consequentemente mais bem tolerada, especialmente, em idosos.[43]

Tratamento intervencionista

O tratamento intervencionista vem complementar todos os outros tratamentos propostos para a dor, seguindo a hierarquia da escada de dor da OMS, diminuindo o sofrimento e aumentando a sobrevida de pacientes com doenças graves como câncer.

O desenvolvimento das técnicas de bloqueio, antes feitos às cegas, hoje é guiado pela evolução tecnológica de exames de imagem como a ultrassonografia e tomografia computadorizada que oferecem imagens e localização mais precisa da área a ser abordada.

O uso de anestésicos em bloqueios diagnósticos, tem sido complementado pela abordagem com agentes neurolíticos químicos, como o fenol, glicerol e agentes físicos como a radiofrequência.

Bloqueio de nervos periféricos

O estudo ultrassonográfico dos nervos periféricos tem evoluído bastante nas últimas duas décadas e vem ganhando relevância.

Os bloqueios dos nervos ilioinguinal e Ílio-hipogástrico têm sido recomendados como técnica para tratamento da dor crônica, neuropatia pós-herniorrafia inguinal, histerectomia, apendicectomia, cesariana e outras cirurgias pélvicas.

Radiofrequência

A terapia precisa de radiofrequência pulsada (PRF) combinada com o bloqueio do nervo é um novo método para melhorar a função do nervo pudendo e aliviar a dor de pacientes com NP. Nos últimos anos, o bloqueio do nervo pudendo guiado por ultrassom e/ou técnicas de PRF têm sido amplamente utilizados devido à precisa visualização e ausência de radiação. Geralmente opta-se pela radiofrequência pulsada por ser mais segura e não destrutiva.[44]

Conclusão

A dor neuropática pélvica pode levar à incapacidade no trabalho e na vida social, gerando disfunções sexuais e crises de relacionamento, e pode, inclusive, levar a perda de produtividade econômica para a mulher. Na terapia multimodal, a acupuntura tem se mostrado como uma opção não farmacológica eficaz e sem efeitos colaterais, melhorando os resultados e diminuindo o sofrimento das pacientes, tanto na parte física quanto emocional.

Um correto diagnóstico e a associação de tratamento clínico com a acupuntura propicia uma melhora significativa nos quadros de dor pélvica crônica, principalmente de origem neuropática que sempre é de difícil tratamento.

Referências bibliográficas

1. Ballantyne J, Fishman S, Rathmell J. 2019 in Bonica's management of pain 5ª edition, Ed. Philadelphia.
2. Lamvu G, Carrillo J, Ouyang C, Rapkin A. Chronic Pelvic Pain in Women: A Review. JAMA. 2021 Jun 15;325(23):2381-2391. doi: 10.1001/jama.2021.2631. PMID: 34128995.
3. Origoni M, Leone Roberti Maggiore U, Salvatore S, Candiani M. Neurobiological mechanisms of pelvic pain. Biomed Res Int. 2014;2014:903848. doi:10.1155/2014/903848.
4. Soon-Sutton TL, Feloney MP, Antolak S. Pudendal Neuralgia. 2021 Jul 31. In: StatPearls [Internet]. Treasure Island (FL): StatPearls Publishing; 2022 Jan. PMID: 32965917.
5. Fisher HW, Lotze PM. Nerve injury locations during retropubic sling procedures. Int Urogynecol J. 2011 Apr;22(4):439-41.
6. Castro A, Fonseca, Palladini M, Pelloso L: 2021 in Tratado de Dor Neuropática. Editora Atheneu 2021.
7. Standring S, ed. Gray's Anatomy: The Anatomical Basis of Clinical Practice. 42th ed. Londres: Churchill Livingstone; 2021.
8. Snell RS, ed. In: Clinical Anatomy by Regions. 8th ed. Philadelphia: Lippincott Williams & WilNins; 2007.
9. Eickmeyer SM. Anatomy and Physiology of the Pelvic Floor. Phys Med Rehabil Clin N Am. 2017 Aug;28(3):455-460. doi: 10.1016/j.pmr.2017.03.003. Epub 2017 May 27. PMID: 28676358.
10. American College of Obstetricians and Gynecologist - ACOG- Committee on Practice Bulletins No 51. Chronic pelvic pain. Obstet Gynecol. 2004; 103: 589-605.
11. Zakka TRM. Dor pélvica crônica de origem não visceral: caracterização da amostra, avaliação da excitabilidade cortical e resultado dos tratamentos com sessão única de estimulação magnética transcraniana do córtex motor primário [tese]. São Paulo. Faculdade de Medicina da Universidade São Paulo; 2014. p. 46-57.
12. Matejcik V. Anatomical variations of lumbosacral plexus. Surg Radiol Anat. 2010;32(4):409-14.
13. Poh F, Xi Y, Rozen SM, Scott KM, Hlis R, Chhabra A. Role of MR Neurography in Groin and Genital Pain: Ilioinguinal, Iliohypogastric, and Genitofemoral Neuralgia. AJR Am J Roentgenol. 2019 Mar;212(3):632-643. doi: 10.2214/AJR.18.20316. Epub 2019 Jan 8. PMID: 30620677.
14. Kale A, Aytuluk HG, Cam I, Basol G, Sunnetci B. Selective Spinal Nerve Block in Ilioinguinal, Iliohypogastric and Genitofemoral Neuralgia. Turk Neurosurg. 2019;29(4):530-237. doi: 10.5137/1019-5149.JTN.23990-18.1. PMID: 30829381.
15. Rozen SM, Scott KM, Hlis R, Poh F, Xi Y, Chhabra A. Role of MR Neurography in Groin and Genital Pain: Ilioinguinal, Iliohypogastric, and Genitofemoral Neuralgia. AJR Am J Roentgenol. 2019 Mar;212(3):632-643. doi: 10.2214/AJR.18.20316. Epub 2019 Jan 8. PMID: 30620677.
16. Wright R, Born DE, D'Souza N, Hurd L, Gill R, Wright D. Why do inguinal hernia patients have pain? Histology points to compression neuropathy. Am J Surg. 2017 May;213(5):975-982. doi: 10.1016/j.amjsurg.2017.03.013. Epub 2017 Mar 22. PMID: 28388973.
17. Bjurstrom MF, Nicol AL, Amid PK, Chen DC. Pain control following inguinal herniorrhaphy: current perspectives. J Pain Res. 2014;7:277-90.
18. Kopell HP, Thompson WA, Postel AH. Entrapment neuropathy of the ilioinguinal nerve. N Engl J Med. 1962;266:16-9.
19. Tender GC, Serban D. Genitofemoral nerve protection during lateral retroperitoneal transpsoas approach. Neurosurgery 2013; 73 (2 supple operatives): 192-196; discussion, 196-197 [Google Scholar].
20. Harms BA, DeHaas DR Jr, Starling JR. Diagnosis and treatment of genitofemoral neuralgia. Arch Surg 1984; 119:339-341 [Crossref] [Medline] [Google Scholar].
21. Cesmebasi A, Yadav A, Gielecki J, Tubbs RS, Loukas M (2015). Genitofemoral neuralgia: a review. Clinical Anatomy, 28(1), 128-135.
22. Hall M. National Center for Health Statistics. National Health Statistic Report. 2017. Available at: https://www.cdc.gov/nchs/ data/nhsr/nhsr102. pdf. Accessed January 29, 2019.
23. Loos MJ, Roumen RM, Scheltinga MR. Chronic sequelae of common elective groin hernia repair. Hernia. 2007;11:169-73.
24. AGHAVI, Rahim et al. The effect of acupuncture on pain relief after inguinal surgery. The Korean Journal of Pain, v. 26, no. 1, p. 46, 2013.
25. Zaman N, et al. Efeito analgésico da neuromodulação percutânea elétrica de 2 Hz em participantes que sofrem de dor neuropática. (2019).
26. Balog BM, Deng K, Labhasetwar V, Jones KJ, Damaser MS. Electrical stimulation for neuroregeneration in urology: a new therapeutic paradigm. Curr Opin Urol. 2019 Jul;29(4):458-465. doi: 10.1097/MOU.0000000000000632. PMID: 30985344; PMCID: PMC6946058.
27. Engler D, Baranowski AP, Borovicka J, Cotrell A, et al. Guidelines on Chronic Pelvic Pain. European Association of Urology. 2014;(3) 27-29.
28. Labat JJ, Riant T, Robert R, Amarenco G, Lefaucheur JP, Rigaud J. Diagnostic criteria for pudendal neuralgia by pudendal nerve entrapment (Nantes criteria). Neurourol Urodyn 2008; 27:306-10.
29. Zakka TRM, Fernandes DTRM, Teixeira MJ, Yeng LT. Dor Pélvica Crônica de origem neuropática. In: Tratado de dor neuropática. Palladini MC et al. 2021, 6;(34):327-332.
30. Pérez-López FR, Hita-Contreras F. Management of pudendal neuralgia. Climacteric. 2014;17(6):654-6.
31. Labat JJ, Riant T, Robert R, Amarenco G, Lefaucheur JP, Rigaud J. Diagnostic criteria for pudendal neuralgia by pudendal nerve entrapment (Nantes criteria). Neurourol Urodyn 2008; 27:306-10.
32. Possover M, Forman A. Voiding dysfunction associated with pudendal nerve entrapment. Curr BladderDysfunct Rep. 2012; 7:281-5.

33. N. G. Robinson in Interactive Medical Acupuncture Anatomy, 2016 by Tenton New Media.
34. Oliveira E Lemos M, Cummings M. An alternative approach to pudendal nerve stimulation. Acupunct Med. 2018 Dec;36(6):423-424. doi: 10.1136/acupmed-2018-011751. Epub 2018 Sep 1. PMID: 30173141.
35. Zondervan KT, Yudkin PL, Vessey MP. Patterns of diagnosis and referral in women consulting for chronic pelvic pain in UK primary care. Br J Obstet Gynaecol. 1999;106(11): 1156-61.
36. Klink EW. Perineal nerve block: an anatomical and clinical study in the female. Obstet Gynec 1953; 1:137-46.
37. Kohl GC. New method of pudendal nerve block. Northwest Med 1954; 53:1012-3.
38. Department of Anesthesiology and Postoperative Intensive Care, Faculty of Medicine, School of Health Sciences, University of Ioannina, P.O.Box 1186, 45110, Ioannina (greece).
39. J Interg Med. 2018 Nov;16(6):384-389. doi: 10.1016/j.joim.2018.10.004. Epub 2018 Oct 10.
40. Mcgrath PA. Psychologycal aspects of pain perception. Arch Oral Biol. 1994;39 Suppl:55S-62S.
41. Dellon AL. Pain with sitting related to injury of the posterior femoral cutaneous nerve. Microsurgery. 2015 Sep;35(6):463-8. doi: 10.1002/micr.22422. Epub 2015 Apr 27. PMID: 25917688.
42. Dias Filho LC, Valença MM, Guimarães Filho FA, Medeiros RC, Silva RA, Morais MG, Valente FP, França SM. Lateral femoral cutaneous neuralgia: an anatomical insight. Clin Anat. 2003 Jul;16(4):309-16. doi: 10.1002/ca.10106. PMID: 12794914.
43. Sabbatini A, Höhl A, Tsai A, Barbosa E, Souza L, Maeda L, Palladini M:2022 in Acupuntura na Dor Neuropática; Editora Atheneu 2022.
44. Zhu D, Fan Z, Cheng F, Li Y, Huo X, Cui J. The Efficacy of an Ultrasound-Guided Improved Puncture Path Technique of Nerve Block/Pulsed Radiofrequency for Pudendal Neuralgia: A Retrospective Study. Brain Sci. 2022 Apr 18;12(4):510. doi: 10.3390/brainsci12040510. PMID: 35448041; PMCID: PMC9031648.

43

Rodrigo de Paula Alvarez Suarez

Técnicas de Estimulação Transcraniana na Dor Pélvica

Introdução

A dor pélvica é uma queixa comum, especialmente entre mulheres, e pode ser um desafio diagnóstico e terapêutico para médicos e outros profissionais de saúde. Este capítulo abordará as principais causas de dor pélvica, enfatizando a abordagem multidisciplinar no diagnóstico e tratamento dessa condição complexa.

Definição e classificação

A dor pélvica é definida como uma dor localizada na área inferior do abdômen, abaixo do umbigo e entre os ossos do quadril. Ela pode ser classificada em aguda, subaguda ou crônica, dependendo da duração dos sintomas.

1. **Dor pélvica aguda:** duração inferior a 7 dias e, geralmente, requer avaliação médica imediata.
2. **Dor pélvica subaguda:** duração entre 7 dias e 3 meses, que pode ser transitória ou persistente.
3. **Dor pélvica crônica:** duração superior a 3 meses, persistente e, frequentemente, de difícil diagnóstico e tratamento.

Etiologia e fatores de risco

A dor pélvica pode ser causada por uma variedade de condições médicas, incluindo:

1. **Ginecológicas:** endometriose, miomas uterinos, doença inflamatória pélvica (DIP), cistos ovarianos, gravidez ectópica, aborto espontâneo, entre outras.
2. **Gastrintestinais:** síndrome do intestino irritável (SII), diverticulite, apendicite, constipação, entre outras.
3. **Urológicas:** infecção do trato urinário (ITU), cálculos renais, cistite intersticial, entre outras.
4. **Musculoesqueléticas:** disfunção do assoalho pélvico, síndrome da dor miofascial, hérnia inguinal, entre outras.

Fatores de risco para dor pélvica incluem sexo feminino, história prévia de dor pélvica, idade reprodutiva, histórico de infecções sexualmente transmissíveis (ISTs), entre outros.

Avaliação clínica

O diagnóstico de dor pélvica envolve uma abordagem multidisciplinar, incluindo:

1. **História clínica:** detalhes sobre a dor (localização, início, duração, intensidade, qualidade, fatores agravantes e aliviadores), histórico médico (incluindo ginecológico), sexual e cirúrgico, uso de medicamentos e fatores de risco.
2. **Exame físico:** inspeção da área pélvica, palpação do abdômen, exame ginecológico (se aplicável), exame retal e avaliação musculoesquelética.
3. **Exames complementares:** exames laboratoriais (hemograma, PCR, urinálise), exames de imagem (ultrassonografia, tomografia computadorizada, ressonância magnética), entre outros, conforme a suspeita clínica.

Tratamento

O tratamento da dor pélvica depende da causa subjacente e pode envolver uma combinação de:

1. **Farmacoterapia:** analgésicos (paracetamol, anti-inflamatórios não esteroides), antiespasmódicos,

antidepressivos tricíclicos, derivados opioides (inclusive baixas doses de naltrexona), derivados canabinoides, melatonina, entre outros.

2. **Terapia hormonal:** contraceptivos hormonais, agonistas GnRH, progestágenos, entre outros (especialmente para condições ginecológicas).
3. **Terapias físicas:** reabilitação do assoalho pélvico, terapia manual, exercícios de relaxamento e alongamento, acupuntura, entre outros.
4. **Terapia cognitivo-comportamental (TCC) e hipnose:** para ajudar a lidar com a dor e melhorar a qualidade de vida.
5. **Tratamento cirúrgico:** laparoscopia, histerectomia, entre outros, dependendo da causa.
6. **NIBS (*non invasive brain stimulation*):** as técnicas de estimulação central são formas de tratamento cada vez mais frequentes e de simples aplicação como tDCS.
7. **Outras técnicas neuromodulatórias:** estimulação do gânglio da raiz dorsal (DRG); estimulação nervosa periférica, estimulação pudenda; estimulação sacral; estimulação da medula espinhal etc.

Estimulação transcraniana por corrente contínua (ETCC)

A ETCC é uma técnica de estimulação cerebral não invasiva, que utiliza correntes elétricas de baixa intensidade para modular a excitabilidade do córtex cerebral. A ETCC tem sido estudada como uma abordagem terapêutica para diversas condições neurológicas e psiquiátricas, incluindo dor crônica.

Vários estudos têm investigado o papel da ETCC no tratamento da dor pélvica, com resultados promissores:

- A ETCC pode reduzir a intensidade da dor e melhorar a qualidade de vida em pacientes com dor pélvica crônica, especialmente quando combinada com outras abordagens terapêuticas.
- Protocolos de ETCC que visam áreas do cérebro envolvidas na modulação da dor, como o córtex pré-frontal dorsolateral e o córtex motor primário, têm sido associados a efeitos analgésicos em pacientes com dor pélvica.
- A ETCC é geralmente bem tolerada e apresenta poucos efeitos colaterais, o que a torna uma opção atraente para pacientes que não respondem a tratamentos convencionais ou que apresentam intolerância aos medicamentos.

Estudos clínicos de NIBS

Vários estudos clínicos têm investigado os efeitos da ETCC na dor pélvica crônica, incluindo a dor pélvica associada à endometriose, síndrome da dor pélvica crônica não específica e síndrome da bexiga dolorosa. Em geral, esses estudos sugerem que a ETCC pode ser uma opção de tratamento promissora para a dor pélvica crônica, embora a heterogeneidade dos estudos e a falta de padronização dos protocolos de tratamento limitam a generalização dos resultados.

Os estudos recentes relataram que a disfunção do sistema límbico e a disfunção do eixo hipotálamo-hipófise-adrenal podem ser responsáveis pela dor pélvica crônica (DPC). Antal *et al.* (2010)[1] investigou os possíveis efeitos analgésicos usando medidas objetivas de medida da excitabilidade cortical e subjetivas de escala analógica visual do uso de ETCC anódica sobre M1 durante 5 dias consecutivos (1 mA, por 20 min, com eletrodos de 16 cm^2). E os resultados produziram um alívio duradouro, até 3 a 4 semanas após as sessões, discutindo-se sobre o possível efeito regulatório positivo da excitabilidade cortical de M1 em modular a dor indiretamente nos núcleos talâmicos e subtalâmicos.

Estudos recentes demonstram que a dor pélvica crônica está associada com entrada sensorial aferente alterada, resultando em alterações mal adaptativas no circuito neural da dor. Simis *et al.* (2015)[2] mostrou que a ETCC aumentou os limiares de dor em pacientes com dor pélvica crônica, e mostrou que as alterações bioquímicas nos circuitos neurais relacionados à dor estão associadas aos níveis de dor medidos por testes objetivos de dor. Foram medidas as concentrações de metabólitos neurais no tálamo, córtex cingulado anterior, motor primário e córtex occipital no início e após 10 dias de ETCC ativa ou simulada em pacientes com dor pélvica crônica. E verificaram que no córtex motor primário (M1) os níveis de N-acetil-aspartato/creatina (NAA/Cr) eram menores nesses pacientes de dor crônica. Assim como observaram-se correlações negativas entre os limiares de dor e os níveis de glutamato no tálamo como em outras síndromes dolorosas crônicas. Sabe-se que altos níveis de NAA podem sugerir neurônios em bom funcionamento apoiados por forte atividade metabólica.

Um estudo randomizado controlado por placebo e cruzado (Divandari *et al.*, 2017),[3] investigou os efeitos de uma única sessão de ETCC na dor pélvica crônica. Os resultados sugeriram que a ETCC foi capaz de reduzir significativamente a dor em comparação com o grupo placebo, assim como a qualidade de vida e a incapacidade diária.

Um estudo limitado a 4 pacientes, conduzido por Harvey *et al.* (2017)[4] que utilizaram TENS e ETCC (M1 anódico contralateral ao lado mais doloroso, catodo supra orbital contralateral ao anodo, 2 mA, 20 min) para avaliar a associação de técnicas modulatórias *top-down* e *bottom-up* não mostrou mudanças significativas em relação ao uso isolado do TENS.

Porém, um estudo clínico preliminar feito por Boggio *et al.* (2009)[5] mostrou que a associação das técnicas de *botton-up* e *top-down modulation* obtiveram resultados superiores que apenas com ETCC isoladamente. O estudo levou em consideração o uso associado de TENS e ETCC no tratamento da dor neurogênica. Acreditamos fortemente que a associação das técnicas modulatórias periféricas (como acupuntura, por exemplo) e centrais (ETCC, estimulação magnética transcraniana etc.) se complementem e estudos como o de Boggio e demais pesquisadores venham a corroborar com nossa opinião.

Tam *et al.* (2018)[6] discute sobre diferentes técnicas neuromodulatórias na dor pélvica crônica, tanto *botton-up* como eletroacupuntura, TENS, PEMF (sigla em inglês traduzida como campo eletromagnético pulsado), estimulação percutânea de nervo tibial, neuromodulação sacral, estimulação de nervo pudendo, estimulação medular quanto as *top-down*, como ETCC. Mas não citou o uso combinado entre as diferentes técnicas.

Um estudo preliminar de Fenton *et al.* (2009) determinou a eficácia e segurança da ETCC para o tratamento da dor pélvica crônica refratária. Apenas 2 dias consecutivos de estimulação anodal em M1, 7 pacientes com dor pélvica crônica que falharam na terapia médica ou cirúrgica padrão foram submetidos a um protocolo de tratamento duplo-cego controlado por simulação consistindo em 1 mA aplicado, por 20 minutos, com 2 semanas de registro de sintomas de acompanhamento. O tratamento com ETCC ativo induziu uma redução modesta da dor pélvica crônica refratária em comparação com o tratamento simulado.

Outro ensaio clínico controlado randomizado fase II conduzido por Mechsner *et al.* (2023)[7] também estimulando M1, por 10 dias, com resultados efetivos com redução significativa da percepção da dor por pressão (medida objetiva) e escala numérica da dor (medida subjetiva) encontrada para o grupo de ETCC ativo em comparação ao grupo placebo. Isso demostra haver necessidade de uma terapia multimodal da dor para a modulação do sistema nervoso central nos casos crônicos de endometriose.

Pegado *et al.* (2020)[8] investigou o uso da ETCC anodal sobre M1 (C3 20 min, 2 mA, catodal Fp2) por 5 sessões na dor, humor e desempenho físico em 22 pacientes com dismenorreia primária. Os resultados psicológicos e funcionais não diferiram entre os grupos ou pré/pós-intervenção, mas houve uma melhora significativa nas escalas psicométricas de dor (escala de avaliação numérica e pontuação do questionário McGill).

Em revisão sistemática de técnicas de estimulação elétrica transcraniana na ginecologia e obstetrícia, Khabarov *et al.* (2021)[9] mostrou a alta eficiência, segurança, facilidade de uso, disponibilidade e lucratividade econômica dessa técnica, reduzindo o número de medicamentos prescritos e encurtando o tempo de recuperação. Tanto como monoterapia quanto associado a outras terapias medicamentosas ou não, a estimulação elétrica transcraniana ativa e acelera processos reparativos, normaliza o estado psicofisiológico, tem efeitos anti-inflamatórios e imunoestimulantes, tem efeito onco-protetor, estabiliza o sistema nervoso autônomo, proporcionando homeostase livres de drogas em geral.

No entanto, ainda existem muitas questões em aberto em relação à ETCC na dor pélvica crônica, incluindo a melhor forma de aplicação da técnica e a necessidade de estudos com amostras maiores e mais padronizadas. Além disso, é importante ressaltar que a ETCC não é uma opção de tratamento adequada para todos os pacientes com dor pélvica crônica e que os médicos devem avaliar cuidadosamente cada caso individualmente antes de prescrever essa terapia.

Conclusão

A dor pélvica é uma condição complexa e multifatorial, que requer uma abordagem integrada e individualizada para o tratamento. Segundo Hunter & Falowski (2021)[10], a região pélvica tem o tratamento particularmente desafiador devido a sua inervação complexa e por existirem semelhanças fisiopatológicas da DPC com doenças como síndrome de dor regional complexa e dor induzida pelo sistema simpático.

A estimulação transcraniana por corrente contínua (ETCC) surge como uma intervenção promissora e não invasiva para o manejo da dor pélvica, especialmente em casos refratários ou em combinação com outras terapêuticas.

Embora os resultados dos estudos sejam encorajadores, ainda são necessárias pesquisas adicionais para estabelecer protocolos de tratamento específicos, identificar os pacientes que mais se beneficiarão dessa intervenção e entender seus mecanismos de ação. Além disso, é importante considerar a ETCC como parte de um plano de tratamento abrangente, que pode incluir medicamentos, fisioterapia e abordagens psicoterapêuticas.

Em suma, a ETCC tem o potencial de oferecer alívio àqueles que sofrem de dor pélvica crônica, contribuindo para a melhoria da qualidade de vida e a redução do impacto dessa condição debilitante.

Referências bibliográficas

1. Antal A, Terney D, Kühnl S, Paulus W. Anodal transcranial direct current stimulation of the motor cortex ameliorates chronic pain and reduces short intracortical inhibition. J Pain Symptom Manage. 2010 May;39(5):890-903. doi: 10.1016/j.jpainsymman.2009.09.023. PMID: 20471549.
2. Simis M, Reidler JS, Duarte Macea D, Moreno Duarte I, Wang X, Lenkinski R, Petrozza JC, Fregni F. Investigation of central nervous system dysfunction in chronic pelvic pain using magnetic resonance spectroscopy and noninvasive brain stimulation. Pain Pract. 2015 Jun;15(5):423-32. doi: 10.1111/papr.12202. Epub 2014 May 2. PMID: 24799153; PMCID: PMC4216781.
3. Divandari N, Manshadi FD, Shokouhi N, Vakili M, Jaberzadeh S. Effect of one session of tDCS on the severity of pain in women with chronic pelvic pain. J Bodyw Mov Ther. 2019 Jul;23(3):678-682. doi: 10.1016/j.jbmt.2017.12.014. Epub 2017 Dec 24. PMID: 31563388.
4. Harvey MP, Watier A, Dufort Rouleau É, Léonard G. Non-invasive stimulation techniques to relieve abdominal/pelvic pain: Is more always better? World J Gastroenterol. 2017 May 28;23(20):3758-3760. doi: 10.3748/wjg.v23.i20.3758. PMID: 28611529; PMCID: PMC5449433.
5. Boggio PS, Amancio EJ, Correa CF, Cecilio S, Valasek C, Bajwa Z, Freedman SD, Pascual-Leone A, Edwards DJ, Fregni F. Transcranial DC stimulation coupled with TENS for the treatment of chronic pain: a preliminary study. Clin J Pain. 2009 Oct;25(8):691-5. doi: 10.1097/AJP.0b013e3181af1414. PMID: 19920718.
6. Boggio PS, Amancio EJ, Correa CF, Cecilio S, Valasek C, Bajwa Z, Freedman SD, Pascual-Leone A, Edwards DJ, Fregni F. Transcranial DC stimulation coupled with TENS for the treatment of chronic pain: a preliminary study. Clin J Pain. 2009 Oct;25(8):691-5. doi: 10.1097/AJP.0b013e3181af1414. PMID: 19920718.
7. Mechsner S, Grünert J, Wiese JJ, Vormbäumen J, Sehouli J, Siegmund B, Neeb L, Prüß MS. Transcranial direct current stimulation to reduce chronic pelvic pain in endometriosis: Phase II Randomized Controlled Clinical Trial. Pain Med. 2023 Mar 6:pnad031. doi: 10.1093/pm/pnad031. Epub ahead of print. PMID: 36882181.
8. Pegado R, Silva LK, da Silva Dantas H, Andrade Câmara H, Andrade Mescouto K, Silva-Filho EM, Lopes JM, Micussi MTABC, Correia GN. Effects of Transcranial Direct Current Stimulation for Treatment of Primary Dysmenorrhea: Preliminary Results of a Randomized Sham-Controlled Trial. Pain Med. 2020 Dec 25;21(12):3615-3623. doi: 10.1093/pm/pnz202. PMID: 31498389.
9. Khabarov SV, Khadartseva KA, Panshina MV. Effektivnost' metoda transkranial'noi elektrostimulyatsii v akusherstve i ginekologii [The effectiveness of the transcranial electrical stimulation method in obstetrics and gynecology]. Vopr Kurortol Fizioter Lech Fiz Kult. 2021;98(4):62-69. Russian. doi: 10.17116/kurort20219804162. PMID: 34380306.
10. Hunter CW, Falowski S. Neuromodulation in Treating Pelvic Pain. Curr Pain Headache Rep. 2021 Feb 3;25(2):9. doi: 10.1007/s11916-020-00927-y. PMID: 33534006.

44

Adriano Höhl • Luciana Leite Pineli Simões • Mara Valéria Pereira Mendes

Acupuntura nos Miomas Uterinos

Introdução

Os miomas uterinos são tumores ginecológicos sólidos, benignos, frequentes que se originam da expansão de clones celulares em resposta a um estado hormonal temporário durante a idade reprodutiva.

Em cerca de 70% dos casos são assintomáticos, sendo um achado de exames de imagem nas avaliações de rotina. Nos casos sintomáticos podem cursar com metrorragia, hipermenorragia, dismenorreia, dor pélvica, sensação e peso no abdômen, dispareunia, sintomas urinários por compressão do útero na bexiga, infertilidade, além de interferência na vida cotidiana e na autoimagem, comuns em doenças crônicas, como ansiedade e depressão.[1]

A acupuntura tem sido procurada, principalmente, nos tratamentos de dor e infertilidade, sendo uma terapia muito útil, cada vez mais indicada pelo ginecologista, melhorando a qualidade de vida da paciente e os resultados do tratamento.

Fatores de risco

É clássico o ensinamento dos antigos mestres que relacionavam a miomatose uterina a pacientes com história familiar da doença, nulíparas ou com paridade baixa, obesas e hipertensas, idade avançada da primeira gravidez e menarca precoce. Atualmente, essa lista se soma ao uso crônico de cafeína e álcool e uma dieta alimentar rica em proteína animal, especificamente a carne vermelha (Figura 44.1).

A Fisiopatologia do mioma sob a visão médica ocidental

Nos últimos anos, a formação e o desenvolvimento dos leiomiomas tem sido estudado na tentativa de esclarecimento de sua fisiopatologia. A biologia molecular tem permitido um melhor entendimento do processo.

Deve-se considerar a predisposição genética de uma parte da população à formação dos miomas e aos diferentes modos de desenvolvimento em topografia, crescimento e sintomatologia. A influência genética se mostra complexa, variando desde mutações germinativas, bem como mutações pontuais no MED12, variantes de genes ou número de cópias

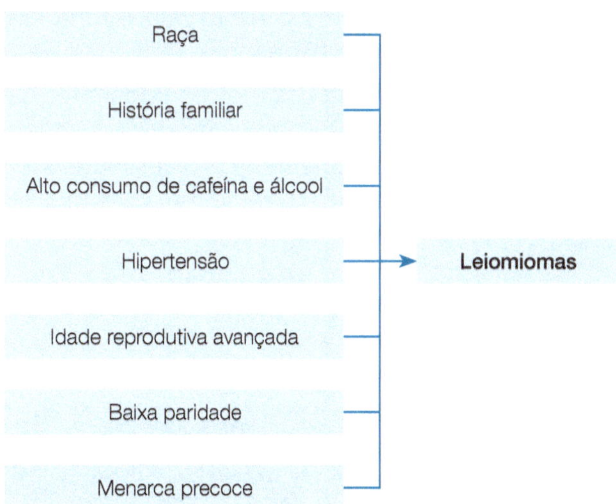

Figura 44.1. Fatores de risco para miomas uterinos. Fonte: Autoria própria.

e aberrações cromossômicas que afetam diferentes regiões, até alterações epigenéticas, o que dificulta a utilização e interpretação de informações multiômicas relacionadas a esses tumores.[2]

Os estudos têm sugerido o desenvolvimento dos miomas a partir da proliferação de células de musculatura lisa, desencadeado, em parte, por alterações no sistema imunológico mediante estímulo inflamatório cronicamente ativo.[3]

As evidências, cada vez mais descritas nos artigos, fortalecem a importância do papel da resposta inflamatória no desenvolvimento dos miomas uterinos. A origem do processo estaria relacionada a um estímulo inicial de lesão tecidual com o desenvolvimento de um processo reacional, levando ao reparo tecidual e fibrose. Existe um número crescente de citocinas relacionadas ao processo inflamatório localizado,[4,5] sendo as principais a expressão de IL-1, IL-6, IL-11, IL-13, IL-15, IL-33, fator de necrose tumoral TNF-α, fator estimulador de colônias de macrófagos e granulócitos.[6]

A matriz extracelular (MEC) tem um importante papel na formação de tumorações, visto que a maioria dos tumores benignos e malignos é reconhecida por um ambiente inflamatório rico em uma miríade de fatores produzidos por células do infiltrado imune que induzem as células hospedeiras a se diferenciar e a produzir uma matriz mais favorável à sobrevivência tumoral. Como resultado, a matriz extracelular (MEC) é alterada em termos de conteúdo de macromoléculas, enzimas degradantes e proteínas.

Componentes alterados da MEC, derivados de processos de remodelação, interagem com uma variedade de receptores de superfície desencadeando sinalização intracelular que, por sua vez, as células tumorais exploram em seu próprio benefício.[7]

As moléculas inflamatórias e os componentes da MEC influenciam uns aos outros e modulam o comportamento dos componentes celulares heterogêneos do microambiente tumoral, desencadeando vias de sinalização pleiotrópicas e redundantes por meio da interação com proteínas transmembrana.[7]

As proteínas da matriz celular estão envolvidas na modulação das interações célula da MEC, exercendo um papel fundamental para a MEC na regulação de respostas inflamatórias, incluindo extravasamento e recrutamento celular, diferenciação de células imunes, polarização, ativação e retenção em tecidos. A proteína secretada ácida e rica em cisteína (SPARC) é uma proteína de ligação ao colágeno implicada na montagem do colágeno fibrilar na MEC do tecido conjuntivo, sendo relacionada ao aumento de macrófagos do tipo pró-inflamatório (M1).[8]

A principal característica do leiomioma uterino é a deposição excessiva de matriz extracelular (MEC) por meio de seus componentes, destacando-se colágenos, fibronectina, lamininas e proteoglicanos (Figura 44.2).

A proliferação e crescimento celular são acelerados pela ação de fatores de crescimento, citocinas e sistemas de sinalização de quimiocinas, mediados pela ação dos esteroides sexuais, sendo a fase secretora a de divisão celular e a de predomínio estrogênico a fase de crescimento celular.[9]

A consistência endurecida é decorrente do acúmulo de mais de 50% mais da matriz extracelular (MEC) levando ao desenvolvimento de fibrose,[10] sendo de grande importância o TGF-β que aumenta a expressão de mRNA de fibronectina nas células miometriais e células do leiomioma[11] e ativina A, por aumentar a expressão da fibronectina, colágeno[11] nas células do leiomioma[12]

Com relação à influência hormonal é bem consolidada a participação que o estrogênio e a progesterona desempenham como reguladores do crescimento do leiomioma uterino.

O leiomioma exibe níveis mais elevados de mRNA e expressão de proteínas de receptores estrogênicos ERα (mais altamente expresso) e ERβ do que o miomé-

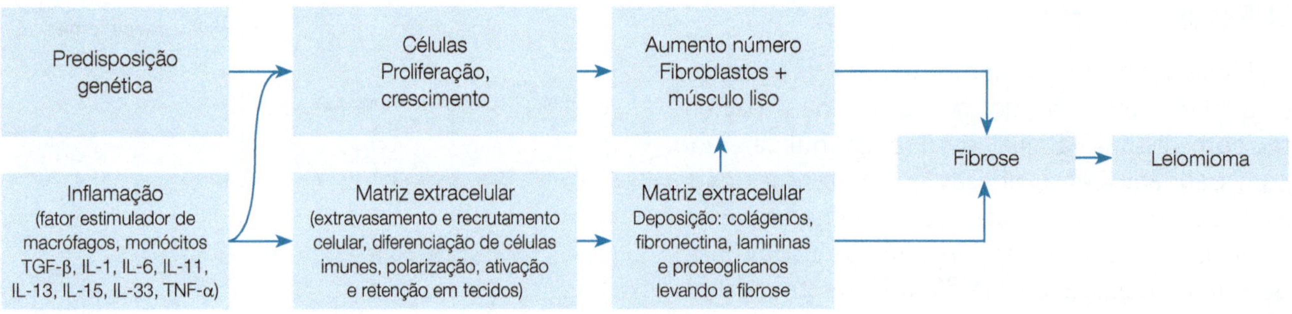

■ **Figura 44.2.** Fisiopatologia da formação do mioma-racionalidade biomédica. Fonte: Autoria própria.

trio normal. Essas proteínas são altamente expressas em ambos os níveis de mRNA e proteína em fibroblastos de leiomioma em comparação com fibroblastos de músculo liso. O estrogênio pode inibir a MMP-2 no leiomioma e células miometriais resultando no aumento da expressão da proteína MMP-1 em células primárias e imortalizadas.

Estudos mostram um aumento da secreção de TGF-β e o IGF-1 em resposta ao tratamento com estrogênio em leiomioma e fibroblastos de músculo liso em comparação com controles não tratados. É comprovado em trabalhos o aumento da fosforilação de várias proteínas intracelulares, como GAP (proteína ativadora de GTPase), PI3K, PLCγ (fosfolipase-Cγ) e ERK ½.

A progesterona exerce ações fisiológicas em suas células-alvo interagindo com os receptores de progesterona (PR-A e PR-B), com aumento das mitoses na fase secretória do ciclo menstrual.[3]

A Fisiopatologia do mioma sob a visão da MTC

A Medicina Tradicional chinesa vê o corpo humano como um todo orgânico, em relação íntima com seu ambiente. A saúde é assegurada pelo equilíbrio dinâmico de oposição na unidade entre o ambiente interno do corpo e seu ambiente externo.

A doença ocorre pela perturbação desse equilíbrio, com o corpo incapaz de restaurá-lo espontaneamente.

Ao longo da história da MTC, muitas foram as classificações causais do adoecimento propostas, dentre elas a de Chen Wuze, um médico da dinastia Song, o qual defendeu a Teoria das Três Causas, ou seja, causas externas (invasão dos males patogênicos climáticos), causas internas (lesão pelas paixões), e causas que não são externas nem internas (alimentação inadequada, esgotamento, traumas, animais e insetos).

Dentro dessa visão integrativa da MTC, toda doença reflete a resposta do corpo a um agente. Durante qualquer doença, causa e efeito interagem, de modo que o que pode ser um efeito em uma fase pode ser causa em outra.[13]

Toda essa visão tem importância, pois ajuda a compreender a natureza e as propriedades das causas da doença, na tentativa de determinar seu curso natural com base nas manifestações clínicas. Buscam-se as causas por meio das síndromes identificadas na análise da história clínica, tentando estabelecer a origem, delimitando as manifestações e planejando a abordagem terapêutica.

Nos países asiáticos é comum usar a acupuntura para tratamento de miomas. A MTC estuda esses tumores dentro do conceito de Zhen Jia, que se refere a massas abdominais que acontecem em mulheres. Esse é um termo, portanto, que abrange não apenas os miomas, mas também outras massas abdominais como os tumores anexiais, ovário policístico, gravidez ectópica e outros. A fisiopatologia está relacionada à estagnação de sangue e acúmulo de mucosidades.

Estagnação do sangue, uma síndrome clínica causada por uma impedância ou interrupção do fluxo sanguíneo, é considerada a causa ou o resultado de muitas doenças crônicas na Medicina Tradicional Chinesa (MTC).[14] Caracteriza-se clinicamente com vários sinais e sintomas como dor lancinante em local fixo agravada por pressão que piora à noite, massa abdominal dura e fixa, hematoma subcutâneo ou púrpura, cianose da tez e lábios e pele escamosa.

Geralmente é causada por fatores internos ou externos, leva ao distúrbio da circulação sanguínea e tem um papel importante, pois o sangue é um dos elementos básicos que nutre e mantém as funções fisiológicas do corpo, sendo uma síndrome presente em quase todas as doenças crônicas internas e lesões externas, sendo sua identificação e avaliação importantes para o tratamento das mesmas que tem como princípio a ativação da circulação sanguínea para dissipar a estagnação (Figura 44.3).[15,16]

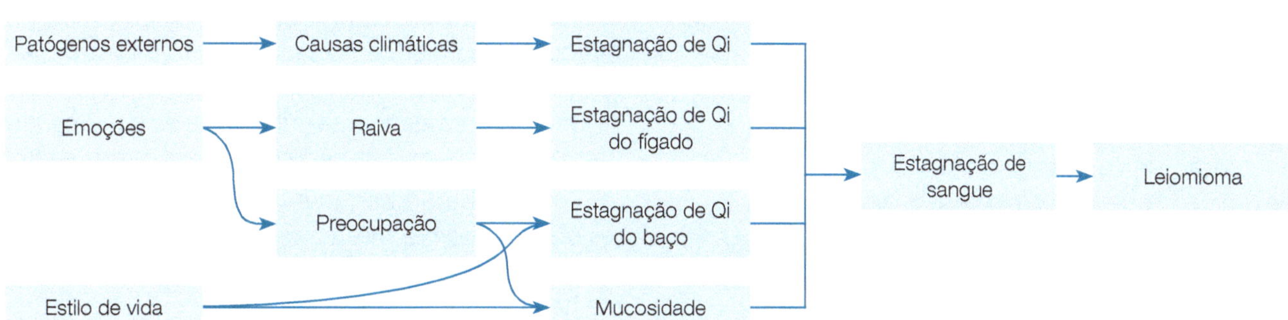

Figura 44.3. Fisiopatologia da MTC para formação de leiomiomas. Fonte: Autoria própria.

A inter-relação entre o Qi e o sangue é fundamental dentro da fisiologia da MTC. Estão sempre ligados e as desarmonias de um, pode ser causa ou consequência da desarmonia do outro. Assim, a estagnação do Qi pode causar a estagnação do sangue. Uma vez provocada, a estagnação do sangue pode impedir ainda mais o movimento do Qi, de modo que a impedância do Qi e a estagnação do sangue entram em um ciclo vicioso de agravamento mútuo.[13]

A deficiência de Qi falha em transportar e transformar, gerando estagnação de Qi e sangue do fígado formando massas abdominais, visto que o fígado armazena sangue, regula o volume de sangue em circulação e é o responsável em manter o sangue fluindo suavemente. O baço comanda o fluxo de sangue dentro dos vasos e previne o seu extravasamento. A deficiência de QI do baço gera mucosidade. Assim, a circulação do sangue é realizada conjuntamente pelas ações fisiológicas do coração, do pulmão, do baço e do fígado. Se a função de qualquer desses órgãos é prejudicada, a circulação sanguínea pode ser afetada, resultando em hemorragia, má circulação ou estagnação do sangue. Fatores externos como frio ou calor no sangue também podem influenciar diretamente a taxa de circulação sanguínea.

Segundo a MTC, a tensão emocional é a causa comum de estagnação de Qi de fígado. Raiva, raiva reprimida, ressentimento, ódio, frustração, geram estagnação de Qi.

A circulação do sangue depende do Qi. O Qi se move livremente e, o mesmo acontece com o sangue. Se a estagnação do Qi ou deficiência impede seu movimento, então o fluxo sanguíneo é impedido pela estase.

A preocupação compromete também a circulação do Qi do baço. O baço está envolvido no equilíbrio fisiológico dos fluidos que derivam da bebida e da comida, e após a digestão pelo estômago, ocorre a separação do claro do turvo pelo intestino delgado que é transformado pelo baço. A distribuição e a excreção dos fluidos corporais dependem dos movimentos do Qi de subida, descida, saída e entrada. Se a ascensão, descida, entrada ou saída do Qi é impedida, então a distribuição ou a excreção de fluidos também é perturbada. Isso pode levar à retenção de água, catarro acumulado, ou obstrução de umidade que resultam da estagnação da água.

A deficiência de Qi do baço gera mucosidade. O mioma é um exemplo de estagnação de sangue e acúmulo de mucosidade. Essa estagnação causa uma massa abdominal fixa, dura e com dor do tipo punhalada e a longo prazo podem gerar estagnação de sangue do fígado. Preocupações comprometem o baço gerando mucosidade. Existe uma entrada e saída do fluido, distribuído junto com o sangue pelo corpo. Havendo deficiência de sangue nos vasos, os fluidos do corpo entram para abastecer e preencher o volume do vaso. Quando o sangue estagna, os fluidos saem do vaso. A mucosidade é um fluido com densidade maior do que a umidade, tendo origem do desequilíbrio das funções do baço ao circular com o sangue, diante de um quadro de estagnação dele, tende a sair e se acumular no espaço extravascular. Por ter uma densidade aumentada, a tendência é de formação de massas e tumores. A estagnação de sangue no útero, teria como consequência a formação dos miomas.

Dentro do estudo da etiologia das massas pélvicas e abdominais, há de se levar em consideração a questão das emoções, principalmente, a raiva e o rancor. Elas causam um desequilíbrio de funcionamento do fígado, responsável pelo armazenamento do sangue e pelo livre fluxo se Qi nos meridianos. Como o sangue e o Qi são interdependentes em sua circulação, o desequilíbrio do fígado pelas emoções interfere na circulação de ambos. A relação do meridiano do fígado com essa região faz parte do entendimento da etiologia das massas abdominais em MTC.[17-19]

Análise da miomatose uterina comparando as duas racionalidades

A Medicina Chinesa tem uma compreensão holística do universo e do tratamento das doenças.

O diagnóstico clínico e o tratamento são baseados principalmente nas teorias do órgão Yin-Yang, os cinco elementos e Zang Fu, onde é feita uma classificação sindrômica que direciona o tratamento através da acupuntura e da fitoterapia chinesa.

A abordagem biomédica dos miomas uterinos foca na alteração tumoral, sua localização, tamanho e consequências clínicas para a paciente, dentro dos aspectos de qualidade de vida pela dor, possibilidade reprodutiva, influência no sangramento menstrual, alterações da qualidade sexual (dispareunia) e sintomas secundários, baseados na influência do volume do útero em outros órgãos pélvicos como a bexiga e reto.

Um conceito importante na MTC é "tratar diferentes doenças com a mesma terapia" usando o mesmo tratamento em diferentes doenças com padrões semelhantes da MTC.[20]

A visão chinesa dos miomas refere-se a uma tumoração resultante da estase sanguínea que associada à mucosidade pelo desequilíbrio da dieta forma um fluido espesso (mucosidade) que extravasa e a partir dela se formam massas e nódulos, no caso os miomas.

Essas alterações conhecidas como o Zheng Jia, na MTC podem ser interpretadas à luz dos conhecimentos biomédicos como um processo tumoral hiperplásico de células miometriais, em conjunto com processo inflamatório na matriz extracelular, onde ocorrerá, também, o acúmulo de colágeno, fibrina, macrófagos, evoluindo da inflamação à fibrose, o que é entendido pela MTC como acúmulo de mucosidades.

A herança genética, valorizada pelas ciências biomédicas, é ponto essencial para os chineses quando falam da essência pré-celestial transmitida dos pais aos filhos. No lado da MTC, temos o antagonismo Yin e Yang, cujo desequilíbrio seria causador das patogenias, na biomedicina vemos os antagonismos dos sistemas autonômicos e dos hormônios esteroides femininos que se controlam e quando desequilibrados causam doenças.[21-23]

Aplicações da acupuntura nas pacientes com miomas

Embora seja um tema presente nas mais antigas literaturas da MTC, ainda são poucos os estudos para levantamento de evidências, abordando o uso da acupuntura no tratamento dos miomas.

A MTC é a medicina mais antiga da história, e tem como base filosófica estimular o corpo e ativar suas próprias funções reguladoras, modulando respostas neuroendócrinas, melhorando as disfunções orgânicas,[24-27] o que a coloca como terapia de equilíbrio, homeostase, na assistência dos quase 70% de casos assintomáticos de mulheres portadores de miomas, em algum grau de desenvolvimento.

Considerando que o crescimento dos miomas é regulado por hormônios esteroides sexuais e fatores de crescimento,[28] pode ser legítimo considerar, do ponto de vista do pensamento ocidental, que a acupuntura é uma potencial terapia para os miomas.[24,25,29] Existem estudos comprovando que a eletroacupuntura é capaz de regular a função do eixo hipotálamo-hipófise-ovariano.[18]

De acordo com a Medicina Chinesa, a acupuntura pode estimular o Qi dos meridianos e ativar as funções reguladoras do corpo para restaurar a desarmonia dos órgãos e sistemas.[29] A acupuntura seria usada para regular os nervos pélvicos e os níveis de hormônio sexual feminino, melhorar a circulação sanguínea na cavidade pélvica e permitir que o mioma seja tratado com eficácia.[31] No entanto, o benefício exato da acupuntura, sob o entendimento do conhecimento ocidental, permanece desconhecido.

Acupuntura na dor

A dor é uma queixa frequente ligada às alterações tumorais pélvicas, momento oportuno de atuação do Médico acupunturista. Vários estudos têm mostrado que o mecanismo da acupuntura envolve a estimulação de mecanismos segmentares e suprassegmentares com liberação de neurotransmissores como a serotonina, encefalina, dinorfina e outras substâncias opioides,[32] além de estimular a expressão gênica de neuropeptídeos, restaurar as funções de nervos, músculos, vasos sanguíneos, vísceras e secreções hormonais.[33,34]

Acupuntura na inflamação

A presença de um processo inflamatório na matriz extracelular nos remete às possibilidades de benefícios pela ação anti-inflamatória da acupuntura. Estudos sobre as ações anti-inflamatórias da acupuntura foram publicadas, com tratamentos de curto e longo prazo. A partir dos resultados preliminares, é concebível supor que o CGRP tenha um papel proeminente na regulação afetada pela acupuntura da inflamação aguda, subaguda e crônica, no que diz respeito às propriedades vasodilatadoras desse neuropeptídeo. A substância P deve ser considerada para neutralizar a liberação de CGRP das terminações nervosas, enquanto o equilíbrio do TNF-α pró-inflamatório derivado de mastócitos e o anti-inflamatório Il-10 derivado de células T podem contribuir para o desenvolvimento da doença crônica. Estágio da inflamação. Nesse sentido, a acupuntura como tratamento de manutenção pode ser benéfica para reduzir a inflamação.[35]

Acupuntura na infertilidade

Existe uma prevalência aumentada de miomas em pacientes com infertilidade, sendo consensual o fato de os miomas submucosos afetarem negativamente a fertilidade, quando comparados a mulheres sem miomas. Miomas intramurais acima de certo tamanho (> 4 cm), mesmo sem distorção da cavidade, também podem influenciar negativamente a fertilidade. Independentemente do mecanismo, ele poderá causar a redução do potencial reprodutivo, levando ao comprometimento do transporte de gametas, redução da capacidade de implantação do embrião e criação de um ambiente hostil.[36]

Quan *et al.* em uma revisão de 25 artigos e 2 relatórios de conferências (n = 7.676, incluindo 4.375 e 3.301 casos e controles, respectivamente) que investigaram o impacto da acupuntura nos resultados reprodutivos., e concluíram que que a acupuntura, em comparação com o tratamento de controle, melhorou a taxa de nascidos vivos, a taxa de gravidez bioquímica, a taxa de gravidez clínica e a taxa de implantes em pacientes inférteis.[37]

Atuação do acupunturista na miomatose uterina

A acupuntura é uma especialidade médica que concilia os conhecimentos modernos da racionalidade médica ocidental com a tradição milenar da Medicina Tradicional Chinesa.

No atendimento do paciente seguimos a rotina da história clínica com a anamnese, voltada a uma avaliação clínica completa.

Apesar dos miomas uterinos cursarem em 70% dos casos assintomáticos, é necessário que se tenha um raciocínio clínico das necessidades da paciente quanto ao futuro reprodutivo, encaminhando nesse caso à avaliação do ginecologista com área de atuação em reprodução humana.

Os casos sintomáticos cursam, em sua maioria, com dor e/ou sangramento vaginal anormal, além de possíveis sintomas urinários e intestinais, por compressão.

Nos casos de dor faz-se necessário o diagnóstico diferencial com patologias tumorais, infecciosas e inflamatórias associadas, como infecções vesicais, tumores anexiais, endometriose pélvica e outros tumores pélvicos não ginecológicos, além de dores pélvicas de origem não visceral, ou seja/ as de origem musculoesqueléticas, ou neuropáticas. Após afastados os diagnósticos de risco, o médico acupunturista tem inúmeras possibilidades de auxílio no tratamento da dor pela acupuntura como método isolado, ou associado aos tratamentos clínicos medicamentosos, ou cirúrgicos, atuando tanto no pré como no pós-operatório.

Nos casos que cursam com sangramento uterino anormal, além da avaliação clínica e hematológica da paciente, é importante o encaminhamento imediato ao ginecologista para o diagnóstico especializado, afastando alterações funcionais e patológicas associadas ao mioma, além de proceder os protocolos de tratamento clínico e cirúrgico, tendo a acupuntura como um aliado nas melhorias de condições clínicas e mentais da paciente.

A seguir um fluxograma de avaliação da paciente com miomatose, com o objetivo de facilitar o entendimento do leitor (Figura 44.4).

Mioma, tratamento pela acupuntura

As opções de tratamento clínico e cirúrgico são amplamente estudadas. Variando das abordagens mais conservadoras às mais invasivas pode-se citar as pílulas anticoncepcionais, dispositivos intrauterinos liberadores de levonorgestrel, tratamento com análogos do hormônio liberador de gonadotrofina (GnRH), tratamento com ultrassom focalizado de alta intensidade, mioma embolização, miomectomia cirúrgica e histerectomia.[38-41] Muitas vezes essas terapias são invasivas e podem comprometer a fertilidade. A histerectomia, único tratamento definitivo, está associada a considerável morbidade e, por vezes, é complicada por infecções.[42]

Não é surpreendente que as pacientes procurem tratamentos mais seguros e eficazes. Um estudo recente mostra que quase 50% das mulheres nos Estados Unidos dependem de medicina complementar para tratar os sintomas relacionados aos miomas e a acupuntura representa 16% dentre essas terapias. As pacientes que se utilizam dessas intervenções têm relatado melhora significativa dos sintomas e menos efeitos colaterais do que aquelas que usam tratamentos farmacológicos e cirúrgicos.[43] No entanto, apesar da comprovação da efetividade da acupuntura em outras condições ginecológicas como a dismenorreia, o uso de acupuntura para tratar os miomas foi relativamente pouco estudado.[18,44] Considerando a alta prevalência de miomas e as limitações das opções de tratamento atualmente disponíveis, a acupuntura como tratamento potencial para os miomas merece estudos de alta qualidade para avaliar de forma robusta sua eficácia.[45]

O tratamento das massas abdominais definidas como estagnação de sangue e mucosidade pela MTC baseia-se em movimentar o Qi e o sangue, dissolver forma, dissolver umidade, tonificar o fígado, o rim, o baço e o Sangue, fortalecer Bao Gong (órgãos reprodutivos femininos) e aquecer o aquecedor inferior.

Pontos de acupuntura

- CV3 (Zhongji): regulariza a matriz, auxilia as atividades do Qi, dissolve umidade/calor.
- CV6 (Qihai): em conjunto com GB34 (Yanglingquan) move o Qi do fígado.
- CV9 (Shufen), SP9 (Yinlingquan), SP3 (Taibai), ST40 (Fenglong): trata umidade, mucosidade.

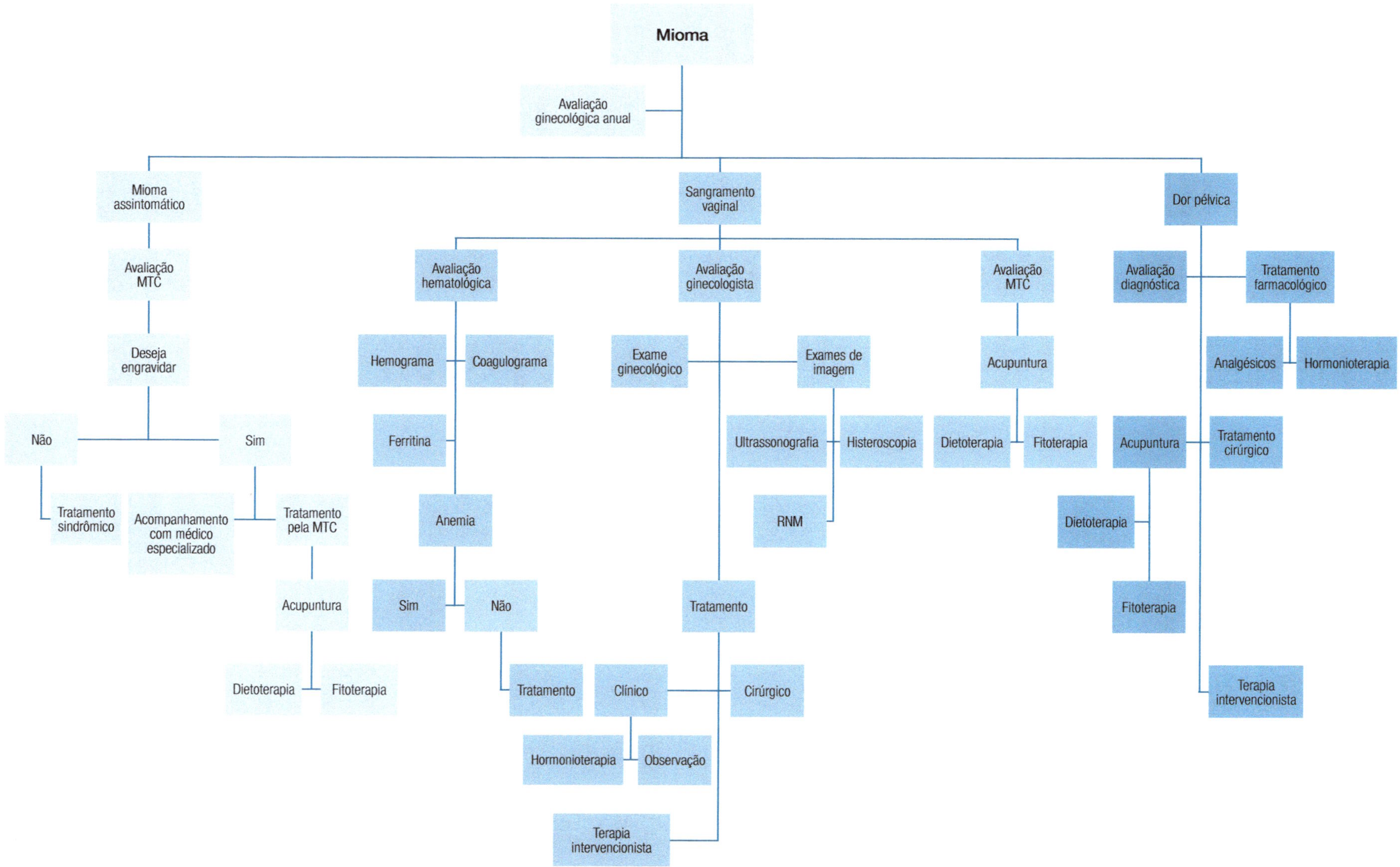

■ **Figura 44.4.** Fluxograma de avaliação da paciente com mioma. Fonte: Autoria própria.

- LU7 (Lieque) e KI6 (Zhaohai): vaso maravilhoso Ren Mai, move o Qi na região inferior do abdômen.
- TE6 (Zhigou): move o Qi do fígado.
- LR3 (Taichong): ponto fonte do meridiano do fígado, move o Qi e sangue do fígado.
- LR8 (Ququan), ST36 (Zusanli), BL20 (Pishu): nutrem o sangue.
- SP10 (Xuehai) e BL17 (Geshu): revigoram o sangue.
- SP6 (Sanyinjiao): encontro dos 3 Yin do pé, acalma o fígado, trata região inferior do abdômen.
- SP4 (Gongsun) e PC6 (Neiguan): vaso maravilhoso Chong Mai, mar do sangue.
- SP8 (Diji): dissolver forma.
- SP6 (Sanyinjiao), BL32 (Ciliao), CV3 (Zhong Ji), M-CA-18 (Zigong): fortalecer Bao Gong.
- BL22 (Sanjiaoshu), CV5 (Shimen), CV7 (Yinjiao): aquecer o aquecedor inferior.
- ST40 (Fenglong), ST28 (Shudao), ST37 (Shangjuxu), ST25 (Tianshu): dissolver umidade frio.
- LR3 (Taichong), BL18 (Ganshu), LR14 (Qimen): tonificar fígado.
- SP3 (Taibai), BL20 (Pishu), LR13 (Zhangmen): tonificar baço.
- KI3 (Taixi), BL23 (Shenshu), GB25 (Jingmen): tonificar rim.

Conclusão

Os miomas uterinos, são os tumores que cursam assintomáticos em 70% das pacientes, mas que podem se acompanhar de sangramento uterino excessivo e doloroso, dor pélvica, entre outros sintomas, possuindo uma prevalência aumentada nas pacientes com história de infertilidade.

Ainda são poucas as evidências da aplicação da acupuntura no tratamento dessa patologia de grande importância na saúde da mulher. A acupuntura, como especialidade médica, é uma possibilidade terapêutica de ajuda ao ginecologista, com evidências científicas de melhoras do estado mental da paciente, da dor crônica, dor pós-operatória e dos níveis de sucesso de gravidez nas pacientes em tratamento de infertilidade.

Cabe ao médico especialista em acupuntura o uso do conhecimento nas duas racionalidades em um trabalho de equipe com outros especialistas para benefício da paciente.

Referências bibliográficas

1. Donnez J, Dolmans MM. Uterine fibroid management: from the present to the future. Hum Reprod Update. 2016 Nov;22(6):665-686. doi: 10.1093/humupd/dmw023. Epub 2016 Jul 27. PMID: 27466209; PMCID: PMC5853598.
2. Machado-Lopez A, Simón C, Mas A. Molecular and Cellular Insights into the Development of Uterine Fibroids. Int J Mol Sci. 2021 Aug 6;22(16):8483. doi: 10.3390/ijms22168483. PMID: 34445194; PMCID: PMC8395213.
3. Islam MS, Ciavattini A, Petraglia F, Castellucci M, Ciarmela P. Extracellular matrix in uterine leiomyoma pathogenesis: a potential target for future therapeutics. Hum Reprod Update. 2018 Jan 1;24(1):59-85. doi: 10.1093/humupd/dmx032. PMID: 29186429.
4. Leppert P, Fouany M, Segars JH. In: Understanding Uterine Fibroids—Fibroids. Segars JH, editor. John Wiley & Sons, Ltd; Oxford: 2013. pp. 1-10.
5. Chegini N. Proinflammatory and profibrotic mediators: principal effectors of leiomyoma development as a fibrotic disorder. Semin Reprod Med. 2010;28:180-203.
6. Kurachi O, Matsuo H, Samoto T, Maruo T. Tumor necrosis factor-α expression in human uterine leiomyoma and its down-regulation by progesterone. J Clin Endocrinol Metab. 2001;86:2275-2280.
7. Marozzi M, Parnigoni A, Negri A, Viola M, Vigetti D, Passi A, Karousou E, Rizzi F. Inflammation, Extracellular Matrix Remodeling, and Proteostasis in Tumor Microenvironment. Int J Mol Sci. 2021 Jul 28;22(15):8102. doi: 10.3390/ijms22158102. PMID: 34360868; PMCID: PMC8346982.
8. Riley HJ, Bradshaw AD. The Influence of the Extracellular Matrix in Inflammation: Findings from the SPARC-Null Mouse. Anat Rec (Hoboken). 2020 Jun;303(6):1624-1629. doi: 10.1002/ar.24133. Epub 2019 Apr 24. PMID: 30980479; PMCID: PMC9202480.
9. Arici A, Sozen I. Expression, menstrual cycle-dependent activation, and bimodal mitogenic effect of transforming growth factor-beta1 in human myometrium and leiomyoma. Am J Obstet Gynecol. 2003;188:76-83.
10. Norian JM, Malik M, Parker CY, Joseph D, et al. Transforming growth factor beta3 regulates the versican variants in the extracellular matrix-rich uterine leiomyomas. Reprod Sci. 2009;16:1153-1164.
11. Joseph DS, Malik M, Nurudeen S, Catherino WH. Myometrial cells undergo fibrotic transformation under the influence of transforming growth factor beta-3. Fertil Steril. 2010;93:1500-1508.
12. Islam MS, Akhtar MM, Ciavattini A, Giannubilo SR, Protic O, Janjusevic M, Procopio AD, Segars JH, Castellucci M, Ciarmela P. Use of dietary phytochemicals to target inflammation, fibrosis, proliferation, and angiogenesis in uterine tissues: promising options for prevention and treatment of uterine fibroids? Mol Nutr Food Res. 2014 Aug;58(8):1667-84. doi: 10.1002/mnfr.201400134. Epub 2014 Jun 30. PMID: 24976593; PMCID: PMC4152895.
13. Liu ZW, Liu L, editors. Essentials of Chinese Medicine: Volume 1. Springer-Verlag London Limited; 2010.
14. Gunter RN. Blood stasis: China's classical concept in modern medicine. China: Elsevier; 2007.

15. Liao J, Wang J, Liu Y, Li J, Duan L, Chen G, Hu J. Modern researches on Blood Stasis syndrome 1989-2015: A bibliometric analysis. Medicine (Baltimore). 2016 Dec;95(49):e5533. doi: 10.1097/MD.0000000000005533. PMID: 27930547; PMCID: PMC5266019.).
16. Choi TY, Jun J, Park B, Lee JA, You S, Jung J, Lee MS. Concept of blood stasis in Chinese medical textbooks: A systematic review. European Journal of Integrative Medicine. 2015;8:10.1016/j.eujim.2015.09.137.
17. Luo YKZ, J. G. Gynecology of Chinese Medicine. Shanghai, China: Shanghai Science and Technology; 1998.
18. Zhang Y, Peng W, Clarke J, Liu Z. Acupuncture for uterine fibroids. Cochrane Database Syst Rev. 2010(1):CD007221.
19. Auteroche B, Navailh P, Maronnaud P, Mullens E. Acupuntura em ginecologia e obstetrícia. São Paulo: Andrei; 1985. 375p.
20. Jiang M, Zhang C, Zheng G, Guo H, Li L, Yang J, Lu C, Jia W, Lu A. Traditional chinese medicine zheng in the era of evidence-based medicine: a literature analysis. Evid Based Complement Alternat Med. 2012;2012:409568. doi: 10.1155/2012/409568. Epub 2012 Jun 6. PMID: 22719784; PMCID: PMC3375182.
21. Wang X, Shi Y, Xu L, Wang Z, Wang Y, Shi W, Ma K. Traditional Chinese medicine prescription Guizhi Fuling Pills in the treatment of endometriosis. Int J Med Sci. 2021 Apr 16;18(11):2401-2408. doi: 10.7150/ijms.55789. PMID: 33967618; PMCID: PMC8100639.).
22. Zhang Z, Liu A (editors). Essentials from the Golden Cabinet. Fang RC, Tsai YT, Lai JN, Yeh CH, Wu CT. The traditional Chinese medicine prescription pattern of endometriosis patients in Taiwan: a population-based study. Evid Based Complement Alternat Med. 2012;2012:591391. doi: 10.1155/2012/591391. PMID: 23056141; PMCID.
23. Wu Y, Zhu Y, Xie N, Wang H, Wang F, Zhou J, Qu F. A network pharmacology approach to explore active compounds and pharmacological mechanisms of a patented Chinese herbal medicine in the treatment of endometriosis. PLoS One. 2022 Feb 7;17(2):e0263614. doi: 10.1371/journal.pone.0263614. PMID: 35130311; PMCID: PMC8820622.
24. Moffet HH. How might acupuncture work? A systematic review of physiologic rationales from clinical trials. BMC Complement Altern Med. 2006;6:25.
25. Kaptchuk TJ. Acupuncture: Theory, efficacy, and practice. Ann Intern Med. 2002;136(5):374-383.
26. Farquhar C, Arroll B, Ekeroma A, et al. An evidence-based guideline for the management of uterine fibroids. Aust N Z J Obstet Gynaecol. 2010;41:125-40.
27. Ouldamer L, Marret H. Therapeutic alternatives of uterine fibroids except medicinal treatment and embolization. J Gynecol Obstet Biol Reprod (Paris). 2011;40:928-936.
28. Chen J. Clinical literature on acupuncture treatment of uterine fibroids. Guangzhou Univ Tradit Chin Med 2016.
29. Langevin HM, Churchill DL, Wu J, et al. Evidence of connective tissue involvement in acupuncture. FASEB J. 2002; 16(8):872-874.
30. Chen BY, Yu J. Relationship between blood radioimmunoreactive beta-endorphin and hand skin temperature during the electro-acupuncture induction of ovulation. Acupunct Electrother Res. 1991;16(1-2):1-5. doi: 10.3727/036012991816358053. PMID: 1674830.).
31. Chu H, Xu M. Clinical observation on 60 cases of uterine fibroids (blood stasis type) treated by acupuncture and massage. J Changchun Univ 2015;25:71-5.
32. Filshie J, White A, editors. Acupuntura médica: um enfoque científico do ponto de vista ocidental. São Paulo: Roca; 2002.
33. Liu Y. Thoughts on acupuncture regulating hypothalamic pituitary gonad axis function. Chinese Acupuncture Society. Proceedings of 2017 World Acupuncture Congress and 2017 Chinese Acupuncture Society Annual Meeting. Chin Acupunct Soc 2017;123-5.
34. Xu X. Clinical observation on 60 cases of uterine fibroids treated by acupuncture and moxibustion in the uterine. China Matern Child Health Res 2017;28(S1):631-2.
35. Zijlstra FJ, van den Berg-de Lange I, Huygen FJ, Klein J. Anti-inflammatory actions of acupuncture. Mediators Inflamm. 2003 Apr;12(2):59-69. doi: 10.1080/0962935031000114943. PMID: 12775355; PMCID: PMC1781596.
36. Zepiridis LI, Grimbizis GF, Tarlatzis BC. Infertility and uterine fibroids. Best Pract Res Clin Obstet Gynaecol. 2016 Jul;34:66-73. doi: 10.1016/j.bpobgyn.2015.12.001. Epub 2015 Dec 23. PMID: 26856931.
37. Quan K, Yu C, Wen X, Lin Q, Wang N, Ma H. Acupuncture as Treatment for Female Infertility: A Systematic Review and Meta-Analysis of Randomized Controlled Trials. Evid Based Complement Alternat Med. 2022 Feb 16;2022:3595033. doi: 10.1155/2022/3595033. PMID: 35222669; PMCID: PMC8865966.
38. Sabry M, Al-Hendy A. Innovative oral treatments of uterine leiomyoma. Obstet Gynecol Int. 2012;2012:943635.
39. Sankaran S, Manyonda IT. Medical management of fibroids. Best Pract Res Clin Obstet Gynaecol. 2008;22(4):655-676.
40. Chabbert-Buffet N, Esber N, Bouchard P. Fibroid growth and medical options for treatment. Fertil Steril. 2014;102:630-639.
41. Lethaby A, Vollenhoven B, Sowter M. Efficacy of pre-operative gonadotrophin hormone releasing analogues for women with uterine fibroids undergoing hysterectomy or myomectomy: A systematic review. BJOG. 2002;109(10):1097-1108.
42. Singh SS, Belland L. Contemporary management of uterine fibroids: focus on emerging medical treatments. Curr Med Res Opin. 2015;31:1-12.
43. Jacoby V. Use of medical, surgical and complementary treatments among women with fibroids.Eur J Obstet Gynecol Reprod Biol. 2014;182:220-5.
44. Kang HS, Jeong D, Kim DI, et al. The use of acupuncture for managing gynaecologic conditions: an overview of systematic reviews. Maturitas 2011;68:346-54.
45. Goryaeva M, Lewis S. Acupuncture for uterine fibroids: an ancient treatment and a novel approach? Acupunct Med. 2016;34:482.

45

Adriano Höhl • Eduardo Guilherme D'Alessandro • Luciana Leite Pineli Simões

Acupuntura na Endometriose

Introdução

A endometriose é uma patologia que afeta, aproximadamente, 190 milhões de mulheres no mundo. É definida pela presença de epitélio semelhante ao endométrio e/ou estroma (lesões) fora do endométrio e miométrio, geralmente com processo inflamatório associado.[1]

A maior parte da endometriose é encontrada na cavidade abdominal, e existe em três subtipos: endometriose peritoneal superficial (representando cerca de 80% da endometriose), endometriose ovariana (cistos ou "endometrioma") e endometriose profunda.

Quadro clínico

O quadro clínico varia de assintomático até sintomas dolorosos debilitantes. Os sintomas, que podem ser cíclicos, incluem dismenorreia, dispareunia (sexo doloroso), dor ao defecar (disquezia) e dor ao urinar (disúria). Os quadros de dor podem ser leves no período menstrual ou crônicos com dificuldade de tratamento (Figura 45.1).[2]

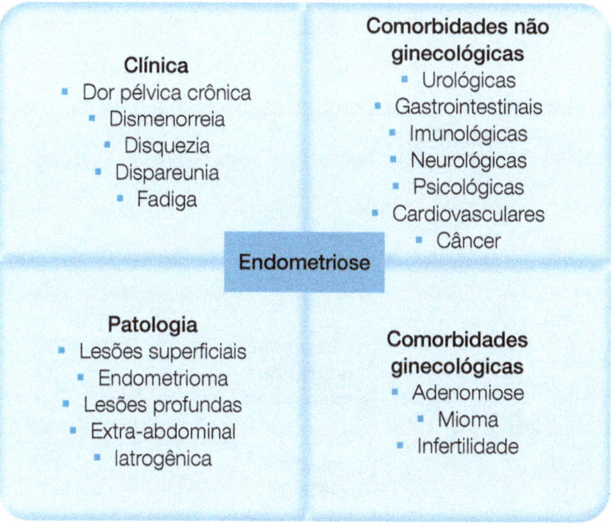

Figura 45.1. Aspectos variados da endometriose. Fonte: Adaptada de Horne AW *et al.*[1]

Em comum com outras condições de dor crônica, as mulheres com endometriose podem relatar as sensações de fadiga e depressão, entre outras comorbidades que afetam a qualidade de vida da mulher.

A endometriose está significativamente relacionada com a infertilidade, diagnosticada em 30% a 50% dos casos que procuram os serviços de reprodução assistida. A prevalência de infertilidade nas mulheres afetadas chega ao dobro do risco em comparação com mulheres sem endometriose.[1]

A dor pélvica crônica (DPC) feminina, presente na vida de até 24% das mulheres no mundo, é definida como dor, cíclica ou não, em estruturas ou órgãos pélvicos, com duração superior a 6 meses. É sempre bom reforçar que a dismenorreia isoladamente não constitui DPC.[3] Na maioria dos casos a endometriose se relaciona com quadros de DPC e/ou alterações da sexualidade e infertilidade feminina, conforme Figura 45.2.[4]

Fisiopatologia da endometriose

A fisiopatologia da endometriose pode ser relacionada a três pontos importantes: a hereditariedade genética, a implantação ectópica de células-tronco de endométrio e a dependência hormonal delas, para o seu desenvolvimento (Figura 45.3).

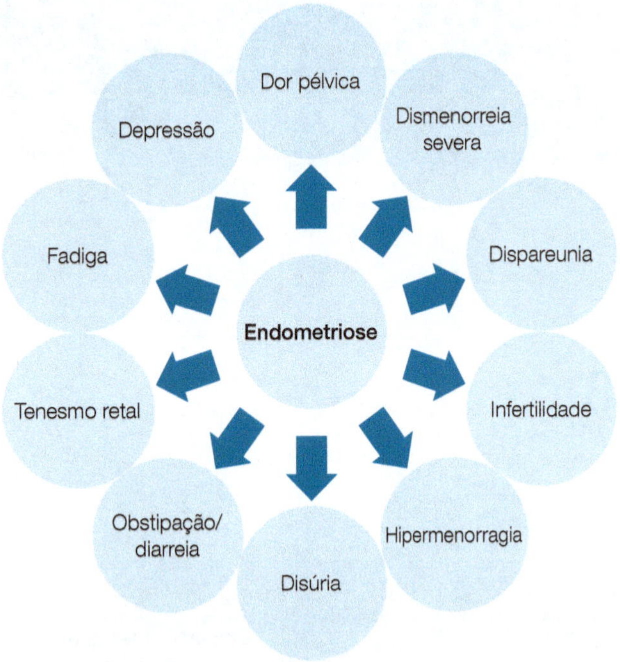

■ **Figura 45.2.** Alterações clínicas associadas à endometriose. Fonte: Autoria própria.

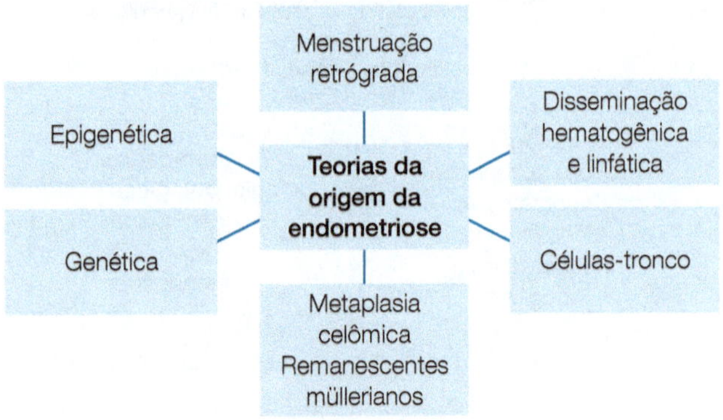

■ **Figura 45.3.** Possibilidades de origem da endometriose. Fonte: Autoria própria.

Com relação à hereditariedade, apesar de nenhum gene de suscetibilidade de alta penetrância para endometriose ter sido até o momento identificado, tem sido relatada como "correndo em famílias" e em estudos de gêmeos, onde os resultados sugerem como fator importante em até 50% dos casos.[5]

Afastadas as causas iatrogênicas, por contaminação cirúrgica, a implantação ectópica de células endometriais teria explicação pelo refluxo de fragmentos/células de tecido endometrial e fluido rico em proteínas através das trompas de Falópio para a pelve durante a menstruação. Outras possibilidades seriam a metaplasia celômica e a metástase linfática e vascular.

As células-tronco derivadas da medula óssea podem ser responsáveis pelos casos de endometriose fora da cavidade abdominal.

Essa implantação, dependendo do perfil imunológico da mulher, resulta em uma inflamação aberrante que pode ter um efeito no desenvolvimento de lesões de endometriose e na progressão da doença de várias maneiras, incluindo angiogênese imunológica e interação imunoendócrina.[6]

■ Mecanismos da dor associada à endometriose

A dor na endometriose pode ser relacionada a uma função específica, como defecação (disquezia), micção (disúria) ou atividade sexual (dispareunia); pode ter um caráter cíclico como na dismenorreia grave; pode evoluir para uma dor pélvica crônica não cíclica constante (DPC) com apenas pequenas flutuações na gravidade; e pode se apresentar por surtos episódicos imprevisíveis ou exacerbações claras do ciclo menstrual.[7]

Os mecanismos periféricos de dor são complexos e apresentam interações entre as lesões endometrióticas, o sistema imunológico e as fibras nervosas periféricas (em ambas as lesões e peritônio adjacente e neurônios periféricos). O desenvolvimento de um novo suprimento sanguíneo e nervos associados (neuroangiogênese) é considerado fundamental para estabelecer lesões endometrióticas e ativação de vias periféricas de dor. A presença de altas concentrações de fator de crescimento neural (NGF) nas lesões pode estar ligada a essa neoangiogênese e possivelmente é responsável pela geração e manutenção da dor (Figura 45.4).[8,9]

Ainda não se pode afirmar que essas concentrações de NGF e que a neoangiogênese sejam as responsáveis pela intensidade da dor. Entretanto, constatou-se que a endometriose infiltrativa profunda e a endometriose intestinal, em que a distribuição anatômica geralmente está mais intimamente relacionada aos sintomas de dor pélvica, apresentam maior densidade de fibras nervosas em comparação com outros locais. Porém, a correlação entre quantidade de fibras nervosas e gravidade da dor ainda não foi demonstrada em humanos.[11]

A sensibilização dos nociceptores periféricos pode se dar pelas alterações hormônio-dependentes no líquido peritoneal ou inflamatórias, cujos agente provocadores de dor, como fator de crescimento nervoso, fator de necrose tumoral α e interleucina 1-β promovem a modificação da função dos canais

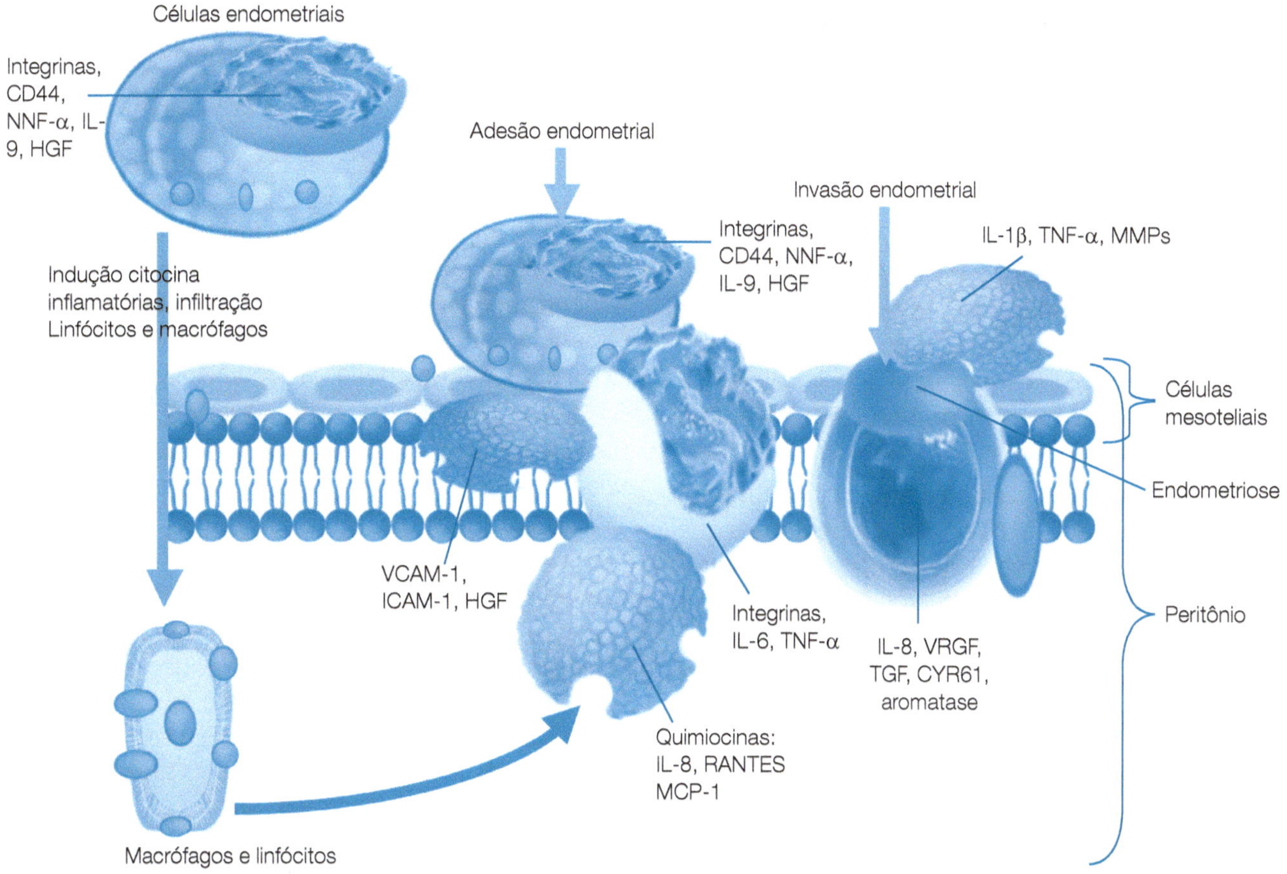

■ **Figura 45.4.** Adesão e invasão endometrial-peritoneal na patogênese da endometriose. Fonte: Adaptado de Cleophas M *et al.*[10]

iônicos (TRPV1),[12] associado à secreção de citocinas (como IL-1b, IL-6 e TNF-α), fatores de crescimento (como fator de crescimento do nervo b e fator de crescimento endotelial vascular) e várias quimiocinas, como CCL2 (também conhecida como proteína quimiotática de monócitos).[13]

Estima-se que cerca de 30% das pacientes com lesões endometrióticas apresentem risco de sensibilização central. Essa sensibilização reduz os limiares de dor e aumenta a capacidade de resposta e duração dos efeitos posteriores a estímulos nocivos. Além disso, há a expansão do campo receptivo para que a entrada do tecido não lesionado possa provocar dor, o que tem como consequência a dor pélvica crônica de difícil tratamento clínico. Quando submetidas a tratamento cirúrgico, com extirpação da lesão, podem manter o quadro de dor mista (nociceptiva e neuropática) pela ativação contínua do sistema nervoso central.[14,15]

Após o fenômeno de sensibilização central, associam-se as alterações cognitivas, comportamentais, sexuais e emocionais negativas, importantes na modulação e exacerbação da dor crônica causada pela endometriose.

■ Mecanismos fisiopatológicos da infertilidade relacionada com a endometriose

A infertilidade relacionada à endometriose está envolvida com uma série de fatores. Tentaremos resumir nas próximas linhas o que há de interesse, para guiar o raciocínio do médico acupunturista na assistência às pacientes.

A dor pode ser um fator envolvido na infertilidade pela dificuldade do ato sexual, seja pela dispareunia superficial ou profunda. A dor pélvica crônica não menstrual associada à doença pode influenciar a vida sexual ao reduzir o desejo, a frequência das relações sexuais, a excitação ou o orgasmo. Isso terá um impacto negativo significativo nos relacionamentos íntimos, no bem-estar emocional e na qualidade de vida em geral.

Com relação à dispareunia superficial, as síndromes de DPC, como a endometriose, podem estar associadas ao aumento do tônus muscular do assoalho pélvico, sugerindo um papel do assoalho pélvico na patogênese da dor superficial.[16]

Na endometriose, a infiltração de fórnice vaginal posterior, reto e dos ligamentos uterossacros, pode ainda ser relacionada a condições como cistite intersticial, síndrome da bexiga dolorosa e pode levar à sensibilização central subjacente, distúrbio de penetração e dor gênito-pélvica profunda.[17]

Alterações na integridade anatômica, dificultando a captação do óvulo pela trompa, dificultam a fecundação. Aderências pélvicas e fibroses decorrentes, seja da lesão por endometriose, ou como sequelas das cirurgias, podem prejudicar a liberação oocitária do ovário ou a sua captação e transporte tubário, durante o processo de concepção.

Soma-se ainda o processo inflamatório o aumento do número de macrófagos no líquido peritoneal que possuem maior capacidade de fagocitar espermatozoides humanos do que os macrófagos de mulheres sem endometriose.[18]

A reserva ovariana geralmente relacionada ao equilíbrio da parte hormonal tem sido estudada com evidências molecular, histológica e morfológica. Os endometriomas têm um efeito prejudicial na função ovariana, que pode ser ocasionado pela redução da quantidade de tecido funcional, pelo dano por estiramento mecânico ou por um efeito tóxico direto,[19] ou ainda ao aumento na concentração de ferro no fluido folicular dos folículos em contato com o endometrioma à ação das enzimas proteolíticas, moléculas inflamatórias, o aumento do estresse oxidativo, o qual tem como consequência a fibrose, a perda de estroma cortical, a metaplasia de células musculares lisas, a vascularização prejudicada e, em estágio posterior, a redução da maturação folicular com atresia em folículos iniciais.[20]

Com relação às alterações de receptividade endometrial, observamos uma desregulação hormonal, com predomínio de E2, com consequente proliferação celular induzida, inflamação, angiogênese e resistência à progesterona, por diminuição de seus receptores.[21,22] Com relação à análise celular, o endométrio eutópico tende a ser mais inflamatório com predomínio de macrófagos tipo M1, o que tende a diminuir as taxas de nidação.[23]

A endometriose na visão da MTC

De acordo com a teoria da Medicina Tradicional Chinesa, a endometriose é resultado da estase de Xue na cavidade pélvica da mulher.

O desenvolvimento dos implantes ectópicos de endométrio, pela estase sanguínea, leva ao seu acúmulo local, resultando em uma coleção ou tumoração.

A MTC considera que a formação de massas estaria relacionada ao acúmulo de Xue e consequente estagnação de Qi que ao longo do tempo se manifesta como tumoração.

Os tumores de qualquer localização no corpo humano são denominados de Zheng Jia na terminologia da MTC. O termo Zheng Jia já tem registro no *Huang Di Nei Jing* e muitos registros da MTC consideram que a dor no andar inferior do abdômen, massa abdominal e sangramento vaginal irregular seriam as principais manifestações de Zheng Jia (Figura 45.5).[24]

Assim, adenomiose, endometriose, ovários policísticos e tumores dos órgãos reprodutivos podem ser classificados como Zheng Jia, segundo o entendimento da MTC.

Faz-se interessante a comparação entre os mecanismos propostos para formação de massas pélvicas segundo a MTC e a teoria de "menstruação retrógrada" como mecanismo de disseminação dos endometriomas da biomedicina. Nas síndromes de excesso, o Xue e o QI estagnados obstruem os meridianos e saem para fora dos mesmos. A estase de Xue faz a menstruação fluir de modo anormal para fora do vaso uterino, causando a metrorragia. A formação de coágulos no Xue, tópicos e ectópicos, podem ocasionar desconforto e dor abdominal.[25]

O Xue bem como os fluidos (Jin Ye) são a contraparte Yin do Qi. A produção do Xue ocorre pela elevação da essência dos alimentos pelo Pi até os pulmões, o Xue e o Qi são intimamente ligados e caminham juntos pelos vasos nutrindo e hidratando o corpo, além de promover as atividades mentais. Assim, casos de deficiência de Qi e Xue se apresentam com sinais de desidratação, desnutrição, palidez e alterações mentais.

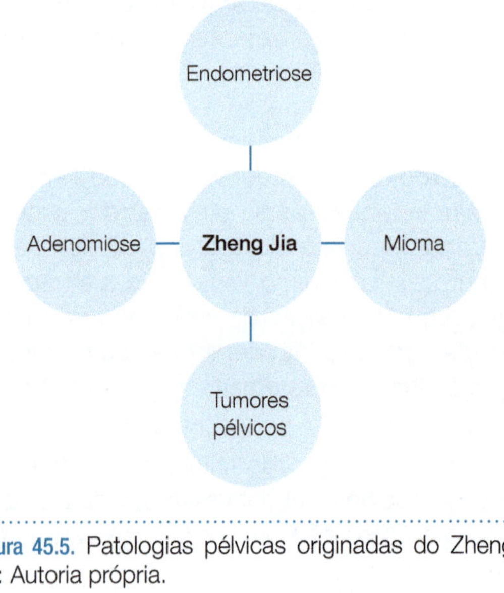

Figura 45.5. Patologias pélvicas originadas do Zheng Jia. Fonte: Autoria própria.

A circulação do Xue é controlada pelo Xin, cujo Qi produz a força motriz que impele o Xue para o Fei. O Qi do Fei dissemina o Xue por todo o corpo. O Pi é responsável por manter o Xue dentro dos vasos e o Gan é seu local de armazenamento.

No contexto da endometriose, a MTC descreve que a condição é causada principalmente pela estagnação do Qi e do Xue na região pélvica. Isso pode ocorrer devido a vários fatores, como estresse emocional, dieta inadequada, estilo de vida sedentário, lesões físicas, entre outros. Essa estagnação levaria ao acúmulo de Xue e formação de tecido endometrial fora do útero, como nos ovários, trompas de Falópio e outros tecidos pélvicos.

A fisiopatologia da estagnação do Xue, segundo a MTC, pode estar relacionada ao Gan que é considerado o órgão responsável pelo livre fluxo do Qi e do Xue no corpo. Se o Gan estiver afetado por fatores como estresse emocional, estagnação do Qi ou excesso de calor, ele pode não conseguir garantir o fluxo adequado do Xue, resultando em estagnação do Xue na região pélvica e contribuindo para o desenvolvimento da endometriose (Figura 45.6).

Outro aspecto importante, na visão da MTC, sobre a endometriose é o conceito de "estagnação por frio". Acredita-se que o frio interno no útero e nos órgãos pélvicos possa contribuir para o desenvolvimento da endometriose. Esse frio interno pode ser causado por uma variedade de fatores, incluindo exposição ao frio externo, dieta inadequada, estilo de vida sedentário e deficiência de Yang do Shen.

Além da estagnação do Xue, que seria um quadro de excesso, a deficiência do Xue e o acúmulo de umidade-calor, também podem desempenhar um papel na endometriose.

Acredita-se que a deficiência do Xue esteja relacionada à falta de nutrição adequada dos tecidos pélvicos, o que pode resultar em um ambiente propício para o crescimento anormal do tecido endometrial. Podemos encontrar também a deficiência do Xue nos casos avançados de adenomiose que cursam com perdas volumosas de Xue no período menstrual (hipermenorreia) ou fora do período menstrual (metrorragias). Isso leva à depleção sanguínea, e mesmo com uma boa nutrição, o Wei e o Pi não conseguem transformar e produzir QI e Xue suficientes para a recuperação dela.

O Xue estagnado leva à síndrome do fogo com acúmulo de umidade-calor, A umidade é pesada e sempre desce, concentrando-se normalmente na parte inferior do corpo ("Jiao inferior"), refletindo as alterações inflamatórias encontradas na pelve.[26] A umidade-calor transforma a menstruação ectópica em Xue de coloração amarelo cinzento ou amarelo-esverdeado semelhante ao pus, com sensação local dolorosa.

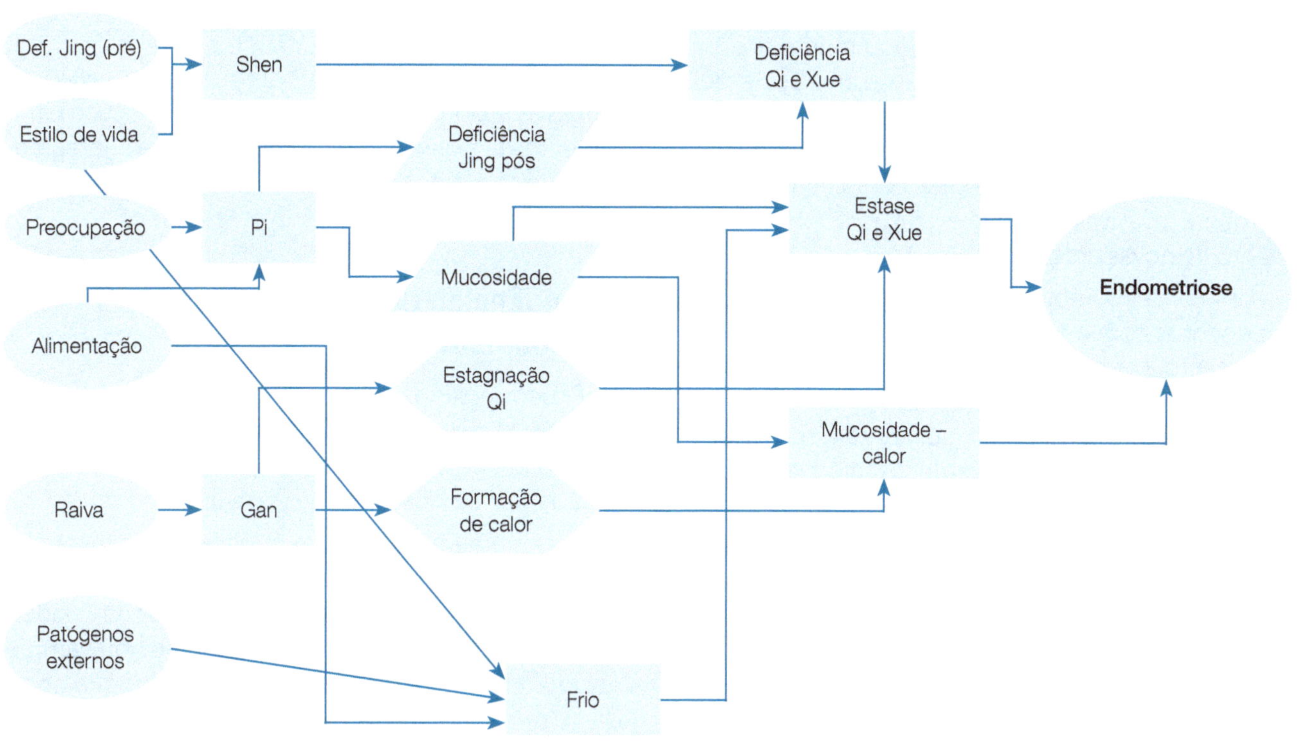

Figura 45.6. Fisiopatologia da endometriose na visão da MTC. Fonte: Autoria própria.

Em resumo, de acordo com a MTC, a fisiopatologia da endometriose envolve a estagnação e deficiência do Xue, formação de umidade-calor, bem como desequilíbrios nos órgãos responsáveis pelo metabolismo do Xue. Nessa perspectiva, o tratamento visa restaurar o fluxo adequado do Xue, promover a nutrição dos tecidos pélvicos e equilibrar os órgãos envolvidos.

É importante destacar que a visão da MTC sobre a endometriose é baseada em princípios e teorias diferentes da medicina ocidental. Enquanto a medicina ocidental enfoca principalmente aspectos anatômicos, hormonais e imunológicos da endometriose, a MTC enfatiza os desequilíbrios energéticos e a circulação do Qi e do Xue. Essas perspectivas podem fornecer uma compreensão complementar da doença, mas não substituem a avaliação e o tratamento médico convencional.

Visão de duas racionalidades

Na Medicina Chinesa, o diagnóstico clínico e o tratamento são baseados principalmente nas teorias dos órgãos, no Yin-Yang, nos cinco elementos e no Zang Fu. Essas teorias aplicam os fenômenos e as leis da natureza ao estudo das atividades fisiológicas e mudanças patológicas do corpo humano. As terapias típicas da MTC incluem a fitoterapia chinesa e a acupuntura. A fitoterapia atua nos Zang Fu internamente e a acupuntura é realizada estimulando certas áreas do corpo externo.

A abordagem biomédica da endometriose nos âmbitos da anatomia, e biologia molecular procura desvendar o que acontece in loco, prevendo a atuação do tratamento na extirpação ou bloqueio da doença através da evolução tecnológica com cirurgias minimamente invasivas e da alta evolução do desenvolvimento de novas drogas.

Um conceito importante na MTC é "tratar diferentes doenças com a mesma terapia", usando o mesmo tratamento em diferentes doenças com padrões semelhantes da MTC.[27] A visão chinesa da endometriose como resultante da estase sanguínea com consequente extravasamento de Xue do útero, condiz com a teoria da menstruação retrógrada, da visão ocidental.

O que se entende na MTC, como o Zheng Jia, formado pela estase sanguínea pélvica com formação de umidade calor, corresponde na visão biomédica à implantação de células de endométrio em região ectópica, seguida de processo inflamatório, com angiogênese, alterações na matriz extracelular e coleção de Xue menstrual rico em ferro, formando cistos endometrióticos, entendido pela MTC como acúmulo de Xue e mucosidades.

Em ambas as visões científicas é dada a importância às alterações patogênicas, que ocorrem no corpo desencadeados pela herança genética e principalmente pelos hábitos de vida da paciente.

O desequilíbrio entre Yin e Yang na MTC, a estagnação de fluidos com formação de mucosidade e calor pode ser interpretado pela biologia molecular, como o desequilíbrio da homeostase nos âmbitos das reações imune e inflamatórias, que fazem parte da fisiopatologia da doença em seus aspectos celular e extracelular.

O tratamento proposto pela MTC, de movimento do Xue estagnado e esfriamento do calor, na visão biomédica seria a melhora das condições de microcirculação, velocidade e volume do fluxo sanguíneo pélvico e redução da viscosidade do Xue, redução da inflamação e prevenção da fibrose além do efeito na regulação humoral alterada e melhora dos parâmetros imunológicos.[28-30]

Em um diagnóstico médico ocidental moderno, após a confirmação diagnóstica, trata-se a endometriose conforme sua gravidade e o desejo de futuro reprodutivo da paciente. A abordagem da MTC não é da doença e sim do padrão característico dos sintomas em uma visão do todo. A principal desvantagem dessa diferenciação de síndrome no tratamento da endometriose é a falta de consideração do número, tamanho e localização dos implantes endometriais, placas e aderências endometrióticas, passando muitas vezes despercebidos ou protelados a gravidade e os riscos à paciente.

Assim, a integração dos sistemas de avaliação de ambas as racionalidades, associando diagnóstico e tratamento da doença, com uma abordagem integrativa permite maior acolhimento e consequentemente, menor sofrimento com melhores resultados.[31]

Evidências da acupuntura na endometriose

Poucos estudos clínicos randomizados e controlados com placebo foram conduzidos visando elucidar a efetividade do tratamento com acupuntura nos quadros de dor pélvica crônica associada à endometriose.

Recentemente tivemos a publicação de metanálise em 2018, conduzida por grupo brasileiro que, apesar de analisar cadastros em diversas bases de dados, conseguiu localizar apenas 8 artigos que tratavam de estudos clínicos randomizados controlados que abordassem métodos complementares de tratamento para dor pélvica crônica sendo que 2 desses haviam utilizado acupuntura como intervenção.

Os 2 estudos incluídos que avaliaram a efetividade da acupuntura no contexto de dor pélvica crônica englobaram 56 indivíduos e mostraram que há benefício do uso em relação ao controle da dor, benefício esse superior ao placebo.[32]

Outro estudo recentemente publicado (2023), com metodologia apurada, que conseguiu randomizar 106 indivíduos, com diagnóstico de endometriose entre acupuntura verdadeira e acupuntura falsa (Sham), demonstrou maior controle da dor no grupo submetido a acupuntura verdadeira, no entanto, o efeito não permaneceu após 24 semanas, indicando que talvez seja necessária a programação de sessões de manutenção para as pacientes.[33]

Tratamento com acupuntura

Conforme exposto nas seções prévias, o tratamento pela MTC visa resolver a estagnação do Xue, assim, diversas estratégias podem ser empregadas conforme a identificação das causas dessa estagnação, seja ela devido a alterações no fluxo de Qi, deficiência de Qi e/ou Xue, presença de calor, mucosidade ou frio.

Os pontos locais frequentemente empregados nos estudos que mostraram efetividade no controle da dor são:

- **CV4 (Guanyuan).**
- **CV6 (Qihai).**
- **Tituo:** ponto extra localizado a 4 *cun* da linha média, na altura de RM4.
- **Zigong:** ponto extra localizado a 3 *cun* da linha média, na altura de RM3.

Como pontos distais temos:

- **SP10 (Xuehai):** ponto que revigora, resolve a estase e resfria o Xue.
- **BL17 (Geshu):** ponto de influência do Xue, utilizado para toda e qualquer doença relacionada ao metabolismo do Xue.
- Conforme o diagnóstico etiológico da estagnação de Xue podemos selecionar:
- Quadros de deficiência de Xue: **ST36 (Zusanli)** e **SP6 (Yinlingquan)**.
- Quadros de deficiência de Qi do Shen: **BL23 (Shenshu)**.
- Quadros de frio: **moxabustão** em região infraumbilical.

Preconiza-se o tratamento com 10 a 12 sessões de acupuntura, sendo que as sessões devem durar em torno de 20 minutos, com aplicação 1 a 3 vezes por semana, a depender da gravidade do incômodo percebido pela paciente.

Conforme os relatos de literatura citados, espera-se alívio sintomático já nas primeiras sessões, porém há necessidade programar retorno antes de 3 meses após o final do primeiro curso de agulhamentos, pois temos indícios de recorrência da sintomatologia após esse período.

Fitoterapia chinesa

No tratamento atual da endometriose, já discutido no Capítulo 9, pela racionalidade biomédica, temos a terapia hormonal e a terapia cirúrgica como as mais utilizadas. Porém, as limitações do tratamento com os compostos hormonais esbarra no fato de inibirem apenas temporariamente a secreção de hormônios ovarianos endógenos e o fato de seu uso prolongado.[6,7] O uso prolongado de hormônios pode levar ao comprometimento da função de reserva ovariana, interferência na ovulação, sangramento uterino anormal e infertilidade.[34]

A fitoterapia chinesa (CHM) é um sistema de medicina com uma tradição escrita ininterrupta que remonta a mais de dois mil anos. Embora a endometriose, como uma entidade distinta, não existisse em tradição clássica, os sintomas de dismenorreia, disúria, disquezia, menorragia, e assim por diante, foram sistematicamente diferenciadas e aparentemente bem tratadas.[36] O mecanismo de ação sugerido pelo medicamento chinês para endometriose pode envolver a regulação do sistema endócrino e sistemas imunológicos, melhora na circulação sanguínea e atividade anti-inflamatória.[35,36]

Os estudos modernos indicam que a fitoterapia pode beneficiar o paciente promovendo melhoras na microcirculação, melhorando a velocidade e volume do fluxo sanguíneo pélvico e reduzindo a viscosidade do Xue, o que, consequentemente, colabora para a redução da inflamação e prevenção da fibrose. Alguns fitoterápicos ainda teriam uma ação na regulação humoral alterada (IgG, IgA, IgM etc.) além dos parâmetros imunológicos celulares (células NK/macrófagos/PGF2) entre outros ainda não estudados.[37]

Com base na patogênese de Zheng Jia, na China, os métodos terapêuticos relevantes são sugeridos na sinopse da Câmara Dourada "Capítulo 20, o *plus*, síndrome e tratamento de mulheres durante a gravidez", com o objetivo de promover a circulação sanguínea, remover a estagnação do Xue, aquecer e drenar os meridianos. O uso do composto GFPs é uma prescrição clássica na China e sua receita é composta por 5 ervas: Cassia Twig (Cinnamomum cassia Presl), Poria Cocos (Poria cocos (Schw.) Wolf), Peach Kernel (Prunus persica (L.) Batsch), Red Peony Root (Paeonia veitchii Lynch) e Cortex Moutan (Paeonia suffruticosa Andr.).

Poria Cocos desempenha um papel na infiltração de umidade e fortalecimento do Pi. Peach Kernel e Red Paeony root têm efeitos na promoção da circulação sanguínea e no alívio da dor. O Cortex Moutan é comumente usado para limpar o calor causado pela estagnação do Xue. A combinação das cinco ervas pode maximizar as funções no tratamento da endometriose.[38]

Wang *et al.* em sua revisão afirmam que os estudos provaram que o tratamento de endometriose e adenomiose com GFPs isoladamente ou em combinação com a medicina ocidental obteve efeito curativo satisfatório e foi considerado uma droga alternativa e que o GFPs tomados 3 comprimidos de cada vez, 3 vezes ao dia, combinados com medicamentos modernos poderia reduzir significativamente os níveis de leptina, VEGF e IL-8 no soro de pacientes, melhorando a função ovariana.[38] Os autores relatam em seu artigo efeitos na inibição do crescimento da massa cística e no alívio da dismenorreia.

Estudos randomizados compararam a eficácia clínica de mifepristona e GFPs combinados com mifepristona no tratamento de EMs. Os dados do teste indicaram que GFPs combinados com mifepristona apresentaram maior redução nos níveis de CA125, CA199, VEGF, superóxido dismutase (SOD), IL-6, IL-8, TNF-α, hs-CRP do que mifepristona exclusiva.[39]

Os autores adicionam aos achados a vantagem de o uso do GFPs auxiliado pela acupuntura possuir efeito terapêutico satisfatório, além de menores efeitos colaterais.

Conclusão

Existe razoável correlação entre os entendimentos da MTC e Biomedicina quanto à fisiopatologia da endometriose e sua sintomatologia. Conforme as investigações científicas conduzidas até o momento, temos indícios de que o complemento ao tratamento usual com técnicas da MTC, em especial, a acupuntura e a fitoterapia chinesa, traz benefícios no que tange o controle da dor e na melhora da qualidade de vida.

Não obstante, faz-se necessário o adequado diagnóstico tanto pelo racional da biomedicina quanto pelo da MTC para que tenhamos segurança e efetividade no tratamento indicado.

Referências bibliográficas

1. Horne AW, Missmer SA. Pathophysiology, diagnosis, and management of endometriosis. BMJ. 2022 Nov 14;379:e070750. doi: 10.1136/bmj-2022-070750. PMID: 36375827.
2. Singh SS, Missmer SA, Tu FF. Endometriosis and Pelvic Pain for the Gastroenterologist. Gastroenterol Clin North Am. 2022 Mar;51(1):195-211. doi: 10.1016/j.gtc.2021.10.012. Epub 2022 Jan 8. PMID: 35135662.
3. Ball E, Khan KS. Recent advances in understanding and managing chronic pelvic pain in women with special consideration to endometriosis. F1000Res. 2020 Feb 4;9:F1000 Faculty Rev-83. doi: 10.12688/f1000research.20750.1. PMID: 32089831; PMCID: PMC7001750.
4. Saunders PTK et al. Horne AW. Endometriosis: Etiology, pathobiology, and therapeutic prospects. Cell. 2021 May 27;184(11):2807-2824. doi: 10.1016/j.cell.2021.04.041. PMID: 34048704.
5. Saha R, Pettersson HJ, Svedberg P, Olovsson M, Bergqvist A, Marions L, Tornvall P, Kuja-Halkola R. Heritability of endometriosis. Fertil Steril. 2015 Oct;104(4):947-952. doi: 10.1016/j.
6. Pathophysiology, diagnosis, and management of endometriosis BMJ 2022; 379 doi: https://doi.org/10.1136/bmj-2022-070750 (Published 14 November 2022.
7. Morotti M, Vincent K, Becker CM. Mechanisms of pain in endometriosis. Eur J Obstet Gynecol Reprod Biol. 2017 Feb;209:8-13. doi: 10.1016/j.ejogrb.2016.07.497. Epub 2016 Aug 3. PMID: 27522645.
8. McKinnon B, Bersinger NA, Wotzkow C, Mueller MD. Endometriosis337 associated nerve fibers, peritoneal fluid cytokine concentrations, and pain 338 in endometriotic lesions from different locations. Fertil Steril 2012;97:373-80.
9. McKinnon BD, Bertschi D, Bersinger NA, Mueller MD. Inflammation and nerve 325 fiber interaction in endometriotic pain. Trends Endocrinol Metab 2015;26:1–10.
10. Cleophas M, Kyama, Attila Mihalyi, Peter Simsa, Henrik Falconer, Vilmos Fulop, Jason M. Mwenda, Karen Peeraer, Carla Tomassetti, Christel Meuleman, Thomas M. D'Hooghe. Role of cytokines in the endometrial-peritoneal cross-talk and development of endometriosis. Front. Biosci. (Elite Ed) 2009, 1(2), 444–454. https://doi.org/10.2741/E40.
11. McKinnon B, Bersinger NA, Wotzkow C, Mueller MD. Endometriosis associated nerve fibers, peritoneal fluid cytokine concentrations, and pain 338 in endometriotic lesions from different locations. Fertil Steril 2012;97:373-80.
12. Kyama CM, Mihalyi A, Simsa P, et al. Role of cytokines in the endometrial322 peritoneal cross-talk and development of endometriosis. Front Biosci (Elite Ed) 2009;1:444-54.
13. Rocha MG, e Silva JC, Ribeiro da Silva A, Candido Dos Reis FJ, Nogueira AA, Poli323 Neto OB. TRPV1 expression on peritoneal endometriosis foci is associated with 324 chronic pelvic pain. Reprod Sci 2011;18:511-5.
14. Morotti M, Vincent K, Becker CM. Mechanisms of pain in endometriosis. Eur J Obstet Gynecol Reprod Biol. 2017 Feb;209:8-13. doi: 10.1016/j.ejogrb.2016.07.497. Epub 2016 Aug 3. PMID: 27522645.
15. Pathophysiology, diagnosis, and management of endometriosis BMJ2022; 379 doi: https://doi.org/10.1136/bmj-2022-070750 (Published 14 November 2022

16. Del Forno S, Arena A, Pellizzone V, Lenzi J, Raimondo D, Cocchi L, Paradisi R, Youssef A, Casadio P, Seracchioli R. Assessment of levator hiatal area using 3D/4D transperineal ultrasound in women with deep infiltrating endometriosis and superficial dyspareunia treated with pelvic floor muscle physiotherapy: randomized controlled trial. Ultrasound Obstet Gynecol. 2021 May;57(5):726-732. doi: 10.1002/uog.23590. PMID: 33428320.
17. Yong PJ. Deep Dyspareunia in Endometriosis: A Proposed Framework Based on Pain Mechanisms and Genito--Pelvic Pain Penetration Disorder. Sex Med Rev. 2017 Oct;5(4):495-507. doi: 10.1016/j.sxmr.2017.06.005. Epub 2017 Aug 1. PMID: 28778699.
18. Schenken RS, Asch RH, Williams RF, Hodgen GD. Etiology of infertility in monkeys with endometriosis: luteinized unruptured follicles, luteal phase defects, pelvic adhesions, and spontaneous abortions. Fertil Steril. 1984 Jan;41(1):122-30. doi: 10.1016/s0015-0282(16)47552-7. PMID: 6420199.
19. Sanchez AM, Papaleo E, Corti L, Santambrogio P, Levi S, Viganò P, et al. Iron availability is increased in individual human ovarian follicles in close proximity to an endometrioma compared with distal ones. Hum Reprod (2014) 29:577–83. doi: 10.1093/humrep/det466 [PubMed] [CrossRef] [Google Scholar].
20. Sanchez AM, Viganò P, Somigliana E, Panina-Bordignon P, Vercellini P, Candiani M. The distinguishing cellular and molecular features of the endometriotic ovarian cyst: From pathophysiology to the potential endometrioma-mediated damage to the ovary. Hum Reprod Update (2014) 20:217–30. doi: 10.1093/humupd/dmt053 [PubMed] [CrossRef].
21. Bonavina G, Taylor HS. Endometriosis-associated infertility: From pathophysiology to tailored treatment. Front Endocrinol (Lausanne). 2022 Oct 26;13:1020827. doi: 10.3389/fendo.2022.1020827. PMID: 36387918; PMCID: PMC9643365.
22. Patel BG, Rudnicki M, Yu J, Shu Y, Taylor RN. Progesterone resistance in endometriosis: Origins, consequences and interventions. Acta Obstet Gynecol Scand (2017) 96:623–32. doi: 10.1111/aogs.13156 [PubMed] [CrossRef] [Google Scholar].
23. Takebayashi A, Kimura F, Kishi Y, Ishida M, Takahashi A, Yamanaka A, Wu D, Zheng L, Takahashi K, Suginami H, Murakami T. Subpopulations of macrophages within eutopic endometrium of endometriosis patients. Am J Reprod Immunol. 2015 Mar;73(3):221-31. doi: 10.1111/aji.12331. Epub 2014 Oct 25. PMID: 25345348.
24. Wang X, Shi Y, Xu L, Wang Z, Wang Y, Shi W, Ma K. Traditional Chinese medicine prescription Guizhi Fuling Pills in the treatment of endometriosis. Int J Med Sci. 2021 Apr 16;18(11):2401-2408. doi: 10.7150/ijms.55789. PMID: 33967618; PMCID: PMC8100639.
25. Wang, Liu Gong; Pai HJ. Tratado Contemporâneo de Acupuntura e Moxibustão. Ceimec, Editor. Sao Paulo; 2005.
26. Zhou J, Qu F. Treating gynaecological disorders with traditional Chinese medicine: a review. Afr J Tradit Complement Altern Med. 2009 Jul 3;6(4):494-517. doi: 10.4314/ajtcam.v6i4.57181. PMID: 20606770; PMCID: PMC2816470.
27. Jiang M, Zhang C, Zheng G, Guo H, Li L, Yang J, Lu C, Jia W, Lu A. Traditional chinese medicine zheng in the era of evidence-based medicine: a literature analysis. Evid Based Complement Alternat Med. 2012;2012:409568. doi: 10.1155/2012/409568. Epub 2012 Jun 6. PMID: 22719784; PMCID: PMC3375182.
28. Wang X, Shi Y, Xu L, Wang Z, Wang Y, Shi W, Ma K. Traditional Chinese medicine prescription Guizhi Fuling Pills in the treatment of endometriosis. Int J Med Sci. 2021 Apr 16;18(11):2401-2408. doi: 10.7150/ijms.55789. PMID: 33967618; PMCID: PMC8100639.
29. Zhongjing Zhang, Aiyun Liu (editor) - Essentials from the Golden Cabinet (Fang RC, Tsai YT, Lai JN, Yeh CH, Wu CT. The traditional chinese medicine prescription pattern of endometriosis patients in taiwan: a population--based study. Evid Based Complement Alternat Med. 2012;2012:591391. doi: 10.1155/2012/591391. Epub 2012 Sep 26. PMID: 23056141; PMCID: PMC3463977.
30. Wu Y, Zhu Y, Xie N, Wang H, Wang F, Zhou J, Qu F. A network pharmacology approach to explore active compounds and pharmacological mechanisms of a patented Chinese herbal medicine in the treatment of endometriosis. PLoS One. 2022 Feb 7;17(2):e0263614. doi: 10.1371/journal.pone.0263614. PMID: 35130311; PMCID: PMC8820622.
31. Chen Z, Wang P. Clinical Distribution and Molecular Basis of Traditional Chinese Medicine ZHENG in Cancer. Evid Based Complement Alternat Med. 2012;2012:783923. doi: 10.1155/2012/783923. Epub 2012 Jul 4. PMID: 22829858; PMCID: PMC3398674.
32. Mira TAA, Buen MM, Borges MG, Yela DA, Benetti-Pinto CL. Systematic review and meta-analysis of complementary treatments for women with symptomatic endometriosis. Int J Gynaecol Obstet. 2018 Oct;143(1):2-9. doi: 10.1002/ijgo.12576. Epub 2018 Jul 9. PMID: 29944729.
33. Li PS, Peng XM, Niu XX, Xu L, Hung Yu Ng E, Wang CC, Dai JF, Lu J, Liang RN. Efficacy of acupuncture for endometriosis-associated pain: a multicenter randomized single-blind placebo-controlled trial. Fertil Steril. 2023 May;119(5):815-823. doi: 10.1016/j.fertnstert.2023.01.034. Epub 2023 Jan 27. PMID: 36716811.
34. Wang X, Shi Y, Xu L, Wang Z, Wang Y, Shi W, Ma K. Traditional Chinese medicine prescription Guizhi Fuling Pills in the treatment of endometriosis. Int J Med Sci. 2021 Apr 16;18(11):2401-2408. doi: 10.7150/ijms.55789. PMID: 33967618; PMCID: PMC8100639.
35. Huang YH, Wang XM. The treatment of endometriosis using a combination of western and Chinese medicine [Zong Xi Yi jie he zi liao zi gong nei mo yi wei zheng]. HuBei Journal of TCM2000;22(7):13-4.
36. Xu XJ. Clinical observation of the treatment of endometriosis using Hua Yu Zhi Tong pills. Journal of Cheng Du University of TCM2004;2:1-3.
37. Flower A, Liu JP, Lewith G, Little P, Li Q. Chinese herbal medicine for endometriosis. Cochrane Database Syst Rev. 2012 May 16;(5):CD006568. doi: 10.1002/14651858.CD006568.pub3. PMID: 22592712.
38. Wang X, Shi Y, Xu L, Wang Z, Wang Y, Shi W, Ma K. Traditional Chinese medicine prescription Guizhi Fuling Pills in the treatment of endometriosis. Int J Med Sci. 2021 Apr 16;18(11):2401-2408. doi: 10.7150/ijms.55789. PMID: 33967618; PMCID: PMC8100639.
39. Zhang YT, Zhao FR, Liu WW, Liu J, Fan HY. Clinical effect analysis of mifepristone combined with cassia branch tuckaing pill in the treatment of endometriosis. Progress in Modern Biomedicine. 2017;17:3703–6. [Google Scholar].

46

Adriano Höhl • Mara Valéria Pereira Mendes • Rafael Astini

Acupuntura para Sangramento Uterino Anormal

Introdução

O sangramento uterino anormal (SUA) é um evento frequente na vida de muitas mulheres que, apesar da baixa mortalidade, pode gerar sintomas como falta de energia, fraqueza, cansaço, queda de cabelo, unhas fracas e quebradiças. Ao longo do tempo, pode evoluir para quadros mais graves com deficiência de ferro e anemia, resultando em uma série de patologias paralelas, que pela diminuição da oxigenação tecidual e baixa imunidade se instalam com mais facilidade. Além dos sintomas e alterações clínicas, somam-se ainda os prejuízos no convívio social, na atuação profissional, na vida sexual e reprodutiva das pacientes acometidas, gerando grande sofrimento.[1]

Do ponto de vista clínico, podemos caracterizar o sangramento uterino como anormal quando ocorre alteração de um ou mais parâmetros que incluem quantidade, duração ou frequência.[2] A perda menstrual excessiva deve ser sempre relacionada a presença de repercussões hemodinâmicas, físicas, emocionais, sociais e materiais na qualidade de vida da mulher.[3]

Fisiopatologia do endométrio

O entendimento da fisiologia endometrial, sua relação com as alterações cíclicas hormonais ovarianas e a fisiologia molecular nos permite ter um olhar mais aprofundado, possibilitando uma melhor avaliação e o estabelecimento de estratégias de tratamento mais eficazes.

O sangramento uterino, excluídas as patologias do colo cervical entre inflamações, pólipos e neoplasias, é proveniente na maioria das vezes por origem endometrial.

O endométrio tem a função de revestimento da cavidade uterina, sendo um tecido altamente especializado de plasticidade excepcional, evidenciada pelo rápido crescimento e diferenciação durante o ciclo menstrual e pela rápida remodelação tecidual durante o início da gravidez.[4]

Estruturalmente, pode ser dividido em uma camada basal, que faz limite com o miométrio, e uma outra camada funcional que ocupa os dois terços superficiais voltada para a cavidade uterina.

A função do endométrio, ao longo da vida reprodutiva da mulher, é permitir a implantação embrionária no caso de gravidez. Caso a gravidez não ocorra, a parte funcional sofre descamação, sendo eliminada em um processo cíclico de mudanças estruturais, hormônio-dependentes.

O ciclo menstrual pode ser dividido em três fases. A fase menstrual, seguida pela fase folicular com o predomínio da ação estrogênica que leva à proliferação endometrial, com o desenvolvimento de células fusiformes semelhantes aos fibroblastos, formando tecido conjuntivo, acoplado tecido glandular, com crescimento dos vasos sanguíneos, em um processo de reconstrução da parte estrutural da camada recém-destruída, preparando para receber o embrião. Ao final da fase proliferativa temos mudanças drásticas na matriz extracelular e a transição mesenquimal-epitelial parcial de fibroblastos residentes preparando a parede uterina para a implantação do embrião.[4]

Na fase secretora o protagonismo é atribuído à progesterona, momento em que a estrutura endometrial é caracterizada por secreção glandular coincidente com permeabilidade alterada, adesão e expressão de receptores de superfície no compartimento epitelial, bem como com a decidualização do compartimento do tecido conjuntivo, no auge da parte nutritiva e funcional.

Ao final do ciclo menstrual, na ausência de decidualização e queda dos hormônios esteroides (estrogênio e progesterona), observa-se a liberação de enzimas lisossômicas intracelulares, proteases de células inflamatórias infiltradas, as ações de células inflamatórias infiltradas e as ações de metaloproteinases de matriz (MMPs), dando início a um verdadeiro processo de autodigestão da camada funcional do endométrio e seu plexo capilar subsuperficial, possivelmente estendendo-se ao sistema arteriolar espiral na camada basal. O processo se encerra pela ação de um sistema de hemostasia coma ativação se mecanismos de coagulação, vasoconstrição local e reepitelização endometrial.[5]

Etiologia

A constatação de sangramento vaginal anormal, abre um leque de possibilidades que variam de acordo com a idade, fase reprodutiva, em que a mulher se encontra. Na idade fértil as hipóteses vão desde gravidez a distúrbios da ovulação, anormalidades uterinas/vaginais/cervicais (benignas e malignas), trauma, infecção, coagulopatias, distúrbios endócrinos, corpos estranhos, doenças sistêmicas, até sangramento relacionado a medicamentos.

Necessário fazer uma correlação com a idade da paciente e a prevalência de alterações, sendo frequente nas meninas pré-menarca, corpos estranhos, trauma e infecção são os mais comuns. Com a chegada da adolescência, momento do amadurecimento e sincronização do sistema hipotálamo-hipófise-ovariano, temos mais frequentes os sangramentos anovulatórios. Nesse período poderemos diagnosticar através dos distúrbios menstruais, as coagulopatias. Segue-se na idade reprodutiva e a prevalência da maioria dos sangramentos anormais resulta de anovulação, contracepção hormonal, complicações da gravidez, infecções, distúrbios endócrinos, pólipos e miomas.

Na perimenopausa, a anovulação, neoplasia uterina benigna e hiperplasia endometrial causam a maioria dos problemas, e em mulheres na pós-menopausa, atrofia vaginal/endometrial e terapia hormonal são as causas mais comuns de sangramento anormal, sendo que somente cerca de 10% do sangramento pós-menopausa resulta de câncer de endométrio, índices que tem crescido através da investigação endoscópica cada vez mais precoce (Figura 46.1).[5]

A etiologia do SUA é disposta de acordo com a sigla PALM-COEIN, proposta pela Federação Internacional de Ginecologia e Obstetrícia (FIGO) para padronização da classificação do SUA auxiliando no seu diagnóstico. A classificação PALM-COEIN é um acrônimo que reflete as potenciais causas estruturais (PALM) e não estruturais (COEIN) do SUA: pólipo, adenomiose, leiomioma, malignidade e hiperplasia de endométrio, coagulopatia, disfunção ovulatória, endometrial, iatrogênica e causas não classificadas (Figura 46.2).[6]

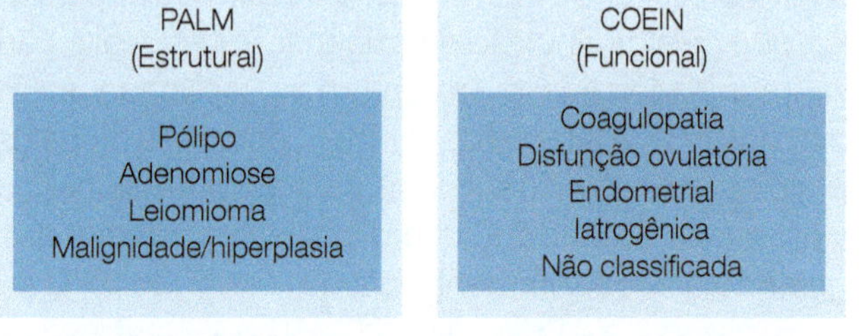

■ **Figura 46.2.** Etiologia do SUA de acordo com a classificação PALM-COEIN. Fonte: Autoria própria.

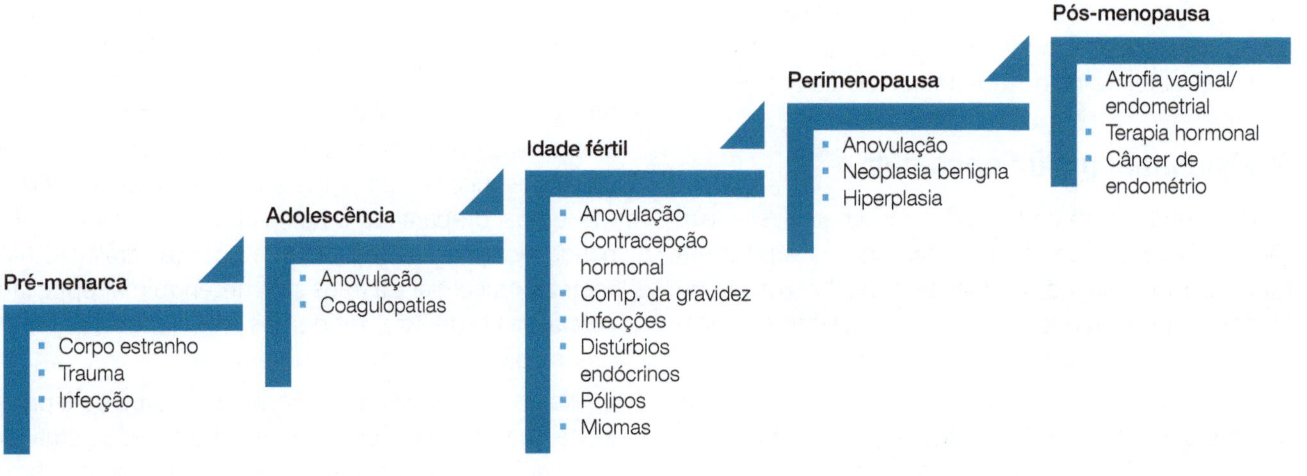

■ **Figura 46.1.** Causas de sangramento uterino de acordo com a fase de vida. Fonte: Autoria própria.

Fisiopatologia do sangramento uterino anormal (SUA)

A estrutura endometrial na presença de alterações estruturais tende a sofrer modificações orgânicas e funcionais. Soma-se a isso a presença de fatores angiogênicos super expressados por miomas e/ou seu endométrio adjacente, entre eles o fator básico de crescimento de fibroblastos, VEGF, fator de crescimento epidérmico ligador de heparina (HBEGF), fator de crescimento derivado de plaquetas, fator de crescimento β-transformador, hormônio paratireoideano e prolactina.[7]

A lesão vascular clássica associada aos miomas é a ectasia venular, reflexo da ação dos fatores angiogênicos dos derivados da hipóxia do aumento da expressão do receptor de estrogênio que presumivelmente causa vasodilatação da artéria espiral.[7]

No caso dos pólipos, o sangramento ocorre pelos vasos endometriais superficiais frágeis e dilatados propensos a sangramento intermitente, semelhante ao que também pode acontecer com os miomas submucosos.[8]

A ação dominante do estrogênio sem antagonismo, no caso de endométrios hiperplásicos, resulta na formação de veias dilatadas e na falta de supressão do desenvolvimento da arteríola espiral, podendo representar a fisiopatologia do sangramento. O estrogênio sem oposição reduz o tônus vascular por meio de efeitos diretos do estrogênio nas células musculares lisas vasculares ou aumento da produção de óxido nítrico (NO), levando à vasodilatação. O endométrio geralmente se decompõe de maneira desigual nessas circunstâncias. Manchas dispersas de focos trombóticos e degeneração necrótica são encontradas adjacentes ao endométrio proliferado anormalmente.

Sangramento uterino anormal pela medicina tradicional chinesa

A Medicina Tradicional Chinesa (MTC) considera que o útero é uma víscera extraordinária de comportamento particular que tem a função de regular a menstruação, abrigar e conservar o feto durante a gestação.[9] Essas funções são dependentes de outros Zang Fu e canais extraordinários, por isso, mantém uma íntima relação com os Shen (rins), Gan (fígado), Xin (coração), Pi (baço/pâncreas) e os canais Chong Mai e Ren Mai.[9,10]

O *Su Wen*, Capítulo 1, comenta sobre a vida reprodutiva da mulher: "seu Tiangui* (substância necessária à promoção do crescimento, desenvolvimento e função reprodutora do corpo humano) surge na idade de 14 (2×7). Por essa época, seu canal Ren começa a ser posto à prova, e seu canal Chong se torna próspero e sua menstruação começa a aparecer. Já que todas as condições fisiológicas estão maduras, ela pode engravidar e gerar um bebê... Após a idade de 49 (7×7), seus canais Ren e Chong declinam, sua menstruação some já que seu Tiangui está exausto. Seu físico fica velho e frágil, e por essa época, ela não pode mais conceber".[11]

A capacidade de reprodução é regulada pelo Jing Qi Shen (rins) que distribui o Jing inato aos canais extraordinários Ren Mai e Chong Mai. Quando em abundância, o Qi e Xue dos vasos Ren Mai e Chong Mai florescem e pode-se engravidar, dispor de uma gestação a termo e ter menstruações regulares e normais. Por outro lado, a deficiência de Jing Qi Shen gera deficiência de Qi e Xue dos vasos Ren Mai e Chong Mai e podem causar menstruações irregulares, amenorreia, sangramentos uterinos anormais ou infertilidade.[9,12] Os canais extraordinários Ren Mai e Chong Mai se originam no Shen e atravessam o útero ao longo de seu trajeto. O Ren Mai provê Qi e Jing ao útero e o Chong Mai, Xue.

O Xue é a base material da menstruação, porém sua produção, circulação nos vasos e o seu controle dependem do Qi[13] dos Zang Fu. O Xin governa o Xue e controla os vasos sanguíneos. O Shen é o responsável pelo controle do Yin e Yang, estoca o Jing pré-celestial e armazena o fogo da porta da vida (Ming Men), atua no controle do funcionamento do útero. O Gan armazena o Xue e assegura o fluxo homogêneo e harmônico de Qi e Xue por todo o organismo. O Pi transforma os nutrientes provenientes da alimentação em matéria-prima para a formação do Qi e Xue e o sustenta o Xue dentro dos vasos sanguíneos.[9,14,15] Portanto, esses órgãos exercem um papel fundamental na regulação do Xue e, consequentemente, na menstruação. Padrões de desarmonia que acometem esses Zang Fu podem interferir no funcionamento normal do útero e alterar a menstruação.

A circulação do Xue depende do Qi. O Qi é a força motriz que impulsiona o Xue para atingir o "mar do Xue" (Xuehai) e se concentra no útero com a finalidade de preparo para receber e sustentar a gravidez. Caso a mesma não ocorra, existe um esvaziamento do Chong Mai, produzindo a menstruação. "O Qi é o comandante

Nota: *Tiangui pode ser traduzido como Xue menstrual. Deve-se entendê-lo como um Xue precioso, contendo as substâncias e o meio propício para gerar o crescimento e desenvolvimento do feto e permitir a reprodução humana.

do Xue". O controle efetuado pelo Qi permite que a menstruação seja regular e tenha características normais em quantidade, duração e frequência. Por outro lado, o Qi é nutrido pelo Xue, "o Xue é a mãe do Qi", permitindo sua função de aquecimento dos órgãos. O Qi e o Xue são inseparáveis e necessários um ao outro. A patologia de um repercutirá obrigatoriamente no outro. Na prática clínica, o SUA, assim como alguns outros sintomas ginecológicos, são derivados das perturbações do Qi e Xue.[13]

No ciclo menstrual normal, observamos a alternância de dominância entre Yin e Yang, a ação dos Zang citados anteriormente variam de acordo com a fase do ciclo, seguindo um rumo diferente em caso de gravidez ou reiniciando um novo ciclo caso não engravide, tendo como marco o fluxo da menstruação com a eliminação do Tiangui.

A MTC entende o SUA como o resultado do desequilíbrio entre o corpo da mulher e a sua relação com a natureza causado por agentes externos, de origem climática, bem como por agentes internos decorrentes de transtorno emocional, cujas manifestações, além de generalizadas, manifestam-se no fluxo menstrual. Além disso, as alterações do período menstrual, cursando com sangramento anormal, refletem a desarmonia do processo da interação entre os Zang Fu, refletindo no desequilíbrio da relação Yin e Yang e na circulação de Qi e Xue no útero.

Diante de um quadro de SUA, concomitantemente com o diagnóstico nosológico realizado pelo ginecologista, já citados e discutidos no Capítulo 16, deve-se proceder à avaliação específica da MTC para inicialmente se definir os padrões sindrômicos, através de uma anamnese detalhada, exame físico cauteloso, inspeção, audição, olfação, palpação e outros métodos diagnóstico, para que se possa iniciar posteriormente o tratamento de acordo com os padrões de desarmonia apresentados pela paciente.

Etiopatogenia pela MTC

Sob ponto de vista da MTC, o principal mecanismo patológico do SUA é o comprometimento dos canais Chong Mai e Ren Mai, de modo que não conseguem controlar o sangue nos canais uterinos. As causas mais comuns dessas desarmonias são por deficiência de Shen Qi, deficiência de Pi Qi, Calor no Xue ou estagnação do Xue.[16]

Deficiências relacionadas ao Shen (rins)

As deficiências relacionadas ao Shen cursam, geralmente, em decorrência da deficiência de Jing que resulta em subdesenvolvimento do Shen Qi na idade adulta ou pelo consumo de Qi que ocorre ao longo da vida por início precoce da vida sexual desenfreada ou por múltiplas gestações, levando à sua deficiência. O Shen é a base dos canais Ren Mai e Chong Mai. A deficiência do Shen Yin característica do climatério pode dar origem ao fogo endógeno, com secura e períodos alternados de irregularidade menstrual de espaniomenorreia e sangramento pela perda de controle do Ren Mai e Chong Mai. Nos casos de deficiência de Shen Yang, podemos ter a falha na produção de Xue e ascensão do Qi, com quadros de sangramento aumentado fora do período menstrual conhecidos como metrorragia (Figura 46.3).[16,17]

Deficiências relacionadas ao Pi

As deficiências relacionadas ao Pi resultam de uma dieta imprópria, esforço físico excessivo, preocupação ou ansiedade excessivas. Uma das funções do Pi é governar e manter a circulação do Xue dentro dos vasos sanguíneos. A deficiência de Pi Qi causa a incapacidade de sustentar o Xue, provocando o extravasamento do sangue e o surgimento de várias formas de hemorragia. Essa desarmonia comprometendo o Ren Mai e Chong Mai resultam em anormalidades menstruais e sangramento uterino (Figura 46.4).[16,17]

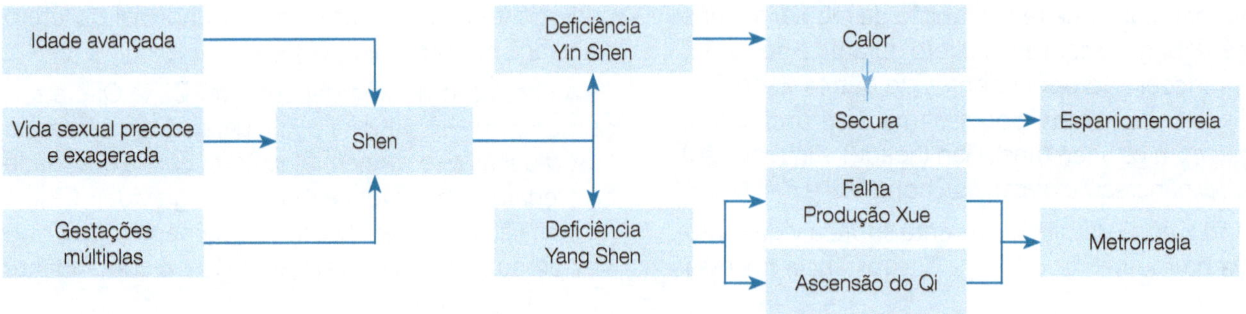

Figura 46.3. Relação entre deficiência do Shen e SUA. Fonte: Autoria própria.

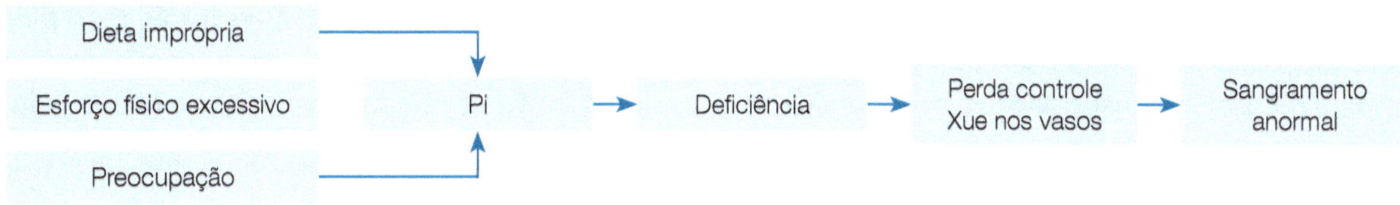

Figura 46.4. Relação entre deficiência do Pi e SUA. Fonte: Autoria própria.

Estagnação de Xue

A estagnação de Xue refere-se ao estado patológico em que a circulação do Xue está lentificada ou até bloqueada. Entre as causas de estase do Xue, podemos relacionar aquelas que perturbam a sua movimentação como a deficiência de Qi, a estagnação de Qi, presença de mucosidade estagnando os meridianos e colaterais e aquelas causadas pela invasão dos meridianos por fatores patogênicos como o frio e o calor. A estagnação do Xue gera o bloqueio do Ren Mai e Chong Mai e, consequentemente, um fluxo sanguíneo anômalo no útero, resultando em sangramento uterino anormal (Figura 46.5).[16,17]

Deficiência de Xue

A deficiência de Xue ocorre quando há falta de sangue para nutrir os Zang Fu, meridianos e tecidos. Ela pode resultar de várias condições, incluindo sangramentos. O estresse prolongado, a fadiga física extensa e doenças crônicas podem prejudicar a fração Yin e, consequentemente, o Xue. A insuficiência de produção de Xue pode acontecer por disfunção do Pi e Wei (estômago) em extrair o Qi nutritivo dos alimentos. A estagnação de Xue ou coagulação do Xue pelo frio podem causar bloqueios e impedir a geração de novo sangue. Em todas essas condições, o vazio de Xue não consegue fornecer nutrição aos Zang Fu, ao útero e aos canais Ren Mai e Chong Mai, causando distúrbios menstruais (Figura 46.6).[9,16,17]

Calor no Xue

O calor no Xue pode ser causado por plenitude ou deficiência. O calor por plenitude pode ser causado pelo calor patogênico externo invadindo a camada Xue, pela preferência por alimentos picantes e bem condimentados, que enfraquecem o Xue por meio do calor estagnado ou ainda pelo enfraquecimento do Xue pelo fogo patogênico transformado a partir da depressão e

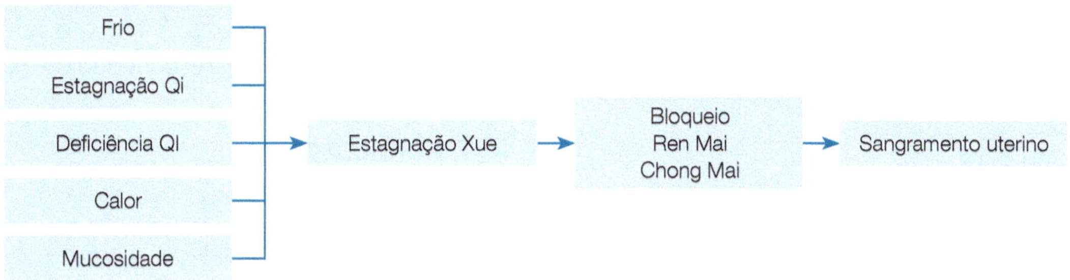

Figura 46.5. Relação entre estagnação do Xue e SUA. Fonte: Autoria própria.

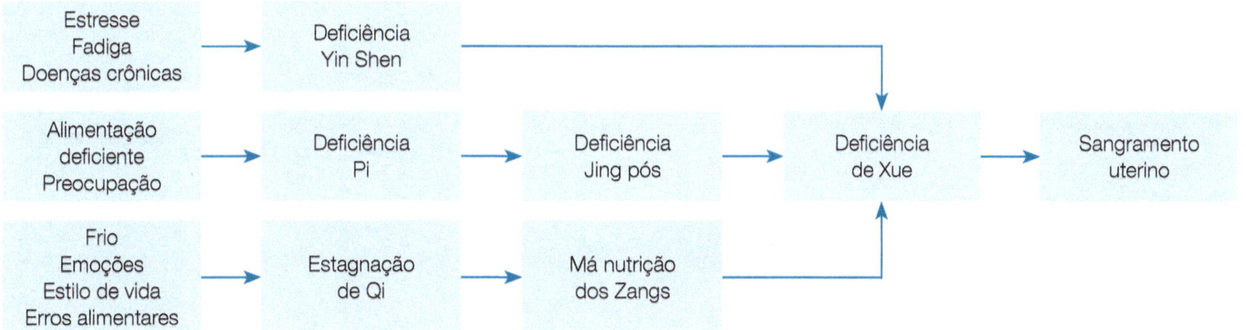

Figura 46.6. Relação entre deficiência do Xue e SUA. Fonte: Autoria própria.

da hiperatividade das cinco emoções. O calor por deficiência ou falso calor ocorre pela deficiência do Yin, seja por deficiência constitucional, doença grave ou crônica.

O calor no Xue compromete o funcionamento dos canais Ren e Chong, de modo que não conseguem sustentar o sangue nos canais uterinos e ocorre o sangramento. O sangramento uterino, por sua vez, consome o Yin e prejudica ainda mais os meridianos Chong e Ren. Ou seja, o calor no Xue enfraquece não apenas o Xue e o Yin, mas também os vasos extraordinários, levando o Xue a circular sem controle. Um ciclo vicioso se estabelece e resulta em sangramento uterino recorrente e intratável (Figura 46.7).[16,17]

Quadro clínico

Deficiência de Shen Yang

O sangramento tem cor clara, textura fina e grande volume, pode estar associado a dor lombar como se as costas estivessem quebradas, intolerância ao frio, extremidades frias, poliúria clara, fezes soltas e tez escura. A língua é pálida, com saburra fina e branca. O pulso é profundo, fino e lento.[9,14,15,17]

Deficiência de Shen Yin

O sangramento tem cor vermelho vivo, qualidade viscosa e volume variável, pode estar associado a fraqueza, e na região lombar e nos joelhos, tontura, zumbido e calor nos cinco centros. A língua é vermelha com saburra fina. O pulso é profundo, fino e rápido.[9,14,15,17]

Deficiência de Pi Qi

O sangramento é de cor clara, consistência fina, abundante e em grande quantidade ou persistente. Acompanha-se de lassidão, fadiga, falta de ar, falta de vontade de falar, anorexia e extremidades frias; ou, edema na face e nos membros e tez pálida. A língua é pálida e edemaciada, com saburra fina e branca. O pulso é regular e fraco.[9,14,15,17]

Estagnação de Xue

O sangramento é de cor roxa ou escura e com presença de coágulos, a quantidade pode estar aumentada ou diminuída, o fluxo é persistente. Menstruação de cor púrpura com coágulos relaciona-se à estagnação de Xue por frio. Acompanha-se de dor na região inferior do abdômen, com defesa. A língua é cianótica ou salpicada de manchas púrpuras. O pulso é obstruído.[9,14,15,17]

Deficiência de Xue

O sangramento é de cor vermelho claro e sem brilho, consistência líquida, quantidade diminuída e atrasada ou até amenorreia. Pode ser acompanhado por cansaço, fraqueza, falta de ar, parestesias, queda de cabelo, unhas fracas e quebradiças, memória fraca, tontura e pele pálida. A língua é pálida. O pulso é fraco e fino.[9,14,15,17]

Calor no Xue

O sangramento é de cor vermelho escuro, viscoso, abundante, em grande quantidade, com fluxo persistente ou contínuo. Pode ser acompanhado de agitação mental, insônia, sede com desejo por bebidas geladas, tontura e pele avermelhada. A língua é vermelha com saburra amarela. O pulso é escorregadio e rápido.[9,14,15,17]

Tratamento

Deficiência de Shen Yang

Aquecer o Shen, fortalecer o Yang e o meridiano Chong Mai e estancar o sangramento. Deve-se utilizar

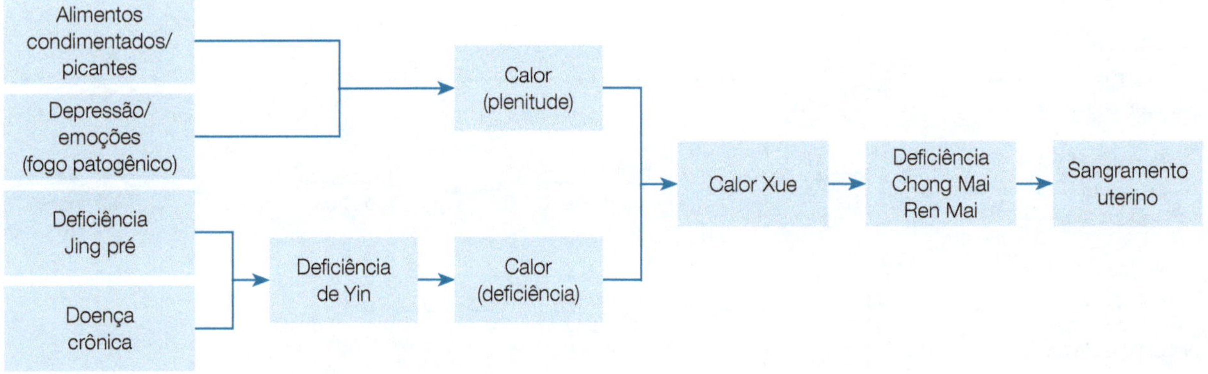

Figura 46.7. Relação entre calor no Xue e SUA. Fonte: Autoria própria.

os pontos KI3 (Taixi), CV4 (Guanyuan), CV6 (Qihai), BL23 (Shenshu), GV4 (Ming Men), SP4 (Gongsun), PC6 (Neiguan), SP1 (Yinbai). Pode-se utilizar moxa para aquecer os pontos dorsais.[9,10,15-20]

Deficiência de Shen Yin

Nutrir o Shen, fortalecer o Yin, firmar o meridiano Chong Mai e interromper o sangramento. Deve-se utilizar os pontos KI3 (Taixi), KI7 (Fuliu), CV4 (Guanyuan), CV6 (Qihai), BL23 (Shenshu), SP4 (Gongsun), PC6 (Neiguan), SP1 (Yinbai).[9,10,15-21]

Deficiência de Pi Qi

Fortalecer o Pi, aumentar o Qi, firmar o meridiano Chong Mai e interromper o sangramento. Deve-se utilizar os pontos BL20 (Pishu), LR13 (Zhangmen), SP3 (Taibai), ST36 (Zusanli), SP4 (Gongsun), PC6 (Neiguan), SP1 (Yinbai).[9,10,15-21]

Estagnação de Xue

Mobilizar o Xue, eliminar a estase, fortalecer o Chong Mai e interromper o sangramento. Deve-se utilizar os pontos SP10 (Xuehai), SP6 (Sanyinjiao) e BL17 (Geshu), ST36 (Zusanli), SP4 (Gongsun), PC6 (Neiguan), SP1 (Yinbai).[9,10,15-21]

Deficiência de Xue

Estimular a produção, tonificar e mobilizar o Xue, fortalecer o Chong Mai. Deve-se utilizar os pontos SP10 (Xuehai), SP6 (Sanyinjiao), BL17 (Geshu), SP4 (Gongsun), PC6 (Neiguan). Em casos de deficiência profunda, utilizar os pontos LI16 (Jugu), GB39 (Xuanzhong), BL11 (Dazhu).[9,10,15-21]

Calor no Xue

Purgar o calor, esfriar o sangue, fortalecer Chong Mai e interromper o sangramento. Deve-se utilizar os pontos LI4 (Hegu), LI11 (Quchi), SP10 (Xuehai), SP6 (Sanyinjiao), BL17 (Geshu), LR2 (Xingjian), GV14 (Dazhui), SP4 (Gongsun), PC6 (Neiguan), SP1 (Yinbai) (Quadro 46.1).[9,10,15-21]

Quadro 46.1. Resumo do tratamento recomendado conforme o padrão de desarmonia

Padrão de desarmonia	Pontos mais recomendados
Deficiência de Shen Yang	KI3, CV4, CV6, BL23, GV4, SP4, PC6, SP1
Deficiência de Shen Yin	KI3, KI7, CV4, CV6, BL23, SP4, PC6, SP1
Deficiência de Pi Qi	BL20, LR13, SP3, ST36, SP4, PC6, SP1
Estagnação de Xue	SP10, SP6, BL17, ST36, SP4, PC6, SP1
Deficiência de Xue	SP10, SP6, BL17, SP4, PC6, LI16, GB39, BL11
Calor no Xue	LI4, LI11, SP10, SP6, BL17, LR2, GV14, SP4, PC6, SP1

Fonte: Autoria própria.

Um tratamento geral pode ser estabelecido na correção das desarmonias do Qi e Xue, na tonificação do Shen Qi e Pi Qi, principalmente o Jing Qi Shen (rins), bem como os canais Ren Mai e Chong Mai, além de adicionar pontos complementares.

- KI3 (Taixi), CV4 (Guanyuan), CV6 (Qihai), BL23 (Shenshu), GV4 (Ming Men) para tonificar o Shen Qi e o Jing Qi Shen. Pode-se utilizar moxa para aquecer os pontos dorsais.[9,10,14,18-20]
- SP10 (Xuehai), BL17 (Geshu) e SP6 (Sanyinjiao) para tonificar, facilitar a formação e a circulação do Xue e refrescar o calor no Xue. SP6 tonifica o Qi e Xue e tonifica os três meridianos Yin dos pés (Shen, Pi e Gan).[9,10,14,20]
- SP4 (Gongsun) como ponto de abertura do canal curioso Chong Mai e o ponto PC6 (Neiguan). São canais curioso Yin que veiculam o calor orgânico para aquecer os Zang Fu. O trajeto do Chong Mai divide-se em alguns ramos, um deles tem trajetória ascendente passando pelo abdômen e percorrendo a região paramediana cruzando o trajeto do canal principal do Shen. Esses pontos paramedianos na região infraumbilical, quando estimulados, direcionam a Yuan Qi do Chong Mai para atuar na cavidade pélvica, favorecendo os órgãos geniturinários e suas funções. Recomenda-se o agulhamento superficial dos pontos KI11 (Henggu), KI12 (Dahe), KI13 (Qixue), KI14 (Siman) e KI15 (Zhongzhu).[14,20]
- LU7 (Lique) como ponto de abertura do canal curioso Ren Mai e o ponto de fechamento KI6 (Zhaohai) que auxiliam na tonificação do Shen Yin e Shen Yang e em patologias do sistema reprodutor e urinário. São canais curioso Yin que veiculam o calor orgânico para aquecer os Zang Fu. Tem função de regular o sistema reprodutor feminino, desarmonias do Xue, patologias uterinas, regular a menstruação, atuar na infertilidade, concepção, gravidez, parto e menopausa.[14,20]

- SP1 (Yinbai) para cessar sangramentos e manter o Xue dentro dos vasos. Indicado para sangramentos uterinos anormais e abundantes.[14,20]
- KI5 (Shuiquan) para regular o Ren Mai e Chong Mai. Indicado para distúrbios e irregularidades menstruais.[14,20]
- ST36 (Zusanli) para tonificar e circular o Qi e o Xue, tonificar o Qi dos rins e o Yuan Qi, aumentar a energia essencial.[14,19,20]
- Tonificação e harmonização do Qi dos Zang Fu envolvidos na formação do Xue:[9,14,20]
  - Gan: BL18 (Ganshu), LR14 (Qimen), LR3 (Taichong).
  - Xin: BL15 (Xinshu), CV14 (Juque), HT7 (Shen Men).
  - Pi: BL20 (Pishu), LR13 (Zhangmen), SP3 (Taibai).

Em casos com sintomas mais graves, intensos, recorrentes ou refratários, é necessária uma abordagem mais sólida e profunda, utilizando outros recursos terapêuticos da acupuntura. Pode-se, então, utilizar:

- CV3 (Zhongji) como ponto de reunião do canal Ren Mai para a entrada dos canais principais Yin do pé na pelve, beneficiando útero e anexos. É um ponto específico para o tratamento de todas as doenças ginecológicas.[14,19,20]
- BL52 (Zhishi) é o ponto vertebral entre as vértebras T7 e T8 para tratar o mental e emocional relacionado ao elemento água. O rim deve ter uma atividade mental equilibrada para cumprir suas funções relacionadas ao útero e aos canais extraordinários Ren Mai e Chong Mai. O ponto BL52 (Zhishi) é o ponto Jing dos rins (Shen), pois estimula o Jing Shen Zhi e, associado ao ponto vertebral dos rins, estimulam a vontade que é a atividade mental dos rins. Para potencializar ainda mais o tratamento do mental, pode-se utilizar o ponto KI3 (Taixi) para relativizar a emoção do medo que é lesiva ao Jing Shen Zhi e o ponto GB40 (Qiuxu) para melhorar a decisão.[14,19,20]
- TE5 (Waiguan) e BL22 (Sanjiaoshu) para harmonizar o triplo aquecedor (San Jiao) e potencializar sua ação de metabolizar e circular o Qi, Xue e líquidos orgânicos. Acrescentar os pontos CV5 (Shimen) e CV7 (Yinjiao) que são pontos Mo do aquecedor inferior e pontos de tonificação da Wei Qi e associar ao ponto KI16 (Huangshu) para interiorizar a Wei Qi e auxiliar nas patologias internas. Além disso, deve-se utilizar o ponto ST30 (Qichong), com punção perpendicular, para direcionar a Wei Qi para a cavidade pélvica.[10,14,19,20]
- Pontos sacrais: BL31 (Shangliao), BL32 (Ciliao), BL33 (Zhongliao) e BL34 (Xialiao) são pontos que harmonizam o Qi do aquecedor inferior e o Qi do útero, fortalecem o Xue e estabilizam a essência. São indicados para tratamento de alterações menstruais.[14,19,20]
- Circular o canal unitário Shao Yang: TE5 (Waiguan) e GB41 (Zulinqi). O canal principal do Dan (vesícula biliar) circunda a pelve a partir do ponto GB29 (Juliao), quando emite um ramo anterior que vai para a região pubiana, onde passa por CV2 e VC3, reúne-se com o canal do Gan, penetra na cavidade pélvica envolvendo a bexiga, útero e anexos, emergindo no ponto GB30 (Huantiao). Outro ramo posterior parte do GB29 para a região sacral onde se conecta aos pontos BL31 (Shangliao), BL32 (Ciliao), BL33 (Zhongliao) e BL34 (Xialiao), de onde penetra na cavidade pélvica, envolve a bexiga, útero e anexos e segue para o cóccix e GB30.[20,22]
- Pontos extras:
  - Qimen: localizado a 3 *tsun* lateral de CV4, é indicado para hemorragia uterina anormal.[20]
  - Changyi: localizado a 2,5 *tsun* laterais a CV3, é indicado para menstruação irregular.[22]
  - Zigong: localizado a 3 *tsun* laterais a CV3, é indicado para menstruações irregulares e outras doenças geniturinárias.[19,20]
  - Longmen: localizado na linha mediana na margem inferior da sínfise púbica, é indicado para hemorragia uterina anormal e outras doenças geniturinárias.[22]

Conclusão

O sangramento uterino anormal (SUA) é um evento frequente na vida de muitas mulheres em faixas etárias diferentes. A avaliação da paciente por um médico é fundamental para o reconhecimento do sangramento anormal e avaliar as possíveis repercussões clínicas no organismo. A investigação diagnóstica tem o objetivo de identificar as causas estruturais ou funcionais de acordo com a sigla PALM-COEIN, visando a correção não somente do sangramento, como também tratando suas causas e prevenção de complicações.

A acupuntura é uma excelente terapia adjuvante, diagnóstico dependente, para o tratamento do sangramento uterino anormal. Além disso, ela melhora as condições de saúde física e mental da paciente, corrige os desequilíbrios estabelecidos pelos textos clássicos de Medicina Tradicional Chinesa, sendo a conjugação das duas racionalidades biomédica e chinesa uma nova possibilidade de tratamentos dentro da visão da medicina moderna.

Referências bibliográficas

1. National Collaborating Centre for Women's and Children's Health. Heavy menstrual bleeding (Ch. 3). https://www.nice.org.uk/guidance/ng88/evidence/ full-guideline-pdf-4782291810 (2007).
2. Fraser IS, Critchley HO, Munro MG, Broder M. Can we achieve international agrément on terminologies and definitions used to describe abnormalities of menstrual bleeding? Hum Reprod. 2007;22(3):635-43.
3. National Collaborating Centre for Women's and Children's Health. National Institute for Health and Clinical Excellence. Heavy menstrual bleeding. NICE clinical guideline 44 [Internet]. London, UK: RCOG Press; 2007. [cited 2018 Aug 19]. Available from: http://ww.nice.org.uk/nicemedia/pdf/CG44FullGuideline.pdf
4. Sternberg AK, Buck VU, Classen-Linke I, Leube RE. How Mechanical Forces Change the Human Endometrium during the Menstrual Cycle in Preparation for Embryo Implantation. Cells. 2021 Aug 6;10(8):2008. doi: 10.3390/cells10082008. PMID: 34440776; PMCID: PMC8391722.
5. Speroff L. Endocrinologia, Ginecologia Clínica e Infertilidade. Thieme Revinter Publicações Ltda, 2019.
6. Munro MG, Critchley HO, Broder MS, Fraser IS; FIGO Working Group on Menstrual Disorders. FIGO classification system (PALM-COEIN) for causes of abnormal uterine bleeding in nongravid women of reproductive age. Int J Gynaecol Obstet. 2011;113(1):3-13.
7. Stewart EA, Nowak RA. Leiomyoma-related bleeding: a classic hypothesis updated for the molecular era. Hum Reprod Update. 1996;2:295–306. [PubMed] [Google Scholar] 29. Erdemoglu E, Güney M, Karahan N, Mungan T. Expression of cyc.
8. Lockwood CJ. Mechanisms of normal and abnormal endometrial bleeding. Menopause. 2011 Apr;18(4):408-11. doi: 10.1097/GME.0b013e31820bf288. PMID: 21499503; PMCID: PMC3074585.
9. Auteroche B, Navailh P. O Diagnóstico na Medicina Chinesa. 1ed. São Paulo: Editora Andrei, 1992.
10. Ross J. Zang Fu – Sistemas de Órgãos e vísceras da Medicina Tradicional Chinesa. 2ed. São Paulo: Roca, 2011.
11. Wang B. Princípios de Medicina Interna do Imperador Amarelo. 1ed. São Paulo: Ícone, 2013.
12. Van Nghi N. Patogenia y patologias energéticas em Medicina China. 1ed. Madrid, Espanha: Editorial Cabal, 1981.
13. Auteroche B, Navailh P, Maronnaud P, Mullens E. Acupuntura em Ginecologia e Obstetrícia. 1ed. São Paulo: Editora Andrei, 1987.
14. Liu Z, Liu L, editors. Essentials of Chinese Medicine: Volume 1. Springer-Verlag London Limited; 2009.
15. Hsing WT, Tsai AWW, Rohde CBS. Acupuntura e medicina tradicional chinesa. 1ed. Rio de Janeiro: Atheneu, 2019.
16. Liu, Z. Sangramento uterino funcional anovulatório.Essentials of Chinese Medicine: Essentials of Clinical Specialties in Chinese Medicine (2009): 285-290.
17. Wang, Liu Gong, and Hong Jin Pai. "Tratado Contemporâneo de Acupuntura e Moxibustão. I. Fundamentos da Medicina Tradicional Chinesa. II. Diagnóstico e Tratamento. Ed. CEIMEC, 2005.
18. Van Nghi N, Van Dong M. Semiologia e Terapêutica em Medicina Chinesa. Versão para língua portuguesa: Yamamura I. 1ed. São Paulo: Center AO, 2008.
19. Suh CS. Acupuncture Anatomy. 1ed. California, Estados Unidos da América: CRC Press, 2016.
20. Focks C, März U. Guia prático de acupuntura: localização de pontos e técnicas de punção. 2ed. São Paulo: Manole, 2018.
21. Höhl A, Tsai A, Lourdes T, Souza L. Ginecologia na Síndrome Pós-COVID-19 pela Medicina Tradicional Chinesa - Manual Clínico e de Acupuntura na Síndrome Pós-Covid-19. Rio de Janeiro: Atheneu, 2021.
22. Yamamura, Y. Acupuntura Tradicional: A Arte de Inserir. 2ed. São Paulo: Roca, 2001.

47

Adriano Höhl • Mara Valéria Pereira Mendes • Rafael Astini

Acupuntura nas Disfunções Vesicais

Introdução

O trato urinário inferior tem características próprias de funcionamento, sendo a bexiga urinária detentora de apenas dois modos de operação: armazenamento e eliminação. Todo esse processo se desenvolve através da interação de funções viscerais de controle involuntário, associados ao controle voluntário da micção, o que é conquistado ao longo do tempo, com a maturação do sistema nervoso em uma interação de mecanismos eferentes autônomos e somáticos para coordenar a atividade dos órgãos viscerais (bexiga e uretra) com a dos músculos estriados da uretra e do assoalho pélvico.[1]

Doenças, traumas, medicações, exposição a agentes físicos e químicos podem promover lesões ao nível do sistema nervoso interferindo no complexo mecanismo neural que regula o trato urinário, dando origem às disfunções vesicais. Associam-se a isso o aumento do índice de distúrbios mentais associados, interferindo na qualidade de vida da paciente. A compreensão desses mecanismos, poderá ser revisada em capítulo próprio da parte de ginecologia ocidental.

Abordaremos neste capítulo, as relações anatômicas e fisiológicas, relacionadas com a acupuntura, a visão e as evidências científicas relacionadas aos tratamentos propostos pela Medicina Tradicional Chinesa (MTC), que conciliados com os tratamentos da biomedicina poderão trazer melhores resultados aos pacientes.

Neuroanatomia do trato urinário

A bexiga urinária é profusamente suprida por fibras nervosas autônomas, que formam um denso plexo entre as células musculares lisas do detrusor. A inervação do trato urinário envolve o sistema nervoso autônomo (SNA) e o sistema nervoso somático (SNS), através de fibras eferentes da medula espinhal em sua extensão torácica e lombossacral, destacam-se os nervos pélvicos (SNA parassimpático sacral), dos nervos hipogástricos (SNA simpático toracolombar) e o nervo pudendo (SNS).[2]

As fibras simpáticas relacionadas à bexiga, se originam nos segmentos T11–L2 na medula espinhal, percorrendo os gânglios mesentéricos inferiores (plexo mesentérico inferior: PMI) e o nervo hipogástrico (NH) ou através da cadeia paravertebral para entrar nos nervos pélvicos em base da bexiga e da uretra. Os neurônios pós-ganglionares simpáticos liberam norepinefrina (noradrenalina: NA), que ativa os receptores β3-adrenérgicos para relaxar o músculo liso da bexiga e ativa os receptores α1-adrenérgicos para contrair o músculo liso uretral (Figura 47.1).[1]

As fibras pré-ganglionares parassimpáticas surgem dos segmentos espinais S2 a S4, através das raízes sacrais e nervos pélvicos (NP), chegando aos gânglios do plexo pélvico (PP) onde se originam os nervos pós-ganglionares que fornecem inervação parassimpática à bexiga. Os axônios pós-ganglionares parassimpáticos no nervo pélvico liberam acetilcolina (ACh), que produz uma contração da bexiga ao estimular os receptores muscarínicos M3 no músculo liso da bexiga. Os nervos pós-ganglionares parassimpáticos também liberam trifosfato de adenosina, que excita o músculo liso da bexiga, e óxido nítrico, que relaxa o músculo liso uretral.[1]

A inervação dos músculos estriados esfincterianos externos é de origem somática, de neurônios motores de S2-S4 através do nervo pudendo. Os axônios somáticos no nervo pudendo também liberam ACh,

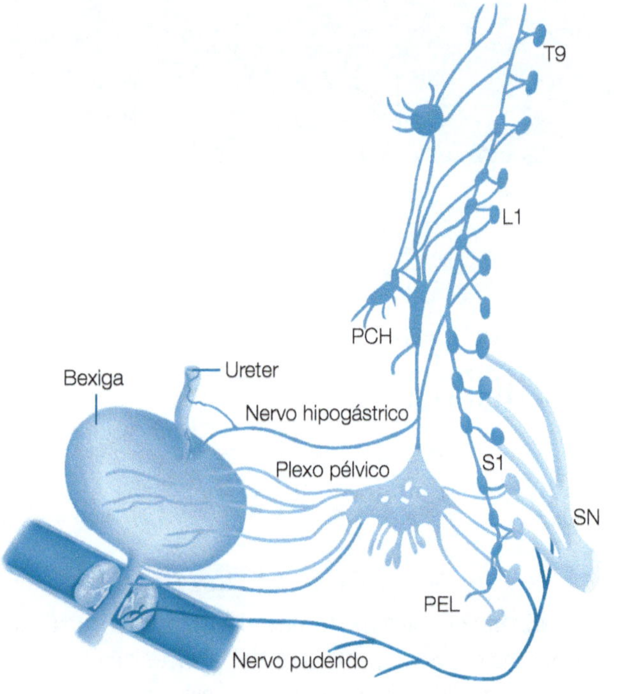

■ **Figura 47.1.** Representação da origem das fibras que inervam o trato urinário inferior. Fonte: Adaptada de Groat e William.[1]

que produz uma contração do músculo estriado do esfíncter externo por meio da ativação de receptores colinérgicos nicotínicos.[1]

Devemos ressaltar a importância dos gânglios autônomos pela função de conexão de milhares de neurônios pós-ganglionares com um número consideravelmente menor de neurônios pré-ganglionares, localizados na região intermediolateral da medula espinhal, por meio de múltiplas sinapses, mediada pela ação da acetilcolina nos receptores nicotínicos.[1]

Ao nível pós-ganglionar temos os nervos parassimpáticos (S1-S4) cuja transmissão excitatória na bexiga é mediada pela acetilcolina que atua nos receptores muscarínicos pós-juncionais M2 (inibe a adenilciclase) e M3 (liberação de Ca2+), sendo os últimos considerados como mais importantes.

Os nervos pós-ganglionares simpáticos (T11-L2) passam para os gânglios da cadeia simpática e depois para os gânglios pré-vertebrais na região superior, plexo hipogástrico e pélvico, liberando norepinefrina com ação excitatória para o músculo liso da uretra e da base da bexiga e inibitória para o músculo liso no corpo da bexiga, além de uma entrada inibitória e facilitadora para os gânglios parassimpáticos vesicais.[3]

A inervação somática é realizada por fibras transportadas pelo nervo pudendo responsável pela inervação dos músculos levantador do ânus, coccígeo e puborretal a partir de células do corno anterior no terceiro e quartos segmentos sacrais. O nervo pudendo passa ao longo da superfície lateral dos músculos obturador interno e coccígeo e através do canal de Alcock. À medida que o nervo passa pelo canal, ele se ramifica no nervo retal inferior (que inerva o rabdoesfíncter anal), no nervo perineal (que inerva o esfíncter uretral estriado, o músculo bulboesponjoso, o músculo isquiocavernoso, o músculo perineal transverso superficial e a pele labial) e o nervo dorsal do clitóris. Os ramos do nervo perineal são mais superficiais que o nervo dorsal do clitóris e, geralmente, percorrem a superfície superior da musculatura perineal. O ramo terminal do nervo perineal para o esfíncter uretral estriado passa pela superfície do músculo bulbocavernoso e penetra na uretra para inervar o esfíncter a partir das faces laterais.

Os axônios aferentes nos nervos pélvico, hipogástrico, pudendo e elevador do ânus transmitem informações do trato urinário inferior e do assoalho pélvico para neurônios de segunda ordem na medula espinhal lombossacral.

Os ramos aferentes do nervo pélvico que inervam a bexiga e a uretra se originam nos gânglios da raiz dorsal lombossacra caudal e são divididos em duas populações: pequenas fibras C mielinizadas (Aδ) e não mielinizadas. Os nervos pudendo e levantador do ânus também contêm aferentes mielinizados de maior diâmetro. Os aferentes Aβ que terminam na pele estão presentes no nervo pudendo e os aferentes Aα que inervam os fusos musculares estão presentes no nervo levantador do ânus (Figura 47.2).[1]

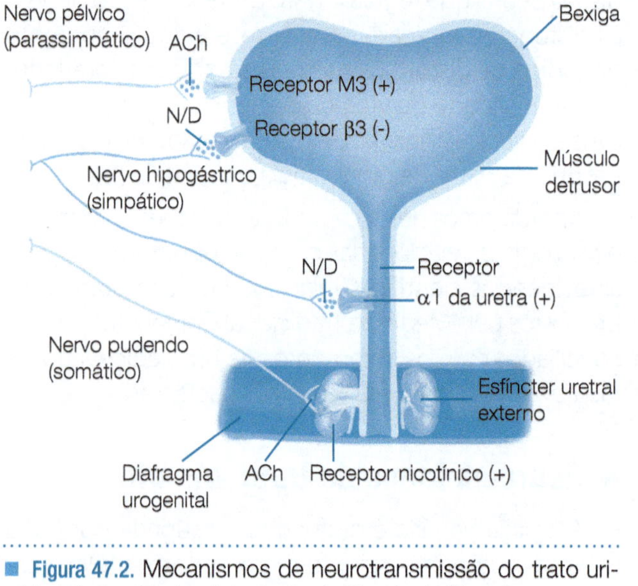

■ **Figura 47.2.** Mecanismos de neurotransmissão do trato urinário inferior. Fonte: Adaptada de Groat e William.[1]

O trato urinário inferior é controlado por meio de um circuito liga e desliga, entre as vias neurais da bexiga urinária e a saída uretral, através da medição contínua da pressão intravesical, desde o início do enchimento até o limiar de indução da micção. Estudos demonstram a presença de leucina encefalina em terminais pré-sinápticos e observações intracelulares sobre os mecanismos de inibição encefalinérgica indicam que, em altas frequências de atividade pré-ganglionar, a leucina encefalina é liberada com ACh e ativa os receptores opioides nos terminais pré-ganglionares ou células adjacentes para provocar uma redução prolongada da liberação de ACh, sendo provável a atuação das encefalinas de maneira autoinibitória nos terminais de onde são liberadas.

Durante o armazenamento da urina, à medida que a bexiga se enche, os sinais aferentes da bexiga (sacral) aumentam de intensidade até excederem um certo limite no tronco cerebral, especificamente na substância cinzenta periaquedutal.

Na ausência de quaisquer influências controladoras, o reflexo é disparado e a fase de armazenamento da bexiga urinária pode ser alterada para a fase de micção de forma voluntária ou involuntária, nas quais o aumento do impulso aferente dos receptores de tensão na bexiga estimula as vias parassimpáticas sacrais e inibe as vias simpáticas e somáticas, tendo como consequência o relaxamento inicial do esfíncter uretral seguido por uma contração da bexiga, aumento da pressão da bexiga e fluxo de urina.

O amadurecimento das vias neurais permite o controle consciente, de adultos normais, em adiar ou apressar voluntariamente o momento de disparar e, assim, garantir que a micção ocorra apenas se for conscientemente desejada, emocionalmente segura e socialmente apropriada. A incapacidade de exercer esse controle é anormal, podendo gerar alterações patológicas como a urgência ou incontinência de urgência, a síndrome de Fowler (incapacidade de esvaziar a bexiga com sensação de bexiga prejudicada).

Distúrbios mentais associados às disfunções vesicais (Figura 47.3)

A literatura científica tem demonstrado ao longo de vários estudos das disfunções vesicais a co-ocorrência de bexiga hiperativa e sintomas afetivos.

Vrijens D *et al.* afirmam a necessidade de aprofundar os vários estudos realizados, pois se basearam em um único instrumento de pesquisa, carecendo de informações que permitissem uma avaliação epidemiológica com critérios de causalidade. A desregulação afetiva pode ocasionalmente piorar os sintomas de bexiga hiperativa e piorar o resultado do tratamento. A hipótese levantada pelos autores é que essa correlação é difícil de estabelecer, mas pode envolver um mecanismo no "eixo bexiga-cérebro".[4]

Outro estudo demonstra que existe uma correlação positiva entre os níveis de estresse percebido e os sintomas de incontinência urinária e seus impactos na qualidade de vida dos pacientes com bexiga hiperativa.[5]

Dentre as alterações, destacam-se os distúrbios do sono e a fadiga, presentes em porcentagens substanciais de pacientes com bexiga hiperativa, levando a uma piora da qualidade de vida relacionada à saúde e pior saúde psicossocial.[6]

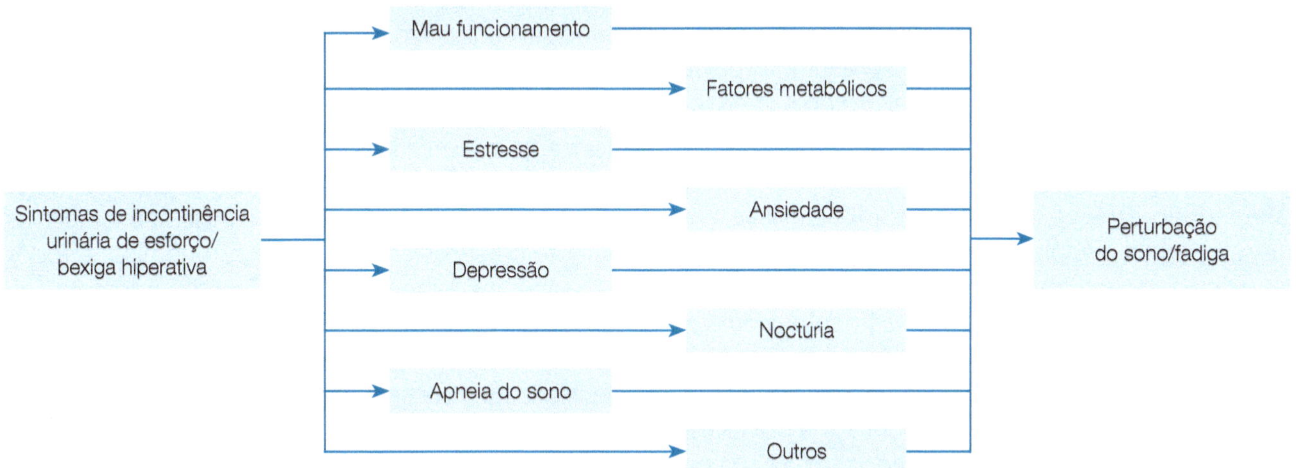

Figura 47.3. Relação entre disfunções urinárias e distúrbios mentais. Fonte: Autoria própria.

A presença de dor pélvica, um sintoma característico da cistite intersticial/síndrome da dor vesical (IC/BPS), aumenta o risco de desenvolvimento de depressão em 2 a 4 vezes quando comparados com mulheres sem dor geniturinária, entretanto, ainda há uma escassez de pesquisas que possam explicar essa relação.[7]

Mulheres com bexiga hiperativa necessitam de mudanças compensatórias e esses comportamentos estão associados a maior ansiedade e estresse. No entanto, apesar de compartilhar muitos sintomas urinários, não podemos ainda afirmar o mesmo sobre as outras disfunções da bexiga.[8]

Relações neuroanatômicas com os pontos de acupuntura

O conceito de acupuntura incorpora a ideologia da MTC associada ao conhecimento moderno da anatomia neuromuscular e fisiopatologia da doença. O estudo dos mecanismos de ação, já discutido nos capítulos iniciais, demonstra que a acupuntura estimula perifericamente as vias neurais, com a secreção de opioides endógenos, neurotransmissores, além da estimulação dos sistemas imunoendócrino, onde o estímulo pela agulha pode se dar de forma local ou à distância através do uso dos pontos clássicos da MTC, do agulhamento de grupos musculares, estímulo de troncos nervosos periféricos ou através da auriculoacupuntura com estímulo das vias trigeminais e vagais.[9]

O trato urinário inferior possui inervação do sistema nervoso autônomo (SNA) e somática. No SNA temos a inervação simpática através dos segmentos toracolombar (T11-L2) e parassimpática no segmento sacral (S2-S4).

Ao nível de estímulo local, podemos fazer os estímulos nos pontos Shu dorsais, no meridiano da bexiga, estimulando as vias simpáticas. O estímulo passa através do ramo lateral da raiz dorsal espinhal, chegando à cadeia simpática, desencadeando reflexos periféricos e atuando na regulação de órgãos.[10]

Segundo da Silva, M, existe uma interligação entre segmentos medulares, entre 1 e 2 acima do nível observado, podendo-se estimular até 5 segmentos na profundidade subcutânea e 2 segmentos ao nível muscular pela punção da agulha de acupuntura.[10] Essa via de comunicação neural, permite a ampliação do agulhamento dorsal além do ponto Shu dorsal específico para cada órgão, respeitando a referência da MTC, podendo-se estender por segmentos acima do convencionado pela literatura chinesa.

O sistema nervoso simpático se estende de C8 a L2. Os corpos celulares pré-ganglionares do sistema simpático estão localizados no corno lateral da medula espinhal, o qual tem múltiplas interconexões ao longo de seus vários níveis. Os gânglios simpáticos são adjacentes à medula espinhal e compreendem gânglios vertebrais (tronco simpático) e pré-vertebrais, que incluem os gânglios cervical superior, celíacos, mesentérico superior e aórtico-renais.[10]

Na cadeia simpática, há uma interligação entre segmentos, entre 1 e 2 acima do nível observado, podendo-se pela punção da agulha de acupuntura, se estimular até 5 segmentos na profundidade subcutânea e 2 segmentos ao nível muscular.[10]

Os pontos Shu dorsais do meridiano da bexiga estimulam as vias simpáticas. Através do ramo lateral da raiz dorsal espinhal, o estímulo chega à cadeia simpática e os reflexos periféricos podem estimular vias simpáticas envolvidas na regulação de órgãos, havendo uma especificidade para fibras simpáticas, pois cada tipo de neurônio simpático exibe um padrão de descarga que é característico de suas células-alvo e sua função.[10] Para os pontos locais, por estímulo direto do ramo lateral da raiz dorsal do nervo espinhal, poderemos modular o SNA simpático, utilizando os pontos Shu dorsais relacionados com os segmentos de T11 a L2 que são BL20, BL21, BL22 e BL23.

Os pontos locais mais usados que estimulam o SNA parassimpático são BL28, BL29 e BL30, podendo ainda ser puncionados BL31, BL32, BL33 e BL34, que estão diretamente relacionados com os nervos sacrais, em seus segmentos de S2 a S4 (Quadro 47.1).

Na parede abdominal, podemos estimular os segmentos de T11 a L1, através dos pontos da região hipogástrica, do umbigo até a sínfise púbica, sendo os principais utilizados CV3 (T11-L3), CV4 (T11-T12), CV7 (T11), SP15 (T10-T11), ST27 (T11-T12), ST28 (T12-L1).

Os sistemas nervosos somático e autônomo têm nociceptores periféricos semelhantes, usam os mesmos neurotransmissores e geralmente compartilham vias anatômicas e conexões centrais. Praticamente todos os nervos somáticos contêm fibras autonômicas e todos eles são considerados do tipo eferente (sudomotor, pilomotor e vasomotor). Portanto, qualquer estímulo ao nervo(s) periférico(s) influencia no desempenho do SNA periférico. Em consequência, quando as intervenções tratam de nervos periféricos, raízes nervosas ou espaço epidural, ou alvos da medula espinhal, o efeito terapêutico em estruturas somáticas e viscerais/autonômicas muitas vezes não pode ser diferenciado.[12]

Quadro 47.1. Relação entre pontos de acupuntura locais, SNA e órgãos correspondentes

Ponto	Nível	Distribuição visceral no tronco simpático
BL20 (Pishu)	T11	Adrenal
BL21 (Weishu)	T12	Adrenal /bexiga
BL22 (Sanjiaoshu)	L1	Adrenal, intestino grosso (cólon descendente), rim, bexiga, reto, genitais
BL23 (Shenshu)	L2	Intestino grosso (cólon descendente), rim, bexiga, reto, genitais
BL27 (Xiao Chang Shu)	S1	Nervos esplâncnicos pélvicos simpáticos e parassimpáticos
Ponto	**Nível**	**Distribuição visceral parassimpática/somática**
BL28 (Pangguang Shu)	S2	Plexo hipogástrico inferior/nervo pudendo
BL29 (Zhong Lu Shu)	S3	Plexo hipogástrico inferior/nervo pudendo
BL30 (Bai Huan Shu)	S4	Plexo hipogástrico inferior/nervo pudendo
BL33/36	S2 e S3	Plexo hipogástrico inferior/nervo pudendo
BL35	S3 e S4	Plexo hipogástrico inferior/nervo pudendo

Fonte: Autoria própria.

A inervação autônoma da pele pilosa inclui diferentes subconjuntos de fibras adrenérgicas e colinérgicas. As simpáticas são encontradas em todas as estruturas dérmicas, enquanto apenas algumas fibras parassimpáticas estão localizadas nas arteríolas da pele e músculos eretores do pelo.

Ao longo e circundando as arteríolas encontramos as fibras adrenérgicas dispostas em uma malha, as quais seriam as responsáveis por induzir a atividade vasoconstritora. Essas arteríolas da pele também são inervadas por fibras representando as fibras parassimpáticas, cursando próximo a fibras adrenérgicas com provável função antagônica e, provavelmente, vasodilatadora.[13]

Nos membros inferiores, podemos modular o SNA através dos pontos à distância, relacionados com dermátomos (inervação da pele) e miótomos (inervação dos músculos). No Quadro 47.2, os pontos mais úteis à distância nos membros inferiores estão relacionados ao SNA, segmentos simpáticos (T11-L2) e parassimpático (S2-S4).

Quadro 47.2. Relações anatômicas dos pontos de membros inferiores utilizados no tratamento das disfunções vesicais

Ponto	Músculos	Nervos
BL40	Gastrocnêmico	Cutâneo femoral posterior (S1-S3) Tibial (L5-S3)
SP4	Flexor longo do hálux Flexor curto do hálux Tendão do tibial anterior	Plantar medial (L5-S2) Safeno (L2-L4)
SP6	Flexor longo dos dedos Flexor longo do hálux Tibial posterior	Tibial (L5-S3) Safeno (L2-L4)
LR2	Primeiro interósseo dorsal	Fibular (L4-S1) Plantar lateral (S2-S3)
LR3	Primeiro interósseo dorsal	Fibular (L4-S1) Plantar lateral (S2-S3)
GB30	Glúteo máximo	Glúteo inferior (L5-S2) Cluneal inferior (S2-S3) Ciático (L4-S3) Nervo do quadrado femoral (l5-S1)
GB34	Fibular longo Extensor longo dos dedos	Fibular (L4-S1) Cutâneo lateral da coxa (L4-S1)
GB41	Quarto interósseo dorsal Extensor longo dos dedos Extensor curto dos dedos	Plantar lateral (S2-S3) Sural (L4-S3) Fibular (L4-S1)
KI3	Flexor longo dos dedos Flexor longo do hálux Tendões plantares Tendão tibial posterior	Tibial (L5-S3) Safeno (L2-L4)
ST36	Tibial anterior Extensor longo dos dedos	Fibular (L4-S1) Cutâneo lateral da coxa (L4-S1)
SP9	Gastrocnêmico Tendão semitendíneo Tendão poplíteo	Safeno (L2-L4) Cutâneo femoral anterior (L2-L4) Ciático (L4-S3) Tibial (S1-S2)

Fonte: Autoria própria.

Evidências do uso da acupuntura nas disfunções vesicais e sintomas associados

As evidências são crescentes para o uso da acupuntura como terapia adjuvante nas disfunções vesicais. Apesar dos poucos estudos e das baixas evidências, a prática clínica demonstra resultados relevantes tanto na parte funcional, quanto na melhora da qualidade de vida dos pacientes.

Acupuntura nas disfunções vesicais

Algumas evidências relatam que pacientes com incontinência urinária podem se beneficiar com a associação da acupuntura em seu tratamento. Uma metanálise que analisou os efeitos da acupuntura e a terapia medicamentosa concluiu que as pacientes podem ter mais benefícios quando associam os dois métodos terapêuticos, comparado ao tratamento isolado com medicamentos.[14]

Com relação à redução dos sintomas de bexiga hiperativa, frequência urinária e incontinência, outra metanálise evidenciou que a acupuntura exibiu efeitos equivalentes à terapia medicamentosa anticolinérgica convencional.[15]

Zhao Y *et al.* relataram, em revisão de dez estudos randomizados com um total de 794 pacientes, que a acupuntura pode ter efeito na diminuição do número de episódios de micção, incontinência e noctúria. No entanto, as evidências são insuficientes para mostrar o efeito do uso da acupuntura isoladamente ou o efeito adicional às drogas no tratamento da bexiga hiperativa.[16]

Outros benefícios são demonstrados na redução da frequência urinária e da incontinência, através da combinação de acupuntura com terapia medicamentosa. Lee JJ *et al.* encontraram um efeito mais favorável com essa associação de tratamentos quando comparado com a terapia medicamentosa isolada.[15]

Eletroacupuntura nas disfunções vesicais

Zhang T *et al.* demonstraram que a eletroacupuntura (EA) aplicada em ratos pode melhorar a função da bexiga através da ativação da sinalização NGF/TrkA e sinalização AKT.[17]

Wan OYK *et al.*, em um estudo randomizado com controle duplo-cego simples, observaram mudanças subjetivas de sintomas de incontinência urinária em 24 semanas.[18]

Na China, um estudo reuniu 500 mulheres com incontinência de urgência, das quais foram selecionadas para o estudo um total de 178 pacientes. Foram então separadas em dois grupos, com instrução de perda de peso, redução da ingestão de líquidos e limite da ingestão de cafeína. Em um dos grupos, as pacientes receberam tratamento de acupuntura por 12 semanas, com duração das sessões de 30 minutos cada. As agulhas foram inseridas no ponto BL33 com inserção para medial e caudal até 50 mm e no ponto BL35 até 50-60 mm com manipulação para atingir De Qi, após a punção, foi iniciada estimulação elétrica de 10/50 Hz, 0,1-5,0 mA. Foram três sessões por semana, totalizando 36 sessões e foram acompanhadas por mais 24 semanas. O outro grupo recebeu treinamento muscular do assoalho pélvico específico para incontinência urinária de esforço (IUE) e solifenacina por uma sequência de 36 semanas. Os autores concluíram que a eletroacupuntura em pontos lombossacrais pode ser uma opção promissora para o tratamento da IUM com predominância de urgência. Ela pode reduzir a frequência dos episódios de incontinência, a quantidade de perdas e melhorar a qualidade de vida das mulheres com incontinência com predominância de urgência com efeito sustentado por até 36 semanas.[19]

Acupuntura nos sintomas associados às disfunções vesicais

Nos pacientes geriátricos, temos o aspecto da fragilidade como uma condição comumente associada ao envelhecimento e caracterizada por fraqueza muscular e outras alterações relacionadas à idade, o que repercute não somente no estado geral, mas nas funções ginecológicas e urológicas como a bexiga hiperativa (BH) e a síndrome geniturinária da menopausa (GSM), trazendo grande preocupação e um impacto negativo na qualidade de vida dos idosos.

Com relação ao uso da EA em bexiga hiperativa, Haiyong Chen *et al.*, em um estudo piloto controlado, randomizado, cego, com um número de 34 indivíduos pós-AVC com sintomas de bexiga hiperativa, tratados com EA por 4 semanas, concluíram que um tratamento com EA durante 6 sessões foi viável e pareceu reduzir os sintomas de bexiga hiperativa em pacientes pós-AVC.[20]

Jie Zhang *et al.* realizaram um estudo com grupos tratados com EA e grupo não tratado com EA, durante 30 sessões (5 sessões por semana, por 6 semanas, 30 minutos por sessão). Os instrumentos de avaliação utilizados foram o escore de sintomas da OAB (OABSS), o escore do *king's health questionnaire* (KHQ) e avaliação urodinâmica, concluindo que a EA parece ser um tratamento eficaz, seguro e minimamente invasivo para mulheres com bexiga hiperativa.[21]

Nos pacientes com dor crônica, a acupuntura pode reduzir os limiares de dor, pressão, ansiedade, depressão, fadiga, distúrbios do sono e incapacidade a curto prazo.[22]

Xuan Yin *et al.*, em um ensaio clínico cego, randomizado e controlado por placebo, com duração de 32 semanas, compararam um grupo tratado com EA e tratamento padrão com um grupo com tratamento com acupuntura simulada (AS) e tratamento padrão, ou tratamento padrão apenas como controle. Os autores concluíram que, em pacientes com depressão, a EA melhora significativamente a insônia e qualidade do sono em comparação ao tratamento simulado ou controle.[23]

Fitoterapia chinesa

Os trabalhos orientais apontam o Ninjin'yoeito (NYT), um fitoterápico tradicional chinês, como uma opção viável de tratamento para a fragilidade e sintomas associados à bexiga hiperativa, contribuindo para a redução das drogas antimuscarínicas.[24]

Com relação aos sintomas associados às disfunções vesicais, a acupuntura em associação com a medicina herbal chinesa tem se mostrado altamente resolutiva, melhorando o estado mental e a qualidade de vida dos pacientes. Os estudos demonstram que a acupuntura e a eletroacupuntura e a fitoterapia chinesa são eficazes no tratamento da ansiedade isoladamente ou como adjuvantes da terapia farmacológica.[25]

Fisiopatologia, diagnóstico e tratamento das disfunções da bexiga segundo a medicina tradicional chinesa

A bexiga é uma víscera das vias excretoras, localizada na cavidade pélvica, composta camadas de células uroteliais ou epitélio de transição, tecido conjuntivo (lâmina própria), tecido muscular liso (músculo detrusor) e tecido conjuntivo adiposo. Tem função de armazenar a urina conduzida pelos ureteres e excretá-la pela uretra.[26]

De acordo com a teoria da MTC, a bexiga (Pangguang) é o local de concentração, armazenamento e transformação dos líquidos orgânicos para serem excretados como urina.[27] Na fisiologia dos fluidos, os rins (Shen) recebem os líquidos orgânicos (Jin Ye), por intermédio do triplo aquecedor (San Jiao), após o processo de purificação realizado no intestino delgado (Xiao Chang), intestino grosso (Da Chang) e pulmão (Fei). Nos rins (Shen), é realizado mais um processo de purificação dos líquidos orgânicos e a fração impura é destinada para a bexiga (Pangguang).[28,29] A bexiga transforma os líquidos orgânicos em urina e a excreta pela uretra, essa ação necessita de dois catalisadores: o Qi e o calor fornecido pelo Yang do rim. Segundo o Capítulo 34, do Su Wen, "o rim é um chamariz para a água e se encarrega dos fluidos do corpo",[30] enfatizando a participação dos rins (Shen) como regulador e governador da água e dos líquidos orgânicos.

Os livros clássicos da Medicina Tradicional Chinesa, estabelecem uma relação íntima entre o Shen e Pangguang, como sua víscera acoplada pela teoria dos Zang Fu.[28,29] Segundo o Su Wen, Capítulo 8, "a bexiga toma a seu cargo a concentração; armazena a água e o fluido; após o fluido corpóreo ser transformado em água pela ativação da energia vital, ela pode ser excretada".[30] A realização dessas funções da bexiga depende do Shen Qi e, principalmente, da fração Yang dos rins. Dessa maneira, os padrões de desarmonia que acometem os rins podem refletir sobre as funções da bexiga, causando as afecções miccionais.[27] Se o Qi do Pangguang estiver deficiente, o processo de micção será difícil, podendo evoluir com retenção urinária. Se a bexiga perder o controle de sua função de armazenamento, principalmente pela deficiência de Shen Yang, ocorrerá a polaciúria ou incontinência urinária.[28]

A bexiga possui três meatos: dois meatos ureterais superiores, de onde recebe os líquidos orgânicos provenientes do Shen, e um meato uretral inferior por onde excreta a urina. O Shen exerce o controle sobre esses orifícios e o correto funcionamento depende do Shen Qi,[28] principalmente sua fração Yang. Se estiverem debilitados, a bexiga perde a capacidade de reter os líquidos orgânicos, ocorre um vazamento dos fluidos e causa sintomas como incontinência urinária ou enurese noturna.

O San Jiao é outra estrutura importante para o desempenho das funções da Pangguang, principalmente pela relação funcional com o aquecedor inferior. Ele tem a função de metabolizar e circular os líquidos orgânicos (Jin Ye), ligando a Pangguang com todos os órgãos e vísceras (Zang Fu) (Ross 2011). O San Jiao é considerado a via de passagem das águas, por exemplo, na comunicação entre rim e pulmão pela via das águas. Segundo o Su Wen, Capítulo 8, "o triplo aquecedor toma a seu cargo eliminar a água na canalização do corpo todo; toma a seu cargo a atividade da energia vital do fluido corporal e a regulagem e eliminação do fluido".[30]

Dessa maneira, na abordagem da fisiopatologia das afecções miccionais, precisa-se considerar o envolvimento de outros órgãos e vísceras (Zang Fu) concomitantemente.

Bexiga hiperativa e incontinência urinária

A síndrome da bexiga hiperativa é definida pela presença urgência miccional, com ou sem incontinência associada, frequentemente acompanhada de micções frequentes e nictúria, na ausência de infecção ou de qualquer outra patologia detectável.[31]

A incontinência urinária é definida como a perda do controle da bexiga ou micção involuntária e pode ser classificada como de esforço, de urgência, mista, de transbordamento ou funcional.[32]

Segundo a MTC, essas doenças são caracterizadas por sintomas relacionados a deficiência de Shen Yang, especificamente ao subtipo denominado Qi dos rins sem solidez.[27-29,33] Esses padrões de desarmonia têm origem no Shen e apresentam grande prejuízo na função de retenção de líquidos orgânicos por hipotonia dos orifícios inferiores (esfíncteres). Outros sintomas como urina clara e abundante, urina com jato fraco, gotejamento urinário, enurese, ejaculação precoce no homem e risco de aborto na mulher podem estar presentes.

1. **Língua:** pálida, com revestimento fino e branco.
2. **Pulso:** profundo, fraco, fino, lento.

O tratamento consiste em:

1. **KI3 (Taixi), CV4 (Guanyuan), CV6 (Qihai), BL23 (Shenshu), GV4 (Ming Men):** para tonificar o Shen Yang. Utilizar moxa para aquecer os pontos dorsais. O ponto KI3 relaciona-se, superficialmente, com o nervo cutâneo sural medial e, profundamente, com o nervo tibial que se origina do nervo ciático (L4-S3). O ponto CV4 relaciona-se, superficialmente, com ramos cutâneos anteriores do 12º nervo torácico (T12) e, profundamente, com ramos musculares anteriores do 12º nervo torácico (T12). O ponto CV6 relaciona-se, superficialmente, com os ramos cutâneos anteriores do 11º nervo torácico (T11) e, profundamente, com ramos musculares anteriores do 11º nervo torácico (T11). O ponto BL23 relaciona-se, superficialmente, com o primeiro e segundo nervos clúnios superiores com origem nos ramos dorsais de L1-L2 e, profundamente, com ramos posteriores do primeiro e segundo nervos clúnios superiores (L1-L2). O ponto GV4 relaciona-se, superficialmente, com ramos mediais posteriores do 2º nervo lombar (L2-L3) e, profundamente, com ramos posteriores do 2º nervo lombar (L2-L3).[27-29,34,35]
2. **BL28 (Pangguanshu) e CV3 (Zhongji):** para harmonizar a bexiga, utilizando-se a técnica Shu-Mo da bexiga. O ponto BL28 relaciona-se, superficialmente, com os nervos clúnios médios que surgem dos nervos sacrais (S1-S3) e com o nervo glúteo inferior que se origina do nervo lombar (L5) e dos nervos sacrais (S1-S2); profundamente, com o nervo glúteo superior que se origina dos nervos lombares (L4-L5) e do nervo sacral (S1); lateralmente, com os nervos clúnios superiores provenientes dos nervos lombares (L1-L3). O ponto CV3 relaciona-se superficialmente com o ramo cutâneo anterior do nervo ílio-hipogástrico proveniente do nervo lombar (L1).[28,34,35]
3. **GV20 (Baihui):** para tonificar o Yang, mantendo os líquidos orgânicos dentro dos órgãos e em sentido ascendente, quando estimulado com moxa. O ponto GV20 relaciona-se superficialmente com ramos do nervo occipital maior, proveniente do nervo cervical (C2) do ramo primário dorsal do plexo cervical e relaciona-se com ramos do nervo supratroclear que surgem do nervo frontal que se origina do nervo oftálmico.[29,35,36]
4. **KI7 (Fuliu) e SP6 (Sanyinjiao):** para tonificar o Shen Yin. Para tonificar o Yang, deve-se ancorar Yin. O ponto KI7 relaciona-se, superficialmente, com o nervo cutâneo sural medial e, profundamente, com o nervo tibial que se origina do nervo ciático (L4-S3). O ponto SP6 relaciona-se, superficialmente, com o nervo safeno proveniente do nervo femoral (L2-L4); profundamente, com o nervo tibial que se origina do nervo ciático (L4-S3); medialmente, com ramos do nervo tibial (L4-S3).[28,29,34,35]

Em casos com sintomas mais graves, intensos, recorrentes ou refratários, é necessária uma abordagem mais sólida e profunda, utilizando outros recursos terapêuticos da acupuntura. Pode-se, então, utilizar:

1. **TE5 (Waiguan) e BL22 (Sanjiaoshu):** para harmonizar o San Jiao e potencializar sua ação de metabolizar e circular os líquidos orgânicos. Acrescentam-se os pontos CV5 (Shimen) e CV7 (Yinjiao) que são pontos Mo do aquecedor inferior e o ponto BL39 (Weiyang) que é Ho inferior do aquecedor inferior e tem como funções fortalecer o Pangguang Qi, harmonizar a via das águas, dispersar o vento perverso e redirecionar o Qi em tumulto para baixo.[29,34] Segundo o Su Wen, "Esse ponto rege o aquecedor inferior (Xia Jiao); quando está em vazio, aparece a incontinência urinária, e quando está em plenitude, aparece a anúria. No primeiro caso, deve-se tonificar e, no segundo, dispersar o ponto BL39".[30]
2. **LU7 (Lique):** como ponto de abertura do canal curioso Ren Mai e o ponto de fechamento KI6 (Zhaohai) que auxiliam na tonificação do Yin e Yang do Shen e em patologias do sistema reprodutor e urinário. São canais curioso Yin que veiculam o calor orgânico para aquecer os Zang Fu. Tem função de regular o sistema reprodutor feminino, desarmonias do Xue, patologias uterinas, regular a menstruação, atuar na infertilidade, concepção, gravidez, parto e menopausa. Além disso, o Ren Mai é indicado para enurese e dificuldade de micção.[34,37,38]

3. **SP4 (Gongsun):** como ponto de abertura do canal curioso Chong Mai e o ponto PC6 (Neiguan). São canais curioso Yin que veiculam o calor orgânico para aquecer os Zang Fu. O trajeto do Chong Mai divide-se em alguns ramos, um deles tem trajetória ascendente passando pelo abdômen e tórax. Ele percorre a região paramediana cruzando o trajeto do canal principal dos rins (Shen). Esses pontos paramedianos na região infraumbilical, quando estimulados, direcionam a Yuan Qi do Chong Mai para atuar na cavidade pélvica, favorecendo os órgãos geniturinários e suas funções. Recomenda-se o agulhamento superficial dos pontos KI11 (Henggu), KI12 (Dahe), KI13 (Qixue), KI14 (Siman) e KI15 (Zhongzhu).[34,36-38]
4. **CV5 (Shimen) e CV7 (Yinjiao):** como pontos de tonificação da Wei Qi e associar ao ponto KI16 (Huangshu) para interiorizar a Wei Qi e auxiliar nas patologias internas. Além disso, deve-se utilizar o ponto ST30 (Qichong) para direcionar a Wei Qi para a cavidade pélvica. A punção do ponto ST30 (Qichong) deve ser perpendicular, a punção direcionada para baixo pode atuar no direcionamento da Yuan Qi do Chong Mai para os membros inferiores.[34,36,38]
5. **BL52 (Zhishi):** é o ponto vertebral entre as vértebras T7 e T8 para tratar o mental e emocional relacionado ao elemento água. O ponto BL52 (Zhishi) é o ponto Jing dos rins (Shen), pois estimula o Jing Shen Zhi e, associado ao ponto vertebral dos rins, estimulam a vontade que é a atividade mental dos rins. Para potencializar ainda mais o tratamento do mental, pode-se utilizar o ponto KI3 (Taixi) para relativizar a emoção do medo e GB40 (Qiuxu) para melhorar a decisão.[27,34,36]
6. **LU9 (Taiyuan), BL13 (Feishu) e LU1 (Zhongfu):** para harmonizar o elemento metal. O metal é a mãe da água e corresponde ao pulmão (Fei) e ao intestino grosso (Da Chang), que são Zang Fu importantes no processo de purificação dos líquidos orgânicos. Além disso, o Fei tem estreita relação com o Shen formando a via das águas, através da circulação do San Jiao. Pode-se ainda utilizar os pontos BL42 (Pohu), LU10 (Yuji) e o ponto vertebral do pulmão entre C3 e C4, para tratar a atividade mental relacionada a esse órgão.[27,29,34,36]

Resumimos no Quadro 47.3, os pontos mais recomendados nos casos de bexiga hiperativa e incontinência urinária, conforme o grau de gravidade. Entretanto, reafirmamos a necessidade de uma abordagem integrativa, com tratamento de outras síndromes e desarmonias associadas.

Quadro 47.3. Resumo do tratamento recomendado para bexiga hiperativa e incontinência urinária

Bexiga hiperativa e incontinência urinária	Pontos recomendados
Quadros leves	KI3, CV4, CV6, BL23, GV4, BL28, CV3, GV20, KI7, SP6
Quadros graves	TE5, BL22, BL39, LU7, KI6, SP4, PC6, KI11, KI12, KI13, KI14, KI15, CV5, CV7, KI16, ST30, BL52, ponto vertebral T7-T8, GB40, LU9, BL13, LU1, BL42, LU10, ponto vertebral C3-C4

Fonte: Autoria própria.

Síndrome da bexiga dolorosa

A síndrome da bexiga dolorosa (SBD) ou cistite intersticial (CI) é uma doença crônica caracterizada por dor pélvica, em pressão ou desconforto vesical, associado a urgência miccional e aumento da frequência urinária. A fisiopatologia dessa doença está relacionada à inflamação crônica da parede da bexiga gerada a partir de uma disfunção das células uroteliais. Nessa doença, as células de revestimento da bexiga sofrem alteração na produção de glicosaminoglicanas e proteoglicanas, gerando um muco ineficiente e falha na proteção da mucosa e submucosa. Isso deixa o urotélio exposto às toxinas presentes na urina que atingem a parede vesical, causando inflamação e ativação nervosa sensitiva.[39,40]

A síndrome da bexiga dolorosa segue um padrão de desarmonia classificado como umidade-calor na bexiga (Pangguang) pela Medicina Tradicional Chinesa. A etiopatogenia desse padrão tem diversas origens como acúmulo de umidade-calor na Pangguang proveniente do aquecedor médio (Zhongjiao) devido aos excessos alimentares, presença de Xie Qi umidade-calor e frio acometendo o Tai Yang (intestino delgado e bexiga) e deficiência de Yin do rim gerando falso-calor. A umidade-calor prejudica a atividade funcional da bexiga, causando vontade inadiável e frequente de urinar, micções difíceis e dolorosas. Além disso, a umidade-calor na bexiga causa estagnação de Qi e Xue (sangue), gerando a dor pélvica em pressão, peso ou desconforto vesical que, comumente, piora com o enchimento da bexiga e melhora com o esvaziamento, condizente com a características de plenitude da bexiga.[27-29,36-38]

1. **Língua:** vermelha, revestimento amarelo, pegajoso, gorduroso.
2. **Pulso:** rápido, escorregadio.

O tratamento consiste em:

1. **BL28 (Pangguanshu) e CV3 (Zhongji):** para harmonizar a bexiga e acalmar a dor, utilizando-se a técnica Shu-Mo da bexiga. O ponto BL28 relaciona-se, superficialmente, com os nervos clúnios médios que surgem dos nervos sacrais (S1-S3) e com o nervo glúteo inferior que se origina do nervo lombar (L5) e dos nervos sacrais (S1-S2); profundamente, com o nervo glúteo superior que se origina dos nervos lombares (L4-L5) e do nervo sacral (S1); lateralmente, com os nervos clúnios superiores provenientes dos nervos lombares (L1-L3). O ponto CV3 relaciona-se superficialmente com o ramo cutâneo anterior do nervo ílio-hipogástrico proveniente do nervo lombar (L1).[28,34,35]
2. **KI3 (Taixi), e BL23 (Shenshu):** para tonificar os rins e harmonizar a via das águas e fortalecer o aquecedor inferior. O ponto KI3 relaciona-se, superficialmente, com o nervo cutâneo sural medial e, profundamente, com o nervo tibial que se origina do nervo ciático (L4-S3). O ponto BL23 relaciona-se, superficialmente, com o primeiro e segundo nervos clúnios superiores com origem nos ramos dorsais de L1-L2 e, profundamente, com ramos posteriores do primeiro e segundo nervos clúnios superiores (L1-L2).[29,34,35]
3. **CV4 (Guanyuan):** para dispersar a umidade-calor, harmonizar o Qi do aquecedor inferior e acalmar a dor em baixo ventre. O ponto CV4 relaciona-se, superficialmente, com ramos cutâneos anteriores do 12º nervo torácico (T12) e, profundamente, com ramos musculares anteriores do 12º nervo torácico (T12).[34,35] Focks 2018, Suh 2016.
4. **SP6 (Sanyinjiao):** para drenar a umidade-calor, tonifica o Yin, harmoniza o rim, fígado e baço/pâncreas. O ponto SP6 relaciona-se, superficialmente, com o nervo safeno proveniente do nervo femoral (L2-L4); profundamente, com o nervo tibial que se origina do nervo ciático (L4-S3); medialmente, com ramos do nervo tibial (L4-S3).[29,34,35]
5. **SP9 (Yinlingquan):** para drenar a umidade-calor, dispersar a estagnação do aquecedor inferior e promover a diurese. O ponto SP9 relaciona-se, superficialmente, com o nervo safeno proveniente do nervo femoral (L2-L4); profundamente, com o nervo tibial que se origina do nervo ciático (L4-S3); medialmente, com o nervo cutâneo sural medial que se origina do nervo safeno e esse do nervo femoral.[29,34,35]
6. **KI10 (Yingu):** é ponto água do canal do rim (Shen) para esfriar o calor da bexiga e dos orifícios inferiores. O ponto KI10 relaciona-se, superficialmente, com o nervo cutâneo femoral posterior que se origina dos nervos sacrais (S1-S5) e, profundamente, com o nervo tibial e com o nervo ciático (L4-S3).[34,36]
7. **LR2 (Xingjian):** é o ponto de fogo do canal do Gan para dispersar o calor do fígado que rege os genitais externos e acalmar a dor. O ponto LR2 relaciona-se, superficialmente, com o ramo digital dorsal do nervo fibular profundo que se origina no nervo fibular comum e esse no nervo ciático.[34,35]
8. **LR8 (Ququan):** para tonificar e circular o Qi da bexiga, circular o Qi do aquecedor inferior, dissipar umidade-calor e acalmar a dor em baixo ventre. O ponto LR8 relaciona-se, superficialmente, com o nervo safeno que deriva do nervo femoral (L2-L3) e, profundamente, com o nervo ciático que se origina nos nervos L4-S3 do plexo lombossacro.[34,35]

Observação: a moxabustão não é recomendada nesses pontos.[28]

Em casos com sintomas mais graves, intensos, recorrentes ou refratários, é necessária uma abordagem mais sólida e profunda, utilizando outros recursos terapêuticos da acupuntura. Pode-se, então, utilizar:

1. **BL63 (Jinmen):** é o ponto de acúmulo da bexiga (Xi) para tratamento da dor e desconforto vesical.[34] Focks 2018.
2. **SI3 (Houxi) e BL62 (Shenmai):** para circular o canal unitário Tai Yang, circular o Qi da bexiga e acalmar a dor.[34,36] Focks 2018.
3. **TE5 (Waiguan) e BL22 (Sanjiaoshu):** para harmonizar o San Jiao e potencializar sua ação de metabolizar e circular os líquidos orgânicos. Acrescenta-se os pontos CV5 (Shimen) e CV7 (Yinjiao) que são pontos Mo do aquecedor inferior e o ponto BL39 (Weiyang) que é Ho inferior do aquecedor inferior e tem como funções fortalecer o Pangguang Qi, harmonizar a via das águas, dispersar o vento perverso e redirecionar o Qi em tumulto para baixo.[29,30,34]
4. **LU7 (Lique):** como ponto de abertura do canal curioso Ren Mai e o ponto de fechamento KI6 (Zhaohai) que auxiliam na tonificação do Yin e Yang do rim e em patologias do sistema reprodutor e urinário. É indicado para enurese e dificuldade de micção.[34,37,38]
5. **SP4 (Gongsun):** como ponto de abertura do canal curioso Chong Mai e o ponto PC6 (Neiguan) para favorecer os órgãos geniturinários e suas funções e direcionar a Yuan Qi para a pelve com o agulhamento

superficial dos pontos KI11 (Henggu), KI12 (Dahe), KI13 (Qixue), KI14 (Siman) e KI15 (Zhongzhu).[34,36-38]

6. **CV5 (Shimen) e CV7 (Yinjiao):** como pontos de tonificação da Wei Qi e associar ao ponto KI16 (Huangshu) para interiorizar a Wei Qi e auxiliar nas patologias internas. Além disso, deve-se utilizar o ponto ST30 (Qichong), com punção perpendicular, para direcionar a Wei Qi para a cavidade pélvica.[34,36,38]
7. **BL52 (Zhishi):** é o ponto vertebral entre as vértebras T7 e T8 para tratar o mental e emocional relacionado ao elemento água. O ponto BL52 (Zhishi) é o ponto Jing dos rins (Shen), pois estimula o Jing Shen Zhi e, associado ao ponto vertebral dos rins, estimulam a vontade que é a atividade mental dos rins. Para potencializar ainda mais o tratamento do mental, pode-se utilizar o ponto KI3 (Taixi) para relativizar a emoção do medo que é lesiva ao Jing Shen Zhi e o ponto GB40 (Qiuxu) para melhorar a decisão.[27,34,36]
8. **LU9 (Taiyuan), BL13 (Feishu) e LU1 (Zhongfu):** para harmonizar o elemento metal. O metal é a mãe da água e corresponde ao pulmão (Fei) e ao intestino grosso (Da Chang), que são Zang Fu importantes no processo de purificação dos líquidos orgânicos. Além disso, o Fei tem estreita relação com o Shen formando a via das águas, através da circulação do San Jiao. Pode-se ainda utilizar os pontos BL42 (Pohu), LU10 (Yuji) e o ponto vertebral do pulmão entre C3 e C4, para tratar a atividade mental relacionada a esse órgão.[27,29,34,36]

Resumimos no Quadro 47.4, os pontos mais recomendados nos casos de síndrome da bexiga dolorosa, conforme o grau de gravidade. Entretanto, reafirmamos a necessidade de uma abordagem integrativa, com tratamento de outras síndromes e desarmonias associadas.

Quadro 47.4. Resumo do tratamento recomendado para síndrome da bexiga dolorosa

Síndrome da bexiga dolorosa	Pontos recomendados
Quadros leves	BL28, CV3, KI3, BL23, CV4, SP6, SP9, KI10, LR2, LR8
Quadros graves	BL63, SI3, BL62, TE5, BL22, CV5, CV7, BL39, LU7, KI6, SP4, PC6, KI11, KI12, KI13, KI14, KI15, KI16, ST30, BL52, ponto vertebral T7-T8, GB40, LU9, BL13, LU1, BL42, LU10, ponto vertebral C3-C4

Fonte: Autoria própria.

Conclusão

As disfunções miccionais ocorrem ao longo da vida da mulher, por múltiplas causas que promovem lesões ao nível do sistema nervoso, interferindo no complexo mecanismo neural que regula o trato urinário. Associam-se a isso o aumento do índice de distúrbios mentais que em conjunto interferem na qualidade de vida da paciente.

A acupuntura, originada pelas técnicas milenares da Medicina Tradicional Chinesa, tem se mostrado grande aliada na melhora dos tratamentos convencionais da racionalidade biomédica, por sua ação neuromodulatória nos sistemas somático e autonômico, tendo como resultados a melhora do quadro clínico urinário da paciente, da qualidade do sono, diminuição dos quadros de ansiedade e depressão, o que além de proporcionar menor consumo de medicamentos, aumenta a qualidade de vida das pacientes afetadas.

Referências bibliográficas

1. Groat WC, Yoshimura N. Anatomy and physiology of the lower urinary tract. Handbook of clinical neurology. 2015;130:61-108. doi: 10.1016/B978-0-444-63247-0.00005-5.
2. Torrens M, Morrison JFB. The physiology of the lower urinary tract. Springer Science & Business Media, 2012.
3. DeLancey J, et al. Gross anatomy and cell biology of the lower urinary tract. Second international consultation on incontinence. Plymouth: Health Publication (2002): 17-82.
4. Vrijens D, Drossaerts J, van Koeveringe G, Van Kerrebroeck P, van Os J, Leue C. Affective symptoms and the overactive bladder - a systematic review. J Psychosom Res. 2015 Feb;78(2):95-108. doi: 10.1016/j.jpsychores.2014.11.019. Epub 2014 Nov 27. PMID: 25499886.
5. Lai H, Gardner V, Vetter J, Andriole GL. Correlation between psychological stresse levels and the severity of overactive bladder symptoms. BMC Urol. 2015 Mar 8;15:14. doi: 10.1186/s12894-015-0009-6. PMID: 25887525; PMCID: PMC4357155.
6. Ge TJ, Vetter J, Lai HH. Sleep Disturbance and Fatigue Are Associated With More Severe Urinary Incontinence and Overactive Bladder Symptoms. Urology. 2017 Nov;109:67-73. doi: 10.1016/j.urology.2017.07.039. Epub 2017 Aug 4. PMID: 28826875; PMCID: PMC5669629.
7. Sutherland S, Grace Kelly A, Ryden A, Dmochowski RR, Reynolds WS, McKernan LC. Compensatory coping and depression in women with interstitial cystitis/bladder pain syndrome. Neurourol Urodyn. 2023 Jan;42(1):322-329. doi: 10.1002/nau.25089. Epub 2022 Nov 15. PMID: 36378850; PMCID: PMC9805512.
8. Sutherland S, Grace Kelly A, Ryden A, Dmochowski RR, Reynolds WS, McKernan LC. Compensatory coping and depression in women with interstitial cystitis/bladder pain syndrome. Neurourol Urodyn. 2023 Jan;42(1):322-329.

doi: 10.1002/nau.25089. Epub 2022 Nov 15. PMID: 36378850; PMCID: PMC9805512.

9. Höhl A, Tsai A, Lourdes T, Souza L. Manual Clínico e de Acupuntura na Síndrome Pós-COVID-19. Rio de Janeiro: Atheneu, 2021.
10. Silva MAH. A neurosegmental perspective of the classical back Shu points. Medical Acupuncture 22.4 (2010): 257-264.
11. Robinson NG. Interactive Medical Acupuncture Anatomy. 2016 by Tenton New Media.
12. Kruglov D, McGuckin D. The Role of Autonomic Nervous System in Pain Chronicity. (2023).
13. Donadio V, Incensi A, Vacchiano V, et al. A inervação autonômica da pele pilosa em humanos: um estudo confocal in vivo. Sci Rep 9, 16982 (2019).
14. Chen SL, Zhao SL, Chen QX. Effect of acupuncture and combination medication on postmenopausal overactive bladder and urinary NGF levels. Shanghai J Acu-mox. (2019) 38:1150–3. 10.13460/j.issn.1005-0957.2019.10.1150 [CrossRef] [Google Scholar].
15. Lee JJ, Heo JW, Choi TY, Jun JH, Lee MS, Kim JI. Acupuncture for the treatment of overactive bladder: A systematic review and meta-analysis. Front Neurol. 2023 Jan 12;13:985288. doi: 10.3389/fneur.2022.985288. PMID: 36712423; PMCID: PMC9878288.
16. Zhao Y, Zhou J, Mo Q, Wang Y, Yu J, Liu Z. Acupuncture for adults with overactive bladder: A systematic review and meta-analysis of randomized controlled trials. Medicine (Baltimore). 2018 Feb;97(8):e9838. doi: 10.1097/MD.0000000000009838. PMID: 29465566; PMCID: PMC5841968.
17. Zhang T, Yu J, Huang Z, Wang G, Zhang R. Electroacupuncture improves neurogenic bladder dysfunction through activation of NGF/TrkA signaling in a rat model. J Cell Biochem. 2019 Jun;120(6):9900-9905. doi: 10.1002/jcb.28272. Epub 2018 Dec 28. PMID: 30592331.
18. Wan OYK, Cheung RYK, Law MPM, Lee LL, Wang RCC, Chan SSC. Effect of additional acupuncture to pelvic floor exercise on urinary incontinence: A randomized controlled trial. Neurourol Urodyn. 2022 Jun;41(5):1097-1108. doi: 10.1002/nau.24918. Epub 2022 Mar 30. PMID: 35353915.
19. Sun Y, Liu Y, Liu S, Wang W, Liu Z. Electroacupuncture for women with urgency-predominant mixed urinary incontinence: secondary analysis of a randomized noninferiority trial. World J Urol. 2020 Apr;38(4):1035-1042. doi: 10.1007/s00345-019-02828-1. Epub 2019 Jun 3. PMID: 31155682.
20. Chen H, Wang C, Zhou M, Yan Chan P, Lo Yam L, Lok Lam W, Leung KP, Li SW, Tsang WY, Fung-Leung Ng B, Tat-Chi Ziea E, Yeung WF, Lao L. Electroacupuncture for post-stroke overactive bladder: a multi-centre pilot randomized controlled trial. Acupunct Med. 2021 Jun;39(3):175-183. doi: 10.1177/0964528420925488. Epub 2020 Jul 9. PMID: 32646228.
21. Zhang J, Cheng W, Cai M. Effects of electroacupuncture on overactive bladder refractory to anticholinergics: a single-blind randomised controlled trial. Acupunct Med. 2015 Oct;33(5):368-74. doi: 10.1136/acupmed-2015-010770. Epub 2015 Jun 3. PMID: 26040492.
22. Valera-Calero JA, Fernández-de-Las-Peñas C, Navarro-Santana MJ, Plaza-Manzano G. Efficacy of Dry Needling and Acupuncture in Patients with Fibromyalgia: A Systematic Review and Meta-Analysis. Int J Environ Res Public Health. 2022 Aug 11;19(16):9904. doi: 10.3390/ijerph19169904. PMID: 36011540; PMCID: PMC9408486.
23. Yin X, Li W, Liang T, Lu B, Yue H, Li S, Zhong VW, Zhang W, Li X, Zhou S, Mi Y, Wu H, Xu S. Effect of Electroacupuncture on Insomnia in Patients With Depression: A Randomized Clinical Trial. JAMA Netw Open. 2022 Jul 1;5(7):e2220563. doi: 10.1001/jamanetworkopen.2022.20563. PMID: 35797047; PMCID: PMC9264041.
24. Okui N, Okui MA. Ninjin'yoeito Improves Genitourinary Symptoms in Patients With Frailty. Cureus. 2023 Jun 21;15(6):e40767. doi: 10.7759/cureus.40767. PMID: 37363115; PMCID: PMC10285262.
25. Amorim D, Brito I, Caseiro A, Figueiredo JP, Pinto A, Macedo I, Machado J. Electroacupuncture and acupuncture in the treatment of anxiety - A double blinded randomized parallel clinical trial. Complement Ther Clin Pract. 2022 Feb;46:101541. doi: 10.1016/j.ctcp.2022.101541. Epub 2022 Jan 30. PMID: 35124475; PMCID: PMC9760487.
26. Netter FH. Atlas de Anatomia Humana. 7ed. Rio de Janeiro, Elsevier, 2018.
27. Van Nghi N, Van Dong M. Semiologia e Terapêutica em Medicina Chinesa. Versão para língua portuguesa: Yamamura I. 1ed. São Paulo, Center AO: 2008.
28. Auteroche B, Navailh P. O Diagnóstico na Medicina Chinesa. 1ed. São Paulo: Andrei Editora, 1992.
29. Ross J. Zang Fu – Sistemas de Órgãos e Vísceras da Medicina Tradicional Chinesa. 2ed. São Paulo: Roca, 2011.
30. Wang B. Príncipios de Medicina Interna do Imperador Amarelo. 1ed. São Paulo: Ícone, 2013.
31. Hargreaves E, Baker K, Barry G, Harding C, Zhang Y, Kandala NB, et al. Acupuncture for treating overactive bladder in adults. Cochrane Database Syst Rev. 2022 Sep 23;9(9):CD013519. doi: 10.1002/14651858.CD013519.pub2. PMID: 36148895; PMCID: PMC9502659.
32. Irwin GM. Urinary Incontinence. Prim Care. 2019;46(2):233-242. doi:10.1016/j.pop.2019.02.004.
33. Hans-Ulrich H, Steveling A, Peuker ET, Kastner J. Prática de acupuntura: localização de pontos, técnicas, opções terapêuticas. 1ed. Rio de Janeiro: Guanabara Koogan, 2007.
34. Focks C, März U. Guia prático de acupuntura: localização de pontos e técnicas de punção. 2ed. São Paulo: Manole, 2018.
35. Suh CS. Acupuncture Anatomy. 1ed. California, Estados Unidos da América: CRC Press, 2016.
36. Robinson NG. Interactive Medical Acupuncture Anatomy, 2016 by Tenton New Media.
37. Hsing WT, Tsai AWW, Rohde CBS. Acupuntura e medicina tradicional chinesa. 1ed. Rio de Janeiro: Atheneu, 2019.
38. Wang LG, Hong JP. Tratado Contemporâneo de Acupuntura e Moxibustão. I. Fundamentos da Medicina Tradicional Chinesa. II. Diagnóstico e Tratamento. Ed. CEIMEC, 2005.
39. Van de Merwe JP, Nordling J, Bouchelouche P, Bouchelouche K, Cervigni M, Daha LK, et al. Diagnostic criteria, classification, and nomenclature for painful bladder syndrome/interstitial cystitis: an ESSIC proposal. Eur Urol 2008;53:60-7.
40. Hanno PM. Bladder pain syndrome (interstitial cystitis) and related disorder; in Wein AJ, Kavoussi LR, Novick AC, Partin AW, Peters CA (eds). Campbell-Walsh urology. 11th ed. Philadelphia, Saunders.2016, Vol 1. pp. 334-370.

48

Ellen Eduarda Fernandes • Wagner de Oliveira

Acupuntura no Tratamento da Parestesia por Procedimentos Odontológicos

Introdução

Neuropatia é definida como um distúrbio funcional ou alteração patológica do sistema nervoso periférico (SNP), que pode afetar tanto ao sistema sensitivo quanto o motor.

Na odontologia, procedimentos odontológicos mais invasivos, podem modificar a função sensitiva e/ou motora dos nervos da face. São principalmente em decorrência da extração de terceiros molares, bloqueios do nervo alveolar inferior e outras técnicas anestésicas, cirurgia ortognática, colocação de implantes; remoção cirúrgica de cistos ou tumores etc.[1]

A disfunção neurológica motora mais comum é a paralisia facial e as sensitivas são a anestesia, disestesia e a parestesia:[2]

- A **anestesia** refere-se à perda de todas as modalidades sensoriais, causada por uma droga depressora, como os anestésicos locais ou uma disfunção neuronal.
- A **disestesia** é uma sensação anormal desagradável, espontânea ou evocada, que pode incluir a hiperalgesia e alodinia.
- A **parestesia** é definida como uma sensação anormal desagradável, indolor, prolongada, sem perda total da sensibilidade. Pode ser temporária ou permanente.[3,4] As queixas mais frequentes dos pacientes relacionadas à parestesia são dormência dos lábios e bochechas, dificuldade para se alimentar, falar e sorrir, incapacidade de controlar a saliva e que provoca uma irritabilidade emocional constante.[5]

Neste capítulo, focaremos exclusivamente na parestesia que procedimentos odontológicos mais invasivos podem provocar e no seu tratamento por acupuntura. É causada por fatores mecânicos, como trauma direto ou indireto, e alterações patológicas, físicas, químicas e microbiológicas.

Anatomia do nervo trigêmeo

O nervo trigêmeo ou quinto (V) nervo craniano possui 3 calibrosos ramos que se distribuem por extensas áreas profundas e superficiais da face. O primeiro ramo, denominado nervo oftálmico (V_1), encaminha-se em direção à órbita e se exterioriza do crânio pela fissura orbital superior, o segundo ramo, nervo maxilar (V_2), se exterioriza pelo forame redondo em direção à maxila e o terceiro ramo, o nervo mandibular (V_3), se dirige para a mandíbula com sua origem aparente craniana no forame oval. Os dois primeiros ramos são sensitivos e apenas o nervo mandibular apresenta componentes funcionais sensitivos e motores, fazendo com que o nervo trigêmeo seja classificado como um nervo misto.[6]

Como a ocorrência de parestesias é mais frequente em ramos do nervo mandibular, as considerações anatômicas aqui descritas serão limitadas a divisão V_3.

Após emergir pelo forame oval, cerca de 1 cm, o nervo mandibular passa a emitir seus ramos motores, que recebem a denominação dos respectivos músculos que inervarão. Já os ramos sensitivos apresentam uma distribuição mais ampla, sendo os nervos alveolar inferior e o lingual os ramos mais calibrosos do nervo mandibular, esses seguem um trajeto paralelo, sendo o primeiro mais posterior e lateral em relação ao segundo, que é mais anterior e medial, ambos surgem na fossa infratemporal, medialmente ao músculo pterigoideo lateral e se direcionarão ao espaço pterigomandibular.

O nervo lingual apresenta trajeto descendente e para anterior, junto à superfície medial da mandíbula. É responsável pela inervação da gengiva lingual dos dentes inferiores e mucosa sublingual, pela sensibilidade geral de dois terços anteriores da língua e por compartilhar fibras aferentes gustativas às papilas linguais da mesma região. Ademais, veicula fibras eferentes viscerais parassimpáticas do nervo corda do tímpano, que se incorpora ao nervo lingual, para inervar as glândulas salivares submandibular e sublingual.[6]

O nervo alveolar inferior penetra o forame da mandíbula para alcançar e percorrer o canal da mandíbula, acompanhado da artéria e veia de mesmo nome, levando inervação sensitiva aos dentes inferiores do respectivo hemiarco, periodonto, papilas interdentais e tecido ósseo adjacente aos dentes, e se exteriorizará anteriormente pelo forame mentoniano, dando origem ao nervo mentoniano. Esse, por sua vez, inerva a mucosa e a gengiva vestibular dos dentes incisivos, canino e pré-molares inferiores, mucosa e pele do lábio inferior e pele do mento. Antes de adentrar o forame da mandíbula, o nervo milo-hióideo se destaca do nervo alveolar inferior, sendo o seu território de inervação o músculo de mesmo nome, o ventre anterior do músculo digástrico, além da porção inferior da pele do mento. A gengiva vestibular dos molares inferiores, bem como a mucosa e a pele da bochecha são inervados pelo nervo bucal, ramo da divisão V_3.[6] O Quadro 48.1 resume as áreas inervadas pelo V_3.

Quadro 48.1. Resumo das áreas inervadas pelo nervo mandibular (V_3)

Porção sensitiva	Porção motora
Pele: região temporal, aurícula, meato auditivo externo, bochecha, lábio inferior e região do mento	Músculos da mastigação: masseter, temporal, pterigoideos medial e lateral.
Mucosa: bochecha, gengiva, língua (2/3 anteriores), área sublingual, células mastoides	Músculo milo-hióideo
Dentes inferiores, processo alveolar e periodonto	Ventre anterior do músculo digástrico Nota: o nervo milo-hióideo envia fibras para o ventre anterior do m. digástrico.
Articulação temporomandibular	Músculo tensor do véu palatino
Glândula parótida	Músculo tensor do tímpano

Fonte: Adaptado de Malamed, SF.[7]

Principais procedimentos odontológicos que podem provocar parestesia

1. **Implante dentários:** a colocação de implantes dentários pode levar a uma neuropatia traumática pós-cirúrgica. Pode ser uma condição dolorosa, que pode estar associada a hiperalgesia/alodinia ou à hipoestesia, disestesia e parestesia. A alteração sensorial é proporcional ao tipo de fibra, quantidade de tecido afetado e intensidade da lesão sofrida. Dessas alterações, 64,4% ocorrem no nervo alveolar inferior, com complicações transitórias (23%) ou persistentes (13%).[4]

Como fator de risco destaca-se a idade do paciente, visto que idosos, geralmente, apresentam rebordo alveolar mais atrófico, tornando a distância entre o rebordo e o nervo mais curta.[8] Mas, há ainda, a influência da variabilidade da técnica cirúrgica, a habilidade cirúrgica do operador, a variação no estado psicológico do paciente e a falta de documentação para avaliação.[9] O risco da ocorrência de parestesia pode ser minimizado com a realização de uma adequada avaliação do paciente e um planejamento minucioso da cirurgia.

O protocolo de tratamento da parestesia facial baseia-se principalmente na retirada do implante e no uso de medicamentos, que pode não ser totalmente eficaz, ou requerer outras abordagens quando não houver regressão espontânea.[4]

2. **Cirurgia ortognática:** as alterações neurossensoriais após a cirurgia ortognática é motivo de preocupação para o cirurgião bucomaxilofacial. Embora esperado em algumas circunstâncias, é geralmente um episódio isolado e transitório, mas às vezes é complexo e desagradável, que pode também causar distúrbios como perda funcional, distúrbios psicológicos e alteração nas atividades rotineiras dos pacientes.[10]

O principal sintoma entre os pacientes submetidos à cirurgia ortognática é deficiência neurossensorial com diminuição da sensibilidade na região afetada, que pode alterar a sensibilidade ao frio e ao calor e causar dormência, formigamento, fisgada, coceira e dor. As alterações podem causar distúrbios funcionais, como distúrbios na fala e mastigação e problemas psicológicos e sociais. Podem provocar hiperestesia; deficiência gustativa; mordidas na língua, lábios e bochechas; dificuldade para comer, falar, sorrir e a incapacidade de controlar a saliva na boca.[11]

3. **Extração do terceiro molar inferior:** a avulsão de terceiros molares é um procedimento cirúrgico oral comum que pode causar complicações. Em-

bora raras, podem ocorrer lesões nervosas causadas devido à compressão do nervo, ao estiramento desse durante a retração dos tecidos moles e até mesmo por sua ressecção parcial ou completa,[12] que resultam em uma neuropatia permanente e incluem uma variedade de queixas, como distúrbios sensoriais, distúrbios do paladar, distúrbios da articulação da fala etc. Dentre os fatores de risco destacam-se: falta de experiência do operador, angulações dentárias e seccionamento vertical dos dentes, retalhos linguais e osteotomias,[13] bloqueio anestésico do nervo[14] e descontinuidade cortical do canal mandibular, visto que a interrupção da continuidade óssea levaria à comunicação direta entre o nervo e o terceiro molar inferior, o que pode indicar um maior risco de parestesia após a avulsão dentária.[15]

Esse procedimento pode ser seguido por várias complicações pós-operatórias, incluindo parestesia dos nervos periféricos causadas por lesão do nervo alveolar inferior (NAI) e/ou nervo lingual (LN). Lesão permanente do nervo foi relatada em < 1% dos eventos. A lesão do NAI pode causar alterações de sensibilidade, como parestesia, analgesia e anestesia, que geralmente aparecem no lábio inferior, mento, dentes e mucosa bucal. A lesão do LN pode causar alterações nas sensações da língua, bem como déficits funcionais e disgeusia.[16]

4. **Anestesias odontológicas:** a técnica anestésica de bloqueio do nervo alveolar inferior é comumente utilizada na prática clínica odontológica e pode apresentar algumas complicações, sendo a lesão nervosa uma ocorrência rara. O tipo de alteração sensitiva em decorrência de uma lesão é determinado pelo nervo acometido, nessa técnica, os nervos alveolares inferior, lingual, mentoniano e corda do tímpano podem ser afetados.[17] A literatura relata que o nervo lingual é o mais acometido.[18] Apesar de ainda incerto, especula-se que as lesões nervosas após a anestesia por bloqueio sejam provavelmente devido ao trauma direto efetuado pela agulha, por um efeito neurotóxico da solução anestésica ou mesmo a combinação das duas causas.[17] Há uma maior frequência de parestesia associada às soluções anestésicas de articaína e prilocaína, visto que essas soluções estão comercialmente disponíveis em concentrações de 3%-4%, mais altas que outras soluções anestésicas, indicando que há uma possível relação entre concentração e o risco de lesão do nervo.[19]

No contexto de quadros de parestesia, o n. lingual é o mais acometido durante a técnica anestésica.[18] A dimensão da abertura bucal do paciente pode fazer com que o n. lingual se estique e desvie a agulha durante a administração do anestésico, desse modo, a agulha poderia penetrar na bainha do nervo e causar dano direto às fibras nervosas ou a pequenos vasos sanguíneos localizados dentro do nervo, causando edema no interior da bainha.[20]

5. **Procedimentos endodônticos:** quadros endodônticos infecciosos podem causar parestesia, principalmente em dentes com lesões periapicais, com maior frequência nos nervos alveolar inferior e mentoniano, devido ao mecanismo de compressão, ou por mediadores inflamatórios, como fator de necrose tumoral, interleucina 1 e óxido nítrico que são neurotóxicos e até mesmo por produtos bacterianos presentes nas lesões, como lipopolissacarídeos, que podem prejudicar o tecido neural. Além disso, o nervo pode sofrer dano mecânico por excesso de instrumentação ou ser danificado pelo extravasamento de produtos de irrigação, ou de material obturador. Como modo preventivo, é fundamental realizar exame radiográfico e avaliação minuciosa, averiguando a proximidade dos ápices radiculares bem como das lesões periapicais às estruturas nervosas e realizar instrumentação cuidadosa para evitar a dilatação excessiva do forame e respeitar o comprimento de trabalho.[21]

A modalidade terapêutica de escolha está condicionada a causa da parestesia, sendo assim, se causada pelo extravasamento de material pode-se realizar a remoção cirúrgica do material, que pode ser aplicada a técnica de remoção cortical e ressecção apical, quanto aos casos causados por inflamação ou infecção, além do tratamento endodôntico, pode ser necessária a realização de cirurgia periapical, antibioticoterapia e em alguns casos, a extração. Em um contexto de superinstrumentação, geralmente, há resolução espontânea. Em situações em que a cirurgia endodôntica é necessária, mas a sua realização não é possível, outra opção de tratamento é o reimplante intencional.[22]

Resolução espontânea da parestesia facial – mecanismos de cicatrização

Para uma melhor compreensão do mecanismo de resposta neurológica à lesão é importante relembrar a organização anatômica do nervo. Uma fibra nervosa típica é composta basicamente por um corpo celular, dendritos, um axônio e terminais axônicos, além de ser envolta por bainha de mielina e células de Schwann, responsáveis pela produção da mielina, que desempenha um papel fundamental na facilitação da condução nervosa. O agrupamento dessas fibras nervosas forma os fascículos e esses por sua vez, ao se agruparem, formam um nervo. Existem diferentes envoltórios conjuntivos que envolvem cada uma dessas estruturas, a saber: o endoneuro envolve uma fibra nervosa, o perineuro envolve o fascículo e o epineuro envolve o nervo.

Quando uma fibra nervosa sofre uma lesão mecânica, alterações estruturais e bioquímicas passam a acontecer. Poucos minutos após ser danificada, uma degeneração passa a ocorrer nos dois sentidos em torno do local da lesão, uma retrógrada em direção ao sistema nervoso central e uma em direção à periferia, a degeneração Walleriana. Os macrófagos se infiltram no local e realizam a fagocitose dos dendritos e os axônios associados à área, enquanto isso, as células Schwann proliferam e fornecem metabólitos para a regeneração do nervo. O neurônio original produzirá brotos axonais que se deslocam em direção ao seu tubo endoneural correspondente. Esse mesmo tubo endoneural pode ser ocupado por fibras de colágeno e o tecido cicatricial se forma em seu interior, inibindo a penetração das fibras axonais dos novos brotos e causando a mistura dos novos axônios. O novo feixe de tecido neural é chamado de neuroma. Com o decorrer do tempo, a proliferação axonal se reduz e assim, o nervo regenerado pode apresentar menos axônios do que o normal, o que explica uma recuperação da sensação sem retorno ao que era originalmente. Dessa maneira, o grau de regeneração do nervo depende do tipo e da extensão da lesão, além de outros fatores, como: proliferação de células de Schwann, preservação dos tubos endoneurais e dos corpos celulares, desenvolvimento dos brotos axonais, continuidade das fibras e seu adequado alinhamento.[9]

Tratamentos da parestesia facial

O prognóstico da recuperação do tecido nervoso acometido varia consideravelmente de acordo com o grau da lesão. Os seguintes tratamentos são propostos:[16,23]

1. **Farmacoterapia:** o tratamento mais recomendado para a recuperação dos tecidos nervosos tem sido proposto pela administração sistêmica de medicamentos (vitaminas B e C e anti-inflamatórios não esteroides, ginkgo biloba e antidepressivos tricíclicos). A combinação entre vitamina B12 e adenosina trifosfato (ATP) também tem sido utilizada.[24] Em situações cirúrgicas que apresentam maior risco de lesão nervosa durante o procedimento, a associação de vitaminas do complexo B e AINEs é indicada como medicação pré e pós-operatória.[25]
2. **Microcirurgia:** o reparo cirúrgico exitoso baseia-se em um adequado desbridamento de corpos estranhos e de tecido cicatricial em torno do nervo, correta ressecção do tecido neural lesionado e a realização de um reparo sem tensão.[26] Dentre as técnicas cirúrgicas para o tratamento, destaca-se a técnica de descompressão do nervo, sutura direta/neurorrafia do nervo sem tensioná-lo,[27] neurólise externa – remoção de neuroma ou tecido cicatricial constritivo adjacente, autoenxerto com nervo autógeno, realizado geralmente com o nervo auricular maior, ou autoenxerto realizado com uma veia autógena, utilizada como um conduto ou uma membrana de barreira, e aloenxerto.[26,28] Estudos atuais na área de engenharia de tecido indicam possíveis resultados promissores com a utilização de células-tronco da polpa dentária como fonte de regeneração nervosa aplicada na terapia de regeneração neural na região oral e maxilofacial.[29]
3. **Laserterapia:** tem ganhado destaque no manejo dessas condições.
4. **Acupuntura convencional e *laser* acupuntura.**

Laser de baixa potência

O *laser* é uma forma de potencialização de um feixe de luz, e o termo é um acrônimo do inglês para "amplificação de luz por emissão estimulada de radiação". A luz do *laser* é monocromática, os comprimentos de onda oscilam em uma fase (coerência) e os feixes são paralelos. Portanto, o aparelho de *laser* é um dispositivo que gera luz focada e colimada de apenas um comprimento de onda.

A luz coerente de baixa energia no espectro vermelho ou infravermelho tem sido utilizada terapeuticamente para aliviar dores, inflamações e edemas; promover a cicatrização de feridas, bem como recuperar danos nos tecidos e nervos mais profundos.

O *laser* de baixa potência (LLLT – da sigla em inglês) tem dois parâmetros importantes: comprimento de onda e potência. Os aparelhos comerciais de uso odontológico possuem as seguintes propriedades:

- *Laser* vermelho com 660 nm ± 10 nm – semicondutor InGaAIP (fosfato de arsênio índio gálio).
- *Laser* infravermelho com 808 nm ± 10 nm – semicondutor AlGaAs (arseneto de alumínio e gálio).
- Potência de 100 mWcm^2 ± 20% de potência.

Os *lasers* de diodo de baixa potência atualmente mais estudados na odontologia têm como meio ativo o GaAlAs, com comprimento de onda entre 630 nm, que se situa no espectro da luz vermelha visível, e 830 nm na faixa do infravermelho do espectro eletromagnético, com potências de 100 mW. Essa potência diminui a possibilidade de efeito térmico e a ação fica restrita apenas às reações celulares.

Aceita-se que a laserterapia seja uma excelente opção de tratamento por apresentar efeitos benéficos para os tecidos irradiados, como ativação da microcirculação, produção de novos capilares, efeitos anti-inflamatórios e analgésicos, além de estimular o crescimento e a regeneração celular.[10]

Ação do *laser* de baixa potência

A interação entre moléculas orgânicas, ou cromóforos, e luz monocromática e coerente do *laser* promove processos celulares fisiológicos fundamentais.

Os efeitos primários da LLLT no nível celular são atribuídos à absorção da radiação infravermelha monocromática por componentes da cadeia respiratória na membrana mitocondrial interna. Esse processo leva ao aumento do potencial eletroquímico dos prótons; do trifosfato de adenosina (ATP), ácido ribonucleico e síntese de proteínas; consumo de oxigênio; potencial de membrana. Essa ativação do metabolismo inicia os chamados efeitos de estimulação secundários que se manifestam como inibição da inflamação, alívio da dor, ativação da regeneração tecidual e promoção da circulação sanguínea.[30]

Os efeitos da fototerapia a *laser* a nível celular têm sido bem elucidados: estimula da atividade mitocondrial e a síntese de RNA e DNA, controla o pH intracelular e extracelular, aumento do metabolismo com aumento da produção de proteínas e modula a atividade enzimática.[23]

A laserterapia de baixa potência promove efeitos fotoquímicos, fotofísicos e fotobiológicos por meio da liberação de fótons que são absorvidos pelas células do tecido alvo.[23]

Tratamento da parestesia facial por acupuntura

A acupuntura é uma das vertentes terapêuticas da Medicina Tradicional Chinesa (MTC), amplamente utilizada no Oriente, e tem se consolidado na medicina ocidental pelas Práticas Integrativas Complementares ou Alternativas.

Segundo a MTC, uma das causas da parestesia pode ser explicada por um bloqueio (estagnação) da circulação do Qi e, consequentemente, por uma deficiência de sangue (Xue), considerado uma forma densa de Qi, na área correspondente ao meridiano afetado, uma vez que o sangue na MTC é que circula por todo o corpo. Está relacionada à invasão de umidade e calor no canal energético, obstruindo-o e estagnando a energia (etérea e física/sangue).

Segundo a MTC, a energia vital Qi flui em caminhos virtuais de energia, chamados meridianos, que cobrem toda a superfície do corpo e interagem com os órgão e vísceras (Zang Fu) internos. Pensa-se que a dor e tensão resultam quando o fluxo de Qi é interrompido. Pensa-se que estimular especificamente alguns pontos de acupuntura alivia esses bloqueios.

Acupuntura clássica estimula os pontos de acupuntura por intermédio de agulhas que perfuram a pele, com ou sem estimulação elétrica, com ou sem moxabustão (aquecimento com a erva artemísia). Métodos de estimulação de pontos de acupuntura sem inserção de agulha como o *laser* e acupressão também são utilizados.[31]

A estimulação do ponto de acupuntura ativa fibras nervosas e receptores aferentes periféricos, produz interações sensoriais em vários níveis no sistema nervoso central (SNC) e estimula a liberação de vários transmissores e moduladores que produzem sinais anti-inflamatórios, neuroendócrinos e neuroimunes. A acupuntura tem sido amplamente utilizada para tratar distúrbios neurológicos e foi clinicamente comprovado que ajuda a aliviar as queixas associadas à neuropatia, como dor, formigamento e dormência.[16]

A acupuntura parece ser um método alternativo ou complementar viável para o tratamento da parestesia facial que pode ajudar a reduzir a ingestão de medicamentos e acelerar a recuperação do paciente.

Mecanismos neurofisiológicos da acupuntura

Ao inserir agulhas em pontos específicos denominados pontos de acupuntura (acupontos), mecanismos analgésicos são desencadeados por meio da liberação de substâncias endógenas, melhorando a resposta de cicatrização tecidual, condução nervosa e fluxo sanguíneo local.

A ação da acupuntura pode ser justificada porque a percepção mecânica está relacionada às fibras Ab que quando receberem estímulos, provavelmente aceleraram seu reparo e retornaram rapidamente à normalização da transmissão neural.

A eletroacupuntura (EA), que tem a mesma base da acupuntura, é realizada com agulhas conectadas a dispositivos elétricos e parece ser mais específica no tratamento da paralisia facial, em comparação com a acupuntura tradicional.[11]

Laser acupuntura

Os pontos de acupuntura podem ser estimulados pelo LLLT, em uma técnica denominada de *laser* acupuntura (LA). Dessa maneira, associando as ações teciduais do *laser* e os efeitos da acupuntura.

O LA tem sido aplicado clinicamente desde a década de 1970. Friedrich Plog foi o primeiro pesquisador a usar o *laser* para estimular os locais dos pontos de acupuntura tradicionais. A estimulação tecidual com *laser* de baixa potência, além de indolor, tem a vantagem de ser não invasivo, atraumático e de fácil execução por profissional qualificado. Outras vantagens incluem o tempo de tratamento reduzido e o baixo risco de infecção. LA é uma modalidade que oferece aos pacientes com fobia de agulhas a oportunidade de receber tratamento por acupuntura.[5]

A acupuntura a *laser* é uma versão da acupuntura tradicional e segue os mesmos princípios da medicina tradicional chinesa (MTC) que, semelhantemente, aos métodos tradicionais, estimula a liberação de neurotransmissores e outras substâncias que interagem com sistema nervoso.

A irradiação do *laser* é direcionada a pontos de acupuntura anatomicamente bem definidos, muitos dos quais se sobrepõem ao trajeto do nervo periférico, suportando a existência de um caminho neurológico relacionado aos efeitos terapêuticos observados na acupuntura.[1]

LLLT vermelho ou infravermelho

Os comprimentos de onda mais frequentemente usados para o *laser* acupuntura são o vermelho e o infravermelho. Por ser de baixa intensidade energética não causa efeitos colaterais.

Como não há consenso do comprimento de onda específico, alguma variação dentro do espectro infravermelho é esperada nos estudos, mas Manente *et al.*[1] em uma revisão sistemática supõe que comprimentos de onda entre 790 e 810 nm apresentaram os melhores resultados no tratamento das neuropatias faciais.

Para extrações de terceiros molares inferiores parece que a irradiação vermelha (660 nm) é preferível para aplicação intraoral e a infravermelha (808 nm) para irradiação extraoral.[32]

Ação do *laser*

O *laser* pode ser usado para produzir efeitos bioquímicos nas células e assim estimular os tecidos nos pontos de acupuntura que promovem os efeitos da fotobiomodulação, como reparação tecidual, modulação da inflamação e analgesia. Além disso, possui os mesmos benefícios da acupuntura tradicional, que estimulando o sistema nervoso periférico produz respostas em diferentes níveis do SNC, liberando diversos neurotransmissores.[1]

Dependendo da gravidade da lesão nas fibras nervosas sensíveis, o tempo para se obter uma melhora clínica significativa no retorno da sensibilidade nervosa pode variar consideravelmente. Ao considerar 1 ou 2 sessões de laserterapia por semana, de Oliveira *et al.*[23] informou que o tempo necessário para atingir a recuperação sensorial pode variar de 8 a 201 dias.

Outra possível ação da fototerapia no tecido nervoso é uma ação neuroprotetora que poderia facilitar o processo regenerativo das fibras nervosas, importante para recuperar as lesões relacionadas à parestesia. Foi demonstrado que a fototerapia suprime a atividade do óxido nítrico (um agente neurotóxico) e que regula positivamente a expressão do fator transformador de crescimento A1, um agente neuroprotetor, verificado após acidente vascular cerebral em ratos.[33]

Os acupontos mostram-se constituídos por células com mais adenosina trifosfato (ATP) mitocondrial. O *laser* infravermelho penetra profundamente nos tecidos sendo absorvido pelas mitocôndrias, sugerindo que a liberação de ATP no acuponto pode ser um passo inicial que pode levar à sinalização purinérgica nas terminações nervosas periféricas, o que pode induzir aos efeitos benéficos nos nervos afetados.[1]

Acupuntura tradicional com agulhas × *laser* acupuntura

A acupuntura a *laser* é um método de terapia equivalente à acupuntura com agulha. A estimulação de um ponto de acupuntura com o *laser* é indolor, desse modo, não pode ser sentida pelo paciente. Usar o *laser* em vez de agulhas, portanto, permite um desenho de estudo cego, difícil quando as agulhas estão presentes.[16]

Parece que os efeitos produzidos pela acupuntura tradicional com agulhas nem sempre podem ser totalmente transferidos para LA. Também há indicações de que o LA funciona em vias diferentes daqueles utilizados pelas agulhas. A pesquisa nessa área poderá, eventualmente, resultar em uma nova forma de LA.[30]

Como os pontos de acupuntura encontram-se, em geral, em posições mais profundas no músculo, utiliza-se *lasers* de baixa potência de comprimento de onda infravermelho, que atinge maior profundidade. Mas para pontos mais superficiais o vermelho pode ser utilizado, o preferível nessas condições é, que em aparelhos que possam associar os dois comprimentos de onda simultaneamente, ambas irradiações possam ser utilizadas. Apenas se deve calcular que as duas radiações serão somadas, isso é, se se regular 2J no aparelho, será entregue 4J nos tecidos, dois de cada tipo de comprimento de onda.

A irradiação do *laser* é feita por via transcutânea em um ponto de acupuntura anatomicamente definido, muitos dos quais se sobrepõem ao curso dos nervos periféricos. Diferentemente da terapia a *laser* – na qual a energia emitida pela luz afeta os processos metabólicos das células-alvo (biomodulação) – a acupuntura a *laser* afeta a resposta neural como as agulhas.[23]

Dosimetria do *laser*

A unidade de dosagem usual em *laser* é o Joule, que mede a energia de radiação com a qual um ponto de acupuntura deve ser irradiado. Essa energia é calculada multiplicando-se a saída efetiva do dispositivo *laser* em miliwatts (mW) pelo tempo de radiação, em segundos:

$$\text{Energia (J)} = \text{Potência (mW)} \times \text{tempo (s)}$$

No LA, as energias de radiação variam de 0,5 a 1 J (por exemplo, para crianças, pontos auriculares, pontos na superfície da pele ou membrana mucosa e condições agudas) a até 6 a 8 J (pele muito pilosa, nervos, músculos, ossos e condições crônicas).[30]

Vantagens do *laser* acupuntura

- É uma técnica indolor, não invasiva, não apresenta risco de contaminações ou lesões transcutâneas.
- Crianças, idosos e pessoas sensíveis à dor e ansiedade podem se beneficiar.
- Não há complicações ou efeitos colaterais conhecidos.
- Não ocorre sangramento ou inflamação no local a aplicação.
- É possível tratar pontos locais em tecidos inflamados, edemaciados ou doloridos.
- Ocorre uma combinação dos efeitos da acupuntura e os efeitos fotobiomodulatórios (por exemplo, regeneração tecidual direta e alívio da dor).
- Demandam menos tempo de sessão (alguns segundos) do que as agulhas metálicas, que necessitam permanecer alguns minutos em posição.[1]
- Nos trabalhos de pesquisa, grupos placebos verdadeiros são possíveis (aparelho de *laser* desenergizado), difícil quando se usam agulhas.

Porém, as respostas de DeQi, em pontos que claramente os evocam e, supostamente, necessários para um efeito clínico, são mais fracas ou não existentes.

Laser acupuntura no tratamento da parestesia facial

A estimulação pelo LLLT regula a expressão do fator neurotrófico derivado do cérebro, que ajuda no crescimento das células nervosas e desempenha um papel na dor neuropática e que também melhoram o desenvolvimento das células nervosas, como o crescimento do axônio e a plasticidade sináptica. Além de reparar danos no sistema nervoso, melhora a regeneração dos axônios, a função das células nervosas, reduzindo a hipersensibilidade mecânica das células nervosas.[16]

Para o tratamento da parestesia com LLLT, a literatura cita 3 objetivos principais:[23]

- Acelerar a regeneração do tecido nervoso lesado.
- Estimular o tecido nervoso adjacente (fazendo com que substituam o papel de nervo injuriado).
- Biomodulação da resposta nervosa, trazendo o limiar do potencial de ação de volta à normalidade.

Eficácia do *laser* acupuntura

A eficácia do LA em diferentes trabalhos é difícil de ser comparada, porque os protocolos são extremamente heterogêneos. A laserterapia em pontos de acupuntura parece indicar benefícios para o tratamento de diversos problemas orofaciais encontrados na odontologia, mas ainda existem diferenças entre os parâmetros utilizados para a irradiação como comprimento de onda, dose, densidade de potência, tempo e frequência de irradiação, e quais pontos de acupuntura selecionados para irradiação.[34]

Em um estudo retrospectivo, Oliveira *et al.*[35] verificaram que a terapia a *laser* de baixa potência com emissão de feixe no espectro infravermelho (808 nm) pode afetar positivamente a recuperação da sensibilidade após cirurgia ortognática ou oral menor. A recuperação da sensibilidade esteve correlacionada com a idade do paciente e o intervalo entre a cirurgia e o início da laserterapia.

Apesar das limitações quanto ao consenso sobre protocolos clínicos de laserterapia ou *laser* acupuntura, sabe-se que ambas são capazes de acelerar a regeneração da lesão tecidual nervosa por meio da estimulação do tecido nervoso adjacente, fazendo com que os nervos ali desempenhem o papel daqueles lesionados retornando a um limiar de normalidade.[36] As vantagens do uso da LA sobre a laserterapia convencional são a redução do tempo de aplicação, diminuição do número de pontos de irradiação e os efeitos que a estimulação dos pontos de acupuntura pode induzir no tecido alvo.

Em um relato de caso de uma paciente com parestesia por cirurgia ortognática, Morais e Forte[5] aplicaram irradiação com AL, uma vez por semana, nos pontos de acupuntura tradicional, tanto local como distal, selecionados de acordo com local dos sintomas da parestesia. Utilizaram os seguintes pontos ST5, ST6, CV24, GV26, LI4, LU7, ST36 e ST45. Após 6 semanas de tratamento, houve uma redução considerável da área sem sensibilidade. Ao final do tratamento, apenas o mento e o lábio inferior continuavam com parestesia, entretanto, já havia a sensação ao toque e de formigamento, sugerindo que a atividade neural nessa região começava a se normalizar.

Prazeres *et al.*[33] estudando o efeito da laserterapia em pacientes submetidos à cirurgia ortognática observaram que a parestesia pós-operatória ocorria em diferentes níveis. A recuperação da sensibilidade mecânica profunda ocorreu em um intervalo de tempo menor em comparação com a sensibilidade mecânica superficial e térmica. Entretanto, após a 12ª aplicação semanal, os pacientes submetidos à laserterapia apresentaram uma maior redução do nível de parestesia ou mesmo regressão completa, em comparação ao grupo controle sem irradiação. Concluem que o *laser* traz benefícios no tratamento da parestesia, acelerando o retorno da sensibilidade neurossensorial.

Sant'Anna[4] relataram o caso de um paciente com parestesia e dor do nervo alveolar inferior causada por uma cirurgia para colocação de implantes realizada há 2 anos. O paciente recebeu tratamento de acupuntura durante 4 meses de sessões semanais. Foram usados pontos distantes (LI4, LI11, ST36, LR3) e locais (EX-HN18, ST5). A remissão da dor e a redução do tamanho da área da parestesia ocorreram após quatro sessões.

Estudos demonstraram que a terapia a *laser* fornece efeitos protetores imediatos que aumentam a atividade funcional do nervo danificado e beneficiam a atividade funcional do nervo ao longo do tempo O estímulo no ponto de acupuntura, portanto, parece amplificar as duas ações mutuamente.[30] Além disso, a terapia a *laser* pode influenciar positivamente a cicatrização dos tecidos e prevenir ou reduzir a degeneração dos tecidos neurais. *Lasers* de baixa potência podem diminuir também a inflamação e, consequentemente, a sensibilidade à dor.[37]

A acupuntura ajudou a reduzir a parestesia, disartria, xerostomia, disgeusia, dor na gengiva e dor na mandíbula, distúrbio da mastigação e cefaleia em um paciente com neuropatia pós-odontectomia.[16]

Em uma revisão sistemática, Baxter *et al.*[38] encontraram evidências para apoiar o uso do *laser* acupuntura no tratamento da dor miofascial, náuseas e vômitos pós-operatórios e para o alívio da cefaleia tensional crônica. Parece representar uma forma eficaz de acupuntura para o tratamento dessas condições e pode ser considerada uma alternativa viável às formas mais tradicionais de estimulação dos pontos de acupuntura. Em uma revisão sistemática Bittencourt *et al.*[39] sugeriram um efeito positivo da LLLT na redução da dor pós-operatória e na aceleração da melhora da parestesia relacionada à cirurgia ortognática. No entanto, devido ao pequeno número e heterogeneidade dos estudos, não foi realizada metanálise, não sendo possível uma recomendação pragmática sobre o uso da *laser*terapia.

Escolha dos pontos de acupuntura – protocolos de tratamento

A estratégia de tratamento por acupuntura envolve as teorias básicas da MTC: Yin-Yang, cinco elementos, Zang Fu e meridianos.

Por questões relacionadas à anatomia do nervo trigêmeo, como visto previamente, o principal ramo afetado é o mandibular (V3). Portanto, pela MTC, a área mais acometida corresponde à região de Yang Ming, ou seja, intestino grosso e estômago, embora, áreas de

Tai Yang (SI – BL), inervadas pelo V2, também possam apresentar parestesia.

Uma vez verificada a localização dos sintomas, determinamos qual ou quais são os meridianos que passam por ela. Esse é o primeiro passo para se estabelecer um protocolo de tratamento para a escolha dos pontos distantes pela teoria dos meridianos. Essa se associará a outras teorias (Yin-Yang, propriedade e especificidade dos pontos, aspectos sindrômicos etc.).

Se, por exemplo, a localização da parestesia for sobre a trajetória do intestino grosso (LI), teremos que usar pelo menos um ponto desse meridiano. O ponto de escolha poderá ser devido sua especificidade ou sua abrangência. O ponto mais específico para a cabeça é o LI4 (com a propriedade especial de ser um ponto Yuan – onde o Qi original se concentra) ou um ponto de abrangência LI11 (ponto Ho). Deve-se associar ao LI seu acoplado (LU) e seu correspondente (ST) (Figura 48.1).

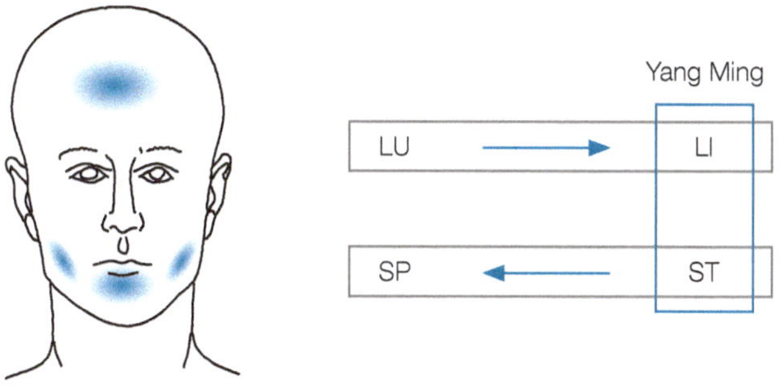

■ **Figura 48.1.** Os retângulos em cinza correspondem aos meridianos acoplados (LI-LU e ST-SP). Os retângulos em azul aos meridianos correspondentes (LI-ST).

O meridiano acoplado promove o equilíbrio Yin-Yang e o correspondente o equilíbrio alto (mão), baixo (pé). Do meridiano do pulmão, o ponto de escolha pode ser o LU7 (ponto Luo – que conecta os dois meridianos). A víscera Fu, correspondente ao LI, é o estômago (ST). O ST36 (ponto Ho – mar) pode ser o ponto de escolha por sua abrangência.

Dessa maneira, com apenas 3 pontos se consegue uma maximização dos efeitos da acupuntura. Os pontos nos meridianos Yang devem ser homolaterais e os Yin contralaterais. Assim, conseguimos uma homeostasia (equilíbrio) Yin-Yang, esquerdo – direito e alto (mão) – baixo (pé).

Pela teoria da MTC a fórmula LI4 + LU7 + ST36 é muito eficaz, por estar usando o ponto Yuan – LI4 (onde o Qi original se concentra) do meridiano afetado associado ao ponto Luo do meridiano acoplado (LU7). O ST36 é um ponto Ho – mar, de grande potência.

Se o Yang Ming afetado for o ST, deve-se associar seu acoplado – baço pâncreas (SP) e seu correspondente LI. Nesse caso pode se optar pela fórmula ST44 + LI11 + SP6. O ponto de maior especificidade para sintomas na região do músculo masseter é o ST44 (ponto Jing – 2º ponto dos 5 Shu antigos). O LI11 é o ponto Ho desse meridiano e o SP6 é o ponto de encontro dos 3 Yin do pé.

A escolha dos pontos pode ser determinada pela experiência pessoal do acupunturista.

Quando o Tai Yang estiver afetado, em geral será na área de intestino delgado (SI). Pelo mesmo raciocínio, deve-se associar com o coração (HT- acoplado) e bexiga (BL- correspondente). Uma fórmula sugerida seria SI3 (ponto Shu) + HT3 (ponto Ho) + BL2.

Com base na MTC, a parestesia, nos casos de procedimentos odontológicos traumáticos, preenche os requisitos sintomáticos de síndrome de vento. Assim, adiciona-se o GB20, ponto traduzido do chinês como "poço do vento", homolateralmente.

A localização dos pontos de acupuntura tem sido correlacionada aos nervos periféricos, segmentos espinhais e trigeminais. Essa teoria neuroanatômica sugere que o efeito da acupuntura é mediado por entradas aferentes por intermédio do sistema nervoso periférico, provocando um reflexo ao nível da medula espinhal e dos plexos simpáticos e por vias eferentes para os órgãos viscerais e músculo esquelético. Desse modo, o uso de pontos locais é importante.[40]

Os pontos sistêmicos devem ser associados a pontos locais (Figura 48.2). Pode-se optar pelo agulhamento clássico ou pela técnica de transfixação, que visa cercar a área afetada ou seguir o trajeto do nervo. O agulhamento transcutâneo é subcutâneo, pois parece que tecidos da mesma origem embriológica (pele e nervo), ectoderma, produzem um melhor efeito.

Os pontos locais mais utilizados, dependendo da localização da parestesia, são ST3, ST4, ST5, ST6, LI19, LI20, SI18, SI19, TE21, TE22, GB2, GV26, CV23 e CV24.

Esses princípios de escolha de pontos se mantêm, seja com agulhas ou com o LA.

O uso do *laser* pode ser realizado em pontos de não acupuntura, seguindo a trajetória do nervo afetado, aplicando 4J, 1 cm distantes um dos outros.

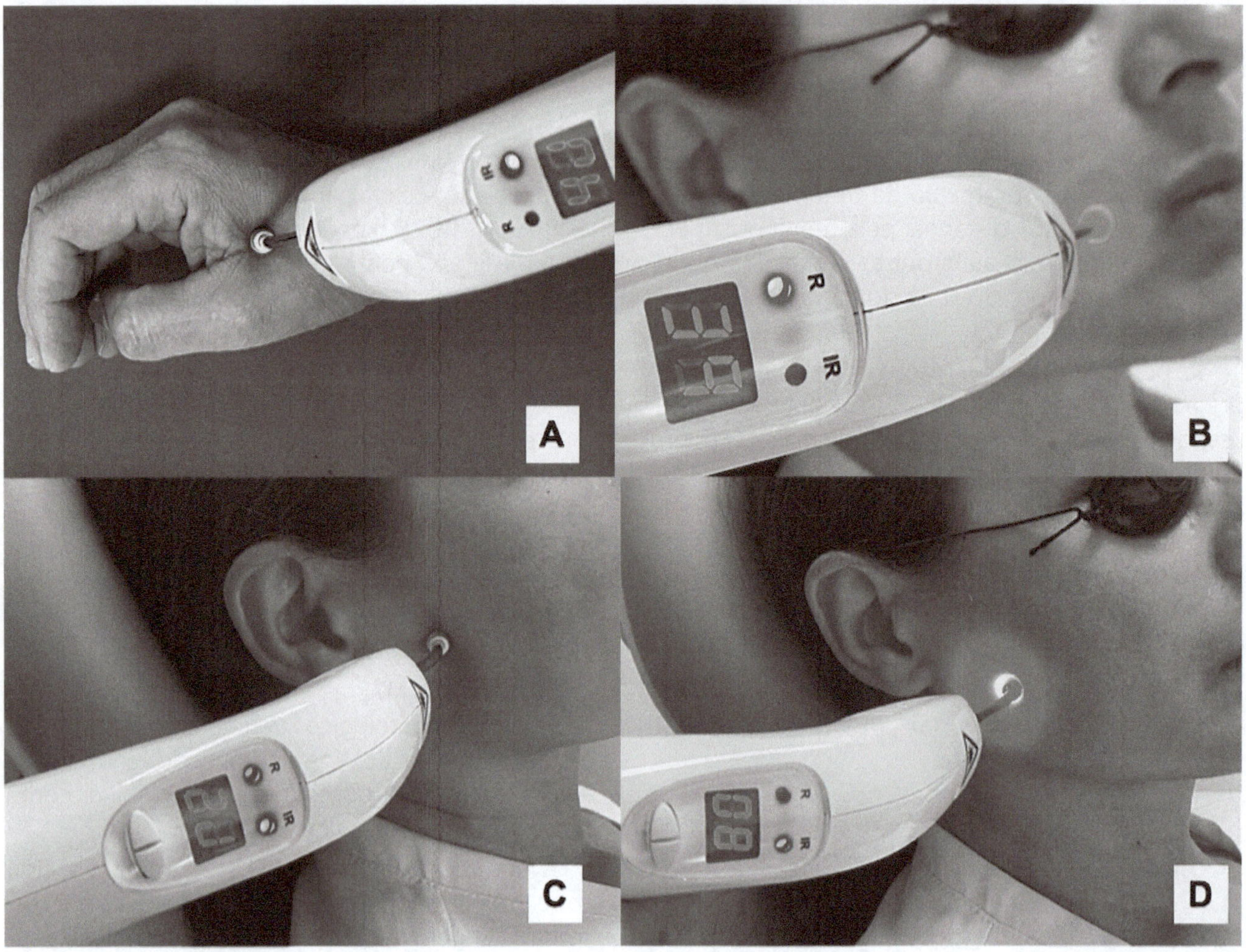

■ Figura 48.2. Pode-se usar as irradiações vermelha e infravermelha separada ou simultaneamente. **A** – ponto a distância LI4 – por ser um ponto profundo usa-se o infravermelho com potência da 4J. **B** – ponto local ST5 – por ser um ponto mais superficial, pode-se usar a irradiação vermelha 4J. **C** e **D** – ST6: pode-se usar as duas irradiações simultaneamente; nesse caso, regula-se o aparelho em 2J, para ser depositado no tecido 4J (somatória de cada uma das irradiações).

Conclusões

O uso da acupuntura tem se apresentado como uma alternativa viável para o tratamento da parestesia facial provocada por intervenções odontológicas. A literatura suporta o uso do LA para essa finalidade devido ao seu potencial terapêutico no tratamento das neuropatias.

Referências bibliográficas

1. Manente R, Pedroso GL, Gomes e Moura AP, Borsatto MC, Corona SAM. Laser acupuncture in the treatment of neuropathies in dentistry: a systematic review. Lasers Med Sci. 25 de março de 2023;38(1):92.
2. Ribeiro D, Machado J. Acupuncture for paresthesia/anaesthesia elimination after dental implantation complications: A case report. Experimental Pathology and Health Sciences. 2016;8(2):111-4.
3. Alves FR, Coutinho MS, Gonçalves LS. Endodontic-related facial paresthesia: systematic review. J Can Dent Assoc. 2014;80:e13.
4. Sant'Anna CBM, Zuim PRJ, Brandini DA, Guiotti AM, Vieira JB, Turcio KHL. Effect of Acupuncture on Post-implant Paresthesia. J Acupunct Meridian Stud. abril de 2017;10(2):131-4.
5. De Morais Filho EF, Forte Oliveira FA. Effect of laser acupuncture in the treatment of facial paresthesia post orthognathic surgery: a case report. Acupuncture in Medicine. 3 de abril de 2020;38(2):123-5.
6. Rizzolo R, Madeira M. Anatomia facial com fundamentos de anatomia geral. 5º ed. São Paulo: Sarvier; 2016.
7. Malamed S. Manual de anestesia local. Rio de Janeiro: Elsevier; 201DC. 1 p.
8. Lin CS, Wu SY, Huang HY, Lai YL. Systematic Review and Meta-Analysis on Incidence of Altered Sensation of Mandibular Implant Surgery. PLoS One. 21 de abril de 2016;11(4):e0154082.

9. Al-Sabbagh M, Okeson JP, Khalaf MW, Bhavsar I. Persistent Pain and Neurosensory Disturbance After Dental Implant Surgery. Dent Clin North Am. janeiro de 2015;59(1):131-42.
10. Prazeres L, Muniz X, Barros K, Gerbi M, Laureano FJ. Effect of Infrared Laser in the Prevention and Treatment of Paresthesia in Orthognathic Surgery. J Craniofac Surg. 2013;24:708-11.
11. de Oliveira RF, Goldman RS, Mendes FM, de Freitas PM. Influence of Electroacupuncture and Laser-Acupuncture on Treating Paresthesia in Patients Submitted to Combined Orthognathic Surgery and Genioplasty. Med Acupunct. outubro de 2017;29(5):290-9.
12. Moore PA, Haas DA. Paresthesias in Dentistry. Dent Clin North Am. outubro de 2010;54(4):715-30.
13. Lee J, Feng B, Park JS, Foo M, Kruger E. Incidence of lingual nerve damage following surgical extraction of mandibular third molars with lingual flap retraction: A systematic review and meta-analysis. PLoS One. 27 de fevereiro de 2023;18(2):e0282185.
14. Andrzej K, Jamka-Kasprzyk M, Panas M, Grazyna WP. Analysis of complications after the removal of 339 third molars. Dent Med Probl. 31 de março de 2021;58(1):75-80.
15. Park W, Choi JW, Kim JY, Kim BC, Kim HJ, Lee SH. Cortical Integrity of the Inferior Alveolar Canal as a Predictor of Paresthesia After Third-Molar Extraction. The Journal of the American Dental Association. março de 2010;141(3):271-8.
16. Teja Y, Nareswari I. Acupuncture Therapies for Addressing Post Odontectomy Neuropathy. Med Acupunct. 1º de outubro de 2021;33(5):358-63.
17. Aquilanti L, Mascitti M, Togni L, Contaldo M, Rappelli G, Santarelli A. A Systematic Review on Nerve-Related Adverse Effects following Mandibular Nerve Block Anesthesia. Int J Environ Res Public Health. 31 de janeiro de 2022;19(3):1627.
18. Garisto GA, Gaffen AS, Lawrence HP, Tenenbaum HC, Haas DA. Occurrence of paresthesia after dental local anesthetic administration in the United States. The Journal of the American Dental Association. julho de 2010;141(7):836-44.
19. Piccinni C, Gissi DB, Gabusi A, Montebugnoli L, Poluzzi E. Paraesthesia after Local Anaesthetics: An Analysis of Reports to the FDA Adverse Event Reporting System. Basic Clin Pharmacol Toxicol. julho de 2015;117(1):52-6.
20. Ho JPTF, van Riet TCT, Afrian Y, Sem KTHCJ, Spijker R, de Lange J, et al. Adverse effects following dental local anesthesia: a literature review. J Dent Anesth Pain Med. 2021;21(6):507.
21. Alves F, Coutinho M, Gonçalves L. Endodontic-Related Facial Paresthesia: Systematic Review. J Can Dent Assoc. 2014;80(e13):1-7.
22. Fabbro M, Tsesis I, Taschieri S, Rosen E, Corbella S. Treatment of paraesthesia following root canal treatment by intentional tooth replantation: A review of the literature and a case report. Indian Journal of Dental Research. 2014;25(2):231.
23. de Oliveira R, de Freitas P. Laser therapy on points of acupuncture on nerve repair. Neural Regen Res. 2016;11(4):557.
24. Yatsuhashi T, Nakagawa KI, Matsumoto M, kKsahara M, Igarashi T, Ichinohe T, et al. Inferior alveolar nerve paresthesia relieved by microscopic endodontic treatment. Bull Tokyo Dent Coll. 2003;44(4):209-12.
25. Nelke K, Janeczek M, Pasicka E, Zak K, Łukaszewski M, Jadach R, et al. The Temporary Mental Nerve Paresthesia as an Outcome of Dentigerous Cyst Removal during Preparation for Dental Implant Placement: A Case Report. Medicina (B Aires). 5 de abril de 2023;59(4):711.
26. Weyh A, Pucci R, Valentini V, Fernandes R, Salman S. Injuries of the Peripheral Mandibular Nerve, Evaluation of Interventions and Outcomes: A Systematic Review. Craniomaxillofac Trauma Reconstr. 16 de dezembro de 2021;14(4):337-48.
27. Leung YY, Fung PPL, Cheung LK. Treatment Modalities of Neurosensory Deficit After Lower Third Molar Surgery: A Systematic Review. Journal of Oral and Maxillofacial Surgery. abril de 2012;70(4):768-78.
28. Kushnerev E, Yates JM. Evidence-based outcomes following inferior alveolar and lingual nerve injury and repair: a systematic review. J Oral Rehabil. outubro de 2015;42(10):786-802.
29. Fujii Y, Hatori A, Chikazu D, Ogasawara T. Application of Dental Pulp Stem Cells for Bone and Neural Tissue Regeneration in Oral and Maxillofacial Region. Stem Cells Int. 29 de março de 2023;2023:1-11.
30. Füchtenbusch A. Laser acupuncture. Journal of the Acupuncture Association of Chartered Physiotherapists. 2014;spring:19-29.
31. Dimitrova A, Murchison C, Oken B. Acupuncture for the Treatment of Peripheral Neuropathy: A Systematic Review and Meta-Analysis. The Journal of Alternative and Complementary Medicine. março de 2017;23(3):164-79.
32. Sierra SO, Deana AM, Bussadori SK, da Mota ACC, Ferrari RAM, do Vale KL, et al. Choosing between intraoral or extraoral, red or infrared laser irradiation after impacted third molar extraction. Lasers Surg Med. julho de 2016;48(5):511-8.
33. Prazeres LDKT, Muniz XVS, Barros KMA, Gerbi MEMM, Laureano Filho JR. Effect of Infrared Laser in the Prevention and Treatment of Paresthesia in Orthognathic Surgery. J Craniofac Surg. 2013;24:708-11.
34. de Oliveira RF, da Silva CV, Cersosimo MCP, Borsatto MC, de Freitas PM. Laser therapy on points of acupuncture: Are there benefits in dentistry? J Photochem Photobiol B. outubro de 2015;151:76-82.
35. de Oliveira RF, da Silva AC, Simões A, Youssef MN, de Freitas PM. Laser Therapy in the Treatment of Paresthesia: A Retrospective Study of 125 Clinical Cases. Photomed Laser Surg. agosto de 2015;33(8):415-23.
36. de Oliveira RF, Goldman RS, Mendes FM, de Freitas PM. Influence of Electroacupuncture and Laser-Acupuncture on Treating Paresthesia in Patients Submitted to Combined Orthognathic Surgery and Genioplasty. Med Acupunct. outubro de 2017;29(5):290-9.
37. de Oliveira R, de Freitas P. Laser therapy on points of acupuncture on nerve repair. Neural Regen Res. 2016;11(4):557.
38. Baxter GD, Bleakley C, McDonough S. Clinical Effectiveness of Laser Acupuncture: A Systematic Review. J Acupunct Meridian Stud. dezembro de 2008;1(2):65-82.
39. Bittencourt M, Paranhos L, Martins-Filho P. Low-level laser therapy for treatment of neurosensory disorders after orthognathic surgery: A systematic review of randomized clinical trials. Med Oral Patol Oral Cir Bucal. 2017;0-0.
40. Dimitrova A. Introducing a Standardized Acupuncture Protocol for Peripheral Neuropathy: A Case Series. Med Acupunct. dezembro de 2017;29(6):352-65.

Adriana Sabbatini da Silva Alves • Eline Rozária Ferreira Barbosa

Acupuntura nas Neuralgias Pós-Herpéticas na Mulher

Introdução

A herpes pode ser causada pelo vírus herpes simplex 1 (HSV-1), vírus herpes simples 2 (HSV-2) e vírus herpes do tipo 3, ou herpes-zóster. Geralmente, provoca infecções que afetam a pele, a cavidade oral, os lábios, os olhos e os órgãos genitais.

A neuralgia pós-herpética (NPH) é a complicação mais comum da herpes-zóster. Geralmente é definida como uma dor neuropática intensa que perdura por mais de 90 dias, após a cura do episódio agudo da herpes-zóster.[1,2]

Existem diferentes tipos de herpes que podem acometer a mulher e em todas elas, a neuralgia pós-herpética pode ocorrer como complicação.

1. **Herpes tipo 1:** é o mais comum, sendo caracterizada pelas lesões orais.
2. **Herpes tipo 2:** responsável pelas lesões nas regiões genitais e contraído por meio do ato sexual.
3. **Herpes tipo 3:** também conhecido como herpes-zóster, popularmente conhecida como cobreiro, é causada pelo vírus varicela-zóster, o herpesvírus humano tipo 3, mesmo vírus causador da varicela.

Menos de 4% dos pacientes com herpes-zóster experimentam outro episódio. Porém, muitos pacientes, em particular, idosos, apresentam dor persistente ou recorrente no dermátomo envolvido (neuralgia pós-herpética), que pode persistir por meses ou anos, ou de modo permanente.[3] Aproximadamente, 5,8% a 17,6% dos indivíduos com herpes-zóster desenvolvem NPH e esse risco é aumentado em indivíduos na faixa etária entre os 50 e os 79 anos.[3] Acima dos 70 anos, quase a metade dos pacientes que tiveram um episódio agudo de herpes-zóster desenvolvem NPH.[4] Isso está aparentemente relacionado à queda natural da imunidade que ocorre com o processo de envelhecimento.[3,4] Aproximadamente 60% dos casos ocorrem em mulheres.[5] Outros fatores de risco incluem a presença da síndrome do vírus da imunodeficiência humana adquirida, doenças neoplásicas, transplante de órgãos, uso de drogas imunossupressoras e outras condições que causem um declínio da imunidade celular.

Por se tratar de uma dor crônica, geralmente, de forte intensidade e por ser mais prevalente em faixas etárias mais avançadas, a importância epidemiológica da NPH resulta do fato de que compromete a qualidade de vida da mulher nas dimensões física, emocional e social, sendo que os custos financeiros relacionados ao tratamento da NPH são significativamente maiores do que aqueles relacionados ao tratamento somente do episódio inicial da herpes.[6]

Fisiopatologia da neuralgia pós-herpética

A fisiopatologia da NPH ainda não é totalmente compreendida e diferentes processos parecem estar envolvidos na herpes-zóster e na NPH. A replicação do vírus da varicela-zóster latente no gânglio sensorial da raiz dorsal da medula espinhal é o evento inicial, que resultará nas lesões no sistema nervoso periférico e central.

Há estudos que mostram que na herpes-zóster aguda existe um processo inflamatório inicial que pode persistir por semanas e até meses, com a liberação de mediadores químicos como bradicinina, substância P, histamina e íons H+ que após a lesão tissular fazem com que a pele seja parcialmente desnervada e contribuem para o processo de ativação dos nociceptores e redução do limiar de dor, tendo início o processo de sensibilização periférica.[7,8]

Já no gânglio da raiz dorsal observa-se necrose hemorrágica e perda neural, sobretudo de fibras C, localizadas nas lâminas I, II e V de Rexed, responsáveis pela transmissão dos estímulos de dor. Como consequência, no lugar das conexões aferentes dessas fibras C perdidas (fenômeno conhecido como desaferentação) surgem fibras A-beta, ampliando o campo receptivo do neurônio e predispondo a interpretação de estímulos mecânicos periféricos inócuos como sendo nocivos – a chamada alodinia. Isso ocorre porque as fibras A-beta, que estão relacionadas primariamente à sensação de tato, uma vez surgindo no lugar de fibras que transmitiriam um estímulo álgico, em uma tentativa de reorganização da rede neural lesada, fazem com que qualquer estímulo de tato possa ser interpretado pelo organismo como sendo uma informação de dor. Acredita-se que a alodinia e a perda sensitiva no dermátomo afetado estejam relacionadas ao fenômeno da desaferentação resultante dessa modificação na rede de fibras da raiz dorsal. Além disso, acredita-se que ocorra também perda de neurônios GABAérgicos e a lesão de elementos que compõem o sistema inibitório descendente da dor.[5,7]

Quadro clínico e diagnóstico

Herpes labial

O herpes labial é uma infecção causada pelo vírus herpes simplex que provoca bolhas ou feridas na boca, geralmente na região dos lábios (Figura 49.1). As bolhas do herpes duram cerca de 10 dias e podem causar formigamento, dor e/ou coceira na região onde surgem.

Os principais sintomas do herpes labial são o surgimento de pequenas lesões bolhosas no lábio que são extremamente sensíveis; dor ao movimentar a boca; prurido e eritema na área envolvida.

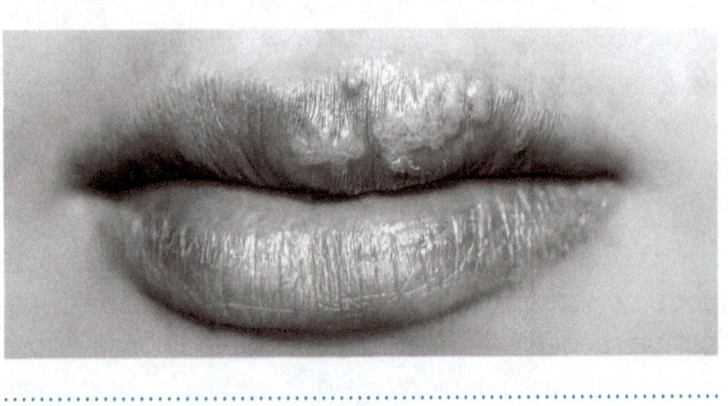

Figura 49.1. Herpes labial. Fonte: Acervo dos autores.

Frequentemente é possível reconhecer, até 48 horas antes do aparecimento de bolhas no lábio, que se vai ficar ter um episódio de herpes, pois existem sintomas que antecedem a erupção na pele como formigamento, coceira, vermelhidão e desconforto nos lábios.

Herpes genital

As lesões provocadas pelo vírus apresentam-se como pequenas vesículas que se distribuem em forma de buquê nos genitais masculinos e femininos. Às vezes, elas estão presentes dentro do meato uretral ou, por contiguidade, podem atingir a região anal e perianal, de onde se disseminam se o sistema imunológico estiver debilitado.

Os sintomas são ardor, prurido e formigamento na região genital e/ou perineal, podendo notar-se linfadenomegalias, sintomas esses que normalmente antecedem as erupções de pele. As manchas vermelhas que aparecem alguns dias mais tarde evoluem para vesículas agrupadas em forma de buquê, bastante dolorosas. Depois, essas pequenas bolhas cheias de líquido se rompem, criam uma crosta e cicatrizam, e o vírus migra pela raiz nervosa até alojar-se em um gânglio neural, onde permanece latente (adormecido) até a recidiva seguinte. É nessa ocasião que a neuralgia pós-herpética pode vir a se instalar como complicação.

Na maioria das vezes, as lesões do herpes genital, costuma regredir espontaneamente, mesmo sem tratamento, porém, com evolução mais arrastada do que com o uso dos antivirais.

Herpes-zóster

Tipicamente, o episódio agudo de herpes-zóster é unilateral, não ultrapassa a linha média e está localizado em um único dermátomo, observando-se o acometimento de dermátomos adjacentes em 20% dos casos.[2] Os dermátomos mais comumente acometidos são aqueles da região torácica e lombar, seguidos pelo ramo oftálmico do nervo trigêmeo. A princípio surgem sintomas prodrômicos que incluem mal-estar, dor de cabeça, fotofobia, sensações anormais na pele (como queimação e hiperestesia) e ocasionalmente febre. A intensidade da dor pode levar a diagnósticos equivocados como cólica renal e infarto do miocárdio, dependendo da localização.[5]

Após alguns dias aparecem as erupções cutâneas no dermátomo comprometido que se caracterizam por lesões maculopapulares que progridem para vesículas claras, antes de se transformarem em crostas e evoluírem para a resolução. Uma vez reveladas, as le-

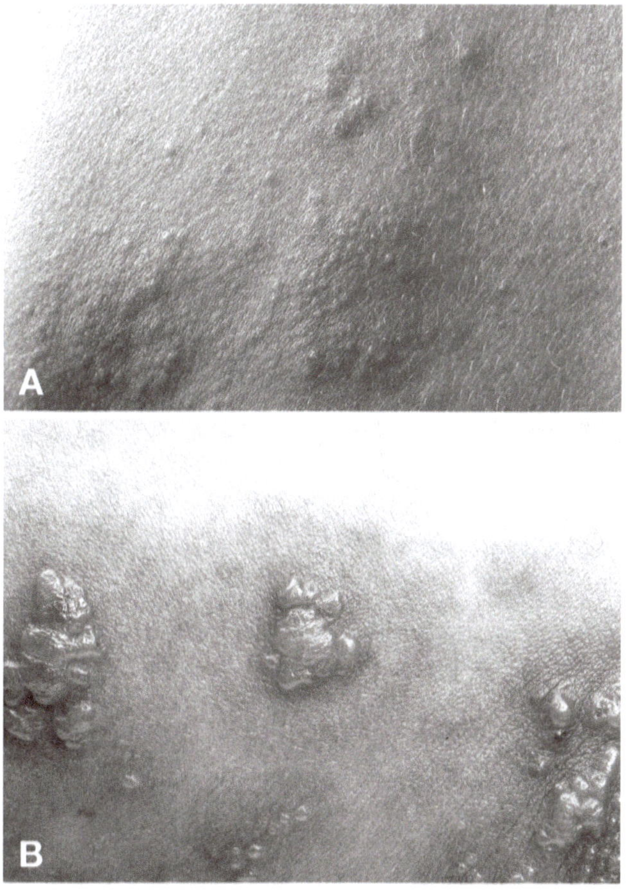

Figura 49.2. Erupções cutâneas do herpes-zóster. **A** – o *rash* se inicia como lesões maculopapulares unilaterais na distribuição do dermátomo. **B** – as lesões progridem para vesículas claras antes de formarem crostas e cicatrizarem. Fonte: Fashner J, Bell AL.[5]

sões comumente continuam se formando por 3 a 5 dias e o processo de resolução pode durar de 2 a 4 semanas, podendo deixar cicatrizes e alteração na pigmentação da pele (Figura 49.2).[5]

O diagnóstico da herpes-zóster é eminentemente clínico, baseado no reconhecimento das lesões com as características descritas acima, tanto na forma como na distribuição. Testes laboratoriais, incluindo PCR (*polymerase chain reaction*) pode confirmar os casos atípicos, detectando a reativação do vírus da varicela-zóster. Também pode ser realizada biópsia de pele e cultura do líquido das vesículas, mas todos esses testes têm pouca aplicabilidade clínica.[5,7]

Neuralgia pós-herpética

A NPH pode acontecer em qualquer um dos tipos de herpes aqui relatados, que pode persistir de 30 dias até mais de 6 meses, após a cicatrização das lesões e a maioria dos casos tem resolução espontânea.[5]

A NPH pode manifestar-se de diferentes formas, embora nenhuma seja patognomônica. A dor pode ser constante ou intermitente e ter como relato dor tipo queimação, dor latejante, dor cortante, dor penetrante ou dor em choque. Ela pode ser evocada por estímulos táteis, o que caracteriza o fenômeno de **alodinia** (estímulo não doloroso que é percebido como tal). Esse é muitas vezes debilitante, comprometendo a qualidade de vida do paciente.[7] Também pode ocorrer **disestesia** (sensações anormais sem nenhum estímulo) e **hiperalgesia ou hiperpatia** (estímulos levemente dolorosos percebidos como muito dolorosos), inclusive hiperalgesia térmica. Em revisão, 31% dos pacientes com NPH apresentaram hiperalgesia térmica.[7]

Dor musculoesquelética pode ocorrer em pacientes com NPH, como resultado de proteção excessiva da área afetada. Pontos-gatilho miofasciais, atrofia e reduzida amplitude de movimento articular têm sido observados.[7]

Alguns pacientes apresentam prurido crônico, o qual persiste ou aparece após a herpes-zóster, comprometendo a qualidade de vida do indivíduo.[5,7]

Ao exame físico evidenciam-se áreas de hiperpigmentação, hipopigmentação ou cicatrizes nos dermátomos afetados previamente pela herpes-zóster. Vermelhidão e tonalidade acastanhada também têm sido descritas.[7]

Pode observar-se infecção bacteriana secundária por estreptococos ou estafilococos, que devem ser adequadamente tratadas.

O diagnóstico da NPH é eminentemente clínico. Histórico de herpes-zóster e dor persistente no dermátomo acometido define essa entidade clínica. É importante enfatizar que o diagnóstico completo da NPH envolve a observação do seu impacto na qualidade de vida do indivíduo. Sabe-se que a NPH tem o potencial de comprometer o desempenho físico, emocional e social do paciente, levando inclusive a comorbidades psiquiátricas.

Tratamento da neuralgia pós-herpética

O tratamento da neuralgia pós-herpética (NPH) é considerado desafiador e deve ser baseado em abordagem multidisciplinar. A terapia medicamentosa abrange analgésicos: adesivos de lidocaína, adesivo ou creme de capsaicina, paracetamol, anti-inflamatórios não esteroides (AINEs), analgésicos opioides e terapia visando à analgesia do sistema nervoso central (gabapentina, pregabalina e antidepressivos tricíclicos).[9] São considerados de primeira linha: gabapentina, pregabalina, antidepressivos.

Os adesivos de lidocaína 5% têm aprovação da Food and Drug Administration (FDA) para a NPH e fazem parte do tratamento de primeira linha. O adesivo de lidocaína (Toperma® no mercado brasileiro) são usados até 3 adesivos por vez, durante 12 horas, a cada 24 horas. Como vantagem principal, há a incidência de poucos efeitos adversos (locais, como eritema e erupção cutânea), com absorção sistêmica mínima. Uma boa estratégia é deixar o paciente com o adesivo no período de maior dor (12 horas), pois há o descanso obrigatório de 12 horas até a próxima administração.[10,11] Quando o uso de medicação única não promove analgesia completa, deve ser usada associação de medicações para o melhor controle da dor.[11]

A gabapentina pode ser usada em doses de 1.200-3.600 mg/dia, durante 4-12 semanas, com número necessário a tratar (NNT) = 8 (IC 95%: 5-14), comparado a um NNT = 4 da pregabalina (IC 95%: 3-9), para atingir 50% de redução de dor.[11] A pregabalina é semelhante à gabapentina quanto ao mecanismo de ação e efeitos adversos (sedação, tontura, tempo prolongado para titulação)[10-12] e em doses maiores, ao ganho de peso e edema periférico.[11] Pode ter um início de ação mais rápido, aliviando a dor em 1 a 2 dias antes do início de ação da gabapentina. A desvantagem da pregabalina é o custo maior. Deve-se iniciar a posologia de 75 mg, 2 vezes ao dia, ou 50 mg, 3 vezes ao dia, que pode ser aumentada após 1 semana para 100 mg, 3 vezes ao dia, conforme necessidade. A dose máxima da pregabalina é de 600 mg por dia.[10,11]

Os antidepressivos tricíclicos (ADT) são muito eficazes, apresentando uso limitado em doses maiores por seus efeitos anticolinérgicos (constipação, boca seca, retenção urinária, taquicardia, sedação, além de hipotensão postural e arritmias), principalmente em idosos. A amitriptilina e a nortriptilina são comumente usadas em nosso meio. Recomenda-se um eletrocardiograma antes do uso dessas drogas em pacientes com mais de 40 anos. Inicia-se a nortriptilina com 10 mg/noite, podendo-se aumentar 10 mg a cada 3 a 5 dias, se necessário, até uma dose máxima de 150 mg. A imipramina pode ser iniciada a partir de 25 mg e aumentada para 100 a 200 mg. A dose máxima é de 300 mg.[9-11]

Como terapia adjuvante, podem ser usados paracetamol ou AINEs (dor leve)[1] e tramadol para dor moderada.[9-11] Os opioides de ação prolongada (oxicodona, morfina e metadona) são utilizados na dor intensa e são mais eficazes que o tramadol, porém com maior incidência de efeitos adversos.[5] Entre os efeitos adversos comuns dos opioides, estão: constipação, náuseas e sedação, além do risco de dependência, se utilizados por tempo prolongado.[10-12]

A neuralgia pós-herpética pode ocorrer mesmo se a herpes-zóster for tratada adequadamente, portanto, a prevenção da infecção por zóster e da NPH deve ser feita por meio de vacinas.[12] A vacina contra a herpes--zóster é aprovada para todas as pessoas acima de 50 anos. A vacina recombinante (Shingrix®) apresenta maior eficácia que a de vírus vivo atenuado (Zostavax®),[14,15] sendo que essa não deve ser usada em imunossuprimidos.[15] A vacina Shingrix é administrada em 2 doses, via intramuscular, com intervalo de 2-6 meses entre elas. A Zostavax é feita em dose única, via subcutânea. Erupção cutânea no local da injeção é uma das reações adversas documentadas da Zostavax. Na Shingrix, são relatados sintomas *flu-like* (mialgia, febre, cefaleia), além de dor no local da injeção, que pode ocorrer em ambas as vacinas.[16]

Outros tratamentos

Entre as opções para neuralgia pós-herpética refratária, há poucos estudos randomizados, placebo--controlados que sugerem efetividade da toxina botulínica tipo A subcutânea, triancinolona subcutânea, estimulação elétrica nervosa transcutânea (TENS), estimulação nervosa periférica (invasiva, com implante de eletrodos e estimulação elétrica contínua ou alternada) e o bloqueio do gânglio estrelado. Na NPH intratável (dor persistente por mais de 1 ano), são opções terapêuticas: bloqueio paravertebral com bupivacaína contínuo por 3-4 semanas, injeção intratecal de midazolam e/ou metilprednisolona e radiofrequência. Se após esses procedimentos houver persistência de dor intensa, a destruição dos gânglios da raiz dorsal e estimulação da medula espinhal podem ser consideradas. Não há evidências suficientes para indicar maior efetividade de um procedimento isolado, mas, pela facilidade de acesso, são mais utilizadas a toxina botulínica e a triancinolona subcutâneas.[17,18]

Acupuntura e eletroacupuntura no tratamento da neuralgia pós-herpética

Como a NPH é um tipo de dor neuropática de difícil manejo, terapias não farmacológicas são opções para potencializar o tratamento farmacológico. Opções cirúrgicas não são aplicáveis a todos os pacientes e algumas medicações apresentam efeitos colaterais que impossibilitam seu uso. A acupuntura e a eletroacupuntura (EA) podem reduzir a intensidade da dor, aliviar a ansiedade e depressão e melhorar a qualidade de vida em pacientes com NPH. Além disso, a acupuntura e a EA possuem baixo custo e efeitos colaterais insignificantes.[19,20] A eletroacupuntura é frequentemente utilizada no tratamento da NPH,

Tabela 49.1. Localização e indicação de acupontos para tratamento da NPH

Pontos de acupuntura	Localização	Indicação
Pontos Ashi	Pontos mais dolorosos no local da lesão	Dispersar estagnação de Qi e Xue
Huatojiaji (EX-B2)	Selecionados de acordo com os gânglios afetados. Estão a 0,5 *cun* bilateralmente à linha média posterior na região dorsal torácica e lombar	Dispersar Qi e Xue Dispersar patógenos
	Pontos – fenda (Xi)	
Waiqiu (GB36)	Na face lateral da perna, 7 cun acima da extremidade do maléolo lateral, na borda anterior da fíbula, ao nível de GB35	Pontos dolorosos localizados principalmente no trajeto do meridiano da vesícula biliar
Liangqiu (ST34)	Quando o joelho é flexionado, na face anterior da coxa, na linha conectando a espinha ilíaca anterossuperior e a borda lateral inferior da patela, 2 *cun* acima da patela	Pontos dolorosos localizados principalmente no trajeto do meridiano do estômago
Jinmen (BL63)	Na face lateral do pé, diretamente abaixo da borda anterior do maléolo externo, lateral à borda inferior do osso cuboide	Pontos dolorosos localizados principalmente no trajeto do meridiano da bexiga
Wenliu (LI7)	Com o cotovelo flexionado, o ponto está no lado radial dorsal do antebraço, 5 *cun* acima da dobra do pulso	Pontos dolorosos localizados principalmente no trajeto do meridiano do intestino grosso
	Acupontos suplementares	
Xingjian (LR2)	No dorso do pé, proximal à margem da membrana entre os 1° e 2° dedos, na junção da pele vermelha e branca	Dispersar o calor estagnado do meridiano do fígado
Yinlingquan (SP9)	Na face medial da perna, na depressão da borda inferior do côndilo medial da tíbia	Dispersar calor úmido do meridiano do baço
Geshu (B17)	Nas costas, 1,5 *cun* lateral à borda inferior do processo espinhoso da 7ª vértebra torácica	Desobstrução de estase de sangue nos vasos
Sanyinjiao (SP6)	Na face medial da perna, 3 *cun* acima do maléolo medial, na borda posterior da face medial da tíbia	Nutrir deficiência de Yin do fígado e rim

Fonte: Adaptada de Hu *et al.*[19]

mostrando-se segura e eficaz. Alguns ensaios clínicos randomizados, metanálises e revisões sistemáticas indicam redução da intensidade da dor (inclusive a longo prazo) e potenciais efeitos em evitar a hiperalgesia,[17,19-21], mas as evidências atuais não são conclusivas, por limitações metodológicas significativas nos trabalhos, pelo número insuficiente de estudos e potencial viés de publicação.[22]

Segundo a Medicina Tradicional Chinesa (MTC), a NPH ocorre por estagnação de Qi e fatores patógenos tóxicos (o efeito inflamatório do vírus no nervo), estagnação de sangue, fogo e calor internos e obstrução dos meridianos acometidos. A acupuntura pode estimular a circulação de Qi, ativar o sangue e erradicar os patógenos, por meio de pontos Huatojiaji – ExB2- (dermátomos acometidos, acima e abaixo da lesão). Os pontos Jiaji estão localizados na topografia dos gânglios sensitivos dorsais.

Além da apresentação típica, a síndrome pode envolver o calor-umidade do meridiano do baço (lesões em membros inferiores) ou ocorrer devido ao fator patogênico vento nos meridianos do fígado e da vesícula biliar (lesões cervicais e faciais).

Dentre as abordagens utilizadas, o agulhamento simultâneo (ponto Ashi central e outra agulha à direita ou à esquerda da área de maior dor), a técnica de "circular o dragão", moxabustão nos pontos Jiaji, a ventosaterapia, a técnica do agulhamento quente (*fire-needling*) também são descritas no tratamento da NPH, além da abordagem de agulhamento tradicional conforme o padrão de desarmonia e a eletroacupuntura em alguns dos pontos selecionados (Tabela 49.1).[19,23-25]

Conclusão

A neuralgia pós-herpética é um tipo de neuropatia de difícil controle, que compromete bastante a qualidade de vida da mulher em suas diversas faixas etárias.

A mulher moderna é peça-chave na sociedade e desempenha diversos papéis simultaneamente. O impacto dessa sobrecarga pode se refletir sobre o sistema imunológico, tornando as recidivas dos diversos de tipos de herpes mais frequentes e aumentando as chances potenciais da ocorrência de NPH.

O diagnóstico e tratamento precoces de todos os tipos de herpes, aqui descritos, podem aliviar o sofrimento da paciente e evitar a ocorrência da dor neuropática. Na escolha do tratamento, entre as diversas modalidades existentes, devem ser levadas em consideração, não somente o controle da dor, mas também, o impacto nas atividades diárias, sono, bem-estar físico e psicológico, os efeitos adversos das terapias e a necessidade de tratamento prolongado.[26]

A acupuntura e a eletroacupuntura mostram-se eficazes tanto na redução da dor da NPH como na melhora da qualidade de vida da paciente. Mais estudos randomizados com amostras maiores e de maior qualidade metodológica são necessários para confirmar esses resultados.

Referências bibliográficas

1. Zhao Y, Ling DY, Zhang J, Wu Q, Zhang ZW, Wang ZY. Effectiveness of acupuncture therapy for postherpetic neuralgia: na umbrella review protocol. BMJ Open. 2021;11(5):e043064. Published 2021 May 21. doi:10.1136/bmjopen-2020-043064.
2. Johnson RW, Rice ASC. Clinical practice. postherpetic neuralgia. N Engl J Med 2014;371:1526-33. 10.1056/NEJMcp1403062.
3. Forbes HJ, Bhaskaran K, Thomas SL, et al. Quantification of risk factors for postherpetic neuralgia in herpes zoster patients: a cohort study. Neurology 2016;87:94-102. Doi 10.1212/WNL.0000000000002808.
4. Kost RG, Straus SE. Postherpetic neuralgia - pathogenesis, treatment, and prevention. N Engl J Med 1996;335:32-42. Doi 10.1056/NEJM199607043350107.
5. Fashner J, Bell AL. Herpes zoster and postherpetic neuralgia: prevention and management. Am FamPhysician. 2011 Jun 15;83(12):1432-7. PMID: 21671543.
6. Muñoz-Quiles C, López-Lacort M, Orrico-Sánchez A, et al. Impact of postherpetic neuralgia: a six year population-based analysis on people aged 50 years or older. J Infect 2018;77:131- doi 10.1016/j.jinf.2018.04.004.
7. https://www.scielo.br/j/rdor/a/YFbPSkSpPKCMFp4krg3rvzr/?lang=pt
8. Kidd BL, Urban LA. Mechanisms of inflammatory pain. Br J Anaesth. 2001;87(1):3-11.
9. Mayhew MS. Herpes Zoster and Postherpetic Neuralgia Therapy. J Clin Nurs. 2009 (5): 616-17. doi:10.1016/j.nurpra.2009.07.007.
10. Argoff CE. Review of current guidelines on the care of postherpetic neuralgia. Postgrad Med. 2011 Sep;123(5):134-42. doi: 10.3810/pgm.2011.09.2469. PMID: 21904096.
11. Wiffen PJ, Derry S, Moore RA, et al. Antiepileptic drugs for neuropathic pain and fibromyalgia—an overview of Cochrane reviews. Cochrane Database Syst Rev. 2013;(11):CD010567.
12. Johnson P, Becker L, Halpern R, Sweeney M. Real-world treatment of post-herpetic neuralgia with gabapentin or pregabalin. Clin Drug Investig. 2013;33(1):35-44.
13. Raja SN, Haythornthwaite JA, Pappagallo M, et al. Opioids versus antidepressants in postherpetic neuralgia: a randomized, placebo-controlled trial. Neurology. 2002;59(7):1015-1021.
14. Center of Diseases Control - Shingrix recommendations - updated in Jan 24, 2022, acess in April 13, 2022, in: https://www.cdc.gov/vaccines/vpd/shingles/hcp/shingrix/recommendations.html
15. Keating GM. Shingles (herpes zoster) vaccine (zostavax(®)): a review of its use in the prevention of herpes zoster and postherpetic neuralgia in adults aged ≥50 years. Drugs. 2013 Jul;73(11):1227-44. doi: 10.1007/s40265-013-0088-1. PMID: 23839657.
16. Shingrix. Highlights of Prescribing Information. Updated in Jul, 2021 - acess in April, 2022, in: https://gskpro.com/content/dam/global/hcpportal/en_US/Prescribing_Information/Shingrix/pdf/SHINGRIX.PDF
17. Lin CS, Lin YC, Lao HC, Chen CC. Interventional Treatments for Postherpetic Neuralgia: A Systematic Review. Pain Physician. 2019 May;22(3):209-228. PMID: 31151330.
18. Aggarwal A, Suresh V, Gupta B, Sonthalia S. Post-herpetic Neuralgia: A Systematic Review of Current Interventional Pain Management Strategies. J Cutan Aesthet Surg. 2020 Oct-Dec;13(4):265-274. doi: 10.4103/JCAS.JCAS_45_20. PMID: 33911406; PMCID: PMC8061658.
19. Hu H, Shen Y, Li X, Tian H, Li X, Li Y, Cheng Y, Wu L, Han D. Efficacy of Electroacupuncture Therapy in Patients With Postherpetic Neuralgia: Study Protocol for a Multicentre, Randomized, Controlled, Assessor-Blinded Trial. Front Med (Lausanne). 2021 May 21;8:624797. doi: 10.3389/fmed.2021.624797. PMID: 34095161; PMCID: PMC8175774.
20. Pei W, Zeng J, Lu L, Lin G, Ruan J. Is acupuncture an effective postherpetic neuralgia treatment? A systematic review and meta-analysis. J Pain Res. 2019 Jul 16;12:2155-2165. doi: 10.2147/JPR.S199950. PMID: 31410050; PMCID: PMC6643066.
21. Garrido-Suárez B, Garrido G, Menéndex A, Hernández--Arteaga M, Delgado-Hernández R. Combination of low frequency electroacupuncture plus subdissociative doses of ketamine in post-herpetic neuralgia patients. A pilot study. J Pharmacy Pharmacognosy Res. (2017) 5:381-93.
22. Liu Y, Zhang QA, Wu YY, Shi Y, Fang JQ, Han DX. Efficacy and safety of electroacupuncture for postherpetic neuralgia: a systematic review and meta-analysis. J Guangzhou University Traditional Chinese Med. (2020) 37:2472-80. doi: 10.13359/j.cnki.gzxbtcm.2020.12.036.
23. Avijgan M, Hajzargarbashi ST, Kamran A, Avijgan M. Postherpetic Neuralgia: Practical Experiences Return to Traditional Chinese Medicine. J Acupunct Meridian Stud. 2017 Jun;10(3):157-164. doi: 10.1016/j.jams.2017.02.003. Epub 2017 Feb 28. PMID: 28712474.
24. Zhou Q, Wei S, Zhu H, Hu Y, Liu Y, Yang H, Zeng S, Chai S, Li J, Tao M. Acupuncture and moxibustion combined with cupping for the treatment of post-herpetic neuralgia: A meta-analysis. Medicine (Baltimore). 2021 Aug 6;100(31):e26785. doi: 10.1097/MD.0000000000026785. PMID: 34397828; PMCID: PMC8341313.
25. Wu Q, Hu H, Han D, Gao H. Efficacy and Safety of Moxibustion for Postherpetic Neuralgia: A Systematic Review and Meta-Analysis. Front Neurol. 2021 Aug 26;12:676525. doi: 10.3389/fneur.2021.676525. PMID: 34512502; PMCID: PMC8427698.
26. Centre for Clinical Practice at NICE (UK). Neuropathic Pain: The Pharmacological Management of Neuropathic Pain in Adults in Non-specialist Settings [Internet]. London: National Institute for Health and Care Excellence, (UK); 2013 Nov. PMID: 25577930.

50

Luciano Ricardo Curuci de Souza • Lucília de Brito Tavares

Acupuntura na Dor Pós-Operatória

Introdução

A dor pós-operatória é aquela que surge ou tem sua intensidade aumentada após um procedimento cirúrgico e se estende além do processo de cicatrização, com características de cronificação se persistir por mais de 3 meses. A localização da dor deve ser restrita à área da cirurgia ou no território de inervação do nervo nessa região, ou referida em um dermátomo. Outras causas de dor como infecção, patologias preexistentes, complicações pós-operatórias e malignidade devem ser avaliadas e descartadas.[1]

A dor crônica pós-operatória resulta de um processo inflamatório contínuo e mais frequentemente de um componente neuropático devido à lesão de nervos periféricos principais durante uma cirurgia. Outros mecanismos envolvidos, como sensibilização central, anormalidades sensoriais ou a associação desses fatores, constituem uma das principais causas de dor persistente pós-cirúrgica.[2]

O controle da dor neuropática aguda após cirurgia permanece um desafio, pois muitas vezes o diagnóstico não é elucidado adequadamente e a gravidade desse tipo de dor é subestimada. Esses pacientes apresentam distúrbios do sono, piora da função física e consequente degradação na qualidade de vida.[1,3,4]

No Brasil, atualmente, mais de 31 mil médicos estão titulados e certificados no Conselho Federal de Medicina (CFM), com Registro de Qualificação de Especialidade (RQE) em Ginecologia e Obstetrícia, sendo responsáveis por inúmeras cirurgias ginecológicas e na obstetrícia, por partos cesárea.[5]

As cirurgias ginecológicas são aquelas realizadas no aparelho reprodutor feminino que podem ter objetivos diversos, como diagnóstico e tratamento de doenças e lesões e a preservação ou interrupção da fertilidade. Contudo, mesmo com o avanço da tecnologia médica, toda cirurgia, inclusive as ginecológicas, estão sujeitas a intercorrências. Estudos médicos mostram que de 2% a 10% das cirurgias resultam em complicações indesejadas e que não poderiam ser previstas pela equipe cirúrgica. Certos procedimentos cirúrgicos têm maior probabilidade de desenvolver dor no pós-operatório, principalmente dor do tipo neuropática, como as amputações de membros, cirurgias torácicas, artroscopias de joelho, mastectomia e herniorrafia.[6]

Cirurgias torácicas como toracotomia e cirurgia toracoscópica por vídeo assistida são alguns dos procedimentos com maior probabilidade de desenvolvimento de dor crônica pós-operatória. Nem todos os pacientes que são submetidos a esse tipo de cirurgia apresentam dor persistente no pós-operatório, apesar da lesão em tecidos e nervos. Um em cada quatro pacientes, que realiza esses procedimentos, evolui para dor persistente no pós-operatório e um terço desses desenvolvem dor neuropática.[4]

Na artroscopia de joelho, a lesão nervosa pode envolver ramos infrapatelares do nervo safeno, nervo cutâneo femoral lateral (borda medial da patela), ramos cutâneos anteriores do nervo femoral, nervo fibular comum e/ou nervo tibial posterior. A possibilidade de lesão nervosa dependerá do tipo de abordagem cirúrgica.[7]

A dor no membro fantasma é caracterizada por um fenômeno sensorial desagradável na parte do corpo ausente, que surge após uma amputação cirúrgica de algum membro ou partes dele, ou até mesmo em outras regiões como mama, língua, genitália, reto, órgãos internos e olho. Pode ocorrer no coto (ao redor da cicatriz cirúrgica) ou percebida no membro amputado (dor no membro fantasma). Esse tipo de dor, frequentemente, tem características neuropáticas e sua intensidade é maior em pacientes que já apresentavam dor intensa antes da amputação.[7,8]

A dor persistente após mastectomia é uma complicação cirúrgica considerável e debilitante com envolvimento neuropático significativo. A síndrome da dor pós-mastectomia (anteriormente denominada de síndrome do aprisionamento do nervo intercostobraquial) é definida como dor crônica persistente com duração mínima de 3 meses, relacionada ao câncer de mama. Cursa com dor em queimação, sensação de entorpecimento no tórax, axila e extremidade superior homolateral.[9,10]

A dor pós-herniorrafia, ocorre na região inguinal ipsilateral à cirurgia, com sensação de dor ou parestesia, que pode irradiar-se para genitália e coxa. A dor neuropática, nesses casos, está relacionada à lesão dos nervos ilioinguinal, ílio-hipogástrico e genitofemoral, relação com o tecido cicatricial ou até mesmo na formação de um neuroma e costuma ser incapacitante.[11]

Importância do diagnóstico

A identificação precoce da dor neuropática é fundamental, pois há maior probabilidade de aliviar a dor, uma vez que esse tipo de quadro não responde a analgésicos comuns e necessita de abordagens terapêuticas específicas.[1,6]

Alguns ensaios clínicos foram realizados para tentar prever a gravidade da dor no pós-operatório correlacionando um teste de estimulação nociceptiva antes da cirurgia e intensidade da dor após o procedimento cirúrgico, para identificar indivíduos com maior probabilidade de responder mal a dor pós-cirúrgica. Isso é importante, pois pacientes que apresentam tais riscos podem se beneficiar de abordagens preventivas. No entanto, mais estudos devem ser realizados para validação de protocolos para esse fim.[2]

Dados epidemiológicos

A prevalência da dor neuropática pós-operatória na população mundial é em torno de 2% a 3%. Cerca de 10% a 50% dos pacientes submetidos a cirurgias como herniorrafia inguinal, amputação de membro inferior, cirurgia de mama, toracotomia e revascularização do miocárdio evoluem para dor persistente, e desses, 2% a 10% podem cursar com dor crônica grave. A dor neuropática iatrogênica é considerada o principal fator para a dor pós-operatória a longo prazo.[2,8]

Cirurgias torácicas como toracotomia e cirurgia toracoscópica são considerados procedimentos de risco para a evolução da dor crônica pós-operatória devido à possibilidade de lesão no nervo intercostal. A prevalência de dor crônica após cirurgia torácica varia em torno de 14% a 83% e esse mesmo tipo de dor com componente neuropático gira em torno de 22% a 66%. Peng *et al.* constataram que a presença de dreno torácico por mais de 4 dias foi um fator predominante para o desenvolvimento de dor crônica com componente neuropático.[4]

A Tabela 50.1 demonstra a incidência da dor crônica pós-operatória com características neuropáticas de acordo com o tipo de cirurgia.

Tabela 50.1. Incidência de dor crônica neuropática pós-operatória

Tipo de cirurgia	Incidência
Amputação	80%
Artroplastia de joelho	6%
Artroplastia de quadril	1%-2%
Cirurgia abdominal (intestino e colorretal)	Não reportado
Cirurgias dentárias	Não reportado
Colecistectomia	Não reportado
Craniotomia	Não reportado
Esternotomia	Não reportado
Herniotomia inguinal	80%
Mastectomia	65%
Parto cesárea	50%
Ressecção de melanoma	Não reportado
Toracotomia	45%
Vasectomia	Não reportado

Fonte: Adaptada de Schug SA, *et al.*[6]

Fatores de risco

É importante salientar, que nem todos os pacientes desenvolvem dor crônica com componente neuropático. No entanto, alguns fatores de risco predispõem ao desenvolvimento da dor neuropática pós-operatória.[2]

A dor crônica pré-cirúrgica pode estar relacionada ao desenvolvimento de dor neuropática crônica. Estudos demonstraram que pacientes com dor intensa em membros pré-amputação apresentaram dor no membro fantasma mais acentuada e persistente do que em amputados que referiam dor de menor intensidade antes da amputação. Outros estudos evidenciaram correlação entre intensidade da dor aguda pós-operatória e progressão para dor crônica após cirurgias como toracotomia, correção de hérnia inguinal e mama. No entanto, esse tipo de associação ainda não está bem esclarecido.[2]

Outro fator de risco é a própria suscetibilidade genética de cada indivíduo, a lesão nos nervos é um dos mecanismos causadores de dor pós-operatória. Essa lesão leva a um recrutamento de células imunes, promovendo um processo inflamatório prolongado durante a fase aguda. Estudos de pacientes pós-mastectomia, com foco na dor neuropática, demonstraram correlações entre dor mamária persistente e variações no receptor interleucina-1, tipo *2IL1R2*, interleucina-10, *IL10*, e receptor purinérgico 7 (*P2RX7*). Outras variantes genéticas têm sido envolvidas diretamente na neurotransmissão, também foram identificadas como fatores de risco para dor pós-operatória persistente, como o receptor μ-opioide, subunidades do canal de potássio dependentes de volt agem e outras.[12,13]

Estudos recentes sobre teorias para o desenvolvimento da dor crônica, consideram que a dor resulta de uma relação entre aspectos biológicos e psicológicos. Alguns fatores psicossociais como catastrofização, medo da dor no pós-operatório, ansiedade antes da cirurgia, pessimismo excessivo contribuíram para um efeito negativo na percepção da dor no pós-operatório.[2,14]

Se levarmos em consideração a idade, verificamos que pacientes mais jovens têm maior probabilidade de desenvolver dor crônica com componente neuropático. Pacientes do sexo feminino têm dor mais intensa no pós-operatório do que pacientes do sexo masculino. A presença de algumas comorbidades como diabetes e artrite reumatoide também podem contribuir para maior gravidade da dor pós-cirúrgica.[2,4]

Fisiopatologia

Diferentemente da plasticidade induzida por um processo inflamatório, lesões em nervos periféricos podem ocasionar plasticidade má adaptativa persistente. Há danos nos neurônios primários sensitivos e neurônios adjacentes não lesados iniciam disparos espontâneos de potenciais de ação devido a alterações na expressão de canais de sódio. Essa atividade propicia o aparecimento de dor espontânea, induz a sensibilização central, acentua a sensibilidade à dor causando alodinia ao toque. Há ainda modificações na expressão de transmissores e receptores sinápticos e vários genes capazes de modificar a transmissão e a resposta. Além disso, há uma regulação positiva na subunidade α2δ de voltagem, sítio de ligação da pregabalina e gabapentina, também relacionado com a sensibilização central provocada por lesão nervosa.[2]

Lesões em nervos periféricos implicam ainda em respostas neuroimunes. Quando um axônio é lesionado há degeneração da sua extremidade distal absorvida por células inflamatórias. Com isso, substâncias envolvidas na sinalização de dor como, o fator de necrose tumoral alfa (TNF-α) são liberadas e atuam nos axônios para intensificar a atividade ectópica. A micróglia, células similares aos macrófagos centrais, é ativada intensamente na medula espinhal agindo diretamente nos neurônios do corno dorsal, causando hipersensibilidade à dor.[2]

Há ainda alteração nas funções dos neurônios provocadas por variações na expressão gênica que pode ter duração relevante, porém algumas dessas modificações podem ser irreversíveis.[2]

Se a via de comunicação do axônio com o alvo não for reestabelecida após dano ao nervo periférico, pequenos neurônios nociceptivos sensoriais e axônios não mielinizados morrem e uma alteração definitiva é percebida no fluxo sensorial para o sistema nervoso central com modificações no circuito sináptico e conectividade na medula espinhal. Neurônios sofrem apoptose no corno dorsal, incluindo interneurônios inibitórios que provocam redução e possível irreversibilidade na transmissão inibitória segmentar local no corno dorsal da medula. Essas alterações, além de ocorrer na medula espinhal, acontecem também em topografia funcional do córtex com perda da substância cinzenta cortical. Há modificações nas conexões entre o cérebro e medula espinhal em razão do aumento das vias descendentes e redução das vias inibitórias.[2]

Diagnóstico

A diferenciação entre dor neuropática e não neuropática é fundamental para planejar opções eficazes de tratamento. O tratamento precoce é essencial para um melhor controle da dor.

Não há um teste, exame específico ou método diagnóstico para identificar precisamente a presença de dor neuropática, no entanto, para a investigação desse tipo de dor deve-se considerar a presença de todos os fatores a seguir: dor em região neuroanatômica correspondente a uma área de inervação central ou periférica; história pregressa de cirurgia com possibilidade de lesão nervosa e relacionada à dor; algum grau de déficit sensorial na zona dolorosa e constatação de uma lesão ou patologia por análise específica por meio de uma evidência cirúrgica, exames de imagem, biópsia e neurofisiologia clínica.

Após uma anamnese e exame físico detalhados devem-se identificar padrões inerentes à dor, por exemplo: dor espontânea ou provocada por estímulos (alterações de temperatura ou toque) que podem aparecer conjuntamente ou isoladamente; relato de sensações de queimação, choque elétrico e/ou percepção de sensação de frio dolorosa. Há ainda outros tipos de sensações anormais percebidas por esses pacientes como: disestesia, parestesia, prurido e adormecimento na região. O exame neurológico deve incluir testes para verificar se há alodinia, perda de sensibilidade ao toque, frio, calor, picada de agulha, e hiperalgesia. Há vários tipos de questionários validados disponíveis para a triagem da dor neuropática. O questionário DN4 é uma ferramenta simples, de fácil e rápida execução e contempla todos os aspectos descritos anteriormente. Pode ser usado de rotina para auxiliar no diagnóstico de dor neuropática. Escores acima de 4/10 sugerem a presença de dor neuropática, com 82,9% de sensibilidade e 89,9% de especificidade. A zona de dor deve estar relacionada à lesão ou doença no sistema nervoso somatossensorial e a presença de sinais indicativos de distúrbios sensoriais na região da dor contribui para o esclarecimento do diagnóstico.[2,7,13]

Cirurgias ginecológicas e parto por cesárea

De acordo com dados da Organização Mundial da Saúde (OMS), as taxas de parto por cesárea continuam crescendo mundialmente, sendo agora responsáveis por mais de um em cada cinco partos realizados (21%).

Existem discrepâncias significativas no acesso de uma mulher às cesarianas, dependendo de onde ela mora no mundo. Nos países menos desenvolvidos, cerca de 8% das mulheres deram à luz por cesariana, com apenas 5% na África Subsaariana, indicando uma falta preocupante de acesso a essa cirurgia que salva vidas.

Por outro lado, na América Latina e no Caribe, as taxas chegam a quatro em cada 10 (43%) nascimentos. Em 5 países (República Dominicana, Brasil, Chipre, Egito e Turquia), as cesarianas agora superam os partos normais.

As taxas mundiais de cesarianas aumentaram de 7% em 1990 para 21% hoje e estima-se que continuem a aumentar nessa década. Se essa tendência continuar, em 2030 as taxas mais altas provavelmente serão na Ásia Oriental (63%), América Latina e Caribe (54%), Ásia Ocidental (50%), Norte da África (48%), Sul da Europa (47%), Austrália e Nova Zelândia (45%), sugere a pesquisa.

As cesarianas podem ser essenciais em situações como trabalho de parto prolongado ou obstruído, sofrimento fetal ou porque o bebê está se apresentando em uma posição anormal. No entanto, como em todas as cirurgias, as cesarianas podem apresentar riscos. Isso inclui o potencial de sangramento intenso ou infecção, tempo de recuperação mais lento após o parto, atrasos no estabelecimento da amamentação e do contato pele a pele e maior probabilidade de complicações em gestações futuras.[15]

Consequentemente, as complicações álgicas em pós-operatório de partos cesariana vêm aumentando a sua incidência e se torna um desafio maior aos obstetras esse controle de dor pelo fato de toda medicação analgésica pode ter efeito deletério no procedimento de amamentação no puerpério imediato pela sua excreção no leite materno. Alguns opioides e anticonvulsivantes podem ser encontrados em quantidades significativas no leite materno em até 10 dias após sua suspensão de uso.[16,17]

Dentre as cirurgias ginecológicas, a histerectomia, a ooforectomia e as miomectomias ainda são os principais procedimentos realizados. A histerectomia é um procedimento cirúrgico comum e com baixo risco de complicações maiores. No entanto, algumas mulheres apresentam complicações duradouras, incluindo dor crônica pós-cirúrgica, que pode ter um impacto negativo significativo em sua qualidade de vida momentaneamente ou se tornar crônica.

Dor crônica após histerectomia é relatado em 10% a 50% das mulheres submetidas a esse procedimento cirúrgico. Os fatores de risco incluem dor pélvica pré-operatória, dor musculoesquelética prévia, relatos de dor pós-operatória em cirurgias anteriores e fatores psicológicos, como ansiedade e depressão. A dor pode ser neuropática em 5% a 50% dos casos.[18]

A laparoscopia, um dos procedimentos minimamente invasivos, é um procedimento comumente usado no diagnóstico e tratamento de vários tipos de problemas clínicos, incluindo doenças relacionadas a órgãos ginecológicos. Comparada com a laparotomia exploratória convencional, os benefícios da cirurgia laparoscópica incluem redução da ferida cirúrgica, recuperação rápida e melhor resultado cosmético. No entanto, ainda há até 80% dos pacientes após a cirurgia laparoscópica reclamando de altos níveis de dor e precisando de tratamento para alívio dessas queixas álgicas.

A dor pós-laparoscópica pode ser separada em causas distintas, como alteração inflamatória associada a trauma cirúrgico ou ferida de incisão e alterações morfológicas e bioquímicas do peritônio e diafragma, principalmente relacionadas ao pneumoperitônio pelo uso de dióxido de carbono (CO_2) na dilatação da cavidade abdominal. Esse último é secundário à irritação, alongamento e estimulação de corpo estranho, levando à neuropraxia frênica e subsequente dor na ponta do ombro (STP). STP é a experiência desagradável mais típica dos pacientes após a cirurgia laparoscópica.[19]

Tratamento

Medidas preemptivas

A dor pós-operatória persistente resulta, frequentemente, de lesões no sistema nervoso periférico durante procedimentos cirúrgicos, conferindo caráter neuropático à dor.[8]

Alguns tipos de intervenções analgésicas realizadas preventivamente possibilitam uma resposta efetiva no controle da dor pós-operatória ou diminuição no uso de analgésicos, especialmente opioides e consequentemente seus efeitos indesejáveis (náuseas, vômitos, prurido e sedação). Além de promoverem alívio da dor, as intervenções analgésicas possuem efeitos adversos mínimos e proporcionam uma melhor recuperação. É o caso da analgesia peridural contínua em cirurgias torácicas e abdominais de grande porte, que permite um melhor retorno da função intestinal, com diminuição da morbidade e até mesmo da mortalidade. Os bloqueios guiados por ultrassom aumentam as chances de sucesso.[6]

Evidências sugerem que analgesia adequada na fase inicial da cirurgia pode promover redução significativa da dor no pós-operatório. Algumas medidas que podem auxiliar no controle da dor pós-operatória são procedimentos intervencionistas. Analgesia peridural antes de cirurgias torácicas e que se prolonga durante e após esse procedimento diminui consideravelmente o desenvolvimento de dor. Pacientes submetidos à ressecção de cólon apresentam redução da dor no pós-operatório com analgesia peridural contínua.[8]

A infiltração na ferida cirúrgica com anestésico local diminui a dor persistente em pacientes submetidos à ressecção de tumor cerebral. Já o bloqueio do nervo peri espinhal antes, durante e após mastectomia reduz a dor persistente no período pós-cirúrgico. E a cetamina utilizada em alguns tipos de intervenções analgésicas e provavelmente ligantes da subunidade α2δ do canal de cálcio (pregabalina e gabapentina) previne o aparecimento de dor pós-operatória persistente.[8]

Estudos demonstraram diminuição significativa da dor crônica com características neuropáticas, após cirurgia de mama, com a administração perioperatória de venlafaxina, gabapentina com mexiletina, mistura eutética de anestésicos locais (EMLA) e uma associação de gabapentina e EMLA.[1,2,8]

Tratamento farmacológico

A dor pós-cirúrgica persistente, uma vez instalada, deve ser diferenciada entre neuropática e não neuropática, principalmente para uma abordagem terapêutica eficiente, pois a dor neuropática pós-operatória é negligenciada ou tem sua gravidade subestimada com frequência. Esse tipo de dor necessita de um tratamento neuroprotetor, e por não apresentar respostas a analgésicos comuns, o uso de terapias combinadas para atuar tanto no nervo lesado quanto nas alterações neuroplásticas ocorridas no sistema nervoso central está recomendado.[1,2]

As medicações consideradas de primeira linha para o tratamento sistêmico da dor neuropática pós-operatória são os anticonvulsivantes gabapentinoides e os antidepressivos. A classe de medicamentos deve ser indicada considerando perfil de segurança, comorbidades, situação do paciente e preço. Os anticonvulsivantes (gabapentina e pregabalina) podem melhorar a qualidade do sono e a pregabalina também pode estar indicada para auxiliar em casos de transtorno de ansiedade.[7]

O tratamento farmacológico inclui anticonvulsivantes, antidepressivos, bloqueadores de NMDA, opioides e agentes tópicos. Além do tratamento medicamentoso, está indicada a associação com psicoterapia e reabilitação adequada. Nos pacientes com dor persistente não responsivos à farmacoterapia pode-se integrar intervenções para o controle da dor.[8]

O tratamento tópico com adesivos de lidocaína está recomendado para dor neuropática localizada, em diretrizes internacionais, principalmente em cirurgias de joelho. Adesivos de capsaicina de alta concentração, também podem ser considerados opções terapêuticas quando os métodos convencionais não possibilitarem um controle álgico desejado em dores neuropáticas periféricas. Injeções intra-articulares de toxina botulínica em pacientes submetidos à artroplastia de joelho apresentaram resultados significativos tanto na melhora da dor como na função após 2 meses, porém, mais estudos precisam ser realizados.[7]

O tramadol devido ao seu duplo mecanismo de ação, associando efeitos opioides e monoaminérgicos tem resultados benéficos na polineuropatia sensorial e está indicado na dor nociceptiva, que pode ser utilizado em pacientes que cursam com dor mista. Opioides como morfina, oxicodona e metadona possibilitam alívio da dor neuropática, porém muitos pacientes necessitam de altas doses desses medicamentos, sendo necessária a titulação da dose para cada caso. Só devem ser utilizados quando houver falha nos outros tratamentos disponíveis, em associação com outras medicações e seguindo as precauções pertinentes.[7]

Terapias não farmacológicas

Medidas não farmacológicas como fisioterapia, incluindo exercícios de reabilitação, terapia manual, inativação de pontos-gatilho miofasciais, TENS, utilização de ultrassom e laser, terapia cognitivo-comportamental e terapia por ondas de choque, podem promover diminuição dos espasmos musculares possibilitando uma melhor circulação sanguínea e desse modo, proporcionando a regulação da atividade nervosa periférica com restauração do equilíbrio mecânico-funcional. A acupuntura, também, faz parte das terapias não farmacológicas e seus benefícios na dor neuropática pós-operatória serão mais bem detalhados a seguir.[20]

Técnicas intervencionistas para dor

Bloqueio nervoso

Conforme a região de dor pode ser realizado um bloqueio do nervo na área de inervação correspondente utilizando anestésicos locais e glicocorticoides frequentemente. A função do bloqueio é interromper a transmissão de sinais dolorosos, inibir o processo neuroinflamatório, promovendo assim a recuperação da função neural.[20]

Modulação nervosa

A radiofrequência pulsada (RFP) é um dos métodos de neuromodulação mais utilizados e possibilita a recuperação do nervo promovendo a regulação do sistema nervoso periférico, central e autônomo. A RFP do gânglio estrelado pode ser benéfica para reduzir a dor após cirurgia de mama, no gânglio da raiz dorsal de T2-T3 também pode melhorar a dor no pós-operatório de cirurgias de mama. Se realizada no gânglio da raiz dorsal torácica pode controlar a dor pós-toracotomia; no gânglio da raiz dorsal lombar possibilita a melhora da dor fantasma crônica pós-amputação e dor no coto. Além disso, a realização da RFP no nervo ilioinguinal e no ramo genital do nervo genitofemoral pode diminuir a dor na orquialgia crônica provocada por cirurgia em região inguinal.[20]

Outros procedimentos como liberação de drogas por via intratecal e estimulação magnética trans craniana também podem ser recomendados. A neurólise pode ser indicada em dores crônicas pós-cirúrgicas, porém é necessário conhecer precisamente o nervo acometido e não ter resposta à dor aos tratamentos habituais. Deve-se ter cautela na sua indicação, pois há risco de recorrência da dor e o surgimento de uma nova dor após esse procedimento.[20]

■ Tratamento pela acupuntura

A acupuntura pode promover a melhora da dor no pós-operatório, diminuindo o uso de medicações e consequentemente seus efeitos adversos, possibilitando a recuperação funcional do paciente. Pode ser utilizada para tratar diversos tipos de dor pós-cirúrgica, especialmente na dor crônica pós-toracotomia, em cirurgias de coluna, cirurgias de mama, artroplastia e cirurgias de membro.[1,20]

Alguns estudos relatam diminuição da dor em membro fantasma, mas sem sucesso para a sensação fantasma. Os pontos foram aplicados no membro contralateral e as sessões duraram em média 5 minutos. Os pontos utilizados para amputação de membro inferior foram: LR3, SP6, ST32, ST36, ST37 e para membro superior: LI4, LI8, LI11, LI14 e GB21.[21]

Devido à presença frequente de alodinia e hiperalgesia na dor neuropática, recomenda-se que a aplicação das agulhas de acupuntura seja feita nas áreas acima e abaixo da região de dor e no lado oposto, na região dos seguimentos equivalentes. O ideal é começar com uma estimulação mínima e aumentar gradativamente. Vale ressaltar, que o processo pode ser demorado e nenhuma medicação deve ser suspensa sem orientação do médico assistente do paciente.[21]

Resultados de uma revisão sistemática da literatura e metanálise demonstraram que a acupuntura teve ação relevante no alívio da dor pós-operatória após artroplastia total de joelho. Os principais pontos utilizados foram: SP10, ST34, ST35, EX-LE4, GB34 e ST36. A frequência utilizada no procedimento de eletroacupuntura variou entre 2 e 100 HZ. A acupuntura auricular realizada um dia antes da cirurgia possibilitou redução na analgesia. Os pontos auriculares usados incluem: Shen Men, joelho, nervo simpático, pulmão, tálamo.[22]

A toracotomia está associada a dor neuropática pós-operatória em aproximadamente metade dos casos que pode persistir por anos e impactando diretamente na qualidade de vida dos pacientes. Um estudo randomizado demonstrou que pacientes que receberam acupuntura antes de uma toracotomia unilateral com cateter peridural pré-operatório obtiveram resultados expressivos no alívio da dor no pós-operatório. Foram aplicadas 18 agulhas semipermanentes nos pontos de BL12 a BL19 bilateralmente e no ponto extra Wei Guan Xia Shu (Ex-B8) que se localiza no dorso, abaixo do processo espinhoso da 8ª vértebra torácica, 1,5 *cun* lateral à linha média posterior. Tanto o cateter quanto as agulhas de acupuntura foram cobertos com curativo oclusivo. Agulhas foram inseridas também no ponto ST36 bilateralmente e no ponto Shen Men em cada orelha.[23,24]

Outra metanálise demonstrou que a eletroacupuntura pode aliviar a dor em pacientes submetidos à toracotomia, com redução na quantidade de analgésicos opioides, porém, com algumas limitações com relação à baixa qualidade e heterogeneidade dos estudos analisados.[25]

A síndrome pós-mastectomia é caracterizada por dor neuropática importante após cirurgia de mama, uma condição debilitante, muitas vezes, refratária ao tratamento convencional. Um estudo demonstrou alívio significativo da dor utilizando acupuntura nos pontos LU1, CV17, SP21, ST18 e SP17, inseridos obliquamente e superficialmente com pouca ou nenhuma estimulação na área do tórax. Além disso, foram usados os pontos GV20 e LI4, SP6 e BL60 bilateralmente até obtenção da sensação de "deQi".[26]

A dor na cicatriz pós-mastectomia é um relato frequente entre as pacientes submetidas a essa cirurgia, e muitas vezes está associada a hiperpatia na região da mama e parede torácica, que pode ser reduzida pela técnica de acupuntura denominada "cercar o dragão".[21]

Uma abordagem farmacológica para o controle da dor após o parto por cesariana costuma ser insuficiente por si só. A acupuntura é um método promissor para mitigar a dor pós-operatória e reduzir a necessidade de opioides no pós-operatório.

Em um ensaio clínico randomizado com 180 pacientes do sexo feminino, a acupuntura reduziu a dor ao movimento e acelerou a mobilização do paciente após a cesariana em comparação com a acupuntura placebo e a terapia farmacológica isolada.[27]

A intensidade média da dor ao movimento no grupo acupuntura no primeiro dia pós-operatório foi menor do que no grupo placebo e no grupo de tratamento padrão. No primeiro dia do pós-operatório, 59 pacientes (98%) no grupo de acupuntura foram totalmente mobilizados contra 49 pacientes (83%) no grupo placebo e 35 pacientes (58%) no grupo de tratamento padrão. O cateter de Foley foi removido em um total de 57 pacientes (93%) do grupo de acupuntura contra 43 pacientes (72%) do grupo placebo e 42 pacientes (70%) do grupo de tratamento padrão (Figura 50.1).[27]

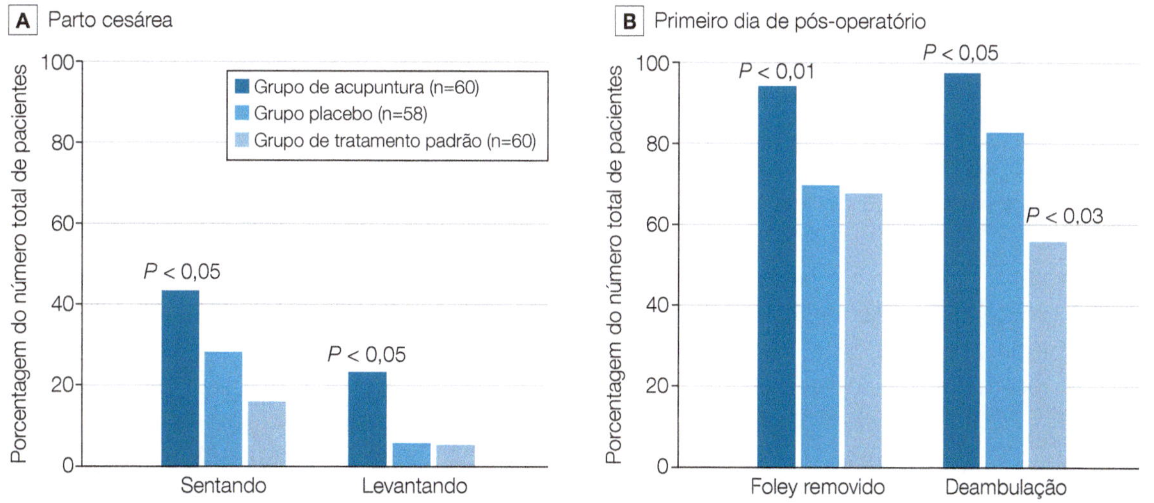

Figura 50.1. Resultados da mobilização da paciente no dia da cesariana e no primeiro dia de pós-operatório. Fonte: Adaptada da referência 26.

Os pontos de acupuntura sistêmica utilizados bilateralmente foram: LI4 (Hegu), ST36 (Zusanli), SP6 (Sanyinjiao), BL25 (Dachangshu), BL26 (Guanyaunshu), BL27 (Xiaochangshu). Nesses pontos foram colocadas agulhas intradérmicas semipermanentes de 0,14 × 5 mm e fixadas com fitas adesivas.

Também se utilizaram 4 pontos auriculares bilateralmente: MA-SC (rim), MA-TF1 (Shen Men), MA-IC1 (pulmão) e MA-AT1 (subcórtex). Nesses pontos, foram utilizadas agulhas intradérmicas semipermanentes de 0,2 × 1,5 mm e fixadas com fitas adesivas, cor da pele.

Todas as agulhas foram introduzidas 20 minutos antes do início do procedimento de parto cesárea e mantidas por até 3 dias, na alta hospitalar das pacientes.

Conclusão

É importante a utilização de técnicas cirúrgicas seguras para evitar lesões em nervos.

O controle ineficiente da dor no pós-operatório pode permitir o desenvolvimento de dor persistente após a cirurgia, interferir na qualidade de vida dos pacientes e aumentar o uso de analgésicos e opioides de forma inadequada, implicando no aparecimento de efeitos adversos, que, muitas vezes, prejudicam a reabilitação no pós-operatório.

Fatores genéticos devem ser investigados, pois uma parcela significativa dos pacientes que sofrem lesão nervosa intraoperatória apresenta dor crônica.

Tanto o diagnóstico correto quanto o tratamento adequado da dor neuropática aguda podem prevenir o aparecimento da dor crônica.

O emprego de técnicas minimamente invasivas e de procedimentos com o intuito de preservar os nervos diminui consideravelmente a probabilidade do desenvolvimento de dor neuropática.

Estudos recentes demonstram que a acupuntura pode ser uma opção complementar para reduzir a dor neuropática pós-operatória, sem efeitos adversos significativos.

A utilização de acupuntura em procedimentos cirúrgicos de parto cesárea pode melhorar a mobilização e qualidade de vida e até beneficiar os cuidados da mãe com o recém-nascido no puerpério.

Referências bibliográficas

1. Schug SA, Palmer GM, Scott DA, Halliwell R, Trinca J. Acute pain management: scientific evidence, fourth edition, 2015. MJA. 2016; 204 (8): 315-1. e 1.
2. Kehlet H, Jensen TS, Woolf CJ. Persistent postsurgical pain: risk factors and prevention. The Lancet. 2006; 367:1618-25.
3. Haroutiunian S, Nikolajsen L, Finnerup NB, Jensen TS. The neuropathic component in persistent postsurgical pain: A systematic literature review. Pain. 2013; 154: 95–102.
4. Peng Z, Li H, Zhang C, Qian X, Feng Z, Zhu S. A Retrospective Study of Chronic Post-Surgical Pain following Thoracic Surgery: Prevalence, Risk Factors, Incidence of Neuropathic Component, and Impact on Qualify of Life. PLOS ONE. 2014; 9 (2): e90014.
5. https://portal.cfm.org.br/
6. Schug SA, Lavand'homme P, Barke A, Korwisi B, Rief W, Treeded RD, The IASP Taskforce for the Classification of Chronic Pain. The IASP classification of chronic pain for ICD-11: chronic postsurgical or posttraumatic pain. Pain. 2019; 160 (1): 45-52.
7. Vergne-Salle P. Management of neuropathic pain after knee surgery. Joint Bone Spine. 2016; 83 (6): 657-663.
8. Szczudlik A, Dobrogowski J, Wordliczek J, Stepien A, Krajnik M, Leppert W, et al. Diagnosis and management of neuropathic pain: Review of literature and recommendations of the Polish Association for the Study of Pain and the Polish Neurological Society – Part Two. Polish Journal of Neurology and Neurosurgery. 2014; 48 (6):423-435.
9. Chappell AG, Yuksel S, Sasson DC, Wescott AB, Connor LM, Ellis MF. Post-Mastectomy Pain Syndrome: An Up--to-Date Review of Treatment Outcomes. JPRAS Open. 2021; 30: 97–109.
10. Tait RC, Zoberi, K, Ferguson M, Levenhagen K, Luebbert RA, Rowland K, et al. Persistent Post-Mastectomy Pain: Risk Factors and Current Approaches to Treatment. J Pain. 2018; 19(12): 1367-1383.
11. Minossi JG, Minossi VV, Silva AL. Manejo da dor inguinal crônica pós-hernioplastia (inguinodinia). Rev. Col. Bras. Cir. 2011; 38 (1): 59-65.
12. Zorina-Lichtenwalter K, Parisien M, Diatchenko L. Genetic studies of human neuropathic pain conditions: a review. Pain. 2018; 159 (3): 583-594.
13. Scholz J, Finnerup NB, Attal N, Aziz Q, Baron R, Bennett MI, et al. The IASP classification of chronic pain for ICD-11: chronic neuropathic pain. Pain. 2019; 160(1): 53-59.
14. Shipton E. Post-surgical neuropathic pain. ANZ J. Surg. 2008; 78: 548-555.
15. https://www.paho.org/pt/noticias/16-6-2021-taxas-cesarianas-continuam-aumentando-em-meio-crescentes--desigualdades-no-acesso#:~:text=Genebra%2C%2016%20de%20junho%20de,cada%20cinco%20(21%25)%20partos.
16. Jansson LM, Patrick SW. Neonatal Abstinence Syndrome. Pediatr Clin North Am. 2019 Apr;66(2):353-367. doi: 10.1016/j.pcl.2018.12.006.PMID: 30819342
17. Ito S. Opioids in Breast Milk: Pharmacokinectic Principles and Clinical Implications. J Clin Pharmacol. 2018 Oct;58 Suppl 10:S151-S163. doi:10.1002/jcph.1113. PMID:30248201.
18. Brandsborg B, Nikolajsen L. Chronic Pain After Hysterectomy. Curr Opin Anaesthesiol. 2018 Jun;31(3):268-273. doi: 10.1097/ACO.0000000000000586.

19. Sao, Chih-Hsuan, Chan-Tiopianco, Mareesol Chung, Kai--Cheng, Chen, Yi-Jen, Horng, Huann-Cheng, Lee, Wen--Ling, Wang, Peng-Hui. Pain after laparoscopic surgery: Focus on shoulder-tip pain after gynecological laparoscopic surgery. J Chin Med Assoc. 2019 Nov;82(11):819-826.
20. Liu YM, Feng Y, Liu YQ, Lv Y, Xiong YC, Ma K, et al. Chinese Association for the Study of Pain: Expert consensus on chronic postsurgical pain. World J Clin Cases. 2021; 9(9): 2090-2099.
21. Filshie J, White A, Cummings M. Medical Acupuncture: A Western Scientific Approach. 2nd ed. Edinburgh: Elsevier; 2016.
22. Ko Hf, Chen CH, Dong KR, Wu HC. Effects of Acupuncture on postoperative Pain After Total Knee Replacement: Systematic Literature Review and Meta-Analysis. Pain Med. 2021; 22(9): 2117-2127.
23. Vickers AJ, Rusch VW, Malhotra VT, Downey RJ, Cassileth BR. Acupuncture is a feasible treatment for post-thoracotomy pain: results of a prospective pilot trial. BMC Anesthesiology. 2006; 6:5
24. Beloeil H, Sulpice L. Peri-operative pain and its consequences. Journal of Visceral Surgery. 2016; 153(6): S15-S1.
25. Park S, Lyu YR, Park SJ, Oh MS, Jung IC, Lee EJ. Electroacupuncture for post-thoracotomy pain: A systematic review and meta-analysis. PLOS ONE. 2021; 16(7): e0254093. doi: 10.1097/JCMA.0000000000000190.
26. Bauml J, Basal C, Mao JJ. Treatment of post-mastectomy pain syndrome with acupuncture: a case report. Acupunct Med. 2014; 32: 183-185.
27. Usichenko TI, Berthold JH, Klausenitz C, Hesse T, Pierdant G, Cummings M, Hahnenkamp K. Effectiveness of Acupuncture for Pain Control After Cesarean Delivery. JAMA Netw Open. 2022;5(2): e220517. doi:10.1001/jamanetworkopen.2022.0517.

51

Dinamara Kran Rocha • Fernando Cláudio Genschow • Juliana Alencar da Silva Rezende

Acupuntura no Manejo Clínico de Condições Oncológicas em Pacientes do Sexo Feminino

Introdução

A cada ano, um número crescente de pessoas é diagnosticado com câncer, em todo o mundo, e, por isso, esse é considerado um problema de saúde pública global, impactando negativamente no aumento da expectativa de vida da população. As últimas estimativas que constantes do site do Instituto Nacional do Câncer (INCA) mostram que ocorreram mais de 19 milhões de novos casos de câncer no mundo, sendo o câncer de mama feminino, o mais incidente, seguido pelos cânceres de pulmão, cólon e reto, próstata e de pele não melanoma.[1]

Se considerarmos somente o sexo feminino, o câncer de mama é o mais incidente no mundo, seguido pelos cânceres de cólon e reto, pulmão, colo do útero e de pele não melanoma. Seguindo a tendência mundial, o câncer de mama é também o mais incidente entre as mulheres brasileiras, seguido pelos cânceres de cólon e reto, colo do útero, pulmão e tireoide.[1]

O aumento tanto da incidência quanto da mortalidade por câncer é devido a mudanças globais gradativas, como o envelhecimento populacional associado à diminuição das taxas de fertilidade e de mortalidade infantil, bem como ao aumento das causas de morte por doenças crônicas em relação às causadas pelas doenças infectocontagiosas, como eram no passado.[1] Somado a esses fatores, a evolução tecnológica das últimas décadas proporcionou melhores meios diagnósticos e, consequentemente, um maior número de casos identificados, além de tratamentos para o câncer mais específicos que aumentaram a sobrevida desses pacientes. Isso significa dizer que, cada vez mais, um número crescente de pacientes experienciam o tratamento oncológico e todos os seus possíveis efeitos colaterais ou efeitos adversos.[2]

Nesse contexto, as intervenções de acupuntura vêm ganhando destaque, já que os tratamentos oncológicos instituídos frequentemente geram efeitos indesejados e de difícil manejo. É possível verificar uma curva ascendente no número de publicações envolvendo o uso da acupuntura para o controle de condições clínicas que cercam o paciente com câncer nos últimos anos, principalmente, no que tange aos sintomas e condições relacionadas à neoplasia maligna e aos efeitos adversos relacionados aos tratamentos estabelecidos. Esses ensaios clínicos evidenciam que a acupuntura é o tipo de intervenção mais utilizada dentre as modalidades chamadas "complementares" e pode aliviar esses sintomas indesejados durante e após o tratamento oncológico convencional.[2,3]

Os estudos envolvendo a acupuntura não buscam evidências de que ela esteja associada especificamente à cura do câncer, mas mostram progressivamente níveis de comprovação de que a intervenção acupunturiátrica pode auxiliar tanto no manejo da dor oncológica como nas alterações e complicações ocorridas no decorrer do tratamento antineoplásico, além de ter um papel fundamental no processo de reabilitação funcional, principalmente após o tratamento cirúrgico.[2,3]

As principais condições clínicas que aparecem como objeto de estudo nos ensaios clínicos que acometem os pacientes com câncer, em especial as pacientes do sexo feminino em tratamento oncológico, são: dor oncológica (relacionada à malignidade) e dor não oncológica (dor desencadeada pelo tratamento estabelecido, como quimioterapia, radioterapia, hormonioterapia e cirurgia), náuseas e vômitos induzidos por quimioterapia (NVIQ), síndrome vasomotora/fogachos e transtornos emocionais como ansiedade e depressão.[2,3] A xerostomia e disfunções no sistema imunológico também parecem ser condições clínicas frequentes enfrentadas por essas pacientes. Mais recentemente vem ganhando repercussão as alterações cognitivas decorrentes da quimioterapia, fenômeno também conhecido como *chemobrain*, e que impactam profundamente a qualidade de vida das mulheres em tratamento oncológico. O câncer de mama é o mais comum entre as mulheres, e a abordagem cirúrgica é a modalidade de tratamento mais indicada, porém com complicações inerentes à própria intervenção; e a acupuntura também tem mostrado bons resultados relativamente à reabilitação funcional e à síndrome dolorosa pós-cirurgia mamária.[2,3]

Neste capítulo, abordaremos a interface entre as especialidades acupunturiatria e oncologia, a importância do médico acupunturiatra para o adequado manejo clínico da paciente oncológica e o papel da acupuntura como importante modalidade intervencionista no manejo de situações clínicas mais comumente enfrentadas pelas pacientes, desde o diagnóstico do câncer até as complicações decorrentes dos tratamentos oncológicos instituídos.

Interface entre a acupunturiatria e oncologia

A acupuntura é um tratamento médico intervencionista milenar, originário da antiga medicina tradicional chinesa, que evoluiu constantemente no decorrer dos séculos, sempre fazendo incorporação de novos conhecimentos e experimentando novas abordagens, e que passou a ser, a partir da década de 1960, amplamente investigado e comprovada por meio de modelos de pesquisa básica em laboratório e ensaios clínicos controlados, com todo o rigor da metodologia científica contemporânea.

A palavra acupuntura deriva da junção dos radicais latinos *acus*, que significa agulha, com *punctios*, que significa punção; ou seja, é um termo bastante restrito que reflete um procedimento que envolve punção por agulha. Já o radical *iatrós* exprime a ideia de médico ou relativo à medicina e, portanto, a palavra acupunturiatria define um conceito mais amplo e preciso, envolvendo uma larga abrangência de conhecimentos médicos resultando em um tratamento singular, no qual, a "acupuntura" é seu principal procedimento intervencionista.

Nesse sentido, então, a acupunturiatria é a especialidade médica que utiliza o procedimento de acupuntura como sua intervenção principal para o manejo clínico de pacientes, e que contemporaneamente se dedica, de maneira especial, ao estudo e pesquisa dos conhecimentos referentes a redes neurais, redes miofasciais, redes metabólicas e redes genômicas. Por meio da execução desse procedimento invasivo de acupuntura na intimidade de zonas neurorreativas (ZNRs) e/ou zonas reativas miofasciais (ZRMFs), essas são estimuladas – mecanicamente, termicamente ou eletricamente – e isso provoca neuromodulação local, segmentar e supraespinhal e também modulação miofascial, repercutindo nas redes metabólicas (principalmente por meio da modulação da expressão gênica), culminando em hipoalgesia e supressão de informações sensoriais e também normalização de funções orgânicas, sejam elas autonômicas, sensoriais, motoras, endócrinas ou imunológicas.[3]

O paciente portador de câncer é um paciente complexo e que exige um acompanhamento especializado, dada a sua singularidade. Tanto a oncologia como a acupunturiatria são especialidades médicas que abordam o paciente de forma sistêmica e funcional, levando em consideração toda a multicausalidade envolvida no processo de adoecimento. Dessa maneira, podemos dizer que são especialidades que estão em plena convergência com a nova medicina contemporânea emergente, já que possuem em sua abordagem uma visão sistêmica, funcional, de alta complexidade e alta conectividade.

Vimos, então, surgir uma subespecialidade dentro da acupunturiatria, que é a acupunturiatria oncológica, na qual os médicos especialistas se dedicam aos cuidados de pacientes com câncer em toda a sua complexidade.

A variedade dos tipos de câncer e todas as suas linhagens e prognósticos diferenciados, as inúmeras opções e as frequentes inovações de tratamento, e, consequentemente, os resultados e efeitos adversos dessas variadas intervenções, fazem com que o tratamento por acupuntura em pacientes portadores de neoplasia maligna seja um desafio ainda maior.[3] Portanto, o médico acupunturiatra oncológico deve estar apto a lidar com essa complexidade, possuir uma rede de apoio, conhecer os limites éticos que a situação lhe confere, e estar sempre atualizado.

Embora a acupunturiatria oncológica seja uma subespecialidade emergente e relativamente nova, pesquisas recentes encontraram evidências promissoras de seu papel no manejo de vários sintomas, principalmente quando as opções de tratamento existentes permanecem um desafio. E, justamente por isso, vem ganhando cada vez mais espaço no ambiente hospitalar e dentro dos grandes centros de tratamento do câncer, além de ser progressivamente mais requisitada ao nível terciário de atendimento no Sistema Único de Saúde (SUS).

Considerações sobre o paciente oncológico e a importância do diagnóstico clínico-nosológico

O paciente com câncer é um paciente que demanda um cuidado especial e especializado. O médico acupunturiatra que lida com pacientes oncológicos deve ter conhecimento sobre a patologia de base, qual o tipo de câncer que o paciente apresenta e seu prognóstico, o estadiamento e possíveis sítios de metástases, se a doença está em atividade ou remissão, quais os tratamentos já realizados ou indicados, e as condições clínicas do paciente. Também deve estar apto a utilizar diversas técnicas para estimulação do sistema nervoso, a depender das limitações encontradas no decorrer do tratamento, bem como contraindicar o procedimento em situações especiais, sempre avaliando o custo-benefício e efetividade da intervenção acupunturiátrica.

A primeira questão a ser levantada ao receber um paciente, em especial um paciente oncológico, é a sua aceitação ao tratamento por acupuntura. É muito comum na prática clínica o paciente ser encaminhado pelo médico assistente/oncologista para o tratamento por acupuntura, sem que se tenha explicado a ele o que é a acupuntura, qual sua indicação e quais os resultados esperados do tratamento. Se o paciente tem muito medo/fobia de agulhas, ou não tolera eletroestimulação, a intervenção acupunturiátrica torna-se inviável, e essa é uma contraindicação absoluta ao tratamento. Vale ressaltar que o paciente oncológico é uma pessoa que está fragilizada, pois recebeu um diagnóstico difícil e enfrenta um tratamento mais difícil ainda, e pode e tem o direito de não querer submeter-se a outro tratamento que possa gerar angústia e/ou não esteja relacionado diretamente a um processo curativo.

Outro ponto a ser colocado ao atender um paciente oncológico pela primeira vez é a importância do ajuste de expectativas em relação à atuação do médico acupunturiatra e o resultado do tratamento. O paciente deve ser esclarecido que a acupuntura não tem o poder de curar o câncer, mas sim de melhorar os efeitos adversos relacionados tanto à doença como aos tratamentos até aqui vivenciados por ele.

A intervenção por acupuntura não está isenta de riscos e, justamente por isso, é considerada uma modalidade de tratamento intervencionista, e que tem indicações, contraindicações e potenciais efeitos adversos. É importante salientar que, para determinadas situações, ela pode ser indicada eficazmente como tratamento isolado; na maioria das vezes, é indicada como tratamento adicional (adjuvante e/ou neoadjuvante) e, em outras situações, ela simplesmente não está indicada ou até mesmo contraindicada. Em pacientes portadores de câncer, é prudente que a acupuntura seja indicada como tratamento complementar ao tratamento convencional e jamais como tratamento isolado ou em substituição ao tratamento instituído.[3] Ou seja, é preciso estar claro que o início do tratamento com acupuntura não substitui nenhum outro tratamento oncológico específico indicado.

Dentre as pacientes do sexo feminino, os cânceres de mama, cólon e reto, pulmão, colo do útero e de pele não melanoma são sabidamente os mais incidentes.[1] Quando a mulher recebe o diagnóstico de câncer de mama ou útero e tem a indicação cirúrgica para a retirada da lesão ou órgão afetado, ela passa por um processo de mutilação que está intimamente relacionado ao senso de feminilidade, e isso traz profundo sofrimento psicológico e sentimento de luto devido à amputação. Não raramente isso compromete o relacionamento conjugal, trazendo ainda mais sofrimento em um contexto social muitas vezes já prejudicado, e isso pode impactar diretamente na dor total sentida pela paciente.

O tratamento pela acupuntura costuma ser bem tolerado e com poucos efeitos adversos, quando realizado por profissional capacitado e habilitado, porém os pacientes portadores de câncer estão mais predispostos a complicações, inclusive com maior gravidade, pois já estão debilitados tanto pela patologia de base quanto pelos tratamentos oncológicos realizados.[3]

O câncer é uma doença que pode levar a uma síndrome consumptiva, com perda de peso importante, desnutrição, desidratação e caquexia. Isso faz com que os pacientes oncológicos estejam mais propensos a instabilidade hemodinâmica e lesão de órgãos internos durante o procedimento de acupuntura. Também por estarem imunocomprometidos, pela própria doença de base ou pelo uso de imunossupressores, têm maior potencial para desenvolverem infecções graves,[3,4] caso não sejam adotadas as medidas corretas de assepsia.

Embora a quimioterapia seja muito indicada e eficaz na tentativa de combater e controlar as células cancerígenas, também é prejudicial para o sistema hematopoiético.[5] O uso de agentes quimioterápicos é uma das principais causas de leucopenia[5] e trombocitopenia[6] devido a sua toxicidade. Essas situações podem acontecer no paciente oncológico pelo simples fato de terem câncer,[5,6] mas naqueles submetidos à quimioterapia, elas devem ter atenção especial, pois elevam o risco de infecção grave e sangramentos.[7] São condições clínicas que precisam ser avaliadas pelo médico acupunturiatra, pois elas levam a contraindicações relativas à intervenção por acupuntura. Devido ao risco elevado de infecção e sangramento em um paciente já debilitado, o médico pode optar por fazer a estimulação neural com eletroestimulação por meio de eletrodos aderidos à superfície da pele, isso se o paciente não apresentar nenhuma outra condição clínica que inviabilize essa técnica.

O conhecimento da localização, do tipo de câncer e suas características, estadiamento, possíveis sítios e áreas mais prováveis de metástases são de extrema importância para o médico acupunturiatra. Deve-se evitar a todo custo o agulhamento sobre a área tumoral devido ao risco de vasodilatação local, angiogênese e aumento da atividade funcional da região, o que pode contribuir para a nutrição do tumor e consequente progressão local e à distância da doença. Além desses efeitos de vasodilatação e aumento de funcionalidade já conhecidos da acupuntura, o estímulo mecânico produzido pela introdução de uma agulha de acupuntura em uma área cancerígena provoca uma lesão tecidual com risco de migração de células tumorais para outros locais, o que pode piorar a evolução clínica do paciente.[3,4] Essa ideia vale tanto para o sítio primário quanto para as áreas de metástases, e, nesse caso, para alcançar a neuromodulação e supressão de vias sensoriais, deve-se priorizar estímulos neurais à distância com efeitos segmentares e centrais. Em casos em que o tumor esteja exteriorizado e com solução de continuidade, atenção especial deve ser dada à possibilidade de infecção.

Uma mulher submetida ao tratamento cirúrgico do câncer de mama, onde na maioria das vezes é indicada a retirada total ou parcial da mama associada à biópsia de linfonodo sentinela e/ou esvaziamento axilar, o linfedema é uma das várias complicações relatadas e que tem grande impacto na vida dessas pacientes.[2,3] Nas pacientes submetidas à linfadenectomia axilar, a circulação e drenagem linfática do membro ipsilateral à cirurgia ficam prejudicadas e, portanto, em teoria, qualquer procedimento invasivo (como a acupuntura) nessa região poderia desencadear um linfedema e infecção (linfangite).[2-4,7] Nesse caso, o médico acupunturiatra deve conhecer profundamente a anatomia e os principais nervos e músculos acometidos durante a abordagem cirúrgica para poder utilizar de forma mais assertiva o estímulo segmentar e neurofuncional que tratará aquela área afetada.[3]

A dor é uma das queixas mais frequentes e que tem maior impacto na qualidade de vida dos pacientes oncológicos. Em alguns casos, a depender do estágio e progressão da doença, os níveis álgicos podem alcançar patamares bastante elevados, sendo necessário o ajuste e controle medicamentoso, principalmente com o uso de opioides fortes. Nessa situação de dor excruciante, o paciente fica inquieto e irritado, e dificilmente tolera a intervenção por acupuntura. Então, mesmo a acupuntura sendo indicada para o manejo clínico da dor, é necessário que o paciente esteja sob um mínimo controle medicamentoso e estável clinicamente para receber o procedimento. Isso acontece muito ao nível terciário de atenção e ambiente hospitalar, em que o paciente internado é encaminhado ao Serviço de Acupunturiatria para tratamento adjuvante da dor oncológica. Quando ocorre, faz-se necessário o uso de resgate (por exemplo, a morfina) para então proceder à intervenção acupunturiátrica; nesse contexto, o que observamos é que o paciente oncológico internado e com dor incontrolável, ao iniciar o tratamento com acupuntura, passa a tolerar melhor os medicamentos e alcança o controle álgico mais brevemente e com menos efeitos adversos, propiciando uma desospitalização precoce.

Existem condições clínicas que não estão diretamente ligadas ao câncer, mas podem coexistir no paciente oncológico e que são importantes para a segurança da intervenção por acupuntura. Em pacientes com severo distúrbio de coagulação, como hemofílicos, ou em uso de altas doses de anticoagulantes, a utilização de agulhas é contraindicada. O agulhamento em pacientes com implantes de silicone (mama, panturrilhas, abdômen, glúteos etc.) deve ser cuidadoso para que não haja a perfuração da prótese e consequente extravasamento indesejado de substância. Nos pacientes, com próteses metálicas, o uso de eletroestimulação sobre o local do implante é contraindicado devido ao risco de aquecimento das estruturas de metal. Em pacientes com doença valvar prévia, avaliar o custo-benefício da inserção de agulhas devido ao risco de endocardite bacteriana. A eletroestimulação também deve ser evitada em pacientes portadores de marca-passo cardíaco e/ou arritmia importante.[2,4]

O enfrentamento ao câncer e toda a sua complexidade demanda a atuação de uma equipe multidisciplinar, incluindo, além do médico acupunturiatra, o oncologista, mastologista (no caso do câncer de mama), paliativista, psicólogo, terapeuta ocupacional, nutricionista, fisioterapeuta e assistente social. O médico acupunturiatra oncológico que atua no nível terciário de atenção à saúde precisa dessa rede de apoio para um atendimento integral ao paciente e com a segurança necessária. Além disso, ter a consciência dos seus limites éticos e legais, e ser conhecedor das limitações tanto do procedimento que realiza como também do paciente, é importante para a indicação, contraindicação e até suspensão de uma intervenção acupunturiátrica, bem como a avaliação do custo-benefício e efetividade do tratamento.

Nesses pacientes, o mais grave e danoso é a falta do diagnóstico correto, afetando diretamente o início precoce do tratamento oncológico específico e adequado, com ação direta no tempo de sobrevida do paciente; por isso é importante uma correta avaliação médica, com definição do diagnóstico clínico-nosológico, estadiamento da doença e estabelecimento do prognóstico.[3]

Principais condições clínicas durante o tratamento do câncer

Embora a acupunturiatria oncológica seja uma especialidade relativamente nova, pesquisas emergentes encontraram evidências promissoras de seu papel no tratamento de vários sintomas apresentados pelos

Tabela 51.1. Condições relacionadas à malignidade ou ao tratamento oncológico instituído, e riscos e/ou cuidados associados

Condição	Riscos e/ou cuidados
Emagrecimento, desnutrição, desidratação e caquexia	Risco de lesão de órgãos e instabilidade hemodinâmica
Pacientes imunossuprimidos (pela doença de base e uso de imunossupressores)	Risco aumentado de infecções graves Cuidado especial com assepsia Avaliar uso da eletroestimulação transcutânea e outras técnicas menos invasivas
Leucopenia (pela doença de base ou uso de agentes quimioterápicos)	Risco aumentado de infecções Cuidado especial com assepsia Avaliar uso da eletroestimulação transcutânea e outras técnicas menos invasivas
Trombocitopenia (pela doença de base ou uso de agentes quimioterápicos)	Risco aumentado de sangramentos Evitar agulhamento Avaliar uso da eletroestimulação transcutânea e outras técnicas menos invasivas
Tumoração ou sítios metastáticos conhecidos	Evitar punção local Risco de aumento da funcionalidade do tumor e piora clínica do paciente
Pacientes submetidas ao tratamento cirúrgico do câncer de mama com linfadenectomia axilar	Evitar acupuntura no braço do mesmo lado da cirurgia Risco aumentado de linfedema e linfangite Avaliar uso de acupuntura neuromiossegmentar (ANMS) e outras técnicas a distância
Dor incontrolável	Necessário ajuste medicamentoso prévio para paciente conseguir tolerar a intervenção por acupuntura

Tabela 51.2. Condições gerais relacionadas à segurança da intervenção por acupuntura

Condição	Riscos e/ou cuidados
Medo de agulhas/fobia ou recusa ao tratamento	Não realizar acupuntura ou negociar a utilização de outras técnicas, porém avaliar o custo-benefício e efetividade do tratamento
Distúrbios de coagulação ou altas doses de anticoagulantes	Risco aumentado de sangramentos Evitar agulhamento Avaliar uso da eletroestimulação transcutânea e outras técnicas menos invasivas
Implantes de silicone	Risco de perfuração da prótese e extravasamento de substância indesejada Evitar agulhamento no local da prótese
Implantes de dispositivos ou próteses metálicas	Risco de aquecimento nas estruturas metálicas Evitar eletroestimulação sobre a região
Doença valvar prévia	Risco aumentado de endocardite bacteriana Evitar agulhamento ou avaliar uso de antibioticoterapia
Presença de marca-passo cardíaco ou arritmia importante	Risco de interferência no funcionamento do marca-passo Evitar eletroestimulação

pacientes com câncer, onde as opções de tratamento padrão existentes permanecem um desafio.[8] Esses estudos sugerem que a acupuntura pode trazer um benefício em diversas condições, sendo as mais citadas: dor oncológica ou em decorrência dos tratamentos instituídos, fadiga e insônia, síndrome vasomotora e fogachos, náuseas e vômitos induzidos por quimioterapia, xerostomia, transtornos emocionais como ansiedade e depressão[8-10] e mais recentemente têm surgido muitos trabalhos avaliando as alterações cognitivas desencadeadas após quimioterapia, fenômeno denominado *chemobrain*, que merece um tópico especial. Incluiremos também, dentro do tópico de dor, uma explanação rápida sobre síndrome dolorosa pós-tratamento cirúrgico do câncer de mama (SDPCM), já que o câncer de mama é o mais prevalente entre as mulheres e a acupuntura têm mostrado benefício no manejo clínico dos sintomas associados, não só dor, mas linfedema, alteração de sensibilidade e limitação da amplitude de movimento.

Dor

A Associação Internacional para o Estudo da Dor define a dor como "uma sensação desagradável e uma experiência emocional associada ou descrita por um dano tecidual real ou potencial".[11] É um dos sintomas mais comuns em pacientes com câncer, geralmente é de difícil controle e pode ocorrer em diferentes estágios da doença, durante ou após o tratamento oncológico,[11,12] sendo um sintoma refratário em oncologia.[14]

Estima-se que a dor esteja presente em 25% dos pacientes recém-diagnosticados, 33% dos pacientes recebendo tratamento antineoplásico e em até 75% daqueles em estágio avançado do câncer.[11,12]

Em geral, a dor relacionada ao câncer tem dois fatores principais:[2,11,12,15]

- O crescimento do tumor e a dor relacionada à compressão do tumor (também chamada por alguns autores de dor relacionada à malignidade) geralmente são a principal causa, especialmente para pacientes com doença ativa.
- Dor relacionada ao tratamento oncológico instituído, seja ela relacionada à quimioterapia, terapia hormonal, radioterapia, ou dor relacionada à cirurgia.

Esses fatores citados estão relacionados diretamente à doença neoplásica, mas a dor em pacientes com câncer também pode ser devido a patologias preexistentes,[15] que tendem a se agravar após o diagnóstico de câncer, e devem fazer parte da investigação clínica para uma melhor abordagem terapêutica.

A dor relacionada ao câncer pode ser classificada como mista, ou seja, como dor nociceptiva e dor neuropática, e alguns pacientes experimentam ambos os tipos de dor.[11] Até 70% dos pacientes com dor relacionada ao câncer não recebem alívio adequado da dor e isso afeta o bem-estar físico e psicológico, levando a uma menor qualidade de vida para o paciente,[12,15] que pode afetar inclusive a sobrevida.[12]

A Organização Mundial da Saúde (OMS) recomenda a utilização de uma escada analgésica no enfrentamento da dor em pacientes oncológicos, porém estima-se que de 20% a 40% não obtêm alívio álgico mesmo com a utilização desse protocolo. Além do controle medicamentoso, a OMS também recomenda a utilização de abordagens adjuvantes para o auxílio no controle da dor, entre elas a acupuntura.[12] O principal mecanismo analgésico da acupuntura pode estar relacionado ao seu efeito na diminuição da substância P e na regulação positiva dos níveis plasmáticos de β-endorfina.[14]

Ge *et al.*[16] produziram uma diretriz de prática clínica em acupuntura baseada em evidências para o tratamento de pacientes com dor oncológica moderada e grave. A diretriz propôs fortes recomendações que incluem o tratamento com acupuntura para aliviar a dor moderada e grave em pacientes oncológicos, aliviar a dor devido à artralgia induzida por inibidores de aromatase em pacientes com câncer de mama, e também uma recomendação para os tratamentos combinados com acupuntura/acupressão (auriculoterapia), para reduzir a intensidade da dor, diminuir a dose de opioides e aliviar seus efeitos colaterais em pacientes com dor oncológica moderada a grave que estão usando analgésicos. Sugeriram sessões de acupuntura 2 vezes por semana, com 30 minutos de duração cada, por um período de 6 semanas. Para o uso da eletroestimulação (EA), propuseram eletroacupuntura, 2 vezes por semana, por 2 semanas, e depois semanalmente, por 6 semanas. Os principais pontos de acupuntura indicados são LI4, LR3, ST36, SP6, GB34 e pontos locais. Para a auriculoterapia, indicaram Shen Men, subcórtex e simpático.

Principais zonas neurorreativas (ZNRs) indicadas para o tratamento da dor em pacientes com câncer				
LI4	LR3	ST36	SP6	GB34

Neuropatia periférica induzida por quimioterápicos

A quimioterapia é um dos principais métodos de tratamento de pacientes com câncer.[1] A neuropatia periférica induzida por quimioterapia (NPIQ) é um efeito colateral comum de vários agentes quimioterápicos e até 76% dos pacientes relatam sintomas neuropáticos após a quimioterapia.[12] Os efeitos dos agentes quimioterápicos no sistema nervoso variam entre as diferentes classes de drogas, dependendo de suas características físicas, propriedades químicas, e na sua dosagem.[17]

A NPIQ é uma toxicidade altamente prevalente, grave e limitante da dose de quimioterápicos recomendada, resultando em interrupções da dose, uso de dose subterapêutica ou até descontinuação da terapia.[11,17] Embora algumas formas de neuropatia induzida por quimioterapia sejam reversíveis, danos permanentes nas funções neurológicas podem ser observados,[12] levando a deficiências motoras.[17] É importante ressaltar que o sistema nervoso periférico (SNP), diferentemente do sistema nervoso central (SNC), não é protegido por uma estrutura semelhante à barreira hematoencefálica (BHE) e, portanto, os neurônios periféricos sofrem com a toxicidade direta das drogas antineoplásicas, além de efeitos indiretos devido a reações inflamatórias, levando ao desenvolvimento de neuropatia periférica induzida pela quimioterapia.[17]

A incidência, gravidade e sintomatologia variam de acordo com as substâncias utilizadas,[19,20] as quais penetram a barreira hematoneural e se acumulam preferencialmente nos neurônios do gânglio da raiz dorsal e nos nervos terminais,[21] causando danos aos axônios e à bainha de mielina. Nenhuma estratégia se mostrou eficaz até o momento na prevenção da lesão neuronal, e o manejo adequado envolve a detecção precoce da neuropatia, que pode ser feito por meio do monitoramento clínico minucioso, com avaliação inicial e contínua antes de cada ciclo de quimioterapia, visando interromper o medicamento antes que a neuropatia se torne irreversível.[20] Em geral, o quadro se estabiliza assim que o medicamento é descontinuado,[21] mas dano estrutural permanente pode ocorrer, e alguns pacientes ficam com queixas e déficits residuais.

A dor neuropática é caracterizada pela presença de anodinia e hiperalgesia devido à diminuição do limiar de sensibilidade a estímulos não nocivos e nocivos, respectivamente; a dor espontânea pode estar presente em alguns pacientes.[17] A apresentação clínica mais comum é de uma polineuropatia axonal sensitiva, com hipoestesia "em luva e meia", redução da sensibilidade vibratória e da propriocepção, parestesia, disestesia, anodinia e hiperalgesia. Aproximadamente, 40% dos pacientes desenvolvem dor crônica neuropática e, algumas vezes, dor miofascial.[19] Ocasionalmente há envolvimento motor, com queixas de cãibras, fraqueza muscular distal, tremores ou mesmo atrofia dos músculos dos pés. Envolvimento autonômico é raro, mas alguns pacientes apresentam hipotensão postural, distúrbios gastrintestinais e geniturinários.[20] Aumento dos sintomas depressivos e redução da qualidade do sono também foram associados à neuropatia periférica induzida por quimioterápicos e podem agravar a dor neuropática.[22]

O tratamento farmacológico da neuropatia periférica induzida por quimioterápicos se limita ao manejo da dor.[20] Entre as opções não farmacológicas, a acupuntura tem sido uma das terapias mais utilizadas, com estudos evidenciando melhora dos sintomas dolorosos e recuperação funcional, sobretudo sensorial.[20,23,24]

Diretriz da Sociedade Europeia de Oncologia Médica (ESMO), realizada em conjunto com a Sociedade Europeia de Enfermagem Oncológica (EONS) e a Associação Europeia de Neuroncologia (EANO), publicada em 2020, orienta que "a acupuntura pode ser considerada em pacientes selecionados para tratar os sintomas da NPIQ", com nível de evidência C e grau de recomendação classe II.[20] A recomendação foi embasada por revisão Cochrane de 2017, que concluiu não haver evidências suficientes para apoiar ou refutar o uso da acupuntura para dor neuropática devido aos limitados dados disponíveis; bem como em estudos randomizados de fase II que obtiveram resultados encorajadores, com melhora significativa nos sintomas da NPIQ. Diretriz de 2022, da Sociedade de Oncologia Integrativa (SIO) em conjunto com a Sociedade Americana de Oncologia Clínica (ASCO) também recomenda que "a acupuntura pode ser oferecida a pacientes com neuropatia periférica induzida por quimioterapia do tratamento do câncer", porém, com qualidade da evidência baixa e força da recomendação fraca, devido ao pequeno tamanho das amostras e o risco alto ou incerto de vieses nos estudos.[13] A recomendação foi embasada por duas revisões sistemáticas e sete ensaios clínicos controlados que evidenciaram benefício da acupuntura para a dor da NPIQ na maioria dos estudos. Um dos estudos de fase II, citado nas duas diretrizes descritas acima, avaliou o efeito da acupuntura na NPIQ comparado à acupuntura Sham e ao tratamento usual.[59] Setenta e cinco pacientes com NPIQ moderada a severa, 80% do sexo feminino, foram randomizados para receber tratamento com acupuntura verdadeira

(27 pacientes), acupuntura Sham (24 pacientes) ou cuidados habituais (24 pacientes). Os grupos acupuntura verdadeira e acupuntura Sham foram submetidos a 8 semanas de tratamento, totalizando 10 sessões (2 sessões por semana nas primeiras 2 semanas e, após, 1 sessão por semana por 6 semanas). O grupo acupuntura verdadeira recebeu acupuntura auricular nos pontos Shen Men, ponto zero e em um terceiro ponto onde um sinal eletrodérmico fosse detectado (ponto eletrodérmico ativo), concomitantemente aos pontos sistêmicos bilaterais: LI4, PC6, SI3, LR3, GB42, ST40, Bafeng 2 e Bafeng 3. Estímulo elétrico de 2 a 5 Hz por 20 minutos foi aplicado bilateralmente nos acupontos LR3 e GB42. O grupo acupuntura Sham foi submetido a agulhamento falso (sem inserção das agulhas) em locais não considerados pontos de acupuntura e sem estímulo elétrico. O grupo nos cuidados habituais não recebeu nenhuma intervenção durante todo o período do estudo. Em comparação com o grupo sem tratamento (cuidados habituais), a dor, o formigamento e a dormência associados à NPIQ diminuíram significativamente no grupo acupuntura verdadeira na 8ª semana (redução absoluta média na dor da NPIQ, medida pela escala de estimativa numérica, no grupo acupuntura verdadeira = -1,75 [IC 95%, -2,69 a -0,81]; grupo cuidados habituais = -0,19 [IC 95%, -1,13 a 0,75]; grupo acupuntura Sham = -0,91 [IC 95%, -2,0 a 0,18]).[59] No acompanhamento de 12 semanas, comparado ao valor basal, o grupo acupuntura verdadeira manteve a redução absoluta média da dor (-1,74 [IC 95%, -2,6 a -0,83]), enquanto o grupo acupuntura Sham teve uma redução de apenas -0,34 (-1,3 a 0,61), evidenciando um efeito real da acupuntura, não apenas em decorrência do efeito placebo.

Com relação ao papel da acupuntura na prevenção da NPIQ, a recomendação da Diretriz da ESMO/EONS/EANO é de que "as evidências disponíveis desencorajam o uso de acupuntura para prevenir NPIQ", com nível de evidência E, e grau de recomendação classe II.[20] A recomendação foi embasada em estudo randomizado e controlado (n = 48) com mulheres com câncer de mama submetidas à eletroacupuntura de baixa frequência (2 Hz) semanal, dentro de 2 dias, após a quimioterapia semanal com taxanos, que evidenciou evolução pior no grupo submetido à eletroacupuntura verdadeira, em comparação com o grupo submetido à eletroacupuntura falsa (agulha retrátil e ausência de corrente elétrica), com tendência a apresentar dores mais intensas 4 semanas após a conclusão da quimioterapia.[60] É possível que a vasodilatação induzida pela acupuntura possa determinar o maior acúmulo do agente quimioterápico nos neurônios do gânglio da raiz dorsal e nos nervos terminais com consequente aumento da lesão neural e piora dos sintomas. A recomendação, contudo, deve ser vista com cautela, pois tem por base apenas um estudo, com amostra reduzida e limitada à população do sexo feminino, com um único tipo de neoplasia e utilizando uma única classe de droga antineoplásica.

Em nosso serviço, com base nos efeitos e mecanismos de ação da acupuntura com potencial benefício no tratamento das polineuropatias e nas evidências científicas, o tratamento da NPIQ é baseado na seleção de acupontos intimamente relacionados aos nervos periféricos, buscando melhorar o aporte sanguíneo, reduzir o estresse oxidativo e favorecer a neurogênese local, contribuindo para a resolução da lesão e a regeneração da fibra nervosa.[61] Acupontos na periferia com conhecida ação anti-inflamatória (como o ST36), analgésica (como o LI4) e tranquilizante (como o PC6) são priorizados. Utilizamos usualmente a eletroestimulação de baixa frequência (1 a 2 Hz), principalmente quando os sintomas dolorosos são crônicos e proeminentes, diretamente nas agulhas ou transcutâneo por meio de eletrodos de superfície quando o local a ser estimulado é muito próximo a um nervo (como no acuponto PC6), evitando-se maior lesão nervosa, ou quando o agulhamento local está contraindicado (como no caso de linfedema).[61]

Principais zonas neurorreativas (ZNRs) indicadas para o tratamento da NPIQ							
LI4	LR3	PC6	TE5	ST36	SP6	EX-LE10 (Bafeng)	EX-UE9 (Baxie)

Artralgia induzida por inibidores de aromatase

Os inibidores da aromatase (IA) agem inibindo a enzima responsável pela conversão de andrógenos a estrógenos nos tecidos periféricos, causando supressão dos níveis de estrogênio nas mulheres na pós-menopausa. Seu uso é capaz de reduzir a recorrência local e à distância, bem como o aparecimento de novos tumores primários, sendo indicado no tratamento adjuvante e paliativo do câncer de mama sensível a hormônio em mulheres sem função ovariana.[25]

Em geral, seus efeitos adversos são bem tolerados, porém alguns pacientes desenvolvem efeitos colaterais bastante debilitantes e que podem levar à descontinuidade do tratamento, com possível aumento do risco de recorrência do câncer e redução do tempo de sobrevida livre de doença.[26]

Os sintomas musculoesqueléticos estão entre os efeitos colaterais mais prevalentes dos IAs.[25] A queixa mais comum, reportada em média por 50% das pacientes em uso dos IAs, é a dor articular que tem início ou piora após a introdução da medicação. As dores são geralmente simétricas e principalmente em mãos, punhos e joelhos. Ocasionalmente, pode haver dor na região lombar, quadris, ombros e pés. Rigidez matinal, mialgia e diminuição da força de preensão também estão frequentemente associadas ao quadro doloroso.[26] O desenvolvimento da artralgia parece estar relacionado à redução dos níveis circulantes de estrogênio, com perda de seus efeitos benéficos na cartilagem, no sistema inflamatório e no sistema analgésico opioidérgico da medula espinhal.[26]

Até o momento, não há tratamento específico para a artralgia associada ao uso dos IAs e a terapêutica é focada no manejo da dor por meio do uso de analgésicos comuns e AINEs, da realização de exercícios físicos e do uso da duloxetina.[26] No entanto, nem sempre o tratamento da dor é eficaz, pode demorar para surtir efeito, não permanece após suspenso e pode ter efeitos colaterais igualmente incômodos. Em alguns casos, pode ser necessária a interrupção temporária do inibidor de aromatase, seguida pela troca por outro IA, ou mesmo a suspensão permanente da medicação.[26]

As evidências científicas sobre o efeito da acupuntura no tratamento da artralgia induzida por IA vêm crescendo nos últimos anos. Quatro revisões sistemáticas e cinco ensaios clínicos randomizados, publicados entre 2010 e 2018, envolvendo o tratamento por acupuntura das dores articulares e musculares relacionadas ao uso de IA, embasaram a última Diretriz da Sociedade de Oncologia Integrativa (SIO) realizada em conjunto com a Sociedade Americana de Oncologia Clínica (ASCO) que recomenda que "a acupuntura deve ser oferecida a pacientes com dor articular relacionada à IA no câncer de mama", com qualidade da evidência intermediária e força da recomendação moderada.[13] A evidência mais consistente é de um ensaio clínico de fase III, multicêntrico, randomizado e controlado por Sham, publicado por Hershman *et al.* em 2018,[61] com os resultados após 6 e 12 semanas, que motivou nova publicação em 2022,[27] com os resultados após 52 semanas. O estudo envolveu 226 mulheres com dor articular moderada a grave relacionada à IA, randomizadas para receber tratamento com acupuntura verdadeira (110 pacientes), acupuntura Sham (59 pacientes) ou permanecer em lista de espera (57 pacientes). Os grupos acupuntura verdadeira e acupuntura Sham foram submetidos a 2 sessões por semana nas primeiras 6 semanas e, após, 1 sessão por semana por 6 semanas, totalizando 18 sessões, com duração de 30 a 45 minutos cada. O grupo acupuntura verdadeira recebeu acupuntura auricular nos pontos Shen Men, rim, fígado, pulmão superior e simpático, bem como os pontos sistêmicos TE5, GB41, GB34, LI4, ST41 e KI3, além de pontos locais em até 3 articulações dolorosas por sessão (SP9, SP10 e ST34 para o joelho; SI3, Baxie e LI3 para os dedos; GV3, GV8 e BL23 para a lombar; LI15, TE14 e SI10 para o ombro; GB30 e GB39 para o quadril; e SI5, TE4 e LI5 para o punho). O grupo acupuntura Sham recebeu a aplicação de adesivos em pontos não considerados pontos de acupuntura na orelha, além do agulhamento superficial (agulhas minimamente invasivas) em locais do corpo padronizados não considerados pontos de acupuntura, bem como tratamentos específicos para as articulações também em pontos não considerados pontos de acupuntura. O grupo lista de espera não recebeu nenhuma intervenção durante o período de 24 semanas após a randomização. Após 6 semanas, a dor diminuiu significativamente no grupo acupuntura verdadeira (redução na pior dor, ao Inventário Breve de Dor, no grupo acupuntura verdadeira = -2,05; grupo acupuntura Sham = -1,07; grupo lista de espera = -0,99), com diferenças nas médias ajustadas entre acupuntura verdadeira *versus* acupuntura Sham de 0,92 pontos (IC 95%, 0,20 a 1,65; p = 0,01) e entre acupuntura verdadeira *versus* lista de espera de 0,96 pontos (IC 95%, 0,24 a 1,67; p = 0,01).[61] No acompanhamento de 24 semanas, as pontuações médias ajustadas do escore de pior dor do Inventário Breve de Dor foram 0,59 pontos mais baixas (IC 95%, 0,34 a 1,14; p = 0,04) no grupo acupuntura verdadeira em comparação com o grupo acupuntura Sham e 1,23 pontos mais baixas (IC 95%, 0,66 a 1,80; p < 0,001) no grupo de acupuntura verdadeira em comparação com o grupo lista de espera.[62] No acompanhamento de 52 semanas, comparado com a linha de base, houve redução de 2,72 pontos no escore de pior dor do Inventário Breve de Dor no grupo acupuntura verdadeira, 1,46 pontos no grupo acupuntura Sham e 1,55 pontos no grupo lista de espera, com diferenças na média ajustada de 1,08 pontos (IC 95%, 0,24 a 1,91 pontos) entre os grupos acupuntura verdadeira e acupuntura Sham (p = 0,01) e de 0,99 pontos (IC 95%, 0,12 a 1,86 pontos) entre os grupos acupuntura verdadeira e lista de espera (p = 0,03).[27] Os achados são corroborados por estudos com acompanhamento de longo-prazo[28] que sugerem que os benefícios após um ciclo de tratamento com acupuntura podem persistir por no mínimo 12 meses, pelo menos no que tange ao controle da dor.[27,28] É possível que o acréscimo de estímulo elétrico possa potencializar ainda mais os efeitos positivos da acupuntura no controle da artralgia e demais condições dolorosas em pacientes oncológicos.

Principais zonas neurorreativas (ZNRs) indicadas para o tratamento da artralgia induzida por inibidor de aromatase (IA)		
LI4	GB34	ST36
Pontos locais de acordo com a articulação acometida: ▪ Joelho: SP9 SP10 ST34 ▪ Ombro: LI15 TE14 SI10 ▪ Quadril: GB30 GB39 ▪ Quirodáctilos: SI3 LI3 ▪ Baxie lombar: GV3 GV8 BL23 ▪ Punho: SI5 TE4 LI5		

Síndrome dolorosa pós-cirurgia do câncer de mama (SDPCM)

A síndrome dolorosa pós-mastectomia (SDPM) é definida pela Associação Internacional para o Estudo da Dor (IASP) como sendo a dor persistente que surge após a mastectomia ou quadrantectomia, localizada na face anterior do tórax, axila e/ou parte superior do braço e que tem duração de pelo menos 3 meses após a cirurgia.[29-31] Essa denominação tem sido questionada, pois a dor persistente pode acontecer após qualquer cirurgia mamária e não somente após a mastectomia. A nova terminologia proposta, e que achamos ser a mais adequada, é: síndrome dolorosa pós-cirurgia da mama (SDPCM).[32]

A síndrome dolorosa pós-cirurgia da mama (SDPCM) é caracterizada por dor que ocorre após qualquer cirurgia da mama; no mínimo de moderada intensidade; com características neuropáticas; localizada na mama/tórax, axila e/ou braço homolateral à cirurgia; com duração mínima de 6 meses; que está presente em pelo menos 50% do tempo; e que piora à movimentação do ombro.[30-32]

Fadiga

A fadiga relacionada ao câncer (FRC) é o efeito colateral mais comum do tratamento do câncer.[34-36] Atualmente, a prevalência da FRC é de cerca de 50% a 90% e pode surgir em qualquer estágio do câncer e tende a aumentar durante e após o tratamento,[34] sendo o sintoma mais angustiante relacionado ao processo da doença e dos tratamentos anticâncer.[35] O câncer de mama é o mais comum entre as mulheres em todo o mundo, sendo a fadiga entre as sobreviventes do câncer de mama mais prevalente do que em qualquer outro tipo de neoplasia maligna.[36] Além disso, a incidência da FRC em pacientes que estão em quimioterapia varia de 70% a 100% e a intensidade dos sintomas é significativamente maior do que em pacientes sem quimioterapia.[36]

A fadiga relacionada ao câncer é um fenômeno multidimensional que inclui componentes físicos, emocionais, cognitivos e comportamentais.[37] Pode ser definida como uma sensação angustiante, persistente e subjetiva, de cansaço físico, emocional e/ou cognitivo, ou com uma sensação de exaustão relacionada ao câncer e aos tratamentos instituídos, e que não é condizente e proporcional às atividades recentes.[34] São sintomas que não são aliviados pelo repouso e sono, e resultam na diminuição da funcionalidade e da qualidade de vida,[34,36] que pode vir acompanhados de depressão e insônia.[37]

A quimioterapia pode ativar a rede de citocinas pró-inflamatórias periféricas e causar inflamação do sistema nervoso central, alterando a permeabilidade da barreira hematoencefálica fisiológica que, por sua vez, causa disfunção do eixo hipotálamo-hipófise-adrenal (HHA), levando finalmente à fadiga.[36]

A FRC tornou-se um problema de saúde pública devido ao aumento da demanda por atendimento médico e custos sociais.[34] Associado a isso, faltam estratégias farmacológicas específicas e eficazes para o manejo da FRC[2]. Desse modo, tratar a fadiga relacionada ao câncer de forma economicamente viável e eficaz, e melhorar a qualidade de vida desses pacientes oncológicos tornou-se um problema urgente a ser resolvido.[34] Com essas características, a acupuntura tem sido estudada de modo crescente há vários anos, para diversas condições relacionadas ao câncer, incluindo a fadiga.

O mecanismo de ação da acupuntura na FRC permanece incerto. Uma explicação plausível é a de que a acupuntura provocaria a regulação negativa (*downregulation*) de citocinas pró-inflamatórias ou um aumento de linfócitos T.

Alguns estudos mostraram que o eixo microbiota intestinal-intestino-cérebro está intimamente relacionado à ocorrência de FRC e o tratamento com acupuntura poderia regular os distúrbios desse eixo, com efeito anti-fadiga.[36]

Zhuan Lv *et al.*[3] conduziram um estudo em camundongos com FRC por câncer de mama e demonstraram que o tratamento por acupuntura tem efeitos antifadiga ao melhorar a barreira intestinal, inflamação intestinal, neuroinflamação e disfunção do eixo hipotálamo-hipófise-adrenal, corroborando com a hipótese de que o tratamento com acupuntura pode estar intimamente relacionado ao eixo microbiota intestinal-intestino-cérebro.[36]

Metanálise conduzida por Zhang *et al.*[35] avaliou os efeitos da acupuntura na fadiga relacionada ao câncer. Na revisão sistemática foram avaliados 11 estudos controlados, porém, apenas 10 entraram para a metanálise, totalizando 1.377 pacientes, sendo 733 no grupo acupuntura e 594 no grupo controle. A acupuntura teve um efeito marcante na fadiga em pacientes com câncer, particularmente entre pacientes com câncer de mama, independentemente do tratamento anticâncer concomitante. A metanálise também indicou que a acupuntura diminui significativamente a FRC em comparação com a acupuntura Sham ou tratamento usual ($p < 0,01$). Sessões de acupuntura com duração de 20-30 minutos, 3 sessões/semana, por 2 a 3 semanas ($p < 0,01$) ou duas sessões/semana por 2 semanas e 1 sessão por semana por mais 6 semanas ($p = 0,02$) ou apenas 1 sessão semanal, por 6 semanas ($p < 0,01$) foram protocolos que tiveram efeito importante nos sintomas de fadiga. Todos os 10 estudos incluídos na metanálise descreveram as intervenções por acupuntura e todos incluíram os pontos SP6 e ST36. Quatro estudos selecionaram além desses pontos já citados, o LI4 e KI3, e demonstraram efeito positivo significativo sobre a fadiga. Os outros pontos que mais apareceram foram o CV4, CV6 e PC6.

Principais zonas neurorreativas (ZNRs) indicadas para o tratamento de Fadiga relacionada ao câncer						
SP6	ST36	LI4	KI3	CV4	CV6	PC6

Chemobrain

Várias modalidades de tratamento anticâncer podem ser relacionadas ao surgimento de disfunções cognitivas, como a quimioterapia, radioterapia, terapia hormonal, imunoterapia e transplante de células-tronco, podendo esses tratamentos ser combinados ou não.[38] O termo *chemobrain* é designado para descrever um fenômeno de declínio cognitivo durante ou após um tratamento relacionado ao câncer, sendo a quimioterapia (QT) a mais associada devido à toxicidade dos agentes quimioterápicos.[38-41] Além de *chemobrain*, outros termos, como *chemofog*[17] e disfunção cognitiva induzida por quimioterapia (DCIQ),[38] também são utilizados para descrever essas sequelas neurocognitivas, reversíveis ou não, após o tratamento quimioterápico.

A prevalência desse comprometimento cognitivo induzido por quimioterapia pode chegar até a 85%,[40] porém, ela é inversamente relacionada ao tempo decorrido após a QT, sugerindo que existe reversibilidade com o tempo.[41]

Os principais sintomas relacionados ao *chemobrain* incluem alterações de humor de curto e longo prazo,[17] déficits cognitivos caracterizados por declínio na aprendizagem[17,42] e esquecimento acelerado de novas informações,[42] diminuição da memória.[17,38,41,42] atenção e concentração,[17,38,41] deterioração na velocidade de processamento das informações[38,17] e funções executivas (como multitarefa, tomada de decisão, capacidade linguística e aritmética).[17,42] O *chemobrain* também está relacionado à ansiedade, depressão, fadiga, insônia e declínio geral relacionado à saúde, o que pode afetar significativamente as atividades da vida diária, incluindo autonomia, retorno ao trabalho, relações sociais e autoconfiança.[17]

Apesar das várias pesquisas recentes avaliando o comprometimento cognitivo relacionado à quimioterapia, uma compreensão clara dos mecanismos subjacentes da neurotoxicidade induzida pela quimioterapia e dos fatores que determinam a vulnerabilidade de um paciente ainda permanece incerta.[40] Atualmente, acredita-se que o *chemobrain* esteja relacionado à neuroinflamação, alterações neuroendócrinas, alterações na barreira hematoencefálica que permitem maior acesso e contato de agentes citotóxicos e citocinas pró-inflamatórias a neurônios e células gliais de suporte (astrócitos e micróglia), bem como ativação secundária de células da glia e defeitos nas células produtoras de mielina (linhagem de oligodendrócitos). Tudo isso resulta em impacto na neurogênese e alteração da dinâmica das redes neurais, diminuição da secreção de neurotransmissores, redução da glicogênese e hiperativação da micróglia e astrócitos, neuroinflamação e quebra da barreira hematoencefálica, superprodução de estresse oxidativo e consequente neurodegeneração.[17,41] É importante ressaltar que esses déficits cognitivos aparecem após o tratamento com vários agentes quimioterápicos, independentemente de seu modo de ação.[17]

Embora haja um número crescente de estudos avaliando o *chemobrain*, ainda é restrita a quantidade de trabalhos analisando o efeito da acupuntura sobre as alterações cognitivas enfrentadas pelos pacientes após a quimioterapia.

Tong *et al.*[39] avaliaram a eficácia da acupuntura na disfunção cognitiva relacionada à quimioterapia em pacientes com câncer de mama. Foram selecionados 80 pacientes, randomizados e divididos em dois grupos iguais, sendo um grupo tratamento (acupuntura) e o grupo controle (sem intervenção por acupuntura). A função cognitiva foi avaliada por meio de questionários e testes neuropsicológicos específicos (realizados em até 14 dias após a quimioterapia), além da dosagem sérica do fator neurotrófico derivado do cérebro (BDNF, do inglês *brain-derived neurotrophic factor*). Tanto os testes quanto a coleta sanguínea para a dosagem de BDNF foram realizadas antes e após o tratamento por acupuntura, no grupo acupuntura e no mesmo momento no grupo controle.

A função cognitiva foi avaliada usando a avaliação funcional do teste de cognição do tratamento do câncer (FACT-COG), que é a avaliação cognitiva na percepção do próprio paciente com câncer; o teste de aprendizado auditivo-verbal (AVLT), que avalia a memória curta e de longo prazo; o teste de fluência verbal (VFT), que avalia a linguagem, memória semântica e funções executivas pela avaliação da capacidade de recuperação de palavras estabelecidas na memória de longo prazo; o teste de modalidade de dígitos de símbolos (SDMT), que mede a atenção, velocidade de processamento e memória visual; o teste de desenho do relógio (CDT), que mede o comprometimento cognitivo de leve a moderado; e a parte B do teste de trilha (TMT-B), que avalia as habilidades de condução e contém testes para funções executivas. O grupo intervenção foi tratado com os seguintes pontos de acupuntura: Baihui (GV20), Sishencong (EX-HN1), Shenting (GV24), Zusanli (ST36), Taixi (KI3), Dazhong (KI4) e Juegu (GB39).

O grupo tratamento (acupuntura) teve pontuações significativamente mais altas após a terapia de acupuntura nos testes FACT-COG, AVLT e CDT em comparação com a linha de base ($p < 0,05$). Em contraste, o grupo controle não mostrou diferenças significativas no desempenho em comparação ao *baseline*. A expressão de BDNF aumentou significativamente após tratamento com acupuntura no grupo intervenção ($p < 0,01$), enquanto nenhuma diferença significativa foi observada no grupo controle. Além disso, os níveis de BDNF foram positivamente correlacionados com os escores cognitivos no grupo acupuntura, o que não foi observado no grupo controle.

A estimulação do nervo trigêmeo também tem aparecido em algumas publicações como sugestão de intervenção para melhora cognitiva. Recentemente, Zhang *et al.*[43] avaliaram o efeito da eletroacupuntura no nervo trigêmeo associada a acupuntura sistêmica na disfunção cognitiva induzida pela quimioterapia em pacientes com câncer de mama. Foi um ensaio controlado randomizado, cego para avaliador e participantes, onde 93 pacientes com câncer de mama sob ou após quimioterapia foram randomizados em dois grupos: um grupo com eletroacupuntura e estimulação do nervo trigêmeo mais acupuntura sistêmica (EA/ENT + AS), com 46 participantes, e o outro grupo com estimulação mínima de acupuntura (EMA), com 47 participantes. Os estímulos foram feitos 2 vezes por semana, durante 8 semanas. A Avaliação Cognitiva de Montreal (ACMo) serviu como o resultado primário, e teste de extensão de dígitos foi o resultado secundário para função atencional e memória de trabalho. A qualidade de vida e múltiplas avaliações funcionais também foram avaliadas.

Para o grupo EA/ENT + AS foram utilizados os seguintes pontos de acupuntura sistêmica com apenas estimulação manual: Shen Men (HT7), Hegu (LI4), Waiguan (TE5), Zusanli (ST36), Fenglong (ST40), Sanyinjiao (SP6), Zhongwan (CV12), Guanyuan (CV4) e Shuigou (GV26). A estimulação elétrica foi conduzida em seis pares de pontos de acupuntura da cabeça da seguinte maneira: Baihui (GV20) e Yintang (EX-HN3), Sishencong (EX-HN1) esquerdo e Toulinqi (GB15) esquerdo, Sishencong (EX-HN1) direito e Toulinqi (GB15) direito, Shuaigu (GB8) bilateral, Taiyang (EX-HN5) bilateral e Touwei (ST8) bilateral.

Para o grupo EMA os seguintes de acupuntura foram usados: Tongtian (BL7) bilateral, Shousanli (LI10) bilateral e Fuyang (BL59) bilateral, que seriam pontos não relacionados à disfunção tratada, conforme a teoria da MTC. A estimulação elétrica foi realizada apenas em Tongtian (BL17) bilateral, mas a intensidade foi ajustada para um nível bem leve em que os pacientes apenas começaram a sentir estimulação.

O grupo tratado com EA/ENT + AS teve desempenho muito melhor do que o grupo tratado com EMA no teste de extensão de dígitos, embora não tenham sido observadas diferenças significativas na pontuação da ACMo na avaliação cognitiva e prevalência de *chemobrain*. A EA/ENT + AS também reduziu acentuadamente a incidência de diarreia, falta de apetite, dor de cabeça, ansiedade e irritação, e melhorou o bem-estar social/familiar e emocional em comparação com EMA. Esses resultados sugerem que a estimulação elétrica do nervo trigêmeo associada à acupuntura sistêmica pode ter benefícios particulares na redução do comprometimento da memória de trabalho induzida pela quimioterapia e na incidência de certos sintomas digestivos, neurológicos e relacionados ao sofrimento. Pode servir como uma intervenção eficaz para pacientes com câncer de mama sob e após a quimioterapia.

Principais zonas neurorreativas (ZNRs) indicadas para o tratamento da disfunção cognitiva induzida pela quimioterapia (*chemobrain*)						
ST36	LI4	SP6	GV26	GV20	HT7	TE5
ST40	CV12	CV4	GB15	GB8	ST8	
Pontos extras: • Yintang (EX-HN3) • Sishencong (EX-HN1) • Taiyang (EX-HN5) • Estimulação elétrica do nervo trigêmeo						

Síndrome vasomotora/fogachos

Alguns tratamentos para o câncer, como cirurgia (por exemplo, a ooforectomia, no caso das mulheres), quimioterapia e terapia hormonal (antiestrogênicas), interrompem a síntese e a atividade do estrogênio, o que pode resultar em ondas de calor graves.[44,45] As ondas de calor ocorrem quando há um problema termorregulador no corpo, geralmente induzido por uma redução nos níveis de estrogênio.[44] Essas ondas de calor, também chamadas de fogachos, são muito comuns entre as sobreviventes do câncer de mama, que é uma população que apresenta esses sintomas de forma mais grave e persistente devido à menopausa precoce resultante da quimioterapia e do uso de terapias endócrinas, como tamoxifeno e inibidores de aromatase.[46] Foi demonstrado que 72% das pacientes que recebem tamoxifeno e 78% daquelas que fazem quimioterapia experimentam ondas de calor.[46] Os fogachos podem ser intensos e vir acompanhados de sudorese, palpitações, tonturas, náuseas, calafrios, fadiga, falta de sono ou distúrbios do humor. Esses sintomas podem persistir por anos e afetar o trabalho, as atividades sociais, a concentração, os níveis de energia e a qualidade de vida geral.[45,46]

Como existe uma preocupação de que a exposição ao estrogênio aumenta as taxas de recorrência de câncer, a terapia hormonal da menopausa não é o tratamento de escolha para essas pacientes, o que limita as opções de tratamento dos fogachos entre as pacientes oncológicas.[46]

Dentre as terapias não hormonais que podem ser usadas no manejo clínico das ondas de calor podemos citar o tratamento medicamentoso (por exemplo, antidepressivos), tratamentos físicos/comportamentais (por exemplo, exercícios e terapia cognitivo-comportamental), uso de produtos naturais (por exemplo, derivados soja) e acupuntura.[46] Ainda assim, alguns tratamentos podem não fornecer alívio completo ou podem ter efeitos colaterais desagradáveis. No caso do tratamento medicamentoso, por exemplo, o uso da gabapentina ou antidepressivos, como inibidores seletivos da recaptação da serotonina ou inibidores da recaptação da serotonina-norepinefrina, podem causar náusea, sonolência, tontura, boca seca ou dor de cabeça, e muitas mulheres recusam essa abordagem.[45]

Justamente devido à falta de opções eficazes de tratamento, as pacientes com câncer geralmente recorrem a terapias integrativas para ajudar a controlar os sintomas de fogachos, e muitos adicionam a acupuntura ao seu plano de tratamento.[45]

Tem sido sugerido que as ondas de calor decorrentes de alterações hormonais podem estar relacionadas a uma concentração reduzida de β-endorfina no hipotálamo, o que leva a uma alteração da homeostase no centro de termorregulação e aumento da liberação do peptídeo relacionado ao gene da calcitonina, um potente vasodilatador que pode mediar os sintomas vasomotores.[45] Embora os mecanismos específicos de como a acupuntura pode reduzir os fogachos em pacientes com câncer sejam desconhecidos, a acupuntura demonstrou aumentar a concentração de β-endorfinas, modulando assim a termorregulação no hipotálamo e neutralizando a termorregulação disfuncional em pacientes que sofrem de síndromes vasomotoras.[37,45]

Estudo conduzido por Romero *et al.*[44] avaliou os preditores genéticos associados à resposta à acupuntura para o tratamento das ondas de calor. Com base na literatura existente de polimorfismos em genes que desempenham um papel no mecanismo da acupuntura, foram selecionados para serem avaliados 18 genes envolvidos em vias de neurotransmissão, termorregulação e inflamação. Além disso, foi aplicado um questionário de fogachos para registro diário de sintomas. Foram selecionadas 108 mulheres e divididas em dois grupos: grupo acupuntura (eletro ou Sham) e grupo medicamento (gabapentina ou placebo), com 57 e 51 participantes respectivamente.

Entre as mulheres que receberam tratamento com acupuntura (eletro ou Sham), aquelas que eram portadoras de pelo menos um desses seis genótipos (ADORA1 rs41264025-GA ou rs16851029-GG ou rs12744240-GT, COMTrs6269-GA, TCL1Ars2369049-GG e TRPV1rs8065080-TT) foram mais propensas a responder à acupuntura para ondas de calor do que as não portadoras (70,3% vs. 37,5%, p = 0,035). Esses seis genótipos não foram associados à resposta à acupuntura em mulheres (n = 51) que receberam tratamento farmacológico (gabapentina ou pílula de placebo) para ondas de calor (37,5% *vs.* 37,5%, p = 1,0). Ou seja, esses

6 genótipos identificados (genótipos de COMT e ADORA1 são associados à neurotransmissão, TRPV1 são associados à termorregulação e TCLA1 à inflamação) podem ser preditores da resposta à acupuntura em sobreviventes do câncer de mama que apresentam ondas de calor, comprovando os efeitos da acupuntura na expressão genética; e, se confirmados por estudos futuros, esse conhecimento poderia propiciar o desenvolvimento de uma intervenção acupunturiátrica personalizada para o manejo clínico de ondas de calor.

Em recente revisão sistemática, Zhang *et al.*[47] avaliaram o efeito da acupuntura em diversos sintomas relacionados ao câncer de mama, incluindo fogachos. Foram selecionados 11 artigos e um total de 677 pacientes, em que foram documentados a intensidade e frequência diária das ondas de calor, mas em apenas 6 artigos esses dados puderam ser sintetizados quantitativamente. A metanálise demonstrou que a diferença na intensidade das ondas de calor foi significativa (p = 0,04), porém, a frequência dos fogachos entre a acupuntura e os grupos controle não foram significativos (p = 0,40).

Já Chien *et al.*[37] conduziram uma revisão sistemática e metanálise, com um total de treze estudos randomizados e controlados (ERCs) e um total de 844 pacientes, e avaliaram os efeitos da acupuntura nos fogachos e sintomas da menopausa em pacientes com câncer de mama. Essa metanálise mostrou que a acupuntura não tem efeito significativo (p = 0,33) nem na frequência, nem na intensidade dos fogachos, mas tem impacto positivo e significativo (p = 0,009) nos sintomas da menopausa. E os pontos de acupuntura que mais se repetiram nesses ERCs foram SP6, LR3, ST36, KI3, CV4, GV20, GB20, HT6, LI4, KI7, GV14, HT7 e LU7, que são muito parecidos com os pontos mais utilizados na revisão realizada por Zhang *et al.*[47]

Principais zonas neurorreativas (ZNRs) indicadas para o tratamento de fogachos em pacientes com câncer						
SP6	LR3	ST36	KI3	CV4	GV20	GB20
HT6	LI4	KI7	GV14	HT7	LU7	

Xerostomia

A xerostomia é a sensação de boca seca com sinais clínicos associados, como a hipofunção das glândulas salivares ou hipossalivação.[48,49] Os tratamentos contra o câncer, principalmente a radioterapia, podem causar a disfunção das glândulas salivares, afetando tanto a quantidade como a qualidade da saliva.[48] A disfunção das glândulas salivares costuma ser mais grave após a radioterapia para tratamento de câncer de cabeça e pescoço[48,49] e pode ser irreversível com a utilização de altos níveis de radiação.[49]

Pacientes com xerostomia relatam vários graus de boca seca, dieta reduzida, alteração do sono e apresentam maior risco de desenvolver complicações dentárias, disfagia, odinofagia, úlceras orais e dificuldade para falar, impactando negativamente a qualidade de vida.[48,49] A xerostomia também pode diminuir a adesão ao tratamento, o que pode levar ao controle inadequado do câncer, daí a necessidade de se instituir um tratamento adequado.[48]

Os métodos de tratamento disponíveis para xerostomia incluem higiene bucal rigorosa, agentes fluoretados, antimicrobianos, substitutos da saliva e agentes que promovem a secreção salivar (sialagogos), porém apresentam efeitos limitados e com potenciais efeitos adversos;[48] em alguns casos são citados a pilocarpina[49] e amifostina,[48,49] mas essa requer administração parenteral, tem potenciais efeitos adversos e não está universalmente disponível.[48,49]

Existem várias hipóteses sobre o mecanismo pelo qual a acupuntura pode aumentar a secreção salivar. A intervenção por acupuntura modula o sistema simpático e parassimpático por meio da ativação neuronal e causa a liberação de neuropeptídeos, como o peptídeo intestinal vasoativo e peptídeo relacionado ao gene da calcitonina, que tem propriedades anti-inflamatórias e efeitos nutricionais sobre as glândulas salivares, além de aumentar o fluxo sanguíneo local e promover a secreção de saliva. No sistema nervoso central (SNC), o circuito neuronal estimulado pela acupuntura pode ativar o núcleo salivatório na ponte e, consequentemente, as glândulas salivares via nervos cranianos.[48]

Uma recente revisão sistemática e metanálise conduzida por Ni *et al.*[48] incluiu oito estudos controlados e randomizados (ECRs) e um total de 725 pacientes com diagnóstico de câncer de cabeça e pescoço submetidos a radioterapia, e comparou o grupo acupuntura (304 pacientes) com o grupo controle (421 pacientes). Dos 8 ECRs, 7 utilizaram acupuntura sistêmica associado a acupuntura auricular e 1 ECR usou somente acupuntura como intervenção. Para o controle, a acupuntura Sham foi a intervenção mais utilizada, em 4 ECRs. Foram descritos como acupuntura Sham a inserção da agulha fora dos pontos de acupuntura, inserção superficial, inserção simulada ou eletroacupuntura sem estímulo elétrico. Em 3 ECRs foram utilizados como controle cuidados orais padrão (sem tratamento específico, fisioterapia, analgesia e/ou anti-inflamatórios) e em 1 ECR sem tratamento.

Quando se comparou os grupos acupuntura com acupuntura Sham, 3 dos 4 ECRs encontrados mostraram aumento significativo da taxa de fluxo salivar após o tratamento em ambos os grupos, embora as mudanças no grupo Sham fossem menores e aparecessem mais tardiamente quando comparado ao grupo acupuntura. Um ECR não mostrou diferença entre os grupos acupuntura e Sham, porém um ano após o término da radioterapia, a incidência de xerostomia clinicamente importante era significativamente diferente no grupo acupuntura quando comparada ao grupo Sham.

Quando se comparou os grupos acupuntura com o grupo de cuidados padrão, os 3 ECRs incluídos mostraram redução significativa da xerostomia no grupo acupuntura comparado ao grupo de cuidados padrão, sendo que em 2 deles, essa melhora permaneceu significativa por até 1 ano após o final da radioterapia. O único trabalho que comparou o grupo acupuntura com nenhum tratamento, também mostrou que a acupuntura minimiza significativamente a gravidade da xerostomia induzida por radiação, em relação aos pacientes em nenhum tratamento específico.

Por meio da revisão de Zhang *et al.*[49] sobre os estudos envolvendo a acupuntura e o tratamento e prevenção da disfunção da glândula salivar após a radioterapia, podemos notar que dentre as várias zonas neurorreativas (ZNRs) utilizadas nos diversos trabalhos, as que mais aparecem são: CV24, LU7, KI6, GB32, LI2, ST6, LI4, SP6, ST36. Já na revisão feita por Ni *et al.* (2020), os pontos de acupuntura que mais se repetem são: ST6, ST36, LI4, SP6, CV24, LU7, KI3 e GV20. Em ambas as revisões também aparece a acupuntura auricular como intervenção para o tratamento da xerostomia, por meio do estímulo do nervo vago e fibras do nervo trigêmeo, sendo os pontos mais indicados: Shen Men, glândula salivar e ponto zero, conforme descrito na tabela.

Principais zonas neurorreativas (ZNRs) indicadas para o tratamento de Xerostomia induzida por radioterapia
LI2 LI4 ST36 CV24 LU7 ST6 SP6 KI6 KI3 GB32 GV20
Pontos auriculares: Shen Men, glândula salivar e ponto zero

Náuseas e vômitos induzidos por quimioterapia

Náuseas e vômitos são queixas que com frequência acometem pacientes oncológicos, sendo um dos efeitos adversos mais temidos desses pacientes.[50] Podem decorrer de diferentes condições a que esses indivíduos estão mais propensos, como distúrbios eletrolíticos, obstrução intestinal e presença de metástase cerebral, por exemplo, ou serem secundários aos tratamentos antineoplásicos, principalmente à quimioterapia.

Sem terapia antiemética adequada, cerca de 70% a 80% dos adultos com câncer em quimioterapia terão náuseas e vômitos.[50] A probabilidade é maior em indivíduos mais jovens, do sexo feminino, em pacientes com passado de hiperêmese gravídica ou história de vômito na gravidez, ou de cinetose, e com o uso de medicações com alto potencial emetogênico.[50]

O principal mecanismo das náuseas e vômitos induzidos por quimioterapia (NVIQ) é a ação direta dos quimioterápicos ou de seus metabólitos no sistema nervoso central.[2] A área postrema, localizada no assoalho do quarto ventrículo, é uma "zona de gatilho quimiorreceptora" rica em receptores relacionados ao vômito, como os receptores de dopamina, muscarina, histamina, neurocinina-1, serotonina e de opioides. Sua função é constatar a presença de substâncias "estranhas" no organismo e enviar estímulos aferentes para o "centro do vômito", localizado no tronco cerebral, o qual envia estímulos eferentes a várias regiões do organismo, desencadeando o mecanismo do vômito. Os agentes quimioterápicos também causam danos diretos às células enterocromafins do trato gastrintestinal, estimulando a liberação local de serotonina, dopamina e substância P, as quais agem nos receptores serotoninérgicos, de dopamina e de neurocinina-1, respectivamente, ativando o reflexo do vômito via aferentes vagais. No vômito antecipatório, que ocorre antes de receber a quimioterapia em ciclos posteriores do tratamento, a êmese está relacionada a mecanismos de memória e aprendizado do indivíduo, sobretudo relacionado à experiência prévia ruim em decorrência de profilaxia antiemética inadequada ou ineficaz.

As náuseas e vômitos persistentes aumentam o risco de desidratação, desequilíbrio hidreletrolítico, desnutrição e distúrbios metabólicos, o que compromete ainda mais a qualidade de vida dos pacientes oncológicos que já estão debilitados e espoliados pela doença de base e pelos tratamentos antineoplásicos. Também podem comprometer a adesão ao tratamento quimioterápico, o que inevitavelmente reduz a eficácia da terapêutica proposta. É, portanto, fundamental que a profilaxia das NVIQ seja adequada em todos os pacientes e desde o início do tratamento quimioterápico,[50] evitando complicações, interrupção da quimioterapia e desenvolvimento de vômitos antecipatórios.

Em geral, para a maioria dos casos, há um bom controle com o uso isolado ou combinado de antagonistas de 5-hidroxitriptamina-3 (5-HT3), como a ondansetrona, de antagonistas dos receptores de neurocinina-1 (NK1), como o aprepitanto, e de corticosteroides, como a dexametasona.[50] No entanto, nem sempre esses medicamentos estão amplamente disponíveis, são caros e podem não ser bem tolerados por alguns doentes.

O efeito da acupuntura no controle das náuseas e vômitos, em especial do acuponto PC6, é bem conhecido, com revisões sistemáticas mostrando benefício no tratamento das náuseas e vômitos no pós-operatório, mas também na prevenção das NVIQ.[51] Revisão Cochrane de 2006 analisou 11 estudos randomizados (n = 1247) envolvendo o tratamento das NVIQ com acupuntura e concluiu que a eletroestimulação com agulha no ponto PC6 é capaz de reduzir o vômito agudo induzido pela quimioterapia, mas não é eficaz no controle da náusea; e que a estimulação do PC6 por pressão (técnica denominada "acupressão") é mais eficaz para o controle da náusea, porém não reduz a incidência de vômito. Nos 3 estudos analisados que utilizaram eletroestimulação, foi administrada baixa frequência (2 a 10 Hz), e as sessões realizadas 5 minutos antes ou logo após a quimioterapia em um dos estudos, e 2 horas antes da quimioterapia e diariamente por 5 dias em outro (no terceiro estudo esse dado não foi mencionado). Nos estudos envolvendo a estimulação do PC6 por pressão, foram utilizados estímulos de demora como a *sea-band* (pulseira antienjôo com um botão que faz pressão sobre o ponto PC6) com possibilidade de estimulação no momento da náusea, o que pode ter contribuído para a boa resposta observada nas náuseas agudas com esse tipo de estimulação.[52] Revisões posteriores realizadas por Chien *et al.*[9], Garcia *et al.*[53] e Wu *et al.*[54] também evidenciaram benefício da acupuntura como tratamento adjuvante no controle das NVIQ.

Apesar dos resultados animadores, a Diretriz Antiemética da Sociedade Americana de Oncologia Clínica (ASCO) de 2017, que orienta condutas gerais para todos os tipos de câncer, concluiu que "as evidências permanecem insuficientes para uma recomendação a favor ou contra o uso de acupuntura/acupressão para a prevenção de náuseas e vômitos em pacientes com câncer",[55] necessitando de mais estudos com metodologia adequada para que seja estabelecida uma recomendação definitiva. Já a Diretriz da Sociedade de Oncologia Integrativa (SIO) de 2018, que se concentra apenas em pacientes com câncer de mama, foi favorável tanto ao emprego da acupressura, a qual "pode ser considerada como um complemento aos medicamentos antieméticos para controlar náuseas e vômitos durante a quimioterapia", como ao emprego da eletroacupuntura, que "pode ser considerada em complemento aos medicamentos antieméticos para controlar o vômito durante a quimioterapia", ambos com grau de recomendação B, tendo em vista que os benefícios dos tratamentos superam os riscos.[56] Recomendação publicada em 2017, definida após a conferência do Instituto Nacional do Câncer dos Estados Unidos, sobre acupuntura no manejo de sintomas em oncologia, salientou que, apesar do consenso geral de que a acupuntura é benéfica para o tratamento das NVIQ, os estudos foram realizados antes das diretrizes antieméticas atuais, não sendo possível inferir se o tratamento com acupuntura é superior ao tratamento padrão medicamentoso atual e sugeriu que pesquisas futuras deveriam ser realizadas com o intuito de avaliar a sinergia e a relevância clínica da acupuntura juntamente com a terapia antiemética atual.[8]

Metanálise publicada em 2022, incluiu 18 estudos controlados randomizados da acupuntura na prevenção das NVIQ, 2 artigos em inglês e 16 em chinês, sendo 10 publicados nos últimos 5 anos, todos utilizando a acupuntura em associação à terapia antiemética com antagonista de 5-HT3.[57] A metanálise evidenciou o emprego de 48 acupontos, dos quais o mais utilizado foi o acuponto ST36 (82,11% do total), seguido pelo acuponto PC6 (44,40% do total) e CV12 (23,78% do total). Dentre os tumores estudados, 2 eram câncer de mama, 3 eram câncer de pulmão, 1 era linfoma, 1 era mieloma múltiplo e 11 eram pacientes com múltiplas malignidades. Os autores identificaram taxa efetiva total de tratamento das NVIQ (n = 468, RR = 1,29; IC 95%: 1,17 a 1,43, $p < 0,00001$; OR = 3,61; IC 95%: 2,19 a 5,96, $p < 0,00001$), taxa de ausência de náusea (n = 707, RR = 1,33; IC 95%: 1,20 a 1,46, $p < 0,00001$; OR = 2,84; IC 95%: 1,99 a 4,04, $p < 0,00001$) e taxa livre de vômito (n = 626, RR = 1,30; IC 95%: 1,20 a 1,42, $p < 0,00001$; OR = 4,06; IC 95%:2,59 a 6,35, $p < 0,00001$) maiores no grupo de tratamento em comparação com o grupo controle, sendo a diferença estatisticamente significativa.[57] No entanto, os resultados devem ser analisados com cuidado, uma vez que apenas um dos estudos se mostrou com baixo risco de viés, 13 apresentaram risco moderado e 4 risco alto, o que comprometeu a qualidade da análise.

Estudo recente de Cheng e Wang[58] buscou avaliar o papel do momento da intervenção por acupuntura nas NVIQ em pacientes com câncer de pulmão em tratamento com cisplatina, droga com moderado a alto potencial emetogênico, em associação à terapia antiemética com antagonista de 5-HT3. Os pacientes foram randomizados para receber o tratamento com acupuntura 30 minutos antes da infusão da cisplatina (grupo acupuntura pré-quimioterapia, n = 30), 30 minutos após a infusão da cisplatina (grupo acupuntura pós-quimioterapia, n = 32) ou não receber acupuntura (grupo controle, n = 34). Todos os grupos receberam o antiemético padrão tropisetrona, 15 minutos antes da infusão da cisplatina. As sessões de acupuntura consistiram no agulhamento dos acupontos PC6 e ST36 bilateralmente, com a obtenção de DeQi e manutenção das agulhas por 30 minutos, em 5 dias consecutivos. Os dados foram coletados diariamente durante 21 dias a partir do dia da quimioterapia. Houve diferença estatisticamente significativa nas taxas de resposta, e remissão completa das náuseas e vômitos entre os grupos acupuntura pré-quimioterapia, acupuntura pós-quimioterapia e grupo controle nos 3 primeiros dias após a quimioterapia (todos $p < 0,05$), com maior número de pacientes com remissão completa no grupo acupuntura pré-quimioterapia. Em termos de pontuação da escala de intensidade, gravidade e duração das náuseas e vômitos, houve diferença estatisticamente significativa entre o grupo acupuntura pré-quimioterapia e os grupos controle e acupuntura pós-quimioterapia ($p < 0,05$) desde o 1º até o 7º dia da quimioterapia, com melhor resposta no grupo acupuntura pré-quimioterapia. Os autores concluíram que a acupuntura antes da infusão do quimioterápico é capaz de reduzir efetivamente a frequência das náuseas e vômitos associados à quimioterapia com cisplatina em pacientes com câncer de pulmão, melhorando a eficácia do tratamento das NVIQ.[58]

Os estudos sugerem, portanto, que a acupuntura pode ser uma grande aliada no tratamento das NVIQ, em associação aos antieméticos mais modernos nos casos de NVIQ de difícil controle, ou como uma opção para os pacientes com contraindicação ou intolerância aos medicamentos antieméticos atuais. Mais estudos, contudo, com maior número de pacientes e rigor metodológico continuam sendo necessários para que se possam embasar as recomendações da acupuntura no tratamento e prevenção das NVIQ e definir qual a melhor técnica e estímulo a serem utilizados, se manual ou elétrico, se com agulhas ou por acupressura; bem como se a acupuntura é igualmente benéfica para todos os tipos de NVIQ (aguda, tardia e antecipatória) e qual o melhor momento para a intervenção, se antes ou após a quimioterapia.

Principais zonas neurorreativas (ZNRs) indicadas para o tratamento das náuseas e vômitos induzidos por quimioterapia (NVIQ)		
PC6	ST36	CV12

Considerações finais

O paciente portador de câncer demanda um atendimento especializado e de alta complexidade. Os tratamentos oncológicos, sejam eles cirurgia, radioterapia, quimioterapia e/ou hormonioterapia, são imprescindíveis, porém geralmente provocam muitos efeitos colaterais e de difícil manejo clínico. Nesse contexto, a acupuntura vem ganhando espaço na abordagem de diversas situações clínicas decorrentes do tratamento anticâncer, sendo as mais estudadas a dor, fadiga, déficit cognitivo relacionado à quimioterapia (*chemobrain*), fogachos, náuseas e vômitos induzidos por quimioterapia e xerostomia. Com relação à dor, podemos destacar a dor oncológica ou relacionada à malignidade; e a dor que aparece como consequência de um tratamento associado, como quimioterapia ou hormonioterapia, em que a neuropatia periférica induzida por quimioterapia e a artralgia induzida pelos inibidores de aromatase têm destaque especial.

A complexidade do paciente oncológico e dos tratamentos associados e o aumento da procura pela acupuntura por essa população especial foi crucial para o surgimento de uma subespecialidade que funde os conhecimentos da acupunturiatria e da oncologia e que possui em sua abordagem uma visão sistêmica, funcional, de alta complexidade e alta conectividade, a chamada acupunturiatria oncológica.

As limitações dos pacientes oncológicos, os vários tipos de câncer e suas especificidades, bem como as inúmeras opções de tratamentos e os prováveis resultados e/ou efeitos adversos relacionados, são conhecimentos de suma importância para a atuação do acupunturiatra oncológico e para que ele possa indicar, contraindicar ou até suspender o tratamento com acupuntura, bem como executar de forma segura e eficaz o procedimento acupunturiátrico, quando indicado. A acupuntura é geralmente indicada como tratamento complementar ao tratamento oncológico específico e nunca em substituição, e por isso é importante a avaliação médica, com estabelecimento do diagnóstico clínico-nosológico, estadiamento e prognóstico. O mais danoso nesses casos é a falta de diagnóstico, o que compromete diretamente a vida e a sobrevida dos pacientes devido ao atraso ou não realização do tratamento oncológico específico e adequado.

Referências bibliográficas

1. Instituto Nacional de Câncer [www.inca.gov.br]. Estimativa 2023: incidência de câncer no Brasil / Instituto Nacional de Câncer. Rio de Janeiro: INCA, 2022. 160 p.: il. color. Disponível em: https://www.inca.gov.br/sites/ufu.sti.inca.local/files/media/document/estimativa-2023.pdf
2. Rocha DK, Rezende JAS, Valente NF. Acupunturiatria em Oncologia. In: Fonseca PRB et al. (editores). Tratado de Dor Oncológica. 1a edição. Rio de Janeiro: Atheneu, 2019. p.475-490.
3. Rocha DK, Genschow FC, Rezende JAS. Acupuntura na Síndrome Dolorosa Neuropática e Nociceptiva pós-tratamento cirúrgico do câncer de mama. In: Adriana Sabbatini da Silva Alves et al. (editores). Acupuntura na Dor Neuropática. 1a edição. Rio de Janeiro: Atheneu, 2023.
4. Filshie J, Hester J. Guidelines for providing acupuncture treatment for cancer patients-a peer-reviewed sample policy document. Acupunct Med. 2006 Dec;24(4):172-82.
5. Shih YW, Su JY, Kung YS, Lin YH, To Anh DT, Ridwan ES, Tsai HT. Effectiveness of Acupuncture in Relieving Chemotherapy-induced Leukopenia in Patients with Breast Cancer: A Systematic Review with A Meta-Analysis and Trial Sequential Analysis. Integr Cancer Ther. 2021 Jan--Dec;20: 15347354211063884.
6. Mones JV, Soff G. Management of Thrombocytopenia in Cancer Patients. Cancer Treat Res. 2019; 179:139-150. doi: 10.1007/978-3-030-20315-3_9. PMID: 31317485.
7. Lu W, Rosenthal DS. Recent advances in oncology acupuncture and safety considerations in practice. Curr Treat Options Oncol. 2010 Dec;11(3-4):141-6.
8. Zia FZ, Olaku O, Bao T, Berger A, Deng G, Fan AY, Garcia MK, Herman PM, Kaptchuk TJ, Ladas EJ, Langevin HM, Lao L, Lu W, Napadow V, Niemtzow RC, Vickers AJ, Shelley Wang X, Witt CM, Mao JJ. The National Cancer Institute's Conference on Acupuncture for Symptom Management in Oncology: State of the Science, Evidence, and Research Gaps. J Natl Cancer Inst Monogr. 2017 Nov 1;2017(52):lgx005.
9. Chien TJ, Liu CY, Hsu CH. Integrating acupuncture into cancer care. J Tradit Complement Med. 2013 Oct;3(4):234-9.
10. Kilian-Kita A, Puskulluoglu M, Konopka K, Krzemieniecki K. Acupuncture: could it become everyday practice in oncology? Contemp Oncol (Pozn). 2016;20(2):119-23.
11. Liang Q, Zhang K, Wang S, Xu X, Liu Y, Cui S, Liu L. Acupuncture for Cancer Pain - An Adjuvant Therapy for Cancer Pain Relief. Am J Chin Med. 2020;48(8):1769-1786.
12. Lu W, Rosenthal DS. Oncology Acupuncture for Chronic Pain in Cancer Survivors: A Reflection on the American Society of Clinical Oncology Chronic Pain Guideline. Hematol Oncol Clin North Am. 2018 Jun;32(3):519-533.
13. Mao JJ. Oncology Acupuncture: Precision Medicine Meets Patient-Centered Care. Med Acupunct. 2020 Dec 1;32(6):405-407.
14. Chien TJ, Liu CY, Hsu CH. Integrating acupuncture into cancer care. J Tradit Complement Med. 2013 Oct;3(4):234-9.
15. Paley CA, Johnson MI, Tashani OA, Bagnall AM. Acupuncture for cancer pain in adults. Cochrane Database Syst Rev. 2015 Oct 15;2015(10):CD007753.
16. Ge L, Wang Q, He Y, Wu D, Zhou Q, Xu N, Yang K, Chen Y, Zhang AL, Hua H, Huang J, Hui KK, Liang F, Wang L, Xu B, Yang Y, Zhang W, Zhao B, Zhu B, Guo X, Xue CC, Zhang H; International Trustworthy traditional Chinese Medicine Recommendations (TCM Recs) Working Group. Acupuncture for cancer pain: an evidence-based clinical practice guideline. Chin Med. 2022 Jan 5;17(1):8.
17. Was H, Borkowska A, Bagues A et al. Mechanisms of Chemotherapy-Induces Neurotoxicity. Frontiers in Pharmacology. 2022; 12:750507.
18. Zhang X, Qiu H, Li C, Cai P, Qi F. The positive role of traditional Chinese medicine as an adjunctive therapy for cancer. Biosci Trends. 2021 Nov 21;15(5):283-298.
19. Sommer C, Geber C, Young P, Forst R, Birklein F, Schoser B. Polyneuropathies. DtschArztebl Int. 2018 Feb 9;115(6):83-90.
20. Jordan B, Margulies A, Cardoso F et al. ESMO Guidelines Committee; EONS Education Working Group; EANO Guideline Committee. Systemic anticancer therapy--induced peripheral and central neurotoxicity: ESMO--EONS-EANO Clinical Practice Guidelines for diagnosis, prevention, treatment and follow-up. Ann Oncol. 2020 Oct;31(10):1306-1319.
21. Hu LY, Mi WL, Wu GC, Wang YQ, Mao-Ying QL. Prevention and Treatment for Chemotherapy-Induced Peripheral Neuropathy: Therapies Based on CIPN Mechanisms. CurrNeuropharmacol. 2019;17(2):184-196.
22. Li K, Giustini D, Seely D. A systematic review of acupuncture for chemotherapy-induced peripheral neuropathy. CurrOncol. 2019 Apr;26(2):e147-e154.
23. Hao J, Zhu X, Bensoussan A. Effects of Nonpharmacological Interventions in Chemotherapy-Induced Peripheral Neuropathy: An Overview of Systematic Reviews and Meta-Analyses. Integr Cancer Ther. 2020 Jan-Dec; 19:1534735420945027.
24. Jin Y, Wang Y, Zhang J, Xiao X, Zhang Q. Efficacy and Safety of Acupuncture against Chemotherapy-Induced Peripheral Neuropathy: A Systematic Review and Meta--Analysis. Evid Based Complement Alternat Med. 2020 Nov 9; 2020:8875433.
25. Schneider R, Barakat A, Pippen J, Osborne C. Aromatase inhibitors in the treatment of breast cancer in post--menopausal female patients: an update. Breast Cancer (Dove Med Press). 2011 Oct 4; 3:113-25.
26. Tenti S, Correale P, Cheleschi S, Fioravanti A, Pirtoli L. Aromatase Inhibitors-Induced Musculoskeletal Disorders: Current Knowledge on Clinical and Molecular Aspects. Int J Mol Sci. 2020 Aug 6;21(16):5625.
27. Hershman DL, Unger JM, Greenlee H, Capodice J, Lew DL, Darke A, Minasian LM, Fisch MJ, Henry NL, Crew KD. Comparison of Acupuncture vs Sham Acupuncture or Waiting List Control in the Treatment of Aromatase Inhibitor-Related Joint Pain: A Randomized Clinical Trial. JAMA Netw Open. 2022 Nov 1;5(11):e2241720.
28. MacPherson H, Vertosick EA, Foster NE, et al. The persistence of the effects of acupuncture after a course of treatment: a meta-analysis of patients with chronic pain. Pain. 2017;158(5):784-793.
29. Couceiro TC, Menezes TC, Valênça MM. Post-mastectomy pain syndrome: the magnitude of the problem. Rev

Bras Anestesiol. 2009 May-Jun;59(3):358-65. English, Portuguese.
30. Chang PJ, Asher A, Smith SR. A Targeted Approach to Post-Mastectomy Pain and Persistent Pain following Breast Cancer Treatment. Cancers (Basel). 2021 Oct 16;13(20):5191.
31. Chappell AG, Bai J, Yuksel S, Ellis MF. Post-Mastectomy Pain Syndrome: Defining Perioperative Etiologies to Guide New Methods of Prevention for Plastic Surgeons. World J Plast Surg. 2020 Sep;9(3):247-253.
32. Kokosis G, Chopra K, Darrach H, Dellon AL, Williams EH. Re-visiting post-breast surgery pain syndrome: risk factors, peripheral nerve associations and clinical implications. Gland Surg. 2019 Aug;8(4):407-415.
33. Brackstone M. A review of the literature and discussion: establishing a consensus for the definition of post-mastectomy pain syndrome to provide a standardized clinical and research approach. Can J Surg. 2016 Sep;59(5):294-5.
34. Jiang TJ, Zhu FY, Tang LJ, Liu ZK, Wu X. Efficacy and safety of acupuncture in patients with cancer-related fatigue: A protocol for systematic review and meta-analysis. Medicine (Baltimore). 2020 Oct 16;99(42):e22759.
35. Zhang Y, Lin L, Li H, Hu Y, Tian L. Effects of acupuncture on cancer-related fatigue: a meta-analysis. Support Care Cancer. 2018 Feb;26(2):415-425.
36. Lv Z, Liu R, Su K, Gu Y, Fang L, Fan Y, Gao J, Ruan X, Feng X. Acupuncture ameliorates breast cancer-related fatigue by regulating the gut microbiota-gut-brain axis. Front Endocrinol (Lausanne). 2022 Aug 24; 13:921119.
37. Chien TJ, Hsu CH, Liu CY, Fang CJ. Effect of acupuncture on hot flush and menopause symptoms in breast cancer- A systematic review and meta-analysis. PLoS One. 2017 Aug 22;12(8):e0180918.
38. Jean-Pierre P, Mcdonald BC. Neuroepidemiology of cancer and tratment-related neurocognitive dysfunction in adult-onset cancer patients and survivor. Handbook of Clinical Neurology. 2016; 138(3rd series): Neuroepidemiology.
39. Tong T. et al. Efficacy of acupuncture therapy for chemotherapy-related cognitive impairment. Med Sci Monit, 2018; 24: 2919-2927.
40. Avisar A, River Y, Schiff E et al. Chemotherapy-related cognitive impairment: does integrating complementary medicine have something to add? Review of the literature. Breast Cancer Res Treat (2012) 136:1-7.
41. Nguyen LD, Ehrlich BE. Cellular mechanisms and treatments for chemobrain: insight from aging and neurodegenerative diseases. EMBO Molecular Medicine. 2020; 12: e12075.
42. El-Agami SE, Abdel-Aziz AK, Esmat A, Azab SS. Chemotherapy and cognition: comprehensive review on doxorubicin-induced chemobrain. Cancer Chemotherapy and Pharmacology. 2019.
43. Zhang ZJ, Man SC, Yam LL, et al. Electroacupuncture trigeminal nerve stimulation plus body acupuncture for chemotherapy-induced cognitive impairment in breast cancer patients: An assessor-participant blinded, randomized controlled trial. Brain Behav Immun. 2020 Aug; 88:88-96.
44. Romero SAD, Li QS, Orlow I, Gonen M, Su HI, Mao JJ. Genetic predictors to acupuncture response for hot flashes: an exploratory study of breast cancer survivors. Menopause. 2020 Aug;27(8):913-917.
45. Garcia MK, Graham-Getty L, Haddad R, Li Y, McQuade J, Lee RT, Spano M, Cohen L. Systematic review of acupuncture to control hot flashes in cancer patients. Cancer. 2015 Nov 15;121(22):3948-58.
46. Liu J, Nie G, Li Y, Wen Z, Lu L, Xie L, Cao D, Lai Y, Yang H. Nonhormonal Hot Flash Management for Breast Cancer Survivors: A Systematic Review and Network Meta-Analysis. Evid Based Complement Alternat Med. 2020 Apr 28; 2020:4243175.
47. Zhang Y, Sun Y, Li D, Liu X, Fang C, Yang C, Luo T, Lu H, Li H, Zhang H, Liang Q, Wu J, Huang L, Xu R, Ren L, Chen Q. Acupuncture for Breast Cancer: A Systematic Review and Meta-Analysis of Patient-Reported Outcomes. Front Oncol. 2021 Jun 10; 11:646315.
48. Ni X, Tian T, Chen D, Liu Li, et al. Acupuncture for Radiation-Induced Xerostomia in Cancer Patients: A Systematic Review and Meta-Analysis. Integrative Cancer Therapies. 2020; 19:1-14.
49. Zhang S-Q, Chen H-B, Liu J, et al. Research status and prospects of acupuncture for prevention and treatment of chemo - and radiotherapy - induced salivary gland dysfunction in head and neck cancer. Anat Rec. 2021; 304:2381–2396.
50. Piechotta V, Adams A, Haque M, Scheckel B, Kreuzberger N, Monsef I, Jordan K, Kuhr K, Skoetz N. Antiemetics for adults for prevention of nausea and vomiting caused by moderately or highly emetogenic chemotherapy: a network meta-analysis. Cochrane Database Syst Rev. 2021 Nov 16;11(11):CD012775.
51. Ezzo J, Streitberger K, Schneider A. Cochrane systematic reviews examine P6 acupuncture-point stimulation for nausea and vomiting. J Altern Complement Med. 2006;12(5):489-495.
52. Ezzo JM, Richardson MA, Vickers A, et al. Acupuncture-point stimulation for chemotherapy-induced nausea or vomiting. Cochrane Database Syst Rev. 2006;(2):CD002285. Published 2006 Apr 19.
53. Garcia MK, McQuade J, Haddad R, Patel S, Lee R, Yang P, Palmer JL, Cohen L. Systematic review of acupuncture in cancer care: a synthesis of the evidence. J ClinOncol. 2013 Mar 1;31(7):952-60. doi: 10.1200/JCO.2012.43.5818. Epub 2013 Jan 22.
54. Wu X, Chung VC, Hui EP, Ziea ET, Ng BF, Ho RS, Tsoi KK, Wong SY, Wu JC. Effectiveness of acupuncture and related therapies for palliative care of cancer: overview of systematic reviews. Sci Rep. 2015 Nov 26; 5:16776.
55. Hesketh PJ, Kris MG, Basch E, et al. Antiemetics: American Society of Clinical Oncology Clinical Practice Guideline Update. J ClinOncol. 2017;35(28):3240-3261.
56. Lyman GH, Greenlee H, Bohlke K, et al. Integrative Therapies During and After Breast Cancer Treatment: ASCO Endorsement of the SIO Clinical Practice Guideline. J ClinOncol. 2018;36(25):2647-2655.
57. Liu X, Zhao J, Liu J, Fan H, Guo N, Du Z, et al. Acupuncture in the Prevention of Chemotherapy-induced Nausea and Vomiting: A Meta-analysis of Randomized Controlled Studies. Future Integrative Medicine. 2022;1(1):13-22.

58. Cheng P, Wang X. The effects of acupuncture at different intervention time points on nausea and vomiting caused by cisplatin chemotherapy in patients with lung cancer. Int J ClinExp Med. 2020;13(10):7965-7971.
59. Bao T, Patil S, Chen C, et al. Effect of Acupuncture vs Sham Procedure on Chemotherapy-Induced Peripheral Neuropathy Symptoms: A Randomized Clinical Trial. JAMA Netw Open. 2020;3(3):e200681.
60. Greenlee H, Crew KD, Capodice J et al. Randomized sham-controlled pilot trial of weekly electro-acupuncture for the prevention of taxane-induced peripheral neuropathy in women with early stage breast cancer. Breast Cancer Res Treat. 2016 Apr;156(3):453-464.
61. Rocha DK, Genschow FC, Rezende JAS. Acupuntura na Polineuropatia. In: Adriana Sabbatini da Silva Alves et al. (editores). Acupuntura na Dor Neuropática. 1a edição. Rio de Janeiro: Atheneu, 2023.
62. Hershman DL, Unger JM, Greenlee H, et al. Effect of Acupuncture vs Sham Acupuncture or Waitlist Control on Joint Pain Related to Aromatase Inhibitors Among Women with Early-Stage Breast Cancer: A Randomized Clinical Trial. JAMA. 2018;320(2):167-176.

52

Dinamara Kran Rocha • Fernando Cláudio Genschow • Juliana Alencar da Silva Rezende

Acupuntura na Síndrome Dolorosa Pós-Tratamento Cirúrgico do Câncer de Mama

Introdução

O câncer de mama é a segunda neoplasia maligna de maior incidência no mundo, mas entre as mulheres é o tipo de câncer de maior incidência e a causa mais comum de morte por câncer nessa população. Embora raro, também pode acometer homens, representando 1% do total de casos da doença.[1]

O Brasil, também, tem o câncer de mama como o mais incidente e o de maior mortalidade entre as mulheres. Conforme a última estimativa, de 2020, o número de novos casos é de 66.280, chegando a um número estimado de mortes de 18.295, sendo 18.068 mulheres e 227 homens.[2]

O tratamento preconizado para o câncer de mama divide-se em duas categorias: tratamento local e tratamento sistêmico. O tratamento local inclui cirurgia e/ou radioterapia e o tratamento sistêmico contempla quimioterapia, hormonioterapia e terapia biológica. Dependendo do estadiamento da doença, terapias locais e sistêmicas podem ser combinadas.[3]

A abordagem cirúrgica costuma ser o tratamento mais indicado na maioria dos casos, porém, não é isento de complicações inerentes à própria intervenção. Dentre as várias complicações relatadas, a depender do tipo de cirurgia estabelecida, podemos destacar o linfedema, infecção da ferida operatória, dor, alteração de sensibilidade e força muscular, além da restrição da amplitude de movimento (ADM) do membro ipsilateral à cirurgia, impactando negativamente e que pode comprometer a qualidade de vida dos pacientes operados.[4]

A dor persistente após o tratamento cirúrgico do câncer de mama, comumente chamada de síndrome dolorosa pós-mastectomia (SDPM), é muito frequente, chegando a acometer 50% dos pacientes[5], e parece ter a dor neuropática como destaque em sua etiopatogenia.[4-6]

A experiência dolorosa persistente tem implicações complexas e significativas não só nas condições físicas, mas com impacto negativo na qualidade de vida e bem-estar, além de estar associada ao desenvolvimento de desordens cognitivas, emocionais e psicológicas.[5] Portanto, torna-se imperativo o manejo álgico adequado para minimização desses sintomas e suas possíveis repercussões clínicas.

Nesse contexto, a acupuntura é uma terapêutica intervencionista que vem ganhando destaque nos últimos anos, com o surgimento de evidências científicas que corroboram seus efeitos neuromodulatórios, anti-inflamatórios e de promoção da analgesia, tornando-se uma abordagem muito importante no manejo da dor neuropática que tem início após a cirurgia para a retirada do câncer de mama.

Neste capítulo, abordaremos a dor neuropática na síndrome dolorosa pós-tratamento cirúrgico do câncer de mama, os fatores envolvidos em sua etiopatogênese e como a acupuntura pode auxiliar no manejo da dor e suas possíveis complicações, contribuindo para a reabilitação dos pacientes cirúrgicos.

Conceito e etiopatogenia da síndrome dolorosa pós-tratamento cirúrgico da mama

A dor persistente secundária à intervenção cirúrgica para tratamento do câncer de mama geralmente é mista, tanto nociceptiva quanto neuropática. Pode ser nociceptiva, devido à lesão de músculos e ligamentos, estando mais relacionada a problemas do sistema musculoesquelético;[8] ou neuropática, em decorrência da lesão de nervos ou disfunção do sistema nervoso. Essa última tem sido mais estudada e definida como uma das principais causas da dor crônica após essa modalidade de intervenção cirúrgica,[4,6,7] sendo a lesão do nervo intercostobraquial a lesão mais relacionada à síndrome dolorosa pós-mastectomia.[7-10]

A princípio foi chamada de síndrome dolorosa pós-mastectomia (SDPM) e definida pela Associação Internacional para o Estudo da Dor (IASP) como sendo uma dor crônica de início imediatamente após a mastectomia ou quadrantectomia, localizada na face anterior do tórax, axila e/ou metade superior do braço e que tem duração de pelo menos 3 meses após a cirurgia.[7-9]

Essa denominação, embora oficialmente ainda seja a mais utilizada, tem sido bastante questionada, pois a dor persistente poderia acontecer após qualquer cirurgia mamária e não necessariamente só após a mastectomia. Por isso, mais recentemente, foi proposta uma nova terminologia: síndrome dolorosa pós-cirurgia da mama (SDPCM).

A síndrome dolorosa pós-cirurgia mamária (SDPCM) seria então caracterizada por dor que ocorre após qualquer cirurgia da mama; no mínimo de moderada intensidade; possuir características neuropáticas; estar localizada na mama/tórax, axila e/ou braço ipsilateral; duração de no mínimo 6 meses; ocorrer em pelo menos 50% do tempo; e ser exacerbada por movimentos do ombro.[8-10]

Os fatores de risco associados ao desenvolvimento da dor persistente após a intervenção cirúrgica são amplos e variáveis, mas no geral estão relacionados às características do paciente e do ato cirúrgico propriamente dito.[7]

Dentre os fatores de risco relacionados ao paciente, podem ser citados a presença de dor pré-operatória, fatores psicossociais, idade, sexo, fatores genéticos[5,9,10] e índice de massa corporal elevado (IMC > 26).[7,9,10]

Com relação à idade, pacientes mais jovens teriam maior probabilidade de desenvolver a síndrome dolorosa devido ao aumento da sensibilidade do nervo, menor tolerância à ansiedade e natureza mais agressiva tanto do tumor quanto do procedimento cirúrgico nesse grupo etário.[7,10]

Dentre os fatores de risco relacionados ao ato cirúrgico, podemos citar a dor no pós-operatório e o tipo de cirurgia realizada.[7]

A intensidade da dor vivenciada após o procedimento cirúrgico e o consumo de analgésicos está relacionada ao maior risco de desenvolvimento de dor neuropática; daí a importância do adequado manejo e controle da dor no pós-operatório imediato.[5,7,9]

Embora a mastectomia radical tenha sido elencada como sendo o maior fator de risco ao desenvolvimento da síndrome dolorosa quando comparada com técnicas mais conservadoras, como é o caso da quadrantectomia, alguns trabalhos mostram que, na verdade, o maior risco está relacionado à linfadenectomia axilar e não à mastectomia ou quadrantectomia propriamente dita.[7] Sendo uma técnica mais invasiva, a linfadenectomia axilar também é associada à maior morbidade em relação à linfadenectomia axilar seletiva, onde apenas o linfonodo sentinela é retirado para biópsia.[5,7,9] Nesse caso, a morbidade aumentada se daria pelo maior risco de lesão do nervo intercostobraquial e por maior incidência de sintomas no membro superior ipsilateral à cirurgia.[5,7,9,10]

Outro fator causal relacionado à SDPCM é a ocorrência de hematoma[7,10] e seroma[9] no pós-operatório, já que poderiam causar a compressão de alguns nervos.[7,9] Corroborando essa ideia, alguns trabalhos têm mostrado justamente que a aspiração agressiva de seromas e hematomas em pacientes após a mastectomia podem tratar e prevenir a dor adequadamente.[9]

Em alguns pacientes a radioterapia é indicada como tratamento adjuvante, e está implicada na maior ocorrência de dor crônica. Os mecanismos algogênicos atribuídos à radiação ainda não estão completamente esclarecidos, mas parecem envolver dermatite, neurite, lesão de fibras nervosas, fibrose peri e intraneural, plexopatia braquial ou desenvolvimento de linfedema causando dor.[5,9,10]

A dor crônica secundária ao tratamento cirúrgico da mama, apesar de não ter uma etiopatogenia completamente estabelecida, parece ser multifatorial e estar intimamente relacionada à lesão nervosa durante a intervenção e/ou envolvimento do nervo no processo cicatricial[5,7] ou também por lesão indireta do nervo no momento intraoperatório (mau posicionamento do braço e consequente compressão de nervos periféricos) e também no pós-operatório (em decorrência de hematoma, seroma e linfedema e, em alguns casos, radiação).[5,9,10]

A dor neuropática em decorrência desse procedimento cirúrgico pode, então, ser dividida da seguinte forma:[5,7,8,10]

- Dor na mama fantasma.
- Neuralgia do nervo intercostobraquial.

- Dor secundária à formação de neuroma.
- Dor por lesão de outros nervos.

Dessa maneira, podemos inferir que, tanto o tipo e a extensão da abordagem cirúrgica para a retirada da neoplasia, quanto as terapias adjuvantes instituídas, parecem ser um preditor de risco importante para o desenvolvimento de dor crônica após o procedimento.

Considerações anatômicas

A SDPCM, geralmente, cursa com dor e/ou alteração de sensibilidade no sítio operatório, na região anterolateral do tórax, axila e face medial do braço homolateral à intervenção, que pode estar associada à perda de força, diminuição da amplitude de movimento (ADM) e, nos casos de linfadenectomia axilar, linfedema.[4,6,7,11] Esses sintomas clínicos ocorrem a depender de que nervos são lesionados durante a cirurgia, sendo os mais implicados no processo os seguintes: intercostais, intercostobraquial, peitoral medial e lateral, torácico longo, toracodorsal e, em alguns casos, o plexo braquial.[7-10]

A retirada cirúrgica da mama pode cursar com alterações de sensibilidade na região amputada, dando a sensação de mama fantasma, que é a percepção da presença do tecido removido. Quando essa sensação cursa também com dor, dizemos que é a dor da mama fantasma, experiencia sensorial dolorosa da mama removida com a sensação do tecido mamário ainda estar presente,[7,8,10] podendo ocorrer em até 40%-50% dos casos.[8]

A inervação do parênquima mamário e da pele sobrejacente da parede torácica se dá pelos ramos cutâneos anterior e lateral do ramo ventral dos nervos intercostais de T3 a T6[8,10] (Figura 52.1). É uma região que está bastante susceptível à lesão direta durante o procedimento e formação de neuroma após a cirurgia de mama. Os neuromas são formados quando nervos periféricos são lesionados e não cicatrizam adequadamente. Qualquer lesão nessa área, comumente abordada na cirurgia mamária, pode levar a sintomas de dor neuropática ao longo do nervo afetado, estando o sítio doloroso geralmente próximo ou na cicatriz cirúrgica. Além disso, o paciente pode apresentar sensibilidade focal e sinal de Tinel positivo ao longo do trajeto do nervo.[8]

O nervo intercostobraquial (NICB) geralmente se deriva do ramo cutâneo lateral do segundo nervo intercostal (T2), cruza a região axilar para inervar a face posteromedial e superior do braço e a parede torácica anterolateral, daí a justificativa de seu nome "intercostobraquial".[8,10] É um nervo sensitivo responsável principalmente pela sensibilidade do ombro e da parte proximal do braço[7] e é justamente o nervo mais lesionado nas abordagens cirúrgicas na região da axila, como no caso da linfadenectomia axilar indicada no câncer de mama.[7,8,10] Assim sendo, a injúria do NICB justifica as queixas de dor neuropática mais comuns referidas pelas pacientes, que incluem: sensação de queimação, formigamento, dormência e choque acometendo a face medial proximal do membro e da região anterolateral do tórax ipsilateral à cirurgia.[8]

De modo geral, e sem considerar as diversas possibilidades de variações anatômicas, o nervo intercostobraquial (T2) seria responsável pela inervação da axila, face medial e proximal do braço e uma pequena porção da parede torácica anterolateral. O nervo intercostal proveniente de T3 inerva a região superolateral do tórax e a parte superior da mama tanto lateralmente quanto medialmente (ramos laterais e anteriores). O complexo areolomamilar é inervado pelo ramo lateral de T4 e sua lesão pode cursar com alodinia e alteração da sensibilidade nessa região,[10] inervando também a região anterior e central da mama e parte parede lateral do tórax. Os nervos intercostais de T5 e T6 inervam a parte inferior medial e lateral da mama e parede lateral do tórax[10] (Figura 52.1 e Tabela 52.1).

Os outros nervos mais implicados em lesão durante o procedimento cirúrgico mamário são: nervo peitoral medial e peitoral lateral, torácico longo e toracodorsal.[7-11]

Esses nervos são primariamente motores e, portanto, a injúria de um deles resultaria principalmente em lesão motora, com paralisia, fraqueza e perda de função muscular. Apesar de não terem inervação cutânea direta, lesões a esses nervos podem gerar dor referida em territórios da pele relacionados às suas raízes nervosas, bem como desencadear dor miofascial e musculoesquelética na musculatura associada, espasmos e distonia e, em alguns casos, mimetizar uma dor neuropática.[8,10]

O nervo torácico longo tem origem de C5 a C7 (deriva do tronco superior e médio do plexo braquial) e descende pela linha axilar para inervar o músculo serrátil anterior, responsável pela estabilização da escápula.[12] Durante a abordagem axilar na cirurgia para tratamento do câncer de mama, se houver a lesão desse nervo, a paciente pode apresentar paralisia do músculo serrátil anterior e, consequentemente, escápula alada e ombralgia[7,8,10,12] (Figura 52.1 e Tabela 52.1).

O nervo toracodorsal emerge do ramo posterior do plexo braquial (C6 a C8), desce pela axila e é responsável pela inervação do músculo latíssimo do dorso e, portanto, sua injúria pode ocasionar paralisia e disfunção desse músculo, gerando dificuldade para o paciente executar a extensão, adução e rotação interna do úmero[7,8,12] (Tabela 52.1).

O nervo peitoral medial também tem origem no plexo braquial (C8 a T1) e é responsável pela inervação dos músculos peitoral menor e peitoral maior. Porém, o músculo peitoral maior também tem inervação adicional do nervo peitoral lateral, que também vem do plexo braquial (C5 a C7). Portanto, lesão no nervo peitoral medial pode cursar com disfunção dos músculos peitoral maior e menor, enquanto a lesão do nervo peitoral lateral cursa com disfunção somente do músculo peitoral maior. Pacientes que apresentem alteração do músculo peitoral menor podem ter alteração na cinética da escápula, já que ele deprime e protrai a escápula. Pacientes com disfunção do músculo peitoral maior podem apresentar dificuldade para realização de flexão, adução e rotação medial do braço e ombro[12] (Figura 52.1 e Tabela 52.1).

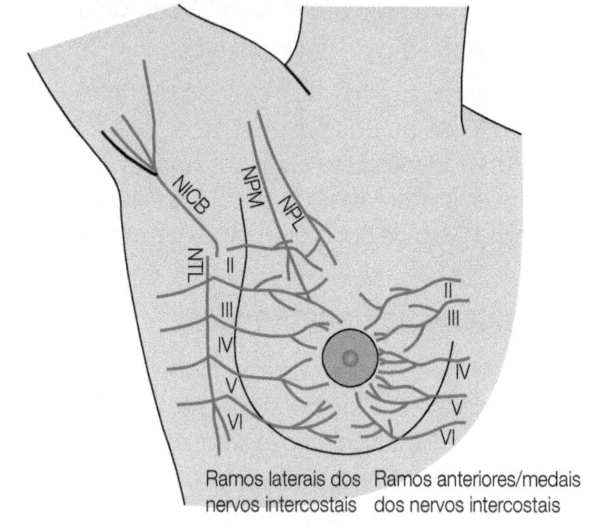

■ Figura 52.1. Inervação da mama. NICB: nervo intercostobraquial; NTL: nervo torácico longo; NPM: nervo peitoral medial; NPL: nervo peitoral lateral; II (NICB); III, IV, VI, VI: nervos intercostais. Fonte: Autoria própria.

Tabela 52.1. Localização da lesão e possíveis sítios de intervenção acupunturiátrica

Nervo periférico/ região acometida	Localização da dor/alterações	Zonas neurorreativas (ZNRs) para abordagem por acupuntura
T2 (intercostobraquial)	Axila, face posteromedial e superior do braço, e parede torácica anterolateral	ANMS* ao nível vertebral de T2 ACN** em dermátomo de T2 (na linha axilar posterior)
T3	Região anterior, central e superior da mama (parte superior dos quadrantes superomedial e superolateral da mama) e parede superior lateral do tórax	ANMS* em nível vertebral de T3 ACN** em dermátomo de T3 (na linha axilar posterior)
T4	Região anterior e central da mama, parede lateral do tórax e complexo areolomamilar	ANMS* em nível vertebral de T4 ACN** em dermátomo de T4 (na linha axilar posterior)
T5	Região inferior da mama (parte superior dos quadrantes inferomedial e inferolateral da mama) e parede lateral do tórax	ANMS* ao nível vertebral de T5 ACN** em dermátomo de T5 (na linha axilar posterior)
T6	Região inferior da mama (parte inferior dos quadrantes inferomedial e inferolateral da mama) e parede lateral do tórax	ANMS* ao nível vertebral de T6 Cutâneo-neural em dermátomo de T6 (na linha axilar posterior)
Cicatriz cirúrgica	Dor local (na própria cicatriz cirúrgica) ou em região muito próxima	ACN** margeando a cicatriz cirúrgica
Nervo peitoral medial (C8-T1)	Paralisia do músculo peitoral menor (dificuldade para deprimir e protrair a escápula) Paralisia do músculo peitoral maior (dificuldade para flexão, adução e rotação interna do braço)	ANMS* em níveis vertebrais de C8 a T1 ANF*** no m. peitoral menor ANF*** no m. peitoral maior ANF*** no plexo braquial
Nervo peitoral lateral (C5-C7)	Paralisia do músculo peitoral maior	ANMS* em níveis vertebrais de C5 a C7 ANF*** no plexo braquial
Nervo torácico longo (C5-C7)	Paralisia do músculo serrátil anterior Escápula alada	ANMS* em níveis vertebrais de C5 a C7 ANF*** em m. serrátil anterior ANF*** no plexo braquial
Nervo toracodorsal (C6-C8)	Paralisia do músculo latíssimo do dorso Dificuldade para extensão, adução e rotação interna do braço	ANMS*em níveis vertebrais de C6 a C8 ANF*** em m. latíssimo do dorso ANF*** no plexo braquial

*ANMS: Acupuntura neuromiossegmentar, **ACN: Acupuntura cutâneo-neural; ***ANF: Acupuntura neurofuncional. Fonte: Autoria própria.

Essas considerações anatomofisiológicas são importantes, pois é o conhecimento da anatomia fisiológica e das variações de procedimentos cirúrgicos que nos permitem desenvolver distintas formas de intervenções acupunturiátricas, mais cirurgicamente acuradas e topograficamente precisas, para promover com eficiência o processo de reabilitação dos pacientes submetidos ao tratamento cirúrgico do câncer de mama e também auxiliar no manejo das complicações inerentes às terapias adjuvantes locais, como é o caso da radioterapia.

Acupuntura baseada em neuroanatomia e possíveis zonas neurorreativas (ZNRs) de intervenção

A acupuntura é um procedimento intervencionista com utilização crescente nas últimas décadas, devido a evidências científicas cada vez mais robustas que demonstram sua importante ação na promoção da analgesia, seus efeitos anti-inflamatórios e seu papel na modulação miofascial; vem contribuindo cada vez mais para o manejo de situações complexas, nas quais as modalidades de tratamento convencionais ainda se encontram limitadas.

Embora não trate o câncer propriamente dito, a intervenção de acupuntura tem indicação em todos os momentos da doença, desde o impacto psicocognitivo do diagnóstico até o processo de reabilitação e de controle de efeitos colaterais adversos em decorrência do tratamento usualmente instituído. Essa situação de alta complexidade, que envolve principalmente o nível de atenção terciário à saúde, exige, portanto, uma abordagem mais especializada e daí a relevância da indispensabilidade do conhecimento médico em relação ao tratamento do paciente oncológico.

É imprescindível conhecer os riscos da intervenção por acupuntura em pacientes portadores de câncer e ter consciência dos limites de atuação do médico acupunturiatra. O conhecimento dos diversos tipos de tratamento e abordagens cirúrgicas e suas implicações clínicas e efeitos colaterais, além do conhecimento profundo de anatomia cirúrgica, permite que o acupunturiatra atue de forma mais precisa e assertiva, no sentido de minimizar riscos e contribuir para a melhora clínica e qualidade de vida do paciente.

Uma das principais implicações da linfadenectomia axilar, além de ser um preditor para o desenvolvimento de neuropatia e SDPCM, é a possibilidade de linfedema, já que a circulação e drenagem linfática do membro ficam prejudicadas. Qualquer trauma ou procedimento invasivo (como é o caso da acupuntura), no membro superior homolateral ao esvaziamento axilar, seria um risco a mais para surgimento de linfedema e infecção. Com essa limitação, uma das técnicas acupunturiátricas recomendadas para a reabilitação de pacientes pós-cirurgia mamária pelo câncer é a acupuntura neuromiossegmentar (ANMS).[4,6]

A ANMS é derivada da neuromioterapia segmentar (NMTS), uma técnica desenvolvida pelo fisiatra Andrew Fischer, e caracterizada pelo bloqueio paraespinhal com infiltração de agentes anestésicos (geralmente lidocaína a 1%).[4,6,13] No caso da ANMS, trata-se de um agulhamento seco, sem a injeção de nenhuma substância, que pode ser ou não associada à eletroestimulação (EE)[4,6] (Figuras 52.2, 52.3 e 52.4).

A ANMS consiste em um agulhamento paraespinhal, lateral e bem próximo ao processo espinhoso da vértebra, perpendicularmente, até quase tocar o processo transverso ipsilateral ao lado que se quer tratar, com o objetivo de estimular o ramo posterior do nervo espinhal dorsal correspondente e, consequentemente, todo o segmento relacionado[4,6,13,14] (Figuras 52.3 e 52.4).

O mecanismo de ação terapêutica que embasa esse procedimento é o de que qualquer fator estressor periférico, nesse caso uma cirurgia mamária com lesões neurais e musculares, provoca estímulos nociceptivos que bombardeiam e sensibilizam os neurônios espinhais daquele segmento no corno dorsal da medula, gerando um estado hiperativo da medula espinhal, que pode potencializar a dor crônica pela sensibilização do sistema nervoso central. Esse fenômeno foi denominado de sensibilização segmentar espinhal (SSE), e tem como resultante alterações nos dermátomos, esclerótomos e miótomos nos segmentos correspondentes, que pode cursar com dores musculoesqueléticas e presença de pontos-gatilho miofasciais associados.[13,14] Outro possível resultado da SSE é a contração da musculatura paraespinhal local, com estreitamento do espaço intervertebral e compressão de raízes nervosas.[13,15]

A execução da ANMS necessita que se faça, antes da intervenção, a identificação, pela avaliação semiológica e exame físico, dos níveis sensibilizados e segmentos afetados. Ao fazer a manobra de pinçamento e rolamento na região dorsal paraespinhal, o tecido subcutâneo fica mais aderido, dificultando o deslizamento dos dedos, e a pele pode ficar hiperemiada e assumir a característica de casca de laranja, tudo isso associado à maior sensibilidade dolorosa local nos níveis acometidos[4,6] (Figuras 52.2, 52.3 e 52.4).

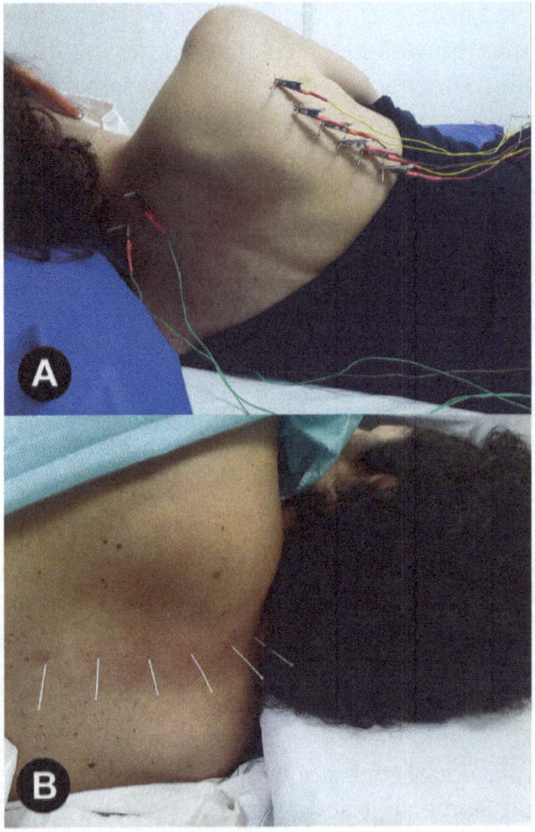

■ **Figura 52.2.** Diferentes modalidades de tratamento em pacientes submetidas à cirurgia do câncer de mama. **A** – Técnica de acupuntura neuromiossegmentar (ANMS) ao nível de T2 associada à técnica de acupuntura cutâneo-neural em dermátomos de T2 a T7, com uso de eletroestimulação, em paciente submetida à mastectomia bilateral com esvaziamento axilar à direita e reconstrução imediata. **B** – Técnica de acupuntura neuromiossegmentar (ANMS), sem eletroestimulação, em níveis de C6 a T4, em paciente submetida à mastectomia total com esvaziamento axilar à esquerda. Fonte: Arquivo da equipe do Serviço de Acupunturiatria e Fisiatria do HBDF.

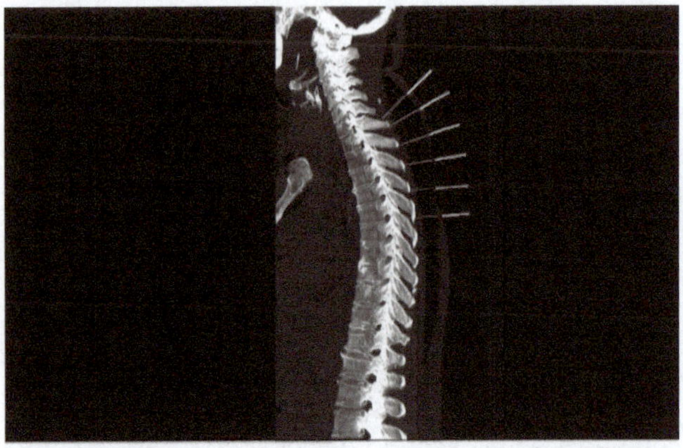

■ **Figura 52.3.** Acupuntura neuromiossegmentar (ANMS). Imagem de tomografia computadorizada (TC) do agulhamento paravertebral em níveis de C6 a T4. Fonte: Arquivo da equipe do Serviço de Acupunturiatria e Fisiatria do HBDF.

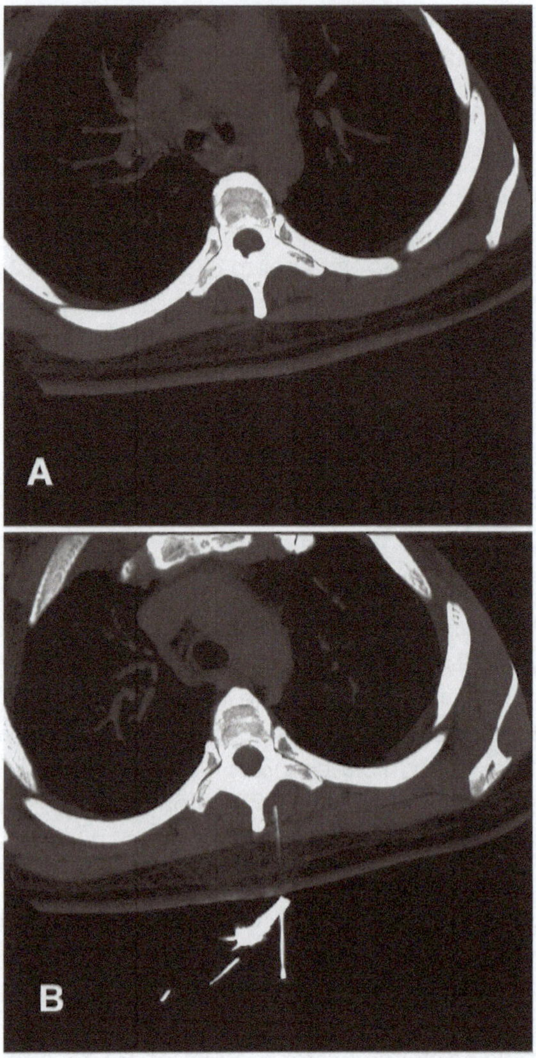

■ **Figura 52.4.** Acupuntura neuromiossegmentar (ANMS). Imagem de tomografia computadorizada (TC) mostrando a região antes da inserção (**A**) e inserção da agulha de acupuntura perpendicular e lateralmente ao processo espinhoso, quase tocando o processo transverso da vértebra (**B**). Fonte: Arquivo da equipe do Serviço de Acupunturiatria e Fisiatria do HBDF.

Tendo em mente as considerações anatomofisiológicas descritas anteriormente, bem como os principais nervos e/ou músculos lesados durante a abordagem cirúrgica para o tratamento do câncer de mama, deve-se pesquisar a sensibilização medular principalmente nos níveis de C5 a T6 (Tabela 52.1).

Como o nervo intercostobraquial tem origem em T2 e a inervação do parênquima mamário e da pele da parede torácica têm origem principalmente a partir dos nervos intercostais de T3 a T6, e sendo essas áreas bastante acometidas durante o processo cirúrgico, e exatamente por isso geralmente se apresentando com alteração de sensibilidade, pode também ser feito o agulhamento subcutâneo dos dermátomos correspondentes, técnica que adotamos em nosso serviço sob a denominação de "acupuntura cutâneo-neural" (ACN). Seu efeito pode ser explicado pela teoria do "portão da dor" e que tem por objetivo, além da analgesia, a dessensibilização local e segmentar (Figura 52.2 e Tabela 52.1).

Como vimos anteriormente, o processo alterado de cicatrização e a presença de neuroma também contribui para a sensibilidade dolorosa. Normalmente são relatados sintomas como eritema, endurecimento/aderência local, ardência, dormência, prurido, alteração de pigmentação e dor, às vezes lancinante, que pode ser agravada pelo movimento e situações que estiram a cicatriz.[16] Nesses casos, podemos abordar a região localmente, com agulhamento subcutâneo, com as agulhas inseridas paralelas à superfície, margeando bilateralmente longitudinalmente toda a extensão da cicatriz cirúrgica, técnica que adotamos em nosso serviço sob a denominação de "acupuntura cutâneo-neural margeando a cicatriz" (Tabela 52.1).

A lesão de nervos motores implica em disfunção muscular e miofascial, que repercutem diretamente sobre a dinâmica e funcionamento do sistema musculoesquelético. A acupuntura neurofuncional (ANF) é uma importante abordagem nessas situações, pois atua por meio de estímulo elétrico em placas motoras ou troncos nervosos e promove a neuromodulação e reabilitação das redes miofasciais.

Mencionamos que os principais nervos motores lesados durante a cirurgia mamária para a retirada do câncer são os nervos peitoral medial e peitoral lateral, torácico longo e toracodorsal, com repercussão funcional nos músculos peitoral menor e maior, serrátil anterior e latíssimo do dorso. Portanto, o estímulo neurofuncional nas placas motoras desses músculos específicos, ou sobre os próprios nervos mencionados, bem como no tronco nervoso do qual os nervos correspondentes se originaram (no caso o plexo braquial), está indicado (Tabela 52.1).

A lesão nervosa causando uma alteração muscular pontual pode ser um fator de sensibilização segmentar espinhal, promovendo alterações disfuncionais em todo o segmento relacionado. Por isso a importância de se pesquisar a presença de bandas tensas e pontos-gatilho miofasciais em todos os segmentos acometidos, não sendo rara a presença de alterações em grupos musculares diferentes do músculo lesionado identificado a princípio. Em pacientes submetidos ao tratamento cirúrgico da mama é muito comum a presença de síndrome miofascial com comprometimento dos músculos trapézio, supra e infraespinhal, subescapular e romboide, sendo mandatório um minucioso exame físico que propicie correta identificação das alterações e a consequente intervenção precisa por acupuntura.

Síndrome dolorosa pós-cirurgia da mama segundo a MTC

A racionalidade da antiga medicina chinesa tem por referência imagética e discursiva a interpretação de fenômenos, sejam cósmicos ou no corpo humano, conforme um característico paradigma funcional, sistêmico, cíclico e multidirecionado simultâneo, que utiliza analogias com o comportamento de fenômenos naturais e com a administração de um reino; é de natureza empírica e baseada fundamentalmente em coleção de minuciosas, sistemáticas e persistentes observações clínicas, que se estende organizativamente por muitas dezenas de séculos. Assim, na singularidade da conceituação clássica clínica da MTC, a sintomatologia apresentada na síndrome dolorosa pós-cirurgia da mama (SDPCM), que inclui sensibilidade dolorosa, dormência, disestesia, limitação de mobilidade e sensação de peso, é compatível com uma síndrome obstrutiva (Bi Zheng), que é caracterizada por obstrução de Qi e Xue nos canais afetados devido à invasão dos patógenos vento, frio e umidade (que podem gerar calor por estagnação). Na maioria dos casos há o predomínio de umidade, favorecendo uma síndrome Bi fixo (Zhua Bi), sendo a sensação de dormência e peso (às vezes com a presença de linfedema) bem característica. Nesses casos, os princípios de tratamento seriam drenar a umidade, fazer circular Qi e Xue nos canais, eliminar o frio e dissipar o vento. Além disso, é muito comum a associação com síndromes Interiores vulnerabilizantes, como Gan Yu, com consequente estagnação de Xue (presença de massas ou tumorações, caso das neoplasias), e Shen Yin Xu com deficiência do Yin geral, muitas das pacientes apresentando lombalgia e/ou dorsalgia, fogachos (climatério induzido pela quimioterapia e hormonioterapia) e artralgias (pelo uso dos inibidores de aromatase). Por essas considerações diagnósticas disfuncionais, as principais zonas neurorreativas (ZNRs) indicadas seriam: síndrome Bi (fixo): SP9, ST36; Gan Yu e Xue Yu: LR3, SP10; Shen Yin Xu: SP6, KI3, KI6. No entanto, cada caso deve ser avaliado individualmente para a exata definição do padrão disfuncional conforme o referencial característico da MTC e para a consequente prescrição específica, que pode ser associada à prescrição de acupuntura baseada em neuroanatomia.

Discussão

A acupuntura apresenta uma base de evidências cada vez mais sólida no manejo de condições crônicas enfrentadas pelos pacientes sobreviventes ao câncer. Embora o número de artigos científicos envolvendo acupuntura e câncer, e acupuntura e efeitos adversos do tratamento oncológico tenham aumentado muito nos últimos anos, esses trabalhos ainda encontram diversos problemas metodológicos que afetam a interpretação adequada. Quando se fala em câncer de mama, a maioria dos trabalhos avalia a eficácia da intervenção por acupuntura nos casos de síndrome vasomotora, náuseas e vômitos induzidos pela quimioterapia, linfedema, dores articulares induzidos pelos inibidores de aromatase (IAs), leucopenia, ansiedade, fadiga e dor pós-operatória.[4,6,8,17]

Ao se pesquisar o efeito da acupuntura na síndrome dolorosa pós-mastectomia (SDPM) ou mesmo quando se estende a busca para síndrome dolorosa pós-cirurgia da mama (SDPCM), pouquíssimos trabalhos são encontrados. Encontramos apenas três revisões sistemáticas[8,17,18] e um relato de caso,[19] e mesmo assim, todos com prescrição terapêutica conforme parâmetros da MTC e não da acupuntura baseada em neuroanatomia.

Chang *et al.*[8] concluem que a acupuntura tem aumentado seu nível de evidência para situações como náuseas e vômitos induzidos pela quimioterapia, ansiedade e fadiga pós-tratamento, mas que para a dor implicada aos sobreviventes do câncer de mama, como a dor miofascial, mais trabalhos são necessários. Chao *et al.*[17] avaliaram a estimulação de acupontos no manejo de eventos adversos em pacientes com câncer de mama e encontraram apenas três trabalhos que analisaram a dor pós-mastectomia, porém com resultados inconsistentes. Dois estudos apontaram efeitos positivos da estimulação de acupontos sobre a intensidade da dor, mas o outro, de alta qualidade, não encontrou diferença significativa entre o grupo intervenção e o grupo controle. O ponto LI4 foi coincidente em todos os trabalhos.

Kannan *et al.*[18] fizeram uma revisão sistemática para avaliar as terapias físicas na severidade da dor em pacientes pós-mastectomia, e encontraram apenas dois trabalhos, com baixa qualidade metodológica e baixo grau de evidência ao comparar o efeito da acupuntura ao tratamento usual. Um deles usou sessões de 30 minutos com eletroacupuntura, alternando frequências de 2-10Hz, e os participantes receberam um total de 18 sessões em 8 semanas. O outro não forneceu nenhuma informação relacionada à intervenção (acupontos utilizados, profundidade de inserção da agulha, presença ou não de sensação DeQi). Mesmo assim, mostraram redução significativa da intensidade da dor no grupo acupuntura em relação ao grupo controle.

Bauml *et al.*[19] fizeram um relato de caso, no qual uma paciente de 47 anos, submetida a mastectomia bilateral com colocação de expansores, apresentava dor intensa e, após 8 sessões de acupuntura, teve remissão completa do quadro álgico. O tratamento baseado em MTC adotou os seguintes acupontos: LU1, CV17, ST18, SP21, SP17, além dos acupontos GV20, LI4, SP6 e BL60.

Como mencionamos anteriormente, pacientes submetidos ao tratamento cirúrgico do câncer de mama, principalmente aqueles com adenectomia axilar, têm maior risco de linfedema e infecção (linfangite), estando contraindicados procedimentos invasivos no membro homolateral à cirurgia. Ao realizar acupuntura nesses locais, submetemos os pacientes a um risco adicional que poderia ser completamente evitado. Daí a importância fundamental de se deter o devido conhecimento médico sobre a etiopatogenia envolvida com o agravo a ser tratado para que se possa estabelecer uma intervenção que seja adequadamente específica e intrinsecamente relacionada às bases neuroanatomofisiológicas implicadas no processo patológico.

Conclusão

O tratamento do câncer de mama evoluiu muito nas últimas décadas e as potenciais complicações da abordagem cirúrgica têm mudado o paradigma do tratamento cirúrgico da neoplasia mamária. Isso fica evidente devido ao uso crescente de abordagens conservadoras, como a quadrantectomia e biópsia de linfonodo sentinela, em detrimento da mastectomia total e esvaziamento axilar, justamente pelo maior risco de lesão neural. Conhecendo as principais e mais prováveis injúrias em decorrência da cirurgia mamária para a retirada do câncer (lesão dos nervos intercostais, intercostobraquial, peitoral medial e lateral, torácico longo e toracodorsal), é possível uma precisa intervenção acupunturiátrica baseada em neuroanatomofisiologia, o que facilita o entendimento, tanto por pacientes quanto por outros especialistas, do papel da acupuntura como uma técnica de neuromodulação por meio da ativação do sistema nervoso periférico, gerando benéficas repercussões mais amplas e sistêmicas.

Referências bibliográficas

1. Instituto Nacional de Câncer José Alencar Gomes da Silva [www.inca.gov.br]. Estimativa 2020: incidência do Câncer no Brasil [acesso em 2 de abril de 2022]. Disponível em: https://www.inca.gov.br/sites/ufu.sti.inca.local/files//media/document//...
2. Instituto Nacional de Câncer José Alencar Gomes da Silva [www.inca.gov.br]. Atlas da mortalidade [acesso em 2 de abril de 2022]. Disponível em: https://www.inca.gov.br/app/mortalidade
3. Instituto Nacional de Câncer José Alencar Gomes da Silva [www.inca.gov.br]. A situação do câncer de mama no Brasil: Síntese de dados dos Sistemas de Informação [acesso em 2 de abril de 2022]. Disponível em: https://www.inca.gov.br/sites/ufu.sti.inca.local/files/media/document/a_situacao_ca_mama_brasil_2019.pdf.
4. Rocha DK, Genschow FC. Câncer de mama - Mastectomia. In: Bittar, JP, More AOO (eds). Manual Clínico de Acupuntura. São Paulo: Atheneu; 2014. p. 26-31.
5. Chen VE, Greenberger BA, Shi Z, Gajjar S, Shi W, Mourad WF, Yan W. Post-mastectomyand post-breastconservationsurgerypainsyndrome: a review ofetiologies, riskprediction, andtrends in management. TranslCancer Res. 2020 Jan;9(Suppl 1):S77-S85. doi: 10.21037/tcr.2019.06.46. PMID: 33828953; PMCID: PMC8022993.
6. Rocha DK, Rezende JAS, Valente NF. Acupunturiatria em Oncologia. In: Fonseca PRB et al. (editores). Tratado de Dor Oncológica. 1a edição. Rio de Janeiro: Atheneu, 2019. p.475-490.
7. Couceiro TC, Menezes TC, Valênça MM. Post-mastectomy pain syndrome: the magnitude of the problem. Rev Bras Anestesiol. 2009 May-Jun;59(3):358-65. English, Portuguese. doi: 10.1590/s0034-70942009000300012. PMID: 19488550.
8. Chang PJ, Asher A, Smith SR. A Targeted Approach to Post-Mastectomy Pain and Persistent Pain following Breast Cancer Treatment. Cancers (Basel). 2021 Oct 16;13(20):5191. doi: 10.3390/cancers13205191. PMID: 34680339; PMCID: PMC8534110.
9. Chappell AG, Bai J, Yuksel S, Ellis MF. Post-Mastectomy Pain Syndrome: Defining Perioperative Etiologies to Guide New Methods of Prevention for Plastic Surgeons. World J Plast Surg. 2020 Sep;9(3):247-253. doi: 10.29252/wjps.9.3.247. PMID: 33329999; PMCID: PMC7734930.
10. Kokosis G, Chopra K, Darrach H, Dellon AL, Williams EH. Re-visiting post-breast surgery pain syndrome: risk factors, peripheral nerve associations and clinical implications. Gland Surg. 2019 Aug;8(4):407-415. doi: 10.21037/gs.2019.07.05. PMID: 31538066; PMCID: PMC6723018.
11. Brackstone M. A review of the literature and discussion: establishing a consensus for the definition of post-mastectomy pain syndrome to provide a standardized clinical and research approach. Can J Surg. 2016 Sep;59(5):294-5. doi: 10.1503/cjs.012016. PMID: 27668326; PMCID: PMC5042712.
12. Hansen JT. Netter's Clinical Anatomy. 3ª Edição. Filadélfia: Elsevier Saunders, 2014.
13. Ratmansky M, Defrin R, Soroker N. A randomized controlled study of segmental neuromyotherapy for post--stroke hemiplegic shoulder pain. J Rehabil Med. 2012 Oct;44(10):830-6. doi: 10.2340/16501977-1021. PMID: 22949162.
14. Suputtitada A. Myofascial pain syndrome and sensitization. Phys Med Rehabil Res. 2016 Dec;1(5): 1-4. doi: 10.15761/PMRR.1000127
15. Couto C, de Souza IC, Torres IL, Fregni F, Caumo W. Paraspinal stimulation combined with trigger point needling and needle rotation for the treatment of myofascial pain: a randomized sham-controlled clinical trial. Clin J Pain. 2014 Mar;30(3):214-23. doi: 10.1097/AJP.0b013e3182934b8d. PMID: 23629597.
16. Rozenfeld E, Sapoznikov Sebakhutu E, Krieger Y, Kalichman L. Dry needling for scar treatment. Acupunct Med. 2020 Dec;38(6):435-439. doi: 10.1177/0964528420912255. Epub 2020 Mar 30. PMID: 32228036.
17. Chao LF, Zhang AL, Liu HE, Cheng MH, Lam HB, Lo SK. The efficacy of acupoint stimulation for the management of therapy-related adverse events in patients with breast cancer: a systematic review. Breast Cancer Res Treat. 2009 Nov;118(2):255-67. doi: 10.1007/s10549-009-0533-8. PMID: 19760035.
18. Kannan P, Lam HY, Ma TK, Lo CN, Mui TY, Tang WY. Efficacy of physical therapy interventions on quality of life and upper quadrant pain severity in women with post-mastectomy pain syndrome: a systematic review and meta-analysis. Qual Life Res. 2022 Apr;31(4):951-973. doi: 10.1007/s11136-021-02926-x. Epub 2021 Jun 29. Erratum in: Qual Life Res. 2022 Feb 14;: PMID: 34185226; PMCID: PMC8960660.
19. Bauml J, Basal C, Mao JJ. Treatment of post-mastectomy pain syndrome with acupuncture: a case report. Acupunct Med. 2014 Apr;32(2):183-5. doi: 10.1136/acupmed-2013-010459. Epub 2013 Nov 15. PMID: 24240772.

53

Arlindo Antonio Cerqueira e Silva • Maria Cristina Szezech Cerqueira e Silva

Medicina Tradicional Chinesa na Sexualidade Feminina

Introdução

A Organização Mundial da Saúde (OMS), define saúde sexual como sendo "um estado físico, mental, um bem-estar social em relação à sexualidade, exigindo uma abordagem positiva e respeitosa com a sexualidade, com as relações sexuais, bem como com a possibilidade de se ter prazer e experiências sexuais seguras".[1]

A resposta sexual humana (RSH) foi estudada primeiramente por Masters e Johnson[2] e posteriormente por Kaplan[3] que classificaram as manifestações fisiológicas que ocorrem no corpo feminino e masculino em fases do desejo, da excitação, do orgasmo e de resolução. Quando os estímulos são sexualmente positivos e há responsividade física e emocional, a função sexual se manifesta nas diversas fases da RSH.

A disfunção sexual feminina refere-se ao distúrbio de uma ou mais fases do ciclo de resposta sexual feminina, incluindo principalmente transtornos de desejo, excitação, lubrificação, orgasmo, satisfação e dispareunia, que afetam seriamente a qualidade de vida dos casais.[4] A incidência de disfunções sexuais femininas citada por alguns autores é de 15,8%, mas há observações de que vem aumentando gradualmente nos últimos anos,[5] com determinantes sociais e culturais diversos.

Diversos fatores podem estar envolvidos e contribuir para a etiologia das disfunções sexuais, a níveis biológico, emocional e social, como:

1. **Causas orgânicas:** doenças sistêmicas, hormonais, vasculares, efeitos de medicamentos, drogas, dentre outras.
2. **Causas emocionais:** depressão, ansiedade, estresse, repressão sexual, bloqueios, frustrações, decepções, traumas anteriores de vida, sobrecargas emocionais.
3. **Arestas nos relacionamentos:** adversidades interpessoais, afetivas, cognitivas, experienciais, mentais, sensoriais.

Depreende-se, também, que as reações fisiológicas, psicológicas e comportamentais que acompanham o ato sexual são mediadas por um complexo mecanismo com envolvimento do sistema nervoso somático e autônomo; do sistema circulatório periférico ao nível da genitália; da medula espinhal e nervos periféricos do abdômen inferior; do sistema nervoso central e do sistema endócrino (hormônios sexuais).

Mas o cérebro é o maior órgão sexual envolvido na responsividade sexual humana, com papel integral para a atividade, o envolvimento, a percepção e a sensação de prazer. As disfunções sexuais femininas podem afetar seriamente a qualidade de vida de uma mulher. Entretanto, a maioria não tem acesso a tratamento. A acupuntura e a Medicina Tradicional Chinesa (MTC) podem propiciar tratamento não farmacológico, seguro e isento de efeitos colaterais, com possibilidade de satisfação feminina.[6]

Integração da acupuntura e neurobiologia na resposta sexual humana

Acupuntura e medicina contemporânea na RSH

No enfoque das disfunções na área da sexualidade tem grande significância a avaliação clínica integrada da acupuntura e as evidências científicas, para um tratamento consciente, de qualidade e abrangente.

Representa a maestria clínica individual, possibilitada pela acupuntura, juntamente com as melhores evidências científicas disponíveis por investigações clínicas.

O conhecimento médico científico atual enriquece a prática tradicional da acupuntura. A dinâmica sobre os diversos neurotransmissores e opioides endógenos envolvidos na resposta sexual é importante pela dinâmica das respostas neuroquímicas dessas substâncias no mecanismo de ação e tratamento com a acupuntura para as disfunções sexuais.

A compreensão das bases neuropsicofisiológicas da resposta sexual da mulher pode contribuir para uma abordagem nova da saúde sexual em relação à sua promoção, prevenção e intervenção terapêutica.[7-9]

O aspecto mais complexo do modelo clássico da resposta sexual humana é o momento de entrada do estímulo sexual para a mente, ou seja, como a mente "orquestra" a resposta fisiológica do corpo.

Os aspectos que regulam a resposta sexual sugerem que em diferentes áreas do sistema nervoso central (SNC), uma variedade de neurotransmissores, de hormônios e mecanismos fisiológicos dos órgãos genitais participem do processo do desejo e caracterizem sua neuropsicofisiologia.[9-11]

Os neurotransmissores prossexuais mais importantes, envolvidos no desejo e na excitação subjetiva, são a noradrenalina, dopamina, melanocortina, ocitocina e a serotonina, agindo via receptores 5 HT1A e 5 HT2C.

Os neurotransmissores inibitórios ou negativos na RSH são a prolactina, o GABA (ácido gama-aminobutírico) e a serotonina, agindo via outros receptores. As ações dessas substâncias são modificadas e influenciadas pelo ambiente endócrino fornecido pelo estrogênio, pela progesterona e testosterona.[7]

A acupuntura apresenta relevância pelos fenômenos biológicos desencadeados pela punção da agulha de acupuntura, suas respostas locais, regionais e sistêmicas, seus mecanismos de ação, efeitos e eficácia no tratamento de disfunções orgânicas e psicossomáticas. Há também o papel importante do sistema límbico na ação da acupuntura, regulando e integrando múltiplas funções cerebrais.

Os estímulos amorosos induzem a ativação de áreas do cérebro ricas em dopamina que medeiam os estados motivacionais e de recompensas.

Salienta-se que o neurotransmissor mais conhecido por sua capacidade de aumentar a motivação e excitação sexual é a dopamina.[12,13] O sistema dopaminérgico tem papel central no mecanismo excitatório da resposta sexual.[9,14] e contribui para a excitação e o desejo sexual.

A acetilcolina é responsável pela excitação sexual (ingurgitamento vaginal e clitóris), e a dopamina é essencial para o orgasmo, no pico máximo de excitação – pré-orgástica – em que uma grande quantidade de dopamina é liberada no cérebro.

Fator importante é a função do sistema nervoso simpático, contribuindo na liberação de ocitocina no cérebro, envolvendo os órgãos sexuais e propiciando as contrações do orgasmo.

Quando o nível de dopamina do cérebro está demasiado baixo e a função do sistema nervoso simpático está deficiente, a pituitária libera altas doses de prolactina, suprimindo as contrações fisiológicas do orgasmo. Quando a dopamina é insuficiente, a prolactina e a ocitocina excedentes dominam, e como resultado pode ocorrer ausência do orgasmo. Portanto, o nível de dopamina é muito importante para a contração do orgasmo, mas é associado com os níveis da ocitocina e da prolactina.[10]

A acupuntura pode ativar o sistema dopaminérgico humano, regular a função endócrina do cérebro, hipófise e ovário, promover a liberação normal dos níveis hormonais, inibir o eixo hipotálamo-hipófise-adrenal hiperativo,[15,16] tratar a depressão e regular fatores psicológicos.[17]

Na química da função sexual é relevante manter os níveis de acetilcolina (Yin Qi) e dopamina (Yang Qi) elevados, incluindo sistemas sensorial, somático, e o equilíbrio dos sistemas nervosos parassimpático e simpático. Na concepção da MTC para uma resposta sexual funcional é essencial manter níveis elevados de dopamina (Yang Chi) e níveis elevados de acetilcolina (Yin Chi).[18,19]

Ao nível sistêmico, quanto aos níveis de dopamina (Yang Qi): quando a dopamina é convertida em norepinefrina e epinefrina (formas de Wei Chi) o corpo fica em alerta, pronto para reagir. Quanto aos níveis de acetilcolina (Yin Qi): todos os sistemas nervosos, sensoriais ou motores, simpáticos ou parassimpático requerem acetilcolina. E se não há Yin suficiente, não há boa circulação de Qi nas zonas de influência (meridianos), advindo síndromes disfuncionais diversas.[20]

Tratamento – acupuntura contemporânea nas disfunções sexuais femininas

Pontos de acupuntura sugeridos para ação sistêmica

- Para regulação da acetilcolina e dopamina: HT7 (Shen Men): previne a diminuição dos níveis de dopamina, GB34 (Yanglingquan).

- Para promover a baixa de ansiedade, tensão, dores, depressão: Yintang, HT7 (Shen Men), GV20 (Baihui), PC6 (Neiguan), CV17 (Danzhong), HT3 (Shaohai).

Pontos de acupuntura sugeridos para regular o sistema nervoso autonômico

- GV20 (Baihui) + Yintang: estimulam o hipotálamo.
- GV21 (Qianding) + GV19 (Houding): estimulam indiretamente o bulbo e o hipotálamo.
- GV26 (Renzhong), GV14 (Dazhui): influência no hipotálamo.

Pontos de acupuntura sugeridos com ação simpática

- GB20 (Fengchi), LI4 (Hegu), LI11 (Quichi), SI3 (Houxi), LR3 (Taichong), ST36 (Zusanli), GV14 (Dazhui), ST10 (Juliao), ST11 (Qishe).
- A nível de L2-L3: GV24 (Dazhui), BL23 (Shenshu).

Pontos de acupuntura sugeridos com ação parassimpática

- PC6 (Neiguan) + LU7 (Lieque), SP6 (Sanyinjiao), BL40 (Weizhong), ST36 (Zusanli), TE17 (Yifeng), VC24 (Chengjiang).

Pontos de acupuntura sugeridos de ação local, para promover estimulação da área pélvica e controle autonômico dos órgãos sexuais internos

Pontos de acupuntura no segmento sacral:

- 1º Forame sacral: BL31 (Shangliao).
- 2º Forame sacral: BL32 (Ciliao).
- 3º Forame sacral: BL33 (Zhongliao).
- 4º Forame sacral: BL34 (Xialiao).
- Simpático: BL27 (Xiaochangshu); BL28 (Pangguanshu).
- Parassimpático: CV3 (Zhongji).

Medicina Tradicional Chinesa/ Acupuntura na resposta sexual humana

Os órgãos sexuais vivem sob domínio do físico e do psíquico. O ato sexual é uma das atividades que mais consomem Qi, fisicamente e emocionalmente, o que evidencia os benefícios da MTC e da acupuntura à mulher.

Padrões de disfunções sexuais – MTC

A adoção dos padrões e das bases da MTC no tratamento por acupuntura alcança melhor eficácia nas prescrições para as disfunções da sexualidade.

As disfunções sexuais envolvem padrões complexos e distintos de desarmonias, abrangendo clínica nos níveis físico e mental.

É importante diagnosticar os diversos meridianos e Zang Fu (órgãos e vísceras) envolvidos no processo individualizado de cada paciente.

Canais extraordinários na fisiologia sexual

A sexualidade humana está intimamente ligada à fisiologia e patologia dos canais extraordinários, especialmente o Du, Ren e Chong.[21]

1. **Chong Mai – funções sexuais:** governa o mar de sangue, fonte da essência e Xue (sangue) para as funções sexuais. Seu envolvimento está também em ser passagem do Tian Kui (água congênita) suas substâncias originadas no Shen (rim) são enviadas para cada víscera relacionada, através do Chong e do Ren Mai, sendo, ainda, responsável pelas características sexuais secundárias. Na concepção da MTC é fonte da menstruação, por ser o reservatório de Xue (sangue), tendo ação no seu armazenamento e nos ajustes.

Envolvido na nutrição de Yin para os órgãos genitais externos, com seus vários tendões e ligamentos, que são governados pelo Gan (fígado). Para o coito há necessidade de grande quantidade de Qi e Xue (sangue) e suas fontes são o canal do Gan (fígado), do Wei (estômago) e o Chong.

2. **Ren Mai – funções sexuais:** o Ren Mai governa e ajusta as substâncias que pertencem ao Yin como a essência, o Xue (sangue) e os fluidos, que são substâncias diretamente relacionadas à base material da geração e da procriação e para a normalidade das funções sexuais.

Manutenção das funções sexuais – o Ren Mai inicia na região pélvica, circunda os órgãos genitais, governa as essências e fluidos que formam a base material necessária para a função sexual.

3. **Du Mai – funções sexuais:** o Du Mai representa a ignição para as atividades fisiológicas dos órgãos genitais. Representa a influência do Ming Men (fogo da vida) e do fogo ministerial da fisiologia feminina. Junto com o Ren Mai mantém os níveis normais de Yin e de Yang, podendo promover o Yang Qi a estimular os órgãos genitais, sendo a força motivadora para o coito.

Através do ramo se conecta e envia Yang Qi à vagina; no coito estimula e excita diretamente a genitália, podendo se utilizar nas deficiências de Yang do Shen (rim). O Du Mai estimula o Yang Qi a beneficiar as funções sexuais.

4. **Dai Mai – funções sexuais:** circunda o corpo na região lombo-abdominal e como um "cinto" liga todos os canais que correm verticalmente.

Funções: restringir os canais verticais e ajustar e contactar outros canais em todo o corpo. Na fisiologia reprodutiva e genital: restringe o Chong Mai, Ren Mai e Du Mai, coordenando suas funções nos órgãos genitais, consolidando e ajustando a essência e o Xue (sangue).

Meridianos principais na fisiologia sexual

1. **Meridiano do Shen (rim):** armazena o Jing (essência) secretando "Tian Kui" (água congênita), que apresenta sua atividade após o Qi do Shen (rim) estar repleto. É a força motivadora para as funções sexuais humanas.
2. **Meridiano do Gan (fígado):** governa a drenagem de Qi e abre as vias para as funções sexuais. O trajeto do canal do Gan (fígado) percorre os órgãos genitais externos, nutrindo-os. Patologias podem afetar as funções sexuais ao longo do meridiano, com consequentes dismenorreia, dispareunia, vaginismo, esterilidade e outras patologias ginecológicas.
3. **Meridiano do coração:** controla as emoções e o Shen (mente) para recebimento de estímulos sexuais externos.

Zang Fu (órgãos e vísceras) na fisiologia sexual

Conforme a MTC o estado das funções dos Zang Fu (órgãos e vísceras) exerce influência na fisiologia e psicologia sexuais.

O *Manual Ortodoxo de Doenças Externas* (Wei *Ke Zheng Zong)*, escrito por Chen Shi Gong, em 1617, diz: *"a depressão prejudica o fígado, a melancolia afeta o baço, o acúmulo se desenvolve no coração, o canal-Qi estagna e gera nódulos".*[22]

1. **Xin (coração):** o Xin (coração) domina o Shen (mente), a alma e as emoções e é o primeiro Zang (órgão) estimulado nas atividades sexuais. A vitalidade é armazenada no Xin (coração) e refere-se ao espírito, à emoção, ao pensamento, sentimento e outras atividades da vida.

E o desejo sexual deve estar relacionado com um toque de espírito. Daí a relação direta do Xin (coração) com as atividades sexuais.

O coração governa a circulação do Xue (sangue). Quando os vasos sanguíneos estão repletos de sangue, os órgãos genitais estão nutridos e ingurgitados, prontos para a atividade sexual.

2. **Gan (fígado):** armazena o Xue (sangue) e seus canais percorrem a região genital. Controla os tendões e o útero é considerado uma coleção de tendões. Regula o suprimento e o fluxo harmonioso do Qi, ajusta e drena funções da mente e das emoções. Essas podem influenciar as funções do fígado e as funções dos órgãos sexuais. Se o Qi do Gan (fígado) não é harmonioso, estagna ou invade outras vísceras, gera deficiência das funções de nutrição e drenagem, podendo ocasionar disfunções sexuais.
3. **Pi (baço pâncreas):** reabastece as fontes energéticas, pela sua função de transformação e transporte dos nutrientes, na geração de substâncias essenciais para a reprodução e processos metabólicos.
4. **Fei (pulmão):** é o local de metabolismo da prostaglandina (PG), controlando sua geração e inativação. A prostaglandina está relacionada à musculatura genital e ao ajuste das funções sexuais.
5. **Shen (rim):** armazena a essência, influenciando a fisiologia feminina e dominando os órgãos sexuais e a atividade sexual. O Shen (rim) é a origem da água e do fogo, pois fisiologicamente o fogo do Ming Men, que nasce entre os dois rins, corresponde ao fogo fisiológico, e está intimamente relacionado ao Yuan Qi.

Zhang Jing Yue diz: "o Ming Men é a raiz do Yuan Qi e a residência de (ambos) água e fogo. O Yin dos 5 Zang não pode nutrir sem ele e seu Yang não pode se desenvolver sem ele".[23]

O fogo do Ming Men aquece o Bao Gong (útero) e equilibra o Yin e o desejo sexual.[21] Quando o fogo do Ming Men é abundante, o desejo sexual está presente.

Também representa a carga e o ajustador dos fluidos corporais, umedece a vagina e o orifício Yin (introito vaginal), responsável pela lubrificação vaginal na fase da excitação sexual.

O fogo do Ming Men dá origem ao fogo ministerial. É um tipo de fogo pré-natal formado no momento da concepção sobre o eixo Du Mai/Ren Mai; é um fogo imaterial que gera água.[21] Quando há estímulo sexual positivo, na concepção da MTC, ocorre abertura do Bao Gong (útero), excitação dos fogos imperial e ministerial, e o Chong Mai flui com excesso de Xue (sangue) aos órgãos genitais, ocasionando vasodilatação genital.

A excitação do fogo ministerial afeta o Shen (mente) e através do Bao Mai chega ao Bao Gong (útero) desencadeando contrações, que descarregam a energia Yang acumulada do fogo ministerial.

Quando em situações disfuncionais, patológicas, o fogo do Ming Men deficiente não aquece o Bao Gong (útero), que obstruído pelo frio pode levar ao desejo sexual inibido. Em contraposição, sua disfunção para o excesso pode ocasionar calor no Xue (sangue), com clínica de hipermenorragia, infertilidade ou abortamento.[21]

Em situação de presença de desejo sexual, mas não havendo atividade, pode gerar acúmulo do fogo ministerial, propiciando calor no Xue (sangue), e até transtornos do Shen (mente), bem como estagnações de Qi na pelve com clínica de dismenorreia ou dispareunia.

Disfunções sexuais femininas na MTC – Cold Yin

Concepção do desenvolvimento da libido pela MTC

Na teoria Zang Fu (órgãos e vísceras) há referências de que cada órgão ou víscera possui seu Jing, ou quintessência energética; o Jing dos Zang Fu (órgãos e vísceras) relaciona-se com o Shen (rim) e abastece o encéfalo.[24] No encéfalo há conexões neurais e humorais (relações funcionais entre hipotálamo e hipófise) e relações energéticas entre o Jing do Xin (coração) e do Shen (rim). O Jing do Xin (coração) no encéfalo recebe e harmoniza as respostas às informações recebidas (papel do hipotálamo), sintetizando hormônios que controlam a função secretória da hipófise, via sistema hipotalâmico-hipofisário.

Para a função sexual, na concepção da MTC, são necessários a secreção hormonal normal, hipotálamo, hipófise, gônadas e os fatores psíquicos em equilíbrio, pelo sistema límbico e hipotalâmico.

O Jing do Shen (rim) apresenta função de desenvolvimento da libido e da ovulação, função neurofisiológica comandada pela hipófise.[24] A insuficiência do Jing dos Zang Fu (órgãos e vísceras) leva à deficiência do Jing do Shen (rim) e insuficiência do Jing encefálico, com hipofunção do eixo hipotálamo-hipofisário, afetando o sistema límbico, podendo advir as disfunções na sexualidade feminina.

Portanto, na etiologia geral das disfunções pela MTC, compreende-se a deficiência da quintessência energética – Jing Shen, distúrbios energéticos dos 5 Zang (órgãos), incluindo perturbações emocionais desses órgãos como raiva, ansiedade, preocupação excessiva, tristeza, depressão, medo, pânico; e/ou vazio, ou plenitude desses Zang (órgãos). Na etiologia das disfunções da libido podem estar fadiga, emoções, desregramentos alimentares, com enfraquecimento do Shen (rim) e deficiência do fogo ministerial.[24,26]

Deficiência do Xin (coração) e do Pi (baço)

Sinais e sintomas sexuais: frigidez, falta de excitação.

Sangramento menstrual irregular de cor pálida, sonhos frequentes, palpitações, tez pálida, falta de apetite, respiração curta, lassitude.

Língua: pálida com saburra fina; pulso suave, fraco.

Princípio de tratamento: tonificar o Xin (coração) e Pi (baço), acalmar o estresse mental para aumentar a libido.

Qi estagnado

Sinais e sintomas sexuais: falta de excitação ou disfunção de libido, diminuição da lubrificação vaginal ao coito, contração muscular e dor em distensão nas regiões pudenda, perineal e pélvica, dificuldade em manifestar emoções e ter orgasmo, além de sintomas gerais da desarmonia.

Língua: vermelha com pontos violáceos ou violácea; pulso tenso.

Calor e umidade

Sinais e sintomas: dor genital, leucorreia amarelada, sensação de peso do corpo e nas pernas, depressão, preocupação excessiva.

Língua: vermelha, saburra pegajosa, amarela; pulso rápido e escorregadio.

Deficiência do Yang do Shen (rim)

Sintomas sexuais: ausência de libido, dispareunia e sintomas gerais do padrão de desarmonia, como aversão ao frio, lassitude, urina frequente.

Língua: pálida, inchada, com saburra fina; pulso profundo, vazio e fraco.

Princípio de tratamento: tonificar o Shen (rim) para reforçar a função vital.

Deficiência do Yin do Shen (rim)

Sintomas sexuais: falta de excitação, secura vaginal, dispareunia; e clínica geral do padrão de desarmonia.

Língua: avermelhada com pouca saburra; pulso suave, rápido.

Princípio de tratamento: tonificar a essência do Shen (rim), tonificar o Yin.

Deficiência de Qi e Xue

Sintomas sexuais: diminuição da libido, secura vaginal, dispareunia e sintomas gerais da desarmonia.

Língua: pálida com saburra fina esbranquiçada; pulso fraco e profundo.

Princípio de tratamento: tonificar o Qi e o Xue (sangue), tonificar o Yin.

Distúrbios do Shen (mente)

Sinais e sintomas: ansiedade, diminuição da libido, alteração da percepção da realidade, indecisão, distorção da imagem interior, confusão de sentimentos.

Língua: vermelha, fina, seca, pouca ou ausência de revestimento, fissuras, pulso fino, rápido, às vezes irregular.

Dispareunia

A dispareunia é sempre relacionada ao meridiano do Gan (fígado) e síndromes do Gan (fígado):

- Frio no canal do Gan (fígado).
- Estagnação do Qi do Gan (fígado).

Estagnação De Qi no canal do Gan (fígado)

- Sintomas sexuais: secura vaginal, diminuição de libido, desconforto ou dor ao coito (que piora com as emoções); suspiros, irritabilidade, dores em distensão no baixo ventre e das mamas.
- Língua: avermelhada, saburra fina esbranquiçada; pulso tenso.

Acúmulo de frio no canal do Gan (fígado)

- Sintomas sexuais: dor e frio na vagina ao coito, constrições na região urogenital, intolerância ao frio.
- Língua: saburra esbranquiçada; pulso tenso.
- Princípio de tratamento: aquecer o Gan (fígado) para eliminar o frio e aliviar a dor e o espasmo.

Vaginismo – fisiopatologia psicossomática na Medicina Tradicional Chinesa

A OMS (Organização Mundial da Saúde) define essa condição como contração involuntária da musculatura perineal, gerando medo e dor, impossibilitando a penetração vaginal. Ocasiona um círculo vicioso de apreensão que reforça a situação. Com etiologia diversa, habitualmente de origem psicológica, mas com dor de forte intensidade. A MTC por sua abrangência diagnóstica dos componentes físicos e emocionais pode representar uma possibilidade de tratamento eficaz. Os Zang Fu (órgãos e vísceras) envolvidos no processo podem ser observados na Figura 53.1.

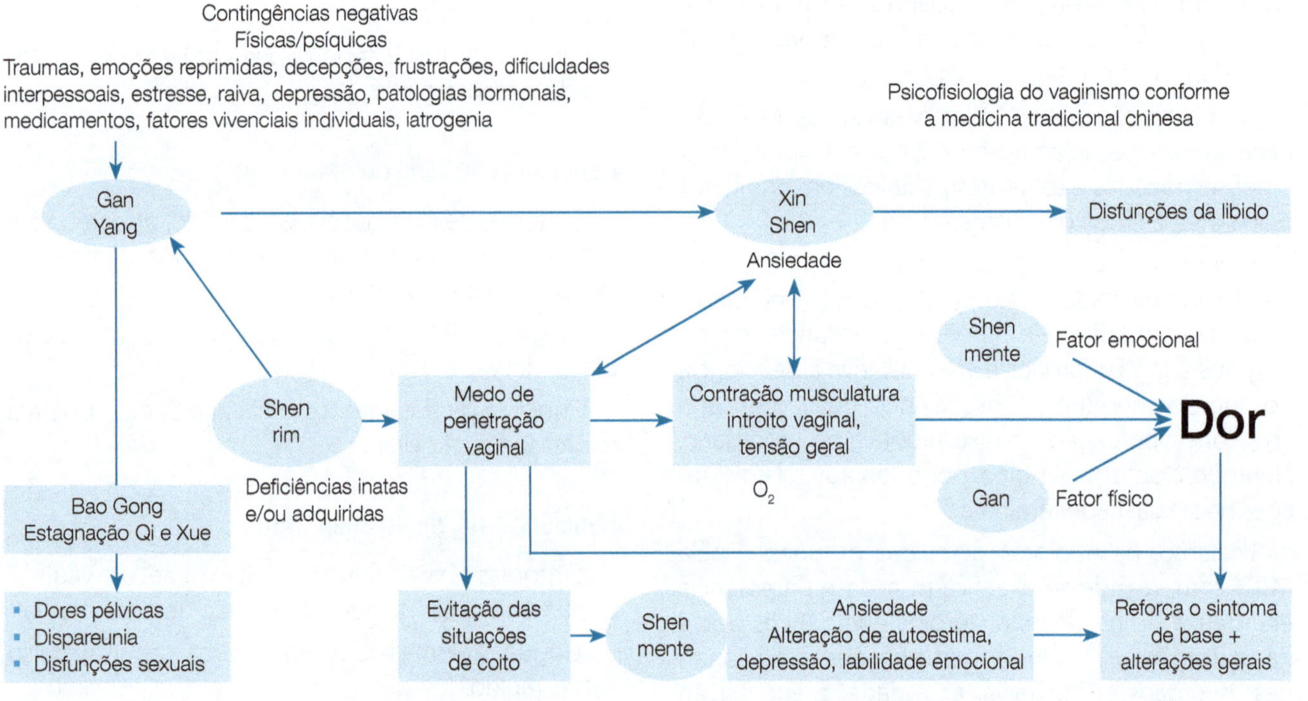

Figura 53.1. Representação psicossomática e comprometimento dos Zang Fu (órgãos e vísceras) na gênese da clínica do Vaginismo. Fonte: Autoria própria.

Vaginismo na MTC – tratamento dos Zang Fu (órgãos e vísceras)

- Tonificar o Yin Qi do Shen (rim).
- Harmonizar o Gan (fígado).
- Acalmar o Shen (mente).
- Pontos sugeridos para a região genital: VC3 (Zhongji), F5 (Ligou), KI11 (Henggu).
- Canais curiosos relacionados: Chong, Du e Ren.

Vaginismo na MTC – canais distintos afetados

Na mulher que apresenta vaginismo, há muitas emoções associadas aos distúrbios do Shen (mente), como medo, raiva, preocupação, gerando acometimento de múltiplos canais distintos, por fatores antigos, inatos ou mais recentes.[25]

As alterações da mente relacionadas ao medo, à insegurança e rejeição podem afetar os canais distintos do Shen (rim) e do Pangguang (bexiga), podendo afetar o Shen (rim).[25]

Pontos de acupuntura sugeridos: BL40 (Weizhong); KI10 (Yingu); BL10 (Tianzhu).

Emoções reprimidas, desajustes interpessoais podem afetar o canal distinto do Gan (fígado) e Dan (vesícula biliar).[25]

Objetivos de tratamento:

- Restaurar a função do Chong Mai (SP4 – Gongsun).
- Suprir e ajustar sua função (ST30 – Qichong).
- Atuar sintomaticamente no foco do problema (KI11 – Henggu).
- Dissipar a estase/frio no canal do Gan (fígado): LR5 (Ligou). KI3 (Zhongji).

Pontos de acupuntura sugeridos:

- GB30 (Huantiao); LR5 (Ligou); GB1 (Tongzilliao), ou SI17 (Tianrong).
- LR5 (Ligou): específico para afecções da região genital, desordens emocionais, depressão.
- KI11 (Henggu): indicado para dor na genitália relacionada à estagnação do Chong Mai.
- CV4 (Guanyuan) associado ao LR5 (ligou): aquecidos por moxabustão.
- CV3 (Zhongji): influência nas desordens do Jiao inferior. Indicado para dores genitais. Tonificar com direcionamento da agulha para genitália.
- ST30 (Qichong): ponto de surgimento do Chong Mai do interior para a superfície, encontrando o canal do estômago; equilibra, regula e ajusta a quantidade de Qi e de Xue (sangue) desse canal para os Zang Fu (órgãos e vísceras).
- SP4 (Gongsun): ponto de confluência, abertura do Chong Mai. Indicado para tratamento de desordens ginecológicas e depressão.

É recomendada a indicação concomitante de terapia psicossexual, podendo também ser orientada a prática de exercícios de Kegel.

Tratamento das disfunções sexuais femininas conforme padrões de desarmonias de Zang Fu (órgãos e vísceras)

Quadro 53.1. Pontos de acupuntura sugeridos para tratamento dos padrões de desarmonias de disfunções sexuais femininas

Deficiência Yang rim	Deficiência Yin rim	Deficiência de Qi	Calor/ umidade	Shen mente
KI3, CV4	KI3, CV4	KI3, CV4	KI3, CV4	KI3, CV4
BL23	BI23	CV6	SP9	CV17
GV4	KI6	CV17	BI28	CV14
GV20	KI2	CV12	ST40	HT7
KI17	ST29	ST20	CV3	HT8
CV2	ST36	SP6	LR11	ST29
ST36	HT6	LR14		SP6
ST30	SP6	LR2		GV20
SP6		PC6		GB13
BI31		KI13		Yin Tang

Fonte: Adaptada de Aung S.[27]

Explanação

1. **Para tonificar o Shen (rim):**
   - Na deficiência de Yang do Shen (rim): KI3 (Taixi), CV4 (Guanyuan), BL23 (Shenshu), GV4 (Mingmen), GV20 (Baihui), KI7 (Fuliu), CV2 (Qugu), ST36 (Zusanli), ST30 (Qichong), SP6 (Sanyinjiao), BL31 (Shangliao).
   - Na deficiência de Yin do Shen (rim): KI3 (Taixi), CV4 (Guanyuan), BL23 (Shenshu), KI6 (Zhaohai), KI2 (Rangu), ST29 (Guilai), ST36 (Zusanli), HT6 (Yinxi), SP6 (Sanyinjiao).
   - Moxabustão: GV4 (Mingmen), BL23 (Shenshu), BL47 (Hunmen), CV4 (Guanyuan), KI3 (Taixi), CV7 (Yinjiao), BL22 (Sanjiaoshu).
2. **Nas síndromes de Qi:** KI3 (Taixi), CV4 (Guanyuan), CV6 (Qihai), CV17 (Danzhong), CV12 (Zhongwan),

SP6 (Sanyinjiao), LR14 (Zhongeng), LR2 (Xingjian), PC6 (Neiguan), KI13 (Qixue).

3. **Nas síndromes de calor e umidade:** KI3 (Taixi), CV4 (Guanyuan), SP9 (Yinlingquan), B28 (Pangguanshu), ST40 (Fenglong), CV3 (Zhongji), LI11 (Quchi).
4. **Nas síndromes do Shen (mente):** KI3 (Taixi), CV4 (Guanyuan), CV17 (Danzhong), CV14 (Juque), HT7 (Shen Men), PC6 (Neiguan), HT8 (Shaofu), ST29 (Guilai), SP6 (Sanyinjiao), GV20 (Baihui), GB13 (Benshen), Yin Tang.
5. **Harmonizar o Gan (fígado):** LR3 (Taichong), LR5 (Ligou).
6. **Estimular o fogo ministerial:** moxabustão no BL14 (Jueyinshu), BL38 (Fuxi).[26]
7. **Estimular o fogo imperial:** moxabustão no BL15 (Xinshu), BL39 (Weiyang).[26]
8. **Fortalecer e estimular os canais extraordinários que distribuem o calor orgânico:** Chong Mai: SP4 (Gongsun) + PC6 (Neiguan) e Yin Qiao Mai: KI6 (Zhaohai) + LU7 (Lieque).
9. **Pontos para deficiência geral:** CV17 (Danzhong), CV12 (Zhongwan); CV6 (Qihai), e CV4 (Guanyuan).
10. **Se houver deficiência de Xue (sangue):** BL17 (Geshu) + SP10 (Xuehai).
11. **Pontos relacionados com a pelve:** BL32 (Ciliao), CV3 (Zhongji), ST30 (Qichong).

Sugestões de pontos adicionais conforme diagnóstico[27]

- CV4 (Guanyuan): aumenta o controle autonômico periférico.
- CV6 (Qihai): aumenta o fluxo sanguíneo aos genitais externos.
- GV4 (Mingmen): controle simpático medular.
- GV20 (Baihui): controle neural central.
- BL18 (Ganshu): estimula gânglios simpáticos, estimula o córtex adrenal e libera testosterona.
- BL28 (Pangguanshu) e BL32 (Ciliao): estimula a vasodilatação dos órgãos genitais externos via nervo pélvico e gânglio hipogástrico inferior.
- SP6 (Sanyinjiao): atua nos impulsos aferentes à região sacral (parassimpático).
- KI1 (Yongquan): estimulação aferente via nervos simpáticos ao cérebro e hipotálamo.
- ST30 (Qichong): atua na estimulação tátil aferente às áreas de pele (órgãos sexuais).

Pontos de acupuntura sugeridos para desordens emocionais e sexualidade[27]

- Para pacientes com pensamentos negativos persistentes: PC6 (Neiguan), HT7 (Shen Men), ST36 (Zusanli), KI3 (Taixi), SP6 (Sanyinjiao).
- Para melancolia: GV15 (Yamen), CV22 (Tiantu).
- Para ansiedade, inquietação: GV11 (Shendao), SP6 (Sanyinjiao), LR3 (Taichong).
- Para insônia, muitos sonhos: CV6 (Qihai), BL23 (Shenshu), KI3 (Taixi).

Acupuntura auricular nas disfunções sexuais femininas

Pontos de acupuntura auriculares sugeridos:

- Shen Men: ponto das emoções; alivia estresse, tensão, ansiedade, depressão.
- Simpático: regula o sistema nervoso autonômico, reduzindo desequilíbrios neurovegetativos; promove a circulação sanguínea por produzir vasodilatação, sendo benéfico em situações de estresse.
- Ponto zero: para equilíbrio homeostático sistêmico.
- Pontos tálamo e endócrino: para homeostase endócrina, ativa o nível supraespinhal do *gate control system*.
- Tálamo: neuromodulação e regulação endócrina; representa as conexões nervosas ao córtex cerebral; beneficia a regulação hipotalâmica dos nervos autonômicos.
- Shen Men, simpático, tálamo, endócrino: promovem elevações imediatas de β-endorfina e metaencefalinas, produzem 17-hidrocorticosterona, monoaminoxidase, secreções do lobo posterior da hipófise e catecolaminas.
- Pontos posteriores do lóbulo da orelha.

A chave do sucesso da acupuntura nas disfunções sexuais é o diagnóstico pela MTC e a seleção cuidadosa de pontos com estímulos variáveis.

Conclusão

A integração da acupuntura clássica e da medicina contemporânea é importante pela avaliação clínica individual e integrada através da avaliação diagnóstica e terapêutica da MTC, aliada às evidências científicas, para que assim se possibilite um tratamento consciente e de qualidade. A acupuntura regula os sistemas de neurotransmissores e regula as respostas autonômicas da área mental, modula a atividade cerebral cortical e subcortical.

Apresenta vantagens, principalmente, na ausência de efeitos colaterais como também por tratar outros sintomas físicos e emocionais concomitantemente.

Além disso, essas reformulações conceituais apresentam novos subsídios aos profissionais da área da saúde, para a abordagem diagnóstica e terapêutica de indivíduos que apresentam queixas acerca da sexualidade, tanto nas condutas psicológicas quanto farmacológicas. Pesquisas futuras devem se concentrar em implementar sua validade.

É nossa intenção que essas observações sirvam para gerar novas pesquisas que visem aumentar a compreensão da eficácia da acupuntura como mais uma opção de tratamento para mulheres com disfunções na sexualidade.

Os avanços do conhecimento sobre o comportamento sexual também contribuem para novas abordagens terapêuticas, propiciando à população vida sexual mais saudável e satisfatória.

Referências bibliográficas

1. OMS. Organização Mundial da Saúde. 2019.
2. Masters W, Johson V. A incompetência sexual. Rio de Janeiro: Civilização Brasileira, 1976. 2ª. Ed.
3. Kaplan H. A nova terapia do sexo: Tratamento dinâmico das disfunções sexuais. Rio de Janeiro: Nova Fronteira, 1977. 5ª. Ed.
4. Hoyer J, Velten J. Sexual dysfunction: Changing conceptions and criteria of classification. Bundesgesundheitsblatt, Gesundheitsforschung, Gesundheitsschutz 2017. 60:979-986.
5. Khosla R, Say L, Temmerman M. Sexual health, human rights, and law. Lancet 2015. 386:725-726.
6. Zhang JT, Ma L, Gong X, et al. Clinical Study on the Use of Acupuncture for the Treatment of Female Sexual Dysfunction: A Pilot Study. Sex Med 2022. 10:100541.
7. Brotto L, et al. Women's Sexual Desire and Arousal Desorders. The Journal of Sexual Medicine. v. 7, n 1, part II. p. 586-614, jan 2010.
8. Burnett A, et al. Future sexual medicine physiologic treatment targets. Journal of Sexual Medicine, v. 7, p. 3269-3304, 2010.
9. Pfaus J. Pathways of sexual desire. The Journal of Sexual Medicine. V. 6, No. 6, p. 1506–1533, 2009. PMID: 19453889.
10. Kaplan H. A nova terapia do sexo: O Desejo Sexual e novos conceitos e técnicas da terapia do sexo. Rio de Janeiro: Nova Fronteira, 1983.
11. Lue T, et al. Summary of Committee. Sexual Dysfunctions in Men and Women. Health Publications, 2004. Ed. v.1 no. 3 p. 237.
12. Sato S, Braham CS, Putnam SK, et al. Neuronal nitric oxide synthase and gonadal steroid interaction in the MPOA of male rats: Co-localization and testosterone-induced restoration of copulation and NOS-immunoreactivity. Brain Res 2005. 1043:205-213.
13. Hull EM, Lorrain DS, Du J, et al. Hormone-neurotransmitter interactions in the control of sexual behavior. Behav Brain Res 1999. 105-116.
14. Giuliano F, et al. Experimental models for the study of female and male sexual function. The Journal of Sexual Medicine, v. 7, p. 2970-2995, 2010.
15. Wang W, Wang Y, Zhao J. Current situation and thoughts on clinical research of acupuncture and moxibustion for prevention and treatment of primary ovarian dysfunction. Global Traditional Chinese Med. 2017. 10:1408-1411.
16. Huang XY. Application of acupuncture in assisted reproduction. Chinese J Family Planning 2012. 20:714-716.
17. Bear M, Connors B, Paradiso M. Neurociências: Desvendando o Sistema Nervoso. Porto Alegre: Artmed, 2008. 3ª. Ed.
18. Zhang X, et al. Evidence-Based Complementary and Alternative Medicine. Volume 2018, Article ID 4642018, 14 pages https://doi.org/10.1155/2018/4642018.
19. He Y, Casaccia-Bonnefil P. The Yin and Yang of YY1 in the nervous system.J Neurochem. 2008 Aug;106(4):1493-502. doi: 10.1111/j.1471-4159.2008.05486.x. Epub 2008 May 15.
20. Zhang J, et al. Clinical Study on the Use of Acupuncture for the Treatment of Female Sexual Dysfunction: A Pilot Study. Sex Med. 2022 Aug;10(4):100541. doi: 10.1016/j.esxm.2022.100541. Epub 2022 Jun 20.
21. 21.Van Gulik RH. Sexual Life in Ancient China. Barnes and Noble. Nova York, 1961.
22. Fu Ke Mi Shu Ba Zhong. Antiga Editora de Livros Médicos Chineses, Pequim, p.152. Secret Gynecological Prescriptions, 1729.
23. Zhang Jing Yue. As Obras Completas de Jing Yue (Jing Yue Quan Shu), Shanghai Science and Technology Press, Shanghai, p.19. Publicado pela primeira vez em 1624. 1986.
24. Yamamura Y, Tabosa A. Correlações neuranatômicas e neurofisiológicas entre essência sexual, energia vital e triplo aquecedor. Revista Paulista de Acupuntura. v.1, n. 1, jun/dez. 1995.
25. Yamamura Y, Tabosa A. Nova concepção dos canais de energia Distintos (Meridianos Distintos. Revista Paulista de Acupuntura. 6:17-20. 2000.
26. Yamamura Y, et al. Perturbações menstruais e a acupuntura. Revista Paulista de Acupuntura. 4(1): 47-54, 1998.
27. Aung S. Sexual Dysfunction: A Modern Medical Acupuncture Approach. Medical Acupuncture: A. Journal. 13(2), 2010.

54

Ananília Finizola de Vasconcelos • Helio Widson Alves Pinheiro

Acupuntura nos Cuidados Paliativos

Introdução

Os cuidados paliativos têm como objetivo melhorar a qualidade de vida de pacientes com doenças graves, crônicas e progressivas, que não respondem mais aos tratamentos curativos. Nesse contexto, a acupuntura vem se destacando como uma opção terapêutica complementar, eficaz e segura para o controle de sintomas físicos e psicológicos de pacientes em cuidados paliativos.

Definição de cuidados paliativos

Os cuidados paliativos são uma abordagem multidisciplinar que visa aliviar o sofrimento físico, psicológico, social e espiritual de pacientes com doenças graves, crônicas e progressivas, e de suas famílias, que enfrentam uma situação de fim de vida. O objetivo é proporcionar conforto e qualidade de vida, independentemente do diagnóstico, prognóstico ou estágio da doença.[1]

O papel da acupuntura em cuidados paliativos

A acupuntura é uma prática milenar da medicina tradicional chinesa que consiste na estimulação de pontos específicos do corpo com agulhas finas. A técnica tem sido amplamente estudada e utilizada como terapia complementar em diversos contextos, incluindo o tratamento de sintomas relacionados ao câncer e aos cuidados paliativos.

A evidência científica mostra que a acupuntura pode ser eficaz no controle de sintomas físicos, como dor, fadiga, náusea, vômito, dispneia e xerostomia, bem como em sintomas psicológicos, como ansiedade, depressão e insônia nos pacientes em cuidados paliativos.[2] Além disso, a técnica tem um perfil de segurança satisfatório, com baixo risco de eventos adversos graves.[3]

Um estudo da Alberta Heritage Foundation for Medical Research.[4] avaliou a eficácia da acupuntura em diversas condições médicas, incluindo o câncer e os cuidados paliativos. Os resultados mostraram que a acupuntura pode ser eficaz no alívio da dor e de outros sintomas em pacientes com câncer avançado, bem como em pacientes em cuidados paliativos exclusivos. No entanto, os autores destacaram a necessidade de mais pesquisas bem desenhadas para confirmar esses resultados.

A utilização da acupuntura em cuidados paliativos tem se mostrado uma opção promissora no controle de sintomas em pacientes com doenças avançadas. Em um estudo realizado com pacientes em cuidados paliativos com dor, ansiedade e insônia, a acupuntura foi associada a uma redução significativa nos sintomas, melhorando a qualidade de vida e a satisfação com o tratamento.[2,5]

A técnica tem sido associada a uma redução significativa nos sintomas de falta de ar e tosse em pacientes com DPOC, melhorando a qualidade de vida e a capacidade de realizar atividades diárias.[6,7]

É importante ressaltar que a acupuntura deve ser realizada por profissionais devidamente treinados e capacitados, seguindo todas as normas de segurança e higiene. Além disso, é necessário um cuidadoso processo de avaliação e seleção de pontos de acupuntura adequados para cada paciente e sintoma específico.

Em resumo, a acupuntura tem se mostrado uma opção segura e eficaz no controle de sintomas em pacientes em cuidados paliativos, principalmente no tratamento de dor, ansiedade, depressão e insônia. Embora mais estudos sejam necessários para avaliar a eficácia da acupuntura em outras condições em cuidados paliativos, as evidências atuais sugerem que ela pode ser uma opção complementar valiosa para o tratamento desses pacientes.

Segurança e eficácia da acupuntura em cuidados paliativos

A segurança e eficácia da acupuntura em cuidados paliativos têm sido avaliadas em vários estudos clínicos e revisões sistemáticas. Uma revisão sistemática de 29 estudos[4] concluiu que a acupuntura é uma opção segura e eficaz para o tratamento de dor, náusea e vômito em pacientes com câncer. Além disso, a revisão destacou que a acupuntura pode ter a mesma eficácia e menos efeitos colaterais do que outros tratamentos sintomáticos convencionais.[4]

Uma revisão sistemática avaliou a eficácia da acupuntura no controle de fogachos em pacientes com câncer. Os resultados indicaram que o tratamento foi eficaz na redução da frequência e da intensidade dos fogachos em comparação com o grupo controle.[7]

Embora esses estudos sugiram que a acupuntura pode ser eficaz no controle de sintomas em pacientes com câncer, é importante ressaltar que a acupuntura não deve ser considerada uma terapia substituta para os cuidados médicos convencionais. Em vez disso, deve ser utilizada como uma terapia complementar adjuvante para melhorar a qualidade de vida dos pacientes.

Fundamentos da acupuntura

Introdução

A acupuntura é uma terapia da Medicina Tradicional Chinesa (MTC) com mais de três mil anos de história. Consiste na inserção de agulhas finas em pontos específicos do corpo, conhecidos como pontos de acupuntura, visando regular o fluxo de energia vital (Qi) por meio dos meridianos e promover o equilíbrio do organismo. Embora as bases teóricas da acupuntura sejam de origem oriental, nos últimos anos, a pesquisa científica tem buscado entender os mecanismos fisiológicos subjacentes a essa prática terapêutica.[8,9]

Mecanismos de ação

1. **Liberação de neurotransmissores:** a estimulação dos pontos de acupuntura pode levar à liberação de vários neurotransmissores, como a serotonina, a dopamina e a noradrenalina, que estão envolvidos na modulação da dor e na regulação de processos emocionais.[10] Além disso, a acupuntura pode aumentar a disponibilidade de opioides endógenos, como as endorfinas, encefalinas e dinorfinas, que atuam como analgésicos naturais no sistema nervoso central (SNC).[11]
2. **Modulação da atividade neural:** a acupuntura pode modular a atividade neural em várias áreas cerebrais relacionadas à dor e à emoção. Estudos de imagem funcional por ressonância magnética (fMRI) mostraram que a acupuntura pode aumentar a atividade no córtex pré-frontal, no córtex cingulado anterior e no hipotálamo, e diminuir a atividade no córtex somatossensorial primário e secundário, no tálamo e no núcleo accumbens.[8]
3. **Modulação do sistema imunológico:** a acupuntura pode influenciar a função imunológica, modulando a liberação de citocinas, como o fator de necrose tumoral-alfa (TNF-α), a interleucina-1beta (IL-1β) e a interleucina-6 (IL-6), que estão envolvidas na resposta inflamatória.[9] Além disso, a acupuntura pode aumentar a atividade das células imunológicas, como os linfócitos T e os macrófagos, e regular a função das células *natural killer* (NK).[12]
4. **Melhora da microcirculação:** a acupuntura pode melhorar a microcirculação local, promovendo a vasodilatação e aumentando o fluxo sanguíneo nos tecidos. Esse efeito pode contribuir para a redução da inflamação e do edema, além de promover a cicatrização e a reparação tecidual.[11,13]
5. **Efeitos anti-inflamatórios:** a acupuntura pode exercer efeitos anti-inflamatórios ao regular a expressão de fatores pró e anti-inflamatórios. Estudos experimentais demonstraram que a acupuntura pode inibir a expressão do fator nuclear kappa B (NF-κB), uma proteína que regula a resposta inflamatória e a apoptose celular.[14] Além disso, a acupuntura pode aumentar a expressão do fator de crescimento neural (NGF) e do fator neurotrófico derivado do cérebro (BDNF), que estão envolvidos na neuroproteção e na regeneração nervosa.[15]

A acupuntura é uma prática terapêutica milenar que tem sido objeto de crescente interesse científico. A pesquisa atual indica que os mecanismos de ação fisiológicos da acupuntura envolvem a liberação de neurotransmissores, a modulação da atividade neural, a regulação do sistema imunológico, a melhora da microcirculação e efeitos anti-inflamatórios. No entanto, mais estudos são necessários para compreender completamente a complexidade desses mecanismos e suas implicações clínicas.

O uso da acupuntura em sintomas específicos nos cuidados paliativos

Em revisões sistemáticas, os seguintes sintomas foram encontrados como tendo achados claramente positivos ou com tendências de respostas positivas a acupuntura, ou eletroacupuntura (EA).[2]

- Náuseas e vômitos induzidos por quimioterapia (NVIQ).
- Náuseas e vômitos pós-operatórios (NVPO).
- Dor pós-operatória.
- Dor relacionada ao câncer.
- Artralgia induzida por inibidores de aromatase.
- Xerostomia.
- Ondas de calor (especialmente no câncer de mama).
- Fadiga.
- Depressão.
- Ansiedade.
- Problemas de sono.
- Neuropatia periférica induzida por quimioterapia (PNIQ).
- Soluços.
- Dispneia em cuidados paliativos.
- Náuseas e vômitos induzidos por radiação (NVIR).
- Linfedema.
- Leucopenia.
- Gastroparesia pós-operatória.
- Qualidade de vida em pacientes com câncer.

A Sociedade para Oncologia Integrativa (Society for Integrative Oncology – SIO) produziu uma diretriz baseada em evidências sobre o uso de terapias integrativas durante e após o tratamento do câncer de mama, que foi determinado como relevante pelos membros da Sociedade de Oncologia Clínica dos Estados Unidos (ASCO). O painel de especialistas da ASCO determinou que as recomendações da diretriz SIO – publicada em 2017 – são claras, completas e baseadas nas evidências científicas mais relevantes, endossando em 2018 a diretriz da SIO para indicação da acupuntura nos tratamentos de alguns sintomas com os seguintes graus de recomendação (Tabela 54.1).[16]

Tabela 54.1. Sintomas e grau de recomendação (ASCO 2018)
Ansiedade e redução do estresse (grau C)
Náusea e vômitos induzidos por QT (grau B)
Depressão e distúrbios do humor (grau C)
Fadiga (grau C)
Dor (grau C)
Qualidade de vida (grau C)
Fogachos (grau C)

Fonte: Adaptada de Lyman GH, Greenlee H, Bohlke K, *et al.*[16]

A seguir discutiremos sobre os principais sintomas tratáveis com a acupuntura.

Acupuntura no tratamento de náuseas e vômitos induzidos por quimioterapia (Grau B de recomendação)

Outro sintoma comum em pacientes com câncer é a náusea e o vômito. Esses sintomas podem ser causados pelo câncer em si ou pelos tratamentos para o câncer, incluindo quimioterapia e radioterapia. A acupuntura tem sido estudada como uma opção de tratamento para a náusea e o vômito em pacientes com câncer, e os resultados têm sido positivos. Em um estudo publicado no *Journal of the American Medical Association*,[17] a acupuntura foi comparada com um placebo no tratamento da náusea e do vômito em pacientes com câncer que estavam sendo tratados com quimioterapia. Os resultados mostraram que a acupuntura foi mais eficaz do que o placebo no alívio dos sintomas de náusea e vômito.

Mecanismos de ação da acupuntura no tratamento de náuseas e vômitos

1. **Modulação do sistema nervoso central:** a acupuntura pode influenciar a atividade neural em várias áreas cerebrais relacionadas à regulação do vômito, como o tronco encefálico e o sistema nervoso entérico. A estimulação de pontos de acupuntura específicos, como o Neiguan (PC6), localizado no antebraço, pode modular a atividade no centro do vômito e na área postrema, reduzindo assim a ocorrência de náuseas e vômitos.[18,19]

2. **Liberação de neurotransmissores:** a acupuntura pode promover a liberação de neurotransmissores que desempenham um papel na modulação das náuseas e vômitos, como a serotonina, a dopamina e a noradrenalina. A estimulação dos pontos de acupuntura pode aumentar a disponibilidade de opioides endógenos, como as endorfinas, encefalinas e dinorfinas, que atuam como analgésicos naturais no sistema nervoso central (SNC) e podem ter efeitos antieméticos.[20,21]
3. **Modulação do sistema endocanabinoide:** estudos recentes sugerem que a acupuntura pode modular o sistema endocanabinoide, uma rede complexa de receptores e moléculas que desempenham um papel importante na regulação da dor, inflamação, apetite e resposta emética. A estimulação dos pontos de acupuntura pode aumentar a liberação de endocanabinoides, como a anandamida e o 2-araquidonoilglicerol (2-AG), que podem ter efeitos antieméticos por meio da ativação de receptores canabinoides no SNC.[22]

Evidências clínicas da acupuntura no tratamento da NVIQ

1. **Evidências de ensaios clínicos randomizados:** diversos ensaios clínicos randomizados (ECR) têm sido conduzidos para investigar a eficácia da acupuntura no tratamento de náuseas e vômitos induzidos por quimioterapia. Um estudo de Ezzo *et al.*[23] incluindo 11 ECRs envolvendo 1.247 pacientes com câncer submetidos à quimioterapia demonstrou que a acupuntura e a acupressão no ponto PC6 reduziram significativamente a frequência de náuseas e vômitos em comparação com o tratamento padrão ou o tratamento simulado.
2. **Metanálises e revisões sistemáticas:** várias metanálises e revisões sistemáticas têm sido realizadas para avaliar a eficácia da acupuntura no tratamento de náuseas e vômitos induzidos por quimioterapia. Uma metanálise de 11 ECRs envolvendo 1.150 pacientes por Chiu *et al.*[24] revelou que a acupuntura e a acupressão no ponto PC6 foram eficazes na redução das náuseas e vômitos induzidos por quimioterapia, especialmente quando combinadas com antieméticos farmacológicos.
3. **Evidências de estudos observacionais:** estudos observacionais também fornecem evidências do benefício da acupuntura no tratamento de náuseas e vômitos induzidos por quimioterapia. Um estudo de caso-controle de 227 pacientes com câncer submetidos à quimioterapia por Shen *et al.*[17] mostrou que a acupuntura no ponto PC6, em combinação com a terapia antiemética farmacológica, foi eficaz na redução da frequência e da gravidade das náuseas e vômitos.

Com base na literatura revisada, um esquema de tratamento de acupuntura para náuseas e vômitos induzidos por quimioterapia pode ser elaborado com os seguintes pontos de acupuntura:

1. **Neiguan (PC6):** localizado no antebraço, esse ponto é o mais frequentemente utilizado e estudado para o tratamento de náuseas e vômitos induzidos por quimioterapia.[17;23] A estimulação desse ponto pode modular a atividade no centro do vômito e na área postrema, reduzindo assim a ocorrência de náuseas e vômitos.[19]
2. **Zusanli (ST36):** localizado na perna, o ponto ST36 tem sido estudado por suas propriedades antieméticas e imunomoduladoras, sendo potencialmente benéfico para pacientes em tratamento quimioterápico.[20]
3. **Hegu (LI4):** localizado na mão, o ponto LI4 é frequentemente utilizado em combinação com outros pontos, como o PC6, para tratar náuseas e vômitos.[24]
4. **Gong Sun (SP4):** SP4 é um ponto de acupuntura utilizado para tratar gastralgia, vômito, dor abdominal, diarreia.[24]
5. **Zhongwan (CV12):** CV12 para aliviar a anorexia induzida por cisplatina em pacientes, diminuindo os níveis de neurotransmissores plasmáticos, como 5-hidroxitriptamina, ácido 5-hidroxi-indolacético, dopamina e norepinefrina, além de aumentar a expressão de grelina e neuropeptídeo Y.[5]

A acupuntura tem demonstrado potencial como uma terapia complementar no tratamento de náuseas e vômitos induzidos por quimioterapia. Os mecanismos de ação da acupuntura envolvem a modulação do sistema nervoso central, a liberação de neurotransmissores e a modulação do sistema endocanabinoide. As evidências clínicas, incluindo ensaios clínicos randomizados, metanálises e estudos observacionais, apoiam a eficácia da acupuntura no tratamento de náuseas e vômitos induzidos por quimioterapia.

Acupuntura no controle da dor em cuidados paliativos (grau C de recomendação)

O controle da dor é um dos principais objetivos dos cuidados paliativos. A dor pode ser causada por uma variedade de fatores, incluindo o próprio câncer, os tratamentos, como a radioterapia e a quimioterapia, e os efeitos colaterais desses tratamentos. A acupuntura pode ajudar a aliviar a dor em pacientes com câncer, de acordo com um estudo realizado por Birch *et al.*[2], que revisou a literatura sobre o uso da acupuntura no tratamento dos sintomas relacionados ao câncer. O estudo concluiu que a acupuntura pode ser considerada uma opção segura e eficaz para o controle da dor em pacientes com câncer.

Mecanismos de ação da acupuntura no tratamento da dor

1. **Modulação do sistema nervoso central:** a acupuntura pode modular a atividade do sistema nervoso central (SNC), incluindo áreas cerebrais relacionadas à percepção e à regulação da dor, como o córtex somatossensorial, a ínsula e o cingulado anterior.[25] A estimulação de pontos de acupuntura específicos pode ativar vias inibitórias descendentes da dor, reduzindo assim a sensibilidade à dor.[26]
2. **Liberação de neurotransmissores e peptídeos:** a acupuntura pode promover a liberação de neurotransmissores e peptídeos que desempenham um papel na modulação da dor, como a serotonina, a dopamina, a noradrenalina e os opioides endógenos.[28] A estimulação dos pontos de acupuntura pode aumentar a disponibilidade de opioides endógenos, como as endorfinas, encefalinas e dinorfinas, que atuam como analgésicos naturais no SNC.[21]
3. **Modulação da resposta inflamatória:** a acupuntura pode modular a resposta inflamatória, reduzindo a produção de citocinas pró-inflamatórias, como a interleucina-1β (IL-1β) e o fator de necrose tumoral-alfa (TNF-α), e aumentando a produção de citocinas anti-inflamatórias, como a interleucina-10 (IL-10).[28] Essa modulação da resposta inflamatória pode contribuir para a redução da dor e da sensibilização periférica e central em pacientes sob cuidados paliativos.[29]

Evidências clínicas da acupuntura no tratamento da dor em cuidados paliativos

1. **Evidências de ensaios clínicos randomizados:** diversos ensaios clínicos randomizados (ECR) têm sido conduzidos para investigar a eficácia da acupuntura no tratamento da dor em cuidados paliativos. Um estudo de Chiu *et al.*[30] envolvendo 150 pacientes com dor relacionada ao câncer demonstrou que a acupuntura, em combinação com tratamento farmacológico, proporcionou maior alívio da dor em comparação com o tratamento farmacológico isolado.
2. **Metanálises e revisões sistemáticas:** várias metanálises e revisões sistemáticas têm sido realizadas para avaliar a eficácia da acupuntura no tratamento da dor em cuidados paliativos. Uma metanálise de 12 ECRs envolvendo 1.175 pacientes por Choi *et al.*[31] revelou que a acupuntura foi eficaz na redução da dor relacionada ao câncer e na melhora da qualidade de vida dos pacientes. Outra revisão sistemática de 20 ECRs por Alimi *et al.*[32] constatou que a acupuntura pode ser considerada uma terapia complementar útil para o manejo da dor em cuidados paliativos.
3. **Evidências de estudos observacionais:** estudos observacionais também fornecem evidências do benefício da acupuntura no tratamento da dor em cuidados paliativos. Um estudo de coorte de 138 pacientes com dor crônica por câncer realizado por Zheng *et al.*[33] mostrou que a acupuntura em combinação com a terapia farmacológica foi eficaz na redução da intensidade da dor e na melhora da qualidade de vida dos pacientes.

Com base nos artigos revisados, um esquema de tratamento de acupuntura para a dor em cuidados paliativos pode ser elaborado com os seguintes pontos de acupuntura (mas não se limitando a eles):

1. **Neiguan (PC6):** localizado no antebraço, esse ponto é conhecido por suas propriedades analgésicas e pode ajudar a reduzir a dor em cuidados paliativos.[30]
2. **Hegu (LI4):** localizado na mão, o ponto LI4 é frequentemente utilizado em combinação com outros pontos, como o PC6, para tratar a dor.[30]
3. **Zusanli (ST36):** localizado na perna, o ponto ST36 tem sido estudado por suas propriedades analgésicas e anti-inflamatórias, sendo potencialmente benéfico para pacientes em cuidados paliativos.[26-29,32,34]
4. **Sanyinjiao (SP6):** localizado na perna, o ponto SP6 é conhecido por suas propriedades calmantes e relaxantes, que pode ser útil no manejo da dor em cuidados paliativos.[34]
5. **Taichong (LR3):** localizado no dorso do pé, o ponto LR3 tem sido associado à redução da dor e à modulação das vias da dor no sistema nervoso central.[26]
6. **Shenshu (BL23):** localizado na região lombar, o ponto BL23 é frequentemente utilizado para tratar

dor nas costas e pode ser útil em pacientes com dor relacionada ao câncer.[33]

7. **Yintang (EX-HN3):** localizado entre as sobrancelhas, o ponto Yintang é conhecido por suas propriedades calmantes e relaxantes, que pode ser útil no manejo da dor em cuidados paliativos.[30]
8. **Auriculoterapia:** acupuntura auricular também pode ser aplicada para ajudar no tratamento da dor em cuidados paliativos. Pontos auriculares como Shen Men (AT4), rim (CO10) e fígado (CO12) podem ser considerados.[32]

A acupuntura tem demonstrado potencial como uma terapia complementar no tratamento da dor em cuidados paliativos. As evidências clínicas, incluindo ensaios clínicos randomizados, metanálises e estudos observacionais, apoiam a eficácia da acupuntura no tratamento da dor em cuidados paliativos.

Acupuntura no tratamento da insônia, ansiedade e depressão (grau C de recomendação)

A insônia, a ansiedade e a depressão são sintomas comuns em pacientes com câncer em cuidados paliativos. Nesse cenário, a acupuntura tem se mostrado uma opção complementar eficaz para tratar sintomas psicológicos e emocionais, como insônia, ansiedade e depressão, que frequentemente acometem pacientes nessa situação.

1. **Acupuntura no tratamento da insônia:** a eficácia da acupuntura no tratamento da insônia tem sido investigada em diversos estudos clínicos randomizados e revisões sistemáticas. Uma revisão sistemática de 33 ensaios clínicos randomizados (ECRs), por Cao *et al.* (2009), concluiu que a acupuntura pode ser eficaz no tratamento da insônia. Outra revisão sistemática de 46 ECRs, por Yeung *et al.* (2012), também apoiou a eficácia da acupuntura no tratamento da insônia, observando melhorias na qualidade e duração do sono.[36,37]
2. **Acupuntura no tratamento da ansiedade:** a eficácia da acupuntura no tratamento da ansiedade tem sido estudada em ensaios clínicos e revisões sistemáticas. Uma revisão sistemática de 12 ECRs, por Pilkington *et al.* (2007), constatou que a acupuntura pode ser eficaz no tratamento da ansiedade. Outro estudo de Eich *et al.* (2013), com 44 pacientes com transtorno de ansiedade generalizada (TAG) mostrou que a acupuntura foi eficaz na redução dos sintomas de ansiedade.[38,39]
3. **Acupuntura no tratamento da depressão:** a acupuntura também tem sido investigada como uma intervenção potencial no tratamento da depressão. Uma revisão sistemática de 207 ECRs, por Smith *et al.* (2010), concluiu que a acupuntura pode ser eficaz no tratamento da depressão. Outro estudo de Zhang *et al.* (2013), envolvendo 150 pacientes com depressão maior demonstrou que a acupuntura em combinação com a terapia farmacológica foi mais eficaz na redução dos sintomas depressivos do que a terapia farmacológica isolada.[40,41]
4. **Estudos comparativos e de combinação de tratamentos:** estudos comparativos e de combinação de tratamentos têm sido realizados para avaliar a eficácia da acupuntura em relação a outras intervenções e em combinação com terapias convencionais. Um estudo de MacPherson *et al.* (2013), comparou a acupuntura com a terapia cognitivo-comportamental (TCC) no tratamento da depressão e concluiu que ambos os tratamentos foram eficazes, embora a TCC tenha mostrado resultados ligeiramente superiores. Outro estudo de Yeung *et al.* (2011), avaliou a combinação de acupuntura e medicação antidepressiva no tratamento da depressão, relatando melhorias significativas nos sintomas depressivos com a combinação de tratamentos.[42,43]

A seguir, descrevemos uma sugestão de pontos com base na literatura revisada:

1. **Shen Men (HT7):** localizado no punho, esse ponto é conhecido por suas propriedades calmantes e pode ajudar a reduzir a ansiedade e a insônia.[44]
2. **Neiguan (PC6):** localizado no antebraço, o ponto PC6 tem sido utilizado no tratamento da ansiedade e insônia devido às suas propriedades sedativas e ansiolíticas.[43]
3. **Yintang (EX-HN3):** localizado entre as sobrancelhas, esse ponto é conhecido por suas propriedades calmantes e relaxantes, que pode ser útil no tratamento da ansiedade, insônia e depressão.[38]
4. **Sanyinjiao (SP6):** localizado na perna, o ponto SP6 tem sido utilizado no tratamento da ansiedade, insônia e depressão devido às suas propriedades sedativas e reguladoras do humor.[39]
5. **Baihui (GV20):** localizado no topo da cabeça, esse ponto é frequentemente utilizado no tratamento da depressão e ansiedade, ajudando a equilibrar as emoções e a energia do corpo.[40]
6. **Fengchi (GB20):** localizado na base do crânio, esse ponto tem sido utilizado no tratamento da

ansiedade e insônia, proporcionando relaxamento e alívio do estresse.[36]

7. **Taichong (LR3):** localizado no dorso do pé, esse ponto tem sido utilizado no tratamento da depressão, ajudando a regular a energia do fígado e a equilibrar as emoções.[41]
8. **Zusanli (ST36):** localizado na perna, o ponto ST36 tem sido estudado por suas propriedades reguladoras do humor e do sono, sendo potencialmente benéfico para pacientes com insônia, ansiedade e depressão.[37]
9. **Auriculoterapia:** acupuntura auricular também pode ser aplicada para ajudar no tratamento da insônia, ansiedade e depressão. Pontos auriculares como Shen Men (AT4), rim (CO10), fígado (CO12) e coração (CO15) podem ser considerados.[38]

Estudos clínicos randomizados e revisões sistemáticas sugerem que a acupuntura pode ser eficaz no tratamento dessas condições, embora mais pesquisas sejam necessárias para confirmar e ampliar esses achados. A acupuntura pode ser uma abordagem complementar e não farmacológica útil no manejo dessas condições, especialmente quando combinada com outras terapias convencionais.

Acupuntura no tratamento dos fogachos (grau C de recomendação)

Os fogachos, também conhecidos como "hot flashes", são um sintoma comum experimentado por pacientes com câncer, em especial aqueles que passaram por tratamentos como a quimioterapia ou a terapia hormonal. Esses episódios de calor súbito, geralmente acompanhados de sudorese e rubor, podem ter um impacto significativo na qualidade de vida e bem-estar dos pacientes.

Evidências científicas sobre a acupuntura no tratamento de fogachos

Uma revisão sistemática abrangente foi conduzida para avaliar a eficácia da acupuntura no controle de fogachos em pacientes com câncer. Diversos estudos relevantes foram selecionados com base em critérios de inclusão bem definidos. A metanálise dos estudos selecionados proporcionou uma análise abrangente dos efeitos da terapia com acupuntura nesse contexto específico.[45]

Os resultados da pesquisa sugerem que a terapia com acupuntura pode ser uma abordagem promissora no controle de fogachos em pacientes com câncer. Observou-se uma redução significativa tanto na frequência quanto na intensidade dos fogachos em comparação com os grupos controle. Esses achados indicam que a acupuntura pode desempenhar um papel importante no alívio dos sintomas incômodos associados aos fogachos, melhorando assim a qualidade de vida dos pacientes.[45]

Pontos de acupuntura e protocolos de tratamento

Embora os estudos mencionados acima forneçam evidências promissoras sobre a eficácia da acupuntura no tratamento de fogachos, ainda não existe um protocolo padrão de tratamento estabelecido. No entanto, alguns pontos de acupuntura comumente utilizados no tratamento de fogachos incluem:

1. **Sanyinjiao (SP6):** localizado na perna, esse ponto tem propriedades sedativas e reguladoras do humor, que podem ser benéficas para pacientes que sofrem de fogachos.[45]
2. **Neiguan (PC6):** localizado no antebraço, esse ponto tem sido usado no tratamento da ansiedade e insônia devido às suas propriedades sedativas e ansiolíticas.[45]
3. **Zusanli (ST36):** localizado na perna, esse ponto tem sido estudado por suas propriedades reguladoras do humor e do sono, sendo potencialmente benéfico para pacientes com fogachos.[45]
4. **Taichong (LR3):** localizado no pé, na área entre o primeiro e o segundo dedos. No contexto de fogachos, que são uma manifestação comum da menopausa e resultam de flutuações hormonais, a acupuntura no ponto LR-3 pode desempenhar um papel importante.[45]

A acupuntura tem mostrado resultados promissores no tratamento de fogachos em pacientes de cuidados paliativos, com evidências crescentes apoiando sua eficácia e segurança. No entanto, mais pesquisas são necessárias para estabelecer protocolos de tratamento padronizados e identificar os pacientes que mais se beneficiarão dessa abordagem terapêutica. A combinação de acupuntura com terapias convencionais pode oferecer benefícios adicionais no manejo dos sintomas e na melhoria da qualidade de vida desses pacientes.

Acupuntura em cuidados paliativos na pediatria

O pediatra atende pacientes não verbais e altamente expressivos, exigindo total atenção a todos os aspectos apresentados. As crianças pequenas não conseguem verbalizar seu sofrimento, mas se comunicam por meio de sentimentos, consciência e expressão corporal. Elas reagem rapidamente a vários patógenos e, felizmente, também respondem prontamente ao tratamento, embora sejam mais propensas a efeitos negativos. Isso ocorre devido à imaturidade do baço, responsável pelo equilíbrio e resposta do sistema imunológico. É crucial lembrar que elas são delicadas não apenas fisicamente, mas também espiritual e mentalmente, tornando a compaixão uma qualidade essencial para quem as cuida. O consumo excessivo de alimentos crus pode levar a problemas digestivos e diarreia devido à imaturidade do baço. Portanto, é recomendável oferecer alimentos quentes e cozidos no vapor, pois são mais facilmente digeridos por bebês. Além disso, as crianças possuem uma grande intuição, tanto em relação a si mesmas quanto aos pais, requerendo uma abordagem sempre gentil e amorosa.[46,47]

Contrariando a crença comum de que cuidados paliativos se limitam a pacientes com doenças terminais e expectativa de vida limitada, a acupuntura desempenha um papel valioso ao proporcionar conforto à criança e aos pais durante momentos de desconforto físico, dor e controle dos sintomas da doença. A participação de todos é essencial: pediatras, equipe médica, pais e familiares próximos. Além dos tratamentos convencionais, a medicina integrativa engloba abordagens complementares, como acupuntura, moxabustão, laser, eletroestimulação transcutânea, terapias físicas, fisioterapia, massagens, entre outras. Exercícios lúdicos também podem desempenhar um papel importante no tratamento, ajudando a reduzir o tempo de internação hospitalar. Além de aliviar a dor e a angústia, esses tratamentos melhoram a concentração. De acordo com Aung *et al.*[48], a equipe médica deve encorajar os pais a participarem do tratamento e ensiná-los técnicas simples, como acupressão e massagem, para aplicar em seus filhos. A acupressão é especialmente eficaz em recém-nascidos e lactentes, e os pais podem pressionar a testa para auxiliar na concentração, o pé para tratar constipação intestinal, a parte de trás do pescoço para fortalecer o sistema imunológico, o ponto PC6 (Neiguan) para soluços, CV12 (Zhongwan) para estimular o apetite, e CV17 (Shanzhong) para aumentar a energia. É fundamental que os pais estejam em bom estado físico, mental e espiritual para o desenvolvimento saudável da criança. Estudos recentes realizados na China, demonstraram que a acupressão tem efeitos significativos desde a fase neonatal até os 4 anos de idade, melhorando a saúde física, mental e espiritual. Em termos físicos, promove o crescimento saudável e mantém a criança mais vigorosa. Com relação ao aspecto mental, contribui para um padrão de sono adequado e estabilidade emocional. No âmbito espiritual, torna a criança mais intuitiva, atenta e com capacidade de aprendizado mais rápida.[48,49]

Outra ferramenta útil na abordagem é o uso do laser em pontos de acupuntura, o qual emite feixes de luz. O laser tem a vantagem de ser não invasivo e não traumático, sendo especialmente eficaz em pontos auriculares mesmo em baixa potência. Ele pode ser utilizado de forma lúdica, desde que o profissional tome os cuidados necessários. No entanto, é importante ressaltar que a acupuntura proporciona uma resposta geralmente superior. Em pacientes mais velhos, estímulos elétricos em acupontos podem ser utilizados, sendo geralmente bem aceitos e que podem ser aplicados de maneira lúdica pelo médico.[47,50]

A medicina integrativa também desempenha um papel importante no tratamento de problemas mentais, físicos e espirituais em crianças, como transtornos comportamentais e déficit de atenção/hiperatividade (TDAH). É comum que esses pacientes tenham vivenciado abusos ou estejam em situações de risco, portanto, a abordagem deve ser cuidadosa para estabelecer confiança e cumplicidade com o terapeuta.

Segurança da acupuntura em cuidados paliativos pediátricos

À medida que a prática da acupuntura evoluiu e os conhecimentos sobre seu mecanismo de ação se aprofundaram, sua aceitação na comunidade médica aumentou. Em 1976, as agulhas de acupuntura foram classificadas como «dispositivos de investigação» pela Food and Drug Administration (FDA). Em 1994, foram designadas como «dispositivos médicos» tanto pela FDA quanto pelo National Institute of Health dos Estados Unidos. A Declaração de Consenso dos Institutos Nacionais de Saúde dos Estados Unidos considera a acupuntura uma terapia segura, com uma incidência substancialmente menor de efeitos adversos em comparação com muitos medicamentos e procedimentos para as mesmas condições patológicas. Uma revisão de eventos adversos conduzida por Jindal *et al.* para o *Journal of Pediatric Hematology/Oncology* em junho de 2008 encontrou um risco de 1,55 para cada 100 tratamentos com acupuntura, confirmando um baixo risco. Portanto, a indicação adequada da terapia para o paciente, bem como a qualificação do acupunturista, são determinantes para a ocorrência ou não de riscos.[51]

A acupuntura pode ter as mesmas indicações na pediatria que no tratamento de pacientes adultos, e a seleção dos pontos de tratamento segue as mesmas regras. Estudos comprovam sua eficácia no tratamento de náuseas e vômitos pós-operatórios e induzidos por quimioterapia, mas especialmente no controle da dor, que frequentemente não é aliviada apenas por terapia medicamentosa. No entanto, as manifestações de dor musculoesquelética e relacionadas ao câncer podem apresentar características diferentes, exigindo uma abordagem diferenciada. Da mesma forma, na rinite alérgica, asma, doenças neurológicas e distúrbios gastrintestinais, os princípios da Medicina Tradicional Chinesa devem ser respeitados, mas a abordagem varia de acordo com a experiência do terapeuta em relação ao paciente pediátrico. Estudos recentes da literatura médica chinesa demonstram que os conceitos relevantes para o tratamento da dor crônica em crianças já estavam estabelecidos no século XI, quando a pediatria foi reconhecida como uma "especialidade" dentro da medicina praticada naquela época. Isso inclui a ideia de que a obstrução da circulação sanguínea e do Qi causa dor, que a falta de homeostase pode ser uma causa de dor, que estados emocionais como raiva, ansiedade e medo desempenham um papel importante na percepção da dor, e, por fim, que o uso de agulhas em pontos Ah Shi pode minimizar a dor, precedendo a terapia de pontos-gatilho. Estudos de Kemper et al. mostram uma boa aceitação da acupuntura em adolescentes com dor crônica, com 70% relatando redução da dor, o que evidencia que a aceitação da acupuntura entre crianças maiores e adolescentes é maior do que entre crianças pequenas. Um estudo realizado na Universidade Columbia por Shu Lin Tsai et al. em 24 crianças com doença falciforme, entre 2012 e 2019, demonstrou uma redução da dor em 65% dos casos, sem qualquer evento adverso. Durante o tratamento, esses pacientes não precisaram utilizar opioides.[52]

A acupuntura desempenha um papel importante no tratamento integrativo em emergências pediátricas, como demonstrado em um estudo realizado por Tsai *et al.* Em pacientes atendidos em serviços de emergência, a acupuntura foi eficaz no alívio de dores de cabeça, ciatalgia, parafimose, torcicolo, dores articulares (joelho, ombro e mandíbula), entorses (pé, punho e polegar), dismenorreia, otite externa, anemia falciforme e contratura muscular. Mais de 90% dos 25 pacientes estudados relataram melhora da dor. É importante promover a educação dos pacientes, suas famílias, equipes médicas e comunidade em geral para facilitar a aceitação da acupuntura e tornar o tratamento mais efetivo.[50,51,53,54]

No pré e pós-operatório, embora haja restrições ao uso da acupuntura, em parte devido à crença de que as crianças não a aceitariam, ela tem se mostrado bastante eficaz na prevenção de vômitos e redução da intensidade da dor. Estudos comparativos conduzidos por Cho *et al.* demonstraram que o escore de dor, em pacientes no pós-operatório de amigdalectomia, nas primeiras 48 horas, foi substancialmente menor no grupo tratado com acupuntura em comparação com o grupo controle, além de uma significativa diminuição da incidência de náuseas e vômitos, sem nenhum efeito adverso registrado.[55]

A constipação infantil, de acordo com Santucci et al., é um problema comum na pediatria, e embora produtos farmacêuticos, botânicos, suplementos de fibras, prebióticos, probióticos e outras terapias sejam amplamente utilizados, a maioria dos pais é relutante em usá-los. A acupuntura tem se mostrado uma ferramenta importante no tratamento da constipação funcional. Em um estudo realizado com crianças de 3 a 14 anos, houve melhora da constipação em todos os casos após 5 sessões de acupuntura Sham (falsa) e 10 sessões de acupuntura real. O mesmo autor documentou um pequeno estudo em que a acupuntura no ponto LI11 melhorou a constipação aguda em crianças hospitalizadas a partir dos 6 meses, com todas as crianças evacuando dentro de 2 horas após o tratamento. A estimulação elétrica transcutânea também pode ser indicada no tratamento da constipação em crianças.[56]

Com relação aos cuidados paliativos pediátricos, é crucial direcionar o cuidado para os sintomas e angústias associados a doenças com limitação da vida. A medicina integrativa busca a cura integral da pessoa, considerando todos os aspectos de sua vida. Atualmente, observa-se um aumento na intensidade dos sintomas de ansiedade em crianças e adolescentes em comparação ao passado recente. Estudos destacam a conexão entre a saúde intestinal e sua influência na ansiedade, depressão, dor, obesidade, diabetes e doenças autoimunes. Além disso, experiências traumáticas, abuso e abandono podem predispor o desenvolvimento de ansiedade ao longo da vida. Não devemos esquecer o impacto do uso das mídias sociais, a privação de sono, o isolamento social, a dieta, o histórico familiar e fatores genéticos como contribuintes para o desenvolvimento de ansiedade e depressão. Nesse contexto, as modalidades da medicina integrativa, em especial a acupuntura, desempenham um papel valioso.[48,49,52,56]

A acupuntura possui diversas indicações em doenças críticas e cuidados paliativos:

1. **Náuseas e vômitos:** comuns em pacientes submetidos à quimioterapia, bem como no pré e pós-operatório, ou em casos de vômitos de outras origens.
2. **Dor:** a acupuntura pode aliviar a dor em pacientes em cuidados paliativos, reduzindo também o uso de analgésicos convencionais. Um estudo da Cochrane demonstrou que em 29 pacientes com dor oncológica em fase terminal, a acupuntura proporcionou alívio e interrupção do uso de analgésicos em 62% dos casos, além de redução do uso em 27%.[51,55]
3. **Dor neuropática.**
4. **Regulação da resposta ao estresse.**
5. **Dispneia.**
6. **Obstipação funcional.**
7. **Diarreia.**

A acupuntura é um método de tratamento altamente eficaz para pacientes pediátricos em cuidados paliativos, independentemente de estarem em uma fase terminal ou não. Ela proporciona alívio da dor, melhora a qualidade do sono, acalma a mente e promove conforto físico e emocional tanto para o paciente quanto para os pais. Além disso, a acupuntura contribui significativamente para a redução do uso de analgésicos. É uma terapia bem tolerada e segura.

Ao aplicar a acupuntura em pacientes pediátricos, é importante adaptar a seleção de pontos e formas de tratamento de acordo com a realidade clínica, considerando os sintomas apresentados, a constituição física e o estado emocional do paciente. O médico precisa estar atento à evolução do paciente, aplicar seus conhecimentos e demonstrar compaixão no cuidado proporcionado.

Desafios a implementação

A implementação da acupuntura em cuidados paliativos apresenta vários desafios e limitações, que devem ser abordados para garantir a eficácia e a aceitação dessa prática complementar. Algumas das principais limitações e desafios incluem:

1. **Evidência científica limitada:** embora haja pesquisas que demonstrem os benefícios da acupuntura em diversas condições, a qualidade e a quantidade de estudos em alguns campos ainda são limitadas. Essa falta de evidências científicas robustas pode dificultar a aceitação da acupuntura por profissionais de saúde e pacientes.
2. **Falta de padronização:** a acupuntura é uma prática diversificada com várias escolas e tradições, o que pode levar à falta de padronização nos protocolos e técnicas de tratamento. Essa falta de consenso dificulta a comparação de estudos e a implementação de diretrizes clínicas baseadas em evidências.
3. **Treinamento e qualificação:** a formação e qualificação dos profissionais de acupuntura variam amplamente, o que pode resultar em diferenças na qualidade e na eficácia do tratamento. A falta de regulamentação e padronização na formação e nas qualificações também pode levar a preocupações com a segurança e a qualidade dos tratamentos.
4. **Barreiras culturais e linguísticas:** a acupuntura é originária da medicina tradicional chinesa e pode ser pouco compreendida ou aceita em alguns contextos culturais e linguísticos. Isso pode dificultar a comunicação entre os profissionais de saúde e os pacientes, bem como a aceitação e a adesão ao tratamento.
5. **Integração nos cuidados de saúde convencionais:** a implementação da acupuntura nos cuidados paliativos pode enfrentar resistência de profissionais de saúde que não estão familiarizados com essa prática ou que têm preocupações sobre a sua eficácia e segurança. A falta de integração pode limitar o acesso dos pacientes à acupuntura e impedir a colaboração interprofissional.
6. **Desafios logísticos:** a implementação da acupuntura em ambientes de cuidados paliativos pode enfrentar desafios logísticos, como a disponibilidade de espaço adequado e a necessidade de equipamentos e recursos específicos. Esses desafios podem dificultar a incorporação da acupuntura na rotina dos cuidados paliativos.

Para superar essas limitações e desafios, é crucial promover a pesquisa de alta qualidade, melhorar a formação e a qualificação dos profissionais, aumentar a conscientização e a compreensão cultural da acupuntura e trabalhar para integrá-la de maneira eficaz e colaborativa nos cuidados de saúde convencionais.

Perspectivas futuras

As perspectivas futuras e potencialidades da acupuntura em cuidados paliativos são promissoras, especialmente à medida que a prática ganha mais aceitação e integração nos sistemas de saúde convencionais.

Algumas das principais áreas de desenvolvimento e potencial incluem:

1. **Pesquisa aprimorada:** à medida que mais estudos de alta qualidade são realizados, é provável que a evidência científica em apoio à acupuntura nos cuidados paliativos continue a crescer. Isso pode levar a um maior reconhecimento dos benefícios da acupuntura e à sua integração mais ampla nos protocolos de tratamento.
2. **Desenvolvimento de diretrizes clínicas:** com o aumento da evidência científica, é possível que diretrizes clínicas específicas para o uso da acupuntura em cuidados paliativos sejam desenvolvidas. Isso ajudará a padronizar a prática e a garantir que os pacientes recebam tratamentos seguros e eficazes.
3. **Integração interdisciplinar:** a acupuntura tem o potencial de se tornar uma parte integral dos cuidados paliativos interdisciplinares, trabalhando em conjunto com médicos, enfermeiros, psicólogos e outros profissionais de saúde para fornecer tratamentos abrangentes e personalizados aos pacientes.
4. **Abordagens personalizadas:** a acupuntura oferece a possibilidade de tratamentos individualizados e personalizados, adaptados às necessidades específicas de cada paciente. Isso pode melhorar a qualidade de vida e o bem-estar dos pacientes em cuidados paliativos, abordando uma ampla variedade de sintomas e condições.
5. **Expansão do alcance e do acesso:** à medida que a acupuntura ganha mais aceitação e reconhecimento nos cuidados paliativos, é provável que mais pacientes tenham acesso a essa modalidade terapêutica. Isso inclui a expansão da acupuntura em diferentes ambientes de cuidados paliativos, como hospitais, hospices e cuidados domiciliares.
6. **Avanços tecnológicos:** a tecnologia tem o potencial de aprimorar a prática da acupuntura, seja por meio de dispositivos de estimulação elétrica, como a eletroacupuntura, ou por meio de novas técnicas e abordagens, como a acupuntura a laser e a acupressão. Esses avanços podem levar a tratamentos mais eficazes e menos invasivos para os pacientes.
7. **Educação e conscientização:** à medida que a compreensão e a aceitação da acupuntura crescem entre os profissionais de saúde e o público em geral, é provável que a demanda por acupuntura em cuidados paliativos também aumente. Isso pode levar a mais oportunidades para a formação de profissionais e a disseminação de informações sobre os benefícios da acupuntura.

Em resumo, as perspectivas futuras e potencialidades da acupuntura em cuidados paliativos são amplas e promissoras. À medida que a prática continua a evoluir e a se integrar à medicina convencional, é provável que mais pacientes em cuidados paliativos se beneficiem dessa modalidade terapêutica complementar

Conclusão

A acupuntura tem um potencial significativo como uma modalidade terapêutica complementar nos cuidados paliativos. Sua capacidade de abordar uma ampla variedade de sintomas, como dor, náuseas, vômitos, ansiedade e insônia, sem causar efeitos colaterais graves, a torna uma opção de tratamento promissora e valiosa.

Embora ainda existam desafios e limitações na implementação da acupuntura em cuidados paliativos, como a falta de padronização, barreiras culturais e a necessidade de mais pesquisas de alta qualidade, as perspectivas futuras são encorajadoras. À medida que a prática ganha maior aceitação e reconhecimento, é provável que sua integração nos cuidados paliativos se torne cada vez mais comum e bem-sucedida.

A colaboração interdisciplinar, a formação e qualificação adequadas dos profissionais, o desenvolvimento de diretrizes clínicas e a conscientização sobre os benefícios da acupuntura são fundamentais para o avanço dessa prática nos cuidados paliativos. Dessa maneira, a acupuntura pode se tornar uma parte essencial do cuidado integrado, melhorando a qualidade de vida e o bem-estar dos pacientes em cuidados paliativos.

Referências bibliográficas

1. Lyman GH, et al. Integrative Therapies During and After Breast Cancer Treatment: ASCO Endorsement of the SIO Clinical Practice Guideline. J Clin Oncol, v. 36, n. 25, p. 2647-2655, set. 2018. DOI: 10.1200/JCO.2018.79.2721.
2. Birch S, Lee MS, Alraek T, Kim TH. Evidence, safety and recommendations for when to use acupuncture for treating cancer related symptoms: a narrative review. Integrative Medicine Research, v. 8, n. 3, p. 160-166, 2019. DOI: 10.1016/j.imr.2019.05.002.
3. NIH Consensus Conference. Acupuncture. JAMA, v. 280, n. 17, p. 1518-1524, nov. 1998. PMID: 9809733.
4. Tait PL, Brooks L, Harstall C. Acupuncture: evidence from systematic reviews and meta-analyses. Alberta Heritage Foundation for Medical Research; Alberta, Canadá: 2002.
5. Li QW, Yu MW, Wang XM, Yang GW, Wang H, Zhang CX, Xue N, Xu WR, Zhang Y, Cheng PY, Yang L, Fu Q, Yang Z. Efficacy of acupuncture in the prevention and treatment of chemotherapy-induced nausea and vomiting in patients with advanced cancer: a multi-center, single-blind, randomized, sham-controlled clinical research. Chin Med. 2020

Jun 3;15:57. doi: 10.1186/s13020-020-00333-x. PMID: 32514290; PMCID: PMC7268447.

6. Cai Y, et al. Acupuncture for chronic obstructive pulmonary disease (COPD): A multicenter, randomized, double-blind, sham-controlled trial. Medicine (Baltimore), v. 98, n. 8, p. e14584, fev. 2019. DOI: 10.1097/MD.0000000000014584.
7. Liu YL, Su JH (2019). Acupuncture for patients with chronic obstructive pulmonary disease: a systematic review and meta-analysis. BioMed Research International, 2019, 6071306. doi: 10.1155/2019/6071306.
8. Huang W, Pach D, Napadow V, Park K, Long X, Neumann J, et al. (2018). Characterizing acupuncture stimuli using brain imaging with FMRI: a systematic review and meta-analysis of the literature. PLoS One, 13(4), e0195740.
9. Yuan QL, Ma LX (2021). Neurobiological mechanisms of acupuncture for pain relief. In Acupuncture Therapy for Neurological Diseases (pp. 141-155). Springer, Singapore.
10. Cheng K, Shen XY, Ding GH, Wu F (2015). Relationship between acupuncture analgesia and the descending pain inhibitory pathway. Chinese Journal of Integrative Medicine, 21(11), 819-825.
11. Takano T, Chen X, Luo F, Fujita T, Ren Z, Goldman N, et al. (2012). Traditional acupuncture triggers a local increase in adenosine in human subjects. The Journal of Pain, 13(12), 1215-1223.
12. Arranz L, Guayerbas N, Siboni L, De la Fuente M (2007). Effect of acupuncture treatment on the immune function impairment found in anxious women. The American Journal of Chinese Medicine, 35(01), 35-51.
13. Kim JH, Kim EJ, Seo BK, Lee S, Jung SY, Lee H (2020). The effects of acupuncture treatment on the right frontoparietal network in migraine without aura patients. The Journal of Headache and Pain, 21(1), 1-10.
14. Zhang R, Lao L, Ren K, Berman BM (2014). Mechanisms of acupuncture-electroacupuncture on persistent pain. Anesthesiology, 120(2), 482-503.
15. Park HJ, Lim S, Joo WS, Yin CS, Lee HS, Lee HJ, et al. (2011). Acupuncture prevents 6-hydroxydopamine-induced neuronal death in the nigrostriatal dopaminergic system in the rat Parkinson's disease model. Experimental Neurobiology, 20(4), 181-186.
16. Lyman GH, Greenlee H, Bohlke K, Bao T, DeMichele AM, Deng GE, Fouladbakhsh JM, Gil B, Hershman DL, Mansfield S, Mussallem DM, Mustian KM, Price E, Rafte S, Cohen L. Integrative Therapies During and After Breast Cancer Treatment: ASCO Endorsement of the SIO Clinical Practice Guideline. J Clin Oncol. 2018 Sep 1;36(25):2647-2655. doi: 10.1200/JCO.2018.79.2721. Epub 2018 Jun 11. PMID: 29889605.
17. Shen J, Wenger N, Glaspy J, Hays RD, Albert PS, Choi C, Shekelle PG (2015). Electroacupuncture for control of myeloablative chemotherapy-induced emesis: a randomized controlled trial. JAMA, 284(21), 2755-2761.
18. Chen HY, Li SG, Cho WC, Zhang ZJ (2017). The role of acupoint stimulation as an adjunct therapy for lung cancer: a systematic review and meta-analysis. BMC Complementary and Alternative Medicine, 17(1), 1-13.
19. Dobos GJ, Tan L, Cohen MH, McIntyre M, Bauer R, Li X, et al. (2012). Are national quality standards for traditional Chinese herbal medicine sufficient? Current findings from a cross-sectional study on quality of Chinese herbal medicine in Europe. The American Journal of Chinese Medicine, 40(05), 923-934.
20. Cheng X, Wu X, Hu J (2015). Acupuncture for cancer-related fatigue in lung cancer patients: a randomized, double blind, placebo-controlled pilot trial. Supportive Care in Cancer, 23(12), 3497-3504.
21. Takano T, Chen X, Luo F, Fujita T, Ren Z, Goldman N, et al. (2012). Traditional acupuncture triggers a local increase in adenosine in human subjects. The Journal of Pain, 13(12), 1215-1223.
22. Hu Bo, et al. The endocannabinoid system, a novel and key participant in acupuncture's multiple beneficial effects. Neuroscience & Biobehavioral Reviews, v. 77, p. 340-357, 2017. ISSN 0149-7634.
23. Ezzo J, Richardson MA, Vickers A, Allen C, Dibble SL, Issell BF, et al. (2006). Acupuncture-point stimulation for chemotherapy-induced nausea or vomiting. Cochrane Database of Systematic Reviews, (2), CD002285.
24. Ryoo HM, Kim DJ (2015). Acupuncture effect on Chemotherapy-induced Vomiting and Nausea: A case series. J Korean Med, 36(4), 145-149. http://dx.doi.org/10.13048/jkm.15041.
25. Huang W, Pach D, Napadow V, Park K, Long X, Neumann J, et al. (2012). Characterizing acupuncture stimuli using brain imaging with FMRI–a systematic review and meta-analysis of the literature. PloS one, 7(4), e32960.
26. Zhao ZQ (2008). Neural mechanism underlying acupuncture analgesia. Progress in Neurobiology, 85(4), 355-375.
27. Wang SM, Kain ZN, White P (2014). Acupuncture analgesia: I. The scientific basis. Anesthesia & Analgesia, 108(2), 659-665.
28. Liu Y, May BH, Zhang AL, Guo X, Lu C, Xue CC (2015). Acupuncture and related therapies for treating irritable bowel syndrome: overview of systematic reviews and network meta-analysis. Therapeutic Advances in Gastroenterology, 8(1), 31-50.
29. Lu W, Rosenthal DS, Weiger WA (2016). Acupuncture for cancer pain and related symptoms. Current Pain and Headache Reports, 16(4), 1-9.
30. Chiu HY, Hsieh YJ, Tsai PS (2017). Systematic review and meta-analysis of acupuncture to reduce cancer-related pain. European Journal of Cancer Care, 26(2), e12457.
31. Choi TY, Kim JI, Lim HJ, Lee MS (2017). Acupuncture for managing cancer-related insomnia: a systematic review of randomized clinical trials. Integrative Cancer Therapies, 16(2), 135-146.
32. Alimi D, Rubino C, Pichard-Léandri E, Fermand-Brulé S, Dubreuil-Lemaire ML, Hill C (2018). Analgesic effect of auricular acupuncture for cancer pain: a randomized, blinded, controlled trial. Journal of Clinical Oncology, 21(22), 4120-4126.
33. Zheng Z, Guo RJ, Helme RD, Muir A, Costa C, Xue CC (2015). The effect of electroacupuncture on opioid-like medication consumption by chronic pain patients: a pilot randomized controlled clinical trial. European Journal of Pain, 9(5), 551-558.
34. Chen L, Liu P, Hu Y, Zhou D, Liu L (2017). Acupuncture for pain management in cancer: a systematic review and meta-analysis. Evidence-Based Complementary and Alternative Medicine, 2017, 1-25.

35. Garcia MK, Graham-Getty L, Haddad R, Li Y, McQuade J, Lee RT, et al. (2015). Systematic review of acupuncture to control hot flashes in cancer patients. Cancer, 121(22), 3948–3958. doi:10.1002/cncr.29630.
36. Cao H, Pan X, Li H, Liu J (2009). Acupuncture for treatment of insomnia: A systematic review of randomized controlled trials. Journal of Alternative and Complementary Medicine, 15(11), 1171-1186.
37. Yeung WF, Chung KF, Leung YK, Zhang SP, Law AC (2012). Traditional needle acupuncture treatment for insomnia: a systematic review of randomized controlled trials. Sleep Medicine, 13(7), 831-840.
38. Pilkington K, Kirkwood G, Rampes H, Cummings M, Richardson J (2007). Acupuncture for anxiety and anxiety disorders – A systematic literature review. Acupuncture in Medicine, 25(1-2), 1-10.
39. Eich H, Agelink MW, Lehmann E, Lemmer W, Klieser E (2013). Acupuncture in patients with minor depressive episodes and generalized anxiety. Results of an experimental study. Fortschritte der Neurologie-Psychiatrie, 71(3), 137-144.
40. Smith CA, Hay PP, MacPherson H (2010). Acupuncture for depression. Cochrane Database of Systematic Reviews, (1), CD004046.
41. Zhang ZJ, Chen HY, Yip KC, Ng R, Wong VT (2013). The effectiveness and safety of acupuncture therapy in depressive disorders: Systematic review and meta-analysis. Journal of Affective Disorders, 141(2-3), 115-124.
42. MacPherson H, Richmond S, Bland M, Brealey S, Gabe R, Hopton A, et al. (2013). Acupuncture and counselling for depression in primary care: a randomised controlled trial. PLoS Medicine, 10(9), e1001518.
43. Yeung WF, Chung KF, Tso KC, Zhang SP, Zhang ZJ, Ho LM (2011). Electroacupuncture for residual insomnia associated with major depressive disorder: a randomized controlled trial. Sleep, 34(6), 807-815.
44. Huang W, Kutner N, Bliwise DL (2012). Autonomic activation in insomnia: the case for acupuncture. Journal of Clinical Sleep Medicine, 8(1), 15-21.
45. Garcia MK, Graham-Getty L, Haddad R, Li Y, McQuade J, Lee RT, et al. (2015). Systematic review of acupuncture to control hot flashes in cancer patients. Cancer, 121(22), 3948–3958. doi:10.1002/cncr.29630
46. Scott J (Ed.). (2006). Acupuntura no tratamento da Criança. São Paulo: Roca.
47. Wen TS (2007). Manual Terapêutico de Acupuntura. São Paulo: Roca.
48. Aung SKH (2019). Pediatric Acupuncture: A Spiritual Perspective. Anais Brasileiros de Terapia Intensiva, 31(6), 334-338.
49. Shafto K, et al. (2018). Approaches Integrativas nos Cuidados Paliativos Pediátricos, 5(6), 75.
50. Tsai SL, et al. (2015). Acupuntura no manejo da dor em crianças com doença falciforme: uma promissora terapia não opioides, 27, 510-514.
51. Jindal V, et al. (2008). Segurança e eficácia da acupuntura em crianças: uma revisão das evidências, 30(6);431-442.
52. Waterhouse M, et al. (2009). Comentários sobre o uso da acupuntura em dor crônica pediátrica, 30(1), 69-71.
53. Doll E, et al. (2019). Acupuntura em cefaleias em adultos e pediátricos: uma revisão narrativa, 50(6), 346-352.
54. Jackson J, et al. (2022). Perspectivas dos médicos sobre o uso da acupuntura no pronto-socorro pediátrico, 38(8), e1433-e1439.
55. Cho HK, et al. (2016). A acupuntura perioperatória pode reduzir a dor e os vômitos após amigdalectomia? Uma meta-análise, 126(3), 608-615.
56. Santucci N, et al. (2021). Abordagem não farmacológica para constipação pediátrica, 59, 102711.
57. Kedia S, et al. (2016). Abordagens Complementares e Integrativas para Cefaleia Pediátrica, 23(1), 44-52.

55

Adriano Höhl • André Wen Wan Tsai • Chang Xin Ling

Fisiologia Menstrual – Correlações de Duas Racionalidades

Introdução

Bases anatômicas do sistema reprodutor feminino

O trato reprodutivo feminino consiste no trato genital inferior (vulva e vagina) e no trato genital superior (útero e colo do útero, trompas de falópio e ovários). O trato genital inferior tem importância não apenas a questões estéticas ou de sexualidade, mas também em preparar o ambiente adequado para o ato sexual e para a recepção e passagem do gameta masculino da vagina para o útero, proporcionando condições adequadas para a fecundação.[1]

Ao avaliar o desenvolvimento sexual da mulher no final da infância, o conhecimento das fases do seu desenvolvimento genital e mamário permite-nos acompanhar clinicamente e prever o desenvolvimento anatômico e hormonal feminino, relacionando-o com as fases da puberdade que decorrem paralelamente do ponto de vista anatômico e fisiológico no trato genital superior.

As alterações são iniciadas pela ativação do eixo hipotálamo-hipófise-gonadal (HPG), antes inibido com a liberação pulsátil de GnRH, que estimula a liberação pulsátil do hormônio luteinizante (LH) e hormônio folículo-estimulante (FSH). Esses últimos atuam em células gonadais específicas para estimular a liberação de andrógenos, estrógenos e o regular o processo da gametogênese.

Além dos ovários, as glândulas adrenais também contribuem para a formação das características sexuais secundárias, particularmente a pubarca, que é o desenvolvimento dos pelos pubianos e axilares. Embora a maturação adrenal frequentemente coincida com a maturação do eixo hipotálamo-hipófise-gonadal, é importante observar que esses processos ocorrem independentemente um do outro e que a pubarca em si não é o melhor indicador do desenvolvimento puberal.[2]

A inervação do trato genital inferior vem de vários segmentos lombossacrais. A parte inferior da vagina é suprida pelo nervo pudendo (S2, S3 e S4), enquanto a parte superior da vagina é suprida pelos nervos esplâncnicos (S2, S3 e às vezes S4). O terço anterior dos grandes lábios é suprido pelo nervo ilioinguinal (L1), os dois terços posteriores são supridos pelos ramos labiais do nervo perineal (S3), e a superfície lateral também é inervada pelo ramo perineal do nervo cutâneo posterior, nervo da coxa (S2).[1]

O suprimento nervoso para o útero é predominantemente derivado do plexo hipogástrico inferior. Os nervos uterinos terminam no miométrio e no endométrio e geralmente acompanham os vasos.[1] O útero está sob o controle do sistema nervoso autônomo (SNA), havendo adaptação autonômica dos plexos nervosos de acordo com o ambiente hormonal ao qual a mulher está momentaneamente exposta.[3]

O plexo nervoso autônomo regula a atividade contrátil do músculo liso vascular e não vascular, secreções glandulares, interações de células imunes e transmite informações ao sistema nervoso central (SNC) sobre o ambiente interno e possíveis estímulos nocivos.[3]

As fibras simpáticas eferentes pré-ganglionares são derivadas de neurônios nos últimos segmentos torácicos e primeiros lombares e são responsáveis pelas contrações uterinas e vasoconstrição. Os parassimpáticos pré-ganglionares surgem de neurônios do segundo ao quarto segmentos espinhais sacrais (S2-S4) e podem produzir inibição uterina e vasodilatação. Todos esses controles estão sujeitos ao controle hormonal do sistema hipotálamo-hipófise-ovariano, que atua no útero e envolve a compreensão dos complexos processos multifatoriais pelos quais a densidade da inervação dos órgãos-alvo é regulada.

A relação entre Zang Fu (órgãos e vísceras) e Bao Gong (útero)

A medicina chinesa é baseada no conhecimento anatômico, na observação experimental de longo prazo da fisiologia humana e na prática clínica repetida.[4]

Na anatomia, os órgãos são classificados como Zang, as vísceras como Fu e outros órgãos extraordinários. Os Zang (Fei – pulmão, Xin – coração, Pi – baço, Gan – fígado e Shen – rim) possuem as características de produzir e conservar substâncias vitais. Os Fu (Da Chang – intestino grosso, Xiao Chang – intestino delgado, San Jiao – triplo aquecedor, Dan-vesícula biliar, Pangguang – bexiga e Wei – estômago), vísceras ocas, têm a função de receber, conduzir e digerir água e alimentos, e os órgãos extraordinários têm a função de conservar as substâncias vitais.[4]

Cérebro, medula, ossos, veias, vesícula biliar e útero da mulher nascem do Qi da Terra e podem armazenar a essência Yin (Jing), assim como a terra contém tudo, então sua função é armazenar, mas não descarregar. Eles são chamados de Qi Heng Zhi Fu (órgãos extraordinários).

O útero é um dos órgãos extraordinários mais importantes. Os chineses chamam o útero de "Bao Gong" (胞宫), conhecido como "Palácio da Criança" ao conjunto dos órgãos reprodutores pélvicos femininos. É considerada a víscera extraordinária mais importante. Ele resume todos os órgãos reprodutivos internos (incluindo o útero, ovários e trompas de falópio). Sua principal função é regular a menstruação e conceber um feto. A função fisiológica do Bao Gong está intimamente relacionada aos rins, Gan, Xin, Pi e Fei, nos cinco órgãos internos e aos meridianos Chong e Ren.

As mudanças na menstruação em diferentes idades das mulheres estão diretamente relacionadas à força e fraqueza do Qi do Shen. O Gan é um órgão que armazena Xue, o Xin controla a circulação sanguínea e o Pi governa o Xue; o meridiano Chong é chamado de "mar de Xue", enquanto o meridiano Ren governa a gravidez. A função normal dos meridianos Chong e Ren depende dos rins. Portanto, existe uma estreita relação entre a essência do Shen e o Qi do Shen e a função fisiológica do Bao Gong.

Bao Gong está diretamente ligado ao Shen pelo vaso Bao Luo e ao Xin pelo vaso Bao Mai. Em Bao Luo, é transportado o Tian Gui (essência do Shen) essencial para a menstruação e gravidez das mulheres (Figura 55.1).[5]

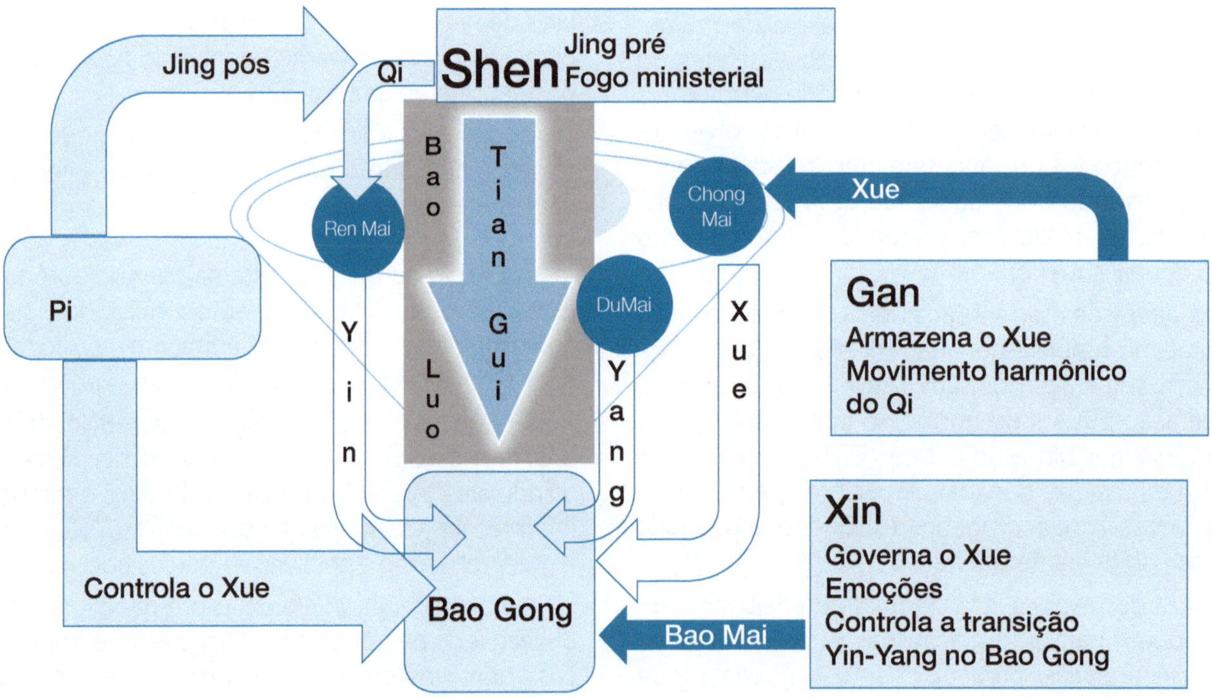

■ **Figura 55.1.** Relação do útero com os órgãos e meridianos. Fonte: Autoria própria.

Rim (Shen)

O Shen (腎), cujo elemento é a água, controla a água e o Qi "essencial" (Jing Qi) de todos os órgãos e vísceras e funciona como seu depósito, de modo que favorece a produção do Qi vital (Zheng Qi). O Shen armazena a essência que é transformada no Qi do Shen.[6] O Qi essencial é a base de todas as atividades vitais. Pela teoria do Yin-Yang, é conhecida como a "casa da água e do fogo" e pode ser subdividida em Shen -Yin e Shen-Yang.[4] Yin do Shen, também conhecido como Yin Primordial, é a fonte de todos os fluidos Yin do corpo humano, essencial para umedecer e nutrir as vísceras e órgãos. O Yang do Shen, também conhecido como Yang Primordial, aquece e ativa todas as vísceras e outros órgãos e muitos tecidos.

Considerada a base inata do corpo humano, desempenha importante papel no crescimento, desenvolvimento, capacidade reprodutiva e postergação da senescência.[6]

De acordo com o capítulo 39, do *Clássico das Dificuldades* (Nan Jing), os dois Shens não são iguais. O esquerdo é o Shen que armazena a essência pré-celestial (Jing) e o direito é o portão da vida (Ming Men).

Através de sua relação com os meridianos extraordinários Ren Mai e Chong Mai, envia o Tian Gui (天癸), componente do Qi Primordial do portal da vida, para o útero, através do canal Bao Luo.

Os Shens (腎) são responsáveis por armazenar a essência da vida inata ou adquirida que é responsável pela reprodução, crescimento e desenvolvimento. Eles também regulam o metabolismo da água, controlam o crescimento e desenvolvimento dos ossos, a formação do cérebro e da medula espinhal e controlam e promovem a inspiração.

Em comparação com a fisiologia ocidental, o Shen representaria ao mesmo tempo, os sistemas reprodutivo, urogenital e endócrino, além de parte dos sistemas imunológico e nervoso superior na teoria da MTC.[4]

O Tian Gui (天癸), componente do Qi primordial, seria entendido como os precursores ou os próprios hormônios ovarianos, que promovem as mudanças cíclicas do útero, preparando-o para a procriação.

Tian Gui é uma substância produzida quando a essência e o Qi no Shen atingem um certo grau de maturidade. Promove a maturação dos órgãos reprodutivos humanos e mantém a função reprodutiva. Ele muda com o crescimento fisiológico e o declínio do Qi do Shen. Quando o Qi do Shen está fraco, Tian Gui também está fraco; quando o Qi do Shen é forte, Tian Gui acumula e secreta; quando o Qi do Shen declina gradualmente, Tian Gui fica exausto. Tian Gui promove o meridiano Ren nas mulheres, fortalece o meridiano Chong e permite que a menstruação chegue na hora certa, e também, prepara para a gravidez. Também promove a ejaculação masculina e função reprodutiva normal e sêmen normal. Nesse momento, os casais, Yin e Yang, podem ter filhos. Portanto, pode-se ver que Tian Gui é semelhante aos hormônios neuroendócrinos que regulam a função reprodutiva referidos pela medicina ocidental.

Fígado (Gan)

O Gan (肝), cujo elemento é a madeira, é o Zang que controla o fluxo harmônico do Qi e armazena o Xue, estando relacionado a todo o processo fisiológico do corpo.

De acordo com a teoria da MTC, as funções do Gan são uma combinação de Qi do Gan, Xue do Gan, Yin do Gan e Yang do Gan. O Qi do Gan garante a livre circulação do Qi, o que estimula a circulação sanguínea. O Xue do Gan nutre o próprio Gan e os órgãos e tecidos conectados, e restringe o Yang do Gan da atividade excessiva. O Yin do Gan é como o Xue do Gan; esses dois não podem ser separados. O Yang do Gan aquece e está em oposição e dependência mútua com o Yin do Gan. Sua interação preserva seu equilíbrio dinâmico.[6]

"O Gan é comparado ao comandante-chefe das forças armadas de um Estado (Jiang Jun Zhi Guan), que organiza a estratégia militar".[7]

O Gan mantém o fluxo livre de Qi ao longo de todo o corpo; controlar a liberação harmônica de Qi permite que os outros Zangs funcionem. Também armazena Xue; o armazenamento de Xue regula sua quantidade nos demais compartimentos do corpo, evitando excessos e deficiências, e promove sua circulação, coordenada pelo Xin. Para a menstruação, o Gan é responsável pela regularidade temporal e quantitativa do ciclo menstrual, com menor impacto nos efeitos adversos que ocorrem como síndrome pré-menstrual, dismenorreia e amenorreia, além de escassos fluxos menstruais.

Baço (Pi)

O Pi (脾), cujo elemento é a Terra, interage com o estômago na função de receber, processar alimentos e distribuir nutrientes essenciais na formação do Qi, Xue e outros fluidos corporais. Eles são de grande importância em todos os processos fisiológicos porque deles depende a nutrição do corpo. Regulam a formação da essência pós-céu utilizada pelos Pulmões na formação do Qi e do Xue.[4]

O Qi do Pi desempenha um papel importante nas atividades fisiológicas do Pi. Somente quando o Qi do Pi é amplo, o Pi pode funcionar normalmente no transporte e transformação, elevando-se, estabilizando as localizações dos órgãos internos, direcionando o fluxo sanguíneo e transportando nutrientes por todo o corpo.

As funções do Pi incluem transportar, distribuir e transformar água, alimentos e nutrientes; enviando a essência da comida para o outro Zang; manter o Xue circulando dentro dos vasos; manter o útero em sua topografia, evitando prolapsos; e nutrir os músculos e membros.

Coração (Xin)

O Xin (心), cujo elemento é o fogo, abriga a mente e é seu grande controlador. Participa da formação do Xue e o impulsiona controlando sua circulação pelos vasos, para que todos os órgãos e tecidos o recebam.

No útero, ele controla através do vaso Bao Mai, o que explicaria a influência das emoções nos distúrbios menstruais. É o grande responsável pela transição Yin-Yang no útero, durante o ciclo menstrual.

"O Xin é como o Imperador da Corte. Domina a alma, a atividade espiritual e mental."[7]

Embora as atividades da mente tenham a ver com todos os cinco órgãos Zang, elas são controladas principalmente pelo Xin, pois é o Xin que dá suporte material às atividades mentais.

Se o Xue do Xin e o Yin do Xin forem insuficientes, o Xue Yin falha em nutrir a mente, resultando em sintomas como agitação, delírio e distúrbios do sono.

As funções do Xin incluem o aumento da circulação sanguínea e o controle das atividades mentais.

Pulmão (Fei)

O Fei (肺), cujo elemento é o metal, é o órgão principal para a regulação da respiração e para o gerenciamento das trocas gasosas entre o Qi e o corpo. Ele também tem a capacidade de depuração e dispersão.[8] Através de suas funções tem-se garantias as trocas gasosas, trazendo a oxigenação tecidual e a manutenção dos processos metabólicos. O ar fresco, em combinação com a essência alimentar proveniente do Pi, se transforma em Qi torácico, sendo enviado ao Xin, que controla a circulação sanguínea distribuindo o Qi e Xue conjuntamente por todo o corpo. Assim, o Fei é essencial para essa função do Xin. Todo o Xue do corpo passa pelos pulmões, sendo revigorado pelas trocas respiratórias. O ritmo respiratório é um dos marcadores do ritmo cardíaco, agindo assim na distribuição do Qi torácico pelo corpo em movimentos de entrada e saída, subida e descida, atuando também no controle dos fluidos, pelo controle dos poros e do suor, e pela sua grande importância no movimento de descida no controle das águas, com destino à bexiga.

O Fei e o intestino grosso estão inter-relacionados internamente e através dos meridianos, na parte exterior, desenvolvendo funções em conjunto. Entre elas a função de defesa primária do corpo, exercida pelo Fei, através do controle das vias respiratórias e dos poros, porta de entrada aos patógenos externos que propiciam o desequilíbrio energético e circulatório, tendo como consequência as doenças.

A relação entre Chong Mai, Ren Mai, Du Mai, Dai Mai e Bao Gong

Os meridianos extraordinários são em número de oito, que incluem Chong, Ren, os meridianos Du, Dai, Yin Wei, Yang Wei, Yin Qiao e Yang Qiao têm a particularidade de não estarem diretamente ligados ao Zang Fu, não mantendo relações diretas entre o interior e o exterior. A maioria deles compartilha pontos com os meridianos regulares, exceto Ren Mai e Du Mai, que possuem pontos próprios.[4] Facilitam as conexões entre os doze meridianos regulares e harmonizam Yin, Yang, Qi e Xue.

No que diz respeito ao controle do funcionamento do útero, vamos nos concentrar nos meridianos extraordinários, por onde circulam pelo corpo as essências armazenadas nos rins.

De origem comum de Chong Mai, Ren Mai e Du Mai, no Dan Tian no aquecedor inferior, passam pelo útero e emergem no períneo, ascendendo para o abdômen onde se cruzam com Dai Mai. Caracterizam-se por terem ligação direta com a reprodução e regulação dos ciclos de vida, durando 7 anos nas mulheres e 8 anos nos homens.[7] O Bao Gong (útero) está localizado na interseção de Chong Mai, Ren Mai, Du Mai e Dai Mai. A função fisiológica do Bao Gong está relacionada principalmente com as funções desses quatro meridianos. Portanto, Chong Mai, Ren Mai, Du Mai e Dai Mai têm um papel importante na fisiologia feminina.

Du Mai

O Du Mai, conhecido como o vaso governador, governa o Yang Qi do corpo. Está relacionado com o mar da medula, suprindo a coluna vertebral e o cérebro. O Du Mai fornece o Yang Qi ao útero, sendo fundamental em todos os processos.

Ren Mai

O Ren Mai, conhecido como vaso da concepção ou vaso diretor, é um dos vasos extraordinários mais importantes relacionados ao ciclo menstrual. Conhecido como o "mar do Yin", está ligado aos meridianos Yin e está relacionado à distribuição da essência, do Yin dos líquidos orgânicos além do Xue[9] até o útero. É o meridiano que está diretamente relacionado com a fecundação e o crescimento do feto intrauterino.

Chong Mai

O Chong Mai, conhecido como vaso penetrante, é o meridiano extraordinário que movimenta o Xue no útero e, juntamente com o Ren Mai, regula todo o processo menstrual.

Tanto o meridiano Chong (vaso Taichong) quanto o meridiano do Shen compartilham o mesmo caminho; portanto, quando o Chong Qi no vaso Taichong (fornecido por Tiangui) desce pelo meridiano do Shen, o Qi no meridiano do Shen sobe.

Da concepção à puberdade visão das duas racionalidades médicas

Conceitualmente, a fertilização se baseia na união do espermatozoide e do óvulo na formação do zigoto que se implanta na cavidade uterina e inicia seu desenvolvimento até o nascimento fetal.[10]

A melhor compreensão desse evento permitiu que a medicina moderna desenvolvesse tecnologias de reprodução assistida, onde é importante avaliar os mecanismos envolvidos no transporte de espermatozoides e óvulos, fertilização e implantação.

A Medicina Chinesa traz, em sua concepção milenar, a fecundação como um fenômeno do Qi, no qual o ser humano é formado a partir de três tesouros, que são o Qi, a mente e a essência. "A substância original da vida é chamada de essência, enquanto a essência do masculino e do feminino se integram, produzindo o espírito."[7]

"Yin e Yang são uma lei natural que constitui a característica intrínseca de todas as coisas da vida. Na análise dos processos de nascimento, crescimento, desenvolvimento, declínio e eliminação deve-se sempre recorrer ao Yin-Yang como na realização de qualquer tratamento médico."[7]

"A vida surge através da essência". Destaca-se aqui, a transmigração da herança genética, essência ou Jing da mãe e do pai que formam a base para o desenvolvimento da criança.[11] O novo Ser não depende apenas da essência ancestral que se transmite através das gerações, mas também da saúde física e emocional dos pais, bem como as influências climáticas e universais no momento da concepção. Enquanto a medicina ocidental dá importância à saúde física da mãe durante a concepção e a gravidez, a medicina chinesa enfatiza a saúde física e emocional de ambos (mãe e pai).[11]

Após a fertilização, a vida permanece em um processo dinâmico de desenvolvimento.

Desde o nascimento até a idade adulta, observamos um processo de crescimento e desenvolvimento que passa por fases e ciclos. A criança tem predominância de Yang (Puro Yang) e por isso tem muita energia e se desenvolve rapidamente. Zang e Fu delicados, físico imaturo, vitalidade vigorosa, crescimento e desenvolvimento rápidos, início fácil e transformação rápida, Zang Qi claro e ágil e fácil reabilitação.

Ling Shu em The Spiritual Pivot declara:[7]

> *"A carne das crianças é frágil, seu Xue é escasso e o Qi é fraco, seus tratos gastrintestinais são vulneráveis."*
>
> *"Qi é covarde, então seus espinhos são macios e fracos; suas fontanelas não estão fechadas e eles não podem ficar de pé."*
>
> *"Os dentes são considerados excesso de osso, eles surgem em estágios, então as crianças mastigam de forma desigual."*
>
> *"O cérebro, ainda pouco desenvolvido, age de forma covarde, com choro fácil e ações muito dinâmicas."*
>
> *"A pele, sendo muito macia e facilmente penetrável, expõe o já fraco Qi defensivo (Wei Qi), deixando-o suscetível à invasão externa por patógenos."*[11]

O que os chineses afirmavam milênios antes, os estudos relatam na atualidade, afirmando que a puberdade é o período de transição entre a infância e a idade adulta, com mudanças físicas e biológicas que transformam a menina em mulher no sentido da maturidade sexual e dependente de muitos fatores associados, como genética, obesidade, saúde geral e fatores ambientais, que incluem desreguladores endócrinos.[12]

A fisiologia do ciclo menstrual, preparando a menina para a reprodução, começa na menarca. Esse marco temporário tem como referência os 12-13 anos, sofrendo uma alteração dependente da idade no início da puberdade devido a fatores genéticos e ambientais, sendo a nutrição de grande importância.[13]

Nessa fase, intensifica-se a interação entre os hormônios gonadais e adrenais, com o surgimento da pubarca, preparando a mulher para a fase adulta e para a reprodução. O aumento do hormônio do crescimento leva ao surto de crescimento por volta dos 11 anos nas meninas. O aparecimento de brotos mamários em 50% das meninas começa aos 10 anos e a fase de maturação puberal começa por volta dos 12-13 anos (Figura 55.2). Os refinamentos na estrutura e função do cérebro continuam até a terceira década, em paralelo com processamento cognitivo complexo e regulações socioemocionais que influenciam fortemente a tomada de decisões, afiliação, comportamento e bem-estar.[15]

Inicia-se o processo de reativação do sistema secretor do hormônio liberador de gonadotrofina hipotalâmico (GnRH), já existente na vida fetal e agora em forma de secreção pulsátil, com subsequente secreção episódica de gonadotrofina hipofisária, necessária para o desenvolvimento e função gonadais normais, não somente desencadeada pela ativação do pulso de GnRH gerador, mas dependente da ação coordenada de neurônios GnRH dispersos, controlados pela secreção de vários neuropeptídeos e neurotransmissores para sua estimulação (por exemplo, glutamato, noradrenalina) ou inibitória (p. ex. ácido γ-aminobutírico-GABA, opiáceos endógenos, NPY).[16]

No clássico Huang Di Nei Jing, do Imperador Amarelo, verificamos que o desenvolvimento fisiológico da mulher ocorre em ciclos a cada 7 anos, enquanto o dos homens a cada 8 anos.[7]

"Nas mulheres, aos 7 anos, o Qi do Shen começa a crescer, os dentes de leite são eliminados e os novos dentes são fortalecidos. Aos 14 anos, começa a produção do Tian Gui: o canal é canalizado em Ren Mai, o Chong Mai é revigorado e surge a menarca, com a qual começa a capacidade reprodutiva da mulher. Aos 21 anos, o Qi do Shen está pleno e harmonioso, aparece o quarto molar. Aos 28 anos, os tendões e os ossos são fortes, o cabelo cresce ao máximo."

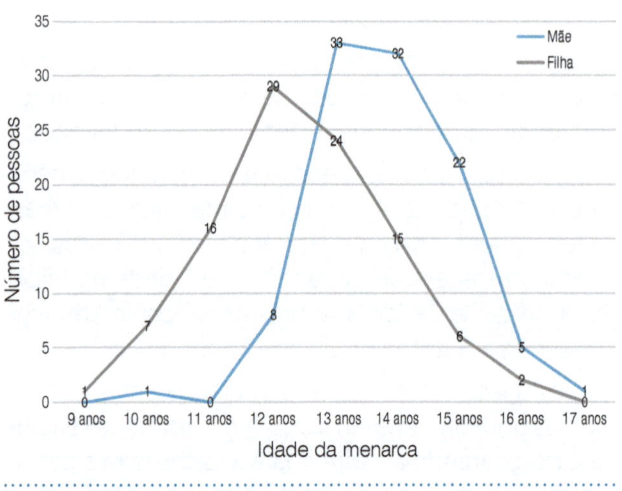

■ **Figura 55.2.** Idade da menarca de mãe e filha. Fonte: Adaptada de Balaji Ramraj.[14]

Pela MTC a mulher segue os ciclos de desenvolvimento, de duração de 7 anos, sendo o marco da menstruação por volta dos 14 anos, o que marca o início do período reprodutivo, com duração de mais 5 ciclos, terminando aos 49 anos, com a menopausa.

É importante ressaltar que a mulher, descrita pela Medicina Chinesa, no início do seu milênio, melhorou sua alimentação e se adaptou às mudanças do mundo, ao longo do tempo, justificando essa diferença descrita pela idade da menarca atualmente encontrada nas referências bibliográficas.[14]

Na puberdade, as meninas começam a se transformar em mulheres adultas regidas por seu ciclo Jing (essência) de 7 anos. Temos o preenchimento do Ren Mai e do Chong Mai e o início da menstruação.

Embora o Yang Qi seja abundante nessa fase, existem dificuldades de controle que levam a mudanças de humor, birras ou comportamentos impulsivos, característicos do adolescente. Outra característica fundamental da puberdade na MTC é que, durante esse período, o Qi de uma adolescente está muito aberto, o que pode torná-la mais vulnerável a doenças externas. Alguns dos problemas mais comuns enfrentados pelos adolescentes incluem dor aguda e crônica, incluindo dores de cabeça, irregularidades menstruais, processos alérgicos, problemas digestivos e de saúde mental, incluindo ansiedade e depressão.[11]

Neuroendocrinologia

Para compreender o ciclo menstrual, e os mecanismos de ação da acupuntura já detalhados no Capítulo 2, é necessário aprofundar a dinâmica das relações entre os hormônios hipotalâmicos, hipofisários e gonadais e a natureza cíclica do processo reprodutivo normal, descrita mais detalhadamente no Capítulo 6.

A ginecologia endócrina enfatiza a importância do sistema nervoso central na saúde reprodutiva, em particular o hipotálamo e a hipófise.

Sistema hipotálamo-hipófise-ovário

O hipotálamo produz fatores neuroendócrinos que atuam na hipófise para a produção das gonadotrofinas – hormônio folículo-estimulante (FSH) e hormônio luteinizante (LH) –, hormônio do crescimento (GH), hormônio estimulante da tireoide (TSH) e hormônio adrenocorticotrófico (ACTH).

A hipófise, por sua vez, também possui seu próprio sistema autócrino-parácrino para aumentar e suprimir o crescimento e função essencial à vida. São de sua responsabilidade regular a puberdade, o crescimento, a reprodução, metabolismo, equilíbrio osmótico e respostas ao estresse.

A interação entre todas as substâncias produzidas pela tríade hipotálamo-hipófise-ovário é regida por efeitos de retroalimentação, tanto estimulatória quanto inibitória, em sistemas de alças longa, curta e ultracurta. Esses sinais, bem como sinais de centros no SNC podem modificar a secreção de GnRH através de uma série de neurotransmissores, principalmente dopamina, norepinefrina e endorfina, além da serotonina e melatonina.[10]

A endocrinologia ginecológica divide o ciclo menstrual em 3 fases: fase folicular, fase ovulatória e fase lútea (Figura 55.3).

Durante o ciclo menstrual vemos níveis alternantes de pulsação de FSH e LH, estradiol e progesterona, conforme a fase, mostrando a necessidade do equilíbrio entre as secreções hormonais, cujas funções são diferentes, complementares e em algumas situações, antagônicas.

Na fase folicular observamos uma maior frequência e menor amplitude dos pulsos de GnRH em relação à fase lútea. O crescimento dos pulsos nessa fase, seguido de uma desaceleração na fase lútea, favorece ao final do ciclo menstrual, a síntese de FSH dando início a um novo processo de indução e crescimento folicular.

O LH sobe lentamente na fase folicular, paralelamente às taxas decrescentes de FSH, e em resposta ao aumento na frequência e amplitude da secreção pulsátil de GNRH. Ao final dessa fase, ocorre um pico de LH, marcado clinicamente pelo aumento de temperatura corporal, necessário para ovulação e início da fase lútea, havendo uma diferença individual na amplitude dos picos secretórios.[10]

No ovário humano, uma sequência ordenada de eventos na fase folicular do ciclo menstrual resulta na seleção de um único folículo (folículo dominante) dentro de um grupo de folículos imaturos, e que eventualmente está pronto para a ovulação.

No endométrio, esse processo, que ocorre no espaço de 10 a 14 dias, mediado pela ação sequencial da produção de estrogênio pelo ovário, propicia o crescimento e desenvolvimento das camadas, descamadas e eliminadas, durante a menstruação.

Após a ovulação, os altos níveis de progesterona, por estímulo do LH, se mantêm até a parte média da fase lútea, quando então, não ocorrendo a gravidez, tendem a uma curva decrescente até o final da fase lútea, quando se dá o início da menstruação.

O estrogênio e a progesterona controlam a fisiologia uterina. Mais especificamente, o aumento pós-ovulatório da progesterona circulante, produzida pela luteinização das células da granulosa, impulsiona a diferenciação do endométrio preparado com estrogênio.

Além dos estrogênios e da progesterona, a testosterona total circulante, a testosterona livre e a androstenediona também flutuam de maneira dependente do ciclo, com níveis máximos na ovulação. Por outro lado, os níveis circulantes de dehidroepiandrosterona (DHEA) e seu éster sulfato não mudam durante o ciclo, refletindo que a maior parte desses hormônios surge das adrenais.[18]

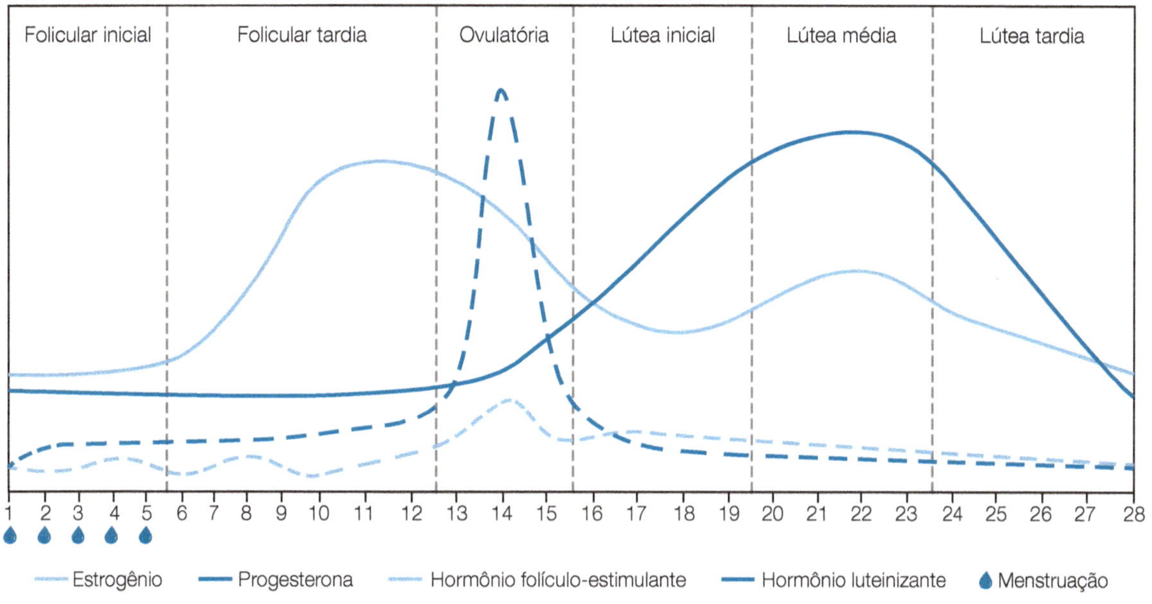

■ **Figura 55.3.** Fases e eventos hormonais em um ciclo menstrual eumenorreico de 28 dias. Fonte: Adaptada de Carmichael MA *et al.*[17]

Sistema opioide

Além da regulação hormonal hipotálamo-hipófise-ovário, no ciclo menstrual, devemos voltar nosso olhar aos peptídeos opioides. Os níveis de endorfina endógena aumentam ao longo do ciclo, desde a menstruação (quando os níveis de estradiol estão baixos) até os níveis mais altos durante a fase lútea (quando os níveis de progesterona e estradiol estão aumentados). A ciclicidade menstrual normal, portanto, requer períodos sequenciais de alta (fase lútea) e baixa (durante a menstruação) atividade opioide hipotalâmica.[10]

Importância clínica das endorfinas no ciclo menstrual

São crescentes as evidências de que os hormônios ovarianos afetem a estrutura do cérebro, a química e a função das mulheres em idade reprodutiva, moldando potencialmente seu comportamento e saúde mental. Ao longo dos anos reprodutivos, os níveis de estrogênio e progesterona flutuam ao longo do ciclo menstrual e podem modular circuitos neurais envolvidos em processos afetivos e cognitivos, por seus efeitos modulatórios das flutuações dos hormônios ovarianos na reatividade e estrutura das regiões cerebrais cortico-límbicas.[19]

Manon Dubol *et al.* em uma revisão incluindo 1.795 citações e setenta e sete publicações relevantes do uso de imagens de ressonância para avaliar alterações cerebrais *in vivo* (MRI e DTI), funcionais (fMRI, repouso-fMRI) e moleculares (PET, SPECT) associadas a flutuações hormonais relacionadas ao ciclo menstrual, sendo as principais descobertas (Figura 55.4):

1. Associações entre flutuações de E2 e variações no volume de substância cinzenta do hipocampo e ativação relacionada ao processamento afetivo e cognitivo.
2. Aumento do volume da substância cinzenta e ativação relacionada ao processamento afetivo na amígdala durante a fase lútea média e tardia e sua associação com afeto negativo durante o período pré-menstrual.
3. Maior ativação do córtex cingulado anterior no meio da fase lúteas durante processos cognitivos, processamento de recompensa e *feedback* negativo, juntamente com uma associação significativa entre ativação do ACC e afeto negativo.
4. Maiores ativações tardias na ínsula durante o processamento cognitivo, no final da fase folicular, associadas a flutuações do E2, e acompanhado de maiores volumes insulares.[19]

As variações estruturais relacionadas ao ciclo menstrual relatadas na amígdala, cerebelo e regiões pré-frontais foram associadas à gravidade dos sintomas pré-menstruais, incluindo afeto negativo.

Ainda não se sabe se tais variações estruturais exercem um papel funcional durante a ativação cerebral, pois nenhuma análise de neuroimagem multimodal foi realizada até o momento sobre esse tópico. No entanto, evidências indiretas apoiam variações anatômicas na reatividade cerebral do hipocampo, amígdala e ACC a estímulos afetivos e cognitivos, conforme ilustrado pelos resultados de estudos funcionais e anatômicos de ressonância magnética.

Considerando a ampla distribuição dos receptores E2 e P4 no cérebro e as interações entre esses hormônios e os sistemas serotoninérgicos, dopaminérgicos, GABAérgicos e glutamatérgicos, as variações funcionais destacadas pelos estudos de ressonância magnética funcional ao longo do ciclo menstrual provavelmente resultam de ações modulatórias hormonais nesses sistemas de neurotransmissores.

O endométrio

O útero é revestido internamente por epitélio superficial, conectado às glândulas uterinas, embebidas em tecido frouxo, o qual sofre mudanças estruturais ao longo do ciclo menstrual, tendo como ápice a decidualização e implantação do óvulo fecundado. Caso a gravidez não ocorra, a parte funcional sofre descamação, sendo eliminada em um processo cíclico de mudanças estruturais, hormônio-dependentes.

Assim, poderíamos definir o endométrio como um tecido altamente especializado de plasticidade excepcional, evidenciada pelo rápido crescimento e diferenciação durante o ciclo menstrual e pela rápida remodelação tecidual durante o início da gravidez.[20]

O estrogênio é a força motriz estimulante durante a fase proliferativa, onde observamos células fusiformes semelhantes aos fibroblastos, formando tecido conjuntivo, acoplado tecido glandular, com crescimento dos vasos sanguíneos, em um processo de reconstrução da parte estrutural da camada recém-destruída, preparando para receber o embrião.

A decidualização envolve mudanças drásticas na matriz extracelular e a transição mesenquimal-epitelial parcial de fibroblastos residentes preparando a parede uterina para a implantação do embrião.[20]

Na fase secretora, o protagonismo é atribuído à progesterona, momento em que a estrutura endometrial é

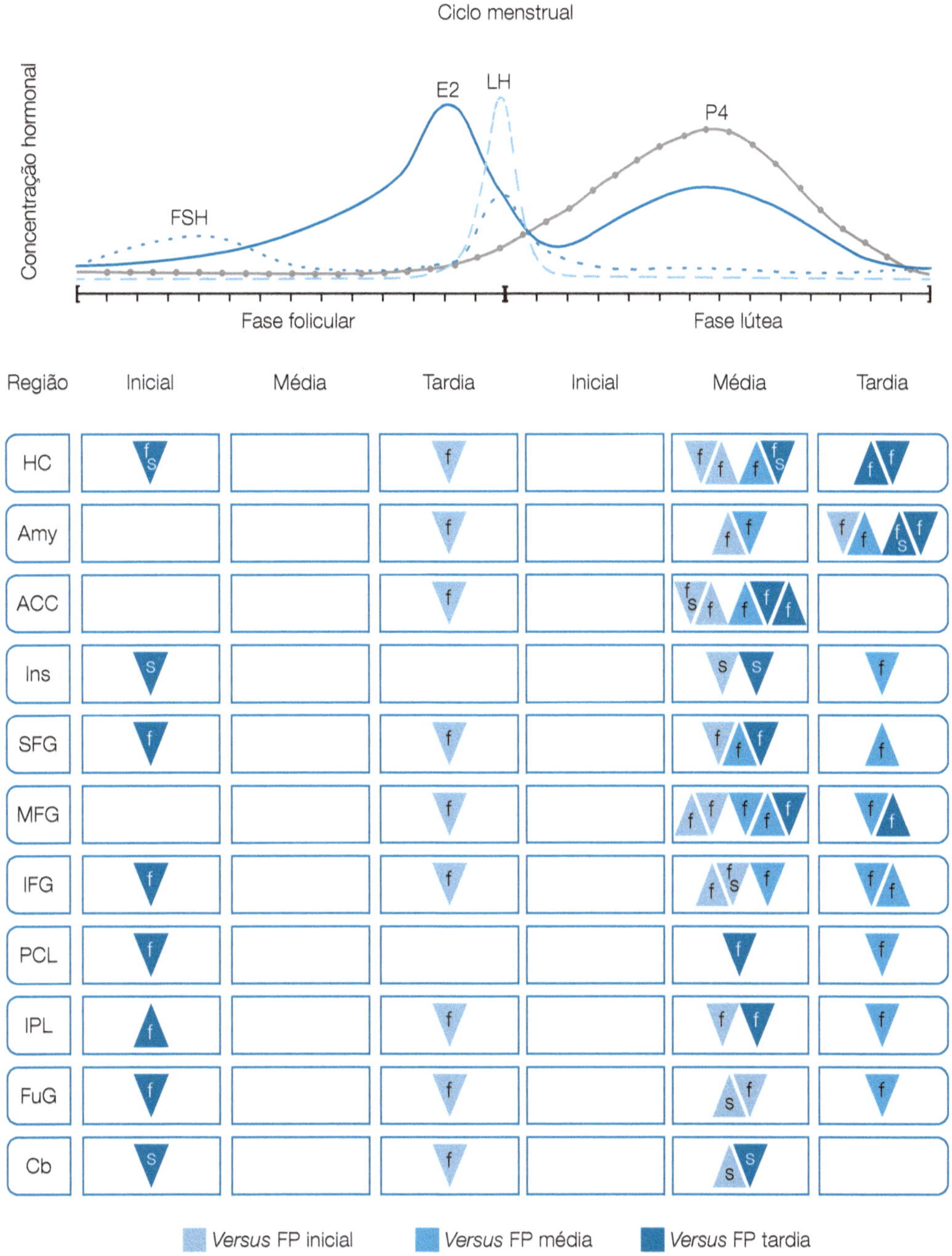

Figura 55.4. Ilustração das principais variações estruturais e funcionais relatadas ao longo do ciclo menstrual pelos estudos de ressonância magnética anatômica e funcional revisados. O painel superior inclui uma representação esquemática da variação nas concentrações de hormônios ovarianos e gonadotrofinas ao longo do ciclo menstrual. O painel inferior resume os principais efeitos das fases do ciclo menstrual em onze regiões cerebrais, sistematicamente relatados pelos estudos anatômicos e funcionais de ressonância magnética revisados. Triângulos para cima e invertidos indicam aumentos e diminuições de medidas funcionais ou estruturais do cérebro, respectivamente. As variações funcionais são indicadas pela letra "f" e por mudanças de intensidade do sinal BOLD. As variações estruturais são indicadas pela letra "s" e caracterizadas por mudanças no volume da substância cinzenta. Triângulos azuis claros, azuis médios e azuis escuros descrevem as variações observadas nas comparações com as fases foliculares inicial, média e tardia, respectivamente. Os achados estruturais foram baseados em oito estudos relatando os efeitos do ciclo menstrual na massa cinzenta. Os achados funcionais foram baseados em trinta e sete estudos de ressonância magnética funcional relacionados à tarefa de processamento afetivo e cognitivo, relatando efeitos do ciclo menstrual no sinal BOLD. ACC = córtex cingulado anterior; Amg = amígdala; Cb = cerebelo; E2 = 17 β-estradiol; FP = fase folicular; FSH = hormônio folículo-estimulante; FuG = giro fusiforme; HC = hipocampo; IFG = giro frontal inferior; Ins = ínsula; IPL = lobo parietal inferior; LH = hormônio luteinizante; MFG = giro frontal médio; P4 = progesterona; PCL = lóbulo paracentral; SFG = giro frontal superior. Fonte: Adaptada de Dubol M, *et al.*[19]

caracterizada por secreção glandular coincidente com permeabilidade alterada, adesão e expressão de receptores de superfície no compartimento epitelial, bem como com a decidualização do compartimento do tecido conjuntivo, no auge da parte nutritiva e funcional.

O ciclo menstrual pela MTC

A visão da fisiologia menstrual segundo a MTC, segue a teoria dos ciclos de desenvolvimento do primeiro capítulo do Huang Di Nei Jing. Segundo os chineses, o marco da menstruação seria por volta dos 14 anos, durando em torno de mais 5 ciclos de 7 anos, época em que se inicia a menopausa.

Por volta dos 14 anos, a predominância Yang da criança, dá lugar ao amadurecimento do funcionamento dos órgãos e meridianos. A relação Yin e Yang assume uma relação de domínio cíclico em uma temporalidade semelhante ao mês lunar, preparando continuamente, durante toda a idade fértil, o útero para a gravidez.

Destacam-se como eventos importantes dessa nova fase, a formação do Tian Gui, um "filtrado de Xue" que traz consigo a essência celestial, a abertura do vaso da concepção (Ren Mai) e o preenchimento do vaso penetrador (Chong Mai).

Existe uma dependência herdada na essência dos pais, que influencia no amadurecimento e desenvolvimento dos órgãos sexuais da menina, bem como no equilíbrio da fisiologia menstrual, sob a visão da MTC. Contam também os antecedentes de crescimento e desenvolvimento da infância, a alimentação, a influência climática e a invasão de patógenos externos e o estado de equilíbrio emocional, que quando alterado é a causa mais frequente das desarmonias de funcionamento do organismo.

O ciclo menstrual está relacionado principalmente aos Zangs Shen, Xin, Gan e Pi, havendo uma participação menor do Fei e do Fu estômago.

O Yin do Shen fortalecido atua no útero por meio da ascensão do Qi, pelo Ren Mai o qual nutre de Qi o útero. Ao mesmo tempo, depende do Shen a transmissão da essência pré-celestial através do vaso Bao-Luo, em sua ligação direta com útero, trazendo o material necessário à concepção. A deficiência de Yin do Shen e da essência resulta em falência ovariana prematura, infertilidade e menopausa.

O Xin é o controlador da mente e possui ligação direta com o útero, conhecida como Bao Mai, através da qual, abastece diretamente o mesmo com o Xue.

O Xue produzido pelo Xin, a partir da essência dos alimentos, controlado dentro dos vasos pelo Pi e armazenado pelo Gan, é de essencial importância em toda a fisiologia uterina. Suas desarmonias são a fonte causadora das mais diversas patologias na saúde da mulher. Assim, o conhecimento de toda a sua formação e distribuição ao longo do ciclo menstrual é fundamental para o diagnóstico e tratamento das desarmonias encontradas. A deficiência de Qi e Xue pode resultar em períodos menstruais irregulares, infertilidade ou sangramento menstrual anormal.

O Gan é o responsável pelo armazenamento do Xue e pelo livre fluxo de Qi. Como o Xue e o Qi são interdependentes, o Gan é importante, além do armazenamento, na distribuição de Xue pelo corpo. O Gan se liga ao útero através do Chong Mai, abastecendo-o de Xue. A estagnação de Qi do Gan resulta em estagnação do Xue pode resultar em processos de dor ou formações tumorais como miomas e endometriose.

O Pi é o responsável pela transformação dos nutrientes em Qi, pela manutenção do Xue nos vasos, direcionando a essência para a formação do Qi e do Xue, e sua distribuição ao corpo e ao útero. As deficiências do Pi podem resultar em deficiências de Qi e Xue e a perda do controle do Xue dentro dos vasos pode resultar nas hemorragias uterinas.

No início do novo ciclo é necessária a reconstrução e o preparo para a ovulação e concepção. A recomposição material é de responsabilidade do Yin, enquanto a parte funcional do Yang.

O imperador Amarelo no Su Wen se refere à materialização como uma ação de predomínio do Yin:

> *"'O Yin é calmo, ...o Yin promove o desenvolvimento..., o Yin é transformado em vida material"*

Fases do ciclo menstrual pela MTC

Para a MTC o ciclo menstrual, ocorre em quatro etapas que são menstruação, período pós-menstrual, ovulação e período pré-menstrual.

Nesses 4 períodos (Figura 55.5) podemos observar com clareza as inter-relações entre o Yin e o Yang que são a oposição, a interdependência, o consumo mútuo e a intertransformação de um no outro.

Ao final de um ciclo e início do seguinte o Yang se apresenta em sua totalidade máxima e o Yin em sua quantidade mínima, iniciando novamente o crescimento.

O início do fluxo menstrual nada mais é do que um marco de transição entre o final do período pré-menstrual e o início do período pós-menstrual. Com o crescimento do Yin já nos primeiros dias do ciclo menstrual inicia-se a recuperação da matéria que compõe o útero, preparando-o para em uma segunda fase às adaptações que possam promover e manter a gestação.

A primeira metade do ciclo menstrual é composta por duas fases na visão da MTC, a fase menstrual e a fase pós-menstrual. Esse é um período em que observamos o Yin em crescimento que se relaciona com o Yang em um final de curva decrescente.

Observamos o crescimento do Yin do Shen, já no primeiro dia da menstruação. Devemos considerar, nesse momento, como mais importantes a ação do Yin do Shen, o Ren Mai por ser o vaso abastecedor de Qi para o útero e o Xue do Gan que nutre o útero através do Chong Mai, que se encontra deficiente ou vazio no período menstrual (Figura 55.6).

Ao longo da primeira metade do ciclo menstrual normal, o Yin abastece o útero promovendo a reconstrução das mudanças do ciclo anterior, e o Xue enche o Chong Mai, que nutrirá o útero na segunda fase do ciclo menstrual.

Ao final da primeira metade, quando temos um Yin máximo, inicia-se a intertransformação do Yin em Yang do Shen. Próximo ao meio do ciclo, por ação do Ming

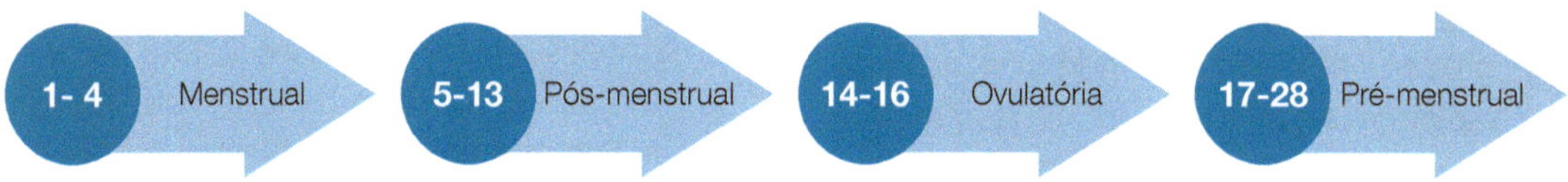

Figura 55.5. Fases do ciclo menstrual. Fonte: Autoria própria.

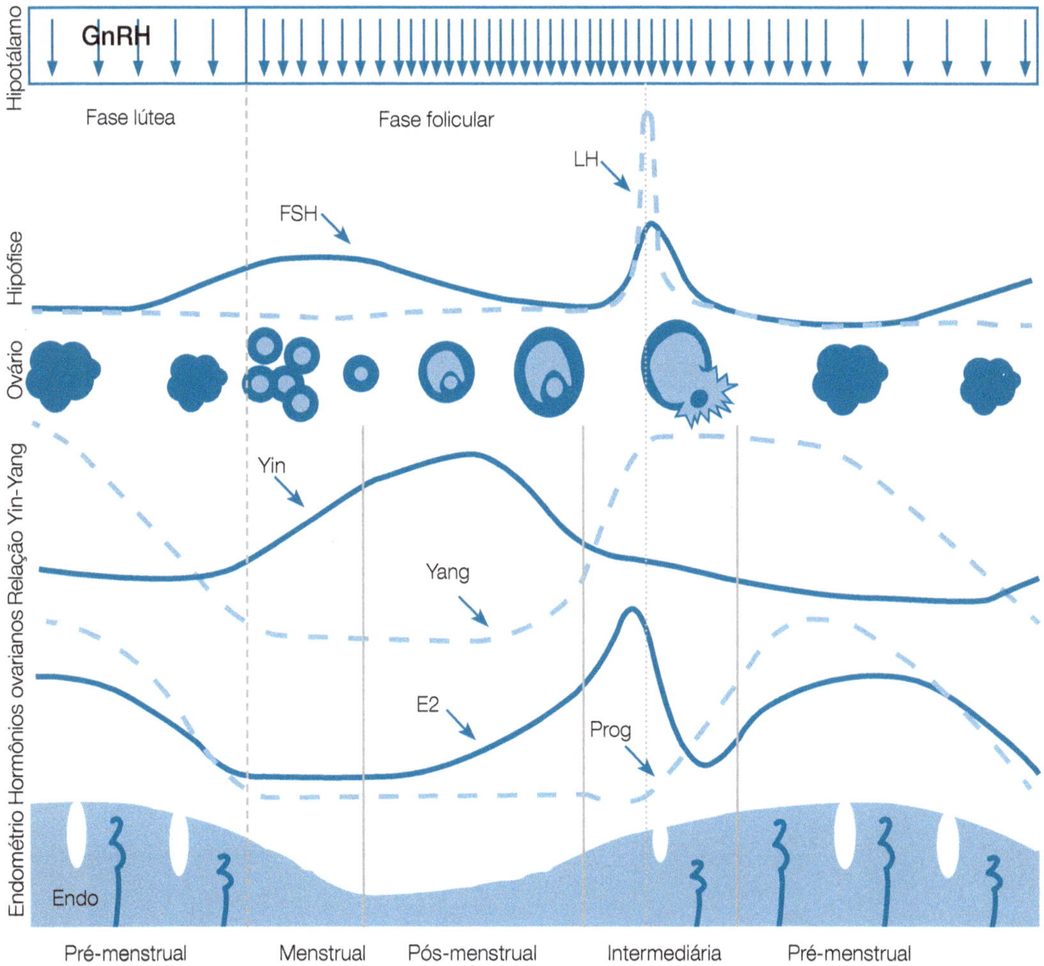

Figura 55.6. Correlação dos níveis hormonais nas diferentes fases do ciclo menstrual. Fonte: Adaptada de Hall JE, *et al.*[21]

Men, fogo da porta da vida. Observamos, em pouco tempo, um crescimento rápido do Yang, chegando ao nível máximo, no período da ovulação, sendo de grande importância o Du Mai que abastece o útero com o Yang do Shen. A ovulação é quando o útero libera o Tian Gui da mulher para o encontro com o Tian Gui do homem para a formação de um novo ser.

Os hormônios ovarianos, progesterona e estrogênio, flutuam ao longo do ciclo menstrual. Os níveis de estrogênio demonstram picos bimodais nas fases periovulatória e pré-menstrual. A progesterona é elevada durante a fase lútea. Os ciclos anovulatórios não demonstram a elevação típica da progesterona na fase lútea. A temperatura corporal também flutua durante o ciclo menstrual, com temperatura mais alta durante a fase lútea. Na primeira metade predomínio do Yin do Shen, com ação do Ming Men na fase da ovulação e predomínio do Yang até o final do período pré-menstrual, coincidindo com a manutenção mais alta da temperatura (Figura 55.7).[22]

Após esse breve período de crescimento rápido do Yang, temos a manutenção da prevalência do Yang sobre o Yin. Nessa fase, clinicamente a paciente apresenta aumento da temperatura corporal. Ainda na fase pré-menstrual é importante destacar que o Chong Mai (mar do Xue) encontra-se repleto de Xue e Qi. Caso haja gravidez, o útero continuará sendo abastecido pela ação conjunta de Chong Mai e Ren Mai (vaso da concepção). Caso não haja a concepção até próximo ao final dessa quarta fase quando ocorrerá a queda do Yin e então o esvaziamento de Chong Mai, tendo como consequência a menstruação.

Na primeira e segunda fases do ciclo menstrual, a dominância do Yin do Shen e a importância do Ren Mai no abastecimento do útero. No período ovulatório, a importância do Yang do Shen, do Ming Men e do Du Mai e na fase pré-menstrual, o domínio do Yang do Shen e a importância do Chong Mai (Figura 55.8).

■ Correlação da fisiologia menstrual pela visão entre duas racionalidades

A comparação entre a visão de duas racionalidades é permitir o diálogo com o outro, diminuindo a barreira da perplexidade que sentimos ao nos deparar com o outro e sua cultura. Não pode se restringir somente no paralelo científico baseado em estudos, revisões e metanálises, com cálculos estatísticos, mas deve-se ampliar no aprofundamento das particularidades de cada formação social e histórica, com seus modelos conceituais, adquirindo um olhar mais amplo das possibilidades terapêuticas que possam oferecer não somente a cura do processo, mas o equilíbrio de diversos fatores que proporcionem maior nível de saúde e menor sofrimento ao ser humano.[23]

Fase pré-menstrual	Ovulação	Fase pós-menstrual
▪ Yin do Shen ▪ Ren Mai	▪ Yang do Shen ▪ Du Mai	▪ Yang do Shen ▪ Chong Mai

■ **Figura 55.8.** Fases do ciclo menstrual pela MTC. Fonte: Autoria própria.

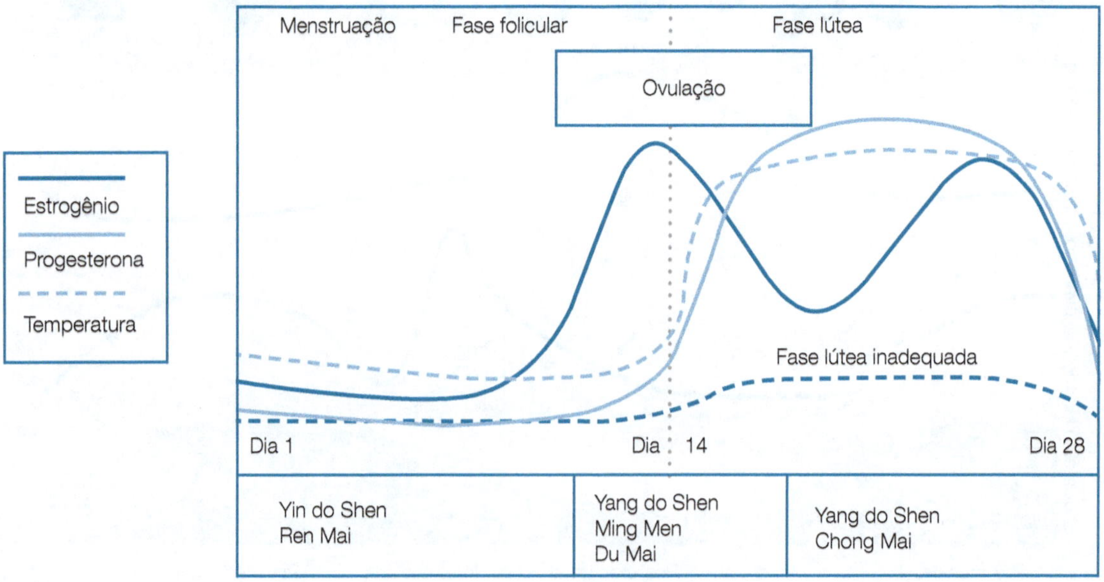

■ **Figura 55.7.** Contextualizando as fases do ciclo menstrual pela MTC. Fonte: Adaptada de Roeder HJ *et al.*[22]

A abordagem à saúde e à doença pela racionalidade ocidental proporcionou o desenvolvimento das capacidades diagnósticas e terapêuticas, alterando com sucesso a história natural de muitas doenças. A tecnologia nos permite obter uma imagem precisa do funcionamento interno do corpo humano, medir reações metabólicas infinitesimais, trocar órgãos de uma pessoa para outra, criar bebês em tubos de ensaio e manter a saúde fisiológica vida quando todos os sinais de vida humana tiverem desaparecido tratamento útil em outros casos. Nada pode diminuir essas realizações No entanto, a medicina científica está no seu limite quando se defronta com doenças degenerativas e relacionadas com o estresse, que estão mais relacionadas com o modo como pensamos e vivemos do que com bactérias, vírus e toxinas.[24]

A MTC atribui grande importância à unidade do próprio corpo humano e sua relação com a natureza, e sustenta que o corpo humano é um todo orgânico e inseparável do ambiente natural externo, desafiando uma visão reducionista e aceitando a complexidade e a multidimensionalidade da experiência humana, onde o todo não pode ser entendido como o resultado da soma das partes e sim a interação entre elas de modos diferentes.

A teoria dos quatro humores (sangue, fleuma, bile amarela, bile negra), que aparece em um tratado de Hipócrates, do século V, denominada *A Natureza do Homem*, mostra a ideia de que ambas as racionalidades, apesar de hoje trilharem caminhos distintos, têm como base o mesmo pensamento inicial. Nessa obra vemos, pela primeira vez, uma expressão muito clara da ideia de que a natureza do homem consiste em quatro humores e que as propriedades de cada um deles correspondem a cada uma das quatro estações, cada humor predominando na estação que compartilha a mesma natureza. Assim, segundo seu autor Políbio, aluno e genro de Hipócrates, o sangue, quente e úmido, predomina na primavera, a bile amarela, quente e seca, no verão, a bile negra, frio e seco, no outono e o catarro, frio e úmido, no inverno. Em sua definição, a saúde seria o resultado do equilíbrio e a mistura dos humores, enquanto o seu desequilíbrio e a separação seria a causa da doença. O mesmo autor, recomendava para evitar esse desequilíbrio, que o médico recomendasse a modificação do regime conforme as estações do ano.[25]

Galeno, no segundo século d.C., deu prestígio à teoria hipocrática dos quatro humores. A partir desse ponto desenvolveu a teoria das quatro qualidades elementares quente, frio, seco e molhado, citadas em sua obra *Treatise de Temperamenti* baseada nas diferentes misturas possíveis dos quatro elementos, citando em meio a uma mistura boa a existência de oito misturas ruins, quatro em que uma única qualidade é dominante, e quatro outros em que duas qualidades prevalecem.[25]

Assim, na avaliação paralela das racionalidades médicas ocidental e tradicional chinesas observamos, para o tema fisiologia menstrual, mesmo sem a intenção de equivalência, a concordância de alguns aspectos.

Na racionalidade ocidental, o sistema reprodutor feminino, formado por útero e ovários, é regido pelo controle neuroendócrino formando para o hipotálamo-hipófise e a gônada feminina, que por seus hormônios específicos, controlam por meio de um mecanismo de alça longa e alça curta o funcionamento de todo o sistema reprodutor, do ponto de vista funcional do útero como do ponto de vista reprodutiva pela regulação do desenvolvimento dos gametas femininos, que culmina na ovulação. As fases distintas do ciclo caracterizam-se por alternâncias de cada hormônio, cuja ação e especificidade funcional são diferentes, mas se complementam, agindo nos ovários, útero e endométrio, tendo um rumo diferente no caso de fecundação ou reiniciando-se, tendo como marco desse recomeço a menstruação. O final dessa etapa na vida da mulher surge com a falência ovariana em decorrência da diminuição acentuada das células da gametogênese, dando início à menopausa.

Na Medicina Tradicional Chinesa, o sistema reprodutor feminino formado pelo útero, é regido pelos Zangs Shen, Xin, Gan e Pi que interagem em uma relação de geração e domínio entre os cinco elementos, tendo como premissa básica a inter-relação entre o Yin e o Yang, e o equilíbrio na produção e circulação das essências, do Qi e do Xue, com importância destacada aos meridianos extraordinários Ren Mai, Chong Mai e Du Mai.

O Shen como o grande responsável pelo controle do Yin e Yang originais, estoca a essência pré-celestial e armazena o fogo na porta da vida (Ming Men). Atua no controle do funcionamento do Útero, por suas conexões com o Xin que controlados da mente e da circulação, do Gan controlador do fluxo de Qi e Xue do corpo e do Pi transformador dos nutrientes em matéria-prima para a formação do Qi e Xue no corpo.

O ciclo menstrual segue a alternância de dominância entre Yin e Yang, com a dominância de atuação dos Zang e meridianos conforme a fase do ciclo, seguindo um rumo diferente, no caso da gravidez e reiniciando um novo ciclo, tendo como marco o fluxo da menstruação. O final dessa etapa, surge com a escassez da essência e fica bem estabelecida a deficiência do Yin do Shen, característica da menopausa.

Conclusão

Com o objetivo de abordar nossas pacientes de modo integrativo, é muito importante a compreensão do ciclo fisiológico menstrual tanto pela medicina moderna quanto pela medicina chinesa. Há uma íntima ligação entre as diferentes fases do ciclo com as flutuações hormonais do eixo hipotálamo-hipófise-gonadal, como já foi observada pelos antigos chineses utilizando as suas teorias fundamentais. A compreensão pelas duas racionalidades médicas nos ajuda a enxergar a paciente por prismas diferentes, e dessa maneira oferecer tratamentos que possam complementar um ou outro.

Referências bibliográficas

1. Standring S, ed. Gray's Anatomy: The Anatomical Basis of Clinical Practice. 42th ed. Londres: Churchill Livingstone. 2021.
2. Chulani VL, Gordon LP. Crescimento e desenvolvimento do adolescente. Prim Care. 2014 set;41(3):465-87. doi: 10.1016/j.pop.2014.05.002. PMID: 25124201.
3. Brauer MM, Smith PG. Estrogênio e inervação do trato reprodutivo feminino: mecanismos celulares e moleculares da neuroplasticidade autonômica. Auton Neurosci. 2015 Jan;187:1-17. doi: 10.1016/j.autneu.2014.11.009. Epub 2014 Nov 28. PMID: 25530517; PMCID: PMC4412365.
4. Wang LG, Pai HJ. Tratado Contemporâneo de Acupuntura e Moxibustao. CEIMEC, editor. Sao Paulo; 2005.
5. Wang B, Yan W, Hou LH, Wu XK. [Desordem de Tian Gui (essência renal) e disfunção reprodutiva em pacientes com síndrome dos ovários policísticos]. Zhong Xi Yi Jie He Xue Bao. 2010 Nov;8(11):1018- 22. Chinese.doi: 10.3736/jcim20101103.PMID: 21078264.
6. Liu Z. Essentials of Chinese medicine. Londres: Springer London, 2009.
7. Zhu M. The medical classic of the Yellow Emperor. Beijing:Foreign Languages Press. 2001.
8. Liu ZW, Liu L. Essentials of Chinese Medicine: Volume 1. Springer-Verlag London Limited; 2010.
9. Auteroche B, Navailh P. O diagnóstico na medicina chinesa. In: O diagnóstico na medicina chinesa. 1986. p. 420-420.
10. Speroff L, Marc A. Fritz, eds. Clinical gynecologic endocrinology e infertilidade 9ª Edição. Lippincott Williams & Wilkins, 2005.
11. Song ZB. Pediatric Essentials from Dr. Zhong - A Clinical Guide to Treating Children at the Dr. Zhong Bai Song PhD, LAc Edited by Michael Johnston L.Ac., MSOM2016.
12. Fernandes CE, SÁ MFS. Tratado de ginecologia Febrasgo. In: Tratado de ginecologia Febrasgo. 2019. p. 998-998.
13. Barros BS, Kuschnir MCMC, Bloch KV, Silva TLND. ERICA: idade da menarca e sua associação com o estado nutricional. J Pediatr (Rio J). 2019 Jan-Fev;95(1):106-111. doi: 10.1016/ j.jped.2017.12.004. Epub 2018 18 de janeiro. PMID: 29352861.
14. Ramraj B, Subramanian VM, Vijayakrishnan G. Study on age of menarche between generations and the factors associated with it. Clinical Epidemiology and Global Health. Elsevier July-September 2021.
15. Sawyer SM, Azzopardi PS, Wickremarathne D, Patton GC. A idade da adolescência. Lancet Child Adolesc Health. 2018 Mar;2(3):223-228. doi: 10.1016/S2352-4642(18)30022-1.Epub 2018 Jan 30. PMID: 30169257.
16. Karapanou O, Papadimitriou A. Determinantes da menarca. Reprod Biol Endocrinol. 30 de setembro de 2010; 8:115. doi: 10.1186/1477-7827-8-115. PMID: 20920296; PMCID: PMC2958977.
17. Carmichael MA, Thomson RL, Moran LJ, Wycherley TP. The Impact of Menstrual Cycle Phase on Athletes' Performance: A Narrative Review. Int J Environ Res Public Health. 2021 Feb 9;18(4):1667. doi: 10.3390/ijerph18041667. PMID: 33572406; PMCID: PMC7916245.
18. Olabarrieta E, Totorikaguena L, Matorras R, Agirregoitia E, Agirregoitia N. Delta and kappa opioid receptors in human endometrium during the menstrual cycle: Expression and localization. Eur J Obstet Gynecol Reprod Biol. 2023 Apr;283:68-73. doi: 10.1016/j.ejogrb.2023.01.032. Epub 2023 Jan 27. PMID: 36801594.
19. Dubol M, Epperson CN, Sacher J, Pletzer B, Derntl B, Lanzenberger R, Sundström-Poromaa I, Comasco E. Neuroimaging the menstrual cycle: A multimodal systematic review. Front Neuroendocrinol. 2021 Jan;60:100878. doi: 10.1016/j.yfrne.2020.100878. Epub 2020 Oct 22. PMID: 33098847.
20. Sternberg AK, Buck VU, Classen-Linke I, Leube RE. How Mechanical Forces Change the Human Endometrium during the Menstrual Cycle in Preparation for Embryo Implantation. Cells. 2021 Aug 6;10(8):2008. doi: 10.3390/ cells10082008. PMID: 34440776; PMCID: PMC8391722.
21. Hall JE. Endocrinology of the Menopause. Endocrinol Metab Clin North Am. 2015 Sep;44(3):485-96. doi: 10.1016/j.ecl.2015.05.010. PMID: 26316238; PMCID: PMC6983294.
22. Roeder HJ, Leira EC. Effects of the Menstrual Cycle on Neurological Disorders. Curr Neurol Neurosci Rep. 2021 May 10;21(7):34. doi: 10.1007/s11910-021-01115-0. PMID: 33970361.
23. Sabbatini A, Höhl A, Tsai A, Barbosa E, Souza L, Maeda L, Palladini M:2022in Acupuntura na Dor Neuropática; Editora Atheneu 2022.
24. Keji C, Hao X. The integration of traditional Chinese medicine and Western medicine. European Review. Vol. 11, No. 2, 225–235 (2003). Academia Europaea, Printed in the United Kingdom.
25. Thivel A. Air, pneuma and breathing from Homer to Hippocrates. In: Hippocrates in context. Brill, 2005. p. 237-249.

PARTE 6

Acupuntura na Infertilidade

56

André Wen Wan Tsai • Gustavo Cerqueira e Silva • Maria Cristina Szezech Cerqueira e Silva

Tratamento da Infertilidade pela Medicina Tradicional Chinesa

Introdução

A infertilidade é uma doença do sistema reprodutor masculino e/ou feminino definida pela incapacidade de conseguir uma gravidez após 6 meses, ou mais de relações sexuais regulares desprotegidas, dependendo da idade da mulher.[1]

A infertilidade pode afetar homens e mulheres e geralmente é autodiagnosticada pela incapacidade de engravidar. O problema pode causar sofrimento significativo, estigma e dificuldades financeiras, afetando o bem-estar mental e psicossocial das pessoas.[2]

Um grande número de pessoas é afetado pela infertilidade durante a vida, de acordo com relatório da Organização Mundial da Saúde (OMS, 2023). Cerca de 17,5% da população adulta, em torno de 1 em cada 6 pessoas em todo o mundo, sofre de infertilidade. Mostrando a necessidade urgente de aumentar o acesso a cuidados de saúde acessíveis e de alta qualidade.[2]

A infertilidade pode ser primária ou secundária. A infertilidade é descrita como primária quando uma gravidez nunca foi alcançada por aquele casal, e a infertilidade é secundária é quando pelo menos uma gravidez anterior foi alcançada pelo mesmo casal.

A infertilidade pode ocorrer devido a fatores masculinos, fatores femininos, uma combinação entre ou pode ser sem causa aparente.

Para mulheres e homens, no entanto, fatores de estilo de vida, como tabagismo, consumo excessivo de álcool, obesidade, uso de anabolizantes esteroides, entre outros, têm sido associados a maiores chances de infertilidade.[2]

O cuidado com a fertilidade engloba a prevenção, o diagnóstico e o tratamento da infertilidade e o acesso equitativo aos cuidados e tratamentos é um desafio.

Etiologia – infertilidade feminina

A infertilidade feminina pode ter causas diversas, como em distúrbios da ovulação: a síndrome dos ovários policísticos, insuficiência ovariana primária ou secundária, ou hiperprolactinemia. Também pode ser causada por anormalidades uterinas ou cervicais, danos às trompas de Falópio, miomas uterinos que deformam a cavidade interna do útero, endometriose, menopausa precoce, doenças inflamatórias pélvicas, fibroses e até mesmo tratamento de câncer ou traumas psicológicos.

Também há efeito adverso da idade materna avançada sobre a função do óvulo. À medida que o envelhecimento ocorre, a quantidade e a qualidade dos oócitos diminuem, assim como também a probabilidade de um óvulo ser geneticamente normal.[3]

As terapias complementares são amplamente utilizadas por pacientes com infertilidade. A acupuntura como terapia não farmacológica para mulheres com infertilidade foi relatada pela primeira vez em 1988,[4] mostrando efeitos semelhantes da acupuntura e da terapia medicamentosa para alcançar a gravidez, aumentando ainda mais o interesse da pesquisa nos benefícios da acupuntura para o tratamento da infertilidade.[5]

Durante séculos a acupuntura tem sido usada na China para tratamento de diversas condições médicas e psíquicas como também para regular o sistema reprodutivo feminino, com diversos mecanismos de ação postulados.[6] Seu uso vem apresentando maior popularidade no Ocidente e aparece como auxiliar nos problemas de infertilidade.

Pesquisas são realizadas quanto ao uso da acupuntura em reprodução assistida, especialmente na Inglaterra, Suécia, Áustria, Alemanha e Dinamarca.[8] A Organização Mundial da Saúde (OMS) enfatiza a necessidade de estudos clínicos como forma de validar a acupuntura e sua aceitação para estendê-la como opção terapêutica simples, de baixo custo e eficaz.[9] Considera-se também sua importância de estudo no sucesso das técnicas de reprodução assistida.[8]

Mecanismos fisiológicos da acupuntura na fertilidade feminina

O estudo do mecanismo da acupuntura influenciando as taxas de sucesso na fertilidade é importante no conhecimento de como a acupuntura modula processos fisiológicos específicos, podendo identificar quem pode se beneficiar especificamente com essa técnica.

Pelo entendimento das bases fisiológicas da fertilidade feminina avaliando os mecanismos basais da acupuntura pode-se inter-relacionar alguns aspectos pelos quais a acupuntura pode implementar as taxas de gestação, tais como: modulação de fatores neuroendócrinos centrais, pelo seu impacto no eixo hipotálamo-hipófise-ovariano, nos órgãos pélvicos com aumento de fluxo sanguíneo ao útero e aos ovários, como também a modulação de fatores imunes e efeitos potenciais na redução de estresse, ansiedade e depressão.

Acupuntura e o eixo hipotálamo-hipófise-gonadal

A disfunção ovulatória é a principal causa de infertilidade. O eixo hipotálamo-pituitário-ovariano (HPA) é essencial no controle da reprodução feminina e a chave para a ovulação.[10,11]

A disfunção ovulatória inclui principalmente ovulação irregular e a não ovulação, e tais pacientes frequentemente apresentam oligomenorreia ou amenorreia.[12]

Uma série de transdução de sinal neuroendócrino também pode ser induzida pelo estresse psicológico que acabará se manifestando como a ativação contínua do eixo hipotálamo-hipófise-glândula adrenal (HPA)[13] traduzindo-se na liberação reduzida de hormônio liberador de gonadotrofina (GnRH) central[14] interrompendo o ciclo menstrual e inibindo a ovulação. O estresse crônico age diretamente no hipotálamo para produzir mais hormônio liberador de corticotropina (CRH) enquanto a ativação do eixo HPA resulta em mais cortisol.[15]

Estudos têm demonstrado o impacto da acupuntura no eixo hipotálamo-pituitário-ovariano e no útero,[16] regulando a liberação de hormônios gonadotróficos para induzir a ovulação, aumentando o fluxo de sangue uterino e produzindo alterações no endométrio em sua espessura e receptividade.[17]

O hipotálamo libera uma série de hormônios hipofisiotróficos, muitos dos quais são diretas ou indiretamente relacionados à infertilidade.

Também foi demonstrada uma correlação entre a ativação cerebral e a estimulação de acupontos correspondentes, caracterizando uma ligação no hipotálamo e sistema límbico que deve mediar a acupuntura.

A acupuntura altera a carga e o potencial dos neurônios e a concentração de eletrólitos e neuropeptídeos, causando durante o tratamento aumento significativo nos níveis de β-endorfina, que permanecem elevados por mais de 24 horas.[18-20] Esse impacto nos níveis de β-endorfina, que por sua vez afetam a secreção de hormônio de liberação de gonadotrofina (GnRH) e o ciclo menstrual, explicam sua influência na ovulação e na fertilidade. Em mulheres com ciclos ovulatórios ou anovulatórios, a acupuntura também influencia os níveis plasmáticos de hormônio folículo-estimulante (FSH), hormônio luteinizante (LH), estradiol (E) e progesterona (P). Assim é o uso com sucesso da acupuntura como aditiva à gonadotrofina coriônica (hCG) no desencadeamento da ovulação.[21-23]

A possibilidade da acupuntura em afetar funções celulares e fisiológicas é atribuída a essa modulação de neuroquímicos. Essas substâncias, então, influenciam funções hipotalâmicas e afetam a reprodução, funções autonômicas e até o sistema imune.[24,25] A acupuntura, ainda, ativa opioides endógenos no sistema nervoso central, podendo inibir o sistema simpático.[18]

Função ovariana

"Menos folículos disponíveis" e "diminuição da função da secreção ovariana" são fatores considerados irreversíveis que contribuem para a infertilidade feminina.[26]

Há duas maneiras principais de melhorar a função ovariana, reduzindo a apoptose de células da granulosa nos folículos e melhorando o ambiente ovariano.

Durante o desenvolvimento folicular, as células da granulosa são responsáveis por fornecer os nutrientes necessários para a maturação do óvulo. A atresia folicular e a apoptose estão intimamente relacionadas à apoptose das células da granulosa.[27]

A acupuntura pode aumentar a expressão de BCL-2 (proteína intracitoplasmática que inibe a apoptose) e reduzir a expressão de BAX (gene pró-apoptótico) para reduzir a apoptose das células da granulosa, dando suporte para o desenvolvimento folicular.

Por outro lado, o ambiente ovariano interno é um pré-requisito para o desenvolvimento folicular. A acupuntura pode reduzir a expressão do fator de crescimento neural (NGF), do fator de liberação de corticotrofina (CRF), e de endotelina-1 (ET-1), para reduzir a inflamação no ovário e promover o suprimento sanguíneo adequado ao ovário.[27]

Além disso, maus hábitos de vida também podem afetar a qualidade dos folículos, interrompendo o nível metabólico médio.[28]

Da mesma forma, alimentos condimentados, sono inadequado e estresse mental causam inflamação crônica no organismo.[29,30] Resultam na produção e acúmulo de espécies reativas de oxigênio nas células da granulosa para induzir estresse oxidativo,[31] o que prejudicará ainda mais a função de organelas como mitocôndrias granulosas e retículo endoplasmático.[32,33] Afetando, assim, a capacidade de maturação, desenvolvimento normal dos ovócitos e capacidade de fertilizá-los,[34] levando assim à infertilidade e resultados adversos da gravidez. A acupuntura pode atuar em múltiplas partes do sistema reprodutor feminino para melhorar sua função através da ação de moléculas sinalizadoras neuroendócrinas, para, assim, beneficiar na fertilidade feminina.

Efeitos periféricos da acupuntura

Em adição à modulação central do eixo hipotálamo-hipófise-ovariano, os efeitos da acupuntura no sistema nervoso autonômico têm sido documentados,[35] evidenciando que a atividade do sistema simpático é reduzida após acupuntura, mensurada pelos níveis de norepinefrina, temperatura da pele, pressão sanguínea e níveis de tolerância à dor.

Fertilização *in vitro* (FIV)

A acupuntura no fluxo sanguíneo uterino e ovariano

A espessura do endométrio, sua morfologia e o fluxo de sangue na artéria uterina têm sido relacionados como parâmetros importantes para o sucesso da implantação de embriões.[36] Apesar de resultados conflitantes na utilização desses parâmetros durante vários estágios de tratamento para predizer os resultados em FIV, é sistemática geral de que a espessura endometrial adequada é requisito para otimizar a taxa de gravidez.

Estudos demonstram o uso da acupuntura para diminuir o índice de pulsatilidade da artéria uterina em mulheres com história de pouca resposta da linha do endométrio na FIV.[37]

A impedância do fluxo de sangue nas artérias uterinas, expressa como um índice de resistência, o índice de pulsação, é considerado fundamental na receptividade endometrial. Um alto índice de pulsação na artéria uterina está associado com taxas de gestação reduzidas após transferência de embrião nas FIV.

A repetição de tratamentos por acupuntura, por um período de 4 semanas, exerce efeito inibitório no tônus simpático uterino, reduzindo assim a alta impedância do fluxo sanguíneo nas artérias uterinas, e, hipoteticamente, aumentando a receptividade endometrial.

O sucesso da FIV requer ótima receptividade endometrial na ocasião da implantação. A impedância do fluxo de sangue arterial do útero é considerada método valioso de avaliação da receptividade endometrial. As medidas dessa impedância são realizadas por meio de ultrassonografia com o uso do Doppler. O uso de eletroacupuntura apresenta decréscimo significativo no índice de pulsatilidade da artéria uterina, mantendo-se durante cerca de 2 semanas. Benéfico para pacientes inférteis com alta impedância no fluxo sanguíneo da artéria uterina.[39]

A eletroacupuntura também aumenta os níveis do fluxo de sangue ovariano. Há variações nesse fluxo dependendo da frequência e dos pontos de acupuntura utilizados. A maior resposta ocorre quando as agulhas de acupuntura são inseridas nos músculos da parede abdominal, ou seja, na inervação somática do útero e dos ovários. Verifica-se que a melhor resposta é obtida utilizando-se baixa frequência – 2 a 10 Hz –, dependendo do aparelho estimulador usado. O efeito é mediado via nervos simpáticos ovarianos, via reflexa supraespinhal.[40]

Os efeitos positivos da acupuntura durante os tratamentos por FIV podem estar, portanto, relacionados às alterações do fluxo sanguíneo uterino e na diminuição da contratilidade do útero como também no relaxamento da paciente diminuindo o estresse.

Acupuntura na implantação embrionária

A interação de um embrião com o microambiente do endométrio para formar uma conexão biológica refere-se como implantação embrionária.

A acupuntura pode auxiliar na implantação embrionária por três mecanismos: modulando a autoimunidade, onde a acupuntura resiste à resposta imune materna aos embriões, "corpo estranho", pelo aumento da expressão de CCL2 (Proteína quimiotática de monócitos).

O segundo mecanismo refere-se à nutrição, onde a acupuntura aumenta a expressão de VEGF (fator de crescimento endotelial vascular) e PGF (fator de crescimento trofoblástico) para promover a angiogênese, para estabelecer a via de troca material entre mãe e embrião.

Finalmente, o último mecanismo refere-se ao desenvolvimento embrionário, onde a acupuntura beneficia o desenvolvimento de embriões no endométrio, aumentando a expressão de IGF-1 (fator de crescimento do tipo insulina 1).

Infertilidade na perspectiva da medicina tradicional chinesa

A aplicação da Medicina Tradicional Chinesa (MTC) à saúde da mulher vem sendo praticada há milhares de anos, e alguns dos primeiros relatos contém descrições ricas e detalhadas de alterações ginecológicas e reprodutivas e seus tratamentos. O procedimento da MTC mais comumente praticado no ocidente e na China representa uma sistematização de várias práticas da Medicina Chinesa como uma forma de sistema médico unificado que pode ser integrado à Medicina Ocidental.

Há muitas teorias fundamentais que formam as bases da MTC sobre o organismo e suas disfunções. Usadas conjuntamente formam um sistema complexo de diagnóstico. Nesse sistema, os sinais e sintomas são analisados para identificar os padrões de desarmonias, caracterizando a patologia. As modalidades de tratamento fundamentais compreendem a acupuntura, exercícios, especialmente o Tai Chi, dietas específicas, e o uso de fitoterápicos.

Etiopatogenia em fertilidade – perspectiva da MTC

Quando considerada sob perspectiva da MTC, a infertilidade é quase sempre associada com algum tipo de deficiência do Shen (rim), apesar de frequentemente haver algumas desarmonias secundárias associadas.

Na MTC, o conceito de Shen (rim) não se refere ao órgão e funções associadas em uma perspectiva médica. Ao invés disso, o conceito de Shen (rim) na MTC refere-se ao órgão e uma série de funções e processos fisiológicos, alguns deles sem relação à função do rim em um senso médico ocidental.

Na MTC, o Shen (rim) contém a constituição fundamental de uma pessoa e na mulher corresponde às mudanças de desenvolvimento desde o nascimento, a puberdade, idade reprodutiva e velhice. Dentro dessa perspectiva, a infertilidade reflete um precoce declínio das funções relatadas ao Shen (rim), resultantes de fatores constitucionais, estilos de vida e hábitos dietéticos.[41]

Dentre as bases da MTC, as causas de infertilidade são as desarmonias e deficiências de Qi (energia vital), dos níveis de Xue (sangue), estagnações de Jing Ye (fluidos) e processos inflamatórios.[42]

O tratamento da infertilidade na MTC inicia com o diagnóstico de padrões primários e secundários, baseados em grupos de sinais e sintomas e nas técnicas de exame específicas.[41]

Os vários diagnósticos médicos ocidentais de infertilidade podem ser comparados aos padrões da MTC, como deficiência do Yang do Shen, deficiência de Xue e de Qi que incluem na medicina ocidental o diagnóstico de anovulação, de baixa qualidade dos oócitos, baixo nível de estradiol, de progesterona e altos níveis de hormônio folículo-estimulante (FSH) e baixos níveis de AMH (hormônio antimülleriano).

Os padrões da MTC de estagnação de Qi, estase de sangue e obstrução por fleuma incluem os diagnósticos médicos ocidentais de obstrução das tubas uterinas, fibromas uterinos, cistos ovarianos, endometriose, síndrome dos ovários policísticos e aderências.

Padrões de desarmonias na infertilidade feminina

Deficiência do Shen (rim)

A deficiência do Shen tem origem em uma constituição hereditariamente fraca ou em doenças urogenitais. Essas consomem a essência e o Xue, prejudicando o Yang do Shen, o qual não consegue aquecer adequadamente o útero, causando a fraqueza do Qi do Chong Mai e do Ren Mai, o que torna insuficiente a nutrição dos vasos uterinos, que não conseguem sustentar o processo de implantação.

Sinais e sintomas: irregularidade menstrual ou oligomenorreia com sangramento escuro, lassidão, dores nas costas, fraqueza das pernas e tontura. A língua apresenta revestimento branco; o pulso está profundo e deficiente.

- Princípios de tratamento:

Tonificar e restaurar o Qi do Shen para regularizar o Chong Mai e o Ren Mai.

- Seleção de pontos:

BL23 (Shenshu), KI13 (Qixue) e KI2 (Rangu).

Explanação: O Shen (rim) armazena o Jing e rege a reprodução. Quando o Qi do Shen (rim) é abundante, a concepção pode ocorrer. A combinação de BL23 (Shenshu) com KI13 (Qixue) e KI2 (Rangu) tem um efeito tonificante sobre o Qi do Shen, auxiliando na regulação do Chong Mai e do Ren Mai.

Tonificar o Yin de Shen (rim), para que exerça suas funções:

- Seleção de pontos:

KI6 (Zhaohai), KI3 (Taixi), CV7 (Yinjiao), BL23 (Shenshu).

BL52 (Zhishi): é o Jing Shen (rim): expressão mental do Shen (rim), fortalece o Yin e o Yang do Shen (rim).

Deficiência de Xue (Sangue)

A insuficiência de Yin-Xue, como resultado de constituição fraca, de exaustão do Jing *Ye* e de hemorragia, pode ocasionar deficiência do Chong Mai e Ren Mai, incapazes de sustentar o processo da implantação.

- Sinais e sintomas: oligomenorreia com sangramento pálido, compleição pálida, fraqueza física generalizada, lassidão mental, tontura e zumbido.

Ao exame a língua apresenta revestimento fino; o pulso é profundo e filiforme.

- Princípio de tratamento:

Tonificar e restaurar a essência e o Xue para regularizar o Chong Mai e o Ren Mai.

- Seleção de pontos:

CV4 (Guanyuan), ST13 (Qihu), EX-CA1 (Zigong), SP6 (Sanyinjiao) e ST36 (Zusanli).

Explanação:

- CV4 (Guanyuan), por estar na confluência dos três meridianos Yin do pé e do Chong Mai e do Ren Mai, exerce uma ação tonificante sobre a essência e o Xue (Sangue).
- SP6 (Sanyinjiao) e ST36 (Zusanli) podem ser utilizados para nutrir e tonificar a fonte de geração e de transformação.
- ST13 (Qihu) e EX-CA1 (Zigong) são pontos de experiência clínica para a síndrome de infertilidade.
- Outros pontos podem ser escolhidos, de acordo com os sintomas.

Retenção de frio no útero

O descuido durante o período menstrual ou fora deste pode propiciar a invasão do vento frio no útero. Há também a possibilidade de o Yang do Shen (rim) ser insuficiente e, assim, enfraquecer o fogo do Ming Men, que se torna incapaz de promover o fluxo de Qi e água, permitindo, então, que o frio e a umidade infundam para baixo e penetrem no útero, causando infertilidade. Nesses casos, a infertilidade resulta da retenção do frio no útero.

- Principais manifestações:

Dificuldade de engravidar.

- Sinais e sintomas secundários:

Atraso menstrual com sangramento escasso e escuro, dor com sensação de frio no baixo ventre, membros e corpo frios ou acompanhado de dores nas costas e fraqueza das pernas e diurese abundante e clara.

Língua: pálida com revestimento fino.

Pulso.

Profundo e lento.

- Princípio de tratamento:

Aquecer o útero para dissipar o frio.

- Seleção de pontos:

CV7 (Yinjiao), CV2 (Gugu), GV4 (Mingmen) e CV6 (Qihai).

Explanação:

- O Ren Mai e o Du Mai passam pelo útero. CV7 (Yinjiao), CV2 (Gugu) e o GV4 (Mingmen) podem ser utilizados para aquecer e dissipar o frio no útero. Além disso, a moxabustão em CV6 (Qihai) pode tonificar o Yang de modo a reforçar a ação que dissipa o frio e aquece o útero.
- No caso de atraso menstrual, acrescentar ST25 (Tianshu) e ST29 (Guilai).
- BL23 (Shenshu) e EX-UE7 (Yaotongdian) para dores nas costas e fraqueza das pernas.

Estagnação de mucosidade e Xue (sangue)

A obesidade ou uma dieta rica em gorduras pode gerar a formação de mucosidade e umidade e causar disfunção do Qi. Os transtornos emocionais podem também causar estagnação de Qi, que prejudica o fluxo de Qi e Xue, ocasionando estagnação de Qi do Gan. A estagnação de Xue acarreta acúmulo de mucosidade e umidade e vice-versa, resultando em retenção de frio no útero.

- Principais manifestações:

Dificuldade de engravidar.

- Sinais e sintomas secundários:

Atraso menstrual, fluxo menstrual obstruído com coágulos, plenitude do tórax e hipocôndrio, agitação e irritabilidade, ou obesidade, tontura, palpitação, leucorreia espessa e pegajosa.

Língua: escura ou com petéquias.

Pulso: deslizante ou áspero.

- Princípio de tratamento:

Remover a mucosidade e resolver a estagnação

- Seleção de pontos:

CV3 (Zhongji), ST30 (Qichong), CV14 (Siman), SP6 (Sanyinjiao) e

ST40 (Fenglong).

Explanação:

- CV3 (Zhongji), ST30 (Qichong) e KI14 (Siman), utilizados em conjunto, podem promover a menstruação ao regularizar o Qi. Além disso, têm uma ação reguladora sobre o Chong Mai e o Ren Mai. Acrescentar SP6 (Sanyinjiao) pode eliminar a estase de Xue, ST40 (Fenglong) pode reforçar o Pi (baço) e remover a mucosidade.
- Acrescentar SP8 (Diji) para o fluxo menstrual atrasado, KI3 (Taichong) e PC6 (Neiguan) para a sensação de plenitude no tórax e no hipocôndrio e BL33 (Zhongliao) para a leucorreia.

Com base nos padrões diagnosticados são desenvolvidas estratégias de tratamento-protocolos específicos de acupuntura, direcionando para pontos de acupuntura, tipo de estimulação das agulhas, número e frequência dos tratamentos.

Essas práticas estão sendo apreciadas nas pesquisas de uso da acupuntura na fertilidade feminina, e em conjunto com as técnicas de FIV.

Neurofisiologia do sistema de acupuntura auricular na fertilidade feminina

A reação de cada região anatômica da orelha com situações clínicas tem sido descrita em várias publicações e em vários livros textos de acupuntura auricular.[43] Esses pontos podem afetar condições médicas diferentes.

Os pontos primários mestres (Figura 56.1) são assim designados porque são tipicamente ativos na maioria dos pacientes.

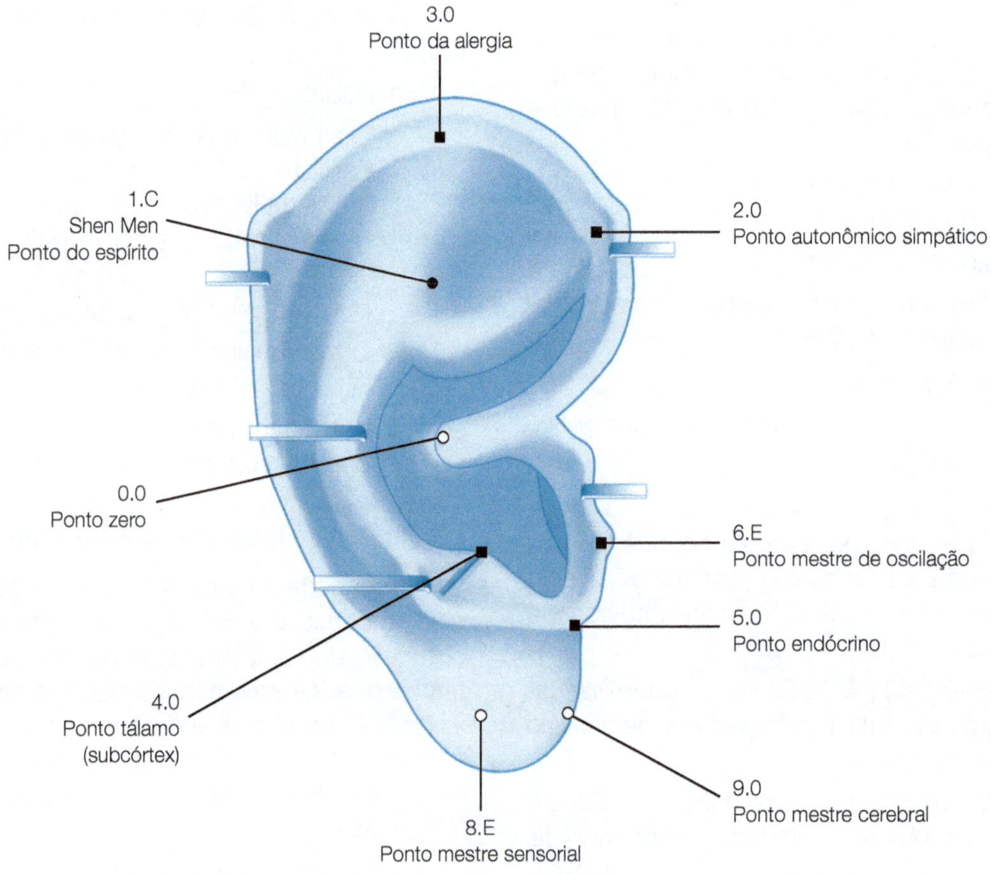

Figura 56.1. Pontos mestres auriculares. Fonte: Oleson, 2003 (p. 170).

Um ponto mestre identificado como Shen Men é utilizado em muitos protocolos de tratamento, produzindo equilíbrio fisiológico. É usado para alívio de diferentes quadros clínicos como estresse, tensão, ansiedade e depressão. É um ponto localizado na fossa triangular da orelha.

Outro ponto auricular com benefícios para regular o sistema nervoso autonômico é referido como ponto autonômico ou simpático, que regula o sistema nervoso autonômico, reduzindo desequilíbrios neurovegetativos. Esse ponto promove a circulação sanguínea por produzir vasodilatação, sendo benéfico em situações de estresse.

Também exercem função de neuromodulação e endócrina os pontos do tálamo e endócrino. Esse representa a glândula hipófise, ativando-a e controlando as funções e liberações de hormônios de todas as outras glândulas endócrinas. Promove níveis de homeostase na secreção glandular de hormônios.

O ponto auricular do tálamo representa as conexões nervosas ao córtex cerebral. Representa a regulação hipotalâmica dos nervos autonômicos.

Um dos pontos mais referidos para desordens do aparelho reprodutor feminino é o da localização chinesa do útero na orelha. Tem sido usado com sucesso para alívio da síndrome pré-menstrual, síndrome climatérica e em infertilidade.[43]

Foi comprovado que a estimulação por auriculoacupuntura de pontos específicos como Shen Men, simpático, tálamo, endócrino, promove elevações imediatas de β-endorfina e meta-encefalinas,[43] como também produção de substâncias como a 17-hidrocorticosterona, a monoaminoxidase, as secreções do lobo posterior da hipófise e catecolaminas, que podem também resultar em benefícios da acupuntura auricular como tratamento adjuvante às técnicas de FIV.

Os mecanismos de ação da auriculoacupuntura não se subscrevem a uma só via, podendo-se encontrar respostas tanto sob a teoria de canais de energia, de órgãos e vísceras da MTC, no SNC, no Sistema Neurovegetativo ou nas vias humorais. Há uma complexidade necessitando uma visão mais holística, onde todas as vias devem ser consideradas.

Questiona-se quanto à metodologia dos tratamentos com acupuntura em FIV, os benefícios da aplicação da acupuntura auricular, visto que alguns estudos referiram seu uso com aumentos significativos dos índices de gestação através da FIV.

Eletroacupuntura

A utilização da estimulação elétrica associada à acupuntura sistêmica e auricular apresenta resultados positivos nas taxas gestacionais com a FIV.[47]

A eletroacupuntura é uma técnica em que se utiliza a eletricidade para estimular os pontos cutâneos (pontos de acupuntura). Pode ser indicada e utilizada de acordo com diferentes modalidades de aplicação e/ou frequência do estímulo elétrico empregado.

Os efeitos da acupuntura e da eletroacupuntura são mediados por meio de variedade de mecanismos neurais e neuroquímicos. Evidencia-se a liberação diferenciada de peptídeos opiáceos do SNC pela eletroacupuntura, conforme o tipo de estímulo elétrico. A eletroacupuntura de baixa frequência, 2 Hz, libera encefalina, β-endorfinas e hormônio adrenocorticotrófico (ACTH), enquanto a estimulação de alta frequência, 100 Hz, aumenta a liberação de dinorfina na medula espinhal. A eletroacupuntura possui, ainda, efeito vasomotor, capaz de regularizar o aporte sanguíneo, com efeito, na microcirculação sanguínea (arterial, venosa e linfática).[41] O uso experimental da eletroacupuntura de baixa frequência de 2 a 10 Hz aumenta o fluxo de sangue ovariano, quando aplicada nos pontos certos. Há, portanto, uma maior probabilidade de esse mesmo efeito de maior aporte sanguíneo ovariano também ocorrer nas artérias uterinas, interferindo na espessura do endométrio.

Apesar de que o papel definitivo da acupuntura no tratamento da fertilidade feminina ainda esteja para ser mais bem estabelecido, seu efeito neuroendócrino no eixo hipotálamo-hipófise-ovariano e os resultados revistos justificam a importância de pesquisas para examinar sistematicamente a eficácia da acupuntura em tratar várias condições relacionadas à infertilidade da mulher, tais com as disfunções ovulatórias associadas com variadas afecções.

Os mecanismos responsáveis pelas ações sistêmicas da acupuntura têm sido debatidos, porém, ainda não claramente definidos.

A MTC expressa seu efeito em harmonizar o Qi nos órgãos reprodutivos. Estudos científicos analisam o uso da acupuntura evidenciando-se a liberação de opioides endógenos e o decréscimo de estimulação do nervo simpático.

Mais especificamente no contexto da infertilidade, a acupuntura pode ser benéfica ao aumentar o aporte sanguíneo aos órgãos reprodutivos ou, simplesmente, pode produzir relaxamento e/ou reduzir o estresse coexistente com os processos de diagnóstico e de tratamentos da infertilidade.

O tratamento pela MTC para infertilidade é um processo cumulativo; não é um programa mensal isolado, o sucesso pode ser mensurado pelas tentativas ou pelas ovulações, da mesma maneira que são mensurados pelos resultados nos ciclos de FIV.[48]

A MTC considera a saúde geral da pessoa, baseada na suposição de que isso se traduzirá em gametas mais saudáveis, influenciando os óvulos em relação à sua nutrição, desenvolvimento, liberação, trajetória e na qualidade e espessura do endométrio.

Do ponto de vista do médico da MTC, a ênfase do tratamento por acupuntura está na qualidade herdada, abordando a qualidade e a vitalidade dos gametas, de difícil mensuração nas clínicas de FIV.

A aplicação correta da MTC e da acupuntura no tratamento da infertilidade é complexa. A habilidade do especialista em acupuntura na infertilidade está no correto diagnóstico de padrões sutis de disfunção e na habilidade técnica para a aplicação da acupuntura.

Pacientes diferentes têm necessidades diferentes, diferentes tipos de infertilidade, diferentes etapas de tratamento e diferentes probabilidades de sucesso na obtenção da gravidez.

Conclusão

A infertilidade é uma condição clínica comum entre os casais associada a inúmeras causas femininas e/ou masculinas. O diagnóstico clínico nosológico é fundamental para a escolha do melhor método terapêutico, e que muitas vezes apresenta um índice considerável de insucesso. A acupuntura e MTC têm sido mais uma opção terapêutica não farmacológica visando regular as funções dos diversos órgãos do organismo, por meio do agulhamento, e de outras orientações no seu estilo de vida, sempre com uma visão holística do indivíduo, com o objetivo de aumentar os índices de uma gravidez bem-sucedida. Há inúmeros trabalhos científicos demonstrando mecanismos pelas quais a acupuntura pode agir, bem como, ensaios clínicos comprovando sua eficácia no tratamento combinado com técnicas mais modernas, como no caso da FIV. Acupuntura é tratamento adjuvante eficaz quando realizado no dia da transferência embrionária, nos ciclos de FIV.

A ênfase da MTC/acupuntura está na qualidade herdada, na vitalidade dos gametas.

Importante é o diagnóstico correto e crescer em novas direções do conhecimento, integrando a teoria dos dois sistemas médicos representados pela tradição antiga mas viva da MTC e a tecnologia da medicina ocidental moderna nas técnicas da reprodução assistida. Significa associar o que a medicina ocidental e a chinesa têm para oferecer às mulheres para sua fertilidade e para os ciclos da FIV.

Referências bibliográficas

1. World Health Organization. Fertility. April, 2023. https://www.who.int.
2. Journal Human Reproduction Open, V. 2023, Ed. 2, 2023, hoad007. doi: 10.1093/hropen/hoad007.
3. UCLA Health. 2023; https://www.uclahealth.org/medical.
4. Gerhard I, Postneek F. Possibilidades de terapia por acupuntura auricular na esterilidade feminina. Geburtshilfe und Frauenheilkunde. 1988; 48(3):165-171. doi: 10.1055/s-2008-1035717.
5. Gerhard I, Postneek F. Acupuntura auricular no tratamento da infertilidade feminina. Endocrinologia Ginecológica. 1992; 6(3):171–181. doi: 10.3109/09513599209015552.
6. Domar A. The impact of acupuncture on in vitro fertilization outcome. Fertil. Steril., New York, v.91, n.3, p.1347-51, Mar. 2009.
7. Yu NG, et al. The role of acupuncture in the management of subfertility. Fertil. Steril., New York, v.90, n.1, p.1-13, 2008.
8. Akerelle O. WHO and the development of acupuncture nomenclature: overcoming a tower of Babel. Am. J. Chin. Med., New York, v.19, n. 1, p 89-94, 1991.
9. Victorin E, Humaidan P. Use of acupuncture in female infertility and a summary of recent acupuncture studies related to embryo transfer. Acupunct. Med., New Rochelle, v.24, n.4, p.157-63, 2006.
10. Mikhael A, Punjala-Patel L, Gavrilova-Jordan. Hypothalamic-pituitary-ovarian axis disorders impacting female fertility. Biomedicines, vol. 7, no. 1, p. 5, 2019.
11. Maggi R, Cariboni AM, Marelli M, et al. GnRH and GnRH receptors in the pathophysiology of the human female reproductive system. Human Reproduction Update, vol. 22, no. 3, pp. 358-381, 2016.
12. 12.American College of Obstetricians and Gynecologists. Committee on Practice Bulletins-Gynecology. ACOG Practice Bulletin No. 194: polycystic ovary syndrome. Obstetrics & Gynecology. vol. 131, n. 6, pp. e157–e171, 2018.
13. Berga SL. Stress and reprodution: a tale of false dichotomy? Endocrinology, vol. 149, no. 3, pp. 867-868, 2008.
14. Crowley WF, Filicori M, Spratt DI, Santoro NF. Physiology of gonadotropin-releasing hormone (GnRH) secretion in men and women. Recent Progress in Hormone Research, vol. 41, pp. 473–526, 1985.
15. Hawkins SM, Matzuk MM. Menstrual cycle: basic biology. Annals of the New York Academy of Sciences, vol. 1135, no. 1, pp. 10-18, 2008.
16. Chen B, Yu J. Relationship between blood radioimmoreactive beta-endorphin and hard skin temperature during the electro-acupuncture of ovulation. Acupunct. Eletctrother. Res., Oxford, v.16, p.1-5, 1991.

17. Huang S, Chen A. Traditional chinese medicine and infertility. Curr. Opin. Obstet. Gynecol., Philadelphia, v.20, n.3, p.2111-5, June 2008.
18. Cho Z, et al. New findings of the correlation between acupoints and corresponding brain cortices using functional MRI. Proc. Natl. Acad. Sci, USA, Washington, n. 3, p.2670-3, 1998.
19. Wu M, et al. Central nervous pathway for acupuncture stimulation: localization of processing with functional MR imaging of the brain. Radiology, Easton, v.212, p.133-41, 1999.
20. Anderson B, Lundenberg T. Acupuncture from empiricism to science: functional background to acupuncture effects in pain and disease. Med. Hypotheses, Longman, v.45, p.271-81, 1995.
21. Petti F, et al. Effects of acupuncture on immune response related to opioid-like peptides. J. Trad. Med., Beijing, v.18, p.55-63, 1998.
22. Ku Y, Chang Y. Beta-endorphin and GABA mediated depressor of specific eletroacupuncture surpasses pressor response of emotional circuit. Peptides, New York, v.22, p.1465-70, 2001.
23. Chang R, et al. Role of acupuncture in the treatment of female infertility. Fertil. Steril., New York, v.78, n.6, p. 1149-53. Dec. 2002.
24. Zijlstra F. Anti-inflammatory actions of acupuncture. Mediators Inflamm., New York, v.12, n.2, p.59-69, 2003.
25. Strauss J, Bvarbieri R. Reproductive endocrinology: phisiology, pathophisiology and clinical management. Philadelphia, Saunders, 2004.
26. Steiner AZ, Pritchard D, Stanczyk F, et al. Association between biomarkers of ovarian reserve and infertility among older women of reproductive age. JAMA, vol. 318, no. 14, p. 1367, 2017.
27. Acupuncture for Female Infertility: Discussion on Action Mechanism and Application. Hindawi Evidence-Based Complementary and Alternative Medicine Volume 2022, Article ID 3854117, 17 pages. doi: 10.1155/2022/3854117.
28. Liu F, Liu W, Zhao QX, Han MM. Study on environmental and psychological risk factors for female infertility. Zhonghua Lao Dong Wei Sheng Zhi Ye Bing Za Zhi, vol. 31, no. 12, pp. 922-933, 2013, in Chinese.
29. Zhong J, Shi G. Editorial: regulation of inflammation in chronic disease. Frontiers in Immunology, vol. 10, p. 737, 2019.
30. Umamaheswaran S, Dasari SK, Yang P, Lutgendorf SK, Sood AK. Stress, inflammation, and eicosanoids: an emerging perspective. Cancer and Metastasis Reviews, vol. 37, no. 2-3, pp. 203-211, 2018.
31. Biswas SK. Does the interdependence between oxidative stress and inflammation explain the antioxidant paradox? Oxidative Medicine and Cellular Longevity, vol. 2016, Article ID CD5698931, 2016.
32. Chong WC, Shastri MD, Eri R. Endoplasmic reticulum stress and oxidative stress: a vicious nexus implicated in bowel disease pathophysiology. International Journal of Molecular Sciences, vol. 18, no. 4, p. 771, 2017.
33. Nordgren N, Fransen M. Peroxisomal metabolism and oxidative stress. Biochimie, vol. 98, pp. 56-62, 2014.
34. Kawwass JF, Kulkarni AD, Hipp HS, Crawford S, Kissin DM, Jamieson DJ. Extremities of body mass index and their association with pregnancy outcomes in women undergoing in vitro fertilization in the United States. Fertility and Sterility, vol. 106, no. 7, pp. 1742–1750, 2016.
35. Hakjer E, Egekvist H, Bjerring P. Effect of sensory stimulation (acupuncture) on sympathetic and para sympathetic activities in healthy subjects. J. Autonomic Nerv. Sis., New York, v.79, p.52-9, 2000.
36. Noyes N, et al. Endometrial thickness apperars to be a significant factor in embryo implantation in vitro fertilization. Hum. Reprod., Oxford, v.10, p.919-22, 1995.
37. Stener-Victorin E, Waldestrom U, Anderson S. Reduction of blood flow impedance in the uterine arteries of infertile women with electro-acupuncture. Hum. Reprod., Oxford, v.11, p.1314-7, 1996.
38. Anderson B, et al. In vitro fertilization and acupunture: clinical efficacy and mechanistic basis. Alternat. Ther., Aliso Viejo, v.13, n.3, p.38-48, May/June 2007.
39. Stener-Victorin E. et al. Alternative treatments in reproductive medicine: much add about nothing. Hum. Reprod., Oxford, v.17, p.1942-6, 2002.
40. Stener-Victorin E, Fugisawa S, Kurosawa M. Ovarian blood flow responses to eletroacupuncture stimulation depend on estrous cycle and on site frequency of stimulation in anesthetized rats. J. Appl. Physiol., Washington, v.101, n.1, p.84-91, 2006.
41. Maciocia G. Obstetrícia e ginecologia em medicina chinesa. São Paulo: Roca, 2000.
42. Liang I. Acupuncture and IVF. Boulder: Blue Poppy Press, 2003.
43. Oleson T. Auriculotherapy anual: Chinese and Western systems of ear acupuncture. 2nd ed. Los Angeles: Health Care Alternatives 1996. 244 p.
44. Ernst E, White A. Prospective studies of the safety of acupuncture: a systematic review. Am. J. Med., New York, v.110, p.481-5, 2001.
45. Nogier P. From auriculotherapy to auriculomedicine. Paris: Maison-Neuve; Moulin-les Metz, 1983.
46. Dale R. The micro-acupuncture system. Am. J. Acupunct., New York, v.4, p.7-24, 1976.
47. Sator-Katzenschla S, et al. Auricular electro-acupuncture as an additional perioperative analgesic method during oocyte aspiration in IVF treatment. Hum. Reprod., Oxford, v.21, p.2114-20, 2006.
48. Lytletton J. Tratamento da infertilidade pela medicina chinesa. São Paulo: Roca, 2006.

57

Liaw Wen Chao • Raul Coelho Lamberti • Renan Ferreira Jorge

Eletroacupuntura: Aplicações na Infertilidade, Gestação e Puerpério

Introdução

A acupuntura é amplamente utilizada, de maneira segura, em todas as fases da vida da mulher, tratando diversas condições com boa eficácia, mas, qual a evidência que temos hoje sobre o uso da eletroacupuntura (EA) nessa área?

Este capítulo é dedicado a demonstrar a segurança e eficácia do uso da EA nas diversas fases da saúde da mulher, dentre as quais podemos citar a preconcepção, a gestação e o puerpério.

Dentro da fase da preconcepção nosso objetivo é enfatizar os tratamentos com EA nas principais causas da infertilidade, bem como o auxílio nas terapias de reprodução assistida. Já entre as diversas fases da gestação, podemos classificar o uso da EA nas mais variadas patologias em cada um dos 3 trimestres da gestação, incluindo a fase do parto. E, finalmente, no puerpério, revisaremos as principais indicações e trabalhos sobre o tema.

Preconcepção

A infertilidade hoje atinge de 10% a 15% dos casais em idade fértil no mundo, apresentando-se em 40% das vezes como de causa feminina, 40% masculina e em 20% de ambos os parceiros.[1,2] Dentre as principais causas de infertilidade feminina, estão a idade avançada da mulher, problemas anatômicos no útero, tubas ou ovários, desequilíbrios hormonais que afetam o ciclo menstrual, além da endometriose.[3]

Síndrome dos ovários policísticos

Entre os principais temas que abordam o uso da EA nos desequilíbrios hormonais, podemos citar a síndrome dos ovários policísticos (SOP). Uma das hipóteses formuladas sugere que a SOP surge a partir de uma inibição do hormônio liberador de gonadotrofina (GnRH) por ação das β-endorfinas. Essa hipótese é apoiada por estudos que mostram que a β-endorfina exerce um controle inibitório tônico no gerador de pulsos de GnRH e no aumento da liberação de hormônio luteinizante (LH) pela hipófise,[4,5] e é sugerido que essas concentrações elevadas de LH são provocadas devido a uma retroalimentação anormal pelos estrógenos.[6] O fato de a β-endorfina desempenhar um papel na SOP é corroborado pelo achado de concentrações elevadas desse neurotransmissor no plasma e pela resposta hiperinsulinêmica associada.[5,7] Conjuntamente, esses resultados sugerem que a SOP está associada a um tônus simpático elevado nos ovários, resultando em hiper-responsividade a esteroides. Os estudos de Elisabet Stener-Victorin *et al.* (2000)[5], sugerem que a EA induz a ovulação em mais de um terço das mulheres com SOP, associada à diminuição de concentrações plasmáticas de β-endorfina, sendo a sua ação principal atribuída à inibição de um sistema nervoso simpático hiperativo.[5,8,9] Os autores também propuseram que a indução da ovulação por EA não parece causar efeitos colaterais graves ou ainda gestações múltiplas.[5]

Endometriose

A endometriose é uma outra causa muito comum de infertilidade que, apesar dos avanços recentes dos métodos diagnósticos e tratamentos disponíveis, ainda persiste com sintomas refratários ao tratamento convencional devido às características inflamatórias crônicas da doença, afetando mulheres em idade reprodutiva.[10] A endometriose é uma doença estrogênio-dependente que pode influenciar a fertilidade por diferentes motivos, como distúrbios da anatomia da pelve, aderências, cicatrizes nas trompas de Falópio, inflamação das estruturas pélvicas, alteração do funcionamento do sistema imunológico, alterações na ovulação, prejuízo na receptividade do endométrio e também na alteração da qualidade dos óvulos.[11]

Dentre todas as terapias propostas para endometriose, a acupuntura vem ganhando grande destaque, com inúmeros estudos demonstrando a sua capacidade de suprimir os níveis séricos de estradiol no organismo.[12]

Além da infertilidade, 8 entre cada 10 mulheres afetadas por endometriose sofrem de outros sintomas clássicos como dismenorreia, dor pélvica crônica e dispareunia.[13]

A acupuntura parece promover hipoalgesia por meio do aumento do limiar de dor em seres humanos, por meio da ativação de mecanismos cerebrais analgésicos como a liberação de fatores neuro-humorais, incluindo adenosina, ácido γ-aminobutírico, peptídeos opioides endógenos, acetilcolina, óxido nítrico, noradrenalina, dopamina e outros. A EA, por sua vez, demonstra potencial de gerar a produção de dopamina na medula adrenal. Outras evidências também sugerem que a estimulação da acupuntura aumenta a citotoxicidade das células NK (*natural killer*), promovendo uma comunicação cruzada (*crosstalk*) entre a rede de neurotransmissores e o sistema imunológico; esse mecanismo é mediado por óxido nítrico, β-endorfinas e citocinas, e é ancorado por receptores opioides e células NK. Assim, o efeito da acupuntura no tratamento da dor relacionada à endometriose é provavelmente mediado por alterações endócrinas e de citocinas, bem como por efeitos anti-inflamatórios e analgésicos.[11]

Um estudo clínico randomizado de 2017 que avaliou os desfechos de eficácia clínica, diminuição de dor e dosagem da proteína sérica CA-125 em pacientes com endometriose, submeteu um grupo ao tratamento com EA de alta frequência (2 a 3 vezes por semana) por 6 meses, e demonstrou que o grupo de intervenção teve melhores desfechos do que o grupo em tratamento hormonal com mifepristona, uma antiprogesterona esteroidal sintética, no alívio da dor e na redução da concentração do CA-125 sérico, com menor recorrência dos casos em 1 ano.[14]

Técnicas de reprodução assistida

A acupuntura vem ganhando popularidade no meio da reprodução humana nesses últimos anos, sendo que vários estudos sobre os efeitos neuroendócrinos da EA têm sido publicados. Muitas clínicas especializadas contam com acupunturiatras em seu corpo clínico, influenciado pela intensificação dos estudos clínicos randomizados que demonstraram um aumento das taxas de gravidez clínica e de nascidos vivos.

Segundo um artigo de Fang You *et al.* (2021) a EA poderia efetivamente melhorar a receptividade endometrial e a quantidade de implantação de embriões blastocistos em ratas submetidas a hiperestimulação ovariana controlada (COH), especialmente com a aplicação de alta frequência. Foi constatado aumento do número de pinópodes, redução da frequência dos níveis de expressão proteica das moléculas de adesão E-caderina, β-catenina e CLDN1 animais, além de melhora acentuada da via de sinalização LIF/STAT3, demonstrando elevação significativa da espessura endometrial.[15]

O tratamento via EA também parece ser capaz de reduzir a alta impedância de fluxo sanguíneo, ou seja, um alto índice de pulsatilidade (Pi) das artérias uterinas, medido por ultrassonografia transvaginal (Figura 57.1). O aumento do fluxo sanguíneo uterino local aparentemente pode, aparentemente, ser ocasionado pela diminuição da atividade tônica nas fibras vasoconstritoras simpáticas pela inibição central da atividade simpática.[16]

Um outro trabalho demonstrou um aumento do fluxo sanguíneo ovariano mediado por uma resposta reflexa dos nervos simpáticos ovarianos controlados por vias supraespinhais, com mecanismos semelhantes aos efeitos sobre as artérias uterinas, devido à utilização da EA.[16] Também foram evidenciadas indução da ovulação e normalização dos distúrbios hormonais induzidas por EA em mulheres anovulatórias com síndrome dos ovários policísticos.[5]

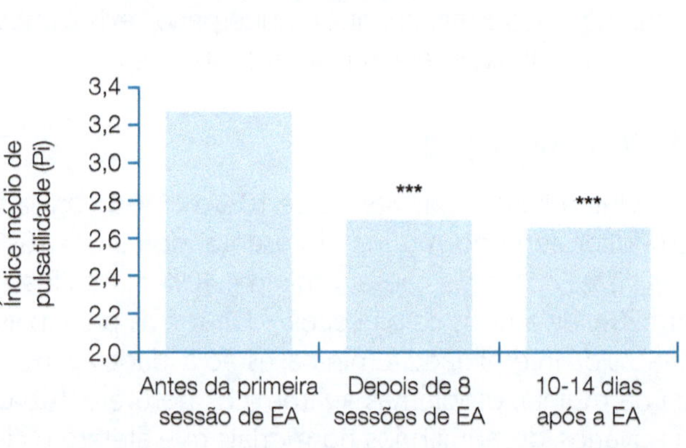

Figura 57.1. O índice médio de pulsatilidade (Pi) para todas as mulheres (n = 8) antes do primeiro tratamento de EA, imediatamente após o oitavo tratamento com EA e 10-14 dias após o período de EA. *** = mudanças significativas ($p < 0,0001$) em comparação com o Pi médio antes do primeiro tratamento com EA, segundo estudo de Stener-Victorin em 1996.

Muito se fala sobre a aplicação de acupuntura especificamente no dia ou próximo da transferência de embriões, como descrito por Wolfgang Paulus, em 2002[18], porém em 2022, Jie Shen *et al.* realizaram um estudo clínico randomizado explorando os efeitos da EA nesse interim. Esse trabalho focou na observação da receptividade endometrial e gravidez clínica em pacientes com reserva ovariana baixa, com a proposta de um tratamento com sessões 3 vezes na semana por 3 ciclos menstruais até 1 dia antes da transferência de embriões, com a aplicação de EA denso-dispersa na frequência de 2/15Hz, e intensidade tolerável às pacientes. Em seu desfecho foi observado que o grupo observacional de EA teve seu endométrio aumentado, além de elevação da taxa de β-hCG positivo, gravidez clínica e nascidos vivos, em comparação ao grupo controle.[19]

Mesmo apresentando uma gama de mecanismos de ação ainda não completamente esclarecidos, os estudos sobre acupuntura e EA nas diversas condições de preconcepção vem demonstrando eficácia e segurança promissoras até o momento. Mais trabalhos são necessários para reforçar seu papel como uma opção terapêutica adjuvante relevante que possa gerar melhores resultados para os pacientes em associação aos tratamentos convencionais disponíveis.

Gestação

Segurança da eletroacupuntura

O emprego da acupuntura na gestação tem angariado interesse e respeito, visto que se trata de uma fase de vida da mulher em que poucos recursos de tratamento farmacológicos estão disponíveis devido a inúmeras contraindicações e perfis de segurança desconhecidos, a depender do trimestre, comorbidades e idade gestacional em questão.

Jimin Park *et al.* publicaram uma revisão sistemática em 2014, com o objetivo de avaliar a segurança do uso da acupuntura na gestação. Dentre os principais achados dos 105 artigos incluídos, destaca-se que a maioria dos efeitos adversos causados pela acupuntura durante o período gestacional é de natureza leve e transitória, sendo que os efeitos graves são muito raros. Dor não específica ou atribuída ao agulhamento foi o efeito adverso leve mais comumente relatado, seguido por sangramento dos pontos tratados. Com relação aos poucos efeitos adversos graves observados (hipertensão e/ou pré-eclâmpsia, parto prematuro, aborto espontâneo, ruptura prematura das membranas, hemorragia uterina ou placenta prévia), todos foram avaliados como improváveis de terem sido provocados pelo tratamento com acupuntura. A incidência estimada de efeitos adversos associados à acupuntura em mulheres grávidas foi de 193 por 10 mil sessões.[20]

Dentre os principais pontos, teoricamente contraindicados na gestação, estão os pontos de acupuntura localizados na região sacral. Um estudo clínico randomizado de 1999, realizado com ratas prenhas submetidas a estimulação elétrica de nervos sacrais com elétrodos implantados bilateralmente, teve como objetivo avaliar a correlação da estimulação elétrica com qualquer efeito adverso nos animais adultos ou na prole. No grupo intervenção (n = 10), o estímulo foi realizado pelo período de 6 horas por dia, por 14 dias consecutivos (o equivalente a dois terços de uma gestação normal em camundongos), enquanto no grupo controle (n = 10) os eletrodos implantados permaneceram desligados. Os parâmetros aplicados foram pulsos bipolares de 3 volts, a uma frequência de 20Hz, com a amplitude de estimulação ajustada para 80% da intensidade que induziu um tremor de cauda visível. Esse tipo de estimulação da raiz dorsal sacral é comumente utilizado para recuperar o controle voluntário da musculatura do assoalho pélvico e da micção, como alternativa para pacientes com disfunção miccional. Como desfecho encontrado, todos os animais permaneceram saudáveis e nenhum aborto foi observado no grupo intervenção ou no grupo controle. O peso corporal médio das ratas do grupo intervenção não reduziu em comparação com o grupo controle. Esses achados sugerem que a estimulação elétrica não foi capaz de afetar os animais. A estimulação elétrica também não parece ter gerado prejuízo no número de fetos ou nos locais de reabsorção embrionária. Nenhuma malformação macroscópica ou microscópica foi observada nos fetos de ambos os grupos.[21]

Apesar de alguns estudos citarem que o uso da acupuntura ou da EA poderia induzir aborto espontâneo, não há literatura que apoie de fato essa afirmação. Em um interessante estudo publicado por Tsuei *et al.* (1977) EA foi aplicada nos pontos BP6 e IG4 em 60 gestantes, sendo 48 casos de indução do parto e 12 casos de inibição de parto prematuro. Em 34 casos à termo e 7 casos de óbito fetal intrauterino, foi tentada a indução do parto; em 32 casos, o parto foi alcançado, resultando em uma taxa de sucesso de 78%. Nos 7 casos de óbito fetal intrauterino, todos no 2º trimestre de idade gestacional, houve completa falha na resposta à intervenção. Dos 12 casos de parto prematuro, com apenas uma exceção, todos os demais levaram a gravidez a termo, resultando em uma taxa de sucesso de 91,6%.[22] Já Ying *et al.* (1985) aplicaram EA também nos pontos

BP6 e IG4 antes de induzirem aborto forçado em 20 gestações no primeiro trimestre e, da mesma forma, não conseguiram demonstrar qualquer potencial abortivo da acupuntura. Não houve alteração nos valores do β-hCG, apesar de um leve aumento (2,8 mm) na dilatação cervical em relação aos controles.[23] Em circunstâncias favoráveis, como quando se está próximo do termo, pós-termo ou desfavoráveis – como morte fetal intrauterina, em que o corpo está se preparando para a expulsão, tanto a acupuntura quanto a EA não foram capazes de gerar abortamento.[24]

Enquanto alguns estudos experimentais não sugerem nenhum dano por agulhamento, seja com ou sem a EA, dos pontos IG4, BP6 ou de pontos sacrais, outros argumentam que a literatura clássica deve ser levada em consideração com base no potencial mecanismo fisiológico pelos quais a acupuntura pode afetar adversamente a gravidez. Contudo, os mecanismos sugeridos vêm sendo refutados, e a literatura atual não apresenta evidências suficientes que sustentem os chamados pontos proibidos.[20] É importante levar em consideração que a acupuntura pode promover dilatação cervical e contrações uterinas dependendo da forma que for aplicada (frequência, intensidade, tempo, corrente e quantidade de aplicações), porém, coletivamente, esses achados sugerem que essas contrações uterinas induzidas pela acupuntura e as alterações cervicais por si só não desencadeiam a expulsão em nenhuma gestação e indicam que fatores adicionais estão envolvidos no geração de abortos espontâneos e da indução ao parto.[24]

Náuseas e vômitos

Dentre os principais temas de busca em acupuntura na gestação, náuseas e vômitos estão entre as principais. O ponto PC6 – Neiguan, já é bem conhecido no meio da obstetrícia, sendo que mesmo pacientes leigos já ouviram falar sobre técnicas de acupressão sobre o ponto para alívio dos sintomas, enquanto no mercado são encontradas pulseiras que exercem pressão sobre o ponto PC6. Essa fama é notória devido a múltiplos estudos publicados sobre o tema, muitos deles feitos com o uso da EA.

A acupuntura clássica e a EA combinadas parecem reduzir o número de pacientes com vômitos agudos no início da gestação, e quando analisado separadamente, a EA demonstrou um benefício maior.[25,26]

Shen *et al.* mostraram inclusive que os efeitos da EA em controle de êmese são mais efetivos do que com acupuntura manual, ou do que o uso apenas de farmacoterapia antiemética em pacientes com câncer de mama recebendo altas doses de quimioterápicos. É especulado que alguns dos efeitos que observamos podem se manifestar por meio da serotonina (5-HT) e pela substância P, componentes mediadores do reflexo emético, bem como pelo receptor opiáceo μ (mu) por meio de suas ações antieméticas.[27]

Uma revisão sistemática mais recente sobre o tema concluiu que a acupuntura no ponto PC6 não mostrou benefício significativo para as mulheres na gravidez, pois faltam evidências de qualidade para apoiar essa intervenção em particular. Isso não quer dizer que seja ineficaz, mas que não existem evidências suficientemente fortes para apoiar qualquer intervenção. As dificuldades em interpretar e agrupar os resultados dos estudos incluídos nessa revisão destacam a necessidade de resultados e abordagens de medição específicos, consistentes e claramente justificados em estudos de pesquisa.[28]

Dor lombar e pélvica

As dores lombar e/ou pélvica são relatadas por quase metade das mulheres grávidas, e frequentemente não são tratadas adequadamente. Seja por meio da acupuntura clássica ou da EA de baixa ou alta frequência, já sabemos que promove um alívio eficaz na dor lombar. Durante uma conferência de consenso americana pelos Institutos Nacionais de Saúde e pela OMS, a acupuntura e a EA foram consideradas como alternativas úteis e seguras para serem utilizadas como complemento de métodos analgésicos para dor lombar.[29]

A acupuntura pode promover a liberação de opioides, que são consideradas como um dos mecanismos analgésicos para o controle da dor,[30] mas que também aumentam significativamente o fluxo sanguíneo da pele local e do músculo, agindo de forma a aliviar diversas condições dolorosas.[31]

Em um estudo retrospectivo de 2001, 167 pacientes grávidas no segundo e terceiro trimestres com dor lombar e/ou pélvica foram submetidas a tratamento com acupuntura, na qual pontos de acupuntura usualmente considerados como "proibidos" na gestação foram utilizados – alguns deles como IG-4, BP-6, BX-60 - juntamente com pontos locais na parte inferior das costas e em regiões da cintura. A resposta analgésica da acupuntura foi classificada pelas gestantes como boas ou muito boas em 72% das pacientes (Figura 57.2). Além disso não foram reportados efeitos adversos importantes, dentre eles: contrações uterinas dolorosas, náuseas, sede, desconforto com agulhas, sudorese, dor acentuada e tristeza, mas que desapareceram espontaneamente dentro de minutos ou algumas horas.[29]

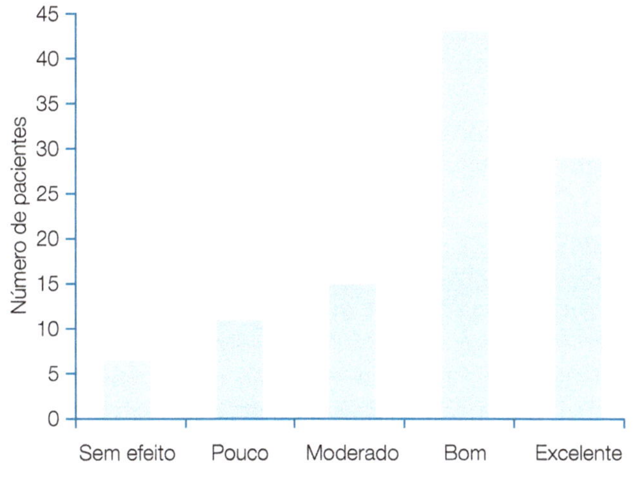

Figura 57.2. Efeitos da acupuntura na dor lombar e/ou pélvica durante o final da gravidez, conforme avaliado pelas gestantes envolvidas no estudo de Ternov em 2001. Fonte: Adaptada da referência 29.

Uma revisão sistemática e metanálise de 10 estudos clínicos randomizados foi publicada em 2022, na qual participaram um número total de 1040 pacientes gestantes, e que teve como objetivo investigar os efeitos da acupuntura sobre a dor, estado funcional e qualidade de vida de mulheres com dor lombar e dor pélvica durante a gravidez, mostrou resultados positivos apontando para uma diferença significativa com o uso da acupuntura nos desfechos de forma geral. Dos aspectos citados, não houve diferença significativa apenas no consumo de analgésicos durante o tratamento e nos escores de Apgar dos recém-nascidos, na comparação com os grupos controle.[32]

Quanto aos eventos adversos, nenhum trabalho de parto prematuro ou outro efeito adverso na gravidez foi relatado durante as sessões de acupuntura, mesmo tendo sido utilizados "pontos proibidos" em sete estudos. Foram observados nascimento prematuro durante o período em dois estudos, porém os bebês nasceram com boa saúde, e nesses casos não foi possível correlacionar a prematuridade com o uso da acupuntura. Em dois outros trabalhos foram observadas contrações uterinas, resultando na retirada espontânea de mulheres participantes dessas duas pesquisas. Outros efeitos adversos menores esperados da acupuntura foram registrados em sete estudos, mas essas respostas desapareceram espontaneamente sem impacto na continuação do tratamento.[32]

Sendo assim a acupuntura parece ser seguro e eficaz para alívio da dor lombar, dor pélvica ou ambas durante o segundo e terceiro trimestre de gravidez.[29,32]

Indução e analgesia do trabalho de parto

Em partes da Europa e da Ásia, a acupuntura foi descrita como um método para aliviar as dores do parto e amadurecer o colo do útero. Mais recentemente tem sido utilizada para estimular o início do trabalho de parto.[33]

O mecanismo da acupuntura para induzir o parto ainda é especulativo, porém parece envolver estimulação uterina por meio alterações hormonais ou via sistema nervoso central. Em estudos com animais, a estimulação elétrica de baixa frequência do sistema neuro-hipofisário induziu a secreção de ocitocina, assim como também a estimulação parassimpática próxima ao termo demonstrou ter alguma influência no útero. A estimulação dos pontos de acupuntura é conhecida por aumentar a descarga dos núcleos talâmicos e do sistema hipotálamo-hipofisário anterior. Nesse interim, uma das hipóteses, portanto, é de que a estimulação neuronal via acupuntura pode aumentar a contratilidade uterina por liberação central de ocitocina ou por estimulação parassimpática do útero, sem influenciar localmente fatores ativos como IL-8 e PGF2 por liberação central de ocitocina ou por estimulação parassimpática do útero.[33]

Um estudo publicado, em 2011, demonstrou que a eletroestimulação com EA denso-dispersa (5/50 Hz) aplicada em pontos de acupuntura foi capaz de substituir satisfatoriamente o amadurecimento cervical farmacológico com misoprostol sem efeitos colaterais relevantes. As sessões de EA foram realizadas por 30 minutos a cada 7 horas, em uma até três sessões, durante um período de 24 horas de internação – período em que as pacientes aguardavam o desfecho do parto. Uma diferença significativa ($p = 0{,}012$) foi observada entre os grupos.[34]

Apesar dos efeitos gerados pela acupuntura no colo cervical e nas contrações uterinas, a revisão sistemática mais recente sobre o tema encontrada na Cochrane nos mostra que ainda não há dados suficientes para demonstrar se a acupuntura é mais eficaz do que o controle Sham ou outro tratamento, ou se ainda há algum benefício adicional da acupuntura quando usada em combinação com os cuidados usuais de trabalho de parto.[35]

Quanto ao controle álgico durante o trabalho de parto, a EA com frequência denso-dispersa 2/100 Hz já nos apresenta resultados mais animadores, na medida em que promove partos com menor intensidade da dor e com aumento do grau de relaxamento, muitas vezes em decorrência do aumento da concentração de β-endorfina e 5-HT no sangue periférico, produ-

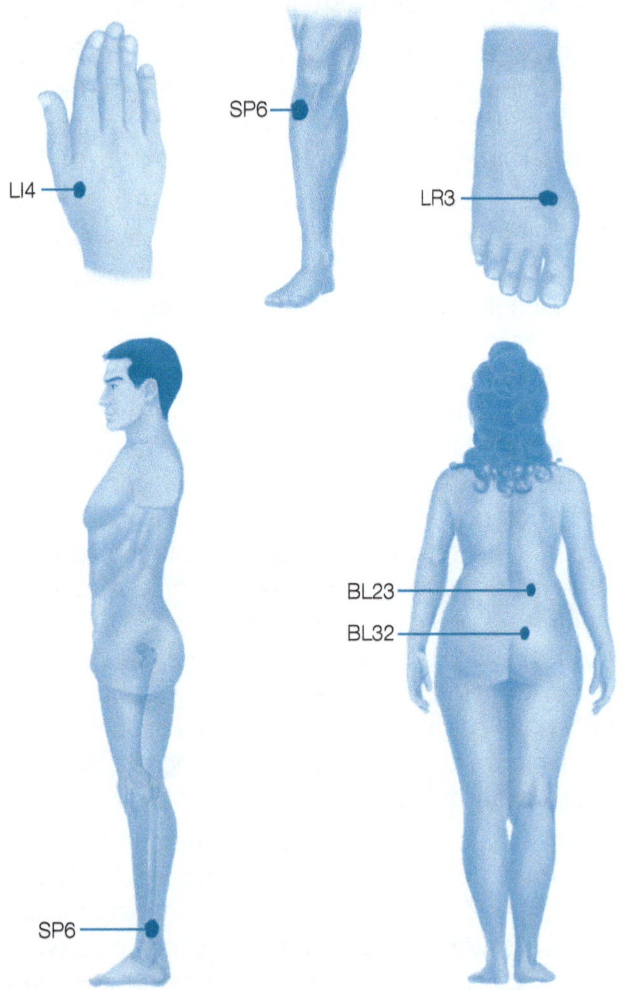

■ **Figura 57.3.** Pontos de acupuntura indicados para estimulação elétrica na indução de trabalho de parto, segundo estudo de Gisèle Gribel, 2011. Fonte: Adaptada da referência 34.

zindo um sinergismo do SNC com impacto direto no útero, sendo uma alternativa eficaz para alívio da dor de parto, que pode ser útil para aquelas mulheres que querem evitar ou atrasar medicamentos para dor, ou que se encontram em ambientes aonde medicamentos para dor não estão disponíveis.[36]

Uma revisão atualizada sobre o tema, publicada na revista Cochrane, em 2020, incluindo 28 estudos com um total de 3.960 mulheres, cujos ensaios comparavam acupuntura ou acupressão com tratamento Sham ou nenhum tratamento, ou ainda com cuidados habituais para o controle da dor durante o trabalho de parto. Como resultado, pode-se perceber que a acupuntura pode aumentar satisfatoriamente o alívio da dor em comparação com a acupuntura Sham, e reduzir ligeiramente o uso de analgesia farmacológica em comparação com a acupuntura Sham. Contudo, devido aos baixos índices de divulgação quanto às métricas de análise utilizadas, e de quase nenhum resultado de segurança relatado, esse tema ainda carece de pesquisas com melhores índices de qualidade.[37]

Estudos com melhor metodologia para cada condição durante a gestação devem ser desenvolvidos para assegurar maior segurança ao paciente e ao feto, além de proteção ao médico quanto ao uso da técnica em gestantes. O uso da EA na gestação apresenta evidências promissoras em determinadas condições, ficando a critério e experiência do médico acupunturiatra definir a melhor estratégia de tratamento, de preferência em conjunto com o obstetra assistente, na ponderação dos riscos e benefícios envolvidos.

■ Puerpério

No período do puerpério, existem evidências científicas a respeito do tratamento por acupuntura e EA principalmente quanto à abordagem da depressão pós-parto (DPP) e da hipogalactia.

Depressão pós-parto (DPP)

Nos Estados Unidos, onde a acupuntura tem exercido um papel cada vez mais importante e popular no tratamento de diversas condições relacionadas à saúde mental, em um levantamento realizado em 2018, a depressão ocupava o segundo lugar entre todas as indicações de tratamentos por acupuntura.[38]

Os mecanismos pelos quais a acupuntura e EA podem gerar efeitos benéficos na DPP ainda não foram bem esclarecidos. Sob a perspectiva da medicina ocidental, os efeitos antidepressivos dessas abordagens terapêuticas parecem ocorrer pela modulação da quantidade de neurotransmissores monoaminérgicos (norepinefrina, 5-HT e dopamina) disponíveis, e aumento dos níveis séricos de estradiol, por meio da expressão de fatores neurotróficos, e pela supressão de citocinas inflamatórias.[39]

Jiang G *et al.*[40], em sua revisão sistemática com metanálise publicada em 2018, selecionaram 9 trabalhos que estudaram um total de 653 mulheres. Apenas ensaios controlados e randomizados de acupuntura e EA para DPP foram considerados. Os desfechos primários foram: taxa de efetividade geral das terapias realizadas, escala de classificação de Hamilton para depressão (ECHD) e a escala de depressão pós-natal de Edimburgo (EDPS). O desfecho secundário avaliado foi o nível de variação das dosagens séricas de estradiol. Quatro artigos compararam acupuntura com grupo controle tratado com fluoxetina, com durações de 4 ou 6 semanas, e um artigo comparou acupuntura associada a psicoterapia *versus* apenas psicoterapia por 6 semanas. Outros pesquisadores, como Chung KF *et al.* (2012) (n = 20), estudaram EA *versus* acupuntura Sham por 4 semanas,[41] enquanto Zhang WF *et al.* (2012) (n = 86) avaliaram EA *versus* venlafaxina por 6 semanas.[42] Já Xu F *et al.* (2013) realizaram dois trabalhos, um com 101[43] e outro com 91 indivíduos,[44] ambos comparando a EA associada à fitoterapia, *versus* apenas fitoterapia no grupo controle, por um período de 6 semanas.

O artigo de Chung KF *et al.* (2012) foi o primeiro estudo de acupuntura para o tratamento de DPP que realizou uma triagem bem documentada, processo de randomização, agulhas de Streitberger (agulhas retrateis placebo, que não penetram a pele), procedimentos diagnósticos padronizados e medidas de resultados validadas. A EA (n = 10) foi comparada com acupuntura Sham (n = 10), em uma frequência de 2 sessões semanais por 4 semanas, sempre realizadas pelo mesmo acupunturista, nos seguintes pontos: Baihui (DU20), Yintang (EX-HN3), Sishencong à esquerda (EX-HN1) e Toulinqi (GB15), Sishencong à direita (EX-HN1) e Toulinqi (GB15), Shuaigu bilateral (GB8), Taiyang bilateral (EX-HN5) e Touwei bilateral (ST8); os pontos de acupuntura no corpo incluíram Sanyinjiao bilateral (SP6), Taichong bilateral (LR3), Shen Men (HE7) e Neiguan (PC6). As agulhas eram manipuladas até se alcançar a sensação de "DeQi" e o estimulador elétrico de 6 volts (HwaTo, SDZ-II, China) era conectado às agulhas e fornecido um estímulo de pulso breve, bifásico, triangular, com frequência de 2 Hz por 30 minutos e depois desligado, encerrando-se a sessão. No grupo Sham, foram utilizados os mesmos parâmetros e pontos de acupuntura, mas com agulhas-placebo Streitberger. Os autores verificaram que tanto a EA quanto a modalidade Sham foram eficazes no manejo agudo de DPP, apresentando melhorias estatisticamente significativas quanto aos escores de humor e sintomas de ansiedade pré e pós-intervenção; contudo não houve diferença quanto a nenhuma das variáveis na análise intergrupos.[41]

Como resultado, essa metanálise demonstrou que o grupo acupuntura teve uma taxa de efetividade geral significativamente maior quando comparada com os grupos controle (7 trabalhos, n = 576, risco relativo (RR) = 1,15, intervalo de confiança de 95%, 1,06 a 1,24; $p < 0{,}001$ – [39]). Entretanto, os trabalhos com EA, seja com ou sem fitoterapia associada, não apresentaram diferença estatística em comparação aos controles, seja acupuntura Sham,[41] venlafaxina[43] ou fitoterapia.[43,44]

No que tange aos escores das escalas de depressão (ECHD e EDPS), nenhuma diferença foi encontrada no artigo com EA para ambas as escalas.[41] Já a respeito dos trabalhos com acupuntura, no tocante à escala de Hamilton, dois trabalhos apresentaram diferença significativa em favor da acupuntura *versus* fluoxetina. Contudo, na metanálise dos 5 trabalhos envolvendo acupuntura, não houve diferença estatística (n = 276, p = 0,18). Quanto à escala de Edimburgo, na metanálise dos dois trabalhos que a utilizaram, também não houve diferença significativa (p = 0,33 – [40]).

Paralelamente, tanto nos trabalhos com acupuntura quanto com EA, foi verificado aumento significativo dos níveis de estradiol em comparação com os controles ($p < 0{,}001$ – [40]).

Hipogalactia

O leite materno possui todos os nutrientes essenciais necessários para os lactentes nos seus 6 primeiros meses de vida. Os benefícios maternos da amamentação incluem redução do risco de desenvolvimento de câncer de mama na pós-menopausa, osteoporose, além de bem-estar físico e psicológico. No puerpério, a amamentação também colabora positivamente, contribuindo para diminuição do sangramento e involução uterina além do aumento da perda ponderal.[45] A níveis mundiais, dados de 2016 apontam que apenas 40% das crianças com menos de 6 meses de idade recebiam amamentação exclusiva. Aproximadamente 820 mil bebês poderiam ser salvos todos os anos se os índices de amamentação aumentassem.[46]

A terapia de laser de baixa intensidade (LLLT – *low-level laser therapy*) é frequentemente utilizada para tratar afecções mamárias em parturientes, como mastite e dor mamilar. Além de gerar efeitos anti-inflamatórios e analgésicos, a aplicação de feixe de laser He-Ne por 10 minutos, em cada lado das mamas por sessão, durante 12 sessões foi eficaz em aumentar o fluxo de leite (quantidade) e conteúdo (qualidade).[47]

A Medicina Tradicional Chinesa considera que a deficiência de produção de leite resulte da deficiência de Qi do baço (Pi), na qual as mamas são macias e a produção do leite é insuficiente, ou da estagnação do Qi do fígado (Gan) em que as mamas estão distendidas e o leite não flui livremente. A acupuntura é um tratamento eficaz para aumentar produção de leite materno.[48] A EA, por sua vez, tem sido cada vez mais comumente utilizada em unidades e centros de acupuntura médica ocidentais. A estimulação pode ser feita por meio de eletrodos conectados às agulhas de acupuntura ou por meio de eletrodos transcutâneos (não invasivos).

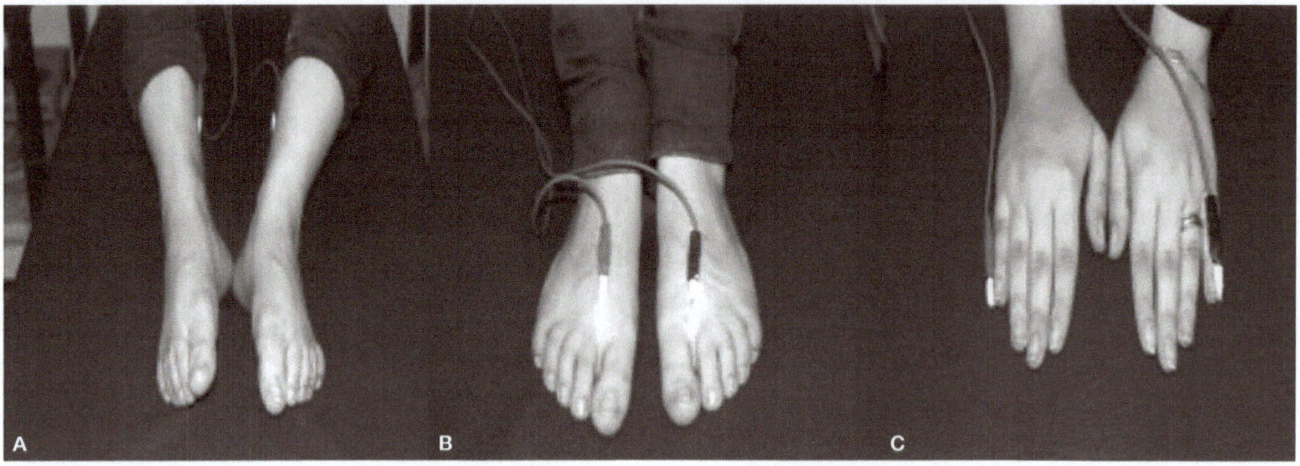

■ **Figura 57.4.** Estimulação dos pontos de acupuntura SP6 (**A**), R3 (**B**) e SI1 (**C**), por corrente farádica.

Su WW *et al.* em um trabalho publicado em 2020, avaliaram 62 mulheres com hipogalactia pós-parto em um ensaio clínico randomizado com um grupo intervenção (n = 31) e um grupo controle (n = 31). A EA foi aplicada em Shaoze (ID1) no grupo intervenção e em Shangyang (IG1) no grupo controle, ambos com frequência de 10Hz, tempo *on* de 30 minutos, uma vez ao dia, por 5 dias (sendo esse período considerado como 1 ciclo de tratamento). Foram realizados no total 3 ciclos de tratamento. O volume, composição (lactose, gordura e proteína) e densidade do leite materno foram medidos e analisados antes do início do tratamento e no final do 1º e 3º ciclos nos dois grupos. Como resultado, os autores observaram que, no grupo EA, após o 1º ciclo de tratamento, o volume, valores de lactose e proteína, energia e a densidade do leite materno aumentaram em comparação com os níveis pré-intervenção (todos $p < 0,05$). Após o 3º ciclo de tratamento, todas as variáveis também aumentaram em comparação aos níveis pré-intervenção ($p < 0,05$). No grupo controle, após o 1º e 3º ciclos, apenas o volume de leite materno aumentou em comparação com o nível pré-tratamento ($p < 0,05$). E, finalmente, na análise intergrupos, tanto após o 1º quanto após o 3º ciclo, todos os parâmetros foram maiores ($p < 0,05$) no grupo intervenção (EA-ID1) do que no controle (EA-IG1), sendo a taxa de efetividade total de 92,9% (26/28) e 17,9% (5/28), respectivamente.[49]

Já o grupo de Maged AM *et al.* realizou um ensaio clínico randomizado controlado, publicado em 2020, com 60 mães primíparas saudáveis com lactação insuficiente.[50] Elas foram divididas aleatoriamente em três grupos: grupo A (controle, n = 20), grupo B (feixe de laser He-Ne de baixa potência em ambas as mamas, n=20) e grupo C (estimulação elétrica com corrente farádica nos pontos de acupuntura BP6, F3, ID1, bilateral, n = 20 – Figura 57.4). Todos os participantes receberam 10 mg de domperidona, 3 vezes ao dia, e receberam também orientações sobre lactação, nutrição e ingestão de líquidos. A avaliação foi feita antes e depois do programa de tratamento. A média de prolactina sérica, peso infantil e escala visual analógica (EVA) aumentaram significativamente nos três grupos pós-tratamento, em comparação aos níveis pré-tratamento. Verificou-se que a prolactina sérica pós-tratamento elevou-se de modo mais significativo no grupo C do que nos outros dois grupos ($p = 0,001$ – grupo A – e 0,012, grupo B). Além disso, esse mesmo parâmetro também se elevou de modo mais significativo no grupo B do que no grupo A ($p = 0,001$). O valor médio do peso infantil foi significativamente maior no grupo C quando comparado com os grupos A ($p = 0,001$) e B ($p = 0,029$). E, finalmente, o escore EVA aumentou significativamente em ambos os grupos B e C quando comparado ao grupo A ($p = 0,001$).

■ Referências bibliográficas

1. Evers JL. Female subfertility. Lancet. 2002 Jul 13;360(9327):151-9.
2. Boivin J, Bunting L, Collins JA, Nygren KG (2007). International estimates of infertility prevalence and treatment-seeking: potential need and demand for infertility medical care. Human Reproduction 22, 1506-1512.
3. Qu F, Li R, Sun W, Lin G, Zhang R, Yang J, et al. (2017). Use of electroacupuncture and transcutaneous electrical acupoint stimulation in reproductive medicine: a group consensus. J. Zhejiang Univ. Sci. B 18, 186-193.
4. Genazzani AR, Genazzani AD, Volpogni C, Pianazzi F, Li GA, Surico N, Petraglia F (1993). Opioid control of gonadotrophin secretion in humans. Human Reproduction 8, 151-153.

5. Stener-Victorin E, Waldenström U, Tägnfors U, Lundeberg T, Lindstedt G, Janson PO. Effects of electro-acupuncture on anovulation in women with polycystic ovary syndrome. Acta Obstet Gynecol Scand. 2000 Mar;79(3):180-8.
6. Rebar R, Judd HL, Yen SS, Rakoff J, Vandenberg G, Naftolin F. Characterization of the inappropriate gonadotropin secretion in polycystic ovary syndrome. J Clin Invest. 1976 May;57(5):1320-9.
7. Lobo RA. The role of neurotransmitters and opioids in polycystic ovarian syndrome. Endocrinol Metab Clin North Am 1988; 17 (4): 667-83.
8. Chen BY, Yu J. Relationship between blood radioimmunoreactive beta-endorphin and hand skin temperature during the electro-acupuncture induction of ovulation. Acupunct Electrother Res 1991;16(1-2):1-5.
9. Chen BY. Acupuncture normalizes dysfunction of hypothalamic-pituitary-ovarian axis. Acupunct Electrother Res 1997;22(2):97-108.
10. Mira TAA, Buen MM, Borges MG, Yela DA, Benetti-Pinto CL (2018). Systematic review and meta-analysis of complementary treatments for women with symptomatic endometriosis. Int J Gynecol Obstet 143, 2-9.
11. American Society for Reproductive Medicine. Endometriosis: Does It Cause Infertility? Fact Sheet - Reproductivefacts.org, revised 2016.
12. Xu Y, Zhao W, Li T, Zhao Y, Bu H, Song S (2017). Effects of acupuncture for the treatment of endometriosis-related pain: A systematic review and meta-analysis. PLoS ONE 12, e0186616.
13. Rubi-Klein K, Kucera-Sliutz E, Nissel H, Bijak M, Stockenhuber D, Fink M, et al. Is acupuncture in addition to conventional medicine effective as pain treatment for endometriosis? A randomised controlled cross-over trial. Eur J Obstet Gynecol Reprod Biol. 2010;153(1):90-3.
14. Zhang X, Li W. Efficacy on endometriosis treated with electroacupuncture. Zhongguo Zhen Jiu. 2015 Apr;35(4):323-6.
15. You F, Du X, Zhang T, Wang Y, Lv Y, Zeng L (2021). High--frequency electroacupuncture improves endometrial receptivity via regulating cell adhesion molecules and leukemia inhibitory factor / signal transducer and activator of transcription signaling pathway. Bioengineered 12, 10470-10479.
16. Stener-Victorin E, Waldenstrom U, Andersson SA, and Wikland M. Reduction of blood flow impedance in the uterine arteries of infertile women with electro-acupuncture. Hum Reprod 11: 1314 –1317, 1996.
17. Stener-Victorin E, Fujisawa S, Kurosawa M (2006). Ovarian blood flow responses to electroacupuncture stimulation depend on estrous cycle and on site and frequency of stimulation in anesthetized rats. Journal of Applied Physiology 101, 84-91.
18. Paulus WE, Zhang M, Strehler E, El-Danasouri I, Sterzik K. Influence of acupuncture on the pregnancy rate in patients who undergo assisted reproduction therapy. Fertil Steril. 2002 Apr;77(4):721-4.
19. Shen J, Gao YL, Lu G, Chen L, Cheng J, Xia YB. Effect of electroacupuncture on endometrial receptivity and IVF-ET pregnancy outcomes in patients with diminished ovarian reserve. Zhongguo Zhen Jiu. 2022 Aug 12;42(8):879-83.
20. Park J, Sohn Y, White AR, Lee H (2014). The Safety of Acupuncture during Pregnancy: A Systematic Review. Acupunct Med 32, 257-266.
21. Wang Y, Hassouna MM. Electrical stimulation has no adverse effect on pregnant rats and fetuses. J Urol. 1999 Nov;162(5):1785-7. PMID: 10524935.
22. Tsuei JJ, Lai Y, Sharma SD. The influence of acupuncture stimulation during pregnancy: the induction and inhibition of labor. Obstet Gynecol. 1977 Oct;50(4):479-8. PMID: 904813.
23. Ying YK, Lin JT, Robins J. Acupuncture for the induction of cervical dilatation in preparation for first-trimester abortion and its influence on HCG. J Reprod Med 1985;30:530-4.
24. Carr DJ (2015). The Safety of Obstetric Acupuncture: Forbidden Points Revisited. Acupunct Med 33, 413-419.
25. Ezzo J, Streitberger K, Schneider A. Cochrane systematic reviews examine P6 acupuncture-point stimulation for nausea and vomiting. J Altern Complement Med. 2006 Jun;12(5):489-95.
26. Jewell D, Young G. Interventions for nausea and vomiting in early pregnancy. Cochrane Database Syst Rev, 2003.
27. Shen J, Wenger N, Glaspy J, Hays RD, Albert PS, Choi C, Shekelle PG. Electroacupuncture for control of myeloablative chemotherapy-induced emesis: A randomized controlled trial. JAMA. 2000 Dec 6;284(21):2755-61.
28. Matthews A, Haas DM, O'Mathúna DP, Dowswell T. Interventions for nausea and vomiting in early pregnancy. Cochrane Database of Systematic Reviews 2015, Issue 9.
29. Ternov NK, Grennert L, Aberg A, Algotsson L, Akeson J. Acupuncture for lower back and pelvic pain in late pregnancy: a retrospective report on 167 consecutive cases. Pain Med. 2001 Sep;2(3):204-7.
30. Mu J, Furlan AD, Lam WY, et al. Acupuncture for chronic nonspecific low back pain. Cochrane Database Syst Rev 2020;12:Cd013814.
31. Sandberg M, Lindberg L-G, Gerdle B. Peripheral effects of needle stimulation (acupuncture) on skin and muscle blood flow in fibromyalgia. Eur J Pain 2004; 8:163-71.
32. Yang J, Wang Y, Xu J, Ou Z, Yue T, Mao Z, Lin Y, Wang T, Shen Z, Dong W. Acupuncture for low back and/or pelvic pain during pregnancy: a systematic review and meta-analysis of randomised controlled trials. BMJ Open. 2022 Nov 21;12(12):e056878.
33. Smith CA, Crowther CA, Grant SJ. Acupuncture for induction of labour. Cochrane Database of Systematic Reviews 2013, Issue 8.
34. Gribel GP, Coca-Velarde LG, Moreira de Sá RA. Electroacupuncture for cervical ripening prior to labor induction: a randomized clinical trial. Arch Gynecol Obstet. 2011 Jun;283(6):1233-8.
35. Smith CA, Armour M, Dahlen HG. Acupuncture or acupressure for induction of labour. Cochrane Database of Systematic Reviews 2017, Issue 10.
36. Qu F, Zhou J. Electro-acupuncture in relieving labor pain. Evid Based Complement Alternat Med. 2007 Mar;4(1):125-30. doi: 10.1093/ecam/nel053. Epub 2006 Aug 17.
37. Smith CA, Collins CT, Levett KM, Armour M, Dahlen HG, Tan AL, Mesgarpour B. Acupuncture or acupressure for pain management during labour. Cochrane Database of Systematic Reviews 2020, Issue 2.

38. Wang H, Yang G, Wang S, Zheng X, ZhangW, LiY. The most commonly treated acupuncture indications in the United States: a cross-sectionalstudy. Am J Chin Med. 1979; 2018:1.
39. Chen X, Zhang G. Progress and prospects of acupuncture research on the mechanism of post-stroke depression. World J AcupMoxib. 2020;30(4):285-287.
40. Li S, Zhong W, Peng W, Jiang G. Effectiveness of Acupuncture in Postpartum Depression: A Systematic Review and Meta-Analysis. Acupuncture in Medicine. 2018;36(5):295-301. doi:10.1136/acupmed-2017-011530.
41. Chung KF, Yeung WF, Zhang ZJ, et al. Randomized non-invasive sham-controlled pilot trial of electroacupuncture for postpartum depression. J Affect Disord 2012; 142:115-21.
42. Zhang WF, Sun M, Da LM. [Electroacupuncture at auricular points for 43 cases of postpartum depression]. Zhongguo Zhen Jiu 2012; 32:1075-6.
43. Xu F, Tang QS, XI LI, et al. Replenishing kidney and regulating Qi therapy for postpartum depression: a randomized controlled trial. Beijing J TCM 2013; 32:200-3.
44. Xu F. Clinical research of postpartum depression treated with xiaoyaosan, acupuncture and moxibustion. World J Integrated Traditional and Western Med 2013; 8:896-9.
45. McGowan C, Bland R. The Benefits of Breastfeeding on Child Intelligence, Behavior, and Executive Function: A Review of Recent Evidence. Breastfeed Med. 2023 Mar;18(3):172-187. doi: 10.1089/bfm.2022.0192. Epub 2023 Feb 7. PMID: 36749962.
46. Victora CG, Bahl R, Barros AJ, et al; Lancet Breastfeeding Series Group. Breastfeeding in the 21st century: epidemiology, mechanisms and lifelong effect. Lancet 2016;387(10017):475-49.
47. El Taweel A, Yousef A, Hasanin M, Sabour A. Effect of low level laser therapy of the breasts on milk production and composition in supplement dependente mothers", the official journal of the academy of breastfeeding medicine. Breastfeed Med 2017;12(Suppl 1):S13.
48. A Li K. A Pilot Study to Evaluate the Effect of Acupuncture on Increasing Milk Supply of Lactating Mothers [master's thesis]. Victoria University; 2003:15-18.
49. Su WW, Gao XA, Tian JS. [Effect of electroacupuncture at Shaoze (SI1) on breast milk volume and composition in postpartum hypogalactia]. Zhongguo Zhen Jiu. 2020 Jan 12;40(1):13-6. Chinese. doi: 10.13703/j.0255-2930.20190107-0001. PMID: 31930892.
50. A Maged AM, Hassanin ME, Kamal WM, Abbassy AH, Alalfy M, Askalani AN, El-Lithy A, Nabil M, Farouk D, Hussein EA, Hammad B. Effect of Low-Level Laser Therapy versus Electroacupuncture on Postnatal Scanty Milk Secretion: A Randomized Controlled Trial. Am J Perinatol. 2020 Oct;37(12):1243-1249. doi: 10.1055/s-0039-1693428. Epub 2019 Jul 21. PMID: 31327162.

58

Luciano Ricardo Curuci de Souza • Lucília de Brito Tavares • Ricardo Morad Bassetto

Acupuntura na Síndrome dos Ovários Policísticos

Introdução

A síndrome dos ovários policísticos (SOP) é uma das condições endócrinas mais comuns que causam anovulação crônica e consequente infertilidade. Afeta entre 3% e 10% das mulheres em idade reprodutiva, enquanto entre mulheres com distúrbios menstruais, a taxa varia de 37% a 90%. Não há diferenças determinadas por raças ou etnias quando se trata de SOP. No entanto, estima-se também que 75% das mulheres com SOP não são diagnosticadas adequadamente.[1-3]

É causada principalmente por uma desregulação nas taxas de hormônios sexuais, manifestando sintomas de hiperandrogenismo (produção excessiva de androgênio). Isso leva ainda a quadros de oligomenorreia (menstruação pouco frequente e/ou em volume muito reduzido), infertilidade (falha na concepção) e hirsutismo (crescimento excessivo de pelos).

Existem três conjuntos diferentes de critérios de diagnóstico, estabelecidos pela Conferência Internacional dos Institutos Nacionais de Saúde sobre SOP em 1990, pela Sociedade Europeia de Reprodução Humana e Embriologia e pela Sociedade Americana de Medicina Reprodutiva (ESHRE/ASRM) em 2003, (referido como os critérios de Rotterdam), e a Androgen Excess Society and PCOS Society (AE-PCOS) em 2006, conforme revisado por Wolf *et al.*[1]

Pequenas diferenças entre cada diretriz são apontadas, mas a maioria inclui hiperandrogenismo, disfunção ovulatória e morfologia ovariana policística. Os critérios de Rotterdam são os mais amplamente utilizados pelos médicos na maioria dos países.

Infertilidade e distúrbios metabólicos (por exemplo: obesidade, resistência à insulina e diabetes tipo 2) são as principais queixas. Por outro lado, a obesidade parece exacerbar o desenvolvimento da SOP em uma determinada população com predisposição genética ou familiar.[4,5]

Como tal, a SOP é proposta como uma doença multifatorial, com interações entre fatores genéticos e múltiplos ambientais. Isso leva às dificuldades de tratar essa condição com um único método (Figura 58.1).

A terapia farmacológica atual de primeira linha para essas pacientes são moduladores seletivos de receptores estrogênicos via oral, como o clomifeno, ineficaz em 40% das pacientes diagnosticadas com SOP e pode apresentar efeitos colaterais significativos, como

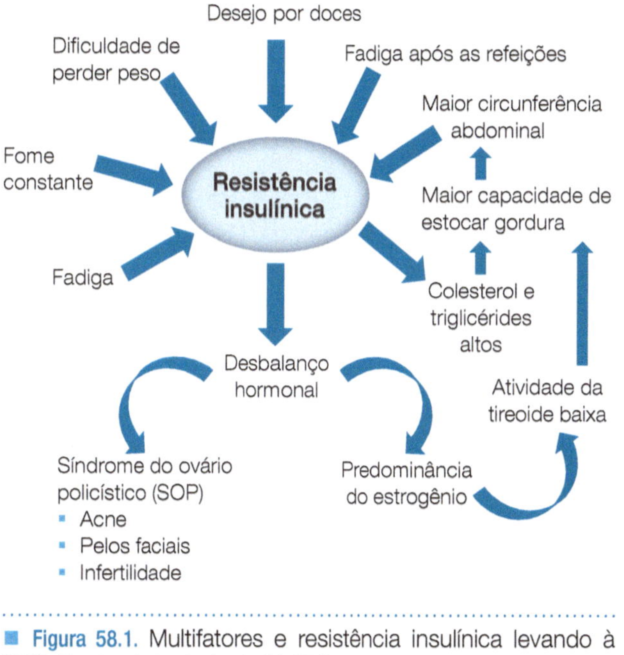

Figura 58.1. Multifatores e resistência insulínica levando à SOP. Fonte: Adaptada de UpToDate.

dores de cabeça, inchaço, alterações de humor e sensibilidade mamária.

Com a crescente popularidade da medicina chinesa, mais mulheres com SOP optam por usar acupuntura e fitoterapia para ajudar na fertilidade e no controle dos sintomas.[2]

Diretrizes de tratamento

Anticoncepcionais combinados, incluindo pílulas anticoncepcionais orais, são comumente prescritos para pacientes de todas as idades com SOP visando controlar os sintomas clínicos (por exemplo, oligomenorreia) e hormônios relacionados (por exemplo, no hiperandrogenismo).[6]

Com base em vários ensaios clínicos randomizados (ECRs), a eficácia desse tratamento pode ser comparável ao placebo na melhora dos distúrbios hormonais, incluindo testosterona total e índice de andrógenos livres. Contudo, a modificação do estilo de vida e a metformina são comumente prescritas em combinação com a terapia farmacológica para controlar os sintomas e distúrbios metabólicos, como obesidade, resistência à insulina e hiperlipidemia devido à ligação entre distúrbios metabólicos e hiperandrogenismo.[6]

Atualmente, a terapia farmacológica de primeira linha para infertilidade anovulatória em mulheres com SOP é a administração oral para indução da ovulação, como letrozol, citrato de clomifeno e metformina.[6]

O letrozol é um inibidor não esteroide da aromatase. Em mulheres anovulatórias, os inibidores da aromatase diminuem a biossíntese de estrogênio e reduzem o *feedback* negativo para o hipotálamo, o que leva a uma liberação mais forte do hormônio liberador de gonadotrofina.[7]

Atualmente, o letrozol é a prescrição preferida sobre o clomifeno devido à sua significativa vantagem de eficácia em relação ao clomifeno, apesar da qualidade da evidência ser baixa a moderada. Os inibidores da aromatase têm efeitos adversos associados aos efeitos antiestrogênicos no endométrio e no colo do útero.[8]

No entanto, existe um alto risco de síndrome de hiperestimulação ovariana e gestações múltiplas com a terapia com clomifeno, que é bem conhecido. Em comparação com o clomifeno, o risco de gravidez múltipla é menor com letrozol.[9]

A metformina é um agente antidiabético que melhora a sensibilidade à insulina em órgãos de depósito de glicose, como músculo esquelético e gordura. Isso se baseia na teoria de que o aumento da sensibilidade à insulina pode reduzir os níveis séricos de andrógenos, melhorando assim a fertilidade; portanto, a metformina tem sido amplamente prescrita para mulheres com obesidade e resistência à insulina para ajudar na gravidez.[10-12]

Algumas evidências sugerem que a metformina parece oferecer mais do que a terapia com clomifeno, enquanto outras também mostraram efeitos semelhantes de ambas as terapias para induzir a gravidez.[13]

No entanto, para mulheres com obesidade mórbida, a modificação do estilo de vida para perder peso ainda é recomendada antes de qualquer um desses dois tratamentos, pois a diminuição ponderal pode otimizar a resposta terapêutica.[14,15]

Acupuntura como tratamento complementar

As mulheres com SOP buscam fertilidade e controle dos sintomas, como ciclos menstruais irregulares, amenorreia, resistência à insulina, ovários policísticos, distúrbios androgênicos, hirsutismo e/ou acne. As terapias de base farmacológica disponíveis atualmente estão associadas a vários efeitos colaterais.

Está ficando mais comum, entre mulheres com SOP nos países ocidentais, a busca por terapias complementares e com menos efeitos adversos, como a acupuntura. De acordo com uma revisão de 51 relatórios de 49 pesquisas realizadas em 15 países, há notável estabilidade nas taxas da população usuária de medicina complementar e integrativa na Austrália (49%, 52%, 52%; 1993, 2000, 2004) e Estados Unidos (36%, 38%; 2002, 2007).[16]

Na Austrália, foi relatado que 9,2% da população local foi tratada por acupuntura, de acordo com uma pesquisa nacional baseada na população, realizada em 2005.[17] Nos Estados Unidos, cerca de 4,1% dos entrevistados em uma pesquisa nacional transversal relataram uso na vida e 1,1% (2 milhões) relataram uso recente de acupuntura.[16]

A acupuntura corporal sistêmica e a acupuntura auricular têm sido usadas como tratamentos para mulheres com SOP que apresentam oligo ou anovulação. Agulhas estéreis de tamanhos diferentes são usadas para acupuntura corporal pela estimulação de pontos de acupuntura por meio de agulhamento manual. Acupuntura auricular adota agulhas ou pastilhas para estimular os pontos de acupuntura nas orelhas externas. A eletroacupuntura (também conhecida como eletroestimulação) é o uso de impulsos elétricos de agulhas de acupuntura para estimular pontos de acupuntura.

Em ECRs de acupuntura, é usada acupuntura simulada ou acupuntura "placebo", com a finalidade de estimular um local aleatório, não descrito como ponto de acupuntura. No entanto, como a acupuntura simulada deve ser realizada, permanece controverso e pode ser diferente de estudo para estudo. Alguns profissionais acreditam que a estimulação de pontos aleatórios possa ter efeitos terapêuticos, mesmo que ainda não tenham sido comprovados por estudos clínicos adequadamente planejados.

A acupuntura é conhecida por ser um tratamento seguro. Ainda existem alguns efeitos adversos transitórios raros, como eritema cutâneo, hematomas, sangramento e dor. O relato de uma complicação significativa é extremamente raro. Um estudo observacional incluindo mais de 200 mil participantes que receberam acupuntura para dor encontrou uma taxa de eventos adversos de 8,6%; enquanto outro estudo semelhante estimou que a taxa de eventos adversos graves está entre 0 e 1,1 por 10.000 tratamentos.[18,19]

Evidências da eficácia da acupuntura para o tratamento de SOP

As pacientes optam por usar a acupuntura por recomendação, por não desejarem tratamentos hormonais ou ainda por apresentarem muitos sintomas adversos com os tratamentos farmacológicos. Há incerteza na comunidade médica em relação à eficácia da acupuntura para mulheres oligo/anovulatórias com SOP, pelo fato de a acupuntura estar associada apenas ao tratamento de dor, e em grande parte à ausência de trabalhos científicos de alta qualidade.

A maioria das pesquisas sobre a eficácia da acupuntura foi realizada na China, onde o controle/tratamento simulado não foi devidamente controlado na maioria dos ensaios. Esses estudos também foram publicados em revistas chinesas, dificultando o acesso por médicos que não falam chinês. Além disso, a maioria desses estudos empregou a combinação de acupuntura, decocção/pílula de ervas e moxabustão, sem adotar o controle simulado adequado para essas abordagens, dificultando, assim, a interpretação do resultado e a separação dos efeitos individuais. Várias revisões, incluindo a própria revisão da Cochrane, facilitam ter uma visão geral das evidências atualmente disponíveis. Do ponto de vista clínico, o manejo da SOP tem sido uma área em evolução na qual os paradigmas atuais são continuamente desafiados com novas modalidades. As revisões abordaram tanto as mulheres com SOP que buscam fertilidade quanto aquelas que buscam o controle dos sintomas, o que pode fornecer uma base objetiva para os profissionais de saúde recomendarem o tratamento com acupuntura para mulheres com SOP.

Há um número limitado de estudos clínicos sobre acupuntura usando desenho ECR para estudar sua eficácia em oligo/anovulação em mulheres com SOP. Uma recente revisão de Cochrane examinou sistematicamente oito ECRs com 1.546 mulheres. Os critérios diagnósticos de SOP na revisão da Cochrane foram baseados no consenso ESHRE e ASRM em Rotterdam em 2003, isso é, qualquer mulher com dois dos três critérios listados como tendo SOP, ou seja, oligo ou anovulação, hiperandrogenemia ou ovários policísticos.

Nesses ECRs, a acupuntura (ou eletroacupuntura) foi comparada a nenhum tratamento, acupuntura simulada, intervenção no estilo de vida (relaxamento, exercício físico) e tratamento convencional da SOP (por exemplo, clomifeno, estradiol associado a ciproterona). Embora vários vieses tenham sido identificados em diferentes estudos, no geral, a acupuntura parece ter apenas uma melhora marginal na obtenção de gravidez e parto do que a acupuntura simulada. No entanto, os dias intermenstruais foram significativamente melhorados pela acupuntura em comparação com a acupuntura simulada, sugerindo alguns impactos fisiológicos do agulhamento.

O resultado do uso da acupuntura em conjunto com qualquer outra intervenção é inconclusivo, principalmente devido ao baixo poder dos ECRs disponíveis. Portanto, mais ECRs de qualidade usando design de alta potência são necessários em pesquisas futuras.

No entanto, a revisão da Cochrane excluiu qualquer estudo usando ervas chinesas ou moxabustão. Existem também algumas revisões sistêmicas e metanálises dos ECRs sobre acupuntura, que também levam em consideração a combinação de acupuntura e fitoterapia e/ou moxabustão, com ou sem o uso de tratamento farmacêutico convencional.

Vários artigos de metanálise sugerem que o melhor efeito ocorre quando a acupuntura é combinada com fitoterápicos chineses, tratamento com moxabustão ou tratamento farmacêutico convencional.[20,21]

Tais abordagens podem exercer um efeito melhor do que a terapia farmacêutica convencional ou fitoterapia chinesa sozinha para reduzir o hormônio luteinizante sérico/hormônio folículo-estimulante, resistência à insulina, testosterona e índice de massa corporal. Semelhante à revisão da Cochrane, ambos os artigos reconheceram certos vieses nos artigos incluídos com baixo poder.[20,21]

Além dos pontos pelos meridianos ou canais de acupuntura, os pontos auriculares também são amplamente adotados pela medicina chinesa. Em um ensaio clínico com 45 mulheres inférteis com disfunção da ovulação, a acupuntura auricular mostrou um efeito comparativamente melhor do que o tratamento médico convencional (por exemplo, dexametasona, citrato de clomifeno e gonadotrofina) na restauração da menstruação. A taxa de gravidez foi semelhante entre os dois grupos.[22]

O efeito do tratamento da acupuntura parece durar mesmo após a conclusão das seções. Stener-Victorin relatou que o efeito do tratamento de eletroacupuntura na indução da ovulação durou até 3 meses em dois terços das participantes com SOP. Igual à maioria dos estudos nessa área, o poder foi pequeno com apenas 24 pacientes. Ensaios clínicos em maior escala são necessários para confirmar esse efeito posterior.[23]

A acupuntura tem sido considerada como uma estimulação física inespecífica, que restaura a função do corpo, induzindo a ativação de múltiplos sistemas reguladores, não a doença em si.[24]

Clinicamente, a seleção de pontos de acupuntura varia em relação ao médico e sua experiência clínica, no diagnóstico para cada situação e cada paciente de forma individualizada, embora sejam baseados em princípios similares da medicina chinesa. No entanto, estudos científicos ainda podem concluir uma ligação geral entre os meridianos de acupuntura para neuro-inervação, endócrino e modulação funcional imunológica.[24-26]

Uma teoria é que a acupuntura induz uma resposta inflamatória no tecido circundante que ativa ainda mais as vias de sinalização nos sistemas neural, endócrino e imunológico. Acredita-se que esses três sistemas funcionem integrados como uma rede. Através da pele, um órgão neuroimunoendócrino, qualquer estímulo exógeno na pele pode ativar ainda mais a rede neuroendócrina-imune, para neutralizar qualquer impacto nocivo e restaurar a homeostase interna.[24,25]

A acupuntura certamente age primeiramente estimulando o sistema nervoso, induzindo a sensação de dor, dormência e peso, o que é diferente de uma punção de ponto aleatório. Essa estimulação também pode ativar certas regiões cerebrais, especialmente o córtex, o que afeta ainda mais a inervação para a área/órgão alvo do tratamento.[24-26]

Além dos neurotransmissores clássicos (por exemplo, catecolamina e acetilcolina) liberados pelos nervos centrais e periféricos, a acupuntura também pode afetar o sistema endócrino através do eixo hipotálamo – hipófise – adrenal, hipotálamo – eixo pituitário – gonadal e hipotálamo – hipófise – eixo da tireoide. Mayer *et al.* propuseram que a acupuntura pode estimular a produção de endorfina, um efeito antagonizado pela naloxona, como mecanismo de fornecimento de efeitos analgésicos.[27]

A presença de β-endorfina foi encontrada no fluido folicular de ovários normais e policísticos, estando aumentada durante a ovulação em mulheres saudáveis, sendo específico do fluido folicular.[28,29]

Estudos em modelos animais e humanos com SOP mostraram que a acupuntura pode modular a produção e secreção de β-endorfina central e periférica, afetando a liberação de GnRH e gonadotrofina.[30]

Diferentes estudos clínicos não randomizados também forneceram evidências de que a acupuntura pode estimular a liberação de hormônio luteinizante, hormônio folículo-estimulante, progesterona e estradiol em mulheres com ovulação normal.[31-33]

Isso pode estar relacionado ao impacto da estimulação da acupuntura para normalizar o eixo hipotálamo-hipofisário ovariano, que por sua vez restaura o padrão do ciclo menstrual em mulheres com SOP.[24,25,34]

Estudando o efeito da eletroacupuntura (EA) no metabolismo da glicose e lipídios em pacientes com síndrome dos ovários policísticos (SOP), um estudo chinês demonstrou que a utilização da medicina chinesa pode ser benéfica.[35]

Cinquenta e quatro pacientes com SOP foram igualmente randomizados em grupo de acupuntura verdadeira e grupo de acupuntura simulada (controle) por 16 semanas de tratamento por método aleatório com um programa de randomização computadorizado. Os pacientes do grupo de acupuntura verdadeira aceitaram os métodos tradicionais de acupuntura com EA e dois conjuntos de grupos de pontos de acupuntura foram usados alternativamente.

O primeiro conjunto consistia em Zhongji (CV3), Qihai (CV6), Guilai (ST29), Sanyinjiao (SP6), Yinlingquan (SP9), Hegu (LI4) e Baihui (GV20), e o segundo conjunto consistia em Tianshu (ST25), ST29, CV3, CV6, SP6, Taichong (LR3), Neiguan (PC6) e Baihui (GV20). Os pacientes do grupo de acupuntura simulada aceitaram métodos de acupuntura superficial por meio de EA sem eletricidade em 4 pontos não relacionados a meridianos em cada ombro e braço.

As medidas de desfecho incluíram índice de massa corporal (IMC), relação cintura-quadril (RCQ), teste oral de tolerância à glicose (OGTT), teste de liberação de insulina, glicose e indicadores do metabolismo lipídico, como colesterol total (CT), triglicerídeos, lipoproteína de alta densidade colesterol (HDL-C), colesterol de lipoproteína de baixa densidade, adiponectina, leptina, visfatina, resistina e interleucina (IL-6).

Vinte e seis indivíduos no grupo de acupuntura verdadeira e 20 indivíduos no grupo simulado completaram o ensaio clínico. Após 16 semanas de tratamento, nenhuma diferença significativa nas medidas de resultado foi observada entre os dois grupos (P > 0,05).

No entanto, em comparação com os dados basais, uma redução no peso, IMC, linha da cintura, RCQ, glicose em jejum, avaliação do modelo homeostático de sensibilidade à insulina, visfatina e HDL-C, e um aumento na resistina e IL-6 foram observados na verdadeira acupuntura grupo (P < 0,05). Além disso, uma redução na visfatina e um aumento no CT também foram observados no grupo Sam (P < 0,05).

Outro ensaio realizado para avaliar a efetividade da estimulação manual associada à eletroestimulação de baixa frequência, durante 30 minutos, 2 vezes por semana, por um período de 10 a 13 semanas (em um total de 20 a 26 sessões), foi comparado a sessões de mesmo tempo com terapeuta para monitorar aspectos emocionais e de atenção em mulheres portadoras de SOP, na fase de indução da ovulação. O grupo que recebeu acupuntura apresentou melhora nos índices de ovulação em relação ao grupo comparativo.[36]

Observou-se também, redução nos níveis de hormônios esteroides sexuais ovarianos e adrenais, sem interferência na excreção de LH, demonstrando uma ação ao nível ovariano. Dessa forma, o estudo evidenciou que tratamentos mais frequentes e regulares têm maior possibilidade de efeitos significativos (Tabela 58.1).[36]

Tabela 58.1. Protocolos de acupuntura no tratamento da síndrome dos ovários policísticos para indução da ovulação

Referências	Pontos
Jedel *et al.* (2011)	Pontos locais: CV3, 6 – EA; ST29 bilateral – EA Pontos à distância: SP6, 9 bilateral – EA; LI4 ou PC6 bilateral – manual
Johansson *et al.* (2013)	Alternar entre os dois protocolos a cada dois tratamentos. • Protocolo 1: Pontos locais: CV3, 6 – EA; ST29 bilateral – EA Pontos à distância: SP6, 9 – EA; LI4 bilateral, GV20 – manual • Protocolo 2: Pontos locais: ST25, 29 – EA; CV3, 6 - manual Pontos à distância: SP6, LR3 bilateral – EA, PC6 bilateral, GV20 – manual
Em ambos os ensaios, pontos locais e alguns pontos distais de acupuntura são selecionados em segmentos somáticos que inervam os ovários. EA – eletroacupuntura, 2 Hz; manual – De Qi 3-4 vezes durante 30 min.	

Fonte: Adaptada de Filshie J, White A, Cummings M. Medical Acupuncture: A Western Scientific Approach. 2nd ed. Edinburgh: Elsevier; 2016. Pg. 544.

Conclusão

A síndrome dos ovários policísticos não se trata apenas de uma patologia com alteração anatômica ovariana, mas sim, uma doença multifatorial com repercussões endocrinológicas, como o hirsutismo e o hiperandrogenismo, e sintomas ginecológicos, como a oligomenorreia e a infertilidade.

A partir de estudos com limitações metodológicas para produção de evidências robustas, podemos considerar que a acupuntura aparenta ter alguma eficácia no controle dos sintomas relacionados à SOP, incluindo a indução da ovulação e a restauração da menstruação, sem evidências na promoção da taxa de gravidez. No entanto, a maioria dos estudos apresenta uma amostragem pequena e nenhum controle simulado comparável.

Estudos futuros que levem em consideração essas questões no desenho experimental, são necessários. Contudo, até o momento, há indicativos de que a acupuntura pode ter um efeito benéfico no tratamento da SOP, melhorando o metabolismo da glicose e dos lipídios, proporcionando assim uma melhora dos sintomas clínicos, promovendo ovulação e auxiliando na fertilidade.

Referências bibliográficas

1. Wolf WM, Wattick RA, Kinkade ON, Olfert MD. Geographical prevalence of polycystic ovary syndrome as determined by region and race/ethnicity. Int J Environ Res Public Health 2018; 15:2589.
2. Lim CED, Ng RWC, Cheng NCL, et al. Acupuncture for polycystic ovarian & syndrome. Cochrane Database Syst Rev 2019; 7:CD007689.
3. Norman RJ, Wu R, Stankiewicz MT. Polycystic ovary syndrome. Med J Aust & 2004; 180:132-137.
4. Wild S, Pierpoint T, Jacobs H, McKeigue P. Long-term consequences of polycystic ovary syndrome: results of a 31-year follow-up study. Hum Fertil 2000; 3:101-105.
5. Mohammad MB, Seghinsara AM. Polycystic ovary syndrome (PCOS), diagnostic criteria, and AMH. Asian Pac J Cancer Prev 2017;18:17-21.
6. Norman RJ, Teede HJ. A new evidence-based guideline for assessment and management of polycystic ovary syndrome. Med J Aust 2018; 209:299-300.
7. Franik S, Eltrop SM, Kremer JA, et al. Aromatase inhibitors (letrozole) for subfertile women with polycystic ovary syndrome. Cochrane Database Syst Rev 2018; 5:CD010287-CD.
8. Brown J, Farquhar C, Beck J, et al. Clomiphene and anti-oestrogens for ovulation induction in PCOS. Cochrane Database Syst Rev 2009; (4):CD002249.
9. Farhi J, West C, Patel A, Jacobs HS. Treatment of anovulatory infertility: the problem of multiple pregnancy. Hum Reprod 1996; 11:429-434.
10. Baptiste CG, Battista MC, Trottier A, Baillargeon JP. Insulin and hyperan- drogenism in women with polycys-

tic ovary syndrome. J Steroid Biochem Mol Biol 2010; 122:42-52.
11. Fica S, Albu A, Constantin M, Dobri GA. Insulin resistance and fertility in polycystic ovary syndrome. J Med Life 2008; 1:415-422.
12. Morley L, Tang TM, Balen AH. Metformin therapy for the management of infertility in women with polycystic ovary syndrome. BJOG 2017; 124: e306-e313.
13. Palomba S, Orio F Jr, Falbo A, et al. Clomiphene citrate versus metformin as first-line approach for the treatment of anovulation in infertile patients with polycystic ovary syndrome. J Clin Endocrinol Metab 2007; 92:3498-3503.
14. Barbieri RL. Clomiphene versus metformin for ovulation induction in polycystic ovary syndrome: the winner is... J Clin Endocrinol Metab 2007; 92:3399-3401.
15. Tang T, Lord JM, Norman RJ, et al. Insulin-sensitising drugs (metformin, rosiglitazone, pioglitazone, D-chiro--inositol) for women with polycystic ovary syndrome, oligo amenorrhoea and subfertility. Cochrane Database Syst Rev 2012; 11:CD003053.
16. Harris PE, Cooper KL, Relton C, Thomas KJ. Prevalence of complementary & and alternative medicine (CAM) use by the general population: a systematic review and update. Int J Clin Pract 2012; 66:924-939.
17. Xue CC, Zhang AL, Lin V, et al. Complementary and alternative medicine use in Australia: a national population-based survey. J Altern Complement Med 2007; 13:643-650.
18. Witt CM, Pach D, Brinkhaus B, et al. Safety of acupuncture: results of a prospective observational study with 229,230 patients and introduction of a medical information and consent form. Forsch Komplementmed 2009; 16:91-97.
19. MacPherson H, Thomas K, Walters S, Fitter M. TheYork acupuncture safety study: prospective survey of 34000 treatments by traditional acupuncturists. BMJ (Clinical research ed) 2001; 323:486-487.
20. Ren LN, Guo LH, Ma WZ, Zhang R. A meta-analysis on acupuncture treatment of polycystic ovary syndrome. Zhen Ci Yan Jiu 2014; 39:238-246.
21. Jo J, Lee YJ, LeeH. Acupuncture for polycystic ovarian syndrome: asystemtic review and meta-analysis. Medicine (Baltimore) 2017; 96: e7066-e7070.
22. Gerhard I, Postneek F. Auricular acupuncture in the treatment of female infertility. Gynecol Endocrinol 1992; 6:171-181.
23. Stener-Victorin E, Waldenstro m U, Ta gnfors U, et al. Effects of electro-acupuncture on anovulation in women with polycystic ovary syndrome. Acta Obstetricia et Gynecologica Scandinavica 2000; 79:180-188.
24. Quiroz-Gonzalez S, Torres-Castillo S, Lopez-Gomez RE, Jimenez Estrada I. & Acupuncture points and their relationship with multireceptive fields of neurons. J Acupunct Meridian Stud 2017; 10:81-89.
25. Li NC, Li MY, Chen B, Guo Y. A new perspective of acupuncture: the interaction among three networks leads to neutralization. Evid Based Complement Alternat Med 2019; 2019:10.
26. Ding SS, Hong SH, Wang C, et al. Acupuncture modulates the neuro–endocrine–immune network. QJM 2013; 107:341-345.
27. Mayer DJ, Price DD, Rafii A. Antagonism of acupuncture analgesia in man by the narcotic antagonist naloxone. Brain Res 1977; 121:368-372.
28. Aleem FA, Eltabbakh GH, Omar RA, Southren AL. Ovarian follicular fluid beta- endorphin levels in normal and polycystic ovaries. American Journal of Obstetrics and Gynecology 1987; 156:1197-1200.
29. Petraglia F, Di Meo G, Storchi R, et al. Proopiomelanocortin-related peptides, and methionine enkephalin in human follicular fluid: Changes during the menstrual cycle. Am J Obstetrics Gynecol 1987; 157:142-146.
30. Stener-Victorin E, Jedel E, Manneras L. Acupuncture in polycystic ovary syndrome: current experimental and clinical evidence. J Neuroendocrinol 2008; 20:290-298.
31. Cai X. Substitution of acupuncture for HCG in ovulation induction. J Tradit Chin Med 1997; 17:119-121.
32. Mo X, Li D, Pu Y, et al. Clinical studies on the mechanism for acupuncture stimulation of ovulation. J Tradit Chin Med 1993; 13:115-119.
33. Aso T, Motohashi T, Murata M, et al. The influence of acupuncture stimulation on plasma levels of LH, FSH, progesterone and estradiol in normally ovulating women. Am J Chin Med (Gard City N Y) 1976; 4:391-401.
34. Chen BY, Yu J. Relationship between blood radioimmunoreactive beta-endorphin and hand skin temperature during the electro-acupuncture induction of ovulation. Acupunct Electrother Res 1991; 16:1-5.
35. Dong HS, Wang Q, Wang Z, Wu XK, Cheng L, Zhou ZM, Yang L, Yi P, Huang DM. Impact of Low Frequency Electro-acupuncture on Glucose and Lipid Metabolism in Unmarried PCOS Women: A Randomized Controlled Trial. Chin J Integr Med. 2021 Oct;27(10):737-743. doi: 10.1007/s11655-021-3482-z. Epub 2021 Jul 28.
36. Filshie J, White A, Cummings M. Medical Acupuncture: A Western Scientific Approach. 2nd ed. Edinburgh: Elsevier; 2016.

Adriano Höhl • Mara Valéria Pereira Mendes • Maria Cristina Szezech Cerqueira e Silva

Acupuntura na Infertilidade – Além dos Protocolos de Fertilização *In Vitro* (FIV)

Introdução

A infertilidade é definida como a incapacidade de ter um filho após 1 ano de atividade sexual constante sem o uso de qualquer tipo de método contraceptivo. É vivenciada como um caminho solitário para casais, mais intensamente pela mulher que, além do sentimento de isolamento, tem desestruturado o senso de identidade feminina, abalando as expectativas de sua trajetória de vida e seu valor percebido na sociedade, o que pode levar a sentimentos de fracasso, culpa e vergonha.[1]

As estimativas globais mostram que entre 48, 5 e 72, 4 milhões de casais têm infertilidade, sendo a sua prevalência em idade reprodutiva entre 12, 6% e 17, 5% em todo o mundo, com taxas, relativamente, mais altas em algumas regiões, como as Américas, Pacífico Ocidental, África e regiões europeias.[2]

A tecnologia de reprodução assistida (ART) para o tratamento de casais (ou pessoas) inférteis é considerada uma importante intervenção biomédica em todo o mundo. É limitada pelas disparidades marcantes na disponibilidade, qualidade e na prestação de serviços de tratamento nos países de alta renda comparativamente a países de baixa e média renda. Permanece indisponível nas últimas quatro décadas, para a maioria das pessoas de locais de poucos recursos na área de assistência de saúde, como também representa assistência altamente dispendiosa e demorada, levando a distúrbios extenuantes, físicos e emocionais, além de incerteza quanto ao resultado a ser alcançado.

No período de enfrentamento de resolução dos problemas na fertilidade, que pode se tornar em uma das crises mais importantes da vida, por vezes, surgem problemas de ordem psicossomática na estrutura familiar, afetando o relacionamento do casal e com a sociedade; interferindo no rendimento profissional, nas desordens e responsividade sexual, problemas diversos no relacionamento conjugal, além de manifestações de depressão, sentimento de culpa, decepção e desmotivação.

A abordagem médica ocidental, em suas avaliações e cuidados especializados, com intervenções técnicas e procedimentos invasivos onde poucos serviços apresentam um suporte contínuo individualizado, potencializa, muitas vezes, essas dificuldades que se colocam acima do equilíbrio mental; trazendo sofrimento ao longo da extensa jornada, iniciada com a investigação diagnóstica, passando por inúmeros exames e procedimentos que invadem o corpo e a intimidade, seguidos de fracassos e recomeços, em busca do sonho da maternidade.[1]

A abordagem integrativa da Medicina Tradicional Chinesa (MTC), vem de encontro às necessidades dos casais com infertilidade, complementando os métodos terapêuticos ocidentais.

O aconselhamento de estilo de vida e a busca do equilíbrio emocional, visto de maneira importantíssima pela MTC, como causas das desarmonias do corpo e a origem das doenças, faz da união das racionalidades ocidental e oriental, um instrumento para a otimização dos resultados de qualquer tratamento.

A literatura tem valorizado os artigos que se referem à acupuntura nos protocolos de reprodução assistida, com estudos que destacam a otimização dos resultados. Entretanto, pelo baixo acesso da população aos tratamentos de alta complexidade, em detrimento do grande número de casais que optam pelos procedimentos de baixa complexidade, conclui-se como importante o papel do médico especialista em acupuntura na abordagem dessa população emergente e desfavorecida, possibilitando diminuir, assim, os sofrimentos de ordem emocional e as diversas dores, beneficiando condições fisiológicas, com objetivo de buscar melhores resultados no tratamento da fertilidade ensejada.

Busca-se neste capítulo, ir além do que já existe na literatura sobre os já conhecidos protocolos de pontos de acupuntura para FIV, observando benefícios nos resultados das técnicas de alta complexidade, levando ao leitor um olhar mais abrangente sobre as amplas possibilidades de trabalho conjunto das especialidades, principalmente, nos casos clínicos de abordagens de menor complexidade.

■ Acupuntura na fertilização *in vitro* (FIV)

A associação da acupuntura aos tratamentos de FIV há muito vem sendo observada e estudada, e atualmente é aceita como um coadjuvante nos benefícios dos resultados dos tratamentos.

Estudos demonstram que a acupuntura ativa opioides endógenos, como as β-endorfinas, no sistema nervoso central, e esses inibem o fluxo neural simpático central, além de exercer efeitos emocionais com redução de ansiedade, estresse e depressão.[3] Vários estudos têm demonstrado que a acupuntura altera a carga e o potencial dos neurônios e a concentração de eletrólitos e neuropeptídeos, causando durante o tratamento, aumento significativo nos níveis de β-endorfina, que permanecem elevados por mais de 24 horas. Esse impacto nos níveis de β-endorfina, explica sua influência na ovulação e na fertilidade.[4-7]

Também é importante a ação de atuar no eixo hipotálamo-hipófise-ovariano e no útero, aumentando a liberação de GnRH (hormônio gonadotrófico), com a modulação de hormônios ovarianos, tendo como resultados positivos o equilíbrio no ciclo menstrual, na ovulação e em maiores índices de resultados positivos na fertilidade.[8]

Ao nível de endométrio, a ação da acupuntura é relacionada à melhora da perfusão uterina, baixa da impedância do fluxo de sangue nas artérias uterinas, expressa como um índice de resistência, o índice de pulsação diminuídos, com aumento da irrigação sanguínea local e redução da contratilidade propiciando melhor nidação e desenvolvimento do embrião, fundamental na receptividade endometrial.[9]

Stener-Victorin *et al.* (2006), verificaram que a repetição de tratamentos por acupuntura no período de quatro semanas exerceu efeito inibitório no tônus simpático uterino, reduzindo assim, a alta impedância do fluxo sanguíneo nas artérias uterinas, e, hipoteticamente, aumentando a receptividade endometrial, sendo que essa redução se manteve por 10 a 14 dias após o procedimento de acupuntura. Os autores demonstraram, ainda, que o efeito foi mediado via nervos simpáticos ovarianos e via reflexa supraespinhal.[10]

Nas técnicas de reprodução assistida de alta complexidade, a acupuntura tem como referência um estudo clínico randomizado, sobre os efeitos da acupuntura na transferência do embrião, trabalho realizado na Alemanha, por Wolfgang Paulus *et al.* em 2002.[11] De um total de 160 pacientes randomizadas e separadas em um grupo controle, sem nenhum tratamento de acupuntura, 80 permaneceram em descanso ambulatorial pelo período de 25 minutos após a transferência embrionária e outro grupo (n = 80) recebeu duas sessões de acupuntura, sendo uma antes e outra após a transferência, com pontos de acupuntura e auriculoterapia. O resultado demonstrou que a taxa de gestação foi maior nas pacientes que fizeram acupuntura (42, 5%) × controle (26, 3%), comprovando a eficácia do método, tendo como conclusão a melhora da taxa de gravidez com a acupuntura.

Esse primeiro estudo, publicado em 2002, serviu de modelo para outros estudos, sendo popularmente conhecido como "protocolo de Paulus" que consiste em:

- Estímulo de pontos de acupuntura, em momento antes e outro após a transferência de embriões.
- Durante cada sessão, as agulhas são estimuladas 2 vezes, com intervalo de 10 minutos.
- Utiliza-se, adicionalmente, agulhas nos pontos auriculares.
- Pontos antes da transferência: PC6, SP8, LR3, GV20 e ST29.
- Pontos após a transferência: ST36 (Zusanli), SP6, SP10 e LI4.
- Pontos auriculares: 55 (Shen Men), 58 (útero), 22 (endócrino) e 34 (cérebro).

Em 2006, Dieterle *et al.* também na Alemanha, realizaram um estudo clínico randomizado, prospectivo e controlado, com 225 pacientes inférteis submetidas a FIV/ICSI, que foram separadas em dois grupos. As pacientes receberam o tratamento 30 minutos após a transferência embrionária, sendo repetido após 72 horas. As pacientes foram divididas em um grupo controle (n = 109) que recebeu acupuntura placebo e o

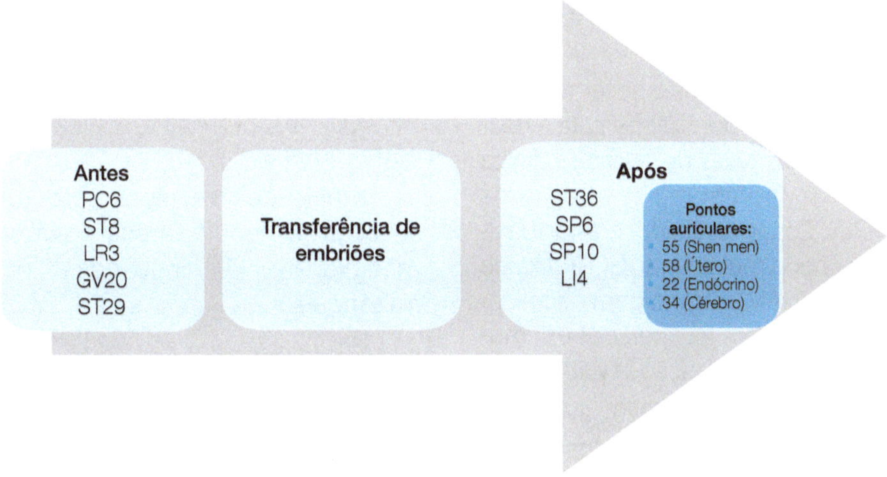

■ **Figura 59.1.** Esquema de tratamento com acupuntura proposto por Paulus *et al.* em pacientes de FIV. Adaptada dos autores: Pontos de acupuntura. Fonte: Adaptada de Protocolo de Paulus, 2002.[11]

outro grupo que recebeu acupuntura, seguindo os princípios da MTC. Os autores tiveram como resultado uma taxa de gravidez para o grupo de acupuntura significativamente maior do que no grupo placebo, concluindo que a acupuntura na fase lútea tem, em suma, um efeito positivo no resultado da fertilização *in vitro*/ICSI.[12]

O protocolo desse estudo consistiu em:

- Acupuntura: 30 minutos imediatamente após a TE (transferência do embrião), repetida 3 dias após a TE.
- Pontos de acupuntura: CV4, CV6, ST29, SP10 e SP8.
- Pontos auriculares: 55 (Shen Men), 58 (Zizong – útero), ponto 22 (Neifenmi) e 33 (Pizhixia).

A partir desses dois trabalhos pioneiros de destaque, ao longo da última década, encontramos várias revisões sistemáticas relacionando a acupuntura com a FIV.

Zeng-Yun Xie *et al.* (2019), catalogando bancos de dados digitais (Embase, PubMed, Cochrane Library e alguns bancos de dados chineses), realizaram levantamento até a data de dezembro de 2018, restrito a ensaios clínicos randomizados (RCTs) para avaliar os efeitos da acupuntura em mulheres submetidas à fertilização *in vitro*. Com um número total de 7 estudos, com 6.116 participantes, observaram uma taxa de gravidez clínica agrupada (RCP) de todos os grupos submetidos à acupuntura significativamente maior do que a dos grupos de controle, destacando-se como benefício mais significativo da acupuntura, o sucesso

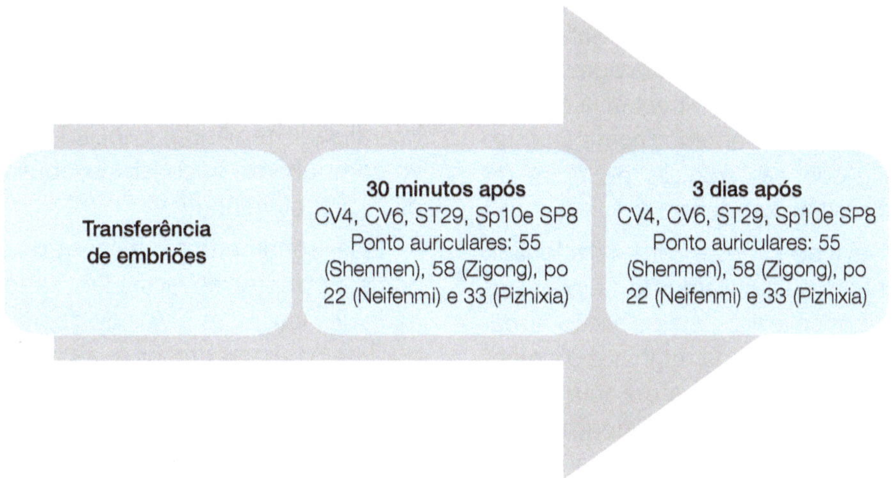

■ **Figura 59.2.** Adaptação dos autores. Esquema de tratamento com acupuntura proposto por Dieterle *et al.* em pacientes de FIV. Fonte: Adaptada de Pontos de acupuntura – Protocolo Dieterle *et al.* 2006.[12]

de tratamento em mulheres com histórico de tentativas mal-sucedidas.[13]

Soobin *et al.* (2020) realizaram revisão sistemática de 8 bases de dados de ensaios randomizados, para avaliar a eficácia da acupuntura nas taxas de gravidez clínica (TGC), após fertilização *in vitro* em mulheres com má resposta ovariana (PRO). Como resultado, o estudo sugere que a acupuntura pode melhorar a TGC, a taxa de hormônio antimülleriano (HAM), a contagem de folículos antrais e o número de oócitos recuperados em mulheres com PRO submetidas à fertilização *in vitro*.[14]

Recentemente, Wang-Rong *et al.* (2023), avaliando 7 ensaios clínicos randomizados controlados (RCTs), com 516 mulheres, concluíram que a acupuntura é um método seguro e eficaz para melhorar a baixa reserva ovariana, tem grande potencial na regulação dos níveis de hormônios sexuais e na melhora dessa reserva ovariana. No entanto, aponta como falha a heterogeneidade entre os estudos incluídos especialmente no tratamento com acupuntura, seleção de pontos e técnicas de acupuntura, além do seguimento das pacientes ter sido breve, sem mencionar as TGC e as taxas de nascidos vivos.[15]

Aspectos importantes na abordagem do casal Infértil

Qualidade de vida

A qualidade de vida (QV) envolve um conceito multidimensional e subjetivo englobando a saúde física, o estado psicológico, o nível de independência, as relações sociais, as crenças pessoais e suas relações com o ambiente.

A introdução do conceito de qualidade de vida (QoL) como uma medida de resultado em saúde surgiu na década de 1970, no contexto do progresso médico que trouxe um aumento na expectativa de vida, uma vez que doenças agudas anteriormente letais se tornaram curáveis e doenças crônicas puderam ser controladas por tratamentos eficientes.[16,17]

A perda da QV leva ao estresse, fator relacionado com o desenvolvimento ou agravamento de inúmeras doenças orgânicas e psicológicas. A associação razoável entre a resposta ao estresse da mulher e o potencial de fertilidade fez com que a literatura acumulasse estudos com resultados conflitantes. Evidências convergem na importância dos estímulos estressantes por sua relação na ativação dos eixos: eixo hipotálamo-hipófise-adrenal (HPA) e do eixo simpático-adrenal-medular, liberando vasopressina e hormônio liberador de corticotrofina (CRH) para mediar a secreção do hormônio adrenocorticotrófico (ACTH) do lobo anterior da glândula pituitária, que por sua vez, medeia a secreção de cortisol e hormônios glicocorticoides pelo córtex adrenal.[18]

Ao nível de sistema nervoso autônomo, temos a ativação da medula adrenal por fibras simpáticas pré-ganglionares liberando epinefrina e norepinefrina no sangue.[18]

Com relação ao caso específico da infertilidade, é difícil a separação das influências negativas e positivas, se a infertilidade induz ao estresse emocional negativo, refletindo em QV ruim ou se uma QV ruim é responsável por sofrimento crônico durante a vida e, finalmente, pela infertilidade.[19]

Já se sabe que o tratamento da infertilidade altera, em âmbito multidimensional, a rotina da vida do casal, em especial da mulher. Os exames investigativos, e o próprio tratamento são fatores estressores primários, com propensão a evocar sentimentos de depressão. Com relação ao caso específico da fertilização *in vitro* (FIV), as mulheres tendem a se ajustar nos períodos antes do início do tratamento, dentro de um ciclo e depois dos ciclos de tratamento (comparando diferenças) e após o abandono do tratamento.[20]

Ansiedade e depressão

O impacto psicológico da infertilidade é maior nas mulheres do que nos homens. A incapacidade de se reproduzir naturalmente pode causar sentimentos de vergonha, culpa e baixa estima, em diversos graus, prejudicando a qualidade de vida.[21]

Estima-se taxas entre 25% e 60% de prevalência de problemas psiquiátricos entre casais inférteis, com maior incidência de depressão e ansiedade, quando comparada a controles férteis na população geral. A infertilidade tem sido associada a sintomas obsessivo-compulsivos, psicoticismo, abuso de substâncias e distúrbios alimentares.[22]

Esses sentimentos negativos podem levar a vários graus de depressão, ansiedade, angústia e má qualidade de vida. Esses níveis de depressão apresentados durante o tratamento, os quais se associam à ansiedade, isolamento e perda de controle, têm sido comparados à depressão nos pacientes diagnosticados com câncer, sendo muitas vezes subnotificados, ou mal percebidos, pelo fato da maioria das mulheres inférteis não compartilhar sua história com familiares ou amigos, aumentando sua vulnerabilidade psicológica.[23]

Estudos demonstram que quanto mais angustiadas as mulheres antes e durante o tratamento, menores as taxas de gravidez.[24]

Gorayeb R *et al.* (2012) em estudo randomizado, promovido pela Faculdade de Medicina de Ribeirão Preto da Universidade de São Paulo – FMRP-USP, de um total de 265 casais, estudaram 188, divididos aleatoriamente em dois grupos: um número do grupo controle (GC) (95) e outro submetido à intervenção psicológica (GI) (93) cujo foco foi o tratamento cognitivo-comportamental, com a técnica de análise do sistema de pensamento automático dos pacientes tentando substituir crenças negativas ou distorcidas com outros pensamentos mais construtivos. Como resultados, observaram que as pacientes que receberam a intervenção psicológica apresentaram maiores taxas de gravidez (GI = 39, 8%) quando comparadas ao grupo controle (GC = 23, 2%), (ÿ2 = 6, 03, p = 0, 01), razão de chances de 2, 2 (IC: 1, 16-4, 13). Esses resultados sugerem que as pacientes do GI tiveram uma chance 2, 2 vezes maior de engravidar do que as mulheres do GC.[25]

Os riscos de abandono do tratamento, dependem de vários fatores, entre eles o médio tempo de evolução, condições financeiras e psicológicas do casal. Se a influência dos distúrbios psicológicos é controversa nos resultados de gravidez, o mesmo não acontece com relação à continuidade do tratamento.

Em uma revisão sistemática, Gameiro S *et al.* (2012), relataram a carga psicológica como uma razão para a descontinuação dos TRA.[26]

Durante o período de tratamento, busca-se o enfrentamento da angústia do diagnóstico inicial, potencializada pela possibilidade de diversas opções de tratamento, que vão se afunilando ao longo da evolução não favorável do quadro, impostas pelas limitações financeiras e médicas. As falhas de sucesso, dos métodos malsucedidos, levam à possibilidade de esterilidade definitiva, com o abandono, onde as mulheres eventualmente terão que mudar de um estilo de enfrentamento ativo e focado no tratamento para um estilo de enfrentamento cognitivo, com o ajuste de importantes objetivos de vida.[20]

Dentre os preditores psicossociais de abandono dos tratamentos de infertilidade, relacionam-se como importantes a ansiedade e a depressão, fatores de grande importância na decisão de descontinuação após a primeira tentativa.[26]

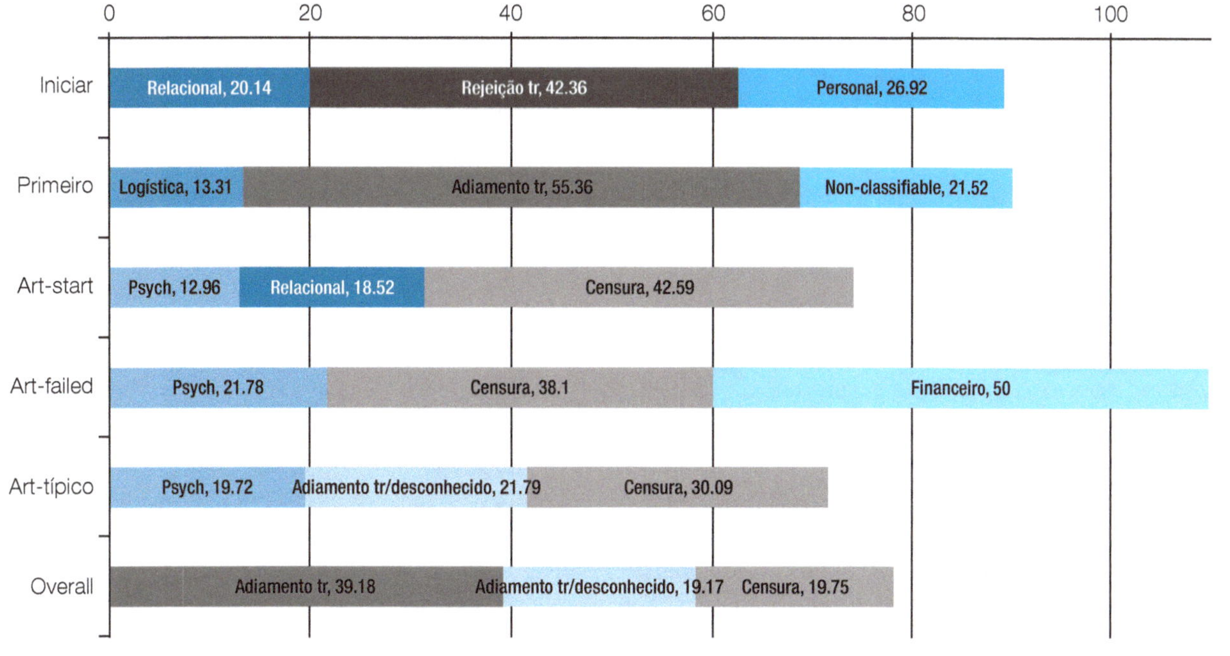

■ Figura 59.3. Porcentagem (%) das três categorias mais selecionadas de motivos para descontinuação geral e de acordo com cada etapa do tratamento. Iniciar = durante o diagnóstico, antes do início do tratamento; Primeiro = durante tratamentos de primeira ordem como inseminação ou indução da ovulação; Art-start = em lista de espera para iniciar técnicas de reprodução assistida; Art-failed = após a falha do primeiro ciclo de ART; Art-típico = antes da conclusão do regime típico de ART. Relacional = problemas relacionais; Rejeição tr = rejeição do tratamento; Motivos pessoais; Logística = razões logísticas/práticas; Adiamento tr = adiamento do tratamento; Psych = carga psicológica do tratamento; Censura = censura médica; Financeiro = questões financeiras; Adiamento tr/desconhecido = adiamento do tratamento ou desconhecido. Fonte: Adaptada de Gameiro S *et al.* 2012.[26]

Qualidade do sono

O sono é outro fator muito importante na qualidade de vida da mulher, em tratamento de infertilidade. Sua perturbação pode interferir nas chances de concepção e prolongamento do tempo da mesma, com aumento da taxa de aborto espontâneo e baixo peso do bebê ao nascer. Estudos mostram que 23% a 46% das mulheres que receberam fertilização *in vitro* apresentaram distúrbio do sono durante o processo de recuperação e implantação do óvulo, enquanto 57%, 43% e 29% das mulheres que receberam fertilização *in vitro* apresentaram distúrbios do sono durante o processo de pré-tratamento, estimulação e pós-transferência embrionária, respectivamente.[27]

Foi determinado que hormônios como o hormônio antimülleriano (AMH), hormônio de estimulação folicular (FSH) e o tempo total de sono basal pré-tratamento (TST) podem afetar o sono da paciente durante o processo de recuperação do óvulo.[27]

A ansiedade e os distúrbios do sono podem ter uma relação "comórbida" na qual a ansiedade e os distúrbios do sono podem afetar um ao outro. Esse estudo revelou que a maioria das mulheres que recebe tratamentos de fertilização *in vitro* estava ansiosa (43%), deprimida (30%) e apresentava problemas para dormir (43%), o que pode estar relacionado pelo uso de múltiplas drogas de hiperestimulação ovariana, exames de sangue e ultrassonografias regularmente para monitorar o crescimento dos folículos, considerados pelas pacientes como eventos estressantes.[27]

Avaliação da qualidade de vida nas pacientes inférteis

A Organização Mundial da Saúde (OMS) define QV como "a percepção de um indivíduo sobre sua posição na vida no contexto da cultura e sistemas de valores em que vivem, e em relação aos seus objetivos, expectativas, padrões e preocupações".[28]

A partir desse conceito e da preocupação da relação da qualidade de vida como um fator importante no equilíbrio da saúde e da doença, foi desenvolvido um método de avaliação de bem-estar válido para todas as culturas, conhecido como WHOQOL-100.

O WHOQOL-100 é operacionalizado por meio de 100 itens, representando 25 facetas organizadas em 6 domínios.[28]

Sua aplicação surgiu da necessidade de uma ferramenta mais simplificada, sendo desenvolvido o WHOQOL-BREF, um questionário abreviado de 26 itens derivados do WHOQOL-100, que possui 6 domínios originalmente,[28] os quais foram mesclados em quatro domínios que são:

- Domínio 1: saúde física.
- Domínio 2: psicológico.
- Domínio 3: relações sociais.
- Domínio 4: ambiente.

Com base em estudos psicossociais que demonstram de maneira convincente uma alta incidência de reações negativas à infertilidade e seu tratamento, impactando na satisfação geral com a vida e no bem-estar, com redução nas taxas de sucesso do tratamento e aumento nas de abandono, a Sociedade Europeia de Reprodução Humana e Embriologia (ESHRE) e a Sociedade Americana de Medicina Reprodutiva (ASRM) uniram forças com a Merck-Serono AS, Genebra-Suíça (uma afiliada da Merck KGaA Darmstadt, Alemanha) para criar a medida de qualidade de vida da fertilidade (FertiQoL).

O FertiQol é um instrumento internacional para medir a qualidade de vida em homens e mulheres com problemas de fertilidade, em vários idiomas, por meio de um questionário com um recurso útil tanto na pesquisa quanto na prática clínica, em todo o mundo, fornecendo uma imagem mais precisa do estado cognitivo, do comportamento emocional de pessoas com problemas de fertilidade devido à relação específica que têm com os problemas e condi-

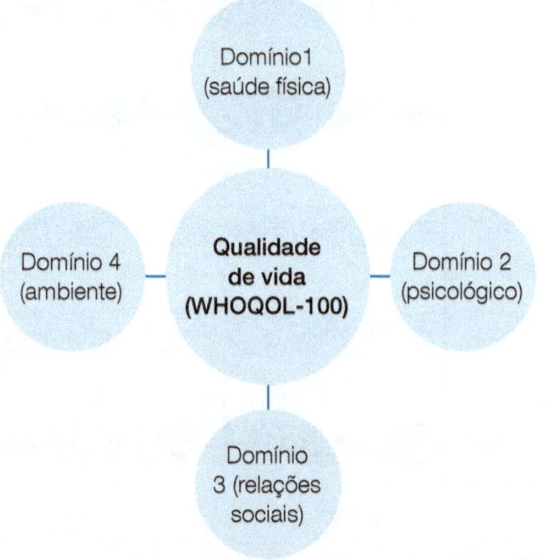

Figura 59.4. Domínios relacionados à qualidade de vida, segundo a Organização Mundial da Saúde (OMS). Avaliação da qualidade de vida WHOQOL-BREF: propriedades psicométricas e resultados do ensaio de campo internacional. Um relatório do grupo WHOQOL. QUEM. 2004.[28]

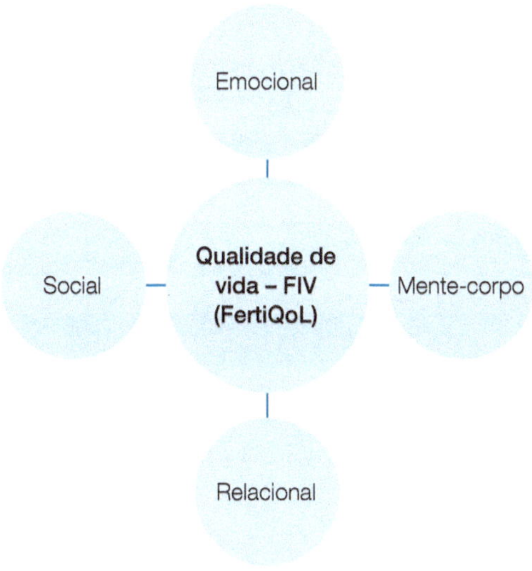

Figura 59.5. Domínios de qualidade de vida no tratamento da fertilidade, segundo a Sociedade Europeia de Reprodução Humana e Embriologia (ESHRE). Características psicométricas do questionário FertiQoL, em uma amostra alemã de indivíduos e casais inférteis. Resultados de qualidade de vida em saúde. 2018.[28]

ções envolvidos. Sua parte central consiste em quatro subescalas que se concentram nos domínios da vida emocional, mente-corpo, relacional e social relacionados à fertilidade dos indivíduos que lutam com problemas de fertilidade.[29]

O módulo principal inclui a avaliação de quatro domínios da qualidade de vida:

- (1) Emocional.
- (2) Mente-corpo.
- (3) Relacional.
- (4) Social.

O módulo de tratamento inclui itens de avaliação de dois domínios da qualidade de vida:

- (1) Ambiente.
- (2) Tolerabilidade.

A acupuntura na qualidade de vida das pacientes em tratamento

A infertilidade é uma condição que por vezes, é explicada como uma perda invisível e luto por algo que pode não ter sido visto ou sentido por outros, mas que é um sonho e esperança de um futuro ansiado. Compreender as experiências das mulheres que vivenciam a infertilidade é essencial para oferecer os tratamentos e suportes necessários para o alcance da saúde em todos os níveis.[30]

O especialista em acupuntura, como médico, deve se ater, não somente aos aspectos físicos da infertilidade, mas aplicar, também, uma abordagem integrativa, conseguindo fornecer cuidados compassivos e empáticos, e entender que a falha nisso pode aumentar o trauma pelo qual as mulheres estão sofrendo.[30]

A medicina ocidental, mais focada em experimentos e testes no nível "micro" do corpo humano, tem sido complementada no último século, pelo surgimento e o desenvolvimento da medicina psicossomática, onde a importância dos fatores emocionais promove a ampliação da compreensão das pessoas sobre a ocorrência e prevenção de doenças, desde simples fatores biomédicos até fatores biológicos, psicológicos e sociais, mudando o modelo médico, antes "modelo médico fisiológico" para um modelo biopsicossocial.[31]

Em *Suwen*, Capítulo 39 é citado:

"A maioria das doenças é causada por Qi. Quando há raiva, o Qi se eleva. Quando há euforia, o Qi fica solto. Quando há tristeza, o Qi desaparece. Quando há medo, o Qi desce. Quando está frio, o Qi é reunido..."

A prevenção está sempre presente no ouvir os sinais enviados pelo corpo, para prevenir problemas de saúde mais graves. Os conhecimentos da psicologia moderna vão de encontro aos milenares da MTC, que tem como base o equilíbrio mente-corpo, por meio do cuidado com as condições sociais, estilo de vida e controle das emoções dos pacientes, considerando o desequilíbrio dessa tríade, a causa das doenças.

O conceito de emoção na MTC é equivalente ao sistema ou processo emocional humano. O raciocínio clínico das racionalidades, em conjunto, deve envolver os sintomas do corpo, a emoção, o pensamento e o espírito interligados, considerando o tempo, lugar, estação, idade e fatores genéticos. O tratamento proposto é estimular o corpo e a mente no caminho de um ajuste natural de regeneração e autocura, para restaurar e manter a saúde.[31]

Abordagem do casal infértil

A abordagem inicial do casal deve ser de acolhimento, escuta das angústias e necessidades, medos, conhecer a história clínica e de vida, além da história do ciclo de tratamento. Trabalhar o casal e cada um de seus membros, fazendo entender que a questão reprodutiva é muito importante no processo, mas que depende do equilíbrio mental de ambos para ultrapassarem todas as fases dos protocolos, dentro de uma harmonia do corpo e da mente.

FertiQol International

Questionário sobre Fertilidade e Qualidade de Vida (2008)

Para cada pergunta, assinale o quadrado para a resposta que melhor reflete a maneira como você pensa e se sente. Relacione suas respostas aos seus pensamentos e sentimentos atuais. Algumas perguntas podem se relacionar à sua vida particular, mas elas são necessárias para medir corretamente todos os aspectos da sua vida.

Somente responda aos itens marcados com um asterisco (*) se você tem uma(um) companheira(o).

	Para cada pergunta, assinale a resposta que for a mais próxima de seus pensamentos e sentimentos atuais	Muito ruim	Ruim	Nem boa nem ruim	Boa	Muito boa
A	Como você avalia a sua saúde?	☐	☐	☐	☐	☐
	Para cada pergunta, assinale a resposta que for a mais próxima de seus pensamentos e sentimentos atuais	**Muito insatisfeito(a)**	**Insatisfeito (a)**	**Nem satisfeito(a) nem insatisfeito(a)**	**Satisfeito(a)**	**Muito satisfeito(a)**
B	Você está satisfeito(a) com a sua qualidade de vida?	☐	☐	☐	☐	☐
	Para cada pergunta, assinale a resposta que for a mais próxima de seus pensamentos e sentimentos atuais	**Totalmente**	**Bastante**	**Moderadamente**	**Não muito**	**De jeito nenhum**
P1	A sua atenção e concentração estão prejudicadas por causa de pensamentos sobre a fertilidade?	☐	☐	☐	☐	☐
P2	Você acha que não pode seguir com outros planos e objetivos de vida por causa dos problemas de fertilidade?	☐	☐	☐	☐	☐
P3	Você se sente esgotado(a) ou cansado(a) por causa dos problemas de fertilidade?	☐	☐	☐	☐	☐
P4	Você se sente capaz de lidar com seus problemas de fertilidade?	☐	☐	☐	☐	☐
	Para cada pergunta, assinale a resposta que for a mais próxima de seus pensamentos e sentimentos atuais	**Muito insatisfeito(a)**	**Insatisfeito (a)**	**Nem satisfeito(a) nem insatisfeito(a)**	**Satisfeito (a)**	**Muito satisfeito (a)**
P5	Você está satisfeito(a) com o apoio que recebe de amigos com relação aos seus problemas de fertilidade?	☐	☐	☐	☐	☐
*P6	Você está satisfeito(a) com o seu relacionamento sexual apesar dos problemas de fertilidade?	☐	☐	☐	☐	☐
	Para cada pergunta, assinale a resposta que for a mais próxima de seus pensamentos e sentimentos atuais	**Sempre**	**Com muita frequência**	**Com frequência**	**Raramente**	**Nunca**
P7	Seus problemas de fertilidade causam-lhe sentimentos de inveja e ressentimento?	☐	☐	☐	☐	☐
P8	Você sente luto e/ou sentimentos de perda por não poder ter um filho (ou mais filhos)?	☐	☐	☐	☐	☐
P9	Você oscila entre a esperança e a desesperança devido aos problemas de fertilidade?	☐	☐	☐	☐	☐
P10	Você está isolado(a) socialmente devido aos problemas de fertilidade?	☐	☐	☐	☐	☐
*P11	Você e sua(seu) companheira(o) são amorosos um com o outro apesar dos problemas de fertilidade?	☐	☐	☐	☐	☐
P12	Seus problemas de fertilidade interferem no seu trabalho ou obrigações diárias?	☐	☐	☐	☐	☐
P13	Você se sente desconfortável em situações sociais como férias e comemorações devido aos seus problemas de fertilidade?	☐	☐	☐	☐	☐
P14	Você sente que a sua família entende o que você está passando?	☐	☐	☐	☐	☐
	Para cada pergunta, assinale a resposta que for a mais próxima de seus pensamentos e sentimentos atuais	**Bastante**	**Muito**	**Moderadamente**	**Um pouco**	**De jeito nenhum**
*P15	Seus problemas de fertilidade fortaleceram seu compromisso com sua(seu) companheira(o)?	☐	☐	☐	☐	☐
P16	Você se sente triste e deprimido(a) devido aos seus problemas de fertilidade?	☐	☐	☐	☐	☐
P17	Seus problemas de fertilidade fazem com que você se sinta inferior a pessoas que têm filhos?	☐	☐	☐	☐	☐
P18	Você sente cansaço devido aos seus problemas de fertilidade?	☐	☐	☐	☐	☐
*P19	Os problemas de fertilidade tiveram um impacto negativo no seu relacionamento com sua(seu) companheira(o)?	☐	☐	☐	☐	☐
*P20	Você acha difícil conversar com sua(seu) companheira(o) sobre seus sentimentos relacionados à infertilidade?	☐	☐	☐	☐	☐
	Para cada pergunta, assinale a resposta que for a mais próxima de seus pensamentos e sentimentos atuais	**Bastante**	**Muito**	**Moderadamente**	**Um pouco**	**De jeito nenhum**
*P21	Você está satisfeito(a) com o seu relacionamento apesar dos problemas de fertilidade?	☐	☐	☐	☐	☐
P22	Você sente pressão social para ter (ou ter mais) filhos?	☐	☐	☐	☐	☐
P23	Seus problemas de fertilidade deixam você com raiva?	☐	☐	☐	☐	☐
P24	Você sente dor e desconforto físico por causa dos seus problemas de fertilidade?	☐	☐	☐	☐	☐

■ **Figura 59.6.** Características psicométricas do questionário FertiQoL em uma amostra alemã de indivíduos e casais inférteis. Qualidade de Vida em Saúde, 2018. Fonte: Adaptada de Sociedade Europeia de Reprodução Humana e Embriologia (ESHRE) e Sociedade Americana de Medicina Reprodutiva (ASRM). Health Qual Life Out comes, 2018.[29]

	FertiQol International Módulo de Tratamento Opcional Você já começou o tratamento para a fertilidade (isso inclui consultas ou intervenções médicas)? Caso Sim, responda às seguintes perguntas. Para cada pergunta, assinale o quadrado para a resposta que mais refletir a maneira como você pensa e se sente. Relacione suas respostas aos seus pensamentos e sentimentos atuais. Algumas perguntas podem se relacionar à sua vida particular, mas elas são necessárias para medir cor- retamente todos os aspectos da sua vida.					
	Para cada pergunta, assinale a resposta que for a mais próxima de seus pensamentos e sentimentos atuais	Sempre	Com muita frequência	Com frequência	Raramente	Nunca
T1	O tratamento para a fertilidade afeta negativamente o seu humor?	☐	☐	☐	☐	☐
T2	Você dispõe dos serviços médicos de fertilidade que gostaria?	☐	☐	☐	☐	☐
	Para cada pergunta, assinale a resposta que for a mais próxima de seus pensamentos e sentimentos atuais	Bastante	Muito	Moderadamente	Um pouco	De jeito nenhum
T3	Até que ponto é complicado lidar com os procedimentos e/ou a administração de medicamento para o(s) seu(s) tratamento(s) de infertilidade?	☐	☐	☐	☐	☐
T4	Você se sente incomodado(a) com o efeito do tratamento nas suas atividades do dia-a-dia ou no seu trabalho?	☐	☐	☐	☐	☐
T5	Você sente que a equipe de fertilidade entende o que você está passando?	☐	☐	☐	☐	☐
T6	Você se sente incomodado(a) com os efeitos colaterais físicos dos medicamentos e tratamento que recebeu para a infertilidade?	☐	☐	☐	☐	☐
	Para cada pergunta, assinale a resposta que for a mais próxima de seus pensamentos e sentimentos atuais	Muito insatisfeito	Insatisfeito(a)	Nem satisfeito(a) nem insatisfeit	Satisfeito	Muito satisfeito
T7	Você está satisfeito(a) com a qualidade de serviços disponíveis para tratar de suas necessidades emocionais?	☐	☐	☐	☐	☐
T8	Como você avalia a cirurgia e/ou o(s) tratamento(s) que você recebeu?	☐	☐	☐	☐	☐
T9	Como você avalia a qualidade de informações que você recebeu sobre o medicamento, a cirurgia e/ou o tratamento médico?	☐	☐	☐	☐	☐
T10	Você está satisfeito(a) com suas interações com a equipe médica de fertilidade?	☐	☐	☐	☐	☐

Figura 59.7. Características psicométricas do questionário FertiQoL em uma amostra alemã de indivíduos e casais inférteis. Fonte: Adaptada de Sociedade Europeia de Reprodução Humana e Embriologia (ESHRE) e Sociedade Americana de Medicina Reprodutiva (ASRM). Health Qual Life Out comes, 2018.[29]

A abordagem do casal para a acupuntura deve ser indicada antes mesmo do início da estimulação.[32] sendo ideal iniciar as sessões de acupuntura 2 a 3 meses antes do início do tratamento[33] mantê-las durante o estímulo das medicações, intensificá-las na semana da ovulação, inseminação ou na semana e dia da transferência de embriões, conforme o tratamento proposto, e mantê-la ao longo do restante do ciclo, trabalhando a ansiedade e sintomas que a acompanham.

Liang L, em seu livro de MTC, *Acupuncture & IVF*, ainda em 2003, recomendava a abordagem integrativa do casal até 3 ciclos antes do tratamento de infertilidade, associado à acupuntura com o objetivo de beneficiar a função ovariana, redução do estresse, fortalecimento do sistema imunológico, mudanças no estilo de vida e melhora da qualidade e quantidade do sêmen.[34]

Os estudos científicos, ao longo dos anos, têm comprovado a melhora da fertilidade, relacionada a esses objetivos e à ação da acupuntura na melhoria dos resultados e na qualidade de vida do casal.

Melhora da função dos ovários

A acupuntura pode melhorar de modo mais eficaz os níveis de hormônios sexuais e o desenvolvimento folicular, sendo eficaz no tratamento da SOP (síndrome dos ovários policísticos).[35, 36]

Por sua atuação no sistema límbico e certos núcleos do cérebro, no hipotálamo ajustando o nível de peptídeos opioides, do hormônio liberador de gonadotropina (GnRH), hormônio luteinizante hipofisário (LH) e hormônio folículo-estimulante (FSH) facilitando a normalização do eixo HPO[37] normalizando a secreção de andrógenos e estrogênio do paciente e restaurando a aromatização normal dos ovários. A produção de E2 (Estrogênio) pode reduzir os níveis de LH (hormônio luteinizante) circulante, alterar o ciclo estral para desenvolver e amadurecer folículos e aumentar a captação de folículos dominantes, resultando na ovulação.[38]

Chen, Xiaohong, *et al.* (2021), em um estudo randomizado em ratos, com acupuntura verdadeira (CV3, CV4, CV6, SP6, Zigong), acupuntura simulada, clomifeno, e grupo controle, concluíram que a acupuntura é mais eficaz na normalização dos níveis de hormônios sexuais e no desenvolvimento folicular de ratos com SOP, em comparação com a acupuntura simulada e a medicina ocidental.[38]

Diminuição do estresse

Segundo Smith CA *et al.* (2018), a acupuntura é um tratamento não farmacológico promissor para redução dos sintomas ligados ao estresse, ansiedade e depressão, podendo ser uma alternativa ao tratamento farmacológico ou tratamento complementar para melhorar os resultados.[39] Atua na neuroplasticidade psiquiátrica, com aumento da conectividade funcional em estado de repouso (rsFC) entre a amígdala esquerda e o ACC ou a amígdala direita e o hipocampo esquerdo, e consequente melhora clínica da depressão, Os estudos indicam que o efeito terapêutico da acupuntura nesses casos é mediado pelo sistema límbico, especialmente a amígdala e o córtex cingulado, diminuindo os escores depressivos, pela alteração das vias córtico-estriatais de motivação/recompensa.[40]

Atribui-se à eletroacupuntura ação na regulação do receptor 5-HT e restaurar a plasticidade sináptica CA1 do hipocampo, com eficácia antidepressiva comprovada.[41] Luo T. *et al.* (2020) afirmaram em estudo, que a eletroacupuntura nos acupontos GV20 e GV29 pode melhorar os comportamentos do tipo depressão e promover marcadamente a regeneração nervosa, aumentando a expressão de BDNF (fator neurotrófico derivado do cérebro) no hipocampo.[42] Estudos com a acupuntura em Shen Men (HT7) demonstraram o aumento da expressão de fator neurotrófico derivado do cérebro (BDNF) no córtex pré-frontal (PFC), sugerindo que a acupuntura tem efeitos neuroprotetores na depressão via regulação positiva de BDNF.[43,44]

Melhora do sono

A acupuntura é referida como uma das terapias médicas complementares e alternativas para a insônia. Vários mecanismos possíveis estão por trás desses efeitos. Evidências mostram que a insônia é acompanhada por hiperatividade simpática.[45]

A auriculoterapia com o uso de sementes ou agulhas, com ou sem eletroestimulação promove a estimulação do ramo auricular do nervo vago, aumentando a atividade parassimpática ao diminuir simultaneamente a atividade do sistema nervoso simpático.[46]

A acupuntura pode aumentar significativamente o nível de GABA e regular positivamente a expressão do receptor GABA(A) em neurônios hipotalâmicos de ratos, que devem produzir efeitos sedativos, contribuindo para a melhora da insônia. Yoon *et al.* sugeriram que a acupuntura em Shen Men (HT7) pode causar estimulação da neurotransmissão GABA.[46] A acupuntura em Baihui (GV20) também mostrou um efeito preventivo

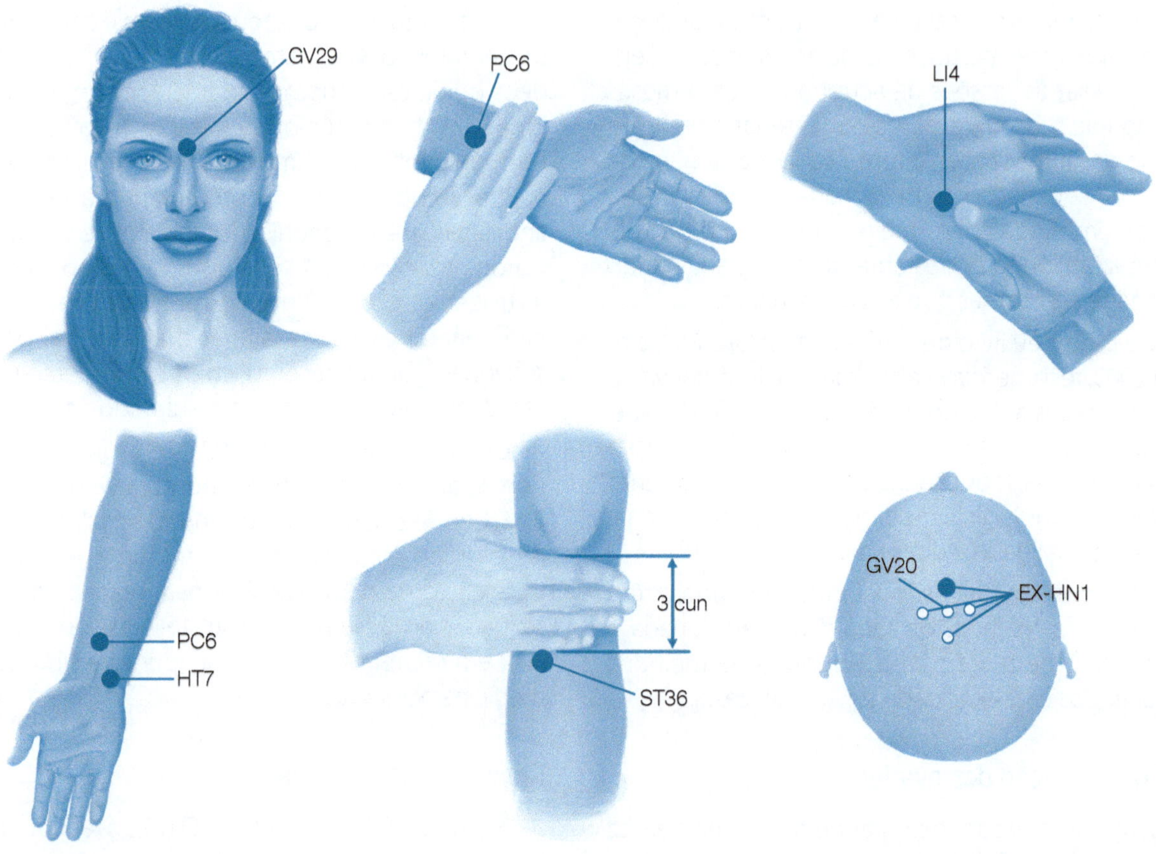

■ Figura 59.8. Mostrando a localização de pontos importantes relacionados à melhora do sono. Fonte: Adaptada de Song B *et al.* (2020).[45]

no comprometimento dos neurônios GABAérgicos corticais em um modelo de AVC isquêmico.[45]

Chung *et al.* (2017), após estudo randomizado de triagem pessoal e polissonográfica, com 224 indivíduos (idade média de 53, 4 anos; 75, 4% mulheres) com transtorno de insônia do DSM-5, que estavam livres de distúrbios psiquiátricos graves e com eficiência de sono derivada do diário do sono em média durante 1 semana de < 85%. Foram divididos em três grupos, sendo o primeiro de acupuntura, o segundo com acupuntura mais acupuntura auricular e o terceiro de pacientes em observação. Como resultado, observaram que a acupuntura combinada, apesar de um efeito hipnótico leve, produz melhorias significativas na ansiedade, depressão e fadiga, melhorando o desempenho diurno, podendo ser uma alternativa ao tratamento farmacológico para aqueles pacientes impossibilitados por opção ou restrição.[46]

Song B *et al.* (2020) destacam como pontos importantes GV29 (Yintang), GV20 (Baihui), Sishencong (EX-HN1) e Xinshu (BL15) Shen Men (HT7) e Neiguan (PC6) e pontos auriculares no tratamento dos distúrbios do sono pós-operatório.[45]

Lee Sy *et al.* em um estudo duplo-cego randomizado com 52 participantes, descobriram que a acupuntura intradérmica em Shen Men (HT7) e Neiguan (PC6) estabilizou a hiperatividade simpática de pacientes com insônia, conforme indicado por uma proporção diminuída de potência de baixa frequência/potência de alta frequência em variabilidade da frequência cardíaca.[47]

Yoon SS *et al.* em estudo em ratos, mostraram que a acupuntura em Shen Men (HT7) reduziu os níveis plasmáticos de corticosterona e hormônio adrenocorticotrófico, com aumento dos níveis de GABA, um importante neuromodulador na regulação do sono, sugerindo que a acupuntura em Shen Men (HT7) pode causar estimulação da neurotransmissão GABA.[48]

Fortalecimento do sistema imunológico

Há uma relação de mão dupla entre as alterações psicológicas e a inflamação, estando ambas relacionadas na fisiopatologia da infertilidade e as taxas de sucesso de tratamento.

Ji-Eun Oh *et al.* (2021), em levantamento da literatura onde foram incluídos 69 estudos para determinar as ações anti-inflamatórias da acupuntura no ST36 (Zusanli), separados por região-alvo, sendo 43 estudos em fluidos corporais, 27 no sistema digestivo, 17 no sistema nervoso e 30 estudos em outros tecidos ou órgãos, comprovaram a ação anti-inflamatória do ST36 (Zusanli) com benefícios clínicos no alívio da inflamação por meio de vários mecanismos, como ativação do nervo vago, sinalização do receptor *toll-like* 4 (TLR4)/ NF-κB, polarização de macrófagos, proteína quinase ativada por mitógeno (MAPK) via de sinalização e via anti-inflamatória colinérgica.[49]

Melhora da ansiedade

O papel dos fatores psicológicos nos resultados adversos da fertilização *in vitro* ainda precisa de pesquisas mais rigorosas para demonstrar, como a relação causal entre ansiedade, depressão e função tireoidiana anormal e distúrbios imunológicos na interface materno-fetal ainda carece de evidências diretas A terapia cognitivo-comportamental, efeito de parceiro positivo, acupuntura, ioga e outras intervenções psicológicas podem não apenas melhorar o estado mental ruim, mas também melhorar a taxa de gravidez clínica, a taxa de gravidez contínua e a taxa de nascidos vivos de pacientes após o tratamento de FIV-ET.[50]

Hullender Rubin *et al.* (2022), em seus estudos, concluíram que a acupuntura pode fornecer suporte aos casais e reduzir sua ansiedade à medida que concluem seus ciclos de fertilização *in vitro*, com um benefício pequeno, mas significativo, quando comparado com tratamentos de controle.[51]

Smith CA *et al.* (2019), em estudo randomizado com 848 pacientes, das quais 647 foram selecionadas e divididas em dois grupos cegos, sendo que o que recebeu acupuntura com os pontos ST29, CV4, CV6, SP6 e SP10 e até 5 pontos adicionais com base no diagnóstico da medicina tradicional chinesa foram selecionados a partir de um protocolo semipadronizado. No dia da transferência do embrião, um tratamento inicial foi administrado uma hora antes da transferência do embrião e incluiu os pontos ST29, SP8, SP10, LR3, CV4, HT7, PC6 ou Yintang e ponto auricular útero (Zhigong). Após a transferência do embrião, o segundo tratamento de acupuntura foi administrado compreendendo os pontos GV20, KI3, ST36, SP6, PC6 e ponto auricular Shen Men. Os autores concluíram que a acupuntura reduziu a ansiedade no dia da transferência do embrião, embora os efeitos não tenham sido mantidos.[52]

Domar *et al.* (2009), em estudo randomizado (n = 150) com um grupo controle e outro recebendo o protocolo de Paulus na FIV, observaram que os pacientes de acupuntura relataram significativamente menos ansiedade após a transferência e relataram sentir-se mais otimistas sobre seu ciclo e gostaram mais de suas sessões do que os indivíduos de controle.[53]

Mudanças do estilo de vida

O sistema reprodutivo feminino pode ser influenciado pelo ambiente, estilo de vida, comportamento e outros fatores. Trabalhar com o casal para que possa alterar hábitos e vícios pode promover uma melhor saúde e bem-estar, oferecendo o potencial para intervenções de baixo custo que melhoram a fertilidade.

A atividade física (AF) pode afetar a probabilidade de concepção por meio da melhora da fecundidade, redução do tempo até a gravidez. Ao mesmo tempo, níveis extremamente altos de atividade possam estar relacionados a distúrbios do ciclo menstrual, porém sem se observar associações com anovulação.[54]

Russo LM *et al.* (2018), em estudo randomizado, em um grupo de mulheres de 18 a 40 anos, com história de um a dois abortos documentados, com um *n* de 1.214, acompanhadas por 6 ciclos menstruais, durante a tentativa de engravidar e durante a gravidez no caso de sucesso, concluíram que, caminhar ≥ 10 minutos, por vez foi associado a uma melhor fecundidade entre mulheres com IMC de 25 kg/m^2 ou mais e que a AF de intensidade vigorosa de > 4 h/semana também foi associada com maior fecundidade.[54]

A obesidade tem sido apontada como um fator de diminuição do sucesso nos tratamentos. As mulheres obesas cursam com níveis circulantes mais altos de insulina, com consequente produção de andrógenos ovarianos, que por *feedback* negativo no eixo HPO afetam a produção de gonadotrofinas, além de estar altamente relacionada com a patogênese da SOP, que tem uma prevalência de até 30% nas mulheres obesas em idade fértil.[55]

No homem, a obesidade está associada a níveis séricos de testosterona e LH mais baixos, taxas elevadas de oligospermia ou azoospermia, e diminuição do volume ejaculado, concentração espermática e contagem total de espermatozoides. O excesso de tecido adiposo pode levar a um desequilíbrio energético, com a interrupção nos pulsos de GnRH causando prejuízos na qualidade do sêmen, além de uma maior conversão de testosterona em estradiol, com hipogonadismo secundário.[56]

Alguns artigos relacionam a mudança da alimentação e uso de alguns suplementos como responsáveis pela melhor concentração, mobilidade, viabilidade e morfologia dos espermatozoides. São eles zinco, selênio, ácido fólico e CoQ10, L-carnitina e ginseng vermelho coreano, sendo que necessitam ainda novos estudos.[57]

Vitagliano A *et al.* (2021), em levantamento da literatura, encontraram estudos que relacionam a ação dos suplementos na mio-inositol, a vitamina D3, o metilfolato, melatonina, a N-acetilcisteína (NAC) e a CoQ10 como suplementos com ação potencial na melhora da qualidade oocitária e facilitadores da ovulação. Os autores alertam para os preparos comerciais não possuírem a quantidade adequada e virem associados a substâncias sem ação comprovada.[58]

Quadro 59.1. Com lista de suplementos com evidências de melhora da fertilidade

Ovulação	Espermatogênese
Mio-inositol	Zinco
Vitamina D3	Selênio
Metilfolato	Ácido fólico
Melatonina	L carnitina
N-acetilcisteína (NAC)	Ginseng vermelho coreano
CoQ10	

Fonte: Adaptado de Yao DF *et al.* Vitagliano A *et al.*[58]

Melhora da qualidade e quantidade do sêmen

A qualidade do sêmen é um fator importante para o conjunto da fertilidade do casal, sendo que a subfertilidade afeta um em cada 20 homens. A oligoastenoteratozoospermia idiopática é a causa mais comum de subfertilidade masculina. Segundo Hirsh A *et al.* (2003), podem-se encontrar parâmetros anormais do sêmen em aproximadamente 50% dos homens avaliados para infertilidade.[59]

São diversas as alterações encontradas, sendo relacionadas no Quadro 59.2.

Em 1997, Siterman *et al.* conduziram estudo prospectivo controlado para avaliar o efeito da acupuntura em homens que sofriam de subfertilidade devido ao comprometimento do esperma, concluindo para uma melhora dos padrões do sêmen nos homens tratados com acupuntura, em comparação com o grupo controle.[59]

Jin-Run Jin *et al.* (2017), analisaram um grupo de 72 pacientes com astenozoospermia, divididos aleatoriamente para um grupo controle (n = 23) não submetido à acupuntura e dois grupos submetidos à eletroacupuntura, por 30 minutos, em frequências diferentes, sendo 2 Hz (n = 29), 100 Hz (n = 20) nos pontos de acupuntura de BL23 bilateral, ST36 (Zusanli) esquerda e CV4, 1 vez por dia, durante 60 dias, concluíram que a eletroacupuntura em ambas as frequências é eficaz

Quadro 59.2. Conceituação da terminologia utilizada na análise do sêmen

Normozoospermia	Todos os parâmetros do sêmen normais
Oligozoospermia	Números de esperma reduzidos Leve a moderado: 5-20 milhões/mL de sêmen Grave: < 5 milhões/mL de sêmen
Astenozoospermia	Motilidade reduzida do esperma
Teratozoospermia	Aumento de formas anormais de esperma
Oligoastenoteratozoospermia	Variáveis espermáticas todas subnormais
Aspermia	Ausência de ejaculação (falha na ejaculação)
Leucocitospermia	Aumento dos glóbulos brancos no sêmen
Necrozoospermia	Todos os espermatozoides são inviáveis ou não móveis

Fonte: Adaptado de Hirsh A, 2003.[59]

para o tratamento da astenozoospermia, melhorando a motilidade e a vitalidade dos espermatozoides.[60]

Zhang *et al.* (2002) estudaram 22 pacientes que falharam na injeção intracitoplasmática de espermatozoides (ICSI), por infertilidade masculina idiopática, com tratamento por acupuntura, 2 vezes por semana, durante 8 semanas, seguidos de análise da concentração espermática, motilidade, morfologia, taxas de fertilização e qualidade embrionária; relataram como resultados positivos um aumento da motilidade rápida do esperma após a acupuntura (18, 3% ± 9, 6%) que foi significativamente melhorada em comparação com a anterior ao tratamento (11, 0% ± 7, 5%, P < 0, 01), com uma proporção de esperma normal aumentada (21, 1% ± 10, 4% *vs.* 16, 2% ± 8, 2%, P < 0, 05) e maiores taxas de fertilização após a acupuntura (66, 2%) maiores do que antes do tratamento (40, 2%, P < 0, 01).[61]

A acupuntura nos tratamentos de reprodução

A acupuntura pode atuar melhorando, não somente os tratamentos de alta complexidade, como também, os de baixa complexidade. A grande maioria dos estudos relaciona o uso da acupuntura relacionada à FIV. Entretanto, devemos considerar a grande heterogeneidade de condições regionais e a falta de recursos de muitas famílias, as quais não têm acesso a procedimentos com tecnologia avançada pelo seu alto custo.

Em 2013, a diretriz do NICE (National Institute for Clinical Excellence) restringiu as indicações de técnicas de baixa complexidade como a inseminação artificial em favor da fertilização *in vitro*, tendo como argumentos sua baixa taxa de sucesso (em relação à fertilização *in vitro*), falta de evidência, de eficácia e alto risco de gravidez múltipla, com até 40% de tecnologia de reprodução assistida, contraindicando a inseminação em casais com infertilidade inexplicada, fator masculino e endometriose leve, a menos que os casais tivessem objeções religiosas, culturais ou sociais para prosseguir com a fertilização *in vitro*. Essa diretriz teve como consequência a redução do número de procedimentos de IUI de 50%, desde 2013.[62]

Assim, as técnicas de baixa complexidade deveriam ser indicadas a casais com reserva ovariana, avaliação tubária e espermograma normais.

Dentre as técnicas de baixa complexidade temos a indução de ovulação, o coito programado, a inseminação homóloga ou com sêmen doado (Capítulo 31).

Dentre as vantagens das técnicas de baixa complexidade é que são um processo relativamente simples, com baixo custo e um risco insignificante de síndrome de hiperestimulação ovariana (SHO), com alta aceitabilidade e adesão do paciente e com taxas de abandono comparáveis às da FIV.[62]

A procura da acupuntura pelo casal pode ser espontânea, em busca de melhora da fertilidade, antes mesmo da visita ao especialista em reprodução ou durante os tratamentos de baixa e alta complexidade com o objetivo de otimização de resultados, podendo ser por iniciativa própria (conhecimento popular, redes sociais) ou por encaminhamento médico.

Na consulta inicial, necessitamos uma avaliação completa colhendo a história clínica (HDA) com as queixas espontâneas do paciente, interrogatório sintomatológico, antecedentes patológicos, familiares, cirúrgicos, hábitos e vícios, prática de exercícios físicos, história menstrual, antecedentes obstétricos e de outros tratamentos para engravidar, história prévia de tratamento com acupuntura.

A partir de então, realiza-se a história sob o ponto de vista da MTC, na avaliação do equilíbrio mente-corpo, fechando diagnóstico em síndromes de desarmonias, conforme já mencionado em capítulos específicos, neste mesmo livro.

É fundamental que o paciente seja submetido ao exame físico geral da racionalidade ocidental, concomitantemente com a propedêutica preconizada pela MTC.

Após essa primeira avaliação, será possível ao médico acupunturista, proceder às primeiras orientações. Nos casos de casais que vieram por demanda espontânea, sem acompanhamento especializado, aconselha-se que seja orientado o tratamento paralelo com o ginecologista de confiança e/ou a avaliação com um especialista em reprodução.

Com exceção dos casos, onde o tratamento encontra-se avançado, já com o ciclo em indução, devemos iniciar a abordagem de tratamento pela MTC, sendo o período ideal de até 3 ciclos menstruais para equilíbrio das desarmonias sindrômicas. Necessária uma abordagem integrativa dos distúrbios emocionais, e do sono, já nesse período. Indica-se o reforço do tratamento com o uso de pontos de acupuntura, associados ao controle autonômico segmentar neuroendócrino. PC6, PC7, HT7, HT3, ST36, KI3, KI7, SP6, GB20, GB14, LI4, BL10, VG20, VG23, Yintang (EX-HN3), [63] conforme poderá ser mais aprofundado no Capítulo 60, deste livro.

O período ideal de início para o tratamento das desarmonias masculinas é também aproximado de 3 meses, com o objetivo da melhora da qualidade do sêmen. O tratamento das desarmonias, juntamente com a eletroestimulação dos pontos BL23 (bilateral), ST36 e CV4 na frequência de 100 Hz, melhora os resultados, melhorando a motilidade e a vitalidade dos espermatozoides.[60]

Abordagem da infertilidade masculina

A infertilidade masculina, também conhecida como fator masculino da infertilidade, é responsável por 50% dos casos de infertilidade conjugal.[64]

As causas de alterações poderão ser didaticamente divididas em congênitas, adquiridas e idiopáticas. Entre os fatores congênitos, destacam-se a anorquia, [65] a ausência congênita bilateral dos vasos aferentes, conhecida por azoospermia obstrutiva, levando a ausência de espermatozoides no ejaculado.[66]

Os fatores adquiridos incluem trauma testicular, varicocele, obstrução do trato reprodutivo, orquite supurativa, distúrbios endócrinos (hiperplasia adrenal congênita, diabetes *mellitus* e aldosteronismo primário), disfunção sexual (impotência) e distúrbios nutricionais. Estudos demonstram que as anormalidades do esperma (má qualidade, baixa quantidade e redução de motilidade) são responsáveis por 30% da infertilidade masculina.[67]

Em torno de 50% dos casos não têm causa aparente e são definidos como infertilidade idiopática. A idade é um dos fatores desencadeadores pela diminuição dos níveis de testosterona com consequente, diminuição da concentração e qualidade do esperma.[68]

Outros fatores como exposição a produtos químicos, tabagismo, álcool e estresse psicológico podem causar distúrbios endócrinos, levando a infertilidade masculina.

Muitos estudos têm demonstrado a eficácia da acupuntura na melhora do fator masculino. Cakmac *et al.* (2007) realizaram um estudo prospectivo randomizado detectando o efeito da eletroestimulação no fluxo sanguíneo testicular, após estimulação do ponto ST29.[70]

Estudos com o uso de laser nos pontos de acupuntura, têm demonstrado um aumento significativo da motilidade e concentração do esperma.[71]

Feng *et al.* (2022) realizaram revisão recente da literatura, incluindo ensaios clínicos, experimentos com animais, metanálise e revisões sistemáticas de janeiro de 1985, e janeiro de 2022, apontando os méritos da

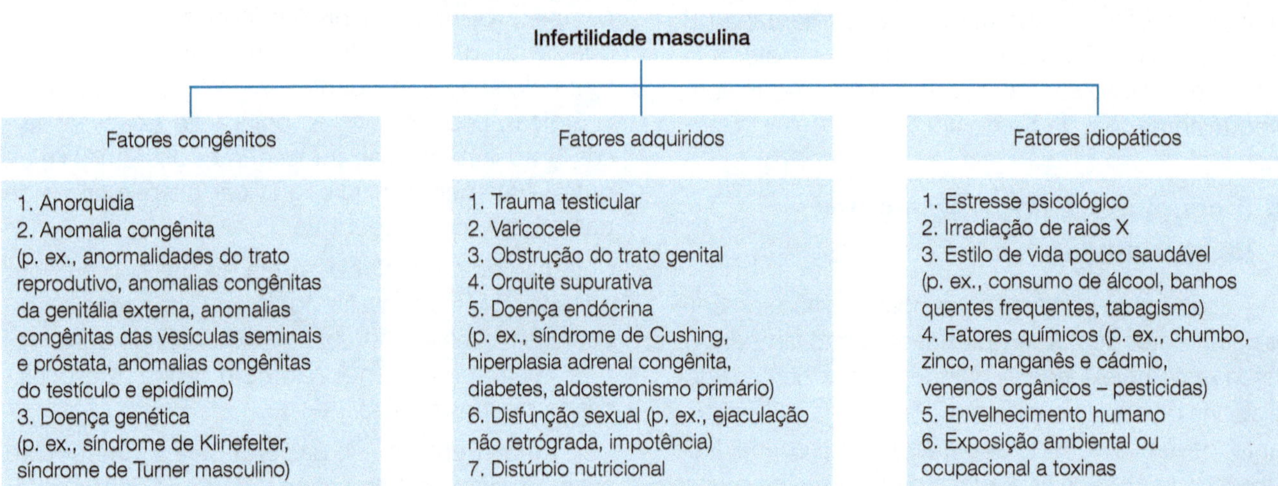

Figura 59.9. Causas e riscos potenciais de infertilidade masculina. Fonte: Adaptada de Feng *et al.* (2022).[69]

acupuntura no tratamento da infertilidade masculina pela ausência de efeito colateral, poucos efeitos adversos e baixo custo, sendo que a combinação de acupuntura e terapia convencional pode melhorar a sua eficácia, contribuindo não somente na parte da fertilidade como na homeostase do corpo como um todo.[70]

Vários estudos concluíram que a acupuntura pode reduzir os níveis de LH e FSH em pacientes com oligoastenospermia, reduzindo o dano do epitélio seminífero testicular e das células mesenquimais, melhorando, assim, a fertilidade.[72]

A varicocele é uma enfermidade vascular decorrente da dilatação das veias do plexo pampiniforme que drenam o sangue testicular devido à incompetência das válvulas venosas, dificultando o retorno venoso e provocando disfunção testicular e piora da qualidade do sêmen, sendo observada entre 35% e 44% na infertilidade masculina primária e 45% a 81% na infertilidade secundária.[73]

Os danos inflamatórios ao aparelho genital masculino (testículo) podem alterar a espermatogênese. Sun *et al.* (2021), em estudo com um *n* 440 homens com prostatite submetidos a acupuntura por 8 semanas, concluíram que a acupuntura pode melhorar os sintomas de micção, dor e função sexual nos pacientes com prostatite com efetividade de 60, 6%.[74]

Evidências demonstram que a infertilidade por varicocele é resultado da sinergia de múltiplos fatores, como estresse oxidativo, hipóxia e privação de nutrientes.[75]

Atualmente, muitos estudos mostram que a acupuntura pode tratar infertilidade mediada pela varicocele,[76] inclusive um estudo comparando a acupuntura com a varicocelectomia sub inguinal microscópica, revelou que o aumento da concentração de esperma foi maior no grupo da acupuntura e a taxa de gravidez foi a mesma (33%). Acredita-se que o mecanismo de ação seja relacionado ao efeito anti-inflamatório, inibindo a síntese da cicloxigenase, além da redução de NF-KB, P65, COX-2, TNF e IL1B das células de Leydig, promovendo a síntese da testosterona.[77]

Com relação à disfunção erétil e à ejaculação precoce, as evidências atuais sugerem que a acupuntura tem efeitos benéficos com boa eficácia em pacientes com disfunção erétil psicogênica, quando comparados ao grupo placebo.[78]

Didem *et al.* (2011) realizaram estudo randomizado de pacientes, divididos em três grupos (grupo de acupuntura/grupo de acupuntura simulada/grupo de paroxetina).[79] O tratamento com acupuntura nos pontos ST36, LI4, KI3, LR3, EX-HN3 (Yintang) e CV3,

Quadro 59.3. Relação de pontos de acupuntura indicados nas causas de infertilidade masculina

Alteração	Pontos acupuntura
Ejaculação precoce	ST36, LI4, KI3, LR3 EX-HN3 (Yintang) SP6 + CV3 CV6 e CV4 de ação testicular
Melhora hormonal e	GV20 – Ação no eixo hipotálamo-hipofisário
Funcional	BL15, BL17, BL18, BL20, BL23, BL25, GV4 e KI3 – Ação no SNA (Yang)
Motilidade e vitalidade SPTZ	BL23 (bilateral), ST36 e CV4
Imunidade	GV4, GV20, TE5, LI11, ST36
Estresse	PC6 + LR3, TE6 + GB34, LR14 + LR3 + SP6, CV17 + CV6
Ansiedade e insônia	PC6, PC7, HT7, HT3, ST36, KI3, KI7, SP6, GB20, BL10, GV20, GV23, Yintang (EX-HN3) LI4, Sishencong (EX-HN1)

Fonte: Autoria própria.

por 20 minutos, 2 vezes por semana, apesar de não apresentarem resultados superiores ao grupo de uso da paroxetina, teve um efeito considerável no retardo da ejaculação, quando comparado com o grupo de acupuntura simulada.[79] A associação de eletroacupuntura na frequência de 2/100 Hz nos pontos VC3 3 SP6 obteve resultados clínicos de melhora da ejaculação precoce.[80]

Liang *et al.*, no livro *Acupuncture & IVF*, referem bons resultados com o uso dos pontos CV6 e CV4 de ação testicular, GV20 de ação no eixo hipotálamo-hipofisário e os pontos BL15, BL17, BL18, BL20, BL23, BL25, GV4 e KI3 com ação no Yang (SNA) melhorando os resultados práticos em seus pacientes masculinos que participam dos tratamentos de FIV, devendo os pontos serem escolhidos de acordo com o diagnóstico sindrômico da MTC.[34]

Abordagem pela acupuntura durante o coito programado

No coito programado, a paciente realizará um acompanhamento da ovulação que orientará para a realização das relações sexuais durante o período fértil, podendo ser a mesma natural ou induzida por medicamentos.

O ciclo menstrual deverá ser monitorado por meio de ultrassonografias com o objetivo de acompanhar o desenvolvimento dos folículos ovarianos, o seu cres-

Quadro 59.4. Critérios mínimos para inclusão do casal no programa de tratamento da infertilidade por coito programado
Mínimo de uma trompa pérvia e saudável
Boa reserva ovariana (mais jovens)
Útero com cavidade normal
Número adequado de espermatozoides > 5 milhões de Sptz móveis Pr (Conc. × Vol × %Móveis Pr)

Fonte: Adaptado da referência 62.

cimento, e as alterações funcionais do endométrio e do muco no colo uterino ao longo do ciclo. É indicado o acompanhamento dos folículos dominantes (> 14 mm) até que o maior alcance entre 18 e 22 mm. As relações sexuais podem ser realizadas a partir de 16 mm, devendo ser mais frequentes após o gatilho da ovulação com o uso de hCG subcutâneo, com maior chance de sucesso, no período entre 12 e 36 horas pós-hCG (ver Capítulo 31).

A relação sexual pode ser liberada durante todo o processo, porém é mais importante que se intensifique próximo à ovulação, sendo assim, devemos orientar o coito a partir do momento que o folículo atinge 16 mm e manter até a ovulação.

Abordagem pela acupuntura durante a inseminação artificial

Na inseminação artificial, o processo de indução e acompanhamento ecográfico é semelhante ao do coito programado. Normalmente, temos uma estimulação ovariana controlada com mais medicações, e quando os folículos alcançam o tamanho de 18 mm, procede-se o preparo seminal do parceiro ou de doador seguido de sua introdução por sonda na cavidade uterina, 36 horas após o gatilho da ovulação pelo hCG.

Quadro 59.5. Critérios mínimos para inclusão do casal no programa de tratamento da infertilidade por inseminação artificial
Mínimo de uma trompa pérvia e saudável
Boa reserva ovariana (mais jovens)
Útero com cavidade normal
Falha de coito programado Síndrome dos ovários policísticos
Endometriose mínima ou leve
Infertilidade sem causa aparente
Alteração seminal leve

Fonte: Adaptado da referência 62.

Suporte à fase lútea

Após a ovulação, cujos sinais ecográficos principais são a mudança de ecogenicidade folicular com formação de corpo lúteo e mudança do padrão endometrial, passando de trilaminar para ecogênico, presença de coleção líquida pélvica (FSD), inicia-se, então, a reposição de progesterona à paciente.

Importante, considerar atraso menstrual para a realização da dosagem de β-hCG somente 14 dias após o período ovulatório ou a inseminação artificial, podendo ser repetido com 48 horas, em caso de negatividade do primeiro teste. Em caso de confirmação, estende-se a reposição de progesterona até o final de 12 semanas de gestação.[81]

Atuação do médico acupunturista nas fases do tratamento

Primeira fase do ciclo menstrual

Como falamos anteriormente, é de suma importância que o casal inicie um tratamento de diagnóstico das desarmonias e seu tratamento cerca de 3 meses antes.[33]

Os diagnósticos diferenciais e seus respectivos tratamentos pela MTC estão descritos detalhadamente no Capítulo 56, deste livro.

A abordagem pela auriculomedicina tem contribuído cada vez mais para os resultados. Além dos pontos relacionados com a ansiedade e o sono devemos explorar os efeitos na auriculoterapia chinesa dos pontos para tratamento das causas conhecidas que são baço, fígado, útero, endócrino, Shen Men, rim, subcórtex e San Jiao (Capítulo 74), por sementes, agulhas, com a opção do uso de eletroterapia específica, conforme o treinamento e experiência do médico assistente.

No Capítulo 73, sobre a ação da auriculoterapia francesa, encontramos que Raphaël Nogier, em seu livro, orienta a redução das alergias nutricionais, associada ao diagnóstico e tratamento precoce das cicatrizes tóxicas pela auriculomedicina, principalmente nos pontos córtex pré-frontal, hipotálamo, hipófise, Ponto Zero, ovários e fígado.

Como já citamos anteriormente, nas orientações de Liang L. é muito importante a ação da acupuntura com pontos para ansiedade, estresse, e sonolência, antes e durante os tratamentos de reprodução, por melhorarem os índices de qualidade de vida da paciente.

No Capítulo 60, temos um aprofundamento do tema, com indicação de nos casos de estresse de pontos do sistema Jing Luo "Jue Yin" (pericárdio e fígado) e Shao Yang (vesícula biliar e triplo aquecedor), com prescrição dos pontos PC6 + LR3, TE6 + GB34, LR14 + LR3 + SP6, CV17 + CV6. Para os casos de ansiedade e insônia são sugeridos os pontos PC6, PC7, HT7, HT3, ST36, KI3, KI7, SP6, GB20, BL10, VG20, VG23, Yintang (EX-HN3) – que podem ser associados àqueles pontos de controle autonômico segmentar de órgãos e glândulas pélvicas da mulher.

Sob o ponto de vista anatomofuncional, precisamos nos ater sempre às informações clínicas sobre o aspecto do muco cervical e do seguimento ecográfico do crescimento e desenvolvimento folicular, além do aspecto e espessura do endométrio, ainda na primeira metade do ciclo menstrual.

Fu H *et al.* em estudo de 2010, relacionam os pontos SP6, ST36, LR3, CV4. E CV3 com a melhora do desenvolvimento endometrial durante o ciclo menstrual.[82]

Villahermosa *et al.* (2013), em estudo randomizado com 84 pacientes, dividido em três grupos, de números iguais, sendo um controle, um grupo com acupuntura Sham e um terceiro em tratamento com acupuntura. No grupo com acupuntura foi feita nos dias 1 e 7 da estimulação ovariana, um dia antes da coleta do óvulo e um dia após a transferência do embrião. A prescrição do ponto de acupuntura foi a seguinte: moxabustão unilateral foi administrada por 5 minutos, em BL18, BL22, BL23, BL52, VC3, VC4, VC5, VC7, GV4, seguido de acupuntura unilateral em LU6, KI3, KI6, encontrando uma maior espessura do endométrio no grupo de acupuntura, quando comparado ao grupo controle e de acupuntura Sham.[83]

Yang *et al.* em estudo de 2019, com 80 pacientes, nas quais a acupuntura foi aplicada na primeira fase do ciclo menstrual, nos pontos GV24, CV8, CV4, KI13, LU7, SP4, KI3, ST36 com moxabustão em KI3, observaram melhora do desenvolvimento folicular em relação ao grupo controle onde as pacientes foram somente observadas.[84]

Jiang D *et al.* (2015), em estudo randomizado com 120 pacientes, divididos em um grupo usando somente clomifeno, um segundo usando acupuntura-moxabustão nos pontos CV3, CV4 e ST29 e um terceiro seguindo o protocolo do grupo B associado ao clomifeno, observaram melhores resultados no escore do muco cervical nos grupos que foram submetidos à acupuntura.[85]

Zhuo Y *et al.* (2016), em estudo aleatório com 100 pacientes com SOP, acompanhadas com ecografia, divididas aleatoriamente pela metade em dois grupos, sendo um grupo controle usando apenas citrato de clomifeno, e outro usando acupuntura nos pontos CV12, CV4, CV6, CV3 GV4, GV3 e GV2, em dias alternados no início do ciclo e diariamente após os folículos maiores do que 18 mm, até o dia da ovulação: Zhongwan (CV12), Guanyuan (CV4), Qihai (CV6), Zhongji (CV3), Mingmen (GV4), Yaoyangguan (GV3) e Yaoshu (GV2) concluíram que a importância dos meridianos extraordinários relatada há milhares de anos pelos chineses, tem sido reforçada pelas evidências científicas.

Zhuo Y *et al.* em estudo randomizado com 100 pacientes com SOP, divididas em dois grupos iguais, sendo o primeiro de observação e o segundo submetido à acupuntura do "vaso regulador da concepção" em Zhongwan (CV12), Guanyuan (CV4), Qihai (CV6), Zhongji (CV3), Mingmen (GV4), Yaoyangguan (GV3) e Yaoshu (GV2), descreveram:

"O método de acupuntura 'regulador dos vasos reguladores da concepção' pode melhorar os ciclos menstruais, aumentar a espessura do endométrio e promover o desenvolvimento de folículos em pacientes com SOP; além disso, poderia diminuir o nível sérico de LH, melhorar as funções ovarianas e aumentar a taxa de ovulação, que é superior à administração oral de clomifeno".[86]

Segunda fase do ciclo menstrual

Após o desenvolvimento folicular e mediante os gatilhos com o uso do hCG nos protocolos de tratamento pela racionalidade ocidental, tornam-se importantes dois aspectos para o médico acupunturista na segunda fase do tratamento: a melhora das taxas de implantação embrionárias e também a sustentação da fase lútea, proporcionando condições de desenvolvimento adequado do embrião no útero e evitando os abortamentos precoces por insuficiência na produção de progesterona.

Faz parte dos tratamentos, a reposição de progesterona natural a partir da ovulação ou implantação embrionária e também a reposição de hCG nos casos de FIV.

Xiong F *et al.* (2015) observaram a ação positiva da acupuntura na fase lútea com o uso dos pontos SP6 e ST36 aumentando prolactina e progesterona.[87]

Os resultados da acupuntura na implantação embrionária são sólidos pelos trabalhos pioneiros de Wolfgang Paulus *et al.* O uso de pontos antes da transferência embrionária (PC6, SP8, LR3, GV20, ST29) e no período pós-transferência (ST36, SP6, SP10 e LI4), auriculares *Shen Men*, útero, endócrino e cérebro são habituais na abordagem das pacientes com fertilização *in vitro* o que pode ser adaptado também aos tratamentos de baixa complexidade.[11]

A associação de moxabustão com a acupuntura durante o tratamento, tem sido indicada. Yang *et al.* (2019), em estudo randomizado, já citado anteriormente, com os pontos GV24, CV8, CV4, KI13, LU7, SP4, KI3, ST36, com moxabustão em KI3, na primeira fase do ciclo, utiliza moxabustão no período ovulatório em LR3, seguido de manutenção em CV9, CV4, ST36 e KI3 durante a fase lútea. Nos grupos submetidos à acupuntura e moxabustão foram encontrados melhores níveis de progesterona sérica.[84]

Evidências atuais e perspectivas futuras da laser-acupuntura (AL) nos tratamentos da infertilidade

A eficácia da acupuntura no tratamento das mais diversas patologias tem se fortalecido ao longo do tempo pelos estudos realizados, tendo seus mecanismos de ação esclarecidos nas metodologias de pesquisa de racionalidade biomédica.

A dificuldade de aplicação em populações como no caso de pacientes geriátricos, pediátricos, com fobia ou hipersensibilidade ao uso de agulhas, despertou o início de estudos com o uso da radiação infravermelha e outros espectros de luz.

O uso da irradiação a laser não térmica de baixa intensidade para estimular pontos de acupuntura, denominada terapia a laser de baixa intensidade (LLLT), remonta à década de 1970, com tratamento bem-sucedido de asma e hipertensão na União Soviética, tendo seu uso relatado como um tipo de anestésico controlado durante a cirurgia oromaxilofacial.[88]

A LLLT tem efeitos biológicos, como aumento da tolerância à dor, devido a alterações na potência da membrana celular, vasodilatação, redução do edema, aumento do metabolismo intracelular, e aceleração da cicatrização de feridas. Seu efeito biomodulador interfere na microcirculação local, melhorando o suprimento de oxigênio para as células hipóxicas nas áreas doloridas, quando estimuladas, além de modular a inflamação, reduzindo os níveis de marcadores bioquímicos como prostaglandina E2, ácido ribonucleico mensageiro cicloxigenase-2, interleucina-1β e fator de necrose tumoral-α, bem como sua ação analgésica mediada por receptores opióides.[89]

A técnica da acupuntura a laser (AL) se baseia no conhecimento dos pontos já conhecidos da MTC. A procura e os estudos têm crescido por associar as propriedades físicas não invasivas a vantagens como não ser indolor, não gerar calor, requerer menos tempo de aplicação quando comparado à técnica de agulhas. Porém, muitos estudos ainda se fazem necessários, sendo uma técnica em muitos casos experimental, pois sua aplicação terapêutica envolve muitas considerações, incluindo dados existentes, parâmetros técnicos, indicações clínicas, segurança e pesquisas futuras para promover práticas clínicas baseadas em evidências.[90]

Com o advento da ressonância magnética funcional (fMRI), demonstrou-se que a AL promove a ativação cerebral, com áreas cerebrais envolvidas correspondentes a pontos de acupuntura específicos, já sendo incorporada na medicina veterinária para acelerar a cicatrização em casos como lesão medular.

Na área da infertilidade tem se mostrado como uma técnica promissora para o futuro, surgindo nos últimos anos alguns estudos específicos, com indicação de pontos e técnicas de aplicação.

Allameh F *et al.* (2021), em estudo randomizado no Irã, com um ne = 70 pacientes portadores de oligospermia (concentração de esperma inferior a 15 milhões por mililitro) e infertilidade primária, distribuídos em dois grupos de números iguais, sendo um grupo controle e outro grupo de intervenção, na forma de transferência de energia luminosa por fibras de laser para vários pontos específicos, realizada por técnicos treinados em acupuntura e lasers, utilizando um laser de 810 nm com potência de 300 mW e continuamente com a energia de 18 *joules* por minuto. É irradiado a 90 graus na pele por um período de 5 a 10 segundos e os 21 pontos de irradiação foram os seguintes: HN1, LI4, ST36, GB34, SP9, SP6, LR3, CV12, CV6, CV4, CV2, ST29, ST25, GB20, GV14, BL18, BL19, BL20, BL21, BL25 e BL32. Os resultados foram favoráveis ao grupo de intervenção, concluindo que a acupuntura a laser como procedimento não invasivo é eficaz para melhorar a motilidade e a concentração de espermatozoides em pacientes inférteis com oligospermia. Devido ao contato da superfície da sonda de laser com a pele e à falta de necessidade de inserir agulhas na pele, a acupuntura a laser é mais conveniente e melhor tolerada pelos pacientes.[80]

Na área da infertilidade feminina destaca-se o estudo de Tagushi R e cols., com um grupo de 51 mulheres inférteis, em idade reprodutiva (31-48a), submetidas a fertilização *in vitro* repetida e ET (FIV-ET) ou injeção intracitoplasmática de esperma (ICSI), sendo divididas

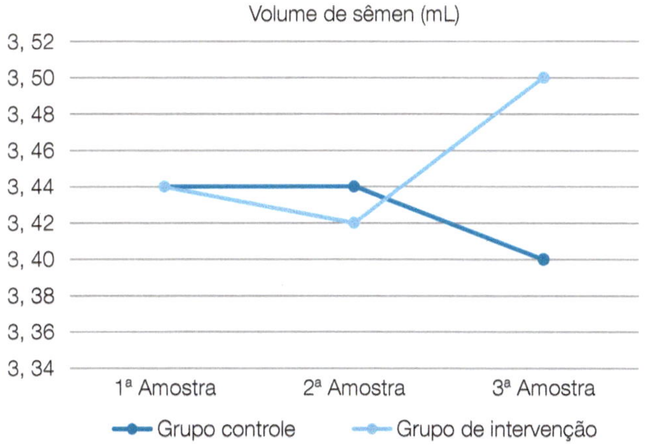

■ **Figura 59.10**. Comparação do efeito da acupuntura no volume médio de sêmen, 2021. Fonte: Adaptada da referência 80.

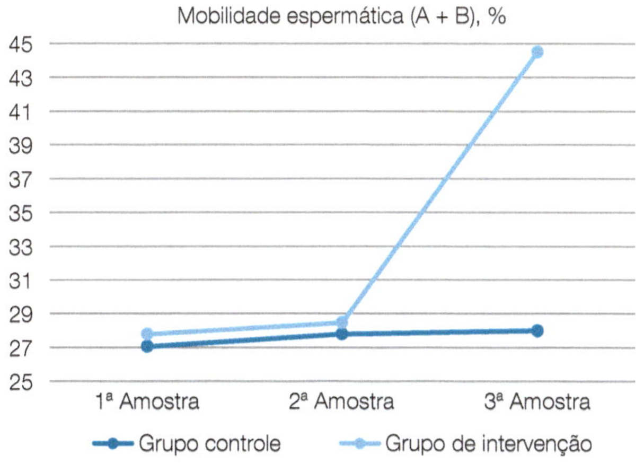

■ **Figura 59.11**. Comparação do efeito da acupuntura na % média de motilidade espermática (A + B), 2021. Fonte: Adaptada da referência 80.

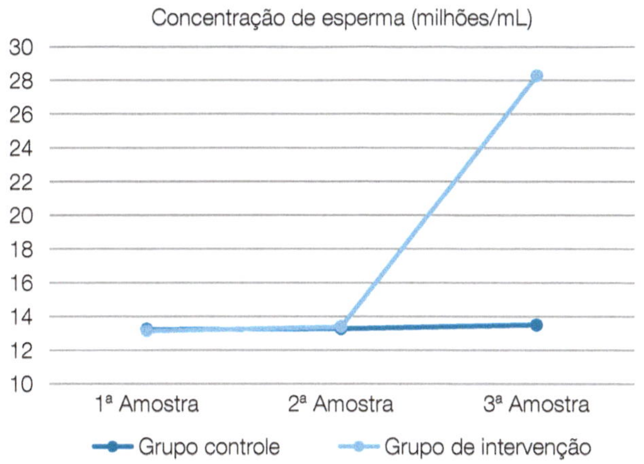

■ **Figura 59.12**. Comparação do efeito da acupuntura na concentração média de esperma (milhões/mL). Fonte: Adaptada da referência 80.

em dois grupos, sendo um de acupuntura com agulhas (n = 32) e outro com laser (n = 19). A acupuntura foi administrada por 10 minutos, 2 vezes por semana, durante 3 meses (~ 24 sessões). As agulhas foram colocadas nos seguintes locais de acupuntura reconhecidos pela Medicina Tradicional Chinesa, seguindo o: GV20 (Baihui); LI4 (Hegu); PC6 (Neiguan); ST29 (Guilai); ST36 (Zusanli); SP6 (Sanyinjiao); SP8 (Diji); SP10 (Xuehai); LV3 (Taichong); e UB33 (Zhongliao), conforme os estudos de Paulus *et al.*[11]

A acupuntura a laser foi realizada com o aparelho Medilaser Soft Pulse 10® (modelo MLD-1006, Mochida Siemens Medical System Co. Ltd., Japão), o comprimento de onda foi definido em 830 nm e a saída em 10 Watts, nos mesmos pontos do grupo de acupuntura com agulhas, 2 vezes por semana, pelo tempo aproximado de 20 minutos, até que a pele do paciente estivesse quente. Como tratamento adicional, em ambos os grupos, a acupuntura a laser foi administrada em locais próximos aos gânglios estrelados bilaterais por aproximadamente 5 minutos antes e após o tratamento. Após 3 meses de tratamento, os autores sugeriram que a acupuntura com agulha e laser eram tratamentos seguros e eficazes para o sofrimento emocional experimentado por mulheres inférteis, e que a acupuntura com agulha era mais eficaz do que a acupuntura com laser.[91]

Na atualidade, os pacientes masculinos com oligospermia e infertilidade primária, que tenham dificuldades de relação ao tratamento de acupuntura com agulhas, poderão se beneficiar com esse método como alternativa de otimizar os tratamentos de infertilidade.

O mesmo ocorre com o tratamento dos distúrbios emocionais de mulheres submetidas a FIV, sendo que os resultados com agulhas em trabalho único, se mostraram superiores aos resultados com laser acupuntura. Estudos futuros necessitam ser desenvolvidos para a avaliação da laser acupuntura como técnica que beneficie os pacientes a serem submetidos às técnicas de alta complexidade no tratamento da infertilidade.

■ Propostas de abordagem por tipo de tratamento (Höhl, Mendes, Cerqueira)

Com o objetivo de facilitar o trabalho do especialista em acupuntura, com base na literatura da MTC e nas evidências científicas da literatura, montamos quadros específicos de abordagem pela acupuntura com opções de pontos mais favoráveis aos resultados esperados, separados pelo tipo de protocolo adotado pelo especialista em reprodução humana.

Quadro 59.6. Qualidade de vida e saúde mental

Alteração	Pontos acupuntura
Imunidade	GV4, GV20, TE5, LI11, ST36
Estresse	PC6 + LR3, TE6 + GB34, LR14 + LR3 + SP6, CV17 + CV6
Ansiedade e insônia	PC6, PC7, HT7, HT3, ST36, KI3, KI7, SP6, GB20, BL10, GV20, GV23, GV24, GB13 Yintang (EXT. HN3) LI4, Sishencong (EX-HN1)

A importância da qualidade de vida e saúde mental do casal deve ser prioridade de toda a equipe multiprofissional. Cabe ao médico acupunturista a avaliação nas racionalidades biomédica e da MTC, tratando os sintomas e as desarmonias. Essa é uma sugestão de pontos a serem utilizados antes e durante o tratamento, com o objetivo de melhora da qualidade de vida do casal. Fonte: Autoria própria.

Quadro 59.7. Infertilidade masculina

Alteração	Pontos acupuntura
	Acupuntura
Ejaculação precoce	ST36, LI4, KI3, LR3 EX-HN3 (Yintang) SP6 + CV3 CV6 e CV4 de ação testicular
Melhora hormonal e funcional	GV20 - Ação no eixo hipotálamo-hipofisário BL15, BL17, BL18, BL20, BL23, BL 25, GV4 e KI3 -Ação no SNA (Yang)
Motilidade e vitalidade SPTZ	BL23(bilateral), ST36 e CV4
	Laser-acupuntura
Oligospermia	EX-HN1 (Sishencong), LI4, ST36, GB34, SP9, SP6, LR3, CV12, CV6 CV4, CV2, ST29 ST25, GB20, GV14, BL18, BL19, BL20, BL21, BL25 e BL32

O fator masculino é o fator causal em 50% dos casais e uma das principais indicações para técnicas de reprodução assistida (ART). As causas da subfertilidade masculina variam muito, mas podem estar relacionadas a fatores congênitos, adquiridos ou idiopáticos que prejudicam a espermatogênese. No quadro temos a representação de pontos da MTC, com evidência científica de atuação por alteração funcional da fertilidade masculina. Fonte: Autoria própria.

COITO NATURAL

Dia do ciclo mensrtrual	1	2	3	4	5	6	7	8	9	10	11	12	13	14	15	16	17	18	19	20	21	22	23	24	25	26	27	28	29	30
Período fértil											Período provável de ovulação																		B hCG	
Casal											Relações sexuais																			

Fases do ciclo menstrual	Menstruação	Fase folicular		Ovulação	Fase lútea
Fisiologia menstrual	Descamação e regeneração endometrial	Crecimento folicular e endometrial		Ovulação e implantação embrionária	Desenvolvimento embrionário
Frequência acupuntura	1 vez por semana	2 vezes por semana	2 vezes por semana		1 vez por semana
Opção		Melhora do muco cervical	CV3, CV4 e ST29	CV4, GV4, BL23, BL52, PC6, LR3, GV20, ST29, ST36,	CV7, CV4, ST36 e KI3
Pontos	KI3, KI6, CV4, ST36, SP6, LI4, B23, B52	Melhora do endométrio	GV4, BL18, BL22, BL23, BL52, SP6, ST36, LR3, CV3, CV4, CV7	SP6, SP8, SP9, SP10 e LI4	
Acupuntura		Melhora folicular	GV 24, CV8, CV4, KI13, LU7, SP4, KI 3, ST36 com moxabustão em KI3	Auriculares: shen men, útero, endócrino e cérebro, shen, simpático	
		SOP	BP 3; ST 40; ST 29+VC9; CV12, CV4, CV6, CV3 GV4, GV3 e GV2	Moxa em: LR3, CV4, GV 4; BL23; BL 52; KI7	
Pontos principais propostos por HMC	KI3, KI6, CV4, ST36, SP6, LI4, BL23, BL52		CV3, CV4, CV7, GV4, BL20, BL23, KI3, LR3, SP6, ST29, ST36 Zigong bilateral; ST 30 bilateral; SP 6 bilateral	CV4, PC6, SP6, SP8, LR3, GV20, ST29, ST36, KI7, LI4	CV7, CV4, ST36 e KI3, PC6, SP4, ST30

MEDICINA TRADICIONAL CHINESA

Etapas fisiológicas	Menstrual	Pós-menstrual		Ovulatória		Pós-ovulatória	
	Crecimento folicular e endometrial			Ovulação e implantação embrionária		Fase lútea	
Fisiologia MTC	Yin Shen			Yang do Shen			
	Ren Mai			Du Mai – Chong Mai			
	Regular o Qi e Xue, tonificar o Jing e o útero	Tonificar o Yin do Shen:	VC3, CV4, CV7, KI3, KI6, SP6, BL23 e BL52	Fortalecer Du Mai	SI3-BL62	Fortalecer Chong Mai	SP4, PC6, KI13, GB26
Opções	1- SP4, KI6, CV4, KI6, KI13, BL62, ST36, SP6, LI4	Tonificar o sangue:	CV4, ST36, SP6, SP10 e BL17, HR8	Ming Men	GV4, BL 23	Nutrir o sangue	CV4, ST30, ST36, SP10 e BL17
Pontos	2- BL17, BL20, BL23, BL43. BL32	Fortalecer Ren Mai:	LU7-KI6	Tonificar e aquecer o Yang do Shen CV3, CV4, CV6, GV20, ST36, BL23, BL52, GV4, VG4 (agulha e moxabustão)			
Acupuntura	(Alternar 1 e 2)	Outros	Zigong, KI13, ST30, ST27	(VC 7 +VG 4), HR3, SP10, Yintang, KI3, KI6, Zigong, PC7, PC6, Yintang, CV4			
				Corrigir desarmonias MTC			

Representação dos tempos da fisiologia do ciclo menstrual, sob a visão de duas racionalidades, adaptado para a aplicação da acupuntura, com o objetivo de otimizar as chances de gravidez, na paciente, com ciclo espontâneo natural, ainda sem o diagnóstico de infertilidade. Os autores apresentam proposta própria de pontos baseados nas evidências científicas biomédicas e na ampla literatura da MTC. Fonte: Autoria própria.

COITO PROGRAMADO

Dia do ciclo mensrtrual	1	2	3	4	5	6	7	8	9	10	11	12																
Temporização pós procedimento													Dia pós hCG	0	1	2	3	4	5	6	7	8	9	10	11	12	13	14
Monitoração – USG		Avaliação sequencial do crescimento folicular e desenvolvimento endometrial												Folículos > 18 mm	Ovulação													B hCG
Casal													Relações sexuais															
Intervenção		Indução ovulação												hCG		Reposição de progesterona												

Fases do ciclo menstrual	Menstruação	Fase folicular		Ovulação	Fase lútea
Fisiologia menstrual	Descamação e regeneração endometrial	Crecimento folicular e endometrial		Ovulação e implantação embrionária	Desenvolvimento embrionário
Frequência acupuntura	2 vezes por semana	2 vezes por semana		Dias alternados	2 vezes por semana
Opção		Melhora do muco cervical	CV3, CV4 e ST29	CV4, GV4, BL23, BL52, PC6, LR3, GV20, ST29, ST36,	CV7, CV4, ST36 e KI3
Pontos	KI3, KI6, CV4, ST36, SP6, LI4, B23, B52	Melhora do endométrio	GV4, BL18, BL22, BL23, BL52, SP6, ST36, LR3, CV3, CV4, CV7	SP6, SP8, SP9, SP10 e LI4	
Acupuntura		Melhora folicular	GV 24, CV8, CV4, KI13, LU7, SP4, KI 3, ST36 com moxabustão em KI3	Auriculares: shen men, útero, endócrino e cérebro, shen, simpático	
		SOP	BP 3; ST 40; ST 29+VC9; CV12, CV4, CV6, CV3 GV4, GV3 e GV2,	Moxa em: LR3, CV4, GV 4; BL23; BL 52; KI7	
Pontos principais propostos por HMC	KI3, KI6, CV4, ST36, SP6, LI4, BL23, BL52		CV3, CV4, CV7, GV4, BL20, BL23, KI3, LR3, SP6, ST29, ST36 Zigong bilateral; ST 30 bilateral; SP 6 bilateral	CV4, PC6, SP6, SP8, LR3, GV20, ST29, ST36, KI7, LI4	CV7, CV4, ST36 e KI3, PC6, SP4, ST30

MEDICINA TRADICIONAL CHINESA

Etapas fisiológicas	Menstrual	Pós-menstrual		Ovulatória		Pós-ovulatória	
	Crecimento folicular e endometrial			Ovulação e implantação embrionária		Fase lútea	
Fisiologia MTC	Yin Shen			Yang do Shen			
	Ren Mai			Du Mai – Chong Mai			
	Regular o Qi e Xue, tonificar o Jing e o útero	Tonificar o Yin do Shen:	VC3, CV4, CV7, KI3, KI6, SP6, BL23 e BL52	Fortalecer Du Mai	SI3-BL62	Fortalecer Chong Mai	SP4, PC6, KI13, GB26
Opções	1- SP4, KI6, CV4, KI6, KI13, BL62, ST36, SP6, LI4	Tonificar o sangue:	CV4, ST36, SP6, SP10 e BL17, HR8	Ming Men	GV4, BL 23	Nutrir o Sangue	CV4, ST30, ST36, SP10 e BL17
Pontos	2- BL17, BL20, BL23, BL43. BL32	Fortalecer Ren Mai:	LU7-KI6	Tonificar e aquecer o Yang do Shen CV3, CV4, CV6, GV20, ST36, BL23, BL52, GV4, VG4 (Agulha e Moxabustão)			
Acupuntura	(Alternar 1 e 2)	Outros	Zigong, KI13, ST30, ST27	(VC 7 +VG 4), HR3, SP10, Yintang, KI3, KI6, Zigong, PC7, PC6, Yintang, CV4			
	Corrigir desarmonias MTC					Corrigir desarmonias MTC	

Representação dos tempos de ação no coito programado, sob a visão de duas racionalidades, adaptado para a aplicação da acupuntura. Na primeira fase do ciclo menstrual, que segue ao início da menstruação, destacamos o preparo do endométrio, com a indução do crescimento folicular, até em média de 18 mm, quando é realizado o gatilho da ovulação (*trigger*) com hCG subcutâneo. A relação sexual pode ser liberada durante todo o processo, porém é mais importante que se intensifique próximo à ovulação. Fase lútea com suplementação de progesterona, com o objetivo de melhorar as condições de implantação e desenvolvimento embrionário e prevenção de abortamentos precoces por insuficiência hormonal. Os autores apresentam proposta própria de pontos baseados nas evidências científicas biomédicas e na ampla literatura da MTC. Fonte: Autoria própria.

INSEMINAÇÃO ARTIFICIAL		
Opção pontos	Imunidade	GV4, GV20, TE5, LI11, ST36
Acupuntura	Estresse	PC6 + LR3, TE6 + GB34, LR14 + LR3 + SP6, CV17 + CV6
Qualidade de vida	Ansiedade e insônia	PC6, PC7, HT7, HT3, ST36, KI3, KI7, SP6, GB20, BL10, GV20, GV23, Yintang (EXT. HN3) LI4, Sishencong (EX-HN1)

Dia do ciclo mensrtrual	1	2	3	4	5	6	7	8	9	10	11	12															
Temporização pós procedimento													Dia pós inseminação	0	1	2	3	4	5	6	7	8	9	10	11	12	13	14
Monitoração – USG		Avaliação sequencial do crescimento Folicular e desenvolvimento endometrial												Folículos > 18 mm	Ovulação													B hCG
Casal															Inseminação (36 horas após hCG)													B hCG
Intervenção		Indução ovulação 1				Indução da ovulação 2								hCG		Reposição de progesterona												

Fases do ciclo menstrual	Menstruação	Fase folicular		Ovulação	Fase lútea
Fisiologia menstrual	Descamação e regeneração endometrial	Crescimento folicular e endometrial		Ovulação e implantação embrionária	Desenvolvimento embrionário
Frequência acupuntura	2 vezes por semana	2 vezes por semana		Sim / Sim / Sim	2 vezes por semana
Opção		Melhora do muco cervical	CV3, CV4 e ST29	CV4, GV4, BL23, BL52, PC6, LR3, GV20, ST29, ST36,	CV7, CV4, ST36 e KI3
Pontos	KI3, KI6, CV4, ST36, SP6, LI4, B23, B52	Melhora do endométrio	GV4, BL18, BL22, BL23, BL52, SP6, ST36, LR3, CV3, CV4, CV7	SP6, SP8, SP9, SP10 e LI4	
Acupuntura		Melhora folicular	GV 24, CV8, CV4, KI13, LU7, SP4, KI 3, ST36 com Moxabustão em KI3	Auriculares: shen men, útero, endócrino, tálamo e cérebro, shen, simpático	
		SOP	bP 3; ST 40; ST 29+VC9 ; CV12, CV4, CV6, CV3 GV4, GV3 e GV2,	Moxa em: LR3, CV4, GV 4; BL23; BL 52; KI7	
Pontos principais propostos por HMC	KI3, KI6, CV4, ST36, SP6, LI4, BL23, BL52		CV3, CV4, CV7, GV4, BL20, BL23, KI3, LR3, SP6, ST29, ST36 Zigong bilateral; ST 30 bilateral; SP 6 bilateral	CV4, PC6, SP6, SP8, LR3, GV20, ST29, ST36, KI7, LI4	CV7, CV4, ST36 e KI3, PC6, SP4, ST30

MEDICINA TRADICIONAL CHINESA							
Etapas fisiológicas	Menstrual	Pós-menstrual		Ovulatória		Pós ovulatória	
	Crecimento folicular e endometrial			Ovulação e implantação embrionária		Fase lútea	
Fisiologia MTC	Yin Shen			Yang do Shen			
Canal extraordinário	Ren Mai			Du Mai - Chong Mai			
	Regular o Qi e Xue, tonificar o Jing e o útero	Tonificar o Yin do Shen:	VC3, CV4, CV7, KI3, KI6, SP6, BL23 e BL52	Fortalecer Du Mai	SI3-BL62	Fortalecer Chong Mai	SP4, PC6, KI13, GB26
Opções	1- SP4, KI6, CV4, KI6, KI13, BL62, ST36, SP6, LI4	Tonificar o sangue:	CV4, ST36, SP6, SP10 e BL17, HR8	Ming Men	GV4, BL 23	Nutrir o Sangue	CV4, ST30, ST36, SP10 e BL17
Pontos	2- BL17, BL20, BL23, BL43, BL32	Fortalecer Ren Mai:	LU7-KI6	Tonificar e aquecer o Yang do Shen CV3, CV4, CV6, GV20, ST36, BL23, BL52, GV4, VG4 (agulha e moxabustão)			
Acupuntura	(Alternar 1 e 2)	Outros	Zigong, KI13, ST30, ST27	(VC 7 +VG 4), HR3, SP10, Yintang, KI3, KI6, Zigong, PC7, PC6, Yintang, CV4			
	Corrigir desarmonias MTC					Corrigir desarmonias MTC	

Representação dos tempos de ação na inseminação artificial, sob a visão de duas racionalidades, adaptado para a aplicação da acupuntura. Na primeira fase do ciclo menstrual, que segue ao início da menstruação, destacamos o preparo do endométrio, com a indução do crescimento folicular, até em média de 18 mm, quando é realizado o gatilho da ovulação (*trigger*) com hCG subcutâneo. Após 36 horas, procede-se ao preparo do sêmen, seguido pela inseminação por sonda na cavidade uterina utilizando a via transcervical. Fase lútea com suplementação de progesterona, com o objetivo de melhorar as condições de implantação e desenvolvimento embrionário e prevenção de abortamentos precoces por insuficiência hormonal. Os autores apresentam proposta própria de pontos baseados nas evidências científicas biomédicas e na ampla literatura da MTC. Fonte: Autoria própria.

Fertilização in vitro

Dia do ciclo menstrual	1 · 2 · 3 · 4 · 5 · 6 · 7 · 8 · 9 · 10 · 11 · 12								
Temporização pós procedimento		Dia pós trasnferência emrbião	0		1	2	3	4 · 5 · 6 · 7 · 8 e 9 · 10 · 11 · 12 · 13	14
Monitoração – USG	Avaliação sequencial do crescimento Folicular e desenvolvimento endometrial		Folículos > 17 mm		Técnicas de FIV				
Casal				Coleta de óvulos (36 horas após)	Transferência embrionária				B hCG
Intervenção	Indução ovulação 1	Indução da ovulação 2	hCG		Reposição de progesterona				

Fases do ciclo menstrual	Menstruação	Fase folicular		Punção – FIV e transferência de embriões	Fase lútea
Fisiologia menstrual	Descamação e regeneração endometrial	Crecimento folicular e endometrial		Ovulação e implantação embrionária	Desenvolvimento embrionário
Frequência acupuntura	2 vezes por semana	2 vezes por semana		Sim · Sim · Sim	2 vezes por semana
Opção		Melhora do muco cervical	CV3, CV4 e ST29	CV4, GV4, BL23, BL52, PC6, LR3, GV20, ST29, ST36,	CV7, CV4, ST36 e KI3
Pontos	KI3, KI6, CV4, ST36, SP6, LI4, B23, B52	Melhora do endométrio	GV4, BL18, BL22, BL23, BL52, SP6, ST36, LR3, CV3, CV4, CV7	SP6, SP8, SP9, SP10 e LI4	
Acupuntura		Melhora folicular	GV 24, CV8, CV4, KI13, LU7, SP4, KI 3, ST36 com Moxabustão em KI3	Auriculares: shen men, útero, endócrino, tálamo e cérebro, shen, simpático	
		SOP	BP 3; ST 40; ST 29+VC9 ; CV12, CV4, CV6, CV3 GV4, GV3 e GV2,	Moxa em: LR3, CV4, GV 4; BL23; BL 52; KI7	
Pontos principais propostos por HMC	KI3, KI6, CV4, ST36, SP6, LI4, BL23, BL52		CV3, CV4, CV7, GV4, BL20, BL23, KI3, LR3, ST29, ST36 Zigong bilateral; ST 30 bilateral; SP 6 bilateral	CV4, PC6, SP6, SP8, LR3, GV20, ST29, ST36, KI7, LI4	CV7, CV4, ST36 e KI3, PC6, SP4, ST30

MEDICINA TRADICIONAL CHINESA

Etapas fisiológicas	Menstrual	Pós-menstrual		Ovulatória		Pós ovulatória	
	Crecimento folicular e endometrial			Ovulação e implantação embrionária		Fase lútea	
Fisiologia MTC	Yin Shen			Yang do Shen			
Canal extraordinário	Ren Mai			Du Mai – Chong Mai			
	Regular o Qi e Xue, tonificar o Jing e o útero	Tonificar o Yin do Shen:	VC3, CV4, CV7, KI3, KI6, SP6, BL23 e BL52	Fortalecer Du Mai	SI3-BL62	Fortalecer Chong Mai	SP4, PC6, KI13, GB26
Opções	1- SP4, KI6, CV4, KI6, KI13, BL62, ST36, SP6, LI4	Tonificar o sangue:	CV4, ST36, SP6, SP10 e BL17, HR8	Ming Men	GV4, BL 23	Nutrir o sangue	CV4, ST30, ST36, SP10 e BL17
Pontos	2- BL17, BL20, BL23, BL43, BL32	Fortalecer Ren Mai:	LU7-KI6	Tonificar e aquecer o Yang do Shen CV3, CV4, CV6, GV20, ST36, BL23, BL52, GV4, VG4 (agulha e moxabustão)			
Acupuntura	(Alternar 1 e 2)	Outros	Zigong, KI13, ST30, ST27	(VC 7 +VG 4), HR3, SP10, Yintang, KI3, KI6, Zigong, PC7, PC6, Yintang, CV4			
	Corrigir desarmonias MTC					Corrigir desarmonias MTC	

Representação dos tempos de ação na fertilização *in vitro*, sob a visão de duas racionalidades, adaptado para a aplicação da acupuntura. Na primeira fase do ciclo menstrual, que segue ao início da menstruação, destacamos o preparo do endométrio, com a indução do crescimento folicular, até em média de 17 mm, quando é realizado o gatilho da ovulação (*trigger*) com hCG subcutâneo. Após 36 horas procede-se à punção folicular guiada por USG, com coleta do fluido folicular que contém os oócitos. Segue-se então o trabalho do embriologista com a monitorização da maturação oocitária e preparo do sêmen, seguido pela fertilização *in vitro*. Após o desenvolvimento do zigoto em blastocistos, passamos à transferência embrionária guiada por USG, com sonda na cavidade uterina utilizando a via transcervical. Fase lútea com suplementação de progesterona, com o objetivo de melhorar as condições da implantação e desenvolvimento embrionário e prevenção de abortamentos precoces por insuficiência hormonal. Os autores apresentam proposta própria de pontos baseados nas evidências científicas biomédicas e na ampla literatura da MTC. Autoria própria.

Fertilização in vitro (embrião congelado)

Dia do ciclo mensrtrual	1	2	3	4	5	6	7	8	9	10	11	12																	
Temporização pós procedimento													Dia pós início progesterona	0	1	2	3	4	5	6	7	8	9	10	11	12	13	14	15
Monitoração – USG		Avaliação sequencial do crescimento desenvolvimento endometrial																											
Casal													Endométrio > 8 mm					Transferência embrionária											B hCG
Intervenção		Estrogenioterapia para crescimento endometrial												Reposição de progesterona															
Fases do ciclo menstrual	Crescimento endometrial													Simulação fase lútea															
Frequência acupuntura	2 vezes por semana				2 vezes por semana									Sim		Sim		Sim				2 vezes por semana							
Opção														CV4, GV4, BL23, BL52, PC6, LR3, GV20, ST29, ST36,															
Pontos	Melhora do endométrio				GV4, BL18, BL22, BL23, BL52, SP6, ST36, LR3, CV3, CV4, CV7									SP6, SP8, SP9, SP10 e LI4															
Acupuntura					GV 24, CV8, CV4, KI13, LU7, SP4, KI 3, ST36 com moxabustão em KI3									Auriculares: shen men, útero, endócrino, tálamo e cérebro, shen, simpático															
														Moxa em: LR3, CV4, GV 4; BL23; BL 52; KI7															
Pontos principais propostos por HMC	KI3, KI6, CV4, ST36, SP6, LI4, BL23, BL52				CV3, CV4, CV7, GV4, BL20, BL23, KI3, LR3, SP6, ST29, ST36 zigong bilateral; ST 30 bilateral; SP 6 bilateral									CV4, CV7, PC6, SP4, SP8, PC6 LR3, GV20, ST29, ST36, KI7, LI4 zigong bilateral; ST 30 bilateral; SP 6 bilateral															

MEDICINA TRADICIONAL CHINESA

Etapas fisiológicas	Menstrual		Pós menstrual	Ovulatória		Pós ovulatória	
	Crecimento folicular e endometrial			Ovulação e implantação embrionária		Fase lútea	
Fisiologia MTC	Yin Shen			Yang do Shen			
Canal extraordinário	Ren Mai			Du Mai - Chong Mai			
	Regular o Qi e Xue, tonificar o Jing e o útero	Tonificar o Yin do Shen:	VC3, CV4, CV7, KI3, KI6, SP6, BL23 e BL52	Fortalecer Du Mai	SI3-BL62	Fortalecer Chong Mai	SP4, PC6, KI13, GB26
Opções	1- SP4, KI6, CV4, KI6, KI13, BL62, ST36, SP6, LI4	Tonificar o sangue:	CV4, ST36, SP6, SP10 e BL17, HR8	Ming Men	GV4, BL 23	Nutrir o sangue	CV4, ST30, ST36, SP10 e BL17
Pontos	2- BL17, BL20, BL23, BL43, BL32	Fortalecer Ren Mai:	LU7-KI6	Tonificar e aquecer o Yang do Shen CV3, CV4, CV6, GV20, ST36, BL23, BL52, GV4, VG4 (agulha e moxabustão)			
Acupuntura	(Alternar 1 e 2)	Outros	Zigong, KI13, ST30, ST27	(VC 7 +VG 4), HR3, SP10, Yintang, KI3, KI6, Zigong, PC7, PC6, Yintang, CV4			
	Corrigir desarmonias MTC					Corrigir desarmonias MTC	

Representação dos tempos de ação na fertilização *in vitro*, de embrião congelado sob a visão de duas racionalidades, adaptado para a aplicação da acupuntura. Na primeira fase do ciclo menstrual, que segue ao início da menstruação, destacamos o preparo do endométrio, com a estrogenioterapia por via oral ou transcutânea, sendo a medida ideal maior do que 8 mm, o que nem sempre é alcançado. Segue-se então, o início da reposição de progesterona para a fase lútea para melhorar a receptividade endometrial. Partimos para o trabalho do embriologista, com descongelamento e avaliação dos embriões, com sua posterior transferência à cavidade uterina, guiada por USG, com sonda na cavidade uterina utilizando a via transcervical. Manutenção da suplementação de progesterona na fase lútea com o objetivo de melhorar as condições da implantação e desenvolvimento embrionário e prevenção de abortamentos precoces por insuficiência hormonal. Os autores apresentam proposta própria de pontos baseados nas evidências científicas biomédicas e na ampla literatura da MTC. Fonte: Autoria própria.

Disponibilizamos a seguir, figura dos pontos na auriculoterapia francesa e chinesa relacionados com melhora da qualidade de vida e tratamento da infertilidade, segundo o cartograma de Nogier ou o convencional da MTC.

Para os casos de acupressão tentar realizar mínimo de 3 vezes ao dia, em apneia de 8 a 10 segundos.

Nos casos de agulhamento, esse deverá ser precedido pela detecção elétrica diferencial dos pontos: se em alta impedância, tratar em apneia inspiratória por 3 segundos; se em baixa impedância, usar a agulha convencional durante 15 a 20 minutos, a cada 7 dias.[92]

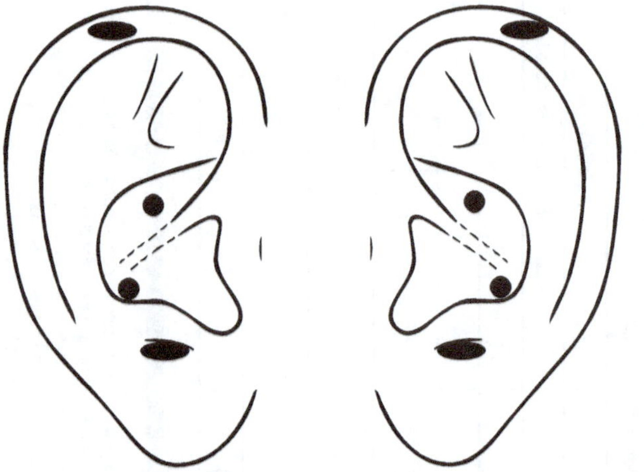

■ **Figura 59.13.** Zonas para reforço da imunidade (em ambas as orelhas). Porção posteroinferior da hemiconcha inferior (timo), hipotálamo (sob o sulco antitragal), no meio da concha superior (ponto mestre abdominal) e no ápice da hélice, lateralmente ao ponto da alergia (timo em fase 3 de Nogier). Fonte: Adaptada de Sant'Anna FM *et al.*[92]

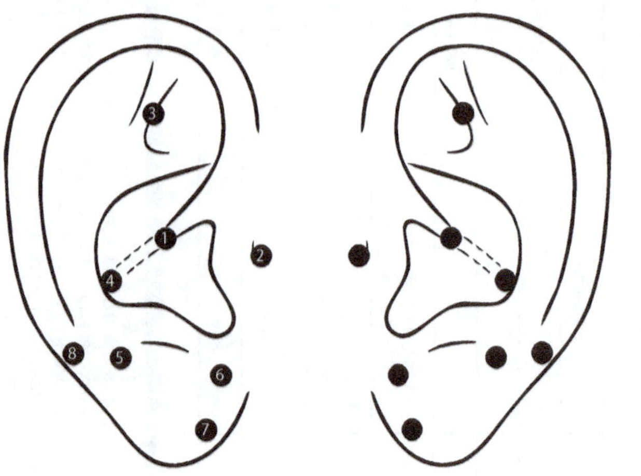

■ **Figura 59.14.** Pontos a pesquisar e tratar para angústia e distúrbios de sono: (1) zero; (2) 0'; (3) Shen Men; (4) maravilhoso; (5) ACTH lóbulo; (6) sistema límbico; (7) ômega (córtex pré-frontal); (8) bulbo. Fonte: Adaptada de Sant'Anna FM *et al.*[92]

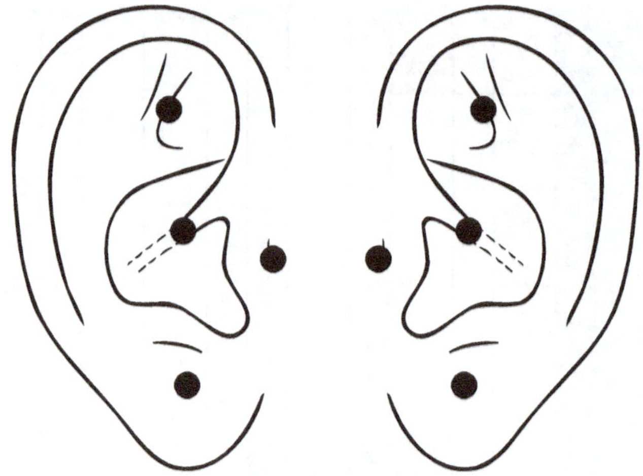

■ **Figura 59.15.** Pontos para ansiedade/depressão leve. Ponto zero, 0', Shen Men, ponto mestre sensorial (PMS) – cruz do relaxamento. Fonte: Adaptada de Sant'Anna FM *et al.*[92]

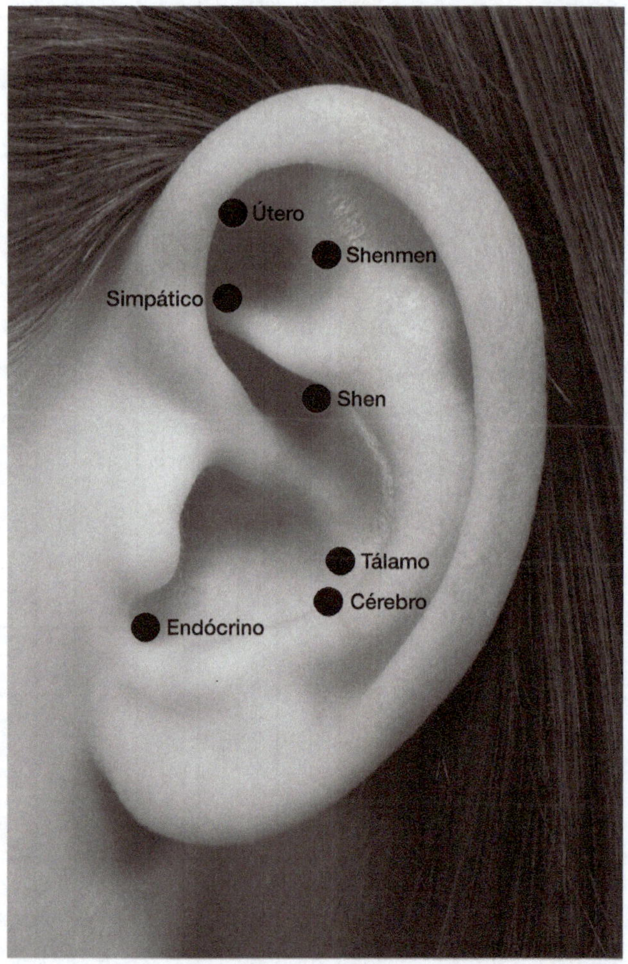

■ **Figura 59.16.** Pontos auriculares mais relevantes no tratamento da infertilidade. Fonte: Autoria própria.

Para aprofundamento no tema auriculoterapia, recomendamos a leitura dos Capítulos 73 e 74.

A seguir, quadro resumindo as relações anatômicas dos pontos mais importantes no tratamento da infertilidade.

Conclusão

No enfrentamento e resolução dos problemas na fertilidade, devemos ir além dos protocolos farmacológicos e em uso da tecnologia, lançando um olhar mais profundo na qualidade de vida do casal

Relações anatômicas dos acupontos na proposta HMC

Ponto	Localização	Músculo	Inervação
SP4	▪ Na superfície medial do pé, em uma depressão distal ao a base do 1° osso metatarso na junção dorsoplantar da pele	▪ Flexores longo e curto do hálux ▪ Tendão do tibial anterior	▪ Nervo plantar medial ▪ Nervo safeno
SP6	▪ 3 *cun* superior ao maléolo medial na borda posterior da tíbia	▪ Flexor longo dos dedos ▪ Flexor longo do hálux ▪ Tibial posterior	▪ Nervo tibial
SP8	▪ No lado medial da perna, na borda posterior da tíbia, 3 *cun* distal ao SP9, na linha que conecta o SP9 e o maléolo medial	▪ Sóleo ▪ Flexor longo dos dedos ▪ Flexor longo do hálux ▪ Tibial posterior ▪ Tendão do plantar	▪ Nervo tibial ▪ Nervo safeno
SP9	▪ 2 *cun* abaixo da interlinha articular do joelho, entre a tíbia e o músculo gastrocnêmio	▪ Músculo fibular curto	▪ Nervo tibial ▪ Nervo safeno
LR3	▪ Entre o 1° e o 2° metatarso, no terço proximal do 2° metatarso	▪ 1° interósseo dorsal	▪ Nervo fibular profundo
KI3	▪ Metade da distância entre o ponto mais alto do maléolo medial e o tendão de Aquiles	▪ Flexor longo dos dedos ▪ Flexor longo do hálux ▪ Tendão do m. tibial posterior ▪ Tendões plantares	▪ Nervo tibial
KI6	▪ 1 *cun* inferiormente à proeminência distal do maléolo medial	▪ Retináculo dos flexores ▪ Tendão do M. tibial posterior	▪ Nervo tibial ▪ Nervo cutâneo sural medial
KI7	▪ 2 *cun* acima de KI3	▪ Tendão de Aquiles ▪ Tendão do flexor longo do hálux	▪ Nervo safeno ▪ Nervo tibial
LI4	▪ Entre o 1° e o 2° metacarpo, na metade do 2° metacarpo	▪ 1° interósseo dorsal ▪ Abdutor do polegar ▪ Extensor longo do polegar	▪ Nervo radial ▪ Nervo ulnar
ST29	▪ 1 *cun* acima da sínfise púbica, aproximadamente 2 *cun* lateralmente à linha média anterior, na margem do músculo reto abdominal ao nível de CV 3	▪ Margem lat. m. reto abdominal ▪ Músculos oblíquo interno e externo	▪ Nervo ílio-hipogástrico ▪ Nervo ilioinguinal
ST30	▪ No nível da sínfise púbica e CV2, 2 *cun* lateral à linha média, logo acima do ligamento inguinal, no lado medial da artéria femoral	▪ Margem lateral do m. reto abdominal ▪ Aponeurose dos músculos oblíquo interno e transverso do abdômen	▪ Nervo ílio-hipogástrico ▪ Nervo ilioinguinal ▪ Nervo genitofemoral
ST36	▪ 3 *cun* inferior a margem inferior da patela e 1 *cun* lateral a crista da tíbia	▪ Tibial anterior	▪ Nervo fibular profundo
GB34	▪ Em uma depressão à frente e abaixo da cabeça da fíbula, entre os músculos fibular longo e extensor longo dos dedos	▪ Músculo fibular longo	▪ Nervo fibular profundo ▪ Fibular superficial ▪ Cutâneo lateral a coxa
CV2	▪ Na linha média anterior, logo acima da sínfise púbica, 5 *cun* abaixo do umbigo	▪ Fáscia transversal ▪ Linha alba	▪ Toracoabdominal ▪ Ílio-hipogástrico ▪ Nervo ilioinguinal

Continua...

Continuação

Relações anatômicas dos acupontos na proposta HMC

Ponto	Localização	Músculo	Inervação
CV3	▪ Na linha mediana anterior, 4 *cun* abaixo da cicatriz umbilical	▪ Fáscia transversal ▪ Linha alba	▪ Toracoabdominal ▪ Ílio-hipogástrico ▪ Nervo ilioinguinal
CV4	▪ Na linha mediana anterior, 3 *cun* abaixo da cicatriz umbilical	▪ Fáscia transversal ▪ Linha alba	▪ Toracoabdominal ▪ Ílio-hipogástrico ▪ Nervo subcostal ▪ Plexo hipogástrico inferior (SNA)
CV6	▪ Na linha média ventral, 1,5 *cun* caudal ao umbigo, 3,5 *cun* cranial à borda cranial da sínfise púbica	▪ Fáscia transversal ▪ Linha alba	▪ Toracoabdominal ▪ Ílio-hipogástrico ▪ Neuromodulação das atividades viscerais geniturinárias e digestivas abdominais inferiores (SNA)
CV7	▪ Na linha média ventral, 1 *cun* caudal ao umbigo, 4 *cun* cranial à borda cranial da sínfise púbica	▪ Fáscia transversal ▪ Linha alba	▪ Toracoabdominal ▪ Neuromodulação das atividades viscerais genitourinárias e digestivas abdominais inferiores (SNA)
GV4	▪ Na linha mediana dorsal, caudal ao processo espinhoso de L2	▪ Fáscia toracolombar ▪ Ligamento supraespinhoso ▪ Ligamento infraespinhoso	▪ Ramo dorsal dos nervos espinhais T1-L2
GV14	▪ Na linha média dorsal na junção cervicotorácica, na depressão caudal ao processo espinhoso de C7	▪ Ligamento supraespinhoso ▪ Ligamento infraespinhoso ▪ Tendão do Trapézio	▪ Nervo acessório ▪ Nervos espinhais (C3-C4) ▪ Ramo dorsal dos nervos espinhais C6-T1
GV20	▪ No ponto de interseção da linha que liga o ápice das duas orelhas com a linha mediana, 5 *cun* da linha anterior do cabelo e 7 *cun* da linha posterior	▪ Gálea aponeurótica	▪ Nervos espinhais C2-C3 (nervos occipitais) ▪ Nervo auriculotemporal (NCV3) ▪ Nervo supraorbital (NCV1)
Zigong EX.A1	▪ 4 *cun* abaixo da cicatriz umbilical e 3 *cun* da linha média	▪ Parede abdominal anterior	▪ Nervo ílio-hipogástrico ▪ Nervo ilioinguinal
EX-HN1 (Sishencong)	▪ Composto por 4 pontos dispostos tendo como referência GV20: ▪ 1 *cun* anterior ▪ 1 *cun* posterior ▪ 1 *cun* lateral direito ▪ 1 *cun* lateral esquerdo	▪ Gálea aponeurótica	▪ Nervos espinhais C2-C3 (nervos occipitais) ▪ Nervo auriculotemporal (NCV3) ▪ Nervo supraorbital (NCV1)
BL15	▪ Na região vertebral torácica, cerca de 1,5 *cun* lateral ao margem inferior do processo espinhoso de T5. Localize no 5º espaço intercostal	▪ Trapézio ▪ Romboide maior ▪ Eretor da espinha	▪ Nervo acessório ▪ Ramo dorsal dos nervos espinhais T2-T5
BL17	▪ Na região vertebral torácica, 1,5 *cun* lateral à margem caudal do processo espinhoso de T7	▪ Trapézio ▪ Eretor da espinha	▪ Nervo acessório ▪ Ramo dorsal dos nervos espinhais T4-T7
BL18	▪ Na região vertebral torácica, 1,5 borda inferior do processo espinhoso de T9	▪ Grande dorsal ▪ Eretor da espinha	▪ Toracodorsal (C6-C8) ▪ Ramo dorsal dos nervos espinhais T5-T9
BL20	▪ Na região vertebral torácica, 1,5 *cun* lateral à borda inferior do processo espinhoso de T11, no último espaço intercostal	▪ Serrátil posterior ▪ Eretor da espinha	▪ Toracodorsal (C6-C8) ▪ Ramo dorsal dos nervos espinhais T7-T11
BL21	▪ Na junção toracolombar, 1,5 *cun* lateral à borda do processo espinhoso de T12	▪ Grande dorsal ▪ Serrátil posterior ▪ Eretor da espinha ▪ Quadrado lombar	▪ Toracodorsal (C6-C8) ▪ Ramo dorsal dos nervos espinhais T7-T11 ▪ Ramo dorsal dos nervo espinha L1

Continua...

Continuação

Relações anatômicas dos acupontos na proposta HMC

Ponto	Localização	Músculo	Inervação
BL23	▪ Na região vertebral lombar, 1,5 *cun* lateral à borda do processo espinhoso de L2	▪ Fáscia toracolombar ▪ Grande dorsal ▪ Serrátil posterior ▪ Quadrado lombar	▪ Toracodorsal (C6-C8) ▪ Ramo dorsal dos nervos espinhais T7-T11 ▪ Ramo dorsal dos nervos espinhais L1-L2 (troncos simpáticos lombares)
BL25	▪ Na região vertebral lombar, 1,5 *cun* lateral à borda do processo espinhoso de L4	▪ Fáscia toracolombar ▪ Eretor da espinha ▪ Grande dorsal	▪ Ramo dorsal dos nervos espinhais T10-T11 ▪ Ramo dorsal dos nervos espinhais L2-L4 (troncos simpáticos lombares)
BL32	▪ Sobre o segundo forame sacral dorsal	▪ Fáscia toracolombar ▪ Grande dorsal	▪ Cluneal médio (S1-S3) ▪ Ramo dorsal dos nervos espinhais L1-L2 (troncos simpáticos lombares e sacrais) ▪ Nervo espinhal sacral S2 (porção parassimpática S2-S4)
BL52	▪ Na região paravertebral lombar, 3 *cun* lateral à borda do processo espinhoso de L2; 1,5 *cun* lateral a BL23	▪ Fáscia toracolombar ▪ Grande dorsal ▪ Eretor da espinha ▪ Quadrado lombar	▪ Toracodorsal (C6-C8) ▪ Ramo dorsal dos nervos espinhais T7-T11 ▪ Ramo do nervo subcostal (T12) ▪ Ramo dorsal dos nervos espinhais L1-L2 (troncos simpáticos lombares)
BL54	▪ 3 *cun* lateral da linha média, ao nível do quarto forame sacral	▪ Glúteo máximo ▪ Glúteo médio ▪ Piriforme	▪ Ramo dorsal dos nervos espinhais L1-L2 Troncos simpáticos lombares e sacrais) ▪ Cluneal superior (L1-l3) ▪ Cluneal médio (S1-S3) ▪ Glúteo inferior (l5-S2) ▪ Ciático (l4-S3)
EX-HN3 (Yintang	▪ Na linha mediana anterior, entre os supercílios	▪ Prócero ▪ Frontal	▪ Supraorbital (NCV1) ▪ Supratroclear (NCV1) ▪ Infratroclear (NCV1) ▪ Infraorbital (NCV2) ▪ Ramo temporal do nervo facial (NCVII)

Fonte: Adaptada de Robinson N. G. Interactive Medical Acupuncture Anatomy.[71]

exposto a uma série de crenças, medos, traumas, expectativas, sentimentos e frustrações, que carregam, muitas vezes, em silêncio durante todo seu acompanhamento.

A acupuntura, ao longo das últimas décadas, tem se tornado uma forte aliada da reprodução assistida, em busca de melhores resultados, fazendo aporte do protocolo de atendimento nos mais modernos serviços do mundo.

Por sua base integrativa pode ir mais além do proposto, adentrando à melhoria da qualidade de vida dos pacientes, fator cada vez mais relacionado às taxas de sucesso e diminuição do número de abandonos de tratamento.

As técnicas de alta complexidade, pelo seu alto custo, ainda são pouco acessíveis a uma grande parte da população a qual é assistida com as técnicas de baixa complexidade. Neste capítulo, os autores propuseram a aplicação da acupuntura como especialidade integrativa, adjuvante ao tratamento da infertilidade, reforçando a importância dos aspectos de qualidade de vida e saúde mental do casal em tratamento, assim como as possibilidades de atuação da acupuntura nos tratamentos de baixa e de alta complexidade da reprodução assistida.

Referências bibliográficas

1. Ried, K., Alfred, A. Quality of life, coping strategies, and support needs of women seeking Traditional Chinese Medicine for infertility and viable pregnancy in Australia: a mixed methods approach. BMC Women's Health 13, 17 (2013). https://doi.org/10.1186/1472-6874-13-17
2. CM Cox et al. Prevalência de infertilidade e métodos de estimativa de 1990 a 2021: uma revisão sistemática e

meta-análise, Human Reproduction Open, Volume 2022, Edição 4, 2022, hoac051, https://doi.org/10.1093/hropen /hoac051
3. Cao, Xiao-ding, Shao-feng Xu, and Wen-xiao Lu. Inhibition of sympathetic nervous system by acupuncture. Acupuncture & Electro-Therapeutics Research 8.1 (1983): 25-35
4. Anderson, B.; Lunderberg, T. Acupuncture from empiricism to science: functional background to acupuncture effects in pain and disease. Med. Hypotheses, Longman, v.45, p.271-81, 1995.
5. Petti, F. et al. Effects of acupuncture on immune response related to opioid-like peptides. J. Trad. Med., Beijing, v.18, p.55-63, 1998.
6. Ku, Y.; Chang, Y. Beta-endorphin and GABA mediated depressor of specific eletroacupuncture surpasses pressor response of emotional circuit. Peptides, New York, v.22, p.1465-70, 2001.
7. Chang, R. et al. Role of acupuncture in the treatment of female infertility. Fertil. Steril., New York, v.78, n.6, p. 1149-53. Dec. 2002.
8. Kim, Jeong-sang, Ki Hyoung Shin, and Chang Su Na. Effect of acupuncture treatment on uterine motility and cyclooxygenase-2 expression in pregnant rats. Gynecologic and obstetric investigation 50.4 (2000): 225-230.
9. Jinno, Masao, et al. Measurement of endometrial tissue blood flow: a novel way to assess uterine receptivity for implantation. Fertility and sterility 76.6 (2001): 1168-1174
10. Stener Victorin, E.; Humaidan, P. Use of acupuncture in female infertility and a summary of recent acupuncture studies related to embryo transfer. Acupunct. Med., New Rochelle, v. 24, n.4, p.157-63, 2006.
11. Paulus WE, Zhang M, Strehler E, El-Danasouri I, Sterzik K. Influence of acupuncture on the pregnancy rate in patients who undergo assisted reproduction therapy. Fertil Steril. 2002 Apr;77(4):721-4. doi: 10.1016/s0015-0282(01)03273-3. PMID: 11937123.
12. Dieterle S, Ying G, Hatzmann W, Neuer A. Effect of acupuncture on the outcome of in vitro fertilization and intracytoplasmic sperm injection: a randomized, prospective, controlled clinical study. Fertil Steril. 2006 May;85(5):1347-51. doi: 10.1016/j.fertnstert.2005.09.062. Epub 2006 Apr 17. PMID: 16616748.
13. Zheng-Yun, Xie et al. The effects of acupuncture on pregnancy outcomes of in vitro fertilization: a systematic review and meta-analysis. BMC complementary and alternative medicine 19.1 (2019): 1-20.
14. Jang S, Kim KH, Jun JH, You S. Acupuncture for in vitro fertilization in women with poor ovarian response: a systematic review. Integr Med Res. 2020 Jun;9(2):100395. doi: 10.1016/j.imr.2020.02.003. Epub 2020 Feb 27. PMID: 32322482; PMCID: PMC7160570.
15. Wang RR, Su MH, Liu LY, Lai YY, Guo XL, Gan D, Zheng XY, Yang H, Yu SY, Liang FR, Wei W, Zhong Y, Yang J. Systematic review of acupuncture to improve ovarian function in women with poor ovarian response. Front Endocrinol (Lausanne). 2023 Mar 13; 14:1028853. doi: 10.3389/fendo .2023.1028853. PMID: 36992800; PMCID: PMC10040749.
16. Panzini RG, Mosqueiro BP, Zimpel RR, Bandeira DR, Rocha NS, Fleck MP. Quality-of-life and spirituality. Int Rev Psychiatry. 2017 Jun;29(3):263-282. doi: 10.1080/09540261.2017.1285553. PMID: 28587554.
17. Ulrich-Lai YM, Herman JP. Neural regulation of endocrine and autonomic stress responses. Nat Rev Neurosci. 2009 Jun;10(6):397-409. doi: 10.1038/nrn2647. PMID: 19469025; PMCID: PMC4240627.
18. Louis GM, Lum KJ, Sundaram R, Chen Z, Kim S, Lynch CD, Schisterman EF, Pyper C. Stress reduces conception probabilities across the fertile window: evidence in support of relaxation. Fertil Steril. 2011 Jun;95(7):2184-9. doi: 10.1016/j.fertnstert.2010.06.078. Epub 2010 Aug 5. PMID: 20688324; PMCID: PMC2975045.
19. Palomba S, Daolio J, Romeo S, Battaglia FA, Marci R, La Sala GB. Lifestyle and fertility: the influence of stress and quality of life on female fertility. Reprod Biol Endocrinol. 2018 Dec 2;16(1):113. doi: 10.1186/s12958-018-0434-y. PMID: 30501641; PMCID: PMC6275085.
20. Verhaak CM, Smeenk JM, Evers AW, Kremer JÁ, Kraaimaat FW, Braat DD. Women's emotional adjustment to IVF: a systematic review of 25 years of research. Hum Reprod Update. 2007 Jan-Feb; 13 (1): 27-36. doi 10.1093/ humupd/dml040. Epub 2006 Aug. 29. PMID: 16940360.
21. De Berardis D, Mazza M, Marini S, Del Nibletto L, Serroni N, Pino MC, Valchera A, Ortolani C, Ciarrocchi F, Martinotti G, Di Giannantonio M. Psychopathology, emotional aspects and psychological counselling in infertility: a review. Clin Ter. 2014;165(3):163-9. doi: 10.7417/CT.2014.1716. PMID: 24999571.
22. De Berardis D, Mazza M, Marini S, Del Nibletto L, Serroni N, Pino MC, Valchera A, Ortolani C, Ciarrocchi F, Martinotti G, Di Giannantonio M. Psychopathology, emotional aspects and psychological counselling in infertility: a review. Clin Ter. 2014;165(3):163-9. doi: 10.7417/CT.2014.1716. PMID: 24999571.
23. Rooney KL, Domar AD. The relationship between stress and infertility. Dialogues Clin Neurosci. 2018 Mar;20(1):41-47. doi: 10.31887/DCNS.2018.20.1/klrooney. PMID: 29946210; PMCID: PMC6016043.
24. Domar AD, Rooney KL, Wiegand B, Orav EJ, Alper MM, Berger BM, et al. Impact of a group mind/body intervention on pregnancy rates in IVF patients. Fertil Steril. 2011; 95 (7) :2269–73. doi: 10. 1016/j.fertnstert. 2011.03.046. [PubMed] [CrossRef] [Google Scholar]
25. Gorayeb R, Borsari AC, Rosa-e-Silva AC, Ferriani RA. Brief cognitive behavioral intervention in groups in a Brazilian assisted reproduction program. Behav Med. 2012;38(2):29-35. doi: 10.1080/08964289.2012.654834. PMID: 22676628.
26. Gameiro S, Boivin J, Peronace L, Verhaak CM. Why do patients discontinue fertility treatment? A systematic review of reasons and predictors of discontinuation in fertility treatment. Hum Reprod Update. 2012 Nov--Dec;18(6):652-69. doi: 10.1093/humupd/dms031. Epub 2012 Aug 6. PMID: 22869759; PMCID: PMC3461967
27. Huang LH, Kuo CP, Lu YC, Lee MS, Lee SH. Association of emotional distress and quality of sleep among women receiving in-vitro fertilization treatment. Taiwan J Obstet Gynecol. 2019 Jan;58(1):168-172. doi: 10.1016/j.tjog.2018.11.031. PMID: 30638474.
28. Skevington SM, Lotfy M, O'Connell KA; WHOQOL Group. The World Health Organization's WHOQOL-BREF quality

of life assessment: psychometric properties and results of the international field trial. A report from the WHOQOL group. Qual Life Res. 2004 Mar;13(2):299-310. doi: 10.1023/B:QURE.0000018486.91360.00. PMID: 15085902.

29. Sexty RE, Griesinger G, Kayser J, Lallinger M, Rösner S, Strowitzki T, Toth B, Wischmann T. Psychometric characteristics of the FertiQoL questionnaire in a German sample of infertile individuals and couples. Health Qual Life Outcomes. 2018 Dec 17;16(1):233. doi: 10.1186/s12955-018-1058-9. PMID: 30558633; PMCID: PMC6296013
30. Assaysh-Öberg S, Borneskog C, Ternström E. Women's experience of infertility & treatment - A silent grief and failed care and support. Sex Reprod Healthc. 2023 Jun 20;37:100879. doi: 10.1016/j.srhc.2023.100879. Epub ahead of print. PMID: 37356208.
31. Zheng, Yufan e Baozhao Ju. Emoções e Saúde Mental: Um Exame Comparativo das Teorias Médicas Tradicionais Chinesas da Mente e a Roda das Emoções de Robert Plutchik. Actas da Conferência Internacional de Estudos em Educação e Ciências Sociais. 2021
32. Lifang, Liang. Acupuncture & IVF: Increase IVF Success by 40-60%. (2003).
33. Teshima DRK – Acupuntura em Reprodução Assistida – Amaral, W. N.; Dzilk A ; Pereira DHM; Cavagna M. Tratado de Reprodução Assistida 2ª ED. 2. ed. São Paulo: Segmento Farma, 2011. v. 1. 536p.
34. Liang L. Acupuncture and IVF. Increase IVF succes by 40%- 60%. Blue Poppy Press. 2003
35. Wu, Xiao-Ke, et al. Effect of acupuncture and clomiphene in Chinese women with polycystic ovary syndrome: a randomized clinical trial. Jama 317.24 (2017): 2502-2514.
36. Li, Yong Ming. Acupuncture for infertility in polycystic ovary syndrome. Jama 318.15 (2017): 1501-1502. Zheng, Yanhua, et al. How does acupuncture affect insulin sensitivity in women with polycystic ovary syndrome and insulin resistance? Study protocol of a prospective pilot study. BMJ open 5.4 (2015): e007757.
37. Ertunc, Devrim, et al. Gonadotropin-releasing hormone antagonist use in controlled ovarian stimulation and intrauterine insemination cycles in women with polycystic ovary syndrome. Fertility and sterility 93.4 (2010): 1179-1184.
38. Chen, Xiaohong, et al. Acupuncture regulates the autophagy of ovarian granulosa cells in polycystic ovarian syndrome ovulation disorder by inhibiting the PI3K/AKT/mTOR pathway through LncMEG3. Biomedicine & Pharmacotherapy 144 (2021): 112288.
39. Smith CA, Armor M., Lee MS, Wang LQ, Hay PJ Acupuncture for depression. Cochrane database system Rev. 2018; 3(3):CD004046. [Free PMC Article] [PubMed] [Google Scholar].
40. Yang NN, Lin LL, Li YJ, Li HP, Cao Y, Tan CX, Hao XW, Ma SM, Wang L, Liu CZ. Potential Mechanisms and Clinical Effectiveness of Acupuncture in Depression. Curr Neuropharmacol. 2022;20(4):738-750. doi: 10.2174/1570159X19666210609162809. PMID: 35168522; PMCID: PMC9878952.
41. Yang NN, Lin LL, Li YJ, Li HP, Cao Y, Tan CX, Hao XW, Ma SM, Wang L, Liu CZ. Potential Mechanisms and Clinical Effectiveness of Acupuncture in Depression. Curr Neuropharmacol. 2022;20(4):738-750. doi: 10.2174/1570159X19666210609162809. PMID: 35168522; PMCID: PMC9878952.
42. Luo T., Tian H., Song H., Zhao J., Liya A., Fang Y., Mou J., Li Z., Chaoketu S. Possible involvement of the tissue plasminogen activator/brain-derived neurotrophic factor pathway on the antidepressant effects of electroacupuncture on mild stress-induced unpredictable chronic depression in rats. Front. Psychiatry. 2020; 11:63. doi: 10.3389/fpsyt.2020.00063. [Free PMC Article] [PubMed] [CrossRef] [Google Scholar.
43. Lin D., Wu Q., Lin X., Borlongan CV, He ZX, Tan J., Cao C., Zhou SF Brain-derived neurotrophic factor signaling pathway: modulation by acupuncture in telomerase knockout mice. toggle There. Medical Health 2015; 21(6):36–46. [PubMed] [Google Scholar].
44. Jiang H, Zhang X., Lu J., Meng H., Sun Y., Yang X., Zhao B., Bao T. Antidepressant-like effects of acupuncture - insights into DNA methylation and histone modifications brain derived neurotrophic factor. Front. Psychiatry. 2018; 9:102. doi: 10.3389/fpsyt.2018.00102. [Free PMC Article] [PubMed] [CrossRef] [Google Scholar].
45. Song B, Luo M, Zhu J. The efficacy of acupuncture in postoperative sleep quality: a literature review. Sleep Breath. 2021 Jun;25(2):571-577. doi: 10.1007/s11325-020-02187-x. Epub 2020 Sep 19. PMID: 32949326.
46. Chung KF, Yeung WF, Yu BY, Leung FC, Zhang SP, Zhang ZJ, Ng RM, Yiu GC. Acupuncture with or without combined auricular acupuncture for insomnia: a randomised, waitlist-controlled trial. Acupunct Med. 2018 Feb;36(1):2-13. doi: 10.1136/acupmed-2017-011371. Epub 2017 Dec 11. PMID: 29229613.
47. Lee SY, Baek YH, Park SU, Moon SK, Park JM, Kim YS, Jung WS (2009) Intradermal acupuncture on shen-men and nei-kuan acupoints improves insomnia in stroke patients by reducing the sympathetic nervous activity: a randomized clinical trial. Am J Chin Med . 2011, 37:1013–1021.
48. Yoon SS, Kim H, Choi KH, Lee BH, Lee YK, Lim SC, Choi SH, Hwang M, Kim KJ, Yang CH (2010) Acupuncture suppresses morphine self-administration through the GABA receptors. Brain Res Bull 81:625–630]
49. Oh JE, Kim SN. Anti-Inflammatory Effects of Acupuncture at ST36 Point: A Literature Review in Animal Studies. Front Immunol. 2022 Jan 12;12:813748. doi: 10.3389/fimmu.2021.813748. PMID: 35095910; PMCID: PMC8790576.
50. Zhou Y, Sun Z, Song J. Research progress on the impact of anxiety and depression on embryo transfer outcomes of in vitro fertilization. Zhejiang Da Xue Xue Bao Yi Xue Ban. 2023 Feb 25;52(1):61-67. English, Chinese. doi: 10.3724/zdxbyxb-2022-0473. PMID: 37283119; PMCID: PMC10293778.
51. Hullender Rubin LE, Smith CA, Schnyer RN, Tahir P, Pasch LA. Effect of acupuncture on IVF-related anxiety: a systematic review and meta-analysis. Reprod Biomed Online. 2022 Jul;45(1):69-80. doi: 10.1016/j.rbmo.2022.02.002. Epub 2022 Feb 10. PMID: 35570176.
52. Smith CA, de Lacey S, Chapman M, Ratcliffe J, Norman RJ, Johnson NP, Fahey P. The effects of acupuncture on the secondary outcomes of anxiety and quality of life for women undergoing IVF: A randomized controlled trial.

Acta Obstet Gynecol Scand. 2019 Apr;98(4):460-469. doi: 10.1111/aogs.13528. Epub 2019 Jan 20. PMID: 30592302.
53. Domar AD, Meshay I, Kelliher J, Alper M, Powers RD. The impact of acupuncture on in vitro fertilization outcome. Fertil Steril. 2009 Mar;91(3):723-6. doi: 10.1016/j.fertnstert.2008.01.018. Epub 2008 Mar 7. PMID: 18314118.
54. Russo LM, Whitcomb BW, Mumford SL, Hawkins M, Radin RG, Schliep KC, Silver RM, Perkins NJ, Kim K, Omosigho UR, Kuhr DL, Holland TL, Sjaarda LA, Schisterman EF. A prospective study of physical activity and fecundability in women with a history of pregnancy loss. Hum Reprod. 2018 Jul 1;33(7):1291-1298. doi: 10.1093/humrep/dey086. PMID: 29648647; PMCID: PMC6012250.
55. Broughton DE, Moley KH. Obesity and female infertility: potential mediators of obesity's impact. Fertil Steril. 2017 Apr;107(4):840-847. doi: 10.1016/j.fertnstert.2017.01.017. Epub 2017 Mar 11. PMID: 28292619.
56. Dieterle S, Li C, Greb R, Bartzsch F, Hatzmann W, Huang D. A prospective randomized placebo-controlled study of the effect of acupuncture in infertile patients with severe oligoasthenozoospermia. Fertil Steril. 2009 Oct; 92 (4):1340-1343. doi: 10.1016/j.fertnstert. 2009.02.041. Epub 2009 Apr 25. PMID: 19394002.
57. Yao DF, Mills JN. Male infertility: lifestyle factors and holistic, complementary, and alternative therapies. Asian J Androl. 2016 May-Jun;18(3):410-8. doi: 10.4103/1008-682X.175779. PMID: 26952957; PMCID: PMC4854092.
58. Vitagliano A, Petre GC, Francini-Pesenti F, De Toni L, Di Nisio A, Grande G, Foresta C, Garolla A. Dietary Supplements for Female Infertility: A Critical Review of Their Composition. Nutrients. 2021 Oct 11;13(10):3552. doi: 10.3390/nu13103552. PMID: 34684554; PMCID: PMC8541636.
59. Hirsh A. Male subfertility. BMJ. 2003 Sep 20;327 (7416):669-72. doi: 10.1136/bmj.327.7416.669. Erratum in: BMJ. 2003 Nov 15;327(7424):1165-a. PMID: 14500443; PMCID: PMC196399.
60. Jin ZR, Liu BH, Tang WH, Jiang H, Zhang R, Han JS, Xing GG. [Transcutaneous electrical acupoint stimulation for asthenozoospermia]. Zhonghua Nan Ke Xue. 2017 Jan;23(1):73-77. Chinese. PMID: 29658242.
61. Zhang M, Huang G, Lu F, Paulus WE, Sterzik K. Influence of acupuncture on idiopathic male infertility in assisted reproductive technology. J Huazhong Univ Sci Technolog Med Sci. 2002;22(3):228-30. doi: 10.1007/BF02828187. PMID: 12658811.
62. Kandavel V, Cheong Y. Does intra-uterine insemination have a place in modern ART practice? Best Pract Res Clin Obstet Gynaecol. 2018 Nov; 53:3-10. doi: 10.1016/j.bpobgyn.2018.08.003. Epub 2018 Aug 25. PMID: 30297314.
63. Robinson N. G. Interactive Medical Acupuncture Anatomy. Teton NewMedia. 2016. Jakson, WY83001.
64. Thoma ME, McLain AC, Louis JF, King RB, Trumble AC, Sundaram R, et al. Prevalence of infertility in the United States as estimated by the current duration approach and a traditional constructed approach. Fertil Steril (2013) 99:1324–1331.e1. doi: 10.1016/j. fertnstert .2012. 11. 037 [PMC free article] [PubMed] [CrossRef] [Google Scholar] Committee P, Society A. Diagnostic evaluation of the infertile female: A committee opinion. Fertil Steril (2015) 103:e44–50. doi: 10.1016/j.fertnstert.2015.03.019.
65. Agarwal A, Baskaran S, Parekh N, Cho CL, Henkel R, Vij S, et al.Male infertility. Lancet (2021) 397: 319–33. doi: 10. 1016/S0 140-6736 (20) 32667-2
66. Carson SA, Kallen AN. Diagnosis ande management of infertility: A review. JAMA - J Am Med Assoc (2021) 326: 65–76. doi: 10. 1001/jama .2021. 4788.
67. Cavallini G. Male idiopathic oligoasthenoteratozoospermia. Asian J Androl (2006) 8: 143–57. doi: 10.1111 /j. 1745-7262. 2006. 00123.x
68. Krausz C. Male infertility: Pathogenesis and clinical diagnosis. Best Pract Res Clin Endocrinol Metab (2011) 25:271–85. doi: 10.1016 /j.beem .2010.08.006
69. Feng J, He H, Wang Y, Zhang X, Zhang X, Zhang T, Zhu M, Wu X, Zhang Y.The efficacy and mechanism of acupuncture in the treatment of male infertility: A literature review. Front Endocrinol (Lausanne). 2022 Oct 18;13:1009537. doi: 10.3389/fendo.2022.1009537. PMID: 36329891; PMCID: PMC9624472.
70. Cakmak YO, Akpinar IN, Ekinci G, Bekiroglu N. Point- and frequency-specific response of the testicular artery to abdominal electroacupuncture in humans. Fertil Steril (2008) 90 :1732 –8. doi: 10.1016/ j.fertnstert .2007.08.013
71. Allameh F, Razzaghi M, Hosseini S, Barati M, Razzaghi Z, Salehi S, et al. The effect of laser acupuncture on semen parameters in infertile men with oligospermia: A randomized clinical trial. J Lasers Med Sci (2021) 12. doi: 10.34172/JLMS.2021.84 .
72. Yiming S, Shida L, Yue L, Li L. Effect of acupuncture on the regulation of hypothalamic pituitary testicular axis dysfunction in the treatment of oligoasthenospermia. J Clin Acupunct Moxibustion (2015) 31:25–7.
73. Jensen CFS, Østergren P, Dupree JM, Ohl DA, Sønksen J, Fode M. Varicocele and male infertility. Nat Rev Urol (2017) 14:523–33. doi: 10.1038/nrurol.2017.98.
74. Sun Y, Liu Y, Liu B, Zhou K, Yue Z, Zhang W, et al. Efficacy of acupuncture for chronic prostatitis/chronic pelvic pain syndrome: A randomized trial. Ann Intern Med (2021) 174: 1357–66. doi: 10.7326 /M21-1814
75. Fang Y, Su Y, Xu J, Hu Z, Zhao K, Liu C, et al.. Varicocele--mediated male infertility: From the perspective of testicular immunity and inflammation. Front Immunol (2021) 12: 729539. doi: 10. 3389 / fimmu. 2021. 729539
76. Kucuk EV, Bindayi A, Boylu U, Onol FF, Gumus E. Randomised clinical trial of comparing effects of acupuncture and varicocelectomy on sperm parameters in infertile varicocele patients. Andrologia (2016) 48:1080–5. doi: 10.1111/and.12541.
77. Taiwan Y, Jia L, Xuezhi L, Lin M, Jiapeng W, Xiaofang X, et al.Effect of electroacupuncture on chronic inflammatory reaction of testicular interstitial cells in aged rats with low testosterone. Acupunct Res (2018) 43:163–8. doi: 10.13702/j.1000
78. Engelhardt PF, Daha LK, Zils T, Simak R, König K, Pflüger H. Acupuncture in the treatment of psychogenic erectile dysfunction: First results of a prospective randomized placebo-controlled study. Int J Impot Res (2003) 15:343–6. doi: 10.1038/sj.ijir.3901021.
79. Sunay D, Sunay M, Aydogmus Y, Bagbanci S, Arslan H, Karabulut A, et al. Acupuncture versus paroxetine for the

treatment of premature ejaculation: A randomized, placebo-controlled clinical trial. Eur Urol (2011) 59:765–71. doi: 10.1016/j.eururo.2011.01.019.

80. Lu X, Han H, Zhang Z, Chen H, Huang X, Zhang R. Study on the efficacy of electric acupuncture in the treatment of premature ejaculation based on testosterone level. J Healthc Eng (2022) 2022:3–6.
81. Green KA, Zolton JR, Schermerhorn S M, Lewis TD, Healy MW, Terry N, DeCherney AH, Hill MJ. Progesterone luteal support after ovulation induction and intrauterine insemination: an updated systematic review and meta-analysis. Fertil Steril. 2017 Apr;107(4):924-933.e5. doi: 10.1016/j.fertnstert.2017.01.011. Epub 2017 Feb 24. PMID: 28238492.
82. Fu H, He Y, Gao Y, Man Y, Liu W, Hao H. Acupuncture on the Endometrial Morphology, the Serum Estradiol and Progesterone Levels, and the Expression of Endometrial Leukaemia-inhibitor Factor and Osteopontin in Rats. Evid Based Complement Alternat Med. 2011;2011:606514. doi: 10.1155/2011/606514. Epub 2010 Sep 30. PMID: 20981331; PMCID: PMC2957198.
83. Villahermosa DI, Santos LG, Nogueira MB, Vilarino FL, Barbosa CP. Influence of acupuncture on the outcomes of in vitro fertilisation when embryo implantation has failed: a prospective randomised controlled clinical trial. Acupunct Med. 2013 Jun;31(2):157-61. doi: 10.1136/acupmed-2012-010269. Epub 2013 Mar 19. PMID: 23512550.
84. Yang LJ, Wu J, Yang L, Zhou T, Li HR, Miao RQ. [Effect on follicular development and pregnancy outcome treated with acupuncture and moxibustion therapy of Tiaochongren Gushenyuan in patients with luteal phase defect]. Zhongguo Zhen Jiu. 2019 Sep 12;39(9):927-31. Chinese. doi: 10.13703/j.0255-2930.2019.09.004. PMID: 31544378.
85. Jiang D, Zhang Y, Wu X, Wu S. [Infertility in polycystic ovary syndrome treated with acupuncture and clomiphene: a randomized controlled trial]. Zhongguo Zhen Jiu. 2015 Feb;35(2):114-8. Chinese. PMID: 25854013.
86. Zhuo Y, Wu J, Lin W, Pi M, Chen P, Yang Z. [The regulating conception-governor vessel acupuncture method for infertility of polycystic ovarian syndrome]. Zhongguo Zhen Jiu. 2016 Dec 12;36(12):1237-1241. Chinese. doi: 10.13703/j.0255-2930.2016.12.002. PMID: 29231358.
87. Gui J, Yang W, Li J, Huang GY. Effects of acupuncture on progesterone and prolactin in rats of embryo implantation dysfunction. Chin J Integr Med. 2015 Jan;21(1):58-66. doi: 10.1007/s11655-014-1755-0. Epub 2014 May 6. PMID: 24802234.
88. Chon TY, Mallory MJ, Yang J, Bublitz SE, Do A, Dorsher PT. Laser Acupuncture: A Concise Review. Med Acupunct. 2019 Jun 1;31(3):164-168. doi: 10.1089/acu.2019.1343. Epub 2019 Jun 17. PMID: 31297170; PMCID: PMC6604908.
89. Hu WL, Chang CH, Hung YC, Tseng YJ, Hung IL, Hsu SF. Laser acupuncture therapy in patients with treatment-resistant temporomandibular disorders. PLoS One. 2014;9(10):e110528. [PMC free article] [PubMed] [Google Scholar].
90. Habacher G, Pittler MH, Ernst E. Effectiveness of acupuncture in veterinary medicine: Systematic review. J Vet Intern Med. 2006;20(3):480–488 [PubMed] [Google Scholar]
91. Taguchi R, Sato K, Adomi S, Tanaka N, Tamura H, Tamura T. Acupuncture and Laser Acupuncture as Treatments for Emotional Distress in Infertile Women in Japan. Med Acupunct. 2019 Dec 1;31(6):372-378. doi: 10.1089/acu.2019.1344. Epub 2019 Dec 13. PMID: 31871525; PMCID: PMC6918527.
92. Sant'Anna FM, Rouxeville P, Vidal P, Sant'Ann LB - Aurículoterapia Francesa na Síndrome Pós-Covid-19; Höhl A, Tsai AWW, Henriques LT, Curuci L. Manual Clínico e de Acupuntura Médica para tratamento da Síndrome PÓS-COVIS-19. Editora Atheneu. 2021. pag 315-326.

60

Lourdes Teixeira Henriques • Ricardo Morad Bassetto

Acupuntura no Estresse, Ansiedade e Insônia da Mulher

Introdução

A biologia humana permite que captemos sensorialmente as impressões do mundo exterior e de nós mesmos, conscientes ou não, para criarmos uma representação mais próxima possível da realidade.

A partir dessas informações promovemos múltiplas respostas mais ou menos adequadas ou adaptativas, a depender do estado funcional, ou estrutural, em que se encontra nosso sistema.

O conceito biológico de "estresse", que em fisiopatologia medeia, desencadeia ou agrava múltiplas condições no campo da psicopatologia e psiquiatria, trata de um conjunto de respostas, inicialmente adaptativas, frente a "cargas" psíquicas ou físicas. Por sua vez, o termo "resiliência" descreve a capacidade do organismo recuperar, pós-estresse, seu *status* original.[1,2]

Contudo, em situações muito intensas e/ou prolongadas, as respostas podem se tornar desadaptativas como, por exemplo, em guerras, pandemias, doenças graves, revezes econômicos, entre muitas outras situações. Nessas condições, a resiliência não é efetiva e o estado de estresse se torna crônico, hiper-reativo a condições superdimensionadas ou mesmo imaginárias, com consequente inadequação de comportamentos psíquicos e orgânicos que geram sofrimento.[3]

A ansiedade, por sua vez, muitas vezes relacionada ao estresse em sua gênese ou em suas consequências, é um estado de aversão mais sustentado, gerado por ameaça futura incerta, apreensão, imprevisibilidade e antecipação que envolvem processos cognitivos complexos. Ambos os paradigmas induzem estados afetivos negativos, mas a ansiedade difere do estresse em termos da resposta fisiológica e experiência psicológica. Hipervigilância e atenção são variações mais específicas na ansiedade, enquanto as mudanças hormonais, com seu potencial patogênico, são mais robustas e duradouras no estresse psicossocial.[2,4]

Estresse, ansiedade e transtornos do sono crônicos, denotam processo de sensibilização em áreas centrais. O estresse crônico, por exemplo, além do eixo hipotálamo, pituitária e adrenal (eixo HPA) sensibilizado, é produto da sensibilização progressiva de áreas subcorticais e corticais, que também participam na sensibilização dos sistemas de dor e do sono, como amígdala, hipocampo e córtex pré-frontal (CPF).[5]

Neste capítulo, chamamos a atenção para o fato de que a sensibilização, seja no sistema do sono, ou do estresse e dor, por exemplo, pode ocorrer ou ser sustentada por uma miríade de fatores e que, entre esses, o sexo é uma variável biológica que contribui para variabilidade individual.[6]

Algo importante, subjacente a esse entendimento, é a definição de alvos terapêuticos a partir do diagnóstico, considerando também que ansiedade, estresse e distúrbios do sono podem agravar ou gerar comorbidades como a dor crônica, depressão, síndrome do intestino irritável, fibromialgia, queda da imunidade, entre outras, que também agravam ou geram estresse, ansiedade e distúrbios do sono.

Portanto, diagnóstico e compreensão da fisiopatologia são definidores na escolha dos métodos, alcances e prognósticos terapêuticos.

A acupuntura, é potencialmente modulatória de áreas nos sistemas de estresse, formado pelo eixo HPA em consonância com várias funções neuro-hormonais e imunológicas que, em condições normais, concorrem para resiliência do sistema, liberando neuro-hormônios frente às situações de risco ou expectativa de risco (ansiedade), reais ou imaginárias.[7-9]

Estresse, ansiedade e insônia na mulher e na mulher gestante

Mulheres têm maior suscetibilidade a uma ampla variedade de enfermidades relacionadas ao estresse, como os distúrbios psiquiátricos, neurológicos e neurodegenerativos, o que se reflete também em uma maior prevalência dessas condições, destacando os períodos de mudanças hormonais mais drásticas como a puberdade, gravidez, puerpério e menopausa.[10,11]

Do ponto de vista da Medicina Tradicional Chinesa (MTC)/Acupuntura, fisiologia e fisiopatologia na mulher estão, principal e intrinsecamente, relacionadas à fisiologia e fisiopatologia do Qi e Xue (sangue), mas sobretudo do Xue, considerando sua geração, seus componentes nutritivos, figurados e os produtos do Qi de Zang Fu que flui pelos vasos e sistemas Jing Luo e suas relações com o Shen (mente).

A caracterização anatômica, fisiológica e fisiopatológica feminina na MTC está profundamente enraizada na existência de uma matriz reprodutiva – útero, Jing Luo e vasos uterinos: fisiologia do ciclo menstrual, da gestação, da nutrição do concepto e nascituro e do parto; e fisiopatologia dos distúrbios menstruais, gestacionais, leucorreias, da gravidez, do nascimento e da nutrição do nascituro.[12-14]

Com relação aos distúrbios da atividade mental, Shen, que são classificados e descritos nas síndromes interiores da MTC, a descoordenação do Qi e Xue pelos Zang Fu, guarda lugar de importância na fisiopatologia.

As enfermidades mentais, portanto, seja por excitações psíquicas e do Shen (mente), seja por disfunções em Zang Fu, estão relacionadas ao dano e/ou debilidade do Qi, Xue, Jin Ye, Jing (essência) e medula.[15]

O princípio geral de tratamento dessas condições está contido na ideia de harmonizar Zang Fu, tonificar deficiências, eliminar excessos e regular circulação de Qi e Xue.

Acupuntura

É um sistema médico, terapêutico por meio de estímulos com agulhas percutâneas, entre outras formas, que modulam funções, promovem a saúde, e agem na "matriz de estresse", no eixo HPA e demais estruturas neuroendócrinas que a compõem, controlando a ansiedade, dor e estados tensionais, que pode também melhorar a imunidade e modular funções orgânicas, conforme o nível de adoecimento.

Em outras palavras, "circula Qi e Xue, harmoniza Yin-Yang".

As indicações e prognósticos positivos no uso da acupuntura médica para um número de enfermidades, diagnósticos nosológicos, vem se expandindo e desenvolvendo sobre dois aspectos: 1. Os estudos experimentais relacionados aos mecanismos de ação da acupuntura, contrapostos ao conhecimento dos mecanismos de adoecimento (fisiopatologia) em uma determinada doença; 2. Estudos clínicos que podem corroborar, ou não, se a terapêutica interfere efetivamente na evolução da enfermidade e/ou seus sintomas.

Existe um razoável cabedal de informações a respeito da fisiopatologia da ansiedade patológica, do estresse crônico e dos distúrbios do sono e, ao mesmo tempo, temos avançado no entendimento dos mecanismos de ação da acupuntura nessas condições. Concomitante e progressivamente, estudos clínicos vêm corroborando os benefícios dessa abordagem, norteando também a melhor forma de a utilizar em cada caso.

Contudo, originalmente e até os dias atuais, a teoria dos sistemas Jing Luo (meridianos e colaterais) é, na maioria das vezes, um norte seguro para escolha de regiões, "pontos", onde o estímulo seja o mais efetivo possível para influenciar funções e tecidos alvo.

Acupuntura no estresse, na ansiedade e na insônia da mulher e da mulher gestante

Como vimos, a maior prevalência e suscetibilidade do sexo feminino às enfermidades relacionadas ao estresse, têm relação, entre outros fatores, com os períodos de mudanças hormonais mais marcantes, como na puberdade, gravidez, puerpério e menopausa.[10,11,16-19]

Dessa maneira, associando o conhecimento das inter-relações fisiopatológicas de fenômenos biológicos como o estresse, ansiedade e insônia, das alterações hormonais nas diversas fases e ciclos da mulher, e do potencial terapêutico da acupuntura para cada condição, nos permite adequar tratamento e estabelecer prognóstico.[20,21]

Estresse

O potencial patogenético do estresse emocional agudo e do estresse crônico está relacionado a intensidade e duração do estressor frente a capacidade de resiliência do sistema.[22]

A resiliência, segundo fundamentação na MTC, corresponde ao Qi de Gan (fígado), expresso na frase "aplainar as emoções", presente nas descrições das funções do fígado da literatura original.

A perda progressiva da capacidade de resiliência, ou incapacidade de "aplainar as emoções", está diretamente relacionada aos distúrbios do Qi do fígado que pode se manifestar com humor lábil, irritabilidade, emotividade desproporcional, respiração que não aprofunda, suspiros frequentes, sensação de bolo na garganta, ansiedade, dor com caráter de distensão no abdômen ou, mais tipicamente, nos hipocôndrios, mastalgia, distúrbios menstruais, entre eles a síndrome de tensão pré-menstrual (TPM), eructação frequente, tendência aumentada a contraturas musculares, síndrome dolorosa miofascial (SDM) crônica, pulso em corda, podendo gerar também, alterações na distribuição e movimento do Xue.

O princípio terapêutico consiste em restaurar o fluxo suave e contínuo do Qi de Gan e harmonizar os movimentos do Qi em todos os tecidos e Zang Fu, ou seja, beneficiar os movimentos fisiológicos em todo organismo.

Predominam as indicações de pontos do sistema Jing Luo "Jue Yin" (pericárdio e fígado) e Shao Yang (vesícula biliar e triplo aquecedor).

Prescrição dos pontos: PC6 + LR3, TE6 + GB34, LR14 + LR3 + SP6, CV17 + CV6.[23-25]

As evoluções sindrômicas, por trás do processo de cronificação, gravidade e complexidade, são abordadas pela análise criteriosa dos sinais e sintomas e escolha do princípio terapêutico pela MTC para cada caso, corroborados pelo conhecimento disponível da ação de cada ponto no sistema de estresse.

Do ponto de vista da dessensibilização de áreas neurais envolvidas no estresse e suas relações com a insônia e ansiedade, múltiplos pontos de acupuntura vêm sendo testados, tanto em modelo experimental como clínico, construindo um arcabouço de fundamentos para sua utilização frente ao estresse e outras alterações neuroendócrinas.

Por exemplo, terapia auricular;[26,27] GV14, GV20, LI4, ST36 e seus possíveis métodos e mecanismos de modulação autonômica.[28] Supressão inflamatória e modulação autonômica com eletroacupuntura (EA) no ponto Zusanli (ST36).[29]

PC6 – ameniza resposta de estresse na amígdala, núcleo paraventricular do hipotálamo, córtex pré-frontal, hipocampo, em modelo animal e tem efeitos positivos na perda de memória em decorrência do estresse crônico de intensidade moderada.[30]

Ansiedade e insônia

Os distúrbios mentais antes do parto são a maior causa de incapacidade entre mulheres no período perinatal.

De maneira mais geral, ansiedade e depressão, dois dos mais comuns distúrbios psiquiátricos, tem maior prevalência entre mulheres. A ansiedade frequentemente inclui sensação de medo, apreensão com sensação de infortúnio iminente. Estudos e revisões vêm indicando a acupuntura como método promissor no controle da ansiedade e distúrbios do sono na mulher.[31]

Contudo, as inter-relações fisiopatológicas entre ansiedade, estresse, depressão e insônia, que também consideram a alta suscetibilidade e prevalência desses distúrbios entre mulheres e o tratamento por acupuntura, têm sido abordadas em alguns estudos, ressaltando benefícios do uso da acupuntura na mulher que sofre com distúrbios mentais, seja durante a gestação, TPM ou período perinatal.[32-37]

Do ponto de análise que as ciências biomédicas nos oferecem contemporaneamente, vale notar que o controle autonômico simpático segmentar das vísceras e glândulas pélvicas provém do segmento de L2, enquanto o controle parassimpático advém do plexo sacral. Portanto, as ações segmentares descritas para pontos de acupuntura como BL23, BL52, BL31, BL32, BL33, BL34, VC7, VC6, VC5, VC4, ST28, ST29, ST30 referem-se aos viscerótomos dos órgãos pélvicos.

Porém, há indicações de que o controle suprassegmentar, sobretudo do tronco cerebral e, como chamam o encéfalo na MTC, do "mar da medula", pode receber influência na atividade mental a partir da estimulação de pontos distais localizados, principalmente, nos sistemas Jing Luo Yin nas áreas de punho e tornozelo, e por meio da estimulação dos pontos classificados como "janelas do céu", entre outros localizados nos segmentos cervicais altos e cefálico cuja anatomia funcional e histologia podem, pelo menos em parte, explicar suas ações.

Entre esses, podemos destacar para ansiedade e insônia – PC6, PC7, HT7, HT3, ST36, KI3, KI7, SP6, GB20, BL10, VG20, VG23, Yintang (EXT. HN3) – que podem ser associados àqueles pontos de controle autonômico segmentar de órgãos e glândulas pélvicas da mulher.[38]

MTC – ansiedade e insônia na mulher

Algumas síndromes relacionadas[15,39]

Deficiência do Qi do coração (Xin) e da vesícula biliar

Palpitação, sobressaltos, inquietude psicofísica, insônia e/ou outros transtornos do sono, estado vacilante, timidez, língua pálida com revestimento fino e branco, pulso fraco e intermitente.

Prescrição: BL15, VC14, BL19, VC17, PC6, HT5, SP6.

Deficiência de Xue no Xin e Pi (baço)

Dificuldade de conciliar o sono e/ou sono interrompido, pesadelos e sobressaltos, palpitação, distúrbios da memória, fadiga, diminuição do apetite, distensão abdominal, palidez, língua pálida com revestimento branco fino, pulso fino e fraco.

Prescrição: BL15, BL20, ST36, SP6, VG20, HT7, PC6.

Deficiência do Yin do rim e calor no coração

Insônia, ansiedade, palpitação, encaloramento em palmas das mãos e solas dos pés, transpiração noturna, rubor malar, distúrbios da memória, fraqueza lombar e em joelhos, boca e/ou garganta secas, língua vermelha e revestimento escasso ou ausente, pulso fino e rápido.

Prescrição: BL23, KI3, KI7, SP6, HT6, Ext. An Mian, PC6.

Elevação do fogo de Gan (fígado)

Insônia inicial, inquietude psicomotora no sono ou na cama, sonhos abundantes, humor lábil, disforia, irritabilidade e raiva, sensação de queimação no gradeado costal, rubor facial e ocular, acúfenos, boca amarga e seca, urina concentrada, língua vermelha, principalmente em bordas, e revestimento amarelado, pulso tenso, em corda, rápido.

Prescrição: LV2, LV3, BL18, BL19, F14, GB34, PC7, SP6.

Conclusão

É grande o potencial da acupuntura no tratamento das doenças da mente, em geral, e particularmente na mulher, com suas fases hormonais – menarca, ciclos menstruais, gestação, período perinatal, puerpério – que guardam relação fisiopatológica com a maior suscetibilidade a essas afecções e, portanto, com sua maior prevalência.

A associação e integração dos saberes médicos oriundos de racionalidades diferentes, amplia horizontes no entendimento do enfermo, no diagnóstico de seu sofrimento, na disponibilidade de métodos terapêuticos e na segurança de suas aplicações.

Essas considerações, por fim, ressaltam a necessidade absoluta de competências específicas para prática clínica da especialidade acupuntura, só desenvolvidas nos cursos de formação médica que garantem proficiência no diagnóstico, no estudo da patologia e do ser humano doente.

Referências bibliográficas

1. Biological markers for anxiety disorders, OCD and PTSD: A consensus statement. Part II: Neurochemistry, neurophysiology and neurocognition. World J Biol Psychiatry. 15 jul 2016;18(3):162-214.
2. Liu WZ, Zhang WH, Zheng ZH, Zou JX, Liu XX, Huang SH, You WJ, He Y, Zhang JY, Wang XD, Pan BX. Identification of a prefrontal cortex-to-amygdala pathway for chronic stress-induced anxiety. Nature Communications [Internet]. 6 maio 2020 [citado 25 ago 2022];11(1). Disponível em:https://doi.org/10.1038/s41467-020-15920-7.
3. Zhang JY, Liu TH, He Y, Pan HQ, Zhang WH, Yin XP, Tian XL, Li BM, Wang XD, Holmes A, Yuan TF, Pan BX. Chronic Stress Remodels Synapses in an Amygdala Circuit–Specific Manner. Biological Psychiatry [Internet]. Fev 2019 [citado 25 ago 2022];85(3):189-201. Disponível em: https://doi.org/10.1016/j.biopsych.2018.06.019.
4. Negrón-Oyarzo I, Aboitiz F, Fuentealba P. Impaired Functional Connectivity in the Prefrontal Cortex: A Mechanism for Chronic Stress-Induced Neuropsychiatric Disorders. Neural Plasticity [Internet]. 2016 [citado 25 ago 2022];2016:1-16. Disponível em: https://doi.org/10.1155/2016/7539065.
5. Kalmbach D.A, Pillai V, Arnedt J.T, Anderson J.R, Drake C.L. Sleep System Sensitization: Evidence for Changing Roles of Etiological Factors in Insomnia. Sleep Med. 2016. May; 21:63-69.
6. Salminen L.E, Tubi M.A, Bright J, Thomopoulos S.I, Wieand A, and Thompson P.M. Sex is a defining feature of neuroimaging phenotypes in major brain disorders. Hum Brain Mapp. 2022 Jan; 43(1): 500-542.
7. Yang XY, Yang NB, Huang FF, Ren S, Li ZJ. Effectiveness of acupuncture on anxiety disorder: a systematic review and meta-analysis of randomised controlled trials. Annals of General Psychiatry [Internet]. 30 jan 2021 [citado 25 ago 2022];20(1). Disponível em: https://doi.org/10.1186/s12991-021-003275.
8. Tu CH, MacDonald I, Chen YH. The Effects of Acupuncture on Glutamatergic Neurotransmission in Depression, Anxiety, Schizophrenia, and Alzheimer's Disease: A Review of the Literature. Frontiers in Psychiatry [Internet]. 12 fev 2019 [citado 25 ago 2022];10. Disponível em: https://doi.org/10.3389/fpsyt.2019.00014
9. Modeling anxiety in healthy humans: a key intermediate between basic and clinical sciences. Neuropsychopharmacology. 21 jun 2019;44(12):1999-2010.
10. Hillerer K.M, Slattery D.A, and Pletzer B. Neurobiological mechanisms underlying sex-related differences in stress-re-

lated disorders: Effects of neuroactive steroids on the hippocampus. Front Neuroendocrinol. 2019 Oct 1; 55: 100796.

11. McEwen B.S and Milner T.A. Understanding the broad influence of sex hormones and sex differences in the brain. J Neurosci Res. 2017 Jan 2:95(1-2); 24-39.
12. Yanfu Z. Gynecology of traditional Chinese Medicine. Publishing House of Shanghai University of Traditional Chinese Medicine. Shanghai, 200032, China
13. Xinnong C. Case Studies from the Medical Records of Leading Chinese Acupuncture Experts. China Beijing International Acupuncture Training Center. China Academy of Chinese Medical Sciences. People's Military Medical Press. 2009 and 2011.
14. Xuezhong S. Fundamentals of traditional Chinese Medicine. 2ª ed. Beijing, Foreign Languages Press: 1992
15. Chenggu Y, Yi J, Biying H. Tratamiento de las enfermidades mentales por acupuntura y Moxibustion. Ediciones en lenguas extranjeras. Baiwanzhuang 24, Beijing 100037, China.
16. Oyola M.G and Handa R.J. Hypothalamic-pituitary-adrenal and hypothalamic-pituitary-gonadal axes: sex differences in regulation of stress responsivity. Stress. 2017 Sep: 20(5); 476-494.
17. Rubinow D.R and Schmidit P.J. Sex differences and the neurobiology of affective disorders. Neuropsychopharmacology. 2019 Jan: 111-128.
18. Sun P, Wang J, Zhang M, et al. Sex-related differential whole-brain input atlas of locus coeruleus noradrenaline neurons. Front Neural Circuits. 2020 Sep 23; 14: 53.
19. Zhang J-Y, Liu T-H et al. Chronics stress remodels synapses in an amygdala circuit-specific manner. Biol Psychiatry, 2019 feb 1: 85(3):189-201.
20. Swanson L.M, Kalmbach D.A, Raglan G.B, and O'Brien L.M. Perinatal Insomnia and mental health: a review of recent literature. Curr Psychiatry Rep. 2020 Oct 26: 22(12):73.
21. Kalmbach D.A, Cheng P, Ong J.C, et al. Depression and suicidal ideation in pregnancy: Exploring relationships with insomnia, short sleep, and nocturnal rumination. Sleep med. 2020 jan: 65: 62-73.
22. Grueschow M, Stenz N, Thorn H, Ehlert U, Breckwoldt J, Maeder M.B, et al. Real-world stress resilience is associated with the responsivity of the locus coeruleus. Nat Commun. 2021; 12:2275.
23. Wang L. G. and Pai, Hong J.Tratado contemporâneo de acupuntura e moxibustão. São Paulo, CEIMEC:2005
24. Xuezhong S. Fundamentals of traditional Chinese Medicine. 2ª ed. Beijing, Foreign Languages Press: 1992;
25. Zhufan, Xie. Prática da Medicina Tradicional Chinesa / Xie Zhufan; São Paulo: Ícone, 2009.
26. Butt M.F, Albusoda A, Farmer A.D, and Azis Q. The anatomical basis for transcutaneous auricular vagus nerve stimulation. J. Anat. (2020) 236, pp588-661.
27. Liebell D. The science of auricular Microsystem acupuncture: amygdala function in psychiatric, neuromusculoskeletal, and functional disorders. Med Acupunct 2019 Jun 1; 31(3): 157-163.
28. Wei T-H and Hsieh C-L. effect of acupuncture on the p38 signaling Pathway in several nervous system diseases: a systematic review. International Journal of Molecular Sciences.
29. Liu S, Wang Z, et al. A neuroanatomical basis for electroacupuncture to drive the vagal-adrenal axis. 2021 March 14.
30. Bassetto RM, Wscieklica T, Pouza KCP, Ortolani D, Viana MB, Céspedes IC, Spadari RC. Effects of electroacupuncture on stress and anxiety-related responses in rats. Annals of the Brazilian Academy of Sciences (2017) 89 (2): 1003-1012.
31. Sniezek D.P and Siddiqui I. J. Acupuncture for treating anxiety and depression in women: A clinical Systematic Review. Medical Acupuncture. 2013
32. Liu C, Zhao Y, Qin S, Wang X, Jiang Y, Wu W. Randomized controlled trial of acupuncture for anxiety and depression in patients with chronic insomnia. Ann Transl Med 2021; 9(18):1426.
33. Yin X, Li W, et al. Effect of electroacupuncture on insomnia in patients with depression. A randomized Clinical Trial. Complementary and Alternative Medicine.
34. Foroughinia S, Hessami K, Asadi N, et al. Effect of acupuncture on pregnancy-related insomnia and melatonin: a single-blinded, randomized, placebo-controlled trial. Nature and Science of Sleep.
35. Suzuki S and Tobe C. Effect of acupressure, acupuncture and moxibustion in women with pregnancy-related anxiety and previous depression: A preliminary study. J Clin Med Res. 2017;9(6):525-527.
36. Baker F.C, Zambotti M, Colrain I.M, and Bei B. Sleep problems during menopausal transition: prevalence, impact, and management challenges. Nat Sci Sleep. 2018;10: 73-95.
37. Zhao F-Y, Zheng Z, et al. Acupuncture for comorbid depression and insomnia in perimenopause: A feasibility patient-assessor-blinded, randomized, and shan-controlled clinical trial. Frontiers in Public Health. 2023 Feb.
38. Robinson N. G. Interactive Medical Acupuncture Anatomy. Teton NewMedia. 2016. Jakson, WY83001.
39. Auteroche B, Navailh P, Maronnaud P, Mullens E. Acupuntura em Ginecologia e Obstetrícia. Andrei Editora. 1987.

61

Marlene Yoko Hirano Ueda

Dietoterapia Chinesa em Fertilidade e Gestação

Introdução

A dietoterapia chinesa é uma importante estratégia para o tratamento e prevenções de doenças da Medicina Tradicional Chinesa (MTC). Usada também na manutenção da saúde e aumento da imunidade do organismo.[1]

Conceitos básicos da dietoterapia chinesa

Os alimentos usados na dietoterapia chinesa muitos são de uso comum, mas muitas receitas utilizam ervas chinesas, que não são encontrados fora da Ásia. Porém, mesmo usando receitas sem as ervas chinesas, temos êxito em auxiliar o tratamento e prevenção de doenças e manter a saúde com os alimentos que encontramos em nosso meio.

Os alimentos e bebidas são classificados conforme a reação natural do organismo.[1,2]

1. **Natureza morna ou quente:** a reação do organismo é de aquecimento ao consumir o alimento. Aquece, faz circular Qi, sangue, líquidos corpóreos. Uso excessivo leva a secura, calor excessivo.
2. **Natureza fresca ou fria:** o organismo reage com resfriamento. Uso de alimentos dessa natureza em excesso pode provocar, fraqueza do baço e produção de umidade, frio interior.
3. **Natureza neutra:** o consumo do alimento não aquece nem resfria.[1,2]

Outra classificação é do sabor, também pelo efeito que causa no organismo.

1. **Sabor doce:** para os alimentos que tonificam, umedecem, acalmam as tensões e promovem a produção de líquidos corpóreos. Ação no órgão/meridiano do baço/estômago. Possuem características mais Yin. Excesso agride o baço, produz umidade/mucosidade. Ataca o rim.
2. **Sabor acre ou picante:** para ação de mover Qi, sangue e líquidos corpóreos. Faz circular. É mais secante. Relação com órgão/meridiano, pulmão/intestino grosso. É mais Yang. Uso excessivo causa secura. Consome sangue, Yin. Aumenta o Yang. Agride pulmão, e ataca fígado.
3. **Sabor salgado:** tem ação descendente, desfaz nódulos e massas. Característica mais Yin. Excesso ataca o coração e o próprio rim.
4. **Sabor ácido ou azedo:** faz o organismo se contrair, faz adstringir os líquidos. Relacionado ao órgão/meridiano do fígado e vesícula biliar. Tem ação mais Yang. O excesso de seu uso agride o fígado e baço.
5. **Sabor amargo:** com natureza fresca tem ação de limpar ou purgar o calor com sua ação laxante e descendente. Uso excessivo faz descender. Sabor amargo com natureza morna tem ação mais secante em situação de umidade/mucosidade, tendo ação pela diurese. Ação em coração e intestino delgado. Tem características mais Yang. Uso excessivo provoca secura e agride sangue e Yin. Agride o coração e pulmão.[2]

Ação do alimento em órgãos e meridianos (fígado, coração, baço, pulmão, rim), é a outra classificação. Podem agir em um ou mais sistemas.[2]

A direção ascendente, descendente, que move para o exterior e que move para o interior fazem parte de outra classificação.[2]

Na prática, a classificação é uma associação das características do alimento: natureza, sabor, órgãos e meridianos e direção.[2] A seguir, alguns exemplos:

1. **Carne de boi:** natureza morna (aquece), sabor doce (tonifica, umedece, nutre), ação baço. Tonifica baço. Produz Qi e sangue.
2. **Pepino:** natureza fresca, sabor doce, ação estômago e bexiga. Clareia o calor, elimina toxinas, trata a sede, promove diurese, trata edema.
3. **Hortelã (Herba menta):** natureza fresca, sabor acre ou picante, age no fígado e pulmão. Trata ataque de vento, calor, urticária, dor de garganta e alguns sintomas de calor do estômago.[5]

A forma de preparo transforma a natureza dos alimentos para ação mais Yang ou mais Yin

Preparo do alimento usando o calor (grelhar, fritar, vaporizar, secar, assar, fervura) e usando outros alimentos Yang como alho ou gengibre adquire características mais Yang. Caso o preparo seja usando métodos de resfriamento usando água, gelo ou sal adquire características mais Yin.

Se usar vinagre, fica mais adstringente. O uso de álcool associa características de ascender, aquecer e circular. O mel de umedecer, deslizar, tonificar.

A maioria dos alimentos e fitoterápicos de uso comum está classificada, e com a descrição de suas principais ações no organismo podemos selecionar os alimentos da receita conforme necessidade tanto para casos de doenças como para casos de prevenção e manutenção da saúde.

A dietoterapia chinesa e a saúde da mulher

Para a produção adequada de Qi, sangue e líquidos corpóreos, os órgãos que produzem as substâncias vitais devem estar com suas funções em plenitude.[7]

Para preservar o Qi do baço e do estômago devemos seguir algumas orientações segundo a Medicina Tradicional Chinesa (MTC).

1. Evitar consumir excesso de alimentos de natureza fria, crus, gelados, que enfraquecem o Qi do baço e promove a produção de umidade e frio interior ao longo do tempo.[5,7]
2. Evitar estimulantes como produtos que contenham cafeínas. É alimento com características Yang, portanto, mais secante, pode agredir sangue e Yin.
3. Evitar processados e refinados como açúcar, farinha branca, doces.
4. Evitar alimentos muito gordurosos, frituras, temperos pesados e muito picantes.
5. Evitar usar utensílios que liberem substâncias tóxicas ao aquecimento, do preparo do alimento.[6]

Recomendado nos períodos de perdas mensais, na gestação, pós-parto e período de amamentação, consumir mais de alimentos que forneçam Qi e sangue.

Os distúrbios que afetam a saúde da mulher pela Medicina Tradicional Chinesa (MTC), estão muito ligadas a deficiência do sangue (Xue) e Yin, estagnação de Qi do fígado e a presença de frio interior com deficiência Yang do rim. Devemos também cuidar do baço e estômago quando estiverem deficientes em suas funções. A função do intestino grosso também deve ser restaurada.[5,7] A seguir, alguns exemplos:

Alimentos para o sangue (Xue)

- Em geral, os que agem no baço, tonifica Qi e sangue.
- Fonte animal: carne de boi, frango, ovos, gelatina.
- Fonte vegetal: cereais, tubérculos, uvas, amora, espinafre e outras folhas verdes escuras, beterraba.

Alimentos que dispersa frio interior: canela, gengibre, erva-doce, cravo, nozes, cordeiro.

Alimentos tônicos do rim:

- Em geral, são de cor escura, feijões.
- Feijões-soja preta, feijão-preto, gergelim preto.

1. **Estagnação de Qi:** alimentos de sabor acre ou picante que fazem mover Qi como hortelã, erva-doce, casca de laranja.
2. **Alimentos para nutrir Jing:** ovos de codorna, abalone.[5]

Cultivando hábitos saudáveis durante as refeições pela MTC

As orientações a seguir evitam sobrecarga e desgastes do organismo e prejuízos para o funcionamento do sistema digestório, na produção adequada das substâncias vitais e função adequada dos órgãos e meridianos.

- Descanse um pouco antes das refeições se estiver muito estressado, cansado, com calor ou frio demais.
- Durante as refeições, a atenção deve estar na alimentação. O ambiente deve ser calmo, visual

agradável, em silêncio ou com sons naturais, ou musicais suaves e baixos. Postura sentada e confortável. Quanto a iluminação, deve ser confortável, porém, suficiente para visualizar a refeição. O ambiente social de preferência, cultivando bons relacionamentos.

- Evitar conversas que causem tensões, conversas sobre trabalho, tentar resolver assuntos ou situações difíceis, assistir TV, usar celulares, ler, estudar etc.
- Use os sentidos para visualizar os alimentos, sentir os sabores, cheiros, ouvir som ambiente, ligados ao momento da refeição.
- Mastigar e engolir devagar. O tempo da refeição em média deve ser de no mínimo 20 minutos.
- Descanse após comer, fazendo uma caminhada leve ou sente-se confortavelmente antes de começar as atividades.
- Se for deitar, aguarde 2 horas ou mais.
- A quantidade de ingestão e os diferentes alimentos devem ser ajustados as necessidades diárias calculadas para cada atividade, idade, sexo e condição de saúde.
- Recomendável que o sistema digestório esteja saudável, com todas as suas funções equilibradas naturalmente de preferência.[3]

Exemplos de alimentos que podem ser usados nas receitas com ação nas substâncias vitais, órgãos e meridianos e fatores patogênicos

Selecione de preferência de produção orgânica e/ou com certificados de origem de boas práticas de cultivo.

1. **Coração (Xin):** acalma, clareia o calor com sabor amargo, alguns de sabor doce.
   - Melancia: natureza fria, sabor doce. Acalma. Remove calor, produz líquidos corpóreos e diurese. Ação em coração, estômago e bexiga.

   Outros:
   - Natureza fresca: beterraba (sabor doce), feijão azuki (sabor amargo), raiz de lótus (doce), trigo (doce), feijão-verde ou mung (doce), chá de Camellia sinensis (amargo, doce).
   - Natureza morna: cereja (sabor doce), olho de dragão (sabor doce).
   - Natureza quente: pimenta vermelha (sabor acre).
   - Intestino delgado (Xiao Chang): diurese, retira calor.
   - Natureza neutra: feijão azuki (doce).

2. **Baço (Pi):** tonifica e nutre Qi e sangue
   - Frango: natureza morna, sabor doce. Nutre Qi e sangue e tonifica o rim e Jing. Ação no estômago também. Aquece o Jiao médio. Nutre o baço.
   - Natureza neutra: cenoura (doce), repolho (doce), taro ou inhame (acre, doce), batata (doce), batata-doce (doce), figo (doce), feijão, soja preta (doce), soja amarela (doce), feijão azuki (doce, azedo), amendoim (doce), amêndoa (doce), porco (salgado, doce), pasta de soja ou missô (doce, salgado).
   - Natureza fresca: raiz de lótus (doce), maçã (doce, azedo), trigo (doce), cevada (doce).
   - Natureza morna: alho (acre, doce), carne de boi (doce), coentro (acre), bulbo de erva-doce (acre, doce), abobora (doce), lichia (doce, azedo), cereja (doce, azedo), cordeiro (doce), carne boi (doce), açúcar marrom (doce), gengibre (acre), canela (acre).
   - Natureza quente: pimenta-preta (acre).

3. **Estômago (Wei)**
   - Abacaxi: natureza fresca. Sabor doce, azedo. Refresca, produz líquidos corpóreos. Age na vesícula biliar. Dispersa o calor do verão. Promove a digestão.
   - Natureza neutra: repolho (doce), taro ou inhame (acre, doce), batata (doce), batata-doce (doce), pêssego (doce, azedo), damasco (doce, azedo), milho (doce), soja amarela (doce), leite (doce), vinagre (doce, azedo), pasta de soja ou missô (doce, salgado).
   - Natureza fresca: nabo (acre, doce), salsão (acre, doce), espinafre (doce), raiz de lótus (doce), berinjela (doce), pepino (doce), pera (doce, azedo), laranja (azedo, doce), nêspera (doce, azedo), maçã (doce, azedo), cevada (doce), feijão-verde ou mung (doce), chá de Camellia sinensis (amargo, doce).
   - Natureza fria: alga kombu (salgado), caqui (doce, adstringente), ameixa (doce, azedo), banana (doce), melancia (doce), cana-de-açúcar (doce), kiwi (doce, azedo), limão (azedo).
   - Natureza morna: alho (acre, doce), cebola (acre, doce), cebolinha chinesa ou nirá (acre, doce), pimenta vermelha ou chili (acre, doce), coentro

(acre), bulbo de erva-doce (acre, doce), abóbora (doce), lichia (doce, azedo), cereja (doce, azedo), frango (doce), carne de boi (doce), açúcar marrom (doce), gengibre (acre), canela (acre).

- Natureza quente: pimenta-preta (acre).

4. **Pulmão (Fei):** os de natureza fresca umedece, gera fluidos, refresca, nutre o Yin. Os de natureza morna aquecem, faz circular, move Qi.
   - Amêndoas: natureza fresca, gera fluidos, umedece o pulmão e o intestino grosso. Nutre Yin.
   - Natureza neutra: cenoura (doce), damasco (doce, azedo), figo (doce), amendoim (doce), porco (doce, salgado), leite (doce).
   - Natureza fresca: nabo (acre, doce), pera (doce, azedo), caqui (doce, adstringente), nêspera (doce, azedo).
   - Natureza fria: agar-agar (doce, salgado), cana-de-açúcar (doce), limão (azedo).
   - Natureza morna: alho (acre, doce), cebolinha (acre, doce), cebola (acre, doce), gengibre (acre).
   - Natureza quente: pimenta vermelha ou chili (acre), coentro (acre).

5. **Intestino grosso (Da Chang)**
   - Algas marinhas: natureza fria, sabor salgado. Age também no rim, fígado e pulmões. Clareia calor, umedece, transforma flegma, desfaz massas duras, enriquece o Yin, promove diurese.
   - Natureza neutra: batata-doce (doce), pêssego (doce, azedo), figo (doce), feijão azuki (doce), gergelim (doce), amêndoa (doce).
   - Natureza fresca: espinafre (doce), berinjela (doce), chá da Camellia sinensis (amargo, doce).
   - Natureza fria: agar-agar (doce, salgado), caqui (doce, adstringente), banana (doce).
   - Natureza quente: pimenta-preta (acre).

6. **Rim (Shen):** natureza fresca, nutre o Yin, cor escura, sabor doce. Alguns são mais aromáticos, Yang, faz circular e aquece. Outros contém óleos saudáveis.
   - Canela: natureza morna para quente, sabor acre ou picante. Mobiliza Qi e sangue. Age também no estômago, baço e fígado. Aquece o Jiao médio, dispersa o frio, drena umidade, dissolve estagnação de alimentos, promove sudorese.
   - Natureza neutra: gergelim (doce), pasta de soja ou missô (doce, salgado), sal (salgado).
   - Natureza fresca: trigo (doce), soja preta (doce).
   - Natureza fria: alga kombu (salgado).
   - Natureza morna: cebolinha chinesa ou nirá (acre, doce), cereja (doce, azedo), cordeiro (doce).

7. **Bexiga (Pan Guan):** promove a diurese, alivia edema.

   Natureza neutra: milho (doce).

   Natureza fresca: salsão (acre, doce), pepino (doce), laranja (doce, azeda), cevada (doce). Chá de Camellia sinensis (amargo, doce).

   Natureza fria: abacaxi (doce, azedo), melancia (doce), kiwi (doce, azedo).

8. **Fígado (Gan):** com ação nos olhos, unhas, cabelos, tendões, fáscias, ligamentos.
   - Uvas (fresca, suco, seca): natureza neutra, sabor doce e azedo. Age também no baço, pulmões e rins. Suplementa rins e fígado. Suplementa Qi. Promove formação de sangue e líquidos corpóreos. Fortalece tendões, músculos e ossos. Ação diurética.
   - Natureza Neutra: gergelim (doce), porco (doce, salgado), ostra (doce, salgado), vinagre (doce, azedo).
   - Natureza fresca: salsão (acre, doce), espinafre (doce), chá da Camellia sinensis (amargo, doce).
   - Natureza fria: alga kombu (salgado), ameixa (doce, azeda), limão (azedo).
   - Natureza morna: cebolinha chinesa ou nirá (acre, doce), bulbo de erva-doce (acre, doce). Lichia (doce, azedo), cereja (doce, azedo), açúcar marrom (doce), canela (acre).
9. **MTC**
   - Goji berry (Lycii fructus): conhecido como Gou qi zi (China). Natureza neutra, sabor doce, ação no fígado. Nutre sangue e Yin. Aumenta a essência e melhora a visão. Rico em bioativos.
   - Tâmara chinesa (Jujubae fructus): conhecida como Da zao (China). Também muito usada. Natureza morna, sabor doce, fortalece o baço e estômago, suplementa o Qi. Nutre o sangue e trata a deficiência de sangue, acalma o espírito, e harmoniza os outros ingredientes da receita ou fórmula.
   - Angélica chinesa (Angelica Sinensis Radix): conhecido com Dan gui (China), tem natureza

morna, sabor doce e acre/picante. Uma das ervas mais usadas e conhecidas, principalmente para problemas do sangue. Erva principal para distúrbios femininos. Nutre o sangue, ação na deficiência de sangue também move o sangue. Trata dores e lesões traumáticas.

- Astragalus (Astragalus Radix): conhecido como Huang Qi (chinês) possui natureza morna (leve), sabor doce, ação no baço e pulmão. Fortalece o sistema imune e a digestão.

Conclusão

A dietoterapia chinesa para auxiliar na fertilidade, gestação, pós-parto tem foco principalmente na formação de Qi e sangue, e o corpo adequadamente aquecido tanto pelo uso de vestes corretas como por meio de hábitos e alimentos que promovam e mantenham o calor normal do corpo, complementando os cuidados que as mulheres recebem, em geral. Associar o conhecimento da Medicina Tradicional Chinesa e a medicina moderna pode auxiliar a melhorar saúde da mulher.

Referências bibliográficas

1. Dietary patterns using Traditional Chinese medicine principles in epidemiological studies Review article, Marion M Lee, Jennifer M Shen Asian Pac J clin Nutr 2008: 17(S1):79-81.
2. Hsu YH et al. Matéria Médica Oriental, Um Guia Conciso. Editora Roca, 1998.
3. Min FH, Pei LT, Tzu CP, Kuang CH. Different Traditional Chinese Medicine constitutions is associated with dietary and lifestyle behaviors among adults in Taiwan Medicine (Baltimore) 2022 sep 30: 101(39): e30692.
4. Chen W, Yang S. Os Princípios da Medicina Tradicional Chinesa para todos os dias 2018 Penguin Random House, Grupo Editorial Unipessoal Ltda.
5. Kastner J. Chinese Nutrition Therapy, Georg Thieme Verlag 2004.
6. Weidenhamer JD et al. Metal exposures from aluminum cookware: An unrecognized public health risk in developing countries. Science of the Total Environment Volume579, 1 February 2017, pages 805-813.
7. Wang LG, Pai JH. Tratado contemporâneo de acupuntura e moxibustão. Editora Ceimec, 2005.
8. Gaskins A, Chavarro J. Diet and Fertility:A review. American Journal of Obstetrics and gynecology, v.218, n. 4, p. 379-389,2018.

Maximilian Jokiti Kobayashi • Tazue Hara Branquinho

Medicina Herbal Chinesa na Infertilidade Feminina

Introdução

A Medicina Herbal Chinesa (MHC) é um dos métodos de tratamento da MTC e sua origem remonta à Dinastia Qin no século III a.C. observada pela descrição do uso de fórmulas e ervas fitoterápicas em antigos manuscritos. A MHC consiste no uso de diversas substâncias derivadas de plantas, fungos, minerais e animais para tratar e prevenir diversas condições de saúde com o objetivo de restaurar o equilíbrio e a harmonia de um indivíduo.[1]

A medicina herbal ou fitoterapia, como também é conhecida, é amplamente utilizada nos países asiáticos. Nas últimas décadas, o seu uso vem aumentando no ocidente, mas no Brasil ainda é pouco difundido.

Com o aumento progressivo da idade da mulher na primeira gestação ao longo dos anos,[2,3] houve um consequente aumento na procura por tratamentos para infertilidade, principalmente com as técnicas de reprodução assistida (TRA). Apesar dos grandes avanços tecnológicos no tratamento da infertilidade, as TRAs ainda possuem uma taxa de sucesso relativamente baixa, com resultado positivo em torno de 25% dos casos com mulheres de até 34 anos e com uma acentuada diminuição dessa taxa a partir dessa idade.[4] Além disso, devido a sua baixa disponibilidade e alto custo, traz um enorme impacto financeiro e psicológico. Com isso, observamos uma crescente procura por tratamentos complementares/alternativos, em especial a acupuntura e a fitoterapia chinesa (FC).

Os principais motivos para a procura por tratamentos complementares são melhorar o bem-estar, combater possíveis efeitos adversos das TRAs e melhorar a fertilidade. Ao mesmo tempo, essas pacientes estão dispostas a tentar qualquer método para conseguir a tão desejada gravidez.[5] Estudos apontam que cerca de 70% das mulheres em tratamento para infertilidade utilizam alguma forma de produto fitoterápico.[6,7] Porém, apenas uma pequena porcentagem delas procuram um médico especializado em busca desse tratamento, obtendo a indicação do uso de fórmulas fitoterápicas com amigos, familiares e pela internet.[8,9]

Todavia, nós médicos prescritores da MHC, além de dominar a teoria da MTC, devemos ter um bom conhecimento da matéria médica chinesa, que contém informações importantes sobre as substâncias de prescrição da FC, incluindo suas propriedades e características, suas funções, seu processamento, dose terapêutica, dose tóxica, etc. e também devemos estar sempre atualizados em relação à segurança do seu uso, aos possíveis efeitos adversos e as interações com os medicamentos alopáticos em uso concomitante. Em geral, os ensaios clínicos evidenciam que o tratamento pela MHC causa poucos efeitos adversos quando comparado com o grupo controle em tratamento pela medicina ocidental convencional e esses costumam ser leves e muito bem tolerados.[10,11]

Para elaborar o planejamento terapêutico de um determinado paciente, devemos realizar um diagnóstico preciso com base na MTC. Isso envolve ter profundo conhecimento sobre as substâncias vitais Qi, Xue (sangue), Jin Ye (fluídos corpóreos), Jing (essência), Yin e Yang e suas relações de equilíbrio; os meridianos; a teoria dos cinco elementos e a relação com os cinco Zang (órgãos): Gan (fígado), Xin (coração), Pi (baço), Fei (pulmão) e Shen (rim) e seis Fu (vísceras): Dan (vesícula biliar), Xiao

Chang (intestino delgado), Wei (estômago), Da Chang (intestino grosso), Pangguang (bexiga) e San Jiao (triplo aquecedor); e os fatores patogênicos: vento, frio, calor, fogo, umidade, mucosidade, fleuma e secura.

A eficácia do tratamento com a MHC, de modo geral, possui um baixo nível de evidência. Isso se deve ao fato dos ensaios clínicos realizados para fazer essa avaliação possuírem baixa qualidade metodológica. A maior dificuldade encontrada está na falta de padronização dos tratamentos das diversas enfermidades, já que a MTC trata o indivíduo e, portanto, pacientes diferentes, apesar de apresentarem o mesmo diagnóstico pela medicina convencional do ocidente (MO), poderão receber tratamentos diferentes. Mesmo assim, diversos estudos apontam para um possível efeito positivo sobre a fertilidade através da MHC.[10,11]

No Brasil, a comercialização dos produtos da MHC é bastante recente, iniciando a sua oficialização a partir da publicação da RDC n.º 21, pela ANVISA, Ministério da Saúde, em 25/4/2014, e a definição das normatizações continua em curso. Um aspecto importante dessa publicação é a proibição do comércio de produtos da MTC que contenham matéria-prima animal. Em função dessa proibição e pelo início recente da sua comercialização, a disponibilidade da variedade desses medicamentos é ainda bastante precária no país. Entretanto, apesar dessa precariedade, acreditamos que a MHC é um importante instrumento para colaborar no sucesso da tão desejada maternidade por muitas mulheres, seja de forma isolada ou associada com a acupuntura, bem como com os procedimentos terapêuticos da MO.

Considerando a atual disponibilidade no comércio brasileiro, iremos discorrer sobre alguns medicamentos que poderão ser utilizados no tratamento de infertilidade. Lembrando que o colega médico prescritor não estará limitado ao uso exclusivo desses medicamentos, pois cada paciente terá o seu planejamento terapêutico individualizado a depender da complexidade do seu caso.

MHC nas fases do ciclo menstrual

Menstruação

Durante o período menstrual devemos estimular a descamação completa do endométrio uterino e sua total eliminação com ervas que revigoram e mobilizam o Xue. Dessa maneira, favorecemos o crescimento de um endométrio novo e de melhor qualidade para ocorrer uma implantação embrionária com maior sucesso. Além disso, também devemos iniciar a reposição do sangue eliminado durante esse período com ervas que tonificam o Xue.

Tao Hong Si Wu Tang – 桃红四物汤 – *Four-substance decoction with safflower and peach pit.*

Composição:

- Radix Rehmanniae Praeparata (Shu Di Huang, 熟地黄).
- Radix Paeoniae alba (Bai Shao, 白芍).
- Radix Angelicae sinensis (Dang Gui, 当归).
- Rhizoma Chuanxiong (Chuan Xiong, 川芎).
- Semen Persicae (Tao Ren, 桃仁).
- Flos Carthami (Hong Hua, 红花).

Ações: tonifica e revigora o sangue e regula a menstruação.

Usada para tratar deficiência e estase de Xue levando a ciclo menstrual curto com menstruação copiosa de coloração roxa escura, pegajosa e com ou sem coágulos. Também usada quando a menstruação é acompanhada de dor e distensão abdominal.

Shu Di Huang (Rx. Rehmanniae Praeparata) e Bai Shao (Rx. Paeoniae alba) são ervas que tonificam fortemente o Xue. Como essas duas ervas são fortes, enjoativas e adstringentes, elas podem causar estase de Xue. Para impedir esse efeito, estão presentes as ervas Dang Gui (Rx. Angelicae sinensis) e Chuan Xiong (Rz. Chuanxiong) que têm a capacidade de nutrir e mobilizar o Xue. Além disso, Tao Ren (Sm. Persicae) e Hong Hua (Flos Carthami) são ervas que tonificam e revigoram o Xue e regulam a menstruação.

Fase folicular

Essa é a fase mais importante do ciclo menstrual para a fertilidade. É o momento em que há o recrutamento e desenvolvimento dos folículos ovarianos e o espessamento do endométrio no útero. Por isso, devemos fornecer a matéria e nutrientes para ocorrer esse crescimento através do fortalecimento do Yin do rim e do Xue. Podemos utilizar a fórmula Liu Wei Di Huang Wan (*six-ingredient pill with rehmannia*) associada a duas ervas tônicas de Xue, Dang Gui (Rx. Angelicae sinensis) e Bai Shao (Rx. Paeoniae alba), variação conhecida como Gui Shao Di Huang Wan – 归芍地黄丸 – *Angelica, peony, and rehmannia Pill*, ou alternativamente pode ser associada a fórmula Si Wu Tang (*four-substance decoction*) com o cuidado de não ultrapassar a dose máxima diária recomendada da erva Shu Di Huang (Rx. Rehmanniae Praeparata), presente nas duas formulações.

Liu Wei Di Huang Wan – 六味地黄丸 – *Six-ingredient pill with rehmannia.*

Composição:

- Radix Rehmanniae Praeparata (Shu Di Huang, 熟地黄).
- Fructus Corni (Shan Zhu Yu, 山茱萸).
- Rhizoma Dioscoreae (Shan Yao, 山药).
- Poria (Fu Ling, 茯苓).
- Cortex Moutan (Mu Dan Pi, 牡丹皮).
- Rhizoma Alismatis (Ze Xie, 泽泻).

Ações: enriquece o Yin e nutre os rins.

Usada para tratar a deficiência de Yin do rim e do fígado com quadro de dor e fraqueza na região lombar, tontura, zumbido, sudorese noturna, calor nas palmas das mãos e solas dos pés e garganta seca.

Essa fórmula possui três ervas tônicas. Shu Di Huang (Rx. Rehmanniae Praeparata) enriquece o Yin do rim e o Jing, Shan Zhu Yu (Fr. Corni) nutre o fígado e contém a perda de Jing e Shan Yao (Rz. Dioscoreae) fortalece a função de transporte do baço. As outras três ervas presentes nessa fórmula têm a ação de drenar. Ze Xie (Rz. Alismatis) limpa e drena o fogo do rim e previne que as ervas do primeiro grupo causem estagnação devido às suas características fortes e enjoativas, Mu Dan Pi (Cx. Moutan) limpa e drena o fogo do fígado e equilibra a propriedade de aquecer da erva Shan Zhu Yu (Fr. Corni) e Fu Ling (Poria) elimina a umidade do baço.

Si Wu Tang – 四物汤 – *Four-substance decoction.*

Composição:

- Radix Rehmanniae Praeparata (Shu Di Huang, 熟地黄).
- Radix Paeoniae alba (Bai Shao, 白芍).
- Radix Angelicae sinensis (Dang Gui, 当归).
- Rhizoma Chuanxiong (Chuan Xiong, 川芎).

Ações: tonifica o Xue e regula o fígado.

Usada para tratar deficiência de Xue com quadro de tontura, vista embaçada, fácies sem brilho, tensão muscular, insônia, palpitações, menstruação irregular com fluxo escasso ou amenorreia ou menorragia.

Como mencionado anteriormente na fórmula Tao Hong Si Wu Tang (*four-substance decoction with safflower and peach pit*), essa fórmula contém Shu Di Huang (Rx. Rehmanniae Praeparata) e Bai Shao (Rx. Paeoniae alba) que tonificam fortemente o Xue e contém Dang Gui (Rx. Angelicae sinensis) e Chuan Xiong (Rz. Chuanxiong) com as propriedades de nutrir e mobilizar o Xue.

Nessa fase folicular é importante que a paciente esteja com sua mente tranquila, e para tanto, além de desenvolver práticas como yoga ou meditação e outros similares, poderá se beneficiar com a administração de ervas que nutrem o coração e acalmam a mente.

Gan Mai Da Zao Tang – 甘麦大枣汤 – *Licorice, wheat, and jujube decoction.*

Composição:

- Radix Glycyrrhizae (Gan Cao, 甘草).
- Fructus tritici (Xiao Mai, 小麦).
- Fructus Jujubae (Da Zao, 大枣).

Ações: nutre o coração, acalma o espírito, harmoniza o Jiao médio e relaxa a hipertonicidade.

Administrar em horários separados dos medicamentos acima.

Fase ovulatória

Após a fase folicular na qual houve reposição e fortalecimento do Yin e Xue, temos um óvulo maduro no folículo dominante que precisa ser liberado para que seja fecundado. Nesse momento, estamos em um pico de quantidade de Yin e precisamos iniciar o aumento do Yang para que a sua força motriz promova a ovulação.

Nessa fase, as fórmulas que revigoram o sangue podem contribuir para que ocorra a mobilização do óvulo.

Acrescentar duas das seguintes ervas à fórmula Gui Shao Di Huang Wan – 归芍地黄丸 – *Angelica, peony, and rehmannia pill.*

- Semen Cuscutae (Tu Si Zi - 菟丝子), 6 g.
- Herba Cistanches (Rou Con Gong - 肉苁蓉), 6 g.
- Radix Dipsaci (Xu Duan - 续断), 6 g.

Fase lútea

Durante esse período desejamos que o óvulo seja fecundado e que ocorra a implantação do embrião no endométrio uterino. Para isso, precisamos que o óvulo maduro a ser fertilizado e o endométrio tenham uma boa qualidade advinda do desenvolvimento promovido durante a fase folicular. Para que o endométrio uterino tenha uma boa qualidade e seja receptivo e secretor, devemos manter o útero aquecido através do calor fornecido pelo Yang do rim.

Optaremos por utilizar a fórmula que tonifica o Yang do rim durante esse período, tomando o cuidado em não exceder.

Shen Qi Wan – 肾气丸 – *Kidney Qi pill.*

Composição:

- Radix Rehmanniae (Sheng Di Huang, 生地黄).
- Fructus Corni (Shan Zhu Yu, 山茱萸).
- Rhizoma Dioscoreae (Shan Yao, 山药).
- *Baked* Radix Aconiti lateralis (Bao Fu Zi, 炮附子).
- Ramulus Cinnamomi (Gui Zhi, 桂枝).
- Rhizoma Alismatis (Ze Xie, 泽泻).
- Poria (Fu Ling, 茯苓).
- Cortex Moutan (Mu Dan Pi, 牡丹皮).

Ações: aquece e tonifica o Yang do rim.

Essa fórmula pode ser encontrada com nomes diferentes como Jin Gui Shen Qi Wan (金柜肾气丸 – *Kidney Qi pill from the golden cabinet*), Ba Wei Di Huang Wan (八味地黄丸 – *Eight-ingredient pill with rehmannia*) e Gui Fu Di Huang Wan (桂附地黄丸 – *Cinnamon, aconite, and rehmannia pill*).

É usada para tratar a deficiência de Yang do rim com insuficiência do portão da vitalidade, apresentando quadro de dor lombar, fraqueza nos membros inferiores, tensão no abdômen inferior, irritabilidade, edema de membros inferiores, incontinência urinária.

Bao Fu zi (*baked* Rx. Aconiti lateralis) tonifica o fogo ministerial, dispersa o frio e elimina a umidade, Gui Zhi (Ram. Cinnamomi) aquece e desbloqueia os meridianos e ambas irão auxiliar o Yang e melhorar o metabolismo da água. Sheng Di Huang (Rx. Rehmanniae) enriquece o Yin e gera fluidos, Shan Zhu Yu (Fr. Corni) tonifica o fígado e rins, nutre o Yin e fortalece o Xue e Shan Yao (Rz. Dioscoreae) tonifica o baço, estabiliza os rins e nutre o Jing e em conjunto dão suporte ao Yang. Ze Xie (Rz. Alismatis) desbloqueia e regula a via das águas, Fu Ling (Poria) tonifica o baço e drena umidade e Mu Dan Pi (Cx. Moutan) limpa o calor e suprime o fogo do fígado. Essas ervas auxiliam a ação dos demais componentes da fórmula, regulando o rim, fígado e baço.

MHC nos padrões comuns de desarmonia que as pacientes com infertilidade podem apresentar de base

Deficiência do rim

Muitas mulheres em tratamento para infertilidade podem apresentar quadro de deficiência do rim. Geralmente são pacientes com idade mais avançada ou com estilo de vida extenuante, que já tentaram alguns ciclos de fertilização *in vivo* (FIV) sem sucesso, apresentando óvulos de baixa qualidade ou com baixa reserva ovariana.

A baixa reserva ovariana pode estar relacionada à deficiência de Jing do rim. Problemas da fase lútea ou problemas na implantação do embrião no endométrio uterino podem estar relacionados à deficiência de Yang do rim.

Estudos mostraram que ervas que tonificam o Yang do rim tem a propriedade de melhorar a atividade mitocondrial aumentando a produção da ATP em ratos.[13] É interessante observar que óvulos com maior produção mitocondrial de ATP têm maior chance de produzir embriões mais viáveis.[14]

As fórmulas a seguir são usadas para tonificar o Yang, Yin ou Jing dos rins.

Zan Yu Dan – 赞育丹 – *Special pill to aid fertility.*

Composição:

- Radix Aconiti lateralis Praeparata (Zhi Fu Zi, 制附子).
- Cortex Cinnamomi (Rou Gui, 肉桂).
- Herba Cistanches (Rou Cong Rong, 肉苁蓉).
- Radix Morindae officinalis (Ba Ji Tian, 巴戟天).
- Herba Epimedii (Yin-Yang Huo, 淫羊藿).
- Fructus Cnidii (She Chuang Zi, 蛇床子).
- Semen Allii tuberosi (Jiu Zi, 韭子).
- Rhizoma Curculiginis (Xian Mao, 仙茅).
- Fructus Corni (Shan Zhu Yu, 山茱萸).
- Cortex Eucommiae (Du Zhong, 杜仲).
- Radix Rehmanniae Praeparata (Shu Di Huang, 熟地黄).
- Radix Angelicae sinensis (Dang Gui, 当归).
- Fructus Lycii (Gou Qi Zi, 枸杞子).
- Rhizoma Atractylodis macrocephalae (Bai Zhu, 白术).

Ações: aquece e tonifica os rins.

Shen Qi Wan – 肾气丸 – *Kidney Qi pill.*

Composição e ações: pág. 5.

Liu Wei Di Huang Wan – 六味地黄丸 – *Six-ingredient pill with rehmannia.*

Composição e ações: pág. 3.

Zhi Bai Di Huang Wan – 知柏地黄丸 – *Anemarrhena, phellodendron, and rehmannia pill.*

Composição:

- Radix Rehmanniae Praeparata (Shu Di Huang, 熟地黄).

- Fructus Corni (Shan Zhu Yu, 山茱萸).
- Rhizoma Dioscoreae (Shan Yao, 山药).
- Poria (Fu Ling, 茯苓).
- Cortex Moutan (Mu Dan Pi, 牡丹皮).
- Rhizoma Alismatis (Ze Xie, 泽泻).
- *Salt-fried* Rhizoma Anemarrhenae (Yan Chao Zhi Mu, 鹽炒知母).
- *Salt-fried* Cortex Phellodendri (Yan Chao Huang Bai, 鹽炒黄柏).

Ações: enriquece o Yin e nutre os rins e direciona o fogo para baixo.

Estagnação do Qi do fígado

Esse padrão é muito comum na população em geral, inclusive nas pacientes em tratamento para infertilidade. Ao tratar a estagnação do Qi do fígado podemos melhorar a circulação de Qi e Xue no aparelho reprodutor e com isso regular a menstruação e melhorar a fertilidade. As pacientes com estagnação do Qi do fígado costumam responder rapidamente ao tratamento tanto pela acupuntura quanto pela MHC.

A seguir estão as fórmulas que harmonizam a relação do fígado com o baço tratando a estagnação do Qi do fígado e fortalecendo o Xue.

Xiao Yao San – 逍遥散 – *Rambling powder.*

Composição:

- Radix Bupleuri (Chai Hu, 柴胡).
- *Dry-fried* Radix Angelicae sinensis (Chao Dang Gui, 炒当归).
- Radix Paeoniae alba (Bai Shao, 白芍).
- Rhizoma Atractylodis macrocephalae (Bai Zhu, 白术).
- Poria (Fu Ling, 茯苓).
- Radix Glycyrrhizae Praeparata (Zhi Gan Cao, 炙甘草).

Ações: espalha o Qi do fígado, fortalece o baço e nutre o Xue.

Jia Wei Xiao Yao San – 加味逍遥散 – Augmented *rambling powder.*

Composição:

- Radix Angelicae sinensis (Dang Gui, 当归).
- Radix Paeoniae (Shao Yao, 芍药).
- Poria (Fu Ling, 茯苓).
- *Dry-fried* Rhizoma Atractylodis macrocephalae (Chao Bai Zhu, 炒白术).
- Radix Bupleuri (Chai Hu, 柴胡).
- Cortex Moutan (Mu Dan Pi, 牡丹皮).
- *Dry-fried* Fructus Gardeniae (Chao Zhi Zi, 炒栀子).
- Radix Glycyrrhizae Praeparata (Zhi Gan Cao, 炙甘草).

Ações: espalha o Qi do fígado, fortalece o baço, nutre o Xue e limpa o calor.

Dang Gui Shao Yao San – 当归芍药散 – *Tangkuei and peony powder.*

Composição:

- Radix Angelicae sinensis (Dang Gui, 当归).
- Radix Paeoniae (Shao Yao, 芍药).
- Poria (Fu Ling, 茯苓).
- Rhizoma Atractylodis macrocephalae (Bai Zhu, 白术).
- Rhizoma Alismatis (Ze Xie, 泽泻).
- Rhizoma Chuanxiong (Chuan Xiong, 川芎).

Ações: nutre o Xue do fígado, espalha o Qi do fígado, fortalece o baço e resolve a umidade.

Estase de Xue

A estase de Xue pode afetar a qualidade dos óvulos e do endométrio. Esse padrão pode estar relacionado a diversos problemas ginecológicos como fibroma ou pólipo uterino, adenomiose, endometrite e endometriose.

Há evidências de que a MHC pode melhorar a qualidade dos óvulos em pacientes com endometriose ao reduzir o processo inflamatório nos ovários.[15]

A seguir, temos as fórmulas utilizadas para mobilizar o Xue.

Tao Hong Si Wu Tang – 桃红四物汤 – *Four-substance decoction with safflower and peach pit.*

Composição e ações: pág. 2

Wen Jing Tang – 温经汤 – *Flow-warming decoction from fine formulas for women.*

Composição:

- Cortex Cinnamomi (*Rou* Gui, 肉桂).
- Radix Angelicae sinensis (Dang Gui, 当归).
- Rhizoma Chuanxiong (Chuan Xiong, 川芎).
- Vinegar-fried Rhizoma Curcumae (*cu* Shao *e* Zhu, 莪术).
- Cortex Moutan (Mu Dan Pi, 牡丹皮).
- Radix Ginseng (Ren Shen, 人参).
- Radix Achyranthis bidentatae (Niu Xi, 牛膝).

- Radix Glycyrrhizae (Gan Cao, 甘草).

Ações: aquece os vasos, tonifica a deficiência, transforma a estase e alivia a dor.

Shen Hua Tang – 生化汤 – *Generating and transforming decoction.*

Composição:

- Radix Angelicae sinensis (Dang Gui, 当归).
- Rhizoma Chuanxiong (Chuan Xiong, 川芎).
- Semen Persicae (Tao Ren, 桃仁).
- Rhizoma Zingiberis praeparatum (Pao Jiang, 炮姜).
- Radix Glycyrrhizae Praeparata (Zhi Gan Cao, 炙甘草).

Ações: revigora o Xue, transforma e dispersa a estase de Xue, aquece a menstruação e alivia dores.

Gui Zhi Fu Ling Wang – 桂枝茯苓丸 – *Cinnamon twig and poria pill.*

Composição:

- Ramulus Cinnamomi (Gui Zhi, 桂枝).
- Poria (Fu Ling, 茯苓).
- Radix Paeoniae (Shao Yao, 芍药).
- Cortex Moutan (Mu Dan Pi, 牡丹皮).
- Semen Persicae (Tao Ren, 桃仁).

Ações: revigora o Xue, transforma a estase de Xue e reduz massas abdominais fixas.

Essa fórmula poderá também ser administrada nas mulheres que apresentam o frio no Jiao inferior após cirurgia de remoção dos focos de endometriose, com a finalidade de evitar o reaparecimento dessa patologia.[1]

Outros distúrbios ginecológicos que podem causar infertilidade

Síndrome do ovário policístico (SOPC)

Ainda não se conhece bem a causa da SOPC, mas sabe-se que é uma patologia que envolve problemas metabólico, endócrino e cardiovascular. Sabe-se também que o estresse contribui de forma significativa para o seu desenvolvimento. As manifestações já podem iniciar na puberdade ou até anos após essa fase, apresentando ciclos longos, podendo chegar à amenorreia. A paciente apresenta depósitos de gordura em torno dos seus órgãos e os ovários edemaciados ao exame laparoscópico.

Pela MHC, a doença está relacionada com o funcionamento inadequado dos meridianos Chong e Ren Mai, o que faz supor uma provável deficiência no Jing do rim ou falha em algum aspecto do Tian Gui. Há alterações perceptíveis ao exame clínico pela MTC, assim como através de exames e procedimentos da MO, como a laparoscopia que mostra os ovários inchados, evidenciando a presença de fleuma-umidade no abdômen dessas mulheres, denunciando o envolvimento do baço.[12]

As pacientes que apresentam quadro de obesidade podem ter um comprometimento importante do baço e do rim com acúmulo de fleuma-umidade comprometendo as funções do Dai Mai e causando obstruções no Chong e Ren Mai.

Tratamento para SOPC em pacientes com ganho de peso: eliminar a fleuma-umidade para regular e desbloquear os meridianos Chong e Ren Mai.

Fórmula Yue Ju Wan – 越菊丸 – *Escape restraint pill* associada com a Fórmula Er Chen Tang – 二陈汤 – *Two-aged (herb) decoction.*[1]

Yue Ju Wan – 越菊丸 – *Escape restraint pill.*

Composição:

- Rhizoma Atractylodis (Cang Zhu, 苍术).
- Rhizoma Chuanxiong (Chuan Xiong, 川芎).
- Rhizoma Cyperi (Xiang Fu, 香附).
- Fructus Gardeniae (Zhi Zi, 栀子).
- Massa medicate fermentata (Shen Qu, 神曲).

Ações: promove o movimento de Qi e elimina a constrição.

Er Chen Tang – 二陈汤 – *Two-aged (herb) decoction.*

Composição:

Rhizoma Pinelliae praeparatum (Zhi Ban Xia, 制半夏).

Exocarpium Citri reticulatae (Ju Hong, 橘红).

Poria (Fu Ling, 茯苓).

Radix Glycyrrhizae Praeparata (Zhi Gan Cao, 制甘草).

Ações: seca a umidade, transforma a fleuma, regula o Qi e harmoniza o Jiao médio.

As mulheres com SOPC, sem ganho de peso, apresentam maior comprometimento do fígado e rim com estagnação do Qi e Xue levando ao comprometimento das atividades do Chong e Ren Mai. O tratamento é eliminar a estagnação do Qi do fígado para regular as atividades do Chong e Ren Mai.[12]

Tratamento para SOPC sem ganho de peso:

Fang Feng Tong Sheng San – 防风通圣散 – *Saposhnikovia powder that sagely unblocks.*

Composição:

- Radix Ledebouriella Divaricata (Fang Feng, 防风).

- Herba Ephedra (Ma Huang, 麻黄).
- Radix et Rhizoma Rhei (Da Huang, 大黄).
- Mirabillium (Mang Xiao, 芒硝).
- Herba seu Flos Schizonepetae Tenuifoliae (Jing Jie, 荊芥).
- Herba Menthae Haplocalycis (Bo He, 薄荷).
- Fructus Gardeniae Jasminoids (Zhi Zi, 栀子).
- Talcum (Hua Shi, 滑石).
- Gypsum (Shi Gao, 石膏).
- Fructus Forsythiae Suspensae (Lian Qiao, 连翘).
- Radix Scutellariae (Huang Qin, 黄芩).
- Radix Platicody Grandiflori (Jie Jeng, 桔梗).
- Radix ligustici Chuanxiong (Chuan Xiong, 川芎).
- Radix Angelica Sinensis (Dang Gui, 当归).
- Radix Paeoniae alba (Bai Shao, 白芍).
- Rhizoma Atractylodis Macrocephalae (Bai Zhu, 白术).
- Glycyrrhizae Uralensis (Gan Cao, 甘草).
- Rhizoma Zinziberis Officinalis Recens (Sheng Jiang, 生姜).

Ações: limpa o calor e a fleuma-umidade.

Acompanhar a resposta clínica da paciente até a eliminação do calor e da fleuma-umidade.[12]

A seguir tratar a estagnação do Qi do fígado e nutrir o Xue e fortalecer as funções do rim:[12]

Xiao Yao San – 逍遥散 – *Rambling powder.*

Composição e ações: pág. 7

Associado com:

Si Wu Tang – 四物汤 – *Four-substance decoction.*

Composição e ações: pág. 4

Acompanhar a resposta clínica da paciente até a melhora da estagnação do Qi do fígado.

A seguir fortalecer as funções do rim:[12]

Liu Wei Di Huang Wan – 六味地黄丸 – *Six-ingredient pill with rehmannia.*

Composição e ações: pág. 3

Associado com:

Er Xian Tang – 二仙汤- *Two-imortal decoction.*

Composição:

- Rhizoma Curculiginis, (Xian Mao, 仙茅).
- Herba Epimed, (Yin-Yang Huo, 淫羊藿).
- Radix Morindae officinalis, (Ba Ji Tian, 巴戟天).
- Cortex Phellodendri, (Huang Bai, 黄柏).
- Rhizoma Anemarrhena, (Zhi Mu, 知母).
- Radix Angelicae sinensis, (Dang Gui, 当归).

Ações: aquece o Yang do rim, tonifica a essência do rim, drena o fogo do rim e regula o Chong e o Ren Mai.[1]

As duas fórmulas Liu Wei Di Huang Wan – 六味地黄丸 – *Six-ingredient pill with rehmannia* e Er Xian Tang – 二仙汤 – *Two-imortal decoction,* geralmente necessitam ser administradas por longo tempo até regularizar a menstruação e sua periodicidade por pelo menos 3 a 6 ciclos.[1,12]

Em mulheres em idade fértil, apresentando dores abdominais, sinais de deficiência e estase do sangue com acúmulo de umidade no abdômen, podendo apresentar cistos ovarianos, mas que a demora dos ciclos ainda não seja tão longa, poderá ser tratada com ervas que nutrem o sangue e eliminam a umidade estagnada:[1]

Dang Gui Shao Yao San – 当归芍药散 – Tangkuei and peony *powder.*[1]

Composição e ações: na pág. 8

Bloqueios na trompa de Falópio

Os bloqueios devido a tensões nos músculos da trompa devido ao estresse são causados pela estagnação de Qi do fígado. Nas mulheres em estados de estresse crônico pode haver a esclerose e o endurecimento das fibras musculares ao ponto de se tornarem totalmente incapazes para a sua função. Essas alterações nas fibras musculares podem estar acompanhadas de formação de bloqueios por estagnação de sangue. O tratamento requer ervas que reduzem a estagnação do Qi do fígado, e que consigam mobilizar o Qi e o sangue para romper o bloqueio: fórmulas Si Ni San, (四逆散 – Frigid extremities powder) associada com Si Wu Tang – 四物汤 – *Four-substance decoction.*[1,12]

Si Ni San – 四逆散 – *Frigid extremities powder.*

Composição:

- *Radix Bupleuri,* (Chai Hu, 柴胡).
- *Dry-fried Aurantii Fructus immaturus,* (Chao Zhi Shi, 枳实).
- *Radix Paeoniae alba,* (Bai Shao, 白芍).
- *Radix Glycyrrhizae Praeparata,* (Gan Cao, 甘草).

Ações: espalha o Qi do fígado, regula o baço e libera a constrição.

Si Wu Tang – 四物汤 – *Four-substance decoction.*

Composição: na pág. 4

Ações: tonifica o Xue e regula o fígado.

A obstrução da trompa por umidade-frio pode apresentar aderências e presença de muco espesso. O tratamento requer ervas que aqueçam a região comprometida pelo frio e mobilizem a umidade estagnada.[12]

Gui Zhi Fu Ling Wang – 桂枝茯苓丸 – *Cinnamon twig and poria pill.*

Composição: na pág. 9

Ações: revigora o sangue, transforma a estase de sangue e reduz massas abdominais fixas.[1,12]

Conclusão

Apesar da grande extensão do campo terapêutico e do profundo alcance da MHC no tratamento das patologias humanas, muitos temas e aspectos relacionados à infertilidade feminina não foram aqui abordados. Nas últimas décadas, as pesquisas realizadas com os medicamentos da MHC nos moldes científicos da moderna medicina ocidental, têm demonstrado o quanto pode ser benéfica essa integração das duas medicinas para oferecer o melhor meio de tratamento para cada patologia e para cada diferente indivíduo. No campo de delicado assunto dessa matéria em pauta, ainda faltam mais evidências desses tipos de pesquisas para dar suporte à divulgação de um determinado tratamento pela MHC de forma segura e confiável nos seus resultados terapêuticos. Mediante a esse cuidado relevante e a restrição ao acesso a medicamentos que contenham matéria-prima de origem animal, o qual nem sempre conseguimos encontrar um substituto com ações terapêuticas equivalentes, reduzindo um pouco o nosso campo de abrangência nesse tema.

Referências bibliográficas

1. Scheid V, Bensky D, Ellis A, Barolet R. Chinese Herbal Medicine: Formulas & Strategies. 2nd Ed. Eastland Press, 2015.
2. Mathews TJ, Hamilton BE. Mean age of mother, 1970–2000. National Center for Health Statistics, 2002.
3. Mean age of women at childbirth and at birth of first child. Eurostat, 2021.
4. Vayena E, Rowe PJ, Griffin PD. Medical, Ethical and Social Aspects of Assisted Reproduction: Current practices and controversies in assisted reproduction: report of a WHO meeting. 2001.
5. Rayner J-A, McLachlan HL, Forster DA, Cramer R. Australian women's use of complementary and alternative medicines to enhance fertility: exploring the experiences of women and practitioners. BMC Complement Altern Med, 2009.
6. Hwang JH, Kim YY, Im HB, Han D. Complementary and alternative medicine use among infertile women attending infertility specialty clinics in South Korea: does perceived severity matter? BMC Complement Altern Med, 2019.
7. Xue C, Zhang A, Lin V, et al. Complementary and alternative medicine use in Australia: A National population-based survey. J Altern Complement Med, 2007.
8. Barnes P, Bloom B, Nahin R. Complementary and Alternative Medicine Use Among Adults and Children: United States 2007. National Health Statistics Reports. Hyattsville, MD: US Department of Health and Human Services, CDC, National Centre for Health Statistics, 2008.
9. Marstedt G, Moebus S. Health Reporting of the Federation: Demand Alternative Methods in Medicine [in German]. Robert Koch Institut, Statistisches Bundesament, 2002.
10. Lee JW, Hyun MK, Kim HJ, Kim, DI. Acupuncture and herbal medicine for female infertility: an overview of systematic reviews. Integrative Medicine Research, 2021.
11. Kwon CY, Kee B, Lee SH, Jo J. Herbal medicine in women undergoing in vitro fertilization/introcytoplasmic sperm injection: A systematic review and meta-analysis. Complementary Therapies in Medicine, 2020.
12. Lyttleton J. Treatment of Infertility with Chinese Medicine. 2nd Ed. Churchill Livingstone, 2013.
13. Ko KM, Leon TY, Mak DHF, et al. A characteristic pharmacological action of 'Yang-invigorating' Chinese tonifying herbs: Enhancement of myocardial ATP-generation capacity. Phytomedicine, 2006.
14. Dumollard R, Duchen M, Carroll J. The role of mitochondrial function in the oocyte and embryo. Curr Top Dev Biol, 2007.
15. Lian F, Li X, Sun Z. Effect of Quyu Jiedu Granule on Microenvironment of Ova in Patients with Endometriosis. Chin F Integr Med, 2009.

PARTE 7

Acupuntura na Obstetrícia

63

André Vilella Guerreiro da Silva • João Bosco Guerreiro da Silva • Mary Uchiyama Nakamura

Pontos Proibidos na Gravidez

A acupuntura tornou-se um tratamento popular, e devido, principalmente, aos argumentos sobre suas bases fisiológicas[1] tem sido aceita como uma prática médica efetiva no mundo ocidental e tem sido, inclusive, adotada por sistemas de saúde de muitos desses países.[2] Ela parece ter múltiplos modos de ação, todos deles mediados pelo sistema nervoso, como efeitos locais, mecanismos neuroquímicos, efeitos no sistema nervoso segmentar, regulação do sistema nervoso autônomo e efeitos na função cerebral.[3] Por essa razão, muitos e diferentes sintomas são tratados por acupuntura. Náusea e vômitos,[4] depressão,[5] ansiedade,[6] muitos tipos de dor[7-9] e xerostomia[10] são alguns poucos exemplos de condições que têm sido tratadas com sucesso por acupuntura nos últimos anos.

■ Uso da acupuntura na obstetrícia

Obstetrícia também é uma área onde a acupuntura pode ser usada.[11] Ela é um tratamento não farmacológico, evitando problemas que drogas podem causar nesse período vulnerável da vida da mulher. Não nos devemos esquecer que a talidomida, que depois se mostrou catastrófica, foi introduzida como um medicamento para náuseas e vômitos da gravidez. Muito da aceitação da acupuntura na comunidade científica pode ser creditado às primeiras pesquisas metodologicamente bem desenhadas que provaram que a acupuntura era efetiva para náuseas e vômitos da gravidez.[12]

Como resultado dessas pesquisas, muitos médicos e pesquisadores ao redor do mundo começaram a usar a acupuntura, desenvolveram ainda mais pesquisas e publicaram artigos, de relatos de casos[13] a estudos clínicos randomizados[14] sobre o seu uso em muitas condições que afetam a qualidade de vida das gestantes. Além do seu uso para êmese,[15] ela parece ser efetiva em diversas condições médicas comuns no período, como lombalgia,[16] depressão,[17] insônia[18] e dispepsia.[19]

■ Preocupações sobre o uso da acupuntura na gravidez

Apesar desses resultados, existe uma forte preocupação a respeito de se usar a acupuntura na gravidez. Acredita-se que alguns pontos seriam proibidos nesse período. Esses assim chamados "pontos proibidos" seriam considerados uma contraindicação na mulher gestante devido a seus potenciais efeitos abortivos. Dois de nós (MUN e JBGS) têm trabalhado com acupuntura no período pré-natal, desde 2001. Nosso trabalho tem sido apresentado em vários congressos brasileiros e internacionais. Apesar desses trabalhos terem sido bem recebidos, e até ganhado alguns prêmios, os autores têm sido duramente questionados, em diversas ocasiões, por colegas extremamente preocupados pela possibilidade de que a acupuntura – ou pelo menos alguns pontos – possam ter efeitos deletérios durante a gestação.

O conceito de "pontos (de acupuntura) proibidos na gestação" é presente na literatura tradicional da acupuntura, mas, a origem dessa ideia permanece obscura. Sempre baseando suas opiniões em fontes antigas e tradicionais, como *O livro do Imperador Amarelo, O Clássico sistemático de acupuntura e Moxabustão e o Clássico de dificuldades,*[20-22] autores contemporâneos declaram que muitos pontos são relatados como perigosos. Auteroche *et al.*[23] e Maciocia[24] citam IG4, BP6, B60, B67 e todos os pontos no abdômen inferior e na área lombossacral são perigosos antes de 3 meses de gestação. Maciocia também escreve que os últimos pontos não deveriam ser usados em toda a gravidez e aqueles acima do umbigo só deveriam ser usados nos primeiros 3 meses. Ele também declara que não usaria LU7 e KI6, mas que isso não é uma regra absoluta. Tudo isso é relatado na página 405, porém o mesmo autor pouco adiante recomenda os mesmos pontos como:

- LU7 e KI6 – ameaça de aborto (pág. 437).
- LU7 – sensação de asfixia (pág. 438).
- BL62 – convulsões (pág. 462).
- KI6 – afonia (pág. 472).
- BL32 – disúria (pág. 480).
- SP6 – nutrir o Yin (pág. 500).
- SP6 – estase do sangue (pág. 502).[24]

Auteroche também comete essas contradições:

"o Absoluto dessa regra deve ser amenizado... pontos situados na **zona incriminada** (grifo nosso), assim como pontos nominalmente mencionados são indicados nos distúrbios da gravidez: CV5 para contrações, LI4 para icterícia e SP6 para prurido.[23]

Dale[25] e Worsley[26] adicionam a essa lista muitos outros pontos como CV2-7; GB2,9, 21,34; GV3-7; KI4, 7: LI2, 4, 10; SP1, 2,6; ST4, 12, 24, 25, 36, 45; BL60, 67. Na opinião deles, apenas o canal do coração não possui pontos contraindicados na gestação. Por que eles são contraindicados? Não é muito claro, mas, supostamente, por serem abortivos.

Em 2011, realizamos uma pequena revisão da literatura científica[27] sobre o assunto e não encontramos nenhuma pesquisa examinando porque alguns acupontos são contraindicados, e, por outro lado, encontramos artigos mostrando que a acupuntura nos "pontos proibidos" poderiam induzir contrações uterinas em gestantes pós-termo usando SP6 e LR3,[28] durante o trabalho de parto e em casos de morte fetal – mas, não de pré-termo – usando LI4 e SP6; e inibir o trabalho de parto prematuro usando SP4[29] (que também é descrito por alguns professores como um "ponto proibido").

Pak demonstrou que acupuntura nesses mesmos "pontos proibidos" poderia proteger de um trabalho de parto prematuro induzido por ocitocina.[30] Chen, em um estudo experimental, mostrou que LI4 e SP6 tinham um efeito regulatório bidirecional em padrões anormais de eletro-histerografia de ratas prenhes, induzidos por injeção de oxitocina e progesterona.[31] Liu demonstrou que a acupuntura poderia reverter o efeito anti-implantação do mifepristone.[32] O efeito regulatório da prostaglandina na contratilidade uterina visto por Kim no LI4[33] e em SP6[34] poderia ser a razão para isso.

Alguns autores mostraram, por meio de estudos de ressonância magnética funcional,[6,35] que várias regiões do cérebro são ativadas e desativadas pela estimulação da acupuntura, ao mesmo tempo em que, por outras palavras, autores tradicionais sempre hipotetizaram que ela tem efeitos homeostáticos.[37-38] Se ela pode normalizar vários parâmetros fisiológicos, por que poderia causar efeitos deletérios em uma gravidez normal? Wang e Hassouna[39] por exemplo, estimularam eletricamente ratas prenhes nas raízes de S1, mimetizando um tratamento para incontinência urinária. Mesmo estimulando as ratas 6 horas por dia, do quarto ao vigésimo dia, nenhum efeito adverso foi observado.

Esse nosso artigo suscitou duas respostas que foram publicadas na mesma edição da revista. Betts e Budd[40] argumentaram que essa noção é uma informação histórica (o que concordamos), mas encontram dificuldades para demonstrar a veracidade dessa informação. As autoras abordam três situações que na opinião delas poderiam estar relacionadas a abortos espontâneos ou trabalho de parto prematuro.

Primeiro, na gravidez inicial o feto requer níveis baixos de oxigênio para o seu desenvolvimento ideal e, segundo as autoras, a acupuntura poderia aumentar a oxigenação e ter um efeito deletério depois da implantação e gestação inicial. Segundo, existe uma dependência da progesterona materna até que a placenta assuma a sua produção ao redor de 12 a 14 semanas, e a acupuntura poderia ser capaz de influenciar a produção hormonal. Em terceiro momento, sempre segundo elas, a acupuntura poderia afetar a contratilidade uterina, levando a alterações no segundo trimestre e nas semanas finais da gravidez. Portanto, sempre segundo as autoras, os acupunturistas deveriam considerar que entre a 10ª e 12ª semana e ao final das 4 últimas semanas de gravidez as mulheres estariam mais suscetíveis ao tratamento por acupuntura, que aumente o fluxo de sangue no útero, influencie respostas hormonais e estimule contrações uterinas. Concluem dizendo que por sugestão do conhecimento histórico, e que até que se tenham compreendido específicos efeitos, pontos como LI4, SP6, GB21, BL32, CV4, BL60 e BL67 deveriam ser usados com cautela no início e fim da gravidez.

Já Cummings[41] contesta os três argumentos utilizados pelas autoras. O desenvolvimento do embrião realmente ocorre em um ambiente de baixo oxigênio, portanto, o aumento do fluxo uterino provocado pela acupuntura poderia produzir um efeito adverso. Autores já demonstraram que a acupuntura segmentar pode diminuir a impedância da artéria uterina (mas quando anormalmente em níveis altos),[42] ou aumentar o fluxo sanguíneo ovariano de ratas com modelos experimentais de ovários policísticos,[43] e também aumentar o fluxo sanguíneo uterino e de outros órgãos.[5,44] Entretanto, Burton[46] demonstra que o embrião em desenvolvimento é protegido dos potenciais efeitos teratogênicos do oxigênio reativo pela atividade trofoblástica, e que o fluxo sanguíneo do útero (onde a tensão de oxigênio da placenta é igual à de um músculo esquelético adulto) é incapaz de ter alguma influência sobre isso.

O segundo argumento, preocupa-se sobre os níveis de progesterona na gravidez inicial. Esse hormônio é produzido pelo corpo lúteo até que a placenta passe a produzi-lo a partir da 12ª semana de gestação. Níveis insuficientes de progesterona estão implicados em perda precoce da gravidez. É possível que a acupuntura poderia interferir nos níveis de progesterona e produzir a perda do concepto? A produção de progesterona do corpo lúteo na gravidez inicial é estimulada pela liberação de β-hCG do trofoblasto em desenvolvimento enquanto o efeito da acupuntura nos níveis hormonais parece ser mediado via hipotálamo e hipófise. Não encontramos na literatura estudos que sugiram que a acupuntura possa reduzir os níveis de progesterona, e a maioria dos estudos não demonstrou efeitos ou ainda mostra efeito de normalização em outros hormônios, como já demonstrado em outros parâmetros fisiológicos.[9,47]

A influência da acupuntura na contratilidade uterina é algo que pode acontecer já que a os reflexos somatoviscerais iniciados pelo estímulo da acupuntura estão bem estudados.[50] As tentativas de se produzir contrações eficazes que possam levar a abortos foram negativas e aparentemente os melhores resultados mostraram indução de trabalho de parto a termo e inibição de trabalho prematuro.[29,30] Assim, enquanto parece ser possível influenciar a atividade uterina com acupuntura, não existe indicação que esse efeito possa ser deletério.[41]

Outro artigo de extrema importância que sucedeu a esse debate de 3 artigos foi a revisão de Carr[51], que além de acupunturista é também ginecologista-obstetra. Ele pontua a falta de evidências de que a acupuntura nos chamados "pontos proibidos" possa causar efeitos deletérios em 4 linhas de evidências, as referências são muitas e escapam ao escopo deste capítulo, porém, àqueles que queiram mais detalhes recomendo a leitura do capítulo. Tentaremos fazer um pequeno resumo das apresentações e conclusões do autor.

Acupuntura nos pontos proibidos não aumenta o risco de efeitos adversos no resultado da gravidez em estudos clínicos controlados

São citados 15 artigos que incluíram um ou mais "pontos proibidos" em seus protocolos. A maior parte dos estudos abordou dor lombar e pélvica e apresentação pélvica.[6] Nenhum efeito adverso foi relatado na maioria das pesquisas e quando ocorreram caíram consistentemente nos limites esperados e foram equivalentes àqueles encontrados nos grupos controle. A Tabela 63.1 resumida a seguir apresenta os dados principais.

Elden[54] relatou taxas de nascimento pré-termo de 4% no grupo acupuntura e 5,4% no grupo controle ($p > 0,05$). Coulon[52] relatou taxas de pré-termo de 6,7% e 6,1% no grupo acupuntura e controle, respectivamente ($p = 0,82$) e um natimorto de 35 semanas devido a uma recorrente e massiva intervilosite histiocítica (uma rara doença inflamatória placentária). Essas taxas de complicações são similares àquelas relatadas por

Tabela 63.1. Estudos clínicos controlados onde "pontos proibidos" foram usados

Estudo	N	Indicação	Aborto	Pré-termo	Natimorto
Coulon[52]	164	Apr. pélvica	0	11	1
Guerreiro da Silva[53]	20	Cefaleia tensional	0	0	0
Guerreiro da Silva[20]	21	Dispepsia	0	0	0
Elden[54]	58	Dor pélvica	*	*	*
Neri[55]	24	Apr. pélvica	N/A	*	*
Lund[56]	70	Dor pélvica	0	*	*
Elden[57-58]	125	Dor pélvica	0	5	0
Guerreiro da Silva[59]	17	Insônia	0	0	0
Guerreiro da Silva[60]	27	Dor lombar	0	0	0
Kvorning[61]	50	Dor lombo-pélvica	N/A	0	0
Neri[62]	120	Apr. pélvica	N/A	0	0
Habek[63]	34	Apr. pélvica	N/A	0	0
Nerim[64]	15	Apr. pélvica	N/A	0	0
Wedenberg[65]	30	Dor lombo-pélvica	0	*	*
Li&Wang[66]	48	Apr. pélvica	N/A	*	*

*Estudos que os dados não foram explicitados, porém, nenhum efeito adverso foi observado.
N/A = Estudos onde o recrutamento se deu depois de 24 semanas.
Fonte: Adaptade, traduzida e resumida de Carr.[51]

estudos de acupuntura em pontos largamente aceitos como completamente seguros na gravidez para o tratamento de náuseas e vômitos durante o primeiro trimestre. Por exemplo, Smith relatou uma taxa de 5% e um caso de natimorto em 278 mulheres recebendo acupuntura em PC6.[14]

Embora a qualidade geral dos relatos em estudos de acupuntura obstétrica não seja a ideal, parece improvável que resultados devastadores como perda fetal ou neonatal possam ter passado desapercebidos. Portanto, podemos dizer que nesses estudos encontramos 16 casos de nascimento pré-termo, um natimorto e nenhum aborto em 4.549-7.234 sessões de acupuntura, em um total de 823 gestantes participando de 15 estudos clínicos controlados.

Acupuntura em pontos proibidos não aumenta taxas de efeitos adversos na gravidez em estudos observacionais

Embora estudos clínicos controlados possam medir efeitos adversos com a vantagem de quantificar riscos relativos e minimizar vieses, o número total costuma ser muito menor quando comparado aos estudos observacionais, que apresentam informações úteis a respeito de segurança, apesar de serem menos confiáveis a respeito da efetividade. Kvorning Ternov,[67] por exemplo, tratou 167 grávidas de dor lombo-pélvica usando "pontos proibidos" (incluindo LI4, BL60 e pontos em regiões lombossacrais e pélvicas) a partir de 14 semanas. A taxa de nascimento pré-termo foi de apenas 1,2% (n = 2) e ambas as mulheres tiveram seus partos após 35 semanas de gestação. Outro estudo considerável foi o de Römer[68] que relatou o tratamento de 5.885 gestantes (em "pontos proibidos") em todos os estágios da gravidez entre 1995 e 2003, comparando com um grupo controle na mesma unidade que não recebeu acupuntura. As taxas de abortos, nascimentos pré-termo, ruptura de membrana pré-termo e contrações pré-termo foram semelhantes ao grupo controle.

Acupuntura em pontos proibidos não induz a abortos ou trabalho de parto

Apesar de relatos anedóticos sobre o uso de acupuntura para induzir abortos na China, não existem artigos na literatura para confirmar isso. Tsuei[29] e Ying[69] tentaram provocar abortos utilizando LI4 e SP6 e embora tenham observado aumento da dilatação cervical, não obtiveram sucesso em seus intentos. Mesmo em casos de morte fetal, onde o corpo está se preparando para a expulsão, a taxa de sucesso, sem recorrer a métodos farmacológicos foi de apenas 13%, o que é comparável ao manejo conservador.[29,70] Uma revisão da Cochrane de 14 ECR mostrou claramente que não existe efeito da acupuntura no tempo de trabalho de parto apesar de efeitos mensuráveis no amadurecimento cervical.[71]

A ineficácia da acupuntura para induzir o trabalho de parto é ainda confirmada pelo trabalho citado de Römer onde a proporção de mulheres atingindo 42 semanas de gestação usando "pontos proibidos" não difere dos controles,[70] apesar de do uso de pontos (SP6/BL67) que podem acelerar o amadurecimento cervical, mas não influenciam no tempo do trabalho de parto.[68] Esses dados sugerem que as contrações uterinas e as mudanças cervicais produzidas pela acupuntura por si só não disparam expulsão em nenhuma gravidez e indicam que outros fatores estão envolvidos no início do aborto ou do trabalho de parto.[51]

Acupuntura em pontos proibidos não causam danos a ratas grávidas

A quarta linha de evidência é de natureza pré-clínica. Realizamos uma série de experimentos usando ratas prenhes para examinar possíveis efeitos deletérios dos pontos SP6/LI4 e pontos sacrais BL27/BL28. Foi aplicada eletroestimulação de 5 Hz, intensidade moderada e furação de 25 minutos por seis ocasiões distribuídas entre os 21 dias de gestação, no período de implantação (até o sétimo dia), no período embriogênico (dias 8-14) e no período de desenvolvimento fetal (dias 15 a 18). As perdas embriônicas pós-implantação e reabsorções, além da saúde materna foram semelhantes ao grupo controle deixado livre nas gaiolas e àquele colocado na mesa de aplicação, porém, sem ser submetido ao tratamento de acupuntura.[72,73]

Esses achados estão consistentes com a pesquisa prévia envolvendo estimulação elétrica em raízes nervosas sacrais de ratas prenhes Sprague-Dawley, que da mesma maneira não causou aborto ou reabsorção.[39]

■ Conclusões e recomendações para a prática

O exame objetivo da literatura científica não revela nenhuma evidência de dano ao se agulhar "pontos proibidos" na gravidez, apesar de preocupações históricas ou teóricas. Nos quatro pontos apresentados por Carr[51]: estudos clínicos controlados, estudos observacionais, tentativa de produzir aborto ou trabalho de parto e estudos em animais não demonstraram efeitos deletérios na gravidez ou nos conceptos. Apesar de que a acupuntura possa estimular contrações uterinas e/ou mudanças cervicais, não existe nenhuma evidência que esses efeitos somatoviscerais possam se transformar em resultados adversos. Entretanto, deve ser enfatizado que a falta de evidências de efeitos deletérios, mesmo que robustas, não são o mesmo que evidências inequívocas de segurança.[51] Novos estudos que levem a números de centenas ou milhares de casos seriam necessários para excluir efeitos adversos raros. Lembramos, ainda, que os estudos apresentados (humanos ou animais) foram realizados em gravidezes saudáveis e tratando problemas como dores musculoesqueléticas, cefaleias, insônia e dispepsia. Consequentemente, a eficácia e a segurança da acupuntura em gravidezes complicadas como insuficiência uteroplacentária ou diabetes gestacional ainda não foram determinadas.[51]

É claro que o bom senso deve prevalecer, um grande medo dos acupunturistas é que uma paciente possa abortar ou ter um trabalho de parto prematuro e o tratamento por acupuntura ser considerado culpado. Afinal, segundo dados do Reino Unido, abortos espontâneos acontecem em 20% das gestações, sendo que 85% acontecem antes de 12 semanas; 7% a 11/% são pré-termo; 2% a 5% cursam com rompimento prematuro de membranas e 0,5% são natimortos.[74,75]

É recomendado, portanto, que os acupunturistas sigam o mesmo princípio de outros médicos quando prescrevem medicamentos para gestantes, trate só quando necessário. Por outro lado, se formos restritivos em nossa prática sem evidências de danos ou ainda por um possível risco teórico, faremos um desserviço às nossas pacientes.

Referências bibliográficas

1. Moffet HH. How might acupuncture work? A systematic review of physiologic rationales from clinical trials. BMC Complement Altern Med 2006;6:25.
2. Birch JS, Felt RL. Understanding Acupuncture. London: Churchill Livingstone 1999.
3. White A. Western medical acupuncture: a definition. Acupunct Med 2009;27:33-5.
4. Lee A, Fan LT. Stimulation of the wrist acupuncture point P6 for preventing postoperative nausea and vomiting. Cochrane Database Syst Rev 2009;2:CD003281.
5. Zhang WJ, Yang XB, Zhong BL. Combination of acupuncture and fl uoxetine for depression: a randomized, double-blind, sham-controlled trial. J Altern Complement Med 2009; 15: 837-44.
6. Hansson Y, Carlsson C, Olsson E. Intramuscular and periosteal acupuncture for anxiety and sleep quality in patients with chronic musculoskeletal pain - an evaluator blind, controlled study. Acupunct Med 2007;25:148-57.
7. Linde K, Gianni A, Brinkhaus B, et al. Acupuncture for tension-type headache. Cochrane Database Syst Rev 2009;1: CD007587.
8. Trinh K, Graham N, Gross AR, et al. Acupuncture for neck disorders. Cochrane Database Syst Rev 2006;3: CD004870.
9. Linde K, Allais G, Brinkhaus B, et al. Acupuncture for migraine prophylaxis. Cochrane Database Syst Rev 2009;1: CD001218.
10. Jensen SB, Pedersen AM, Vissink A, et al. A systematic review of salivary gland hypofunction and xerostomia induced by cancer therapies: management strategies and economic impact. Support Care Cancer 2010; 18: 1061-79.
11. Smith CA, Cochrane S. Does acupuncture have a place as an adjunct treatment during pregnancy? A review of randomized controlled trials and systematic reviews. Birth 2009; 36: 246-53.
12. Dundee JW, McMillan CM. Clinical uses of P6 acupuncture antiemesis. Acupunct Electrother Res 1990; 15: 211-15.
13. Forrester M. Low back pain in pregnancy. Acupunct Med 2003; 21:36-41.
14. Smith C, Crowther C, Beilby J. Pregnancy outcome following women"s participation in a randomised controlled trial of acupuncture to treat nausea and vomiting in early pregnancy. Complement Ther Med 2002;10:78-83
15. Jewell D, Young G. Interventions for nausea and vomiting in early pregnancy. Cochrane Database Syst Rev 2003;4: CD000145.
16. Pennick VE, Young G. Interventions for preventing and treating pelvic and back pain in pregnancy. Cochrane Database Syst Rev 2007;2: CD001139.
17. Manber R, Schnyer RN, Allen JJ, et al. Acupuncture: a promising
18. treatment for depression during pregnancy. J Affect Disord 2004;83: 89-95.
19. Cheuk DK, Yeung WF, Chung KF, et al. Acupuncture for insomnia. Cochrane Database Syst Rev 2007;3: CD005472.
20. da Silva JB, Nakamura MU, Cordeiro JA, et al.Acupuncture for dyspepsia in pregnancy: a prospective, randomised, controlled study. Acupunct Med 2009;27:50-3.20.
21. Lu H, trans. Huang Di Nei Jing Ling Shu (The Yellow Emperor"s Book of Acupuncture: The Miraculous Pivot, 2nd Century BC). Vancouver, BC: The Academy of Oriental Heritage 1973.
22. Huang FM Zhen Jiu Jia Yi Jing (The Systematic Classic of Acupuncture and Moxibustion). Boulder, CO: Blue Poppy Press 1994.
23. Unschuld PU, trans. Nan Ching: The Classic of Difficult Issues. Berkeley, CA: University of California Press 1986.
24. Auteroche B, Navailh P, Maronnaud P, et al. Acupuncture en Gynécologie et Obstetrique. Paris: Maloine SA 1985.
25. Maciocia G. Obstetrics and Gynecology in Chinese Medicine. Edinburgh: Churchill Livingstone 1998.25.
26. Dale RA. The contraindicated (forbidden) points of acupuncture for needling, moxibustion and pregnancy. Am J Acupunct 1997;25: 51-3.

27. Worsley JR. Traditional Chinese Acupuncture, Vol 1: Meridian and Points. Tisbury: Element Books 1982.
28. Guerreiro da Silva AV, Nakamura UM, Guerreiro da Silva JB. "Forbidden points" in pregnancy: do they exist. Acupunct Med 2011; 29: 135-6.
29. Tsuei JJ, Lai Y, Sharma SD. The influence of acupuncture stimulation during pregnancy: the induction and inhibition of labor. Obstet Gynecol 1977;50:479-8.
30. Pak SC, Na CS, Kim JS, et al. The effect of acupuncture on uterine contraction induced by oxytocin. Am J Chin Med 2000; 28: 35-40.
31. Chen S, Liu J, Gao Y. Effects of electroacupuncture at different acupoints on changes of uterine myoelectricity induced by oxytocin and progesterone in pregnant rats. J Tradit Chin Med 2007; 27: 299-306.
32. Liu XY, Huang GY, Zhang MM. [Effects of acupuncture promoting embryo implantation and development in the rat with dysfunctional embryo implantation]. Zhongguo Zhen Jiu 2007; 27: 439-42.
33. Kim J, Shin KH, Na CS. Effect of acupuncture treatment on uterine motility and cyclooxygenase-2 expression in pregnant rats. Gynecol Obstet Invest 2000; 50: 225-30.
34. Kim JS, Na CS, Hwang WJ, et al. Immunohistochemical localization of cyclooxygenase-2 in pregnant rat uterus by Sp-6 acupuncture. Am J Chin Med 2003; 31: 481-8.
35. Wu MT, Sheen JM, Chuang KH, et al. Neuronal specificity of acupuncture response: a fMRI study with electroacupuncture. Neuroimage 2002; 16: 1028-37.
36. Hui KK, Liu J, Makris N, et al. Acupuncture modulates the limbic system and subcortical gray structures of the human brain: evidence from fMRI studies in normal subjects. Hum Brain Mapp 2000; 9:13-25.
37. Zhu L. New Acupuncture (Xian Zhen-Jiu Xue). Beijing: People"s Press 1954.
38. Kaptchuk T. The Web That Has No Weaver: Understanding Chinese Medicine. Chicago: Contemporary Books 2000.
39. 39.Wang Y, Hassouna MM. Electrical stimulation has no adverse effect on pregnant rats and fetuses. J Urol 1999;162: 1785-7.
40. Betts D, Budd S. "Forbidden points" in pregnancy: historical wisdom? Acupunct Med 2011; 29: 137-9.
41. Cummings M. "Forbidden points in pregnancy: no pausible mechanism for risk. Acupunct Med 2011; 29: 140-2.
42. Stener-Victorin E, Waldenström U, Andersson SA, et al. Reduction of blood flow impedance in the uterine arteries of infertile women with electro-acupuncture. Hum Reprod 1996;11: 1314-17.
43. Stener-Victorin E, Kobayashi R, Watanabe O, et al. Effect of electro-acupuncture stimulation of different frequencies and intensities on ovarian blood flow in anaesthetized rats with steroid-induced polycystic ovaries. Reprod Biol Endocrinol 2004;2: 16.
44. Yu YP, Ma LX, Ma YX, et al. Immediate effect of acupuncture at Sanyinjiao (SP6) and Xuanzhong (GB39) on uterine arterial blood flow in primary dysmenorrhea. J Altern Complement Med 2010;16: 1073-8.
45. Uchida S, Hotta H. Acupuncture affects regional blood flow in various organs. Evid Based Complement Alternat Med 2008;5: 145-51.
46. Burton GJ. Oxygen, the Janus gas; its effects on human placental development and function. J Anat 2009; 215: 27-35.
47. Jedel E, Labrie F, Odén A, et al. Impact of electro-acupuncture and physical exercise on hyperandrogenism and oligo/amenorrhea in women with polycystic ovary syndrome: a randomized controlled trial. Am J Physiol Endocrinol Metab 2011; 300: E37-45.
48. Fu H, He Y, Gao Y, et al. Acupuncture on the Endometrial Morphology, the Serum Estradiol and Progesterone Levels, and the Expression of Endometrial Leukaemia--inhibitor Factor and Osteopontin in Rats. Evid Based Complement Alternat Med 2011; 2011:606514.
49. Magarelli PC, Cridennda DK, Cohen M. Changes in serum cortisol and prolactin associated with acupuncture during controlled ovarian hyperstimulation in women undergoing in vitro fertilization-embryo transfer treatment. Fertil Steril 2009;92: 1870-9.
50. Sato A, Sato Y, Uchida S. Reflex modulation of visceral functions by acupuncture-like stimulation in anesthetized rats. International Congress Series 2002;1238: 111-23.
51. Carr DJ. The safety of obstetric acupuncture: forbidden points revisited. Acupunct Med 2015; 33: 413-9.
52. Coulon C, Poleszczuk M, Paty-Montaigne MH, et al. Version of breech fetuses by moxibustion with acupuncture: a randomized controlled trial. Obstet Gynecol 2014; 124:32-9.
53. Guerreiro da Silva JB, Nakamura MU, Cordeiro JA, et al. Acupuncture for tension-type headache in pregnancy: a prospective, randomised, controlled study. Eur J Integr Med 2012; 4:366-70.
54. Elden H, Fagevik-Olsen M, Ostgaard HC, et al. Acupuncture as an adjunct to standard treatment for pelvic girdle pain in pregnant women: randomised double-blinded controlled trial comparing acupuncture with non-penetrating sham acupuncture. BJOG 2008; 115:1655-68.
55. Neri I, De Pace V, Venturini P, et al. Effects of three different stimulations (acupuncture, moxibustion, acupuncture plus moxibustion) of BL.67 acupoint at small toe on fetal behavior of breech presentation. Am J Chin Med 2007;35:27-33.
56. Lund I, Lundeberg T, Lonnberg L, et al. Decrease of pregnant women's pelvic pain after acupuncture: a randomized controlled single-blind study. Acta Obstet Gynecol Scand 2006;85:12-9.
57. Elden H, Ladfors L, Olsen MF, et al. Effects of acupuncture and stabilising exercises as adjunct to standard treatment in pregnant women with pelvic girdle pain: randomised single blind controlled trial. BMJ 2005;330:761.
58. Elden H, Ostgaard HC, Fagevik-Olsen M, et al. Treatments of pelvic girdle pain in pregnant women: adverse effects of standard treatment, acupuncture and stabilising exercises on the pregnancy, mother, delivery and the fetus/neonate.BMC Complement Altern Med 2008;26:34.
59. Guerreiro da Silva JB, Nakamura MU, Cordeiro JA, et al. Acupuncture for insomnia in pregnancy--a prospective, quasi-randomised, controlled study. Acupunct Med 2005; 23:47-51.
60. Guerreiro da Silva JB, Nakamura MU, Cordeiro JA, et al. Acupuncture for low back pain in pregnancy--a prospective, quasi-randomised, controlled study. Acupunct Med 2004; 22:60-7.
61. Kvorning N, Holmberg C, Grennert L, et al. Acupuncture relieves pelvic and low-back pain in late pregnancy. Acta Obstet Gynecol Scand 2004; 83:246-50.

62. Neri I, Airola G, Contu G, et al. Acupuncture plus moxibustion to resolve breech presentation: a randomized controlled study. J Matern Fetal Neonatal 2004; 15: 247-52.
63. Habek D, Cerkez Habek J, Jagust M. Acupuncture conversion of fetal breech presentation. Fetal Diagn Ther 2003; 18:418-21.
64. Neri I, Fazzio M, Menghini S, et al. Non-stress test changes during acupuncture plus moxibustion on BL67 point in breech presentation. J Soc Gynecol Investig 2002;9:158-62.
65. Wedenberg K, Moen B, Norling A. A prospective randomized study comparing acupuncture with physiotherapy for low-back and pelvic pain in pregnancy. Acta Obstet Gynecol Scand 2000; 79:331-5.
66. Li Q, Wang L. Clinical observation on correcting malposition of fetus by electro-acupuncture. J Tradit Chin Med 1996 ;16:260-2.
67. Kvorning Ternov N, Gernnert L, Aberg A et al. Acupuncture for lower back and pelvic pain in late pregnancy: a retrospective report of 167 consecutive cases. Pain Med 2001; 2: 204-7.
68. Römer AT. Medical Acupuncture in pregnancy. Stuttgart: Theime, 2005.
69. Ying YK, Lin JT, Robins J. Acupuncture for the induction of cervical dilatation in preparation for first-trimester abortion and its influence on HCG. J Reprod Med 1985;30:530-4
70. Römer A, Zieger W, Melchert F. [Prohibition of acupuncture points during pregnancy - an outdated tradition or objective evidence?]. Deutsche Zeitschrift Für Akupunktur 2013; 56: 10-3.
71. Smith CA, Crowther CA, Grant SJ. Acupuncture for induction of labor. Cochrane Database Syst Rev 2013; 8: CD002962.
72. Guerreiro da Silva AV, Nakamura UM, Cordeiro JA et al. The effects of so-called "forbidden points" on pregnancy outcome in Wistar rats. Forsch Komplementmed 2011; 18: 10-4.
73. Guerreiro da Silva AV, Nakamura UM, Silva JB et al. Could acupuncture at the so-called forbidden points be harmful to the health of pregnant Wistar rats? Acupunct Med 2013; 31: 202-6.
74. Royal College of Obstetricians and Gynaecololgists. Late Intrauterine Fetal Death and Stillbirth (Green-Top Guideline No.55) 2010 https://rcog.org.uk/globalassets/documents/guidelines/gtg_55.pdf (acess 20 Apr 2023).
75. National Collaborating Centre for Women"s and Children"s Health. Diagnosis and Initial Management in Early Pregnancy of Ectopic Pregnancy and Miscarriage (NICE Clinical Guideline) 2012. http://www.nice.org.uk/guidane/cg154/evidence/cg154-ectopic--pregnancy-and-miscarriage-full-guideline3 (acessed 20 Apr 2023).

64

Adriano Höhl • André Wen Wan Tsai • Hsin-Ning Chang

Benefícios da Acupuntura na Paciente com Diabetes *Mellitus* Gestacional

Introdução

O diabetes *mellitus* gestacional (DMG) é definido como um grau variável de intolerância à glicose, que ocorre ou é reconhecido pela primeira vez durante a gravidez. Normalmente, é diagnosticado entre 24 e 28 semanas de gestação, no entanto, o diabetes *mellitus* no início da gravidez é mais consistente com o diabetes tipo 2 não diagnosticado anteriormente. A prevalência de DMG pode variar de 1% a 14% de todas as gestações, dependendo da população estudada e dos testes diagnósticos utilizados.[1] DMG é a complicação metabólica mais comum para mulheres grávidas e correlaciona-se, positivamente, com diabetes tipo 2 tardiamente no decorrer da vida.[1]

Durante a gravidez, hormônios anti-insulínicos, fatores de crescimento e citocinas liberadas pela placenta criam um estado semelhante à resistência à insulina, e o DMG se desenvolve quando a secreção de insulina falha em superar a resistência fisiológica à mesma. Fatores de risco conhecidos, como idade materna avançada, sobrepeso ou obesidade, seguir uma dieta ocidental, pertencer a uma determinada etnia, exposição a um ambiente intrauterino adverso, hipertensão arterial, histórico familiar de DMG ou diabetes *mellitus* tipo 2 ou um histórico pessoal de DMG ou síndrome dos ovários policísticos, estão direta ou indiretamente associados ao comprometimento da função das células β e/ou sensibilidade à insulina.[1]

O DMG está associado a riscos aumentados de vários resultados adversos para mães e filhos, incluindo distúrbios hipertensivos da gravidez, bebê GIG para a idade gestacional, parto cirúrgico, mortalidade perinatal, cardiomiopatia hipertrófica fetal/neonatal, polidrâmnio, problemas respiratórios neonatais e complicações metabólicas, como, hipoglicemia, hiperbilirrubinemia, hipocalcemia e policitemia. O DMG pode não causar nenhum sintoma, mas algumas mulheres podem desenvolver sintomas como aumento da sede, micção frequente, boca seca, fadiga, visão turva, coceira genital ou candidíase se os níveis de açúcar no sangue ficarem muito altos.[1]

Os tratamentos atuais para DMG incluem intervenções dietéticas e de estilo de vida, medicamentos anti-hiperglicêmicos e insulina que é prescrita, quando os tratamentos acima mencionados falham no controle da glicemia.

Fisiopatologia

O aumento da sensibilidade à insulina na gravidez, favorece a captação de glicose nas reservas adiposas, preparando o corpo para as necessidades energéticas das fases mais avançadas da gravidez. Esse fenômeno é contraposto com o avançar das semanas gestacionais ao aumento de hormônios locais e placentários, incluindo estrogênio, progesterona, leptina, cortisol, lactogênio placentário e hormônio de crescimento placentário que juntos promovem um estado de resistência à insulina. Como consequência temos produção endógena de glicose e a quebra dos estoques de gordura, resultando em um aumento adicional nas concentrações de glicose no sangue e ácidos graxos livres, sendo a glicose, facilmente transportada através da placenta para promoção e manutenção do crescimento fetal. Em compensação, observamos na grávida a hipertrofia e hiperplasia das células β pancreáticas, bem como aumento da secreção de insulina estimulada por glicose, voltando ao estado de normalidade após o parto, com a queda dos hormônios placentários.[2,3]

O DMG ocorre se as células β pancreáticas são incapazes de enfrentar o aumento da demanda de insulina durante a gravidez. A disfunção das células β pancreáticas promove um estado de resistência crônica à insulina durante a gravidez, aumentando o risco de DM2 pós-gravidez. O DMG é mais comumente um precursor do diabetes tipo 2 (T2D) – a forma mais prevalente de diabetes. Essas mulheres compartilham características semelhantes com indivíduos predispostos ao DM2: resistência à insulina antes e depois da gravidez e carregam mais alelos de risco para DM2. O estado de hiperinsulinismo fetal em resposta aos altos níveis de glicose, provenientes da circulação materna, levam à macrossomia fetal (Figura 64.1).[2,3]

Diagnóstico

O diagnóstico do DMG baseia-se no rastreamento dos níveis de glicemia da paciente ao longo da gravidez. Na primeira consulta, deve ser solicitada a glicemia de jejum e hemoglobina glicada, com a finalidade de diagnóstico de um diabetes *mellitus* prévio à gravidez.

Na gravidez, considera-se como limiar de normalidade o valor de 92 mg/dL para a glicemia de jejum. A partir desse valor inicia-se um fluxograma de diagnóstico realizado em conjunto pela OPPAS, FEBRASGO, Ministério da Saúde do Brasil e Sociedade Brasileira de Diabetes (SBD) (Figura 64.2).

Importância da monitorização dos níveis glicêmicos

Segundo o Consenso Brasileiro de Manejo do Diabetes Gestacional, durante a gravidez, a monitorização da glicemia deve ser realizada a partir do diagnóstico indo até o pós-parto, visando à adequada avaliação da eficácia e da adesão à terapêutica e, consequentemente, obtenção de controle glicêmico. Dentre os diferentes métodos, a automonitorização da glicemia capilar, utilizando fitas reagentes com leitura em um medidor digital de glicose (glicosímetro), é considerado o mais indicado para avaliação do controle glicêmico da mulher com DMG. Estudos clínicos mostram que complicações esperadas como mortalidade fetal, distocia de ombro, lesão de nervos cranianos, macrossomia fetal, cesarianas e pré-eclâmpsia tem uma redução quando o controle é realizado por monitoramento da glicemia capilar mínima de 4 vezes ao dia, em diferentes horários incluindo jejum e pós-alimentar.[4]

As metas de glicemia capilar a serem atingidas durante a gravidez, independentemente da idade gestacional, são de glicemia de jejum < 95 mg/dL, glicemia 1 hora pós-prandial < 140 mg/dL e glicemia 2 horas pós-prandial < 120 mg/dL. É bom ressaltar que nas grávidas usuárias de insulina podem cursar com episódios frequentes de hipoglicemia, devendo seu acompanhamento ser monitorado mais de perto de forma individualizada e os níveis de glicose mantidos sempre entre 70 e 120 mg/dL.[1]

Tratamento não farmacológico

Mudanças no estilo de vida

Mudanças no estilo de vida são essenciais no manejo do diabetes gestacional, sendo considerado o tratamento de primeira linha no DMG, por incluir a terapia nutricional médica, juntamente com controle de peso e atividade física, sendo sugerido que a modificação do estilo de vida por si só é suficiente para controlar a glicose no sangue em 70%-85% das mulheres, que foram diagnosticadas com DMG.[5,6]

As mudanças no estilo de vida tendem a trazer mudanças e benefícios no tratamento das mais diversas patologias. Dentre elas:

1. **Redução do estresse:** o estresse pode aumentar os níveis de açúcar no sangue, então o médico pode sugerir técnicas de redução do estresse, como exercícios de respiração profunda, meditação ou acupuntura.
2. **Sono:** o sono adequado é importante para manter níveis saudáveis de açúcar no sangue. Sugere-se 7-8 horas de sono por noite e estabelecer um horário regular de sono.

Igwesi-Chidobe *et al.* analisaram 27 estudos envolvendo 6.242 mulheres grávidas com DMG onde investigaram programas de autogestão, nutrição médica/dietoterapia, exercício/atividade física, dieta e exercício combinados, suplementação de cálcio e vitamina D e monitoramento contínuo da glicose. Concluíram que as intervenções não farmacológicas baseadas na comunidade são mais eficazes do que o placebo, sendo mais ou tão eficazes quanto os cuidados habituais. Os programas de autogerenciamento e nutrição médica/dietoterapia tiveram os resultados mais promissores para DMG.[7], sendo que a associação de dieta e exercícios foi superior ao resultado de dietas sem exercícios.

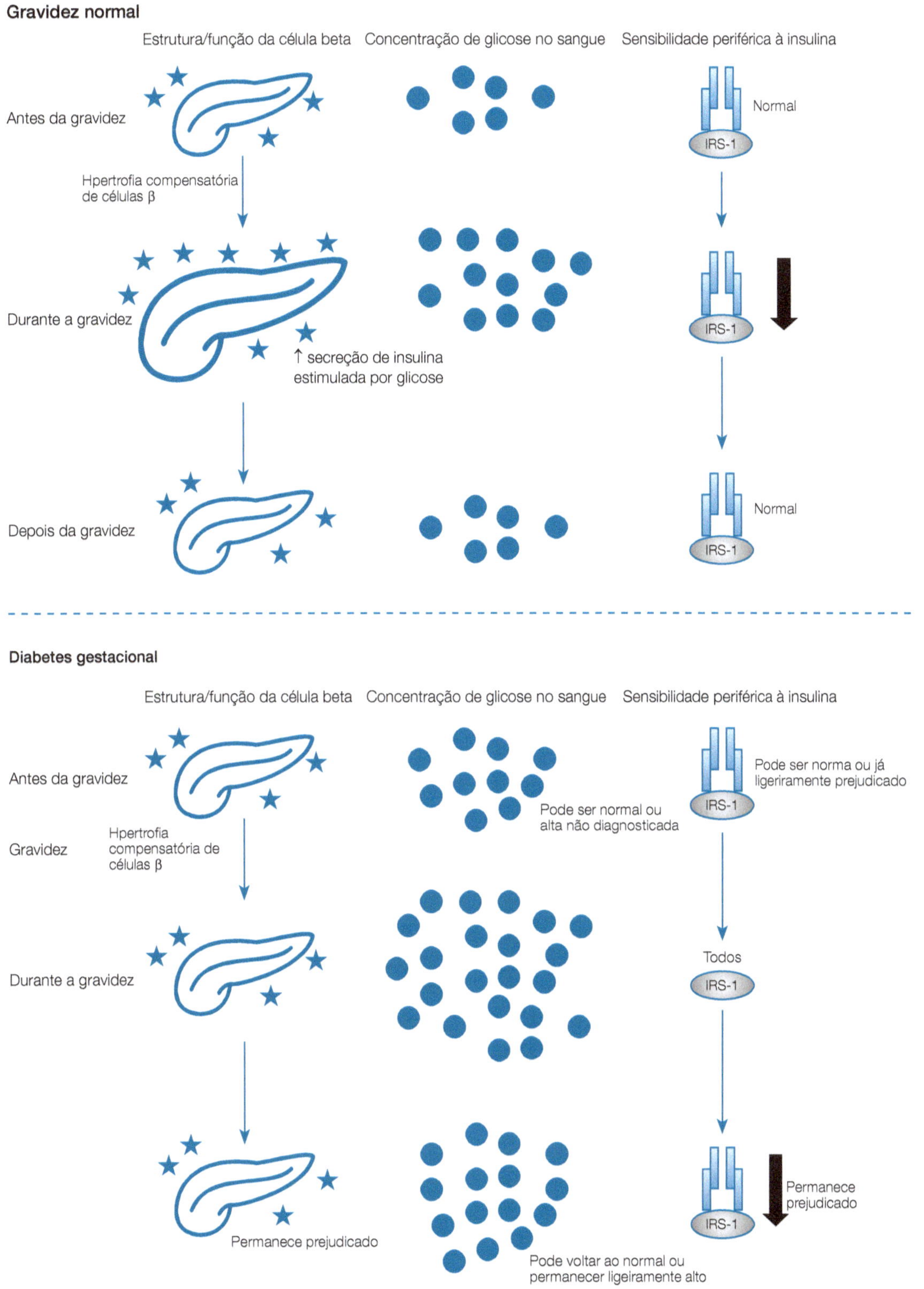

■ **Figura 64.1.** Células β, glicose no sangue e sensibilidade à insulina durante a gravidez normal e DMG. Durante a gravidez normal, as células β sofrem hiperplasia e hipertrofia para atender às demandas metabólicas da gravidez. A glicose no sangue aumenta à medida que a sensibilidade à insulina cai. Após a gravidez, as células β, a glicemia e a sensibilidade à insulina voltam ao normal. Durante o diabetes gestacional, as células β falham em compensar as demandas da gravidez e, quando combinadas com a redução da sensibilidade à insulina, isso resulta em hiperglicemia. Após a gravidez, as células β, a glicose no sangue e a sensibilidade à insulina podem voltar ao normal ou podem permanecer prejudicadas no caminho para o DMG em uma gravidez futura ou DM2. Fonte: Adaptada de Plows JF *et al.*[3]

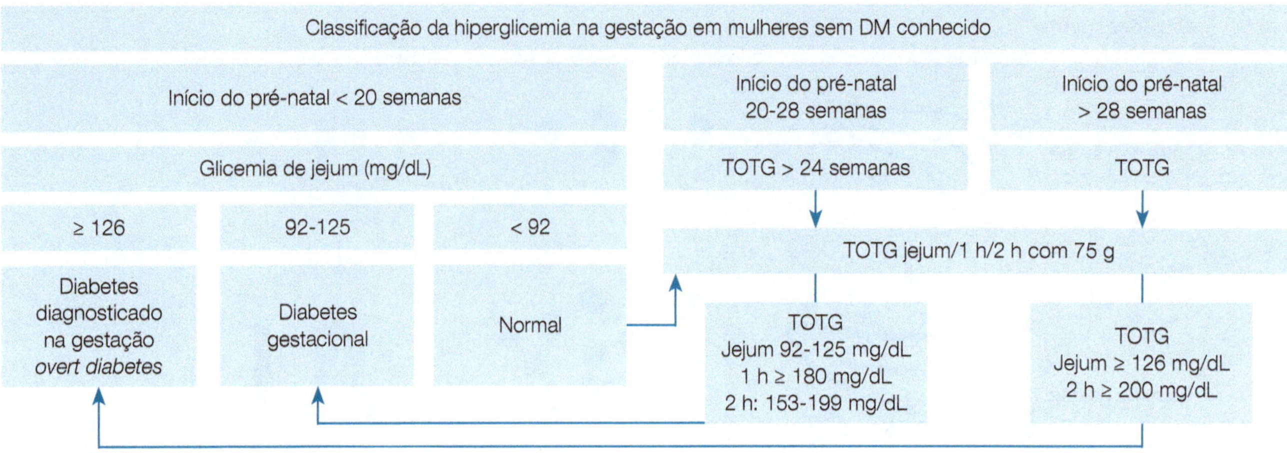

Figura 64.2. Fluxograma de diagnóstico de DMG em locais com situação de viabilidade financeira e responsabilidade técnica total. Fonte: Adaptada da referência 1.

Exercícios físicos

Dentre os métodos básicos de tratamento recomendados internacionalmente incluem dieta e exercícios. A prática do exercício é apontada trazendo benefícios durante a gestação complicada pela DMG, reduzindo as concentrações de glicose em jejum e pós-prandial reduzidas e consequentemente as doses necessárias de insulina. Essa mudança tende a beneficiar a saúde da mulher não somente na gravidez, mas estende-se ao pós-parto, evitando as complicações tardias como a obesidade, síndrome metabólica e diabetes tipo 2.[8]

O exercício aeróbico caracteriza-se pelo aumento da frequência cardíaca, e solicitação de grandes grupos musculares em um determinado período sendo recomendado como o modo de exercício básico para DMG pela maioria das diretrizes globais de exercícios para gestantes e diabetes.[9]

O exercício resistido pode ser uma escolha possível, pela vantagem de poder ser realizado em casa ou mesmo na cama com movimentos básicos, podendo se tornar a melhor opção de exercício para pacientes com DMG. Além de ajuda a reduzir a incidência de doenças cardiovasculares e requerer menor gasto calórico, sendo menos desgastante e cansativo para algumas grávidas em situação especial, cujo peso fetal aumentado limite a atividade da mãe, dificultando o exercício aeróbico.[10]

É importante ressaltar, que mulheres com comorbidades obstétricas ou clínicas, deverão seguir programas de exercícios individualizados. É função do médico assistente avaliar cuidadosamente as mulheres com complicações ou contraindicações antes de recomendar exercício físico durante a gravidez.[11]

Nos Quadros 64.1 e 64.2 dispomos um resumo de indicações e contraindicações ao exercício na gravidez e pós-parto, do ACOG, publicado no último consenso da OPAS e FEBRASGO sobre DMG.

Orientações nutricionais

A Academia Nacional de Medicina (anteriormente Instituto de Medicina) define amplamente a terapia nutricional como o tratamento de uma doença ou condição por meio da modificação da ingestão de nutrientes, ou alimentos integrais. Para complementar a terapia nutricional do diabetes, os membros da equipe de saúde podem e devem fornecer orientações baseadas em evidências que permitam às pessoas com diabetes fazer escolhas alimentares saudáveis que atendam às suas necessidades individuais e otimizem sua saúde geral.[12]

Os objetivos da terapia nutricional para o indivíduo com diabetes evoluíram e tornaram-se mais flexíveis

Quadro 64.1. Relação de atividades física seguras para o período gestacional

- Caminhada
- Natação
- Ciclismo (em bicicleta estacionária)
- Aeróbica de baixo impacto
- Ioga (desde que evitadas posturas que dificultem o retorno venoso)
- Pilates (desde que evitadas posturas que dificultem o retorno venoso)
- Corrida
- Esportes com uso de raquetes
- Treinamento de força
- Exercícios ergométricos de membros superiores (realizados em casa, sentada assistindo TV, por exemplo)

Fonte: Adaptado da referência 11.

Quadro 64.2. Contraindicações de exercícios na gravidez e pós-parto

Absolutas	Relativas
▪ Doença cardíaca hemodinamicamente significativa ▪ Doença pulmonar restritiva ▪ Incompetência istmo-cervical ou cerclagem ▪ Gestações múltiplas com risco de parto prematuro ▪ Hemorragia persistente no segundo ou terceiro trimestre ▪ Placenta prévia ▪ Trabalho de parto prematuro durante a gravidez atual ▪ Membranas rotas ▪ Pré-eclâmpsia ▪ Anemia grave	▪ Anemia ▪ Arritmia cardíaca materna ▪ Bronquite crônica ▪ Diabetes do tipo 1 mal controlado (níveis glicêmicos acima de 200 mg/dL, hipoglicemia frequente, retinopatia e nefropatia em graus mais avançados, neuropatia autonômica com doenças cardíaca e neuropatia periférica) ▪ Extrema obesidade mórbida ▪ Baixo peso extremo (IMC inferior a 12) ▪ História de estilo de vida extremamente sedentário ▪ Restrição de crescimento fetal na gravidez atual ▪ Hipertensão mal controlada ▪ Limitações ortopédicas ▪ Transtorno convulsivo mal controlado ▪ Hipertireoidismo mal controlado ▪ Tabagismo intenso

Fonte: Adaptado da referência 11.

e centrados no paciente. As metas da American Diabetes Association (ADA) 2019, priorizou entres outros itens a promoção e apoio a padrões alimentares saudáveis, dando ênfase à necessidade de uma variedade de alimentos ricos em nutrientes em porções adequadas, a fim de melhorar a saúde geral, estabelecendo metas glicêmicas e lipídicas, de pressão arterial e peso corporal, com o objetivo de retardar ou prevenir as complicações do diabetes.[13]

Os cuidados nutricionais da gestante com DMG são de importância fundamental para a boa evolução da gravidez, e para a continuidade no pós-parto. O ganho de peso gestacional (GPG) é um importante índice para a saúde e qualidade de vida da mulher e de seu feto. O ganho ponderal excessivo está associado a ao parto prematuro e às complicações do diabetes gestacional que é uma das principais causas de complicações maternas e neonatais.[14]

O controle e acompanhamento nutricionais ajudam a mulher a atingir a normoglicemia, ganho de peso ideal e desenvolvimento adequado do feto, e a introdução de um tratamento farmacológico não exime a mãe da obrigação de seguir a dieta.[15] Para resultados positivos, o plano nutricional deverá ser individualizado com base no autocontrole glicêmico, ganho de peso ideal com base no IMC e condições de composição corporal pré-gestacionais, estimativa das necessidades energéticas e proporções de macronutrientes, além de levar em consideração as preferências nutricionais da mãe, juntamente com trabalho, descanso e exercício.[15] Recomenda-se comer 3 refeições principais e 2 a 3 lanches por dia, geralmente, com um lanche por volta das 21h30 para proteger contra hipoglicemia noturna e cetose matinal.

A quantidade exata de carboidrato deve ser individualizada e o foco deve estar nos tipos de carboidrato. Os carboidratos devem consistir predominantemente em alimentos amiláceos com um teor naturalmente alto de fibra dietética, como vegetais, legumes, frutas e grãos integrais. Além disso, a ingestão de carboidratos deve ser distribuída ao longo do dia para evitar quantidades excessivas que resultem em hiperglicemia pós-prandial.[6]

As evidências atuais sugerem que o aumento da ingestão de proteínas de vegetais, carnes magras e peixes e a redução da ingestão de carne vermelha e processada são benéficos no tratamento do DMG e podem melhorar a sensibilidade à insulina.

A ingestão de gordura saturada deve ser limitada, e deve-se dar atenção especial à ingestão suficiente de ácidos graxos ômega *3, sendo ainda conflitantes os trabalhos que relatam* um efeito positivo da suplementação com óleo de peixe e com base nas evidências atuais, suplementos rotineiros de óleo de peixe não podem ser recomendados ou refutados, enquanto mulheres com DMG são recomendadas uma ingestão de 350 g/semana.

Tratamento farmacológico

O tratamento farmacológico poderá ser iniciado após o diagnóstico e reavaliação após até 2 semanas de início da terapia nutricional, caso os objetivos terapêuticos não sejam atingidos, está indicada a associação com terapia farmacológica.[16]

É importante destacar que, em razão da dinâmica das mudanças fisiológicas ao longo da gestação, que têm impacto sobre o metabolismo materno, ajustes na terapia farmacológica, tanto na gestante com DMG quanto nas gestantes com DM pré-gestacional, devem ser realizados, no mínimo a cada 15 dias até a 30ª semana de idade gestacional e semanalmente após a 30ª semana. Os ajustes devem ser individualizados, baseando-se nos resultados do monitoramento da glicemia capilar ou da glicose intersticial.[17]

A insulina, por sua molécula grande, tem passagem placentária limitada, sendo considerada a medicação de primeira linha para o tratamento farmacológico do DMG, tendo eficácia e segurança comprovadas durante a gravidez. Deverá ser sempre indicada e acompanhada por profissional médico com experiência, em equipe multidisciplinar formada por médico obstetra e endocrinologista (Quadro 64.3).[18]

Quadro 64.3. Classificação de risco da ANVISA* de uso na gestação das insulinas atualmente disponíveis no Brasil[18]

Insulina/análogo	Categoria de risco
Insulina R	B
Insulina Inalada	C
Insulina Lispro	B
Insulina Asparte	A
Insulina Glulisina	C
Insulina Fast-Asparte	A
Insulina NPH	B
Insulina Glargina e biossimilar	C
Insulina Detemir	A
Insulina Degludeca	A
Insulina Glargina U300	C
Insulina Lispro Mix 75/25 e 50/50	B
Insulina Asparte Mix 70/30	C

*Classificação de risco conforme resolução RDC N.º 60, de 17 dezembro de 2010, do Ministério da Saúde/Anvisa.
Fonte: Adaptado da referência 18.

Já os antidiabéticos orais, por ultrapassarem a barreira placentária, podem ser encontrados em concentrações plasmáticas no cordão umbilical de até 77% dos níveis maternos, para metformina e glibenclamida.[19]

Na impossibilidade de uso da insulina, a metformina é considerada uma opção alternativa,[18] sendo ainda necessários estudos que forneçam evidências de segurança no ambiente intrauterino (Quadros 64.4 e 64.5).

Quadro 64.4. Indicações para uso da metformina no diabetes gestacional

Como alternativa à insulina
▪ Falta de adesão à insulinoterapia ▪ Não acessibilidade à insulina ▪ Dificuldade na autoadministração da insulina ▪ Estresse em níveis exacerbados em decorrência do uso de insulina ▪ Restrição alimentar excessiva da gestante para evitar o uso da insulina
Associada à insulina
▪ Doses elevadas de insulina (> 2 U/kg/dia) sem controle glicêmico adequado ▪ Ganho de peso materno excessivo ▪ Ganho de peso fetal excessivo

Fonte: Adaptado da referência 18.

Quadro 64.5. Contraindicações para uso da metformina no diabetes gestacional

Fetos abaixo do percentil 50
Presença de crescimento intrauterino restrito
Gestante com doença renal crônica

Fonte: Adaptado da referência 18.

■ Complicações do DMG

Chamamos a atenção do especialista em acupuntura para possibilidades de complicações para o binômio mãe-feto.

Sob o ponto de vista da mãe, a DMG está associada ao aumento de morbidades maternas como polidrâmnio, hipertensão, pré-eclâmpsia e eclâmpsia, descolamento prematuro, trabalho de parto prematuro, aumento do risco de partos cesáreos, abortos espontâneos. A longo prazo, as mulheres que tiveram DMG são muito mais propensas a desenvolver DM tipo 2 ou síndrome metabólica, além de 30% a 69% mais chances de desenvolver DMG novamente em gestações futuras.[20]

Do ponto de vista fetal, já no início do primeiro trimestre, pode ocorrer restrição do crescimento intrauterino e malformação de órgãos, descrita por Freinkel como "teratogênese. No segundo trimestre, período fundamental ao desenvolvimento e diferenciação do cérebro, podemos observar a longo prazo danos comportamentais, intelectuais ou psicológicos. No terceiro trimestre, teremos a proliferação anormal de adipócitos e células musculares fetais, juntamente com a hiperplasia das células beta pancreáticas e das células neuroendócrinas, o que pode ser ligado à maior prevalência de obesidade, hipertensão e diabetes *mellitus* tipo 2 na idade adulta.

A obesidade fetal, já no momento gestacional, conhecida como macrosomia, definida como uma criança com peso superior a 4 kg, aumenta a prevalência de distocias no parto, sendo a de ombro com prevalência de até 35%.[20]

A hipoglicemia neonatal, é outra complicação enfrentada ainda no pós-parto em gestações complicadas por DMG, que pode levar ao coma ou à morte do recém-nascido, o que ainda pode ser acompanhada de hipocalemia, hiper bilirrubinemia e Policitemia, aumentando, ainda, mais a morbimortalidade neonatal.

Problemas respiratórios podem advir do retardo da produção de surfactante, e consequentemente, atraso na maturação pulmonar, mas, devem ser ainda diferenciados de malformações cardíacas ainda no primeiro trimestre, outras malformações sistêmicas, que devem ser rastreadas nas ecografias morfológicas e na ecocardiografia fetal intraútero no período de consultas pré-natais (Quadro 64.6).[20]

Quadro 64.6. Complicações maternas decorrentes do DMG

Curto prazo	Longo prazo
• Pré-eclâmpsia (DHEA)	• Recorrência de DMG
• Polidrâmnio	• Diabetes *mellitus* tipo 2
Infecções do trato urinário	• Hipertensão
• Leucorreias	• Cardiopatia isquêmica
• Aumento índice cesarianas	• Esteatose hepática
• Trabalho de parto traumático	• Dislipidemia
• Distocias de ombro	• Doença renal crônica
• Hemorragia pós-parto	
• Dificuldades com a amamentação	

Fonte: Adaptado da referência 21.

A acupuntura na paciente com DMG

A acupuntura faz parte das possibilidades não farmacológicas na assistência à mulher grávida e pode ser aplicada nas portadoras de DMG, com melhora da qualidade de vida da mesma e menor sofrimento, pelos sintomas.

Não queremos aqui, fazer apologia defendendo o uso da acupuntura como maneira principal de tratamento dessa alteração metabólica grave na vida da mulher e sim como uma ferramenta à mais, que pela sua eficácia, segurança para a mãe e o feto e ausência de efeitos colaterais, pode ser mais uma opção junto a dieta e exercícios físicos, que somados à conduta do obstetra e endocrinologista, venham melhorar os resultados durante o pré-natal e pós-parto.

A acupuntura tem se mostrado bastante efetiva, associada a sintomas como dor lombar relacionada à gravidez (PLPB) e a dor pélvica (PP), ambos, são comuns na gravidez e podem ser ainda mais agravados por intercorrências comuns no DMG como obesidade, macrossomia fetal e polidrâmnio.[22,23]

Sintomas como insônia mais comum nas gestações de risco também podem se beneficiar pelo uso da acupuntura[24,25] bem como ansiedade e a própria depressão.[26] Assim, não cabe ao médico acupunturista a condução isolada do caso e sim o devido suporte, que juntamente com as mudanças de estilo de vida, conduzidas por cada profissional competente e coordenada pelo médico obstetra, propiciarão uma evolução mais favorável tanto à mãe, como ao recém-nascido.

DMG na Medicina Tradicional Chinesa

Não há um nome de doença específico para DMG na China antiga. Na medicina chinesa moderna, o DMG é categorizado como diabetes, que pertence às doenças de Xiāo-Kě (distúrbio de desperdício de sede) e é chamado de "desperdício de sede na gravidez".

A etiologia e a patogênese das doenças de Xiāo-Kě são devidas principalmente a dieta inadequada, distúrbios emocionais, excesso de trabalho, excesso de indulgência sexual e dotação insuficiente, que levam à perda de Yin e secura e calor excessivos, consumo de Qi, sangue e fluido corporal, afetando a função das vísceras e a operação de Qi, sangue e fluido corporal, resultando em fleuma turva e estase de sangue, levando à disfunção metabólica do corpo. Os principais Zàng-Fě envolvidos são o pulmão, estômago, baço e rim, que são divididos em três síndromes debilitantes: shàng xiāo, zhōng xiāo e xià xiāo. Shàng xiāo é o desgaste do diafragma, que geralmente ocorre quando o calor do pulmão consome fluidos Yin e é caracterizado por sede excessiva, bebida excessiva e urina clara com cheiro doce ou de fruta. Os indivíduos geralmente têm movimentos intestinais normais. Zhōng xiāo é a perda de estômago/baço, que geralmente ocorre quando o calor seco no meio do jiao consome o Yin do estômago e é caracterizado por aumento do apetite, mas fome rápida após comer, perda de peso, sede, bebida excessiva e constipação. Xià xiāo é a perda de rim, que geralmente ocorre quando o fogo hiperativo do coração consome o Yin do rim ou perturba a transformação do Qi e é caracterizado por sede, bebida excessiva, micção profusa com urina turva, oleosa e com cheiro doce, tez escura e peso perda.

A patogênese do DMG e do diabetes é semelhante; ambas são síndromes de deficiência e excesso mistos, principalmente envolvendo uma condição consumptiva crônica. No entanto, o DMG ocorre apenas durante a gravidez e a maioria das mulheres se recupera espontaneamente após o parto. Os médicos antigos acreditavam que "as mulheres usam o sangue para seus propósitos", o que significa que o sangue é a base material para a menstruação, leucorragia, parto e amamentação. A gravidez é um período fisiológico especial para as mulheres, durante o qual a menstruação para, e a essência e o sangue das vísceras e meridianos nutrem o feto. Portanto, durante a gravidez, o corpo está em um estado fisiológico de "deficiência de Qi visceral e deterioração do Yin", "deficiência de Yin e sangue" e "hiperatividade de Yang Qi". Além disso, consumir mais produtos nutritivos, espessos e gordurosos após a gravidez, aliado ao sentimentalismo, pode causar anormalidades no transporte, transformação e distribuição do fígado, baço e Rins, levando a deficiência de fluido Yin, secura e calor, afetando o movimento de Qi, sangue e fluidos corporais e até mesmo danificando o elemento fetal. Assim, o tratamento do DMG deve se concentrar em saciar a sede e prevenir o aborto espontâneo.[27]

Não há registros de diagnóstico e tratamento de DMG nos tempos antigos, e a pesquisa moderna de diferenciação da síndrome da MTC no DMG decorre principalmente do diabetes. Atualmente, a diferenciação da síndrome do diabetes tornou-se mais completa. No entanto, a maioria dos pacientes diagnosticados com DMG não manifesta clinicamente os sintomas típicos de "três excessos e uma deficiência" (polifagia, polidipsia, poliúria e emagrecimento). Além disso, as manifestações clínicas das pacientes com DMG não apresentam evolução progressiva óbvia ao longo da gravidez. Portanto, a classificação de 3 síndromes de definhamento e a diferenciação de síndrome baseada em estágios não é aplicável ao DMG. Portanto, existem muitos estudos modernos com foco nas síndromes clínicas de DMG e mostraram que a natureza da doença é principalmente devida à deficiência do Yin, deficiência de Qi e deficiência de Yang, e os principais Zàng-Fŭ envolvidos são o rim e o baço, mas pulmão, fígado e coração também podem estar relacionados.[28-30] O princípio do tratamento é concentrar-se em nutrir o rim e o Yin, fortalecer o baço, aumentar o Yang e eliminar o calor, ao mesmo tempo em que presta atenção à prevenção de aborto espontâneo.[27]

Diferenciação e tratamento da síndrome[31]

Deficiência de Yin levando ao padrão de hiperatividade de fogo

1. **Síndrome:** caracterizada por boca ou garganta seca com vontade de beber água, inquietação, falta de sono, fezes secas, urina amarela e suores noturnos. Polifagia, polidipsia e poliúria também podem ocorrer. A língua é vermelha com musgo escasso ou sem musgo, e o pulso é fino, escorregadio e rápido.
2. **Método terapêutico:** nutre o Yin e reduz o fogo.
3. **Prescrições:** Zhī-Băi-Dì-Huáng-Wán (知柏地黃丸) com modificações. A prescrição inclui Rehmanniae Radix, Corni Fructus, Poria, Dioscoreae Rhizoma, Moutan Cortex, Anemarrhenae Rhizoma, Alismatis Rhizoma e Phellodendri Chinensis Cortex.

Padrão de deficiência de Yin e Yang

1. **Síndrome:** caracterizada por sintomas como poliúria, urina turva, dor nas costas e face escura. A língua é pálida com saburra branca e gordurosa, e o pulso é profundo, filiforme e fraco.
2. **Método terapêutico:** aquecer o Yang e nutrir o rim.
3. **Prescrição:** adição e subtração de Jīn-Guì-Shèn-Qì-Wán (金匱腎氣丸: Rehmanniae Radix, Corni Fructus, Poria, Dioscoreae Rhizoma, Moutan Cortex, Anemarrhenae Rhizoma, Cinamomi Ramulus, Aconiti Lateralis Radix Praeparata).

Deficiência do padrão Qi e Yin

1. **Síndrome:** caracterizada por sintomas como fadiga, falta de ar, relutância em falar, sudorese espontânea, suores noturnos e boca ou garganta seca. Polidipsia e poliúria também podem ocorrer. A língua é vermelha ou aumentada com saburra seca e escassa. O pulso é filiforme, fraco ou deficiente e rápido.
2. **Método terapêutico:** reabastecer o Qi e nutrir o Yin do baço e do pulmão.
3. **Prescrições:** adição e subtração de Sì-Jūn-Zǐ-Tang (四君子湯: Ginseng Radix et Rhizoma, Atractylodis Macrocephalae Rhizoma, Poria, Glycyrrhizae Radix et Rhizoma) e Shā-Shēn-Mài-Dōng-Tāng (沙參麥冬: Glehniae Radix, Polygonati Odorati Rhizoma, Ophiopogonis Radix, Trichosanthis Radix, Mori Folium, Lablab Semen Album, Glycyrrhizae Radix et Rhizoma).

Padrão de deficiência de Yin do rim

1. **Síndrome:** caracterizada por dor e fraqueza na região lombar/joelho, lassidão, tontura, visão turva, zumbido, noctúria e boca seca.
2. **Método terapêutico:** nutrir o Yin do rim.
3. **Prescrições:** adição e subtração de Liù-Wèi-Dì-Huáng-Wán (六味地黄：Rehmanniae Radix, Corni Fructus, Poria, Dioscoreae Rhizoma, Moutan Cortex, Anemarrhenae Rhizoma).

Tratamento de acupuntura

1. **Pontos corporais:** use PC6 (Neiguan), Sanyinjiao (SP6), ST36 (Zusanli), BL23 (Shenshu), BL20 (Pishu), CV12 (Zhongwan), KI3 (Taixi), LI11 (Quchi), e KI2 (Rangu). Mantenha as agulhas inseridas por 20 a 30 minutos de cada vez, uma vez por dia ou em dias alternados.
2. **Pontos auriculares:** use o pâncreas, endócrino, pulmão, estômago, rim, Zusanli, ponto de fome, ponto de sede e ponto de bexiga. Aplique as agulhas com pressão e enterre-as.
3. **Moxabustão:** aplique moxabustão em EX-B3 (Weiwanxiashu ou Yishu, que está localizado 1,5 polegadas abaixo do processo espinhoso da oitava vértebra torácica), BL13 (Feishu), BL20 (Pishu), BL21 (Weishu), ST36 (Zusanli), BL17, Shenshu, KI3 (Taixi), CV12 (Zhongwan) e outros pontos. Escolha 5-6 pontos de cada vez e aplique moxabustão por 10-20 minutos, uma vez por dia ou em dias alternados.

Conclusão

O diabetes *mellitus* gestacional (DMG) tem diagnóstico cada vez mais frequente nas gestações, com prevalência que varia entre 1% e 14% de todas as gestações, dependendo da população estudada e dos testes diagnósticos utilizados. A acupuntura é uma opção de tratamento não farmacológico dentro de um tratamento multimodal, durante o acompanhamento da grávida no pré-natal.

Referências bibliográficas

1. Organização Pan-Americana da Saúde. Ministério da Saúde. Federação Brasileira das Associações de Ginecologia e Obstetrícia. Sociedade Brasileira de Diabetes Tratamento do diabetes mellitus gestacional no Brasil. Brasília, DF: OPAS, 2019. 57 p.: il. ISBN: 978-85-94091-12-3.
2. Baz B, Riveline JP, Gautier JF. Endocrinology of Pregnancy: Gestational diabetes mellitus: definition, aetiological and clinical aspects. Eur J Endocrinol. 2016 Feb;174(2):R43-51. doi: 10.1530/EJE-15-0378. Epub 2015 Oct 1. PMID: 26431552.
3. Plows JF, Stanley JL, Baker PN, Reynolds CM, Vickers MH. The Pathophysiology of Gestational Diabetes Mellitus. Int J Mol Sci. 2018 Oct 26;19(11):3342. doi: 10.3390/ijms19113342. PMID: 30373146; PMCID: PMC6274679.
4. Crowther CA, Hiller JE, Moss JR, McPhee AJ, Jeffries WS, Robinson JS, et al. Effect of treatment of gestational diabetes mellitus on pregnancy outcomes. N Engl J Med. 2005;352(24):2477-86. doi: 10.1056/NEJMoa042973).
5. American Diabetes Association 13 Management of Diabetes in Pregnancy. Diabetes Care. 2017;40:S114–S119. doi: 10.2337/dc17-S016. [PubMed] [CrossRef] [Google Scholar]).
6. Rasmussen L, Poulsen CW, Kampmann U, Smedegaard SB, Ovesen PG, Fuglsang J. Diet and Healthy Lifestyle in the Management of Gestational Diabetes Mellitus. Nutrients. 2020 Oct 6;12(10):3050. doi: 10.3390/nu12103050. PMID: 33036170; PMCID: PMC7599681.
7. Igwesi-Chidobe CN, Okechi PC, Emmanuel GN, Ozumba BC. Community-based non-pharmacological interventions for pregnant women with gestational diabetes mellitus: a systematic review. BMC Womens Health. 2022 Nov 29;22(1):482. doi: 10.1186/s12905-022-02038-9. PMID: 36447189; PMCID: PMC9710028.
8. de Barros MC, Lopes MA, Francisco RP, Sapienza AD, Zugaib M. Resistance exercise and glycemic control in women with gestational diabetes mellitus. Am J Obstet Gynecol. 2010;203(6):556 e1-6. doi: 10.1016/j.ajog.2010.07.015).
9. Yaping X, Huifen Z, Chunhong L, Fengfeng H, Huibin H, Meijing Z. A meta-analysis of the effects of resistance training on blood sugar and pregnancy outcomes. Midwifery. 2020 Dec;91:102839. doi: 10.1016/j.midw.2020.102839. Epub 2020 Sep 11. PMID: 33010591.
10. Yaping X, Huifen Z, Chunhong L, Fengfeng H, Huibin H, Meijing Z. A meta-analysis of the effects of resistance training on blood sugar and pregnancy outcomes. Midwifery. 2020 Dec;91:102839. doi: 10.1016/j.midw.2020.102839. Epub 2020 Sep 11. PMID: 33010591.
11. ACOG Committee Opinion No. 650: physical activity and exercise during pregnancy and the postpartum period. Obstet Gynecol. 2015;126(6):e135-42. doi: 10.1097/AOG.0000000000001214).
12. Evert AB, Dennison M, Gardner CD, Garvey WT, Lau KHK, MacLeod J, Mitri J, Pereira RF, Rawlings K, Robinson S, Saslow L, Uelmen S, Urbanski PB, Yancy WS Jr. Nutrition Therapy for Adults With Diabetes or Prediabetes: A Consensus Report. Diabetes Care. 2019 May;42(5):731-754. doi: 10.2337/dci19-0014. Epub 2019 Apr 18. PMID: 31000505; PMCID: PMC7011201.
13. Gray A, Threlkeld RJ. Nutritional Recommendations for Individuals with Diabetes. 2019 Oct 13. In: Feingold KR, Anawalt B, Blackman MR, Boyce A, Chrousos G, Corpas E, de Herder WW, Dhatariya K, Dungan K, Hofland J, Kalra S, Kaltsas G, Kapoor N, Koch C, Kopp P, Korbonits M, Kovacs CS, Kuohung W, Laferrère B, Levy M, McGee EA, McLachlan R, New M, Purnell J, Sahay R, Shah AS, Singer F, Sperling MA, Stratakis CA, Trence DL, Wilson DP, editors. Endotext [Internet]. South Dartmouth (MA): MDText.com, Inc.; 2000–. PMID: 25905243.

14. Gou BH, Guan HM, Bi YX, Ding BJ. Gestational diabetes: weight gain during pregnancy and its relationship to pregnancy outcomes. Chin Med J (Engl). 2019 Jan 20;132(2):154-160. doi: 10.1097/CM9.0000000000000036. PMID: 30614859; PMCID: PMC6365271.
15. Gou BH, Guan HM, Bi YX, Ding BJ. Gestational diabetes: weight gain during pregnancy and its relationship to pregnancy outcomes. Chin Med J (Engl). 2019 Jan 20;132(2):154-160. doi: 10.1097/CM9.0000000000000036. PMID: 30614859; PMCID: PMC6365271.
16. Gou BH, Guan HM, Bi YX, Ding BJ. Gestational diabetes: weight gain during pregnancy and its relationship to pregnancy outcomes. Chin Med J (Engl). 2019 Jan 20;132(2):154-160. doi: 10.1097/CM9.0000000000000036. PMID: 30614859; PMCID: PMC6365271.
17. Gou BH, Guan HM, Bi YX, Ding BJ. Gestational diabetes: weight gain during pregnancy and its relationship to pregnancy outcomes. Chin Med J (Engl). 2019 Jan 20;132(2):154-160. doi: 10.1097/CM9.0000000000000036. PMID: 30614859; PMCID: PMC6365271.
18. Zajdenverg L, Dualib P, Façanha C, Goldbert A, Negrato C, Forti A, Bertoluci M. Tratamento farmacológico do diabetes na gestação. Diretriz Oficial da Sociedade Brasileira de Diabetes (2022). DOI: 10.29327/557753.2022-13, ISBN: 978-65-5941-622-6.
19. Brown J, Martis R, Hughes B, Rowan J, Crowther CA. Oral anti-diabetic pharmacological therapies for the treatment of women with gestational diabetes. Cochrane Database Syst Rev. 2017 Jan 25;1(1):CD011967. doi: 10.1002/14651858.CD011967.pub2.
20. Baharani E, Pandey P., Khare S, Dikhit S.; Manual of High-Risk Pregnancy First Edition: 2018 ISBN: 978-93-5270-392-0).
21. Sweeting A, Wong J, Murphy HR, Ross GP. A Clinical Update on Gestational Diabetes Mellitus. Endocr Rev. 2022 Sep 26;43(5):763-793. doi: 10.1210/endrev/bnac003. PMID: 35041752; PMCID: PMC9512153.
22. Nielsen A, Dusek JA, Taylor-Swanson L, Tick H. Acupuncture Therapy as an Evidence-Based Nonpharmacologic Strategy for Comprehensive Acute Pain Care: The Academic Consortium Pain Task Force White Paper Update. Pain Med. 2022 Aug 31;23(9):1582-1612. doi: 10.1093/pm/pnac056. PMID: 35380733; PMCID: PMC9434305.
23. Baroncini A, Maffulli N, Eschweiler J, Molsberger F, Klimuch A, Migliorini F. Acupuncture in chronic aspecific low back pain: a Bayesian network meta-analysis. J Orthop Surg Res. 2022 Jun 20;17(1):319. doi: 10.1186/s13018-022-03212-3. PMID: 35725480; PMCID: PMC9208133.
24. (Kalmbach D.A, Pillai V, Arnedt J.T, Anderson J.R, Drake C.L. Sleep System Sensitization: Evidence for Changing Roles of Etiological Factors in Insomnia. Sleep Med. 2016. May; 21:63-69.
25. Yang XY, Yang NB, Huang FF, Ren S, Li ZJ. Effectiveness of acupuncture on anxiety disorder: a systematic review and meta-analysis of randomised controlled trials. Annals of General Psychiatry [Internet]. 30 jan 2021 [citado 25 ago 2022];20(1). Disponível em: https://doi.org/10.1186/s12991-021-003275.
26. Tu CH, MacDonald I, Chen YH. The Effects of Acupuncture on Glutamatergic Neurotransmission in Depression, Anxiety, Schizophrenia, and Alzheimer's Disease: A Review of the Literature. Frontiers in Psychiatry [Internet]. 12 fev 2019 [citado 25 ago 2022];10. Disponível em: https://doi.org/10.3389/fpsyt.2019.00014).
27. Yuan Chengkun, et al., Exploração da Medicina Tradicional Chinesa no Tratamento de Diabetes Mellitus Gestacional. Acta Medicina Chinesa e Farmacologia, 2022. 8(50): p. 622-629.
28. Wang Jingshang, et al., Análise dos tipos de constituição da MTC em pacientes com diabetes mellitus gestacional e sua correlação com complicações na gravidez e no parto. Jornal da Universidade de Medicina Tradicional Chinesa de Pequim. 2020, 3(8): p. 696-701.
29. Wu Xiaosi, e outros. Análise das Síndromes Comuns da MTC na Distribuição do Diabetes Mellitus Gestacional. Novo Mundo do Diabetes, 2017, 20(24): p. 30-33.
30. Yao Shengju. Pesquisa sobre tratamento dialético da MTC para diabetes mellitus gestacional. As últimas informações médicas no World Digest, 2018, 18(23): p. 152-153.
31. Li Xiangyun (2005). Diagnóstico Ginecológico Prático e Terapêutica da Medicina Tradicional Chinesa e Ocidental, China: Publicação de Medicina Tradicional Chinesa da China.

65

Adriano Höhl • André Wen Wan Tsai • Hsin-Ning Chang

Benefícios da Acupuntura na Hipertensão Gestacional

Introdução

Os distúrbios hipertensivos da gravidez representam uma das principais causas de mortes maternas e perinatais em todo o mundo.[1] A hipertensão gestacional é a causa mais frequente de hipertensão durante a gravidez. A aferição precisa da pressão arterial, o diagnóstico, tratamento de distúrbios hipertensivos durante a gravidez e no período pós-parto são fundamentais para melhorar os resultados e diminuir esses índices que destroem a estrutura das famílias no mundo.

A hipertensão gestacional ocorre em 6% a 17% das gestantes nulíparas saudáveis e em 2% a 4% das gestantes multíparas.[2-4] A prevalência é maior em indivíduos com história de pré-eclâmpsia, gestação multifetal ou obesidade.[5,6]

Definição

A hipertensão na gravidez é definida como o novo aparecimento de hipertensão em uma paciente previamente normotensa após a 20ª semana de gestação, na ausência de proteinúria ou novos sinais de disfunção orgânica.[7]

O American College of Obstetricians and Gynecologists (ACOG) define hipertensão em mulheres grávidas como pressão arterial sistólica materna clínica maior ou igual a 140 mmHg e/ou pressão arterial diastólica maior ou igual a 90 mmHg em 2 ou mais ocasiões pelo menos 4 horas de diferença. O ACOG categoriza ainda a hipertensão grave como pressão arterial sistólica sustentada maior ou igual a 160 mmHg e/ou pressão arterial diastólica maior ou igual a 110 mmHg; nesse cenário, a verificação deve ser realizada em apenas 15 minutos para evitar atrasos no tratamento.[8]

Dependendo do seu curso durante a gravidez e no pós-parto, o diagnóstico pode mudar para pré-eclâmpsia.

A pré-eclâmpsia é definida como hipertensão de início recente e proteinúria ou hipertensão de início recente mais disfunção significativa de órgãos-alvo com ou sem proteinúria. A hipertensão crônica refere-se à hipertensão que persiste por mais de 12 semanas após o parto. A pré-eclâmpsia não tratada acarreta risco de convulsão para a mãe e risco de morte tanto para a materna quanto para o fetal. Além disso, podem ocorrer outras complicações, como, acidente vascular cerebral, descolamento prematuro da placenta, parto prematuro e baixo peso do feto ao nascer (Tabela 65.1).[9,10]

Fisiopatologia

A fisiopatologia da pré-eclâmpsia é, provavelmente, uma combinação multifatorial de fatores genéticos e ambientais e placentação anormal.[11]

A pré-eclâmpsia é uma doença em 2 estágios. O primeiro estágio é um estágio assintomático da gravidez precoce, resultante de má placentação devido à invasão anormal do trofoblasto e remodelamento da artéria espiral, seguido por uma lesão de isquemia/reperfusão placentária e uma resposta imunomediada materna que leva a liberação de fatores antiangiogênicos e detritos placentários na circulação materna e uma liberação inadequada de fatores pró-angiogênicos.[12]

O desequilíbrio angiogênico, a resposta inflamatória exagerada imunomediada e a disfunção das cé-

Tabela 65.1. Classificação das doenças hipertensivas da gravidez

Hipertensão crônica	▪ PAS ≥ 140 mmHg e/ou PAD ≥ 90 mmHg antes da gravidez ou 20 semanas de gestação OU ▪ Uso de medicação anti-hipertensiva antes da gravidez Ou ▪ Persistência de hipertensão > 12 semanas após o parto
Hipertensão crônica com pré-eclâmpsia sobreposta	▪ PAS ≥ 140 mmHg e/ou PAD ≥ 90 mmHg antes da gravidez ou 20 semanas de gestação Ou ▪ Uso de anti-hipertensivos antes da gravidez Ou ▪ Persistência de hipertensão > 12 semanas após o parto E ▪ Envolvimento de órgãos-alvo (desenvolve proteinúria ou trombocitopenia, aumento dos níveis de transaminase, insuficiência renal, edema pulmonar ou cefaleia de início recente)
Hipertensão gestacional	▪ PAS ≥ 140 mmHg e/ou PAD ≥ 90 mmHg após 20 semanas de gestação em uma mulher que estava normotensa basal
Pré-eclâmpsia	▪ PAS ≥ 140 mmHg e/ou PAD ≥ 90 mmHg após 20 semanas de gestação em uma mulher que estava normotensa basal e desenvolve proteinúria ou trombocitopenia, aumento dos níveis de transaminase, insuficiência renal, edema pulmonar ou cefaleia de início recente (alvo envolvimento de órgãos)

Fonte: Classificação de Hipertensão Gestacional do American College of Obstetricians and Gynecologists (ACOG).[8]

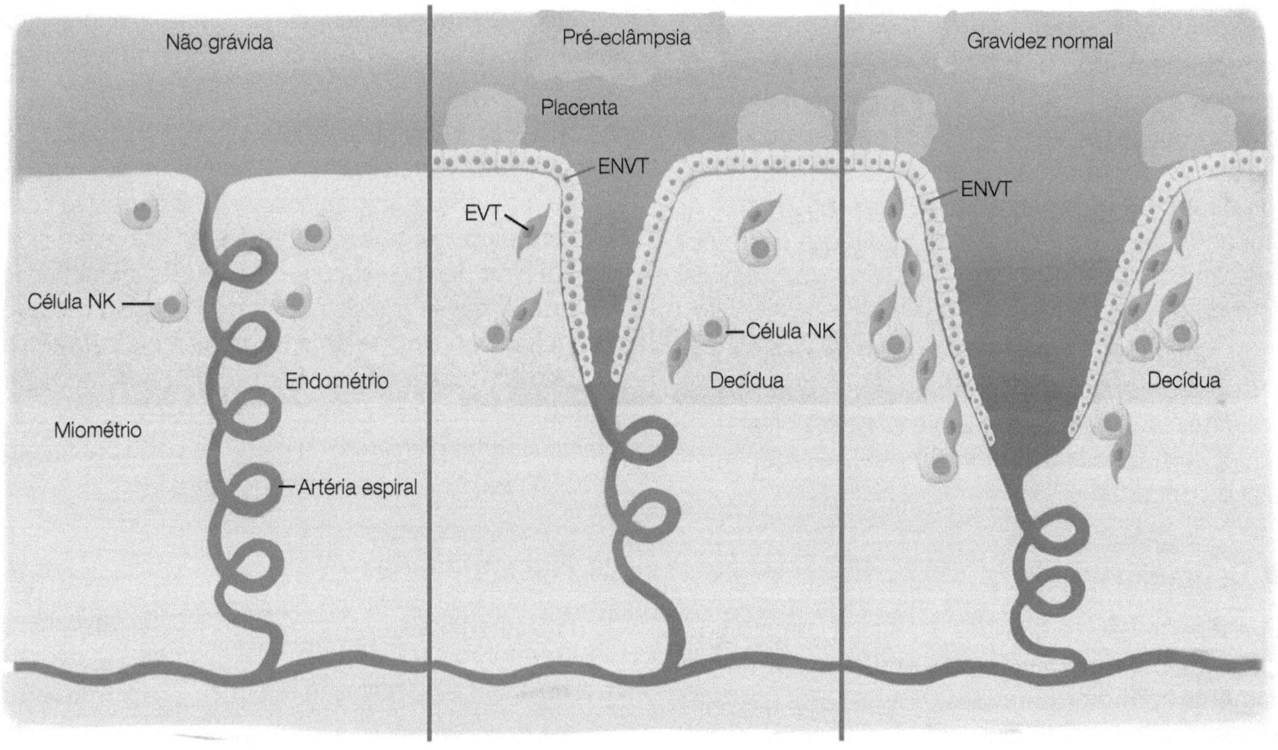

■ **Figura 65.1.** Representação da artéria espiral no útero não grávido, na gravidez normal e na gravidez com pré-eclâmpsia. Fonte: Adaptada da referência 13.

lulas endoteliais tem como consequência uma taxa de agregação plaquetária aumentada com a ativação anormal do sistema de coagulação e aumento vascular sistêmico. A má placentação leva à perfusão fetal anormal, evidenciada pelo fluxo sanguíneo arterial uterino anormal e incidência de 22,2% de restrição do crescimento fetal em gestações acometidas por pré-eclâmpsia, principalmente nas gestações pré-termo (Figura 65.1).[14]

A liberação de fatores antiangiogênicos placentários, vem como uma tentativa de melhorar a perfusão placentária.[15]

A resposta inflamatória em decorrência da pré-eclâmpsia ativa a cicloxigenase (COX), que aumenta os níveis de tromboxano A2 (TxA2) e reduz os níveis de prostaciclina (PGI2) nas células endoteliais, levando a um aumento da agregação plaquetária e vasoconstrição.[12]

Prevenção da hipertensão na gravidez

Com o conhecimento da fisiopatologia, iniciaram-se protocolos para a adoção de métodos de predição e prevenção. Entre as diversas alternativas, destaca-se o uso do Doppler das artérias uterinas e a detecção de substâncias plasmáticas, como proteínas de origem placentária ou decorrentes do desequilíbrio angiogênico.

Intervenções preventivas podem ser melhor iniciadas antes de 16 semanas de gestação, quando ocorre a maior parte da transformação fisiológica das artérias espirais uterinas. Essa intervenção precoce tem o maior potencial para diminuir as formas precoces de pré-eclâmpsia.[16]

A classificação de riscos é muito importante baseada na história e investigação epidemiológica conforme Tabela 65.2.[17]

Para grávidas de baixo risco são recomentadas:[17]

1. Suplementação de cálcio de pelo menos 1 g/d, por via oral, é recomendada para mulheres com baixa ingestão de cálcio (< 600 mg/dia) (IA).
2. Abstenção de álcool para prevenção dos efeitos fetais do álcool (II-2E), exercício para manutenção da forma física (IA).
3. Uso peri conceptual de um multivitamínico contendo folato para prevenção de doenças neurais (defeito do tubo neural) (IA).

Tabela 65.2. Marcadores de risco para pré-eclâmpsia

Dados demográficos e histórico familiar	Histórico médico ou obstétrico passado	Gravidez atual	
		Primeiro trimestre	Segundo ou terceiro trimestre
	Pré-eclâmpsia anterior	Gravidez múltipla	
	Síndrome do anticorpo antifosfolípide		
	Condições médicas preexistentes ▪ Hipertensão preexistente ou reserva PA diastólica ≥ 90 mmHg ▪ Doença renal preexistente ou reserva proteinúria ▪ Diabetes *mellitus* preexistente		
Idade maternal ≥ 40 anos	Menor peso materno ao nascer e/ou parto prematuro	Excesso de peso/obesidade	PA elevada (hipertensão gestacional)
História familiar de pré-eclâmpsia (mãe ou irmã)	Trombofilias hereditárias	Primeira gravidez em andamento	AFP, hCG, inhA ou E 3 anormais
História familiar de doença cardiovascular de início precoce	Aumento dos triglicerídeos pré-gravidez	Novo parceiro	Ganho de peso excessivo na gravidez Infecção durante a gravidez (por exemplo, ITU, doença periodontal)
	Não fumante	Curta duração da relação sexual com o parceiro atual	Doppler de artéria uterina anormal
	Uso de cocaína e metanfetamina	Tecnologias reprodutivas	IUGR
	aborto anterior em ≤ 10 semanas com o mesmo parceiro	Intervalo entre gestações ≥ 10 anos	Marcadores laboratoriais investigacionais
		Reserva sBP ≥ 130 mmHg, ou reserva dBP ≥ 80 mmHg	
		Sangramento vaginal no início da gravidez	
		Doença trofoblástica gestacional	
		PAPP-A anormal ou β-hCG livre	

Mulheres com risco aumentado (que devem ser consideradas para encaminhamento especializado) são aquelas com um dos fatores em negrito, ou dois ou mais dos marcadores sem negrito. AFP: alfafetoproteína; inhA: inibina A; E3: estradiol; ITU: infecção do trato urinário; PAs: PA sistólica; dBP: PA diastólica; PAPP-A: proteína plasmática A associada à gravidez. Fonte: Adaptada de Magee LA et al. J Obstet Gynaecol.

4. Cessação do tabagismo para prevenção de baixo peso ao nascer e parto prematuro (IE).
5. O uso peri conceptual e contínuo de um multivitamínico contendo folato (IB) ou exercício (II-2B) pode ser útil na prevenção da pré-eclâmpsia.

Para pacientes de alto risco acrescentamos ainda as observações a seguir:[17]

1. Baixas doses de ácido acetilsalicílico e suplementação de cálcio (pelo menos 1 g/d) para mulheres com baixa ingestão de cálcio são recomendadas para prevenção de pré-eclâmpsia em mulheres de alto risco (IA).
2. Ácido acetilsalicílico deve ser: tomado em dose baixa (75–162 mg/d), (III-B) administrado ao deitar-se, (IB) iniciado após o diagnóstico de gravidez, mas antes de 16 semanas de gestação, (IB) e considerado para continuação até o parto (CI).
3. Doses profiláticas de heparina de baixo peso molecular podem ser discutidas em mulheres com complicações placentárias anteriores (incluindo pré-eclâmpsia) para prevenir a recorrência de pré-eclâmpsia grave ou de início precoce, parto prematuro e/ou bebês pequenos para a idade gestacional (IB).
4. L-arginina (IB).
5. Maior repouso em casa no terceiro trimestre (IC).
6. Redução da carga de trabalho ou estresse (III-C).

Quadro clínico

Os sintomas podem incluir dor de cabeça, náusea, vômito, edema, ganho de peso súbito e alterações na visão. No entanto, os pacientes com DMG geralmente são clinicamente assintomáticos. Portanto, o exame pré-natal regular é necessário e o monitoramento da pressão arterial em decúbito lateral esquerdo é condição obrigatória nas consultas de pré-natal, ou sempre que houver um dos sintomas acima.

Não é infrequente o tratamento com analgésicos para crises de migrânea nas unidades de urgência sem se fazer o diagnóstico diferencial da hipertensão gestacional, agravando o estado da paciente e aumentando os riscos para mãe e feto.

Tratamento

O tratamento das HDPs visa equilibrar os riscos e benefícios para a mãe quanto para o feto.

O manejo da hipertensão gestacional pode incluir repouso no leito, hospitalização, monitoramento fetal, medicação anti-hipertensiva e corticosteroides. Além disso, determinar o momento do parto também é importante. Para pacientes com pressão arterial sistólica ≥ 160 mmHg e/ou pressão arterial diastólica ≥ 110 mmHg, o parto é recomendado ≥ 34 semanas após a estabilização materna; para gestações com pressão arterial frequente ≥ 140/90 mmHg, mas < 160/110 mmHg, comorbidades ou outros fatores de risco para desfechos adversos, sugere-se o parto com 37 + 0 semanas de gestação; para gestações não complicadas (sem comorbidades ou outros fatores de risco para resultados adversos) com hipertensão gestacional em que uma proporção substancial de pressão arterial é < 140/90 mmHg e algumas pressões arteriais ≥ 140/90 mmHg, mas < 160/110 mmHg, parto em 38 + 0 a 39 + 0 semanas é sugerido.[10]

Tratamento farmacológico

No geral, com base nas evidências atuais, o ACOG reconhece que mulheres grávidas com hipertensão grave (pressão arterial ≥ 160/110 mmHg) devem ser tratadas com anti-hipertensivos para prevenir complicações vasculares maternas, como acidente vascular cerebral e descolamento prematuro da placenta. É certo que todos os anti-hipertensivos atravessam a barreira hemato-placentária, porém não existem relatos de riscos relativos ou absolutos para grandes malformações congênitas, incluindo malformações cardíacas, com exposição a betabloqueadores no primeiro trimestre.[18]

O ACOG recomenda o uso de β-bloqueadores e bloqueadores dos canais de cálcio como agentes de primeira linha para o tratamento de HDPs. O labetalol, um bloqueador misto α-adrenérgico e β-adrenérgico, é o β-bloqueador mais comumente usados na gravidez podendo-se optar pela nifedipina de ação prolongada ou a metildopa, seguidos pelos de segunda linha que incluem diuréticos tiazídicos e hidralazina.

O uso de inibidores da ECA, bloqueadores dos receptores da angiotensina II, inibidores diretos da renina e antagonistas dos receptores dos mineralocorticoides são absolutamente contraindicados na gravidez por causa de suas associações significativas com anormalidades e insuficiência renal fetal, restrição de crescimento, malformações congênitas e morte.[8]

Tratamento não farmacológico

Medidas não farmacológicas são essenciais tanto no período de prevenção quanto no período de tratamento da hipertensão da gravidez.

A modificação da dieta e estilo de vida para reduzir a pressão arterial mostraram efeitos nos resultados da gravidez, entretanto, os estudos são controversos e ainda não existe uma padronização na orientação.

O exercício moderado por 30 minutos, vários dias da semana, pode oferecer benefícios, como diminuição do risco de desenvolver diabetes gestacional, parto vaginal cirúrgico, risco de parto cesáreo, tempo de recuperação pós-parto e risco de depressão pós-parto.[19]

Modificação do estilo de vida recomendada:

1. **Repouso:** o paciente deve descansar adequadamente para ajudar a reduzir o estresse e baixar a pressão arterial.
2. **Exercício:** exercícios aeróbicos, treinamento de força e exercícios isométricos puros, como levantamento de peso, não são recomendados, pois essas atividades podem elevar a pressão arterial a níveis graves.
3. **Dieta:** o paciente deve seguir uma dieta saudável e balanceada, sem restrição significativa de sal.
4. **Redução do estresse:** o médico pode recomendar técnicas de redução do estresse, como meditação, exercícios de respiração profunda ou acupuntura. O estresse pode aumentar a pressão arterial, por isso é importante encontrar maneiras de controlar o estresse durante a gravidez.
5. **Monitoramento regular da pressão arterial:** o paciente deve fazer *check-ups* regulares para monitorar os níveis de pressão arterial e garantir que quaisquer possíveis complicações sejam detectadas e tratadas prontamente.

Complicações

Segundo a FEBRASGO, são inúmeras as possibilidades de complicações da HAS na gravidez, conforme Tabela 65.3.[20]

Tabela 65.3. Complicações da HAS na gravidez

Sistema afetado	Distúrbio
Cardiovascular	HAS grave, edema pulmonar, TEP, acidentes vasculares
Renal	Oliguria, IRA
Hematológico	Hemólise, plaquetopenia, CIVD
Neurológico	Eclampsia, edema cerebral, AVC, PRESS
Oftalmológico	Amaurose, hemorragias retinianas, exsudatos, edema de papila
Hepático	Disfunção, isquemia, hematoma, ruptura capsular
Placentário	Isquemia, trombose, DPP, hipoperfusão fetal

Fonte: Adaptada da referência 20.

Essas complicações possuem gravidade que coloca em risco a vida do feto de da mãe, sendo que as graves independentemente da idade gestacional, são indicativas de interrupção, com o objetivo de diminuição da mortalidade materna Tabela 65.3.

A acupuntura na paciente com hipertensão da gravidez

A acupuntura é conhecida por reduzir a pressão arterial (PA) na hipertensão essencial. A acupuntura tem sido usada para resolver vários problemas na gravidez, como, enjoos matinais, indução de trabalho de parto e mudança de posição fetal intraútero. Até o momento, existem poucos estudos sobre o uso da acupuntura para pré-eclâmpsia em gravidez de alto risco.[21]

O número de trabalhos de pesquisa sobre acupuntura na hipertensão aumentou constantemente nas últimas duas décadas, indicando que a acupuntura é uma excelente promessa como terapia suplementar, sendo a maioria realizada na China.[22]

Atualmente, a acupuntura para o tratamento da hipertensão é amplamente aceita e objeto de pesquisas ativas na China, com base no volume e na importância dos artigos. Além disso, os Estados Unidos têm a segunda maior classificação de centralidade de 2002 a 2021, bem como o segundo maior número de publicações, o que significa que a acupuntura é amplamente utilizada nesse país para tratar a hipertensão.[23]

Hipertensão gestacional na MTC

A hipertensão gestacional na Medicina Tradicional Chinesa (MTC) é referida como "Zi-zhǒng" ou "Zi-yūn". Se ocorrer perda de consciência, rigidez do pescoço, trismo, espuma na boca e tetania, ela é chamada de "Zǐ-xián" (eclâmpsia), que é aguda e grave.

"Zi-zhǒng" é caracterizado por inchaço facial e pés e tornozelos inchados durante os estágios intermediários ou finais da gravidez. Geralmente, resulta da retenção de umidade devido à estagnação de Qi ou deficiência de Yang do baço e do rim. Leve inchaço dos pés sem outro desconforto é comum no final da gravidez e desaparece após o parto.

"Zi-yūn" ou "Zi-xuàn" é caracterizado por tontura, visão turva, inchaço facial e edema de membros nos estágios médio ou final da gravidez. Muitas vezes resulta de hiperatividade do Yang do fígado, deficiência de Qi e sangue ou exuberância de turbidez de fleuma.

"Zǐ-xián", a eclâmpsia da gravidez, é caracterizada por vertigem súbita, desmaio, perda de consciência, olhos fixos para cima, trismo, vômito de espuma branca, convulsões dos membros e rigidez durante o final da gravidez, ou antes, durante ou depois da entrega. Os indivíduos podem voltar ao normal depois de um tempo; no entanto, alguns podem evoluir para coma. Frequentemente, resulta da agitação interna do vento do fígado ou ascensão do fogo da fleuma devido à deficiência de Yin do fígado e rim ou consumo de sangue Yin.

Diferenciação e tratamento da síndrome[24,25]

Padrão de hiperatividade do fígado induzido por deficiência de Yin

1. **Síndrome:** os principais sintomas são pressão arterial elevada com dores de cabeça, sensação de plenitude na cabeça e tontura. Outros possíveis sintomas incluem visão turva, zumbido, dormência nos dedos, boca seca e constipação. A língua é vermelha com saburra escassa e o pulso é filiforme, em corda e escorregadio.
2. **Método terapêutico:** nutrir o Yin, acalmar o fígado e submergir o Yang.
3. **Prescrição:** adição e subtração de Qǐ-Jú-Dì-Huáng-Wán (杞菊地黃丸: Rehmanniae Radix, Corni Fructus, Poria, Dioscoreae Rhizoma, Moutan Cortex, Anemarrhenae Rizoma, crisântemo Flos, Lycii Frutos).

Excesso de calor no padrão do coração e do fígado

1. **Síndrome:** os principais sintomas desse padrão são pressão arterial elevada acompanhada de dor de cabeça, tontura, sensação de plenitude na cabeça, inquietação, insônia, boca seca, sede e urina amarelada-avermelhada. A língua tem uma cor vermelha com saburra amarela e seca, e o pulso é em corda e rápido.
2. **Método terapêutico:** a abordagem terapêutica consiste em reduzir o fogo do coração, acalmar o fígado e submergir o Yang.
3. **Prescrição:** adição e subtração de Tiān-Má-Gōu-Téng-Yǐn (天麻鉤藤飲: Gastrodiae Rizoma, Uncariae Ramulus cum Uncis, Eucommiae Cortex, Haliotidis Concha, Taxilli Herba, Gardeniae Fructus, Cyathulae Radix, Scutellariae Radix, Poria Cum Pini Radix, Caulis Polygoni Multiflori, Leonuri Herba), com a adição de Rehmanniae Radix (生地黃) e Saigae Tataricae Cornu em pó (羚羊角粉).

Hiperatividade do fígado com padrão de deficiência do baço

1. **Síndrome:** esse padrão é caracterizado por pressão arterial elevada com sintomas como dor de cabeça, tontura, plenitude cefálica, falta de apetite, plenitude abdominal após as refeições, movimentos intestinais soltos, tez pálida ou pálida, fadiga e astenia. A língua é pálida com uma fina saburra branca e o pulso é em corda e fraco.
2. **Método terapêutico:** a estratégia de tratamento é fortalecer o baço e transformar a umidade, acalmar o fígado e submergir o Yang.
3. **Prescrição:** a receita recomendada é Yì-Gān-Sàn (抑肝散: Angelica, Atractylodes, Poria cocos, Uncaria, Chuanxiong, Bupleurum, Alcaçuz) com a adição de Dioscoreae Rizoma (山藥), Citri reticulado Pericarpium (陳皮) e Gastrodiae Rizoma (天麻).

Padrão de deficiência do Qi do rim

1. **Síndrome:** caracteriza-se por edema depressível nos membros inferiores, dor lombar, zumbido, baixa libido, tontura e falta de memória. A língua parece pálida e o pulso é profundo e fraco.
2. **Método terapêutico:** o método usado para tratar esse padrão é reforçar o Qi do rim e drenar a retenção de água.
3. **Prescrição:** a prescrição para esse padrão inclui a adição e subtração de Jì-Shēng-Shèn-Qì-Wán (濟生腎氣丸: Rehmannia glutinosa, Cornus officinalis, Dioscorea polystachy, Poria cocos, casca de Moutan, Alisma, Radix Aconiti Praeparata, Canela, Achyranthes bidentata e Semen plantaginis).

Fleuma calor perturbando o padrão mental

1. **Síndrome:** esse padrão é caracterizado por tontura, plenitude cefálica, convulsões, trismo, sons de catarro na garganta, aperto no peito, catarro abundante, expressão embotada e incapacidade de reconhecer pessoas. A língua aparece vermelha com saburra amarela e gordurosa, e o pulso é escorregadio e rápido.
2. **Método terapêutico:** o método terapêutico utilizado para tratar esse padrão é limpar o calor, transformar a fleuma e abrir os orifícios.

3. **Prescrição:** a prescrição para esse padrão inclui Niú-Huáng-Qīng-Xīn Wán (牛黃清心丸: Bovis Calculus, Bambusae Caulis em Taenia, Cinnabaris, Coptidis Rhizoma, Scutellariae Radix, Acori Tatarinowii Rizoma, crisântemo Flos).

Agitação interna do padrão de vento do fígado

1. **Síndrome:** esse padrão é caracterizado por tonturas, dores de cabeça, visão turva, irritabilidade, rubor facial, convulsões corporais súbitas, trismo ou mesmo inconsciência. A língua pode ser vermelha ou carmesim com pelo amarelo fino, e o pulso é escorregadio, em corda e rápido.
2. **Método terapêutico:** o objetivo do tratamento é acalmar o fígado, extinguir gases e resolver convulsões.
3. **Prescrição:** a receita recomendada é Ling Jiao Gou Teng Tang (羚角鉤藤湯) que consiste em Saigae Tataricae Pó de milho (engolido), Uncariae Ramulus cum Uncis, Folium Mori, Chrysanthemi Flos, Fritillariae Thunbergii Bulbus, Bambusae Caulis em Taenias, Rehmanniae Radix, Paeoniae Radix Alba, Poria Cum Pini Radix e Glycyrrhizae Radix et Rhizoma.

Tratamento de acupuntura

1. **Pontos corporais:**
   - Os principais pontos de acupuntura usados para nutrir o Yin do fígado e do rim e subjugar o Yang do fígado são LR3 (Taichong), PC6 (Neiguan), GB0 (Fengch), Ex-HN5 (Taiyang) e KI3 (Taixi).
   - Para pré-eclâmpsia ou eclâmpsia, adicione KI1 (Yongquan), M-HN-1 (Sishencong), ST36 (Zusanli), LI4 (Hegu) e GV20 (Baihui).
   - Para deficiência de Qi do baço, adicione ST36 (Zusanli) e SP3 (Taibai).
   - Para deficiência de Qi do rim, adicione KI7.
2. **Pontos auriculares:** Shen Men, fígado, rim, coração, baixa pressão arterial e simpático.
3. **Moxabustão:** A moxabustão em ST36 (Zusanli), Qi Hai (CV6) e Guan Yuan (CV4) é usada para reforçar o Qi do baço e do rim.

Os pontos de acupuntura a serem evitados durante a gravidez antes de 38 semanas são LI4 (Hegu), SP6 (Sanyinjiao), GB21 (Jianjing), UB60 (Kunlun), UB67 (Zhiyin) e quaisquer pontos de acupuntura localizados no abdômen superior e inferior e área lombossacral.

Conclusão

A hipertensão na gravidez é um fator importante de morbimortalidade materno e fetal, sendo indicado a avaliação de fatores de risco, exames de rastreamento e abordagem preventiva precoce, que podem ser associados o tratamento medicamentoso nos casos graves e alterações de estilo de vida, como controle nutricional e exercícios. O protagonismo do tratamento deve ser do médico obstetra e sua equipe multiprofissional. A acupuntura tem se mostrado eficaz como terapia coadjuvante nos casos de hipertensão arterial, diminuindo não somente os níveis pressóricos, como também o nível de estresse da paciente, insônia, além de tratar outras intercorrências da gravidez.

Referências bibliográficas

1. Steegers EA, et al. Preeclampsia. Lancet, 2010. 376 (9741): p. 631-44.
2. Buchbinder A, et al. Adverse perinatal outcomes are significantly greater in severe gestational hypertension than in mild preeclampsia. Am J Obstet Gynecol, 2002. 186 (1): p. 66-71.
3. Hauth JC, et al. Pregnancy outcomes in healthy nulliparous women who develop hypertension. Calcium for Preeclampsia Prevention Study Group. Obstet Gynecol, 2000. 95 (1): p. 24-8.
4. Yoder SR, Thornburg LL, Bisognano JD. Hypertension in pregnancy and women of reproductive age. Am J Med, 2009. 122 (10): p. 890-5.
5. Gaillard R, et al. Associations of maternal obesity with blood pressure and the risks of gestational hypertensive disorders. The Generation Study R. J Hypertens, 2011. 29 (5): p. 937-44.
6. Sibai BM. Diagnosis and management of gestational hypertension and pre-eclampsia. Obstet Gynecol, 2003. 102 (1): p. 181-92.
7. Gestational Hypertension and Preeclampsia: ACOG Practice Bulletin, Number 222. Ob'stet Gynecol 2020; 135:e237.
8. Khedagi AM, Bello NA. Hypertensive Disorders of Pregnancy. Cardiol Clin. 2021 Feb;39(1):77-90. doi: 10.1016/j.ccl.2020.09.005. Epub 2020 Nov 2. PMID: 33222817; PMCID: PMC7720658.
9. Hypertension in pregnancy. Report of the Task Force on Hypertension in Pregnancy of the American College of Obstetricians and Gynecologists. Obstet Gynecol, 2013. 122 (5): p. 1122-1131.
10. Creanga AA, et al. Maternal Mortality and Morbidity in the United States: Where Are We Now? J Womens Health (Larchmt), 2014. 23 (1): p. 3-9.
11. Espinoza J, Vidaeff A, Pettker CM, Simhan H. ACOG Practice Bulletin No. 202: Gestational Hypertension and Preeclampsia. Obstet Gynecol. 2019; 133 (1):e1–25. [Google Scholar] [List of references
12. Ma'ayeh M, Costantine MM. Prevention of preeclampsia. Semin Fetal Neonatal Med. 2020 Oct;25(5):101123.

doi: 10.1016/j.siny.2020.101123. Epub 2020 Jun 2. PMID: 32513597; PMCID: PMC8236336.
13. https://coreem.net/core/preeclampsia-and-eclampsia/
14. Sciscione AC, Hayes EJ. Uterine artery Doppler in obstetric practice. Am J Obstet Gynecol. 2009; 201 (2):121–6. [PubMed] [Google Scholar] [List of References]
15. Roberts JM. Pathophysiology of placental ischemic disease. Semin Perinatol. 2014; 38(3):139–45. [Free PMC Article] [PubMed] [Google Scholar] [List of References]).
16. Oge G. Chaiworapongsa T.Romero R.Hussein Y.Kusanovic JP Yeo L. and others Placental injuries associated with maternal underperfusion are more frequent in early-onset preeclampsia than in late-onset preeclampsia.
17. Magee LA, Pels A, Helewa M, Rey E, von Dadelszen P. Canadian Hypertensive Disorders of Pregnancy Working Group. Diagnosis, evaluation, and management of the hypertensive disorders of pregnancy: executive summary. J Obstet Gynaecol Can. 2014 May;36(5):416-41. English, French. doi: 10.1016/s1701-2163(15)30588-0. PMID: 24927294.
18. Bateman BT, Heide-Jorgensen U, Einarsdottir K, et al. Use of beta-blockers in pregnancy and risk of birth defects: an international cohort study. Ann Intern Med 2018; 169(10):665-73.
19. Physical activity and exercise during pregnancy and the postpartum period: ACOG committee opinion, number 804. Obstet Gynecol 2020; 135 (4):e178–88. [PubMed] [Google Scholar].
20. FEBRASGO. Pre-eclampsia in its various aspects. São Paulo: Brazilian Federation of Gynecology and Obstetrics Associations (FEBRASGO), 2017. FEBRASGO Guidelines and Recommendations Series. n. 8, 2017.
21. Kocher Z, Hobbs V. Integrating Acupuncture for Preeclampsia with Severe Features and HELLP Syndrome in a High-Risk Antepartum Care Setting. Med Acupuncture. 2019 Dec 1;31(6):407-415. doi: 10.1089/acu.2019.1399. Epub 2019 Dec 13. PMID: 31871530; PMCID: PMC6918523.
22. Man TM, Wu L, Zhang JY, Dong YT, Sun YT, Luo L. Research trends of acupuncture therapy for hypertension over the past two decades: a bibliometric analysis. Cardiovasc Diagn Ther. 2023 Feb 28;13(1):67-82. doi: 10.21037/cdt-22-480. Epub 2022 Dec 15. PMID: 36864974; PMCID: PMC9971308.
23. Man TM, Wu L, Zhang JY, Dong YT, Sun YT, Luo L. Research trends of acupuncture therapy for hypertension over the past two decades: a bibliometric analysis. Cardiovasc Diagn Ther. 2023 Feb 28;13(1):67-82. doi: 10.21037/cdt-22-480. Epub 2022 Dec 15. PMID: 36864974; PMCID: PMC9971308.
24. Li Xiangyun (2005). Practical Gynecological Diagnosis and Therapeutics of Traditional Chinese and Western Medicine, China: Publication of Traditional Chinese Medicine of China.
25. Lin Xiujuan, Gestational Hypertension Syndrome. Journal of Traditional Chinese Gynecological Medicine, 2012. 16(6): p.70-75.

Hong Jin Pai • Lin Chen Hau • Patrícia Evelyne Alves

Acupuntura nas Alterações Gastrintestinais da Gestação

A gestação é um período de profundas transformações no organismo feminino, envolvendo mudanças fisiológicas, hormonais e anatômicas que impactam diretamente o bem-estar da gestante. Essas mudanças têm início logo após a fecundação e se estendem até o nascimento do bebê, englobando diferentes aspectos do organismo materno, entre os quais o sistema gastrintestinal, que desempenha um papel fundamental na absorção e metabolização de nutrientes, além de eliminar resíduos e toxinas do organismo. Esses processos ainda são mais importantes durante a gestação, período em que as necessidades nutricionais da gestante e do feto aumentam consideravelmente. O adequado funcionamento do sistema gastrintestinal, portanto, é essencial para a saúde da gestante e do feto.

Os problemas gastrintestinais são uma das queixas mais frequentes durante a gestação. Algumas mulheres têm distúrbios gastrintestinais próprios da gravidez, ao passo que outras apresentam transtornos gastrintestinais crônicos, que requerem atenção especial durante a gravidez.

A gravidez altera a anatomia visceral e afeta a motilidade normal do esôfago, estômago e intestinos e pode levar a sintomas como refluxo gastroesofágico, causando azia, náuseas e vômitos, obstipação e hemorroidas. As doenças gastrintestinais crônicas requerem tratamento durante o período da gestação, levantando a questão desafiadora de saber se os resultados benéficos do tratamento medicamentoso para a mãe podem ser, ou não, prejudiciais para o feto.

É nesse contexto, que a acupuntura, técnica terapêutica milenar oriunda da Medicina Tradicional Chinesa, tem se destacado como opção eficaz e segura para o tratamento das alterações gastrintestinais provenientes da gestação. A acupuntura tem se mostrado uma terapia complementar promissora como uma alternativa segura e eficaz em detrimento aos medicamentos convencionais, que, muitas vezes, não são recomendados para mulheres gestantes.

Doença do refluxo gastroesofágico

A doença do refluxo gastroesofágico (DRGE), comumente manifestada por azia, dor em queimação na região retroesternal, é relatada por 30% a 50% das mulheres durante a gravidez, que pode chegar a 80% em algumas populações.[1,2]

Essa doença ocorre quando o conteúdo gástrico passa para o esôfago e causa sintomas ou danifica a mucosa. Além do ácido gástrico, os ácidos biliares e as enzimas digestivas, como a pepsina, também prejudicam a integridade da mucosa ou provocam a diminuição da motilidade esofágica.

Essa patologia pode se iniciar no primeiro ou no segundo trimestre e geralmente persiste no decorrer da gravidez, com piora progressiva até o parto, em alguns casos. Outros sintomas também podem ser observados na doença do refluxo gastroesofágico, como rouquidão, dor retroesternal e tosse. Os fatores hormonais e mecânicos estão envolvidos na gênese dessa doença durante a gestação. Estudos mostram que o aumento de estrogênio e principalmente da progesterona na gestação leva à diminuição da pressão do esfíncter esofágico inferior (EEI).[3] O aumento do útero e o consequente aumento da pressão intra-abdominal como causas dos sintomas são controversos, pois a incidência da DRGE é similar nos três trimestres da gestação. O ganho de peso ao longo da gestação está associado a maior risco da doença no terceiro trimestre.[4]

Tratamento

Os antiácidos são os medicamentos de primeira escolha para a doença do refluxo gastroesofágico, por serem considerados não sistêmicos e, principalmente, por causar alívio sintomático de maneira mais rápida. Antiácidos que contêm magnésio, cálcio ou alumínio não são teratogênicos, conforme mostram estudos.[5] Dessa maneira, os antiácidos são os medicamentos de escolha para tratamento da DRGE na gestação. Os procinéticos (bromoprida, metoclopramida) são fármacos antidopaminérgicos que têm efeito no refluxo gastresofágico por aumentar a pressão no esfíncter esofágico inferior (EEI), estimulam a motilidade gástrica, aumentando o esvaziamento gástrico, e diminuem a regurgitação.[6]

Os inibidores da bomba de prótons (IBP) são os medicamentos de maior eficácia para tratamento da doença do refluxo gastroesofágico e de suas complicações. Estudos descrevem o uso dos inibidores de bomba de prótons para tratamento de mulheres cujos sintomas sejam de difícil controle ou que tenham doença do refluxo gastroesofágico complicada. Tanto os inibidores do receptor H2 (ranitidina, famotidina e nizatidina) quanto os IBP (lanzoprazol, esomeprazol, pantoprazol, rabeprazol) são considerados pelo Federal Drug Administration (FDA) como pertencentes à categoria B, que podem ser usadas durante a gestação.[7]

Medidas não farmacológicas, como elevar a cabeceira da cama, fracionar refeições e evitar ingestão de alimentos menos de 3 horas antes de deitar-se, são providências bem-vindas.

Acupuntura

Segundo a Medicina Tradicional Chinesa (MTC), a doença do refluxo gastresofágico (DRGE) ocorre devido à disfunção do Wei (estômago), Gan (fígado) e Pi (baço). Os princípios da MTC também sustentam que as oscilações emocionais ou irregularidades da alimentação enfraquecem a capacidade do fígado de controlar o livre fluxo do Qi, prejudicando a capacidade do baço de transportar e transformar os líquidos e alimentos, incapacitando o estômago de manter o equilíbrio do Qi ascendente e descendente. Se o fluxo descendente de Qi estômago for perturbado, ele sobe patologicamente. Como resultado, o conteúdo do estômago reflui para o esôfago. O tratamento do refluxo pela MTC concentra-se em harmonizar e restaurar o fluxo descendente do Qi do estômago para evitar o contrafluxo. Com isso, restaura o funcionamento normal do esfíncter esofágico inferior, aumenta a motilidade gástrica e melhora o esvaziamento gástrico.

Zhang *et al.* fizeram um estudo randomizado com 60 pacientes com DRGE divididos em dois grupos. Um grupo (30 pacientes) foi tratado com acupuntura nos pontos Zhongwan (CV12), Zusanli (ST36), Sanyinjiao (SP6) e Neiguan (PC6), 1 vez ao dia, durante 1 semana, como curso terapêutico, com intervalo de 2 a 3 dias entre os cursos; o grupo controle (30 pacientes) recebeu oralmente omeprazol 20 mg, 2 vezes ao dia e mosaprida 20 mg, 3 vezes ao dia. O tratamento em ambos os grupos durou 6 semanas. A intensidade dos sintomas e a frequência de refluxo foram registrados, o ácido intraesofágico/refluxo biliar de 24 horas foi monitorado e a característica endoscópica da membrana mucosa esofágica foi graduada em 3 pontos de tempo: pré-tratamento (T0), imediatamente após o término do curso de tratamento (T1) e 4 semanas após (T2). O resultado encontrado foi que o pH intraesofágico de 24 horas, a pontuação de classificação endoscópica e a pontuação de sintomas diminuíram significativamente em T1 em ambos os grupos de maneira semelhante ($p < 0,01$), mostrando diferença insignificante entre os grupos ($p > 0,05$). Esses índices foram revertidos em T2 para nível alto no grupo controle ($p < 0,05$), mas a reversão não ocorreu no grupo de tratamento ($p > 0,05$).[8]

Náuseas e vômitos

As alterações gastrintestinais durante a gravidez são um fenômeno comum e amplamente estudado na literatura médica. A ocorrência de náuseas e vômitos na gravidez (NVG) é relatada em até 85% das gestações, com uma pequena porcentagem delas (0,3%-1%) desenvolvendo sintomas mais graves conhecidos como hiperêmese gravídica (HG). Não há um ponto de corte consensual para distinguir NVG de HG,[9] mas estima-se que cerca de uma em cada duzentas gestações evoluam para a forma grave da doença.

A fisiopatologia dos sintomas ainda não está completamente elucidada, mas evidências sugerem a contribuição de fatores hormonais, como o aumento da gonadotrofina coriônica humana. Embora a maioria das mulheres apresente sintomas gastrintestinais de intensidade leve a moderada, a HG é uma condição preocupante, caracterizada por náuseas e vômitos persistentes e graves, que podem levar à desidratação, desnutrição e perda de peso significativa. A etiologia exata da HG ainda é objeto de investigação, com fatores psicológicos e endócrinos sendo considerados possíveis agentes.

O tratamento precoce é fundamental para reduzir os sintomas e prevenir complicações maternas e fetais. Terapias farmacológicas específicas, como antieméticos, corticosteroides e vitaminas, podem ser indicadas em casos graves, além do suporte nutricional e hidreletrolítico adequado. No entanto, não se recomenda o uso de medicamentos durante a gravidez, pois a eficácia deles é insatisfatória e podem trazer riscos teratogênicos.[10]

A abordagem terapêutica da HG deve ser individualizada, levando em consideração as particularidades de cada paciente e a segurança tanto para a mãe quanto para o feto. O manejo eficaz da doença requer uma abordagem multidisciplinar que envolve a colaboração de profissionais de saúde, incluindo obstetras, enfermeiras, nutricionistas e farmacêuticos, a fim de oferecer o melhor cuidado para as mulheres afetadas.[11] Nesse contexto, a acupuntura tem sido considerada uma terapia complementar e alternativa promissora para o tratamento da hiperêmese gravídica, mas sua eficácia ainda é controversa devido à falta de estudos clínicos de alta qualidade, necessitando, por isso, de mais pesquisas para avaliar a sua eficácia e como ela pode ser melhor integrada ao tratamento convencional. A compreensão aprofundada da fisiopatologia da condição e o estabelecimento de critérios de diagnóstico mais precisos podem ajudar a determinar a eficácia da acupuntura na hiperêmese gravídica.

Dessa maneira, a acupuntura pode se tornar uma opção de tratamento adicional para mulheres grávidas que sofrem de hiperêmese gravídica, ajudando a aliviar os sintomas e melhorar a qualidade de vida da gestante.[10]

Durante a gravidez, muitas mulheres experimentam sintomas desconfortáveis, como náuseas e vômitos, comumente conhecidos como náuseas e vômitos na gravidez (NVG) ou enjoos matinais. Esses sintomas podem ser causados por mudanças hormonais, imunológicas ou anatômicas no corpo da mulher grávida e afetar cerca de 50% a 80% das gestantes, que pode durar até 20 semanas e prejudicar significativamente a qualidade de vida das mães. Alguns casos podem ser graves o suficiente para demandar uma hospitalização devido a desequilíbrios de fluidos e eletrólitos e deficiências nutricionais. Embora haja medicamentos disponíveis para tratar náuseas e vômitos na gravidez, muitas mulheres grávidas têm receio de utilizá-los em virtude de possíveis efeitos colaterais no feto. No entanto, existem alternativas naturais, como a vitamina B6, anti-histamínicos ou antagonistas do receptor H1, que podem ser úteis no tratamento desse transtorno.

Nos últimos anos, a medicina tradicional complementar e integrativa (MTCI) tem se tornado cada vez mais comum em muitos países ocidentais, com quase metade das mulheres em idade fértil utilizando esses métodos. Considerando que a MTCI é segura, barata e conveniente, pacientes e clínicos devem encorajar o uso da MTCI para aqueles que não desejam ser tratados com medicamentos tradicionais ou estão insatisfeitos com eles. Cuidados como o uso de gengibre, acupuntura e acupressão já são amplamente observados na prática clínica. A Food and Drug Administration (FDA), a agência reguladora ligada ao Departamento de Saúde dos Estados Unidos, considera o gengibre uma preparação herbal segura; essa planta contém óleos essenciais que bloqueiam o reflexo do vômito, bem como curcumina e sugorol, que possuem efeitos antináuseas, antivômitos, sedativos e analgésicos que podem ser a chave para sua ação. A acupressão e a acupuntura possuem mecanismos semelhantes; aplicando pressão e ativando mastócitos em pontos de acupuntura e componentes específicos, como fibras nervosas, essas terapias liberam endorfinas, aumentando assim a tensão antiemética endógena.

É importante ressaltar que, embora essas terapias complementares e alternativas possam ser úteis no tratamento da NVP, ainda são necessárias mais pesquisas para avaliar sua eficácia e segurança durante a gravidez.[12] Os pontos de acupuntura e acupressão mais comumente utilizados para o tratamento da náusea e do vômito na gravidez são PC6 (Neiguan), TE5 (Waiguan), SP36 (Zusanli), CV17 (Danzhong), CV12 (Zongwan), e SP4 (Gongsun). O ponto PC6 é o mais utilizado, e a medicina chinesa acredita que estimular e pressionar esse ponto tem um bom efeito no alívio da náusea e do vômito na gravidez. Estudos têm mostrado resultados consistentes da estimulação do ponto PC6 como um antiemético eficaz em diferentes populações de pacientes.

Essas terapias alternativas podem ser especialmente úteis para mulheres que desejam evitar medicamentos durante a gravidez.[13]

Constipação

Estima-se que aproximadamente 11% a 38% das mulheres grávidas sofrem de constipação em algum período da gestação ou do puerpério,[14] e é frequentemente referida pelas gestantes como diminuição do número de evacuações ou como dificuldade de evacuar.[15] Ela é caracterizada também por desconforto, esforço excessivo para evacuar, fezes duras ou irregulares, sensação de evacuação incompleta e pouco frequente.

A gravidez predispõe as mulheres a desenvolver constipação devido a alterações fisiológicas e anatômicas do trato gastrintestinal. O aumento dos níveis de progesterona durante a gravidez e a redução dos níveis de motilina, um hormônio estimulador da motilidade gastrintestinal, levam a aumento no tempo de trânsito intestinal.[14,15] No entanto, alguns estudos *in vivo* sugerem que a progesterona estimula, em vez de diminuir, a motilidade colônica. Consequentemente, parece ser a falta de responsividade intestinal à progesterona, e não o excesso desse hormônio, que leva à constipação em gestantes.[16]

A lentidão do trânsito intestinal pode contribuir para a ocorrência de constipação, em razão do aumento do tempo de absorção de fluidos e eletrólitos. A baixa ingestão de líquidos, a diminuição da atividade materna e o aumento da suplementação vitamínica (por exemplo, ferro e cálcio) podem contribuir ainda mais para a redução do trânsito intestinal.[17] Nas fases mais adiantadas da gestação, a compressão do retossigmoide pelo útero gravídico pode gerar vários sintomas obstrutivos que se manifestam como constipação. É importante excluir o hipotireoidismo em gestantes com queixa de constipação.[18]

Tratamento

A orientação dietética, com aumento da ingestão de fibras e de líquidos, na constipação, é similar à prescrita para a população em geral. A maioria das pacientes gestantes responde bem a essas medidas. Na falha dessa conduta inicial, podem-se introduzir medicamentos considerados seguros na gestação. Poucos laxantes foram avaliados em ensaios clínicos para uso na gravidez. O emprego de um agente farmacológico para o tratamento da constipação durante a gravidez deve ser ponderado contra possíveis efeitos adversos. A maioria dos laxantes carrega uma classificação de gravidez categoria B ou C. A terapia de primeira linha inclui a utilização de medicamentos à base de fibras com dose de 25 a 40 g/dia, pois é segura e frequentemente eficaz (psyllium, metilcelulose, guar, policarbofila cálcica, pectina e semente de linhaça).[14] Os laxativos estimulantes, como a sene e o bisacodil, são seguros na gravidez e não foram relacionados com malformação fetal. Os laxantes osmóticos, como polietilenoglicol, os açúcares não absorvíveis, como a lactulose e o sorbitol, e a glicerina podem ser utilizados na gravidez com segurança e ser benéficos para algumas pacientes.[19] O uso a curto prazo de laxantes osmóticos ou estimulantes é geralmente reservado para pacientes que não respondem a mudanças dietéticas.

Acupuntura

Na medicina chinesa, a constipação pode ser dividida em padrões de "excesso" e "deficiência". O primeiro é caracterizado pela presença de calor no Wei (estômago) e no Da Chang (intestino grosso) ou estagnação do Qi no Gan (fígado) e Pi (baço), causando secura no intestino grosso, e o segundo, pela depleção do Qi, Yin ou Yang do Shen (rim), levando à diminuição da motilidade e ao ressecamento do intestino grosso.

A eficácia da acupuntura para constipação funcional foi recentemente relatada por vários ensaios clínicos randomizados (ECR).[20-22]

Em uma metanálise com 17 artigos, os pontos prevalentes no tratamento de constipação foram ST25 (Tianshu), SP36 (Zusanli), SP37 (Daju), BL25 (Dachangshu), TE26 (Zhigou), CV6 (Qihai), CV4 (Guanyuan), BL33 (Zhongliao), e BL34 (Xialiao),[23] dos quais, os 5 principais pontos de acupuntura usados com mais frequência para o tratamento de constipação são discutidos a seguir.

1. **ST25 (Tianshu):** foi demonstrado em um estudo que o uso de eletroacupuntura (EA) nesse ponto aumenta a motilidade do intestino delgado em roedores com constipação.[24] No entanto, em condições normais ou em jejum, a EA nesse ponto produziu um efeito inibitório nas atividades elétricas e mecânicas do jejuno. Esses achados parecem sugerir que a EA, nesse ponto, exerce diferentes efeitos em diferentes condições.
2. **ST36 (Zusanli):** a estimulação por acupuntura nesse ponto aumentou a pressão intragástrica e a frequência peristáltica gástrica em ratos com hipomotilidade gástrica.[25] Em pacientes submetidos à cirurgia abdominal, a acupuntura nesse ponto encurtou o tempo da primeira passagem de flatos e melhorou as funções gastrintestinais. Verificou-se também uma aceleração significativa da motilidade e do trânsito colônico com aplicação de eletroacupuntura nesse ponto pela via eferente do sistema parassimpático na região sacral.[26]
3. **ST37:** foi relatado que a acupuntura no ponto E37 altera a motilidade retal, e esse efeito ocorreu uma hora após o agulhamento.[27]
4. **BL25 (Dachangshu):** a acupuntura nesse ponto reduziu o tempo do pós-operatório da cirurgia de

obstrução intestinal, melhorou os sintomas de colite ulcerativa e a síndrome do intestino irritável.[28]

5. **TE6 (Zhigou):** a eletroacupuntura nesse ponto) e no ponto E36 foi eficaz para íleo paralítico, e notadamente melhorou a dor e a distensão abdominal e acelerou a peristalse intestinal.[29]

A acupuntura ou a eletroacupuntura aplicada nesses quatro pontos acupuntura pode melhorar a motilidade intestinal.

Referências bibliográficas

1. Olans LB, Wolf JL. Gastroesophageal reflux in pregnancy. Gastrointest Endosc Clin N Am. 1994;4:699-712.
2. Bassy O. Pregnancy and heartburn in Nigerians and Caucasians with theories about aetiology based on manometric recordings from the oesophagus and stomach. Br J Obstet Gynaecol. 1977; 84: 439-443).
3. Ali RA, Egan LJ. Gastroesophageal reflux disease in pregnancy. Best Pract Res Clin Gastroenterol. 2007;21(5):793-806.
4. Rey E, Rodriguez-Artalejo F, Herraiz MA, Sanchez P, Alvarez-Sanchez A, Escudero M, et al. Gastroesophageal reflux symptoms during and after pregnancy: a longitudinal study. Am J Gastroenterol. 2007;102(11):2395-400.
5. Ching CK, Lam SK. Antacids. Indications and limitations. Drugs. 1994;47 (2):305-17.
6. Formulário terapêutico nacional 2010: Rename 2010. Ministério da Saúde, Secretaria de Ciência, Tecnologia e Insumos Estratégicos, Departamento de Assistência Farmacêutica e Insumos Estratégicos. 2. ed. Brasília: Ministério da Saúde, 2010.
7. Richter JE. Review article: the management of heartburn in pregnancy. Aliment Pharmacol Ther. 2005 Nov 1;22(9):749-57.
8. Zhang, CX, Qin, YM, Guo, BR. Clinical study on the treatment of gastroesophageal reflux by acupuncture. Chin. J. Integr. Med. 16, 298-303 (2010).
9. O'Donnell A, McParlin C, Robson SC, Beyer F, Moloney E, Bryant A. Treatments for hyperemesis gravidarum and nausea and vomiting in pregnancy: a systematic review and economic assessment. Health Technol Assess, 2016.
10. Lu H, Li Y, Li X, Liu X. Effectiveness of Acupuncture in the Treatment of Hyperemesis Gravidarum: A Systematic Review and Meta-Analysis. Evidence-Based Complementary and Alternative Medicine, 2021.
11. Festin, M. Nausea and vomiting in early pregnancy. BMJ Clin Evid, 2014.
12. Zhang T, Chon TY, Liu, B, Do, A. The efficacy and safety of complementary and alternative medicine in the treatment of nausea and vomiting during pregnancy: a systematic review and meta-analysis. Evidence-Based Complementary and Alternative Medicine, 2018.
13. Van den Heuvel E, Goossens M, Vanderhaegen H, Sun H. Effect of acustimulation on nausea and vomiting and on hyperemesis in pregnancy: a systematic review of Western and Chinese literature. BMC Complementary and Alternative Medicine, 2016.
14. Jewell DJ, Young G. Interventions for treating constipation in pregnancy. Cochrane Database Syst Rev. 2001;(2):CD001142.
15. West L, Warren J, Cutts T. Diagnosis and management of irritable bowel syndrome, constipation, and diarrhea in pregnancy. Gastroenterol Clin North Am. 1992;21(4):793-802.
16. Martins-Costa, SH e col. 7. ed. Porto Alegre: Artmed, 2017.
17. Longo SA, Moore RC, Canzoneri BJ, Robichaux A. Gastrintestinal conditions during pregnancy. Clin Colon Rectal Surg. 2010;23(2):80-9.)
18. Cullen G, O'Donoghue D. Constipation and pregnancy. Best Pract Res Clin Gastroenterol. 2007;21(5):807-18.
19. Tytgat GN, Heading RC, Müller-Lissner S, et al. Contemporary understanding and management of reflux and constipation in the general population and pregnancy: a consensus meeting. Aliment Pharmacol Ther. 2003;18:291–301.
20. Lee H Y, Kwon OJ, Kim JE. Efficacy and safety of acupuncture for functional constipation: a randomised, sham controlled pilot trial. BMC Complementary and Alternative Medicine, v. 18, n. 1, p. 186, 2018.
21. Z. Liu Z, Yan S, Wu J, et al. Acupuncture for chronic severe functional constipation: a randomized trial. Annals of Internal Medicine, v. 165, n. 11, pp. 761–769, 2016.
22. Chen CY, Ke MD, Kuo CD, Huang CH, Hsueh YH, Chen JR. The influence of electro-acupuncture stimulation to female constipation patients. The American Journal of Chinese Medicine, v. 41, n. 2, pp. 301–313, 2013.
23. Wang X, Yin, J. Complementary and Alternative Therapies for Chronic Constipation. Evidence-Based Complementary and Alternative Medicine. 2015, Article ID 396396, 11 pages. http://dx.doi.org/10.1155/2015/396396
24. Sun JH, Guo H, Chen L, et al. Effect of electroacupuncture at 'Tianshu' (ST25) on colonic smooth muscle structure and interstitial cells of cajal in slow transit constipation rats. Zhen Ci Yan Jiu, v. 36, n. 3, pp. 171–175, 2011.
25. Yan CC, Peng Y, Lin YP, et al. Effect of manual acupuncture stimulation of 'Zusanli' (ST36) on gastric motility, and SP and motilin activities in gastric antrum and nucleus raphe magnus in gastric hyperactivity and hypoactivity rats. Zhen Ci Yan Jiu, v. 38, n. 5, pp. 345–351, 2013.
26. Iwa M, Matsushima M, Nakade Y, Pappas TN, Fujimiya M, Takahashi Y. Electroacupuncture at ST-36 accelerates colonic motility and transit in freely moving conscious rats. American Journal of Physiology: Gastrintestinal and Liver Physiology, v. 290, n. 2, pp. G285–G292, 2006.
27. Liu Y, Chen YL. Analysis of information detection of biological energy on Shangjuxu (ST37) with acupuncture. Chinese Acupuncture & Moxibustion, v. 30, n. 6, pp. 481-484, 2010.
28. Shi ZM, Zhu YS, Wang QX, Lei MN. Comparative study on irritable bowel syndrome treated with acupuncture and Western medicine. Zhongguo Zhen Jiu, v. 31, n. 7, pp. 607-609, 2011.
29. Wen Q, Chen WW, Li J, Zhao Y, Li N, Wang CW. Adhesive ileus treated by electroacupuncture at Zhigou (TE6) and Zusanli (ST36): a randomized controlled study. Zhongguo Zhen Jiu, v. 32, n. 11, pp. 961–965, 2012.

67

Armando Oscar de Freitas • Helio Widson Alves Pinheiro • Solomar Martins Marques

Dor Musculoesquelética na Gestação e Puerpério

Introdução

A gravidez é um período de grandes transformações na vida da mulher, representa o ápice da maturidade sexual e hormonal. Apesar de ser um momento carregado de alegrias, preocupações e cuidados, representa um intenso turbilhonamento de alterações hormonais que podem modificar as propriedades musculoesqueléticas com intensificação do risco de lesões dos tecidos moles. Essas mudanças ocorrem devido a flutuações hormonais e posturais, incremento no ganho de peso e retenção hídrica. O aumento da retenção hídrica, associado ao relaxamento dos ligamentos, leva a um aumento do tamanho dos tendões, que associado ao impacto de estruturas ósseas, desenvolvem os quadros de tendinites. Esse fato faz com que a movimentação dos tendões fique prejudicada, causando atritos, diminuição dos movimentos e síndrome compressivas. Além disso, a gravidez pode exacerbar condições dolorosas pré-existentes. As alterações no sistema músculo esqueléticas são mais perceptíveis no terceiro trimestre.[1]

Na ausência de contraindicações médicas ou obstétricas, durante o período gestacional, as mulheres são encorajadas a praticar atividades físicas aeróbicas moderadas por pelo menos 150 minutos por semana. Existem evidências indiretas de aumento na prevalência do uso de musculatura e articulações na gestação em associação com hormônios sexuais e possibilidades de traumas. O condicionamento físico proporcionado pelos exercícios durante essa fase é fato comprovadamente benéfico. O que se questiona é a segurança desses em uma população com alteração das propriedades dos tecidos moles em um momento mais suscetível a lesões. A literatura é escassa ainda sobre o tema, com dados indiretos de maior fragilidade, tanto durante a gravidez quanto no puerpério.[1-3]

O período gestacional pode ser dividido em três fases:

1ª fase: da fecundação até 12 semanas: a gestante passa pelas primeiras alterações físicas, época dos enjoos, náuseas. O feto está iniciando uma jornada de maturidade, a mudança hormonal cresce. No âmbito emocional podem surgir depressões e ansiedade.

2ª fase: de 12 a 28 semanas: surgem as mudanças de postura, as dores, a tendência a engordar, oscilações de pressão arterial e uma série de patologias que podem aumentar o estresse da gestação.

3ª fase: de 28 semanas até o parto: podem ocorrer situações que colocam em risco a gestação, gerando a prematuridade, dificultando a jornada de trabalho dela, dores lombares, dificuldade para dormir, edemas, retenção de líquidos e alterações digestivas. No âmbito emocional ocorre uma ansiedade crescente.

A morbimortalidade materna e perinatal continuam elevadas no Brasil, incompatíveis com o desenvolvimento econômico e social do país. A maioria das mortes e complicações que surgem durante a gravidez, parto e puerpério são preveníveis com a participação ativa do sistema de saúde. Vários países em desenvolvimento conseguiram excelentes resultados por meio de ações organizadas, amplas, integradas e com cobertura abrangente, utilizando tecnologias simplificadas e economicamente viáveis. Nesse contexto, a acupuntura tem papel muito importante no auxílio de uma gestação segura e saudável.[4]

Alterações que aparecem com mais prevalência

Várias são as possibilidades de eventos patológicos musculoesqueléticos relacionados à gestação. Além da dor lombar, estudada em outro capítulo deste livro, síndrome do túnel do carpo, síndrome dolorosa dos tecidos moles, *soft tissue pain syndromes*, condromalácia da patela, osteonecrose da cabeça do fêmur, osteoporose transitória do quadril e câimbras nas pernas. Quanto às doenças da mão e do punho na gravidez, elas podem ser agrupadas em específicos e inespecíficos. Os distúrbios específicos são epicondilite e síndrome do túnel do carpo. Dentre os inespecíficos aparecem dor, fraqueza, parestesia, cãibras, picadas, fraquezas e dor em queimação.[5]

Dores no ombro[6-8]

O ombro é a articulação com maior amplitude de movimento, mas com articulação instável. Para conseguir o máximo de estabilidade, músculos, tendões, ligamentos e ossos tem que ter sincronia. Assim, várias são as possibilidades de lesão e dor, pois são muitas estruturas intrinsecamente associadas como pode ser visualizado na Figura 67.1.

Síndrome do impacto: caracterizada por dor no ombro e no terço superior do braço durante o movimento de abdução. A dor ocorre no meio do movimento, sendo indolores o início e o fim. A dor é de origem mecânica devido a um atrito de uma estrutura mole entre a tuberosidade do úmero e acrômio.

Cinco lesões primárias dão origem a essa síndrome:

1. Depósito calcificado no tendão do supraespinhoso.
2. Tendinite do tendão do supraespinhoso.
3. Bursite subacromial.
4. Lesão da grande tuberosidade do úmero por trauma.
5. Pequena ruptura do tendão do supraespinhoso.

Ruptura do cabo longo do músculo bíceps: pode ocorrer por degeneração em gestantes com idade mais avançada. O exame físico, na maioria das vezes, é inespecífico e dificulta o diagnóstico inicial. À inspeção pode estar presente o sinal do Popeye (bíceps encurtado, de aspecto mais saliente), limitação da elevação passiva e dor à palpação na região do sulco intertubercular.[6]

Tenossinovite do cabo longo do tendão do músculo bíceps: em geral, é atribuída ao atrito do tendão contra o sulco bicipital.[6]

Capsulite adesiva ou periartrite: caracterizada por dor e limitação concêntrica de todos os movimentos e com tendência a uma recuperação lenta e espontânea em algumas semanas. O quadro clínico é de dor mal localizada no ombro, geralmente sem qualquer história de trauma. Essa dor se torna muito intensa, mesmo em repouso, e à noite e com mobilidade limitada em todas as direções.[9]

Dores no cotovelo

Epicondilites: epicondilite lateral (EL) do úmero ou "cotovelo do tenista". Síndrome caracterizada por dor no epicôndilo medial ou lateral e incapacitante para a maioria das tarefas onde seja exigido o esforço do cotovelo. A dor no epicôndilo lateral é de 7 a 10 vezes mais frequente que no epicôndilo medial. A manobra de flexão forçada dos punhos e dedos é característica da epicondilite lateral.[7-10]

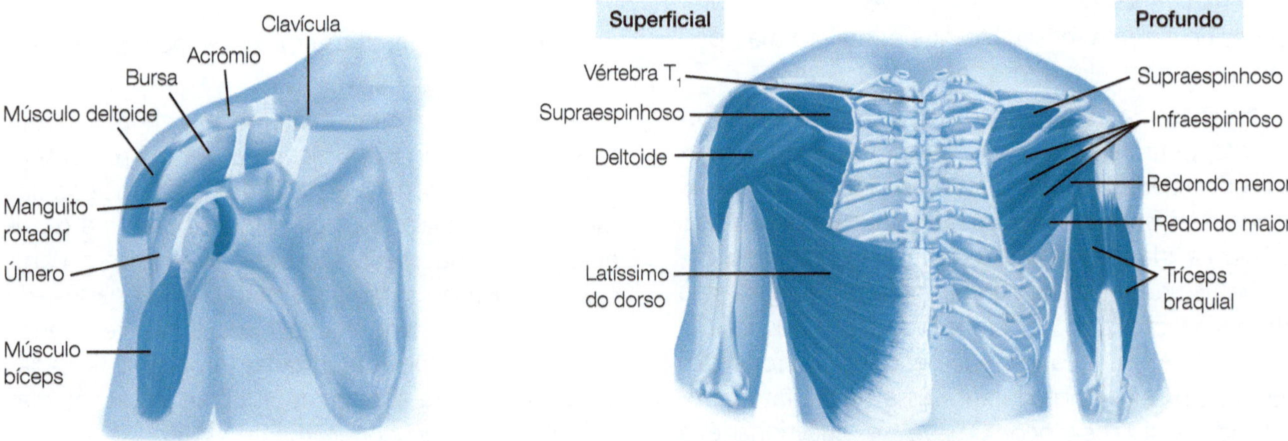

Figura 67.1. Visão anterior e posterior das estruturas envolvidas na formação da articulação do ombro. Fonte: Autoria própria.

A patologia básica é uma afecção degenerativa que compromete os tendões extensores originários do epicôndilo lateral acompanhada de tecido de granulação sob o tendão conjunto, como apresentado na Figura 67.2. Os tratamentos têm sido alterados pela mudança no entendimento da doença, de uma condição inflamatória para uma degeneração do tendão do extensor radial curto do carpo (ERCC). A ausência de células inflamatórias tem sido relatada na literatura. A tendinose existente caracteriza-se por processo degenerativo com aumento do número de fibroblastos, hiperplasia vascular e desorganização do colágeno. Ocorre igualmente entre homens e mulheres, geralmente entre 35 e 50 anos. O quadro clínico é de dor na região lateral do cotovelo irradiada para o antebraço e diminuição da força de preensão. No exame físico há dor na palpação de um ponto específico localizado na região medial e distal ao epicôndilo lateral, assim como dor na flexão extrema do punho e extensão resistida do cotovelo. A radiografia é o primeiro exame a ser solicitado, mas é de pouca utilidade. As alterações mais frequentemente encontradas à ultrassonografia são: calcificação do tendão comum dos extensores, áreas focais hipoecoicas dentro do tendão, rupturas parciais discretas ou totais e heterogeneidade difusa. A ressonância magnética (RM) apresenta alto sinal e espessamento em T1 no tendão extensor. A RM não é necessária para o diagnóstico da EL na maioria dos casos.[7-9]

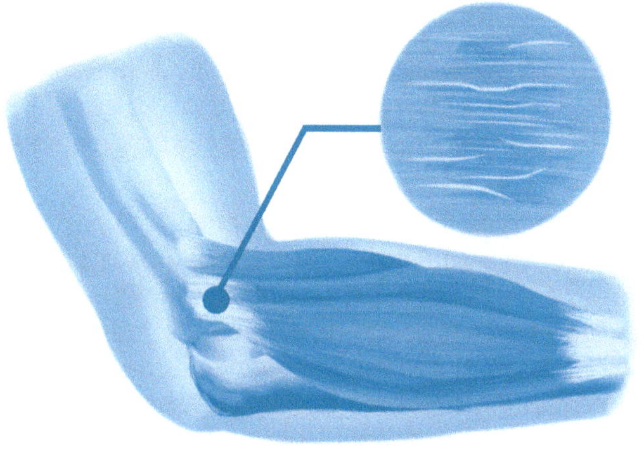

■ **Figura 67.2.** Epicondilite lateral. Fonte: Autoria própria.

Dores mão e punho

Tenossinovite estenosante de De Quervain: é uma inflamação da bainha do abdutor longo e extensor curto do polegar (Figura 67.3), caracteriza-se pela irritação ou tumefação dos tendões no lado do punho referente ao polegar, mais frequente em mulheres na faixa etária entre 30 e 50 anos. Associada principalmente a trauma crônico secundário e sobrecarga das atividades diárias das mãos e punho, em muitos casos não há uma causa bem definida.[8,11]

As pacientes referem dor às atividades manuais, em especial aquelas realizadas com desvio ulnar do punho. A dor se localiza ao nível do local da compressão, mas pode irradiar-se ao longo do trajeto dos tendões.[8,9,12]

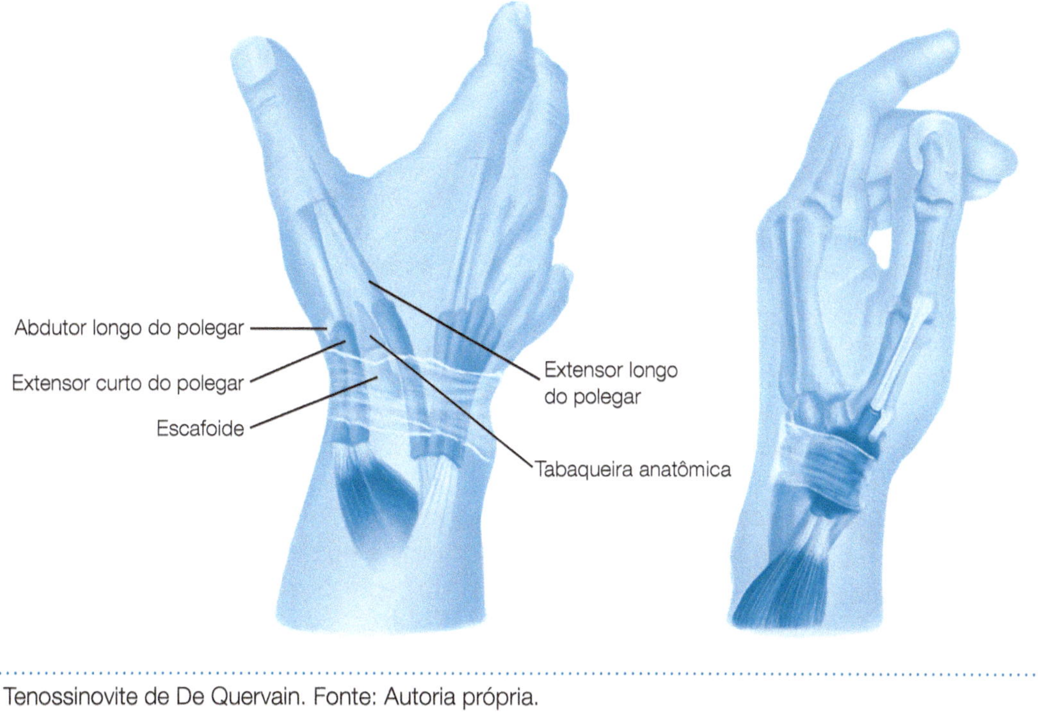

■ **Figura 67.3.** Tenossinovite de De Quervain. Fonte: Autoria própria.

Dores dos membros inferiores

1. **Tendinite de glúteo ou tendinopatia glútea:** na tendinite do músculo glúteo médio a dor se localiza na região do quadril (sobre o trocanter maior) podendo irradiar pela face lateral da perna. É comum ser confundido com a dor causada pela compressão do nervo ciático e pela bursite trocantérica.

A principal característica é a falha da balança entre capacidade e demanda. Pode ser devido ao aumento da demanda ou pelo destreinamento para as atividades cotidianas. Em pessoas mais jovens, a prevalência está em mulheres que praticam alguma atividade física de impacto que envolva corrida. Esse fato pode ser explicado por uma visão mais biomecânica sobre a vertente da falha da balança de Pauwels, onde existe uma desvantagem natural das mulheres na anatomia e diminuição da força e velocidade de contração, interferindo negativamente para um desnivelamento da pelve (adução do quadril em cadeia cinética fechada) e, com isso, um aumento na demanda de ação dos abdutores do quadril e rotadores laterais do quadril. O principal tratamento é feito com exercícios para reestruturar a força dos abdutores e rotadores laterais do quadril. Definida como uma síndrome de dor miofascial decorrente do glúteo médio, é uma das principais causas de dor nas costas ou nas pernas e é semelhante à síndrome da dor trocantérica maior. Ela é tratada por fisioterapia, terapia de liberação manual do ponto de gatilho ou injeção de bloqueio de ponto de gatilho e, em casos difíceis, por descompressão cirúrgica do glúteo médio ou do nervo ciático.[13,14]

2. **Síndrome do piriforme:** síndrome do piriforme é uma condição decorrente da compressão do nervo ciático pelo músculo piriforme (Figura 67.4), marcada por dor lombar, dor nos glúteos e na parte posterior superior da coxa. Trata-se de dor crônica que pode cursar com parestesia de início na região glútea e pode se estender ao longo do curso do nervo ciático, na parte posterior da coxa e panturrilha e, algumas vezes, atingindo o pé. Tem tratamento conservador e visa alívio da dor, podem ser utilizados acupuntura e exercícios fisioterápicos, principalmente com alongamento do músculo.[15]

3. **Bursite trocantérica ou síndrome do trocanter maior:** a dor proveniente da bursite trocantérica localiza-se na parte lateral da pelve, podendo se irradiar ao longo da perna (semelhante à compressão do nervo ciático). Piora com o movimento e alivia com repouso.

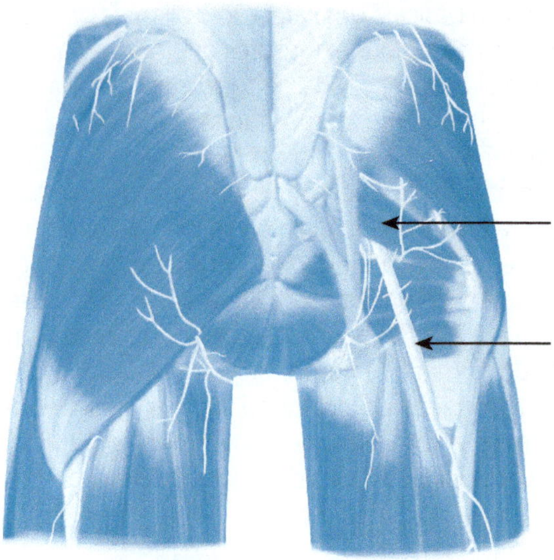

Figura 67.4. Síndrome do piriforme. Fonte: Autoria própria.

Atualmente, a nomenclatura para sintomas que aparecem na lateral do quadril é síndrome da dor trocantérica maior (GTPS na sigla em inglês) e inclui pacientes com sintomas de dor peritrocantérica, tendinopatia do glúteo médio/mínimo, as bursites trocantéricas e a síndrome do ressalto externo. Sendo assim, podem existir condições nas quais a tendinopatia não esteja presente; porém, o tratamento é muito semelhante para as diferentes patologias locais.[15,16]

4. **Tendinite da pata de ganso:** a dor no joelho é uma condição comum na clínica diária nas grávidas e a tendinite da pata de ganso, tem sido considerada uma das principais causas, ela acomete três músculos: semitendíneo, sartório e grácil, visualizados na Figura 67.5. O quadro clínico é de dor na face medial do joelho ao subir e descer escadas, sensibilidade à palpação na área de inserção dos músculos e, ocasionalmente, edema local.[17]

5. **Tendinite patelar:** patologia comum em pessoas que fazem movimentos repetitivos com frequência, inicialmente apresenta-se como dor ao movimento, na região anterior do joelho e bem localizada. Início insidioso e gradual, relacionado ao aumento da quantidade e da intensidade de atividade de movimentos repetitivos do joelho. Acomete grávidas devido ao aumento de peso impondo ao tendão patelar um esforço excessivo.[18]

6. **Tendinite de tendão calcâneo:** quadro caracterizado por dor na região do tendão calcâneo

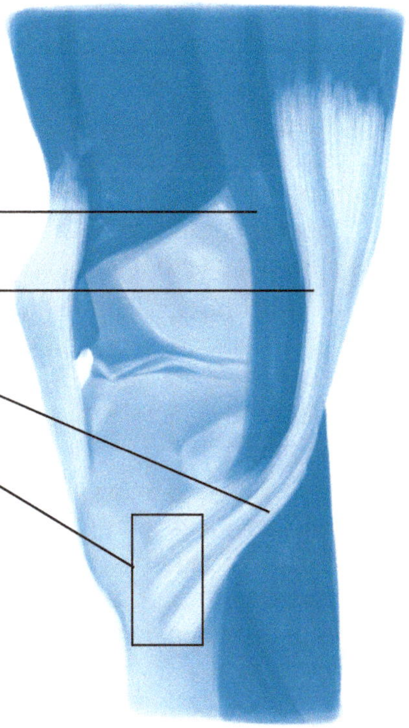

Figura 67.5. Tendinite da pata de ganso mostrando os 3 músculos envolvidos no formato de uma pata de ganso. Fonte: Autoria própria.

que piora com o exercício. De ocorrência frequente e está associado com aumento de peso repentino ou início da atividade física.

Pode ocorrer em uma região de dois a seis centímetros da inserção do tendão calcâneo, denominada de não insercional ou então envolvendo a interface tendão/osso, chamada insercional.[19]

Tratamento com acupuntura das tendinites em grávidas

Existe muita controvérsia em relação ao tratamento das dores da gestação com acupuntura, trabalhos científicos são escassos e às vezes inconclusivos.

Silva e Nakamura[20], em um estudo com ratas, não encontraram evidências de nenhum efeito nocivo provocado pela acupuntura nos pontos sacrais, LI4, SP6 na saúde das ratas Wistar prenhes, muito menos no desfecho dessas gestações.

Quimelli[21] avaliou 42 gestantes entre 28 e 35 semanas de gestação, randomizadas para o tratamento com acupuntura e placebo e concluíram que a acupuntura foi superior ao tratamento placebo na redução da dor, melhora na realização das atividades diárias e redução do consumo de analgésicos.

Quando tratar

Nas primeiras 12 semanas, as dores são menos intensas e a queixa maior são os enjoos, nas fases seguintes, as queixas de dor são mais intensas, denotando mais atenção do acupunturista.[22-25]

Dor nos membros superiores

Dor no ombro na Medicina Tradicional Chinesa:

1. Frio: o frio contrai os músculos e tendões, causando dor e rigidez.
2. Excesso de trabalho, exercícios e gravidez: gera estagnação de Qi e Xue no ombro.
3. Problemas da vesícula biliar: umidade – calor afetando os meridianos do intestino delgado ou vesícula biliar.

Nos últimos anos, estudos sobre a eficácia e segurança da eletroacupuntura para o tratamento da dor no ombro têm sido um foco de pesquisa. Os últimos estudos sugerem que a eletroacupuntura pode trazer benefícios para a dor nos ombros, apesar da necessidade de estudos científicos mais bem desenhados.[8]

O tratamento com acupuntura deverá se restringir aos pontos locais, com a localização adequada do meridiano afetado:

1. **Limitação da abdução do braço:** meridiano do intestino grosso afetado.
2. **Limitação da rotação interna:** meridiano do pulmão afetado.
3. **Limitação da extensão:** meridiano do intestino delgado afetado.

Principais pontos locais por meridiano

Intestino grosso

- **LI14 (Binão em chinês, Bino em coreano):** sua topografia abrange os músculos deltoide, bíceps braquial e tríceps braquial.[26]
    - O músculo deltoide, que é superficial em relação a LI14, é um grande músculo responsável pela abdução do braço com origem na clavícula, no processo acromial e na espinha da escápula.
    - O bíceps braquial, que é profundo em relação a LI14, tem a cabeça longa originando-se na tuberosidade supraglenoidal da escápula e é responsável pela supinação do antebraço e flexão do cotovelo.

- A cabeça lateral do músculo tríceps braquial, que está medial em relação ao ponto LI14, tem a cabeça longa originando-se na tuberosidade infraglenoidal da escápula e é responsável pela extensão do antebraço e adução do braço na articulação do ombro.

- **LI15 (Jianyu em chinês, Gyeonu em coreano):** ponto localizado na depressão entre a ponta do ombro (acrômio) e a fúrcula, quando o braço está em abdução, tem proximidade com os seguintes músculos:[26]
  - Músculo deltoide: músculo mais próximo de LI15.
  - Tendão do músculo supraespinhal: esse tendão, localizado mais profundamente em relação ao ponto de acupuntura LI15, se origina na fossa supraespinhosa da escápula e insere na faceta superior do tubérculo maior do úmero. É um dos quatro músculos do manguito rotador e sua principal função é ajudar na abdução do braço e estabilizar o úmero.

Portanto, podemos inferir que a estimulação dos pontos LI14 e LI15 tem o potencial de influenciar essas estruturas musculares, possivelmente afetando movimentos como abdução do braço, flexão do cotovelo, supinação do antebraço, extensão do antebraço, flexão e extensão do ombro, e a rotação do úmero. Isso pode ser relevante no tratamento de condições que afetam esses movimentos ou que estão relacionadas à dor ou desconforto nessa área.

- **Intestino delgado:** SI9, SI10, SI11, SI12, SI13, SI14, SI15SI9 (Jianzhen em chinês, Gyeonjeong em coreano): ponto localizado na fossa infraescapular, quando o braço está levantado, tem proximidade com os seguintes músculos:[26]
  - Músculo deltoide: músculo superficial mais próximo de SI9. Ações previamente descritas.
  - Cabeça longa do músculo tríceps braquial: músculo localizado mais profundamente em relação ao ponto de acupuntura SI9, se origina na tuberosidade infraglenoidal da escápula e insere em um tendão comum que insere no processo olecrânio da ulna. Sua ação é permitir a extensão contra a resistência e apoiar a articulação do ombro quando o braço é levantado acima da cabeça.
  - Músculo grande dorsal: grande músculo localizado inferolateralmente em relação ao SI9, se origina a partir do processo espinhoso de T12 a L5, fáscia toracolombar, crista ilíaca e as 3 ou 4 costelas inferiores. Ele insere no assoalho do sulco intertubercular do úmero. Sua ação é estender, aduzir e rodar medialmente o braço.
  - Músculo redondo maior: músculo localizado medialmente em relação ao SI9, se origina na superfície posterior do ângulo inferior da escápula e insere na borda medial do sulco intertubercular do úmero. Sua ação é aduzir e rodar medialmente o braço.

- **SI10 (Naoshu em chinês, Nosu em coreano):** ponto localizado superiormente à fossa infraescapular, na borda superior da escápula, quando o braço é levantado, está próximo das seguintes estruturas:[26]
  - Fáscia infraespinhosa: é a camada de tecido conectivo que recobre o músculo infraespinhoso. Ela está fixada nas bordas da fossa infraespinhosa e é contínua com a fáscia que cobre o músculo deltoide.
  - Músculo infraespinhoso: músculo localizado profundamente em relação ao ponto SI10, se origina na fossa infraespinhosa da escápula e insere na faceta média do tubérculo maior do úmero. É responsável pela rotação lateral do braço.
  - Músculo trapézio: esse grande músculo, localizado medialmente em relação ao ponto SI10, tem origem na protuberância occipital externa, ligamento nucal, linha nucal superior média e processos espinhosos de C7 a T12. Insere na porção lateral de um terço da clavícula, margem medial do acrômio e espinha da escápula. Suas funções incluem elevar e abaixar a escápula, rodar a escápula superiormente e retrair a escápula.

- **SI11 (Tian Zong em chinês, Cheonjong em coreano):** localizado no meio da fossa supraescapular, na altura do ângulo inferior da escápula, é anatomicamente próximo das seguintes estruturas:[26]
  - Fáscia infraespinhosa.
  - Músculo infraespinhoso: descrito anteriormente.
  - Músculo trapézio: descrito anteriormente.

- **SI12 (Bing Feng em chinês, Byeongpung em coreano):** localizado no centro do supraespinhoso, no ponto mais alto da borda medial da escápula, está relacionado às seguintes estruturas anatômicas:[26]
  - Músculo trapézio: já descrito.
  - Músculo supraespinhal: localizado profundamente em relação ao ponto SI12; origina-se na fossa supraespinhosa da escápula e se insere na

faceta superior do tubérculo maior do úmero. Sua ação principal é a abdução do braço e estabilização do úmero.

- Músculo elevador da escápula: localizado medialmente ao ponto SI12, tem sua origem no processo transverso dos áxis e atlas e nos tubérculos posteriores das vértebras cervicais (C3-C4). Sua inserção ocorre na parte superior da borda medial da escápula. Sua ação principal é a elevação da escápula e inclinação da cavidade glenoide inferiormente pela rotação da escápula.

- **SI13 (Qu Yuan em chinês, Gogwon em coreano):** é localizado na borda medial da escápula, no ponto mais alto da escápula, quando o braço está pendurado naturalmente ao lado do corpo. Esse ponto está anatomicamente relacionado com as seguintes estruturas:[26]
  - Músculo trapézio.
  - Músculo supraespinhal.
  - Músculo romboide menor: medial ao ponto SI13, o músculo romboide menor tem origem na parte inferior do ligamento nucal e nos processos espinhosos da sétima vértebra cervical e primeira vértebra torácica. Sua inserção é na borda medial da espinha da escápula, superior à inserção do músculo romboide maior. Suas ações incluem retração, elevação e rotação superior e medial da escápula.

Essas estruturas são importantes para o movimento e estabilização da cintura escapular e do braço.

- **SI14 (Jianwai Shu em chinês, Gyeonoesu em coreano):** é localizado na borda medial da escápula, no nível da 4ª vértebra torácica. Esse ponto está anatomicamente relacionado com as seguintes estruturas musculares:[26]
  - Músculo trapézio.
  - Músculo elevador da escápula.
  - Músculo esplênio da cabeça: esse músculo está localizado superiormente e medialmente ao ponto SI14. Tem origem no processo mastoide do temporal e no osso occipital, e se insere no ligamento nucal e nos processos espinhosos de C7 a T3. Esse músculo é responsável pela extensão, rotação e flexão lateral da cabeça.
  - Músculo romboide menor: descrito anteriormente.
- **SI15 (Jian Zhong Shu em chinês, Gyeon Jungsu em coreano):** está localizado 2 *cun* lateralmente ao processo espinhoso da 7ª vértebra cervical (C7). Esse ponto está anatomicamente relacionado com as seguintes estruturas:[26]
  - Músculo trapézio.
  - Músculo esplênio da cabeça.
  - Músculo elevador da escápula.
  - Músculo romboide menor.

Os pontos de acupuntura SI9 a SI15 desempenham um papel crucial no movimento e estabilização da cintura escapular, pescoço e braço.

Os pontos SI15, SI14 e SI13 são frequentemente utilizados em tratamentos para aliviar a dor ou disfunção no pescoço e ombros.

Os pontos SI12, SI11 e SI10 influenciam a atividade dos músculos responsáveis pela rotação lateral do braço, elevação e depressão da escápula, rotação superior da escápula e retração da escápula. Sua estimulação é útil no tratamento de condições que comprometem esses movimentos ou que causam dor nessas áreas.

Por fim, o ponto SI9 é relevante no tratamento de condições que afetam a abdução do braço, a extensão e a rotação do úmero e a adução do braço.

Em resumo, esses pontos de acupuntura são essenciais na clínica para o tratamento de condições que afetam a cintura escapular, o pescoço e o braço.

Triplo aquecedor

- **SJ13 (Nao Hui em chinês, Nohoe em coreano):** localizado no braço, perto do ombro. Anatomicamente, esse ponto está relacionado com as seguintes estruturas musculares:[26]
  - Cabeça lateral do músculo tríceps braquial: esse é o músculo superficial associado ao ponto SJ13. Sua origem varia. A cabeça longa se origina do tubérculo infraglenoidal da escápula, enquanto as cabeças lateral e medial se originam do úmero posterior. Todas as cabeças são inseridas no processo olecrânio da ulna. A ação desse músculo é estender o antebraço e a cabeça longa aduz o ombro.
  - Cabeça longa do músculo tríceps braquial: esse é o músculo profundo associado ao ponto SJ13. A origem e inserção são as mesmas que para a cabeça lateral: a origem está no tubérculo infraglenoidal da escápula e a inserção está no processo olecrânio da ulna. A ação desse músculo é flexionar e supinar o antebraço.
- **SJ14 (Jian Liao em chinês, Gyeollyo em coreano):** localizado no braço, perto do ombro. Anato-

micamente, esse ponto está relacionado com as seguintes estruturas musculares:[26]

- Músculo deltoide.
- Músculo redondo menor: é um músculo profundo relacionado ao ponto SJ14. Ele se origina na borda lateral da escápula e se insere na faceta inferior do tubérculo maior do úmero. Esse músculo roda lateralmente o braço.
- Músculo redondo maior.

- **SJ15 (Tian Liao em chinês, Cheollyo em coreano):** localizado próximo ao ombro. Anatomicamente, esse ponto está relacionado às seguintes estruturas musculares:[26]
  - Músculo redondo menor.
  - Músculo trapézio.
  - Músculo supraespinhal.

Vesícula biliar

- **GB21 (Jian Jing em chinês, Gyeonjeong em coreano):** está localizado no músculo trapézio, a meio caminho entre a proeminência occipital externa e a ponta do acrômio. Esse ponto está anatomicamente relacionado com as seguintes estruturas:[26]
  - Músculo trapézio.
  - Músculo elevador da escápula.
  - Músculo esplênio da cabeça.

Essas estruturas são importantes para o movimento do pescoço, ombro e parte superior das costas. O ponto GB21 é frequentemente usado em tratamentos de acupuntura para condições que envolvem dor ou disfunção nessa região.

Pontos extras

- **EXT26 (Jian Qian ou Jian Nei Ling, também conhecido em coreano como Gyunjun ou Gyunnaerung):** está localizado no músculo deltoide, diretamente na frente da axila, na metade da distância entre o processo acromial e o mamilo. Esse ponto está anatomicamente relacionado com as seguintes estruturas:[26]
  - Músculo deltoide.
  - Músculo bíceps braquial: esse é o músculo profundo relacionado ao ponto EXT26. O bíceps braquial tem duas origens: a cabeça curta se origina no processo coracoide da escápula e a cabeça longa no tubérculo supraglenoidal. Esse músculo se insere na tuberosidade radial. A ação do bíceps braquial é flexionar o cotovelo e supinar o antebraço.

Principais pontos distais

- **ST38 (Tiao Kou em chinês, Jogu em coreano):** está localizado no músculo tibial anterior, aproximadamente 8 *cun* (uma medida anatômica usada na acupuntura) abaixo do joelho e ligeiramente lateral à margem anterior da tíbia. Esse ponto está anatomicamente relacionado com as seguintes estruturas:[26]
  - Músculo tibial anterior: esse é o músculo superficial relacionado ao ponto ST38. O tibial anterior tem sua origem na superfície lateral superior da tíbia e se insere no cuneiforme medial (osso do meio do tarso ou tornozelo) e nos primeiros ossos metatarsais. A ação do tibial anterior é a dorsiflexão do tornozelo e a inversão do pé.
  - Membrana interóssea: essa é uma camada fibrosa densa que conecta as margens interósseas da tíbia e da fíbula.
  - Músculo extensor longo do hálux: tem origem na superfície anterior da fíbula e na membrana interóssea da perna. Se insere na base da falange distal do dedão do pé. Sua ação é estender o dedão do pé, dorsiflexionar o pé e ajudar na inversão do pé.
  - Músculo extensor longo dos dedos: tem origem no côndilo lateral da tíbia, na superfície anterior da fíbula, na membrana interóssea superior da perna e nas septações intermusculares entre o extensor longo dos dedos e o tibial anterior. Ele se insere nas falanges médias e distais dos quatro dedos laterais. Sua ação é estender os dedos e o tornozelo.
- **UB57 (Cheng Shan em chinês, Seungsan em coreano):** localizado na parte inferior da perna, na fenda entre os dois chefes do músculo gastrocnêmio, a aproximadamente 8 *cun* abaixo do joelho. Esse ponto está anatomicamente relacionado com as seguintes estruturas:[26]
  - Músculo gastrocnêmio: músculo superficial relacionado ao ponto UB57. O gastrocnêmio tem sua origem superior às superfícies articulares do côndilo lateral e do côndilo medial do fêmur. Ele se insere no tendão calcâneo (tendão de Aquiles) no calcâneo médio-posterior. A ação do gastrocnêmio é a flexão plantar do pé e a flexão do joelho.

- Músculo sóleo: é o músculo mais profundo associado ao ponto UB57. O sóleo tem sua origem na superfície posterior da cabeça e na parte superior do eixo da fíbula e na linha sóleo da tíbia. Ele se insere no tendão calcâneo. A ação do sóleo é a flexão plantar do pé.

Epicondilites – etiologia na MTC:

- Umidade – frio
- Esforço excessivo no esporte ou trabalho.
- Estagnação de Qi e Xue.

Meridianos envolvidos: intestino grosso, triplo aquecedor, intestino delgado e pulmão.

Usar somente pontos locais.

Pontos locais: LI10, LI11, LI12, SJ10, SI8, LU5, QuYangWei

- **LI10 (Shou San Li em chinês, Susamni em coreano):** localizado no antebraço, cerca de dois dedos abaixo do cotovelo, na linha entre LI5 e LI11. Esse ponto está anatomicamente relacionado com as seguintes estruturas:[26]
  - Músculo extensor radial longo do carpo: esse é o músculo superficial relacionado ao ponto LI10. Sua origem está no terço inferior da crista supracondilar lateral do úmero, e sua inserção está no dorso do segundo osso metacarpal no lado radial. A ação desse músculo é a extensão do pulso e a abdução da mão no pulso.
  - Músculo supinador: esse é o músculo profundo associado ao ponto LI10. Sua origem está no epicôndilo lateral do úmero, na crista do supinador do úmero, no ligamento colateral radial e no ligamento anular. Sua inserção está na tuberosidade lateral do eixo radial. A ação desse músculo é supinar o antebraço.
  - Músculo extensor carpo radial curto: esse é o músculo medial associado ao ponto LI10. Sua origem está no epicôndilo lateral do úmero e sua inserção está na base do terceiro osso metacarpal. A ação desse músculo é estender o pulso e abduzir a mão no pulso.
- **LI11 (Qu Chi em chinês, Gokji em coreano):** localizado no cotovelo, na extremidade externa da dobra do cotovelo, quando o antebraço está dobrado em um ângulo de 90 graus. Esse ponto está anatomicamente relacionado com as seguintes estruturas:
  - Músculo braquiorradial: esse é o músculo superficial relacionado ao ponto LI11. Sua origem está nos dois terços superiores da crista supracondilar lateral do úmero e sua inserção está no aspecto lateral do processo estiloide do rádio. A ação desse músculo é flexionar o antebraço quando o antebraço está semipronado.
  - Músculo extensor radial longo do carpo.
- **LI12 (Zhou Liao em chinês, Juryo em coreano):** localizado no cotovelo, na parte externa do antebraço. Anatomicamente, esse ponto está relacionado com as seguintes estruturas musculares:[26]
  - Músculo braquiorradial.
  - Cabeça lateral do músculo tríceps braquial: é o músculo medial relacionado ao ponto LI12. Sua origem é variada. A cabeça longa se origina do tubérculo infraglenoidal da escápula. As cabeças lateral e medial se originam do úmero posterior. A inserção de todas as cabeças é no processo olecrânio da ulna. A ação desse músculo é estender o antebraço e a cabeça longa aduz o braço na articulação do ombro.

Tenossinovite estenosante de De Quervain (tendinite da mamãe): a acupuntura pode melhorar os sintomas na fase inicial do processo inflamatório. Naqueles casos em que existe um espessamento grande da bainha tendinosa, deve-se pensar em tratamento cirúrgico após o nascimento do bebê.[27]

Etiologia da MTC: é decorrente da invasão da umidade – frio e piora com excesso de uso.

Os pontos locais usados são LI5 e LI6

- **LI5 (Yang Xi em chinês, Yanggye em coreano):** localizado no antebraço e está associado às seguintes estruturas musculares:[26]
  - Tendão do músculo extensor longo do polegar: estrutura superficial relacionada ao ponto LI5, ele se origina na parte lateral do terço médio da superfície dorsal da ulna e a membrana interóssea. Se insere na base da falange distal do polegar e sua ação é a extensão do polegar e, em alguma medida, do pulso.
  - Tendão do músculo extensor curto do polegar: estrutura profunda relacionada do ponto LI5, tem sua origem na superfície dorsal distal do rádio se inserindo na base da primeira falange proximal. Sua ação é a extensão do polegar na articulação metacarpofalângica.
  - Tendão do músculo abdutor longo do polegar: se relaciona lateralmente ao ponto LI5, tem sua origem na superfície posterior superior do rá-

dio e ulna, e a membrana interóssea, se insere no lado radial da base do primeiro osso metacarpal e o osso trapézio e realiza a abdução e auxilia na extensão do polegar.

- **LI6 (Pian Li em chinês, Pyeollyeok em coreano):** localizado no antebraço, está associado às seguintes estruturas musculares:[26]
  - Músculo abdutor longo do polegar: é a estrutura superficial relacionada ao ponto LI6. Sua origem se dá na superfície posterior superior da ulna, no terço distal da superfície posterior do rádio e na membrana interóssea entre a ulna e o rádio. A inserção ocorre no lado lateral da base do primeiro osso metacarpal e no osso trapézio. Sua ação é a abdução e extensão auxiliar do polegar.
  - Tendão do músculo extensor longo do carpo radial: essa é a estrutura profunda relacionada ao ponto LI6. Origina-se no terço inferior da crista supracondilar lateral do úmero e se insere no dorso do segundo osso metacarpal no lado radial. Sua função é estender o pulso e abduzir a mão no pulso.
  - Músculo extensor curto do polegar: mesma descrição do seu tendão.

Dor nos membros inferiores

Bursite trocantérica: o meridiano envolvido é a vesícula biliar

Pontos locais: GB30, GB31, com a paciente posicionada em decúbito lateral.

- **GB30 (Huan Tiao em chinês, Hwando em coreano):** localizado na região do quadril e está associado às seguintes estruturas musculares:[26]
  - Músculo glúteo máximo: localizado superficialmente, origina-se na linha glútea posterior do ílio, a porção áspera do osso e a crista, a superfície posterior da parte inferior do sacro e o lado do cóccix, aponeurose do músculo eretor da espinha (fáscia lombodorsal), o ligamento sacrotuberal e a fáscia cobrindo o glúteo médio (aponeurose glútea). Ele se insere na tuberosidade glútea do fêmur e no trato iliotibial. Esse músculo realiza a ação de rotação externa e auxilia a ficar de pé quando em uma posição agachada, estende a articulação do quadril e suporta o joelho estendido com o trato iliotibial.
  - Músculo obturador interno: localizado mais profundamente, tem sua origem na superfície pélvica da membrana obturadora e o osso que circunda a membrana obturadora. Sua inserção ocorre na superfície medial do trocanter maior, próximo à fossa trocantérica. Esse músculo realiza a rotação lateral da coxa estendida e abdução da coxa flexionada.
- **GB31 (Feng Shi em chinês, Pungsi em coreano):** localizado na perna e está associado às seguintes estruturas musculares:[26]
  - Músculo vasto lateral: localizado superficialmente, origina-se no trocanter maior e no lábio lateral da linha áspera do fêmur. Sua inserção é na patela através do tendão do quadríceps e na tuberosidade tibial. Esse músculo realiza a extensão e estabilização do joelho.
  - Cabeça longa do músculo bíceps femoral: localizado mais profundamente, tem sua origem na parte inferomedial da área superior da tuberosidade isquiática. Insere-se na superfície lateral da cabeça da fíbula. Sua ação é flexionar a perna na articulação do joelho, estender e rodar lateralmente a coxa na articulação do quadril, e rodar lateralmente a perna na articulação do joelho.
  - Trato Iliotibial (faixa iliotibial): localizado lateralmente, é um reforço fibroso longitudinal da fáscia lata, fixado à tuberosidade ilíaca anterolateral da parte do lábio externo da crista ilíaca e ao côndilo lateral da tíbia.

Tendinite de glúteo médio

Geralmente por invasão de frio e umidade, raramente é aguda, desenvolve-se gradualmente. O meridiano afetado é o da vesícula biliar

Os principais pontos locais são GB29, GB30, GB31.

- **GB29 (Ju Liao em chinês, Georyo em coreano):** localizado na região do quadril e está associado às seguintes estruturas musculares:[26]
  - Fáscia lata: localizada superficialmente, está sob o tecido subcutâneo e cobre os músculos da coxa. É uma fáscia ampla e profunda que se origina do sacro cóccix e se insere nas margens da crista ilíaca, com o púbis e o ísquio. Se divide para passar tanto pelos músculos superficiais quanto pelos profundos da região glútea.
  - Músculo glúteo médio: localizado mais profundamente, tem sua origem na superfície externa do ílio entre as linhas glúteas anterior e posterior. Insere-se na superfície lateral do trocanter maior e realiza a ação de abdução do quadril e rotação medial da coxa.

- Músculo tensor da fáscia lata: localizado medialmente, se origina na parte lateral da crista do ílio entre a espinha ilíaca anterossuperior (EIAS) e o tubérculo da crista. Sua inserção se dá na faixa iliotibial da fáscia lata e no côndilo lateral da tíbia. Esse músculo abduz, flexiona e rotaciona medialmente a coxa, tensiona o trato iliotibial e estabiliza o joelho em extensão.
- Músculo glúteo máximo: localizado lateralmente ao ponto GB29, anatomia descrita anteriormente.

- **GB30 (Huan Tiao em chinês, Hwando em coreano)**
  - Descrito anteriormente.
- **GB31 (Feng Shi em chinês, Pungsi em coreano)**
  - Descrito anteriormente.

Pontos distais: GB40, GB41 e BL62.

- **GB40 (Qiu Xu em chinês, Guheo em coreano):** localizado no tornozelo e está associado às seguintes estruturas musculares:[26]
  - Retináculo extensor inferior: essa é uma faixa em forma de Y colocada na frente da articulação do tornozelo. O caule do Y está fixado lateralmente à superfície superior do calcâneo, na frente da depressão para o ligamento talocalcâneo interósseo.
  - Músculo extensor curto dos dedos: localizado profundamente, tem origem no aspecto dorsal e lateral do osso calcâneo. A inserção ocorre no lado lateral dos tendões do músculo extensor longo dos dedos para o segundo, terceiro e quarto dedos. Esse músculo realiza a extensão das falanges proximais do segundo ao quarto dedos.
  - Tendão do músculo fibular (peroneus) curto: origina-se nos dois terços distais da superfície lateral da fíbula e do septo intermuscular. Insere-se na superfície lateral e na base do quinto osso metatarsal. Sua ação é eversão e realizar a flexão plantar do pé.
- **GB41 (Zu Lin Qi em chinês, Jogimeup em coreano):** localizado no pé e está associado às seguintes estruturas musculares:[26]
  - Músculo extensor curto dos dedos.
  - Músculo interósseo dorsal: essa estrutura profunda relacionada ao ponto GB41 é um músculo bipenado, originando-se de duas cabeças na metade proximal dos lados dos ossos metatarsais adjacentes. Insere-se nas expansões digitais dorsais do segundo ao quarto dedos e na falange proximal. Sua ação é a abdução do segundo, terceiro e quarto dedos, a flexão das articulações metatarsofalangeanas e a extensão das articulações interfalângicas.
  - Músculo extensor longo dos dedos: localizado medialmente ao ponto GB41, tem sua origem no côndilo lateral da tíbia, no corpo anterior da fíbula e na membrana interóssea superior da perna. Insere-se nas falanges distais dos quatro dígitos laterais. Sua ação é a extensão dos dedos e a dorsiflexão do pé.
- **BL62 (Shen Mai em chinês, Sinmaek em coreano):** localizado no pé, esse ponto de acupuntura está associado às seguintes estruturas musculares e nervosas:[26]
  - Retináculo fibular inferior: essa é a estrutura superficial relacionada ao ponto BL62. Ele se origina no maléolo lateral e se insere na superfície lateral do osso calcâneo. Sua ação é prender os tendões dos músculos fibular longo e breve.
  - Tendão do músculo fibular longo: essa é a estrutura profunda associada ao ponto BL62. Ele tem sua origem na cabeça e nos dois terços superiores da superfície lateral do corpo da fíbula e no côndilo tibial lateral. Ele se insere no lado lateral da base do primeiro osso metatarsal e no lado lateral do osso cuneiforme medial. Sua ação é everter o pé (tende a pronar o pé) e flexionar plantarmente o pé de forma fraca.
  - Ligamento talocalcâneo lateral: é um ligamento que se estende da tróclea do tálus para a superfície lateral do calcâneo.

Síndrome do piriforme

O tratamento da síndrome do piriforme é eminentemente conservador e visa alívio da dor, podem ser utilizados acupuntura em conjunto com exercícios fisioterápicos, principalmente com alongamento do músculo.

Os pontos utilizados são GB30, BL29, BL49.

- **GB30 (Huan Tiao em chinês, Hwando em coreano)**
  - Descrito anteriormente.
- **BL29 (Zhong Lu Shu em chinês, Jungnyeosu em coreano):** localizado na região lombar, está associado às seguintes estruturas musculares:[26]
  - Músculo glúteo máximo: essa é a estrutura superficial associada ao ponto BL29, anatomia descrita anteriormente.
  - Músculo piriforme: essa é a estrutura profunda associada ao ponto BL29. Ele se origina na su-

perfície ventral do sacro, na margem superior da incisura ciática maior, e no ligamento sacrotuberoso. Ele passa através do forame ciático maior, emerge na região glútea, e se insere no trocânter maior em seu lado medial. Sua ação é rotacionar lateralmente a coxa estendida e abduzir a coxa flexionada.

- **BL49 (Yi She em chinês, Uisa em coreano):** localizado na região torácica, está associado às seguintes estruturas musculares:[26]
  - Músculo latíssimo do dorso: essa é a estrutura superficial associada ao ponto BL49. Ele tem sua origem na fáscia toracolombar, nos processos espinhosos do T12 inferior ao L5, e no sacro. Ele se insere no lábio medial do sulco intertubercular do úmero. Sua ação é estender, aduzir e rotacionar medialmente o braço.
  - Músculo serrátil posterior inferior: essa é uma das estruturas profundas associadas ao ponto BL49. Ele se origina nas vértebras T11 a L2. Ele se insere nas bordas inferiores das costelas de 9 a 12. Sua ação é depressão das costelas inferiores, auxiliando na expiração.
  - Tendão do grupo de músculos eretores espinhais: essa é outra estrutura profunda associada ao ponto BL49. Ele se origina na parte posterior da crista ilíaca, na superfície posterior do sacro, nos processos espinhosos lombares do sacro e das vértebras inferiores, e no ligamento supraespinhoso (que é uma conexão entre os ápices da sétima vértebra cervical e do sacro). Suas inserções são:
    - Músculo iliocostal: superior aos ângulos das costelas inferiores e aos processos transversais cervicais.
    - Músculo longuíssimo: superior às costelas entre os tubérculos, processos transversais das regiões torácicas e cervicais, e ao processo mastoide do osso temporal.
    - Músculo espinhal: superior aos processos espinhosos na região torácica superior e ao crânio. Sua ação é inclinar lateralmente a coluna vertebral e bilateralmente estender a coluna vertebral e a cabeça.

Tendinite da pata de ganso

Acomete os meridianos do baço-pâncreas e fígado.

- **SP7 (Lou Gu em chinês, Nugok em coreano):** localizado na região do tornozelo, está associado às seguintes estruturas musculares:[26]
  - Músculo flexor longo dos dedos: essa é a estrutura superficial associada ao ponto SP7. Ele se origina na parte média da superfície posterior da tíbia. Sua inserção ocorre nas bases das falanges distais dos dedos de 2 a 5. Sua ação é a de flexionar os dedos de 2 a 5.
  - Músculo tibial posterior: essa é a estrutura profunda associada ao ponto SP7. Ele se origina na linha soleal e na superfície posterior da tíbia e na cabeça e na haste da fíbula. Sua inserção ocorre no navicular, nos três ossos cuneiformes, no cuboide e nos ossos metatarsais de 2 a 4. Sua ação é a de realizar a flexão plantar e a inversão do pé.
- **SP8 (Di Ji em chinês, Jigi em coreano):** localizado na perna e está associado às seguintes estruturas musculares:[26]
  - Músculo gastrocnêmio: essa é a estrutura superficial associada ao ponto SP8. Origina-se acima das superfícies articulares do côndilo lateral e do côndilo medial do fêmur. Sua inserção ocorre no tendão calcâneo (tendão de Aquiles) na parte média posterior do calcâneo. Sua ação é a flexão plantar do pé e a flexão do joelho.
  - Músculo sóleo: essa é outra estrutura superficial associada ao ponto SP8. Ele se origina na superfície posterior da cabeça e na haste superior da fíbula e na linha soleal da tíbia. Sua inserção ocorre no tendão calcâneo. Sua ação é a flexão plantar do pé.
  - Músculo tibial posterior: essa é a estrutura profunda associada ao ponto SP8.
- **LR7 (Xi Guan em chinês, Seulgwan em coreano):** localizado na perna e está associado às seguintes estruturas musculares:[26]
  - Tendão do músculo sartório: essa é a estrutura superficial associada ao ponto LR7. Origina-se acima da espinha ilíaca anterior. Sua inserção ocorre na superfície anteromedial da tíbia superior na pata-de-ganso. Sua ação é flexionar o joelho e o quadril.
  - Tendão do músculo grácil: essa é a estrutura profunda associada ao ponto LR7. Ele se origina no ramo isquiopúbico. Sua inserção ocorre em um tendão comum que se insere na parte superior da superfície medial da tíbia (*pes anserinus* – os tendões dos músculos sartório, grácil e semitendinoso se espalham na tíbia, que se assemelham a um pé de ganso). Sua ação é a de flexionar, rodar lateralmente e aduzir o quadril, além de flexionar o joelho.

- Músculo sóleo: essa é a estrutura lateral associada ao ponto LR7.

- **LR8 (Qu Quan em chinês, Gokcheon em coreano):** localizado na perna e está associado às seguintes estruturas musculares:[26]
  - Músculo sartório: essa é a estrutura superficial associada ao ponto LR8.
  - Tendão do músculo grácil: essa é uma estrutura profunda associada ao ponto LR8.
  - Músculo semimembranoso: essa é uma estrutura profunda associada ao ponto LR8. É um músculo achatado e membranoso. Sua origem é na tuberosidade isquiática. Sua inserção é na côndilo tibial medial na parte posterior. Sua ação é flexionar e rodar medialmente o joelho e flexionar o quadril.
  - Músculo semitendinoso: essa é a estrutura medial associada ao ponto LR8. Sua origem é na tuberosidade isquiática. Sua inserção ocorre no eixo da tíbia como parte da pata-de-ganso. Sua ação é a de flexionar e rodar medialmente o joelho e estender o quadril.

Tendinite patelar

Acomete os meridianos do estômago e baço-pâncreas, é decorrente da estagnação de Qi e Xue.

- **SP10 (Xue Hai em chinês, Hyeolhae em coreano):** localizado na perna e está associado às seguintes estruturas musculares:[26]
  - Músculo vasto medial: esse é o músculo superficial associado ao ponto SP10. Sua origem é na borda medial e em toda a linha áspera, no septo intermuscular medial e na metade inferior da linha intertrocanteriana. Sua inserção é na tuberosidade tibial pelo ligamento patelar. Sua ação é estender a perna.
  - Tendão do músculo quadríceps femoral: essa é a estrutura medial associada ao ponto SP10. Ele se origina dos músculos reto femoral e vasto. Sua inserção é na tuberosidade tibial. Sua ação é estender o joelho e flexionar a coxa.
- **ST33 (Yin Shi em chinês, Eumsi em coreano):** localizado na perna e está associado às seguintes estruturas musculares:[26]
  - Músculo vasto lateral: essa é a musculatura superficial associada ao ponto ST33. Sua origem é aponeurose anexada à parte superior da linha intertrocantérica, fronteiras anteriores e inferiores do grande trocânter, borda lateral do tubérculo glúteo, metade superior do lábio lateral da linha áspera, tendão do glúteo máximo e septo intermuscular lateral entre o vasto lateral e a cabeça curta do bíceps femoral. Sua inserção é na borda lateral da patela, que se funde com o tendão do quadríceps femoral e dá uma expansão à cápsula da articulação do joelho. Sua ação é estender e estabilizar o joelho.
  - Músculo vasto intermediário: representa a musculatura profunda associada ao ponto ST33. Sua origem é nas superfícies frontal e lateral do fêmur e na porção inferior do septo intermuscular lateral. Sua inserção é na aponeurose superficial (parte do tendão do quadríceps femoral). Sua ação é estender a perna.
  - Músculo reto femoral: essa é a musculatura medial associada ao ponto ST33. Sua origem é no tendão anterior: espinha ilíaca anteroinferior. Tendão posterior: um sulco acima da borda do acetábulo. Sua inserção é na base da patela. Sua ação é flexionar o quadril e estender o joelho.
- **ST34 (Liang Qiu em chinês, Yanggu em coreano):** localizado na perna e está associado às seguintes estruturas musculares:[26]
  - Músculo vasto lateral: esse é o músculo superficial associado ao ponto ST34.
  - Tendão do músculo vasto intermediário: esse é o músculo profundo associado ao ponto ST34.
  - Tendão do músculo reto femoral: esse é o músculo medial associado ao ponto ST34.

Tendinite de tendão calcâneo

O tratamento com acupuntura tem melhores resultados nas tendinites não insercionais e em casos agudos.

Os pontos utilizados são: BL58, BL59, BL60, BL61, KI3, KI4, KI5, KI7.

- **BL58 (Fei Yang em chinês, Biyang em coreano):** localizado na perna e está associado às seguintes estruturas musculares:[26]
  - Tendão de Aquiles: essa é a estrutura superficial associada ao ponto BL58. A origem do tendão está na terminação das cabeças medial e lateral do músculo gastrocnêmio e do músculo sóleo. Sua inserção é no osso calcâneo. A ação desse tendão, quando o músculo gastrocnêmio atua sobre ele, é flexionar o joelho e o tornozelo, e quando o músculo sóleo atua sobre ele, é flexionar o tornozelo.

- Músculo flexor longo dos dedos: esse é o músculo profundo associado ao ponto BL58.
- Músculo tríceps Sural: esse é o músculo profundo associado ao ponto BL58. Sua origem está em duas cabeças do músculo gastrocnêmio e a terceira cabeça do músculo sóleo. Sua inserção é no tendão de Aquiles e no calcâneo. A ação desse músculo é a flexão plantar.
- Músculo sóleo: esse é o músculo lateral associado ao ponto BL58.

- **BL59 (Fu Yang em chinês, Buyang em coreano):** localizado na perna e está associado às seguintes estruturas musculares:[26]
  - Músculo fibular curto: essa é a estrutura superficial associada ao ponto BL59. Sua origem está nos dois terços distais da superfície lateral da fíbula e do septo intermuscular. Sua inserção está na superfície lateral e na base do quinto metatarso. A ação desse músculo é causar eversão do pé e fracamente flexionar o pé em flexão plantar.
  - Músculo flexor longo dos dedos: esse é o músculo profundo associado ao ponto BL59.
  - Tendão de Aquiles: essa é a estrutura medial associada ao ponto BL59.
- **BL60 (Kun Lun em chinês, Gollyun em coreano):** localizado no pé e está associado às seguintes estruturas musculares:[26]
  - Tendão de Aquiles (Tendo Calcaneus): essa é a estrutura superficial associada ao ponto BL60.
  - Tendão do músculo fibular curto: essa é a estrutura profunda associada ao ponto BL60.
- **BL61 (Pu Can em chinês, Boksam em coreano):** localizado no pé e está associado às seguintes estruturas:[26]
  - Ligamento calcaneofibular: essa é a estrutura superficial associada ao ponto BL61. A origem do ligamento é o maléolo lateral e a sua inserção é na superfície lateral do osso calcâneo. A ação desse ligamento é resistir à inversão do pé.
  - Tendão do músculo fibular longo: essa é a estrutura profunda associada ao ponto BL61.
- **KI3 (Tai Xi em chinês, Taegye em coreano):** localizado no pé e está associado às seguintes estruturas:[26]
  - Retináculo flexor do pé: é uma banda larga que passa do maléolo medial para a borda medial e superior do calcâneo. Segura os tendões do tibial posterior, do flexor longo dos dedos e do flexor longo do hálux no lugar e proporciona uma passagem para os tendões, vasos e nervos para a sola do pé.
  - Tendão do músculo tibial posterior: a origem do tendão está na superfície posterior da membrana interóssea, na superfície posterior da tíbia e na superfície medial da fíbula. A sua inserção está na tuberosidade do osso navicular, faixas do calcâneo, os três ossos cuneiformes, o cuboide e os ossos metatarsais do segundo ao quarto. A ação desse tendão é a flexão plantar, inversão e adução do pé.
  - Tendão do músculo flexor longo dos dedos: a origem do tendão está na superfície posterior da tíbia e na fáscia sobre o tibial posterior. A sua inserção está nas bases das falanges distais dos segundo ao quinto dedos do pé. A ação desse tendão é a flexão dos segundo ao quinto dedos do pé e a flexão plantar e supinação do pé.
  - Tendão do músculo flexor longo do hálux: a origem do tendão está nos dois terços inferiores da superfície posterior da fíbula e na parte inferior da membrana interóssea. A sua inserção está na base da falange distal do dedão do pé. A ação desse tendão é a flexão da falange distal do dedão do pé e a flexão plantar e supinação do pé.
- **KI4 (Da Zhong em chinês, Daejong em coreano):** esse ponto de acupuntura está associado às seguintes estruturas musculares:[26]
  - Retináculo flexor do pé.
  - Tendão do músculo flexor longo do hálux.
  - Tendão do músculo plantar: esse tendão origina-se no aspecto posterior do epicôndilo lateral do fêmur e do ligamento poplíteo oblíquo. Ele se insere no tendão calcâneo junto com os músculos gastrocnêmio e sóleo. Esse tendão age para realizar a flexão plantar do pé e flexão da perna.
  - Tendão calcâneo (tendão de Aquiles).
- **KI5 (Shui Quan em chinês, Sucheon em coreano):** esse ponto de acupuntura está associado às seguintes estruturas musculares:[26]
  - Retináculo flexor do pé.
  - Tendão do músculo tibial posterior.
  - Tendão do músculo flexor longo dos dedos.
  - Tendão do músculo flexor longo do hálux.

- **KI7 (Fu Liu em chinês, Buryu em coreano):** esse ponto de acupuntura está associado às seguintes estruturas musculares:[26]
  - Músculo gastrocnêmio.
  - Músculo flexor longo dos dedos.
  - Músculo flexor longo do hálux.
  - Músculo tibial posterior.
  - Tendão do músculo sóleo.

Evidências na literatura

Tratamento farmacológico

O FDA publicou o *pregnancy and lactation labeling rule* (PLLR), em 2014, para facilitar a prescrição e o uso de fármacos nos períodos da gravidez e lactação. O PLLR categoriza os fármacos em A, B, C, D e X. Sendo "A" a melhor situação, onde não há riscos para o concepto e "X" quando a droga é contraindicada durante a gestação. De uma maneira simplificada as categorias pelo FDA são assim distribuídas:[28]

1. **A:** quando os estudos controlados em mulheres não demonstraram risco para o feto e a possibilidade de teratogênese é mínima.
2. **B:** quando existem estudos em animais que não apresentam risco fetal, mas não há estudos controlados no ser humano; ou estudos em animais com efeitos adversos, não confirmados em estudos controlados no ser humano.
3. **C:** quando só existem relatos de efeitos adversos no feto em animais. Sem estudos controlados em mulheres. Exige cuidado, podem ser ministradas somente se o benefício justificar o potencial teratogênico.
4. **D:** quando os estudos apresentam evidência de risco fetal humano, porém, os benefícios do uso em gestantes podem ser aceitáveis.
5. **X:** estudos em animais ou seres humanos revelaram efeitos deletérios sobre o concepto que ultrapassam os benefícios. Nesse grupo o fármaco em questão está contraindicado durante a gestação e candidatas a engravidar.

Os analgésicos não opioides mais utilizados no Brasil são paracetamol e dipirona. O Paracetamol é o mais utilizado durante a gestação e lactação. Entretanto, a sua utilização antes do nascimento vem sendo associada a algumas alterações no feto e recém-nascido como espectro autista, transtorno de déficit de atenção e hiperatividade e doenças alérgicas. Os estudos não são conclusivos e o paracetamol continua sendo o analgésico mais seguro durante a gestação e lactação. Deve-se utilizar a menor dose e por menor tempo possível. Tem classificação B pelo FDA.[29]

A dipirona continua sendo usada em partes da Europa, Ásia e América do Sul. O seu uso durante a gestação não está associado às malformações congênitas, morte intrauterina, parto prematuro ou baixo peso ao nascer. Apesar de ser largamente utilizada no Brasil, dois estudos mostraram possível associação entre o seu uso e tumores na infância. Não está oficialmente relacionada às malformações maiores ou menores no feto, mas o seu uso, assim como do paracetamol, deve ser limitado a menores doses e tempo de uso possíveis.[30]

Os anti-inflamatórios não esteroides (AINEs) estão entre os fármacos mais utilizados durante a gestação. Com relação às malformações congênitas, a maioria dos estudos aponta que não há aumento significativo dos riscos. O seu uso no terceiro trimestre da gestação pode estar associado ao fechamento prematuro do canal arterial, no bebê, trabalho de parto prolongado e hemorragia no pós-parto. Os AINEs são prescritos na gravidez para uso esporádico. Desde os anos 1970, são usados como agentes tocolíticos eficazes: a indometacina como referência, pode retardar o parto em 48 horas a 10 dias. Eles têm a capacidade de atravessar a placenta e poder causar efeitos adversos embrionários, fetais e neonatais, dependendo do tipo, dose, duração da terapia, idade gestacional e do tempo decorrido entre a administração e o parto. São descritos na literatura ainda efeitos adversos fetais e neonatais como baixo peso ao nascer, malformações congênitas graves, afetando coração, cérebro, rim, pulmão, esqueleto e trato gastrintestinal. Esses eventos foram principalmente observados com inibidores de COX-2 ou por tempo superior a 10 dias. Quando for imprescindível à administração durante a gravidez, utilizar na menor dose eficaz e pelo menor tempo possível, com monitoramento contínuo.[31]

Com relação aos analgésicos opioides, de uso importante na dor aguda, devem ter seu uso discutido detalhadamente com a mãe, explicando os riscos e os benefícios de cada escolha. É sempre aconselhável o uso com parcimônia e em menor tempo possível, pontuando todas as possibilidades.[29,30]

Atualmente liberados pela legislação brasileira em casos de dor, os canabinoides são contraindicados durante o período gravídico e a amamentação. O tetra-hidrocanabinol (THC), o canabidiol (CBD) e seus metabólitos atravessam a barreira placentária e podem causar baixo peso de nascimento e efeitos deletérios ao desenvolvimento neurológico fetal. Portanto, deve ser veemente desencorajado qualquer uso.[32]

Tratamento com acupuntura

Apesar das dificuldades metodológicas e éticas em fazer pesquisa em acupuntura e pacientes grávidas, é possível encontrar vários artigos bem desenhados metodologicamente, apontando o poder do agulhamento em redução da dor crônica em várias situações.[33] Múltiplas abordagens de pesquisa mostraram estimulação de mecanismos opioides endógenos. Dados recentes, obtidos por meio de ressonância magnética funcional, sugerem que a acupuntura tem efeitos quantificáveis em estruturas cerebrais relevantes. A acupuntura pode estimular a expressão gênica de neuropeptídeos. Essas pesquisas evidenciam a eficácia e segurança da acupuntura.[34,35]

Conclusão

As dores não obstétricas durante a gravidez são muito comuns e podem ser incapacitantes se não forem tratadas de maneira adequada. As alterações próprias da gestação influem na absorção, distribuição, metabolismo e excreção dos fármacos. Ao se prescrever uma medicação, é necessário considerar os riscos e benefícios do seu uso para a mãe e o concepto. Nesse contexto, a gestante com algum tipo de dor fica em uma situação singular, pois, mesmo de pequena intensidade, pode contribuir para a inatividade física nesse período, resultando em maior incidência de complicações obstétricas e cesarianas, pois a inatividade impacta no controle de peso, pressão arterial e postura.[36,37] Paralelamente, o uso da acupuntura é uma terapia cada vez mais popular com efeito comprovado em diversas situações, principalmente em analgesia em obstetrícia. Uma compreensão pelos obstetras acerca das indicações, eficácia e segurança dessa prática é necessária para que se sintam seguros em recomendar as pacientes que precisem desse recurso terapêutico.[38-40]

Referências bibliográficas

1. American College of Obstetricians and Gynecologists. physical activity and exercise during pregnancy and the postpartum period. Committee opinion no. 650. Obstet Gynecol 2015;126:e135-42.
2. Sundgot-Borgen J, Sundgot-Borgen C, Myklebust G, et al. Elite athletes get pregnant, have healthy babies and return to sport early postpartum. BMJ Open Sport & ExerciseMedicine 2019;5:e000652.
3. Waugh CM, Scott A. Case Studies in Physiology: Adaptation of load-bearing tendons during pregnancy. J Appl Physiol (1985). 2022 May 1;132(5):1280-1289. doi: 10.1152/japplphysiol.00555.2021. Epub 2022 Mar 10. PMID: 35271408.
4. Brasil, MS. Gestação de alto risco: manual técnico/Ministério da Saúde, Secretaria de Atenção à Saúde, Departamento de Ações Programáticas Estratégicas. - 5. ed. - Brasília: Ed. MS, 2012. 302 p. - (Série A. Normas e Manuais Técnicos).
5. Helliwell PS (1999) Regional musculoskeletal pain. Elb Forearm Wrist Hand 13(2):311-328
6. Matsen III, F.A., Bonica, J.J. & Franklin, J.: Pain in the shoulder, arm and elbow, in: Bonica, J.J.: The management of pain, Lea & Febiger, 1990.
7. R.P. Nirschl and E.S. Ashman, Elbow tendinopathy: tennis elbow, Clin Sports Med 22 (2003), pp. 813-836.
8. Chen YL, Liang YD, Guo KF, et al. Application of Acupuncture for Shoulder Pain Over the Past 22 Years: A Bibliometric Analysis. J Pain Res. 2023 Mar 14;16:893-909.
9. Leafblad N, Mizels J, Tashjian R, et al. Adhesive Capsulitis. Phys Med Rehabil Clin N Am 34 (2023) 453-468.
10. Nygaard IE, Saltzman CL, Whitehouse MB, et al. Hand problems in pregnancy. Am Fam Physician. 1989 Jun;39(6):123-6. PMID: 2729038.
11. Bae KJ, Baek GH, Lee Y, et al. Incidence and Risk Factors for Pregnancy-Related de Quervain's Tenosynovitis in South Korea: A Population-Based Epidemiologic Study. Clin Orthop Surg. 2023 Feb;15(1):145-152.
12. Daglan E, Morgan S, Yechezkel M,et al. Risk Factors Associated With de Quervain Tenosynovitis in Postpartum Women. Hand (N Y). 2023 Jan 24:15589447221150524.
13. Grimaldi A, Mellor R, Hodges P, et al. Gluteal Tendinopathy: A Review of Mechanisms, Assessment and Management. Sports Med. 2015 Aug;45(8):1107-19.
14. Walters C, West S, A Nippita T. Pelvic girdle pain in pregnancy. Aust J Gen Pract. 2018 Jul;47(7):439-443. doi: 10.31128/AJGP-01-18-4467. PMID: 30114872.
15. Vas J, Cintado MC, Aranda-Regules JM, et al. Effect of ear acupuncture on pregnancy-related pain in the lower back and posterior pelvic girdle: A multicenter randomized clinical trial. Acta Obstet Gynecol Scand. 2019 Oct;98(10):1307-1317.
16. Nurkovic, Jasmin, Ljubisa Jovasevic, et al. "Treatment of Trochanteric Bursitis: Our Experience." Journal of Physical Therapy Science 28.7 (2016): 2078-081. Web.
17. Guillen Astete, G. Silvestre-Egea, and A. Boteanu. "Epidemiological and Clinical Relationship of Ultrasonographic Features of Acute Anserine Syndrome." Annals of the Rheumatic Diseases 75.Suppl 2 (2016): 630. Web.
18. Sandmeier R, Renström PA. Diagnosis and treatment of chronic tendon disorders in sports. Scand J Med Sci Sports. 1997;7(2):96-106.
19. Kablan N, Can M, Ayvacı H, et al. Biomechanical and Viscoelastic Properties of the Achilles Tendon and Plantar Fascia in Pregnant Women with Pelvic Girdle Pain: A Case-Control Study. Women Health. 2022 Jul;62(6):476-487.
20. da Silva JB. Acupuncture in pregnancy. Acupunct Med. 2015 Oct;33(5):350-2. doi: 10.1136/acupmed-2015-010938. Epub 2015 Sep 11. PMID: 26362791.
21. Quimelli MA. Avaliação da acupuntura no tratamento de dores lombares em gestantes / Murilo Ayres Quimelli. Campinas, SP: [s.n.], 2005

22. Yamamura Y. (2001). Acupuntura tradicional: a arte de inserir. Brasil: Editora Roca.
23. Mao-Liang, Q. (2001). Acupuntura Chinesa E Moxibustão. Brasil: Editora Roca.
24. Hsing W, Tsai AWW, Rohde CBS, editores. Acupuntura e Medicina Tradicional Chinesa. Rio de Janeiro: Atheneu, 2019;291-302.
25. 25 Li Shih Min: Curso básico de acupuntura e medicina tradicional chinesa - Florianópolis: Instituto de Pesquisa e Ensino de Medicina Tradicional Chinesa- IPE/MTC, 2000.
26. Suh, Cs. Acupuncture Anatomy Regional Micro-Anatomy and Systemic Acupuncture Networks. CRC Press, 2016.
27. Leung K, Ma OC, Qin Z, et al. Acupuncture for de Quervain's tenosynovitis: A randomized controlled trial. Phytomedicine. 2022 Sep;104:154254.
28. FDA. Pregnancy and Lactation Labeling Drugs Final Rule. https://www.fda.gov/drugs/labeling-information-drug-products/pregnancy-and-lactation-labeling-drugs-final-rule. acesso em maio 2023.
29. Aragão FF, Tobias AF. Tratamento farmacológico da dor na gestante. BrJP. São Paulo, 2019 out-dez;2(4):374-80.
30. da Silva Dal Pizzol T, Schüler-Faccini L, Mengue SS, et al. Dipyrone use during pregnancy and adverse perinatal events. Arch Gynecol Obstet. 2009;279(3):293-7.
31. Choi EY, Jeong HE, Noh Y, et al. Neonatal and maternal adverse outcomes and exposure to nonsteroidal anti-inflammatory drugs during early pregnancy in South Korea: A nationwide cohort study. PLoS Med. 2023 Feb 27;20(2):e1004183.
32. Badowski S, Smith G. Cannabis use during pregnancy and postpartum. Can Fam Physician. 2020 Feb;66(2):98-103. PMID: 32060189; PMCID: PMC7021337.
33. Woo HL, Ji HR, Pak YK, et al. The efficacy and safety of acupuncture in women with primary dysmenorrhea: A systematic review and meta-analysis. Medicine (Baltimore). 2018 Jun;97(23):e11007.
34. Kaptchuk TJ. Acupuncture: theory, efficacy, and practice. Ann Intern Med. 2002 Mar 5;136(5):374-83.
35. Nicolian S, Butel T, Gambotti L, et al. Cost-effectiveness of acupuncture versus standard care for pelvic and low back pain in pregnancy: A randomized controlled trial. PLoS One. 2019 Apr 22;14(4):e0214195.
36. Aune D, Saugstad OD, Henriksen T, et al. Physical activity and the risk of preeclampsia: a systematic review and meta-analysis. Epidemiology 2014;25:331-343.
37. Domenjoz I, Kayser B, Boulvain M: Effect of physical activity during pregnancy on mode of delivery. Am J Obstet Gynecol 2014;211: 401.e1-e11.
38. Bishop KC, Ford AC, Kuller JA, et al. Acupuncture in Obstetrics and Gynecology. Obstet Gynecol Surv. 2019 Apr;74(4):241-251.
39. Antonucci R, Zaffanello M, Puxeddu E, et al. Use of non-steroidal anti-inflammatory drugs in pregnancy: impact on the fetus and newborn. Curr Drug Metab. 2012 May 1;13(4):474-90.
40. Jun JH, Choi TY, Park S, et al. Warm needle acupuncture for osteoarthritis: An overview of systematic reviews and meta-analysis. Front Med (Lausanne). 2023 Mar 14;10:971147.

Adriano Höhl • André Wen Wan Tsai • Marcus Yu Bin Pai

Acupuntura na Lombalgia Gestacional

Introdução

A gravidez é um período fisiológico na vida de uma mulher, acompanhada por uma série de mudanças nos diversos sistemas do corpo, preparando-o para o desenvolvimento embrionário, crescimento fetal e parto. Estima-se que quase todas as mulheres apresentem algum grau de desconforto musculoesquelético durante a gravidez e 25% apresentem temporariamente sintomas incapacitantes.[1]

Durante a gravidez, observa-se que as articulações da pelve (sínfise púbica, sacrococcígea e sinostoses sacroilíacas) apresentam maior elasticidade, aumentando a capacidade pélvica e modificando a postura e a locomoção da gestante, preparando o corpo para o parto. Consequentemente, a coluna lombar precisa se adaptar gradualmente às crescentes cargas que, quase sempre, causam algum tipo de desconforto musculoesquelético. Uma das complicações mais comuns durante a gravidez é a dor lombar (LBP), com uma prevalência entre 40% e 80%.[2]

A origem dessa dor é desconhecida, mas está provavelmente relacionada à combinação de fatores biomecânicos e hormonais, como o aumento da lassidez ligamentar, induzido pela relaxina, mudanças posturais de flexão e extensão do tronco, expansão do abdômen, com sobrecarga da região abdominal que resulta em um efeito adaptativo na força e resistência dos músculos lombares.[3]

Devido às limitações no manejo da dor, a acupuntura se torna um importante tratamento. Essa prática tem sido cada vez mais integrada à medicina ocidental como uma terapia complementar para várias condições, especialmente a dor, e tem demonstrado efeitos analgésicos, anti-inflamatórios e neuromoduladores. Vários estudos sugerem que a acupuntura pode aliviar a dor relacionada à gravidez na região lombar e na cintura pélvica posterior, melhorando a circulação sanguínea, relaxando os músculos, reduzindo a inflamação e regulando os hormônios.[4]

A experiência de dor durante a gravidez é bastante comum e seu tratamento apresenta grandes desafios.[5] Alguns medicamentos para aliviar a dor podem representar riscos tanto para o feto quanto para a mãe, embora o manejo inadequado da dor possa levar a consequências maternas graves, como depressão e hipertensão arterial.[4]

A medicina tradicional chinesa, especialmente a acupuntura, tem se mostrado eficaz no tratamento de problemas musculoesqueléticos, tanto na população em geral quanto em mulheres grávidas. Em contraste com a medicação oral ou parenteral, a acupuntura fornece estímulos específicos e definidos para áreas locais (acupontos), com menos efeitos sistêmicos. Isso pode ser atrativo para mulheres grávidas preocupadas com os efeitos adversos dos medicamentos.[6,7]

Anatomia

A região lombar se refere à parte inferior das costas, localizada entre a caixa torácica e a bacia. Os músculos principais da lombar são constituídos pelos músculos eretores da espinha e multífidos. O músculo eretor da espinha possui uma divisão medial e lateral, conhecidos como longíssimo torácico e iliocostal lombar, respectivamente. O músculo multífido é o mais medial dentre esses, estando localizado no sulco formado pelos processos espinhosos e lâminas dos processos vertebrais.[8]

Além desses, a fáscia lombodorsal é de grande importância, sendo associada como uma possível fonte de dor lombar idiopática, pela presença de terminações nervosas livres nociceptivas e alterações morfológicas encontradas em pacientes com lombalgia crônica.[9]

Destacam-se também os músculos transverso do abdômen, a porção inferior do músculo serrátil posterior, e a relação da região com os músculos oblíquos interno e externo que se dirigem ao abdômen, mas são de grande importância para a estabilidade e postura da região lombar.[8]

A inervação da região lombar provém dos ramos dorsais dos nervos espinhais lombares. De L1 a L4, esses são divididos em três ramos: medial, intermediário e lateral, que inervam o multífido e a divisão medial e lateral dos eretores da espinha, respectivamente. Já o ramo dorsal do quinto nervo lombar se divide em apenas dois ramos: o medial e o intermediário. O músculo multífido recebe inervação unissegmentar, ou seja, cada banda do músculo multífido é inervada por apenas um ramo dorsal.[10]

Relações da anatomia e da postura com a lombalgia

A postura é a descrição da posição relativa dos segmentos corporais durante o repouso ou a atividade. A manutenção de uma boa postura é um equilíbrio entre reduzir a carga sobre a coluna a um mínimo e reduzir o trabalho muscular necessário ao máximo. A linha de gravidade de um corpo ereto e bem equilibrado estende-se do nível do meato auditivo externo, passando pelo dente do axis imediatamente anterior ao corpo da segunda vértebra torácica, pelo centro do corpo da 12ª vértebra torácica e pela parte posterior do corpo da quinta vértebra lombar para se situar anteriormente ao sacro. A posição da linha de gravidade pode se deslocar anteriormente com a locomoção e pode variar entre indivíduos.[11]

A manutenção da lordose, postura natural da coluna lombar, requer a ação de vários músculos, incluindo os músculos eretor da espinha, reto abdominal, oblíquos interno e externo, psoas maior, ilíaco, glúteo e os músculos posteriores da coxa. O enfraquecimento de um desses grupos ou de todos eles pode levar a alterações na postura, como a acentuação da lordose ou até mesmo a escoliose, um desvio lateral da coluna que pode ser estrutural, compensatório ou protetor.[12]

Por fim, entre os músculos da região lombar, destacam-se o músculo transverso espinhal, o eretor da espinha, o quadrado do lombo e o latíssimo do dorso. Embora os músculos movam a coluna vertebral, a maior parte da atividade muscular está envolvida em proporcionar estabilidade.[11]

A estabilidade da coluna é resultado da interação de três sistemas distintos: passivo, ativo e neural. O sistema passivo é formado por vértebras, discos intervertebrais, articulações e ligamentos, que conferem a maior parte da estabilidade por meio da limitação passiva no término do movimento. O sistema ativo é constituído por músculos e tendões, que fornecem suporte e rigidez ao nível intervertebral, resistindo às forças exercidas diariamente. Normalmente, somente uma pequena porção de coativação muscular, cerca de 10% da contração total, é necessária para a estabilidade. Em um segmento lesionado pela laxidão ligamentar ou lesão discal, uma coativação adicional pode ser necessária. O sistema neural, o último, é composto pelos sistemas nervosos central e periférico, que coordenam a atividade muscular em resposta a forças antecipadas ou inesperadas, proporcionando assim a estabilidade dinâmica. Esse sistema precisa acionar os músculos corretos no momento adequado, para proteger a coluna de lesões e permitir o movimento.[13]

A coluna lombar é movimentada tanto diretamente por músculos a ela anexados, como indiretamente por músculos fixados em outros ossos. A gravidade é um fator constante, com movimentos de contração excêntrica de antagonistas. A flexão é efetuada na região lombar pelos músculos oblíquos abdominais; a extensão pelo grupo transverso espinhal; a flexão lateral pelo longuíssimo ipsilateral, iliocostal, oblíquos e flexores abdominais, e o quadrado lombar; a rotação pelos músculos oblíquos abdominais, rotadores e multífidos.[12]

A estabilidade da coluna é um processo dinâmico entre as posições de sustentação e de movimento controlado, onde dois sistemas são importantes. De um lado, o sistema global, composto por grandes músculos produtores de torque que atuam no tronco e na coluna sem estarem diretamente ligados a ela, constituídos pelo reto do abdômen, o oblíquo externo e a parte torácica do iliocostal lombar. Esse conjunto de músculos proporciona estabilidade ao tronco, sem influenciar diretamente a coluna. Do outro lado, há o sistema local, formado por músculos ligados diretamente à vértebra, responsáveis pela estabilidade e controle segmentar. Esse sistema é composto pelos multífidos lombares, o transverso do abdômen, as fibras posteriores do oblíquo interno, além do quadrado lombar, que também se destaca por suas funções de estabilização.[11]

Etiologia

Existem inúmeras explicações propostas para a fisiopatologia que conduz à lombalgia no período pré-natal, embora a fundação científica dessas hipóteses esteja longe de ser firmemente estabelecida. O fator mecânico é o mais frequentemente sugerido, devido ao ganho de peso durante a gravidez, ao aumento do diâmetro sagital abdominal e consequente deslocamento do centro de gravidade corporal para frente, intensificando o estresse na região lombar.[14]

O aparecimento de alterações posturais, necessárias para manter o equilíbrio diante do deslocamento anterior, causaria lordose e aumento do estresse na região lombar. Esse conjunto de mudanças mecânicas resultaria em uma resposta dos discos intervertebrais sob carga axial, levando à diminuição da altura e compressão da coluna vertebral. Isso acarreta uma compressão adicional na coluna vertebral da gestante sintomática (Figura 68.1).

O aumento da demanda pelo alongamento dos músculos abdominais da gestante para acomodar o crescimento do útero poderia levar à fadiga muscular, resultando em uma carga extra sobre a coluna vertebral, encarregada de suportar a maior parte do peso adicional da mulher. O enfraquecimento do músculo glúteo médio contribuiria para uma piora do quadro clínico da dor.[15]

Tem sido sugerido que, durante a gravidez, o corpo feminino está exposto a certos fatores que provocam instabilidade dinâmica da pelve. A lombalgia poderia ser secundária a alterações hormonais, como um aumento 10 vezes maior nos níveis de relaxina, que resultaria em laxidão ligamentar e desconforto não só na articulação sacroilíaca, mas também em desconforto generalizado, dor na coluna vertebral completa, instabilidade pélvica e desalinhamento da coluna.[16]

A dor ciática é uma manifestação clínica bastante rara de lombalgia durante a gravidez, ocorrendo em apenas 1% das mulheres. Pode ser devido a uma hérnia ou abaulamento de um disco intervertebral, ou à síndrome de compressão do ciático pelo músculo piriforme, resultando em compressão nervosa. O quadro clínico deve ser diferenciado de processos de dor miofascial nos músculos glúteos médio e mínimo, referidos como dores irradiadas para a face lateral do membro inferior, que podem ser mal interpretados ou descritos de forma inadequada pela paciente.[17]

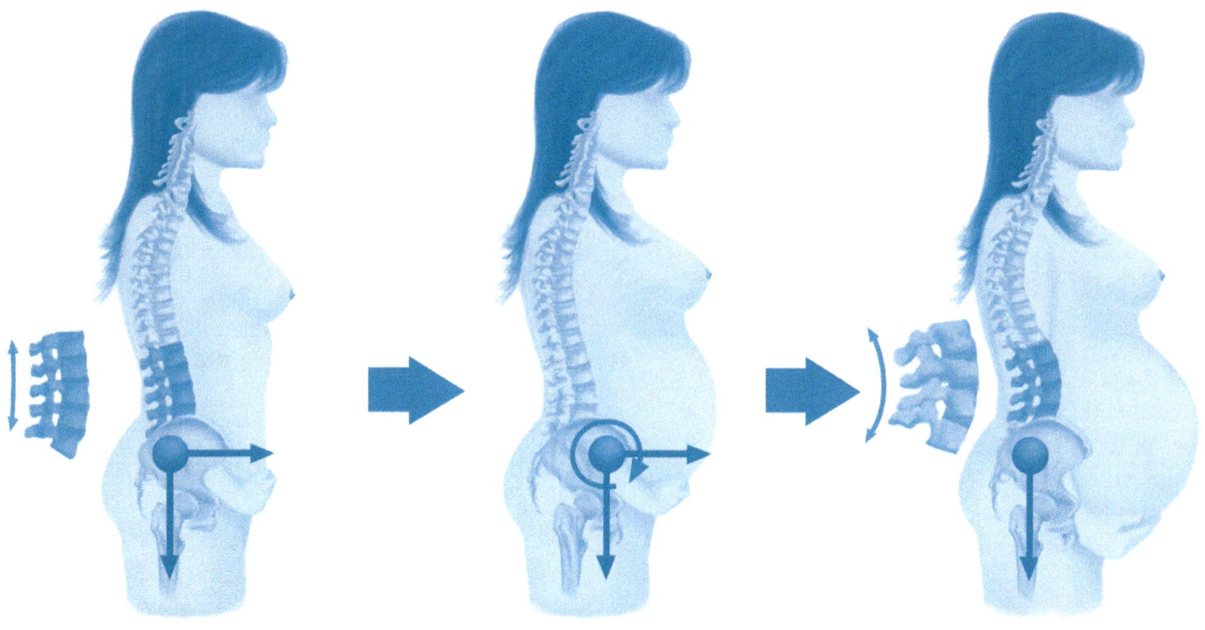

Figura 68.1. Adaptações posturais ao centro de massa alterado: (a) postura normal; (b) o deslocamento anterior do centro de massa alonga o braço de momento dos estabilizadores pélvicos e aumenta torque no quadril; (c) um aumento compensatório na lordose lombar desloca o centro de massa para trás para a posição neutra sobre ou ligeiramente posterior ao centro da articulação do quadril para restaurar a estabilidade sagital. Fonte: Adaptada de Fitzgerald, Colleen M., and Neil A. Segal, eds. Musculoskeletal health in pregnancy and postpartum: an evidence-based guide for clinicians. Springer, 2015.

Estiramento muscular e entorse ligamentar são as causas mais comuns de dor lombar observadas na população em geral. A dor espinhal de origem miogênica ou ligamentar é tipicamente observada no contexto de algum tipo de atividade física, à qual os pacientes podem estar habituados ou não, e a natureza dessa atividade pode ser passiva, ativa, repetitiva ou ocorrer como um único evento, geralmente envolvendo contração muscular, seja concêntrica ou, mais frequentemente, excêntrica (uma contração muscular alongada).[18]

A tensão muscular é provavelmente a causa mais frequente de dor na região lombar, podendo ser o resultado de um único evento de macrotrauma, com a severidade da lesão diretamente proporcional à quantidade de força aplicada.

A dor miofascial é uma condição de dor muscular causada pela formação de pontos-gatilho, com uma prevalência de 85% na população que sofre de dor crônica. Essa está relacionada à formação de um ponto-gatilho que libera excessiva e continuamente acetilcolina, resultando em um estado prolongado e constante de contração de miofibrilas, o que pode levar a isquemia muscular. A intensidade da dor pode variar com o tempo e é geralmente exacerbada pela manutenção de posturas estáticas, movimentos repetitivos, estresse, falta de sono e desequilíbrio nutricional.[18]

Mudanças na postura corporal, distúrbios musculoesqueléticos e disfunções somáticas são frequentemente observadas durante a gravidez, especialmente comprometimento ligamentar, articular e miofascial. Assim, a identificação de pontos-gatilho durante a gravidez ou no pós-parto pode facilitar o diagnóstico e alívio através de manobras manuais ou acupuntura.

Quadro clínico

A dor lombar na gravidez é caracterizada por uma intensa dor na região lombar quando a paciente se inclina para frente. Há uma limitação de movimento na coluna lombar e a dor é exacerbada ao tocar os músculos eretores da espinha, semelhante à dor lombar em estado não grávido. É importante diferenciar a dor lombar da dor pélvica, relatada entre a crista ilíaca posterior e a prega glútea, particularmente perto da articulação sacroilíaca, podendo irradiar-se para a parte posterior da coxa e para a sínfise púbica. Nesse caso, a dor é intermitente, agravada por manter posições prolongadas e atividades cotidianas simples, como caminhar, sentar-se ou ficar em pé por mais de 30 minutos.[19]

O diagnóstico diferencial dessas duas condições deve ser feito por meio de uma anamnese completa com testes provocativos, como o teste de provocação de dor pélvica posterior, o teste de Patrick e o teste do ligamento sacroilíaco dorsal longo. Também é recomendado a palpação da sínfise púbica e o teste de Trendelenburg modificado para provocação da dor pélvica e diferenciação diagnóstica.

Os exames de imagem devem ser reservados para casos suspeitos de envolvimento neurológico, com déficit motor, sendo indicados a ultrassonografia e a ressonância magnética nuclear.

Lombalgia pela Medicina Tradicional Chinesa

Dentro da filosofia da Medicina Tradicional Chinesa, a região lombar é a residência do Shen – rim que fornece a nutrição do calor para a região lombar. O excesso de trabalho, envelhecimento, deficiência do Shen, invasão de vento-frio ou umidade patogênicos, ou trauma podem levar a um estado de deficiência da essência do rim, com dificuldade de nutrição e fortalecimento da musculatura local.[20]

A gestação, em si, já é um estado de enfraquecimento do Qi e sangue.

Para as pacientes com dor aguda, devemos pensar sempre nas síndromes de excesso, causadas principalmente por estase de Sangue ou Vento, Frio ou Umidade que obstruem os canais.

No caso de estagnação de sangue a paciente poderá apresentar compleição pálida, fraqueza, sensibilidade e dor na região lombar, cansaço e fraqueza na cintura e nos joelhos, agravados pela atividade e aliviados durante o repouso, podendo ser aliviada com fricção manual ou pressão.[20]

Nos casos de invasão pelo frio e umidade poderão apresentar sensação de peso, frio e dor na região lombar agravada com mudanças climáticas, podendo ainda estar presentes sintomas de dor, rigidez e adormecimento na região lombar, movimento limitado, piora progressiva da dor ou com períodos de melhora e de intermitência, aliviando com o calor. Espera-se uma língua revestimento branco e pegajoso e um pulso profundo, tenso e lento. O princípio do tratamento para esse padrão é ativar o Sangue e resolver a estase, drenar os colaterais e aliviar a dor.[20]

Pacientes com lombalgia crônica têm principalmente síndromes de deficiência causadas por deficiências do fígado e rim ou deficiências de Sangue e Qi.

Nos casos de deficiência conjunta do Yin do Gan e Shen a paciente poderá apresentar vertigem e visão borrada, amnésia (enfraquecimento da memória), insônia, tinidos, secura na boca e na garganta, dor nos hipocôndrios, lassidão lombar e nos joelhos, sensação de calor nos cinco Xin, rubor malar, transpiração noturna, língua vermelha com fluido escasso e pulso filiforme e rápido.

Referências anatômicas para acupuntura na região lombar

Na região lombar temos os dois braços interno e externo do meridiano da bexiga (BL), o Du Mai (GV) que ocupa a posição central, seguindo a coluna vertebral.

Os pontos GV atuam na anatomia da linha média posterior e neuromodulam por meio do ramo medial do ramo primário dorsal do nervo espinhal relacionado. A linha BL interna tem a capacidade de influenciar os ramos medial e lateral dos ramos primários dorsais, enquanto a linha BL externa impacta predominantemente o ramo lateral. Embora possam enviar estimulação aferente somática por diferentes ramos, o resultado clínico final muitas vezes se sobrepõe porque as fibras sensoriais atingem os mesmos nervos espinhais e segmentos da medula espinhal.[20]

Os pontos extras Jiaji (Huatuojiaji Ex-B2), situam-se alinhados meia polegada (1,0 a 1,5 *cun*) do processo espinhoso inferior vertebral, penetrando a fáscia toracolombar e os plano profundos, neuromodulando preferencialmente por meio do ramo medial do ramo primário dorsal do nervo espinhal, sendo selecionados conforme o segmento do dermátomo afetado pela lesão e/ou dor intercostal pela dor.

O ponto Shu do rim, BL23 é clássico na indicação do tratamento das lombalgias, estando localizado 1,5 *cun* lateral à borda inferior do processo espinhoso do segunda vértebra lombar, relaciona-se com a fáscia toracolombar, os músculos iliocostal, serrátil posterior, eretores da espinha e quadrado lombar.

Pontos-gatilho na região lombar

Os pontos-gatilho (PG) na musculatura paraespinhal podem ocorrer tanto no grupo superficial de músculos conhecidos coletivamente como eretores da espinha, quanto em músculos profundos a ele, como o multífido e os rotadores.

Os PG na parte inferior das costas ocorrem como áreas focais de extrema sensibilidade, seja em músculos que, de outra forma, parecem normais, ou em faixas fibrosas alongadas de músculos (bandas palpáveis) ou nos chamados nódulos "fibrosíticos".[10]

É uma boa regra começar a busca palpando ao longo do comprimento da coluna vertebral na linha média do nível da 10ª vértebra dorsal acima, até o cóccix abaixo, e então examinar, sistematicamente, cada parte da musculatura, em cada lado, dá para trás, por sua vez, palpando ao longo de linhas separadas por cerca de 1 cm e paralelas à coluna vertebral, de um nível semelhante acima, até a borda superior das nádegas abaixo. Os músculos das nádegas devem ser palpados em seguida, primeiro com uma leve pressão e depois com uma pressão profunda, e isso deve ser seguido pela palpação dos músculos ao longo da parte posterior da perna.[11,18]

Evidências da literatura

Os resultados da maioria dos estudos favoreceu a acupuntura para o tratamento da dor,[21] mostrando melhora significativa na intensidade da dor. Há heterogeneidade significativa entre os ensaios de acupuntura em relação ao desenho do estudo, protocolo de intervenção, grupo de controle, medidas de resultados, características do paciente e instrumentos de avaliação da qualidade. Os estudos seguiram diferentes seleções de pontos de acupuntura, com a maioria baseada no diagnóstico da MTC, com pontos locais e distais utilizados. Alguns protocolos seguiram uma seleção padronizada de pontos, enquanto outros permitiram pontos extras, com base nas queixas dos pacientes. Isso pode afetar a comparabilidade e consistência dos resultados.

Bishop *et al.*, compararam a acupuntura com o tratamento conservador para cintura pélvica e dor lombar durante a gravidez, incluindo 386 mulheres para receber tratamento conservador ou acrescentado de 5 sessões de acupuntura. A acupuntura foi mais eficaz para reduzir a dor e melhorar o estado funcional em 4 semanas, mas não em 12 semanas. A acupuntura também foi mais custo-efetivo ao contabilizar os custos do empregador.[21]

Kvorning *et al.* avaliaram o efeito analgésico da acupuntura no último trimestre da gravidez. Eles envolveram 72 mulheres que receberam tratamento padrão (fisioterapia, exercícios e/ou analgésicos) ou tratamento conservador mais acupuntura. O grupo acupuntura teve uma redução de 60% na intensidade da dor e uma redução de 44% nos dias com dor por semana, em comparação com 14% e 9%, respectivamente, no grupo controle ($p < 0,001$).[4]

Guerreiro da Silva *et al.* avaliaram os efeitos da acupuntura na dor lombar e pélvica durante a gravidez, incluindo 61 mulheres grávidas e as alocaram aleatoriamente para acupuntura ou tratamento padrão. O grupo acupuntura teve uma redução de 54% no escore de intensidade da dor e uma redução de 65% no uso de analgésicos por semana, em comparação com 12% e 16%, respectivamente, no grupo controle.[22]

Embora a acupuntura seja considerada geralmente segura, existem riscos potenciais associados com o tratamento. Efeitos adversos menos graves comuns podem incluir pequenos hematomas ou sangramento, dor temporária no local da agulha e náusea ou tontura. Efeitos adversos severos podem incluir infecção, órgãos perfurados e lesão nervosa, não encontrados em qualquer uma das revisões incluídas nesse estudo.

Tratamento com acupuntura

O tratamento da dor musculoesquelética é uma das mais importantes indicações da acupuntura, considerando-se a rapidez e a eficácia do tratamento. A dor miofascial é frequentemente associada a quadros dolorosos de diversas etiologias, portanto, é essencial realizar o diagnóstico correto para um tratamento adequado. Deve-se pesquisar pontos-gatilho ativos ou latentes na musculatura, que podem causar dor localizada e referida, pois seu tratamento e desativação pode resultar em melhora expressiva da dor.

As dores da coluna vertebral são geralmente do tipo dor miofascial, resultantes de processo degenerativo do complexo ligamento-disco-articulação – musculatura paravertebral, e muitas associadas à atrofia muscular paravertebral. A melhora, muitas vezes, depende da gravidade da lesão e outros fatores, como a obesidade, postura errada, trofismo muscular e outros.

Se a lombalgia é de origem miofascial com menor grau de lesão, o tratamento é mais simples, obtendo-se melhor resultado quando se utiliza os pontos BL40, BL23, BL25 e GB30, entre outros. Em casos de dor com lesão mais grave e/ou dor neuropática associada, além dos pontos citados, deve-se acrescentar outros ao longo da área de irradiação da dor.

Sugestões de pontos incluem:

1. **BL23 (Shenshu):** 1,5 *cun* lateral à borda inferior do processo espinhoso da 2ª vértebra lombar.
2. **BL25 (Dachangshu):** 1,5 *cun* lateral à borda inferior do processo espinhoso da 4ª vértebra lombar.
3. **BL28 (Pangguanshu):** 1,5 *cun* lateral à borda inferior do processo espinhoso da 2ª vértebra sacral.
4. **GV3 (Yaoyangguang):** na depressão na borda inferior do processo espinhoso da 4ª vértebra lombar.
5. **SP6 (Sanyinjiao):** 3 *cun* diretamente acima da ponta do maléolo medial na borda posterior da face medial da tíbia.
6. **BL40 (Weizhong):** ponto médio da prega transversa da fossa poplítea.
7. **BL60 (Kunlun):** na depressão entre a ponta do maléolo externo e o tendão de Aquiles.
8. **GB30 (Huantiao):** na junção do 1/3 lateral e 2/3 medial da distância entre o grande trocânter e o hiato do sacro.
9. **GB34 (Yanglingquan):** na depressão anterior e inferior à cabeça da fíbula (Figuras 68.2 a 68.4).

Essa prescrição pode ser modificada pela adição de GV4 (Mingmen), SP9 (Yinlingquan) para invasão de umidade fria, BL17 (Geshu), GV26 (Shuigou), BL32 (Ciliao) para tensão crônica, GV4 (Mingmen), BL52 (Zhishi), B58 (Feiyang) e K3 (Taixi) para deficiência de Shen.

Os dois músculos do grupo superficial (os eretores da espinha) com maior probabilidade de desenvolver pontos-gatilho (PGs) são o longuíssimo do tórax e, lateralmente a esse, o músculo iliocostal lombar. Os dois músculos do grupo profundo com probabilidade de desenvolver pontos-gatilho são os multífidos e os rotadores. A dor desses PG é referida à linha média com

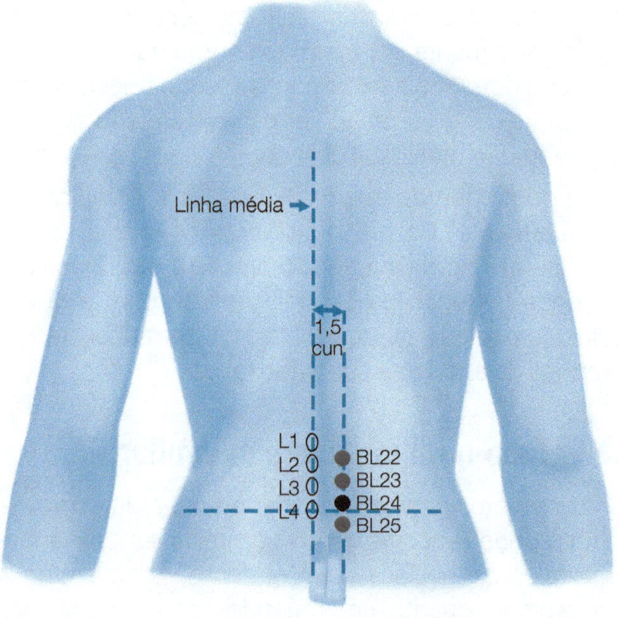

Figura 68.2. Relação anatômica dos pontos do meridiano da bexiga na região lombar. Fonte: Adaptada de Suh, Chang Sok. Acupuncture anatomy: regional micro-anatomy and systemic acupuncture networks. CRC Press, 2015.

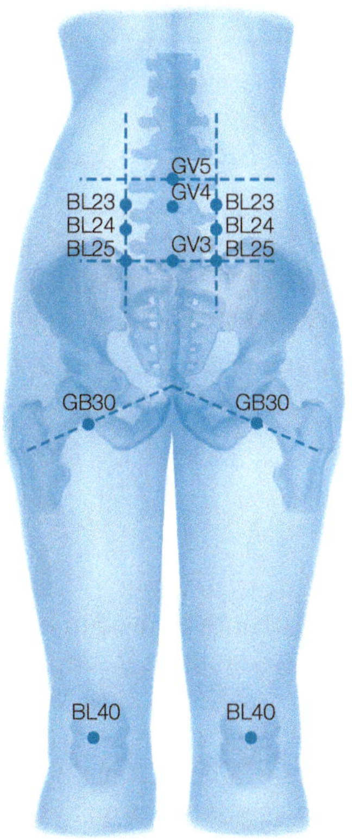

■ **Figura 68.3.** Representação dos pontos BL23 e BL40. Fonte: Adaptada de Suh, Chang Sok. Acupuncture anatomy: regional micro-anatomy and systemic acupuncture networks. CRC Press, 2015.

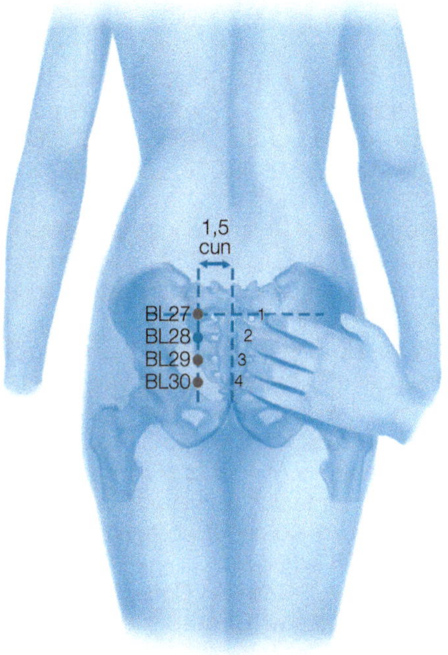

■ **Figura 68.4.** Relação anatômica dos pontos do meridiano da bexiga na região sacral. Fonte: Adaptada de Suh, Chang Sok. Acupuncture anatomy: regional micro-anatomy and systemic acupuncture networks. CRC Press, 2015.

o desenvolvimento de sensibilidade intensa à palpação dos processos espinhosos. Os pontos-gatilho profundos na região sacral também podem referir dor em uma direção descendente para o cóccix e fazer com que ele fique muito sensível (Figura 68.5).

Agulhamento seco ou Ah-Shi podem ser realizados nesses grupos musculares. Os PG nos músculos paraespinhais superficiais devem ser desativados com agulhas inseridas perpendicularmente à pele, exceto na região torácica inferior onde, para evitar qualquer chance de penetração na pleura, é mais prudente inseri-los tangencialmente.

Ao desativar os PG nos músculos paravertebrais situados mais profundamente, as agulhas devem ser inseridas lateralmente à linha média e na direção diagonal em direção aos corpos vertebrais.

Outras medidas terapêuticas, tais como redução de peso, exercícios adequados, medicamentos analgésicos e neurolépticos podem ser complementados.

Vinte e oito pacientes com lombalgia que não tiveram resultados satisfatórios com os tratamentos convencionais foram atendidos pela equipe de acupuntu-

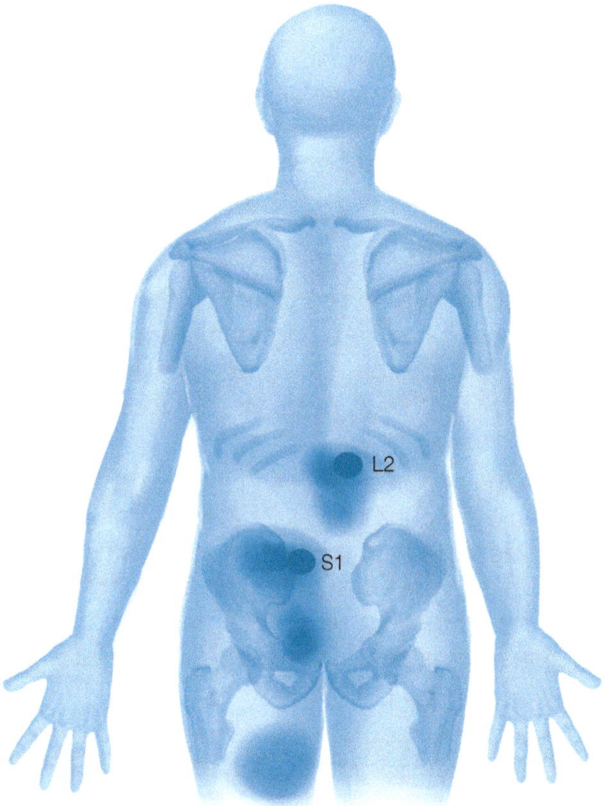

■ **Figura 68.5.** Padrões de dor referida em multífidos lombares. Fonte: Adaptada de Travell & Simons myofascial pain and dysfunction.

ra do Centro de Dor do HC-FMUSP, 13 foram avaliados previamente e reavaliados 4 meses após o término do tratamento quanto à dor. Desses, 3 (23,1%) não apresentaram melhora da dor e os outros 10 (77%) apresentaram uma melhora que se manteve durante os 4 meses. Os outros 15 pacientes, que não retornaram para reavaliação após 4 meses do tratamento, foram avaliados previamente ao tratamento e ao término das 15 sessões de acupuntura. Desses, 10 (66%) tiveram melhora da dor.

Ventosaterapia

Ventosaterapia pode ser realizada para pacientes com lombalgia mecânica gestacional, ajudando na liberação mecânica de tensão nos músculos e na fáscia, permitindo uma melhor amplitude de movimento e redução da dor.

Pode ser realizado na musculatura paraespinhal, que incluem o: iliocostal, longíssimo e espinhal. Esses grupos musculares se fixam em várias partes da coluna cervical, torácica e lombar.

A tensão nas fáscias das costas, incluindo a fáscia toracolombar e a aponeurose vertebral, aumenta como resultado da contração muscular da parede abdominal, dos eretores da espinha e dos músculos glúteos. A tensão fascial transmite forças da coluna para o ílio e membro pélvico. Esse afunilamento da carga ajuda a proteger a articulação sacroilíaca.

Moxabustão

A palavra moxa vem do japonês *mogusa*. Essa técnica consiste na aplicação de estímulos de calor nos pontos de acupuntura, através da queima das fibras da *Artemisia vulgaris* ou *Artemisia argyi* com finalidade terapêutica.

O uso da moxa é amplamente difundido no Japão, na China e em outros países de clima frio e úmido. A queima de moxa produz um estímulo de calor nas terminações nervosas dos pontos de acupuntura com finalidade terapêutica. A moxa é mais indicada em pacientes idosos, debilitados, crianças ou em doenças crônicas e/ou de difícil manejo.

Pode ser realizado como tratamento complementar à estimulação por agulhas.

Eletroacupuntura

A eletroacupuntura é outra modalidade complementar. Nesse caso, aparelhos elétricos, cujas ondas possuem frequências e intensidades variáveis, são utilizados para aumentar a liberação de endorfinas, encefalinas, dinorfinas, serotonina, noradrenalina, substâncias capazes de controlar a dor.

As agulhas são conectadas aos eletrodos do aparelho de eletroestimulação, o qual gera impulsos elétricos às mesmas. O tempo de aplicação varia de 15 a 30 minutos para se obter o efeito desejado, não sendo recomendável exceder mais de 30 minutos.

A eletroacupuntura pode ser realizada localmente em BL23, BL24, BL25 e BL26 para rigidez e dor mecânica em gestantes.

Conclusão

A acupuntura é um tratamento promissor para dor lombar e pélvica durante a gravidez. A evidência atual apoia a eficácia e a segurança da acupuntura para essas condições, mas mais estudos padronizados e de alta qualidade são necessários para confirmar e fortalecer sua base de evidências. A acupuntura pode oferecer uma opção valiosa para mulheres grávidas que sofrem de dor lombar e pélvica e que buscam uma intervenção não farmacológica segura e eficaz.

Referências bibliográficas

1. Borg-Stein J, Dugan SA, Gruber J. Musculoskeletal aspects of pregnancy. Am J Phys Med Rehabil. 2005 Mar;84(3):180-92. doi: 10.1097/01.phm.0000156970.96219.48. PMID: 15725792.).
2. Biviá-Roig G, Lisón JF, Sánchez-Zuriaga D. Effects of pregnancy on lumbar motion patterns and muscle responses. Spine J. 2019 Feb;19(2):364-371. doi: 10.1016/j.spinee.2018.08.009. Epub 2018 Aug 22. PMID: 30144534
3. Dumas GA, Leger A, Plamondon A, Charpentier KM, Pinti A & McGrath M. Fatigability of back extensor muscles and low back pain during pregnancy. Clin Biomech (Bristol, Avon). 2010; 25, 1-5.
4. Kvorning N, Holmberg C, Grennert L, Åberg A, Åkeson J. Acupuncture relieves pelvic and low-back pain in late pregnancy. Acta obstetricia et gynecologica Scandinavica. 2004 Jan 1;83(3):246-50.
5. Ee CC, Manheimer E, Pirotta MV, White AR. Acupuncture for pelvic and back pain in pregnancy: a systematic review. American journal of obstetrics and gynecology. 2008 Mar 1;198(3):254-9.
6. Yeh HY, Chen YC, Chen FP, Chou LF, Chen TJ, Hwang SJ. Use of traditional Chinese medicine among pregnant women in Taiwan. Int J Gynaecol Obstet. 2009 Nov;107(2):147-50. doi: 10.1016/j.ijgo.2009.07.024. Epub 2009 Aug 27. PMID: 19716133
7. Huang Wei Ling, How to Treat Low Back Pain in Pregnancy without Using any Anti-Inflammatory Medications. Op Acc J Bio Sci & Res 2(4)-2020.

8. Kalimo H, Rantanen J, Viljanen T, Einola S. Lumbar muscles: structure and function. Ann Med. 1989 Oct;21(5):353-9. doi: 10.3109/07853898909149220. PMID: 2532525.
9. Wilke J, Schleip R, Klingler W, Stecco C. The Lumbodorsal Fascia as a Potential Source of Low Back Pain: A Narrative Review. Biomed Res Int. 2017;2017:5349620. doi: 10.1155/2017/5349620. Epub 2017 May 11. PMID: 28584816; PMCID: PMC5444000.
10. Macintosh JE, Valencia F, Bogduk N, Munro RR. The moroholoav of the human lumbar multifidus. Clin Biomech igss; 111 196-204.
11. Nakipoglu GF, Karagoz A, Ozgirgin N. The biomechanics of the lumbosacral region in acute and chronic low back pain patients. Pain Physician. 2008 Jul 1;11(4):505-11.
12. Adams MA. Biomechanics of back pain. Acupuncture in medicine. 2004 Dec;22(4):178-88.
13. Kriese M, Clijsen R, Taeymans J, Cabri J. Segmentale Stabilisation zur Behandlung von lumbalen Rückenschmerzen: Ein systematisches Review [Segmental stabilization in low back pain: a systematic review]. Sportverletz Sportschaden. 2010 Mar;24(1):17-25. German. doi: 10.1055/s-0030-1251512. Epub 2010 Mar 16. PMID: 20235009.
14. Sihvonen T, Huttunen M, Makkonen M, Airaksinen O. Functional changes in back muscle activity correlate with pain intensity and prediction of low back pain during pregnancy. Arch Phys Med Rehabil. 1998;79:1210–1212.
15. Sabino J, Grauer JN. Pregnancy and low back pain. Curr Rev Musculoskelet Med. 2008;1:137–141. [PMC free article].
16. Wedenberg K, Moen B, Norling A. Um estudo prospectivo randomizado comparando acupuntura com fisioterapia para dor lombar e pélvica na gravidez. Acta Obstet Gynecol Scand. 2000; 79 :331–335.)
17. Katonis P, Kampouroglou A, Aggelopoulos A, Kakavelakis K, Lykoudis S, Makrigiannakis A, Alpantaki K. Pregnancy--related low back pain. Hippokratia. 2011 Jul;15(3):205-10. PMID: 22435016; PMCID: PMC3306025.
18. Meleger AL, Krivickas LS. Neck and back pain: musculoskeletal disorders. Neurol Clin. 2007 May;25(2):419-38. doi: 10.1016/j.ncl.2007.01.006. PMID: 17445737
19. Vermani E, Mittal R, Weeks A. Pelvic girdle pain and low back pain in pregnancy: a review. Pain Pract. 2010 Jan--Feb;10(1):60-71. doi: 10.1111/j.1533-2500.2009.00327.x. Epub 2010 Oct 26. PMID: 19863747.
20. Liu G, Pai H. Tratado contemporâneo de acupuntura e moxibustão São Paulo: Ceimec, 2005.
21. Bishop A, Ogollah R, Bartlam B, Barlas P, Holden MA, Ismail KM, et al. Evaluating acupuncture and standard care for pregnant women with back pain: the EASE Back pilot randomised controlled trial (ISRCTN49955124). Pilot Feasibility Stud. 2016 Dec 12;2:72.
22. Guerreiro da Silva JB, Nakamura MU, Cordeiro JA, Kulay L Jr. Acupuncture for low back pain in pregnancy--a prospective, quasi-randomised, controlled study. Acupunct Med. 2004 Jun;22(2):60-7.

69

Candice de Moura Gomes • José Luiz de Miranda Colelho Inojosa

Acupuntura na Cefaleia Durante a Gravidez

Introdução

Ao discutirmos cefaleia e gestação, podemos afirmar que se trata de um direito da mulher de se planejar com meses ou anos antes da concepção, pois estão envolvidas muitas variáveis que influenciam na resposta à dor das cefaleias. Mesmo que a gestante opte por realizar tratamento com acupuntura, a equipe médica precisa estar atenta e atualizada sobre dúvidas concernentes ao uso de terapias medicamentosas profiláticas orais que são potencialmente teratogênicas; o uso de terapias agudas da cefaleia e seus riscos; ou mesmo transmitir segurança quanto a condução de eventuais complicações que envolvam cefaleias e sintomas neurológicos. É esperado que as pacientes se preocupem com a saúde do feto e indaguem se devem ou não continuar essas terapias. Suas dores potencialmente irão piorar durante a gestação? A dor de cabeça pode ser um fator complicador para a gestação e para o bebê? Que medidas não farmacológicas podem ser tomadas? Quais exames de neuroimagem a gestante pode se submeter? Qual o papel da acupuntura nesse contexto?

Os médicos que atendem a saúde da mulher e realizam tratamentos com acupuntura, durante a gravidez, devem estar preparados para acolher todas as dúvidas. A literatura americana mostra que 20% das mulheres com cefaleia, especialmente com migrânea/enxaqueca tem receio de engravidar por temer piora da sua saúde geral e piora da saúde do feto.[1] Ao mesmo tempo um estudo dinamarquês realizado com mais de 20 mil mulheres com migrânea/enxaqueca mostra que o medo da piora dos sintomas de dor e complicações não são completamente sem substrato. Cefaleia que persiste durante a gestação foi associado a mais casos de desordens hipertensivas, incluindo pré-eclâmpsia, e a um leve aumento de risco de aborto, baixo peso ao nascer, nascimento pré-termo e parto cesáreo.[2] Esses dados acima expõe a necessidade de conscientização da paciente e de atualizações constantes por parte da equipe médica.

Este capítulo será dividido em duas partes. Na primeira parte discutiremos, do ponto de vista obstétrico e neurológico: a evolução das cefaleias primárias na gestação e o papel da acupuntura como terapia não farmacológica; atualizações sobre o uso de fármacos na gestação e o diagnóstico diferencial das apresentações de cefaleia. Na segunda parte será discutido: o entendimento da Medicina Tradicional Chinesa dos padrões que levam à cefaleia durante a gravidez e as sugestões de tratamento com acupuntura.

Primeira parte

Evolução natural das cefaleias na gestação

Sobre o comportamento das cefaleias, durante o curso da gestação, enfatizamos que não existe uma regra para todas. O que se pode afirmar é que em torno de 50% das mulheres vão melhorar do padrão de cefaleia (consideramos aqui redução da frequência e intensidade) pelo fim do primeiro trimestre e mais de 80% das gestantes conseguem melhorar seu padrão de dor ao fim do segundo trimestre.[3] As pacientes com migrânea com aura podem não perceber esse padrão de melhora e, vale salientar, que muitas mulheres apresentam aura pela primeira vez durante a gestação. Essas pacientes que passam a apresentar sintomas visuais ou sensitivos, antecedendo ou acompanhando as crises de cefaleia, devem ser rigorosamente seguidas quanto a distúrbios hipertensivos pelo risco de desenvolvimento de doenças potencialmente fatais para o feto e para a paciente.[4]

Fica claro que a equipe que acolhe a gestante lida com a probabilidade de três cenários. No primeiro cenário, teremos a mulher que já apresenta um padrão de cefaleia considerada de leve a moderada com possibilidade de melhora durante a gestação. Em um segundo cenário teremos as pacientes que apresentam cefaleia intensa, podendo ser cefaleias refratárias a tratamentos convencionais, com enorme receio da fase da gestação, com temor de retirar suas medicações e de ter uma gravidez complicada. No último cenário, teremos também aquelas pacientes cujo histórico de cefaleia quase não é significativo, porém durante a gestação desenvolvem um quadro preocupante de dor de cabeça. Esse quadro é um desafio tanto para a paciente quanto para a equipe médica no sentido de definir se trata-se de cefaleia primária ou secundária e que tipo de investigações tomar e quais intervenções deverá realizar.

Levando em conta todos os fatores, como histórico de cefaleia, fatores emocionais e fatores de risco, a acupuntura surge como uma importante ferramenta na promoção do bem-estar da saúde da gestante e do feto. Apesar dos desenhos de alguns estudos terem amostras pequenas em que não havia grupo controle, existe uma relação de melhora rápida dos sintomas de náuseas e vômitos que acompanham os próprios episódios de cefaleia, principalmente, quando a acupuntura era iniciada já no primeiro trimestre de gestação. Esses resultados são extremamente importantes quando pensamos nas limitações farmacológicas disponíveis durante a gravidez e no quão benéfico passar essa fase sem dor é para a gestante e o feto neste período de vida extremamente delicado.[5]

Considerações sobre neuroimagem na gestação

A equipe de obstetrícia é muitas vezes consultada sobre qual tipo de neuroimagem pode ser liberada durante a investigação de cefaleia secundária. O uso da ressonância magnética (RM) sem contraste é preferível ao uso da tomografia de crânio (TC) como forma de evitar a exposição do feto em desenvolvimento à radiação ionizante. Entretanto, o uso de tomografia se justifica durante emergências, principalmente em suspeitas de sangramentos cerebrais e quando seu uso é mais vantajoso do ponto de vista diagnóstico que a RM. Nessas situações críticas, os benefícios do pronto diagnóstico com o uso de TC e, inclusive, angiografia por tomografia se sobrepõem aos possíveis riscos ao feto. Com relação ao exame contrastado de RM com gadolínio, não há um efeito adverso claro reportado quando dosagens habituais são infundidas em gestantes. Porém, é preciso destacar que há poucos dados na literatura e os trabalhos atuais não seguem uma padronização, de forma que o Colégio Americano de Radiologia (CAR) recomenda que o gadolínio seja reservado apenas para casos críticos (situações graves de emergência e que não possam ser adiados para o fim da gestação) e que os benefícios da realização do exame superem qualquer potencial risco ao feto. Sobre o contraste iodado o CAR não recomenda seu uso rotineiro, mesmo não havendo dados sugestivos.[6]

Causas primárias de cefaleias na gestação

A causa mais comum de cefaleia de forte intensidade na gestação é a migrânea ou enxaqueca. Entretanto, a cefaleia mais comum na gestante é a do tipo de moderada intensidade, preenchendo critérios para cefaleia tensional (para maiores detalhes leia o Capítulo de "Acupuntura na Migrânea e Cefaleia Tensional na Mulher")

Durante a consulta da gestante com queixa de cefaleia, a decisão mais importante é determinar se há alta suspeita para causas secundárias, como desordens hipertensivas, alterações vasculares e distúrbios da pressão intracraniana. Uma história prévia de cefaleia menstrual, ou cefaleia piorada pelo uso de anticoncepcional oral, sugerem mais cefaleia primária e fornece pistas de que o padrão de cefaleia tem muitas chances de melhorar espontaneamente ao longo da gestação. É importante salientar que, com a mesma mulher, cada gestação é diferente e a mesma paciente pode experienciar padrões, frequências e intensidades de dores diferentes.

A melhora experimentada por muitas pacientes pode ser mantida no puerpério, especialmente durante o período da amamentação. O fim do período de lactação precipita o retorno ao padrão original de cefaleias da mulher.[7]

Advertências sobre terapias medicamentosas e estilo de vida

Durante avaliação da gestante com cefaleia é importante discutir as modificações do estilo de vida, tais como: otimização da qualidade do sono, manejo do estresse, hidratação adequada e refeições regulares e saudáveis.

Gestantes com enxaqueca, seja com ou sem aura, e cefaleia tensional têm menos horas de sono e mais disfunções diurnas pela sonolência, de forma que cefaleia e insônia são condições comórbidas. Melhorar o padrão de sono durante a gravidez tem impacto no controle das dores de cabeça.[8]

Deve-se orientar as pacientes com cefaleias primárias na gestação quanto à realização de fisioterapia, massagem, terapia cognitivo-comportamental e técnicas de relaxamento. Entretanto, as evidências dessas terapias apresentam algumas limitações e, na verdade, necessitam de mais tempo diário e um custo geralmente elevado.[9] De modo que a acupuntura se apresenta como uma terapia com maior corpo de evidências, com melhor custo-efetividade e capaz de abranger várias demandas da gestante tal como o controle de náuseas, insônia e a própria cefaleia.

As pacientes também devem ser orientadas quanto à questão do abuso de medicação analgésica e a equipe da saúde da mulher, inclusive a que ofertará o serviço de acupuntura, deverá estar apta a oferecer orientações sobre os potenciais riscos e benefícios das medicações utilizadas pelas gestantes, em caso de cefaleias primárias.

Na revisão de 2022, *Headache in Pregnancy and Lactation* publicado na Continuum Neurology, a Academia Americana de Neurologia discute a efetividade das medicações, combinada com sua tolerabilidade clínica nas revisões disponíveis (não baseadas em comparações diretas entre drogas) e consensos de especialistas.[7] De modo a destacar que:

- Amitriptilina/nortriptilina são consideradas bastante efetivas e seguras. Existem relatos mais raros de crise epiléptica neonatal e de síndrome da abstinência nas últimas fases da gestação.
- Venlafaxina tem efetividade moderada durante a gestação. Possível relação com perda gestacional, epilepsia neonatal e síndrome da abstinência.
- Propranolol é efetivo nas cefaleias primárias, com longo histórico de uso na gestação. Porém, tem relação com restrição do crescimento intrauterino do feto, bradicardia neonatal, hipoglicemia e possível risco de displasia renal multicística.
- Ciclobenzaprina seria menos efetivo que o propranolol, mas pode ser utilizado como uma terapia de resgate de dor por promover sedação, principalmente nos casos de predomínio de tensão muscular associada a cefaleia.
- Toxina botulínica é efetiva apesar da segurança não estar totalmente estabelecida e seu resultado pode se confundir com a melhora natural que ocorre durante a gestação em muitas pacientes. As moléculas da toxina botulínica, por serem longas cadeias, não atravessam facilmente a barreira placentária.

É preciso lembrar também que pode ser oferecido bloqueio anestésico de nervos occipitais antes da gravidez, no planejamento, e durante a gestação, em casos de cefaleia refratária, cujo tratamento subsequente ou concomitante com acupuntura torna-se uma opção oportuna.[10]

Todos os profissionais de medicina devem reconhecer as terapias contraindicadas durante a gestação. A equipe médica de saúde da mulher que atende gestante deve intervir imediatamente, realizando desmame, se necessário, ou a pronta suspensão das terapias a seguir:

- Topiramato deve ser evitado pelo risco de fenda palatina, restrição do crescimento intrauterino e acidose metabólica.
- Lisinopril e candesartana, apesar de apresentarem eficácia moderada, trazem risco de morte fetal e neonatal se exposição no segundo e terceiro trimestre, além de oligoidrâmnio, hipoplasia pulmonar fetal, falência renal, deformidades esqueléticas e hipercalcemia.
- Ácido valproico e valproato são totalmente contraindicados como terapia profilática pelo risco de defeitos no tubo neural, deformidades craniofaciais e redução do coeficiente de inteligência (QI).

Com relação às terapias agudas, muitas pacientes ficam também inseguras em relação ao surgimento de episódios agudos de cefaleia e quais medicações podem utilizar. É preciso entender que mesmo a terapia de base da gestante sendo não farmacológica, como acupuntura por exemplo, todos precisam ter acesso a informações corretas para obter o alívio agudo de suas crises álgicas cranianas. A terapia aguda pode evitar o absenteísmo que prejudica a carreira profissional da mulher gestante, bem como o presenteísmo, quando se está presente no trabalho, porém com queda da produtividade, nesses casos pela cefaleia.

Uma das terapias agudas mais difundidas entre obstetras e neurologistas é o acetaminofeno, com moderada eficácia e um longo período de uso. Entretanto, depois da revisão sistemática da Agency for Healthcare Research and Quality de 2020, foram levantadas controvérsias em relação ao fechamento do ducto arteriovenoso quando acetaminofeno foi utilizado no terceiro trimestre, além de aumento de desordens respiratórias associadas ao uso frequente da droga. Surgem ainda associações de déficit de atenção e hiperatividade, também no terceiro trimestre. Todas essas associações trazem, de forma emergente, uma maior discussão sobre riscos e benefícios do uso da droga.[9]

O uso dos triptanos era temido, por um suposto efeito de vasoconstrição na circulação placentária. Entretanto, como essas drogas são amplamente utilizadas, com extensas publicações após a exposição de gestantes ao longo do tempo, foi possível reintroduzir os triptanos, especialmente o sumatriptano e o naratriptano no controle de crises agudas na gestação.[11]

Sobre cefaleias primárias na lactação, por muito tempo foi dada apenas a opção da mãe "bombear o leite materno e guardá-lo" sempre que utilizar alguma medicação aguda. Essa prática causa ruptura da relação emocional e pode levar a um término precoce da amamentação, podendo ser prejudicial especialmente naquelas mulheres com um padrão de melhora das cefaleias, visto que a dor de cabeça tende a retornar após a interrupção da produção do leite materno. A revisão da Academia Americana de Neurologia avalia os dados do *LactMed e o Hale's Medication & Mother's Milk* sobre cefaleias no período de lactação e posicionam: o acetaminofeno, a despeito dos recentes estudos, e triptanos como mais utilizados para crises agudas; bem como a amitriptilina/nortriptilina como profilaxia. Essas drogas citadas possuem limitada excreção no leite materno. Curiosamente, o LactMed[12] traz uma extensa revisão sobre o uso da acupuntura na lactação e, apesar de os métodos e o número de pacientes serem bastante diversos, vários trabalhos encontraram melhora na produção de leite materno, o que pode ser um fator indireto de manutenção do período de melhora da cefaleia, na gestação, enquanto dura a amamentação.

Diante do cenário exposto acima, a gestante, quando bem orientada, pode se interessar em terapias não farmacológicas, como acupuntura, para tratamento das cefaleias primárias, tanto no planejamento como no seguimento da gestação e puerpério.

Diagnóstico diferencial das cefaleias secundárias

Os diagnósticos diferenciais das cefaleias na gestação vão desde problema clínicos como anemia e apneia do sono, passando por graves problemas neurológicos como desordens hipertensivas, causas infecciosas cerebrais e disfunções endócrinas como apoplexia pituitária. Quando a apresentação da cefaleia é aguda/súbita e de muito forte intensidade é preciso reconhecer as possibilidades mais comuns desse tipo de apresentação clínica.

A trombose venosa cerebral (TVC) acomete 1 a cada 10 mil gestantes e é mais comum no terceiro semestre e no puerpério. Em associação com desordens de hipercoagulabilidade torna-se, evidentemente, mais comum. Acredita-se que os altos níveis de estrógeno no terceiro trimestre possam estar envolvidos na fisiopatologia da TVC, bem como as mudanças dinâmicas da coagulabilidade podem justificar o mesmo fenômeno no puerpério. As pacientes apresentam-se geralmente com cefaleia intensa e aguda. Podem surgir crises convulsivas e déficits neurológicos focais como fraqueza de membros e paralisia facial do andar inferior da face, de padrão central, além de aumento da pressão intracraniana que cursa com papiledema. Hemorragias venosas cerebrais ocorrem em quase 40% dos pacientes com TVC. Deve-se dar preferência a realizar angiorressonância magnética (angio-RM) como investigação para evitar a exposição à radiação da tomografia de crânio.[7,11]

A pré-eclâmpsia ocorre em quase 5% das gestações. Então é preciso atenção máxima à gestante que, além de poder apresentar cefaleia súbita, também pode se queixar de cefaleia persistente, que pode evoluir com piora progressiva. É mais comum na segunda metade da gestação, especialmente, após a vigésima semana. Entretanto, aquela paciente que já apresenta padrão de cefaleia primária antes de engravidar, e mesmo assim não apresenta a melhora esperada em torno do primeiro trimestre, deve ser seguida com avaliação pressórica, pois a pré-eclâmpsia pode ocorrer também antes da vigésima semana. Enfatizamos que pré-eclâmpsia pode passar um período assintomática e o surgimento de cefaleia de forte intensidade já pode ser seguida por crise convulsiva ou sintomas visuais.[13] Reforçamos que uma história prévia de cefaleia primária não é uma razão para não suspeitar de causas secundárias durante a gestação, especialmente quando pensamos nas manifestações álgicas cranianas da pré-eclâmpsia e sua alta incidência.[4,7]

A síndrome da encefalopatia posterior reversível (PRES do inglês *posterior reversible encephalopathy syndrome*) pode ser considerada, na gestante, como uma apresentação radiológica, identificada por ressonância magnética, da pré-eclâmpsia. As pacientes apresentam-se com cefaleia de forte intensidade associada a confusão mental e até crise convulsiva, porém a característica mais marcante é o comprometimento visual bilateral do

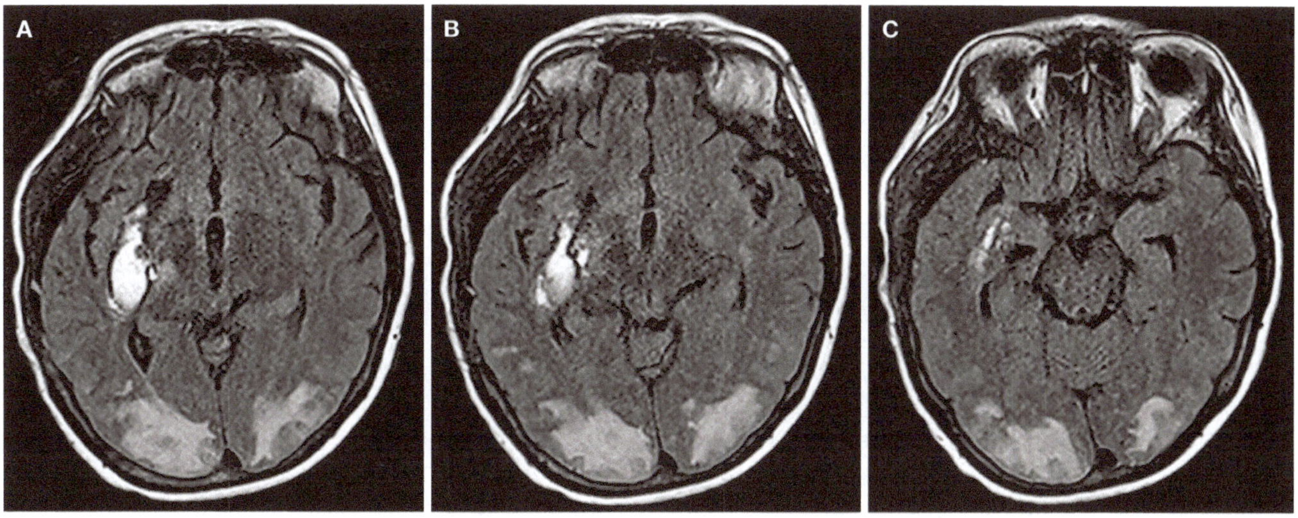

Figura 69.1. Imagens axiais (**A, B** e **C**) de RM de encéfalo em sequência FLAIR demonstrando extenso edema vasogênico em áreas posteriores occipitais encontrado na síndrome da encefalopatia posterior reversível (PRES), além de hemorragia insular direita. Fonte: Adaptada de Fischer M.[14]

tipo cegueira cortical. Classicamente, a neuroimagem da PRES evidencia áreas de edema em região posterior do cérebro, podendo acometer outras áreas do encéfalo como tronco cerebral (Figura 69.1).[11,14]

A síndrome da vasoconstrição cerebral reversível (RCVS do inglês *reversible cerebral vasoconstriction syndrome*) é mais um dos diagnósticos diferenciais de cefaleia súbita de forte intensidade e pode ter uma sobreposição com pré-eclâmpsia. A RCVS apresenta-se também com sinais focais e, apesar do bom prognóstico, algumas pacientes podem apresentar sequelas de lesões isquêmicas cerebrais, hemorragia subaracnóidea e até hemorragia intraparenquimatosa. Nesses casos, também será dada preferência por estudo de vasos por ressonância magnética, angio-RM.[7]

Os casos de acidente vascular cerebral (AVC) hemorrágico, parecem ocorrer de forma mais significativa no pós-parto e estão associados a desordens hipertensivas, o que indica que a equipe médica deve monitorizar as alterações pressóricas mais atentamente nos casos de cefaleias e, como já discutido, o próprio evento agudo de forte intensidade deve ser triado com exame de imagem, principalmente se a paciente apresentar um déficit neurológico focal na apresentação. Se a cefaleia vier acompanhada de dor cervical que não pode ser justificada por alterações puramente musculoesqueléticas ou partes moles superficiais da região do pescoço, aumente o grau de suspeita para dissecção arterial de carótida. Nesses casos, é clássica a síndrome de Horner com miose, semiptose e anidrose, do mesmo lado da dissecção, pois as fibras simpáticas que emergem até os olhos e a face circulam áreas da artéria carótida.[15]

Estudo australiano publicado em 2021, avaliou o tema da violência doméstica contra a mulher grávida e apontou que a maioria das agressões acontece em região de crânio e cervical, e muitas vezes, as lesões estavam no escalpo. Como lesões nessa região não são prontamente vistas, é preciso que a equipe médica examine a paciente mais atentamente. Qualquer marca suspeita em região cervical e na região escalpeana, diante de queixas de cefaleia, principalmente associada a cervicalgia, deve levar a um grau de suspeição de violência concomitante à investigação para dissecção arterial de carótida. O trauma físico da violência pode precipitar, além de injúria hemorrágica ao parênquima cerebral, lesões cervicais, principalmente por esganadura, podendo ser o fator causal para os casos de dissecção.[16] É preciso que a equipe tenha sensibilidade na abordagem, pois a situação geralmente é muito complexa e as gestantes que sofrem violência, enfrentam muitas dúvidas se sua denúncia poderá envolver, no futuro imediato, mais problemas para sua integridade física, para o feto ou mesmo para seu sustento e suporte social, se a mulher for dependente do agressor.

Uma causa mais rara, mas que deve ser lembrada, é a apoplexia pituitária. Essa condição endócrina deixa as pacientes mais susceptíveis no periparto, mas também pode ocorrer durante a gestação. O aumento fisiológico da hipófise, durante a gestação, pode levar ao infarto com hemorragia da glândula que clinicamente se manifesta como cefaleia aguda e de forte intensidade, hipotensão arterial e hemianopsia bitemporal, ou seja, a paciente se queixa de perda dos campos mais laterais da visão de ambos os olhos. O exame de neuroimagem de escolha é a ressonância magnética e essas pacientes devem ser avaliadas por neurocirurgião, receber terapia com corticoides e precisam de reposição hormonal, principalmente dos hormônios tireoidianos.[7]

No pós-parto, algumas pacientes podem evoluir com cefaleia que piora progressivamente e que aumenta de intensidade na postura sentada e melhora com o decúbito. A causa mais comum é hipotensão liquórica decorrente da punção dural anestésica. Em vigência da hipotensão do liquor, ao sentar-se ou em ortostase, a cefaleia é incapacitante e gerada pela ação da gravidade tracionando as estruturas sensíveis à dor como meninges e vasos. Os exames de neuroimagem podem ser normais ou demonstrar um espessamento da paquimeninge reacional ao processo, com estudo de liquor normal.[17]

A hipertensão intracraniana idiopática pode desenvolver-se na gestação devido ao ganho de peso e pode levar a potenciais sequelas visuais irreversíveis em virtude do papiledema. A suspeição para essa condição está nos casos de cefaleia intratável que se associa a zumbidos/tinnitus pulsáteis, podendo cursar também com paralisia do sexto nervo craniano. A punção lombar identifica o aumento pressórico do liquor, geralmente acima de 25 cmH_2O. As pacientes devem receber acompanhamento com nutricionista, para controle de peso, e deve-se instituir terapia com acetazolamida, bem como seguimento com neuroftalmologista para acompanhar progressão do comprometimento dos campos visuais ao longo da gestação.[18] Para consulta rápida, observe a Tabela 69.1.

Em seguida, discutiremos os mecanismos e padrões de desarmonia da Medicina Tradicional Chinesa com ênfase nas cefaleias primárias durante a gestação e puerpério.

Tabela 69.1. Cefaleia na gestação

Apresentação clínica	Etiologia possível	Conduta
Cefaleia aguda de forte intensidade	▪ Hemorragias intraparenquimatosas ou subaracnóidea ▪ RCVS ▪ TVC ▪ Pré-eclâmpsia/eclâmpsia ▪ PRES ▪ Apoplexia pituitária ▪ Dissecção arterial	▪ Considerar tomografia e exame de liquor para excluir hemorragia ▪ RM de encéfalo e angio-RM de vasos cranianos e cervicais ▪ Checar proteinúria e pressão arterial ▪ Repetir angio-RM com 4 semanas se alta suspeição para RCVS
Cefaleia crônica, progressiva ou cefaleia refratária	▪ TVC ▪ Tumores ▪ Migrâneas/enxaquecas	▪ RM E angio-RM com estudo de vasos venosos
Cefaleia associada a sintomas visuais	▪ Migrânea com aura ▪ Pré-eclâmpsia ▪ Hipertensão intracraniana idiopática	▪ Checar proteinúria e pressão arterial ▪ RM e angio-RM ▪ Avaliação oftalmológica ▪ Punção lombar com manometria ▪ Exame de campos visuais
Cefaleia associada a sinais neurológicos	▪ Migrânea com aura ▪ Dissecção arterial ▪ Pré-eclâmpsia ▪ TVC ▪ AVC ▪ PRES	▪ RM de encéfalo e angio-RM de vasos cranianos e cervicais ▪ Checar proteinúria e pressão arterial
Cefaleia associada a proteinúria, hipertensão ou crise convulsiva	▪ Pré-eclâmpsia/eclâmpsia ▪ PRES	▪ RM de encéfalo e angio-RM de vasos cranianos e cervicais para excluir sobreposição com alterações vasculares como RCVS
Cefaleia que piora com manobra de Valsalva, esforço ou presença de papiledema	▪ TVC ▪ Hipertensão intracraniana idiopática ▪ Tumores	▪ RM e angio-RM ▪ Avaliação oftalmológica ▪ Punção lombar com manometria ▪ Exame de campos visuais
Cefaleia postural no período pós-parto	▪ Hipotensão liquórica	▪ RM de encéfalo ▪ *Blood patch* empírico

Fonte: Adaptada de Burch R, 2019.[11]

Segunda parte

Cefaleia na gestação e no puerpério sob a ótica da medicina tradicional chinesa (MTC)

As cefaleias (Tou Tong), excluindo-se causas orgânicas já estabelecidas, são parte de um desequilíbrio energético, psíquico ou funcional. Embora muitas mulheres relatem menos episódios álgicos durante a gestação,[19] é nela que o corpo feminino experimenta seu maior potencial transformador da energia Yang em energia Yin, demandando-lhe intensas transformações para que isso ocorra. A cefaleia, seja tensional ou migranosa, é uma dessas consequências.

De acordo com a Medicina Tradicional Chinesa (MTC), o fígado (Zujueyin Ganjing), o rim (Zushaoyin Shenjing) e o baço (Zutaiyin Pijing) – órgãos mais relacionados aos padrões de desarmonias responsáveis pelos distúrbios internos causados das cefaleias – estão diretamente envolvidos no processo gestacional e no puerpério. Somam-se a isso as expectativas, as questões socioculturais e a exaustão física envolvidas nesse processo, consumindo e lesando o espírito (Shen) e a essência (Jing) maternos, ambos originários do rim e fundamentais na formação do novo ser.

Os padrões de desarmonias causadores da cefaleia primária nesse período não diferem daqueles já conhecidos e relatados na mulher. Entretanto, suas particularidades merecem ser analisadas à luz das mudanças fisiológicas no corpo feminino nessa fase.

Cefaleia, o Qi e o sangue (Xue)

O sangue é a forma condensada de energia, sendo assim de natureza Yin, carreando os nutrientes, oxigênio e água necessários ao bom funcionamento cerebral. É sustentado pelo Yin do rim e do fígado. Durante a gestação, o corpo aumenta o volume sanguíneo para suprir as necessidades fetais e preparar a mulher para a perda sanguínea no parto. Esse aumento, contudo, se dá prioritariamente às custas de plasma, acarretando uma anemia dilucional fisiológica. Uma perda sanguínea excessiva no periparto ou índices hematimétricos já abaixo do esperado naquela fase levam a deficiência de sangue, do ponto de vista da MTC, e não somente compromete o bom desenvolvimento fetal como afeta a saúde materna.

O Qi tem natureza Yang e constitui a energia na sua forma fluida. É indissociável do Sangue. Esse nutre o Qi e é movido por ele. De acordo com a filosofia chinesa, o baço participa da formação do sangue e o mantém dentro dos vasos,[20] contribuindo com os nutrientes extraídos dos alimentos (Yang Qi). Representado pelo movimento Terra, o Pi predomina na energia feminina e está diretamente relacionado à reprodução e à nutrição fetal. A tendência do Qi do baço é ascender, levando para cima a essência do alimento e nutrindo o cérebro, que é o encontro de todas as medulas. A MTC afirma que "o estado saudável e vigoroso do baço depende de sua função ascendente". O parto causa deficiência do baço, levando à produção de Qi e Xue insuficientes, não nutrindo o cérebro e provocando cefaleia[21] – um dos sintomas mais comuns na anemia. A cefalalgia nesse caso comumente se associa a sonolência, palidez, indisposição e lapsos de memória.

Também uma víscera maciça, chamada de "mar de Xue", o fígado participa da formação do sangue, sendo seu reservatório – nele circulam em torno de 1,5 L/min.[22] É ele quem promove o livre fluxo sanguíneo e, portanto, o transporte de nutrientes e oxigênio para todos os órgãos depende de seu funcionamento harmônico. O fígado rege os tendões e regula o humor.

Estados de tensão emocional obstruindo o Qi do fígado – que passa a não ascender de forma límpida e ininterrupta para a cabeça, ou subir e nela estagnar – levam à dor pela obstrução dos meridianos. Isso gera estase sanguínea e crise energética localizada, com formação de pontos Ah-Shi (pontos-gatilho) manifestando dores locais e irradiadas. No caso das cefaleias, o tipo tensional é a causa mais comum e os padrões desarmônicos envolvidos são a estagnação de Qi e de sangue do fígado, pois sendo a cabeça a parte mais Yang do corpo e onde ocorre, então, grande fluxo de Qi por ter mesma natureza. Mais adiante, no tópico de tratamento, abordaremos pontos locais de acupuntura coincidentes com pontos-gatilho (vide Tabela 69.2) e as correlações anatômicas.

Ainda no campo dos sentimentos, a raiva enfraquece o fígado e, em mulheres com personalidades mais rígidas e impacientes, as quais não lidam bem com as contrariedades e os conflitos cotidianos, tensão e preocupação com a gestação e o futuro do bebê, por exemplo, enfraquecem o Yin do fígado ocasionando ascensão *do* Yang, que encontra na cabeça campo fértil para vento interior patogênico. Não à toa, a vesícula biliar (Zlishaoyang Daniing) – víscera oca acoplada ao fígado – é responsável pela tomada de decisão e seu meridiano se origina na cabeça. Nele estão o ponto mestre das medulas, GB39 Xuanzhong, e o ponto mestre dos tendões, GB34 Yanglingquan).

Cefaleia, a essência e o rim

A essência (Jing) é a substância que forma a vida orgânica, da qual o Qi deriva. É composta pela parte pré-

-natal, herdada dos ancestrais, e a porção pós-natal, extraída do ar e dos alimentos, compondo a base material para formação de Qi e Sangue.[20] É armazenada no rim e, após a concepção, é ela que provê o feto na gestação.[21] O rim influencia diretamente a mente porque a essência abrigada por ele também forma as medulas e o cérebro.

Se a genitora já possuir previamente uma deficiência do Yin do rim e do baço em decorrência de uma essência pré-celestial reduzida e de um estilo de vida desregrado, com sua energia basal estrutural insuficiente, seu próprio suprimento de Qi e sangue ficará comprometido, uma vez que seu sistema energético priorizará o bebê e consumirá parte de sua essência pré-celestial. Sem uma boa constituição física e boa reserva de essência pré-gestacional, o recrutamento dessa reserva consumirá o Yin do rim para priorizar o desenvolvimento fetal, criando um calor vazio, causando ascensão do Yang e cefaleia por deficiência do Yin do rim, com sensação de vazio na cabeça, fadiga e indisposição (o rim abriga a força de vontade).

Além do consumo da Jing, há maior demanda do rim, que aumenta a taxa de filtração glomerular como mecanismo adaptativo pelo maior volume sanguíneo circulante e também pela maior quantidade de excretas metabólicas oriundos do feto na circulação materna, comprometendo a qualidade do Sangue e a manutenção da sua própria essência pós-celestial.

Embora as cefaleias do tipo migranosas tendam a regredir em intensidade e frequência durante a gestação,[19,23] o puerpério é um período desafiador no qual muitas pacientes voltam a experimentar crises migranosas, quando caem bruscamente os níveis estrogênicos. Nele e durante toda fase de aleitamento, a essência da mãe continua a ser intensamente recrutada para produção do leite materno e a alimentação do bebê, depletando-se, inclusive, pela privação de sono, a mudança de rotina e as alterações no ciclo circadiano, comuns nessa época.

Cefaleia e os Mai extras

Os meridianos extra são entendidos como um reservatório de sangue e Qi, drenando os demais meridianos regulares em caso de excesso ou suprindo-os em síndromes de deficiência. Três deles originam-se do útero e emergem do períneo, tendo relação importante com o período gestacional. São eles o Du Mai, o Chong Mai e o Ren Mai. Esse último é conhecido como o "mar dos meridianos Yin" e está prioritariamente na fecundação e no crescimento do feto, que não é o objetivo deste capítulo.

O Du Mai (vaso governador) é o "mar dos meridianos Yang e da medula" e está diretamente relacionado ao cérebro e à medula espinhal, seguindo trajeto ascendente na linha mediana posterior, perpassando a linha longitudinal da cabeça e terminando na face interna do lábio superior, no frênulo. Rege principalmente o Yang Qi corporal. Já o Chong Mai (vaso penetrador) não tem um trajeto próprio e compartilha pontos dos meridianos do rim, do estômago e do Ren Mai (vaso concepção). É o "mar do sangue e dos doze meridianos", pois regula o Qi e o sangue de todos eles.

Após a concepção e a pausa do ciclo menstrual, o sangue antes perdido na menstruação pode se acumular no meridiano do Chong Mai, a fim de ser abundante o suficiente para a nutrição fetal. Esse meridiano tem estreita relação com o baço e o estômago (Zuyangming Wiijing) – o baço tem como função ascender o Qi que o estômago extrai dos alimentos e esse auxilia a descendência do sangue do Chong Mai. Se eles já forem deficientes, antes de a mulher engravidar, a reserva desse meridiano extra já será mais baixa.

No início da gestação a demanda sanguínea é menor, pois o feto não necessita da totalidade dessa abundância, tendo em conta que menos matéria e, portanto, menos Yin, demandará menos suprimento sanguíneo. À medida que a gravidez evolui e o feto se desenvolve, cresce a demanda de sangue no útero, com fluxo do Chong Mai direcionado para ele (lembremos que Chong Mai e Ren Mai possuem pontos em comum e esse é diretamente ligado à reprodução e ao desenvolvimento fetal).[24] Reduz-se então a perfusão de sangue do fígado e do baço, afetando diretamente suas funções, como explanado anteriormente.

Esse mecanismo pode explicar o motivo pelo qual as gestantes que sofrem de migrânea com aura antes da gravidez melhoram menos em comparação com aquelas sem aura ou passam a ter aura nessa fase, sendo mais frequentes à médica que a prenhez progride. A menor flutuação hormonal e a interrupção do sangramento menstrual reduzem a frequência e a intensidade dos episódios álgicos mas as mulheres já com deficiência do fígado e do baço, previamente à concepção, experimentam uma perfusão/nutrição desses órgãos e do cérebro ainda menor durante a gestação.

Mediante o exposto acerca das particularidades do sangue, do Qi e da essência, os Mai extras podem ser de grande auxílio no tratamento das cefaleias na gestação e no puerpério. As funções de cada ponto serão discutidas mais adiante no tratamento.

Tratamento

Cefaleia tensional e migrânea são algumas das melhores indicações de acupuntura.[20] Dentre as profilaxias não farmacológicas de migrânea somente técnicas de relaxamento, em particular *biofeedback*, e acupuntura acumularam evidência suficiente acerca de eficácia e segurança.[25] A acupuntura durante a gestação parece estar associada a poucos eventos adversos quando corretamente aplicada. Análises de estudos comparando grupos de gestantes tratados com e sem acupuntura mostraram que não há diferença estatística significativa na duração gestacional entre os dois grupos ou associação entre o número de sessões e parto pré-termo.[26,27]

A atenção no tratamento das cefaleias em gestantes e puérperas, já descritas no capítulo de cefaleia na mulher, é que convencionalmente alguns pontos devem ser evitados durante a gestação. Não existe, contudo, qualquer proibição formal ou mesmo consenso sobre esses pontos,[20,26,28,29] mas por induzirem contratilidade uterina e aumentarem o risco de abortamento, costumam ser evitados ou, se punturados, as agulhas não devem ser fortemente manipuladas. A eletroacupuntura (EA) costuma ser evitada, sobretudo em locais próximos à pelve ao abdômen para a corrente elétrica não atravessar o útero, mas igualmente não há conclusões sobre abortamento ou trabalho de parto induzido sem ser sob condições favoráveis (ao termo, pós-termo ou morte fetal intrauterina), quando o corpo já se prepara para expulsão.[30,31]

Os pontos que não devem ser evitados durante a sessão de acupuntura mais comumente citados são: de BL31 Shangliao ao 34 Xialiao, BL60 Kunlun, BL67 Zhiyin, SI4 Hegu, SP6 Sanyinjiao. Esses pontos estimulam contratilidade uterina e podem causar aborto. O cuidado deve ser redobrado na acupuntura de pontos que cursam com forte sensação "de Qi", também pela possibilidade de lipotímia, como LI4 He Gu e SP6 – San Yin Jiao), sobretudo no segundo trimestre, quando os níveis pressóricos maternos costumam cair devido à segunda onda de invasão trofoblástica. Os pontos sacros normalmente são evitados durante toda a gravidez. Para mulheres no primeiro trimestre, a acupuntura não deve ser realizada também no abdômen inferior e, no segundo e no terceiro trimestres, não é indicada puntura do abdômen superior[32] mas a cautela tem a finalidade de não haver perfuração uterina.[29]

Apresentaremos aqui o tratamento de cefaleia proposto na gestação em duas propostas: uma levando em consideração o padrão de desarmonia e outra de acordo com os meridianos acometidos, devendo-se pesquisar e associar pontos dolorosos nos músculos que geram pontos-gatilho produzindo dor na cabeça e na face (vide Tabela 69.2).

Em função dos padrões de desarmonia

Promover o livre fluxo do Qi do fígado

1. **LR2 Zhangmen:** remove estagnação do Qi do fígado. Harmoniza o fluxo do Qi no baço e no estômago.
2. **LR3 Taichong:** ponto fonte; controla o Yang do fígado, extingue vento interior, suaviza o Qi do fígado. Revigora o sangue.
3. **SP10 Xuehai ("mar do sangue"):** revigora e nutre o sangue, elimina estase, controla rebelião do Qi.
4. **GB20 Fengchi:** subjuga Yang do fígado da cabeça, extingue vento interior e exterior, nutre a medula e o cérebro.
5. **PC6 Neiguan:** ponto de fechamento do Chong Mai e ponto de conexão; movimenta o Qi do fígado, revigora o sangue e acalma a mente.

Tonificar o Qi e o sangue do baço e do rim

1. **ST30 Qichong:** regula Qi no Shoushaoyang Sanjiaojing (TE), regula o Chong Mai, tonifica Qi pré e pós-celestial, revigora o sangue, subjuga rebelião do Qi, tonifica baço e estômago. (Atenção: evitar puntura na segunda metade da gestação pelo aumento de volume abdominal e risco de perfuração uterina).
2. **ST36 Zusanli:** beneficia estômago e baço, expele vento e umidade; tonifica Qi sangue e Qi original.
3. **SP2 Dadu:** acalma a mente, tonifica o baço, resolve umidade.
4. **SP10 Xuehai ("mar do sangue"):** revigora e nutre o sangue, elimina estase, controla rebelião do Qi.
5. **CV12 Zhongwan:** tonifica estômago e baço, acalma a mente. (Atenção: evitar puntura na segunda metade da gestação pelo aumento de volume abdominal e risco de perfuração uterina).
6. **KI3 Taixi:** ponto fonte; tonifica Yin e Yang do rim, acalma a mente, beneficia a essência e regula o útero.
7. **KI6 Zhaohai:** nutre o Yin do rim, acalma a mente, regula o útero.

Tonificar a essência

1. **GV4 Mingmen:** tonifica Yang do rim, o Qi original e a essência; desobstrui a mente, clareia calor e extingue vento interior.

2. **ST30 Qichong:** regula Qi no Shoushaoyang Sanjiaojing (TE), regula o Chong Mai, tonifica Qi pré e pós-celestial, revigora o sangue, subjuga rebelião do Qi, tonifica baço e estômago. (Atenção: evitar puntura na segunda metade da gestação pelo aumento de volume abdominal e risco de perfuração uterina).
3. **KI3 Taixi:** ponto fonte; tonifica Yin e Yang do rim, acalma a mente, beneficia a essência e regula o útero.
4. **KI6 Zhaohai:** nutre o Yin do rim, acalma a mente, regula o útero.

Recrutar os Mai extras

1. **SI3 Houxi:** ponto de abertura do Du Mai; expele vento interior e exterior, beneficia os tendões, acalma a mente.
2. **BL62 Shenmai:** ponto de fechamento do Du Mai, extingue vento interior, acalma a mente e subjuga o Qi rebelde da cabeça.
3. **GV4 Mingmen:** tonifica Yang do rim, o Qi original e a essência; desobstrui a mente, clareia calor e extingue vento interior.
4. **GV20 Baihui ("mar da medula"):** extingue vento interno, controla Yang do fígado, beneficia o cérebro e os sentidos.
5. **SP4 Gongsun:** ponto de abertura do Chong Mai e ponto de conexão.
6. **PC6 Neiguan:** ponto de fechamento do Chong Mai e ponto de conexão; movimenta o Qi do fígado, revigora o sangue e acalma a mente.
7. **ST30 Qichong:** regula Qi no Shoushaoyang Sanjiaojing (TE), regula o Chong Mai, tonifica Qi pré e pós-celestial, revigora o sangue, subjuga rebelião do Qi, tonifica baço e estômago. (Atenção: evitar puntura na segunda metade da gestação pelo aumento de volume abdominal e risco de perfuração uterina).

Em função dos meridianos acometidos (pontos sistêmicos)

Shaoyang

1. **GB34 Yanglingquan:** ponto mestre das medulas; suaviza o fluxo do Qi do fígado.
2. **GB41 Zulinqi:** controla Yang do fígado, suaviza Qi do fígado, beneficia as mamas.
3. **SI3 Houxi:** expele vento interior e exterior, beneficia os tendões, acalma a mente, abre o Du Mai.
4. **TE5 Waiguan:** ponto conexão; expele vento-calor da cabeça, controla Yang do fígado.
5. **BL10 Tianzhu:** subjuga Yang do fígado na cabeça, extingue vento, acalma a mente.
6. **LU7 Lieque:** regula subida e descida do Qi da cabeça.
7. **ST8 Touwei:** expele vento e alivia a dor.

Tai Yang

1. **SI3 Houxi:** expele vento interior e exterior, beneficia os tendões, acalma a mente, abre o Du Mai.
2. **BL62:** Shenmai: ponto de fechamento do Du Mai, extingue vento interior, acalma a mente e subjuga o Qi rebelde da cabeça.
3. **BL2 zanzou:** elimina vento calor e subjuga Yang do fígado.
4. **BL10 Tianzhu:** subjuga Yang do fígado na cabeça, extingue vento, abre os orifícios da mente.
5. **GB20 Fengchi:** subjuga Yang do fígado da cabeça, extingue vento interior e exterior, nutre a medula e o cérebro.

Tai Yin

1. **ST36 Zusanli:** beneficia estômago e baço, expele vento e umidade; tonifica Qi sangue e Qi original.
2. **ST41 Jiexi:** clareia calor, acalma a mente. Alivia cefaleia frontal e agitação.
3. **ST30 Qichong:** regula Qi no Shoushaoyang Sanjiaojing (TE), regula o Chong Mai, tonifica Qi pré e pós-celestial, revigora o sangue, subjuga rebelião do Qi, tonifica baço e estômago. (Atenção: evitar puntura na segunda metade da gestação pelo aumento de volume abdominal e risco de perfuração uterina).
4. **ST44 Neiting:** clareia o calor, acalma a mente, expele vento da face.
5. **SP2 Dadu:** regula o baço, acalma a mente, faz circular o Qi.
6. **LU7 Lieque:** ponto conexão; regula subida e descida do Qi da cabeça.

Jue Yin

1. **GV20 Baihui ("mar da medula"):** extingue vento interno, controla Yang do fígado, beneficia o cérebro e os sentidos.
2. **LR3 Taichong:** ponto fonte; controla o Yang do fígado, extingue vento interior, suaviza o Qi do fígado. Revigora o sangue.

3. **TE5 Waiguan:** ponto conexão; expele vento-calor da cabeça, controla Yang do fígado.
4. **LU7 Lieque:** ponto conexão; regula subida e descida do Qi da cabeça.
5. **BL10 Tianzhu:** subjuga Yang do fígado na cabeça, extingue vento, acalma a mente.
6. **GB20 Fengchi:** subjuga Yang do fígado da cabeça, extingue vento interior e exterior, nutre a medula e o cérebro.

Tabela 69.2. Pontos locais de acupuntura compatíveis com pontos-gatilho e correlações anatômicas

Pontos locais/gatilhos	Músculos	Inervação	Vascularização	Ação MTC
GB6 Xuanli GB7 Qubin EX-HN5 Taiyang	Temporal	N. trigêmeo (NC V)	Aa. e vv. temporais superficiais	▪ Eliminam vento ▪ GB6 e 7 subjugam Yang do fígado na cabeça
TE16 Tianyou	Esternocleidomastoideo	Nn. occipitais maior e menor	Aa. e vv. occipitais e cervicais profundas	▪ Subjuga Qi rebelde ▪ Abre os orifícios da mente ▪ Remove obstrução do canal
BL9 Yuzhen	Suboccipital	N. occipital maior	A. occipital e v. occipital	▪ Subjuga Yang do fígado na cabeça ▪ Extingue vento ▪ Abre os orifícios da mente
BL10 Tianzhu	Esplênio do pescoço	N. occipital maior	A. vertebral e v. vertebral	▪ Subjuga Yang do fígado na cabeça ▪ Extingue vento ▪ Abre os orifícios da mente
GB14 Yangbai	Frontal	N. supraorbital (ramo v1 do n. trigêmeo)	Aa. supraorbitais e vv. supraorbitais	▪ Subjuga Yang do fígado da cabeça ▪ Extingue vento interior
GB20 Fengchi	Trapézio esplênio da cabeça Esternocleidomastoideo	N. occipital menor	Ramos das aa. e vv. occipitais e auriculares posteriores	▪ Subjuga Yang do fígado da cabeça ▪ Extingue vento interior e exterior ▪ Nutre a medula e o cérebro
GB21 Jianjing	Trapézio (superficial) levantador da escápula (profundo)	Nn. acessório (NC XI) e escapular dorsal ramo posterior do nervo supraclavicular	Aa e vv. cervicais transversaes e cervicais transversas superficiais	▪ Estimula descida do Qi ▪ Promove o parto ▪ Beneficia as mamas
ST5 Daying ST6 Jiache	Masseter	N. auricular maior e n. facial (NC VII)	A. facial e v. facial	▪ Elimina vento ▪ Remove obstrução do canal
ST7 Xiaguan	Pterigoideo lateral	N. trigêmeo (NC V) e n. facial (NC VII)	A. maxilar e v. maxilar	▪ Elimina vento ▪ Remove obstrução do canal
SI11 Tianzong	Infraespinhoso	N. escapular	A. escapular dorsal	▪ Remove obstrução do canal ▪ Facilita lactação
SI17 Tianrong	Digástrico (ventre posterior)	Ramo digástrico do nervo facial (NC VII)	A. lingual e v. lingual profunda	▪ Remove obstrução do canal
LI14 Jianwaishu	Levantador da escápula	N. escapular dorsal	A. escapular dorsal e v. escapular dorsal	▪ Remove obstrução do canal
LI15 Jianzhongshu	Levantador da escápula	N. escapular dorsal	A. artéria cervical transversa	▪ Remove obstrução do canal
EX-HN4 Yuyao	Orbicular dos olhos	N. facial (NC VII)	Aa. e vv. supratrocleares e angulares	▪ Beneficia a visão
EX-B2 Jiaji (superiores)	Multífidos	Ramos mediais dos ramos posteriores dos nervos espinhais	Aa. e vv. vertebrais, cervicais profundas e occipitais	▪ Regulam órgãos internos ▪ Beneficiam dorso e coluna

Fonte: Adaptada de Suh, C.S.[32]

Conclusão

Em resumo, se houver deficiência do baço e/ou do rim e o fígado não estiver em funcionamento harmônico, não há nutrição da mente nem livre fluxo de sangue e Qi, tendo as cefaleias como um dos sintomas. As intensas alterações fisiológicas inerentes à gravidez e ao puerpério trazem novas demandas ao organismo materno, que, mesmo que esteja evolutivamente adaptado e provido por natureza do potencial transmutador de energia em matéria para criar uma nova vida, constituem fatores desencadeante para manifestação de cefaleia na gestante.

Referências bibliográficas

1. Ishii R, Schwedt TJ, Kim SK, Dumkrieger G, Chong CD, Dodick DW. Effect of Migraine on Pregnancy Planning: Insights From the American Registry for Migraine Research. Mayo Clin Proc. 2020 Oct 1;95(10):2079-89.
2. Skajaa N, Szépligeti SK, Xue F, Sørensen HT, Ehrenstein V, Eisele O, et al. Pregnancy, Birth, Neonatal, and Postnatal Neurological Outcomes After Pregnancy With Migraine. Headache. 2019 Jun 1;59(6):869-79.
3. Sances G, Granella F, Nappi RE, Fignon A, Ghiotto N, Polatti F, et al. Course of migraine during pregnancy and postpartum: a prospective study.
4. Allais G, Chiarle G, Sinigaglia S, Mana O, Benedetto C. Migraine during pregnancy and in the puerperium. Neurological Sciences. Springer-Verlag Italia s.r.l.; 2019.
5. Allais G, Chiarle G, Sinigaglia S, Airola G, Schiapparelli P, Bergandi F, et al. Acupuncture treatment of migraine, nausea, and vomiting in pregnancy. Vol. 40, Neurological Sciences. Springer-Verlag Italia s.r.l.; 2019. p. 213-5.
6. American College of Radiology. Committee on Drugs and Contrast Media. ACR manual on contrast media. 125 p.
7. Rayhill M. Headache in Pregnancy and Lactation. 2022.
8. Qiu C, Frederick IO, Sorensen T, Aurora SK, Gelaye B, Enquobahrie DA, et al. Sleep disturbances among pregnant women with history of migraines: A cross-sectional study. Cephalalgia. 2015 Oct 1;35(12):1092-102.
9. Saldanha IJ, Roth JL, Chen KK, Zullo AR, Adam GP, Konnyu KJ, et al. Management of Primary Headaches in Pregnancy [Internet]. 2020 Nov. Available from: https://effectivehealthcare.ahrq.gov/products/headaches-pregnancy/research
10. Govindappagari S, Grossman TB, Dayal AK, Grosberg BM, Vollbracht S, Robbins MS. Peripheral nerve blocks in the treatment of migraine in pregnancy. In: Obstetrics and Gynecology. Lippincott Williams and Wilkins; 2014. p. 1169-74.
11. Burch R. Headache in Pregnancy and the Puerperium. Vol. 37, Neurologic Clinics. W.B. Saunders; 2019. p. 31-51.
12. Drug Levels and Effects Summary of Use during Lactation [Internet]. Available from: https://www.ncbi.nlm.nih.gov/books/
13. Espinoza J, Vidaeff A, Pettker CM, Simhan H. ACOG Practice Bulletin Clinical Management Guidelines for Obstetrician-Gynecologists [Internet]. 2020. Available from: http://journals.lww.com/greenjournal
14. Fischer M, Schmutzhard E. Posterior reversible encephalopathy syndrome. Vol. 264, Journal of Neurology. Dr. Dietrich Steinkopff Verlag GmbH and Co. KG; 2017. p. 1608-16.
15. Miller EC. Maternal Stroke Associated with Pregnancy. Vol. 28, CONTINUUM Lifelong Learning in Neurology. Lippincott Williams and Wilkins; 2022. p. 93-121.
16. Bulsara VM, Bulsara MK, Codde J, Preen D, Slack-Smith L, O'Donnell M. Injuries in mothers hospitalised for domestic violence-related assault: A whole-population linked data study. BMJ Open. 2021 May 11;11(5).
17. Kowe O, Waters JH. Neurologic Complications in the Patient Receiving Obstetric Anesthesia. Vol. 30, Neurologic Clinics. 2012. p. 823-33.
18. Gilbert AL, Prasad S, Mallery RM. Neuro-Ophthalmic Disorders in Pregnancy. Vol. 37, Neurologic Clinics. W.B. Saunders; 2019. p. 85-102.
19. Diegues Serva, MM Valença. Fatores associados ao curso da enxaqueca durante a gestação e o papel do aleitamento materno exclusivo na sua recorrência no pós-parto [Doutorado]. [Recife]: Universidade Federal de Pernambuco-UFPE; 2011.
20. Roemer AT. Medical Acupuncture in Pregnancy A Textbook. 2005.
21. Wang L Gong. Tratado Contemporâneo de Acupuntura e Moxibustão. São Paulo: CEIMEC; 2018.
22. Rocha GF. Liver Blood Flow: Physiology, measurement, and clinical relevance. 5th ed. W. B. Saunders; 2012. 74-88 p.
23. Sances G, Granella F, Nappi RE, Fignon A, Ghiotto N, Polatti F, et al. Course of migraine during pregnancy and postpartum: a prospective study.
24. Flaws B. Chinese Medical Obstetrics. Vol. 1. Blue Poppy; 2005.
25. Airola G, Allais G, Gabellari IC, Rolando S, Mana O, Benedetto C. Non-pharmacological management of migraine during pregnancy. Neurological Sciences. 2010 Jun;31(SUPPL.1).
26. Park J, Sohn Y, White AR, Lee H. The safety of acupuncture during pregnancy: A systematic review. Acupuncture in Medicine. 2014;32(3):257-66.
27. Allais G, Chiarle G, Sinatra E, Airola G, Bergandi F, Rolando S, et al. The safety of acupuncture for migraine prevention during pregnancy. Neurological Sciences. 2022 Sep 13;43(9):5753-5.
28. Cummings M. 'forbidden Points— in Pregnancy: No Plausible Mechanism for Risk. Acupuncture in Medicine. 2011 Jun 1;29(2):140-2.
29. Hsing W. Serie Manual do Médico-Residente do Hospital das Clínicas da Faculdade de Medicina da Universidade de São Paulo - Volume Acupuntura e Medicina Tradicional Chinesa. São Paulo: Atheneu; 2019.
30. Tsuei. JJ. Induction of labor by acupuncture and eletrical stimulation. Obstet gynecol. 1974;
31. Tsuei JJ. The influence of Acupuncture stimulation during pregnancy: the induction and inhibition of labor. Obstetric Gynecology. 1977.
32. Suh C. Acupuncture Anatomy. CRC PRESS; 2015.

70

Anita Perpétua Carvalho Rocha de Castro • Luciano Ricardo Curuci de Souza • Mara Valéria Pereira Mendes

Acupuntura na Dor Neuropática da Gestação e Puerpério

Introdução

A acupuntura é uma técnica segura para ser aplicada durante a gestação e durante o puerpério de mulheres portadoras de dor neuropática, a qual é conceituada como aquela causada por uma lesão ou doença do sistema somatossensorial e diagnosticada pela presença de sintomas e achados típicos, em particular a combinação de sintomas negativos como déficits sensoriais, hipoestesia, hipoalgesia, e sintomas positivos, como dor em queimação, alodinia e hiperalgesia.[1]

Acredita-se que a acupuntura, dentre outros mecanismos, atue estimulando as vias descendentes inibitórias da dor, sejam elas associadas a liberação de noradrenalina, de serotonina ou de opioides endógenos, substâncias que contribuem para o alívio da dor no próprio corpo.[2]

Nenhum efeito adverso foi associado à acupuntura, embora seja recomendado que não se utilize pontos que tenham como efeito final o estímulo do colo do útero ou do útero, uma vez que podem induzir ao parto.

A gestação e o puerpério representam períodos de mudanças anatômicas e fisiológicas no organismo da mulher, as quais podem estar relacionadas à dor neuropática e até mesmo à incapacidade. A dor neuropática pode ter diferentes etiologias, dentre essas destacam-se, por serem mais comuns, a síndrome do túnel do carpo (STC), síndrome do aprisionamento do nervo cutâneo anterior (ACNES), meralgia parestésica (MP), neuralgia intercostal (NI) e até mesmo a dor lombar com componente neuropático, as quais serão discutidas a seguir.

Síndrome do túnel do carpo

A STC é uma das neuropatias compressivas dos membros superiores mais comuns. Presente em 3,7% a 5,8% da população geral, na gestante tem uma prevalência de 2,3% a 35%.[3] As etiologias mais prováveis para a STC na gestante são fatores morfológicos, edema tecidual e alterações hormonais associadas à própria gestação, com consequente compressão no nervo mediano no túnel do carpo.[4]

A STC ocorre mais frequentemente no terceiro trimestre da gestação e a maioria das pacientes cursa com sintomas severos o suficiente para comprometer a sua qualidade de vida e do sono. Geralmente a paciente se queixa de dor em queimação, dormência e formigamento no trajeto do nervo mediano, associada à fraqueza na mão ipsilateral. Essas alterações ocorrem principalmente na face palmar do polegar e na face radial do dedo médio, do dedo anular e do dedo indicador. A razão para isso é que os ramos do nervo mediano que inervam as palmas das mãos são separados antes de entrar no túnel.

A intensidade dos sintomas é variável, esses podendo se apresentar de forma leve ou ocasionar desconforto incapacitante. A dor e a parestesia são mais intensas à noite. Ao exame físico observa-se sinal de Tinel e Durkan positivos. O sinal de Tinel positivo é caracterizado por piora da dor e parestesia a percussão leve sobre o punho, na localização do nervo mediano, enquanto no teste de Durkan, observa-se a reprodução dos sintomas após pressão com os dois polegares, por parte do examinador, na região do carpo por 30 segundos.

Outro teste irritativo utilizado para pesquisar a STC é o teste de Phalen, que consiste em manter os punhos na flexão máxima durante 1 minuto, sendo considerado positivo quando esse ato reproduz o quadro clínico citado. O objetivo dos testes provocativos é detectar sintomas pelo aumento da pressão intercarpal. A sensibilidade e especificidade médias dos testes citados é de 64% e 83%, respectivamente.

Alguns exames complementares colaboram com o diagnóstico e devem ser solicitados diante da suspeita de STC. Dentre esses destacam-se a ultrassonografia de punho e a eletroneuromiografia de membros superiores.

Apesar da relação entre STC e gestação ser bastante estabelecida, a STC ainda é subdiagnosticada e subtratada nessa população. Um estudo retrospectivo de Stolp-Smith *et al.*, revelou que menos de 1% das mulheres grávidas foram clinicamente diagnosticadas com STC, e que a maioria dos médicos assistentes não diagnosticaram suas pacientes como portadoras de STC, exceto na presença de sintomas graves ou de relato espontâneo de dor nas mãos.[5]

Existem várias opções de tratamento para pacientes com STC, dependendo de vários fatores, como o estágio da doença, a gravidade dos sintomas e as preferências do paciente. As opções de tratamento conservador são consideradas como de primeira linha nos casos de STC leve a moderada.

Em geral, recomenda-se evitar atividades que impliquem na necessidade de flexões e extensões extremas ou exposição prolongada a vibração, fisioterapia, acupuntura, laser de baixa intensidade e uso de tala noturna, uma vez que esses tratamentos têm sido efetivos em algumas pacientes e que os sintomas de STC se resolvem após a gravidez.

Um trabalho que avaliou a eficácia de um programa de exercícios domiciliares em gestantes com STC revelou que exercícios de deslizamento de nervos e tendões para pacientes com sintomas leves a moderados podem ser aplicados com o intuito de aumentar a funcionalidade e reduzir a gravidade da doença.[6] O tratamento cirúrgico é realizado em pacientes com STC grave e em pacientes com falha do tratamento conservador. Entretanto, o tratamento cirúrgico não deve ser aplicado no período do pós-parto imediato. Uma alternativa ao tratamento cirúrgico nas formas graves de STC é o bloqueio com anestésico local associado ao corticosteroide, o qual promove o alívio da dor e dos sintomas neurológicos por alguns meses.

Síndrome do aprisionamento do nervo cutâneo anterior

A ACNES é uma entidade clínica pouco reconhecida e diagnosticada, descrita inicialmente em 1926, por Dr. Carnett. A gravidez é um fator de risco conhecido e o parto, ou até mesmo a simples descida da cabeça do feto durante o trabalho de parto, pode resultar em alívio completo dos sintomas. Acredita-se que a ACNES na gestação, esteja associada ao aprisionamento das pequenas fibras nervosas, mais precisamente dos ramos cutâneos dos nervos toracoabdominais (T7-T11), em um anel fibroso localizado ao nível da musculatura da parede abdominal, seja no músculo oblíquo interno ou no músculo reto abdominal. Esse sítio é propenso a compressão, pois nesta localização, os nervos citados saem do canal em um ângulo de 90 graus.

Mecanismos adicionais propostos incluem isquemia e edema crônico em situação de aumento da pressão intra-abdominal e consequente estiramento dos nervos cutâneos anteriores, alterações hormonais na gravidez e dor referida. No puerpério há aprisionamento na região da incisão cirúrgica.

Trata-se de uma patologia não visceral, que quando não tratada de forma adequada pode tornar-se crônica. As pacientes queixam-se de dor unilateral bem localizada, na região adjacente à cicatriz umbilical, tipo queimação, que pode piorar com o aumento da pressão local.

No exame físico identifica-se sinal de Carnett positivo, o qual tem sensibilidade de 87% e consta em piora da dor após manobra de Valsalva e alívio dela ao repouso. Outro teste proposto é o teste da pinça, que tem sensibilidade de 78% e representa a piora da dor ao beliscar o local acometido por ela.[7]

É importante lembrar que, apesar da facilidade diagnóstica através da história clínica e do exame físico cuidadoso, a ACNES é frequentemente diagnosticada erroneamente. Cerca de 4% das dores abdominais crônicas diagnosticadas como síndrome do cólon irritável representam casos de ACNES não diagnosticada.

Nos casos de diagnóstico mais difícil, pode-se indicar os bloqueios do transverso do abdômen ou da bainha do reto guiados por ultrassonografia, os quais aliviam a dor naquelas pacientes portadoras de ACNES.[8] A escolha de qual bloqueio utilizar dependerá da localização da dor.

A dor relacionada à ACNES geralmente é autolimitada, resolvendo-se completamente após a gestação, entretanto alguns pacientes apresentam dor persistente e comprometimento da qualidade de vida, o que implica na necessidade de implementação de um tratamento específico. O tratamento da ACNES envolve a realização de injeções de anestésico local no ponto de dor e/ou a realização dos bloqueios analgésicos citados no parágrafo anterior, com taxas de sucesso relatadas entre 38% e 87%.

Em caso de falha, uma neurectomia anterior pode ser realizada, com uma eficácia esperada de 86% a 100%. Uma alternativa ao tratamento cirúrgico é a radiofrequência pulsada (RFP) que tem uma taxa de sucesso de curto prazo de 38% a 50%, 6 a 8 semanas após a RFP.[9]

Meralgia parestésica

A MP representa uma mononeuropatia sensitiva que envolve especificamente o nervo cutâneo femoral lateral (NCLF), decorrente da compressão externa ou por pressão interna do nervo, ao passar sob o tensor da fáscia lata no ligamento ilioinguinal. É importante saber que o NCLF tem origem nas divisões posteriores dos nervos espinhais L2-L3 e de nervos periféricos adjacentes.

Ele emerge da face lateral do músculo psoas, passa sob a fáscia ilíaca e depois cruza a superfície anterior do músculo ilíaco à medida que segue em direção à espinha ilíaca anterossuperior. Em seguida, passa por baixo, através ou acima do ligamento inguinal e divide-se distalmente nas divisões anterior e posterior. O ramo anterior fornece inervação sensorial da parte anterior da coxa até o joelho, enquanto o ramo posterior fornece inervação da coxa lateral até o trocânter maior.

Sabe-se que a MP pode ser espontânea ou iatrogênica. Dentre as causas espontâneas observam-se patologias de origem metabólica e mecânicas, situações que merecem ser citadas, uma vez que podem estar presentes no contexto da obstetrícia. Causas de MP metabólicas incluem diabetes mellitus, alcoolismo, envenenamento por chumbo e hipotireoidismo, enquanto as causas mecânicas, são representadas pelas situações que promovem a compressão do NCLF, como a pressão direta externa de cintos de segurança apertados, cintos ou roupas restritivas. Causas mecânicas adicionais incluem pressão intra-abdominal aumentada por obesidade, gravidez ou tumores, as quais devem ser lembradas no momento da coleta da história da paciente.

As causas iatrogênicas de MP são aquelas associadas a lesão do NCLF após intervenções cirúrgicas como cirurgia de substituição do quadril, cirurgia da coluna, reparo inguinal laparoscópico, osteotomia pélvica, cirurgia na área da espinha ilíaca anterossuperior, colheita de enxerto ósseo da crista ilíaca, cirurgia de fratura acetabular, miomectomia laparoscópica, laparoscopia colecistectomia, colheita de veias para cirurgias de bypass gástrico ou cirurgia bariátrica, situações pouco comuns em pacientes gestantes.[10]

O quadro clínico apresentado envolve a sensação de queimação, formigamento, dormência e dor na face anterolateral da coxa, a qual é mais intensa quando a paciente adota a posição de ortostase ou fica sentado por tempo prolongado. Os sintomas são tipicamente unilaterais. Ao exame físico observa-se alteração da sensibilidade no trajeto do nervo cutâneo lateral da coxa, com função motora e reflexos preservados, uma vez que o nervo em questão apresenta apenas função sensitiva.[11] As manobras diagnósticas incluem o teste de compressão pélvica no qual o paciente se deita sobre o lado não afetado e o examinador aplica pressão para baixo no ílio/pelve do paciente por aproximadamente 45 segundos. Um teste é positivo se os sintomas forem reduzidos e tiver sensibilidade e especificidade relatadas de 95% e 93%, respectivamente.

Exames complementares não são necessários, entretanto, em situações especiais pode-se considerar os estudos eletrofisiológicos, os quais vão contribuir para afastar uma radiculopatia ou uma plexopatia. Exames laboratoriais naquelas pacientes onde há suspeita da associação de doenças metabólicas e exames de imagem, quando diante da necessidade de se afastar doenças oncológicas ou osteoartrite.

Em geral, os sintomas da MP desaparecem após o nascimento do bebê, sendo importante tranquilizar a paciente quanto a sua evolução e incentivá-la a adotar medidas que venham a reduzir a pressão e a irritação sobre o NCLF, como evitar roupas apertadas, perda de peso e fazer exercícios de relaxamento. Alguns autores orientam a aplicação de analgésicos tópicos como anti-inflamatórios, capsaicina ou lidocaína na forma de patch. Nos casos refratários, deve-se considerar a hidrodissecção e o bloqueio do NCLF com anestésico local, associado ou não a corticosteroides. A cirurgia é rara, mas pode ser considerada naquelas pacientes que persistem com dor após o parto.[12]

Neuralgia intercostal

A NI representa uma irritação dos nervos intercostais e é caracterizada por dor radicular na distribuição do nervo intercostal acometido, ao longo das costelas, tórax ou abdômen. Essa patologia é mais comum no final da gestação, sendo descrita como uma dor aguda, irradiada, dolorida, em queimação ou choque. Algumas pacientes relatam parestesia local, com a sensação de dormência e formigamento. A dor pode ser intermitente ou contínua, e geralmente se apresenta como uma dor em faixa, envolvendo o tórax e as costas ou em um padrão que segue o dermátomo torácico. Os sintomas são de caráter sensorial, entretanto, nos casos graves a função motora também pode ser afetada. É importante ressaltar que quando a NI ocorre abaixo de T7, a paciente pode cursar com dor na parede abdominal, o que leva a investigação de possíveis causas abdominais desnecessárias, principalmente durante a gestação.

No exame físico, pode-se observar cicatrizes, alterações da coloração da pele, hiperalgesia ou alodinia no dermátomo correspondente à distribuição do nervo intercostal. Contrações involuntárias, anestesia dolorosa e sinal de Schepelmann podem estar presentes. Nesse caso, o paciente informará aumento da dor na flexão toracolombar ipsilateral a NI. Em alguns casos, a eletromiografia pode ser útil para avaliar a função dos NI.[13]

Uma variedade de mecanismos diferentes tem sido relacionada à etiologia da NI, sendo as causas mais comuns o dano da parede torácica ou do nervo intercostal após toracotomia. No caso das pacientes gestantes, acredita-se que o aumento e deslocamento do útero contribuam para o estiramento mecânico de estruturas neurais localizadas na medula espinhal, troncos nervosos ou raízes terminais com consequente neuropraxia intercostal.[14]

Em função da sua gravidade, torna-se importante ressaltar que algumas pacientes cursam com NI decorrente da infecção pelo herpes-zóster, um quadro que pode se apresentar de forma aguda durante a gestação e evoluir para a cronicidade quando não tratada de forma adequada. Acredita-se que haja uma lesão neural direta decorrente da ação do próprio vírus ou do processo imunológico associado. A fisiopatologia subjacente é a reativação e replicação do vírus da varicela-zóster quiescente no gânglio da raiz dorsal, o qual se movimenta pelo nervo afetado, promovendo lesão e dor no dermátomo correspondente. Há liberação de citocinas, alteração da bainha de mielina, exposição do axolema e modificação dos canais iônicos. São gerados potenciais de ação desregulados e inapropriados, com consequente dor com características neuropáticas. Quando a paciente apresenta dor relacionada ao herpes-zóster, que se prolonga além de 3 meses, fala-se em cronificação da dor e em neuralgia pós-herpética.[13]

Nas pacientes com acesso de tosse, pode-se observar costocondrite secundária, a qual é caracterizada por inflamação na costela ou na cartilagem que conecta a costela ao esterno, promovendo dor torácica importante, semelhante à observada em pacientes portadores de doença arterial coronariana e outros problemas no coração.

A condução da NI em gestantes é sempre um desafio. Fala-se na utilização de analgésicos orais associados a adjuvantes como antidepressivos e gabapentinoides, entretanto essa estratégia deve ser utilizada com cuidado durante a gestação e no puerpério. Uma alternativa é a aplicação de fármacos tópicos como a lidocaína 5% e a capsaicina 8%, ambos na forma de *patch*, uma vez que estão associadas a uma boa eficácia no controle da dor, com mínimos efeitos colaterais. Apesar disto, mais estudos são necessários para assegurar o uso desses fármacos nesse contexto.

Técnicas de intervenção tem sido proposta nos casos de dor refratária, sendo representadas pelos bloqueios analgésicos, lesão de nervo intercostal por agentes neurolíticos e ablação dos gânglios da raiz dorsal correspondentes.[15]

Dor lombar com componente neuropático

A dor lombar, conceituada como desconforto axial ou parassagital na região lombar inferior, é essencialmente musculoesquelética e pode ser causada por uma combinação de fatores mecânicos, circulatórios, hormonais e psicossociais. Trata-se de um sintoma comum durante a gravidez e o puerpério, com prevalência aproximada de 50%, podendo estar associada a alguns fatores de risco como atividades laborais, multiparidade e a história anterior de dor lombar, seja essa relacionada ou não à gestação.

Em geral, a dor lombar nesse período da vida da mulher é decorrente da tensão mecânica do útero gravídico em crescimento com consequente ajuste da lordose lombar, do aumento de peso e da frouxidão ligamentar por ação da relaxina, um hormônio secretado pelo corpo lúteo que amolece o colágeno e afrouxa os ligamentos pélvicos estruturais, promovendo hipermobilidade articular. Segundo Shalini Shah *et al.*[11]

As etiologias mais comuns de dor lombar na gestante são alterações do sistema musculoesquelético abdominopélvico, dor discogênica e dor por sobrecarga da articulação sacro ilíaca, entretanto algumas mulheres apresentam dor lombar com componente neuropático a qual tem sido atribuída à herniação do núcleo pulposo com consequente compressão de raiz nervosa correspondente ou a neuropatia de compressão do útero gravídico. Como dito anteriormente, segundo a IASP, Associação Internacional para o Estudo da Dor, dor neuropática é aquela decorrente da lesão ou doença do sistema nervoso somatossensorial, o qual fornece informações sobre o corpo, incluindo a pele, os órgãos musculoesqueléticos ou viscerais. A prevalência de dor neuropática na população geral é de 7% a 8%. Estudos epidemiológicos demonstraram que 20% a 30% dos pacientes com dor lombar apresentam componente neuropático e que essa prevalência é maior em gestantes, alcançando valores de 29,4% a 54,7%.[16]

A dor lombar relacionada à gravidez pode evoluir para dor crônica. Cerca de 40% das mulheres ainda apresentavam sintomas álgicos mesmo após 6 meses do parto. Esse desconforto indesejado parece ser mais comum nas pacientes portadoras de dor lombar com componente neuropático. Esses dados são preocupantes pois sabe-se que a dor lombar com componente neuropático está associada a comprometimento funcional e deterioração da qualidade de vida, principalmente nos aspectos físicos correlacionados.[16,17]

Geralmente as gestantes relatam dor lombar iniciadas nos segundo e terceiro semestres de gestação, referida como "em choque, formigamento, coceira, dormência ou queimação", com frequência intermitente. Os sintomas podem ser espontâneos ou evocados, com uma resposta aumentada a um estímulo doloroso (hiperalgesia) ou uma resposta dolorosa a um estímulo não doloroso (alodinia), que pioram no período noturno e com posição ortostática prolongada. Como fator de melhora tem-se o repouso, o qual reduz a sobrecarga sobre a coluna e consequentemente a dor lombar.[18]

O diagnóstico do componente neuropático requer uma história sugestiva de trauma ou compressão e uma distribuição neuroanatomicamente plausível. Além disto, sinais sensoriais positivos ou negativos compatíveis com o território de inervação da estrutura nervosa "lesionada" devem estar presentes. Durante a gestação e o puerpério, o reconhecimento da dor lombar com componente neuropático geralmente é clínico. Nesse contexto, deve-se sempre considerar a aplicação de ferramentas de triagem de dor neuropática validadas, como a escala de avaliação dos sinais neurológicos de Leeds (LANNS) e o questionário *Douleur Neuropathique 4* (DN4), com o intuito de distinguir a dor lombar nociceptiva pura daquela com componente neuropático. Quanto aos exames de imagem, esses devem ser reservados para aquelas pacientes que apresentam síndrome da cauda equina e déficit motores ou sensitivos, situações que implicam na necessidade de realização de exame de imagem, mais precisamente de ressonância nuclear magnética (RNM) de coluna lombossacra. É importante ressaltar que, embora a RNM pareça ser segura durante a gravidez, não há estudos de longo prazo que validem a exposição fetal a campos magnéticos até o momento.[19]

A maioria das estratégias terapêuticas destinadas ao gerenciamento da dor lombar com componente neuropático durante a gestação e o puerpério envolve técnicas de prevenção, as quais devem ser instituídas no momento da programação da gravidez, envolvendo educação profilática e programas de fortalecimento muscular. Quando a paciente já apresenta dor, medidas posturais e fisioterapia mostram-se com uma excelente opção de tratamento. A postura correta é essencial para a melhora da dor. Deve-se orientar uma ergonomia adequada quanto ao sentar, levantar e agachar, buscando sempre uma redução da hiperlordose lombar tão comum nesse período. A fisioterapia deve envolver fortalecimento da musculatura paravertebral e abdominal, alongamento e técnicas de automobilização.

Havendo dor persistente, essa pode ser aliviada pela utilização de outras modalidades de tratamento não farmacológico como acupuntura, hidroterapia, ioga, estimulação nervosa transcutânea e terapia manual, dentre outras. As medidas farmacológicas serão discutidas posteriormente. Considerando o componente neuropático, fala-se principalmente da utilização de antidepressivos duais ou tricíclicos e dos fármacos gabapentinoides, considerados como medicamentos de primeira linha na condução dessas pacientes. No entanto, o que se recomenda é que as medidas farmacológicas possam ser utilizadas com cautela, observando sempre o risco de teratogenicidade e a segurança da gestação.[11]

As opções para o tratamento de dor lombar com componente neuropático refratária incluem as abordagens intervencionistas guiadas por marcos anatômicos e por ultrassonografia. Dentre essas, destaca-se a aplicação de anestésico local associado ou não a corticosteroide, através de bloqueios seletivos de raízes nervosas e de bloqueios de nervo periférico.

Tratamento pela acupuntura

O tratamento da dor neuropática ainda é um desafio enorme para a medicina devido à baixa eficácia dos medicamentos com efeito analgésico e consequentemente aos enormes efeitos adversos. O entendimento da fisiopatologia vem agregando e desenvolvendo novos procedimentos diagnósticos e terapêuticos, a acupuntura vem tendo ênfase e destaque dentre a abordagem multidisciplinar no combate à dor neuropática.[20,21]

Nos casos de STC, já descritos neste capítulo, a acupuntura pode auxiliar diminuindo a dor, a parestesia e o edema local, aumentando também a força muscular.[22]

Os principais pontos locais utilizados em STC incluem PC6, PC7 e PC8, podendo ser associados a HT7, HT8, LU8, LU9, LU10, SI4 e LI5. Nos casos de STC crônicos, devemos inativar pontos-gatilho da musculatura flexora do antebraço, com irradiação para região do punho. A eletroestimulação dos pontos TE5 e PC7 pode também ser utilizada.[21]

Nos casos de aprisionamento do nervo cutâneo anterior (ACNES) e em casos de neuralgia intercostal (NI) devemos tomar muito cuidado ao tratar gestantes conforme a idade gestacional e consequente crescimento uterino após 20 semanas de gestação principalmente. Pontos locais álgicos conforme o trajeto da dor e até pontos Ashi locais devem ser realizados com extrema cautela, por isso recomendamos o uso de pontos à distância, como GB34, LR3, ST36, PC6, LI4, LI11, TE5, TE6, SP6, SP10, BL44 e BL40.

Nos casos de ACNES e NI onde conseguimos ainda utilizar os locais conforme o trajeto, os mais utilizados são SP17, SP18, SP19, SP20, GB22, BL15, GB25 e LR13. Na abordagem de pontos paravertebrais (Huatojiaji), devemos agulhar 1 nível acima e 1 nível abaixo do segmento com provável comprometimento conforme a sintomatologia.[21]

O aprisionamento do nervo cutâneo femoral lateral é conhecido como meralgia parestésica, paciente apresenta dor com parestesia em região lateral e anterolateral da coxa e pode também apresentar hipoalgesia. Na gestação pode ser mais comum naquela que ganharam muito peso na evolução da gravidez ou edema por hipertensão gestacional.[23]

Os pontos GB27 e GB28 são os que mais se aproximam anatomicamente ao trajeto do nervo cutâneo femoral lateral, podendo ser usados com cautela na gravidez devido ao seu posicionamento abdomino-pélvico. Podemos utilizar pontos próximos ao local de dor e parestesia, como o GB31, GB32 e GB33 ou ainda pontos mais à distância como o GB34 e GB37.[21]

As principais queixas de neuralgia em gestante certamente são as lombalgias com comprometimento neuropático, principalmente do nervo isquiático. O nervo isquiático ou ciático, é formado por fibras dos nervos espinhais de L4 a S3 no plexo sacral. Os pontos que mais se aproximam anatomicamente com o trajeto do nervo isquiático são os GB30 e BL54 que podem ser utilizados com segurança em pacientes gestantes em qualquer idade gestacional.[21]

Os pontos extras Huatuojiaji situam-se alinhados à meia polegada do processo espinhoso inferior vertebral. Penetram a fáscia toracolombar e os planos profundos, neuromodulando preferencialmente por meio do ramo medial e do ramo primário dorsal do nervo espinhal. Devemos selecionar a altura dos pontos a serem utilizados de acordo com o segmento do dermátomo afetado pela lesão ou dor lombar.[24]

Nos protocolos da literatura destacam-se o uso dos pontos de acupuntura bilaterais BL25, BL23, BL40 e BL57, com evidência de melhora da dor e sem causar efeitos adversos.[25]

Nos casos de aprisionamento por parte do músculo piriforme, podemos proceder ao agulhamento com agulha longa nas proximidades do ponto BL54.

Pode-se usar ainda o agulhamento pela auriculoacupuntura, utilizando os pontos das vértebras lombares, vértebras sacrais, rim, suprarrenal, subcórtex e Shen Men.[26]

Conclusão

A gravidez, por todas as suas alterações anatômicas fisiológicas e ainda quando agravada por algumas patologias obstétricas ou um simples ganho ponderal excessivo, pode aumentar o risco de neuropatias, inclusive perpetuando no período puerperal e no pós-parto a longo prazo. Destacam-se o aparecimento ou agravamento de lombalgia com comprometimento do nervo isquiático, a síndrome do túnel do carpo, as neuralgias intercostais e os aprisionamentos dos nervos cutâneo anterior e o nervo cutâneo femoral lateral (meralgia parestésica).

A acupuntura destaca-se entre os tratamentos não farmacológicos, promovendo alívio da dor e melhora da parestesia, sem comprometer a segurança ao binômio materno-fetal e sem interferir na evolução da gravidez.

Referências bibliográficas

1. Fitzgerald CM. Gravidez e dor pós-parto. In: Bailey A., Berstein C., editores. Dor na Mulher: Um Guia Clínico. Nova York, NY, EUA: Springer; 2013. pp. 201-218.
2. Pennick V, Liddle SD. Intervenções para prevenir e tratar dores pélvicas e nas costas durante a gravidez. Banco de Dados Cochrane de Revisões Sistemáticas. 2013;(8) CD001139.
3. Mabie WC. Neuropatias periféricas durante a gravidez. Clínica de Obstetrícia e Ginecologia. 2005; 48 (1):57-66.

4. Osterman M, Ilyas AM, Matzon JL. Síndrome do túnel do carpo na gravidez. Clínicas Ortopédicas da América do Norte. 2012; 43 (4):515–520.
5. Stolp-Smith KA, Pascoe MK, Ogburn PL Jr. Carpal tunnel syndrome in pregnancy: frequency, severity, and prognosis. Arch Phys Med Rehabil 1998; 79:1285-7.
6. Keskin Y, Kilic G, Taspinar O, Posul SO, Halac G, Eren F, et al. Effectiveness of home exercise in pregnant women with carpal tunnel syndrome: randomized control trial. J Pak Med Assoc 2020; 70(2): 202-207.
7. Wilson JL, Lutz E. Recurrent anterior cutaneous nerve entrapment syndrome (ACNES) in three consecutive pregnancies. BMJ Case Rep. 2020; 13(9): e234619.
8. Peleg R, Gohar J, Koretz M, Peleg A. Dor na parede abdominal em mulheres grávidas causada por compressão do nervo cutâneo lateral torácico. Eur J Obstet Gynecol Reprod Biol . 1997;74(2):169-171.
9. Markus J, Sibbing IC, Ket JCF, Jong JR, Beer AS, Gorter RR. Treatment strategies for anterior cutaneous nerve entrapment syndrome in children: a systematic review. Journal of Pediatric Surgery 2020; 56 (3): 605-613.
10. Coffey R, Gupta V. Meralgia Paresthetica. StatPearls. Last Update: May 12, 2022.
11. Shah S, Banh ET, Koury K, Bhatia G, Nandi R Gulur P. Pain Management in pregnancy: multimodal approaches. Pain Res Treat 2015: 987483.
12. Coffey R, Gupta V. Meralgia Paresthetica. StatPearls. Last Update: May 12, 2022.
13. Fazekas D, Dorosenko M, Horn DB. Intercostal neuralgia. StatPearls. Last Update: November 17,2022.
14. Silberstein S. D. Headaches in pregnancy. The Journal of Headache and Pain. 2005;6(4):172–174. doi: 10.1007/s10194-005-0176-z.
15. Abd-Elsayed A, Lee S, Jackson M. Radiofrequency Ablation for Treating Resistant Intercostal Neuralgia. Ochsner J. 2018 Spring;18(1):91-93.
16. Eser F, Nebioglu S, Aliyeva A, Kiliçarslan A, Atalya CR, Özcanli G, et al. Neuropathic pain in pregnant Turkish women with lumbopelvic pain and its impact on health--related quality of life. Eur J Rheumatol 2018; 5(1):37-39.
17. Mogren IM. BMI, pain and hyper-mobility are determinants of long-term outcome for women with low back pain and pelvic pain during pregnancy. Eur Spine J. 2006;15:1093-102.
18. Carvalho MECC, Lima LC, Terceiro CAL, Pinto DRL, Silva MN, Cozer GA, et al. Low bacj pain during pregnancy. Brazilian Journal of Anestesiology 2017; 76(3): 266-270.
19. Rathmell J. P., Viscomi C. M., Ashburn M. A. Management of nonobstetric pain during pregnancy and lactation. Anesthesia & Analgesia. 1997;85(5):1074-1087.
20. Finnerup NB, Otto M, McQuay HJ, Jensen TS, Sindrup SH. Algorithm for neuropathic pain treatment: an evidence-based proposal. Pain 2005;118(3):289-305.
21. Alves ASS (et al). Acupuntura na dor neuropática – 1ª edição – Rio de Janeiro. Atheneu. 2023.
22. Maeda Y, Kim H, Kettner N, Kim J, Cina S, Malatesta C, Gerber J, McManus C, Ong-Sutherland R, Mezzacappa P, Libby A. Rewiring the primary somatosensory córtex in carpal tunnel syndrome with acupuncture. Brain. 2017 Apr 1;140(4):914-27.
23. Craig A. Entrapment Neuropathies of The Lower Extremity. Physical Medicine and Rehabilitation – Vol. 5, Iss. 55, Supplement 1, 2013.
24. N. G. Robinson in Interactive Medical Acupuncture Anatomy, 2016 by Tenton New Media.
25. Huang Z, Liu S, Zhou J, Yao Q, Liu Z. Efficacy and Safety of Acupuncture for Chronic Discogenic Sciatica, a Randomized Controlled Sham Acupuncture Trial. Author notes.
26. Wang LG, Pai HJ. Tratado Contemporâneo de Acupuntura e Moxibustão. CEIMEC, São Paulo; 2005.

71

João Paulo Bittar • Marcella Sousa Barra

Acupuntura no Preparo para o Parto Vaginal

A mulher em trabalho de parto vive uma experiência marcante e dolorosa. Desde as sociedades primitivas existe a preocupação em minimizar as dores do parto. A busca por humanizar e trazer alívio a essa experiência é um dever de todos os profissionais que acompanham a parturiente no processo.[1]

Entrar em trabalho de parto e realizar o parto vaginal pode trazer vantagens tanto para a mãe quanto para o bebê. Muitas são as variáveis que influenciam em como essa mulher sente as dores periparto. Algumas são: o preparo físico e psicológico da gestante, o preparo do ambiente, a utilização de métodos farmacológicos e não farmacológicos, o acolhimento da família e dos profissionais e a autonomia de experimentar posições.[2]

Muitas mulheres já buscam por métodos complementares tanto para alívio da dor quanto para facilitar o parto. O uso de alguns desses métodos pode evitar intervenções farmacológicas e outras técnicas de indução.[2] Sabe-se que a acupuntura pode ser uma grande aliada nesse processo.

A acupuntura é uma especialidade médica reconhecida no Brasil, desde 1995. Recomendada para gestante, por ser uma técnica segura e sem contraindicações na gestação,[3] é um ótimo recurso terapêutico e pode ser usada em qualquer fase do período gestacional. A acupuntura é reconhecida por auxiliar e tratar várias situações e queixas, por exemplo: náuseas, edema, alterações gastrintestinais, ansiedade e dores em geral. Também é usada para aliviar a dor no parto, na inversão fetal e para o estímulo do trabalho de parto, auxiliando no amadurecimento do colo do útero.[4]

A visão da Medicina Tradicional Chinesa

Segundo a Medicina Tradicional Chinesa (MTC), o final da gestação é marcado pela mudança de uma fase de padrão Yin para uma fase de padrão Yang, para que exista a força que movimenta e expulsa o feto. Um nascimento harmonioso é garantido por meio do equilíbrio do Qi e do sangue. O parto difícil ou demorado pode ser considerado por duas causas possíveis de acordo com algumas visões da MTC.[5]

A primeira delas é a deficiência de Qi e sangue, marcada por um trabalho de parto prolongado, contrações fracas ou ausentes, mulher muito cansada e apática. Os pontos indicados para tonificar Qi e sangue são: ST36 (Zusanli), SP6 (Sanyinjiao), KI7 (Fuliu), BL67 (Zhiyin), BL60 (Kunlun), BL20 (Pishu), BL21 (Weishu).[5]

A segunda possível causa seria por estagnação de Qi e sangue, marcada por trabalho de parto prolongado, dor severa das costas e abdômen, náuseas, vômito, cérvix tensa, mulher nervosa e com muito medo. Tratar promovendo a circulação do Qi e sangue com os pontos: LI4 (Hegu), SP6 (Sanyinjiao), LR3 (Taichong), GB34 (Yanglingquan) e BL67 (Zhiyin).[5]

Pontos indicados para mulheres saudáveis com membrana rota e ausência de contrações: LI4 (Hegu), SP6 (Sanyinjiao), BL31 (Shangliao), BL32 (Ciliao).[5]

A acupuntura para inversão fetal

Nos consultórios do médico acupunturiatra é muito comum a procura pelas gestantes que estão com apresentação pélvica, com desejo de mudança na posição fetal. Há comprovação científica do uso de moxabustão no ponto de acupuntura BL67 (Zhiyin) (Figura 71.1).[6]

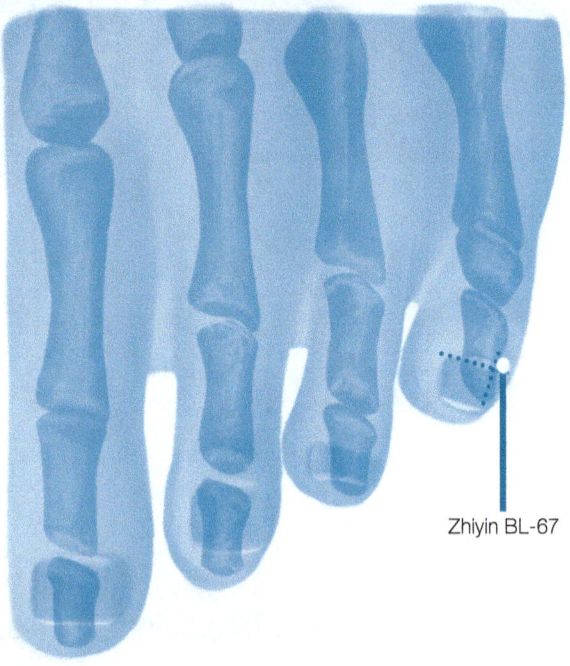

■ Figura 71.1. Localização anatômica do ponto BL67. Fonte: Adaptada de Suh, Chang Sok. Acupuncture anatomy: regional micro-anatomy and systemic acupuncture networks. CRC Press, 2015.

O uso da moxabustão também pode e deve ser encorajado e associado à acupuntura e/ou a técnicas posturais.

Recomenda-se o uso de moxabustão no ponto BL67 (Zhiyin) bilateral, localizado na porção lateral do quinto dedo do pé, ao lado do leito ungueal, de 1 a 2 vezes ao dia, em um tempo de 3 a 5 minutos em cada lado.

Na maioria dos trabalhos realizados usa-se essa técnica entre o período de 34 a 36 semanas de gestação.[6] No entanto, podemos recomendar também, após a trigésima sexta semana.

■ A acupuntura no estímulo do trabalho de parto

O estímulo com acupuntura para o trabalho de parto é utilizado para as parturientes que desejam o parto vaginal ou mesmo para aquelas que gostariam de apenas entrar em trabalho de parto. Não há efeitos adversos demonstrados para o feto e pode ser eficaz.[2]

Geralmente, iniciam as sessões com essa finalidade a partir da trigésima oitava semana de gestação. Os estudos demonstram segurança no uso da acupuntura para o estímulo do trabalho de parto, no entanto, muitos estudos não demonstraram diferenças significativas do uso da acupuntura no desfecho do parto vaginal *versus* cesariana.[7] O uso de eletroacupuntura associado às sessões de acupuntura é recomendado e o efeito tende a ser mais efetivo.[8]

Utiliza-se fazer as sessões de acupuntura em um intervalo de tempo mais curto, de 2 a 3 vezes por semana nesse período. A associação com a eletroestimulação é uma medida importante e encorajamos seu uso. As frequências utilizadas na estimulação podem variar desde contínua em baixa frequência, por exemplo, de 2 Hz, a *burst* de baixa frequência ou denso dispersa, por exemplo, 2/100 Hz. O tempo de estímulo varia de acordo com a tolerância da paciente, mas, em geral, de 15 a 20 minutos.

Pode ser realizada, também, sessão de acupuntura no período de trabalho de parto ativo, posicionando a parturiente em uma posição que esteja mais confortável, com sessões mais curtas e de intensidade mais forte da estimulação elétrica. A dificuldade é ter o médico à disposição para fazer a sessão nesse momento, o que encorajamos a fazer na maternidade.

Em geral, fazemos pontos bilaterais e os mais utilizados para o estímulo do trabalho de parto são (Figura 71.2):

- SP6 (Sanyinjiao).
- LI4 (Hegd).
- BL60 (Kunlun).
- LR3 (Taichong).
- GB34 (Yanglingquan).
- Pontos sacrais como BL31 (Shangliao), BL32 (Ciliao).
- GV20 (Btiihui).

■ A acupuntura para dor no trabalho de parto

A intensidade da dor do parto depende de fatores internos e externos à mulher. O medo e a ansiedade, por exemplo, podem fazer com que a parturiente refira mais dor e insatisfação com o trabalho de parto.[1] Sendo assim, reforçamos a importância em diminuir o desconforto da mulher que está prestes a parir, sabendo que a dor faz parte do processo e tem sua importância nesse período.

Diversos estudos mostram que a acupuntura pode reduzir o uso de ferramentas de alívio de dor intraparto, incluindo a analgesia peridural.[10] Estudos demonstram também que a prática pode diminuir a duração do trabalho de parto, o uso de fórceps, uso de fármacos e pode aumentar o grau de maturação cervical.[2]

Um estudo feito para avaliar o efeito e a segurança da analgesia por eletroacupuntura (EA) na fase latente

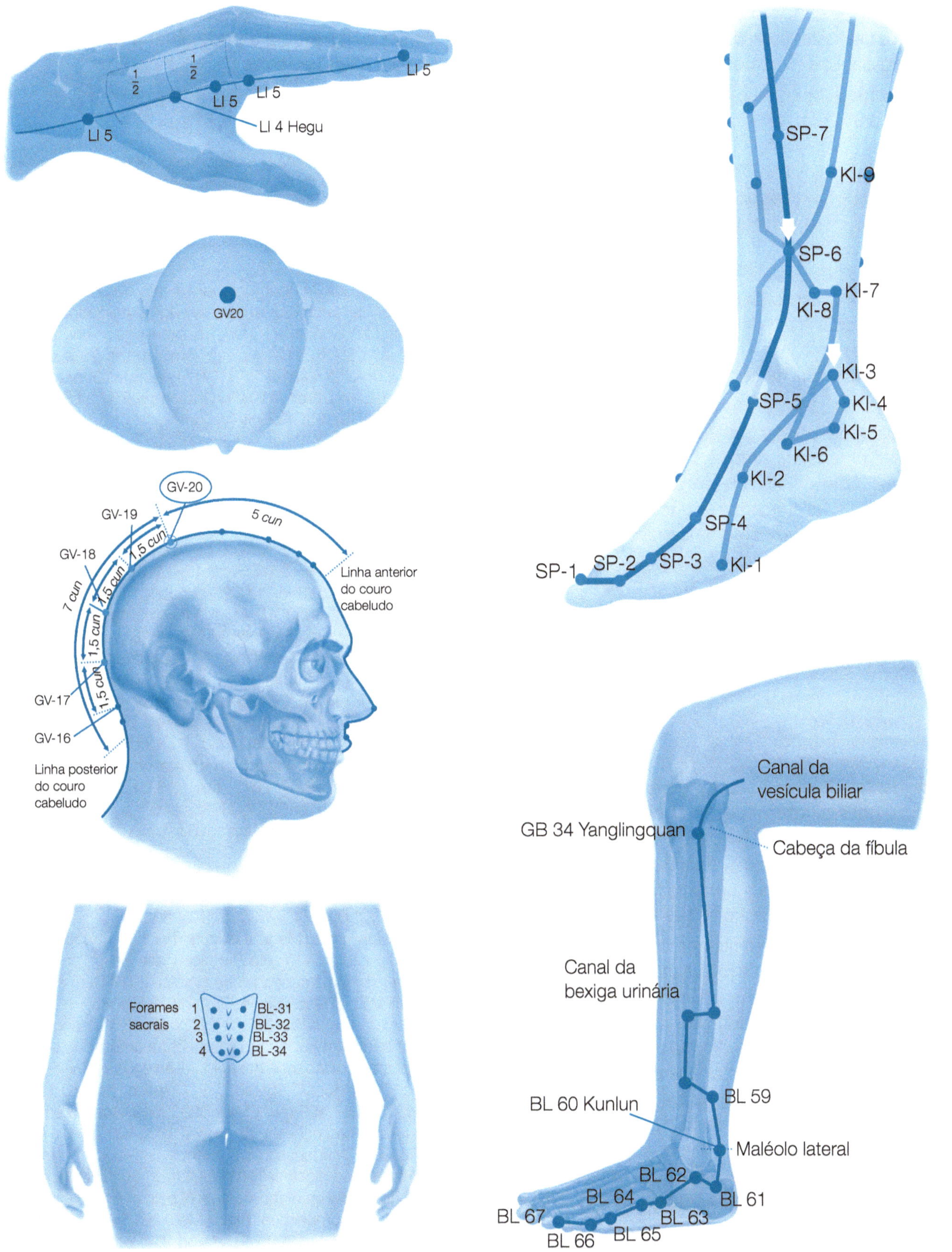

■ **Figura 71.2.** Localização anatômica de pontos para a indução do trabalho de parto. Fonte: Adaptada de Suh, Chang Sok. Acupuncture anatomy: regional micro-anatomy and systemic acupuncture networks. CRC Press, 2015.

do trabalho de parto mostrou que a prática potencializa o efeito da anestesia peridural e que essa combinação é segura e aplicável no processo de trabalho de parto.[9]

No estudo supracitado, o tratamento com EA (escala visual analógica) foi feito estimulando Hagu bilateral (LI4) e Sanyinjiao bilateral (SP6) desde 1 cm de dilatação até 3 cm de dilatação. Foi visto que no grupo da EA o escore EVA foi reduzido em comparação aos outros dois grupos, o sangramento durante o TP e nas 24 horas pós-parto foi reduzido, uso de fármacos foi reduzido e a concentração de beta-EP no sangue foi maior que nos outros grupos.[9] O uso de EA no ponto Hagu (LI4) pode ser desconfortável e varia conforme a tolerância da paciente. Caso não consiga ser feito, recomendamos fazer apenas acupuntura nesse ponto bilateralmente.

Realizar sessão de acupuntura no período ativo do trabalho de parto, como já dissemos anteriormente, não é uma tarefa simples. Envolve a tolerância da paciente, a disponibilidade do profissional médico, a estrutura hospitalar adequada e todo contexto que o pré-parto exige. Mas como há benefícios em se fazer, encorajamos a ser realizado se for possível. Visando reduzir a dor, auxiliar os estímulos e diminuir também o tempo do trabalho de parto, na prática, conseguimos êxito e resultados muito satisfatórios na experiência vivida pelas pacientes no trabalho do parto vaginal.

Conclusão

As experiências no processo de trabalho de parto são importantes desde o início da gestação ao pós-parto tardio e podem trazer impactos significativos para mãe e bebê. A acupuntura é uma técnica que traz humanização e alívio de incômodos físicos e emocionais. O uso dessa técnica pode gerar um grande benefício para as gestantes, sendo um excelente recurso terapêutico.

Ao trabalhar com gestantes temos a oportunidade de tratar aspectos mentais da mãe e da interação dela com o bebê. Podemos exercer uma função útil no meio, trabalhando um novo ser que está no processo de formação. Com base na neurociência, o feto já tem a capacidade de armazenar emoções no subconsciente que podem gerar marcas nesse ser, o que nos mostra a grande importância desse período em todo processo da vida. Assim, incentivamos as gestantes a trabalharem aspectos psíquicos nesse período e tentar ao máximo gerar emoções positivas. Ao reconhecer todo esse contexto, o trabalho com a gestante se torna muito mais amplo.

Portanto, em todo processo gestacional a acupuntura pode e deve ser realizada, gerando benefícios físicos e psíquicos. Para o preparo do trabalho de parto, a técnica é útil, segura e pode gerar uma experiência positiva para as pacientes.

Referências bibliográficas

1. Bigaran LT, Almeida LB. Labor: uses of non-pharmacological methods for pain relief. Research, Society and Development, [S. l.], ano 11, v. 10, p. ISSN 2525-3409, 26 ago. 2021. DOI http://dx.doi.org/10.33448/rsd-v10i11.19443. Disponível em: https://rsdjournal.org/index.php/rsd/article/view/19443/17378.
2. A prática da acupuntura para o alívio da dor no trabalho de parto normal: revisão sistemática de literatura. Gonçalves JJA, Universidade Federal da Bahia, 2018. Disponível em: https://repositorio.ufba.br/bitstream/ri/28877/1/Juliana%20Josefa%20Araujo%20Gon%C3%A7alves%202018.2%20VERS%C3%83O%20FINAL.pdf
3. Park J, Sohn Y, White AR, Lee H. The safety of acupuncture during pregnancy: a systematic review. Acupunct Med. 2014 Jun;32(3):257-66. doi: 10.1136/acupmed-2013-010480. Epub 2014 Feb 19. PMID: 24554789
4. Smith CA, Armour M, Dahlen HG. Acupuncture or acupressure for induction of labour. Cochrane Database Syst Rev. 2017 Oct 17;10(10):CD002962. doi: 10.1002/14651858.CD002962.pub4. PMID: 29036756; PMCID: PMC6953318. Disponivel em: https://www.ncbi.nlm.nih.gov/pmc/articles/PMC6953318/
5. Budd S, Yelland S, Maciocia G. Acupuntura e tratamento com ervas no Trabalho de Parto. In: Maciocia, Giovanni; Kaptchuk, Ted J. Obstetricia e Ginecologia em Medicina Chinesa. [S. l.]: ROCA, 2000. cap. 44, p. 505-520.
6. Coyle ME, Smith CA, Peat B. Cephalic version by moxibustion for breech presentation. Cochrane Database Syst Rev. 2012 May 16;(5):CD003928. doi: 10.1002/14651858.CD003928.pub3.
7. Smith CA, Crowther CA, Grant SJ. Acupuncture for induction of labour. Cochrane Database Syst Rev. 2013 Aug 15;(8):CD002962. doi: 10.1002/14651858.CD002962.pub3. Update in: Cochrane Database Syst Rev. 2017 Oct 17;10 :CD002962. PMID: 23945980.
8. Cole E. Avoiding Medical Induction With Electrostimulation Acupuncture: A Private Practice Case Series of 8 Pregnant Women. Integr Med (Encinitas). 2017 Dec;16(6):32-34. PMID: 30936814; PMCID: PMC6438083.
9. Li MJ, Wang J, Wei BX, Deng QX, Zhu XD, Zhang Y. [Effect and safety of electroacupuncture analgesia at the latent stage of labor on the epidural analgesia]. Zhen Ci Yan Jiu. 2020 Apr 25;45(4):325-9. Chinese. doi: 10.13702/j.1000-0607.190448. PMID: 32333540. Acesso em: https://pubmed.ncbi.nlm.nih.gov/32333540/
10. Vixner L, Mårtensson LB, Schytt E. Acupuncture with manual and electrical stimulation for labour pain: a two month follow up of recollection of pain and birth experience. BMC Complement Altern Med. 2015 Jun 12;15:180. doi: 10.1186/s12906-015-0708-2. PMID: 26066641; PMCID: PMC4490752. Acesso em: https://www.ncbi.nlm.nih.gov/pmc/articles/PMC4490752/

72

Luciano Ricardo Curuci de Souza • Lucília de Brito Tavares

Acupuntura na Amamentação

Introdução

A amamentação é um ato de extrema importância que deve ser iniciado o mais breve possível, nos primeiros minutos após o nascimento de uma criança. Trata-se de um momento crucial na vida de um recém-nascido e o leite materno é o principal alimento para o bebê nessa fase, com significativas vantagens em relação à alimentação por fórmula.[1]

Os benefícios da amamentação materna se iniciam nos primeiros dias após o nascimento e se estendem por toda a vida adulta. Dentre os principais benefícios da amamentação ao recém-nascido, podemos citar a melhora do desenvolvimento cognitivo, redução de processos infecciosos, aumento da imunidade e até prevenção de doenças na infância e na vida adulta, como diabetes *mellitus* tipo 1, hipertensão arterial, obesidade e consequentemente, diminuição das taxas de internação hospitalar.[1,2]

No que se refere à saúde da mulher, o ato de amamentar apresenta benefícios imediatos, como estimular a contratilidade uterina e reduzir o estresse inicial após o parto, devido aos efeitos hormonais atribuídos à ocitocina e à prolactina, entre outros, e benefícios mais tardios, incluindo mais tempo de amenorreia, espaçamento entre as gestações e redução de risco para alguns tipos de câncer, dentre eles o de mama, ovário e endométrio.[3]

O início precoce da amamentação promove grande liberação de ocitocina endógena e proporciona o alcance de pico de secreção de prolactina, com relação direta entre o intervalo do parto e a primeira mamada e, depois, com a frequência entre as mamadas. Portanto, quanto maior o intervalo entre o parto e a primeira sucção, menor será a produção de prolactina e, consequentemente, a produção de leite. Desse modo, a primeira mamada não deve ultrapassar o intervalo de 30 a 40 minutos do parto, considerado o momento fundamental para o sucesso da amamentação.[3,4]

Além disso, esse contato pele a pele entre mãe e recém-nascido, fortalece o vínculo emocional e psicológico, promovendo uma aproximação de afeto e diminuindo taxas de depressão puerperal, rejeição materna, negligência e até abandono infantil.[5]

A Organização Mundial da Saúde (OMS) preconiza o aleitamento materno exclusivo para os bebês até os 6 meses de vida. No entanto, algumas mulheres apresentam problemas comuns durante a lactação, como ingurgitamento mamário, traumas mamilares, bloqueio de ducto lactífero, infecções mamárias e baixa produção de leite, geralmente em decorrência do esvaziamento mamário inadequado e início tardio da amamentação, implicando em interrupção precoce do aleitamento.[1,3]

A acupuntura pode ser uma opção válida para auxiliar em casos de insuficiência da lactação e possibilitar o aumento na produção do leite materno, promovendo o sucesso da amamentação pelo menos nos primeiros 6 meses de vida do recém-nascido.[6]

Dados epidemiológicos

Dados ao redor do mundo mostram que cerca de 80% das mães iniciam o processo de amamentação logo após o parto, porém, 50% delas apresentam algum problema durante esse período. Má técnica de amamentação, mamadas infrequentes e em horários determinados, uso de chupetas e bicos artificiais, além de complementos alimentares, podem predispor ao surgimento de complicações da lactação. Nessas condições, o manejo adequado é imprescindível, pois se tais complicações não forem tratadas adequadamente, frequentemente levarão ao desmame precoce.[6,7]

Apesar de todo o conhecimento sobre as vantagens do aleitamento materno, as taxas de adesão representam cerca de 41% das estatísticas mundiais.[8]

Nos Estados Unidos, em média, 33% das crianças estão em aleitamento materno exclusivo até os 3 meses de vida e menos de 14%, até os 6 meses.[9]

Pesquisas demonstram que a taxa de aleitamento materno exclusivo até os 6 meses de vida no Brasil oscila em torno de 38,6% e 41%, dados esses referentes a 2006 e 2008. Graças a diversos estímulos governamentais e projetos sobre o aleitamento materno, esses índices vêm aumentando. O Estudo Nacional de Alimentação e Nutrição Infantil (ENANI-2019), encomendado pelo Ministério da Saúde, mostra que metade das crianças brasileiras são amamentadas por mais de 1 ano e 4 meses. E, também, que no Brasil quase todas as crianças foram amamentadas alguma vez (96,2%), sendo que 2 em cada 3 bebês são amamentados ainda na primeira hora de vida (62,4%). A Organização Mundial da Saúde (OMS) e o Ministério da Saúde recomendam manter o aleitamento materno até os 2 anos ou mais, oferecendo só leite do peito até o sexto mês de vida.[10]

Fatores de risco

A criança deve ser amamentada em livre demanda, ou seja, quando quiser e quantas vezes desejar. O tempo de mamada não deve ser definido, e deve ser o suficiente para o esvaziamento de cada mama. O leite materno é um alimento completo para o bebê, não havendo necessidade de complementação com chás, água, suco ou outros tipos de leite e não se recomenda o uso de mamadeiras ou chupetas, pois podem comprometer o sucesso da amamentação.[11]

Entre alguns fatores de risco que podem comprometer a amamentação estão:

1. **Produção insuficiente de leite:** a insuficiência da produção de leite pode estar relacionada ao tipo de parto, se é a primeira gestação, características dos mamilos (planos ou invertidos), uso de medicamentos durante o parto, oferta de chupetas ou mamadeiras e até mesmo de outros tipos de líquidos.[6]
2. **Ingurgitamento mamário:** ocorre com maior frequência nos primeiros dias após o parto, sendo caracterizado pelo enchimento exagerado de leite, endurecimento das mamas acompanhado de inchaço, dor e em alguns casos hiperemia, podendo impossibilitar a amamentação e causar processos inflamatórios e/ou infecciosos. Pode acontecer em mulheres com dificuldades para amamentar, em situações em que a amamentação segue em períodos programados, o bebê não suga todo o leite que a mãe produz ou quando há separação entre mãe e recém-nascido.[12]
3. **Esvaziamento mamário inadequado:** além do ingurgitamento, o esvaziamento mamário inadequado pode ocasionar obstrução nos ductos onde o leite é transportado, infecção mamária e diminuição na produção de leite materno, possibilitando maior dificuldade na amamentação.[1]
4. **Sofrimento emocional da mãe:** é essencial a presença de um acompanhante escolhido pela gestante, durante todo o processo de parturição (no trabalho de parto, momento do parto e pós-parto), conforme determina a legislação estadual vigente, desde 1990, redefinida em 7 de abril de 2005 (Lei n.º 11.108), apoiando sempre todos os processos que envolvem o nascimento, o que também exerce impacto no aleitamento materno aumentando a confiança e incentivando a lactação.[3]

Todo esse acompanhamento e apoio, diminui as incidências de depressão puerperal que também podem levar à diminuição das mamadas.

5. **Dor durante a amamentação:** a adoção de métodos não farmacológicos para controle da dor do trabalho de parto, quando possível, evita a sedação e sonolência excessiva da mãe e do recém-nascido, além de imobilização prolongada e posição desconfortável para amamentar.[3]

Devemos ter sempre em mente a anatomia mamária, lembrando que a mama feminina é composta de glândulas mamárias produtoras de leite, ductos mamários que transportam o leite dos lobos aos mamilos, e o estroma, composto por tecido conjuntivo que envolve os ductos, lobos, vasos sanguíneos e vasos linfáticos (Figura 72.1).

Tratamento das complicações mamárias

Nos casos de falta de produção de leite materno, o uso de alguns medicamentos com a intenção de aumentar a produção de leite, como domperidona, meto-

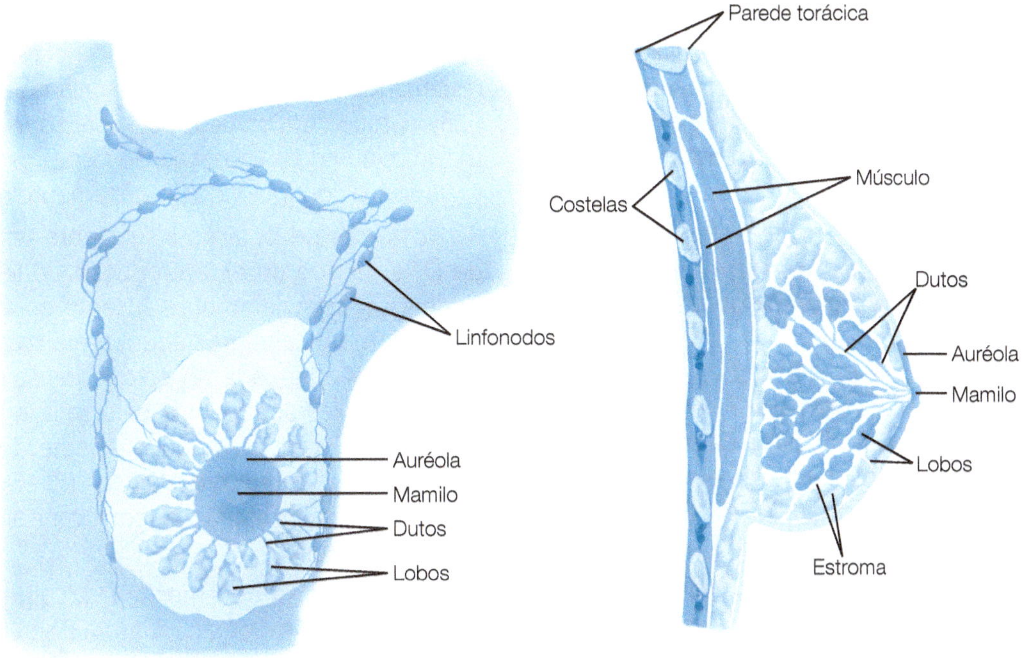

Figura 72.1. Anatomia mamária normal. Fonte: Adaptada de American Cancer Society.

clopramida, não é recomendado devido à limitação de evidências seguras para esses fins. A utilização de um composto galactagogo à base de ervas (p. ex.: feno-grego) para auxiliar na amamentação e aumentar a produção de leite pode estar relacionada a efeitos adversos maternos e sua excreção no leite é desconhecida.[6]

O ingurgitamento patológico com congestão, acúmulo de leite e edema em decorrência da congestão e obstrução da drenagem do sistema linfático, levando à distensão excessiva do tecido mamário e que, algumas vezes, pode ser acompanhado de febre, é causa de grande desconforto. Em geral, ocorre entre a segunda e a terceira semana após o parto. A mama encontra-se com volume aumentado, hiperemiada e edemaciada. Os mamilos muitas vezes ficam tensos, planos ou retesados, o que dificulta ainda mais a pega e a fluidez do leite. Como prevenção e tratamento, destacam-se: início do aleitamento materno precocemente, em regime de livre demanda, com técnica de amamentação adequada e esvaziamento do excesso de leite por meio de massagem suave e extração, preferencialmente, manual. O uso de analgésicos e/ou anti-inflamatórios como o ibuprofeno e paracetamol é recomendado para alívio da dor.[3,13]

Traumas nos mamilos podem ocorrer nos primeiros dias do aleitamento, seu aparecimento relaciona-se com a má pega e apreensão incorreta do mamilo e aréola, que levam à erosão por fricção continuada, conduzindo a feridas superficiais (rachaduras ou ragádias) ou profundas, que atingem a derme (fissura) da região areolomamilar. O quadro costuma ser extremamente doloroso, sobretudo no momento da mamada. Ainda, em razão da ruptura dos tecidos, pode predispor a quadros de mastite. Estimular e corrigir a pega e retirar o excesso de leite acumulado são fundamentais no tratamento.[3,13]

Já as mastites, os processos inflamatórios e infecciosos das mamas, ocorrem em cerca de 6% das gestantes e normalmente unilaterais. São causados principalmente pela estase de leite materno nas mamas, propiciando a presença de bactérias. As massagens mamárias, retirada do excesso de leite, uso de anti-inflamatórios e introdução de antibióticos (cefalexina, clindamicina, metronidazol ou levofloxacino) podem ser utilizados. As mamadas devem ser mantidas a menos que ocorra presença de pus no leite materno.[3,13,14]

A racionalidade da medicina chinesa e o tratamento pela acupuntura

Quando falamos de patologias mamárias em Medicina Chinesa, temos que ter em mente que apesar da mama, como um todo, pertencer ao trajeto do meridiano do estômago e estar vinculado a ele, o mamilo está relacionado ao fígado, devendo ser o responsável pelo tratamento das patologias mamilares, como rachaduras e fissuras, por exemplo (Figura 72.2).

Alguns fatores durante o parto podem influenciar diretamente na produção láctea materna. Perdas excessivas de sangue e hemorragias no período intraparto e pós-parto, levam a uma deficiência de sangue (Xue) e podem influenciar na pouca produção de leite, já que o leite do peito é um produto derivado da transformação do sangue menstrual pelos canais Ren Mai e Chong Mai.[15]

Trabalhos de partos prolongados e dificultosos, podem levar a um esgotamento e consumo de Qi. Puérperas cansadas e exaustas fisicamente, com compleição física debilitada, tendem a apresentar uma lactação insuficiente pela deficiência de Qi em conduzir o leite materno pelos ductos mamários e consequentemente não os expelir pelos mamilos e aréolas.

Os problemas emocionais influenciam, também, diretamente na amamentação, principalmente pelo fato do Qi do fígado (Gan) influenciar e controlar diretamente os mamilos. Sentimentos de frustração, raiva, ansiedade ou ressentimento podem estagnar o Qi do fígado (Gan), obstruindo os ductos mamários e a ejeção de leite materno.[15,16]

Podemos ver todos os meridianos ou canais de acupuntura que se direcionam ou passam próximos à região das mamas na Figura 72.2.

A acupuntura pode auxiliar a obstetrícia e a pediatria no aleitamento materno, principalmente nos casos de lactação insuficiente (hipogalactúria), mastites puerperais, galactorreia, problemas emocionais maternos e até na supressão da lactação quando necessária. Sempre respeitando a conduta médica associada ao uso de anti-inflamatórios, antibióticos ou supressores da lactação, mas diminuindo a utilização de fármacos que podem prejudicar a continuidade do aleitamento materno.[16]

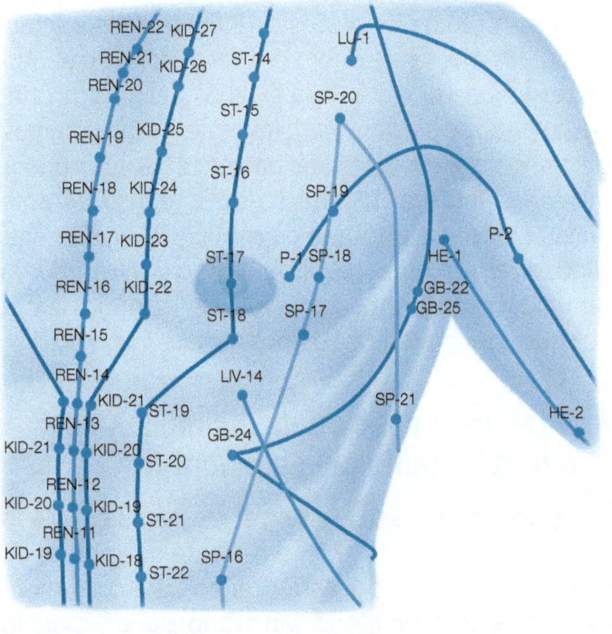

■ **Figura 72.2.** Canais ou meridianos de acupuntura que acometem a região das mamas. Fonte: Autoria própria de acordo com Visual Acupuncture 3D.

Nos casos de lactação insuficiente por deficiência de Qi e sangue (Xue), a produção de leite materno pode estar completamente ausente ou apenas diminuída, com um leite mais aquoso, mamas sem distensão tecidual adequada, aspecto materno apático e de cansaço, descorada, com a pele seca e desidratada, palpitações, vertigens, pouco apetite, língua pálida com pouco revestimento e pulso fino e vazio. O princípio de tratamento será o de tonificar e alimentar o Qi e o sangue (Xue).[16]

Para cada caso devemos individualizar sempre as escolhas de pontos de acupuntura a serem utilizados, mas sempre seguir a lógica de tonificar para depois circular, removendo secundariamente as obstruções das conexões com as mamas.

Os principais pontos de acupuntura utilizados para promover a lactação são CV17 (permite tonificar o Qi no Jiao superior, produzindo Xue que será convertido na produção láctea), SI1 (ponto Jing do meridiano do intestino delgado, regula e alimenta o Qi do coração a fim de produzir o sangue do coração que permitirá aumentar a produção e secreção láctea) e ST18 (ponto situado sobre a mama, pertencente ao meridiano do estômago, o Yang Ming contém muito Qi e Xue).[15,16]

Podemos, ainda, utilizar os pontos BL17 (ponto de reunião do sangue, para regularizar o sangue), BL18 (ponto Shu dorsal do fígado, que armazena o sangue e será produtor de leite), ST36 (para firmar o baço e o estômago, que são a base do que é adquirido).

Esses são os 6 principais pontos de acupuntura para estimulação da lactação, porém alguns autores ainda sugerem os usos de LR8 (nutrindo o sangue do fígado), SP6 (reunião dos 3 Yin do pé), ST12 (influenciando no Qi descendente do estômago e promovendo o fluxo de leite), BL20 e BL23 (tonificando baço e rim respectivamente).

Nas situações em que há problemas emocionais estagnando o Qi do fígado (Gan) e consequentemente estagnando o Qi do sangue (Xue), o leite não sobe e assim a secreção de leite diminui ou cessa. As mamas se encontrarão túrgidas, inchadas, duras e doloridas. A mãe se encontra em agitação mental, mente deprimida, sentimento de raiva e frustração, epigastralgia, prisão de ventre e aumento de gases e dor abdominal, língua com revestimento branco amarelado, espesso e gorduroso. E o pulso em corda e rugoso.[16]

Os principais pontos de acupuntura indicados nesses casos, são pontos para fluir o Qi do fígado (Gan) e fluir o sangue (Xue), propiciando um fluxo de leite normalizado. Para isso, novamente se indicam os pontos CV17, SI1 e ST18, dessa vez, acrescidos LR3 e GB34 para desobstruir e regularizar o sangue do fígado (Gan), PC6 para difundir e circular a estagnação de Qi, que pode ser utilizado o ponto SP4 como abertura do canal Chong Mai antes.

Alguns autores ainda acrescentam os pontos importantes, como o LI4, LI11, LR2, BL20, CV12 e CV4. Certos pontos ainda são mencionados para se ter um efeito analgésico e anti-inflamatório: SP18, ST15, ST16, GB21 e LR14.

Já nos casos de mastite aguda puerperal, além das placas vermelhas e sinais flogísticos nas mamas, podemos encontrar infecções bacterianas associadas e até secreção purulenta. Além do tratamento convencional, a acupuntura pode ser indicada, trazendo um maior conforto às mães que estão em amamentação.

A estagnação de Qi e sangue (Xue) nas mamas pode estar muito intensa e principalmente se associada a alimentação muito gordurosa e rica em açúcares, pode debilitar mais o Qi do baço (Pi) e o calor se tornar excessivo no estômago (Wei) e fígado (Gan), causando a mastite aguda.

Quando também o mamilo ou a aréola se encontram feridos pelo lactente, apresentando fissuras e rachaduras nas mamas, temos uma porta de entrada de fatores patógenos externos (vento perverso pela Medicina Chinesa) e processos bacterianos podem se instalar nas mamas e mamilos.

Nesses casos de mastite aguda, podemos indicar os pontos que refrescam e dispersam o calor do fígado (Gan) e do estômago (Wei) para liberar os ductos mamários. Como as mamas dependem do meridiano do estômago (Wei) e os mamilos do fígado (Gan), os principais pontos utilizados são GB21, LR14, ST36, CV17 e SI1. Que pode ainda acrescentar os pontos ST18, GB41, ST44, LR2, LI11, SP6, TE6, BL41 a 45 e BL51.[15]

Algumas lactantes podem ter outra queixa clínica, a da galactorreia. Ou seja, mesmo tendo uma boa lactação e suprindo a alimentação do recém-nascido, as mamas apresentam uma sobrecarga e acontece um fluxo espontâneo e abundante de leite fora do período das mamadas, causando desconforto e as queixas de gotejamento mamário. Mesmo se tirando o excesso de leite, a galactorreia em excesso pode causar perturbações à mãe que pode por irritação deixar de amamentar seu filho.[15]

Pela Medicina Chinesa, ocorre uma deficiência de Qi do baço (Pi) e estômago (Wei) que não seguram os líquidos, mas também pode ocorrer o fogo do fígado por distúrbios emocionais, que alteram a movimentação do Qi. O tratamento consiste em suprir a deficiência de Qi do baço e estômago e harmonizar o fogo do fígado, utilizando principalmente os pontos de acupuntura CV12, BL20, BL21, ST36, ST18, CV6, LR2 em transfixação a LR3, GB34, TE6, GV24, LI11, CV15 e PC7.

Outra aplicação da acupuntura como tratamento adjuvante nas patologias mamárias da fase de lactação é na indicação de supressão da lactação, seja em casos em que a mãe, por qualquer motivo, não deseja mais amamentar (principalmente após 2 anos de amamentação e por questões laborais) ou em casos em que ocorreu a perda fetal (natimortos ou neomortos).[16]

Para a supressão da lactação, podemos indicar os pontos GB37, GB41 principalmente. Em associação, devemos acrescentar ST36 e GB21. Fazer as sessões de acupuntura desses 4 pontos diariamente, com número médio de 1 a 3 sessões de acupuntura para obter sucesso terapêutico.

Em um estudo retrospectivo, incluindo 74 parturientes após parto cesárea, caracterizado como grupo teste (associação de lactação e estimulação de acupontos), e um grupo controle (75 parturientes) que recebiam intervenção relacionada à medicina ocidental pela equipe de enfermagem, evidenciou menor sensibilidade mamária e mais qualidade no ato de amamentar no grupo teste, além de demonstrar também maior adesão à amamentação exclusiva, melhora na produção de leite 48 horas após o parto e menos desconforto mamário nesse grupo.[17]

A seleção de pontos de acupuntura foi baseada nos princípios da Medicina Tradicional Chinesa (MTC). As pacientes que apresentavam deficiência de Qi e sangue, utilizaram os seguintes pontos: LU1 (Zhongfu), LU2 (Yunmen), CV17 (Danzhong), ST17 (Ruzhong), ST18 (Rugen), SI1 (Shaoze), ST36 (Zusanli), BL21 (Weishu) e BL20 (Pishu). Para aquelas com estagnação do Qi do fígado os pontos escolhidos foram: LU1 (Zhongfu), LU2 (Yunmen), CV17 (Danzhong), ST17 (Ruzhong), ST18 (Rugen), PC6 (Neiguan), LR3 (Taichong), ST36 (Zusanli) e BL18 (Ganshu). Para a realização do procedimento, a mãe foi orientada a deitar de lado, e a acupressão foi realizada em cada ponto determinado, em movimentos circulares, no sentido horário, utilizando-se os polegares, com uma pressão que fosse tolerável a cada mãe. A estimulação durou aproximadamente 2 minutos em cada ponto, até que esses ficassem doloridos e dormentes. As participantes desse grupo, também realizaram massagem, da raiz da mama até a mama, no sentido dos ductos mamários, após calor local, com uma frequência de 2 vezes ao dia, durante 7 dias.[17]

Conclusões

A amamentação é um momento extremamente importante na relação entre mãe e filho, sendo benéfica tanto em questões imediatas de criar imunidade e alimentar adequadamente o recém-nascido e propiciar uma contração uterina materna, evitando hemorragias, quanto em questões de saúde futuras, prevenindo diabetes *mellitus* tipo 1, hipertensão arterial e casos oncológicos femininos. Os laços afetivos entre mãe e recém-nascido também são inigualáveis. O aleitamento materno exclusivo deve ser estimulado ao menos nos primeiros 6 meses de vida, devendo perdurar até 2 anos da criança. Para que esse sucesso seja obtido, devemos enfrentar patologias do período da amamentação, como a deficiência na produção de leite, o ingurgitamento mamário, as mastites agudas puerperais e a galactorreia.

A acupuntura pode ser empregada de forma eficaz e segura para as mães lactantes, diminuindo o uso de fármacos, propiciando um retorno mais rápido à amamentação e evitando a perda desse momento de amor entre mãe e filho, sem nenhum risco também aos bebês.

Referências bibliográficas

1. Mangesi L, Dowswell T. Treatments for breast engorgement during lactation. Cochrane Database Syst Rev.; (9): CD006946.
2. Del Ciampo LA, Del Ciampo IRL. Aleitamento materno e seus benefícios para a saúde da mulher. Rev Bras Ginecol Obstet. 2018; 40:354–359.
3. Federação Brasileira das Associações de Ginecologia e Obstetrícia (FEBRASGO). Aleitamento materno. São Paulo: FEBRASGO; 2021. (Protocolo FEBRASGO-Obstetrícia, n. 13/Comissão Nacional Especializada em Aleitamento Materno).
4. Berens P. Academy of Breastfeeding Medicine Protocol Committee. ABM clinical protocol #20: engorgement. Breastfeed Med. 2009;4(2):111–3.
5. Karimi FZ, Sadeghi R, M, Maleki-Saghooni N, Khadivzadeh T. The effect of mother-infant skin to skin contact and success on duration of first breastfeeding: A systematic review and meta-analysis. Taiwan J Obstet Gynecol. 2019 Jan;59(1):1=9. doi: 10.1016/j.tjog.2018.11.002.
6. Pierdant G, Westphal K, Lange A, Usichenko T I. Stimulation of Lactation Using Acupuncture: A Case Study. Journal of Human Lactation 2022, Vol. 38(3) 559–563
7. Moran VH, Morgan H, Rothnie K, MacLennan G, Stewart F, Thomson G, et al. Incentives to promote breastfeeding: a systematic review. Pediatrics. 2015;135(3):e687–702.
8. Geddes DT, Gridneva Z, Perrella SL, Mitoulas LR, Kent JC, Stinson LF, Lai CT, Sakalidis V, Twigger AJ, Hartmann PE. 25 years of research in human lactation: From discovery to translation. Nutrients. 2021 Aug 31;13(9):3071. doi: 10.3390/nu13093071.
9. Prior E, Santhakumaran S, Gale C, Philipps L H, Modi N, Hyde M J. Breastfeeding after cesarean delivery: a systematic review and meta-analysis. Am J Clin Nutr 2012 May;95(5):1113-35.
10. https://portal.fiocruz.br/noticia/pesquisa-revela-dados-ineditos-sobre-amamentacao-no-brasil
11. https://www.gov.br/saude/pt-br/assuntos/saude-de-a-a-z/s/saude-da-crianca/beneficios-da-amamentacao
12. Zakarija-Grkovic I, Stewart F. Treatments for breast engorgement during lactation (Review). Cochrane Database Syst Rev. 2020; 2020(9): CD006946. Published online 2020 Sep 18.
13. Mariani Neto C, de Albuquerque RS, de Souza SC, Giesta RO, Fernandes AP, Mondin B. Comparative Study of the Use of HPA Lanolin and Breast Milk for Treating Pain Associated with Nipple Trauma. Rev Bras Ginecol Obstet. 2018;40(11):664–72.
14. Courbiere B, Carcopino X. Gynecologie obstetrique. Editions VernazobesGrego, Paris: Editions Vernazobes-Grego: 2014. Complications maternelles de l'allaittement. p.263-74.
15. Maciocia G. Obsetrics and Gynecology in Chinese Medicine. Churchill Livingstone – Medical Division of Pearson Professional Limited. ISBN: 0 443 05458 4.
16. Auteroche P, Navailh P. Acupuncture em Gynécologie et Obstetrique. Maloine S.A. Éditeur. Paris (France).
17. Zhan J, Huang N, Meng N, Qiu Y, Zhu Y, Xu Y, Chen X. Lactation prescription plus acupoint stimulation improves breastfeeding quality and alleviates breast tenderness in parturients undergoing cesarean section. Am J Transl Res 2023;15(1):539-547.

73

Fernando Mendes Sant'Anna • Yves Rouxeville

Auriculoterapia Francesa em Ginecologia, Obstetrícia e na Infertilidade

Resumo

O uso terapêutico da orelha nesse tema remonta à antiguidade, com uma ambivalência: os egípcios estimulavam um ponto no alto da orelha para fins contraceptivos, mas a deusa Bastet era representada por um gato (uma gata?) com um anel de ouro em sua orelha.

A primeira escrita contemporânea sobre o assunto data de 1980, Dr. Khider (ginecologista e obstetra na França) relatou suas primeiras tentativas, depois transmitiu os resultados de sua experiência na revista do Dr. Paul Nogier, *Auriculomédicine*.

Nos anos 1982-1990, Paul Nogier desenvolveu algumas técnicas muito úteis no campo. Elas são relatadas pelo Dr. Yves Rouxeville, que foi aluno de Paul Nogier.

Nos anos 2011-2021, a Sra. Claudine de Brassier (enfermeira-obstetra da Maternidade de Lorient), formada por Yves Rouxeville em auriculoterapia francesa, acompanhou e atualizou essa prática. Em 2014, escreveram um livro médico, referência na área, com alguns protocolos. À medida que a experiência na área cresce, novas publicações irão melhorar as práticas.

Neste capítulo, discorreremos sobre as principais aplicações da auriculoterapia francesa/auriculomedicina na gestação, na infertilidade e em algumas síndromes ginecológicas.

Os relatos do Dr. Khider[1-3]

A primeira etapa

Diz respeito às primeiras quatro observações, meticulosamente relatadas.[1] A observação 1 foi complementada pelo registro da contração uterina e dos batimentos cardíacos fetais (Figura 73.1).

As agulhas foram colocadas no ramo ascendente da hélice (útero), na fossa triangular (quadril) e em um ponto sob o orifício da orelha na concha. As conclusões das quatro observações são:

Ponto de vista obstétrico:

1. Reação uterina instantânea à estimulação da orelha. As possibilidades de indução artificial do parto, de considerável importância em obstetrícia.
2. Excelente estado da criança ao nascer: ausência de sinais de sofrimento fetal durante o trabalho de parto.
3. Parto espontâneo e imediato sem hemorragia (exceto para o n.° 2, não estive presente durante o parto que foi feito sem agulhas, paciente de 18 anos, GESTA 1 PARA 1). Após 2 dias de observação por atraso no parto, colocação de agulhas às 17h30, levando a reações uterinas instantâneas com contrações. Agulhas removidas a seu pedido. Ela entrou em trabalho de parto espontaneamente durante a noite.
4. Sem uso de medicamentos de qualquer tipo (sem ocitócicos, sem antiespasmódicos etc.).
5. Observações feitas durante o trabalho de parto: antes do rompimento da bolsa d'água, a estimulação manual das agulhas pode intensificar, fazer as contrações aparecerem ou acalmá-las; após o rompimento da bolsa d'água, as contra-

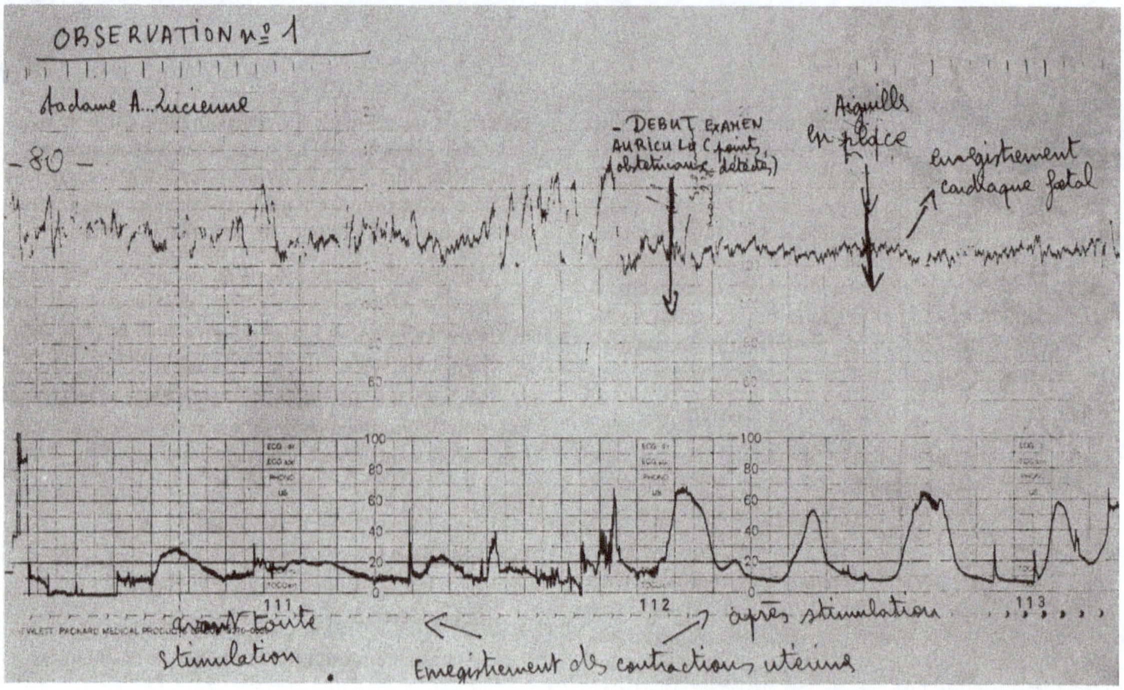

Figura 73.1. Contrações uterinas registradas com os batimentos fetais durante a inserção de agulhas na orelha no momento do parto.

ções se intensificam e a manipulação das agulhas parece nada mudar.

6. O trabalho de parto nunca ultrapassou 2 horas e 20 minutos.
7. A evolução pós-parto sempre foi excelente, em todos os casos.

Ponto de vista da auriculomedicina

Foi uma técnica experimental e simples, mas com resultados conclusivos nesses 4 primeiros casos. Não parece importante sobrecarregar a orelha (muitas agulhas).

As perspectivas são imensas

1. Simplificar o método nos casos simples, com possibilidade de atuação sobre dor e ansiedade.
2. Estudar e codificar os "gatilhos" artificiais.

"Costuma-se associar ginecologia e obstetrícia... nas experiências pessoais, os resultados em ginecologia têm sido igualmente conclusivos, para não dizer surpreendentes."

Nota: "auriculomedicina" era uma concepção bastante complexa de fatos observados relativos a informações que afetavam a qualidade do pulso, muitas vezes apoiada por linguagem de difícil compreensão (Yves Rouxeville). Diante de um determinado estímulo realizado na orelha e/ou no corpo do paciente, o examinador percebe uma alteração no pulso (RAC = reação autonômica circulatória), indicando que aquele ponto pesquisado é sede de alguma alteração patológica.

A segunda etapa desenvolvida pelo Dr. Khider[2]

Esse trabalho envolve cerca de 10 observações; conclusões práticas foram tiradas, e obviamente requerem confirmação adicional. O estudo centrou-se em:

1. Contração uterina: sua estimulação, seu desencadeamento e, em uma contribuição muito modesta, sua compreensão; bem como a tentativa de demonstrar uma aplicação simples e facilmente acessível a muitos profissionais (mesmo médicos não especialistas em auriculoterapia).
2. A dor, ou mais particularmente, o bem-estar da parturiente, durante o trabalho de parto.

Contração uterina

1. Indução do parto nos casos de atraso:
   - Estudo direto: identificação usando o pulso e os anéis-teste correspondentes em pontos auriculares que provavelmente afetam a contração uterina. Pontos procurados e detectados: principalmente **útero** e **hipófise posterior**.

- Tentar entender o mecanismo da contração uterina: atualmente, ainda não sabemos por que o útero entra em trabalho de parto espontaneamente, e quando queremos induzir o parto artificialmente, seja nos partos que passaram do termo, ou às vezes prematuramente, os meios utilizados são insatisfatórios.
- A princípio, verificação pela auriculomedicina de substâncias clássicas suspeitas de desempenhar um papel na contração uterina: prostaglandinas (PGF2α), serotonina, acetilcolina, noradrenalina, histamina etc. Sem resultados conclusivos.
- Em uma segunda etapa: o início não espontâneo do trabalho de parto a termo que pode estar associado a um bloqueio (de causa indeterminada), e pareceu interessante buscar, entre outras coisas, uma interferência de frequências (parasitas) na orelha, na periferia e diretamente no útero. Isso foi feito em 3 casos e, em um deles, a correção de um ponto detectado foi o único tratamento realizado.

2. Estimulação da contração durante o próprio trabalho de parto: essa estimulação focou apenas em pontos que podem ter relação direta com a contração.
3. Estudo comparativo da ação da auriculomedicina e do Syntocinon® (ocitocina).
4. Resultados:
   - Em todos os casos, uma resposta uterina clara e persistente (agulhas no lugar) foi obtida com contrações uterinas imediatamente efetivas controladas por registro gráfico.
   - O trabalho de parto é suave e rápido, o parto vaginal. A condição das crianças sempre foi excelente (durante o trabalho de parto e ao nascer). Parto imediato (1 a 2 minutos) espontaneamente ou após manipulação das agulhas do útero. Pós-parto sem problemas.

- Ação isolada de auriculomedicina sem associação de medicamentos de qualquer natureza. Sempre se mostrou suficiente e eficaz.
- Estudo comparativo de auriculomedicina e Syntocinon (3 casos): Syntocinon adicionado à auriculomedicina não influencia na qualidade e intensidade das contrações. Pelo contrário, auriculoterapia adicionada ao Syntocinon aumentou a intensidade das contrações e melhorou a qualidade do trabalho de parto. Quando as duas terapias foram combinadas, a remoção da estimulação auricular (mantendo-se a infusão de Syntocinon) levou a uma redução na intensidade das contrações, identificadas na gravação e, acima de tudo, percebidas imediatamente pelos pacientes.

5. Conclusões práticas:

Uma aplicação simples é possível, pois um único ponto me pareceu necessário e suficiente em todos os casos; é o **ponto do útero**, sob o ramo ascendente da hélice, transfixando esse ramo de fora para dentro perto de sua borda livre; ponto sempre detectável pelo pulso (auriculomedicina) ou pelo detector elétrico diferencial. Podemos picar bilateralmente, mas **a ação na orelha dominada** (esquerda de um destro) parece não só mais importante como suficiente (toda a ação se concentra em um único ponto, o que talvez explique a máxima eficácia).

Dor e bem-estar

O estudo diz respeito a apenas 3 casos:

1. Nos 2 primeiros casos, tentativa de ação direta sobre a dor, referente aos seguintes pontos detectados pelo pulso no momento da manifestação dolorosa: pontos do quadril ++, ponto do tálamo, ponto do plexo hipogástrico. Uma ação é obtida apenas no auge da contração e após a estimulação das agulhas. Isso é insatisfatório.
2. 3º caso: mulher hipersensível e em pânico (ver observação): ação sobre medo e ansiedade, parto perfeito.

1. **Para ilustração:** 3 novas observações, além das 4 primeiras confiadas ao Dr. Nogier.
2. **Terceira observação:** primípara. Atendida às 14h, logo no início do trabalho de parto, em pânico, recusando qualquer exame. Revisão às 17h na sala de parto. Uma infusão de Syntocinon estava em vigor. A paciente gritava de dor, vomitava e, em pânico, recusava os exames. Com a concordância dela, resolvi acalmá-la: primeiro, na zona do medo (córtex pré-frontal direito). Relaxamento imediato. Depois, os dois pontos zero agulhados. A paciente concordou imediatamente com todos os exames e não disse mais nada até o parto. Dois pontos adicionais foram picados: tálamo e quadril, mas sua ação só poderia ser acessória, pois somada muito secundariamente, sem modificações notáveis (Figura 73.2).

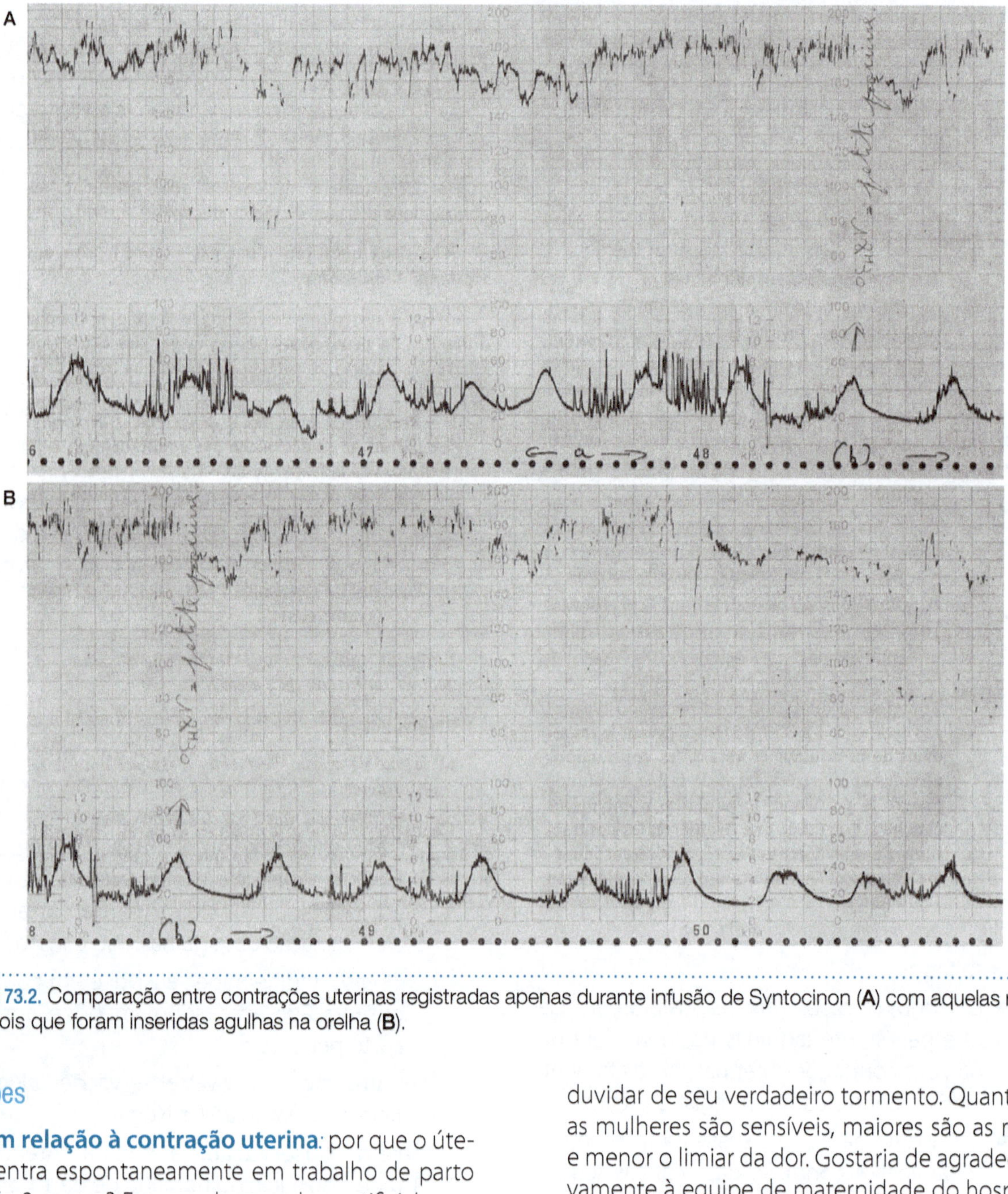

■ Figura 73.2. Comparação entre contrações uterinas registradas apenas durante infusão de Syntocinon (**A**) com aquelas registradas depois que foram inseridas agulhas na orelha (**B**).

Reflexões

1. **Com relação à contração uterina**: por que o útero entra espontaneamente em trabalho de parto após 9 meses? E como desencadear artificialmente as contrações uterinas de forma eficaz? Essas duas perguntas ainda não encontraram respostas satisfatórias.

Com a auriculoterapia, graças a uma abordagem diferente, talvez possamos considerar causas de diferentes naturezas e, acima de tudo, reações muito individualizadas.

2. **Com relação à dor:** "podemos ficar muito apegados à natureza dolorosa ou não das contrações uterinas durante o parto. A única evidência reside no fato de que algumas mulheres dizem não sentir nada, enquanto outras sofrem muito; não há como duvidar de seu verdadeiro tormento. Quanto mais as mulheres são sensíveis, maiores são as reações e menor o limiar da dor. Gostaria de agradecer novamente à equipe de maternidade do hospital de St-Avold. Fiquei particularmente sensível à grande abertura de espírito encontrada."

A terceira etapa

É dedicada às conclusões atuais (1981), sobre o estudo da ação da auriculomedicina na contração uterina durante a gravidez e o parto.[3]

Após um primeiro estudo sobre a ação da auriculomedicina em obstetrícia, o trabalho realizado no departamento do Professor Engelmann, no Hospital Louis Mourier (Colombes), mas, também, em clínicas privadas, permite agora tirar conclusões precisas sobre a aplicação da auriculomedicina no início e na condução adequada do parto.

Nas primeiras 20 observações, a tocografia externa e as manifestações clínicas permitiram dar conta da realidade do trabalho obtido.

O uso da tocografia interna, ou seja, o registro das contrações obtidas após a inserção de um sensor de pressão intrauterino após a ruptura das membranas, permitiu quantificar a intensidade das contrações e assim determinar a cada 10 minutos a quantidade de trabalho real distribuído sobre todo o útero.

As contrações assim obtidas são muito eficazes, pouco sentidas pelo paciente e sem inconvenientes para a criança, sendo a frequência cardíaca dessa controlada pela instalação de um escalpe (eletrodo no couro cabeludo da criança). Vamos agora dar uma visão geral do uso dessa técnica.

Indicações

1. Todas as induções, independentemente da idade da gravidez (gravidez a termo, pós-termo, pré-termo, e isso é interessante porque a maturidade uterina não é essencial para obter as contrações). As induções podem ser realizadas aos 4 meses de gravidez para a evacuação de um ovo morto, aos 5 meses e 3 semanas de gravidez para a evacuação de um anencéfalo diagnosticado precocemente e no mês anterior ao termo previsto no caso de gravidez de alto risco, ou mesmo para certos partos de complacência.
2. Claro, a técnica só pode ser usada durante o trabalho que já começou.

1. **Técnica:** acabamos percebendo que apenas um ponto é consistentemente eficaz com intensidade máxima, e esse é o ponto do útero em fase 1. Outros pontos são irrelevantes.
2. **Técnica em si:** identificação dos pontos do útero das duas orelhas sob o ramo ascendente da hélice com a ajuda do pulso (e/ou detector elétrico), e depois identificação da projeção puntiforme desse ponto na face externa do ramo ascendente (Figura 73.3).

Esse ponto é então perfurado por transfixação **de fora para dentro** com uma agulha, bilateralmente.

A transfixação permite uma boa fixação da agulha até o parto; por outro lado, sem se deter na explicação fisiológica das fases do Dr. Nogier, a transfixação permite atingir as diferentes camadas e, portanto, necessariamente a expressão orgânica do útero na orelha.

Um seguimento de 18 meses já permite insistir na importância da precisão da punção.

Resultados imediatos e ações a serem tomadas durante a supervisão do trabalho

1. Reação constante e quase imediata: de 1 segundo a no máximo 5 minutos. Se além de 5 minutos não houver contrações detectáveis, clínica ou graficamente, você deve verificar o ponto e picar próximo a ele. Pela estimulação manual da agulha, as contrações podem ser desencadeadas sob demanda, mas, na verdade a mera presença das agulhas é suficiente para garantir um trabalho de parto espontâneo regular e de boa qualidade.
2. Muito rapidamente, logo que se tenha certeza da realidade do trabalho e de uma modificação suficiente do colo do útero, a bolsa de água deve ser rompida e, na ausência de sofrimen-

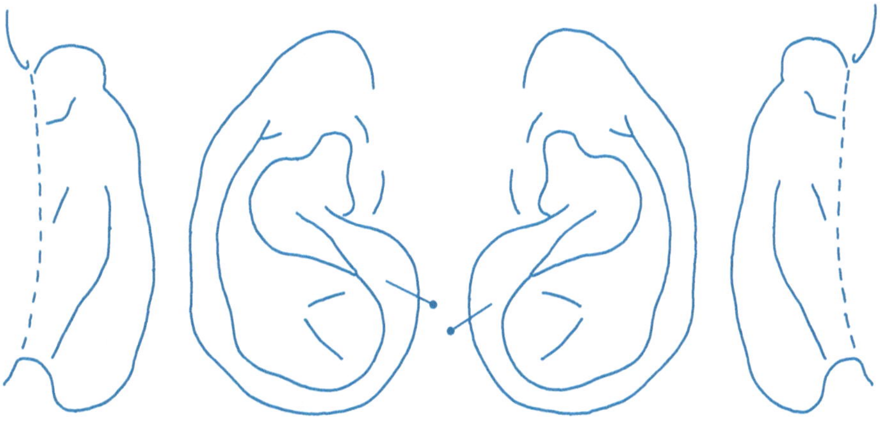

Figura 73.3. Técnica de identificação e transfixação do ponto do útero.

to fetal anterior, o líquido amniótico é sempre claro. Normalmente, na ausência de trabalho de parto obstruído, o trabalho de parto é muito rápido; você pode ir de 3 cm de dilatação a dilatação total em menos de 30 minutos, com entrega geralmente concluída em menos de uma hora. As contrações uterinas são muito próximas e sempre bem sustentadas, o que sempre surpreende as pacientes que, de outra forma, estão muito relaxadas. O relaxamento uterino entre as contrações é excelente. As contrações de expulsão uterina são muito efetivas, novamente com um bom relaxamento uterino intercalar. A expulsão da criança é muito rápida. A criança ao nascer sempre tem um Apgar de 9 ou 10. A dequitação placentária sempre ocorre (exceto em casos de retenção patológica) em menos de 3 minutos, espontaneamente ou após estimulação das agulhas. Ausência de hemorragia pós-parto. Boa retração uterina. Os pós-partos são excelentes.

3. Lembrar que nenhuma medicação adjuvante é necessária. Casos resistentes à ocitocina sempre respondem à auriculomedicina. Na prática atual, o uso da técnica é fácil; como a estimulação com agulha não é essencial, o monitoramento simples é suficiente. Tendo em vista a rápida evolução, as pacientes podem deambular durante o trabalho de parto, pelo menos no início.

Finalizaremos com algumas dicas

1. A precisão do ponto é essencial.
2. Médicos que conhecem auriculomedicina podem usar anéis-teste e filtros, a resposta é sempre muito clara.
3. Para os demais, é preciso picar em zona bem definida, e não hesitar em picar em outro local na ausência de resposta.

Não poderíamos concluir sem agradecer ao professor Engelmann que abriu seu departamento para o estudo dessa técnica que não conhecia, e para a produção de um filme.

Outras pesquisas continuarão sobre a fisiologia da contração uterina e sobre a dor em si, embora o trabalho de parto apenas com auriculoterapia seja percebido pelas pacientes de uma forma muito agradável, e corroborado nas semanas após o parto. A publicidade que as pacientes fazem do método levou a um grande fluxo de pedidos de mulheres prestes a dar à luz.

As observações de Denjean-Massia foram publicadas no ano seguinte[4]

Auriculoterapia e obstetrícia

Tentei, na medida do possível, picar os pontos preconizados pelo Dr. Khider, em algumas das minhas parturientes: períneo no ramo ascendente, útero ao nível do colo do útero e, por vezes, transfixante, tálamo.

O fato de não medir bem o pulso e por isso ter preferido aplicar um método de auriculoterapia e o fato de o ter utilizado várias vezes em parturientes limites que tiveram de ser submetidas à cesárea, não me permite ter uma opinião precisa sobre a eficácia das agulhas na contração uterina e dor.

Por outro lado, estou convencido de que as agulhas foram benéficas em minhas parturientes que deram à luz por via vaginal:

1. No períneo, que sempre resistiu lindamente e nunca foi danificado.
2. Sobre a expulsão da placenta que sempre acontecia muito rapidamente, para algumas parturientes imediatamente após o parto do filho.
3. Na perda de sangue que sempre foi mínima ou nula.

Comentários do Dr. Yves Rouxeville

Dentre as publicações de séries de casos em auriculoterapia, os 3 textos do Dr. Khider acima me parecem estar entre os melhores. Claros e precisos, trazem novos dados com um direcionamento lógico e eficaz, e 40 anos após sua publicação, eles não envelheceram e permanecem relevantes.

É muito importante que outro obstetra tenha fornecido confirmação, o que aprimora significativamente as publicações originais.

Em meus cursos para médicos, depois para enfermeiras obstetras, cito o trabalho do Dr. Khider. No final da década de 1990, a esposa de um dos meus alunos (4º período, a termo) pediu ao marido que confiasse os filhos aos vizinhos para levá-la com urgência à maternidade. Ela também pede para fazer algo para aliviar sua dor. Para uma primeira tentativa, foi um golpe de mestre. A sua mulher não sofreu, mas ele praticou o parto da sua mulher em uma zona de serviço da autoestrada (o parto foi efetuado pelos serviços de urgência contactados por telefone)! Desde então, recomendo apenas colocar agulhas nos pontos do útero da parturiente na maternidade, na sala de parto.

O belíssimo filme citado é *Em direção à Auriculomedicina* (*Vers une Auriculomédecine*), produzido por Eric Duvivier e realizado pelo GLEM (Grupo Lionês de Estudos Médicos). Está na referência (página 226) do livro médico "As chaves da auriculoterapia" (*Les Clés de l'Auriculothérapie*).[5]

Gestantes e parturientes valorizam a acupuntura e a auriculoterapia, pois essas não apresentam efeitos adversos para a mãe e para a criança. A eficácia tão rápida da auriculoterapia nesses casos é lógica por três razões: a gravidez não é uma patologia; a auriculoterapia é muito precisa; os distúrbios relacionados à gravidez não estão relacionados a uma alteração fisiopatológica ou a uma quebra na homeostase. Assim, podemos compreender a grande rapidez e eficácia da resposta das parturientes a uma estimulação bem-adaptada.

O ensinamento oral do Dr. Paul Nogier sobre a gravidez

Transmissão das observações por Paul Nogier

Paul Nogier não poderia realizar um ensino metódico, seu DNA significava *estar em perpétua busca*. Ele nos transmitiu o que havia observado e pediu a seus alunos que controlassem e verificassem. Era comum que durante a evolução de uma técnica se ouvissem versões completamente diferentes. Uma vez estabelecido o caráter repetitivo, não havia como voltar atrás![6]

Mais tarde, entendi que o importante era a versão final (embora as etapas não sejam desinteressantes). É isso que me diferencia de certos alunos que vinham ouvi-lo uma vez por ano (ou até menos) referindo-se a uma mutação intermediária e fugaz, um pouco como um observador de insetos reteria apenas a crisálida, a ninfa ou a lagarta; eu prefiro me lembrar da imagem, a borboleta!

Algumas de suas observações foram publicadas por escrito durante a vida de Paul Nogier. Por exemplo, os periódicos de *Auriculomedicina* (37 edições),[7] o livro médico *Da Auriculoterapia à Auriculomedicina*[8] e 3 apostilas.[9,10]

Além disso, em 1995, durante a vida de Paul Nogier e com seu acordo, um índice de 1.500 itens indicando os assuntos discutidos de 27 de fevereiro de 1981 a 9 de julho de 1994 (72 aulas em aproximadamente 126 dias) foi publicado. Isso pode ser consultado em www.icamar.org.

Nota: um livro técnico muito interessante sobre o assunto foi recentemente escrito pelos Drs. Raphaël Nogier e Anthony de Sousa.[11]

A experiência de Yves Rouxeville

Metrorragias

Hemorragias no segundo mês de gravidez por descolamento prematuro da placenta são bastante comuns, especialmente em mulheres primíparas; os tratamentos medicamentosos não são muito eficazes. Aqui está o que escrevi há 9 anos no livro escrito em comum com enfermeiras obstetras[12] (Figura 73.4).

O chamado **ponto de eliminação** (sob a bainha da hélice, na parte superior da orelha), na orelha direita. Controlado em alta impedância, e/ou pela haste preta do bastonete preto-branco (RAC), deve ser picado em apneia inspiratória estrita para fazer um pequeno sangramento nesse ponto.

Impressões pessoais (Yves Rouxeville)

Quando Paul Nogier nos ensinou essa indicação, em 1987, em Mônaco, eu ainda praticava medicina geral. Durante o ano, quatro pessoas me consultaram por esse

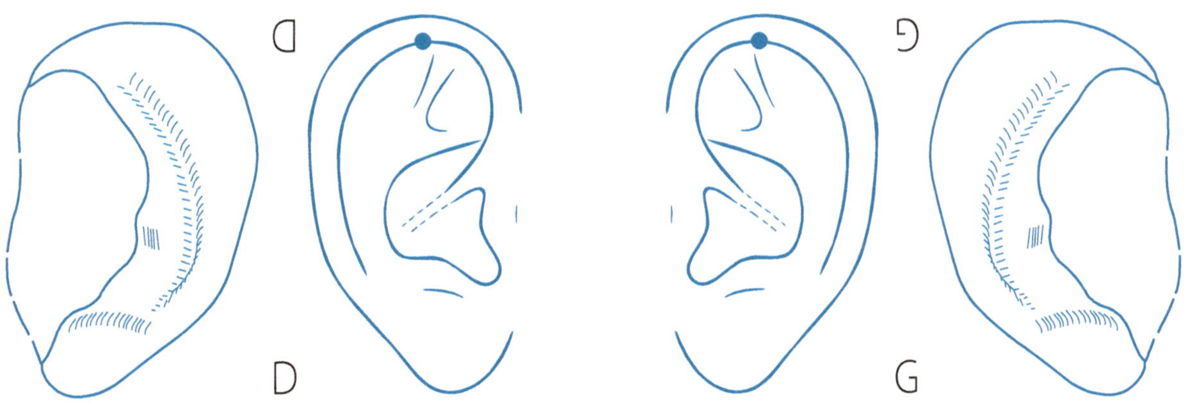

Figura 73.4. Ponto a pesquisar nas metrorragias da gestação. Fonte: Adaptada da referência 12.

sintoma ligado ao descolamento prematuro da placenta que resistia aos tratamentos convencionais. Certa vez, inclusive, uma paciente expeliu um coágulo no dia seguinte: a placenta havia se recolocado, como mostra o ultrassom. Em todos os quatro casos, vários meses depois, recebi um cartão anunciando o nascimento!

Durante minhas frequentes viagens à Tunísia, em cursos na Faculdade de Medicina de Sfax em 2010-2011, laços de amizade forjados levaram-me a corresponder às expectativas dos alunos. Deparei-me 3 vezes com hemorragias no segundo mês de gestação por descolamento prematuro da placenta, principalmente em primíparas. Os resultados foram excelentes. Para o primeiro caso, o ultrassom mostrou que era um ovo claro; então foi necessária uma curetagem porque a auriculoterapia tinha funcionado muito bem! Atualmente, meus alunos praticam com o mesmo benefício, tanto que lhes parece normal, e em Sfax como em Tunis, existem vários bebês auriculares!

Nota: na minha prática, nunca me limitei à punção única do ponto de eliminação à direita, pois também tratei pontos anormais, detectados pela projeção pontual de luz branca (LEP) ou luzes coloridas (ELD®), para fazer um trabalho mais completo, atuando em particular sobre o estado de angústia bastante legítimo apresentado por essas jovens.

Infertilidade em mulheres

Os resultados que me foram relatados nesses casos, quando exerci a medicina geral, são bons, quando entendi como agir. Em todos os casos, as pessoas foram submetidas a um *check-up* completo, com resultados radiológicos e biológicos normais. Nas décadas de 1980 e 1990, os especialistas não entendiam; alguns tiveram a honestidade de reconhecê-lo humildemente, e até alguns figurões, peremptoriamente, não deixaram nenhuma esperança da maternidade.

Nesses casos, como não há causa encontrada, pensei que logicamente deveria ser um distúrbio funcional X que só se expressa no momento da ovulação. Fiz então dois exames na orelha: o primeiro logo no final da menstruação e o segundo no momento da ovulação (estimada de acordo com o calendário e controlada pela temperatura e aparecimento do muco cervical).

Em ambos os casos, neutralizei os pontos anormais detectados pela luz branca (LEP), pelo bastonete preto/branco, bem como pela projeção das cores 24, 58, 44, 24 do ELD® e/ou das frequências emitidas pelo GIR 30®. Sendo os cuidados prestados após a menstruação considerados efetivos por um mês, faltava apenas examinar 10 dias depois e processar a informação do dia. Essas são técnicas avançadas de auriculomedicina, não dominadas pela maior parte dos praticantes. Não existem pontos fixos a pesquisar, esses são identificados de acordo com a reação do pulso do paciente (RAC).

Raphaël Nogier, em seu livro *Auriculotherapy*, publicado em 2008,[13] comenta e recomenda:

A infertilidade feminina é um motivo frequente de consulta em auriculoterapia. Algumas mulheres com resultados de testes biológicos e radiológicos normais são incapazes de conceber.

No tratamento desses casos, devemos passar por várias etapas.

1. Elimine quaisquer alergias nutricionais. Uma alergia oculta pode causar indiretamente lesões no jejuno do intestino delgado e, assim, gerar deficiências de micro e oligoelementos prejudiciais ao sistema nervoso.
2. Trate quaisquer cicatrizes tóxicas evidentes.

Faça o tratamento com auriculoterapia 15 dias antes do início da próxima menstruação. Os pontos a tratar provavelmente serão os seguintes (desde que detectáveis) (Figura 73.5):

- Córtex pré-frontal.
- Hipotálamo.
- Hipófise.
- Ponto 0'.
- Ovários.
- Fígado.

O relatório do INSERM (2013)

Em 2013, a unidade 669 do INSERM apresentou um relatório de 224 páginas, a pedido do Ministério da Saúde francês (*Direction Générale de la Santé*): *avaliação da eficácia da prática da auriculoterapia*.

Nas páginas 124-126, os pesquisadores relataram suas conclusões sobre a análise do estudo randomizado realizado por Wang e Denizzo em dores lombares e pélvicas associadas à gravidez. Wang e Denizzo utilizaram um protocolo de auriculoterapia chinesa (pontos denominados rim, Analgesia e Shen Men, tratados bilateralmente com ASP). "O resultado relatado foi uma redução na intensidade da dor, significativamente maior com acupuntura auricular *versus* acupuntura auricular placebo e, especialmente, *versus* o grupo controle sem cuidados."[14,15]

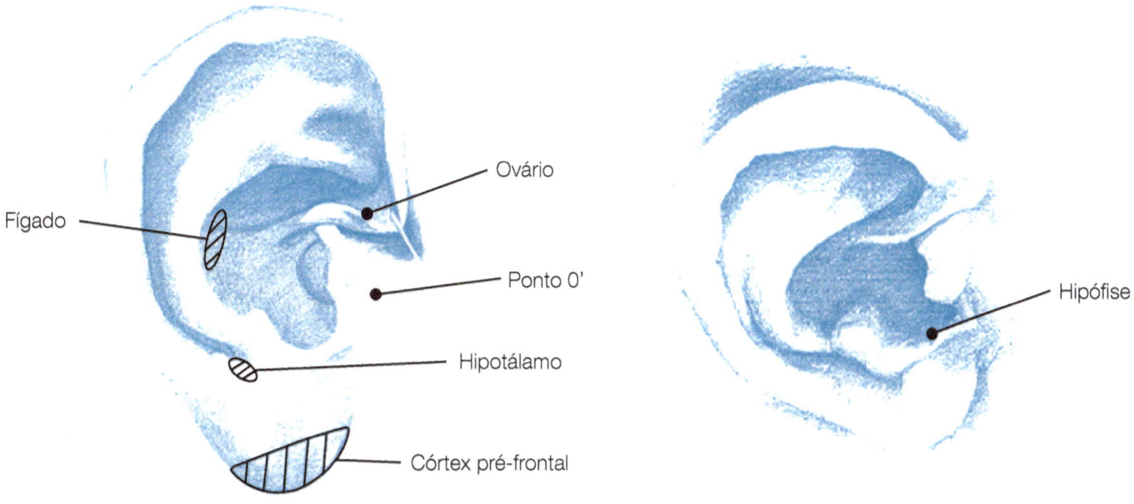

Figura 73.5. Tratamento da infertilidade segundo Raphaël Nogier. O tratamento deve ser repetido mensalmente.

Dores lombares e pélvicas na gestação

Claudine de Brassier relata sua experiência em uma patologia conhecida como síndrome de Lacomme, uma síndrome de dor osteo-músculo-articular da região lombar, abdominal e pélvica que ocorre em mulheres grávidas.

O esquema de tratamento foi baseado na análise das áreas das dobradiças occipito-atlântica, cervicotorácica, toracolombar e lombossacral, das cinturas escapular e pélvica, até a superfície mastoide de ambas as orelhas. É comum uma sessão surtir efeito por várias semanas, até vários meses! (Figura 73.6).[12,16]

1. **Para a detecção de pontos na orelha:** são utilizados um apalpador de pressão calibrado em 250 g/mm² e um detector elétrico diferencial (pesquisar pontos de baixa impedância).
2. **Os pontos são marcados em ambas as orelhas:** no lado mastoide (posterior) ou externo (anterior) do pavilhão. São escolhidos de 2 a 10 pontos com uma média de 6 pontos por sessão. Agulhas (Dong Bang 0,25 × 15 mm) são deixadas no local por 15 minutos.
3. **Resultados:** nesse estudo observou-se desaparecimento da dor em 50% das pacientes no dia do tratamento e um leve aumento da dor (no dia seguinte à sessão) também em 50% dos casos.

Ponto do útero[3]

De acordo com Paul Nogier, esse ponto seria desaconselhável durante a gravidez, pois poderia desencadear o trabalho de parto.

Em estudo realizado em 2010, foi picado em 25 pacientes que o desejaram durante o nono mês, após 37

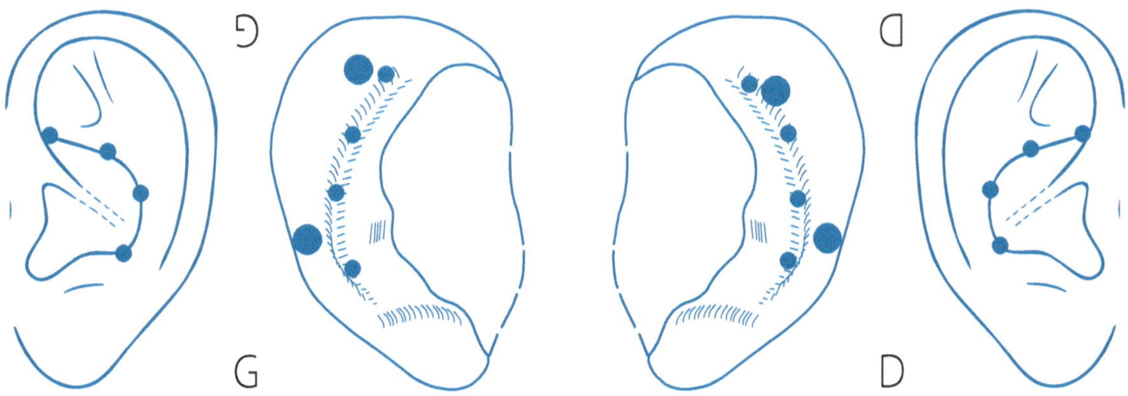

Figura 73.6. Pontos a pesquisar na síndrome de Lacomme.

semanas de amenorreia, para evitar o risco de desencadear um parto prematuro.

O ponto está localizado sob o ramo ascendente da hélice, em oposição à anti-hélice lombar (Figura 73.7). Foi detectado em baixa impedância com o auxílio de um detector elétrico diferencial. Nenhuma paciente teve seu trabalho de parto desencadeado pela puntura desse ponto!

Logo, a punção do ponto do útero parece não desencadear contrações no nono mês de gestação. Fica a pergunta: **é realmente necessário picar esse ponto durante a gravidez?**

As poucas observações vão todas no mesmo sentido: a punção desse ponto leva ao aumento da frequência e duração das contrações. Ao mesmo tempo, observa-se um alívio de parte da dor das contrações, conforme documentado amplamente por Khider. **Por esse motivo, propomos o uso desse ponto na sala de parto, quando o trabalho de parto estiver em curso.**

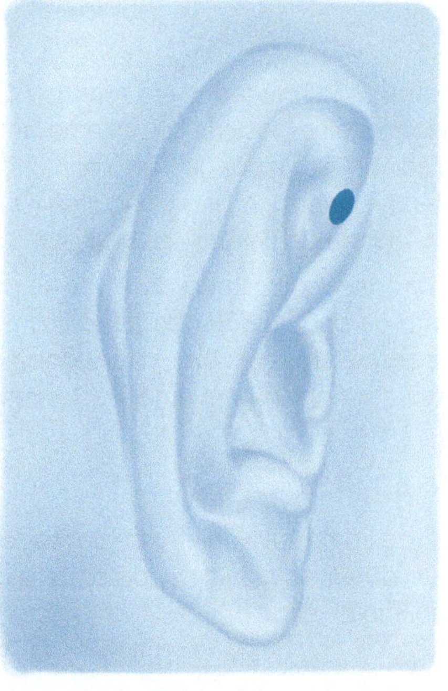

Figura 73.7. Ponto do útero.

Casos clínicos

As sugestões a seguir foram extraídas do livro *Acupuncture et Auriculothérapie en Obstétrique et Gynécologie*, publicado em 2014, pela Springer.[12]

1. **Hipogalactia:** controlar as áreas do hipotálamo, a área da hipófise e a área do ponto de prolactina (Figura 73.8).
2. **Ingurgitamento mamário:** verifique a zona da hipófise e a zona do ponto de prolactina, os pontos zero. Assim como os pontos do gânglio estrelado C7-T1, gânglios simpáticos torácicos superiores e o raio desses pontos (Figura 73.9).
3. **Amenorreia:** os pontos mais encontrados são os pontos de adaptação ao estresse, ponto zero, ponto zero linha, Shen men; os chamados pontos psíquicos (agressividade, ansiedade, medo, luto); os pontos das do ovário e do útero; pontos relacionados ao sistema endócrino (hipotálamo, hipófise; tireoide) (Figura 73.10).
4. **Dismenorreia:** verifique a zona da hipófise, incisura intertraguiana, hipotálamo (lóbulo e concha), plexo pudendo, zona do útero (picar em apneia em caso de menstruações muito abundantes) (Figura 73.11).
5. **Miomas:** ponto genital (FSH? LH?), ponto do útero, zona de ligação do pavilhão com o crânio. No caso de miomas com sangramento, o ponto do útero será picado por 1-3 segundos em apneia inspiratória (Figura 73.12).

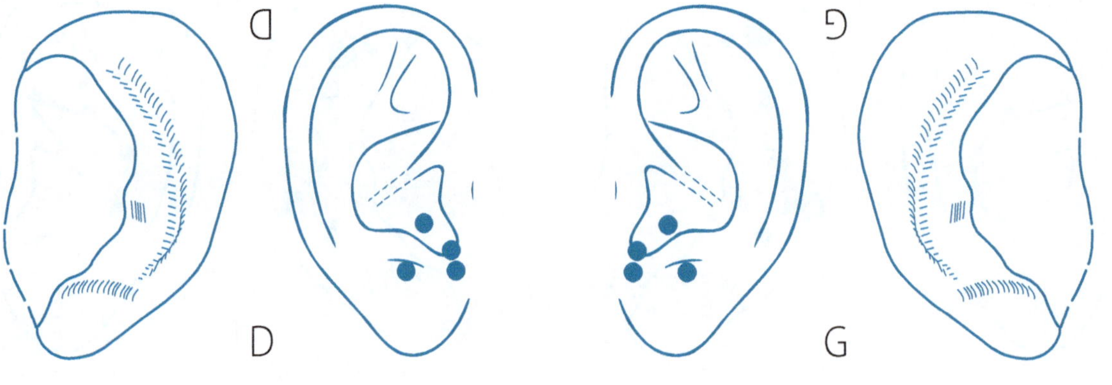

Figura 73.8. Zonas a pesquisar na hipogalactia.

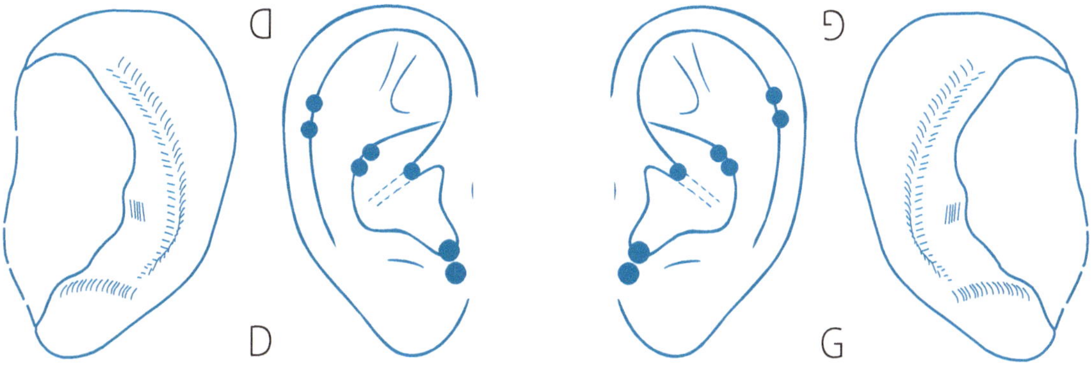

Figura 73.9. Zonas a pesquisar no ingurgitamento mamário.

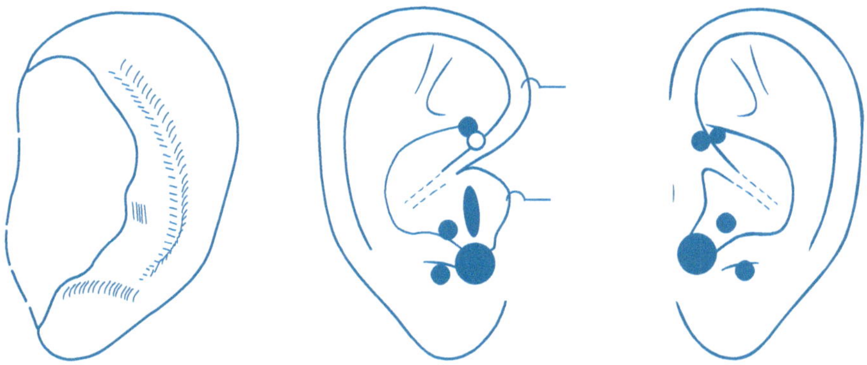

Figura 73.10. Zonas a pesquisar nas amenorreias.

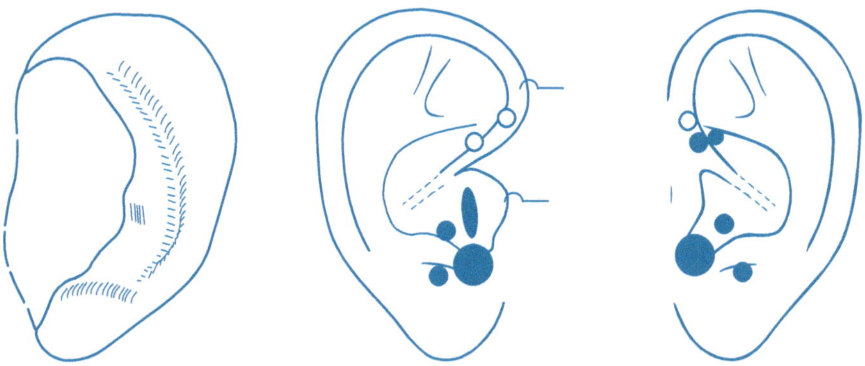

Figura 73.11. Zonas a pesquisar nas dismenorreias.

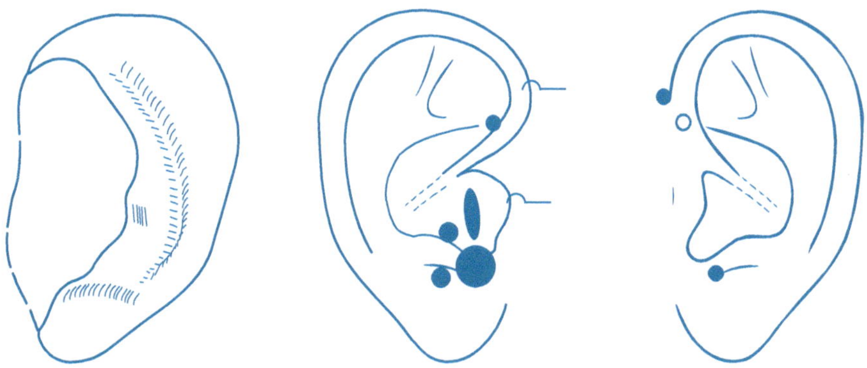

Figura 73.12. Zonas a pesquisar nos miomas uterinos.

Zonas a evitar em pacientes gestantes

Em seu livro publicado em 1977,[17] o Dr. Paul Nogier indica as contraindicações (de bom senso) à prática da auriculoterapia. Na página 115, ele diz: *"na gestante: deve-se ter cuidado para não tratar uma mulher grávida sem pensar. Como parte de um tratamento, é necessário limitar-se aos pontos autorizados."*

Claramente, isso significa que evitaremos o cuidado coercitivo[5] nas áreas descritas como endócrinas, direta ou indiretamente. Ainda mais claro: não colocamos agulhas simples ou semipermanentes nas áreas do útero, ovário e hipófise, ou mesmo hipotálamo. As reações pessoais das pacientes nunca podem ser previstas.

Nota: essa é uma opinião de cautela, semelhante ao princípio da precaução. Sejamos claros: conhecendo a humanidade, desconfiamos que se a auriculoterapia possibilitasse a realização de abortos, já se saberia! Por outro lado, no caso de nascer uma criança com deficiência X ou Y, como não se preocupar, particularmente ao nível médico-legal, pelo médico que colocou agulhas na zona conhecida como útero, durante a gravidez?

Essas dicas nos parecem essenciais. É certo que temos uma abordagem nada convencional, mas recomendamos sempre prudência e se manter em zona de segurança.

Conclusão

A auriculoterapia e a auriculomedicina têm seu lugar na ginecologia, obstetrícia e infertilidade. Agora é necessário realizar estudos para continuar o trabalho e validar certos achados em um número maior de pacientes.

Agradecemos aos médicos pioneiros nessa área que abriram um caminho complementar para a saúde da mulher ao longo de suas vidas.

Os autores gostariam de agradecer ao Dr. Raphaël Nogier por sua concordância com a retomada dos artigos do Dr. Khider, publicados na revista *Auriculomédecine*, que foi a excelente revisão de Paul Nogier. Os autores declaram não ter conflitos de interesse nesse artigo.

Referências bibliográficas

1. Khider. Obstétrique. Revue auriculomédecine n° 20, p. 35-41. (juillet 1980).
2. Khider. Application de l'auriculothérapie à l'obstétrique. Revue auriculomédecine n° 23, p. 17-27. (avril 1981).
3. Khider. Conclusions actuelles de l'action de l'Auriculomédecine sur la contraction utérine au cours de la grossesse et de l'accouchement. Revue auriculomédecine n° 25, p. 27-29. (octobre 1981).
4. Denjean-Massia. Quatre cas, Auriculothérapie et Obstétrique. Revue Auriculomédecine n° 28, p. 16. (1982).
5. Rouxeville Y, préfacé par le Pr. Pierre Magnin et le Pr. Samy Kammoun. Les clés de l'auriculothérapie. Clinique et Pratique. Livre médical. Satas, Bruxelles. (2016).
6. Rouxeville Y, préfacé par le Pr. Pierre Magnin. Acupuncture auriculaire personnalisée. Livre médical. Sauramps médical. (2000).
7. Revue auriculo-médecine (37 numéros, parus depuis septembre 1974 à octobre 1984). Maisonneuve.
8. Nogier P.F.M, préfacé par le Pr. Pierre Magnin. De l'auriculothérapie à l'auriculomédecine. Livre médical. Maisonneuve. (1981).
9. Nogier P. Polycopié Séminaire d'Auriculomédecine du 3° degré. 3-9 juin 1978, Écully.
10. Nogier P. Polycopié Enseignement supérieur d'Auriculomédecine. pour Monaco en 1987, puis en 1988.
11. Nogier R et de Sousa A. Le Rac. Réflexe Autonome Circulatoire ou Signal Vasculaire de Nogier. Livre technique. Sauramps médical. (2022).
12. de Brassier C, Mathieu A-L et Rouxeville Y, Préfacé par le Pr. Pierre Magnin, éditorial du Pr. Jacques Kopferschmitt. Acupuncture et auriculothérapie en obstétrique et en gynécologie. Springer-Verlag France. (2014).
13. Nogier, Raphael. Auriculotherapy (Complementary Medicine (Thieme Paperback)) (p. 64). Thieme 2008. Edição do Kindle.
14. Rapports INSERM consacrés à l'évaluation des techniques et thérapies non conventionnelles. https://www.inserm.fr/rapport/
15. Collectif. Livre blanc de l'auriculothérapie en 2020. Livre médical coordonné par le Dr Yves Rouxeville, réalisé pour le GLEM avec le soutien d'A.S.F. et de ICAMAR. Sauramps médical. (2020).
16. de Brassier C (2016) Traitement du syndrome de Lacomme en Auriculothérapie. IV° Colloque International d'Auriculothérapie, Auriculomédecine et Médecine photonique, Lanester. Auriculo. Sans Frontières, Lanester.
17. Nogier P.F.M. Introduction pratique à l'auriculothérapie. Livre technique. Maisonneuve. (1977).

74

Hiaeno Hirata Ayabe • Letícia Regina Ayabe Ishikawa

Auriculoacupuntura Chinesa em Ginecologia e Obstetrícia

Introdução

Ginecologia, conhecida como a ciência da mulher, abrange o sistema reprodutor feminino desde a época da infância até o período pós-menopausa. A mulher pode apresentar várias alterações ginecológicas, no decorrer de sua existência, como: distúrbios menstruais, dentre elas, amenorreia, dismenorreia e outras como endometriose, infertilidade, distúrbios da menopausa etc.

Em obstetrícia, a mulher pode apresentar também, durante o período da gravidez, algumas alterações importantes que necessitam de tratamento como: distúrbios no sistema digestório, por exemplo: hiperêmese gravídica, trabalho de parto doloroso e após o parto, a hipogalactia levando a dificuldade de promover o aleitamento materno.

Na Medicina Tradicional Chinesa (MTC) cada transtorno, tanto ginecológico quanto obstétrico, corresponde a algum quadro de alteração do Qi, Xue (sangue), Yin, Yang, Tin Ye (líquidos orgânicos), de órgãos envolvidos no funcionamento do sistema reprodutor. Esse quadro de alteração provocará o aparecimento de determinados padrões de desarmonias tipo excesso ou deficiência dos órgãos como fígado, baço, rim, coração, sistema endócrino e outros. Essas desarmonias farão a mulher apresentar sintomas e sinais clínicos importantes para o diagnóstico e tratamento adequado.

É necessário, portanto, fazer um bom diagnóstico, por meio de uma boa anamnese e efetivo exame do pavilhão auricular, para poder instituir um eficiente tratamento pela auriculoacupuntura chinesa nesses transtornos.

Auriculoterapia chinesa: conceito, histórico e uso em sistema reprodutor feminino

Auriculoterapia é uma técnica que utiliza o pavilhão auricular para diagnóstico e tratamento de vários transtornos físicos e psíquicos.

Dentre os microssistemas da acupuntura, o uso do pavilhão auricular para terapia é atualmente um dos métodos populares mais usados, por ser pouco invasivo, porém, com resultados satisfatórios.

Pela Medicina Tradicional Chinesa, a auriculoterapia pode ser usada obedecendo ao critério de canais (meridianos), colaterais e dos padrões dos Zang Fu (órgãos e vísceras) envolvidos no processo de adoecimento.

Assim, em uma lombalgia, além de usar os pontos afetados, seleciona-se um ponto do meridiano da bexiga para remover a estagnação do Qi e do Xue (sangue) da região lombar para o alívio da dor e um ponto do Zang Fu, que no caso é o rim, já que a região lombar é o palácio desse órgão.[1]

Pela neurociência, o estímulo de um ponto auricular gera um reflexo neurológico privilegiado pela rica inervação do pavilhão e concomitantemente a liberação de neurotransmissores controladores do sistema imune, hormonal, analgésico e inflamatório.[2]

No antigo Egito, já se fazia referência ao tratamento de enfermidades com o uso do pavilhão auricular. Alexandre Varilla, um egiptólogo, dizia: "as mulheres que não querem engravidar, costumavam picar suas orelhas." Na antiguidade, havia uma obra de arte que mostrava uma rainha com a orelha agulhada.[3]

Hipócrates já relatava que indivíduos que faziam incisões na parte posterior da orelha, não fecundavam.

Galeno descreveu o emprego de instrumentos de estimulação auricular para tratamento de diversos transtornos sexuais e menstruais.

O clássico da *Medicina Interna Chinesa Di Nei Jing*, no ano de 400 a.C., já dizia que todos os seis meridianos Yang se encontram diretamente conectados com a orelha e os seis meridianos Yin indiretamente. No texto clássico *Ling Shu*, escrito entre 475 e 221 a.C., é mencionado, pela primeira vez, a somatotopia da orelha e depois estudada por um médico chinês Pian Que. Na época da dinastia Tang, se difunde o uso da estimulação auricular para o controle das enfermidades.

Mais recentemente, Jacques Niboyet descobriu a alteração de resistência elétrica dos pontos auriculares da acupuntura clássica chinesa. A partir dessa época, foram desenvolvidos os aparelhos elétricos detectores de pontos alterados no diagnóstico de patologias orgânicas.

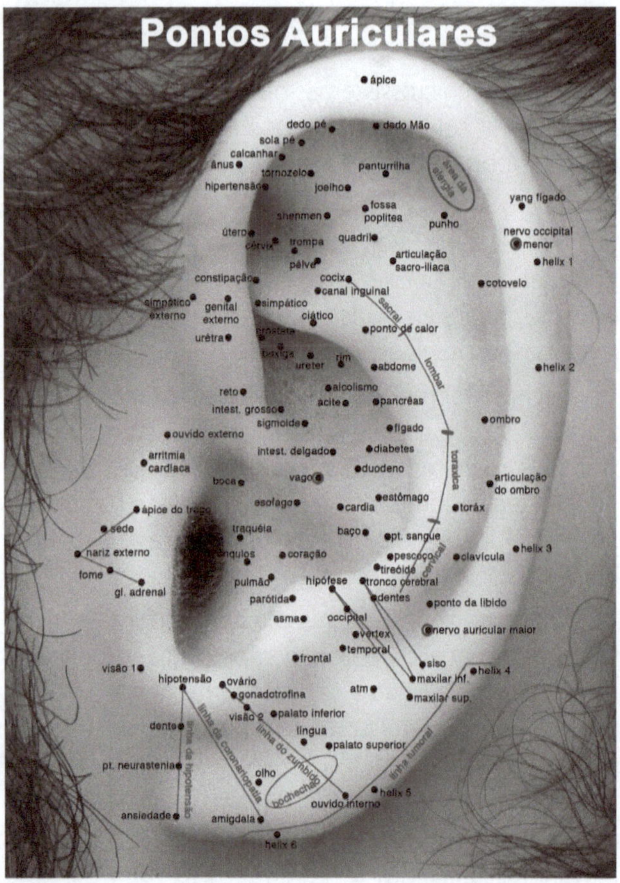

■ **Figura 74.1.** Representação dos pontos auriculares segundo a MTC (Escola Huang Li Chun). Fonte: Autora Hiaeno Hirata Ayabe. Produção fotográfica: Alexandre V.P. Vale.

Em 1951, Paul Nogier foi o primeiro a explorar com critério científico, os pontos auriculares baseados nos princípios tradicionais chineses.

Apesar da codificação moderna de Paul Nogier, que fez a representação da orelha de um feto em posição pré-natal, os chineses conseguiram criar uma escola com base na concepção do Yin e Yang e dos Zang Fu.

Em 1991, Dra. Huang Li Chun, médica-cirurgiã e professora, durante o trabalho no serviço militar da China, desenvolveu um trabalho experimental importante em auriculoterapia. Depois, publicou em Beijing, o *Tratado sobre Diagnóstico e Tratamento por Meio de Pontos Auriculares*.

Diagnóstico pela auriculoterapia chinesa

Huang Ti Nei Jing já fazia menção ao uso do pavilhão auricular para o diagnóstico de doenças e o estado dos Zang Fu (órgãos e vísceras) alterados, pela observação da forma, textura, tamanho e coloração de determinados pontos e regiões.

Os antigos expressavam: "o interno se reflete através da forma externa".

Wang Ken Tang em seu livro escreveu: "quando se nasce a cor do helix das orelhas é rosada. Quando a cor se torna amarela, negra ou violácea, então se está à porta da morte".[1]

O diagnóstico da orelha obedece a alguns critérios semiológicos como inspeção; palpação; detecção de pontos dolorosos por meio de um palpador; e detecção da resistência elétrica dos pontos feito por um aparelho detector elétrico, específico para auriculoterapia.

É importante para a prática do diagnóstico: a posição do médico correta sentado, de preferência na frente da orelha a examinar; e uma boa iluminação no local do exame, de preferência luz clara.

O exame clínico deve ser realizado na seguinte ordem:

1. Orelha direita e após a orelha esquerda; parte superior da orelha e depois a inferior; e parte anterior seguido da posterior.
2. Zang Fu (órgãos e vísceras) na concha cimba e concha cava, trago (órgãos dos sentidos) e antítrago (sistema nervoso), lóbulo (cabeça).
3. Parte musculoesquelética (coluna vertebral, membros inferiores e superiores) na região do anti-helix e helix.

O exame com o detector elétrico deve ser realizado na seguinte sequência:

1. Hipertensor e hipotensor, para avaliar os níveis pressóricos do paciente no momento do exame; Shen Men (sistema reprodutor na fossa triangular: pelve, anexos, colo de útero e útero).
2. Sistema urinário (rim e bexiga).
3. Fígado, vesícula biliar, pâncreas e cavidade abdominal na concha cimba.
4. Sistema digestório em torno da raiz do helix (boca, esôfago, cárdia, estômago, duodeno, intestino delgado e intestino grosso).
5. Diafragma e vago.
6. Sistema cardiovascular e respiratório na concha cava.
7. Órgãos dos sentidos na parte interna do trago (nariz interno e nervo auriculotemporal).
8. Sistema endócrino (endócrino e ovário).
9. Sistema nervoso por dentro e por fora no sulco do antítrago (cérebro, tronco cerebral, hipófise, tálamo e subcórtex e áreas de cefaleia como frontal, temporal, occipital e vértex).
10. Sistema musculoesquelético, na região do anti-helix (coluna vertebral e membros inferiores) e fossa escafoide (membros superiores).
11. Sistema imune na fossa escafoide (área da alergia).
12. Área de tumor (entre helix 4 e helix 6 e 12).
13. Pontos na face posterior (geralmente correspondentes aos da face anterior).

Os tipos de reações encontradas no exame das orelhas podem ser:

- Mudança da cor (vermelha = processo inflamatório; branco = patologia crônica ou curada; e cinza escura = tumores).
- Hipertrofia de cartilagem (pápulas = patologias crônicas).
- Descamação, secura nos órgãos (mudanças morfológicas como cicatrizes cirúrgicas ou traumáticas).
- Sensibilidade dolorosa e alteração da resistência elétrica (desarmonia de órgãos e vísceras).

As desarmonias podem ser refletidas no pavilhão auricular como doenças crônicas, físicas, degenerativas, cirurgias realizadas, ferimentos e tumores.

Em ginecologia e obstetrícia é importante pesquisar todos os pontos do sistema reprodutor, sistema endócrino, ovários, Shen Men, rim, fígado e baço e os pontos de acordo com a sintomatologia apresentada no momento do exame diagnóstico.

Tratamento com auriculoterapia chinesa

As pesquisas científicas têm demonstrado que a estimulação de pontos auriculares pode mudar o equilíbrio de moléculas bioativas como serotonina, adenosina trifosfato, monoamina oxidase, dopamina, 17-hidroxicorticosteroide, endorfina, catecolamina, noradrenalina.

Ao fazer massagem no pavilhão auricular podemos acelerar a circulação do sistema linfático e estimular as reações imunológicas do corpo.

Na Medicina Tradicional Chinesa, a auriculoterapia tem como objetivo o controle da dor, tratamento dos transtornos físicos, psíquicos e correção dos padrões de desarmonia dos órgãos e vísceras.

Materiais para tratamento

Como materiais usados no tratamento pela auriculoterapia temos:

- Agulhas filiformes permanentes e semipermanentes inseridas nos pontos alterados.
- Sementes de vacária ou similar inseridas e retidas nos pontos com duração do efeito por 7 dias.
- Esferas metálicas douradas ou prateadas inseridas e retidas igual às sementes.
- Moxa feita nos pontos alterados. Evitar uso em casos de deficiência de Yin.
- Aparelhos de laser usados principalmente em crianças.
- Aparelhos de eletroestimulação. Uso em pontos alterados pelo detector elétrico.

Métodos de tratamento

Os métodos de tratamento utilizados são:

- Massagem do pavilhão auricular para promover uma vasodilatação.
- Sangria no ápice em regiões da helix, de acordo com a zona alterada pelo detector elétrico, sangrar 5 a 6 gotas nas patologias de deficiência e 20 a 30 gotas nas patologias de plenitude ou síndromes dolorosas.

- Inserção de agulhas de acupuntura e permanência por 20 a 30 minutos.
- Eletroestimulação nos pontos alterados pelo detector elétrico.
- Pode-se promover estímulos por um aparelho de eletroestimulação auricular, colocando-se eletrodos nas agulhas inseridas em pontos auriculares em casos indicados como nas analgesias de parto e curetagem uterina.
- Inserção de sementes de retenção de vacária ou similar e retidas por uma semana.
- Qi Gong com as palmas das mãos sobre o pavilhão auricular obedecendo aos movimentos de respiração do médico e do paciente.

O tratamento, em média, consiste em cinco aplicações ou mais quando necessário, e pressão nas sementes inseridas nos pontos auriculares. A pressão nas sementes poderá ser efetuada pelo paciente, de 1 a 2 minutos, 3 vezes ao dia, conforme o diagnóstico e tratamento instituído para o caso.

Tratamento das alterações ginecológicas com auriculoterapia

Irregularidade menstrual

Trata-se de uma alteração do ciclo menstrual devido ao útero e sua conexão funcional com o ovário e hipófise.

Na Medicina Tradicional Chinesa, a irregularidade está associada a canais de energia dos rins, fígado e baço.

Como tipos dessas irregularidades, podemos ter:

- Menstruação adiantada causada por excesso de Yang, que prejudica o útero.

Os pontos para o tratamento com auriculoterapia são:

- Rim, fígado, baço, útero, endócrino, ovário e hipófise.

Os métodos de tratamento sugeridos são: (i) sangria no ápice da orelha, devido ao excesso de Yang; (ii) inserção de agulhas de acupuntura nos pontos auriculares pesquisados e alterados pelo diagnóstico com o detector elétrico, por 30 minutos; (iii) inserção de sementes de retenção (vacária), logo após a retirada das agulhas, para o paciente pressionar 3 vezes ao dia até a próxima sessão de acupuntura. Realizar o tratamento 2 vezes por semana, no mínimo.

- Menstruação atrasada causada por deficiência de Yang do rim e baço provocando um frio interno.

Os pontos para o tratamento com auriculoterapia são:

- Rim, baço, fígado, calor, endócrino, útero e ovário.

Os métodos de tratamento sugerido são: (i) inserção de agulhas nos pontos alterados pelo detector elétrico, por 30 minutos; (ii) utilização de moxa, logo após a retirada das agulhas, para promover calor nos pontos de rim e baço; (iii) inserção de sementes de vacaria, sem necessidade de pressão forte pelo paciente. Nesse caso, não há necessidade de sangria.

Amenorreia

É uma condição de falta da menstruação quando a causa não é gravidez.

Na Medicina Tradicional Chinesa pode-se traduzir como uma secura do sangue levando à deficiência do sangue, deficiência de Qi dos rins prejudicando o útero e os canais de energia (meridianos) Ren Mai e Chong Mai.

Os pontos para o tratamento com auriculoterapia são:

- Útero, rim, baço, ovário e hipófise e diafragma (que está ligado ao sangue).

Os métodos de tratamento sugeridos são: (i) inserção de agulhas de acupuntura em pontos alterados pelo detector elétrico, por 30 minutos; (ii) inserção de sementes de retenção (vacaria), logo após a retirada das agulhas, principalmente no rim, útero e baço, com leve pressão pelo paciente até a próxima sessão. Realizar o tratamento 2 vezes por semana.

Dismenorreia

É a menstruação difícil, irregular, desagradável, acompanhada às vezes de alteração psíquica e comportamental. Sinônimo de cólica menstrual, que pode irradiar para as coxas, coluna lombar e sacral, hipogástrio durante ou depois da menstruação.

Tem como sintomas a fadiga, cefaleia, náuseas, palidez, vertigens, irritabilidade, agressividade e depressão.

Na Medicina Tradicional Chinesa, as causas são de estagnação de Qi e Xue (sangue), estagnação de frio, umidade, calor, deficiência de Qi e Xue, deficiência de rim e fígado.

Em 2022, foi realizado um estudo com terapia de acupuntura auricular em 37 casos de dismenorreia devido à endometriose. O estudo concluiu que o efeito terapêutico da acupuntura combinada com a terapia de aplicação de pontos auriculares é muito significativo para a dismenorreia causada pela endometriose.[4]

Os pontos para o tratamento com auriculoterapia são:

Pontos correspondentes à sintomatologia:

- Dor lombar: coluna lombar na frente e atrás da orelha.
- Fadiga: boca e baço.
- Cefaleia: cefaleia frontal, parietal no sulco externo do antítrago.
- Irritabilidade: subcórtex, simpático e Shen Men.
- Náuseas: estômago e vago.
- Vertigens: área de vertigens.
- Pontos de órgãos envolvidos: útero, endócrino, pelve, ovário, rim, fígado e simpático.

Os métodos de tratamento sugeridos são: (i) inserção de agulhas nos pontos simpático, útero e outros pontos indicados; (ii) nos casos dolorosos pode-se usar sangria no ápice e eletroestimulação com as agulhas, por 20 minutos. O ponto simpático tem uma ação adrenérgica e vasoconstritora e quando sedado produz relaxamento e alívio de processos dolorosos; (iii) inserção de sementes de retenção (vacária), logo após a retirada das agulhas, para o paciente pressionar 3 vezes ao dia nos pontos até a próxima sessão. Realizar o tratamento 2 vezes por semana, no mínimo.

Tensão pré-menstrual

Corresponde a um grupo de sintomas que ocorre entre a ovulação e período menstrual.

Os principais sintomas são alteração de humor, mastalgia, irritabilidade, fadiga e depressão.

Na Medicina Tradicional Chinesa, a causa é estagnação de Qi de fígado e retenção de umidade.

Os pontos para o tratamento com auriculoterapia são:

- Fígado, baço, rim, Shen Men, mamas, endócrino e simpático.

Os métodos de tratamento sugeridos são: (i) inserção de agulhas com uso de eletroestimulação em ponto de simpático, fígado e outros que estiverem alterados. O ponto simpático tem ação adrenérgica e vasoconstritora, a importância do seu relaxamento com o estímulo elétrico nos casos de dor e tensão; (ii) inserção de sementes de retenção (vacaria), logos após a retirada das agulhas, para o paciente pressionar 3 vezes ao dia até a próxima sessão. Realizar o tratamento 2 vezes por semana.

Hemorragia uterina disfuncional

É uma condição que pode ocorrer em jovens por hemorragias funcionais puberais e pelo estímulo do estrogênio ou fraqueza de útero.

Na mulher adulta está ligado a pólipos, fibromas, câncer de colo uterino, tumores de ovários, endometriose etc.

Na Medicina Tradicional Chinesa é consequência de deficiência de Qi do baço em reter o sangue nos vasos. Se tiver calor no meridiano do fígado, o sangue não ficará armazenado e não nutrirá os canais de energia Ren Mai e Chong Mai, que ficarão frágeis e não reterão o sangue.

Os pontos para o tratamento com auriculoterapia são:

- Rim, baço, fígado, diafragma, Shen Men, hipófise, útero, endócrino e ovário.

Os métodos de tratamento sugeridos são: (i) tonificar os pontos ligados ao sangue e útero; (ii) inserção de agulhas nos pontos alterados por 20 minutos; (iii) inserção de sementes de retenção (vacaria), logo após a retirada das agulhar, sem usar pressão forte. Realizar o tratamento de 2 a 3 vezes por semana.

Endometriose

É uma afecção inflamatória na qual as células do tecido do revestimento uterino, após a menstruação, podem invadir o ovário e a cavidade abdominal e se multiplicarem causando distúrbios dolorosos e às vezes hemorrágicos. Apresentam aumento de produção de citocinas, infiltração lesional de células imunes e tem origem multifatorial.

Na Medicina Tradicional Chinesa, a causa é a deficiência de Qi do baço na sua função de reter o sangue dentro dos vasos e mucosidade calor.

Em 2021, foi realizado um estudo para investigar se o nervo vago desempenha algum papel na endometriose. A conclusão foi de que o tônus vagal reduzido em mulheres com endometriose e a estimulação do nervo vago auricular apresentou uma abordagem terapêutica potencial.[5]

Os pontos para o tratamento com auriculoterapia são:

- Baço, fígado, vago, endócrino, ovário, útero, Shen Men e subcórtex e pelve.

Os métodos de tratamento sugeridos são: (i) sangria no ápice com lanceta e assepsia do local, deixar sangrar vinte a trinta gotas; (ii) inserção de agulhas nos pontos indicados; (iii) nos casos dolorosos usar eletroestimulação nos pontos simpático e pelve, por 20 minutos; (iv) inserção de sementes de retenção (vacaria) no vago e outros detectados, logo após a retirada das agulhas, para o paciente pressionar por 3 vezes ao dia até a próxima sessão. Realizar o tratamento 2 vezes por semana.

Infertilidade

Em um ano de relação sexual livre de qualquer método contraceptivo, 85% (oitenta e cinco por cento) das mulheres tem probabilidade de engravidar espontaneamente.

As principais causas de infertilidade podem ser anatômicas: ovulatório, tuboperitoneal, uterino, cervical ou endometriose.

Na Medicina Tradicional Chinesa, as causas são deficiência de rim, deficiência de sangue, frio no útero e umidade no aquecedor inferior.

Os principais sintomas são dor lombar, cansaço, tontura, tinido, visão turva, frio, sensação de plenitude no tórax e de peso.

Estudo realizado em 1992, por meio de uma pesquisa ginecoendocrinológica, com 45 mulheres inférteis com oligomenorreia e insuficiência lútea, relata que a acupuntura auricular parece oferecer uma terapia valiosa para a infertilidade feminina devido a distúrbios hormonais.[6]

Em outro estudo realizado em 2022, randomizado com 123 pacientes com falha recorrente de implantação de embrião, concluiu que a terapia auricular alcançou o equilíbrio do sistema imunológico que pode auxiliar na implantação do embrião. O equilíbrio imunológico durante a implantação é importante baseado na alteração dos linfócitos T.[7]

Os pontos para o tratamento com auriculoterapia são:

Pontos correspondentes a sintomatologia e pontos para tratamento das causas:

- Baço, fígado, útero, endócrino, Shen Men, rim, subcórtex e San Jiao.

Os métodos de tratamento sugeridos são: (i) inserção de agulhas nos pontos alterados pelo detector elétrico, por 20 minutos; (ii) nos casos dolorosos usar eletroestimulação para sedar os pontos ligados a dores musculoesqueléticas como região lombar, porém, outros órgãos terão que ser tonificados pelo padrão de desarmonia relacionados a infertilidade; (iii) inserção de sementes de retenção (vacaria) nos pontos do rim e baço e fígado e endócrino, logo após a retirada das agulhas, para o paciente efetuar leve pressão até a próxima sessão; (iv) se houver distúrbios ansiosos, usar os pontos de ansiedade e subcórtex; (v) se apresentar um quadro de frio, usar moxa nos pontos do rim, baço e endócrino antes da inserção das sementes de retenção. Realizar o tratamento 2 vezes por semana.

Menopausa

É o início de uma nova fase de vida, que tem como consequências imediatas, distúrbios funcionais e causas remotas ligadas ao envelhecimento.

As características são:

1. **Hipoestrogenismo:** causando na Medicina Tradicional Chinesa uma deficiência de Tin Ye (líquidos orgânicos).
2. **Atrofia da teca folicular, lúteo e ovários:** causando pela MTC uma perda de Jing (energia inata).
3. **Permanência de estroma:** pela Medicina Tradicional Chinesa é uma maneira de o rim Yin compensar o organismo.

Na Medicina Tradicional Chinesa, as alterações ocorrem devidas a: a) deficiência de Yin e Yang do rim com sintomas de dor lombar, joelhos fracos, memória fraca, tontura e pés frios. b) deficiência de Yin do fígado

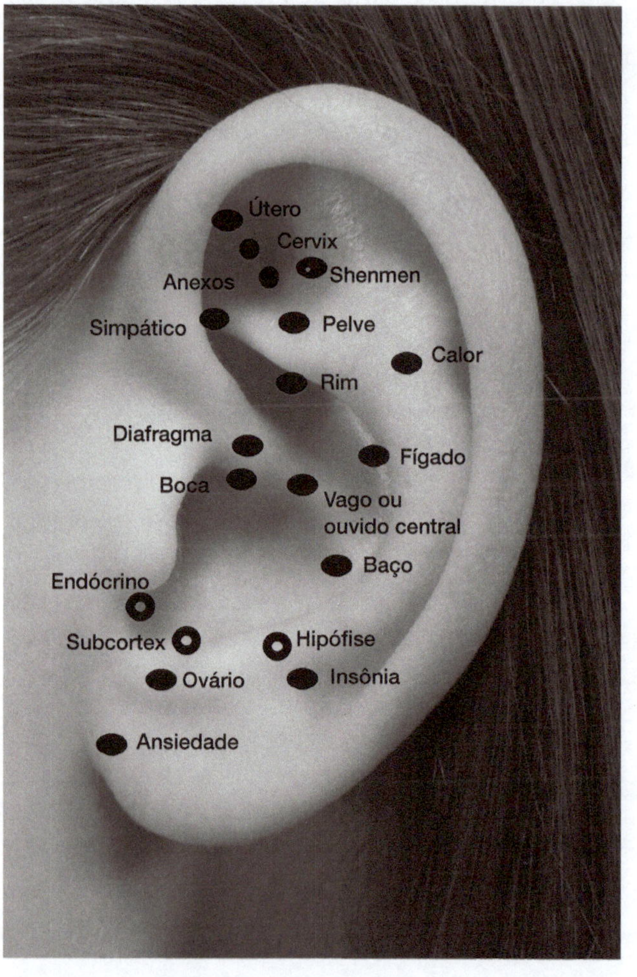

Figura 74.2. Esquema de pontos auriculares sugeridos para o tratamento de afecções ginecológicas. Fonte: Autora Hiaeno Hirata Ayabe.

com falso Yang com sintomas de ondas de calor, irritabilidade, lombalgia e insônia; c) deficiência de Yin do coração de rim com sintomas de palpitação, tontura, insônia, ansiedade e depressão; d) acúmulo de umidade e estagnação e Qi com sintomas de opressão no tórax, distensão nas mamas, suspiros, náuseas.

Um estudo sobre os efeitos clínicos na síndrome perimenopausa, realizado em 2018, tratada com eletroestimulação transcutânea no ponto de acupuntura estômago,[10] terapia de pressão de sementes nos pontos auriculares e terapia de reposição hormonal, concluiu que houve bons efeitos terapêuticos com alívio dos sintomas clínicos e melhora dos níveis hormonais.[8]

Os pontos para o tratamento com auriculoterapia são:

- Rim, baço, fígado, coração, endócrino, ovário.

Pontos correspondentes aos sintomas:

- Ansiedade, área da insônia e vertigem, vago, coluna, mamas e subcórtex.

Os métodos de tratamento sugeridos são: (i) para melhora dos sintomas, usar eletroestimulação nos pontos alterados relacionados as áreas afetadas; (ii) inserção de agulhas nos pontos de órgãos em deficiência por 20 a 30 minutos; (iii) inserção de sementes de retenção nos pontos do rim, fígado, coração, ovário e vago, logo após a retirada das agulhas, para o paciente efetuar pressão leve até a próxima sessão. Realizar o tratamento 2 vezes por semana.

Tratamento das alterações obstétricas com auriculoterapia

Gravidez é uma condição caracterizada por alteração fisiológica nos sistemas neuroendócrino, hemodinâmico, renal e no equilíbrio hidreletrolítico.

As principais alterações são:

- Diminuição da pressão arterial média e osmolaridade plasmática.
- Aumento de eletrólitos e água.
- Vasodilatação sistêmica.

Na Medicina Tradicional Chinesa, o crescimento do feto é garantido pelo sangue da mãe, que depende do rim (Shen), o qual contém o Jing inato e é adquirido do fígado (Gan), que armazena o sangue, e do baço (Pi) que produz e controla o sangue.

As alterações podem ocorrer como:

- Desarmonia dos rins com sintomas de insônia, infecção do trato urinário (ITU), ameaça de aborto, edemas e lombalgias na segunda metade da gravidez.

Os pontos para tratamento com auriculoacupuntura são:

  - Rim, fígado e baço, ponto de insônia e região lombar.
- Desarmonia do fígado com sintomas de insônia, vômito e dor abdominal. Os pontos para tratamento são:
  - Vago, estômago, insônia e fígado.
- Desarmonia do baço com sintomas de fadiga, insônia, vômitos, constipação e ameaça de aborto. Os pontos para tratamento são:
  - Insônia, vago, baço e boca.
- Estagnação de Qi com sintomas de irritabilidade e constipação. Os pontos para tratamento são:
  - Fígado, vesícula biliar, baço e intestino grosso.

Na auriculoterapia em grávidas, deve-se evitar estímulos fortes. Não usar eletroestimulação a não ser nos casos de analgesia e indução do trabalho de parto.

Os métodos de tratamento sugeridos são: (i) inserção de agulhas nos pontos alterados pela detecção elétrica, correspondentes aos sintomas, por 20 minutos; (ii) inserção de sementes de retenção (vacaria). Realizar o tratamento dos sintomas até a melhora do quadro, 2 vezes por semana.

Um estudo randomizado, realizado em 2014, controlado por placebo, sobre acupuntura auricular para tratamento de cuidados primários de lombalgia e dor pélvica posterior na gravidez mostrou que, após 2 semanas de tratamento houve redução de dor lombar e pélvica com melhora da qualidade de vida e incapacidade funcional. O estudo fornece evidências para a eficácia, segurança e especificidade da acupuntura auricular como tratamento para mulheres grávidas com lombalgias e dor pélvica posterior.[9]

Hiperêmese gravídica

É uma condição em que a grávida pode apresentar vômitos persistentes, não relacionadas a outras causas.

Na Medicina Tradicional Chinesa temos:

- Deficiência de Qi do estômago.
- Deficiência de Xue do fígado.
- Mucosidade e umidade que obstrui o estômago.
- Baço e estômago debilitados.

Os pontos para o tratamento com auriculoterapia são:

- Estomago, vago, baço, Shen Men e fígado.

Os métodos de tratamento sugeridos são: (i) inserção de agulhas nos pontos acima, por 20 minutos; (ii)

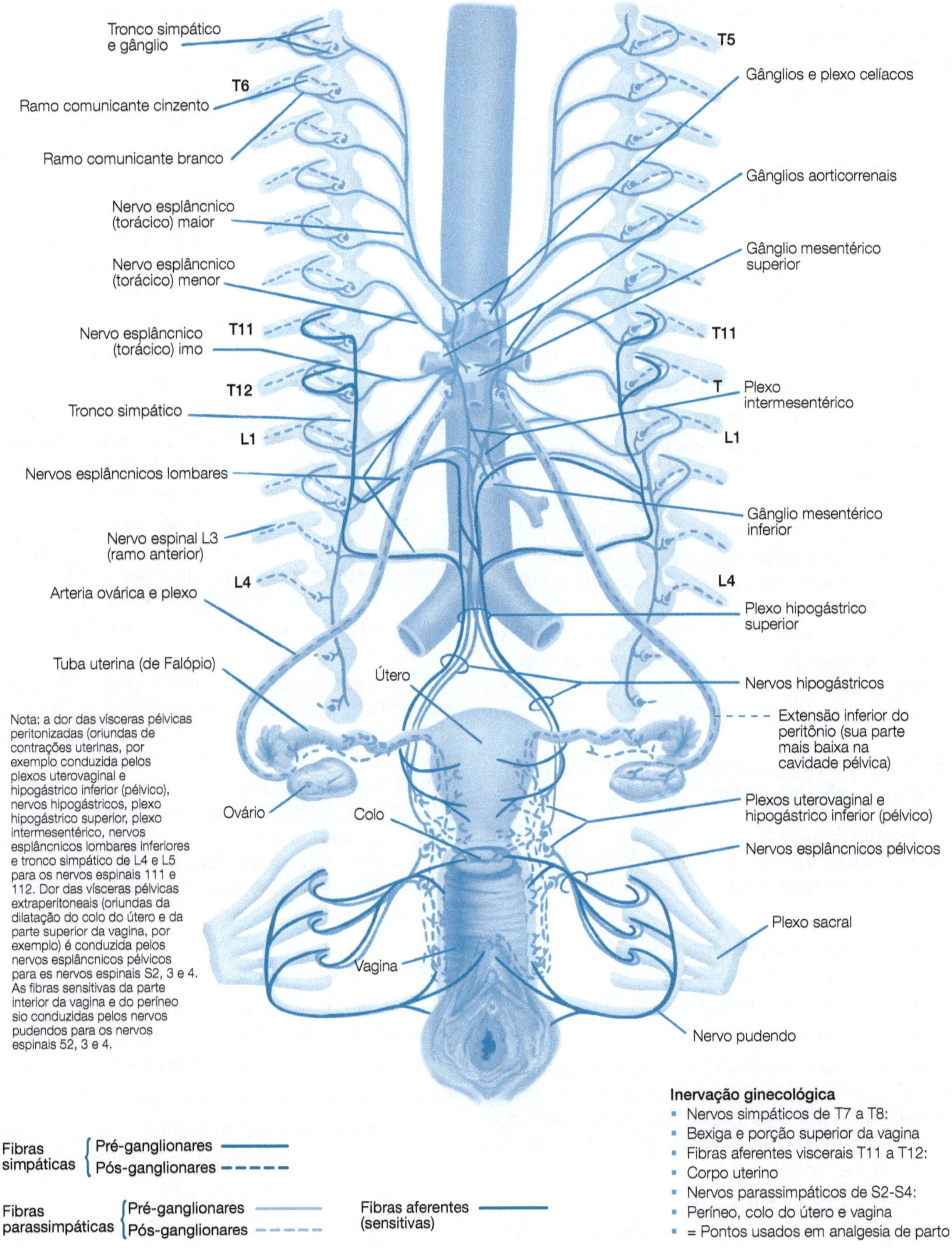

Inervação ginecológica

- Nervos simpáticos de T7 a T8:
- Bexiga e porção superior da vagina
- Fibras aferentes viscerais T11 a T12:
- Corpo uterino
- Nervos parassimpáticos de S2-S4:
- Períneo, colo do útero e vagina
- = Pontos usados em analgesia de parto

■ **Figura 74.3.** Inervação ginecológica. Fonte: Adaptada de Atlas de Anatomia Humana – Netter.

inserção das sementes de retenção (vacaria) nos pontos do vago e estômago, para o paciente efetuar pressão forte até a próxima sessão. Realizar o tratamento 2 vezes por semana até a remissão dos sintomas.

Indução ao trabalho de parto

No trabalho de parto é necessário movimentar o Qi para aumentar as contrações uterinas. No pavilhão auricular temos o vago, que uma vez estimulado, aumenta as contrações uterinas por meio das fibras parassimpáticas sacrais de S2, S3 e S4.

Os pontos para a indução do parto com auriculoacupuntura são:

- Fígado, baço, endócrino e vago em tonificação.

Os métodos de tratamento sugeridos são: (i) inserção de agulhas nos pontos alterados detectados; (ii) utilizar eletroestimulação nos pontos do útero e vago em tonificação para melhorar as contrações uterinas, por 20 minutos; (iii) repetir o estímulo se necessário.

Analgesia do trabalho de parto

Durante o trabalho de parto, a dor não controlada tem como causa o aumento das catecolaminas circulantes, diminuição do fluxo sanguíneo uterino, levando à alteração da frequência cardíaca fetal.

Por sua vez, haverá um aumento das endorfinas, lactato e ácidos graxos levando a uma acidose metabólica fetal e materna.

Os pontos para analgesia com auriculoacupuntura são:

- Útero, baço, endócrino, fígado, simpático e vago em sedação.

Os métodos de analgesia sugeridos são: (i) inicialmente, deve-se usar eletroestimulação nas agulhas de acupuntura inseridas no ponto do simpático com método de sedação junto com o ponto do útero para diminuir os níveis de catecolaminas circulantes e proteger o feto; (ii) após 20 minutos mudar o ponto de eletroestimulação do vago em sedação junto com o do útero por 20 a 30 minutos, a fim de promover analgesia; (iii) repetir os estímulos no vago em sedação quando necessário. Uma melhor analgesia pode ser obtida quando associada à acupuntura sistêmica.

Um estudo realizado em 2020, demonstrou os efeitos da acupressão auricular e corporal na dor do parto e na duração da fase ativa do trabalho de parto. O estudo concluiu que a acupressão auricular foi significativamente eficaz na redução da dor do trabalho de parto e na redução da fase ativa do trabalho de parto.[10]

Hipogalactia

A mulher após o parto perde muita energia e sangue. Às vezes apresenta-se com hipogalactia ou sem a produção do leite por deficiência de Qi, ou Xue.

Outra condição seria o fator estresse que provoca a obstrução do fluxo de leite.

A preocupação, ansiedade e cansaço inibem o reflexo da ocitocina.

É de grande importância também analisar a regularidade alimentar e tipos de alimentos que estimulam a produção do leite, ingeridos nessa fase.

Os pontos para o tratamento com auriculoacupuntura são:

- Rim, baço, boca, Shen Men, simpático, subcórtex e mamas.

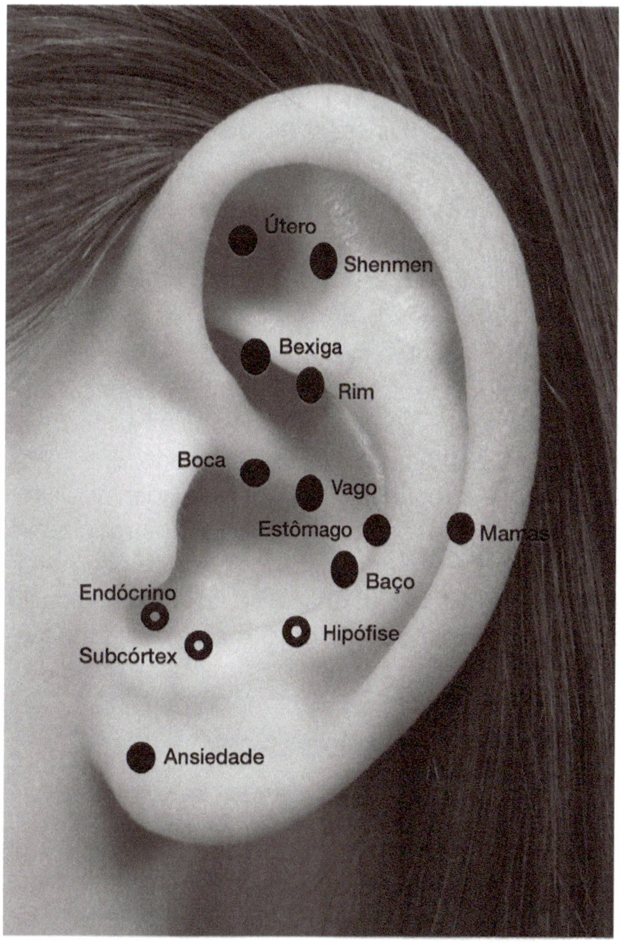

Figura 74.4. Esquema de pontos auriculares sugeridos para uso em obstetrícia. Fonte: Autora Hiaeno Hirata Ayabe.

Os métodos de analgesia sugeridos são: (i) inserção de agulhas de acupuntura nos pontos alterados no exame semiológico; (ii) usar moxa em pontos como boca, baço, rim, endócrino e mamas; (iii) em casos de distúrbios ansiosos, inserir agulhas nos pontos de ansiedade e subcórtex; (iv) Inserção de sementes de retenção (vacaria) nos pontos da moxa, para o paciente efetuar pressão por 3 vezes ao dia até a próxima sessão. Realizar o tratamento 2 vezes por semana.

Estudo realizado, em 2012, sobre o efeito da semente de vacaria no ponto auricular na lactação de puérperas concluiu que a colagem dos pontos endócrinos e mamas com pressão, 3 vezes ao dia, por 5 dias, foi benéfico e obteve sucesso para amamentação.[11]

Outro estudo realizado, em 2009, sobre o tratamento de hipogalactia pós-cesariana por pontos auriculares, no qual foram pressionados os pontos auriculares, 4 vezes ao dia, durante 5 dias, concluiu que a acupressão em pontos auriculares apresenta aparente eficácia no tratamento da hipogalactia e merece uso na prática clínica.[12]

Conclusão

O tratamento de enfermidades por meio de pontos auriculares foi um legado valioso da milenária experiência médica chinesa, servindo como base para o nosso uso atualmente.

Como os estudos mencionados demonstram, é possível destacar a eficácia da auriculoacupuntura como indicação terapêutica para os transtornos orgânicos e sintomáticos de certas afecções ginecológicas e obstétricas.

Contudo, em algumas condições torna-se necessário a contribuição de uma acupuntura sistêmica concomitante, assim como outros métodos terapêuticos e preventivos para um melhor resultado. Entre eles destacamos a fitoterapia chinesa ou ocidental, dietoterapia, exercícios físicos regulares para harmonização corporal como caminhada, dança, exercícios corporais chineses como Tai Chi Chuan, Qi Gong e meditação para um alinhamento do corpo, mente e espírito, melhor crescimento espiritual e boa qualidade de vida.

Referências bibliográficas

1. García EG. Auriculoterapia. Martins EIS, tradutor. 1°. São Paulo, Ed. Roca, 1999. Prefácio, p. 4-5. ISBN: 857241-278-6.
2. Höhl A, Tsai AWW, Henriques LT, Curuci L et al. Manual clínico e de acupuntura médica para tratamento da síndrome pós-COVID-19. 1° Rio de Janeiro, Ed Atheneu, 2021. p. 307-313.
3. Figuereo VM. El desafio de la Auriculoterapia El hombre reflejado em su oreja. Madrid, Mandala Ediciones S.A,1999. p 3. ISBN: 84-95052-22-9.
4. Xiang D, Situ Y, Liang X, Cheng L, Zhang G. Ear acupuncture therapy for 37 cases of dysmenorrhea due to endometriosis. J Tradit Chin Med. 2022 Dec; 22(4): 282-5. PMID: 16579094 Clinical Trial.
5. Hao M, Liu X, Rong P, Li S, Guo SW. Reduced vagal tone in women with endometriosis and auricular vagus nerve stimulation as a potential therapeutic approach. Sci Rep. 2021 Jan14;11 (1): 1345. doi: 10.1038/ s41598-020-79750-9. PMID: 33446725. Clinical Trial.
6. Gerhard I, Postneek F. Auricular acupuncture in the treatment of female infertility. Endocrinol. 1992 Sep;6(3): 171-81. doi: 10.3109/09513599209015552. PMID: 1442162.
7. Zhou H, Zheng X, Xia W, Ma Q, Li J, Zeng Q, Huang J. The efficacy and safety of the zhuyun formula and auricular acupressure for the infertile women with recurrent implantation failure: a randomized controlled trial. Evid Based Complement Alternat Med. 2022 Oct 11;2022:5274638. doi: 10.1155/2022/5274638. eCollection 2022. PMID: 36267092.
8. Yan X, Chen S, Yan L, Su X. [Observation of the clinical effects on perimenopausal syndrome treated with the transcutaneous electrostimulation at Shuitu (ST10) and the seed-pressure therapy at the auricular points]. Zhongguo Zhen Jiu. 2018 Oct 12;38(10): 1065-9. doi: 10.13703/ j.0255-2930.2018.10.009. PMID: 30672236 Chinese.
9. Vas J, Aranda-Regules JM, Modesto M, Aguilar I, Barón-Crespo M, Ramos-Monserrat M, Quevedo-Carrasco M, Rivas-Ruiz F. Auricular acupuncture for primary care treatment of low back pain and posterior pelvic pain in pregnancy: study protocol for a multicenter randomized placebo-controlled trial. Trials. 2014 Jul 16;15:288. doi: 10.1186/1745-6215-15-288. PMID: 25027493 Clinical Trial.
10. Alimoradi Z, Kazemi F, Gorji M, Valiani M. Effects of ear and body acupressure on labor pain and duration of labor active phase: A randomized controlled trial. Complement Ther Med. 2020 Jun;51: 102413. doi: 10.1016/j.ctim.2020.102413. Epub 2020 Apr 22. PMID: 32507430 Clinical Trial.
11. Yu J, Zhou J. [Effect of auricular point sticking on lactation of puerperant]. Zhongguo Zhen Jiu. 2012 Dec;32(12):1087-9. PMID:23301475 Clinical Trial. Chinese
12. Zhou HY, Li L, Li D, Li X, Meng HJ, Gao XM, Jiang HJ, Cao LR, Zhu YL. Clinical observation on the treatment of post-cesarean hypogalactia by auricular points sticking-pressing. Chin J Integr Med. 2009 Apr;15(2): 117-20. doi: 10.1007/s11655-009-0117-9. Epub 2009 Apr 29. PMID: 19407949 Clinical Trial.
13. Huang LC. Auricular Medicine: The New Era of Medicine & Healing. Orlando: Auricular Medicine International Research and Training Center; 2005. ISBN: 0-9766501-0-X.
14. Guimarães RC, Boucinhas JC. Auriculoterapia: Visão Oriental Visão Ocidental. Recife: Universidade de Pernambuco; 1997.p.13-14.
15. Romoli M. Diagnóstico da Acupuntura Auricular. Fornazieri LC, tradutor. São Paulo: Roca, 2013. p.20. ISBN: 978-85-4120-182-7.
16. Auteroche B, Navailh P, Maronnaud P, Mullens E. Acupuntura em Ginecologia e Obstetrícia. São Paulo. Andrei, 1987.
17. Liu GW, Hong JP. Tratado Contemporâneo de Acupuntura e Moxabustão. São Paulo. CEIMEC, 2005. ISBN: 85-905603-1-7.
18. Shanghai College of Traditional Medicine. Acupuntura – Um texto compreensível. 1°. São Paulo, Ed. Roca, 1996. ISBN: 85-7241-141-0.

75

Agamenon Honório Silva

Acupuntura na Saúde Mental Perinatal

Introdução

Abordar saúde mental perinatal é um desafio para os profissionais de saúde: o transtorno mental que pode aparecer nesse período não se restringe apenas à depressão, outras doenças mentais são passíveis de ocorrer nesse período. A depressão é mais frequente de 15% a 20%, a ansiedade 16%, transtorno de estresse pós-traumático 4% e psicose pós-parto 0,2%.

O período perinatal, definido como a gestação e o primeiro ano pós-parto, é uma situação única para a mulher, tanto do ponto de vista biológico quanto emocional. Biologicamente, as alterações físicas são drásticas, tanto de volume corporal, reorganização do centro gravitacional, assim como hormonais e metabólicas. Emocionalmente, é um momento de reconexão com o próprio corpo a partir da possibilidade de poder conceber e gerar uma vida nova dentro de si. Durante a espera, abrir espaço para esse novo ente que já incorpora a vida emocional, mesmo que ainda não visto. E por fim, reconhecer a criança que chega em um universo de expectativas, espantos e particularidades que um nascituro traz a uma família.

Em todo o mundo, os problemas de saúde mental materna são considerados um grande desafio para saúde pública e, apesar disso, o tema ainda é amplamente ignorado, tanto na atenção ao pré-natal como no pós-parto. Os transtornos mentais perinatais não estão relacionados apenas à depressão. As mulheres podem apresentar uma gama de problemas de saúde mental na gravidez e após o nascimento do bebê: depressão, ansiedade, transtorno de estresse pós-traumático, psicose pós-parto, transtorno de pânico e fobias. É fundamental o olhar dos profissionais para a saúde mental perinatal, pois o período da gestação e pós-parto são momentos críticos para saúde das mulheres e dos seus bebês, além de ser um período importante para o estabelecimento dos padrões parentais, para a formação de vínculo e para o desenvolvimento infantil.[1]

Embora o maior fator de risco para o desenvolvimento de problemas de saúde mental perinatal seja histórico anterior de algum problema de saúde mental, existem fatores de risco psicossociais que podem estar associados ao adoecimento, recaída ou exacerbação das condições pré-existentes. Por exemplo, descobrir uma gravidez não planejada, particularmente em um contexto em que a interrupção voluntária da gestação é criminalizada, complicações que ocorrem durante a gravidez ou parto, nascimento prematuro do bebê e sua internação em uma unidade intensiva neonatal, a perda de um bebê, a falta de apoio social, mulheres que são vítimas de violência por parte do seu parceiro etc. Todas essas são situações que colocam as mulheres em maior risco no desenvolvimento de transtornos mentais no período perinatal.

O desejo da maternidade

Muitas mulheres sentem uma grande alegria e entusiasmo com a descoberta da gravidez, enquanto em outras a felicidade está misturada com preocupação, incertezas e medo.

Ter um bebê pode ser uma das experiências mais emocionantes e desafiadoras da vida e, ao mesmo tempo, uma montanha-russa: às vezes a mulher sentirá alegria, felicidade e prazer, mas pode haver outras emoções quando ela começa a se sentir estressada, frustrada, sobrecarregada e confusa.

O nascimento do filho, geralmente, é visto como um momento de grande alegria e emoções positivas. No entanto, paradoxalmente, traz grandes transformações na vida da mulher com risco potencial de distúrbios psicológicos.

Em todas as culturas o termo "mãe" se refere a uma mulher que gerou ou deu à luz uma criança, ou assume esse papel, em caso de necessidade. Mesmo que o homem seja chamado como pai ou substituto, seja convocado se for necessário para higienizar, trocar a fralda, dar a mamadeira, embalar o bebê, nem por isso ele é chamado de mãe, nem de "objeto dito materno".

Em termos metapsicológicos, Aulagnier afirma que o desejo de ter filhos é uma transmissão materna tanto ao filho quanto a filha. No entanto, o acesso deles a tal desejo, depende da constituição psíquica de cada um ao final da sua travessia, pelo complexo de Édipo, tendo assumido ou não a castração simbólica.

A mulher, ao se tornar mãe, tem precedência na relação com o filho, que começa por ser carnal, experiência essa que o homem não possui. Aulagnier afirma que diversamente do desejo de maternidade, o desejo de ter filhos implica uma evolução: "ter um filho com a mãe, ter um filho com o pai" até chegar a desejar um filho do homem que possa dá-lo. O desejo de maternidade é o desejo de repetir em forma especular sua relação com a mãe. Assim é que o desejo de ter filhos, por definição, é inconsciente, não é para quem quiser e sim para quem puder, tudo dependendo da constituição psíquica de cada membro do casal parental, formado na nossa cultura por um homem e uma mulher.[2]

Os cuidados necessários durante a gravidez

É um momento muito especial para o casal. Primeiro pensar em um planejamento adequado para a gravidez, a preconcepção, necessário que a família esteja preparada para receber esse novo integrante da família.

É fundamental que o casal se prepare emocionalmente para esse momento especial.

A necessidade de acompanhamento médico, um obstetra, que oriente esse casal para realização de exames, aplicação de vacinas, pois essas são indicadas até 3 meses antes da concepção, uso de vitaminas etc.Os exames clínicos e laboratoriais são importantes para acompanhar o desenvolvimento do bebê e o bem-estar da grávida, sempre prezando o bem-estar materno fetal, evitar uso de medicamentos que possam impactar no desenvolvimento e na saúde do rebento.

O consumo de álcool é totalmente proibido, pois não há uma dose que seja segura tanto para a gestante quanto para o bebê, o mesmo pode se dizer para o café que deve ser reduzido, porque a ingestão de cafeína aumenta os riscos de abortamento e também porque afeta a capacidade da mulher de absorver ferro. A dose de cafeína não deve superar 200 mg. Necessário lembrar que a cafeína é também encontrada no guaraná, cacau, chocolate e chá.

O acompanhamento de um nutricionista se faz mister pelas necessidades nutricionais próprias desse estado e evitar o consumo de alimentos crus, como as carnes e peixes e as comidas orientais ou exóticas durante os 9 meses da gravidez.

Higienizando a saúde mental

Como foi dito anteriormente, a depressão e ansiedade são os transtornos mais prevalentes na perinatalidade, e o grau do distúrbio está diretamente relacionado com ideação suicida.

Importante para o profissional de saúde que cuida da gestante, fazer o rastreio de sinais e sintomas mentais que apareçam durante esse período e no pós-parto, para ser encaminhado para diagnóstico e tratamento em saúde mental. *Guidelines* internacionais recomendam rastrear e identificar sintomas depressivos pelo menos uma vez durante o período perinatal, sendo um dos instrumentos mais utilizados a escala de depressão pós-natal de Edimburgo (EPDS), que inclui uma afirmação específica para investigação de pensamentos de automutilação.[3]

O treinamento e a capacitação dos profissionais de saúde acerca da psicodinâmica da saúde mental da mulher na gestação e pós-parto é uma ferramenta essencial para promoção e apoio à saúde mental perinatal e prevenção ao suicídio.

O serviço de psicologia do Centro Ana Abrão e Banco de Leite Humano, da Unifesp, adotou o rastreio sistemático para todas as puérperas atendidas no ambulatório de aleitamento materno. Pesquisas realizadas nesse serviço revelaram prevalência significativa de sintomas de depressão e ansiedade entre as puérperas assistidas e encaminhamento para avaliação e tratamento psiquiátrico especializado. O centro dispõe de profissionais capacitados na área de prevenção com cuidados paliativos perinatal (PERI ACOLHE). Cursos, aulas, palestras e pesquisas são atividades desenvolvidas por esse núcleo de acolhimento, servindo de modelo para outras entidades afins.[4]

É importante identificar com a mulher que há diferenças entre estar deprimida e estar apenas muito cansada. É comum haver sobreposição entre os sintomas da depressão e as demandas próprias da maternidade. Deve-se reconhecer alguns aspectos da vida da mulher com um recém-nascido, como a privação do sono e o aumento do estresse. Quando eles ficam por tempo suficiente e se acumulam, podem levar a algum tipo de transtorno mental. O apoio da família é muito importante nesse período.

Os profissionais de saúde devem compreender que existe uma gama de emoções que são normais em cada estágio do período perinatal, para conseguirem identificar precocemente o que é ansiedade e os sintomas depressivos, quando eles acontecem.

Benefícios da acupuntura na Saúde Mental Perinatal

Depressão

Ansiedade, irritabilidade, anedonia ou perda da capacidade de sentir prazer, alterações do sono, cansaço e desânimo persistentes, sentimento de culpa, ideação suicida, diminuição da libido, do apetite e da cognição, presença de ideias obsessivas e supervalorizadas são alguns sintomas clínicos que acrescido a dificuldade de atender satisfatoriamente às necessidades do bebê, principalmente no que diz respeito à lactação, relacionam-se à depressão pós-parto.

As doenças mentais, segundo a Medicina Chinesa, podem ser caracterizadas por tipos de anomalias devido a diversos motivos, especialmente a excessiva excitação espiritual e psíquica, causando disfunções no Zang Fu, debilitando o Qi, o sangue (Xue), o Jing, os líquidos corporais e a medula. Sem dúvida, a maternidade mobiliza e consome os componentes fisiológicos, as substâncias vitais, incluindo o Shen para formação de uma nova essência.

A MTC considera o corpo humano um conjunto integrado de forma e Shen. Por forma entendemos a aparência, as vísceras, órgãos, pele, músculos, vasos, tendões, ossos, os órgãos dos sentidos, o Qi, Yin-Yang, o Xue, a essência, os líquidos corporais. O Shen é um termo genérico que se refere às atividades vitais do corpo, incluindo o ânimo, o pensamento, intelecto, ou seja, atividades mentais. Esse corpo íntegro que reúne o Shen e a forma pode ter saúde e felicidade se há interação e unificação com o complicado ambiente externo. O relativo equilíbrio de Yin e Yang é o fundamento da saúde física e espiritual.

O livro do Suwen diz: "se estão equilibrados o Yang e o Yin há domínio do espírito, se estão separados o Qi se esgota". Quem tem Yang excessivo se manifesta maníaco, excessivo Yin deprimido.[5]

O corpo humano é um conjunto íntegro de Zang e Fu. Essas atividades e funções são partes integrantes das atividades em conjunto. As atividades mentais são também produtos das atividades funcionais das vísceras e órgãos. Xue é a principal base material da mente. O capítulo visitante patógeno do Ling Shu diz: "o coração (Xin) é o dono dos cinco órgãos e das seis vísceras, e é onde reside o Shen.

O pulmão (Fei) controla o Qi e a respiração, ventila, purifica o ar e canaliza a via das águas.

O Qi é o comandante do Xue.

Quando falha na sua função de descida, a via das águas se obstruem, a fleuma e umidade estanca ascendem e transtornam a mente.

Estômago (Wei) recebe e Pi transforma e transporta. São responsáveis pela assimilação, transporte e distribuição dos alimentos, líquidos e essência, sendo a fonte do Qi e do Xue.

Gan administra, "tempera" as atividades mentais, tem a natureza de ser estendido livremente, comunica-se com Sanjiao para canalizar os condutos da água. Sua disfunção pode originar ascensão rápida, gerando precipitação, irritabilidade, insônia, melancolia, angústia e dúvida.

Dan governa a decisão, tem que ver com a coragem e a covardia do homem. Se o Qi de Dan é insuficiente, haverá uma atitude temerosa.

Shen atesoura a essência vital que faz produzir medulas.

O cérebro é o "mar das medulas" e cavidade do Shen original e guarda estreitas relações com as atividades mentais.

A parte exterior do Xin, encarrega-se de transmitir as ordens desse, constitui a cavidade de entrada e saída da mente, e igualmente ao Xin, administra as atividades emocionais.

As atividades mentais se desenvolvem mediante participações conjuntas de órgãos e vísceras. As funções normais constituem a base para que se organizem as atividades mentais.

A depressão é uma síndrome originada pela não conformidade no ânimo e na paixão, gerando estancamento no mecanismo do Qi.

Manifesta-se principalmente por depressão anímica, ansiedade, distensão e dor nos hipocôndrios, tristeza, choro fácil, sensação de obstrução na garganta.

A origem dessa enfermidade se deve a feridas na paixão e na vontade, sobretudo excessos de raiva, preocupação, ansiedade, angústia, tristeza que leva a falta de canalização do fígado (Gan), disfunção do baço (Pi), má nutrição do Xin, acúmulo de Fleuma (Tan) e desequilíbrio de Yin e Yang dos Órgãos (Zang) e vísceras (Fu).

Padrões principais

Estancamento do QI de Gan

Sintomas: depressão anímica, instabilidade, aperto torácico, tendência ao suspiro, plenitude, distensão, dor no peito e hipocôndrios, distensão abdominal e anorexia, aerofagia, eructos, vômitos, fezes inconsistentes, língua pálida, saburra delgada e pegajosa, pulso em corda.

A disfunção da "canalização drenadora" do Gan leva a depressão anímica e o estado de ânimo se manifesta instável. O meridiano de Gan atravessa os hipocôndrios e o peito, por isso a estagnação do Qi e Xue causam plenitude, distensão e dor nos hipocôndrios que se aliviam com suspiros. Há agressão ao Wei e Pi levando a eructos, vômitos, anorexia, fezes inconsistentes.

Língua pálida com saburra pegajosa e pulso em corda são sintomas de desarmonia entre Wei e Gan.

Tratamento: canalizar o Gan, eliminar a estagnação, regular o Qi e recuperar a função do Wei. Pontos do meridiano Jueyin do pé e da mão, todos em dispersão.

Receita: LR3 (fonte) e LR14 (Mu) – drenam o Gan e eliminam o estancamento.

PC6 (Lo) do pericárdio e um dos pontos mestres (vasos maravilhosos) do Yin Wei Mai que se reúne no Xin, Peito e Wei, que junto do Ren Mai 17 (Qi) recupera função de Wei e corrige o contrafluxo.

SP6 e ST36: fortalecem o Pi e contribui para melhorar as funções do Wei.

Qi estagnado convertido em fogo

Sintomas: irritabilidade, distensão, dor no peito e hipocôndrios, regurgitação ácida, amargor na boca, secura na garganta, constipação, urina escassa e escura, cefaleia, olhos vermelhos, acúfenos, língua com bordas vermelhas, saburra amarela e áspera, pulso tenso e rápido.

Análise: o fogo sobe e ataca o Xin e a mente, por isso a irritabilidade e nervosismo, cefaleia, olhos vermelhos e acúfenos. Ao invadir o Wei, esse perde a capacidade de descender, consome os líquidos e gera constipação e urina escassa e escura.

A língua vermelha e saburra amarela, pulso tenso e rápido = fogo.

Tratamento: limpar o Gan e eliminar o fogo, pontos escolhidos dos meridianos Jueyin e Shaoyang do pé, método dispersante.

Receita: LR3 (Fonte), LR2 (manancial), LR14 (Mu) do Gan. Junto os três servem para eliminar o fogo do Gan.

GB34 (HO) ajuda a eliminar o fogo do Gan e da vesícula biliar.

ST36 (HO) e ST25 (MU) em conjunto regulam as funções de Wei e intestinos.

Acúmulo de Fleuma

Sintomas: sensação de obstrução na garganta, secreção pegajosa na garganta, aperto no peito, distensão abdominal, anorexia, saburra branca e pegajosa, pulso tenso e escorregadio. Sintomas pioram com emoções.

Análise: o estancamento do Qi invade o Pi que perde sua função de transformar e transportar, produz fleuma acumulando na garganta, aperto no peito, distensão abdominal e anorexia.

Língua com saburra branca e pegajosa e o pulso tenso e escorregadio são sintomas próprios da estagnação do Qi e abundância de fleuma e umidade internas.

Tratamento: canalizar e evacuar o Gan, eliminar a estagnação, fortalecer o Pi e diminuir a fleuma. Escolhemos pontos Shu dorsais do Gan, meridiano Ren e Jueyin do pé. Método dispersante combinado com moxabustão.

Prescrição: BL18, LR14, CV17 (Moxa), CV22, PC6, ST40 (Moxa), ST36 e SP6.

A combinação de BL18 e LR14 (Shu x Mu) "limpam" o Gan e eliminam a estagnação.

CV17 (mar do Qi) trata os transtornos do Qi em combinação com PC6 que suaviza a cavidade torácica e regula a função do diafragma.

CV22 elimina a fleuma e suaviza a laringe, ST40, SP6 e ST36 fortalecem Pi Wei e eliminam fleuma e umidade.

Ansiedade que afeta a mente

Sintomas: intranquilidade, angústia, tristeza, choro fácil, sensação de sufocação no peito, suspiros e bocejos frequentes, preguiça mental, língua pálida com saburra branca e delgada, pulso delgado e tenso. Esse quadro é mais comum em mulheres.

Análise: depressão prolongada esgota o Qi de Xin e consome Xue que não alimenta a mente; por isso, aparecem perturbações, tristeza e vontade de chorar.

O Qi estancado causa sufoco no peito, por isso o paciente boceja e suspira.

A língua pálida, a saburra delgada e branca, o pulso fino e tenso são sintomas da estagnação do Qi e deficiência do Xue.

Tratamento: confortar o peito, fazer fluir o Qi, nutrir o Xin e tranquilizar a mente. Escolhemos pontos Shu do Xin, pontos do Ren Mai e Shao Yin da mão.

Método de tonificação combinado com moxabustão.

Prescrição: BL15, CV14, CV17 (Moxa), BL43 (Moxa), HT7, PC6.

Análise: B15 e CV14 (Shu, Mu) beneficiam o Xin e nutrem o Xue.

BL43 importante para tratar toda síndrome de deficiência e muito eficaz para enfermidades crônicas.

CV17 (mar do Qi) canaliza o Qi do tórax. HT7 "sustenta" e acalma a mente. PC6 – conforta o peito e regula a função do diafragma descender o que ascendeu.

Deficiência de Xin e PI

Excessiva preocupação, palpitação, insônia, amnésia, rosto opaco, distensão abdominal, anorexia, tonturas e vertigens, língua pálida, pulso filiforme e débil.

Análise: trabalho mental excessivo, preocupação afetam o Pi, consome o Xue do Xin, o ânimo perde o apoio, por isso se observam palpitações, insônia e amnésia. O rosto fica opaco porque Xue não sobe e aparece tonturas e vertigens. A disfunção do Pi produz distensão abdominal e anorexia.

A língua pálida e o pulso delgado são sintomas da deficiência do Qi e do Xue.

Tratamento: fortalecer o Pi e beneficiar o Qi, alimentar o Xue e acalmar o ânimo, escolhemos pontos Shu dorsais do Pi e do Wei. Método de tonificação associado a moxa.

Receita: BL15 (Moxa), BL20 (Moxa), CV12, ST36 (Moxa), SP6, HT7, GV20 (Moxa).

Análise: BL15 e HT7 sustentam o QI do Xin e tranquilizam o ânimo. BL20, CV12 e ST36 fortalecem o Pi e beneficiam o QI e o Xue.

SP6 fortalece o Pi e seda o Gan. BL20 contribui com a subida do Qi e mantém a energia ancestral.

Deficiência de Yin e excesso de fogo

Sintomas: angústia, irritabilidade, tontura e vertigem, palpitações, insônia, sudorese noturna, rubor malar, calor na palma das mãos e sola dos pés, sensação de agulhadas nos rins e nos joelhos, espermatorreia, irregularidade na menstruação, língua vermelha com pouca saburra, pulso delgado e rápido.

Análise: a depressão e ira afetam Gan que não se "estende" devidamente e se converte em fogo que consome o Yin e agita o vento interno gerando vertigem e tontura. A insuficiência do Yin de Gan causa a perda de nutrição do Xin gerando angústia, insônia e palpitação.

Pela insuficiência do Yin é gerado fogo interno que leva a sudorese noturna, rubor malar, calor na palma das mãos e planta dos pés. À exaustão do Gan e rins produz fraqueza e sensação de agulhadas nos rins e joelhos. A desarmonia de Chong e Ren Mai origina a irregularidade da menstruação. O fogo agride as vesículas seminais produzindo espermatorreia.

Língua: vermelha com pouca saburra, pulso delgado e rápido são sintomas da deficiência do Yin e abundância de fogo.

Tratamento: tonificar o Yin e eliminar o calor, acalmar o Xin e tranquilizar o ânimo. Escolhemos pontos Shu dorsais dos meridianos Shaoyin do pé e Shaoyin da mão. Método de tonificação.

Receita: BL15, BL18 BL20, BL23, LR3, LR5, KI3 e HT6.

Análise: BL15 e HT6 nutrem o Yin e limpam o calor do Xin. BL18 e LR5 sustentam o Yin do Gan. BL23 e KI3 nutrem o Yin do Shen.

BL20 fortalece o Pi e tonifica o Xue, LR3 suaviza o Gan e reconduz para baixo a contracorrente, principalmente para aqueles que sofrem tonturas e vertigem graves.

Auriculoacupuntura: Xin, subcórtex, cérebro e occipital.

Pontos coordenadores:

- Distensão de peito e hipocôndrios: Gan, Sanjiao, distensão abdominal, IG.
- Vômitos: boca, esôfago e Wei.
- Disforia e irritabilidade: Yang de Gan.

- Constipação: IG, reto, subcórtex, ponto da constipação.
- Sensação de bolo na garganta: laringe, boca, Pi, Wei, Gan, subcórtex.
- Vertigem, acúfenos, suor noturno e lombalgia: rim (Shen), Gan, VB, Sanjiao, ouvido interno, Shenmen, occipital e ponto da lombalgia.

Método: nas crises com agulhas filiformes selecionando 3 ou 4 pontos em dias alternados, pode fazer EA.

Síndrome Dian (esquizofrenia, tipo depressiva)

Distúrbio mental que pode acontecer no puerpério caracterizada por mutismo, frases incoerentes, adinamia ou excessiva alegria. Diferencia-se da síndrome Kuang (mania). Em Yxue Zhengzhuan (estudo ortodoxo da medicina) diz que a excessiva alegria pertence à síndrome Dian e a fúria excessiva à síndrome Kuang.

Etiologia e patogenia: preocupação excessiva, desejos reprimidos, falta de esperança, estagnação do Qi de Gan, disfunção do Pi no transporte dos líquidos produzindo fleuma, melancolia persistente que obscurece a mente.

Diferenciação de sintomas.

Estancamento do Qi com acúmulo de fleuma: depressão, indiferença, estupor, fala incoerente, solilóquios, alegria alternando com profunda tristeza, ideias e pensamentos insólitos, desconfiança, assusta-se facilmente, anorexia, língua com saburra espessa, pulso em corda e escorregadio.

Tratamento: canalizar o Qi para remover a estagnação, eliminar a fleuma para desobstruir a mente. A fleuma obstrui o Jiao médio, por isso a paciente tem anorexia, apresenta saburra pegajosa e pulso escorregadio.

Pontos Shu dorsais e dos meridianos Du e Ren e Jueyin do pé e da mão, Tayin do pé com método de tonificação e dispersão.

BL15, BL43, GV24, GV16, CV15, PC7, BL1 clareiam a mente, tranquilizam e harmonizam o estado psíquico.

BL18 e LR3 sedam o Gan e removem a estagnação.

PC6 e CV17 aliviam a cavidade torácica com remoção Qi estagnado.

BL20, CV12, SP6, e ST40 tratam a fleuma pegajosa, beneficiam o Qi do Pi e normalizam a função de Wei.

Síndrome Kuang

A síndrome Kuang (esquizofrenia, tipo mania) caracteriza-se por gritos, inquietação, movimentos frequentes e ataques de fúria.

É motivada por agressão interna dos 7 fatores emocionais, preocupação excessiva que leva a perda da normalidade funcional de Pi Wei, excesso de alimentação que produz interiormente fleuma e umidade, e o excesso emocional causa fogo interno que se combina com a fleuma e obstrui os orifícios cerebrais. Quando a fleuma e o fogo atacam Xin surge o comportamento tipo maníaco.[4]

Sintomas: acesso repentino, irritabilidade, dor de cabeça, insônia, olhar furioso, olhos e face vermelha. Subitamente pode aparecer comportamento bizarro, perda da cognição, grita, insulta, agride com palavras, sem diferenciar parentes ou desconhecidos, às vezes tira a roupa, destrói objetos, tem força extraordinária, deixa de se alimentar, apresenta a língua vermelho escura com saburra amarela e pegajosa, pulso em corda, cheio, escorregadio e rápido.

A fúria excessiva ataca o Gan e como consequência o paciente apresenta irritabilidade, cefaleia e insônia. O fogo de Gan agride o Xue que acende daí a expressão de ira nos olhos e face e ambos se tornam vermelhos. O Xin afetado pela fleuma e fogo suscita o aparecimento de comportamento maníaco com transtornos mentais, tipo ofender e gritar com as pessoas, falar alto, quebrar objetos.

A língua vermelha escura com saburra amarela e pegajosa e o pulso em corda, cheio e escorregadio são sintomas do acúmulo de fleuma e fogo. O fogo é um fator patogênico Yang e o Yang se caracteriza por movimentos constantes. Por isso a mania é de acesso repentino com movimentos fortes.

Tratamento: limpar o fogo de Gan, acalmar o Xin e tranquilizar a mente. Pontos principais do Yang Ming da mão e do pé, Jueyin da mão e do pé. Método de dispersão.

Pontos: GV14, 16, 20, 26, 28, LI4, LI11, ST36 e ST40 para eliminar a fleuma e o fogo, remover a obnubilação cerebral, regularizar a função do Qi e do Xue.

PC6, e ST40 são indicados para regularizar a função de PI Wei, LR1 e LR3 diminuem o fogo de Gan em combinação com LU11.

PC7 e HT7 aliviam o fogo de Xin, acalma e tranquiliza o ânimo.

O quadro clínico pode ser modificado se não tiver um tratamento adequado, e o Yin consumido pelo Yang dá lugar a sintomas de fala incessante, sustos frequentes, o paciente emagrece, apresenta sudorese noturna, face vermelha nas bochechas, a língua vermelha começa a perder saburra e o pulso fino e rápido. Trata-se do consumo de Yin pelo fogo. Nesse quadro o tratamento consiste em eliminar o fogo, acalmar o ânimo e tranquilizar o paciente. Como pontos principais temos os Shu dorsais e os Tayin da mão e do pé. Aplicam-se métodos de tonificação e dispersão.

Pontos: BL15 e HT6 nutrem o Yin e eliminam o fogo de Xin.

BL23, KI3, KI7, KI6 nutrem o Yin de Shen.

HT7, GV24, BL15 acalmam o ânimo e tranquilizam a mente.

SP6 e ST36 fortalecem o Pi Wei, beneficiando a fonte de nutrientes.

Conclusão

O tratamento da depressão pós-parto, psicose puerperal e doença bipolar, requer da equipe de saúde e do psiquiatra, atenção redobrada por tratar-se um quadro específico, em que alguns sintomas podem representar a manifestação própria da gravidez, que não é uma doença, mas um fenômeno natural de adaptação a uma nova situação em que um ser humano engravida, recebe e gera outro ser humano, com todas as modificações próprias desse estado de gravidez, conhecido como "estado interessante".

Alterações hormonais, metabólicas, emocionais surgem e muitas vezes eclodem em uma cascata, onde a grávida deve ser acompanhada e acolhida pelos familiares e equipe de saúde, em uma verdadeira maratona de mobilização de cuidados.

Os benefícios da acupuntura nos cuidados da saúde mental da grávida e da puérpera podem ser utilizados com conhecimento e identificação dos padrões de desarmonia e seu tratamento, pois nem sempre a nosologia ocidental repete ou se encaixa nesses mesmos padrões. Importante ressaltar os efeitos medicamentosos de alguns fármacos para gestante e para o desenvolvimento do feto e o tratamento é praticamente inócuo com acupuntura.

Referências bibliográficas

1. World Health Organization. The ICD10 classification of mental and behavioral disorders. Geneve World Health Organization; 2010.
2. Saraiva RA, Coutinho MP. Postpartum psychic suffering a Psychosocial study. Ver. Mal-Estar Subj. 2008; 8(2):505-27. Portuguese.
3. Brasil. Ministério da Saúde, Secretaria de Atenção à Saúde. Departamento de ações Programáticas e Estratégicas. II pesquisa de prevalência de Aleitamento Materno nas Capitais Brasileiras e Distrito Fedreal, Brasília (DF); Ministério as Saúde. Secretaria de Atenção à Saúde, Departamentyo de Ações Programáticas e Estratégicas. 2009.
4. Depressão pós-parto e autoeficácia materna para amamentar:prevalência e associação;Acta Paulista de Enfermagem 2016. 29(6).
5. Ye Chenggu, Tratamento da Enfermidades Mentais por Acupuntura e Moxibustão, 1992.

76

Gabriela Rodrigues dos Santos • Marcelo Neubauer de Paula • Wu Tu Hsing

Acupuntura nas Vítimas de Violência Sexual

Introdução

A violência sexual é compreendida como todo ato ou jogo sexual, homo ou heterorrelacional, cujos agressores estejam em estágio de desenvolvimento psicossexual mais adiantado que a vítima.[1]

A violência sexual abrange:

- Estupro dentro de um relacionamento.
- Estupro por pessoas desconhecidas ou até mesmo conhecidas.
- Tentativas sexuais indesejadas ou assédio sexual, que podem acontecer na escola, no local de trabalho e em outros ambientes.
- Violação sistemática e outras formas de violência, particularmente comuns em situações de conflito armado (como a fertilização forçada).
- Abuso de pessoas com incapacidades físicas ou mentais.
- Estupro e abuso sexual de crianças.
- Formas "tradicionais" de violência sexual, como casamento ou coabitação forçada.[2]

O cuidado integral a suas vítimas é política pública no âmbito do Sistema Único de Saúde (SUS) e estrutura-se no seu acolhimento em serviços de referência, onde recebem aconselhamento, intervenções para redução de danos à saúde mental, medicação para prevenção pós-exposição não ocupacional da infecção por HIV e medidas de prevenção de outras infecções sexualmente transmissíveis e da gestação não desejada.[3] A violência sexual é um fenômeno global que afeta crianças, adolescentes e adultos de todas as etnias, independentemente de sexo, nível econômico e cultural. Faz parte do fenômeno de violência como um todo, grave problema de saúde pública, que inclui homicídios, violência física, psicológica e sexual, sendo mais comum o sexo masculino sofrer agressão fora de domicílio e as mulheres e crianças no peridomicílio por parentes ou conhecidos.[4]

No Brasil, estima-se que a cada ano, ao menos 527 mil pessoas sofram violência sexual, muito embora, apenas 10% de tais ocorrências cheguem ao conhecimento da polícia.[4] A partir de 2011, a notificação tornou-se padronizada e compulsória, fazendo parte do Sistema de Vigilância de Violências e Acidentes (Viva). Em 2014, foi publicada a Portaria MS/GM n.º 1.271, de 6 de junho de 2014, com a nova lista de doenças e agravos de notificação compulsória. Com isso, os casos de violência sexual e tentativa de suicídio passaram a ser considerados agravos de notificação imediata (cuja informação deve ser transmitida pelo meio de comunicação mais rápido em até 24 horas) para as Secretarias Municipais de Saúde.[4] Apesar disso, os casos registrados correspondem a uma porcentagem que varia de 23% a 42% do número de ocorrências registradas pela polícia, o que denota grande subnotificação.[3]

O sexo feminino em qualquer idade é o mais atingido pela violência sexual, levando a uma série de repercussões físicas, de saúde sexual e mental.[3] A violência sexual atinge, em sua maioria, as mulheres jovens, em idade reprodutiva, repercutindo em sua própria saúde e na de membros de sua família. Estudos mais recentes distinguem, com propósito didático, a violência sexual sofrida por mulheres em idades acima de 14 anos, entre as ocorrências perpetradas pelo parceiro íntimo e aquelas não relacionadas ao parceiro, podendo nesses casos o agressor ser caracterizado como desconhecido, par, colega de trabalho, vizinho, professor ou outro. Independentemente de a violência sexual ser perpetrada por parceiro íntimo ou não, ela é geralmente traumática para a vítima, embora o padrão, grau e efeito da violência possam diferir, dependendo do perpetrador. Em geral, a violência perpetrada pelo parceiro íntimo é mais duradoura e habitualmente ocorre acompanhada de violência de ordem física e psicológica. Já a violência não relacionada ao parceiro pode ser episódica, mesmo assim, traumática pela violência física e/ou psicológica que comporta.[5-7]

Em sua tese de doutorado, em uma coorte de pacientes atendidos no Hospital das Clínicas, Nisida observou em 199 episódios de violência sexual, acometendo 197 vítimas, visto que 2 mulheres sofreram novo episódio de violência.[3] Predominantemente por vítimas do sexo feminino (160, 80%), autodeclaradas brancas (149, 75%), com mediana de idade de 22 anos (intervalo interquartis (IIQ) de 15-29) e escolaridade de 9 anos (IIQ, 6-11). As vítimas de violência sexual do sexo masculino foram significantemente mais jovens que as do sexo feminino (mediana de idade 17, IIQ de 14-32 para homens *versus* 23, IIQ de 17-29 para mulheres) ($p = 0{,}002$). Os episódios de violência sexual com mais frequência ocorreram no trajeto da vítima ao trabalho ou escola (n = 110, 55%), foram perpetrados por um só agressor (n = 180, 90%) e sob coerção (n = 158, 79%). O tempo mediano entre o episódio de violência sexual e a admissão ao serviço foi de 1 dia (IIQ 0,5-1,5). Em 20% dos episódios havia sido lavrado boletim de ocorrência policial. Destaca-se que apenas 101 (51%) vítimas de violência sexual apresentavam algum achado clínico genital ou extragenital à admissão no serviço. Entre vítimas com menos de 14 anos, de ambos os sexos, o relato de violência sexual por perpetrador conhecido e de agressão ocorrida no domicílio ou entorno foi mais frequente, em relação ao de vítimas com 14 anos ou mais. As vítimas de violência sexual masculinas com 14 anos ou mais relataram mais frequentemente ter sido agredidas por mais de um perpetrador ($p < 0{,}001$) e apresentaram maior intensidade de lesão física, quando comparadas às do sexo feminino da mesma faixa etária.[3]

A ocorrência de violência sexual na infância em diferentes países variou entre 7% e 36% para mulheres e entre 3% e 29% para homens.[8] As estimativas de violência sexual na infância e adolescência são difíceis de serem obtidas, face à invisibilidade geralmente associada a esse tipo de agressão. Sua ocorrência, entretanto, pode ser identificada mesmo quando mulheres adultas são entrevistadas.[3]

Independentemente da idade e sexo da vítima, a condição de deficiência física ou mental vem sendo apontada como uma causa *per se* de vulnerabilidade para a violência sexual.[3]

Sequelas físicas e emocionais da violência sexual

As consequências da violência sexual são bem conhecidas e repercutem sobre a saúde física e mental das vítimas, bem como em suas relações socioafetivas e produtividade, tanto a curto como a longo prazo. No período imediato após uma violência sexual, referem que cerca da metade das vítimas do sexo feminino apresenta evidência de trauma físico, mais de 30% contraem uma infecção sexualmente transmissível e 5% engravidam.[9]

Dentre as consequências danosas da violência sexual, descrevem-se em vários estudos os agravos físicos dela consequentes:[3]

- Gravidez, aborto legal ou ilegal com complicações e óbito decorrente.
- Politrauma, sem ou com óbito.
- Lesões genitais com sequelas.
- Gravidez não planejada antes dos 18 anos e casamento forçado.
- Contaminação por infecções sexualmente transmissíveis (clamídia, Neisseria, HPV, herpesvírus, tricomonas, vírus da hepatite B etc.) inclusive o HIV.

A violência sexual apresenta graves consequências para o bom desenvolvimento psicológico e sexual. Reconhece-se que a violência sexual é experiência emocional destruidora envolvendo mais um ato de força do que um ato de sexualidade.[10] Nem sempre a repercussão dos danos é proporcional à agressão física sofrida, parecendo estar associada à violência emocional sofrida, à coerção havida durante o ato, ao número de perpetradores,[11] à idade precoce e ao tempo de exposição, à sua associação a um agressor conhecido da vítima e à ausência de apoio socioafetivo após a agressão.[3]

Do ponto de vista da saúde mental, por sua vez, diversos transtornos são associados à violência sexual. Desses, o transtorno de estresse pós-traumático é o mais comum. Sua incidência varia entre 43% a 70% das vítimas após um episódio de violência sexual.[3,12-14] Outros transtornos psiquiátricos e sexuais também foram descritos, como depressão/ansiedade,[15] psicoses[16] transtornos alimentares (mais comumente entre vítimas adolescentes do sexo masculino),[3] adicção ao álcool/drogas/psicotrópicos,[17] insônia,[2] dor pélvica crônica, vaginismo;[18] baixo rendimento escolar e/ou profissional;[19] ideação suicida (risco 3 vezes maior para adolescentes masculinos);[19] comportamento sexual de risco, impulso sexual,[3] prostituição,[20] disfunções sexuais e vulnerabilidade a revitimização;[3] baixa autoestima,[19] perda do desenvolvimento psicoafetivo normal, do bem-estar e da imagem corporal em crianças e adolescentes,[21] conflitos quanto à orientação sexual, pedofilia, e incremento do risco da vítima tornar-se perpetrador de violência sexual no futuro (mais prevalente entre vítimas do sexo masculino).[22]

Sequelas da violência sexual pela Medicina Tradicional Chinesa (MTC)

Nos escritos tradicionais da MTC, não há correlação da violência como um fator patogênico específico, dessa forma, vamos traduzir de que forma as consequências da violência sexual podem afetar os movimentos do organismo.[23]

Pela teoria do Zang Fu, Gan, Xin e Shen têm papel importante na regulação do humor e na funcionalidade mental. Xin é responsável pela circulação de Xue, que por sua vez é a base da atividade mental. Dessa forma, Xin assume a importante função de morada da mente, responsável por controlar as atividades mentais: mentalidade, consciência e pensamento. Uma disfunção de Xin prejudica a fisiologia de todo o corpo, manifestando-se com insônia, sonhos agitados, delírios, inquietação mental, alteração do nível de consciência e problemas de memória. Gan tem como uma de suas funções regular o humor através do seu papel de manter o fluxo harmônico de Qi e Xue. Além disso, Gan tem como função mental suportar a fadiga e armazenar o espírito (Hun), o qual é uma variante da mente. Então se Xue do Gan está deficiente, também há deficiência de Xue do Xin, causando sonhos em excesso, sonambulismo e estado assustado. É importante também lembrar que há relações patológicas de dominância e contradominância entre os cinco elementos e seus Zang Fu correspondentes, podendo assim, gerar síndromes complexas atingindo outros sistemas.[23]

O Shen armazena Jing, que pode se transformar em medula óssea, se combinando para formar o cérebro. Para MTC, o cérebro é o local responsável por abrigar a medula e se relaciona à função de resistência mental e aos sentidos. As outras funções atribuídas a ele pela medicina ocidental ficam distribuídas pelos cinco Zang: Xin como descrito anteriormente, tem grande influência com as funções mentais e está relacionado ao prazer; o Fei armazena a alma corpórea e pode gerar mágoas; o Pi tem função interligada ao pensamento, se relacionando aos pensamentos ruminantes/fixos; o Gan armazena o espírito e pode gerar raiva; Shen está ligado à força de vontade e seus desequilíbrios geram medo. Sendo assim, as principais síndromes que podem afetar a atividade mental descritas pela MTC são:[23]

- Xin obscurecido pela mucosidade.
- Xin atacado por mucosidade-fogo.
- Calor patogênico atacando Xin Bao.
- Desarmonia da coordenação entre Xin e Shen.
- Estagnação de Qi do Gan.
- Elevação do fogo do Gan.
- Agitação interna do vento do Gan.
- Deficiência de Jing do Shen.

A incoordenação entre Xin e Shen é uma síndrome complexa frequentemente encontrada. Ocorre quando o fogo do Xin não é controlado pela água do Shen, e vice-versa, deixando o Xin hiperativo e o Shen deficiente. Dentre os seus sintomas estão irritabilidade, labilidade emocional, palpitação, calor nos cinco centros, xerostomia, vertigem, zumbidos, amnésia, lombalgia, sensação de pés gelados e polução noturna.[23]

Outra perspectiva possível de observar as disfunções da mente pela MTC é através da observação das Sete Emoções (alegria, raiva, tristeza, pensamento, aflição, medo/terror e susto). Essas emoções são fisiológicas, mas podem tanto gerar desequilíbrio, como serem causadas por um. Existe uma via na qual disfunções no Zang Fu podem gerar emoções correspondentes, por exemplo, uma estagnação no Gan pode deixar a pessoa com mais raiva ou mais facilmente irritada. Por outro lado, situações de perturbações emocionais intensas e/ou prolongadas também podem ser a causa de patologias no Zang Fu correspondente. As emoções como fatores patogênicos são os principais fatores de distúrbios internos.[23]

As moléstias infecciosas transmitidas pela violência sexual podem ser correlacionadas a síndromes descritas pela MTC como invasões de patógenos externos gerando agudamente calor e/ou umidade nos sistemas. Entretanto, não se deve negligenciar sua condução, portanto, seus tratamentos e profilaxias devem ser conduzidos pelo recomendado pelas Sociedades Médicas, sendo a acupuntura um mecanismo adjuvante, pelo seu potencial imunomodulatório.[23]

Acupuntura e saúde mental

Os principais mecanismos de ação da acupuntura já estão bem estabelecidos, sendo conhecido o seu fator de neuromodulação central, agindo nas vias serotoninérgicas e noradrenérgicas ao nível central.[24,25] O seu mecanismo de ação no SNC pode ser a grande chave para que seja compreendida sua aplicabilidade em doenças centrais, como síndrome pós-AVC, dores crônicas, insônia, ansiedade, depressão, dentre outros.[26] A acupuntura gera mudanças nas concentrações de sódio, cálcio e potássio nas membranas dos neurônios, modificando seu potencial de ação. Além disso, há liberação de endomorfina-1, β-endorfina, encefalina e serotonina. Em pacientes com depressão, os transportadores de serotonina nos linfócitos são alterados, gerando modificações no sistema imunológico e consequentemente no sistema nervoso central por meio da interação deles.[25]

O uso da acupuntura para tratamento de transtorno depressivo demonstra que há redução da gravidade da doença com esse tratamento, principalmente em estudos nos quais o grupo controle não tem nenhum tratamento instituído. Entretanto, o nível de evidência ainda é baixo pelos limitantes de revisões sistemáticas e trabalhos na acupuntura, que muitas vezes não relatam características da acupuntura, tempo de tratamento, seguimento a médio e longo prazo e efeitos adversos.[27]

Em comparação a tratamentos medicamentosos, um estudo[25] mostrou que a acupuntura é superior aos antidepressivos em pacientes pós-AVC. Outros estudos demonstram que a acupuntura associada a inibidores seletivos de recaptação de serotonina tem maior resposta quando comparada à medicação isoladamente.[27] Mostrando, portanto, que os efeitos das terapias se somam em diversos acometimentos mentais, com insônia, depressão, transtorno de estresse pós-traumático e ansiedade.[27-30]

Para o tratamento da insônia muitos estudos mostram uma boa resposta com acupuntura e, associadamente, há uma melhora da sua saúde mental e qualidade de vida.[31-34] A insônia crônica pode ser gatilho para quadros de ansiedade e depressão, e essas podem causar e piorar a insônia.[34] Estudos indicam que a acupuntura age diminuindo a atividade do sistema simpático, modifica a atividade do córtex pré-frontal, inibe o eixo hipotálamo-hipófise-adrenal, aumenta secreção de melatonina e modifica a neuroplasticidade do hipocampo.[30,33,34] O uso associado de medicações, como inibidores da recaptação de serotonina e indutores do sono, com acupuntura mostra benefício em potencializar a resposta da terapia convencional, reduzir os seus efeitos colaterais e até mesmo na redução de dose.[28,30]

Em pacientes com transtorno de estresse pós-traumático, Asher (2017), observou que 26%-39% usam terapias complementares no tratamento de sintomas, como meditação e fitoterápicos. Apesar de estudos com baixa qualidade, é recomendado o uso de acupuntura nesse grupo como terapia adjuvante pelo potencial de melhora do quadro isolado ou associado a ansiedade e depressão.[29]

Ainda em população diagnosticada com transtorno de estresse pós-traumático, Zhang (2012), em ensaio clínico randomizado, evidenciou que o uso de crânio acupuntura também aumenta a eficácia de inibidores da recaptação de serotonina. Pontos localizados na testa ativam o núcleo dorsal da rafe e lócus cerúleo, pois a região é inervada pelo nervo trigêmeo, que se conecta intimamente a essas áreas, as quais têm papel importante nos sistemas serotoninérgico e noradrenérgico.[25] Esses hormônios modulam, por exemplo, dor, emoções e sono. A eletroacupuntura também é capaz de aumentar expressão de receptores de serotonina, inibir atividade do lócus cerúleo induzida por estresse e modula áreas de processamento de emoções.[25] O uso de acupuntura auricular em pacientes com transtorno de estresse pós-traumático não apresenta evidências robustas, podendo ser um resultado limitado devido à qualidade dos estudos existentes e dificuldade de padronização do tratamento. Entretanto, alguns estudos demonstraram melhora no padrão de sono e na qualidade de vida dos pacientes com transtorno de estresse pós-traumático e pós-traumas de grande escala (naturais ou causados por humanos).[35]

Núcleo de atenção a violência sexual (NAVIS)

O ambulatório do NAVIS foi criado em 2000, visando o atendimento integral à vítima de violência sexual, do qual participa equipe multidisciplinar do Hospital das Clínicas da Faculdade de Medicina da Universidade de São Paulo (HC-FMUSP). Em suas diretrizes clínicas, estabeleceu-se primeiramente que o protocolo seria adotado para atenção a todo(a) paciente com queixa de violência sexual ou com suspeita de lesão genital por estupro, que tenha procurado o serviço de emergência do HC-FMUSP por demanda espontânea ou após referenciamento de outro serviço de atenção à saúde, independentemente da existência de avaliação por parte do Instituto Médico Legal (IML) ou de ter sido lavrado boletim de ocorrência policial. O paciente recebe seu primeiro acolhimento 24 horas por dia, 7 dias por semana através do Pronto Atendimento da Clínica de Moléstias Infecciosas do HC-FMUSP. Havendo indicação, receberá de imediato as devidas profilaxias pós-exposição, e será encaminhado para o seguimento multiprofissional do NAVIS.[3]

A equipe NAVIS é composta por 2 médicos infectologistas, 1 ginecologista, 1 assistente social, 3 profissionais de enfermagem, 1 psicóloga e, desde agosto de 2022, por 1 acupunturista. Além disso, estagiam no serviço, psicólogos, estudantes de enfermagem, além de médicos residentes das disciplinas de infectologia, ginecologia, medicina legal, pediatria, medicina de família e comunidade e, desde fevereiro de 2023, residentes da acupuntura.

Fluxo dos pacientes

A admissão da vítima de violência dá-se pelo Pronto Socorro do Instituto Central (PS-ICHC) ou pelo ambulatório da Divisão de Moléstias Infecciosas (DMIP). Quando admitida no setor de emergência, a vítima é inicialmente avaliada quanto à gravidade clínica pelos Serviços de Cirurgia Geral (sexo masculino/feminino) ou Ginecologia (sexo feminino); em seguida é encaminhada para a DMIP, onde é definida a necessidade de profilaxia de Infecção Sexualmente Transmissível e de gestação indesejada. Essas profilaxias são indicadas para casos de violência sexual aguda ocorrida até 72 horas antes do atendimento.

Ao lado disso, o protocolo NAVIS inclui triagem sorológica para Infecção Sexualmente Transmissível no primeiro atendimento (sorologias para infecção por HIV, hepatites B e C e sífilis), com o objetivo de documentar o *status* sorológico prévio ao episódio, devendo tais testes ser repetidos durante o acompanhamento ambulatorial no 3º e 6º mês após o atendimento inicial. Os retornos ambulatoriais com o infectologista e com o acupunturista do NAVIS são semanais durante a fase de profilaxia pós-exposição (PEP), devido seus eventos adversos e a seguir 30, 90 e 180 dias após a admissão, ou conforme requeira o quadro clínico do paciente. Além do atendimento médico no NAVIS, o paciente e sua família recebem aconselhamento e seguimento clínico por profissionais de enfermagem, assistência social, psicologia e de outras especialidades médicas, como psiquiatria e Proctologia. O atendimento da equipe multidisciplinar inclui o aconselhamento das vítimas de violência sexual e de seu(s) cuidador(es) não infratores, o reforço pela equipe de enfermagem à adesão às intervenções médicas, sessões quinzenais de terapia psicodinâmica individual adaptadas de acordo com a idade para crianças, adolescentes ou adultos (agendadas entre 15 e 30 dias após a admissão). A avaliação de um assistente social inclui orientação jurídica, medidas de proteção e intervenções para eventuais necessidades sociais específicas. Para os pacientes com transtornos emocionais, é oferecido o atendimento pela equipe de acupuntura.

Perfil dos pacientes

O NAVIS apresenta uma média de 58 casos novos por ano (4 a 70 casos), sendo que a taxa de aderência ao serviço é de 65% (Nisida, 2018). Dos pacientes que receberam Profilaxia pós-exposição corretamente, nenhum soroconverteu para HIV.

Desde o início do projeto da acupuntura, o grupo atendeu 11 pacientes, sendo 8 do sexo feminino. A média de idade das mulheres foi de 23,8 anos (12 a 52 anos) e a dos homens foi de 16,7 anos (15 a 20 anos). Os pacientes que sofreram violência aguda, chegaram no grupo da acupuntura após 28 dias (mulheres) e 133 dias (homens) em média. Essa discrepância se deve a um caso, cujo paciente já estava em seguimento quando o serviço de acupuntura foi instituído e ele foi encaminhado quando já estava há muito tempo no NAVIS. Nove pacientes se autodeclararam brancos, 1 amarelo e 1 pardo. Com relação ao tipo de violência foram 8 casos de violência aguda (sendo 1 caso de violência presumida, não comprovada), sendo que 7 receberam profilaxia pós-exposição, 1 caso de violência aguda sem exposição a materiais biológicos ou penetração e 2 casos de violência crônica, sendo que um ocorrera na infância com apagamento da memória e seu reaparecimento recente, gerando profunda síndrome de ansiedade.

Alguns pacientes apresentaram múltiplos diagnósticos. Os diagnósticos pela medicina ocidental estabelecidos foram:

- Ansiedade e insônia: todos pacientes.
- Tensão muscular: 1 paciente.
- Piora da asma: 1 paciente.
- Distúrbios de comportamento: 1 paciente.
- Agressividade: 1 paciente.
- Náuseas: 2 pacientes.
- Retração social: 3 pacientes.
- Flashes do ocorrido: 4 pacientes.

Pela MTC foram feitos 6 diagnósticos de incoordenação Xin/Shen claramente desencadeados pela violência sexual. Pacientes com insônia terminal, acordando agitadas com pensamento acelerado, muitos sonhos e sensação de pés gelados. Língua remetendo a calor e pulso remetendo a frio, ou vice-versa.

De modo geral, os pacientes aceitam bem o serviço de acupuntura. Houve um caso de abandono em uma paciente adolescente que também abandonou o seguimento multiprofissional do NAVIS.

Estratégias terapêuticas mais utilizadas

A seleção da estratégia depende das condições do paciente no momento de cada atendimento, e nas consultas de retorno a estratégia poderia mudar conforme o resultado do atendimento anterior.

Para as pacientes com diagnóstico de incoordenação Xin/Shen a estratégia inicial foi o uso dos pontos HT7, PC6, Yintang (controlar ansiedade e insônia), LR3 (acalmar vento de Gan) e KI3 (aquecer o Jiao inferior), além de orientar o paciente a aquecer os pés antes de dormir.[36]

Para pacientes com ansiedade ou insônia com outros diagnósticos etiológicos foram adotadas duas estratégias iniciais:

1. Após pesquisa de pontos com apalpador de pressão, se sensíveis optou-se por fazer cruz da ansiedade da técnica francesa de auriculoterapia: Shenmen, 0, 0', ponto mestre sensorial, e se o paciente desconta a ansiedade na comida, associa-se pontos da fome e sede, se ativos. Pela técnica de auriculoterapia francesa se ativos, essa é uma estratégia altamente eficaz no controle da ansiedade e/ou insônia, fato esse observado no ambulatório.
2. Cinco agulhas frontais, Anmian, Yintang com agulhamento simples ou estímulo com microcorrente com protocolo de frequência de 2 Hz em *burst*. Embora seja uma técnica relativamente nova e pouco divulgada, tem se mostrado útil nesses sintomas.

Para pacientes que eventualmente tiveram quadro de dismenorreia durante o tratamento, associou-se SP6 e CV4. Pacientes com queixa de baixa libido associou-se SP3.[36]

Para as crianças e adolescentes optou-se pelo uso de laser-acupuntura, independente da seleção de pontos, utilizando-se as frequências apropriadas para os meridianos ou região da orelha escolhidos, sendo que as crianças e adolescentes têm preferido essa técnica.

Conclusão

A população vítima de violência sexual necessita de cuidado multiprofissional em seu atendimento hospitalar. Essa população está vulnerável a diversos acometimentos pós-evento e deve ser acompanhada em longo prazo conforme as demandas e evolução do quadro. A acupuntura mostra eficácia para o tratamento adjuvante de muitas comorbidades que podem ser sequelas de violência sexual. Entretanto, necessitam estudos do uso de acupuntura nessa população em específico para melhor avaliar os benefícios dessa intervenção. A experiência dos autores nesse atendimento tem sido gratificante e enriquecedora. Fomentamos a inclusão do atendimento em acupuntura em outros serviços de atendimento à violência sexual.

Referências bibliográficas

1. Habigzang LF. Manual de capacitação profissional para atendimentos em situações de violência [recurso eletrônico]. – Porto Alegre: PUCRS, 2018. Disponível em https://www.ceViolência sexual.rs.gov.br/upload/arquivos/201910/15154038-manual-de-capacitacao-profissional-para-atendimento-em-situacoes-de-violencia-pucrs.pdf. Acesso em 18/06/2023
2. WHO (World Health Organization). World report on violence and health. Geneva: World Health Organization; 2018.
3. Nisida IVV. Cuidado integral a vítimas de violência sexual em serviço de referência de São Paulo: caracterização de usuários admitidos em até 72 horas após o agravo, adesão à profilaxia pós-exposição da infecção por HIV e retenção no cuidado. São Paulo. Tese [Doutorado no Programa de Doenças Infecciosas e Parasitárias]. Faculdade de medicina da Universidade de São Paulo; 2018.
4. Cerqueira D, Lima RS, Bueno S, Neme C, Ferreira H, Coelho D, Alves PP, Pinheiro M, Astolfi R, Marques D, Reis M, Merian F. Atlas da Violência, 2018 [internet]. Acesso em 16/06/2023]. Disponível em: http://www.ipea.gov.br/portal/images/stories/PDFs/relatorio_institucional/180604_atlas_da_violencia_2018.pdf.
5. Schraiber L, d'Oliveira AF, Hanada H, Figueiredo W, Couto M, Durand J,Pinho A. Violence experienced: the nameless pain. Interface (Botucatu). 2003;7(12):41-54.
6. Garcia-Moreno C, Jansen HAFM, Ellsberg M, Heise L, Watts C. WHO Multicountry Study on Women's Health and Domestic Violence against Women. Initial results on prevalence, health outcomes, and women's responses. Geneva: World Health Organization, 2005.
7. Kaplan HI, Sadock BL. Kaplan e Sadock's synopsis of psychiatry: behavior sciences and clinical psychiatry. 8ª ed. Baltimore: Willian and Willian, 2005.
8. Finkelhor D. The international epidemiology of child sexual abuse. Child Abuse Negl. 1994;18(5):409-17.
9. Resnick HS, Holmes MM, Kilpatrick DG, Clum G, Acierno R, Best CL, Saunders BE. Predictors of post-rape medical care in a national sample of women. Am J Prev Med. 2000;19(4):214-9.

10. Cavalcanti R, Cavalcanti M. Tratamento clínico das inadequações sexuais. São Paulo: Roca; 2006.
11. Finkelhor D. Sexually victimized children. New York: The Free Press Paperback; 1981.
12. Morof DF, Sami S, Mangeni M, Blanton C, Cardozo BL, Tomczyk B. A crosssectional survey on gender-based violence and mental health among female urban refugees and asylum seekers in Kampala, Uganda. Morof Int J Gynaecol Obstet. 2014;127(2):138-43.
13. Yildirim MH, Güvenç R. Assessment of the assault characteristics and psychiatric symptoms of sexual assault victims who reported to criminal justice system. Anadolu Psikiyatri Derg. 2016;18:1-9.
14. Amone-P'Olak K, Elklit A, Dokkedahl SB. PTSD, mental illness, and care among survivors of sexual violence in Northern Uganda: findings from the WAYS study. Psychol Trauma. 2018;10(3):282-9.
15. National Victim Center. Crime Victms Research and Treatment Center, Rape in America: a report to the nation. Charleston: Medical Univertisy of South Carolina, Departement of Psychiatry and Behavioral Sciences; 1992.
16. Jangam K, Devasthali G, Tansa KA, Raj A, Muralidharan K.Childhood abuse in adult women with unipolar depression compared to healthy women: Data from a tertiary care centre in India. Asian J Psychiatr. 2016;22:138-9.
17. Ullman SE. Sexual revictimization, PTSD, and problem drinking in sexual assault survivors. Addict Behav. 2016;53:7-10.
18. Larsen ML, Hilden M, Skovlund CW, Lidegaard Ø. Somatic health of 2500 women examined at a sexual assault center over 10 years. Acta Obstet Gynecol Scand. 2016;95(8):872-8.
19. Johnson CF. Child sexual abuse. J Lancet. 2004;364(9432):462-70.
20. Zierler S, Feingold L, Laufer D, Velentgas P, Kantrowitz-Gordon I, Mayer K. Adult survivors of childhood sexual abuse and subsequent risk of HIV infection. Am J Public Health. 1991;81(5):572-5.
21. Hanson RF. Adolescent dating violence: prevalence and psychological outcomes. Child Abuse Negl. 2002;26(5):449-53.
22. Jespersen AF, Lalumière ML, Seto MC. Sexual abuse history among adult sex offenders and non-sex offenders: a meta-analysis. Child Abuse Negl. 2009;33(3):179-92.
23. Wang LG. Tratado Contemporâneo de Acupuntura e Moxibustão. São Paulo: CEIMEC; 2005.
24. Cabioglu MT, Cetin BE. Acupuncture and immunomodulation. Am J Chin Med. 2008;36(1):25-36.
25. Zhang ZJ, Ng R, Man SC, et al. Dense cranial electroacupuncture stimulation for major depressive disorder—a single-blind, randomized, controlled study. Hashimoto K, ed. PLoS ONE. 2012;7(1): e29651.
26. Filshie J, White A, Cummings M. Medical Acupuncture: A Western Scientific Approach. Elsevier, 2016.
27. Smith CA, Armour M, Lee MS, Wang LQ, Hay PJ. Acupuncture for depression. Cochrane Common Mental Disorders Group, ed. Cochrane Database of Systematic Reviews. 2018;2018(3).
28. Zhang WJ, Yang XB, Zhong BL. Combination of acupuncture and fluoxetine for depression: a randomized, double-blind, sham-controlled trial. J Altern Complement Med. 2009;15(8):837-844.
29. Asher GN, Gerkin J, Gaynes BN. Complementary Therapies for Mental Health Disorders. Med Clin North Am. 2017;101(5):847-864.
30. Tan A, Wang M, Liu J, et al. Efficacy and safety of acupuncture combined with western medicine for anxiety: A systematic review protocol. Medicine (Baltimore). 2020;99(31):e21445.
31. Yin X, Gou M, Xu J, et al. Efficacy and safety of acupuncture treatment on primary insomnia: a randomized controlled trial. Sleep Med. 2017;37:193-200.
32. Dong B, Chen Z, Yin X, et al. The efficacy of acupuncture for treating depression-related insomnia compared with a control group: a systematic review and meta-analysis. BioMed Research International. 2017;2017:1-11.
33. Lin JG, Kotha P, Cihen YH. Understandings of acupuncture application and mechanisms. Am J Transl Res. 2022 Mar 15;14(3):1469-1481.
34. Huang BQ, Xu GX, Luo L. The effect of acupuncture on emotional disorders in patients with insomnia: A protocol for systemic review and meta-analysis. Medicine (Baltimore). 2020;99(51):e23754.
35. Kwon CY, Lee B, Kim SH. Effectiveness and safety of ear acupuncture for trauma-related mental disorders after large-scale disasters: A PRISMA-compliant systematic review. Medicine (Baltimore). 2020;99(8):e19342.
36. Wen TS. Manual terapêutico de acupuntura. Barueri, SP: Manole; 2008.

Índice Remissivo

A

B

C

D

■ E

■ F

G

H

I

L

M

N

O

P

Q

R

S

T

U

V

X

Z